"十四五"时期国家重点出版物出版专项规划项目

现代结核病学

第 2 版

主　编｜刘剑君　王黎霞

副主编｜马　玙　成诗明　吴雪琼　陈效友　赵雁林

人民卫生出版社

·北 京·

版权所有，侵权必究！

图书在版编目（CIP）数据

现代结核病学 / 刘剑君，王黎霞主编. — 2版. —
北京：人民卫生出版社，2022.2
ISBN 978-7-117-32252-2

Ⅰ.①现… Ⅱ.①刘… ②王… Ⅲ.①结核病–诊疗
Ⅳ.①R52

中国版本图书馆 CIP 数据核字（2021）第 206504 号

人卫智网	www.ipmph.com	医学教育、学术、考试、健康， 购书智慧智能综合服务平台
人卫官网	www.pmph.com	人卫官方资讯发布平台

现代结核病学

Xiandai Jiehebingxue

第 2 版

主　　编：刘剑君　王黎霞
出版发行：人民卫生出版社（中继线 010-59780011）
地　　址：北京市朝阳区潘家园南里 19 号
邮　　编：100021
E - mail：pmph @ pmph.com
购书热线：010-59787592　010-59787584　010-65264830
印　　刷：北京华联印刷有限公司
经　　销：新华书店
开　　本：787×1092　1/16　印张：73
字　　数：1777 千字
版　　次：2000 年 2 月第 1 版　　2022 年 2 月第 2 版
印　　次：2022 年 3 月第 1 次印刷
标准书号：ISBN 978-7-117-32252-2
定　　价：258.00 元
打击盗版举报电话：010-59787491　E-mail：WQ @ pmph.com
质量问题联系电话：010-59787234　E-mail：zhiliang @ pmph.com
数字融合服务电话：4001118166　E-mail：zengzhi @ pmph.com

编　委（以姓氏笔画为序）

万康林　中国疾病预防控制中心传染病预防控制所
马　玙　首都医科大学附属北京胸科医院
王　前　中国疾病预防控制中心结核病预防控制中心
王国治　中国食品药品检定研究院
王洪海　复旦大学生命科学学院
王晓林　宁夏回族自治区第四人民医院
王黎霞　中国疾病预防控制中心
申阿东　首都医科大学附属北京儿童医院
白丽琼　湖南省结核病防治所
成　君　中国疾病预防控制中心结核病预防控制中心
成诗明　中国防痨协会
刘　敏　辽宁省疾病预防控制中心
刘二勇　中国疾病预防控制中心结核病预防控制中心
刘剑君　中国疾病预防控制中心
阮云洲　中国疾病预防控制中心结核病预防控制中心
杜　昕　中国疾病预防控制中心结核病预防控制中心
李仁忠　中国疾病预防控制中心结核病预防控制中心
李传友　首都医科大学附属北京胸科医院
李爱民　山西医科大学第一医院
肖和平　同济大学附属上海市肺科医院
吴长有　中山大学中山医学院免疫学研究所
吴雪琼　中国人民解放军总医院第八医学中心
何金戈　四川省疾病预防控制中心
初乃惠　首都医科大学附属北京胸科医院
张　慧　中国疾病预防控制中心结核病预防控制中心
张国良　深圳市第三人民医院国家感染性疾病临床医学研究中心
张宗德　首都医科大学附属北京胸科医院
张俊仙　中国人民解放军总医院第八医学中心
张慧勇　上海中医药大学附属龙华医院
陆　伟　江苏省疾病预防控制中心
陆　宇　首都医科大学附属北京胸科医院
陈　伟　中国疾病预防控制中心结核病预防控制中心
陈心春　深圳大学医学部基础医学院
陈效友　首都医科大学附属北京地坛医院
范小勇　复旦大学附属上海市公共卫生临床中心
周　林　中国疾病预防控制中心结核病预防控制中心
周向梅　中国农业大学动物医学院
屈　燕　中国疾病预防控制中心结核病预防控制中心

赵爱华　中国食品药品检定研究院
赵雁林　中国疾病预防控制中心结核病预防控制中心
逄　宇　首都医科大学附属北京胸科医院
祝秉东　兰州大学基础医学院
贾忠伟　北京大学
徐　苗　中国食品药品检定研究院
徐　薇　苏州大学生物医学研究院
高　谦　复旦大学
高微微　首都医科大学附属北京胸科医院
唐神结　首都医科大学附属北京胸科医院
黄　曦　中山大学附属第五医院
黄海荣　首都医科大学附属北京胸科医院
龚文平　中国人民解放军总医院第八医学中心
鹿振辉　上海中医药大学附属龙华医院
梁　艳　中国人民解放军总医院第八医学中心
谢建平　西南大学生命科学学院现代生物医药研究所
解立新　中国人民解放军总医院第一医学中心
潘丽萍　首都医科大学附属北京胸科医院

学术秘书　王　前　中国疾病预防控制中心结核病预防控制中心
刘二勇　中国疾病预防控制中心结核病预防控制中心
龚文平　中国人民解放军总医院第八医学中心

编者名单　丁卫民　首都医科大学附属北京胸科医院
万朝敏　四川大学华西第二医院
马　艳　中国中医科学院
王　隽　首都医科大学附属北京胸科医院
王　涛　中国人民解放军总医院第八医学中心
王中鲁　首都医科大学附属北京胸科医院
王仲元　中国人民解放军总医院第八医学中心
王鑫洋　哈尔滨医科大学基础医学院
方　勇　同济大学附属上海市肺科医院
孔冬青　北京京煤集团总医院
卢锦标　中国食品药品检定研究院
白雪娟　中国人民解放军总医院第八医学中心
兰汀隆　首都医科大学附属北京胸科医院
吕翎娜　首都医科大学附属北京胸科医院
刘　巧　江苏省疾病预防控制中心
刘　芳　首都医科大学附属北京儿童医院

刘一典　同济大学附属上海市肺科医院
江　琦　复旦大学
安慧茹　中国人民解放军总医院第八医学中心
许绍发　首都医科大学附属北京胸科医院
孙　琳　首都医科大学附属北京儿童医院
阳幼荣　中国人民解放军总医院第八医学中心
苏　伟　中国疾病预防控制中心结核病预防控制中心
杜凤娇　首都医科大学附属北京胸科医院
李　涛　中国疾病预防控制中心结核病预防控制中心
李　萍　西南大学生命科学学院现代生物医药研究所
李　雪　中国疾病预防控制中心结核病预防控制中心
李　琦　中国人民解放军总医院第一医学中心
李　琦　首都医科大学附属北京胸科医院
李自慧　首都医科大学附属北京胸科医院
李桂莲　中国疾病预防控制中心传染病预防控制所
杨高怡　浙江大学医学院附属杭州市胸科医院
杨新婷　首都医科大学附属北京胸科医院
肖　婧　首都医科大学附属北京儿童医院
肖　筱　上海市疾病预防控制中心
吴桂辉　成都市公共卫生临床医疗中心
沙　巍　同济大学附属上海市肺科医院
沈　鑫　上海市疾病预防控制中心
宋怡蒙　国家卫生健康委北京老年医学研究所
张　健　首都医科大学附属北京胸科医院
张　静　首都医科大学附属北京胸科医院
张立群　首都医科大学附属北京胸科医院
张灿有　中国疾病预防控制中心结核病预防控制中心
张航航　首都医科大学附属北京胸科医院
张海青　首都医科大学附属北京胸科医院
陆　宇　首都医科大学附属北京胸科医院
陆城华　上海中医药大学附属龙华医院
陈　晴　成都市公共卫生临床医疗中心
陈　静　上海市疾病预防控制中心
陈一冰　中国人民解放军总医院第一医学中心
陈泽宇　首都医科大学附属北京友谊医院
陈燕琴　首都医科大学附属北京胸科医院
范　琳　同济大学附属上海市肺科医院
林明贵　北京清华大学长庚医院
竺丽梅　江苏省疾病预防控制中心

周世杰　首都医科大学附属北京胸科医院
周新华　首都医科大学附属北京胸科医院
胡志东　复旦大学附属上海市公共卫生临床中心
段晓岷　首都医科大学附属北京儿童医院
段鸿飞　首都医科大学附属北京胸科医院
贺文从　中国疾病预防控制中心传染病预防控制所
秦世炳　首都医科大学附属北京胸科医院
徐　颖　复旦大学生命科学学院
徐晓敏　安徽省结核病防治研究所
徐彩红　中国疾病预防控制中心结核病预防控制中心
凌彦博　中国人民解放军总医院第八医学中心
高孟秋　首都医科大学附属北京胸科医院
黄　涛　成都市公共卫生临床医疗中心
黄银霞　首都医科大学附属北京胸科医院
曹　璐　中国人民解放军总医院第一医学中心
康双朋　中山大学中山医学院免疫学研究所
梁建琴　中国人民解放军总医院第八医学中心
韩喜琴　首都医科大学附属北京胸科医院
焦伟伟　首都医科大学附属北京儿童医院
焦安夏　首都医科大学附属北京儿童医院
舒　敏　四川大学华西第二医院
禚风麟　首都医科大学附属北京友谊医院

2000 年 2 月，人民卫生出版社出版发行了《现代结核病学》。《现代结核病学》作为结核病领域最具权威性的学术著作，在结核病防控、临床实践及基础研究方面发挥了重要的学术支撑作用。

随着结核病防治新理论、新策略、新技术、新工具和新方法日新月异的发展，《现代结核病学》的内容亟需更新。为此，2018 年 5 月中国疾病预防控制中心结核病预防控制中心组织国内知名专家学者对《现代结核病学》进行修订。

《现代结核病学（第 2 版）》的编写历时三年，编写专家们精雕细琢，不断打磨。本书内容聚焦最具前瞻性、权威性和新颖性的理论、方法和策略，将为结核病预防、诊断和治疗提供新思路。与第 1 版相比，第 2 版的主要变化体现以下两个特点：一是更新内容多、范围广，更新内容紧跟国内外结核病研究最前沿。二是参与编写的专家学者具有权威性和代表性。本次参与编写的结核病临床、科研和防控专家，具有丰富的研究及实践经验。编写团队由中国疾病预防控制中心、解放军总医院第八医学中心、部分高校、省级疾病预防控制中心、结核病定点医院等机构的 130 多位老、中、青专家和学者组成。

21 世纪以来，在党和政府强有力的领导下，我国成功引入并实施现代结核病控制策略，结合我国实际，形成了具有中国特色的结核病防治策略，提前五年实现了联合国千年发展目标结核病目标，为全球结核病防治做出了重要贡献。然而，我国还面临着防控、研究方面的问题与挑战。随着全面推进健康中国建设以及强化国家科技力量的战略部署，我国的结核病防控及研究一定能够再创辉煌。

在新的征程上，《现代结核病学（第 2 版）》的出版发行恰逢其时。希望本书能够成为广大防痨工作者和结核病科研人员的工具书，指导日常结核病防控工作及科学研究，发挥学术引领作用，为实现终止结核病流行的宏伟目标提供学术支撑。

主　编　刘剑君　王黎霞
2021 年 12 月

绪论

第一篇　基础篇

第二篇　临床篇

第三章　肺结核的鉴别诊断 ……………………………… 376

第十一章　儿童肺结核的诊断及治疗 640

第十五章　抗结核药物不良反应及处理 …………… 809

第十六章 非结核分枝杆菌病 ························· 819

第三篇 预防篇

第一章 中国结核病防治策略 ························· 836

第二章 结核病流行病学 ··························· 849

第六章　肺结核患者的治疗管理 ·· 978

绪论

第一节 结核病流行史

一、国内外有关结核病的记载

结核病（tuberculosis，TB）是否在有人类以前就存在无法证明，但有人类就有结核病这一说法并不为过。Bartheles 证明，在德国的 Heideberg 发现石器时代的人第 4、5 胸椎有典型的结核性病变，说明距今 7000 年以前的古代已经有结核性疾病。

古代埃及墓葬中发现木乃伊的脊椎有结核性病变。努比亚（Nubia）的木乃伊有 5 例脊椎结核，第五王朝（公元前 2500 年）的木乃伊发现骨关节结核。然而，作为埃及医学基础的"纸草"，尚无结核病症状的记载。

埃及文化在公元前 10 世纪开始衰落，公元前 332 年被希腊征服前，埃及文化与希腊文化合流进入希腊时代。Hippocrates（公元前 460—公元前 377 年）总结埃及以往的医学和自己的丰富经验，第一次详细记载了肺结核，而且认为结核病是传染性疾病。Hippocrates 提出的治疗方法包括转地疗法、吃容易消化的食物和喝新鲜的牛奶。

进入罗马时代，Celsus（公元前 43 年—公元 20 年）和 Plinius（公元 23—79 年）对"肺痨"有详细记载，其中提到气候条件、转地疗法、开放疗法等。罗马的 Galenus（公元 134—201 年）详细记载了肺结核患者的对症疗法，在山腰部干燥地带开设疗养院进行开放疗法、营养疗法，而且每日生活规律，午饭后有 2 小时安静休息时间。这些记载与后来的疗养院疗法几乎相同。

到了公元第 3 世纪罗马帝国衰落，文化中心由罗马帝国转移到阿拉伯。在欧洲，其后数百年处于中世纪黑暗时代，之后以 Galenus 的医书为基础，阿拉伯医师 Avicenna（公元 981—1037 年）的医书支配着欧洲医学，这一时期一步也未走出古典医学，是医学史上混乱而无秩序的时代，结核病的流行情况不得而知。

数千年来我国对结核病的认识和治疗随着医学科学的发展而演变。我国医史中有关结核病的最早记载为《内经》所载"虚痨"之症。东汉张仲景在《金匮要略》中有"虚痨"和"马刀挟瘿"的记载。前者是描述慢性结核病，后者是指腋下及颈部淋巴结核引起的肿大。张仲景将肺结核和淋巴结核两者联系起来，认为颈部淋巴结病变与结核病是同一虚痨之症，足以证明他极高的临床观察能力。崔知拂在《崔氏别录》一书中记载"骨蒸""传尸""尸疰"以及"劳极"等病，指急性或奔马式的肺结核，并认为有高度传染性及预后不良。明初葛乾孙曾指出营养、止血、清补及镇静对治疗"虚痨"的重要性。明朝李梃对肺结核的治疗为"患此疾者或入山林，或居静室，清心静坐，……专意保养，节食戒欲，庶乎病可断根。若无尊此禁忌，服药无效。"这些记载与后来的空气疗法、营养疗法、山地疗法等极为相似。

二、结核病流行现状

据世界卫生组织（WHO）估计，2020 年全球共 989 万新发结核病病例，发病率为 127/10 万。结核病发病在不同地区存在差异，大部分病例集中在东南亚区（43%）、非洲区（25%）和西太平洋区（18%），东地中海区（8.3%）、美洲区（3.0%）和欧洲区（2.3%）所占比例较小。30 个结核病高负担国家发病数占总发病数的 86%。绝大部分高收入国家结核病发病率低于 10/10 万，而 30 个高负担国家结核病发病率为 150/10 万～400/10 万。男性结核病发病率是女性的两倍，儿童结核病新发病例约占全球病例总数的 11.9%。2019 年全球约 120 万人死于结核病，另有约 20.8 万人类免疫缺陷病毒（HIV）感染者死于结核病，结核病死亡率为 16/10 万；2019 年约 83% 的结核病死亡病例发生在非洲区和东南亚区。

从全球看，2000—2019 年结核病发病率的年递减率为 1.7%，2019 年与 2018 年比，下降了 2.3%；结核病发病率下降最快的区域为欧洲区，2015—2019 年发病率下降幅度达19%。2015—2020 年结核病发病率累计下降 11%，仅略高于 2020 年终止结核病策略里程碑的一半（20%）。由于 TB/HIV 双重感染防控工作的扩展，非洲区国家结核病发病率的下降速度也很快，2015—2019 年发病率下降了 16%。结核病死亡人数从 2000 年的 170 万下降至 2019 年的 120 万，下降了 31%；2000—2019 年死亡率总体下降 45%，WHO 各区域中，降幅最大的是欧洲区和非洲区。

在已知的结核病流行影响因素中，HIV 感染是最重要的影响因素。12% 的活动性结核病新发病例、25% 的结核病相关死亡病例是 HIV 感染者。绝大多数（75%）HIV/TB 双重感染和死亡病例发生在非洲。由于 HIV 阳性人群只占全球人群的 0.5%，还有其他很多因素造成了普通人群中的结核菌感染。比如，全球范围内仍有约 27% 的结核病可归因于营养不良，22% 可归因于室内空气污染，其他高风险因素还包括 2 型糖尿病、酒精滥用和吸烟等。因此，积极回应和解决这些社会性、行为性因素有可能帮助改善现阶段的结核病防控模式。

据估算，一名传染性结核病患者平均每年可传染 5～10 人，其中只有一小部分会发展为活动性结核病。在感染了结核分枝杆菌的人群中，5%～15% 会发展为活动性结核病，发展时长从几个月到几年不等，其余感染者则终身都有罹患活动性结核病的风险。因此，从潜伏感染发展到活动性结核病，在临床上可能非常不明显。然而，亚临床型肺结核也有可能传染给其他人。不同年龄组人群结核病的发病风险也有差异，有结核病暴露史的婴儿患活动性结核病的比率很高，但同样情况下，2～10 岁儿童患病率则低很多；患病风险在青春期有所提升，至 25 岁左右开始趋平，但之后终身保持比较高的风险。

不同地区，结核病的流行趋势存在较明显的差异。1900—1980 年，西欧和美国的结核病相关死亡数量下降超过 100 倍。这一下降情况主要发生在有效的抗结核药物发明应用前，因此普遍认为这一下降应归因于广泛的卫生、社会经济条件发展。然而，绝大多数高结核病负担地区的进展较为缓慢，2010—2018 年全球范围发病率的年递率仅为 1.6%。但在某些特定地区进步很快，比如中国在 20 年内（1990—2010 年）将活动性结核病的患病率下降了一半、降低了约 80% 的结核病相关死亡率。相反，同一时期内，非洲活动性结核病发病率有所上升，主要是因为艾滋病的流行。2000—2014 年，抗结核治疗挽救了超过 430 万人的生命。

耐药结核病是另一个需要关注的重要问题，其分布也非常不均衡。全球范围来看，约 5% 的结核病是耐多药结核（新发活动性结核病病例的 3.4%，已治疗结核病病例的 18.0%），但是各地差异很大，撒哈拉以南非洲、西欧和北美国家的耐多药结核病发病率是 1%，而阿塞拜疆、白俄罗斯、吉尔吉斯斯坦等则超过 20%。近年来，中国和印度的耐药问题备受关注，其中，中国 1/4 活动性结核病患者对异烟肼或利福平有耐药性，印度则出现了所谓的"完全耐药菌株"。因此，回应耐药结核病问题，应优先找到和锁定耐药结核病传播的"热点"。

第二节　结核病病原体和发病机制

一、结核病病原体

肺结核具有传染性，希腊时代即已知道。其后意大利的 Fracastoro（公元 1483—1538 年）在论文《接触传染病及其治疗》中描述完全康复者与肺结核患者一起居住可不发病，指出患者的衣服 2 年后仍有传染性，使用患者衣服可传染结核病。

意大利的 K.Marten 1720 年提出，肺结核是由眼睛看不到的小生物引起，并发表有关论文。1751 年，西班牙国王 Ferdinand 六世出台结核病预防法，规定结核病患者要报告并烧掉其使用的衣物、家具等。1753 年，佛罗伦萨出台同样法令，规定结核病患者使用的衣物和家具都要烧毁，以达到消毒目的。虽然那不勒斯、西西里亚、葡萄牙、普罗旺斯等也都同样出台结核病预防法，但肺结核患者并没有减少，而这类法令也没有被遵守。

Roziere 认为肺结核的传染是由患者痰液引起的。但用结核病患者的痰标本进行动物实验并成功的是法国的 Klenke（公元 1843 年），其将患者标本注入家兔静脉，在肺、肝脏内发现结核结节，然而因为只使用了一只家兔而未被重视。法国的 Villemin（公元 1827—1892 年）用家兔从耳缘静脉接种结核病理材料，3 个半月后在家兔腹腔发现小黄点，肺内也发现结核性病变；其后进行了各种动物实验，并证明豚鼠为最佳实验动物，证实患者痰中有病原体。而且对结核病病牛的标本也进行了实验，结果相同。但当时 Villemin 的报告遭到一些人的反对，特别是法国国内多数人的反对。此时英国政府关心这个报告，枢密院派遣 Buidon-Sanerson 和 Simon 等到法国研究、学习了这一方法。两人回到英国后，用豚鼠反复进行实验，最终确认了 Villemin 的报告，1879 年 Chauvean 再次证明 Villemin 实验的正确性并做了报告。这是结核病首次被科学地证明为传染病。

Koch（公元 1843—1910 年）在碱性亚甲蓝液中长时间染色，俾斯麦棕（碱性染料）复染，成功地染出特有的杆菌，继而进行动物实验，分离培养，培养菌动物接种成功。1882 年 3 月 24 日发表了这一结果，从此，结核病是由结核分枝杆菌引起的传染病就确定无疑了。

"无结核分枝杆菌就不会发生结核病"这一点是清楚的。可是，人类结核病仅仅用感染结核分枝杆菌还有很多说明不了的问题，如 Fracastoro 和其他一些研究者所说，"与肺结核患者长期接触的人容易得病"这是事实，可是也有像 Laennec 所说"夜间与肺结核患者同室居住的家属、与患肺结核的妻子终身同床的丈夫一直没有感染结核病者甚多"也是事实。Koch 在发表历史性成绩时，还不知道自己被结核分枝杆菌感染，其后 Koch 在自己皮下注射结核菌素（以下简称结素）出现严重反应时，才知道自身已感染结核分枝杆菌。

与其他传染病类似，结核病的病原体是结核分枝杆菌，而结核病的发生还有一些其他因素参与。即受结核分枝杆菌侵入之个体，由于先天性和后天性的抵抗力、生活环境不同而有很大差异。从这一意义讲，古人提出遗传问题和所谓"瘴气"和生活环境，绝对不能说没有根据，应当说建立近代结核病学观点也不能不考虑。

二、结核病的发病机制

全球范围内，结核病病因包括结核分枝杆菌传播和结核潜伏感染的活化。绝大部分结核病病例应归因于（狭义的）结核分枝杆菌或与其关系密切的非洲分枝杆菌；一小部分病例则由可致人畜共患疾病的结核分枝杆菌复合群引发，如牛分枝杆菌（Mycobacterium bovis）或山羊分枝杆菌（Mycobacterium caprae）。结核分枝杆菌没有环境宿主，人类是已知的唯一宿主。因此，该菌既是病原体又是共生物。

未感染的人群一旦受到结核分枝杆菌传染，具有普遍的易感性。进入呼吸道的结核分枝杆菌微滴核可被鼻、咽、喉、气管和支气管的黏液吸附、被酶杀灭并随纤毛运动，经咳嗽、打喷嚏和咳痰等排出体外，或被吞噬细胞吞噬杀灭。当防御功能低下时，结核分枝杆菌进入下呼吸道，引起机体反应。结核病的免疫主要是细胞免疫，表现为淋巴细胞的致敏与吞噬细胞功能的增强。另外，结核分枝杆菌侵入人体后，结核分枝杆菌及其代谢产物也可激发机体迟发型超敏反应。入侵结核分枝杆菌的数量、毒力及人体免疫力、超敏反应的高低，决定感染后结核病的发生、发展与转归结果。人体抵抗力低下时，结核病常易于发展蔓延；反之，感染后不易发病，即使发病亦较轻，且易治愈。

人体（通常为儿童）肺部首次感染结核分枝杆菌后，细菌被吞噬细胞携至肺门淋巴结，并可发生全身播散；若此时机体免疫力低下，可能发展为全身性结核病，多表现为原发综合征和血行播散性肺结核。成人已具备一定的免疫力，再次感染结核分枝杆菌后，会在再感染的局部发生剧烈的炎性反应，病灶多为渗出性，甚至干酪样坏死、液化而形成空洞；病灶部位多在肺尖附近，一般不波及淋巴结，亦很少引起血行播散。

在感染的起始期，结核分枝杆菌主要通过呼吸道进入宿主体内，侵染宿主的巨噬细胞，成功感染巨噬细胞后，结核分枝杆菌和宿主巨噬细胞处于一个动态过程：一部分结核分枝杆菌会被杀灭，同时它们也会杀灭部分宿主巨噬细胞。在 T 细胞反应期，带有结核分枝杆菌的抗原提呈细胞（APC）激活特异性 T 淋巴细胞反应。由 T 淋巴细胞介导的细胞免疫反应和迟发型超敏反应（DTH）在此阶段形成，从而对临床结核病的发病、演变及转归产生决定性影响。在结核分枝杆菌感染的共生期，结核分枝杆菌感染宿主后，通过巨噬细胞的吞噬作用和抗原加工提呈，刺激淋巴特异性 T 细胞在肺内形成细小的肉芽肿，在结核分枝杆菌滞留和宿主防御之间形成一个动态平衡，达到共生状态。该平衡可一直存在，以至于感染者终身不发病，只有不到 10% 的感染者会最终发展成临床疾病。在结核分枝杆菌感染的细胞外繁殖和传播期，结核分枝杆菌能够通过空洞性病灶进行大量增殖和播散，通过飞沫、唾液等多种形式进行播散，感染新的宿主。

1. **潜伏感染**　广义而言，接触结核分枝杆菌可导致两种后果：病原体被消灭和病原体持续存在。第一种情况下，病原菌或被人体先天免疫系统消灭（此时，结核菌素皮肤试验或 γ-干扰素释放试验结果可能为阴性），或被后天免疫系统消灭（此时结核菌素皮肤试或 γ-干扰素释放试验结果可能为阴性或阳性，取决于记忆 T 细胞是否已经接触过抗原）。然而，如果接触到的结核分枝杆菌没有被消灭，病原菌就可能保持静止或潜伏状态，而且典型情况下感染者会出现结核菌素皮肤试和 γ-干扰素释放试验测试阳性（但没有症状）。

2. 活动性肺结核　对于大多数结核潜伏感染者，巨噬细胞、树突状细胞和 T 细胞的组合已经足够将感染状态控制住，并维持无症状体征。然而，小部分感染者能发展成临床意义上的活动性肺结核，这个过程少则几周，多至数年，发病原因至今尚未完全清楚。

从细菌学角度而言，病情发展的重要因素之一是出现完整的抗原蛋白。研究者预测，部分结核分枝杆菌基因会参与生产免疫显性 CD4$^+$T 细胞的抗原；而对临床分离物的基因组研究显示，这部分基因并不因为菌株和谱系而发生变化，意味着人体内抗原特异性 T 细胞的激活可能对结核分枝杆菌有好处。

从宿主角度而言，三项流行病学自然试验已经证实活动性结核病的风险，并因此指出感染控制的关键途径：HIV、肿瘤坏死因子（TNF）中和抗体和先天免疫缺陷。总之，遗传易感性可能部分解释为什么有些潜伏感染者会发展成活动性结核病，但是，若要精准控制结核分枝杆菌感染的人体免疫路径，仍需开展进一步研究。

第三节　结核病诊断方法进展

一、潜伏感染的诊断方法

目前，有两种试验可以诊断结核潜伏感染：结核菌素试验（TST）和 γ-干扰素释放试验（IGRA）。IGRA 试验也可用来区分 BCG 注射与结核分枝杆菌感染引发的阳性反应。

1. 结核菌素试验（TST）

TST 试验（使用 MANTOUX 技术）是皮内注射 5 结核菌素单位（TU）的纯化蛋白质衍化物 PPD-S，或 2TU 的 PPD-RT23。若受试者对这些抗原有细胞介导的免疫应答，则会在 48 ~ 72 小时内出现迟发型超敏反应。对 TST 测试结果的解读要考虑到硬结大小和结核分枝杆菌感染的预测概率；若受试者已经明确感染结核分枝杆菌，还要考虑到其发展为活动性结核病的风险。

TST 检测的优点是试剂和设备成本低、对实验室和操作人员技术水平要求低。缺点一是特异性会受以下因素影响而减低：卡介苗的晚期（6 月龄以上婴儿）接种或反复接种（加强免疫接种），以及一定程度上与非结核分枝杆菌的接触；缺点二是该测试结果的预测值有限。绝大部分 TST 阳性的患者都没有发展为活动性结核病。

2. γ-干扰素释放试验（IGRA）

IGRA 是体外血液测试，检测细胞介导的免疫反应：测量在 RD1 编码抗原 ESAT-6 和 CFP-10 的刺激之下，T 细胞释放的 IFN-γ。相比 PPD 抗原，RD1 抗原对结核分枝杆菌的特异度更高，因为其不在任何 BCG 疫苗菌株的基因组内，绝大部分非结核分枝杆菌中也不包含。然而，和 TST 一样，IGRA 预测值也较低。对于诊断结核潜伏感染而言，TST 和 IGRA 都可接受、可操作，但都存在各自的优缺点。针对免疫功能低下的患者，其灵敏度明显减低；而且，两种检测方法都不能准确区分结核潜伏感染和活动性结核病，也无法鉴别患者是初次感染还是再感染。在某些地区，曾接受过预防性治疗的患者有再感染风险，而此时，区分初次感染和再感染十分重要。

值得注意的是，因为所有的结核潜伏感染诊断都存在预测值较低这个问题，对低风险人群的大范围预筛查会适得其反。因此，只有在确定出现阳性结果准备开展相关治疗的情况下，才应开展结核潜伏感染的筛查。

二、活动性肺结核的诊断方法

诊断活动性肺结核主要有以下几种技术：胸部影像学技术（胸部 X 线、CT）、支气管镜及其他内镜检查、痰涂片显微镜检查（痰涂片）、痰样本培养、分子生物学检测。其中，影像学技术主要用于筛查，而确诊必需有病原学的诊断结果。

胸部 X 线技术是已稳定应用的筛查技术，而且，近年来也出现了数字影像技术和电脑辅助诊断软件等相关技术。因为 X 线技术特异性低，异常胸部 X 线片需要和后续的显微镜检验技术相结合。先进的成像方式（如 CT、PET-CT）能够看到肺部病变的不同形态，但此类技术费用昂贵，不适宜常规检查使用。支气管镜检查可直接观察气管、支气管及各叶、段支气管及其开口，通过支气管镜检查还可吸取分泌物开展刷检、活检，以及利用支气管、肺泡灌洗液进行病理学、细菌学、细胞学、免疫学以及生化学检查，对气管、支气管结核的诊断与治疗及与其他支气管肺部疾病的鉴别诊断均十分重要，对菌阴肺结核也有辅助诊断意义。此外，经胸壁超声、介入性超声（超声引导下的胸腔穿刺抽液、肺活体组织检查）在结核病的诊断方面已广泛应用。胸腔镜、纵隔镜检查和经内镜进行活检也已应用于临床结核病的诊断。

分子生物学诊断技术主要包括结核分枝杆菌病原学诊断、耐药性诊断和分枝杆菌菌种鉴定。目前各种分子生物学诊断技术均是以结核分枝杆菌管家基因或基因突变位点作为靶标序列进行疾病和药物敏感性诊断。结核分枝杆菌病原学分子诊断，多以结核分枝杆菌基因组中的管家基因作为靶标序列进行核酸扩增。目前临床上应用的核酸扩增技术主要包括实时荧光定量 PCR 技术和等（恒）温扩增技术，主要用于检测临床标本中是否存在结核分枝杆菌复合群。耐药分子诊断技术多以耐药相关基因为靶标，通过检测基因内部突变位点确定是否耐药，常用的耐药相关基因包括利福平耐药相关基因 *ropB*，异烟肼耐药相关基因 *katG*、*inhA*，乙胺丁醇耐药相关基因 *embB*，吡嗪酰胺耐药相关基因 *pncA*，喹诺酮类耐药相关基因 *gyrA*、*gyrB*，二线注射类药物耐药相关基因 *rrs* 等，主要依赖实时荧光定量 PCR 技术、探针 - 反向杂交技术、高分辨率熔解曲线技术以及全基因组测序等。分枝杆菌菌种鉴定的金标准是依赖于同源基因测序后的序列比对，最重要的靶标基因是 *16S rRNA*，除了基因测序技术以外，还包括探针 - 杂交技术、探针熔解曲线技术、免疫色谱分析、气相 / 液相色谱分析和质谱分析等。

虽然痰涂片镜检存在诸多局限，但仍然是中、低收入国家最广泛使用的活动性结核病检查手段。但是，新推出的 Xpert MTB/RIF——基于自动 GeneXpert 技术的分子生物学检测手段正在极大地改变着结核病诊断的局面。自 2010 年引入使用以来，鉴于其高度的特异性和准确性，WHO 推荐有条件地区将 Xpert 作为一线诊断筛查的重要手段，用以诊断成年人或儿童的疑似活动性结核病。

在 HIV 阳性人群中，痰涂片镜检只能查出 22%～43% 的活动性结核病。因此，WHO 强烈建议以 Xpert MTB/RIF 为此类人群做初步筛查。现在，WHO 推荐一种快速 LAMP 诊断，以辅助和加快对以下两个特定人群的活动性结核病诊断：① HIV 阳性住院患者，出现肺部或肺外结核病症状和指征，CD4$^+$T 细胞数量 ≤ 100/μl；②病情严重的 HIV 阳性患者，无论其 CD4$^+$T 细胞数量多少、是否已知 CD4$^+$T 细胞数量。对于儿童结核病诊断，目前还没有金标准，因此，其诊断主要依赖于症状、体征、结核分枝杆菌感染相关证据（TST 或 IGRA 阳性）、接触史、胸部 X 线片（如出现肺门淋巴结肿大）、分枝杆菌培养和分子生物学检测（Xpert）结果。因为 Xpert 比痰涂片镜检更准确，WHO 推荐使用这一技术为疑似儿童（和成年人）活动性结核病、结核性淋巴结炎、结核性脑膜炎患者进行一线诊断。

三、耐药结核病的诊断方法

诊断耐药性可使用以下方法：表型、培养（检测细菌在有抗结核药物环境中的生存能力）、分子（检测结核分枝杆菌的基因突变情况，寻找有可能导致耐药的基因突变）诊断。

传统表型检测方法是在含抗结核药物培养基中进行结核分枝杆菌培养，观察生长是否受到抑制。常用的表型耐药检测方法包括常规检测方法中的比例法和绝对浓度法、快速培养仪检测方法、显微镜直视下药物敏感性测定法、硝酸还原酶测定法、氧化还原指示剂测定法等。表型药敏试验（DST）可以在固体培养基上直接或间接进行。间接试验则是将痰培养出的菌落进行接种，再进行相应药物的 DST，包括绝对浓度法、比例法和抗性比率法，为最常用的 DST 方法，是 DST 的金标准。快速液体培养与药敏检测法结果较为可靠，具有较高的准确性和可重复性，可替代传统表型检测法。

耐药分子诊断技术，多以耐药相关基因为靶标，通过检测基因内部突变位点确定是否耐药，常用的耐药相关基因包括利福平耐药相关基因 ropB，异烟肼耐药相关基因 katG、inhA，乙胺丁醇耐药相关基因 embB，吡嗪酰胺耐药相关基因 pncA，喹诺酮类耐药相关基因 gyrA、gyrB 等，主要依赖实时荧光定量 PCR 技术、探针 - 反向杂交技术、高分辨率熔解曲线技术以及全基因组测序等。

在很多使用 Xpert 诊断活动性结核病的地区，Xpert 也在很大程度上提高了对耐多药结核病的诊断。此外，WHO 也认可使用环介导等温扩增（loop-mediated isothermal amplification）诊断肺结核，使用分子线性探针检测对一线药物（如异烟肼、利福平）和部分二线药物（氟喹诺酮类、可注射类二线药物）进行快速药敏测试。

四、新的诊断方法前瞻

考虑到现有诊断技术均存在一定的局限性，需优先考虑开发新型诊断技术，已有一些（新）诊断工具正在研发中。然而，虽然这些新技术看起来强力有效，但大多都是为实验室环境设计的，使用的是已经确证的结核病生物标记——结核分枝杆菌的细菌核酸序列。要满足一线治疗要求，还需要展开若干短期、中期和长期工作。短期内，应努力扩大分子检测替代痰涂片镜检的范围，2017 年 WHO 已评估该技术的使用情况；而 XpertXDR 则可以检测更多关键药物的耐药情况（异烟肼、氟喹诺酮类、氨基糖苷类）。

新的分子技术还可以鉴定与药物相关的基因突变，帮助实现在诊断时为所有活动性结核病患者提供通用的药物敏感性检测。新一代测序工具显示出了极大潜力，但是，将其转化为可在低收入、高负担国家使用的一线工具，仍有很长一段路要走。中期内，应优先研发可在基层医疗服务机构使用的快速、低成本、不依赖于痰标本的检测方法。这类检测要鉴定出合适的生物标记（抗原、抗体、挥发性有机化合物、酶标记等）。截至目前，尽管有几种生物标记已经被鉴别出，但相关验证还在进行中。

长期目标是找到特定生物标记，稳定预测哪些结核潜伏感染人群发展为活动性结核病的风险最高，高风险的感染者能接受预防性治疗，而庞大的结核潜伏感染人群也能够成功缩小。另一长期目标是开发基于生物标记的治疗效果评价检测工具，现行的分子检测都还不能达到这一目的。

细菌学诊断曾经是结核病实验室诊断最重要的技术。随着时代的进步，越来越多新技术不断涌现，尤其是分子生物学诊断技术的开展，为结核病诊疗带来了革命性改变，大大提高了结核病实验室诊断的灵敏度和特异度。应该看到，细菌学诊断仍然是结核病实验室诊断的基础。一方面，传统诊断技术经过了漫长的时间考验，其可靠性和实用性不容置疑。另一方面，传统诊断技术价格低廉、技术简单、易于开展的特点，使其仍然是经济欠发达地区诊断结核病的主要技术手段。

第四节　结核病分类和诊断标准的历史沿革

一、新中国成立前和初期的十大分类法

新中国成立前我国应用美国结核病协会（NTA）肺结核分类法。新中国成立后 20 世纪 50 年代至 70 年代末期，我国一直沿用苏联的肺结核十大分类法，即：①原发综合征；②支气管淋巴结核；③急性粟粒型肺结核；④亚急性及慢性血行播散性肺结核；⑤局灶性肺结核；⑥浸润性肺结核；⑦干酪型肺炎；⑧慢性纤维空洞性肺结核；⑨肺硬变；⑩胸膜炎。优点是以病理特点为基础，客观阐述了各个类型的主要临床、病理及胸部 X 线片特征；缺点是缺乏对细菌学的重视，没有包括肺外结核病的归类。

二、20 世纪 70 年代末至 90 年代初的五大分类法

1978 年，在柳州召开的全国结核病防治工作会议正式修订并形成了我国五大分类法，即：①原发性肺结核；②血行播散性肺结核；③浸润性肺结核；④慢性纤维空洞性肺结核；⑤结核性胸膜炎。修订后的五大分类法仍以原十大分类法为基础，优点是简单易记、概括性强；缺点是过于笼统，仍偏重于 X 线影像诊断，而对细菌学诊断没有足够的重视。

三、20 世纪 90 年代至 21 世纪初的结核病分类法和《结核病分类》标准

进入 20 世纪 90 年代，随着短程化疗的普及应用，直接面视下督导化疗（DOT）广泛推行，原来的"五大分类法"已不能完全适应结核病防治工作形势的需要，特别是过多强调 X 线描述的内容，而细菌学和指导化疗的内容不够突出。1998 年，重新对结核病五大

分类法进行了修订，确定了新的结核病分类，即：①原发性肺结核；②血行播散性肺结核；③继发性肺结核；④结核性胸膜炎；⑤其他肺外结核。在《中国结核病分类法》基础上，2001 年修订为《结核病分类》标准，并以中华人民共和国卫生行业标准（WS 196—2001）正式发布。其特点在于：明确提出痰菌检查是确定传染性和诊断、治疗的主要指标，扭转了单独依靠 X 线、CT 等影像学指标诊断结核病的弊端；另外，将胸部 X 线检查对肺结核的疗效判断及远期随访的作用降为辅助作用，与以往主要依靠 X 线检查的状况迥然不同；同时，也普及并完善了正规的痰抗酸杆菌检查程序，促进痰检质量的提高；将患者是初治还是复治作为选择化疗方案的依据，和以往主要依靠 X 线检查结果决定化疗方案截然不同；对病变范围的描述和病情的记录方法都做了具体要求，一目了然，易于操作。

四、21 世纪的结核病分类法和《结核病分类》标准

进入 21 世纪，为了适应结核病防控中的一些新挑战，如新诊断技术的应用、耐药结核病防治和潜伏感染的预防等，2017 年国家卫生计生委发布了中华人民共和国卫生行业标准《结核病分类》（WS 196—2017）。《结核病分类》（WS 196—2017）增加了结核分枝杆菌潜伏感染、非活动性结核病分类；将气管、支气管结核、结核性胸膜炎纳入肺结核管理；在病原学检查结果分类中，增加分子生物学阳性肺结核；耐药结核病是指结核病患者感染的结核分枝杆菌在体外被证实对一种或多种抗结核药物存在耐药性。

《结核病分类》（WS 196—2017）的特点：规范了结核分枝杆菌潜伏感染者的筛查与干预工作程序；将"非活动性结核病"作为一个类别单独列出，特别重视"非活动性肺结核"的规范管理；将发生在"肺组织、气管及支气管、胸膜"结核病变纳入肺结核范畴，要求按照肺结核相关要求进行登记报告，可增强肺结核传染病的报告意识，规范传染源管理；利用分子生物学诊断技术提高诊断准确性；依据药物敏感性试验结果开展精准治疗。规范与掌握诊断标准，以减少不必要的过度治疗。

第五节　结核病治疗方法进展

一、营养和疗养治疗

20 世纪 50 年代以前，由于缺乏有效的抗结核治疗药物，结核病患者主要采取以疗养、卫生营养疗法和外科疗法为主的治疗方法。该方法起源于乔治·博丁顿 1840 年提出的以建立结核病疗养院作为对抗结核病的主要武器，该策略延续了一个多世纪。我国东南沿海和一些大城市，陆续建立了一批结核病疗养院（室），但床位数远远不能满足民众的需求。为解决疗养床位紧张的问题，部分地区如上海开展了"集体自办疗养室"的探索。新中国成立后，"集体自办疗养室"的经验逐步在上海各大院校、团体单位，以及全国各大、中城市的厂矿、企业、机关、事业和学校纷纷推行。

二、萎陷疗法和外科疗法

X线检查法不仅对肺结核病理学研究的发展具有很大推动作用，对各种治疗方法的效果评价也提供了很好的标准。这使肺结核的诊断从靠医生的眼睛来观察向病理学发展，也使肺结核的治疗向萎陷和肺切除方向发展。

切开胸壁、胸腔有空气侵入使肺萎陷这一点在古代已知之。1820年，英国的Carson（公元1772—1843年）通过动物实验了解到肺的萎缩性，胸腔插入一种空针，外界气体侵入，肺萎陷，而且这种肺萎陷动物生命体征未见异常。1882年，Forlanini发表了人工气胸对肺结核治疗的可能性。1888年开始在人体应用，1894年、1895年发表了治疗结果。人工气胸在20世纪20年代逐步推广，其后的20年成为相当盛行的治疗方法。然而这一方法对陈旧性空洞、后壁空洞的效果不好，而且伴有副作用。随着化学疗法的进步，人工气胸疗法的适用范围明显减小。

对胸膜粘连患者，由于人工气胸萎缩不完全，Jacobaeus于1913年开始胸廓内粘连烙断术，并发表文章。Banyai于1931年开始人工气腹治疗肺结核，这一方法像人工气胸那样，对病灶影响十分大，而且副作用很少，应用相当广泛。可是，经过长期应用观察，萎陷疗法未必十分有效。由于化学疗法和肺切除法的发展，萎陷疗法应用领域逐渐缩小。与其使用萎陷疗法使病灶稳定并治愈，不如干脆切除病灶更为彻底。切除方法不仅可切除难以治愈的空洞，消除扩散源，而且可将有再发可能的病灶切除。

介入治疗是近几十年兴起的介于传统外科、内科治疗之间的新兴治疗方法，其特点是创伤小、操作简便、过程安全、时间短、效果好。目前介入治疗在结核病领域应用最多的是经支气管镜治疗气管支气管结核，具体治疗方法包括气道内局部给药术、球囊扩张术、冷冻术、热消融术及支架置入术等。

三、化学治疗

1944年，链霉素首次被用于结核病的治疗，取得令人鼓舞的效果。随后，一批抗结核药物陆续被发现，我国的结核病治疗进入了化学治疗时代。1963年提出了"早期、联合、规则、适量、全程"的抗结核病治疗原则，推荐了链霉素、异烟肼、对氨基水杨酸钠组成的"标准化疗方案"，疗程12～18个月至24个月。20世纪90年代初期，随着利福平的广泛使用，该方案逐步被6～8个月短程化疗方案所取代。由于住院治疗需要较多的资源，而且床位数有限，并且部分轻症患者也无需住院，国内逐步推广不住院治疗的治疗管理模式。

在结核病的初治方案中，采用2个月强化期和4～6个月巩固期；强化期联合3～4种杀菌药，可在2周内控制症状。为了杜绝DOTS不能严格保障的情况下耐药结核病的发生，尽量采用全程每日用药的方式。2017年，WHO也在《药物敏感结核病的治疗和患者关怀指南》中不再推荐间歇用药。

四、耐多药患者的治疗

耐多药患者应根据用药史、耐药菌株的流行情况、药敏试验结果以及可供选用的药物设计合理的治疗方案，利福平耐药患者治疗至少需要有 5 种确定有效或几乎确定有效的核心药物。耐药结核病的化疗药物按先后顺序划分为 3 组：A 组为首选药物，包括左氧氟沙星或莫西沙星、贝达喹啉和利奈唑胺；B 组为次选药物，包括氯法齐明、环丝氨酸或特立齐酮；C 组为 A 组和 B 组药物不能组成有效治疗方案时可添加的药物，包括乙胺丁醇、德拉马尼、吡嗪酰胺、亚胺培南 / 西司他丁或美罗培南、阿米卡星或链霉素、乙硫异烟胺或丙硫异烟胺、对氨基水杨酸。

耐药结核病和耐多药结核病化疗方案包括长程治疗方案和短程治疗方案，长程治疗方案是指至少由 5 种有效抗结核药物组成的 18 ~ 20 个月的治疗方案，可为标准化或个体化方案，其中推荐方案一：6 Lfx（Mfx）Bdq Lzd Cfz Cs/12 Lfx（Mfx）Lzd Cfz Cs；推荐方案二：6 Am（Cm）Lfx（Mfx）Lzd Cfz Cs Pto（Z）/12 Lfx（Mfx）Lzd Cfz Cs Pto（Z）。

短程治疗方案是指疗程为 9 ~ 12 个月的治疗方案，这种方案大部分是标准化方案，其药物组成和疗程可因证据不同而异，推荐方案一：4 ~ 6 Am（Cm）Mfx（Lfx）Pto Cfz Z-H^{高剂量}E/5 Mfx（Lfx）Cfz Z E；推荐方案二：6 Am（Cm）Lfx（Mfx）Pto Z Lzd Cfz（Cs）/6 Lfx（Mfx）Pto Z Lzd Cfz（Cs）。

第六节　结核病疫苗研究进展

国内外结核病疫苗研究的种类主要包括活疫苗、灭活疫苗、亚单位疫苗三种。活疫苗包括基因重组活疫苗和减毒活疫苗。灭活疫苗（如母牛分枝杆菌、草分枝杆菌菌苗）只能引起短暂的免疫反应，主要作为治疗性疫苗。亚单位疫苗只用结核分枝杆菌的一部分成分引起机体产生免疫保护反应，主要包括重组蛋白疫苗、DNA 疫苗或多肽疫苗（加佐剂）、多肽以外其他纯化的主要成分（如分枝菌酸、糖脂等），可作为 BCG 的加强疫苗或治疗性疫苗。结核病疫苗根据用途可分为预防性疫苗和治疗性疫苗，前者主要用于新生儿和健康人群不被结核分枝杆菌感染；而后者主要用于已感染结核分枝杆菌的无症状携带者，使其不发病，或用于已发病的患者，使其早日痊愈。

一、减毒活疫苗

结核分枝杆菌减毒活疫苗是通过随机致突变或靶向同源重组技术制备的一种抗结核疫苗。与灭活结核分枝杆菌疫苗相比，结核分枝杆菌减毒活疫苗具有更广泛的免疫反应、更低廉的价格、易于运输与管理等特点。但是，结核分枝杆菌减毒活疫苗存在潜在的毒力恢复风险和免疫功能低下患者的并发症等问题。目前，已经上市或进入临床研究阶段的结核分枝杆菌减毒活疫苗只有卡介苗（BCG）和 MTBVAC。BCG 是目前全球唯一一种被认可、临床用婴儿期预防结核病的疫苗，可预防和减轻儿童重症结核病的发生和死亡，对肺结核的保护力大于 50%，而且也能适度预防结核分枝杆菌的原发感染。但卡介苗也存在一定的局限性，对成年人肺结核的预防效果从 0 ~ 80% 不等；卡介苗免疫为感染免疫，卡介苗对结核菌素皮肤试验阳性者无效，接种后随着活菌在体内的减少，其诱导的免疫保护力也逐渐降低，远期保护效果不佳，仅 5 ~ 10 年。验证卡介苗对未感染的青少年或成年人是否有效，以及发展增强型重组 BCG，是我国及全球卡介苗的发展趋势与研究方向。

二、灭活疫苗

灭活疫苗已成为预防结核病新疫苗研究的一个重要方向，不再局限于结核分枝杆菌提取物，各种非结核分枝杆菌（NTM）灭活疫苗也进入广大研究者的视野，其主要用途为结核病患者的辅助治疗或潜伏感染人群的免疫预防。目前，获得新药证书或进入临床研究的灭活疫苗有母牛分枝杆菌、Mk 疫苗、耻垢分枝杆菌、MIP、RUTI 和 DAR-901 等。

三、基因工程载体疫苗

基因工程活菌载体疫苗是指用基因工程技术将致病微生物的免疫保护基因插入载体细菌的非必需区，构建重组细菌，经培养后制备的疫苗。常用的细菌载体有 BCG、耻垢分枝杆菌、母牛分枝杆菌、结核分枝杆菌、李斯特菌、乳酸菌、缓症链球菌、沙门氏菌等。重组细菌性疫苗除了具有传统 BCG 的作用机制，还获得对插入基因相关疾病的保护力。重组 BCG 可以将卡介苗缺失的重要保护性抗原重组入卡介苗；可以利用结核分枝杆菌双组分信号转导系统改造构建重组结核分枝杆菌疫苗；基于促进抗原交叉提呈的角度，减少免疫系统对 BCG 的干扰，改变 BCG 的抗原提呈功能。活病毒载体诱导高水平细胞毒性 T 淋巴细胞应答的特殊能力，有助于机体对胞内结核分枝杆菌的清除。因此，活病毒是结核病疫苗领域应用较广泛的载体形式之一。重组痘病毒载体疫苗 MVA85A 是首个完成 IIb 期临床试验的结核病疫苗。另外，还有多株抗结核重组活病毒载体疫苗正在进行或即将进行临床试验。

四、亚单位疫苗

结核分枝杆菌抗原组分在佐剂辅助下构成的疫苗称为结核亚单位疫苗。亚单位疫苗具有成分明确、安全性高、易于被大众接受的优点；可以诱导寿命较长的中央记忆性 T 细胞，提供持久的免疫保护力；亚单位疫苗还可以用作治疗性疫苗，对潜伏感染有一定的治疗作用，可用于结核分枝杆菌暴露后免疫。目前进入临床试验的亚单位疫苗包括 M72、H1、H56、H4 和 ID93 等。随着对结核分枝杆菌免疫机制的深入认识，对保护性抗原筛选、疫苗形式及免疫策略会有新的认识和改进，也会进一步提高结核病亚单位疫苗的保护水平。

五、核酸疫苗

核酸疫苗是指将含有编码蛋白基因序列的质粒载体，经肌内注射或微弹轰击等方法导入宿主体内，通过宿主细胞表达抗原蛋白，诱导宿主细胞产生对该抗原蛋白的免疫应答，以达到预防和治疗疾病的目的，目前研究最多的是 DNA 疫苗。DNA 疫苗可诱导全面的免疫反应，不仅可引起体液免疫反应，而且能诱导高水平的细胞免疫应答，对清除寄生于巨噬细胞内的结核分枝杆菌非常有意义。虽然目前的动物模型研究表明 DNA 疫苗安全有效，但其安全性尚未最后确定。

目前，无论是病毒载体构建的疫苗，还是各类亚单位疫苗包括 DNA 疫苗，免疫效果都很难达到 BCG 的效果。当前比较看好的是全细胞结核病疫苗。除了以 BCG 为基础构建的重组 BCG 外，研究者还关注其他型分枝杆菌（如鸟型分枝杆菌、母牛分枝杆菌）的提取物等。

第七节　全球结核病防治策略的演变

一、DOTS 策略

20 世纪 90 年代，由于放松和削弱了对结核病防治工作的投入，结核病在许多国家开始死灰复燃。为了动员全球的力量，加强结核病防治，WHO 于 1995 年把 DOTS 策略作为全球结核病控制策略进行推广，截至 2010 年，实施 DOTS 策略的国家增至 196 个。该策略包括五大要素：

1. 政府对国家结核病控制规划的政策、经费和工作能力做出承诺，以保证结核病控制措施的有效落实；

2. 对所有肺结核可疑症状者实施痰涂片显微镜检查，以发现传染性肺结核患者；

3. 对痰涂片阳性的肺结核患者，采用标准的短程化疗方案免费治疗，必须实施全程或至少疗程的前 2 个月在医务人员直接面视下的督导化学治疗；

4. 不间断地供应高质量的抗结核药物；

5. 建立和执行标准的登记报告信息系统，定期对规划实施情况进行监控和评价。

DOTS 策略的核心是直接面试下的化学治疗，患者在医护人员直接观察下服药，除确保患者坚持规律治疗外，还能早期发现用药后发生的不良反应。许多国家和地区组织实施直接面试下的化学治疗，结核病疫情出现了显著改善，除结核病死亡率和患病率明显降低外，结核病新发感染率也迅速下降。因此，直接面试下的化学治疗是控制结核病流行的重要公共卫生措施。

DOTS 策略的实施对改善和控制结核病疫情发挥了关键作用，主要是抓住了传染源的发现和治疗管理这个核心环节，集中人力、财力和物力确保结核病患者坚持完成全疗程的规律化学治疗，提高了肺结核患者的治疗成功率。

二、遏制结核病策略

DOTS 策略在推行的过程中也存在一定的问题和局限性，主要表现为：覆盖面和实施质量受限；HIV 感染、耐多药等加剧了结核病的流行；私立机构在结核病防治方面的参与度和积极性不够；以患者为中心的支持和高质量的治疗还需要改进；结核病新诊断方法、药物和疫苗的研发投入严重不足等。为消除上述不利因素的影响，2006 年 WHO 制定了遏制结核病策略，主要包括六个要素。

（一）加强 DOTS 扩展，提高 DOTS 质量

1. 加强政府承诺，保证持续增长的资金投入；

2. 采用细菌学检查方法及早发现患者；

3. 督导下的标准化治疗，并保证患者治疗的依从性；

4. 有效的不间断的药物供应系统；

5. 监控系统和效果评价。

（二）应对 TB/HIV、MDR-TB 和其他挑战

1. TB/HIV 联合行动；

2. 预防和控制耐药结核病，实施 DOTS-PLUS 策略；

3. 关注高危人群和特殊环境中的结核病。

（三）致力于医疗卫生体系改革

1. 积极参与国家和全球卫生工作；

2. 实施结核病控制体系的改革措施；

3. 吸纳其他领域的革新方法；

4. 促进肺部健康的有效途径（PAL）：将结核病关怀与呼吸系统保健相结合。

（四）吸纳所有的卫生服务提供者参与结核病控制

1. 公立 - 私立合作模式，公立 - 公立合作模式；

2. 结核病关怀的国际标准。

（五）发挥社区和患者作用

1. 社区结核病防治；

2. 宣传、交流和社会动员。

（六）促进科学研究

1. 为结核病防治规划服务的应用性研究；

2. 协作研发新型诊断方法、药物和疫苗。

为了实施这一策略，WHO 和遏制结核病伙伴组织均提出了相应的控制目标。WHO 提出的千年发展目标为："到 2015 年遏制并开始扭转结核病发病率上升的势头"。遏制结核病合作伙伴组织提出的目标为："在 1990 年的基础上，到 2015 年将结核病的患病率和死亡率各降低一半"。

三、终止结核病策略

为了加强 2015 年以后全球结核病防控工作，WHO 在 2014 年提出了终止结核病策略。该策略的总体目标是在 2035 年全球终止结核病的流行，即 2035 年结核病死亡数在 2015 年的基础上下降 95%，发病率下降 90%，到 2020 年没有因结核病导致灾难性支出的患者或家庭。取得这些目标必须具备三大支柱条件，即：以患者为中心的综合治疗和预防措施；强有力的政策和支持性系统；强化研究和创新。

（一）策略的总体原则

1. 政府负责管理和问责，同时进行监测和评价；

2. 与民间社会组织和社区建立强大的联盟；

3. 保护和促进人权、伦理和公平；

4. 全球协力，在国家层面调整应用战略和目标。

（二）策略的支柱与要素

1. 以患者为中心的综合治疗和预防措施

（1）早期诊断结核病，包括开展药物敏感试验、系统筛查接触者和高危人群；

（2）对包括耐药结核病在内的所有结核病患者进行治疗，同时提供患者支持；

（3）开展 TB/HIV 双重感染联合行动，并管理并发症；

（4）为高危人群提供预防性治疗，以及接种结核病疫苗。

2. 强有力的政策和支持性系统

（1）具有充足资源用于结核病治疗和预防的政治承诺；

（2）社区、民间社会组织，以及公立和私立卫生保健提供者的共同参与；

（3）实现全民健康覆盖；

（4）社会保护、缓解贫穷以及针对结核病其他决定因素的行动。

3. 强化研究和创新

（1）开发、研制和迅速利用新工具、干预措施和策略；

（2）开展优化实施和效果的研究，并促进创新。

第八节　全球结核病防治的主要历史事件

1882 年	Koch（德国）发现结核分枝杆菌，并获诺贝尔奖
	Ehrilch（德国）认为结核分枝杆菌具有抗酸性，发现了复红染色法
	Ziehl（德国）发表了用石炭酸复红的结核分枝杆菌染色法
1883 年	Neelsen（丹麦）将 Ziehl 染色法加以改良，发现了 Ziehl-Neelsen 染色法
	Gaffky（德国）将肺结核患者涂片标本所见的结核分枝杆菌数分为 10 个等级
1884 年	Metchnikoff（俄国）发现了吞噬细胞的噬菌作用
	Trudeau（美国）在 SaranacLaka 设立疗养院
1885 年	Nocord 发现鸟型结核分枝杆菌
1887 年	Phillip（英国）在 Edinburgh 开设了最早的结核病防治所，制定第一部结核病患者管理常规
1888 年	Cornet（奥地利）提出结核分枝杆菌的尘埃传染学说
1890 年	Koch（德国）发现了结核菌素疗法
1895 年	Rontgen（德国）发现 X 线以后，获得了诺贝尔奖
	Finsen（丹麦）制作 Finsen 灯，开始了皮肤结核的紫外线疗法，之后获得了诺贝尔奖
1897 年	Flugge（德国）提出了结核分枝杆菌的飞沫传染学说
	丹麦开展结核病患者的登记报告制度
1898 年	Kuss（德国）记载了结核病的初次感染灶
	日本以法令规定患肺结核的老师和学生禁止进入学校
1901 年	Koch 发现了人型结核分枝杆菌和牛型结核分枝杆菌的区别
	日本提出牛结核病预防法，并规定患肺结核的理发员禁止从事理发工作

1904 年	日本内务省颁布关于肺结核预防的条例,规定在人员集中的地方设置痰盂,即所谓"痰盂条例"
1907 年	Pirquet(奥地利)发现了结核菌素皮内反应 Gerhart(德国)改良了 Turban 分类法,提出 Gerhat-Turban 分类法
1908 年	Mantoux(法国)、Mendel(德国)发现了结核菌素皮内反应
1912 年	Ghon(奥地利)介绍 Kuss 业绩,明确了由结核分枝杆菌感染引起的原发病灶与相对应的淋巴结病变
1916 年	Ranke 确立了结核分枝杆菌原发感染综合征的概念,提出了结核病三期学说
1919 年	日本制定了结核病预防法,规定 5 万以上人口的城市设立结核病疗养所,被结核分枝杆菌污染的家庭物品消毒,服务行业健康检查,禁止患者就业等内容
1921 年	Calmette 和 Guerin(法国)发现并培育出减毒的结核分枝杆菌——卡介苗
1922 年	Assmann(德国)报告锁骨下浸润灶,称为早期浸润灶 Redeker(德国)等提出关于结核病发病的新学说 美国确定 NTA 分类
1923 年	Greff 及 Kupferle(德国)将肺结核的胸部 X 线所见和病理解剖所见进行对比研究
1925 年	住吉弥太郎(日本)从痰中成功分离培养出结核分枝杆菌
1928 年	Heimbeck(挪威)、Arborelius(瑞典)等确立了结核病初次感染的临床学说,提出了关于结核分枝杆菌感染和发病的初次感染学说 Seibert 精制了结核菌素活性因子 PPD
1930 年	发生了 Lubeck 事件 Lowenstein(德国)发表制成 Lowenstein 培养基
1935 年	古贺良彦(日本)、Abreu(巴西)设计了 X 线间接摄影法
1937 年	日本制定了保健所法,规定了结核病患者的登记报告制度
1940 年	野边地庆三等用统计学分析方法,确定了现行的结核菌素判定标准
1942 年	日本开设健民修练所,对结核菌素阳转者实行预防性保护 发现了肺结核冈氏分类法 日本开始推行卡介苗集体接种
1944 年	Waksman(美国)发现了链霉素,之后获得了诺贝尔奖
1946 年	Lehman(瑞典)合成 PAS,作为抗结核药物发表 Domagk(德国)合成氨苯硫脲(Tb1),作为抗结核药物发表
1947 年	WHO 设立结核科,主管全球结核病控制
1948 年	日本在结核病预防法中,规定 30 岁以下结核菌素阴性及疑似阳性者接种卡介苗
1949 年	小川辰次(日本)发现并制成了小川培养基,从此由痰中培养结核分枝杆菌得以普及 日本开始研制冻干卡介苗
1950 年	美国发明了紫霉素
1951 年	日本对结核病预防法进行了较大修改

1952 年	美国和德国报告 INH 为极有效的抗结核药物
	美国合成 PZA,作为抗结核药
1953 年	日本实行第一次结核病患病率现况调查,以后每隔 5 年进行一次,到 1983 年为止共开展 5 次流行病学调查
1955 年	美国发现了环丝氨酸(CS)
	Jensen(丹麦)完成了 Lowenstein-Jensen 培养基
1956 年	法国合成乙(丙)硫异烟胺(TH)
	日本成功制造出耐热性冻干卡介苗
1957 年	日本发表了肺结核的学研分类
	1957 年第 14 届国际防痨联合会专题讨论不住院治疗
1958 年	梅泽滨夫(日本)发现了卡那霉素(KM)
	今野淳(日本)报告烟酸反应(niacin reaction)反应,鉴别结核分枝杆菌与其他抗酸菌
	日本结核病学会制定了肺结核病型分类——学会分类
1959 年	印度马德拉斯化疗中心报告住院和不住院化疗效果的比较并无差异
	为保证确实服药,Fox(英国)开始了直接面视下的化学疗法
1961 年	美国发现乙胺丁醇(EB)
1962 年	美国发现卷曲霉素(CPM)
1963 年	印度国立结核病研究所发表了有症状者检查可发现大部分痰涂片阳性患者的研究
1964 年	WHO 发表第 8 次专家委员会报告
1966 年	意大利和瑞士共同制造了利福平(RFP)
1968 年	日本发现结核放线菌素(EVM)
1971 年	Fox(英国)等发表了以 INH 和 RFP 为主的短程化学疗法
1978 年	WHO 发表阿拉木图宣言,将结核病防治对策纳入初级卫生保健,建议将结核病防治对策与一般卫生保健对策相结合
1982 年	美国选定 28 个大城市进行化疗现况调查,并每 3 年进行一次
1990 年	5 月 Sturbridge workshop,WHO 专家对发展中国家结核病防控对策重新认识
1991 年	WHO 发表新的结核病对策目标
	WHO 建议短程化疗
1993 年	WHO 发行《结核病的治疗——国家结核病对策指南》
	WHO 发布全球结核病紧急状态宣言
1994 年	WHO 发表"结核病对策的政策组件和操作指南"
1995 年	WHO 结核对策科升格为部,提出全球结核病控制规划结核病对策的基本战略——DOTS 策略(directly observed treatment short course)
1996 年	WHO 将每年 3 月 24 日定为世界结核病日(World TB Day)
1997 年	WHO 发布首版《全球抗结核药物耐药性报告》

1998 年	WHO 在伦敦召开促进全球结核病控制合作的特别委员会会议
2000 年	3 月,结核病和可持续发展部长级会议在阿姆斯特丹召开
	9 月,联合国千年首脑峰会将结核病控制策略纳入千年发展目标
	遏制结核病伙伴关系组织(Stop TB Partnership)建立
	旨在保证高质量抗结核药物供应的绿灯委员会(Green Light Committee)成立
2001 年	第一代基于 γ-干扰素释放试验的结核分枝杆菌感染诊断工具 QuantiFERON-TB 获准上市
	旨在保证全球高质量抗结核药物和诊断工具采购供应链的全球药物机构(Global Drug Facility)成立
2002 年	抗击艾滋病、结核病和疟疾全球基金(The Global Fund to Fight AIDS,TB and Malaria)建立
2004 年	WHO 出版《托曼结核病问答:患者发现、治疗和观察》第二版
2006 年	WHO 发布遏制结核病策略(Stop TB Strategy)
2009 年	世界卫生大会发布关于耐多药和广泛耐药结核病的防控决议
	4 月由美国赛沛公司开发的 Xpert MTB/RIF 获得初步上市批准
2012 年	12 月美国 FDA 批准贝达喹啉(Bedaquiline)上市用于治疗耐药肺结核
2014 年	WHO 提出终止结核病策略(End TB Strategy)
	日本大冢公司开发的德拉马尼(Delamanid)获批上市
2015 年	WHO 全球结核病报告表明,千年发展目标中全球结核病发病率降低目标已达标,患病率和死亡率减半目标接近达标
	联合国可持续发展目标(sustainable development goals)设定 2035 年全球结核病负担下降目标
	TB Alliance 发布首款基于 WHO 推荐剂量的儿童专用抗结核固定药物制剂
2017 年	WHO 组织召开可持续发展时代终止结核病全球部长级会议
2018 年	联合国召开首次联大结核病高级别会议(UN High Level Meeting)
	WHO 发布耐药肺结核治疗指南更新通讯,推荐使用贝达喹啉等药物替代注射药物

(陈 伟 王 前)

参考文献

[1] 中华人民共和国卫生部. 2000 年全国结核病流行病学抽样调查资料汇编 [M]. 北京: 人民卫生出版社, 2003.

[2] DYE C, SCHEELE S, DOLIN P, et al. Consensus statement. Global burden of tuberculosis: Estimated incidence, prevalence, and mortality by country. WHO Global Surveillance and Monitoring Project[J]. Journal of the American Medical Association, 1999, 282(7):677-686.

[3] DYE C, BASSILI A, BIERRENBACH A L, et al. Measuring tuberculosis burden, trends and the impact of control programmes[J]. Lancet Infectious Diseases, 2008, 8(4): 233-243.

[4] WERF M J, BORGDORFF M W. Targets for tuberculosis control: how confident can we be about the

data[J]. Bulletin of the World Health Organization,2007, 85(5): 370-376.

[5] WORLD HEALTH ORGANIZATION. Global Tuberculosis Report 2020[R/OL]. 2020. https://www.who. int/publications/i/item/global-tuberculosis-report-2020.

[6] WHO. TB Impact Measurement: Policy and recommendations for how to assess the epidemiological burden of TB and the impact of TB control[R/OL]. 2009. http://whqlibdoc.who.int/publications/2011/ 9789241548168_eng.pdf.

[7] CHINA TUBERCULOSIS CONTROL COLLABORATION. The effect of tuberculosis control in China[J]. Lancet, 2004, 364(9432): 417-422.

[8] YANG G H, RAO C, MA J M, et al. Validation of verbal autopsy procedures for adult deaths in China[J]. International Journal of Epidemiology, 2006, 35(3): 741-748.

[9] SUTHAR A B, LAWN S D, AMO J D, et al. Antiretroviral therapy for prevention of tuberculosis in adults with HIV: a systematic review and meta-analysis[J]. PLoS Med, 2012, 9(7): e1001270.

[10] WORLD HEALTH ORGANIZATION. Global Tuberculosis Report 2015[R/OL]. 2015. https://apps.who. int/iris/bitstream/handle/10665/191102/9789241565059_eng.pdf.

[11] DYE C. Global epidemiology of tuberculosis[J]. Lancet, 2006, 367(9514): 938-940.

[12] HAVLIR D V, GETAHUN H, SANNE I, et al. Opportunities and challenges for HIV care inoverlapping HIV and TB epidemics[J]. JAMA, 2008, 300(4): 423-430.

[13] ONOZAKI I, LAW I, SISMANIDIS C, et al. National tuberculosis prevalence surveys in Asia, 1990— 2012:an overview of results and lessons learned[J]. Trop Med Int Health, 2015, 20(9): 1128-1145.

[14] WARNER D F, KOCH A, MIZRAHI V. Diversity and disease pathogenesis in Mycobacterium tuberculosis[J]. Trends Microbiol, 2015, 23(1): 14-21.

[15] SIMEONE R, BOBARD A, LIPPMANN J, et al. Phagosomal rupture by Mycobacterium tuberculosis results intoxicity and host cell death[J]. PLoS Pathog, 2012, 8(2): e1002507.

[16] AREND S M, MEIJGAARDEN K E, BOER K, et al. Tuberculin skin testing and in vitro T cell responses to ESAT-6 and culture filtrate protein 10 after infection with Mycobacterium marinum or M. Kansasii[J]. J Infect Dis, 2002, 186(12): 1797-1807.

[17] PAI M, DENKINGER C M, KIK S V, et al. Gamma interferon release assays for detection of Mycobacterium tuberculosis infection[J]. Clin Microbiol Rev, 2014, 27(1): 3-20.

[18] PANDE T, PAI M, KHAN F A, et al. Use of chest radiography in the 22 highest tuberculosis burden countries[J]. Eur Respir J, 2015, 46(6): 1816-1819.

[19] ALBERT H, NATHAVITHARANA R R, ISAACS C, et al. Development, roll-out, and impact of Xpert MTB/RIF for tuberculosis: what lessons have we learnt, and how can we do better?[J]. Eur Respir J, 2016, 48(2): 516-525.

[20] UNITAID. Tuberculosis: Diagnostics Technology and Market Landscape[M/OL]. 4th edition. 2015. http:// unitaid.org/assets/Tuberculosis_diagnostics_technology_and_market_landscape_4th_ edition_Oct_2015-1. pdf.

[21] NAHID P, DORMAN S E, ALIPANAH N, et al. Official American Thoracic Society/Centers for Disease Control and Prevention/Infectious Diseases Society of America clinical practice guidelines: treatment of drug-susceptible tuberculosis[J]. Clin Infect Dis, 2016, 63(7): e147-e195.

[22] SAMANDARI T, AGIZEW T B, NYIRENDA S, et al. 6-Month versus 36-month isoniazid preventive treatment for tuberculosis in adults with HIV infection in Botswana: a randomised, double-blind, placebo-controlled trial[J]. Lancet, 2011, 377(9777): 1588-1598.

[23] DHEDA K, SHEAN K, ZUMLA A, et al. Early treatment outcomes and HIV status of patients with extensively drug-resistant tuberculosis in South Africa: a retrospective cohort study[J]. Lancet, 2010, 375(9728): 1798-1807.

[24] TAMERIS M D, HATHERILL M, LANDRY B S, et al. Safety and efficacy of MVA85A, a new tuberculosis vaccine, in infants previously vaccinated with BCG:a randomised, placebo-controlled phase 2b trial[J]. Lancet, 2013, 381(9871): 1021-1028.

[25] MANGTANI P, ABUBAKAR I, ARITI C, et al. Protection by BCG vaccine against tuberculosis: a systematic review of randomized controlled trials[J]. Clin Infect Dis, 2014, 58(4): 470-480.

[26] ELLIS R D, HATHERILL M, TAIT D, et al. Innovative clinical trial designs to rationalize TB vaccine development[J]. Tuberculosis (Edinb), 2015, 95(3): 352-357.

[27] AERAS. TB vaccine research and development: a business case for investment[EB/OL].2014. http://www.aeras.org/pdf/TB_RD_Business_Case_Draft_3.pdf.

[28] TUBERCULOSIS RESEARCH CENTRE (ICMR). Fifteen year follow up of trial of BCG vaccines in south India for tuberculosis prevention[J]. Indian J Med Res, 2013, 137(3): 571-585.

[29] WELLS W A, UPLEKAR M, PAI M. Achieving systemic and scalable private sector engagement in tuberculosis care and prevention in Asia[J]. PLoS Med, 2015, 12(6): e1001842.

[30] 中华人民共和国卫生部. 1979 年全国结核病流行病学抽样调查资料汇编 [M]. 北京：人民卫生出版社，1981.

[31] 中华人民共和国卫生部. 1984/1985 年全国结核病学流行病学抽样调查资料汇编 [M]. 北京：人民卫生出版社，1988.

[32] 中华人民共和国卫生部. 1990 年全国结核病学流行病学抽样调查资料汇编 [M]. 北京：人民卫生出版社，1992.

[33] 王陇德. 结核病防治 [M]. 北京：中国协和医科大学出版社，2004.

第一篇

基础篇

第一章
呼吸系统结构、生理与病理生理

胸部（thorax）包括胸壁、胸腔和胸腔内脏器（包括呼吸系统、循环系统的主要器官和纵隔，胸壁由胸廓和软组织构成，胸壁和膈围成胸腔，胸腔向上通过胸腔上口与颈相连，向下通过膈与腹腔相邻。

呼吸系统（respiratory system）是指人体与外界空气进行气体交换的一系列器官的总称，包括鼻、咽、喉、气管、支气管、肺以及胸膜等器官组织（图 1-1-1）。临床上常将鼻、咽、喉称为上呼吸道，气管及以下的气体通道（包括肺内各级支气管）部分称为下呼吸道。本章主要描述下呼吸道（主要指气管、支气管、肺）、胸膜、纵隔、膈肌和胸廓。

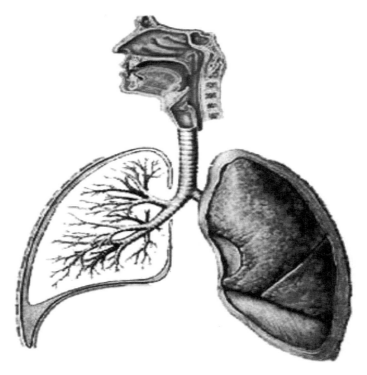

图 1-1-1　呼吸系统

第一节　呼吸系统结构

一、胸廓

胸廓（thoracic cage）由胸椎（12 块）、肋骨（12 对）、胸骨（1 块）以及它们之间的骨连接、肌肉、血管和神经组成。胸廓有上、下两个开口和前、后、外侧壁。胸廓起到容纳保护其内胸腔脏器的作用。此外，胸廓的肌肉通过收缩舒张运动，改变胸腔容积，参与呼吸运动。

胸廓的形状存在典型的个体差异，与年龄、性别、健康情况甚至所从事的职业等多因素相关。健康正常的成人胸廓近似圆锥形，前后径小于横径，上窄下宽。而新生儿的胸廓横径较小，肋平举，呈桶状。在 13～15 岁时，外形开始与成人相似，并开始出现男女性别差异。女性胸廓比男性短而圆，胸骨较短，上口更加倾斜，胸廓容积较男性小。到老年时，肋软骨会出现钙化，胸廓出现塌陷，更加扁平变长。胸廓的形状反应健康状况，如佝偻病儿童胸骨突出，状如"鸡胸"。严重肺气肿的患者因长期咳嗽，胸廓前后径显著增大而形成"桶状胸"。

（一）骨性胸廓

1. **胸骨**　成人胸骨的平均长度为 17cm，在自然姿势下，胸骨向下倾斜并略微向前倾斜。胸骨前凸后凹，与第一肋软骨的交界处最宽。它在胸骨柄胸软骨关节狭窄，然后扩大，直到第五肋软骨的关节，然后再狭窄。

胸骨属于扁平骨，为胸腔前壁的中间部分，分为胸骨柄、胸骨体和剑突三个部分，胸骨柄上缘凹陷，于两侧胸锁关节形成胸骨上切迹，胸骨柄和胸骨体的连接部为胸骨角，胸骨角平第四胸椎下缘，主动脉弓的下缘、奇静脉弓、气管隆嵴和胸导管横行部位于同一水平。胸骨与锁骨相连，连接部形成胸锁关节，胸骨体与前七对肋骨以肋软骨相连。儿童期胸骨各部分尚未融合。胸骨含有丰富的骨小梁，由紧密层包围，在锁骨切口之间的柄内最厚。在中央部，骨质较少，两侧骨小梁更厚更宽。髓质含有造血骨髓，临床上提取骨髓常选择在胸骨部位。

2. **肋骨**　人体共有 24 根肋骨，左右各 12 根，从头侧数第 1～7 肋的前端通过肋软骨与胸骨之间均构成胸肋关节，称为真肋；第 8～10 肋前端形成肋弓，其前端只能依附于上位的肋软骨，称为伪肋（假肋）；第 11～12 肋前端为盲肋，游离于腹壁的肌肉组织内，称为浮肋。

虽然各肋骨的形态不太一样，但第 3～9 肋相对一致，肋骨分为头、颈、体三部分，肋骨的解剖标志有：①肋骨小头：肋骨背端的增大结节，上有两个关节面，分别与骨椎和横突形成关节；②肋骨颈：肋骨小头旁肋骨最细的部位；③肋沟：肋骨后下缘的浅沟，为肋骨神经、血管走行的部位；④肋骨角：肋骨的背端侧外侧、弯曲幅度较大，是骨折的好发部位。肋骨头及肋结节与胸椎椎体及横突上的肋凹构成肋椎关节，此关节可使肋骨颈旋转度增大。

3. **胸椎**　包括 12 块胸椎，胸椎由椎体和椎弓构成，椎体自上而下逐渐增大，横断面呈心形。椎弓上发出 1 个较长的棘突，伸向后下方，呈叠瓦状排列；横突 1 对，伸向两

侧；关节突 2 对，分别向上、下方，称为上关节突和下关节突，关节突的关节面几乎呈冠
状位（图 1-1-2）。

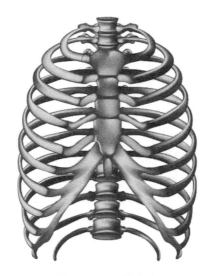

图 1-1-2　骨性胸廓

（二）呼吸肌

与呼吸运动有关的肌肉，包括肋间肌、膈肌、腹壁肌、胸锁乳突肌、背部肌群、胸部
肌群等（图 1-1-3）。吸气肌主要包括膈肌和肋间外肌；呼气肌主要包括肋间内肌和腹壁
肌。吸气时，膈肌收缩，膈顶下降，肋间外肌收缩，肋骨向上向外运动，胸腔增大；呼气
时，膈肌舒张，膈顶上升，肋间外肌舒张，肋骨向下向内运动，胸腔缩小。

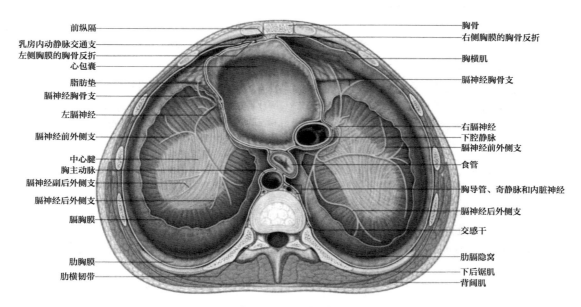

图 1-1-3　膈胸侧面

1. 膈肌 横膈也称膈肌，位于胸腔和腹腔之间，呈弯隆形，是分隔胸腔和腹腔一片弯曲的扁肌。为凸向胸腔的圆拱形，凹陷的下面朝向腹腔，封闭胸廓下口，横膈周围为肌性组织，称为肌性部，两侧隆凸，右侧高于左侧；中央部较平坦，为肌腱组织，称为腱性部（中心腱）。有些结构要经过膈上的裂孔穿行，走行于胸腹之间，膈上有三个主要大的裂孔，即主动脉裂孔、食管裂孔和腔静脉裂孔。

膈的高低与年龄、体位、呼吸状态、腹腔脏器充盈情况有关。幼年期膈的位置较高，随着年龄增长，膈的位置渐低，老年时，膈的位置最低。一般情况下，右侧膈顶在第 4 肋间水平（锁骨中线处），左膈顶低 1～2cm，用力呼气时右侧膈顶前面水平相当于第 4 肋软骨或右侧乳头，而左侧膈顶水平约低一肋。最大吸气后，膈顶下降幅度可达 10cm，X 线或 CT 示，右侧膈顶可达第 6 肋的软骨 - 骨移行部水平，肩胛线为第 10 肋水平，椎体处位于 T10-11 棘突。坐位时，膈的位置较低，仰卧时腹腔脏器推向胸腔使膈顶升高，身体侧卧位时，下侧部明显高于上侧部分。膈肌会根据胸腔、腹腔所需容积而改变位置和形状。

膈肌主要受来自胸廓内动脉的心包膈动脉（与膈神经伴行）、肌膈动脉、膈上动脉（供养膈肌颅侧面）、下位肋间后动脉的分支和膈下动脉，伴随静脉流入胸廓内静脉、肋间后动脉和下腔静脉等给予血供。来自腹主动脉的小分支（下膈支）直接供养横膈的背部，下膈动脉供养横膈尾侧面的其他部分，是穿过主动脉裂孔的胸主动脉和腹腔动脉干的分支。膈肌上表面的静脉包括心包膈静脉（回流至胸廓内静脉或支气管头臂静脉）、肌膈静脉（回流至胸廓静脉）和小的后支静脉（回流至奇静脉和半奇静脉）。膈肌下表面静脉回流至下膈静脉再回流至下腔静脉和左肾上腺静脉。支配膈肌的神经有膈神经（主要支配膈的中心部，由颈部肌节发育而来）、下 6～7 肋间神经及交感神经的膈丛（主要支配除中心部以外的部分）。膈神经主要支配膈肌的运动，其主要起自颈 3～颈 5 神经前支，在颈部走行于前斜角肌前，胸骨乳突、肩胛舌骨肌后支及肩胛上血管后，在锁骨下动脉、静脉之间穿过进入胸腔走行于肺门前方，在肺门前及心包旁几乎垂直穿过心包与膈肌胸膜之间到达膈肌。

2. 膈肌的功能 膈肌是最主要吸气肌和分割胸腹腔的屏障。静息状态下，膈肌的吸气运动使肺容积增加 75%。膈肌不仅可以改变胸腔的容积，还可以改变腹腔的容积，在吸收腹腔体液方面起着重要的作用。

膈肌可以增加胸腔负压和防止胸壁下陷。机制如下：静息潮气呼吸时，肺下部有两层壁层胸膜（膈肌外周的壁胸膜与下 6 肋的壁胸膜）相贴的环状"对合带"，"对合带"是膈肌重要的呼吸结构。潮气呼吸状态下，膈肌纤维在收缩或舒张时，中心腱大小及形态变化很小，这样横膈的肌部带动中心腱像活塞一样运动，使缩小或增加"对合带"。当"对合带"缩小时，胸膜腔负压，腹腔正压减小。当只有膈肌运动时，增加胸腔负压同时防止胸壁下陷的机制，即："对合带"的压力传导和膈肌收缩直接抬高下 6 肋骨。"对合带"的压力传导指膈肌收缩时，增加了腹腔正压，作用于"对合带"处的下部胸壁，使胸壁抬高，克服胸壁因胸腔负压而造成的下陷，并可进一步增大胸腔负压，完成吸气过程。

膈的位置不仅受呼吸时相和深度的影响，也受胃肠道的膨胀度和肝脏大小的影响。仰卧位时膈的位置最高，呼吸幅度最大，直立时膈下降，其运动幅度变小。坐位时膈顶较低，呼吸幅度最小。身体水平侧卧，两侧膈肌活动不一样。上半侧部位下降，甚至低于坐位水平，呼吸时活动度很小。下半侧部位升高，甚至高于仰卧位水平，其呼吸幅度也相当大。通过改变姿势，能引起膈肌水平的变化，可以解释呼吸困难的患者为什么在坐直时呼吸最轻松。

（三）胸廓表面解剖标志

胸骨体、胸骨角、胸骨颈切迹、剑突和两侧锁骨均可触及，由于锁骨的原因，第 1 肋骨往往不能在体表触及，第 2 肋骨相当于胸骨角水平，以下肋骨均可触及。当体检需要数肋骨时，可借由胸骨角即第 2 肋骨往下数，也可以从下（第 12 肋骨）往上数。一般情况下，第 4 前肋间隙与男性乳头相平，肩胛下角与第 7 后肋间隙相平。

胸廓上口的前方为胸骨上窝、颈部气管的最下部，一般在此进行低位气管切开术。

常常在胸部作以下垂直线进行指示部位：

锁骨中线：由锁骨中点开始，向下作垂直线，左右各一。

胸骨旁线：位于正中线与锁骨中线之间的正中位置的垂直线。

肩胛线：人体将两臂伸展下垂时，经过肩胛角的垂直线。

脊柱旁线：位于正中后线与肩胛线之间正中位置的垂直线。

腋后线：经过腋窝后缘的垂直线，一般经过背阔肌的外缘。

腋前线：经过腋窝前缘的垂直线，一般经过胸大肌的外缘。

腋中线：位于腋后线与腋前线之间正中位置的垂直线。

二、呼吸道

呼吸道和肺两大部分组成呼吸系统。

呼吸道分为鼻、咽、喉、气管和支气管等，咽的口部和喉部也是消化道的组成部分，临床上通常将鼻、咽、喉称为上呼吸道，气管、支气管为下呼吸道的范畴。

1. **气管和支气管** 上呼吸道即喉、咽部与肺之间靠气管、支气管连接，它们靠 C 形的气管软骨保持开放状态，靠平滑肌和结缔组织构成的腹膜将其向后的缺口封闭，而气管软骨之间靠环韧带相连（图 1-1-4）。

（1）气管由环状软骨下缘发起，行至胸骨角平面分为左、右主支气管，左、右主支气管分叉处称为气管杈，其内面为略偏向左侧的、呈半月状的气管隆嵴，在气管镜检查中起到判断方位的作用。

小儿气管短且细，活动度较大，表现为舒张性较大，吸气时表现为伸长而口径变粗，呼气时则恢复原位，但随着年龄、性别及呼吸状态的不同，气管长度和口径大小会随之发生变化。成年男性的气管长度平均为 10 ~ 13cm，横径为 2.0 ~ 2.5cm 间，矢状径约为 2cm，相比之下，成年女性气管的长度及口径大小均略小于男性。

气管可分为颈段和胸段。颈段位置浅表，在胸骨颈静脉切迹上方可以触及，走行于颈前正中线，其前方分布有舌骨下肌群及平第 2 ~ 4 气管软骨环的甲状腺峡部，两侧则分布有甲状腺的侧叶以及大血管，后方与食管相贴。

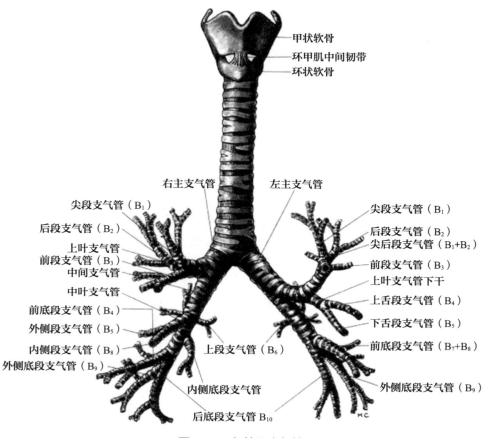

图 1-1-4 气管及支气管

（2）支气管和左、右主支气管分出后进入肺门，并且形成一个 $65° \sim 80°$ 的夹角，女性一般较大。

一般情况下，右主支气管短而直，并且常常由于偏向左侧的气管隆嵴导致右肺通气量较大，所以当误吸异物时大多落入右侧。左主支气管细长而走行倾斜。左、右主支气管分别与气管中线延长线的夹角为 $35° \sim 36°$、$22° \sim 25°$。

2. **支气管解剖分级** 人的支气管（第 1 级）至肺泡约有 24 级分支。支气管经肺门入肺，分为叶支气管（第 2 级），右肺 3 支，左肺 2 支。叶支气管分为段支气管（第 3 ~ 4 级），左肺 8 支、右肺 10 支。段支气管反复分支为小支气管（第 5 ~ 10 级），继而再分支为细支气管（第 11 ~ 13 级），细支气管又分支为终末细支气管（第 14 ~ 16 级）。

从叶支气管至终末细支气管为肺内的导气部。终末细支气管以下的分支为肺的呼吸部，包括呼吸细支气管（第 17 ~ 19 级）、肺泡管（第 20 ~ 22 级）、肺泡囊（第 23 级）和肺泡（第 24 级）。

三、肺脏

（一）肺脏的解剖

肺是呼吸系统中进行气体交换的最基本的呼吸器官。双肺位于胸腔内，纵隔两侧，正常情况下每侧肺除肺根以及肺韧带固定于纵隔外，其余部分在胸膜腔内是完全游离的。每侧肺有一尖、一底、三个缘、三个面，近似于圆锥形。上端称肺尖，覆以胸膜顶，凸入颈根部；下端称肺底，肋面对向胸壁、膈面对向膈，纵隔面对向纵隔。前缘及下缘薄而锐，后缘圆钝。肺的前界相当于肺的前缘，几乎与胸膜前界一致，除在第4胸肋关节处的左肺前界转向左，平第6肋软骨中点移行为下界，相当于肺的下缘，肺下界高于胸膜的下界；正常情况下，平静呼吸时，肺下界与锁骨中线、腋中线、肩胛线的交点分别为第6、8、10肋骨，与后中线的交点为第10胸椎棘突。

正常肺脏取出后质地柔软，由于肺泡间含有大量的结缔组织使得肺脏具有很强的弹性和收缩性，呈海绵状，含有大量气体，故能浮于水面。用手挤压时可听见捻发音。胎儿或流产的婴儿尚未呼吸，其肺与呼吸过的婴儿不一样，由于不含有空气，因此质地硬、无捻发音、不能漂浮于水中。

1. 肺叶 右肺体积略大于左肺，体积比为10∶9，女性为8∶7。斜裂和水平裂将右肺分成上、中、下三叶：①右上叶（right upper lobe，RUL）占据右肺的上1/3和右肺背侧，对应第3~5肋水平，在前胸壁右上肺向下到达右第4前肋。②右中叶（right middle lobe，RML）是三个肺叶中最小的，呈楔形，向肺门方向逐渐变窄。③右下叶（right lower lobe，RLL）是三个肺叶中最大的，斜裂（主肺裂）将其与其他肺叶分隔开，后面为胸壁，右下叶上缘达第6胸椎，下缘达膈肌。侧位胸部X线片可准确反映右下肺的界限，正位胸部X线片上，右上叶和右下叶在相邻部位有较大的重叠。与之相似，在背侧肋椎沟处，下肺叶扩展至胸腔最低点，吸气肺充满时，下叶下极达第2腰椎，与右肾上极重叠。

左肺构成与右侧有所不同，由于没有明确的水平裂（副叶间裂），故仅被斜裂（主叶间裂）分为上、下两叶，在解剖上，左肺对应右肺中叶的部分与上叶合成一体，分为左肺上叶、左肺下叶。

2. 叶间裂 肺叶被叶间裂分割开，叶间裂由各肺叶相邻面的脏胸膜构成。

（1）斜裂（主叶间裂），呈斜行走向。右肺有斜裂和水平裂，斜裂将右肺下叶与中叶和上叶分开。斜裂较水平裂明显要长，在右肺于第4胸椎棘突水平或稍下方与肺后缘相交，与第5肋间隙水平，沿第6肋向前下方走行，至第6肋软骨结合处，在斜裂前端后方7.5cm处与肺下缘相交。左肺仅有斜裂，其走行与右肺基本一致，但起点稍高、止点稍低。左斜裂的后端起自第3、4肋间，向前下止于第6或第7肋骨与肋软骨交界处。

（2）水平裂（副叶间裂），仅见于右肺，水平裂较斜裂短，将上叶与中叶相隔，副叶间裂于近腋中线处起于斜裂、呈水平方向走行，位于约第4胸椎水平，腋中线处在右第6肋水平，向前行于第4肋软骨处达胸壁，向背侧达主叶间裂，在总膈面止于肺门。60%的人在正位X线片明显可见水平裂，侧位X线片和高分辨率CT可见斜裂。

叶间裂发育常存在变异与不全，发育不全包括肺裂长度不足和肺裂过浅，一些个体甚至完全没有叶间裂。斜裂和水平裂均不能在CT上明确显示，事实上，由于水平裂的走向和断层方向基本一致，所以在 CT 上准确区分右上叶和右中叶几乎是不可能的。目前只能依据临近斜裂的肺组织血管纹理减少来判断其部位，在 CT 上基于叶间裂的部位来明确区分肺叶仍有很大的困难，靠肺裂的解剖来明确区分支气管肺段更是毫无价值。正因如此，支气管的解剖是最可靠的区分肺段的途径。

3. **二级肺小叶** 每一段支气管都供应一个支气管肺段。在每一段内，支气管都进一步分支，不断变细。所有肺内支气管都具有软骨片，以保持开放。其数目和大小逐渐下降，直径在 1mm 以下的细支气管则完全消失。终末细支气管是最末端的细支气管，管壁上无肺泡，每条终末细支气管的远端是腺泡，由 3～4 级呼吸性支气管组成，最后再分成 3～8 条肺泡管。肺泡管的壁由肺泡囊或肺泡的开口组成。一级肺小叶是呼吸性细支气管远端的肺部，二级肺小叶是肺外围最小的亚段，以结缔组织隔为界，约由 6 个终末细支气管组成。结缔组织隔的大小和形态不一。

4. **肺段** 主支气管分出叶支气管，左、右肺叶支气管的最初分支称为段支气管，每一肺段支气管及其分布的肺组织，称支气管肺段，简称肺段。肺段是肺的独立解剖单位，每个肺叶可分为若干肺段，每个肺段有一个肺段支气管分布，肺段之间走行着段间静脉并存在少量结缔组织，可以作为肺段切除术时的标志（图 1-1-5）。每个肺段又可分为若干亚段。肺段呈圆锥形，尖朝向肺门底位于肺表面，各肺段有各自的支气管和相应血管分布。轻度感染可局限于一个肺段内，感染严重时可向其他肺段蔓延。如病变局限于某肺段之内，可进行肺段切除术。

根据肺段支气管的分布，右肺分为 10 段，上叶 3 段、中叶 2 段、下叶 5 段；左肺分为 8 段（表 1-1-1）。这是因为左肺上叶的尖段和后段支气管、下叶内基底段和前基底段支气管，常发自一个主干之故。

表 1-1-1 各肺段、支气管详解

		完整名称	肺段简称	段支气管
右肺	右肺上叶	尖段	S1	B1
		后段	S2	B2
		前段	S3	B3
	右肺中叶	外段	S4	B4
		内段	S5	B5
	右肺下叶	背段	S6	B6
		内基底段	S7	B7
		前基底段	S8	B8
		外基底段	S9	B9
		后基底段	S10	B10
左肺	左肺上叶	尖后段	S1+2	B1+2
		前段	S3	B3
		上舌段	S4	B4
		下舌段	S5	B5

续表

	完整名称	肺段简称	段支气管
左肺下叶	背段	S6	B6
	内前基底段	S7+8	B8
	外基底段	S9	B9
	后基底段	S10	B10

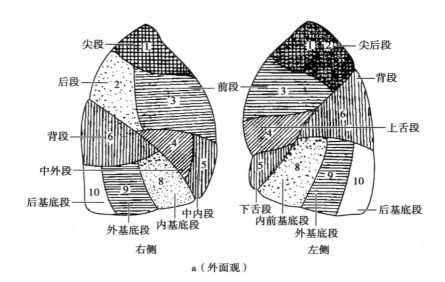

a（外面观）

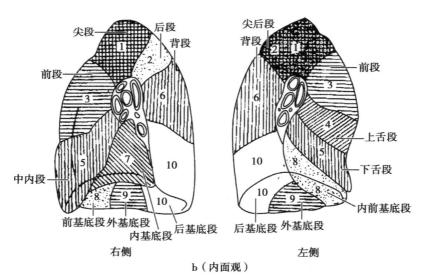

b（内面观）

图 1-1-5　肺段模式图（10 段分法）

（二）肺门与肺根

肺根包括支气管、肺动脉（1 条）、肺静脉（2 条），支气管动脉、支气管静脉、肺自主神经丛、淋巴管及结缔组织等结构，由外面的胸膜包绕组成，形成一组进出肺脏的支气管血管束，即临床上的第一肺门。第二肺门是各肺叶支气管动、静脉出入肺叶之处。肺根平第 5～7 胸椎体。

左、右两肺根的前方均有膈神经、心包膈动静脉和肺前丛，后方是迷走神经和肺后丛，下方是肺韧带。两肺根内部结构的位置关系由前向后顺序是相同的，即由前向后依次是肺静脉上部、肺动脉、支气管、支气管动脉和静脉。而由上而下，左、右肺根内结构排列则不相同，左肺门由上到下为肺动脉、支气管、下肺静脉。右肺门由上到下为上叶支气管、肺动脉、支气管、肺静脉。左、右肺根下肺静脉位置最低，在肺下韧带内走行，并与肺门其他结构有一定距离。

除了上述特征外，肺标本上还有一些其他压迹，表明肺与周围组织结构的关系。右肺心压迹的形成与右心耳前面、右心房前外侧面及右心室前面的一部分有关。心压迹向上至肺门前方成为宽阔的上腔静脉沟，再向上延续至右头臂静脉末端的沟。上腔静脉沟的后面与奇静脉沟相连，该沟弯曲向前，绕过肺门上方，沟内有奇静脉，在肺门和肺韧带的后方有食管右侧形成的浅而垂直的食管沟。由于食管下端偏向左侧离开右肺，所以食管沟没有达到右肺内侧面的下缘。心压迹的后下角有一条被下腔静脉压成的短而宽的沟。肺尖与奇静脉沟之间有气管和右迷走神经与右肺相邻，但没有压迹。

左肺心压迹的形成与左心室前面和外侧面及左心耳相关。右心室前面的漏斗形表面及其邻近部分在肺门前上升，因而也与肺相邻。主动脉沟呈弓形越过肺门，从肺门和肺韧带后方下降，由主动脉弓和降主动脉压迫而成。锁骨下动脉沟在肺上方从最高点降至肺尖，在锁骨下动脉沟的前方有一条浅沟，为头臂静脉沟，与左头臂静脉相接触。食管沟在肺韧带下端的前方。

（三）肺的组织构造

肺由实质性部分和间质性部分构成。间质性部分指肺内的结缔组织、血管、淋巴管和神经等。实质性部分指肺内支气管及其各级分支和终端的大量肺泡。

人体通过肺泡菲薄的上皮与包绕肺泡表面的毛细血管网，进行空气和血液间的气体交换。一般认为气体穿过肺泡壁及毛细血管壁靠扩散作用进行。

间质性部分的结缔组织分布在肺内血管与支气管肺泡之间，使肺具有弹性，具有较强的回缩力，因此肺内弹性纤维对呼吸有重要作用。

1. 肺的导管部分　支气管经肺门进入肺内后，依次分支为叶支气管、段支气管、小支气管（内径 ≤ 2mm）、细支气管（内径 < 1mm）、终末细支气管（内径约为 0.6mm）、呼吸性细支气管（内径约为 0.5mm）、肺泡管、肺泡囊和肺泡。肺的导管壁由黏膜、黏膜下层和外膜组成，随着支气管的反复分支，管径、管壁结构逐渐改变，如管径越来越小，管壁越来越薄，分布细胞种类由杯状细胞逐渐变为纤毛柱状细胞，腺体和软骨越来越少，平滑肌相对数量变多。

（1）黏膜层：由上皮、固有膜及黏膜肌层构成。

上皮：包括假复层纤毛柱状上皮细胞、中间细胞、基细胞、分泌性杯细胞和散在的神经内分泌细胞、刷细胞等。由支气管向终末细支气管不断分支的过程中，上皮不断变薄、立方上皮细胞逐渐代替了纤毛柱状上皮细胞。当不断分支到终末细支气管时，表层为单层的扁平纤毛细胞，出现了 Clara 细胞，杯状细胞消失。在气管隆嵴部和一些次级分叉处，纤毛上皮被鳞状上皮替代。

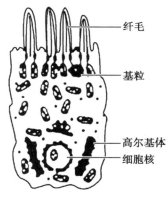

图 1-1-6 纤毛细胞结构

纤毛细胞（图 1-1-6）：分布于气管、支气管上皮的主要细胞。纤毛细胞呈柱状，细胞核位于细胞质中部，其上方为线粒体，二者之间有高尔基体和溶酶体，顶部胞质中含有基粒，纤毛由此伸出。每一个细胞表面伸出 200 多根纤毛，长度为 6～7μm，纤毛中央有纤毛杆，由两根纤丝构成，纤毛杆周围还有 9 对纤丝分布，之间通过单宁蛋白相连。纤毛可以协调地呈波浪状摆动，频率为 20 次/min。

杯状细胞：可分泌黏液，由于其基部含有大量粗面内质网，顶部细胞质内含有大量的黏液颗粒，是黏蛋白成分，细胞核上方含有高尔基体。

中立细胞：一种未分化细胞，数量极少，细胞内细胞器含量也较少，没有纤毛基粒和黏液颗粒，可以分化为纤毛细胞或杯状细胞。

基细胞：一种未分化的细胞，主要分布于上皮基底层，不会延伸至上皮表面，呈矮小锥体状，胞质内还有一些角质状物质。因此，在病理状态下气管、支气管上皮能转化为鳞状上皮。

刷细胞：由于细胞表面存在很多小胞质突起，形似刷状。Ⅰ型细胞：因其基底面与神经末梢形成上皮树突突触，被认为是感受器，胞质中含有很多糖原颗粒。Ⅱ型细胞：细胞中有基粒前身物质及各种分化过程的中间物质，提示可能是未成熟的细胞。

神经分泌细胞：分布于整个气道及其黏液腺内。细胞呈锥形或三角形，胞质内含有很多嗜银颗粒，大小为 100～300nm，且有神经末梢与之联系，末梢内含有很多突触小泡。该细胞能分泌 5-羟色胺、儿茶酚胺、组胺、激肽，参与调节肺循环和支气管平滑肌张力，是一种化学感受器。该细胞对致癌物质具有特异敏感性，可能是支气管类癌的前质细胞和小细胞癌的起源细胞。

Clara 细胞：分布于终末细支气管和呼吸性细支气管。细胞呈半球状突出于管腔面，表面有少许不规则微绒毛，细胞核位于细胞质中央，其高尔基体和粗面内质网比较发达，因此在放射电镜下整个细胞都存在棕榈酸卵磷脂放射活性，表明其可以分泌表面活性物质。

神经上皮小体：从气管至肺泡均有神经上皮小体分布，多分布于细支气管，在分叉部位更为多见。每个神经上皮小体由 15～50 个含 5-羟色胺及嗜银颗粒的细胞构成。神经上皮小体细胞之间有上皮下丛的传入神经纤维即窗格式毛细血管，证实其是一种具有内分泌功能的肺内感受器，受中枢神经系统调节，当机体缺氧时，分泌组胺、5-羟色胺等活性物质，调节血管运动、气管支气管的黏液分泌、平滑肌的张力及气道的气流。

固有膜：支气管的固有膜由疏松结缔组织组成，至终末细支气管消失。它包括胶原纤维、弹性纤维、各种结缔组织细胞及毛细血管，还有散在的淋巴组织和淋巴小结。胶原纤维和弹性纤维沿支气管长轴呈纵行和环形分布，至呼吸性细支气管则呈螺旋式排列，环绕管壁，使气道的舒张收缩保持相对恒定。

黏膜肌层：从喉延伸到肺泡囊的肺泡开口处，由环行和纵行两种肌纤维形成纵横交错的网状结构，至终末细支气管时呈螺旋状排列。平滑肌舒缩与支气管口径及肺顺应性有密切关系，其张力受神经体液双重因素控制。

（2）黏膜下层：由疏松结缔组织构成，内有少量弹性纤维与固有膜、肌肉纤维连接。紧附于基底膜处分布有毛细血管网，黏膜下层的腺体有导管穿过黏膜层开口于管腔，在细支气管以下腺体消失。黏膜下层和上皮细胞间均有游离的淋巴细胞及由淋巴细胞和浆细胞形成的淋巴小结。

（3）外膜：由透明软骨和纤维结缔组织构成。支气管软骨呈马蹄形，缺口位于背侧，由平滑肌、腺体和结缔组织所封闭，形成膜部。在 4～5 级以下的小支气管，软骨为不规则的软骨片，分支为细支气管时软骨消失。支气管外周围绕着疏松的结缔组织，其内有支气管动脉、支气管静脉、神经、淋巴管和脂肪组织。

2. 肺的呼吸部分 呼吸部包括呼吸性细支气管、肺泡管、肺泡囊、肺泡。

（1）呼吸性细支气管：是终末细支气管的延续，平均 1 支终末细支气管有 2～3 支呼吸性细支气管分支，呼吸性细支气管管壁上有肺泡的开口，可以进行气体交换。

（2）肺泡管：呼吸性细支气管的延续，平均 1 支呼吸性细支气管有 2～3 支肺泡管分出，由多个肺泡围成的管道，自身的管壁结构很少，只存在于相邻肺泡开口之间的部分，环形平滑肌和弹性纤维很少。

（3）肺泡囊：肺泡管的延续，平均 1 支肺泡管可分出 2～3 个肺泡囊，由许多肺泡围成类似于肺泡管，肺泡隔就是肺泡囊相邻肺泡之间的结缔组织。

（4）肺泡：支气管树的终末部分，是人体与外界进行气体交换的场所。由肺泡上皮和肺泡隔组成。

每一支终末细支气管与其附属结构（包括分支和肺泡）共同构成肺的一个肺小叶。透过脏层胸膜可见到多边形肺小叶的轮廓，肺小叶呈锥形，尖朝向肺门，底朝向肺表面，50～60 个肺小叶构成每个肺叶，肺小叶也是肺的结构单位。临床上，小叶性肺炎是仅累及若干肺小叶的炎症。

四、肺的发生学

内胚叶是人类呼吸系统的主要发源。胚胎时，肺芽向背侧生长，越过较小的食管，突入位于外侧的心包腹膜管。围绕肺芽的脏层胸膜间充质中含有混合类型的细胞群，一些细胞群决定内胚层上皮的类型，另一些产生内皮网包绕未来的气囊，还有一些间充质细胞将分化为平滑肌细胞，围绕呼吸道和血管。

根据组织学特点，肺的发生过程分为以下四期：假腺期、小管期、囊泡期、肺泡期。

肺结缔组织的数量和类型在出生后会发生改变（图 1-1-7）。新生儿肺富含Ⅲ型和Ⅳ型胶原，由于Ⅲ型和Ⅳ型胶原不稳固，新生儿肺具有更强的弹性，有助于细胞改变形状和方向以适应子宫外环境。出生后Ⅰ型胶原迅速沉积使血管壁的结构变得坚固。

新生儿肺较成人相比短且宽。足月儿的呼吸频率为 40～44 次 /min（静息状态成人的呼吸频率为 12 次 /min）。肺发育从出生时的肺泡期持续进入新生儿期和儿童期，直至约 8 岁时停止，确切时间还不十分清楚。

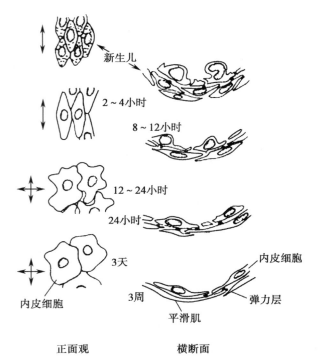

图 1-1-7 正面观和横断面显示伴随终末细支气管的肌性肺动脉
从出生到生后 3 周的内皮细胞和平滑肌细胞的变化

五、纵隔

纵隔是被间质组织充填的解剖腔隙，是左、右肺之间包括两侧纵隔胸膜在内的所有器官、结构和组织的总称。纵隔呈矢状位，上起胸廓入口，垂直向下至横膈，位于胸腔正中偏左，总体观上窄下宽，前短后长，前界为胸骨、部分肋软骨和肋弓，后界为脊柱的胸段，两侧被纵隔胸膜所包绕。如左、右胸膜腔发生气胸时，患侧胸膜腔压力增高，纵隔会出现向健侧移位的现象。

纵隔内含有心脏、大血管、气管、食管、胸腺、神经和淋巴等重要器官和组织。纵隔内器官、组织来源（其胚胎发育的细胞可来自外胚层、中胚层、内胚层，最终可能残留在纵隔的腔隙内）复杂，因此，纵隔内可发生各种类型的肿瘤和囊肿，病变的结构也多样化，但占据纵隔主体的心脏、大血管、食管等脏器疾病，并不被列在纵隔疾病范畴内。

临床上，人为地把纵隔分为几个区，各分区的标志在临床上均易于辨认。纵隔分区直接影响到纵隔疾病的诊断、治疗和研究。纵隔区域划分的方法很多，临床上常以胸骨角平面，即平胸骨角和第4、5胸椎间盘构成的平面将纵隔分为上、下纵隔，其中下纵隔由心包将其分为前、中、后三部分，即心包、心脏及相连的大血管根部为中纵隔，心包前、后分布为前、后纵隔。

胸腺、头臂静脉、上腔静脉、主动脉弓及其分支、气管、食管、胸导管、淋巴管、膈神经、迷走神经在上纵隔，前纵隔仅有结缔组织和少数淋巴结分布，心脏、心包和出入心脏的大血管根部主要在中纵隔，后纵隔中内容比较丰富，包括胸主动脉、奇静脉、半奇静脉、副半奇静脉、主支气管、食管、胸导管、迷走神经、内脏神经、胸交感干和淋巴结等。疏松的结缔组织分布于纵隔的各组织器官之间，后纵隔内蜂窝组织较为丰富。

纵隔形状和位置不是一成不变的，会随着年龄、体型及胸部病变（胸壁、纵隔、肺部疾病）而发生变化，例如主动脉弓处的动脉瘤会使上纵隔形态发生变化；当产生心包积液或心脏肥大时会使下纵隔的形状发生变化；发生气胸或者肺部占位病变时，纵隔的位置会向健侧发生偏移。

六、肺的血液循环

肺有双重供血系统，即肺循环血管系统和支气管循环，供应血液，其功能各不相同。肺循环由肺动脉干及其分支、毛细血管和肺静脉组成，是肺的功能血管，全身各器官的回心静脉血均需要流经肺循环将富含 CO_2 的静脉血在肺泡壁进行气体交换，排出 CO_2，吸入 O_2 后将动脉血液运回至左心。支气管循环由体循环的支气管动脉、毛细血管网和支气管静脉构成，具有营养肺、气道、胸膜等器官的作用，提供富含 O_2 的血液给支气管和较大的细支气管。两个循环之间存在动-静脉或/和静-静脉之间的吻合，肺动脉有感染性血栓时，血液可从支气管动脉流入肺动脉，避免肺梗死；支气管动脉梗死时，血液可从肺动脉流入其他支气管动脉而得到补偿，防止组织缺血坏死（图 1-1-8）。

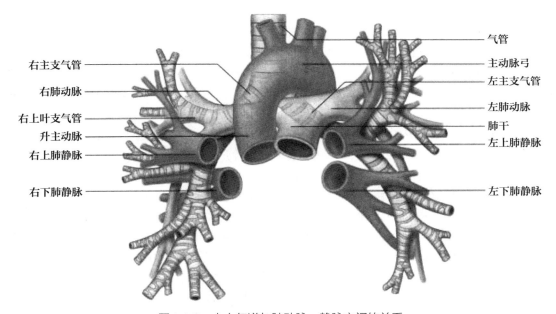

右主支气管
右肺动脉
右上叶支气管
升主动脉
右上肺静脉
右下肺静脉

气管
主动脉弓
左主支气管
左肺动脉
肺干
左上肺静脉
左下肺静脉

图 1-1-8　中心气道与肺动脉、静脉之间的关系

（一）肺循环

1. 肺动脉　肺动脉干起自右心室的圆锥部，起点位置平左侧第 2 肋间隙或第 3 肋平面偏胸骨左侧，肺动脉干平均长度约 4.5cm，X 线活体测量的平均宽度为 3.8cm。由于肺动脉壁薄、长度短、口径粗以及扩张性大的特点，肺动脉压仅为主动脉压力的六分之一，

也使得整个肺循环是一个压力与阻力均低的循环系统。

肺动脉的走行：肺动脉干向左后上方走行至主动脉弓下，在此分为左、右肺动脉，在肺门处入肺。右肺动脉在右上叶支气管的前下方行进，随后右肺动脉分出肺动脉前干；左肺动脉走行在左上叶支气管的上方，随后左肺动脉分出上叶动脉，即左、右中间动脉，中间动脉再分出分布到下叶基底部的中叶和舌叶动脉，即基底动脉。随后伴随肺段支气管及肺段以下支气管相对应逐渐分支，直到终末小动脉分布至肺腺泡。终末小动脉为终端动脉，最终分布于肺泡囊壁和肺泡壁的上皮之外形成稠密的毛细血管网，其血液与肺泡进行气体交换，使静脉血变为动脉血。

右肺动脉较左肺动脉粗且长，在主动脉升部和上腔静脉后方、奇静脉弓下方、右主支气管的前方，在右上肺静脉的上后方横行进入右肺门，分为上、下两支。上支较少进入右肺上叶，为上干。下支（叶间干）较大，进入右肺中、下叶，分为右肺中、下叶动脉。右肺动脉分支比较恒定，变异较小。右肺动脉前临升主动脉及上腔静脉；在上腔静脉外侧，右肺动脉前方有右膈神经下行，前下方有右上肺静脉和右心房，由于上腔静脉与右肺动脉间有较紧密的纤维结缔组织韧带相连，手术分离时有一定困难；右肺动脉后临食管及右主支气管，奇静脉弓绕右肺动脉上方及右主支气管汇入上腔静脉。

左肺动脉经胸主动脉、左主支气管前方，肺静脉后方进入左肺门，然后绕左主支气管上后方分出数支上叶支，再转向下后方分出下叶及舌叶支。左肺上叶动脉分支变异较大，少则 3 支，多则 7 支，以 4 支多见。左肺动脉虽较右肺动脉短，但在它前面没有大血管遮挡，手术视野好显露，也容易结扎。

2. **肺循环毛细血管** 肺与支气管的小动脉、小静脉之间存在吻合支，仅有不超过 5% 的动静脉血混杂，肺动脉的分支、终末小动脉的分支进入肺泡隔内形成毛细血管，继而在肺泡内形成密集的毛细血管网。毛细血管网一部分通连肺静脉，一部分汇集成支气管静脉，出肺门经上腔静脉回右心房。直径约 10μm，壁很薄，对肺泡与血液间 CO_2 和 O_2 的迅速交换极为有利。

肺血管内膜表面的内皮细胞是非常值得重视的肺细胞，它们直接与血液接触，具有多种重要的生理功能，如物质交换、抗凝促凝、抗血栓形成等；又通过代谢、转运和分泌体液因子对维持内环境稳态起着重要的作用。

3. **肺静脉** 双侧肺各有 2 条肺静脉，引流肺内毛细血管的血液。肺内毛细血管网汇成小静脉，并逐级合并成较大静脉，在肺内的走行与肺动脉和支气管无关。两肺静脉逐级汇集成左右上、下肺静脉。左上肺静脉收集左上叶及舌叶的静脉血；右上肺静脉收集右肺上叶及中叶的静脉血；左、右下肺静脉分别收集两肺下叶静脉血（右上肺静脉平均长1.5cm，右下肺静脉平均长 1.2cm，左上肺静脉平均长 2.0cm，左下肺静脉平均长 1.5cm，肺静脉外径为 1.0～2.5cm）。最后每侧汇集成两条肺静脉，伴随动脉和支气管到肺门。支气管常将背外侧动脉与腹内侧静脉分开。肺静脉开口于左心房，然后经左心室将含 O_2 的血液运送至全身。上肺静脉在肺门区位于前部，前入路手术时切开肺根表面的胸膜即可显露；下肺静脉位于肺根最底部，以右下肺静脉尤其短而深，结扎较困难。

最小的肺静脉血管从肺泡管的远端开始，为毛细血管后支，然后汇聚成小静脉，在肺小叶周边进入小叶间隔，集合成为小叶间静脉，直径 20～30μm，最后逐渐汇集在肺门部，每侧形成两支主干，右上肺静脉由上叶及舌叶血管合成，下肺静脉收集自下叶引流的血管。两侧上、下静脉干各以两支肺静脉注入左心房。

在肺门，肺部的血管与主支气管的分支伴行，但在支气管肺内段，这种伴行关系改变。肺静脉无瓣膜，携带的是动脉血，在每个支气管肺段内，肺段支气管及其分支位于中央，有肺动脉的分支与其伴行，而许多肺静脉的属支却走行于肺段之间，不与肺动脉伴行，收集邻近肺段的静脉血。有时动、静脉相交几乎成直角，在体层摄影时可以看到段和亚段的静脉影，可以作为段和亚段分隔的标志物。

每个肺段的静脉血注入不只一条静脉，还有些静脉位于脏胸膜下面及叶间裂内。一个支气管肺段不是一个具有一条支气管和一条动脉及静脉的完整血管单位。肺段切除时，肺段间的面不是无血管区，而有肺静脉跨过，有时也会有肺动脉分支跨越。肺动脉和肺静脉是构成正常胸部 X 线片中肺纹理的主要成分。肺动脉和支气管在肺小叶的中心部相伴走行，而肺静脉的分支则延伸至肺小叶间、肺段间隔中行进至肺门部。在肺的中心部，支气管和肺动脉、肺静脉的直径相当，但至肺表面时血管直径变细较支气管快。在肺边缘 2cm 左右部分，肺血管直径仅约 1mm，在 X 线片上此处肺纹理显示并不十分清楚。

支气管、肺动脉和肺静脉分布类型存在变异，其中变异最大的是肺静脉，其次是肺动脉，支气管变异最小。

（二）支气管循环

1. 支气管动脉　大部分起自胸主动脉，左、右各两条，经肺门入肺，与支气管伴行，沿途形成毛细血管网，其内流的是动脉血，能营养各级支气管及肺泡。

2. 支气管静脉　分深、浅两类。深支气管静脉起自肺内的细支气管和肺泡管的毛细血管网，并同肺静脉相吻合，最后常形成一支注入肺静脉或左心房。浅支气管静脉一般每侧有两支，引流肺外支气管、肺胸膜和肺内淋巴结的静脉血，也与肺静脉相吻合。右侧支气管静脉注入奇静脉，左侧一般注入副半奇静脉。来自支气管动脉的血液只有一部分经由肺静脉入左心房。

终末小动脉间不相交通，但可能与肺静脉间有庞大的交通支。正常情况下通过肺毛细血管的侧支分流即不通过气体交换的血量一般很少，当发生肺纤维化、支气管扩张症和支气管肺癌等疾患时，肺动脉间的交通支较正常时明显增多。支气管扩张症时，扩张的支气管动脉受体循环支配而压力增高，所以一旦咯血常常量大且严重。

七、肺的淋巴组织

肺内淋巴组织丰富，分深、浅两组：浅组分布于肺的胸膜深面，收纳的淋巴液主要来自肺周围部，形成淋巴管丛，最后注入支气管肺门淋巴结。深组淋巴结起于肺小叶间结缔组织和小支气管壁的毛细淋巴管网，收纳淋巴液来自肺深部。深组淋巴管分布在各支气管及血管周围，在走向肺门过程中汇集成一些大的淋巴管入肺门淋巴结，并形成淋巴管丛，随后汇合成淋巴管，最后与浅组淋巴一样回流至支气管肺门淋巴结。可分为 14 组，1 ～ 9 组为纵隔淋巴结，10 ～ 12 组为肺门淋巴结，13、14 组为肺内淋巴结。

肺的淋巴流向：肺内的淋巴结一般按照亚段淋巴结、段淋巴结、叶淋巴结、叶间淋巴结 / 肺门淋巴结的方向流动。浅层的胸膜下淋巴丛发出肺淋巴管，肺血管和支气管与肺深部的淋巴丛伴随走行。浅部淋巴管走行于肺缘和裂缘，最后肺支气管淋巴结汇聚。除肺门部位有吻合支，深、浅淋巴间很少吻合。也有一些小淋巴管在肺周围区将深、浅淋巴管连接起来，当因肺疾患导致深淋巴流出受阻时，它们能将淋巴从深层引向浅层。在裂的深处，邻叶的淋巴管相互连接。在肺叶水平，淋巴管的走行以及数量分配与小叶中心动脉及周围的静脉一致。在支气管周围和相邻肺胸膜的"板"状结构中，还有一些非囊泡状的类淋巴聚集体。

除此之外，一般认为肺内淋巴流向与呼吸相关，吸气时肺内一部分淋巴液可由肺深部流向浅层毛细淋巴管网，随后流向局部淋巴结。呼气时浅层毛细淋巴管内的淋巴可经深部淋巴管流向肺门。淋巴的流向还对肺癌和肺结核等疾病的诊断、疾病进展及预后评估有重要意义。

右肺上叶、中叶及肺门淋巴结通常回流至上纵隔淋巴结及隆突下淋巴结，下叶回流至下纵隔淋巴结。右肺上叶的集合淋巴管多经右侧肺门淋巴结（或直接注入）引流到气管旁和上部支气管的淋巴结，右肺上叶一部分集合淋巴管可注入气管支气管下淋巴结。中部淋巴液直接引入气管旁及分叉部位等淋巴结，以及支气管肺淋巴结的中央淋巴结内；右肺下叶的集合淋巴管引流到下支气管和分叉部位以及后纵隔的淋巴结。故右肺的淋巴液将进入右侧淋巴导管。

左肺上叶可分为上、下部分，上部的集合淋巴管，多经肺门淋巴结或直接注入主动脉弓淋巴结和动脉韧带淋巴结；下部的淋巴管则直接注入或经肺门淋巴结注入左侧气管支气管上淋巴结和气管支气管下淋巴结；下叶大部分集合淋巴管可直接注入或经肺门淋巴结注入气管支气管淋巴结和左侧气管支气管上淋巴结。

两肺下叶底部的一部分集合淋巴管可注入肺韧带淋巴结或注入食管旁淋巴结。肺韧带淋巴结的输出管向下可汇入腰淋巴结，因此两肺下叶底部如有病变，有可能经此途径转移到腹部器官。左、右两侧气管支气管上淋巴结的输出管注入气管淋巴结，气管淋巴结的输出管有时可向上与颈部锁骨上三角内的斜角肌淋巴结相交通，肺癌有可能向这一淋巴群转移。主动脉旁淋巴结收纳左肺上叶上部的淋巴，但因它位于主动脉弓的凹侧，该淋巴结重大，可能压迫迷走神经心支。左侧肺结核患者有时出现心脏功能改变，可能是这个原因。

八、肺的神经分布

肺内神经可分为支气管周围神经和肺血管周围神经。肺的神经来源于迷走神经的肺支和胸 2～5 交感神经发出的神经纤维组成的肺丛，位于肺根周围，随后其分支随支气管和肺血管分支入肺。

肺内支配支气管平滑肌层和腺体的神经是副交感神经。副交感神经节前纤维在迷走神经内走行，其来自迷走神经背核，并在支气管周围神经节内或壁内神经节内换元。换元后其节后纤维即传出神经纤维和 2～5 节的胸神经交感神经节后纤维共同支配支气管的平滑肌层，还有支气管、肺泡黏膜、肺血管和腺体。肺的感觉神经元的胞体位于迷走神经的下神经节内，感觉神经末梢分布于支气管黏膜、肺泡壁及脏胸膜。肺的感觉神经多与迷走神经相伴随。

普遍认为，交感神经有使肺血管收缩和支气管扩张的作用，而迷走神经则使血管扩张和支气管收缩。临床上，观察切断迷走神经的患者，其支气管未出现收缩、痉挛，甚至管径并未出现明显改变，说明支气管管壁肌不仅仅受迷走神经的支配，还存在其他神经系统支配。迷走神经还与肺泡容积的调节有关，当机体吸气时，胸廓压力变小，肺泡出现扩张，牵张感受器受到刺激，神经冲动由传入神经发出至脑干延髓的呼吸中枢，吸气停止呼气开始，导致肺泡收缩，感觉末梢发出冲动传入延髓，再次吸气，形成"闭环"，即Hering-Breur 反射。近年来，不少研究发现，肺血管和支气管的活动还与体液中特异性功能的化学物质，如非肾上腺素能、非胆碱能（non adronergic non cholinergic，NANC）相关；广泛分布于呼吸道的神经肽，也在呼吸道的调控中起重要作用。淋巴结内的淋巴细胞是免疫功能的主要执行者，气管和支气管内存在的免疫反应纤维，可能与神经免疫调节作用相关，淋巴系统参与的免疫反应具有呼吸道保护作用，使研究者的眼光不仅仅局限在迷走神经。

与此同时，主要由交感神经和副交感神经支配气管、支气管的腺体，当交感、副交感神经发挥作用时会使腺体分泌增加。

（李　琦　解立新）

第二节　呼吸系统生理

呼吸是机体与外界环境之间的气体交换过程，是机体维持正常代谢和生命活动所必需的基本功能之一。呼吸的全过程包含三个环节：①外呼吸，指肺毛细血管血液与外界环境之间的气体交换过程，包括肺的通气和换气两个过程；②气体运输，指氧和二氧化碳在血液中的运输，这是衔接外呼吸和内呼吸的中间环节；③内呼吸，指组织细胞与组织细胞毛细血管之间的气体交换（组织换气）以及组织细胞内的氧化代谢过程。这三个过程相互衔接同时进行。

一、肺容量

肺容量代表肺内气体含量的多少，其大小随着胸廓的扩张和回缩而发生改变。平静呼吸时肺扩张和回缩的幅度小，肺容积的变化小，气体交换量少；深呼吸时的变化大，气体交换量大。以下简述肺容积的组成，测定方法及临床意义。

（一）肺容量的基本概念

肺容积包括四种基础肺容积和四种基础肺容量（图 1-1-9）。基础肺容积指安静状态下，一次呼吸所出现的呼吸气量变化，不受时间限制，具有静态解剖学意义。基础肺容积互不重叠，包括潮气容积、补吸气容积、补呼气容积和残气容积。基础肺容量是由两个以上的基础肺容积叠加组成，包括深吸气量、肺活量、功能残气量和肺总量。

潮气容积（tidal volume，VT）：指平静呼吸时每次吸入或呼出的气体容积。

补吸气容积（inspiratory reserve volume，IRV）：平静吸气后用力吸气所能吸入的最大气体容积。

补呼气容积（expiratory reserve volume，ERV）：平静呼气后用力呼气所能呼出的最大气体容积。

深吸气量（inspiratory capacity，IC）：平静呼气末用力吸气所能吸入的最大气量，为潮气容积和补吸气容积之和。

肺活量（vital capacity，VC）：最大吸气末所能呼出的最大气量，亦称慢肺活量。表示了肺所能最大扩张和最大收缩的幅度，其大小受呼吸肌力、肺与胸廓弹性、气道阻力等因素的综合影响，为深吸气量和补呼气容积之和。

残气容积（residual volume，RV）：深呼气后肺内剩余气体容积。

功能残气量（functional residual volume，FRC）：平静呼气末肺内所含的气量。适当的 FRC 是维持气体交换，稳定呼吸力学的主要因素。

肺总量（total lung volume，TLC）：最大深吸气后肺内所含总的气体量。

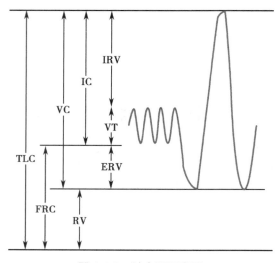

图 1-1-9　肺容积示意图

（二）肺容量的临床测定

肺容量的测定在检查方法上分为直接检测的肺容量和间接检测的肺容量两大类。可直接检测的肺容量包括 VT、VC、IRV、ERV 和 IC，能够通过肺量计直接测得。需要间接测得的肺容量包括肺量计无法检测的残气量部分，需要通过标记气体分析或体积描计等方法间接换算，包括 RV、FRC 和 TLC。对于不能配合肺功能检查的患者，放射影像或肺核素检测也可用于肺容量的估算。

肺量计可直接检测的肺容量，受试者在平静状态下，无需快速用力，只需最大努力吸气和完全呼气即可测得。需要间接测得的肺容量，检测方法分为两大类：气体稀释法和体积描记法。气体稀释法因为操作简单且经济实用在临床中应用最多，检测常用的标记气体为氦气、氮气和甲烷。用氦气测定的方法有密闭式氦稀释法 - 单次呼吸法（简称一口气法）和密闭式氦稀释法 - 重复呼吸法。前者是目前最常用的 TLC、FRC、RV 测定方法，常与弥散量的检测同时进行。体积描记法检测基于玻意耳定律，即在密闭和恒温的情况下，一定量的气体被压缩或膨胀后其体积会减少或增加，而气压的改变遵从在任何时候压力与体积的乘积保持恒定的规律。体积描记法检测因为设备昂贵、操作复杂，在临床中应用相对较少，但体积描记法评价肺容积是目前已知最准确的方法，特别适用于气道阻塞严重、气体分布不均的受试者。在临床实践中体积描记法测量肺容积和气道阻力必须与肺量计检查结合进行，才能够对受试者的肺功能状态做出全面、准确的评估。

（三）常用肺容量指标的临床意义

1. **肺活量** 肺活量（VC）表示肺最大扩张和最大回缩的呼吸幅度，其大小受呼吸肌力、胸肺弹性、气道阻力等因素的综合影响。因此，任何影响肺组织扩张和回缩的因素均会影响肺活量。肺活量的应用价值：①限制性通气功能障碍判断：一定程度上可取代肺总量反映肺容积大小。②监测病情：限制性疾病患者 VC 下降说明疾病加重；反之则说明病情有所改善；慢性阻塞性肺疾病（COPD）急性发作期，VC 下降说明存在呼吸肌疲劳，易出现呼吸衰竭；治疗后 VC 改善说明呼吸肌疲劳得到改善。

2. **残气量与功能残气量** 功能残气量（FRC）对维持稳定的 PaO_2、$PaCO_2$ 起着非常关键的作用，若没有 FRC，PaO_2 和 $PaCO_2$ 将会随呼吸发生大幅度波动，从而造成严重低氧和呼吸性碱中毒。临床上 FRC 减小多见于重症肺炎、急性呼吸窘迫综合征和严重肺水肿，仅靠吸氧难以纠正，往往需要机械通气等高级呼吸支持手段；FRC 增加常见于严重COPD 和哮喘。此外 FRC 通常用于反映肺过度充气的状态、判断疾病的严重程度和评估治疗后效果。残气量（RV）临床意义与 FRC 相似，但在气流阻塞性疾病，其变化幅度更为显著。

3. **肺总量** 肺总量（TLC）的增大或下降皆为异常。理论上 TLC 是反映限制性通气功能障碍最佳的指标，但由于 TLC 的测定影响因素多，重复性相对较差，所以常用 VC或用力肺活量（FVC）评价限制性通气功能障碍。

4. **残气量占肺总量百分比** 残气量占肺总量百分比（RV/TLC）主要反映周围气道的气流阻塞及其程度，升高越明显，阻塞越严重，但应同时结合 RV、FRC 和 TLC 的变化，这三者一致升高，则 RV/TLC 可反映肺气肿的程度。

二、肺通气

肺通气是外界大气和肺泡之间的气体交换过程。实现肺通气的器官包括呼吸道、肺泡和胸廓等，呼吸道是沟通肺泡与外界的通道，肺泡是进行气体交换的主要场所，而胸廓的节律性呼吸运动是实现肺通气的动力。呼吸生理学中测定的肺通气功能指标主要包括静息通气量和用力通气量，前者反映静息呼吸时的通气能力，后者反映肺的储备和代偿能力。

（一）肺通气的原理

气体总是从压力高处向压力低处流动，所以气体进出肺必须在肺泡与外界大气之间存在一定的压力差才能实现。而气体进出肺取决于肺通气动力和肺通气阻力的相互作用。

1. **肺通气的动力** 肺泡气与外界大气之间的压力差是实现肺通气的直接动力。在一定海拔高度，外界大气压力相对恒定，因而在呼吸的过程中，发生变化的只能是肺泡内气体的压力，即肺内压。肺内压在呼吸过程中的变化取决于肺的扩张和缩小，但肺并不具备自主收缩的能力，因此呼吸肌的收缩和舒张引起的节律性呼吸运动是实现肺通气的原动力。

2. 肺通气的阻力　肺通气过程中遇到的阻力可分为弹性阻力和非弹性阻力两类。弹性阻力包括肺弹性阻力和胸廓弹性阻力，非弹性阻力包括气道阻力、惯性阻力和组织的黏滞力。平静呼吸时，弹性阻力约占肺通气总阻力的70%，非弹性阻力约占30%。弹性阻力在气流停止的静息状态下仍然存在，为静态阻力；而非弹性阻力仅在气体流动时才发生，属于动态阻力。肺通气阻力增大是临床上发生通气障碍最常见的原因。

（二）肺通气功能评估的常用指标

1. 每分钟通气量　每分钟通气量（minute ventilation volume，MV）指基础代谢状态或静息状态下每分钟呼出或吸入的气量，是呼气潮气量（TV）和呼吸频率（RR）的乘积。

2. 肺泡通气量与无效腔通气量　健康成人每次吸气时约500ml空气进入肺部（潮气量），呼气时再把相同容积的气体排出体外。但并不是所有吸入的气体都会到达肺泡进行气体交换，500ml吸入的气体中有约150ml留在肺内有通气但无气体交换的部位，即解剖无效腔（anatomic dead space），除此之外每分钟进入肺泡的气体总量称为肺泡通气量（alveolar ventilation，VA）。进入肺泡的气体也可因为局部通气血流比例（V/Q）失调等原因而不能进行气体交换，该部分肺泡气称为肺泡无效腔（alveolar dead space）。解剖无效腔与肺泡无效腔之和称为生理无效腔（physiological dead space，VD）。健康成人的解剖无效腔和生理无效腔几乎是一样的，但在肺部疾病患者中，由于通气和血流的不匹配可能导致生理无效腔远远大于解剖无效腔。生理无效腔的容积非常重要，生理无效腔越大则需要更大的总通气量才能保证有足够的气体进入肺泡参与气体交换。正常生理无效腔是维持肺泡气容积和动脉血气稳定的重要因素，由于解剖无效腔和功能残气（FRC）的存在，每次呼吸只能使肺泡气获得部分更新，从而减小了肺泡和动脉血气中气体分压的波动。

3. 用力肺活量　深吸气至肺总量位，做最大力量、最快速度的呼气至残气位所呼出的气量即为用力肺活量（forced vital capacity，FVC）。呼气至第一秒时所呼出的气量即为FEV1，简称一秒量，FEV1是通气功能评价中最常用也是最重要的指标。FEV1与FVC的比值简称一秒率，为判断阻塞性通气障碍的敏感指标。健康人或限制性通气功能障碍患者由于气道阻力正常，呼出气量的大小基本不受时间的影响，因此FVC与肺活量（VC）相差不大。若为气流阻塞性疾病，用力呼气时发生气道陷闭，不能充分呼出肺内气体，FVC常小于VC。

4. 最大自主通气量　最大自主通气量（maximal ventilatory volume，MVV）是指受试者在1分钟内最大吸入或呼出的气量，一般实际测定15秒的最大通气量，再换算成MVV。MVV理论上能准确反映受试者的最大通气能力。由于FEV1与MVV有非常好的线性关系，临床上也可用FEV1换算得出：MVV = 35 × FEV1。凡是影响肺活量的因素均能影响MVV，此外呼吸肌无力及中枢调节障碍也会影响MVV。MVV可用于肺储备能力的判断和指导手术治疗。

（三）最大呼气流量 - 容积曲线

吸入或呼出的气体流量（F）随容积（V）变化的关系曲线称为流量 - 容积（F-V）曲线。临床中应用最多的是尽力吸气末用力呼气时的F-V曲线，称为最大呼气流量 - 容积（maximal expiratory flow-volume，MEFV）曲线。MEFV 曲线是应用最多的代表患者通气功能的曲线，临床上具备非常丰富的信息（图 1-1-10）。MEFV 曲线的形状和各种参数的大小主要取决于呼吸肌力、胸廓弹性、肺容积、气道阻力对呼气流量的综合影响，反映的主要参数有用力肺活量（FVC），最大呼气流量（PEF），用力呼出 25%、50%、75% 肺活量的呼气流量（FEF_{25}、FEF_{50}、FEF_{75}）。MEFV 曲线的形态能区分正常与各种异常类型的通气功能障碍（图 1-1-11），同时在大气道阻塞时，MEFV 曲线也有特异性改变（图 1-1-12）。

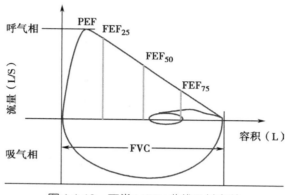

图 1-1-10　正常 MEFV 曲线及其参数

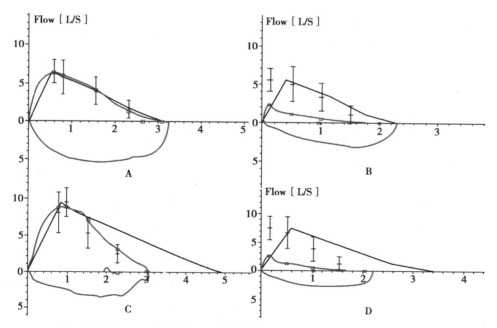

注：A. 正常 MEFV 曲线形态；B. 阻塞性通气功能障碍；C. 限制性通气功能障碍；
　　D. 混合性通气功能障碍。

图 1-1-11　正常及各类型通气功能障碍的 MEFV 曲线表现

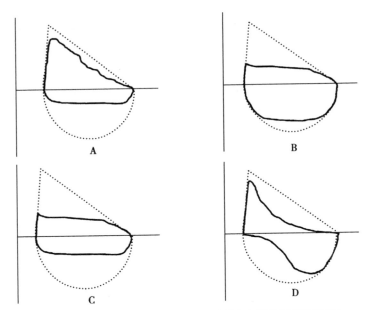

注：A. 胸廓外大气道非固定型阻塞；B. 胸廓内大气道非固定型阻塞；
C. 大气道固定型阻塞；D. 一侧支气管不完全阻塞。

图 1-1-12 大气道阻塞的 MEFV 曲线改变

（四）通气功能的临床评价

通气功能的评价是肺功能评价的基础，对疾病的诊断、鉴别诊断、疗效评估具有重要价值。肺量计是肺功能检查中最常用的仪器，采用肺量计测量呼吸容积和流量，两者可以通过呼吸时间的微分或积分相互转换。通气功能测定指标众多，临床中最常用的是 FVC、FEV1、MEFV 曲线和 MVV。

1. **参考值与正常范围** 通气功能的参考值受多种因素的影响，如年龄、身高、体重、性别、种族、体力活动或工种、生存环境、吸烟等，应尽量选取相似人群的参考值方程。正常范围通常为预计方程的 95% 可信区间，高于这个最低临界值视为正常，此值称为正常值下限（lower limit of normal，LLN）。但由于 LIN 的计算较为烦琐，实际临床应用中 FEV1、FVC、PEF 等指标直接以预计值的 80% 为 LIN，低于该值视为异常。

2. **通气功能障碍的类型** 通气功能的评价不仅仅需要评价是否存在通气功能异常，还需要评价异常的类型和程度。各种呼吸系统疾病和神经 - 肌肉疾病均可导致通气功能障碍。通气功能障碍的类型主要有限制性通气功能障碍、阻塞性通气功能障碍和混合性通气功能障碍，各类的诊断及鉴别见表 1-1-2。阻塞性通气功能障碍指气道阻塞引起的通气障碍，原则上以 FEV1/FVC 的下降为判断标准。限制性通气功能障碍指胸廓扩张受限引起的通气功能障碍，主要表现为肺容量和肺活量的明显下降。混合性通气功能障碍兼有限制性及阻塞性通气功能障碍的表现。肺通气功能障碍程度的分级均依照 FEV1 占预计值百分比来判断（表 1-1-3）。

表 1-1-2　各类型通气功能障碍的判断及鉴别

障碍类型	FVC	FEV1	FEV1/FVC	RV	TLC
阻塞型	−/↓	↓	↓	↑	↑
限制型	↓	↓/−	−/↑	↓/−	↓
混合型	↓	↓↓	↓	?	?

注：−：正常；↓下降；↑上升；?：不明。

表 1-1-3　肺通气功能障碍程度的分级

严重程度	FEV1 占预计值百分比
轻度	≥ 70%，但 < LIN 或 FEV1/FVC < LIN
中度	60% ~ 69%
中重度	50% ~ 59%
重度	35% ~ 49%
极重度	< 35%

注：LIN 为正常值的下限。

（五）结核病对通气功能的影响

肺结核对通气功能的影响取决于病程长短、受累部位及面积等因素。浸润性肺结核病变以浸润渗出为主，限制了病变肺泡的扩张能力，因此早期表现为限制性通气功能障碍，FVC、FEV1、MVV 等指标下降，但 FEV1/FVC 多正常。血行播散性肺结核基本病理改变是增殖性结核结节和渗出性病变，可呈现不同程度限制性通气功能障碍，随着肺结核的病程延长，病变范围进一步扩大，并伴发肺纤维化、肺不张及空洞形成，由于肺组织破坏，使肺泡通气量减少、小气道闭塞甚至支气管狭窄或阻塞，引起通气功能进一步下降，出现限制性为主的混合性通气功能障碍，亦可形成代偿性肺气肿和肺大疱，导致残气量及残气量占肺总量百分比升高。结核性胸膜炎可导致胸膜毛细血管通透性增加和淋巴回流受阻，使液体渗出至胸膜腔压迫肺组织引起限制性通气功能障碍。气管及支气管结核可造成大气道阻塞，导致 MEFV 曲线的典型改变。

三、肺换气

肺通气使肺泡气不断更新，以保持肺泡气氧分压和二氧化碳分压的相对恒定，这是气体交换顺利进行的前提。气体交换包括肺换气和组织换气，这一气体交换的过程依赖各部位肺组织通气血流比例的均衡及弥散功能的良好。任何引起通气血流比例失调和弥散障碍的因素均可影响气体交换的过程。

（一）肺换气的基本原理

1. 静动脉血分流　静动脉血分流是指氧饱和度低的静脉血不经肺泡毛细血管或经过但未进行气体交换，直接汇入肺静脉或左心进入体循环的过程。这种分流可以发生在生理情况下，称为生理性分流；若发生在疾病状况下称为病理性分流，如 ARDS 的肺泡闭陷区和实变区，可造成患者顽固性低氧血症。

2. **通气血流比例**　肺泡通气量和肺血流之间的比例为通气血流比例（$\dot{V}/\dot{Q}$），是影响气体交换的重要因素。吸入的气体经各级支气管最终到达肺泡进行气体交换，正常的气体交换要求通气血流的匹配，即肺泡通气量和相应的血液循环均匀地分布到每个肺泡和肺泡毛细血管。健康成人静息状态下，每分钟肺泡通气量约为 4L，肺循环血流量约为 5L，即 $\dot{V}/\dot{Q}$ 为 0.8，这是评价肺气体交换效率的重要标准。$\dot{V}/\dot{Q}$ 失调，即 $\dot{V}/\dot{Q}$ 明显高于或低于 0.8，是临床上导致换气功能障碍和发生低氧血症的最常见原因。当肺血管痉挛或不完全栓塞，造成局部血流灌注量减少，而肺泡通气量相对正常，此时 $\dot{V}/\dot{Q}$ 大于 0.8，称为无效腔样效应。气道不完全阻塞、肺泡萎陷等造成局部肺泡通气量不足，但血流灌注相对良好，此时 $\dot{V}/\dot{Q}$ 小于 0.8，流经肺泡毛细血管的静脉血未经充分气体交换就进入动脉，称为动静脉分流样效应。人体对 $\dot{V}/\dot{Q}$ 失调有一定的调节能力，当 $\dot{V}/\dot{Q}$ 升高时该区域肺泡的 PCO_2 降低，PO_2 升高。低碳酸血症将引起细支气管收缩，从而使通气量减少，$\dot{V}/\dot{Q}$ 失调改善。反之当 $\dot{V}/\dot{Q}$ 降低时该区域肺泡 PO_2 降低，PCO_2 升高，引起毛细血管收缩，使肺泡周围血流灌注减少，$\dot{V}/\dot{Q}$ 失调改善。

3. **弥散**　气体分子从高分压向低分压区域转移的过程称为弥散（diffusion）。气体通过被动弥散的方式穿越肺泡壁。肺的弥散功能是指某种气体通过肺泡毛细血管膜（由肺泡上皮及其基底膜、肺泡毛细血管内皮及其基底膜以及 2 个基底膜之间的结缔组织所构成）从肺泡向毛细血管扩散到血液并与血红蛋白（Hb）结合的能力。在肺泡毛细血管膜中进行气体交换的主要是 O_2 和 CO_2。

4. **气体弥散的途径**　肺内气体的弥散包括气相弥散、膜相弥散和血相弥散三个连续不断的过程，任何一个步骤出现问题都会引起弥散功能下降，其中膜相弥散和血相弥散是肺内气体扩散过程的主要限速因素。

（1）气相弥散（gaseous phase diffusion）：O_2 和 CO_2 在肺泡内通过弥散实现的转运过程称为气相弥散。正常成人肺泡直径为 200μm，从肺泡管到肺泡周围的扩散距离约为 500μm，气体扩散在很短的时间内（< 10ms）即可达到平衡，故气相弥散不是肺内气体扩散过程的限速因素。但需要注意的是，肺气肿时，肺泡壁被破坏，形成气肿泡，气体扩散的距离明显增加，气相弥散时间可达 300ms 以上，此时气体弥散量将受到影响，这就是有些肺气肿患者会出现弥散功能下降的原因。

（2）膜相弥散（membrane phase diffusion）：O_2 和 CO_2 在肺泡毛细血管膜（ACM）两侧的转运过程称为膜相弥散。弥散依靠 ACM 两侧的分压差驱动，但 ACM 和气体本身的特性影响弥散的速度。新陈代谢不断消耗 O_2 排出 CO_2，肺泡气与毛细血管血液之间的 O_2 分子与 CO_2 分子相互弥散，并不断被肺泡气排出体外或经血液循环运输至周边，从而保障换气功能的持续进行。根据 Fick 定律，在单位时间内通过垂直于扩散方向的单位截面积的扩散物质流量与该截面处的浓度梯度成正比。扩散量与该截面的面积成正比，与其厚度成反比。健康成人的气 - 血屏障面积为 50 ~ 100m^2，而大部分区域的厚度只有 0.3μm，非常有利于气体弥散。当氧含量低的混合静脉血流经肺泡毛细血管时，肺泡内含量高的 O_2 顺浓度差跨越扩散膜，由气相进入液相；反之 CO_2 则由液相进入气相。膜相弥散是影响弥散量的最主要因素。

（3）血相弥散（hematic phase diffusion）：指 O_2 从毛细血管壁进入红细胞内和 Hb 结合，同时 CO_2 从红细胞内释放到达毛细血管壁的过程。O_2 分子由 ACM 进入血浆后，还必须通过红细胞膜、胞浆，最终与 Hb 结合变成氧合血红蛋白。由于 O_2 与 Hb 的结合非常迅速，红细胞内游离的 O_2 很少，因此肺泡、血浆和红细胞间的氧分压梯度得以维持，使得 O_2 能够持续不断地从肺泡内向红细胞内扩散；CO_2 从血液到肺泡的扩散亦是如此。O_2 和 Hb 的结合以及 CO_2 的释放皆需要时间，另外血相弥散的速率还受肺血流量、红细胞数量和质量的影响。因此血相弥散亦是肺内气体扩散过程的限速因素之一。

（二）肺弥散功能的评估

1. 概念　弥散功能指某种肺泡气通过肺泡 - 毛细血管膜从肺泡向毛细血管扩散到血液，并与红细胞中的 Hb 结合的能力（图 1-1-13）。在肺泡 - 毛细血管膜中进行交换的气体主要是 O_2 和 CO_2。

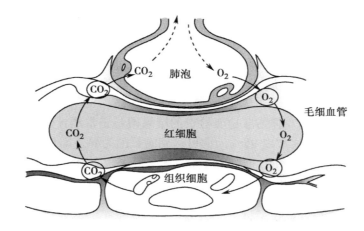

图 1-1-13　肺换气和组织换气示意图

2. 测定方法　临床需要测定的肺内气体弥散主要为 O_2 的弥散，但实际上 O_2 弥散量的检测很难实现，因为肺泡毛细血管从动脉端到静脉端的氧分压不恒定，临床检测多用 CO 代替 O_2 进行 CO 弥散量的测定，再由 $D_LO_2 = 1.23 \times D_LCO$ 换算为 O_2 弥散量。选择 CO 作为弥散功能检测气体的原因如下：① CO 透过 ACM 的速率与 O_2 相似，能反映 O_2 的弥散状态；②除大量吸烟者外，正常人血浆内 CO 含量几乎为零，通过测定肺泡 CO 分压即可准确反映 ACM 两侧的 CO 分压差；③ CO 与 Hb 的结合能力是 O_2 的 210 倍，因此生理范围内的 O_2 分压和 Hb 浓度对 D_LCO 测定几乎没有影响；④ CO 为扩散限制性气体，扩散速率与肺血流量无明显关系，与 O_2 相比能更好地反映扩散膜特性。

3. 检测原理　根据 Fick 定律，通过某种组织截面的气体总量与弥散面积、弥散常数和弥散面两侧的气体分压成正比，与弥散面的厚度成反比。即：$\dot{V} = K \left(\dfrac{A}{L} \right) \times (P_1 - P_2)$。其中 $\dot{V}$ 代表气体弥散速率，K 代表弥散系数，A 代表弥散面积，L 代表弥散膜厚度，$P_1 - P_2$ 代表肺泡和肺毛细血管中 CO 的分压差。因此决定气体弥散速率的驱动力为膜两侧的分压差，在压力差恒定的情况下气体弥散速率取决于 ACM 的特点。由于人类的血气屏障相对复杂，测量弥散面积和厚度无法实现，因此常以肺弥散能力（D_L）代替弥散膜的特点，因此公式可改写成 $\dot{V} = D_L/(P_1 - P_2)$。由于肺泡毛细血管中的 CO 水平低到忽略不计，因此公式可简化为 $D_L = \dot{V}CO/P_ACO$。即 CO 的弥散能力等于每分钟每毫米汞柱的肺泡 CO 分压所能转运的 CO 量。

4. CO 弥散量的测定方法　CO 弥散的传统测定方法主要有单次呼吸法（single breath method，SB）、恒定状态法（steady state method，SS）和重复呼吸法（rebreathing medthod，RB）。其中临床应用最多的是单次呼吸法。检测方法为受试者呼气至残气位，然后快速吸入含有 0.3% CO、10% 氦气（或甲烷）、21% O_2 以及 N_2 平衡的混合气至肺总量位，屏气 10s 后呼出。呼气过程中气体中的水蒸气和 CO_2 被吸收，连续测定 CO 浓度，通过公式即可计算出 D_LCO。

5. 主要检测指标　①肺弥散量（D_L）：指单位分压差时（1mmHg 或 1kPa），每分钟由肺泡或红细胞内经肺泡毛细血管膜弥散的气体容积（ml）。②肺 CO 弥散量（D_LCO）：指单位分压差时，每分钟由肺泡经肺泡毛细血管膜到达红细胞内，与 Hb 结合的 CO 容积（ml）。③每升肺泡容积的 CO 弥散量（D_LCO/V_A）：又称比弥散量（KCO），为 CO 弥散量与肺泡通气量的比值，即单位肺容积的 CO 弥散量。由于排除了肺容积大小的影响，对不同患者弥散能力的比较更有价值，即健康人 D_LCO 可有较大差异，而 D_LCO/V_A 测定值都是比较接近的。

6. 参考值与正常范围　肺弥散功能检查的结果须与正常预计值相比较，从而判断是否在正常范围，正常范围通常以 95% 人群可达到的数值为界，即预计方程的 95% 可信区间，高于这个最低临界值视为正常，此值称为正常值下限（LIN）。但 LIN 的计算较为烦琐，实际临床应用中 D_LCO 和 D_LCO/V_A 等指标直接以预计值的 80% 为 LIN，低于该值视为异常。

（三）肺弥散功能评价的临床意义

肺弥散功能随年龄的增长而下降，可能与毛细血管床的变化或 $\dot{V}/\dot{Q}$ 离散度增大有关。此外身高、体重、性别的差异都会影响弥散量，是因为这些因素对肺容积的影响从而影响了弥散量。体位的改变亦会影响弥散量，有研究显示卧位较坐位时弥散量增加 14%～20%，坐位较站立位增加约 13%，可能与肺血流量的增加和 $\dot{V}/\dot{Q}$ 的改善有关。此外，运动、吸烟、高原环境等因素也会对弥散量有所影响。各种能影响肺泡毛细血管膜面积、厚度、弥散能力以及 CO 与 Hb 反应的病理因素均能影响弥散量的测定，如肺实质疾病、胸腔及胸廓疾病、气流阻塞性疾病、肺内孤立性病变（如巨大肿块或大疱）、肺切除术后心血管病变、贫血、肺泡出血均可引起肺弥散功能的改变。总之，D_LCO 不仅是反映弥散功能的指标，也是综合反映肺换气的参数。气体分布异常、血流异常和 $\dot{V}/\dot{Q}$ 失调以及动静脉分流均可导致 D_LCO 的下降。

（四）结核病对弥散功能的影响

肺结核可造成肺泡渗出、支气管狭窄等引起通气血流比下降，或由于空洞形成和肺气肿使毛细血管床破坏而导致死腔增加引起通气血流比升高。此外，如换气面积减少、肺间质纤维化等因素均可导致弥散功能随病变的发展而减退（图 1-1-14）。结核性胸膜炎、气管及支气管结核对弥散功能影响较小，D_LCO 是否下降取决于病变对肺容量的影响，D_LCO/V_A 通常变化不大。

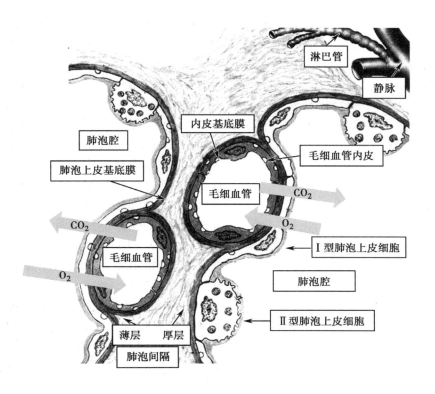

图 1-1-14　扩散膜示意图

四、组织换气

（一）组织换气的概念和原理

气体交换包括肺换气和组织换气，原理是一样的。组织换气是体循环毛细血管中的血液与组织细胞之间的气体交换。其发生的机制和影响因素与肺换气相似，不同的是气体的交换发生于液相介质（血液、组织液、细胞内液）之间，而扩散膜两侧 O_2 和 CO_2 的分压差随细胞内氧化代谢的强度和组织血流量的多少而改变（图 1-1-14）。如果血流量不变而代谢增强，则组织液中的 PO_2 下降而 PCO_2 升高；如果代谢不变而血流量增加，则组织液中的 PO_2 升高而 PCO_2 下降。在组织中，由于细胞的有氧代谢，O_2 被利用同时产生 CO_2，所以 PO_2 可降至 30mmHg 以下，而 PCO_2 可达 50mmHg 以上。当动脉血流经组织毛细血管时，O_2 便顺着分压差从血液向组织液和细胞扩散，而 CO_2 则由组织液和细胞向血液扩散，动脉血从而变为静脉血。

（二）气体在血液中的运输

血液运送的气体主要包括 O_2 和 CO_2。气体在血液中的运输过程即是将肺泡中摄取的 O_2 运送至周边组织，同时把组织中代谢生成的 CO_2 运送至肺泡呼出。O_2 和 CO_2 均以物理溶解和化学结合两种形式进行运输。

1. **O_2 在血液中的运输**　O_2 在血液中有两种运输方式：溶解于血液和与血红蛋白结合。

（1）O_2 的溶解：根据 Henry 定律，气体溶解的量取决于气体分压。每 1mmHg 的氧分压可以使 0.003ml 的 O_2 溶解在 100ml 血液中，因此每 100ml 动脉血（氧分压 100mmHg）含有 0.3ml O_2，而在剧烈活动的情况下，组织耗氧量高达 3 000ml/min，显然仅仅依靠 O_2 在血液中的溶解来运送 O_2 远远不能满足机体需求。

（2）O_2 与 Hb 结合：O_2 的另一种运送方式即是与 Hb 结合。Hb 是红细胞内负责运输 O_2 的特殊蛋白质，由亚铁血红素和包含 4 个肽链的珠蛋白组成。O_2 很容易与 Hb 形成可逆的结合，每个 Hb 有 4 个亚铁血红素位点可以结合 O_2。Hb 可以结合的最大氧量称为氧容量，此时 Hb 的所有可结合的位点都已经被 O_2 分子占据。1g 纯 Hb 可以与 1.39ml O_2 结合，若按照正常成人体内 Hb 正常值为 150g/L 计算，100ml 血液中氧容量约为 20.8ml。氧饱和度是 Hb 实际结合 O_2 的位点占总位点的百分比，即：O_2 与 Hb 结合量 / 氧容量 ×100。动脉血（PO_2 = 100mmHg）中的氧饱和度约为 97.5%，而静脉血（PO_2 = 40mmHg）中的氧饱和度约为 75%。

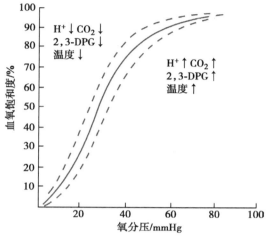

图 1-1-15　不同氧饱和度下的氧解离曲线

（3）氧解离曲线：以 PO_2 为横坐标，相应的血氧饱和度为纵坐标描绘出的曲线称为氧解离曲线（oxygen dissociation curve），简称氧离曲线（图 1-1-15），是表示氧分压与血氧饱和度关系的曲线。该曲线即表示不同 PO_2 时，O_2 与 Hb 的结合情况。氧离曲线的形态具有重要的生理意义。

（4）氧离曲线的特点及其意义：氧离曲线的上段，相当于氧分压为 60～100mmHg，是氧化血红蛋白结合 O_2 的部分。该段曲线较平坦，表明 PO_2 的变化对氧饱和度影响不大。这就解释了为何通气血流不匹配时，肺泡通气量的增加几乎无助于 O_2 的摄取；反之，使 PO_2 下降到 70mmHg，氧饱和度却下降不多，约为 94%。因此，即使吸入气或肺泡气 PO_2 有所下降，如在高原、高空或某些呼吸系统疾病时，只要 PO_2 不低于 60mmHg，氧饱和度仍能保持在 90% 以上，不致发生明显的低氧血症。氧离曲线的中段较陡，相当于 PO_2 为 40～60mmHg，是氧化血红蛋白释放 O_2 的部分。40mmHg 的 PO_2 相当于混合静脉血的 PO_2，此时 Hb 氧饱和度约为 75%，血氧含量约 14.4ml，即每 100ml 血液流过组织时释放了 5ml O_2。血液流经组织液时释放出的 O_2 容积所占动脉血 O_2 含量的百分数称为 O_2 的利用系数，安静时为 25% 左右。以心输出量 5L 计算，安静状态下人体每分钟耗氧量约为 250ml。氧离曲线的下段是坡度最陡的一段，相当于 PO_2 为 15～40mmHg，也是氧化血红蛋白与 O_2 解离的部分，即 PO_2 稍下降氧饱和度就可显著下降。在组织活动加强时，PO_2 可降至 15mmHg，与血红蛋白结合的 O_2 进一步解离，氧饱和度降至更低水平，这样每 100ml 血液能供给组织 15ml O_2，氧的利用系数提高到 75%，是安静时的 3 倍，该段曲线代表 O_2 的贮备。

H^+ 浓度、PCO_2、温度、红细胞内 2,3-二磷酸甘油酸（2,3-DPG）的增加会使氧离曲线右移，O_2 与 Hb 的亲和力下降，反之曲线左移。氧离曲线右移意味着在特定 PO_2 下组织毛细血管可以释放更多的 O_2，如在运动时肌肉产酸、产 CO_2、温度升高，这些情况有利于毛细血管释放更多的 O_2 给组织利用。红细胞内环境也可以影响氧离曲线，2,3-DPG 是红细胞的代谢终产物，可在慢性缺氧的状态下增加，这有利于 O_2 的解离。

（5）评价指标：O_2 的运输障碍可导致机体缺氧。许多因素均可影响 O_2 的运输，即影响 Hb 与 O_2 的结合或解离。氧离曲线的位置发生偏移意味着 Hb 对 O_2 的亲和力发生了变化，通常用 P_{50} 来表示 Hb 对 O_2 的亲和力。P_{50} 是使 Hb 氧饱和度达到 50% 时的 PO_2，正常约为 26.5mmHg。P_{50} 增大时氧离曲线右移，表示 Hb 对 O_2 的亲和力降低；P_{50} 下降时氧离曲线左移，表示 Hb 对 O_2 的亲和力增加。氧离曲线上有 3 个点对估测某给定 PaO_2 大致对应的血氧饱和度帮助很大，分别是正常动脉血 PO_2 100mmHg 对应的氧饱和度（SO_2）为 97%，正常混合静脉血 PO_2 40mmHg 对应的 SO_2 为 75%，而 SO_2 为 50% 时动脉血 PO_2 为 27mmHg 即 P_{50}。P_{50} 常用来衡量氧离曲线位置。

2. **CO_2 在血液中的运输** CO_2 的运输对血液和整个机体酸碱状态的平衡调节有重要的作用。CO_2 在血液中以 3 种形式存在：5% 以物理溶解的形式运输，其余约 95% 以化学结合的形式运输，化学结合的形式主要是碳酸氢盐（约 88%）和氨基甲酰血红蛋白（约 7%）。

CO_2 的溶解与 O_2 一样遵循 Henry 定律，但 CO_2 的溶解度是 O_2 的 24 倍，因此溶解的 CO_2 在运输中起重要的作用，碳酸盐反应是 CO_2 排出的主要来源。碳酸氢盐以如下形式存在于血液中：$CO_2+H_2O \rightleftharpoons H_2CO_3 \rightleftharpoons H^+ + HCO_3^-$。反应的第一步依靠红细胞内碳酸酐酶的催化，反应的第二步碳酸氢盐迅速解离，无需催化，当这些离子在红细胞内浓度升高，HCO_3^- 就顺梯度向外弥散。氨基甲酰化合物是 CO_2 与血液中蛋白质末端的氨基结合形成的。其中最主要的是与血红蛋白中的珠蛋白形成氨基甲酰血红蛋白。此反应无需催化酶而迅速发生，还原 Hb 比 HbO_2 更易与 CO_2 结合形成氨基甲酰血红蛋白，因此外周毛细血管内氧解离后 Hb 易于与 CO_2 结合。动脉血中总 CO_2 的浓度 5% 取决于 CO_2 的溶解，90% 取决于 HCO_3^-，5% 取决于氨基甲酰化合物。动 - 静脉 CO_2 的浓度差 10% 取决于 CO_2 的溶解，60% 取决于 HCO_3^-，30% 取决于氨基甲酰化合物。CO_2 的解离曲线（图 1-1-16）与氧离曲线相比更接近于线性，比氧离曲线更陡直，这就是为什么动脉血和静脉血 PO_2 的差异很大（大约 60mmHg），而 PCO_2 的差异很小（5～7mmHg）。

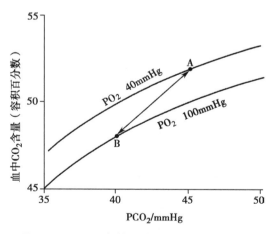

图 1-1-16 不同氧饱和度下的 CO_2 解离曲线

五、呼吸运动的调节

正常的呼吸循环受复杂的机制所调控。呼吸的节律控制起源于脑干，通过延髓的神经元、更高级的呼吸中枢和很多系统性感受器以及反射器进行调节，这些不同的结构作为一个整体，根据人体气体交换的需求，精确地调控呼吸的频率和深度。以下介绍呼吸调节的基本生理机制。

（一）延髓呼吸调节中枢

动物实验表明，切除延髓下面的脑干部分将中止所有的呼吸运动。但仅切除脑桥上的脑干部分，呼吸节律仍然可以保持。延髓有几个分散的呼吸相关神经元区域，包括延髓的背侧呼吸组（dorsal respiratory groups，DRGs）和腹侧呼吸组（ventral respiratorygroups，VRG）。

1. 延髓背侧呼吸组　背侧的神经元主要为吸气神经元，分布在两侧。这些神经元发放膈肌、肋间外肌的驱动信号，提供吸气的神经冲动。

2. 延髓腹侧呼吸组　腹侧呼吸组神经核团分别位于延髓腹侧的两边，既包括吸气神经元，也包括呼气神经元。部分吸气神经元通过迷走神经传导神经冲动控制咽喉部的肌肉，舒展声带和扩张声门。另一部分腹侧吸气神经元传导到膈肌和肋间外肌的神经冲动；还有一些呼气神经元主要控制呼气的形式，传导神经冲动到肋间内肌和腹部的呼气肌。

基础呼吸节律的准确起源目前尚不明确，两大主流呼吸节律产生的理论分别为起搏器假说和网络假说。前者认为延髓的某些特定细胞有内在的起搏属性，即自激特性，这些细胞驱动着其他延髓细胞。而网络假说认为，呼吸的节律性是分散在腹侧呼吸组前端的神经元（包钦格复合体和前包钦格复合体）相互作用的结果。该假说认为特定的吸气和呼气神经元是相互抑制的，并且有一定的自限性，神经元发挥作用的时间越长，应答能力则逐渐降低。但目前这两种假说均没有准确的证据，因此呼吸节律产生的精确机制尚待阐明。

（二）脑桥呼吸中枢

如果脑干的延髓以上部位被切除，自发的呼吸形式仍然会存在。脑桥并不会促进节律性呼吸，其主要对延髓发出的指令进行调节，包括 2 个主要的神经核团：①长吸中枢；②呼吸调节中枢。它们的相互作用机制目前仍不清楚，但两者共同作用以控制吸气的深度。

1. 长吸中枢　长吸中枢的定义并不十分清晰，因为其存在和功能只有在与高一级的呼吸调节中枢和迷走神经相互作用时才能被证明，即其功能可以被呼吸调节中枢和迷走神经所抑制。其传出冲动可以延长吸气时间，减慢呼吸频率，从而产生更深、更长的吸气动作。

2. 呼吸调节中枢　呼吸调节中枢在脑桥上部的两侧神经元组，负责结束吸气，从而控制吸气时间。如果该部位神经信号加强会加快呼吸频率，减弱则会延长吸气时间，增加潮气量。

（三）呼吸的反射控制

1. Hering-Breuer 吸气反射　由大、小气道上的平滑肌牵张感受器所产生。当肺扩张时，这些感受器发放抑制信号，通过迷走神经传递到背侧呼吸组神经元，使得吸气停止。因此在静息状态下，该反射并不是重要的调控机制。当机体进行剧烈运动时，其在调节呼吸频率和深度方面发挥重要作用。

2. 肺萎陷反射　突然的肺部萎陷会引起强烈的呼吸努力，这一点可能是肺牵张感受器的活动减弱，或激活了其他感受器。虽不清楚哪些感受器参与，但可以肯定迷走神经是通路的传递路径，效应是呼吸增强。

3. Head's 矛盾反射　在运动时可以帮助维持大的潮气量，还可能与静息状态下的周期性叹气式呼吸有关。周期性叹气可防止肺泡塌陷和肺不张。另外，Head's 反射可能与新生儿的第一次呼吸有关。

4. 刺激感受器 刺激感受器按照刺激适应的快慢分为两类：快适应感受器和慢适应感受器。快适应感受器（rapid adaptive receptor，RAR）位于具有迷走神经感觉神经纤维大的传导性气道的上皮细胞中。无论是吸气刺激或机械因素，RAR 的激活会导致支气管收缩的反射，包括咳嗽、打喷嚏、呼吸急促以及缩窄声门。部分反射还包括感觉和运动迷走神经成分，因此又称作经迷走神经的反射。这些反射是发生喉痉挛、咳嗽以及心跳减慢的原因。气管插管、气道内吸引以及支气管镜会很容易引发这些迷走反射。

5. 肺毛细血管旁感受器 C 纤维位于肺泡壁和支气管壁上，其支配的感受器为化学敏感性感受器，因其临近毛细血管，因此取名肺毛细血管旁感受器（Juxtacapillary Receptor，J-receptor）。肺泡的炎症过程如肺炎，肺血管充血如充血性心力衰竭，以及肺气肿均会刺激这些感受器，导致浅快呼吸，患者会感到呼吸困难，呼气时声门缩窄。

6. 外周本体感受器 肌肉、肌腱、关节等处的本体感受器以及皮肤和肌肉的痛觉感受器，传递刺激信号到延髓的呼吸中枢。这类刺激会增强延髓的吸气活动，导致过度通气。因此，活动肢体和皮肤触碰冷水，以及其他一些痛觉感受均会刺激呼吸抑制患者的通气。肌肉和肌腱部位的本体感受器在发起和维持增强的运动起始呼气中起到了重要作用。在麻醉的动物和未被麻醉的人体，围绕关节作被动的肢体运动均能增加呼吸的频率。

7. 肌梭 肌梭是肌肉中的牵张感受器，接受肌纤维的牵拉刺激，反射性地引起呼吸运动增强。膈肌和肋间肌中的肌梭作为反射弧的一部分，帮助机体在负荷时加强呼吸。因此，肌梭的临床意义在于使机体能够随着呼吸肌负荷的增加而相应地加强呼吸运动。

（四）呼吸的化学控制

人体血液中的 O_2、CO_2 以及 H^+ 通过肺部的通气换气始终维持平衡。生理机制下，有很多监测这些化学物质的感受器，称之为化学感受器。高碳酸血症、低氧血症均会刺激这些感受器，传递相应的神经信号来调节通气。化学感受器分为中枢化学感受器和外周化学感受器，分别位于延髓、主动脉弓以及颈动脉体，对 H^+ 的浓度进行反应。

1. 中枢化学感受器 H^+ 对延髓两侧的反应性化学感受器神经细胞的刺激最大（而并非 CO_2 分子）。因此，这些中枢性化学感受器对 CO_2 的敏感性是间接的，即不直接对 CO_2 的浓度进行反应。化学感受器并不直接和动脉血接触，而是在脑脊液中，通过血脑屏障与血液隔离。该屏障隔绝了 H^+ 和 HCO_3^-，但 CO_2 却可以自由通过。当动脉 CO_2 分压升高时，CO_2 快速通过血脑屏障弥散到脑脊液中。在脑脊液中，CO_2 与 H_2O 反应生成 H^+，H^+ 在脑脊液中浓度增加，刺激中枢性化学感受器，从而进一步刺激延髓的吸气神经元。这样，CO_2 的浓度变化间接调节了肺的分钟通气量。CO_2 浓度升高造成脑脊液中 H^+ 浓度上升是即时的，而引起通气量变化的过程仅需几秒。动脉 CO_2 分压（$PaCO_2$）约升高 1mmHg，通气量便会增加 $2\sim3L/min$。然而，慢性 CO_2 升高对中枢化学感受器的效应在 $1\sim2$ 天内会递减，因为肾脏会因呼吸性酸中毒而减少碳酸氢盐的排出，从而调节血液 pH 趋于正常。而多的碳酸氢盐最终也弥散到脑脊液中，使得 H^+ 浓度下降，脑脊液 pH 正常，从而减轻了 CO_2 对中枢化学感受器的刺激效应。因此，CO_2 对中枢化学感受器的影响在 $1\sim2$ 天的机体适应期后会逐渐减弱。

2. 外周化学感受器 外周化学感受器很小，血管上的结构有主动脉体和颈动脉体。颈动脉体在颈总动脉分支处的两侧，主动脉体在主动脉弓的位置。无论 H^+ 来源于酸的累积还是 $PaCO_2$ 升高，只要动脉血 H^+ 浓度升高便会刺激外周化学感受器，颈动脉体的神经冲动通过舌咽神经传导到延髓，主动脉体通过迷走神经传递到延髓。颈动脉体比主动脉体的影响更大，尤其是在低氧和高碳酸血症时。

3. 低氧血症的反应　通常认为，颈动脉体能够感受动脉氧分压降低，因此可以独立调节因低氧血症导致的呼吸驱动增加。虽然外周化学感受器在低氧时发放神经冲动更频繁，但这是因为低氧导致其对 H^+ 更加敏感。低氧血症时，颈动脉体对 H^+ 变化的敏感性增加，相反，氧分压过高时颈动脉体对 H^+ 的敏感性降低。由于外周化学感受器所在部位的血流速度非常快，因此颈动脉体对动脉氧分压降低有反应，而不是对动脉血氧含量有反应。这也是为什么动脉氧分压不变而血氧含量变化不会刺激机体通气量增加，如贫血、CO 中毒等情况。

4. CO_2 和 H^+ 增高的反应　颈动脉体对于一定的 $PaCO_2$ 的反应性没有中枢化学感受器强。外周化学感受器占高碳酸血症引起的通气反应的 20% ~ 30%。但是，它们对 H^+ 的升高比中枢化学感受器更加敏感，这是因为其直接暴露于动脉血中。因此，即使 H^+ 很难通过血脑屏障，代谢性酸中毒引起的最初通气反应也非常快。前面已经提到，由于低氧只对外周化学器产生刺激，即提高它们对 H^+ 的敏感性，进一步影响 CO_2，因此可以推断：①高 PaO_2 导致外周化学感受器对 CO_2 的敏感性下降；②低 $PaCO_2$ 导致外周化学感受器对低氧的刺激反应性降低。当同时存在低氧和高碳酸血症时，则会最大程度地刺激外周化学感受器，此时这两种刺激表现为协同作用。

5. 慢性高碳酸血症的呼吸调节　$PaCO_2$ 突然增加会导致通气立即增加，这是因为 CO_2 能迅速通过血脑屏障弥散到脑脊液中，导致 H^+ 升高，对中枢化学感受器形成刺激。另一方面，CO_2 逐渐升高持续一段时间（比如严重 COPD），将会启动肾脏的代偿功能，减少碳酸氢盐排出，从而维持血液和脑脊液 pH 在正常范围内。因此，即使此时 $PaCO_2$ 浓度很高，但脑脊液中 pH 相对正常，也不会刺激中枢化学感受器对通气量的影响。这一点很好地解释了为什么慢性高碳酸血症的患者通气量并没有增加；严重的 COPD 患者，同时存在低氧和高碳酸血症的情况下，不适当的氧疗将提高 PaO_2，进一步降低机体对 H^+ 的反应性，降低通气量，加重病情。这种情况可能需要更高级的呼吸支持手段，如正压通气。

6. 运动时的呼吸调节　一定强度的运动会增加 CO_2 的产生和 O_2 的消耗，可达到静息状态的 20 倍之多。但运动致通气量增加的明确机制并不完全清楚，尤其是运动初始阶段，机体还未出现任何化学性和体液性的改变时，通气量即开始突然增加。针对该现象，目前有两个主流的理论：①当大脑运动皮质层传递神经冲动到运动肌肉时，同时也传递了神经冲动到延髓呼吸中枢；②运动肢体会刺激本体感受器，从而传递神经冲动到延髓呼吸中枢。也有证据表明，突然增加的运动起始通气量，是一个机体自我学习后的反应。重复多次这样的经历后，大脑会自动获得运动后通气需求增加以维持正常血气的反射。

7. 异常呼吸形式　异常的呼吸形式包括陈施呼吸、比奥呼吸、长吸呼吸、中枢性低通气以及过度换气。陈施呼吸的呼吸频率和潮气量逐渐增加又逐渐减弱至呼吸暂停，并持续数秒。然后，潮气量和呼吸频率又逐渐增加，重复上述过程。这种呼吸形式通常发生于心输出量低下的患者，如充血性心力衰竭。另外，陈施呼吸在大脑损伤时也会出现，尤其是呼吸中枢损伤，便会对 PCO_2 的变化过度反应。比奥呼吸与陈施呼吸类似，但潮气量不变。常见于颅内压升高的患者，但目前其机制尚不清楚。长吸呼吸的出现，表明有大脑脑桥的损伤。中枢神经性过度换气常常由异常的神经刺激引起，与中脑和脑桥上部损伤有关，导致因素通常包括头部创伤、严重脑缺氧或者脑缺血。相反的，中枢神经性低通气是因为呼吸中枢不能对刺激如 CO_2 升高产生相应的通气反应，同样也和头部创伤、脑缺氧有关，类似情况还可能出现在麻醉药物抑制呼吸中枢时。

（五）呼吸调节的临床检测

呼吸调节机制中无论任何环节发生异常，皆会导致以通气量变化为特征的呼吸调节异常。临床中常用的检测指标为通气应答和 0.1 秒口腔闭合压（$P_{0.1}$）。这两项指标不仅能单纯地反映呼吸中枢对低氧及高二氧化碳的感受性和通气驱动水平，且能反映肺本身或者肺以外原因所引起的气体交换障碍等对通气应答值的影响。

1. 通气应答 一般指低氧及高二氧化碳通气应答，两者的要求分别是控制其他因素不变，在 PaO_2 下降、$PaCO_2$ 上升时，定量检测每分钟通气量（minute ventilation volume，MV）的变化，以评价呼吸的化学调节功能。即以 MV 的变化幅度表示其对低氧和高二氧化碳刺激的化学感受性。通气应答的检测方法主要有恒定状态检测法、单次呼吸检测法和累进重复呼吸法，其中累进重复呼吸法是最常用的方法。正常人的通气应答值有较大的个体差异，但作为个体却长期保持不变，且在各种疾病中作为病理因素起作用，因此判断通气应答检测结果正常或异常应与其基础疾病相结合进行分析。

2. $P_{0.1}$ 的测定 受试者预先不知道的情况下突然阻断气道（一般在平静呼气末），在第二次吸气开始后 0.1 秒所产生的口腔负压为 $P_{0.1}$，该压力综合反应呼吸中枢和神经 - 肌肉的功能。在呼吸传出神经和呼吸肌收缩功能正常的情况下，可较好地反映呼吸中枢的驱动能力。$P_{0.1}$ 的正常范围为 $1 \sim 2\ cmH_2O$。相对而言，$P_{0.1}$ 较通气应答的稳定性更好，临床应用更多。

（曹　璐　陈一冰）

第三节　呼吸系统病理生理

一、呼吸功能不全的概念及分类

呼吸是肺的主要功能，肺通过外呼吸为机体提供 O_2，排出 CO_2，维持机体血气和内环境平衡。此外，肺还有代谢、免疫、防御等非呼吸功能。许多物理、化学、生物及机械因素可引起肺的结构和功能损伤，从而导致肺呼吸功能不全。临床上，一般成年人在海平面静息状态时吸入空气的情况下，动脉血氧分压（PaO_2）的正常范围是 [（100 − 0.32 × 年龄 / 岁）± 4.97]mmHg。呼吸功能不全指由于肺外呼吸功能发生障碍，使静息状态下吸入空气时机体 PaO_2 低于正常范围，伴或不伴有动脉血二氧化碳分压（$PaCO_2$）升高的病理过程。当肺外呼吸功能严重障碍，导致机体 PaO_2 低于 60mmHg，伴或不伴 $PaCO_2$ 高于 50mmHg，出现一系列临床表现，称为呼吸衰竭。

呼吸功能不全有多种分类方法：根据发病机制，分为通气性和换气性呼吸功能不全。根据发病部位，分为中枢性和外周性呼吸功能不全。根据发病急缓，分为急性和慢性呼吸功能不全。呼吸衰竭根据动脉血气分为：Ⅰ型呼吸衰竭，即低氧血症型呼吸衰竭，血气特

点为 $PaO_2 < 60mmHg$，$PaCO_2$ 降低或正常；Ⅱ型呼吸衰竭，即高碳酸血症型呼吸衰竭，血气特点为 $PaO_2 < 60mmHg$，同时伴有 $PaCO_2 > 50mmHg$。

二、呼吸功能不全的发病机制

肺的外呼吸包括通气和换气两个基本过程，前者指肺泡气与外界气体交换的过程，后者指肺泡气与血液之间气体交换的过程。

（一）肺通气功能障碍

1. 限制性通气不足   限制性通气不足主要由肺泡扩张受限制引起，其发生机制如下：①呼吸肌功能障碍：呼吸肌舒缩依赖呼吸中枢的调节，吸气运动是个主动过程，膈肌的收缩使胸廓上下径增大，肋间外肌的收缩使胸廓前后径和左右径增大。此时，肺内压降低，肺扩张，空气进入肺内。呼气时，由于胸廓及肺泡的弹性回缩力，使肺容积变小，肺内压高于大气压，肺内气体被排出体外。因此，吸气过程更易发生障碍。②顺应性下降：顺应性指胸廓和肺的可扩张性，通常用单位压力变化所引起的容量变化来表示，为弹性阻力的倒数。如弹性阻力小，顺应性大，肺易扩张；反之，顺应性下降，扩张受限。③胸腔积液或气胸：胸腔大量积液或张力性气胸，可使胸腔负压减小，限制肺的扩张，甚至造成压迫性肺不张。

2. 阻塞性通气不足   阻塞性通气不足指气道狭窄或阻塞引起气道阻力增加导致的肺泡通气不足。影响气道阻力的因素有气道内径、长度和形态，气流速度和形式（层流、湍流），气体的密度和黏度等，其中最主要的是气道内径。生理情况下，气道阻力 80% 以上产生于直径 > 2mm 的气管与支气管，不足 20% 产生于 < 2mm 的外周小气道。气道阻塞部分不同引起不同形式的呼吸困难。①中央性气道阻塞：指气管分叉处以上的气道阻塞，包括胸外段和胸内段。胸外段阻塞时，吸气时气道内为负压，导致阻塞加重，引起吸气性呼吸困难；呼气时气道内为正压，阻塞减轻。胸内段阻塞时，吸气时由于胸腔内负压增加幅度大于气道内压变化，阻塞减轻；呼气时由于胸膜腔内压升高而压迫气道，导致狭窄加重，引起呼气性呼吸困难。②外周性气道阻塞：广义上，气道指气管分叉处以下的气道。狭义上理解的外周性气道阻塞指内径 < 2mm 的小支气管和细支气管等小气道阻塞。因为组织结构特点，< 2mm 小支气管内径的变化随着肺泡的吸气扩大与呼气回缩，所以小气道阻力增加时，表现为呼气性呼吸困难。

（二）肺换气功能障碍

肺换气功能障碍包括弥散障碍、肺泡通气与血流比例失调以及解剖分流增加。

1. 弥散障碍   肺泡与血流经肺泡-毛细血管膜（简称肺泡膜）进行气体交换的过程是一个物理性弥散过程。肺部病变引起弥散障碍可发生于下列情况：①肺泡膜面积减少：可见于肺实变、肺不张、肺叶切除等。②肺泡膜厚度增加：当肺水肿、肺泡透明膜形成、肺纤维化、肺泡毛细血管扩张等导致血浆层变厚时，都可因肺泡膜通透性降低或弥散距离增宽而影响气体弥散。③血液与肺泡接触时间过短：当血液流经肺泡毛细血管的时间过短时，气体弥散量将下降，容易出现气体交换不充分，从而引起低氧血症。

2. 肺泡通气/血流比例失调   正常的通气/血流比例才能保持肺的最大换气效率。通气/血流比例失调是肺部疾病引起呼吸衰竭最常见的机制，主要分为以下两种形式：①部分肺泡通气不足：部分疾病如阻塞性肺气肿、支气管哮喘，可引起局限性通气障碍，造成局部肺泡通气减少，而相应部位血流未减少甚至增多，使 V_A/Q 显著降低，导致流经这部分肺泡的静脉血未进行充分动脉化便掺入动脉血内，这种情况类似于动-静脉短路，故称功能性分流。②部分肺泡血流不足：部分疾病如肺动脉栓塞、肺动脉炎，使部分肺泡血流减少，而相应部位肺通气正常，使 V_A/Q 显著升高，流经这部分肺泡的静脉血可充分动脉化，但部分肺泡通气未能利用，这种情况类似于死腔，故称为死腔样通气。

3. 解剖分流增加　生理情况下，肺内存在一部分解剖分流，即一部分静脉血经支气管静脉和极少数的肺内动-静脉交通支直接流入肺静脉，其血流量占心输出量的 $2\% \sim 3\%$。因静脉血未经动脉化便掺入动脉血中，故又称静脉血掺杂。解剖分流的血液未经动脉化便掺入动脉血，故称为真性分流。肺实变时，病变肺泡失去通气功能，静脉血未经动脉化便掺入动脉血，类似解剖分流。

三、呼吸功能不全对机体的影响

（一）酸碱平衡紊乱

Ⅰ型和Ⅱ型呼吸衰竭都存在低氧血症，均可引起代谢性酸中毒；Ⅱ型呼吸衰竭合并高碳酸血症，引起呼吸性酸中毒和代谢性酸中毒；ADRS 患者存在过度通气，出现呼吸性碱中毒和代谢性酸中毒；治疗过程中，可出现医源性代谢性碱中毒。临床以混合性酸碱平衡紊乱更常见。

1. 代谢性酸中毒　严重的低氧血症使无氧酵解加强，酸性代谢产物增多。若合并肾功能不全，肾脏排酸保碱功能降低，则发生代谢性酸中毒。同时又因能量供应不足，细胞钠钾泵功能失调，造成细胞内钾离子外流，细胞外钠、氢离子内流，可进一步产生高钾血症及细胞内酸中毒。

2. 呼吸性酸中毒　肺通气量减少，大量 CO_2 潴留，发生呼吸性酸中毒，CO_2 升高可兴奋呼吸中枢，但 $PaCO_2 > 80mmHg$ 时则抑制呼吸中枢，进一步加重呼吸功能不全。此时可出现血钾升高和血氯降低。

3. 呼吸性碱中毒　当缺氧引起肺过度通气，或治疗过程中过多过快排出 CO_2（如人工呼吸机使用不当），可发生代谢性碱中毒。此时可出现血钾降低和血氯升高。

4. 代谢性碱中毒　治疗过程中，如使用过量利尿剂、$NaHCO_3$ 或人工呼吸机使用不当，过多过快地排出 CO_2，而体内缓冲对（HCO_3^-）大量产生，不能及时从肾脏排出，则可发生代谢性碱中毒。

（二）全身多脏器系统受累

1. 呼吸系统的变化　呼吸系统主要通过颈动脉窦和主动脉体化学感受器的反射作用调节通气，但呼吸中枢化学感受器对低氧血症时通气量增加反应的敏感性不如高碳酸血症强。

当呼吸中枢功能障碍引起呼吸衰竭时，多发生呼吸节律的紊乱，可出现各种异常的呼吸形式，如潮式呼吸、间歇呼吸、抽泣样呼吸、叹气样呼吸等，其中以潮式呼吸最为常见。其机制可能是由于呼吸中枢兴奋性下降，对正常 CO_2 刺激不起反应，须依赖 $PaCO_2$ 升高到一定程度才引起短时间周期性呼吸兴奋。

限制性通气障碍疾病如肺顺应性下降，刺激牵张感受器、肺毛细血管旁感受器，反射性引起呼吸运动变浅变快。当发生阻塞性通气障碍时，由于气流阻力增大，呼吸运动变深，根据阻塞部位的不同，表现为吸气性呼吸困难或呼气性呼吸困难。若是呼吸肌疲劳引起的病变，则呼吸肌收缩力下降，呼吸变浅变快。

2. 循环系统功能的变化　心血管系统对缺氧反应很敏感。急性缺氧时，通过交感神经和心血管运动中枢的兴奋作用，使心率加快，心肌收缩力加强，呼吸运动加强，心输出量增加。同时外周血管收缩，静脉回流血量增多，体内血流重新分配，对维持动脉血压，保证心脏和大脑血供有一定的代偿作用。严重的缺氧和二氧化碳潴留可直接抑制并损害心血管运动中枢，引起心率减慢、心肌收缩力下降以及心律失常等严重后果。慢性缺氧一般没有这种反应，但长期会引起肺动脉高压、慢性肺源性心脏病。

3. 中枢神经系统功能的变化　中枢神经系统对缺氧和二氧化碳升高极为敏感。轻度缺氧时，兴奋性升高，出现注意力不集中等症状；严重缺氧时，将发生一系列中枢神经系统的功能障碍，出现精神错乱、躁狂、昏迷、抽搐等。慢性缺氧仅仅表现为智力及定向力功能下降。严重的二氧化碳潴留可出现头痛、烦躁、精神错乱、嗜睡、呼吸抑制等中枢神经系统症状，称 CO_2 麻醉。由呼吸衰竭引起的脑功能障碍称为肺性脑病。Ⅱ型呼吸衰竭患者肺性脑病的发病机制与高碳酸血症、酸中毒、缺氧引起的脑脊液变化，脑血管内皮受损、脑神经细胞损伤导致脑水肿和神经元功能障碍有关。

4. 肾功能的变化　呼吸功能不全时可合并肾功能不全，一般认为是缺氧和高碳酸血症反射性引起肾血管收缩，使肾血流严重减少所致。轻者尿中出现蛋白、红细胞、白细胞及管型等，严重时可发生急性肾功能衰竭，出现少尿、氮质血症和代谢性酸中毒。

5. 消化系统功能的变化　上消化道出血也是呼吸功能不全常见的并发症，机制为：①缺氧、二氧化碳潴留及酸中毒，使胃黏膜糜烂坏死，降低或破坏胃黏膜的屏障作用，引起弥漫性渗血。②二氧化碳潴留增强胃壁细胞碳酸酐酶的活性，使胃酸分泌过多，参与溃疡的形成。

四、肺循环的病理生理

病理情况下会引起肺循环障碍，发生一系列的病理生理变化。大致可分为以下几类：肺血流异常、肺动脉高压、肺静脉高压、肺栓塞等。

（一）肺血流异常

包括肺血流减少型肺血管疾病、肺充血。肺血流减少型肺血管疾病多由右心室流出道梗阻、各种原因所致右心室输量减少及右心衰竭引起，此型病变血管结构多发生改变。肺充血主要有肺动脉内血流量增多，多见于左向右分流的先天性心脏病及循环血量增加的全身性疾病，如贫血、甲亢、肾功能衰竭等。

（二）肺动脉高压

肺循环的变化容易导致肺动脉高压（pulmonary hypertension，PH），临床上肺动脉高压多见于肺部疾病和／或缺氧相关的肺动脉高压、特发性肺动脉高压。发生缺氧、炎症等情况时，内皮细胞功能和结构发生改变，表现为扩血管物质如 NO 合成降低，同时伴有内皮素-1 等缩血管物质合成增多，内皮素同时具有促使平滑肌细胞收缩和增殖的作用。

各种类型引起的肺动脉高压后期都伴有肺血管重建，灌注明显降低。肺血管重建的过程有许多细胞参与，其中内皮细胞和平滑肌细胞起关键作用。血管重建既是适应机体改变的行为，也是引起器官循环功能紊乱的病理基础。

（三）肺静脉高压

正常人肺静脉压很低。当肺静脉回流受阻、左心阻力升高时，如二尖瓣、主动脉瓣损伤、左心功能不全等引起血液淤积于肺内肺毛细血管，使肺静脉结构发生变形、脉压升高，甚至可累及肺毛细血管和肺动脉。肺静脉高压包括三种征象：肺淤血、间质性肺水肿、肺泡性肺水肿，三者之间可以互相移行，亦可同时出现。

（四）肺栓塞

肺栓塞（pulmonary embolism，PE）轻者可无任何症状，重者可出现呼吸衰竭和右心室衰竭，甚至猝死。

急性肺栓塞导致肺动脉管腔阻塞，血流减少或中断，引起不同程度的血液动力学和气体交换障碍。急性肺栓塞时，肺循环阻力增加，肺动脉压升高，肺动脉压升高的程度与毛细血管床面积的减少相关，面积减少越多，压力升高越明显。同时心输出量降低，引起混合静脉血氧饱和度降低，再加上阻塞血管和非阻塞血管毛细血管床的通气／血流比例失调，导致低氧血症，引起呼吸衰竭。

（李爱民）

参考文献

[1]　王建枝，钱睿哲.病理生理学［M］.3版.北京：人民卫生出版社，2015.

[2]　王建枝，钱睿哲.病理生理学［M］.9版.北京：人民卫生出版社，2018.

[3]　WEST J B，LUKS A M.West 呼吸生理学精要［M］.詹元庆，译.10版.北京：北京大学医学出版社，2017.

[4]　蔡柏蔷，李龙芸.协和呼吸病学（上）［M］.2版.北京：中国协和医科大学出版社，2010.

[5]　陆慰萱，王辰.肺循环病学［M］.北京：人民卫生出版社，2007.

[6]　章静波.格氏解剖学（第39版）翻译出版 [J].基础医学与临床，2008(7):784.

[7]　钟南山，刘又宁.呼吸病学 [M].北京：人民卫生出版社，2012.

[8]　戈峰，Lui M，李琦.基础胸外科学 [M].北京：中国协和医科大学出版社，2003.

[9]　吕永利.人体形态科学 [M].北京：科学出版社，2010.

[10]　刘树伟，李瑞锡.局部解剖学 [M].8版.北京：人民卫生出版社，2013.

[11]　徐秀清.肺泡与肺血液循环 [J].黑龙江医学，1982(2): 21-23.

[12]　唐东方，高文，谭德炎.肺叶、肺段淋巴结引流的解剖学特征 [J].中华胸部外科电子杂志，2018，5(1):10-15.

[13]　潘珊珊，江家元.肺的神经支配 [J].皖南医学院学报，1990(2):71-75.

[14]　李华.肝、肺、胎儿内的血管及血液循环 [J].生物学杂志，1993(3): 32，44.

[15]　CHAMARTHY M R，KANDATHIL A，KALVA S P. Pulmonary vascular pathophysiology［J］. Cardiovasc Diagn Ther，2018, 8(3):208-213.

[16] KLUGE S, MÜLLER T, PFEIFER M. Current approaches to the treatment of severe hypoxic respiratory insufficiency (acute lung injury; acute respiratory distress syndrome) [J]. Dtsch Med Wochenschr, 2011, 136(5): 186-189.

[17] LADAK A, TUBBS R S, SPINNER R J. Mapping sensory nerve communications between peripheral nerve territories[J]. Clinical Anatomy, 2013, 27(5):681-690.

[18] MALATA C M, MOSES M, MICKUTE Z, et al. Tips for successful microvascular abdominal flap breast reconstruction utilizing the "total rib preservation" technique for internal mammary vessel exposure[J]. Ann Plast Surg, 2011, 66(1):36-42.

第二章
结核病病原学

结核病在人类历史上肆虐了数千年，曾被称为"白色瘟疫"，是由结核分枝杆菌（mycobacterium tuberculosis，MTB）感染导致的一类对人类生命健康造成严重影响的慢性传染性疾病，目前仍是重要的公共卫生问题。结核分枝杆菌主要经呼吸道、消化道传播，亦可通过破损的皮肤、黏膜、生殖器官、胎盘等接触传播，或吸入羊水感染。呼吸道是结核分枝杆菌主要的传染途径，约95%的结核分枝杆菌感染者是经呼吸道传播。人群对结核分枝杆菌普遍易感、感染剂量较低，不到10个有活性的结核分枝杆菌即可使人感染或者患病，这也是结核分枝杆菌易于在人际间传播的主要原因之一。结核分枝杆菌可侵犯全身各器官而发病，但以肺结核最为多见。结核病患者的临床症状与体征中除咳嗽是慢性肺部炎症的症状外，多为宿主的免疫反应所致，以低热、盗汗、消瘦等为主，表现为一种典型的慢性消耗性疾病。结核分枝杆菌的致病性主要与其菌体成分、菌体特殊构造、代谢物质的毒性、在宿主体内大量繁殖引起的炎症以及机体应答的免疫损伤等因素有关。尽管目前存在有效治疗方案，每年仍有百万余人死于结核病，且近年来随着耐药菌株的出现和传播，结核病疫情呈现加重趋势，对全球公共卫生的威胁进一步加剧。了解结核分枝杆菌的病原学特点，对实现结核病的有效防控至关重要。

第一节　分枝杆菌分类

一、传统分类

分枝杆菌（mycobacterium）作为人类历史上重要的病原微生物群之一，主要包括结核分枝杆菌复合群（mycobacterium tuberculosis complex，MTBC）、非结核分枝杆菌（nontuberculous mycobacteria，NTM）和麻风分枝杆菌（mycobacterium leprae）。微生物分类中，分枝杆菌属于原核生物界、厚壁菌门、裂殖菌纲、放线菌目、分枝杆菌科、分枝杆菌属。分枝杆菌属由超过170种菌种组成，大多数是环境分枝杆菌，为条件致病菌。分枝杆菌的分类方法很多，例如：数值分类法；按分枝菌酸的碳原子数（50~100）顺序排列分类；种系发育分类等。既往分枝杆菌的分类法主要依赖于表型特征，最初用来区分分枝杆菌各个物种特征的是生长速率和细胞染色。快速生长的物种（少于7天）是自由生长、依赖环境的腐生物种，而生长较慢的则通常是细胞内专一性的、致病的种类。快速生长和缓慢生长的区分，实际上是依赖于一个或两个 rRNA 的操纵子，从而表现出系统发育的相关性。

1959 年，美国 Runyon 氏收集了来自 30 多个国家 400 多名患者的分枝杆菌分离株，进行了详细的研究，并根据其产色情况和生长速度不同，将分枝杆菌分为以下四群：Ⅰ群：光产色分枝杆菌，如猿分枝杆菌（*M. simiae*）、堪萨斯分枝杆菌（*M. kansasii*）等；Ⅱ群：暗产色分枝杆菌，如苏加分枝杆菌（*M. szulgal*）、蟾蜍分枝杆菌（*M. xenopi*）、瘰疬分枝杆菌（*M. scrofulaceum*）、戈登分枝杆菌（*M. gordonae*）；Ⅲ群：不产色分枝杆菌，如鸟分枝杆菌复合群、玛尔摩分枝杆菌（*M. malmoense*）、土分枝杆菌（*M. terrae*）、溃疡分枝杆菌（*M. ulcerans*）；Ⅳ群：快速生长分枝杆菌，在 3～5 天内有肉眼可见的菌落，如偶然分枝杆菌（*M. fortuitum*）、龟分枝杆菌（*M. cheloane*）、脓肿分枝杆菌（*M. abscessus*）、耻垢分枝杆菌（*M. smegmatis*）等。

在参考上述方法的基础上，1974 年出版的第八版 Berger's 细菌鉴定手册把分枝杆菌分为慢生长、快生长和特殊营养要求三种类型，结核分枝杆菌复合群即属于慢生长类型。1882 年，Robert Koch 首次分离出导致人类结核病的结核分枝杆菌（tubercle bacillus），次年由 Zoof 命名为 Bacterium tuberculosis。10 多年后，Lehmann 和 Neumann 正式更名为 Mycobacterium tuberculosis。1896 年，Robert Koch 发现人类结核分枝杆菌的 14 年后，Theobald Smith 发现引起动物结核病的杆菌与对人类致病的杆菌不同，由此发现牛型结核分枝杆菌（*M. bovis*），后期相关研究者又发现了山羊分枝杆菌（*M. caprae*）。除此之外结核分枝杆菌复合群还包括非洲结核分枝杆菌（*M. africanum*）、田鼠分枝杆菌（*M. microti*）、歧分枝杆菌（*M. pinnipedii*）、卡氏分枝杆菌（*M. canettii*），部分结核分枝杆菌根据首次分离的菌株宿主来源来进行分类和命名。

二、基因型分类

随着分子生物学理论和技术的发展，对分枝杆菌的分类从表型分类逐渐过渡到基因型分类，使分类结果更加准确科学，也进一步加深了对分枝杆菌进化关系的了解。在分枝杆菌的三大类别中，麻风分枝杆菌和结核分枝杆菌的致病性较高。目前临床上麻风病已较罕见，而结核病仍然是全球面临的重大公共卫生问题。本部分内容以结核分枝杆菌复合群的基因型分类为重点进行介绍。结核病作为一种古老的疾病，其致病菌为结核分枝杆菌复合群，该复合群包含了多种遗传相似度很高的种或亚种。成员间的基因组平均相似度在 99.7%～99.9%，呈现高度的同质性。这种高度的相似性被认为是祖先菌株群体在万年前经历了一次瓶颈效应以及在后来的进化过程中缺乏同源重组和基因水平转移所致。

（一）常用基因分型技术

1990 年以后逐步建立了一些根据核酸序列进行菌株鉴定的高度特异的基因分型方法，主要包括：限制性片段长度多态性（restriction fragment length polymorphism，RFLP）、DNA 指纹图谱分析以及以聚合酶链反应（polymerase chain reaction，PCR）技术为基础的基因分型方法等。基因分型方法结合现代分子生物信息学技术，使 MTB 菌株进入了一个全新的领域——单株水平的鉴定。常用的分型方法简单介绍如下：

1. IS6110-RFLP　IS6110 由 1 355 个碱基对组成，是 MTBC 特有的插入序列。1990

年 Thierry 等最先描述了 IS6110，全长 1 355bp，其上有 Pvu Ⅱ、BamHI 等酶切位点，末端含有不完整的 28bp 反向重复序列，是插入序列 IS3 家族的一个成员，完整的序列特异性存在于 MTBC 中。目前对于 MTB 来说，已知的 IS6110 拷贝数从 0～25 个不等，*M.bovis* 有 1～3 拷贝，卡介苗菌株含单一拷贝，而非结核分枝杆菌尚未发现 IS6110 拷贝。MTB 不同菌株间，IS6110 在基因组中的位置也不同，因此 IS6110-RFLP 通过检测 IS6110 的拷贝数与其在基因组中的位置来区分不同的菌株，该分型方法被推荐为金标准。

2. **间隔区寡核苷酸分型**（spoligotyping） 此方法是基于直接重复区（direct repeat，DR）的多态性。DR 区包括 10～50 个直接重复序列，每个重复序列包含 36 个碱基对，直接重复序列被大小在 34～41bp 范围内不同的间隔区寡核苷酸序列分隔。任意 2 个直接重复序列间的寡核苷酸序列具有很高的保守性，由于不同 MTB 菌株中间隔区的个数和序列不同，导致该区域多态性，以此作为分子标志。

3. **可变数目串联重复序列**（variable number of tandem repeats，VNTR） 在高等真核生物进化及种群的遗传进化研究中，小卫星 DNA 和微卫星 DNA 都是重要的研究工具。结核分枝杆菌基因组存在很多散在分布的重复单位（mycobacterial interspersed repetitive units，MIRUs），这些是 MTBC 的多位点串联重复序列，多数长度为 51～77bp。MIRUs 以串联形式散在分布于 MTBC 基因组中，其重复序列的拷贝数在不同菌株中存在多态性，根据这一特点可以区分不同的结核分枝杆菌。

4. **核苷酸多态性**（single nucleotide polymorphism，SNP） SNP 是生物体中普遍存在的一种基因组中的多态性差异，主要指在基因组水平上研究由单个核苷酸变异而引起的 DNA 序列多态性变化的一种技术，具体指基因组上单个核苷酸的变异，包括置换、颠换、缺失和插入等。研究 SNP 的方法主要就是测序。随着研究的逐步深入，发现可以使用这些多态性位点来进行基因分型。结核分枝杆菌基因组 SNP 有多种鉴定方法，依据其基本原理可分为两大类：一类是 DNA 测序相关方法，主要包括全基因组测序和目的基因片段测序两种；另一类是基于 PCR 扩增的非 DNA 测序方法。利用各种技术确定的 SNP 被广泛应用于菌种鉴定、药物敏感性试验、菌株分型及进化分析和流行病学检测等。

5. **全基因组测序**（whole genome sequencing，WGS） 自 20 世纪 70 年代 Sanger 发明了第一代测序技术以来，测序技术得到突飞猛进的发展，现在 WGS 已广泛应用于科研、医疗和分子流行病学等研究领域。通过测序可以获得结核分枝杆菌的全基因组序列信息并进行菌种鉴定和分型。此外也可以根据表型耐药和基因型耐药的关系，查找新的耐药基因位点；通过菌株间 SNPs 信息的差异分析结核分枝杆菌的传播源、代系、区域间传播规律等。

（二）基因分型技术在 MTBC 分类中的应用

早 在 1995 年，Van Soolingen 等 采 用 两 种 基 因 分 型 方 法（IS6110-RFLP 和 Spoligotyping）分析来自北京地区的结核分枝杆菌，结果发现了一个遗传关系较为接近的结核分枝杆菌家族呈高水平流行，这些菌株遗传相似度极高，菌株间的 IS6110-RFLP 图谱相似度高达 80% 以上，Spoligotyping 分型显示这类菌株缺失了 1～34 个间隔区，将其命名为"北京家族"（后更名为北京基因型 MTB）。随后的研究显示，北京基因型结核分枝杆菌在世界广泛流行，且与耐药存在不稳定的联系。早期在美国广泛传播的耐多药菌株根据其型别也被鉴定为北京基因型，因此又被称为 W/Beijing 菌株。Mokrousov 等依据北京菌株基因组 NTF 区域 IS6110 插入序列的多态性将其分为古老和现代两个亚型。Luo Tao 等采用 8 个 SNP 位点将北京谱系 MTB 分为 8 个亚谱系。这些工作均为深入研究结核分枝杆菌的分型、分类以及流行分布奠定了基础。

近年来，随着测序数据的增多，越来越多的 SNP 位点被鉴定并用于研究结核分枝杆菌的进化结构。和早期的 LSP 相比，SNP 具有数量上的优势能更细致地研究菌株群体的进化过程。大量研究报道，根据分子标记 SNPs 等可将人型 MTBC（结核分枝杆菌和非洲分枝杆菌）再细分为 6 个分枝 Lineage 1 ～ 6。流行病学调查研究发现，不同分枝型别的结核分枝杆菌具有明显的区域分布特征或适应于特定人群。基于这些型别的结核分枝杆菌主要流行的地理分布情况，将它们命名为：环印度洋分枝（Lineage1）、东亚分枝（Lineage2）、东非印度分枝（Lineage3）、欧美分枝（Lineage4）和非洲分枝杆菌（Lineage5 和 Lineage6），后期又增加 Lineage7。目前为止，普遍认可的是人型 MTBC 分为上述 7 个家系。其中 L2 和 L4 在全球范围广泛流行，东亚地区的流行家系以 L2 为主，北京基因型就归属于东亚谱系；L1 和 L3 主要在印度洋地区流行；L5 和 L6 较为严格地局限于西非地区；L7 几乎仅流行于埃塞俄比亚地区。

随着 WGS 技术和生物信息学的发展，测序有望实现低成本和高效率兼得。通过深度挖掘 WGS 信息，未来 SNP 技术以及 WGS 技术将会全面应用到 MTB 的监测和分型等研究领域，从而从片面的基因分型跨入全基因组研究，有利于加深人类对 MTB 耐药、传播、致病机制以及家系起源的认识。此外，新的分枝杆菌还在不断发现，所以无论是分枝杆菌的传统分类还是基因分型分类仍会得到补充。

（贺文从　赵雁林）

第二节　结核分枝杆菌的形态与结构

一、形态与结构

（一）结核分枝杆菌形态与结构

结核分枝杆菌为细长略带弯曲的杆菌，大小为（1 ～ 4）μm × 0.4μm，而牛分枝杆菌则比较粗短。结核分枝杆菌在陈旧的病灶和培养物中形态不典型，可呈颗粒状、串珠状、短棒状、索状、长丝形等。

在电镜下观察，结核分枝杆菌结构复杂：由微荚膜、细胞外壳三层结构、胞浆膜、胞浆、间体、核糖体及中间核质构成，无鞭毛，无荚膜，无芽孢。结核分枝杆菌典型的形态为细长、直或稍弯、两端钝圆、有微荚膜、无芽孢、常呈分支状生长。菌体宽度为 0.25 ～ 0.6μm，菌体长 1 ～ 10μm（通常 3 ～ 5μm）。菌体的一端或两端有较深的异染颗粒，富含多磷酸盐，可能是能量储存和氧化还原反应的场所，有时可呈串珠状。在结核病患者痰标本中，结核分枝杆菌可单个散在，2 个以上呈"人""Y"等形状排列，缠绕呈索状或丛状时为有毒株的典型形态学特征。

除此之外，结核分枝杆菌亦可呈现颗粒型、滤过型和球菌型等多种形态。在结核分枝杆菌发育的特定阶段，可表现为非抗酸性、非细菌细胞性、革兰氏染色阳性的颗粒型体。在电子显微镜下可观测到比典型结核分枝杆菌小 20 倍的超小型滤过型菌体，可能是结核分枝杆菌在宿主体内产生持留现象的原因之一。细胞壁缺陷的结核分枝杆菌可表现为球形体，可能为其免疫逃逸和产生耐药性的部分原因。

结核分枝杆菌不产生内、外毒素，其致病性可能与细菌在组织细胞内大量繁殖引起炎症，菌体成分和代谢物质的毒性以及机体对菌体成分产生的免疫损伤有关。致病物质与荚膜、脂质和蛋白质有关。

（二）结核分枝杆菌的菌体成分

1. 类脂质　结核分枝杆菌的类脂质含量超过 60%，远高于类脂质含量较高的革兰氏阴性菌（20%）。类脂质是一类复杂的化合物，含有分枝菌酸、索状因子、磷脂和蜡质 D 等，与结核分枝杆菌的毒力密切相关。

分枝菌酸是结核分枝杆菌和棒状杆菌属独有的成分，可形成有效的屏障，使其免受溶菌酶、自由基等的损伤，并可抵抗亲水性化合物或抗生素的攻击。

索状因子是分枝菌酸和海藻糖结合的一种糖脂，可使结核分枝杆菌在液体培养基中呈蜿蜒索状排列，结核分枝杆菌的致病性、毒性、保护自身抵抗宿主免疫反应的多种生物学行为都可归因于此。其能破坏细胞线粒体膜、影响细胞呼吸、抑制白细胞游走和引起慢性肉芽肿。但其亦存在于无索状形成的非致病性分枝杆菌中，故上述活性可能应归结于其特殊的表面构造及巨大的数量。

磷脂能促使单核细胞增生，并使炎症灶中的巨噬细胞转变为类上皮细胞，形成结核结节。

硫酸脑苷脂可抑制吞噬细胞中吞噬体与溶酶体的结合，使结核分枝杆菌能在巨噬细胞中长期存活，甚至可休眠数年至数十年，并保持随时复苏的能力。

蜡质 D 是一种肽糖脂和分枝菌酸的复合物，可激发机体产生迟发型超敏反应。

2. 多糖类物质　多糖类物质是结核分枝杆菌细胞壁中的重要组成部分，占细胞壁组分的 30%～40%，在结核分枝杆菌的致病性中发挥重要作用。脂阿拉伯 - 甘露醇聚糖是细胞壁的主要糖脂，可抵抗巨噬细胞的杀灭作用，阿拉伯半乳糖层可阻止疏水性分子的进入等。

3. 蛋白质　蛋白质有抗原性，与蜡质 D 结合后能使机体发生超敏反应，引起组织坏死和全身中毒症状，并在形成结核结节中发挥一定作用。细胞壁上的选择性阳离子孔蛋白可有效控制或阻滞亲水性小分子的扩散、大大降低化合物的渗透性，致使药物进入高疏水性细胞壁间隙比较慢，构成了结核分枝杆菌对药物的第一道防线。

（三）结核分枝杆菌的菌体特殊构造

1. 细胞壁厚度与交联度　药物敏感结核分枝杆菌菌株细胞壁的平均厚度为（15.6±1.3）nm，但耐多药和广泛耐药株的细胞壁厚度却分别可达（17.1±1.03）nm 和（20.2±1.5）nm。而且，结核分枝杆菌细胞壁肽聚糖交联的程度是 70%～80%，远高于大肠杆菌的 20%～30%，可能与结核分枝杆菌的致病性密切相关。

2. 荚膜　结核分枝杆菌具有主要由多糖、部分脂质和蛋白质构成的微荚膜。荚膜可部分阻挡宿主的生物活性物质进入菌体内以保护结核分枝杆菌，还可与吞噬细胞表面的补体受体结合，有助于结核分枝杆菌在宿主细胞上的黏附与入侵。而且，荚膜还可抑制吞噬体与溶酶体的融合，荚膜中含有的多种酶类可降解宿主组织中的大分子、供给入侵的结核分枝杆菌繁殖所需的营养。

（四）染色特性

分枝杆菌一般用齐 - 内（Ziehl-Neelsen）抗酸染色法，以 5% 石炭酸复红加温染色后可以染上，但用 3% 盐酸乙醇不易脱色。若再加用美兰复染，则分枝杆菌呈红色，而其他细菌和背景中的物质为蓝色。

目前也有冷染色的方法进行结核分枝杆菌的染色，简单易学，经济实用，适合野外条件，甚至可以在偏远地区和实验室设施有限的周边实施，同时具有更多的实际优点，无需在染色过程中加热，无需单独的脱色步骤。

（五）形态和结构的变异

结核分枝杆菌在体内外经青霉素、环丝氨酸或溶菌酶诱导可影响细胞壁中肽聚糖的合成，异烟肼影响分枝菌酸的合成，巨噬细胞吞噬结核分枝杆菌后溶菌酶的作用可破坏肽聚糖，均可导致其变为 L 型，呈颗粒状或丝状，可使抗酸染色由阳性变阴性。

L-型菌被认为与细菌长期持续存在并抵抗宿主免疫应答和抗微生物剂的能力有关，同时，将液体培养传代到半固体培养基上，会产生不同的 L-型和典型的"煎蛋"L-型菌落。

与其他细菌相比，L-型结核分枝杆菌的生长速度明显加快，比其他细菌更能在不利条件下存活。L-型是确保该病原体适应环境变化的自然现象，L-型转化可被认为是在宿主防御机制面前支持分枝杆菌存活的状态。

二、生理特性

（一）营养物质

结核分枝杆菌营养要求较高，培养常用罗氏培养基，内含蛋黄、甘油、天门冬素、马铃薯、无机盐及抑制杂菌生长的孔雀石绿等成分。

目前常用 7H9 和 7H10 培养基进行结核分枝杆菌的培养，其培养成分与固体培养基不同。7H9 培养基成分包括：硫酸铵、L-谷氨酸、柠檬酸钠、维生素 B_6、生物素、磷酸氢二钠、磷酸二氢钾、柠檬酸铁铵、硫酸镁、氯化钙、硫酸锌、硫酸铜，pH 为 6.6 ± 0.2；7H10 培养基与 7H9 培养基成分稍有不同，包括：硫酸铵、磷酸二氢钾、磷酸氢二钠、柠檬酸钠、硫酸镁、氯化钙、硫酸锌、硫酸铜、L-谷氨酸钠、柠檬酸铁铵、盐酸吡哆醇、生物素、孔雀石绿、琼脂，pH 为 6.6 ± 0.2。

（二）生长条件

分枝杆菌为严格需氧菌，最适 pH 为 6.5～6.8，最适生长温度为 37～37.5℃。受限于温血动物宿主提供的生长条件，结核分枝杆菌为嗜温、嗜中性微生物，生长的最适 pH 为 6.5～7.2，最适温度为 37℃，28℃ 以下停止生长。体外生长时需提供氮源、碳源、无机盐（磷、铁、镁、钾、硫等）和生长因子。结核分枝杆菌生长速度缓慢，12～24 小时分裂一次，在固体培养基上呈现灰黄白色、干燥颗粒状，显著隆起，表面粗糙皱缩、菜花状的菌落；分离培养需经 2～4 周才可见米黄色菜花状菌落生长。在改良罗氏培养基上培养需 4～6 周，在液体培养基未加分散剂的情况下于液面形成粗纹皱膜，培养基自身保持透明。

结核分枝杆菌的生长快于在固体培养基的生长，大约需要 12 天。

pH：结核分枝杆菌生长需要适当的 pH，当培养基中的 pH 发生变化时，结核分枝杆菌生长所需要的营养元素量也不同。温和酸性培养基（pH 6.0 ~ 6.5）中结核分枝杆菌的生长需要更高水平的 Mg^{2+}。二价阳离子 Ca^{2+}、Zn^{2+} 或 Mn^{2+} 在 pH 为 6.25 下生长期间不能代替 Mg^{2+}，但在 pH 为 7.0 下生长期间 Ca^{2+} 可部分替代 Mg^{2+}。在具有中等（100μmol/L）Mg^{2+} 水平的培养基中，结核分枝杆菌在 pH 为 7.0 和 pH 为 6.5 下生长良好。当 pH 降至 6.5 以下时，细菌生长量下降；pH = 6.25 时，生长有适度但显著的下降；pH = 6.0 时，结核分枝杆菌在 24 天的培养中几乎没有生长。

缺氧：缺氧也会引起结核分枝杆菌的变化。缺氧的初始阶段（NRP1）观察到蛋白质数量的减少，其在持久缺氧（NRP2）期间进一步降低。在 NRP1 期间，总共 34 种蛋白质水平下调，242 种蛋白质上调。在 NRP2 中，参与各种生物过程的 58 种蛋白质下调，与对照组相比，192 种蛋白质上调。

代谢类型：结核分枝杆菌是专性需氧、自养、兼异养型微生物，具有极佳的生存策略，当栖息环境变化时能够进入不同的生理途径以适应不同的特殊环境，从而最大限度地保持其病原性及物种的延续性。其在高氧分压的组织中生长旺盛，如肺部上叶病灶；在低氧分压情况下亦能耐受，如骨结核、淋巴结结核、干酪样球形病灶等；而在小鼠感染过程中又可从需氧的碳水化合物代谢模式转变成微需氧和利用脂质的模式；在体外无氧状态下不能分裂增殖，但可转入休眠状态并长期存活。

对外环境抵抗力：结核分枝杆菌对外环境的适应性较强，黏附在尘埃上可保持传染性 8 ~ 10 天，在干燥痰内可存活 6 ~ 8 个月，在患者衣物上可存活长达 2 年，对酸、碱和干燥均有一定抵抗力。但对湿热、紫外线和乙醇敏感，在阳光暴晒下仅能存活数小时，70% 乙醇作用 2 分钟即可杀灭。

（三）休眠

在现有的研究中，很多因素能引起结核分枝杆菌休眠，比如体外低氧、弱酸性等，进而衍生出很多休眠模型例如韦恩休眠模型等，见表 1-2-1。结核分枝杆菌的休眠特征是体外生长缓慢，代谢途径降低，染色特征改变，不能在固体培养基上培养，以及对抗分枝杆菌剂的抗性。已证明休眠杆菌具有活跃的转录活性，即使细胞分裂被阻止，其中一部分持久物不会被任何已知的抗菌药物杀死，甚至可以抵抗体外高剂量的利福平。同时，结核分枝杆菌休眠时蛋白表达改变，对结核分枝杆菌卡介苗（bacillus calmette-Guérin，BCG）中缺氧诱导休眠反应的蛋白质组学分析鉴定出 23kDa 候选反应调节剂（Rv3133c），以及其他三种蛋白质（α-晶状体蛋白样蛋白 Rv2031，含 USP 结构域的 Rv2623 和含 CBS 结构域的 Rv2626c），在进入休眠状态后立即上调。

表 1-2-1　结核分枝杆菌休眠模型

模型	原理	文献来源
Corper 和 Cohn 实验	适应常规培养中的固定相	（Parrish et al，1998）
米奇森和狄金森	在温度范围内间歇孵育	（Hu et al，2000）
韦恩模型	在密封的培养管中逐渐耗尽 O_2 并搅拌	（Wayne and Hayes，1996）

续表

模型	原理	文献来源
百日静文化	没有搅动的情况下在稳定期中延长培养物并产生利福平耐受性	(Hu et al, 2006)
饥饿模型	在营养低培养基中培养	(Betts et al, 2002)
恒化培养系统	在确定的条件下生长并通过碳饥饿适应静态培养	(James et al, 2002)
体外肉芽肿模型	携带荧光素酶(lux)基因和肺肌成纤维细胞的牛分枝杆菌 BCG 菌株与新鲜的外周血单核细胞混合形成肉芽肿	(Puissegur et al, 2004)
基于氧化亚氮的模型	暴露于低剂量的 N_2O	(Voskuil et al, 2003)
缺氧刃天青还原测定	在 vacutainer 管中培养等分试样,然后加入氧化还原指示剂和目视检查	(Taneja and Tyagi, 2007)
低氧恢复试验(low oxygen recovery assay, LORA)	表达来自哈氏弧菌(Vibrio harveyii)的休眠荧光素酶基因的重组 $H_{37}Rv$	(Cho et al, 2007)
全细胞硝酸盐还原酶测定	以微孔板形式开发 Wayne 模型并监测硝酸还原酶活性	(Khan and Sarkar, 2008)
用于监管双组分系统 DevR-DevS/Rv2027c 的微孔板磷酸化测定	96 孔格式和通过闪烁计数的凝胶电泳或放射性测量分析	(Saini and Tyagi, 2005)

(四)抵抗力

因结核分枝杆菌含有大量的脂类,抵抗力较强,尤其对干燥的抵抗力特别强。其在干燥状态可存活 2 ~ 3 个月,在腐败物和水中可存活 5 个月,在土壤中存活可 7 个月至 1 年,低温菌体不死,而且在零下 190℃时还保持活力。在乳中加热到 85℃,经过 30 分钟,或煮沸 3 ~ 5 分钟死亡。室温下在乳中能存活 9 ~ 10 天,奶油中为 1 周,干酪中为 4 个月。在消毒药品(5% 石炭酸,2% 来苏水)作用下,结核分枝杆菌一般经过 2 ~ 14 个小时死亡。结核分枝杆菌对抗结核药物也具有敏感性,但也会对抗结核药物产生耐药性。大部分的耐药都是由于药物滥用,引起结核分枝杆菌的耐药基因突变,进而造成耐药,对药物产生抵抗性。

三、生化特性

结核分枝杆菌不发酵糖类,能产生过氧化氢酶。结核分枝杆菌主要分三个型:即牛分枝杆菌(牛型)、结核分枝杆菌(人型)和禽分枝杆菌(禽型),其生化试验特性见表1-2-2。结核分枝杆菌能合成烟酸,还原硝酸盐,耐受噻吩-2-羧酸酰肼(TCH),牛分枝杆菌都不具备上述特性。人型和牛型的毒株,中性红试验均阳性;无毒株则中性红试验阴性且失去索状生长现象。牛分枝杆菌可经饮用未消毒的带菌牛乳引起肠道结核感染。显微镜下均为抗酸杆菌,细长稍弯,有时见"人"形、"Y"形分枝,培养生长经生化试验可以鉴别菌型。

表 1-2-2 结核分枝杆菌不同菌型的生化特性鉴别

生化试验类型	烟酸试验	Tween-80 水解试验	耐热接触酶试验	硝酸盐还原试验	尿素酶试验	TCH 抗性试验
牛分枝杆菌	−	−	−	−	+	−
禽分枝杆菌	−	−	+	−	−	+
结核分枝杆菌（人型）	+	±	−	+	+	+

四、致病性

（一）结核分枝杆菌致病的流行病学特点

结核分枝杆菌危及人类的历史可追溯至 50 万年以前，这种古老的传染病曾在全世界广泛分布，其流行持续数个世纪，被称为"白色瘟疫"。2019 年，全球约有 1 000 万结核病新发患者（2020 年数据），成年男性患者占全部新发患者的 56.0%，小于 15 岁的儿童患者和 TB/HIV 感染者分别占 12.0% 和 8.2%。年龄在 15～54 岁的约占 75%，处在社会生产能力的黄金年龄段，且 95% 的结核病患者和 99% 的死亡病例发生在发展中国家。30 个结核病高负担国家的新发患者数占全球患者总数的 86%，其中我国位列第三，占比 8.4%，仅次于印度（26%）和印度尼西亚（8.5%）。

结核分枝杆菌可经呼吸道和消化道传播，约 95% 的感染者是经呼吸道传染，且可经飞沫、飞沫核和尘埃等多种空气传播方式传染。偶可通过破损的皮肤、黏膜、生殖器官等接触传染，而先天性结核病传染途径为经（破损的）胎盘或吸入羊水感染，多于出生后不久发生粟粒性结核病或生殖器结核。此外，人体对结核分枝杆菌普遍易感，感染剂量又较低，不到 10 个有活性的结核分枝杆菌即可使人患病，致使结核分枝杆菌非常易于在人际间传播流行。

结核分枝杆菌侵入人体后，可侵犯全身各器官而发病，以肺结核最多见。宿主免疫反应可以控制其不能活跃繁殖和扩散，但几乎不能根除，是胞内致病菌中最容易维持潜伏状态的。而结核病一旦从低流行水平转入高流行水平，其主要传播方式亦将从与结核病患者密切接触为主转为经公共场所的不经意接触为主，公共危害极大，故必须采取科学的综合性防治措施加以有力控制，如隔离患者、改善基础公共卫生服务措施等。

（二）结核分枝杆菌与宿主免疫系统的相互作用

结核分枝杆菌是专性哺乳动物胞内寄生菌，可以感染多种细胞，如巨噬细胞、中性粒细胞、树突状细胞和肺泡上皮细胞等，因此机体的免疫反应主要以细胞免疫为主。但结核分枝杆菌能干扰正常的细胞免疫过程，从而逃逸免疫损伤并对宿主造成伤害。

1. **巨噬细胞** 巨噬细胞是结核分枝杆菌进入人体后感染的主要靶细胞，它是杀死结核分枝杆菌的效应细胞，同时也是结核分枝杆菌潜伏感染的场所。结核分枝杆菌通常聚集在巨噬细胞的吞噬体中，它能通过抑制吞噬体与溶酶体的结合、阻断吞噬体的酸化等来抑制其成熟，以避免聚集在吞噬体中的菌体被杀灭。

2. **中性粒细胞** 中性粒细胞可最早聚集到炎症部位，通过氧依赖的杀菌物质和胞外捕获机制等杀灭结核分枝杆菌。但由于不同宿主对结核分枝杆菌的敏感性不同，中性粒细胞的病理损伤作用可能会超过其保护作用。

3. T细胞 以 CD4$^+$ 和 CD8$^+$ 细胞为主的 T 细胞介导细胞免疫是机体对结核分枝杆菌的主要特异性免疫，但同时也会引发迟发型超敏反应并造成对机体自身的损伤。CD8$^+$ 细胞可产生颗粒溶素和穿孔素直接杀灭结核分枝杆菌，而抗原特异性的溶细胞性 CD4$^+$ 细胞可杀灭吞噬了结核分枝杆菌的巨噬细胞。但 CD4$^+$ 细胞对巨噬细胞的溶解作用会导致结核分枝杆菌的再次扩散，释放出的结核分枝杆菌又会被其他巨噬细胞所吞噬。只有调节巨噬细胞和 CD4$^+$T 细胞活性间的平衡才有利于感染的控制，否则便会发病，如 HIV 感染等降低 CD4$^+$T 细胞水平时。

4. 树突状细胞 树突状细胞参与抗结核分枝杆菌感染的保护性免疫反应，可通过分泌细胞因子来诱导 T 细胞分化成熟为辅助性 T 细胞亚群（Th1）以发挥杀菌效能。但结核分枝杆菌可损害树突状细胞递呈脂类抗原的能力，其细胞壁成分能阻止脂多糖类组分诱导的树突状细胞表型的成熟，并可随感染的树突状细胞转移至外周淋巴结，从而导致感染扩散。

（三）结核分枝杆菌感染人机制

结核分枝杆菌的宿主是人，主要通过结核病患者呼出含有该细菌的气溶胶进行传播。吸入的细菌进入肺部上端，在巨噬细胞中繁殖。初次感染细菌后先在感染部位繁殖，传播到肺部局部淋巴结，然后扩散到身体其他部位。成人初次感染往往不表现出症状，宿主免疫反应可以控制，使细菌不能活跃繁殖和扩散，但几乎不能根除。该菌是胞内致病菌中最容易维持潜伏状态的，即出现无症状携带者，潜伏期的唯一临床指标是能对结核分枝杆菌的抗原产生迟发型超敏反应（delay type hyperensitivity，DTH）。

无症状携带者的潜伏态细菌往往会被激活，最容易被激活的是免疫功能缺陷的艾滋病患者。复发常见器官是肺，但任何器官都有可能复发。结核病是慢性、消耗性疾病，特征是发热、消瘦，肺部复发时有咳嗽。咳嗽是慢性肺部炎症的症状，也是结核分枝杆菌传播到新宿主的机制。结核病的许多症状其实是宿主的免疫反应所导致，而非细菌的直接毒性作用。因此，结核分枝杆菌致病机制研究的一个重要目标是研究宿主免疫反应与细菌致病机制之间的相互作用关系。从临床症状可以得出结论，结核分枝杆菌感染需多个阶段：①在巨噬细胞中成功繁殖；②诱发宿主的免疫反应，使宿主能够控制但不能根除细菌；③在宿主体内相对不活跃地持续存在而保留被激活的潜力。感染的不同阶段涉及变化的环境，因此细菌一定有一套系统调控多个基因的表达，使细菌能适应不同的环境变化。目前对这三个阶段分子水平的了解还较少，但是从有限的突变菌株和特性进行的分析表明，结核分枝杆菌的繁殖和持续感染机制确实与众不同。

目前，MTB 持续感染相关基因的研究较多，研究与 MTB 持续感染有关基因的优点是：①可以设计靶向潜伏和持续感染细菌的药物，缩短化疗疗程；②可以设计减毒活疫苗菌株，与持续感染有关基因突变的菌株能防止菌株的持续感染及复发，作为疫苗比较安全。研究发现两类基因与持续感染有关：乙醛酸支路的异柠檬酸裂合酶基因（isonitrie acid lyase，*icl*）和修饰细胞被中分枝菌酸、改变分枝杆菌菌落形态的甲基转移酶基因 *pcaA*。细菌、植物通过乙醛酸支路以乙酸或脂肪酸为唯一碳源进行生长，厌氧时稳定期生长的 MTB 巨噬细胞中 *icl* 被上调。MTB 在体内生长需要乙醛酸支路，但是活跃繁殖不需要。

该代谢表型依赖于宿主 IFN-γ，提示细菌体内代谢与宿主免疫反应之间有对应关系。哺乳动物体内没有功能性乙醛酸支路，因此 *icl* 是很有吸引力的药物作用靶点。

编码甲基转移酶的基因 *pcaA*，甲基转移酶的主要功能是在细胞被的分枝菌酸上加入一个环丙烷基，缺失该基因的突变株不能产生网状索状因子、毒力减弱、菌落形态改变；繁殖正常，但在小鼠体内持久有缺陷慢性感染时，滴度很低，小鼠不会死亡。野生型菌株感染的小鼠形成肉芽肿。研究表明，体内持续感染的 MTB 有分枝菌酸的亚类参与了同宿主细胞的相互作用。MTB 基因组编码大量 *pcaA* 合成酶类似物，分别负责合成细胞壁中不同的环丙烷残基，但该族基因在致病中的功能仍待研究。

利用有限的突变菌株，发现了突变菌株在体内生存的规律：构建细菌的细胞壁需要合成脂类，宿主细胞内存活需要降解脂类。MTB 的细胞被由丰富的蜡质包裹，大量结构各异的成分使细菌十分疏水。这些包裹分子实质上是一系列具有不同活性的分子，调控与宿主的相互作用。脂类不仅仅是作为惰性的蜡质层成分，其在不同突变菌株（*PDIM*、*mma4*、*pcaA*）的表型差异很大。基因组中的 *mmpL* 家族参与运输脂类到细胞被或胞外，PDIM 被 mmpL 7 运输到胞外是细菌在体外生存所必需。在宿主细胞浆内发现了分枝杆菌的脂类，提示 MTB 的脂类能够被运输到细菌细胞外。这和革兰氏阴性菌经过Ⅲ型分泌系统效应分子释放到宿主细胞胞浆或表面的机制不同。分子的作用因致病菌种类而异，包括抑制吞噬、干扰信号转导、细胞骨架重排、将细菌受体插入宿主细胞膜。MTB 基因组中未发现毒力岛（pathogenicity islands）或Ⅲ型分泌系统。现在比较确信的是分枝杆菌细胞被的丰富脂类、糖脂介导了与宿主配体或细胞膜专一性的相互作用，而不仅仅与细菌细胞被的疏水性、刚性有关。今后研究的重点是被运输出去的脂类的种类，脂类在宿主细胞中的亚细胞定位，具体的脂类与宿主细胞靶子的相互作用。

（四）结核分枝杆菌和巨噬细胞的相互作用

与其他通过逃避吞噬而致病的细菌不同，MTB 主要是利用宿主细胞表面的多个受体而进入巨噬细胞。这些受体包括甘露糖受体、补体受体和 Fc 受体。MTB 进入巨噬细胞后，滞留在膜包围的液泡中。为了提高胞内存活率，入侵的 MTB 能够修饰吞噬体的成熟化过程。吞噬体的成熟化修饰涉及多种蛋白质，如 RabGTP 酶和使液泡质子外排的 ATP 酶，导致不能酸化并滞留 TACO 蛋白，MTB 被巨噬细胞摄取，随后滞留 TACO 取决于宿主细胞膜的细菌入侵点处积累来自宿主细胞的胆固醇。

分枝杆菌的组分能够在巨噬细胞内运输，但是目前尚不清楚细菌哪些组分参与这些过程，以及各组分在巨噬细胞内的运输和 MTB 感染所致的肉芽肿之间有何关系。将来研究的方向应该是 MTB 的特定产物，特定产物与巨噬细胞内存活的关系，被修饰的巨噬细胞反应与复杂的多细胞病理之间的关系。

MTB 感染所致的宿主临床症状和组织破坏往往是宿主免疫反应导致，基因剔除小鼠等实验动物研究结果部分揭示了抗 MTB 免疫的基础。小鼠控制 MTB 感染需要 IFN-γ、IL-2 和 CD4$^+$T 细胞。小鼠与易感性有关的多态性决定簇还有 NramP1 和 Sstl。人的 IFN-γ 途径多态性与对分枝杆菌的易感性有关。但是具体哪些因素影响人的易感性还不清楚，如为何多数感染者能够成功地控制住入侵的 MTB，而少数人却发病。人类基因组序列可能有助于研究对 MTB 易感的复杂的非孟德尔遗传因素。相关知识将有助于识别容易从潜伏感染状态发展为活动性结核病的人群，开发潜伏感染人群的靶向疫苗和药物。

目前，结核病的研究进入了新的阶段。结核分枝杆菌的致病策略不同于其他胞内致病菌，脂类在致病中具有重要的作用。对致病有关基因的多学科协同研究将为认识巨噬细胞新的防御机制，开发药物作用靶标、新的药物和疫苗奠定基础。

总之，在数十万年的进化过程中，结核分枝杆菌已高度适应人类这一最主要的宿主群体，致病机制非常复杂，人体自身免疫系统很难将其完全清除，故亟待采取科学的综合性防治措施加以控制。

（王鑫洋　赵雁林）

第三节　结核分枝杆菌免疫原性

一、免疫反应

（一）天然免疫反应

抗结核免疫反应在 MTB 感染的结局中发挥着根本作用。MTB 通过呼吸道进入机体，主要与肺部的吞噬细胞发生作用。早期天然免疫应答可以观察到中性粒细胞、炎症单核细胞、间质巨噬细胞以及树突状细胞的不断积聚。当这些细胞被招募到病灶，并被 MTB 所感染后，就会形成早期的肉芽肿。与其他感染性疾病不同，招募到 MTB 感染病灶的吞噬细胞并没有限制或消除入侵的细菌，而是额外提供了一个 MTB 进一步扩增的保护所。研究已经表明，MTB 和其他致病性分枝杆菌通过许多机制来调控免疫反应从而成功生存下来。MTB 可利用一些毒力因子，如卡介苗缺失的 ESX1 Ⅶ型分泌系统，促进感染细胞的坏死、巨噬细胞的再招募，抑制宿主细胞的凋亡，从而扩大它们在细胞间的传播。虽然早期的天然免疫并没有有效地阻止 MTB 生长和传播，但却为下一步适应性免疫反应的建立发挥关键作用。

（二）适应性免疫反应（特异性免疫反应）

MTB 是胞内寄生菌最显著的例子，长期存在宿主体内，导致潜伏感染，称为慢性无症状感染，不引起组织损害。如同其他胞内感染，细胞介导的保护性免疫反应更重要。随着适应性免疫应答的建立，致敏淋巴细胞可产生包括 INF-γ 在内的多种细胞因子，与 TNF-α 共同作用可杀死病灶中的 MTB。无论在人类还是其他 MTB 感染动物模型，针对 MTB 的适应性免疫反应主要依赖 CD4$^+$T 细胞，CD8$^+$T 细胞同样也发挥着重要作用。除了经典的主要组织相容性复合体（major histocompatibility complex，MHC）Ⅰ类或Ⅱ类限制性 α/β T 细胞，研究也观察到其他类型 T 细胞在 MTB 感染过程中发生的应答，如 CD1 限制性分枝杆菌脂质特异性 T 细胞、HLA-E 限制性 CD8$^+$T 细胞以及黏膜相关的先天性 T 细胞等。上述细胞有的可直接杀伤靶细胞，有的产生淋巴因子激活巨噬细胞，使吞噬作用加强引起呼吸暴发，导致活性氧中介物和活性氮中介物的产生而将致病菌杀死。适应性免疫应答对 MTB 感染的控制至关重要，但是由于需要 8～10 天的时间才能将携带活菌的骨髓树突状细胞从肺部转运至引流淋巴结，机体适应性免疫应答的建立被明显延迟，一般要到感染 2～4 周后才能观察到抗原特异性 T 细胞反应。而且虽然适应性免疫应答可以有效控制 MTB 的生长，但是其清除 MTB 的能力却比较有限，未被清除的 MTB 在体内长期潜伏，进入所谓的休眠状态，在机体免疫力低下时再次活化，引起有症状的活动性结核病。因为 MTB 存在于胞内，通常认为其不能与抗体接触，因此体液免疫反应一般被认为没有保护作用。但研究已表明，在感染初期，抗体单独或与其他细胞因子共同产生重要作用，如阻止细菌侵入黏膜表面。来自多个实验室的数据也显示，宿主抗 MTB 抗体在感染的不同阶段起重要作用，如特异性抗体增加了中性粒细胞和单核 - 巨噬细胞对分枝杆菌的内化和杀灭，抗体包被的分枝杆菌能更有效地被树突状细胞识别和递呈以刺激 CD4$^+$ 和 CD8$^+$T 细胞反应。

目前 MTB 免疫反应研究的主要问题是，尽管大部分人群和实验动物在 MTB 感染之后都产生了相应免疫应答，但这些免疫反应却不能有效地消除细菌，反而使其通过一种沉默的方式进入了所谓的潜伏感染状态，并为之后的再激活奠定了基础。尽管已经可以明确一些宿主保护性免疫的主要机制，但宿主对 MTB 免疫力的局限性和 MTB 利用何种机制来限制宿主免疫力仍然没有阐明。

二、超敏反应

机体对 MTB 感染产生保护作用的同时，也可以看到迟发型超敏反应的产生，二者均为 T 细胞介导的结果。从科赫现象（Koch phenomenon）的坏死组织反应可以看到，将 MTB 整个菌体初次注入健康豚鼠皮下，10 ~ 14 天后注射部位缓慢出现溃疡，深而且不易愈合，附近淋巴结肿大，细菌扩散至全身，表现为原发感染的特点，此时结核菌素实验为阴性；若将 MTB 注入曾感染并已康复的豚鼠皮下，1 ~ 2 天内局部迅速产生溃烂，但易愈合，且附近淋巴结不肿大，细菌亦很少扩散，结核菌素实验为阳性，表现为原发后感染的特点。再感染时溃疡浅、易愈合、不扩散，说明机体已有一定免疫力。但再感染时溃疡的迅速形成，说明在产生免疫反应的同时有超敏反应的参与。过量的 MTB 再感染，则可以引起剧烈的迟发型超敏反应，甚至导致死亡。近年来研究表明，MTB 诱导机体产生免疫和超敏反应的物质不同。超敏反应主要由结核菌素蛋白和蜡质 D 共同引起，而免疫反应则由 MTB 核糖体 RNA（rRNA）引起。两种不同抗原成分通过激活不同的 T 细胞亚群释放出不同的淋巴因子导致不同的反应。通过测定机体对 MTB 有无超敏反应即可判断有无特异性免疫力。

（刘　敏）

第四节　结核分枝杆菌的耐药性

20 世纪中叶，抗结核药物的问世以及生活状况的改善，使结核病得到有效控制，特别是在工业发达国家结核病发病率迅速下降，人们乐观地认为人类将很快消灭结核病。但 20 世纪 90 年代，人类消灭结核病的势头受到诸多因素的挑战，结核病在全球范围内"死灰复燃"。其中耐药结核病尤其是耐多药结核病在全球的蔓延是全球结核病控制领域严峻的挑战之一。近年来采用分子生物学及遗传学技术，了解了部分抗结核药物作用的分子机制，阐明了其耐药的分子基础，这不仅成为当代耐药结核病分子诊断的理论依据，同时有利于开发新的抗结核病药物和开展更有效的化疗。

一、结核分枝杆菌耐药性的产生

耐药结核病的发生通常分为两种情况，即原发耐药和继发耐药。原发耐药是指患者感染的 MTB 为耐药菌，即还没有开始治疗部分药物已不再起效。继发耐药是在用药过程中逐渐产生。原发耐药反映了耐药结核病在人群中的流行传播情况，当原发耐药比例增高时，提示耐药结核病的控制工作需要进一步加强。继发耐药反映了 MTB 在药物的筛选作用下不断进化获得耐药表型的过程。MTB 基因组的自发突变是耐药产生的重要基础，染色体自发突变的频率为 $10^{-8} \sim 10^{-6}/$ 分枝杆菌每次复制，并且不同药物发生自然突变的频率各不相同，这种突变频率与后期的耐药率呈现一定的相关性。此外，药物在临床大规模使用的时间也和临床分离的 MTB 菌株耐药密切相关。理论上，每种药物耐药基因突变发生是相互独立的，同时使用 3 种药物发生耐药的可能性为 $10^{-24} \sim 10^{-18}$，在实际情况中不存在。因此，在结核病的治疗过程中使用多药联合的方式，可提高患者的治疗效果。

MTB 中参与耐药的分子机制主要包括以下 4 种：①药物靶标发生突变：当药物靶标发生碱基突变、缺失等，药物靶标结构发生变化，导致药物无法与靶标有效结合，从而产生耐药表型，其中利福平耐药相关基因 rpoB、氟喹诺酮耐药相关基因 gyrA 等突变均属于此类情况；②药物活化酶发生突变：部分抗结核药物并非活性形式，需要在 MTB 的酶催化转化为活性形式而发挥作用，当编码相关酶的基因发生突变或基因缺失时，因为无法形成有效的酶活化抗结核药物，不能在细胞内发挥作用导致耐药的发生，其中异烟肼耐药相关基因 katG、吡嗪酰胺耐药相关基因 pncA 等均属于此类情况；③药物外排泵：当药物进入 MTB 细胞内，MTB 部分跨膜转运蛋白会发挥作用，将细胞内的药物采用主动运输的方式运输到细胞外，从而降低细胞内的药物有效浓度，因此能够产生低水平的耐药；④细胞壁通透性：抗结核药进入 MTB 内部需要穿过致密的细胞壁，因此细胞壁交联度和厚度的增加会导致药物进入细胞的效率降低，无法达到有效胞内浓度从而作用靶标发挥抗菌效果，导致对药物产生抗性，细胞壁通透性改变引发的耐药通常具有广谱耐药性，即对多种抗结核药物同时耐药。有研究表明，使用透射电镜扫描全敏感的 MTB、耐多药结核分枝杆菌和广泛耐药结核分枝杆菌，结果表明广泛耐药菌株的细胞壁厚度显著大于其他菌株，提示细胞壁通透性在 MTB 广谱耐药性中的作用。MTB 耐药的分子机制中，前两种机制尤为重要，大多数 MTB 的耐药性都可以归因于这两种机制，并且通常导致 MTB 高水平耐药；后两种机制作为重要补充，通常导致 MTB 低水平耐药。

二、结核分枝杆菌耐药的分子机制

（一）利福平耐药的分子机制

利福平（RIF）是一种快速全效杀菌剂，对繁殖期和静止期的 MTB 均有明显的杀菌作用。RIF 通过与结核分枝杆菌 RNA 聚合酶 β 亚基结合，抑制结核分枝杆菌 RNA 转录，阻碍蛋白质的生物合成从而发挥杀菌作用。RNA 聚合酶 β 亚基由 rpoB 基因编码，对利福平耐药的 MTB 菌株分析结果表明，约 95% 的利福平耐药 MTB 菌株的 *ropB* 序列存在基因突变，突变一般发生在长度 81 个碱基的利福平耐药决定区（RRDR），编码 *rpoB* 基因 507位至 533 位氨基酸（基于大肠杆菌氨基酸序列编码），其中 531、526 和 516 位点的突变是利福平耐药菌株中最常见的突变，上述突变通常导致高水平的耐药和对其他利福类的交叉耐药；而 511、516、518 和 522 密码子的突变与利福平和利福喷丁低水平耐药相关，但是这些突变菌株对利福布汀仍然保持敏感（表 1-2-3）。

（二）异烟肼耐药的分子机制

异烟肼（INH）是酰胺类药物，异烟肼只对生长的 MTB 有效，对于非复制杆菌无效。异烟肼在体内过氧化氢 - 过氧化物酶（*katG* 基因编码）的作用下，转化为活化形式，活化的异烟肼产生自由基攻击 MTB 细胞壁中的分枝菌酸、DNA、脂类等成分，从而达到杀灭MTB 的作用。研究表明 *katG*、*inhA* 启动子区及 *oxyR-ahpC* 间隔区是最主要影响 MTB 对异烟肼敏感性的基因。

1. **katG 基因**　*katG* 基因编码过氧化氢 - 过氧化物酶，其突变和缺失是引起 INH 耐药性的主要原因。INH 经过氧化氢 - 过氧化物酶的活化，可与烯酰 - 酰基载体蛋白还原酶（*inhA* 基因编码）结合，抑制分枝杆菌合成过程中脂肪酸的延长。*katG* 基因 315 位突变是异烟肼耐药 MTB 最常见突变，通常导致对异烟肼的高水平耐药，先期研究对比了不同国家和地区异烟肼耐药菌株 *katG* 基因突变频率，结果表明不同国家和地区异烟肼耐药菌株中 *katG* 的突变频率为 7%～93%，提示 *katG* 基因突变频率存在明显的地域差异。此外，发现极少量异烟肼耐药菌株 *katG* 基因缺失，上述突变导致对异烟肼的高水平耐药，鉴于*katG* 是 MTB 重要的防御性毒力决定因子，对于 MTB 抵抗宿主产生的氧化胁迫攻击具有重要作用，因此，*katG* 缺失的发生频率极低。

2. **inhA 基因**　烯酰 - 酰基载体蛋白还原酶（*inhA* 基因编码）属于 II 型脂肪酸合酶系统，催化分枝杆菌合成，同时也是活化的异烟肼的主要作用位点。*inhA* 基因突变可以导致*inhA* 与活化异烟肼相互作用的下降，诱发耐药表型的出现；同时 *inhA* 基因启动子突变导致 *inhA* 的过度表达，补偿活化异烟肼对 *inhA* 基因功能的影响，进而产生异烟肼耐药表型。研究表明，*inhA* 基因突变通常与低水平异烟肼耐药相关，同时其突变可能导致对其他异烟肼结构类似药物，如乙硫异烟胺和丙硫异烟胺的交叉耐药。

3. **其他基因**　作为异烟肼耐药最主要的基因，*katG* 和 *inhA* 通常作为检测 MTB 菌株对异烟肼耐药性的分子标志物，然而 10%～25% 低水平耐药的菌株并未携带上述两种突变。近年来鉴定出与异烟肼耐药相关的基因还包括编码烷羟基丙二酸还原酶的 *ahpC* 启动子区，β 酮酰基载体蛋白合成酶 *kas* 基因，NADH 脱氢酶 *ndh* 基因等，这些基因的突变均与异烟肼耐药相关，但上述基因突变在异烟肼耐药菌株中发生的频率较低。随着对异烟肼耐药机制研究的不断深入，将会有更多可能与异烟肼耐药相关的基因不断被发现。

（三）链霉素耐药的分子机制

链霉素（SM）是一种由灰色链球菌中分离得到的抗结核药物，同时也开创了结核病化学治疗的新纪元。链霉素对于对数生长期的 MTB 具有很好的杀灭效果，但对于潜伏菌及胞内菌无效。其作用机制是通过结合在 16S rRNA（*rrs*）和 S12 核糖体蛋白（*rpsL*），阻断蛋白质的合成。链霉素的耐药性主要发生在 *rpsL* 和 *rrs* 基因。其中最常见的突变类型包括 *rpsL* 基因的 43 位和 88 位氨基酸，以及 *rrs* 基因的 530 位和 912 位密码子。既往研究表明，约 70% 链霉素耐药的 MTB 是由 *rpsL* 基因突变引起。尽管 *rpsL* 基因在链霉素耐药菌株中占主导地位，但不同突变位点的突变频率在不同国家和地区呈现出很大的差异。

（四）乙胺丁醇耐药的分子机制

乙胺丁醇（EMB）是一线抗结核药物的重要组成部分，其主要作用为抑制 MTB 细胞壁阿拉伯半乳聚糖的合成，对于活跃代谢的 MTB 生长具有抑制作用，但对于非复制期的 MTB 没有杀灭作用。通常认为 *embCAB*（编码阿拉伯糖基转移酶）操纵子中的基因，尤其是 *embB* 基因，是乙胺丁醇的主要靶标，与 MTB 对乙胺丁醇耐药密切相关。其中 *embB* 基因的 306 位、406 位及 497 位密码子是最常见的乙胺丁醇耐药突变，50%～70% 乙胺丁醇耐药菌株的突变发生于这 3 个位点。此外，有文献报道，*embC-embA* 的间隔区、*ubiA* 基因等发生突变也可能导致 MTB 对乙胺丁醇耐药。

（五）吡嗪酰胺耐药的分子机制

吡嗪酰胺（PZA）是一线抗结核药物之一，与其他一线抗结核药物不同，吡嗪酰胺能够杀死其他药物无效的细胞内酸性环境中的 MTB，因此对于杀灭休眠菌具有重要意义，在缩短疗程中起关键作用。在酸性条件下，吡嗪酰胺通过结合分枝杆菌吡嗪酰胺酶（*pncA*）转换成活性形式，吡嗪酸能够破坏 MTB 细胞膜。通常与吡嗪酰胺耐药相关的基因包括 *pncA*、*rpsA* 和 *panD* 基因，其中最常见的突变发生在 *pncA* 基因。基于 *pncA* 基因的序列分析结果表明，*pncA* 基因中与吡嗪酰胺耐药性相关的基因具有广泛的多态性，来自不同国家和地区的研究结果能够发现新的与吡嗪酰胺耐药相关的新突变，同时由于吡嗪酰胺表型药敏检测方法学的不足，限制了其耐药相关基因研究的进展（表 1-2-3）。

表 1-2-3　结核分枝杆菌主要一线和二线药物耐药机制

药物（发现年份）	耐药相关基因	耐药机制	表型耐药情况	基因功能
异烟肼（1952）	*katG*	药物活化	中等到高水平耐药	过氧化氢酶还原酶
	inhA	药物靶标	大多数低水平耐药	烯酰 - 酰基载体蛋白还原酶
	oxyR-ahpC	药物靶标	中等水平耐药	烷羟基丙二酸还原酶
吡嗪酰胺（1952）	*pncA*	药物活化	高水平耐药	吡嗪酰胺酶
	rpsA	药物靶标	低水平到中等水平耐药	核糖体 S1 蛋白
利福平（1966）	*rpoB*	药物靶标	通常高水平耐药，少数低水平耐药，与突变位点相关	RNA 聚合酶 β 亚基
乙胺丁醇（1961）	*embB*	药物靶标	低水平到中等水平耐药	阿拉伯糖基转移酶
链霉素（1943）	*rpsL*	药物靶标	高水平耐药	S12 核糖体蛋白
	rrs	药物靶标	中等水平耐药	16S 核糖体 RNA
阿米卡星 / 卡那霉素（1957）	*rrs*	药物靶标	通常高水平耐药，少数低水平耐药	16S 核糖体 RNA
	eis	药物靶标	低水平卡那霉素耐药	氨基糖苷类乙酰转移酶
卷曲霉素（1960）	*rrs*	药物靶标	通常高水平耐药，少数低水平耐药	16S rRNA
	tlyA	药物靶标	低水平耐药	20-O- 甲基转移酶

续表

药物（发现年份）	耐药相关基因	耐药机制	表型耐药情况	基因功能
喹诺酮类（1963）	*gyrA*	药物靶标	低水平到中等水平耐药	DNA 解旋酶亚基 A
	gyrB	药物靶标	低水平耐药	DNA 解旋酶亚基 B
乙硫异烟胺（1956）	*ethA*	药物活化	高水平耐药	黄素单氧合酶
	ethR	药物靶标	低水平耐药	转录抑制子
	inhA	药物靶标	低水平耐药	还原酶
对氨基水杨酸（1946）	*thyA*	药物靶标	中等水平耐药	胸苷酸合成酶
	dfrA	药物靶标		二氢叶酸还原酶
	folC	药物靶标		二氢叶酸合成酶
	ribD	药物靶标		核黄素生物合成酶

（六）氟喹诺酮耐药的分子机制

氟喹诺酮是目前应用最广泛的二线抗结核药物，近期的临床试验表明，氟喹诺酮类药物是缩短抗结核疗程的关键药物。氟喹诺酮作用于结核分枝杆菌 DNA 促旋酶，阻断细菌 DNA 复制，从而有效抑制 MTB 的生长。DNA 促旋酶包括两个 GyrA 和两个 GyrB 亚基，上述两个亚基分别由 *gyrA* 和 *gyrB* 基因编码，其中与氟喹诺酮耐药相关的区域被称为喹诺酮耐药决定区，分别位于 *gyrA* 基因密码子 74 位到 113 位和 *gyrB* 基因密码子 500 位到 540 位。既往研究结果表明，氟喹诺酮耐药的 MTB 中 60% ~ 70% 的菌株携带有 *gyrA* 基因突变，而 5% ~ 10% 的菌株携带有 *gyrB* 基因突变。*gyrA* 基因中最常见的突变发生在密码子 90 位、91 位和 94 位，上述位点突变通常与氟喹诺酮高水平耐药相关；而 *gyrB* 基因突变通常与低水平耐药相关。少量临床菌株发现同时携带 *gyrA* 基因突变和 *gyrB* 基因突变，双突变导致对氟喹诺酮高水平耐药。值得注意的是，*gyrA* 部分位点突变引起对第三代氟喹诺酮氧氟沙星和左氧氟沙星的耐药，但是部分菌株对第四代氟喹诺酮莫西沙星表现为敏感，因此，尽管发生的比例较低，在解读 *gyrA* 基因突变与莫西沙星等第四代氟喹诺酮耐药性时特别注意。

（七）二线注射类药物耐药的分子机制

二线注射类药物主要包括卡那霉素（KAN）、阿米卡星（AMK）和卷曲霉素（CAP），其中卡那霉素和阿米卡星与链霉素类似，属于氨基糖苷类药物，通过与核糖体 16S rRNA 结合抑制蛋白质翻译；而卷曲霉素为多肽类抗生素。上述三种药物耐药最主要的耐药相关基因为编码 16S rRNA 的 *rrs* 基因，通常 *rrs* 基因 A1401G 突变引起对三种药物的高水平耐药，而 C1402T 和 G1484T 突变仅引起对卡那霉素和卷曲霉素的耐药。A1401G 突变是最常见的二线注射类药物耐药突变位点，其在卡那霉素、阿米卡星和卷曲霉素耐药菌株中发生的频率分别是 56%、78% 和 76%。近年来，陆续鉴定出 *eis* 和 *tlyA* 两个基因与二线注射类药物耐药性相关，其中 *eis* 基因编码氨基糖苷酰基转移酶，其-10 位到-35 位启动子区突变与低水平卡那霉素耐药相关，有研究表明在所有卡那霉素低水平耐药的菌株中，约有 80% 的菌株携带有 *eis* 基因启动子突变；而 *tlyA* 基因编码 rRNA 甲基转移酶，其突变仅与卷曲霉素耐药相关。

（八）乙硫异烟胺耐药的分子机制

与异烟肼类似，乙硫异烟胺（ETO）亦是一种前药，需要经过活化发挥抑制烯酰-酰基载体蛋白还原酶（*inhA*）的作用。乙硫异烟胺的活化需要单加氧酶（*ethA* 基因编码）的作用，从而使乙硫异烟胺转变为乙硫异烟胺-NAD 的复合物。*ethA* 和 *inhA* 基因的突变均能导致乙硫异烟胺耐药。因此，*inhA* 基因编码区的突变可能导致 MTB 对乙硫异烟胺和异烟肼的交叉耐药。此外，参与分枝杆菌细胞壁合成的 *mshA* 基因（编码糖基转移酶）同样也是乙硫异烟胺的可能靶标之一。

（九）对氨基水杨酸耐药的分子机制

对氨基水杨酸是一种早期发现的具有抗结核活性的药物之一，曾与异烟肼和链霉素联合使用治疗结核病患者，然而对于对氨基水杨酸耐药机制的研究却尚不完全明晰。有研究提示，对氨基水杨酸可能与对氨基苯甲酸竞争，通过抑制四氢叶酸的合成从而抑制 MTB 生长。编码胸苷酸合酶的 *thyA* 基因被认为与 MTB 产生的对氨基水杨酸耐药性相关，但是分子流行病学研究表明，仅有 37% 左右的对氨基水杨酸耐药菌株带有 *thyA* 基因的突变，并且上述突变类型具有明显的 MTB 株系特异性，尤其在拉美-地中海型菌株中常见。因此，亟待后续研究阐明对氨基水杨酸耐药的分子机制。

（十）利奈唑胺耐药的分子机制

利奈唑胺是噁唑烷酮类抗生素，通过与核糖体 50S 亚基结合抑制蛋白质合成的早期过程。利奈唑胺在体内体外实验中均表现出良好的杀菌活性。尽管利奈唑胺耐药不常见，但是研究表明利奈唑胺耐药的 MTB 主要由 23S rRNA 基因的 G2061T 和 G2576T 突变引起，同时少量对利奈唑胺耐药的菌株是由于核糖体蛋白 L3（*rplC*）和 L4（*rplD*）突变引起。

（十一）新型抗结核药物耐药的分子机制

近年来，随着贝达喹啉的上市，终止了近半个世纪没有抗结核新药的窘境，同时有更多的新型化合物作为备选抗结核药物处于临床试验的不同阶段，包括德拉马尼、SQ109 等一系列药物，这些药物的作用机制也已经被部分阐明，此处选取研究相对较多的几种药物阐述其主要机制。其中，贝达喹啉通过特异性抑制结核分枝杆菌 ATP 合酶发挥作用，体外诱导实验表明贝达喹啉耐药的 MTB 菌株通常由 *atpE*（编码 ATP 合酶）突变引起；德拉马尼属硝基咪唑类化合物，其主要作用机制为抑制甲基或酮基-分枝菌酸的合成，目前少量研究表明德拉马尼在 MTB 内发挥作用依赖于 *ddn* 基因（编码脱氮黄素依赖的硝基还原酶）的活化，因此，*ddn* 是目前证实与德拉马尼耐药相关的重要基因，此外，*fgd1*、*fbiA*、*fbiB* 和 *fbiC* 4 个辅酶 F420 相关基因均与德拉马尼耐药有关；SQ109 是一线抗结核药物乙胺丁醇的结构类似物，其作用靶标为 *mmpL3*（编码海藻糖单分枝菌酸转运蛋白），通过与乙胺丁醇不同的机制抑制分枝杆菌细胞壁的合成，因此，*mmpL3* 基因突变与 SQ109 耐药密切相关。此外，在对异烟肼、乙胺丁醇和 SQ109 都耐药的 MTB 中发现 *ahpC* 基因表达的上调，提示可能与 SQ109 耐药有关。

（十二）药物外排泵与结核分枝杆菌耐药

除了药物靶标基因及参与药物活化基因发生突变以外，药物外排泵是 MTB 耐药机制的重要组成部分。通过对 MTB 全基因组的解析，发现了一系列潜在的药物外排泵基因。通过药物外排泵的主动运输过程，将 MTB 细胞内的抗结核药物排出细胞，从而降低细胞内的药物浓度并产生耐药性。此外，药物外排泵机制也增加了 MTB 在药物暴露过程中积累点突变的可能性，使得 MTB 有可能产生高水平耐药甚至耐多药表型。药物诱导的外排泵基因通常对多种药物均有活性，因此导致 MTB 对多种抗结核药物耐药。

根据药物外排泵的结构特点，通常可以分为 5 类，包括 ATP 结合盒转运蛋白家族（ABC）、耐药结节细胞分化家族（RND）、主要协同转运蛋白家族（MFS）、多药及毒性化合物外排家族（MATE）、小多重耐药家族（SMR）。其中 MTB 中参与药物运输的药物外排泵主要来自 ABC 家族和 MFS 家族。通过使用结核药物诱导，并在多种模型（包括大肠杆菌、耻垢分枝杆菌、结核分枝杆菌等）中通过表达药物外排泵，目前已经明确鉴定了多个可能参与 MTB 耐药相关的药物外排泵基因（表 1-2-4）。尽管药物外排泵通常与低水平耐药相关，但是作为 MTB 固有耐药的重要组成部分，药物外排泵对积累高水平耐药的点突变、多药耐药等具有重要作用，因此，是未来潜在的新型抗结核药物的重要靶标。

表 1-2-4　已经鉴定或可能参与结核分枝杆菌药物外排泵的基因

药物外排泵	载体家族	运送药物
Rv1258c	MFS	SM，RIF，OFX，INH
Rv1410c	MFS	STR，INH，RIF
Rv1634	MFS	FQ
Rv2333	MFS	RIF
Rv2459	MFS	INH，EMB
Rv2846c（*efpA*）	MFS	INH，ETH
DrrABC	ABC	EMB，FQ，STR
Rv0194	ABC	SM
Rv0933	ABC	FQ
Rv1218-Rv1217	ABC	RIF，INH
Rv1272-Rv1273	ABC	INH，ETH
Rv1456-Rv1457-Rv1458	ABC	RIF
Rv1473	ABC	SM
Rv1620-Rv1621	ABC	INH
Rv1747	ABC	RIF
Rv2686c-Rv2687c-Rv2688c	ABC	FQ
Rv0341-Rv0342-Rv0343（*iniB-iniAiniC*）	-	RIF，INH，EMB
Rv0676（*mmpL5*）	-	BDQ，CFZ

注：ABC，ATP 结合盒转运蛋白家族；BDQ，贝达喹啉；CFZ，氯法齐明；EMB，乙胺丁醇；ETH，乙硫异烟胺；FQ，氟喹诺酮；INH，异烟肼；MFS，主要协同转运蛋白家族；RIF，利福平；SM，链霉素。

三、结核分枝杆菌耐药性与补偿突变

由于基因突变产生的耐药性通常伴随细菌对环境适应能力的下降。为了更好地适应细菌间的竞争，耐药菌通常会采用两种进化策略：第一，尽量选用适应性降低程度较小的突变；第二，在第一种耐药突变的基础上，积累第二种突变，该突变可能导致细菌适应性的提高。通常第一种策略中，由于对于适应性影响程度较低，因此，细菌对抗生素的耐药性通常表现为低水平耐药；而第二种策略通常积累于第一种突变引发高水平的耐药，因此，在适应抗生素，特别是抗生素的筛选过程中将表现出更好的适应性，细菌积累的第二种突变被称为"补偿突变"。目前，包括大肠杆菌、淋病奈瑟菌、肠道沙门菌等多种细菌均被证实存在上述补偿突变现象。结核分枝杆菌中，研究证实对利福平、异烟肼、喹诺酮、氨基糖苷类药物中的任一药物耐药的菌株表现出适应性的下降，即在体内或体外试验中发现与敏感菌株对比，其生长速度显著下降，因此，在有药物筛选的情况下，上述菌株能表现出较好的适应性，但是，在没有药物筛选的情况下，上述菌株与其他结核分枝杆菌竞争中处于不利地位。

既往研究采用全基因组测序技术，通过对 10 对临床分离株进行全基因比较分析，证实在利福平耐药菌株中，编码 DNA 依赖的 RNA 聚合酶 β 亚基的 *rpoB* 存在突变的同时，在编码 RNA 聚合酶 α 亚基的 *rpoA* 基因和 β′ 亚基的 *rpoC* 基因上存在某些突变，特别是 *rpoC* 基因，在原核生物中，*rpoC* 与 *rpoB* 所编码的 β′/β 亚基共同构成了 RNA 聚合酶催化活性中心 80% 的部分，从蛋白质结构和功能上，*rpoC* 的突变可能对 *rpoB* 突变引起 RNA 聚合酶活性下降进行某种程度的提升，从而保证了 RNA 聚合酶活性的提升，补偿了由于 *rpoB* 基因突变造成结核分枝杆菌适应性下降的情况，因此上述协同突变对提升利福平耐药菌的适应性具有重要作用。后续研究表明，大约 30% 的耐多药 MTB 菌株携带上述补偿突变，提示上述突变对耐多药结核病在人群中的传播具有重要意义。近期的分子流行病学研究表明，在耐多药 MTB 菌株中，*rpoC* 突变更易同时发生于新发结核病患者分离的菌株中，上述结果表明 *rpoC* 的补偿突变对提升耐多药结核病在人际间的传播能力具有重要影响。目前关于补偿突变的研究主要集中于利福平耐药 *rpoB* 突变后的补偿突变，其他药物是否也存在类似的机制尚不清楚。

四、展望

伴随着对耐药结核病发生机制认识的不断深入，将促进研究者研发更可靠的分子诊断工具，同时提高患者治疗效果。尽管现在已经对大多数抗结核药物的作用机制比较清晰，但关于耐药结核病的研究仍然存在诸多问题，主要表现在以下几方面：首先，仍然有少部分一线抗结核药物耐药菌株的耐药机制无法通过现有机制解释，探索外排泵、细胞通透性等多层次的原因将有利于全面理解结核分枝杆菌耐药；其次，部分二线抗结核药物以及新研发的诸多新药的作用机制仍是困扰人们的难题，伴随着全基因组测序及药物在临床中的使用，将逐渐阐明上述难题；再次，关于耐药 MTB，特别是耐多药 MTB 耐药性以及适应性和毒力的相互关系，需要进一步流行病学试验及动物实验加以阐述，这将有利于评价耐药菌株在人际传播，从而制定有效的耐药结核病防控策略；最后，体外耐药机制与体内患者治疗效果的相关性还需要进一步确认，高质量的临床队列研究将为临床科学合理使用抗结核药物提供重要依据。

（逄 宇）

第五节　结核分枝杆菌的代谢及代谢组学研究

一、代谢组学概况

代谢组学是效仿基因组学和蛋白质组学的研究思想，对生物体内所有代谢物进行定量分析，并寻找代谢物与生理病理变化相对关系的研究方法，是系统生物学的组成部分。其研究对象大都是相对分子质量 1 000 以内的小分子物质。代谢产物是基因表达的最终产物，在代谢酶的作用下生成。虽然与基因或蛋白质相比，代谢产物较小，但不能形成代谢产物的细胞是死细胞，因此不能小看代谢产物的重要性。代谢组学的研究，能够体现细胞在特定时间、环境、基因突变或病理状态引起的代谢改变，与基因组学、蛋白质组学相比，能够更准确地描述已发生的代谢改变。其研究对象包括血液/血清、尿液、脑脊髓液、唾液、组织和细胞的提取液以及体外实验中培养基质等。代谢组学研究可揭示疾病的病理、生理变化及病原体的代谢特征，从而为疾病的预防、诊断、治疗等提供信息。

二、结核分枝杆菌的代谢

分枝杆菌代谢是指分枝杆菌进行的所有生物化学反应，其代谢途径与其他微生物细胞的代谢基本一致。在代谢过程中，凡是释放能量的物质（包括营养物质和细胞物质）的分解过程称为分解代谢；吸收能量的物质合成的过程称为合成代谢；合成代谢导致新物质的生化合成也称为生物合成。通过代谢，细胞吸收营养物质并转化为细胞成分，同时将废弃物排泄到体外。结核分枝杆菌已经发展成为非常成功的人类病原体，它巧妙地颠覆了肺泡巨噬细胞的杀菌机制，最终诱导肉芽肿形成并在宿主体内长期停留。结核分枝杆菌感染的这些标志，通过病原体对其周围环境的代谢适应以及介导其与宿主免疫细胞相互作用的分子的生物合成来促进。掌握微生物的代谢及其能量转换规律，可以更好地理解和控制微生物的生长繁殖以及有用代谢产物的合成。代谢研究在分枝杆菌生长和发育研究领域比较薄弱，并且主要来源于耻垢分枝杆菌的研究，本节主要阐述分枝杆菌的分子代谢过程。

（一）铁代谢

分枝杆菌像所有微生物一样需要铁离子才能生存和生长。铁离子主要以 Fe^{2+} 和 Fe^{3+} 两种形式存在，需氧环境中主要以氧化态的 Fe^{3+} 形式参与铁代谢。宿主细胞有许多结合铁离子的蛋白可以利用细菌的游离铁离子，细菌为获得铁离子产生了一系列具有高吸附力的铁离子螯合剂或称为铁载体。主要的分枝杆菌铁载体包括分枝菌素和胞外螯合素，其他分子如水杨酸（salicylic acid）和柠檬酸（citric acid）等也对分枝杆菌获得铁离子起辅助作用。

1. **胞外螯合素的生物合成**　分枝杆菌铁载体生物合成最详细的遗传学研究来源于耻垢分枝杆菌胞外螯合素的生物合成，胞外螯合素是通过非核糖体路径合成的一种低分子量多肽，所有的胞外螯合素都被分泌于外界环境中。耻垢分枝杆菌的胞外螯合素基因群中，有 8 个基因与胞外螯合素生物合成、输出和摄入有关。耻垢分枝杆菌参与铁离子摄入的由 *fxuA*、*fxuB*、*fxuC* 三个基因编码的蛋白与大肠杆菌铁离子吸收蛋白 FepD，FepG 和 FepC

具有极高的同源性，提示 FxuA、FxuB、FxuC 蛋白可能参与耻垢分枝杆菌 Fe^{3+} 胞外螯合素的摄入。耻垢分枝杆菌表达的 FxbA 蛋白与已知的其他铁载体生物合成相关的酶类并没有同源性，但 *fxbA* 基因产物在耻垢分枝杆菌铁离子代谢中发挥重要作用。*fxbB*、*fxbC* 基因和 *exiT* 基因在胞外螯合素生物合成中发挥作用，也可能参与铁载体的转运。

2. **分枝菌素的生物合成**　分枝菌素是第一个被发现的分枝杆菌铁载体，既可存在于菌体，也可分泌到胞外。由于各种分枝杆菌的分枝菌素在结构上的差异小，研究者通过高压液相色谱等方法进行结核分枝杆菌的菌种鉴定。根据结核分枝杆菌H37Rv基因组分析，*mbtA* 至 *mbtH* 8 个基因可能与分枝菌素的生物合成有关。通过结核分枝杆菌 *mbtB* 基因敲除实验证实，*mbt* 基因簇在结核分枝杆菌铁载体生物合成中发挥重要作用。研究发现缺失 *mbtB* 基因后结核分枝杆菌不产生任何铁载体，同时对巨噬细胞不再具有毒性。

3. **铁代谢的调控**　与其他细菌一样，铁在分枝杆菌中的作用超出了对这种必需辅助因子的需求。细菌能严谨地调控与铁摄入相关的基因表达，胞浆中铁过多可使活性氧产生，导致各种大分子的损害。因此细菌能够发展调控机制允许铁摄入系统仅在需要时发挥作用，大肠杆菌铁应答基因的主要调控子是 Fur 蛋白，其同源蛋白已在许多革兰氏阴性细菌和一些革兰氏阳性细菌中被发现，其中研究最深入的是白喉杆菌的 DtxR 蛋白。根据同源性研究，分枝杆菌的类 DtxR 蛋白被发现并被命名为 IdeR。耻垢分枝杆菌 *IdeR* 基因突变株能够抑制高铁条件下铁载体生物合成，从而对过氧化物介导的杀伤作用更敏感，改变氧压力的应答，这与胞内铁离子增高和活性氧中间体（reactive oxygen inter-mediates，ROI）导致的损伤有关。当分枝杆菌在高铁培养基生长时，*IdeR* 基因突变株继续产生铁外整合素和分枝菌素，而野生型细胞抑制这两种铁载体的表达。高铁离子时 *IdeR* 基因突变株铁载体水平低于低铁离子时的野生型细菌株。

（二）氮代谢

分枝杆菌可以合成所有的必需氨基酸，生物合成途径与其他细菌相似，而最主要的差异则是其生物合成途径是如何被调控的。目前对于分枝杆菌的氨基酸、肽转运和利用在分子水平方面的研究较少。

1. **天冬氨酸家族途径**　天冬氨酸家族途径包括来源于天冬氨酸的氨基酸，即甲硫氨酸、苏氨酸、异亮氨酸和赖氨酸。该途径的中间体，赖氨酸的前体内二氨基庚二酸（DAP）也是分枝杆菌细胞壁肽聚糖的成分。天冬氨酸家族途径也见于许多其他细菌中，种间的主要差异在于代谢路径开始时天冬氨酸激酶的活性。在分枝杆菌中，天冬氨酸激酶由 *ask* 基因编码，*hdh* 基因编码高丝氨酸脱氢酶，*lysA* 基因编码 meso-DAP 脱羧酶，并能够将 mes-TDAP 转化成赖氨酸。天冬氨酸家族途径的代谢相当复杂，分枝杆菌天冬氨酸家族途径的生物学与其他细菌有较大的差异，阐明天冬氨酸家族途径尚需进一步研究。

2. **亚硝基硫醇的代谢**　耻垢分枝杆菌在培养基中生长将硫代亚硝基硫化谷胱甘肽（GSNO）分解为氧化谷胱甘肽和硝酸盐，这表明代谢中可能包含硫代亚硝基硫醇还原酶和分枝杆菌血红蛋白。在这个代谢中起重要作用的是氧化还原酶，其中研究较多的是甲醛脱氢酶，该酶一般是硫醇依赖的，并含有一个 38kDa 的亚单位分子。

通过将来源于耻垢分枝杆菌的甲醛脱氢酶以 Ni^{2+}- 固定金属离子亲和层析（IMAC）、疏水相互作用、阴离子交换和亲和层析的方法纯化获得。同时，酶稳定动力学研究表明，此酶可以催化氧化型辅酶 I（NAD^+）依赖的硫代羟甲基硫醇通过一种迅速平稳的预定机制向甲酸和硫醇转化；该酶也催化依赖还原型辅酶Ⅱ（NADH）通过连续的机制将硫代亚硝基硫化硫醇（MSNO）分解的过程，并且在此分解过程中的 NADH 和 MSNO 经过化学计量法比较，两者比例相当。这表明该酶将亚硝基基团向氧化硝基水平转化。MSNO 氧化还原酶反应的 V_{max} 数值也表明该酶的活力很高，每单位的周转量大约是 116 700/min，比甲酸脱氢酶活力高 76 倍。

研究中发现，将结核分枝杆菌基因组中与该酶同源的基因 *Rv2259* 在耻垢分枝杆菌中克隆和表达，基因的蛋白表达产物有Ⅲ级乙醇脱氢酶功能，在 C 末端带有 6 个 His 标签，但重组表达的该酶活力不稳定，在不同的缓冲液中活力变化很大。最终研究表明，从耻垢分枝杆菌分离纯化的 MSNO 还原酶不仅酶活力高，而且酶活力稳定，在各种环境中均表现出较好的活力。耻垢分枝杆菌的 MSNO 还原酶还可将 MSNO 转化为 N-羟基硫化苯酰基草胺。在 MSNO 还原酶存在的情况下结核分枝杆菌血红蛋白 N（HbN）低效率地转化为甲基化的 HbN（Fe^{3+}）。此转化过程依赖 MSNO 还原酶的活力。总之，在亚硝基硫醇的代谢中氧化还原酶是很关键的控制点，对其深入研究和探讨将有助于对结核分枝杆菌氮代谢过程的进一步了解。

（三）碳代谢

分枝杆菌可以利用各种碳源，利用度最好的碳源是葡萄糖、甘露糖、丙酮酸、柠檬酸和苹果酸等。

1. 葡萄糖代谢　分枝杆菌可以利用葡萄糖获取能量，6-磷酸葡萄糖是巨噬细胞戊糖磷酸途径的重要代谢产物，可被结核分枝杆菌直接利用。但是宿主的磷酸化中间产物一般难以通过质膜。结核分枝杆菌等胞内寄生菌含有磷酸酶，菌体表面也吸附宿主磷酸酶，其活性高于细菌磷酸酶 100 倍。分枝杆菌利用磷酸酶裂解磷酸化化合物，然后脱磷使其成为碳源。编码磷酸葡萄糖异构酶的 *pgi* 基因突变可导致酶活性降低 10^3 倍，而应用一个拷贝的野生型和葡萄糖原型可恢复葡萄糖异构酶的活性。耻垢分枝杆菌 *pgi* 突变株（生长在葡萄糖和半乳糖上的葡萄糖营养缺陷型）表型十分简单，因为磷酸葡萄糖异构酶参与 6-磷酸葡萄糖和 6-磷酸果糖之间的相互转化。耻垢分枝杆菌的存活需要 6-磷酸葡萄糖或其衍生物，这种现象在大肠杆菌和伤寒杆菌突变株中并未发现。预测分枝杆菌 *pgi* 突变株由于6-磷酸葡萄糖缺乏而不能合成细胞壁导致细菌死亡。

2. 糖原代谢　糖原的合成和分解代谢在大肠杆菌的研究已经非常清楚，通常认为细菌代谢中糖原扮演储存库的角色，当细菌处于饥饿状态时，糖原被分解为葡萄糖进而为细菌提供能量。但是，对糖原代谢在细菌中所起的作用尚不十分清楚。

通过对耻垢分枝杆菌的研究表明，糖原可能在分枝杆菌的碳流程调节中扮演两个角色。该研究中，首先筛选和聚集化学突变的温度敏感型耻垢分枝杆菌，该温度敏感型的突变体菌株在 42℃时无法正常生长。此突变体具有菌落形态学变化、生长率减慢、聚集高水平的糖原等附加的表型变化。而且，如果培养基中加入相容渗透保护剂如蔗糖、NaCl等，该突变体菌株可以在非允许的温度下继续生长。当野生型耻垢分枝杆菌导入突变体后，发现两个基因能够使细菌在非允许的温度下恢复生长。其中一个基因 *glgE*（可能的葡萄糖酶）的产物和结核分枝杆菌 $H_{37}Rv$ 的 Rv 1327c 基因产物有高度的同源性，预测其可能编码糖基水解酶类的 α 淀粉酶家族中的一个成员。来自结核分枝杆菌的 Rv 1327c 也可以在非允许的温度下挽救 SMEG53 突变体；GlgE 蛋白也和天蓝色链霉菌 *pepl* 基因编码的一系列多聚糖分解代谢同工酶同源。第二个基因是 *garA*（糖原集聚调节子），该基因的表达产物属于丝氨酸苏氨酸激酶信号转导蛋白家族中的一员。值得注意的是，这两个基因均分离自同一个多拷贝的文库，后续的研究表明仅 *glgE* 基因能同单拷贝的 SMEG53 温度敏感表型互补。因为 *garA* 基因的影响表现为多拷贝被抑制的结果，从而可以得出 SMEG53 温度敏感型菌株缺失的是 *glgE* 基因，两者可以互补。SMEG53 突变体的 *glgE* 等位基因 DNA 序列分析表明，在突变体的等位基因上有单个的氨基酸突变。

研究发现，耻垢分枝杆菌中的 GlgE 蛋白、结核分枝杆菌中的 Rv 1327c 多肽以及天蓝色链霉菌中的 pepl 蛋白在特异的组氨酸位点上均是保守的。SMEG53 突变体的 *glgE1* 等位基因的主要影响在于对处于对数生长期细菌菌体内糖原聚集的增长。如果 GlgE 蛋白实际上是糖原分解为葡萄糖过程中需要的一个葡萄糖水解酶，那么如果 *glgE* 基因缺陷就会造成糖原的聚集。这个现象不期望在细菌的对数生长期发生，虽然通常认为糖原的降解在细菌的稳定增殖期更为关键。因此，在耻垢分枝杆菌中糖原是作为细菌生长的碳源的蓄水池，在对数生长期作为葡萄糖的临时储存单位。在这个环境下，存在一个动态的同化/异化糖原循环过程，异化作用时将糖原分解从而为糖酵解提供底物葡萄糖，而同化作用时多余的葡萄糖又被转化为糖原的形式储存起来。

然而，在 *glgE1* 突变体中葡萄糖被以糖原的形式储存，不能给糖酵解提供底物，造成细菌停止生长。通过 *garA* 基因的多拷贝表达或在相容渗透保护剂中生长对 *glgE1* 缺失菌株的 *glgE1* 缺失影响有抑制作用，归因于 *garA* 和相容渗透保护剂导致的可检测到的细菌总生长率下降，但细菌并没有停止生长。假定突变体 GlgE 蛋白在升高的温度中不足以催化分解糖原，在这个压力条件下细菌的生长并没有停止，只是被降低到一个低点，在这个低点 *glgE* 基因虽然缺失，但却具有最小的基本功能，能够为糖酵解提供充足的葡萄糖。研究同时发现，SMEG53 突变体在允许的温度条件下生长时发生了菌落多态性的变化，提示糖原的状态能够影响细胞外部的结构，与表型关联的研究可能会为结核分枝杆菌外膜的脂多糖中检测糖原（葡聚糖）的研究提供有益的指示。

3. 甘露糖代谢　所有分枝杆菌均合成丰富的细胞壁甘露糖酯（磷脂酰肌醇甘露糖苷类、脂阿拉伯糖甘露聚糖）、胞质甲基化甘露多聚糖和 O-甘露糖基化的糖蛋白。编码分枝杆菌磷酸化甘露糖异构酶（PMI）的基因被敲除后，PMI 缺失的分枝杆菌在含有外源甘露糖的培养基上可正常生长，只是在表型上有轻微的高隔膜变化。当培养基中的甘露糖被移除后，甘露糖酯和甲基化甘露多聚糖的合成被中断，表型上高隔膜变化更加明显。这种变化的产生先于缺陷型耻垢分枝杆菌，在无甘露糖培养基培养 10 个小时后生存活力急剧下降之前，甘露糖的饥饿培养并没有导致可以观测到的细胞壁的超级结构和对疏水性药物渗透性的变化，或其他与质膜或细胞壁相关的磷脂生物合成率的改变。以上结果表明，甘露糖代谢对耻垢分枝杆菌生长是必需的，而且一种或多种甘露糖化的分子可能在这些细菌的细胞分化和细胞分隔调节中起重要作用。

（四）硫代谢

结核分枝杆菌的硫酸盐同化途径产生许多含硫代谢物，对研究发病机制和细菌生存有重要贡献。该途径受多种环境因素和调节蛋白的调节，这些蛋白介导细胞中的硫代谢。越来越多的证据支持含硫代谢物在结核分枝杆菌发病机制中的作用。来自结核分枝杆菌的硫酸化分子与细菌毒力密切相关。例如，突出的细胞壁相关糖脂 Sulfolipid-1 仅由分枝杆菌的致病菌种产生，其生物合成前体 SL 1278，以其观察到的质量命名，已被证明可引发结核病患者细胞因子的产生。相反，硫酸化甲基萘醌 S881 的生物合成抑制了细菌的毒力。减少硫化合物，如半胱氨酸和蛋氨酸，也有助于降低结核分枝杆菌发病。在小鼠感染的慢性期研究中，抑制其的生物合成会显著减弱细菌的毒力和持久性。Mycothiol（MSH）是分枝杆菌的主要含巯基小分子，有助于解毒多种杀菌剂并赋予对氧化应激的保护作用。这些重要的含硫代谢物的生物合成依赖硫酸盐同化途径。

硫酸盐同化途径由一组酶构成，这些酶催化宿主对无机硫酸盐的摄取和代谢。该途径始于活性输入硫酸盐，随后由 ATP 硫酸化酶（含有 GTP 酶和硫酸化酶结构域的酶）进行腺苷酸化。得到的产物 5′-磷酸腺苷（APS），可通过 APS 还原酶还原成亚硫酸盐，亚硫酸盐又被亚硫酸盐还原酶还原为硫化物。或者，因为 APS 构成代谢分支点，它可以通过 APS 激酶在 3′ 位磷酸化以产生 3′-磷酸腺苷 5′-磷酸硫酸盐（PAPS），即细胞中的通用硫酸盐供体。PAPS 是磺基转移酶的底物，磺酸转移酶催化其硫酸基团转移到细菌代谢物上。这些反应共同构成硫酸盐同化途径的硫酸化分支。结核分枝杆菌的硫酸盐同化途径负责影响细菌发病机制的含硫代谢物的生物合成。多种环境因素（包括吞噬体中通常遇到的）下该途径的转录调节可能促进对宿主免疫细胞的适应。此外，通过该途径介导硫酸盐通量的几种蛋白质，例如硫酸盐通透酶、硫酸酯酶和磷酸酶 CysQ，可根据细胞不断变化的代谢需求，调节含硫化合物的生物合成。

三、结核分枝杆菌代谢组学的研究

（一）脂代谢研究

1. **细胞壁脂质**　结核分枝杆菌基因组学研究显示，结核分枝杆菌具有大量的脂代谢基因，可编码 250 种以上脂肪酸代谢相关的酶，而大肠杆菌只有 50 种，这些酶广泛参与结核分枝杆菌的脂代谢，为其提供基本生命活动所需的能量，且大多与细胞壁脂质的合成相关，而细胞壁的脂质则与结核分枝杆菌的致病性、毒力、耐药性等密切相关。结核分枝杆菌的分枝菌酸是自然界中最大的脂肪酸，它构成了结核分枝杆菌细胞膜外层的基础，与结核分枝杆菌的致病性、毒力、免疫逃逸、耐药性等都有密切关系。

分枝菌酸的合成需要两个 FAS 系统协同作用：FASI 从乙酰基团开始合成碳原子数为 16~18 个或 20~26 个的碳链，作为分枝菌酸 a 链的来源，同时作为 FASII 合成主链的起始物；FASII 在 FASI 合成碳链的基础上将碳链延长至 56 个碳以上构成主链；再在 PK13 乙酰合酶的作用下合成分枝菌酸。PDIM 是致病性分枝杆菌细胞壁含量最为丰富的一类脂质，与结核分枝杆菌的毒力关系密切，其定位对其功能的发挥起重要作用。有研究发现，一些小鼠肺内生长抑制的 PDIM 突变株结核分枝杆菌能够正常合成 PDIM，但是包浆中的 PIDM 未运输到细胞表面。

2. **结核分枝杆菌导致肺部脂代谢的异常**　结核病患者肺肉芽肿内的脂质含量比未感染的肺组织明显增加。结核肉芽肿中存在大量泡沫巨噬细胞，病理活检显示泡沫巨噬细胞主要存在于干酪样坏死组织周边，表明泡沫巨噬细胞与干酪样坏死的形成可能相关。对干酪样坏死组织的成分进行光谱分析后发现，主要的组成物质为磷脂、胆固醇、胆固醇酯以及三酰基甘油酯，这与泡沫巨噬细胞内的脂质成分基本一致，说明肉芽肿内的干酪样坏死物质可能来源于泡沫巨噬细胞内的脂质成分。

肿瘤坏死因子-α（tumor necrosis factor-α，TNF-α）致巨噬细胞泡沫化的机制：泡沫巨噬细胞的形成主要是巨噬细胞内低密度脂蛋白（LDL）的流入与流出失衡造成的。结核分枝杆菌感染的巨噬细胞中参与 LDL 运输、吸收的清道夫受体（SR-A 和 CD36）以及逆向转运蛋白 ATP 结合转运蛋白 A1（ABC-A1）表达失衡。肺结核患者体内 TNF-α 明显增多，可引起清道夫受体和 ABC-A1 表达异常。在 5μg/L 或 10μg/L TNF-α 孵育的人巨噬细胞中，ABC-A1 与对照组比较明显下降，分子学检测还发现 CD36 和 SR-A 的表达水平明显上调，巨噬细胞摄入脂质和泡沫化显著增多。SR-A 在血小板、单核或巨噬细胞表面均有表达，可与氧化 LDL（OX-LDL）及乙酰 LDL（ac-LDL）结合，促进巨噬细胞对脂蛋白的吸收。CD36 介导 50%～60% OX-LDL 的内吞，是主要的 OX-LDL 受体。在巨噬细胞中 CD36 可与 OX-LDL 中特异性氧化型磷脂 sn-2 处缩短的不饱和脂肪酸结构识别与结合。CD36 与 OX-LDL 相互作用可引起 src 蛋白家族激酶（Lyn）、丝裂酶原活化蛋白激酶（MAPK）、Vav 家族鸟嘌呤核苷酸转化因子等信号通路激活，导致配体分子内化、泡沫细胞的形成及抑制迁移。此外，基因沉默试验显示 TNF-α 的这种调控作用很可能与蛋白激酶 C-θ（PKC-θ）有关。因此，TNF-α 可通过 PKC-θ 途径抑制胆固醇逆向转运，增加巨噬细胞对脂质的摄取，导致巨噬细胞泡沫化。

脂肪分化相关蛋白（ADFP）、长链酰基辅 A 合成酶 1（ACSL1）和鞘脂激活蛋白 C（SapC）致巨噬细胞泡沫化的机制：结核分枝杆菌能影响巨噬细胞的代谢，可将糖降解向酮体合成方向转变，从而打破巨噬细胞的代谢平衡，形成脂质小滴，使脂质在巨噬细胞内积累，促使巨噬细胞向泡沫巨噬细胞分化。结核分枝杆菌感染的巨噬细胞 ADFP、ACSL1 和 SapC 表达上调，3 种蛋白参与脂肪小滴的形成，在脂肪的代谢调节中发挥重要作用且受 TNF-α 含量的调节。ACSL1 可利用长链脂肪酸、ATP 和辅酶 A 作为底物，合成具有生物活性的酰基辅酶 A 酯，从而催化脂肪酸代谢的从头合成。ADFP 可通过 ERK1/2-PPARY 使细胞内脂质蓄积，抑制胆固醇的外流。SapC 在维持细胞膜脂质平衡中发挥重要作用。另外，结核分枝杆菌细胞壁成分的分枝菌酸可以诱导小鼠腹膜内的巨噬细胞向泡沫样细胞分化，结核分枝杆菌进入巨噬细胞后，分枝杆菌上调表达与分枝菌酸合成有关的基因，如 *mbtB*、mbtD、*mbtE*、*mbtF*、*mbtH* 等，使分枝菌酸合成增加。分枝菌酸是 TLR4 的配体，TLR4 能诱导 CD36 表达增加，使细胞内脂质含量增加，导致巨噬细胞泡沫化。结核分枝杆菌还可通过影响细胞脂类代谢调控巨噬细胞的凋亡。胞质磷脂酶 A2γ（CPLAA2γ）催化花生四烯酸的生成，后者产物前列腺素 E2（PGE2）可促进损伤膜的修复且保护线粒体免受伤害，结核分枝杆菌毒株则强烈诱导 LXA4 的生成，间接导致前列腺素合成的减少，质膜的破坏则不能被修复，最终导致细胞坏死。因此，结核分枝杆菌感染巨噬细胞后，通过各种方式将其诱导为泡沫巨噬细胞，再通过抑制巨噬细胞膜的修复功能，导致其破裂坏死，从而将胞内的脂质成分释放出来，形成干酪样组织。

3. 结核分枝杆菌导致血脂代谢的异常 通过对结核分枝杆菌胆固醇代谢基因调节子的研究发现，结核分枝杆菌对胆固醇的摄取、吸收以及进一步利用与其存活、毒力及致病性有关。研究发现，结核病患者血脂与正常人群存在明显差异，主要体现在胆固醇和甘油三酯明显降低。其发生机制如下：

（1）胆固醇-25-羟化酶使胆固醇合成减少：胆固醇-25-羟化酶（CH25H）在胆固醇代

谢稳态平衡中发挥着重要的调节作用。一是 CH25H 可把脂溶性胆固醇氧化为可溶性的 25-羟化胆固醇（氧固醇的一种，25HC）分泌至胞外，是胆固醇稳态的关键调节因子。二是 CH25H 及其催化产物 25HC（CH25H/25HC）可通过直接降解胆固醇合成所必需的系列酶蛋白（HMGCoA 还原酶、HMG-CoA 合酶、鲨烯合酶、固醇调节元件结合蛋白 SREBP）或通过下调这些酶基因的转录，抑制胆固醇的生物合成。三是 CH25H/25HC 不仅能下调胆固醇的合成，还可促进游离胆固醇的酯化和运输，进而影响胆固醇的存在形式和在细胞内不同部位的分布，而胆固醇的存在形式和在细胞内不同位置的正确分布对维持细胞正常的生理功能非常重要。以上结果表明，胆固醇代谢相关通路 CH25H/25HC 的调控对维持机体正常的胆固醇稳态平衡发挥着非常重要的作用。体内与体外研究发现，结核分枝杆菌感染时免疫细胞内 CH25H/25HC 通路表现为异常高表达，其中临床研究结果显示，与健康对照者相比，结核分枝杆菌潜伏感染者与活动性结核病患者外周血 CD4$^+$T 细胞（结核分枝杆菌感染的关键免疫调节细胞）内 CH25H 的表达明显升高，特别是在活动性结核病患者组升高更明显，25HC 含量也显著增加，因此，胆固醇-25-羟化酶可能通过 CH25H/25HC 通路降低血胆固醇浓度。

（2）IL-6 增加脂肪分解，降低血脂：肺结核患者血浆中 IL-6 水平明显高于健康人。IL-6 由脂肪细胞、免疫细胞和内分泌细胞分泌，可作为肝脏细胞刺激因子诱导各种急性期反应。大量研究结果表明，IL-6 在胰岛素抵抗和脂代谢中发挥重要作用。一项探讨生理浓度 IL-6 对人体脂代谢影响的研究结果显示，健康成年男性注射重组人 IL-6（rhIL-6）后，血浆脂肪酸升高，注射 rhIL-6 后 90 分钟时血浆脂肪酸浓度和内源性脂肪酸的比例升高，且与 rhIL-6 剂量相关。这种高水平状态持续到注射后 3 小时，而甘油三酯浓度没有变化；注射后 2 小时整个机体的脂肪氧化和脂肪酸再酯化增加，说明 IL-6 是潜在的脂肪代谢调节剂，可增加脂肪分解和脂质氧化。

（3）其他致血脂降低的原因：患者由于呼吸功能以及身体各项功能的减退，机体为维持正常功能需消耗更多的能量，使机体代谢功能增强。肺结核患者由于食欲缺乏、营养不良等因素导致小肠黏膜细胞吸收甘油三酯和胆固醇减少，致使机体对甘油三酯和胆固醇的合成减少。肝脏是合成胆固醇的主要场所，抗结核药物均存在肝脏毒性，导致肝功能降低，使胆固醇合成减少。由于肺泡的破坏、炎性物质的阻塞，肺顺应性下降，呼吸肌收缩效率降低，呼吸做功增强，为维持呼吸做功，ATP 大量消耗，机体分解代谢增强，脂类分解相应增加。肺内的肺泡Ⅱ型细胞可对脂质进行氧化、酯化，并能合成磷脂、甘油三酯和脂肪酸。肺结核患者由于结核分枝杆菌直接损伤肺组织和毛细血管，破坏肺泡Ⅱ型细胞，影响肺对脂质的代谢。此外，由于肺结核患者体内的氧自由基释放过多，过量的氧自由基会和生物膜上的磷脂、多不饱和脂肪酸等大分子脂质产生脂质过氧化反应，从而生成脂质过氧化产物，导致抗氧化酶在清除脂质过氧化产物的过程中被大量消耗，血清脂质水平下降。

（二）代谢组学相关能量代谢研究

结核分枝杆菌同其他生物一样都具有维持生命活动所需的基本能量代谢系统，但又有所不同。微生物的生长曲线具有两峰生长的现象，即先后出现两个延滞期、对数生长期及稳定期，原因是培养基中存在两种碳源，一种是组成型酶立即催化的碳源，另一种则是诱导酶合成才能催化的碳源。从结核分枝杆菌代谢角度看，其不具有两峰生长现象，在感染早期氧充分的条件下利用糖类和三酰甘油酯作为碳源，随着时间的延长，宿主免疫系统不断激活，有氧呼吸遭到严重限制，巨噬细胞内糖类减少，分枝杆菌代谢模式向以脂质为碳源方向转变。从结核分枝杆菌的基因序列推断，结核分枝杆菌是厌氧性细菌，能合成氨基酸、维生素和辅酶因子，大量基因参与脂肪酸代谢，基因组还能编码有功能的三羧酸循环、戊糖磷酸和 EMP 途径以及将糖降解和三羧酸途径联系起来的酶。结核分枝杆菌能将糖类和宿主来源的脂肪酸、葡萄糖、三羧酸、氨基酸、胆固醇转变为氮、碳以及能量的来源。糖异生作用不仅是结核分枝杆菌利用脂肪酸所必需，且对细菌在巨噬细胞内的存活以及小鼠体内的急慢性感染均发挥着无可替代的作用。但当细胞内结核分枝杆菌被脂肪小滴包裹时，则以周围的脂肪酸作为碳源。

（三）代谢组学相关致病性研究

除有丰富的脂代谢基因这一特点，PE/PPE-PGRS 基因家族是分枝杆菌所特有的，被认为与结核分枝杆菌的毒力、抗原变异及免疫逃逸有关。大部分的 PE 和 PPE 蛋白都由 *ESX-5* 基因编码，Rv3872 及 Rv3873 则是由 *ESX-1* 基因编码。基因组学研究发现，有毒力的分枝杆菌菌株同时具有 *ESX-1* 及 *ESX-5* 基因，非致病的分枝杆菌不具有 *ESX-5* 基因，*ESX-1* 基因突变菌株则形成了无毒力的卡介苗菌株。有研究通过对高毒力与低毒力菌株代谢轮廓的比较发现了多种代谢标记物的减少，其中谷氨酰胺、丙氨酸、甘氨酸以及所有的谷氨酸前体都是 PGRS 蛋白的基本组成成分，高毒力菌株培养底物中这些氨基酸的减少是由于 PGRS 蛋白生成增多以产生相应的毒力，进一步说明 PE/PPE-PGRS 基因家族与毒力的强弱有关。

（四）代谢组学相关耐药性研究

对暴露于类似宿主环境的生长限制性应激，或从活动性肺结核患者的痰中恢复的结核分枝杆菌细胞长期的研究，已确立了细菌休眠、脂质包涵体和抗生素耐受性之间的关联。然而，近期的研究才开始阐明这种关系的代谢基础。Baek 及其同事的研究表明，缺氧导致碳通量从中心代谢途径转向储存分子三酰基甘油（TAG）。细胞内 TAG 积累与体外和小鼠感染期间生长速率降低及抗生素的耐受性增加有关。结核分枝杆菌利用 TAG 转运蛋白 LprG，通过将 TAG 从细胞质转运到细胞壁中来调节细胞内 TAG 水平。缺氧且富含脂质的巨噬细胞结核分枝杆菌吸引脂肪酸，这些脂肪酸来自宿主 TAG，并将它们整合到自身的 TAG 供应中。因此，TAG 的合成、积累和亚细胞分布对结核分枝杆菌的细胞稳态和链脂代谢与生长速率调节、毒力和抗生素耐受性非常关键。

近期的观察研究结果同样提示，结核分枝杆菌的代谢状态是药物耐受性的特定决定因素。首先，ICL 已经被确定为抗生素耐受的介质，通过其在抗氧化防御中的作用，而不是在脂肪酸代谢中的活性起作用。其次，谷氨酰胺转移酶 GatCAB 保持了转化保真度，但未能完美地完成。临床结核分枝杆菌突变株在 GatCAB 亚基误译的可能性增加，这与利福平耐药性（可能由 RNA 聚合酶 β 亚基的误译介导）相关。最后，宿主衍生的应激可以诱导药物耐受性并削弱针对细胞内结核分枝杆菌的药物功效。从感染小鼠分离的活化骨髓细胞中的结核分枝杆菌比静息细胞中的结核分枝杆菌显示出更大程度的药物耐受性。此外，药物处理的细胞内结核分枝杆菌的转录分析，导致模型预测宿主应激，诱导细菌生理学重塑，从而导致代谢静止状态，其交叉保护结核分枝杆菌免受环境和抗生素损伤。

四、代谢组学的应用

代谢组学是对细菌和宿主代谢物组的研究，用于阐明疾病的机制，并且可以识别更好的诊断、治疗和预测分枝杆菌疾病的变化。代谢组学谱是其环境中基因的生物化学产物的阵列。这些复杂的模式是生物标志物，比基因组学或蛋白质组学更全面地了解细胞功能、功能障碍和扰动。代谢组学可能预示着个性化医疗和临床试验设计的蓬勃发展，但代谢组学的挑战也很大。测量的代谢物浓度随条件内的时间、内在生物学、仪器和样品制备而变化。随着年龄、性别、肠道微生物菌群和生活方式的变化，代谢亦发生了变化。生物标记物的验证因测量准确度、选择性、线性、重现性、稳健性和检测性而变得复杂。统计挑战包括对生成的大量数据的分析、解释和描述。尽管有这些缺点，代谢组学为理解和管理分枝杆菌疾病的潜力提供了很好的机会。

（一）诊断生物标志物

代谢组学可以成为诊断分枝杆菌感染的有力工具。Du Preez 和 Loots 使用代谢组学鉴定结核病的新生物标志物。通过二维气相色谱飞行时间质谱分析了 34 名结核病患者和 61 名对照受试者的痰液，鉴定出 22 种代谢物（14 种结核分枝杆菌成分和 8 种宿主相关标志物），具有高辨别力。基于 GC-MS 的结核分枝杆菌感染痰标本脂质组学显示，D-葡萄糖胺、N-乙酰葡萄糖胺、十九烷酸、油酸、2-脱氧-D 赤式-戊糖醇、D-氨基葡萄糖、D-吡喃葡萄糖苷和 D-半乳糖可区分结核病患者和非结核病患者。对于这些研究，乙醇均质化是区分结核病患者痰液和对照组受试者痰液的最佳提取方法。该技术还用于区分结核分枝杆菌的异烟肼耐药菌株与野生型。异烟肼耐药菌株携带 *katG* 突变，其在耐药性菌株中产生具有 29 种不同化合物的特定代谢组学模式。代谢物包括烷烃、醇类、脂肪酸、表面活性蛋白和应激替代能量途径中涉及的其他化合物。同样，*rpoB* 突变改变代谢物。基于 LC-MS 的代谢组学显示利福平耐药结核分枝杆菌的代谢特征差异：利福平耐药菌株中有 99 种分子特征不同。

代谢组学可能有助于增加对非结核分枝杆菌疾病病理生理学的理解。这些疾病在全球范围内不断增加，但对结核病的了解程度较低，治疗方案较少。生物标志物一旦建立，可能成为临床试验中的重要工具。虽然发病率和死亡率仍然是主要终点，但生物标志物一旦得到这些结果的验证，可能有助于分析和研究设计，允许更少的参与者入选。

（二）预测生物标志物

代谢物可用作有效治疗的生物标志物。基于 LC-MS 的尿液代谢组学显示了非洲结核病患者治疗的特异性生物印记，与基线相比，治疗完成后 1 个月内 45 种代谢物发生了变化。生物标志物还可以描绘针对分枝杆菌感染的宿主免疫应答，不同的分枝杆菌菌种和菌株以及不同的接种物会有不同的免疫反应。代谢组学可以澄清遗传和环境因素的相互作用。例如，代谢组学可以显示是否饮食以及饮食的组成，生活事件的发生，并且与疾病进程相关。随着时间的推移，测量代谢物的数量为生物学和病理生理学途径的基础研究提供了前所未有的信息。在靶向方法中使用同位素标记的底物是代谢组学的一个重要领域，称为"流变组学"。基于质谱的（LC 和 GC-MS）通量组学可以跟踪稳定的同位素标记的元素，例如 ^{2}H、^{13}C 和 ^{15}N，在各种生物过程中可重复地鉴定它们的化合物。这为体外代谢途径和感染实验模型提供了新见解。这些方法可以显示结核分枝杆菌进入休眠状态发生的精确代谢变化，这对于其在压力条件下的存活至关重要，对新药开发也很重要。已经应用基于 ^{1}H-^{13}C-NMR 的代谢组学来确定 d-环丝氨酸的致死剂量并显示其对肽聚糖生物合成的代谢途径的影响，环丝氨酸抑制肽聚糖的生物合成途径。这些方法可用于研究生物的生长和复制。

五、展望

展望未来，代谢组学可用于分枝杆菌感染患者的诊断、治疗和预后。为此，了解结核分枝杆菌致病性中代谢的不同表型作用的潜在生化功能或原理将特别重要。尽管分枝杆菌疾病代谢组学很有发展前景，但该领域还处于起步阶段。其应与基因组学和蛋白质组学相结合，以获得生物学和细胞过程的完整图像。代谢组学在具有巨大潜力的同时，也存在巨大的挑战和局限，许多研究都是探索性的。根据科学的性质，由若干来源引起的代谢物浓度存在变化，包括条件内的时间、生物学变化、仪器变化和样品制备变异。仪器和样品制备变异是重要的误差来源，可能导致假阳性成假阴性。在代谢组学应用于临床研究之前，再现性和特异性是两个需要克服的主要障碍。在少数患者研究中发现的令人印象深刻的结果必须在大型研究中具有可重复性和特异性。

（宋怡蒙　赵雁林）

第六节　分枝杆菌噬菌体

分枝杆菌噬菌体是一种 DNA 病毒，因对分枝杆菌有特异的亲噬性而得名。从 1947 年 Gardner 分离、鉴定第一个分枝杆菌噬菌体到目前，陆续分离的分枝杆菌噬菌体已达数千种，在 Genbank 里完成全基因组序列测定的分枝杆菌噬菌体数量也已超过 500 种。分枝杆菌噬菌体侵袭分枝杆菌不仅会对细菌的某些生理过程造成影响，而且其能够顺利突破分枝杆菌细胞壁屏障并与细菌基因组发生重组的特点使其成为一种非常重要的工具。因此，在分枝杆菌基因功能研究、结核病的耐药诊断和治疗方面，都受到了高度关注。

一、分枝杆菌噬菌体的概况

不同的分枝杆菌噬菌体在基因组水平展示出非常明显的遗传多样性，已经分离的分枝杆菌噬菌体被粗略地分为约 30 个型（或者簇），不同型的噬菌体在基因组水平相似性非常低，有的噬菌体甚至与已经分离的其他噬菌体没有任何相似性。虽然同一型的噬菌体在基因组水平相似性超过 50%，但除个别型内的不同噬菌体有高度相似之外，大多数同一型内的噬菌体间基因组序列仍存在巨大差异，因此又被分为多个亚型。噬菌体的基因主要以嵌入的方式存在，就好像是不同的噬菌体把一些特异性的片段 / 基因以自己的方式组装在一起。因此全基因组序列比较时往往会呈现出短的片段相似，但很难发现大片段的高度同源性，由此为研究噬菌体的进化提供了丰富的资源。不同种分枝杆菌噬菌体基因组中鸟嘌呤和胞嘧啶碱基占比为 50.3% ~ 70%，平均为 64%。所以噬菌体基因组碱基 GC 含量并不一定与宿主的碱基组成匹配，而且噬菌体密码子组成偏向性与宿主不一致时也没有明显的影响。目前鉴定的分枝杆菌噬菌体的基因数量超过 5 万个，很多基因在分枝杆菌噬菌体以外没有发现同源基因的存在，并且其功能还未知，这些基因的存在价值还有待深入研究。

在很多细菌中，噬菌体编码的毒素往往是宿主菌毒力因子的一部分，比如大肠杆菌、霍乱弧菌、沙门菌等，但在结核分枝杆菌中却没有发现这种情况。虽然很多结核分枝杆菌的菌株携带有噬菌体样的结构成分，但并未发现这种结构与细菌的毒力存在关联。有些分枝杆菌噬菌体编码一种植物性杀虫蛋白样的蛋白，可能会影响毒力，但这种噬菌体并不能感染结核分枝杆菌，而且其宿主也还不十分清楚。有些分枝杆菌，如肯尼迪分枝杆菌、海分枝杆菌、脓肿分枝杆菌和溃疡分枝杆菌等携带原噬菌体序列，有可能会对噬菌体的生物特性有一定影响，但这些原噬菌体序列的功能也有待研究证实。

噬菌体可以通过表达蛋白影响宿主，也可以通过将噬菌体的基因组序列整合到宿主的基因组中发挥作用。噬菌体的插入通常是位点特异性的，由整合酶介导的噬菌体与宿主特异性附着位点（分别为 *attP* 和 *attB*）发生整合。有两种酶可以发挥这样的作用，酪氨酸整合酶最为常见，一般介导噬菌体在宿主的 tRNA 处发生整合。因为噬菌体在 *attP* 位点的插入常携带 tRNA3′ 端的序列，所以在原噬菌体形成后 tRNA 的功能得以保留。与此相对应的是，由丝氨酸整合酶介导 *attB* 位点的整合常发生在宿主蛋白的编码区内，这种插入会导致相应蛋白的失活。由于 *attB* 位点序列片段短，一般的生物信息学分析不容易被发现，因此 *attB* 位点相关报道较少。耻垢分枝杆菌和结核分枝杆菌中大约有 12 个 *attB* 位点，由丝氨酸整合酶介导的插入会影响蛋白功能，进而影响宿主菌的生理功能。分枝杆菌噬菌体 Bxb1 的 DNA 重组研究较为清楚。Bxb1 利用丝氨酸整合酶在耻垢分枝杆菌位于 *groEL1* 基因内的 *attB* 位点发生基因重组，而 *groEL1* 基因编码的分子伴侣蛋白可以调控分枝菌酸的合成，分枝菌酸是成熟的生物膜合成所必需的，因此无法合成生物膜会影响细菌的毒力。由此可以看出，噬菌体的侵染能对宿主菌带来巨大的影响，而利用这种影响可以改造宿主菌。

二、分枝杆菌噬菌体在结核病领域的应用价值

随着人类对分枝杆菌噬菌体结构和功能的不断深入研究，噬菌体作为一种分子生物学研究工具的功能越来越受到重视，而因其具备特异性入侵并裂解分枝杆菌的功能，使其在结核病的诊断和治疗方面的应用价值受到广泛关注。

（一）分枝杆菌的菌种鉴定

不同噬菌体显示出对不同宿主菌的亲噬性，是依据噬菌体进行菌种鉴定的基础。决定噬菌体对不同种细菌亲噬性的机制尚未完全阐明，但已经发现多种不同的机制都与此有关，比如细菌表面受体的差异、不同原因导致的侵染失败、细菌对噬菌体的限制性修饰、宿主菌翻译系统的适应性改变等。噬菌体为了克服宿主对其的种种限制，也会通过发生随机突变、发挥多样性发生系统功能、定点重组或分子模拟等多种方式提高自身的侵袭能力。正是因为噬菌体具备很强的不断改造自身的能力，才带来了噬菌体高度多样性的特点，据推测自然界噬菌体的种类可以高达 10^{31} 种。

分枝杆菌噬菌体数目的不断增加促进了以噬菌体为基础的结核分枝杆菌分类学的发展。这一分类法利用不同分枝杆菌噬菌体对不同种分枝杆菌有不同的亲噬性进行分类。大

多数分枝杆菌噬菌体的野生宿主范围限制了其作为分类标准的应用价值，比较受关注的是能够对结核分枝杆菌进行种类鉴别、能够区别结核分枝杆菌及其他致病性分枝杆菌的噬菌体。1965 年，WHO 成立一个专门工作小组进行开发和标准化分枝杆菌噬菌体分类法。10年后，该小组报告了一组包括 12 种可用于分类的结核分枝杆菌噬菌体，以及利用其进行分类的标准方法。由于该方法简便、易于操作，在当时被认为是一种有价值的流行病学研究工具，在大量关于结核病的区域性传染情况调查和大范围国际性流行病学调查中发挥了重要作用，并发现全球结核分枝杆菌对噬菌体的易感性有明显的地区差别。虽然噬菌体分类法在早期提供了很多有价值的数据，但它仍然是一种以细菌表型分类为基础的较为粗略的方法，而且，由于这种分类法能够鉴别的分枝杆菌菌种过少，且同种噬菌体在不同地区使用时表现存在差异，因此限制了噬菌体分类法的应用。近年来，同源基因 / 序列比较的分枝杆菌菌种鉴定方法以其操作简单、鉴别能力强、准确、可直接应用于临床标本的优点，逐渐成为分枝杆菌菌种鉴定的首选方法，而依据噬菌体进行分类已鲜有报道。新分离鉴定的分枝杆菌噬菌体，往往需要检测其对常见的不同种分枝杆菌的侵染能力。

（二）分子生物学研究工具

分枝杆菌细胞壁富含脂质，外源性 DNA 难以通过并稳定整合于宿主菌的基因组，因而通常用于向细菌导入遗传物质的方法不能应用于分枝杆菌，与其他细菌相比，分枝杆菌 DNA 重组技术发展较慢。

1964 年，Tokunaga 和 Sellers 首先利用分枝杆菌噬菌体 D29 成功将外源性 DNA 导入耻垢分枝杆菌中，由此揭开了分枝杆菌噬菌体作为一种基因工程工具的序幕。后续的研究致力于构建能够高效克隆表达的噬菌体转运载体，同时，也要建立噬菌体介导的 DNA 重组技术，尤其是能够在慢生长分枝杆菌中使用的 DNA 重组技术。在噬菌体被应用之前，由质粒系统介导的分枝杆菌 DNA 重组技术的效率非常低，分枝杆菌独特的富含大量脂质的细胞壁结构限制了质粒 DNA 的通过，因此无法实现外源性 DNA 在分枝杆菌基因组的整合和表达。1987 年，Jacob 等成功地构建了一套噬菌体转导体系，克服了既往研究分枝杆菌时的困难，实现了分枝杆菌的 DNA 重组。他们将大肠杆菌的质粒 DNA 插入分枝杆菌噬菌体 TM4 基因组的非必需区域，从而构建了能够用于 DNA 重组的穿梭质粒。这种穿梭质粒具备两种功能，在大肠杆菌中以质粒的形式复制，而在分枝杆菌中，以噬菌体的形式复制。但是这种穿梭质粒只能够转染快生长的耻垢分枝杆菌，不能用于慢生长分枝杆菌，如结核分枝杆菌和 BCG。之后 Lee 等构建了以分枝杆菌噬菌体 L5 为基础的穿梭质粒，这种噬菌体能够在耻垢分枝杆菌更加高效和稳定地重组外源性 DNA，并且在慢生长分枝杆菌如结核分枝杆菌和 BCG 中也可以使用。基于这种穿梭质粒，大量的基因功能研究得以开展，而且外源性 DNA 的导入可以改造噬菌体携带某种特定的信号，比如荧光，由此开拓了应用噬菌体进行耐药结核病诊断的新研究领域。

突变技术是研究结核分枝杆菌功能基因的重要手段。传统的化学诱变技术通过应用 DNA 诱变剂挑选发生突变的单克隆，这种方法应用于慢生长的结核分枝杆菌存在诸多缺陷：突变率低；同一细胞存在多种突变；结核分枝杆菌簇状生长特性不容易分离到单菌落。由转座介导的突变技术非常有利于研究原核生物基因功能，但由于缺乏有效的转座子转运系统，在结核分枝杆菌研究中应用十分有限。条件性复制的噬菌体系统是一种可用于多种细菌的高效的转座突变转运系统，其最大的优势是菌群中几乎所有的细菌都可以被携带转座子的噬菌体感染，由此产生大量的独立突变，而且，若转座突变是随机的，则可得到任何基因的突变体。应用穿梭噬菌粒能够高效介导分枝杆菌发生转座突变，由此可以建立包含数以千计独立突变结核分枝杆菌的基因文库，为不同种分枝杆菌功能基因的研究提供突变体平台，对研究诸如毒力、休眠、致病、耐药等重要基因功能有极大促进作用。

（三）分枝杆菌噬菌体用于耐药结核病诊断的研究

尽管分子技术的发展突飞猛进，结核病仍然是一个严重的公共卫生难题。快速准确的诊断是结核病控制的关键，而结核分枝杆菌快速药物敏感性测试也是当务之急。结核病患者主要居住在低收入国家，因而迫切需要一种简单、快速、廉价的诊断方法。有些分枝杆菌噬菌体因其对结核分枝杆菌有特异性的亲噬性，引起了研究者对其诊断结核病价值的兴趣，而分枝杆菌噬菌体基因工程技术的进步，为其在耐药结核病的诊断领域带来了新契机。

最初研究抗结核药物对分枝杆菌噬菌体影响的是 Tokunaga 等，他们在 1965 年发现链霉素能阻断噬菌体在药物敏感的耻垢分枝杆菌内的增殖，而耐药菌株中噬菌体的增殖和之后的裂解作用并不受影响。其他抗结核药物对噬菌体的影响也得到研究，1980 年 David 等发现用氯苯吩嗪、多黏菌素 E、利福平、链霉素可以抑制噬菌体 D29 的增殖，对氨苯砜和异烟肼的抑制程度稍低，而在噬菌体感染之后加上乙胺丁醇则完全不能抑制。结核分枝杆菌繁殖一代的时间是 20～24 小时，因此目前的表型药敏试验方法往往需要 2～18 周。耻垢分枝杆增殖的速度是结核分枝杆菌的 10 倍，科研工作者利用药物对噬菌体增殖过程的影响和耻垢分枝杆菌的快生长特点，开发出了快速的结核病耐药诊断方法。噬菌体 D29 对慢生长的结核分枝杆菌及快生长的耻垢分枝杆菌都有亲噬性，靶分枝杆菌受感染后发生裂解，可以在快生长的耻垢分枝杆菌的菌苔上形成清晰的噬菌斑，由此可在 2～3 天内检测到活的分枝杆菌，从而用来检测分枝杆菌的药物敏感性。Wilson 等依据上述机制建立了可以商业化的噬菌体快速药敏方法，噬菌体生物扩增法（phage amplified biologically assay，PhaB），有利于发现活菌和进行结核分枝杆菌快速药敏分析。PhaB 可以检测少于 100 条菌/ml 的菌量，其敏感性可与聚合酶链反应（PCR）媲美，而且与培养法符合率高。快杀菌药物如利福平、链霉素、喹诺酮类 2 天内可得到药敏结果，与培养符合率超过 95%；慢杀菌药物异烟肼、乙胺丁醇需要增加一个预孵育过程使药物的杀菌效果能充分体现，所需时间为 3～4 天，与培养符合率为 90% 左右。由于噬菌体的裂解作用，实验过程中能将结核分枝杆菌杀死，对实验操作人员有保护作用，而且无须特殊仪器，成本低廉，易于向低收入国家的实验室推广。虽然 PhaB 在上市之初获得了高度的关注，但随着应用数据的增多，对此项技术的评价可能更为客观和准确。于霞等采用 Meta 分析方法评价噬菌体生物扩增法检测临床标本中结核分枝杆菌的准确性。综合分析所有数据显示，合并特异性为 96%（96%～97%）；合并敏感度为 69%（67%～72%）；合并诊断比值比为 52.30（95%CI：25.18～108.65）；SROC 曲线下面积为 0.93。对纳入的研究分析证实，噬菌体检测法检测临床标本中结核分枝杆菌的敏感性偏低，但特异性相对较好。然而在实际的应用过程中，噬菌体生物扩增法操作过于烦琐，尤其是近几年新兴分子生物学技术使用越来越广泛的情况下，该方法逐渐被市场淘汰。

尽管早期应用天然的分枝杆菌噬菌体进行药物敏感性检测的技术逐渐淡出了市场，但科研工作者仍然在不断努力，希望能构建出更加适合临床应用的分枝杆菌噬菌体技术。分枝杆菌报告噬菌体是指将能够释放信号的基因克隆到噬菌体中，当噬菌体将基因组注入宿主菌后，信号基因依靠宿主菌的各种内在结构进行表达，并释放出信号。第一个借助基因工程改造合成的报告噬菌体在噬菌体 TM4 中整合了荧光蛋白表达基因，生成了荧光素酶报告噬菌体。1993 年，Jacobs 等构建了一种整合了荧光素酶基因（*Fflux*）的噬菌体。*Fflux* 基因编码的萤火虫荧光素酶最初发现于萤火虫体内，当这种生物工程噬菌体吸附到结核分枝杆菌上并将 DNA 注入细菌后，如果细菌是活菌就将表达荧光素酶，加入荧光素底物，在三磷酸腺苷（ATP）存在的情况下，就会发出荧光，这种荧光可被对磷酸敏感的膜或荧光计检测到。如果细菌已被抗生素杀死，则不能表达产生荧光蛋白。因而，在抗生素作用几小时内，即可动态观察杀菌效果，定量的准确性与通过培养计算菌落数相当。同时，利用这一技术可检测标本中活的结核分枝杆菌的特点，可以进行药物敏感性检测。虽然相比于培养法药敏试验，噬菌体法需要的时间短，但此方法在实际应用时敏感性比较低，主要原因是作为报告信号的荧光表达量过低，不容易被检测到。后期的研究主要集中于提高报告荧光的强度，其中由分枝杆菌噬菌体 TM4 改造的 phAE40 最具优势。因为 TM4 对所有被检测的结核分枝杆菌都有亲噬性，而且转染过程也相对简单。之后对温度敏感噬菌体进行的荧光素酶改造，这种噬菌体在 30℃裂解扩增，而在 37℃溶原生长，在单个细菌释放荧光的数量增加，缩短了报告药敏结果的时间，相比于 BACTEC 液体培养的 7~9 天，噬菌体法只需要 3 天。即便如此，这种方法也不能区分单一的细菌，因此无法对一个菌群中对不同种药物耐药的细菌加以区分，而且敏感性虽然得到了提高，但仍只能用于分离培养物。噬菌体表达绿色荧光蛋白可以区分不同的细菌，因为绿色荧光蛋白本身可以发绿色荧光，无须添加外源性的底物，因此可以应用荧光显微镜或流式细胞仪检测发光的细菌。进一步的研究敲除了抑制多个噬菌体共感染的 *gp49* 基因，由此多个噬菌体可以同时感染同一分枝杆菌，明显提高的荧光强度可在荧光显微镜下检测到。通过引入更强力的启动子，在同一噬菌体内引入多个荧光报告基因，噬菌体释放荧光的能力不断增强，目前最强荧光信号的噬菌体可在入侵结核分枝杆菌 4 小时后被检测到，并且随着时间延长，信号逐步增强，在 12~14 小时后达到顶峰。这种噬菌体已经可以用来检测痰标本中的结核分枝杆菌，未来在结核病诊断和耐药诊断中可能发挥作用。

（四）噬菌体的抗结核治疗作用研究

全球结核分枝杆菌耐药状况令人担忧，常用的一线药物失去了治疗效力，新型药物的研制又是一个漫长的过程，而分枝杆菌噬菌体能够裂解破坏分枝杆菌的特点，很容易使人们联想到其治疗结核病的潜在价值。虽然目前关于噬菌体治疗的临床试验还非常有限，但普遍认为皮肤感染和烧伤可能是比较容易获得临床疗效的尝试，而器官内的感染如果没有很好的转运系统将噬菌体传送到感染部位，治疗效果将无法保证。

1. **噬菌体的治疗作用**　与抗生素治疗相比，利用噬菌体进行治疗理论上不易产生耐受。抗生素治疗必须达到一定的血药浓度，往往需要重复多次给药，这一过程常会引起细菌突变的积累，发展成耐药。大多数噬菌体治疗研究只须应用一次噬菌体，之后借助噬菌体自身的繁殖能力就能保证获得足够数量的噬菌体，因而不存在上述问题。对噬菌体产生耐受性常涉及多种机制，如质粒介导的抗性、细菌通过改变膜结构对噬菌体耐受等。此外，噬菌体治疗也有明显的不足，如自身的生物变异，噬菌体在接受治疗的机体内可发生变异从而导致其对分枝杆菌亲噬性的改变，失去治疗作用。噬菌体还会带来毒力的水平传播，如传播毒性蛋白、毒性增强蛋白或抗生素抗性基因。口服噬菌体不能耐受胃酸，而静脉应用的噬菌体常在短时间内被单核 - 吞噬细胞系统清除。考虑到单核 - 吞噬细胞系统起作用必须通过识别噬菌体表面蛋白，有研究者通过筛选噬菌体突变体获得了逃避单核 - 吞噬细胞系统清除的噬菌体，并证明在循环系统内存在时间长的噬菌体可以在体内增殖，且疗效远优于野生型。1981 年，Sula 等用 DS-6A 噬菌体治疗豚鼠脾、肺、肝部病灶出现好转，另有研究显示噬菌体治疗对豚鼠血行播散型结核病有治疗作用，但作用明显弱于单用异烟肼。结核分枝杆菌感染期间，噬菌体很难通过循环系统到达细菌周围，而为提高噬菌体数量进行的持续体外注射会导致动物发生免疫反应，有学者正在研究能便利地将噬菌体运送到结核分枝杆菌周围的策略。

显然，现在评价分枝杆菌噬菌体对结核病的治疗作用还为时过早，但耐多药结核菌株的出现以及艾滋病的流行，使得这一领域非常值得探讨。噬菌体治疗必须面对几个问题：①噬菌体特异性宿主范围。只有应用的噬菌体对机体感染的细菌有特异性，才有可能显示疗效。②机体对噬菌体的免疫反应。肌内注射噬菌体容易引发机体产生抗体，而口服噬菌体又不能耐受胃酸。③噬菌体裂解细菌，产生大量有毒物质，导致机体发热甚至死亡。④噬菌体容易被网状内皮系统清除，剩余噬菌体量不足以产生治疗作用。⑤病原菌对噬菌体可能产生耐受，因而在使用噬菌体前必须常规进行噬菌体敏感试验，因此联合应用不同的高效杀菌的噬菌体，并且不同噬菌体有不同的耐药机制，应是未来尝试的方向。然而，对结核分枝杆菌具有亲噬性的噬菌体数量比较有限，因此需要不断发现新型噬菌体，以克服噬菌体耐受。

除了结核病的治疗，应用噬菌体进行预防性治疗也是一个非常值得尝试的研究方向。结核病患者的密切接触者，是否可以通过雾化吸入一些分枝杆菌噬菌体，以此杀灭进入上呼吸道的结核分枝杆菌从而阻碍感染的发生。因为传染发生时感染的菌量往往非常低，而且雾化吸入直接将噬菌体吸入上呼吸道，解决了噬菌体与细菌直接接触的问题。鉴于噬菌体治疗的安全性较好，噬菌体预防性治疗具有可操作的空间。

2. 噬菌体成分的抗结核研究　分枝杆菌最特殊的结构特点是其复杂的细胞壁结构，富含丰富的脂质，其中有些脂质成分是分枝杆菌所特有的。细胞壁对细菌存活和毒力至关重要，因此针对细胞壁合成的抗结核药物如异烟肼和链霉素都具有很好的抗结核活性。这种抗结核机制是否可以外推到能够降解分枝杆菌细胞壁的蛋白酶；噬菌体合成的裂解分枝杆菌细胞壁的蛋白成分是否可用于抗结核治疗；应用完整的噬菌体治疗存在诸多的缺陷，以噬菌体中发挥裂解作用最关键的成分用于抗结核治疗是否可行；分枝杆菌噬菌体裂解蛋白的研究为新药研发打开了一条新的思路。尽管分枝杆菌噬菌体的数量庞大，但关于噬菌体菌体成分的研究主要集中于几种分枝杆菌噬菌体，尤以研究 Ms6 和 D29 噬菌体的成分最为多见。

分枝杆菌细胞壁最不同寻常的特点是脂质含量非常高（超过细胞壁质量的 60%），这种结构特点导致分枝杆菌能够限制营养成分、抗生素、炎性因子的入侵，并由此成为了细菌的一种毒力成分。分枝杆菌噬菌体完成一个裂解过程，必然会破坏细菌的细胞壁释放出子代病毒，因此噬菌体必然有成分能够实现对细胞壁的破坏作用。Ms6 噬菌体作为一种模式噬菌体，其裂解的发生机制被研究的最清楚。Ms6 裂解系统基因簇共包括 5 个编码基因，分别命名为 *gp1* 到 *gp5*。其中 *gp2* 编码的 LysA 是一种细胞内溶素，是肽聚糖水解酶，在噬菌体增殖周期的末期合成；*gp3* 编码的 LysB 蛋白具有降解脂质的功能；其他 3 个基因编码蛋白主要对这两个蛋白的分泌和发挥作用起调节作用。不同种的噬菌体并不一定具备所有这 5 种蛋白，但 LysA 却在所有基因组序列已经阐明的噬菌体中都存在。噬菌体破坏细胞壁包括三个步骤：首先，蛋白破坏了细胞膜的完整性。之后，细胞内溶素进入细胞壁内部发挥其对肽聚糖的分解作用。最后，LsyB 通过水解外膜与阿拉伯半乳聚糖间的连接，发挥脂解外膜的作用。由此看来，分枝杆菌噬菌体的 LsyA 和 LysB 在裂解结核分枝杆菌的过程中发挥着至关重要的作用。

细胞内溶素与噬菌体基因编码的其他可水解肽聚糖的酶存在明显的差别，比如病毒体相关裂解酶（virion associated lysins，VALs）。VALs 的作用是将噬菌体尾部成分结合到结核分枝杆菌的细胞壁上，从外部消化细胞壁，使噬菌体可将基因组注入细胞内，比如噬菌体 TM4 的尾部溶菌酶就属于 VALs。在基因组中，*lysA* 位于裂解系统基因簇中，而 VALs 一般位于结构基因所在区域。在噬菌体基因组编码的所有蛋白中，细菌内溶素可能是唯一功能明确、所有的噬菌体都具备的裂解蛋白，而且噬菌体的这种胞内裂解细菌的功能是其完成增殖周期必需的功能，当噬菌体缺乏这种功能时将不能够存活。对于 LysB，在 350 种完成全基因组测序的噬菌体中，有 325 种存在 *lysB* 编码基因，并且都位于溶解系统编码基因簇中，在 *lysA* 下游。

应用细胞内溶素治疗革兰氏阳性菌感染具有比较好的前景，但对于革兰氏阴性菌，细菌肽聚糖层外的细胞壁外膜阻碍了细胞内溶素与肽聚糖的直接接触。结核分枝杆菌虽然属于革兰氏阳性菌，但其肽聚糖层外也有细胞壁外膜，因而细胞内溶素需要一些结构的改造，才有可能很好地发挥作用。尽管如此，一些应用细胞内溶素直接抑制细菌的试验也显示出一定的抑菌效果，比如 Ms6 噬菌体的细胞内溶素能够直接抑制耻垢分枝杆菌、偶发分枝杆菌和金色分枝杆菌的生长，也有研究发现细胞内溶素对体外和细胞内的耻垢分枝杆菌均发挥了抑菌作用，推测可能是 LysA 在细胞分裂过程接触到分隔处新合成的肽聚糖从而发挥了作用。对于 LysB 抑制分枝杆菌的研究比较少，但对体外和细胞内耻垢分枝杆菌的抑制作用研究中，获得了与 LysA 类似的结果。关于 LysA 和 LysB 如何发挥抑菌作用的机制还有待探讨。前期有研究用 Ms6 的 LysB 纯化蛋白预处理分枝杆菌后，细菌与携带肽聚糖结合位点的蛋白结合能力明显提高，表明 LysB 确实能够破坏细胞外膜，使内部的肽聚糖暴露。因此，单独应用 LysB，或与 LysA 联合使用，或与抗结核药物联合使用，是一个值得尝试的方向，尤其对于耐药结核分枝杆菌。同时，LysB 还可以水解分枝杆菌细胞外膜上的脂质，如海藻糖二霉菌酸酯，这些脂质与细菌的毒力有关，因此 LysB 可以降低细菌的致病力。

虽然应用噬菌体成分抑制或杀灭分枝杆菌的研究还非常局限，已经获得的数据显示可能有效，但仍然存在诸多问题，比如如何将溶菌蛋白运送到细胞内的病原体周围。其他细菌研究已经证实，有些溶菌素可以透过上皮细胞清除内部的细菌，但对于结核分枝杆菌感染，如何克服困难将溶菌蛋白运送到感染部位仍然是个难题。已有报道应用纳米技术运送抗生素和其他抗菌物质，包括细菌内溶素，这种方式有可能促进噬菌体溶菌成分作为一种新型的抗结核药物应用于临床。噬菌体溶菌成分用于抗分枝杆菌感染治疗至少比应用完整噬菌体治疗有一个明显优点，噬菌体对宿主的亲噬特异性限制了其使用的广泛性，而溶菌成分却不存在这样的限制。

（五）分枝杆菌噬菌体用于抗结核药物新药筛选的研究

噬菌体可以反映细菌生长状态的特点除了使其能够用于结核分枝杆菌药物敏感性检测，也使其在新药研发方面有一定的应用价值。传统的药物筛选方法由于结核分枝杆菌生长缓慢而存在很多困难，荧光素酶报告噬菌体法可自动、快速、简便地检测和发现新的抗结核药物。该方法可以在几小时内迅速检测利福平、链霉素对结核分枝杆菌的作用，对异烟肼、乙胺丁醇的检测需要 2 ~ 3 天。检测可于 96 孔板上进行，并可以自动化，因而有利于进行大批量的样品筛选。由于这种荧光噬菌体同时可以感染结核分枝杆菌以外的某些分枝杆菌，因而用这种方法在样品中发现的分枝杆菌是否是结核分枝杆菌还需要证实，否则将导致误诊。Riska 等将一种称为 NAP 的物质与 *Fflux* 基因耦联，NAP 可以选择性地抑制结核分枝杆菌生长，而并不抑制非结核分枝杆菌产生荧光，由此判断所检测到的是否为结核分枝杆菌。

三、结语

分枝杆菌噬菌体被发现的 70 多年来，对人类了解分枝杆菌和结核病做出了很大的贡献。虽然噬菌体近年来在流行病学研究中所起的作用有所减少，但它应用于遗传进化领域的研究才刚起步；分枝杆菌噬菌体作为一种分枝杆菌基因工程研究的有效工具，在今后分枝杆菌功能基因组的研究中将有不可代替的作用；尽管目前噬菌体技术在结核病诊断方面的应用仍然不理想，但对噬菌体的不断改造有可能解决目前技术存在的缺陷，使其具备应用于临床的价值。不仅如此，分枝杆菌噬菌体 DNA 重组技术在结核病基础研究领域存在着巨大的应用前景，为研究结核分枝杆菌的抗药性机制、保护性和致病性抗原决定簇、细胞壁的结构和生物合成、基因调控机制等提供了高效的研究工具。

（黄海荣）

参考文献

[1] 布坎南，吉本斯.伯杰细菌鉴定手册 [M].8 版.北京：科学出版社，1984.

[2] 中华医学会结核病学分会临床检验专业委员会.结核病病原学分子诊断专家共识 [J].中华结核和呼吸杂志，2018,41(9): 688-695.

[3] 刘洋，王邦兴，刘志永，等.非一线抗结核药物耐药机制及耐药性诊断研究进展 [J].遗传，2016,38(10): 928-939.

[4] 董娜，付玉荣，伊正君.结核分枝杆菌感染致脂代谢异常及其机制研究进展 [J].中华结核和呼吸杂志，2016, 39(7):548-550.

[5] 林波，颜建国.结核分枝杆菌快速培养及药物敏感性试验的临床意义 [J].中国民族民间医药，2011, 20(7):96.

[6] WORLD HEALTH ORGANIZATION. Global Tuberculosis Report 2020[R/OL]. 2020. https://www.who.int/publications/i/item/global-tuberculosis-report-2020.

[7] NIEMANN S. Diversity and Evolution of Mycobacterium tuberculosis: Moving to Whole-Genome-Based

Approaches[J]. CSH PERSPECT MED, 2014, 4(12): a021188.

[8] FILLIOL I, FERDINAND S, NEGRONI L, et al. Molecular typing of Mycobacterium tuberculosis based on variable number of tandem DNA repeats used alone and in association with spoligotyping[J]. Clinal Microbiol, 2000, 38(7): 2520-2524.

[9] WELDU Y. Comparative evaluation of a two-reagent cold stain method with Ziehl-Nelseen method for pulmonary tuberculosis diagnosis[J]. Bmc Research Notes, 2013, 6(1): 1-5.

[10] ALNIMR A M. Dormancy models for Mycobacterium tuberculosis: A minireview[J]. Brazilian Journal of Microbiology, 2015, 46(3): 641-647.

[11] BOON C, LI R, QI R, et al. Proteins of Mycobacterium bovis BCG Induced in the Wayne Dormancy Model[J]. Journal of Bacteriology, 2001, 183(8): 2672-2676.

[12] ZHANG Y, YEW W W. Mechanisms of drug resistance in Mycobacterium tuberculosis: update 2015[J]. The International Journal of Tuberculosis and Lung Disease, 2015, 19(11): 1276-1289.

[13] BRAKE L H, KNEGT G J, STEENWINKEL J E, et al. The role of efflux pumps in tuberculosis treatment and their promise as a target in drug development: unraveling the black box[J]. Annual review of pharmacology and toxicology, 2018(58): 271-291.

[14] SILVA P E , VON GROLL A, MARTIN A, et al. Efflux as a mechanism for drug resistance in Mycobacterium tuberculosis[J]. FEMS Immunology & Medical Microbiology, 2011, 63(1): 1-9.

[15] HAMEED H M, ISLAM M M, CHHOTARAY C, et al. Molecular Targets Related Drug Resistance Mechanisms in MDR-, XDR-, and TDR-Mycobacterium tuberculosis Strains[J]. Frontiers in cellular and infection microbiology, 2018(8): 114.

[16] GILLESPIE S H. Evolution of drug resistance in Mycobacterium tuberculosis: clinical and molecular perspective[J]. Antimicrobial agents and chemotherapy, 2002, 46(2): 267-274.

[17] SCHÖN T, MIOTTO P, KÖSER C U, et al. Mycobacterium tuberculosis drug-resistance testing: challenges, recent developments and perspectives[J]. Clinical Microbiology and Infection, 2017, 23(3): 154-160.

[18] SABINE E, KYU R. Mycobacterium tuberculosis metabolism and host interaction: mysteries and paradoxes[J] .Curr Top Microbiol Immunol, 2013(374): 163-188.

[19] BROWN H A,VINOGRADOV E, GILBERT M, et al. The Mycobacterium tuberculosis complex has a pathway for the biosynthesis of 4-formamido-4,6-dideoxy-d-glucose[J]. Protein Sci, 2018(27): 1491-1497.

[20] HENDRIK K B, KARL S, ROBERT W, et al. Metabolic Network for the Biosynthesis of Intra- and Extracellular α-Glucans Required for Virulence of Mycobacterium tuberculosis[J] .PLoS Pathog, 2016, 12(8): e1005768.

[21] WILLIAMS K J, JENKINS V A, BARTON G R, et al. Deciphering the metabolic response of Mycobacterium tuberculosis to nitrogen stress[J]. Mol Microbiol, 2015, 97(6): 1142-1157.

[22] MALI P C, MEENA L S. Triacylglycerol: nourishing molecule in endurance of Mycobacterium tuberculosis[J]. Biosci, 2018, 43(1): 149-154.

[23] HUANG L, NAZAROVA E V, TAN S, et al. Mycobacterium tuberculosisGrowth of in vivo segregates with host macrophage metabolism and ontogeny[J]. Exp Med, 2018(215): 1135-1152.

[24] MIAO J T, LIU H R, QU Y S, et al. Effect of peptidoglycan amidase MSMEG_6281 on fatty acid metabolism in Mycobacterium smegmatis[J] .Microb Pathog, 2020(140): 103939.

[25]　HATFULL G F. Mycobacteriophages: windows into tuberculosis[J]. PLoS Pathog, 2014 ,10(3): e1003953.

[26]　LAMRABET O, DRANCOURT M. Genetic engineering of Mycobacterium tuberculosis: a review[J]. Tuberculosis (Edinb), 2012,92(5):365-376.

[27]　CATALÃO M J, PIMENTEL M. Mycobacteriophage Lysis Enzymes: Targeting the Mycobacterial Cell Envelope [J]. Viruses, 2018, 10(8):428.

[28]　JAIN P, THALER D S, MAIGA M, et al. Reporter phage and breath tests: emerging phenotypic assays for diagnosing active tuberculosis, antibiotic resistance, and treatment efficacy[J]. Infect Dis, 2011,204(Suppl 4): S1142-S1150.

[29]　KESSEL J C, MARINELLI L J, HATFULL G F. Recombineering mycobacteria and their phages[J]. Nat Rev Microbiol, 2008, 6(11):851-857.

[30]　MCNERNEY R, TRAORÉ H. Mycobacteriophage and their application to disease control[J]. Appl Microbiol, 2005, 99(2): 223-233.

[31]　JACOBS W R，TUCKMAN M，BLOOM B R. Introduction of foreign DNA into mycobacteria using a shuttle phasmid[J]. Nature, l987, 327(6122): 532-536.

[32]　MARKOVA N, MICHAILOVA L, JOURDANOVA M, et al. Exhibition of persistent and drug-tolerant L-form habit of Mycobacterium tuberculosis, during infection in rats[J]. Open Life Sciences, 2008, 3(4): 407-416.

[33]　PIDDINGTON D L, KASHKOULI A, BUCHMEIER N A. Growth of Mycobacterium tuberculosis in a Defined Medium Is Very Restricted by Acid pH and Mg^{2+} Levels[J]. Infection & Immunity, 2000, 68(8): 4518.

[34]　ALNIMR A M. Dormancy models for Mycobacterium tuberculosis: A minireview[J]. Brazilian Journal of Microbiology, 2015, 46(3):641-647.

[35]　HU Y, COATES A R, MITCHISON D A. Sterilising action of pyrazinamide in models of dormant and rifampicin-tolerant Mycobacterium tuberculosis[J]. International Journal of Tuberculosis & Lung Disease, 2006, 10(3): 317.

[36]　LIM A, ELEUTERIO M, HUTTER B, et al. Oxygen depletion-induced dormancy in Mycobacterium bovis BCG[J]. Journal of Bacteriology, 1999, 181(7):2252-2256.

第三章
结核分枝杆菌分子生物学

第一节　结核分枝杆菌分子生物学概述

一、分子生物学发展简史和重要成就

自 1882 年德国科学家罗伯特·柯赫（Robert Koch）首次证实结核分枝杆菌（mycobacterium tuberculosis，MTB）是结核病致病菌的很长一段时间里，对 MTB 的认识和研究基本停留在细菌形态学层面。MTB 是一种慢生性、寄生于宿主细胞内的病原菌，它能够在巨噬细胞和其他哺乳动物细胞中存活和增殖，革兰氏染色呈阳性、不形成孢子、好氧。MTB 的细胞壁很厚，其组分也十分复杂和独特，分枝酸占干重的比例很高，甚至达到 50% 以上，并且具有抗酸染色特征。1953 年，DNA 双螺旋结构的发现奠定了现代分子生物学的诞生与发展。20 世纪 70 年代以后，基因工程技术的出现标志着人类在认识生命本质的基础上进入改造生命的新时期。随着分子生物学新技术不断涌现，对缓慢生长的 MTB 基因研究起到了很大推动作用。1985 年，Yonug 等首次在大肠杆菌中构建了第一个分枝杆菌 DNA 文库。1987 年，实现了将重组 DNA 载体导入分枝杆菌。1988—1991 年，科学家构建了整合型质粒可实现将报告基因及抗原基因导入 MTB 内。紧接着，针对 MTB 的基因操作技术陆续发展起来，包括基于重组质粒的基因敲除、基因突变以及基于噬菌体基因导入技术的基因删除等。至此，MTB 分子生物学逐渐发展。

MTB 分子生物学研究初期，主要集中于单个基因及其功能研究。这一阶段最重要的成就为发现并获得耐药相关基因的信息。如 1992 年，Zhang 等首次发现 MTB 异烟肼耐药主要由过氧化氢 - 过氧化物酶编码基因 *katG* 的 315 密码子突变引起，而该耐药株早在 1954 年就被 Middlebrook 首次分离并报道；1993 年，Telenti 等通过对 PCR 产物直接测序发现利福平药物耐药性主要是由 *rpoB* 基因耐药决定区内的点突变引起，并克隆了该基因。可见，MTB 分子生物学的发展快速推动了 MTB 耐药机制的研究。

20 世纪 90 年代，全自动核酸测序仪的问世使生物整个基因组的结构与功能获得全面解析。1998 年英国 Sanger 中心和法国 Pasteur 研究所科学家合作完成了结核分枝杆菌 $H_{37}Rv$ 菌株的全基因组测序工作，这是标志结核分枝杆菌分子生物学进入快速发展阶段的重要里程碑。随着全基因组测序技术的进步，各类结核分枝杆菌全基因组也得到了全面解析，并且极大地促进了比较基因组学的研究。目前，已经完成全基因组测序并公布数据的

结核分枝杆菌复合群菌株较多，包括结核分枝杆菌 H37Ra、结核分枝杆菌临床分离株（CDC1551 等）、牛分枝杆菌、非洲分枝杆菌、田鼠分枝杆菌以及多个卡介苗菌株等，通过比较不同菌株基因组的差异，获得了更多关于结核分枝杆菌毒力、致病性等表型方面的分子解释。

随着结核分枝杆菌基因组测序的完成，蛋白组学的研究也得到了更全面深入的发展，标志着结核病研究已经进入后基因组研究时代。2011 年，科学家解析了结核分枝杆菌基因组中约 8.5% 可读框的分子结构，使蛋白质组数据得到补充、基因组注释得以完善。2012 年，阐明了纯蛋白衍化物（purified protein derivative，PPD）的蛋白质组组成，其中含有许多已知的结核分枝杆菌 T 细胞抗原、热休克蛋白、GroES、GroEL2 等。2013 年，Gunawardena 等研究发现结核分枝杆菌与 BCG 菌株之间的 294 个显著差异膜蛋白。这些研究为揭示结核分枝杆菌的毒力因子提供了蛋白组学基础。2014 年，中国科学家构建了首张结核分枝杆菌全蛋白质组芯片，该芯片包含 4 262 个结核分枝杆菌基因组阅读框架编码产物，覆盖其基因组编码蛋白质的 95%，利用该蛋白组芯片，可以完成结核分枝杆菌蛋白之间相互作用研究以及结核分枝杆菌与宿主相互作用蛋白机制研究。

结核分枝杆菌全基因组测序和蛋白质组的不断诠释，为结核病研究打开了新的窗口，可以系统性发现新的免疫原和新的标志物，从而发展新型高效疫苗、新药物和检测技术，是结核病基础研究强有力的新方法学平台。

二、分子生物学发展趋势

结核分枝杆菌分子生物学在近半个世纪发展较为迅速，但其研究历史却很短，结核分枝杆菌核酸、蛋白质组成的许多基本规律还未完全阐明，这些基因产物的功能、生物大分子之间的相互作用以及复杂的调控网络有待深入研究，以进一步揭示结核分枝杆菌致病机制、耐药机制，为研制新型诊断试剂、抗结核药物、免疫治疗策略和结核病新疫苗奠定基础。

结核分枝杆菌分子生物学的发展依赖于分子生物学技术的不断进步。复旦大学研究人员利用全基因组二代测序描绘了结核分枝杆菌北京家族菌株的特征和进化起源。通过对 358 株北京菌株进行全基因组测序确定了全球北京菌株的多样性特征，并证实在东亚地区流行的北京菌株显示遗传多样性，而在全球流行的北京菌株则主要属于与"现代"型菌株同源性更高的亚型，系统发生地理学和贝叶斯进化分析表明，北京菌株起源于距今大约 3 万年的东南亚地区，这一时间与现代人口早期定居于东南亚的年代相符。中科院生物物理所研究人员对中国 12 个省份的 161 株结核分枝杆菌（其中 44 株敏感菌，94 株多耐药菌，23 株广泛耐药菌）进行了全基因组二代测序和系统分析，获得了我国临床耐药结核分枝杆菌中已知耐药相关基因的突变情况，新发现了与结核分枝杆菌耐药性相关的 72 个编码基因和 28 个基因间隔区的突变。结果提示，中国地区的结核病患者主要受到 lineage 2 和 lineage 4 两系结核分枝杆菌的侵染，其中 95% 的 lineage 2 结核分枝杆菌属于国际上比较关注的毒性更强和更容易产生耐药的北京家族，该研究为结核分枝杆菌耐药性发生机制和相关药物研究提供了新的线索。哈佛大学 Murray 研究团队对全球 123 种具有代表性的结核分枝杆菌菌株进行了全基因组二代测序和分析，并构建了序列进化树，而且借鉴菌株之间的进化关系，开发了一种在微生物基因组中搜寻耐药性标记的新方法，在结核分枝杆菌基因组中确认了 39 个与耐药性相关的基因组区。Pankhurst 等在欧洲和北美 8 个实验室平行比较了全基因组测序和常规实验室诊断流程在结核病诊断准确性、处理时间和成本的差异。与常规诊断结果相比，根据 1 次全基因组测序检测菌株和药物敏感型的准确性均为93%，全基因组测序在常规诊断完成前诊断出 1 例耐多药结核病，全基因组测序结果回报比常规诊断结果回报平均提前 20 天，全基因组测序比常规诊断流程的经济成本下降 7%。这些结果提示全基因组测序是一种可扩展的、快速的、经济的结核病诊断方法。但是，全基因组测序真正应用于临床仍需要全球多个实验室的进一步验证和技术优化。未来测序技术的发展，如第三代测序已经可以实现多种结核分枝杆菌基因组的精确测定，这将促进结核分枝杆菌进化和耐药相关分子流行病学研究以及临床诊断。

目前，进行结核分枝杆菌重要基因功能的研究主要受限于缺乏有效的技术工具定向删除失活结核分枝杆菌的目标基因，虽然已有一些较为成熟的技术方法进行非必需基因的定向删除，包括转座子突变、基于噬菌体的转导和重组技术等，但对结核分枝杆菌必需基因的定向删除或失活一直没有开发出有效的研究方法。CRISPR-*Cas9* 基因编辑及表达调节技术的出现，为结核分枝杆菌基因功能的研究提供了新的途径。2015 年首次利用该方法实现了分枝杆菌中多个基因的同时敲除。2017 年，Yan 等报道了新的 Cpf1（CRISPR-*Cas12a*）系统可以高效敲除耻垢分枝杆菌中的目标基因。此外，CRISPRi 不限于基因编辑，还可以针对性地失活耐药基因从而抑制耐药菌株的耐药性。近来，Zhang 等发现利用 CRISPR-*dCas9* 技术检测结核分枝杆菌 DNA 具有高特异性和敏感性。

未来的研究需要探索以序列特异性的方式靶向应用于耐药菌株以及重新使耐多药和广泛耐药菌株变成敏感株，这将有助于控制结核分枝杆菌耐药性的产生。该系统不断改进将拓展对结核分枝杆菌致病性的认识，鉴定新的治疗靶点并促进高效抗结核药物和疫苗的开发。

（吕翎娜　张宗德）

第二节　结核分枝杆菌基因组的结构与功能

一、结核分枝杆菌基因组结构及特点

（一）结核分枝杆菌基因组

结核分枝杆菌全基因组序列约 4.41Mb（4 411 529bp），富含 GC 碱基，G+C 含量高达65.6%。$H_{37}Rv$ 基因组中基因分布密度为平均 1.1kb 长度有一个基因，这一数值与大多数原核生物的基因密度接近。$H_{37}Rv$ 基因方向没有明显的偏向性，59% 的基因转录方向与复制叉移动方向相同。以 ATG 为起始密码子的基因约占 61%，以 GTG 为起始密码子的基因约占 35%。结核分枝杆菌 $H_{37}Rv$ 共有 3 924 个开放读码框（open reading frame，ORF）编码相应的蛋白质，占基因组编码能力的 91%。通过各种数据库比较，在预测的结核分枝杆菌基因表达产物中，40% 为有明确功能的蛋白质，44% 找到了一些相关和与其他细菌中相似的信息，剩下的 16% 完全未知，并且仅存在于分枝杆菌属中。结核分枝杆菌基因组中大约有 10% 的 ORF 编码 PE 和 PPE 蛋白质家族，富含甘氨酸，分别得名于蛋白质 N-端的序列均含有脯氨酸 - 谷氨酸（Pro-Glu）和脯氨酸 - 脯氨酸 - 谷氨酸（Pro-Pro-Glu）基序。此类蛋白序列和结构独特，目前为止该基因家族只在分枝杆菌基因组中发现，特别是在结核分枝杆菌这样的致病分枝杆菌中含量丰富。PE/PPE 家族共编码 168 个蛋白，被认为对分枝杆菌在不同环境中生存和繁殖起重要作用。

结核分枝杆菌基因组中存在较多的重复序列，包括插入序列（insertion sequence，IS）、分枝杆菌分散重复序列（mycobacterial interspersed repetitive unit，MIRU）、重复基因或基因家族等。$H_{37}Rv$ 具有 16 个 IS6110 拷贝和 6 个更稳定的 IS1081 拷贝，IS6110 属于插入序列 IS3 家族，由于其具有拷贝数的差异和位置多态性，已成为分子流行病学研究中广泛使用的标记物。JesuÂs 等最新发现，全球分布的菌株中 IS6110 的谱系特异性较高，通过研究 IS6110 转座的分子调控发现了两种转录后调节机制的协同作用：核糖体移码和干扰翻译的 RNA 假结，提示 IS6110 转座可以使细菌不断适应宿主和不利的生长环境。MIRU 序列是一类位于基因间的特殊的分散重复序列，其长度一般为 46～101bp，根据其序列、组成和长度等可分为 3 种。在结核分枝杆菌 $H_{37}Rv$ 基因组中有 65 个拷贝的 MIRU，分布于 41 个位点，主要存在于操纵子的基因之间。MIRU 以连续重复的形式在不同种细菌中存在不同的拷贝数，因此常被用来进行菌型鉴定。结核分枝杆菌基因组约 10% 的编码基因与 PE 和 PPE 两个家族蛋白相关。在 PE/PPE 家族中，一些编码基因的序列几乎完全相同，而且编码基因序列中包含多个拷贝的富含 G+C 的多拷贝多态重复序列（polymorphic GC rich repetitive sequence，PGRS）和多态性串联重复序列（major polymorphic tandem repeat，MPTR），基因由多个简单的重复序列如 CGGCGGCAA 和 GCCGGTGTTG 组成。这种基因序列可能有延长或缩短的趋势，是复制过程中链滑动的结果，也是分枝杆菌基因组多态性的重要来源。PGRS 序列中含有大量的甘氨酸 - 甘氨酸 - 丙氨酸或甘氨酸 - 甘氨酸 - 天冬氨酸的连续重复序列，MPTR 序列中有大量的天冬酰胺-X-甘氨酸-X-甘氨酸 - 天冬酰胺-X-甘氨酸的连续重复序列。结核分枝杆菌基因组中还存在一个特殊的 REP13E12 家族，主要由 7 个拷贝分散重复序列组成，可能是通过开放阅读框的移动合成不同的蛋白，该序列可以发生转座，可能作为活动性遗传物质在结核分枝杆菌基因功能中发挥作用。

在基因组序列中已经检测到至少两种前噬菌体（*phiRv1* 和 *phiRv2*），它们的存在可以解释结核分枝杆菌在培养中表现出持续的低水平裂解。两个前噬菌体基因长度均为 10kb，并且排列方式类似，其基因产物与链霉菌和腐生分枝杆菌中的某些噬菌体基因编码产物有明显的相似性。*phiRv1* 的插入位点对应 13E12 家族一个重复序列的一部分，其本身似乎已经整合到生物素操纵子中。已证实一些结核分枝杆菌需要生物素作为生长补充剂，*phiRv1* 可能对生物素基因的表达具有极性影响，或者造成基因异常切割导致突变。另一前噬菌体 *phiRv2* 在菌株间较少变异，更加稳定。谢建平等研究发现 *phiRv1* 和 *phiRv2* 基因可以感受宿主体内的氧状态，提高结核分枝杆菌的适应性。

结核分枝杆菌 $H_{37}Rv$ 最早通过 Sanger 方法测序，随着二代、三代测序技术的发展，要求每 10 万个碱基中少于 1 个碱基的错误，因此在最早测序的结核分枝杆菌 4.4Mb 中包含超过 44 个碱基的错误并不令人惊讶。通过不同方法、对不同 $H_{37}Rv$ 菌株测序补充和纠正了参考基因组中的单碱基错误，并对基因组进行了重新分析和注释。Camus 等发现了82 个能够编码多肽的新基因，确定了 2 058 个蛋白质的功能，预测出 376 个蛋白质与已知蛋白质无同源性，是结核分枝杆菌所独有的。而 McEvoy 和 de Souza 等的不同研究都发现PPE38（Rv2352c）区域有出现大规模差异的可能性。结核分枝杆菌基因组的最新认识及研究进展将大大促进全球结核病的研究。

（二）结核分枝杆菌非编码 RNA

微阵列分析技术和 RNA 测序技术（RNA-Seq）的应用揭示了结核分枝杆菌中广泛存在非编码 RNA（non-coding RNA，ncRNA），包括 5′ 末端和 3′ 末端非翻译区（untranslated region，UTR）、反义 RNA（antisense-RNA）和基因间小 RNA（sRNA）等。

结核分枝杆菌 $H_{37}Rv$ 在对数生长期，去除核糖体 RNA（rRNAs）信号后，识别出17% 基因间小 RNA，12% 反义 RNA；在稳定生长期，非编码 RNA 增加到总 RNA（非rRNA）的 58%，这主要是由于单个高丰度 sRNA 转录物（MTS823）的积累。

1. **反义 RNA**　反义 RNA 通过多种机制调节转录本的转录和翻译。结核分枝杆菌在对数生长期有 65% 的基因具有对应 ≥ 10% 编码转录本的反义成分，在稳定生长期这一比例可以提高到 90%。通过低分子量 RNA 片段的克隆测序或 RNA-seq 鉴定了几种结核分枝杆菌反义转录本，它们的大小以及相对同源开放阅读框（ORF）的位置显著不同：一些在 ORF 的 5′ 端编码；一些位于中间；一些位于 3′ 末端；少数覆盖整个 ORF 或更大。大多数结核分枝杆菌反义 RNA 可能是独立的转录本，但少数来自长而重叠的 3′ 末端非编码区。

Ino1 基因（*Rv0046c*）在结核分枝杆菌中编码催化肌醇合成第一步的酶，并与细菌毒力密切相关。该基因受同源 ORF 中段转录出的反义 RNA 调节，表达量从对数生长期到稳定生长期显著下调。因此这种转录本的差异表达可影响其同源 mRNA 的表达，从而在结核分枝杆菌的发病机制中发挥作用。研究发现的另外 2 个与脂类代谢相关的反义 RNA（ASdes、ASpks）具有潜在的与多个 mRNA 碱基配对的特征，可以作用于多个由重复基因表达的同源 mRNA。如 ASdes 不仅可以作用于 mRNA（*DesA1*，*Rv0842c*），还可以作用于另一种 mRNA（*DesA2*，*Rv1094*），这两个基因都编码酰基转运蛋白去饱和酶。因此，反义 RNA 可能代表结核分枝杆菌基因调控的一个共同组成部分，在某些情况下可能顺式调节其同源 mRNA 的表达，并协同反式调节相关基因的表达。

2. **5′ 末端 UTR 与 3′ 末端 UTR**　5′ 末端 UTR 的典型结构是核糖开关。核糖开关可以通过与小分子效应物的结合改变构象以调节 mRNA 的转录。通过序列同源性分析，结核分枝杆菌中已经鉴定出许多核糖开关，其中之一是钴胺核糖开关。这种类型的核糖开关在钴胺（维生素 B_{12}）存在时抑制下游基因和与钴胺的合成和 / 或运输有关的上游基因的表达。另外一个核糖体开关（Mbox）在结核分枝杆菌基因组中两个位置出现，通常与镁的转运蛋白有关。镁饥饿状态可诱导两个 Mbox 下游基因的表达，因此该核糖体开关是功能性的镁相关的 RNA 调节因素，当巨噬细胞中镁浓度降低时被激活。3′ 末端 UTR 的序列结构与 5′ 末端 UTR 不同，结核分枝杆菌 3′ 末端 UTR 调控功能至今没有被明确鉴定。

3. **基因间 sRNA**　大约有 20 种结核分枝杆菌基因间 sRNA 已经通过 Northern 印迹鉴定和验证，显示出不同程度的保守性：一些局限于结核分枝杆菌复合体的紧密相关成员，另一些则存在于如麻风分枝杆菌等病原分枝杆菌中，还有一些在全部分枝杆菌甚至其他放线菌中是保守的。结核分枝杆菌 sRNAs 的长度在 50 个核苷酸到多于 300 个核苷酸范围内，常常随着环境的变化而差异性表达。命名为 MTS194、MTS479 和 MTS2822 的基因间 sRNA 在应对 H_2O_2 时表达增加，H_2O_2 模拟细菌在宿主巨噬细胞内遇到的氧化应激反应，因此这些 sRNA 可能与感染早期的细胞内存活有关。另外三个基因间 sRNA，MTS997、MTS1338 和 MTS2823 在结核分枝杆菌对数生长期和稳定期表达量较高，而在细菌感染期间表达量更高，提示这些 sRNA 可能在结核分枝杆菌发病中发挥重要作用。一旦确定了结核分枝杆菌 sRNA 的不同调控因子和靶点，监测 sRNA 缺失或过表达时靶 mRNA 的命运将有助于区分不同的机制模型。

二、基因复制

基因复制（gene replication）和维持对于任何生物体生存和繁殖都是至关重要的。而结核分枝杆菌等病原体，必须完成传播、感染和发病的连续循环才能在人群中立足，这就要求细菌必须在可变的宿主环境中，如代谢、免疫和抗生素等压力应激下完成基因复制和维持。

尽管不同细菌之间存在显著的遗传差异，但在染色体复制机制中可能存在很强的功能保守性。在考虑结核分枝杆菌 DNA 复制的整个过程时，可参考大肠杆菌模型，一些研究表明结核分枝杆菌系统在一些关键方面可能存在差异。结核分枝杆菌复制模块包括复制启动子蛋白、DnaA、DnaB 螺旋酶、DnaG 引物、Pol IIIα、β_2 滑动钳、ε 校对亚单位、τ、δ 和 δ'、SSB、DNA 连接酶与 PolI。结核分枝杆菌基因组中有两个 DNA 聚合酶（Pol III）α 亚基基因（*dnaE1* 和 *dnaE2*）。*dnaE1* 基因（*Rv1547*）缺失是致死性的，因此，这个基因被认为是主要的 DNA 复制聚合酶。

DnaA-ATP 相互作用对复制起始至关重要，其导致 DNA 双链的解螺旋，从而允许 DnaB 的加载，并且 *dnaA* 启动子在复制过程中保持活跃以确保整个细胞周期的连续。结核分枝杆菌 *oriC* 位于 *dnaA* 和 *dnaN* 之间的 527bp 基因区间，包含多个预测和证实的 DnaA 结合位点。有趣的是，该区域也作为插入 IS6110 转座元件的共同位点。然而，到目前为止，没有证据表明插入对复制过程有任何影响，包括复制开始的时间。相反，这些位点已被用作临床结核分枝杆菌限制性片段长度多态性（restriction fragment length polymorphism，RFLP）指纹图谱的有用标记。最新研究证实了结核分枝杆菌 DnaA 和 DnaB 的物理相互作用，并且进一步表明 DnaB 在控制 DnaA 复合物的形成和与 *oriC* 的相互作用方面起作用。相比之下，结核分枝杆菌不具有 DnaC 解螺旋酶装载机的同源性，这是将 DnaB 解螺旋酶装载到大肠杆菌 DNA 上所必需的，因此 DnaC 的功能必须由另一种蛋白质来完成，或 DnaA 本身可能足以装载 DnaB。

经测定，结核分枝杆菌的体外突变率为每复制一轮有 2.9×10^{-10} 碱基对发生突变，与大肠杆菌的测定值相当。但与所有放线菌一样，结核分枝杆菌不具有可确认的复制后错配修复系统（mismatch repair，MMR）系统。缺失 MMR 系统将严重影响细菌的突变率，但结核分枝杆菌并非一个突变体，这提示固有聚合酶的保真度和/或校对能力能够维持分枝杆菌复制错误率。因此可能存在一种替代性的、与其他细菌非同源的系统催化分枝杆菌的 MMR。最新发现的一种古细菌体内的错配特异性内切核酸酶在结核分枝杆菌中起作用，但这还有待于验证。Rock 及其同事研究发现分枝杆菌的 DNA 修复校对功能主要由核酸外切酶亚单位完成，此功能域定位在 Pol Ⅲ α 亚基 DnaE1 的 PHP（polymerase and histidinol phosphatase）结构域。携带替换了 PHP 外切酶功能所必需氨基酸的耻垢分枝杆菌突变株显示出严重的生长缺陷，突变率比野生型高 2 300 倍以上。结核分枝杆菌聚合酶核心中 ε（DnaQ）被认为具有校对功能，然而在 Rock 等对分枝杆菌复制保真度的研究中发现，虽然结核分枝杆菌 DnaQ 在体外生化测试中具有外切核酸酶活性，但 DnaQ 中假定的校正亚基与 DnaE1 编码的 α 亚基没有稳定的相互作用。随后，毕利军教授及其同事的另一项重要研究证实了这一结果，他们在体外重组了功能性结核分枝杆菌 DNAPol Ⅲ 全酶（holoenzyme，HE），该 HE 包括重组 α（DnaE1）、ε（DnaQ）、β（DnaN）、τ（DnaZX）、δ（HolA）、δ'（HolB）和 SSB（Ssb）亚基。通过一系列生化分析得出结论，分枝杆菌核心复制酶由 $\alpha\beta_2\varepsilon$ 组成，β_2 作为桥蛋白，增加 α 和 ε 蛋白之间的相互作用。这表明，可能还有其他因素决定了 PHP 和 DnaQ 在结核分枝杆菌 DNA 修复校对中所起的作用。

在体外最佳生长条件下，结核分枝杆菌每隔 18～24 小时分裂一次，而大肠杆菌每隔 18～20 分钟分裂一次。然而，体外研究发现结核分枝杆菌的重组 DnaE1 聚合酶在生化测定中达到的复制速率至少与（如果不快于）大肠杆菌 Pol Ⅲα 一样快，这与任何认为内在复制能力必然限制分枝杆菌生长速率的概念相矛盾。而这与体内研究形成对比，通过荧光显微镜对分枝杆菌生长和分裂的单细胞分析发现，耻垢分枝杆菌的染色体复制约占细菌细胞周期的 70%，正如 Trojanowski 及其同事指出的，这相当于每秒 400 个碱基的 DNA 合成速率，大约比结核分枝杆菌的速度快 8 倍，但比进行多叉复制的快速生长的大肠杆菌慢 1.5～2.5 倍（每秒 600～1 000 个碱基的 DNA 合成速率）。因此，从体外重组复制酶蛋白的活性估计 DNA 合成速率与从整个细菌细胞推断 DNA 合成速率之间的不一致性可推测，有其他因素影响结核分枝杆菌的体内复制速率，比如 DNA 复制过程中 dNTPs 的供应。

由于 DNA 复制在生存和发病机制中的重要作用，分枝杆菌复制和修复机制成为抗结核新药开发的靶点。例如，6-苯胺尿嘧啶及其衍生物已被证明可抑制 DNA Pol Ⅲ 酶活性，并且对低 GC 含量革兰氏阳性菌具有抗菌活性。此外，最新一项研究确定了一组新的咪唑啉化合物，其对复制的和非复制的结核分枝杆菌及革兰氏阳性球菌都具有杀菌作用。最新的研究表明，DNA 复制和修复途径可能显著提高细菌耐药性，进一步说明 DNA 复制和修复途径作为新的抗菌疗法的靶标具有很大潜力。

三、基因转录和转录后加工

基因转录（gene transcription）是原核生物基因表达的主要调控点。通过 RNA 聚合酶、转录因子和启动子的相互作用可以实现转录调控，并由此导致转录调控的多样性，使细胞能迅速应答内部和外部信号，通过相应的基因调控变化及时改变细胞的表型，适应细胞生理状态和环境变化。结核病是一种复杂的疾病，要求细菌在吞噬细胞内繁殖，在缺氧和坏死性肉芽肿中存活，并忍受强大的免疫应答以在宿主体内持续存在。在感染期间，宿主免疫应答通过一系列防御措施抑制结核分枝杆菌的增殖，包括活性氧和氮应激、缺氧、酸应激、遗传毒性应激、细胞表面应激和饥饿等。因此，结核分枝杆菌需要执行一个复杂的、相互连接的、依赖于基因表达变化的应激反应网络来抵抗宿主的免疫攻击并维持其特殊的生存方式。

　　在所有细菌中，转录是通过单一核心 RNA 聚合酶（RNAP）实现的，该酶包括必需亚基 β、β′ 和 2 个 α 亚基以及非必需 ω 亚基，组成 $\alpha_2\beta\beta'\omega$。为了识别和结合基因上游的启动子序列，核心 RNAP 与亚基 σ 结合形成 RNAP 全酶（Eσ）。σ 亚基识别特定的启动子 DNA 序列，参与转录起始复合物的异构化。因此，在不同条件下基因表达的第一决定因素是 σ 因子库的活性。每个 σ 因子结合特定的启动子序列，从而确定 RNAP 全酶转录靶向哪些启动子。初始的 Eσ/ 启动子 DNA 识别触发一系列事件，例如酶解 12~14bp 的 DNA 序列以形成具有转录能力的开放启动子复合体（RPo）。与其他专一的人类病原体相比，结核分枝杆菌编码 σ 亚基的基因占基因组的比例最高，σ 因子活性随不同压力和条件的变化能够改变细菌的表达谱。结核分枝杆菌 σ 因子网络包括：① 1 个 σ^A：在各种生理代谢中都起作用，协助大多数基因的转录，与管家基因的转录有关，是正常生理环境下细菌生长所必需的。② 1 个 σ^B：正常生理环境下非细菌生长所必需，当结核分枝杆菌暴露在应激条件下，σ^A 失活或表达下降时，σ^B 可辅助 σ^A 维持管家基因表达。③ 11 个替代性 σ 因子（σ^C 至 σ^M）：不同的胞外环境信号可诱导相应的替代性 σ 因子活化，表达 1 套特异基因以适应胞外环境。σ^H 是结核分枝杆菌对热和氧化应激反应的中枢调节因子，其可调节 σ^B、σ^E、热休克蛋白、硫氧还蛋白还原酶 / 硫氧还蛋白和霉硫醇前体的合成。除了 σ^B、σ^E 和 σ^H，氧化应激过程中的存活也依赖于 σ^C 和 σ^J。低温诱导 σ^B、σ^E 和 σ^I 的表达，同时抑制 σ^C、σ^E、σ^G 和 σ^M 的转录。σ^I 是冷休克期间高浓度诱导的 σ 因子，并且在宿主之间进行气溶胶颗粒传播时对细菌的存活很重要。缺氧条件下，σ^B 的表达也上调，σ^B 是影响结核分枝杆菌对缺氧敏感性的唯一因素。σ^B、σ^D、σ^E 和 σ^F 都显示在长时间的饥饿过程中被上调表达。这组广泛的因素使结核分枝杆菌能够调节其转录反应，以适应多样的条件。结核分枝杆菌中的所有 σ 因子都属于 70 家族（σ^{70}），其在大肠杆菌成员识别启动子 DNA 中的两个序列，即 -10 区和 -35 区。

　　原核生物的转录是不连续、分区段进行的，每一个转录区段可视为一个转录单位，称为操纵子。操纵子是数个相关的结构基因及其调控区的结合，是一个基因表达的协同单位。其中，调控区序列中的启动子是 RNA 聚合酶结合并启动转录的特异性 DNA 序列，主要由 RNA 聚合酶中的 σ 因子识别。原核生物的启动子通常在转录起始点上游 -10 区及 -35 区存在共有序列。结核分枝杆菌启动子包含一个保守的 -10 区序列，这对于转录是必需的，有时甚至是足够的。而 -35 区序列的保守性较低，有的分枝杆菌中并未鉴定到 -35 区序列。与大肠杆菌启动子相比，结核分枝杆菌中 -10 区和 -35 区序列的间隔区也有显著差异。这些启动子元件的差异可能反映结核分枝杆菌的 σ 多样性。

　　转录分为转录起始、转录延长、转录终止。原核生物由 RNA 聚合酶 σ 因子辨认位于转录起始点上游的启动子序列，与模板 DNA 结合后，催化两个与模板配对的相邻核苷酸生成磷酸二酯键而连接起来。第一个磷酸二酯键生成后，σ 因子脱落，核心酶沿着 DNA 链前移，进入延长阶段。因为原核生物在同一 DNA 模板上有多个转录同时进行，而且转录同时伴随着翻译，因此电镜下可看到转录成羽毛状图形。转录终止分为依赖因子与非依赖因子两大类。Rho 因子是转录终止的重要依赖因子，可与 RNA 转录产物结合后发生构象变化，停止转录。DNA 模板上靠近终止处还有一些特殊的碱基序列，使得转录产物形成特殊茎环或发夹结构来终止转录。应用终止子基因组扫描（genome scanner for terminators，GeSTer）方法鉴定细菌基因组中可能存在的非依赖因子的终止子，按结构分为 5 种：L 型、I 型、V 型、U 型、X 型。结核分枝杆菌 $H_{37}Rv$ 鉴定出最佳终止子 947 个，L 型和 I 型分别占 9% 和 91%，而 X 型、U 型、V 型终止子很少。

原核生物没有核膜，转录与翻译连续进行，因此最初认为原核生物的 mRNA 没有转录后修饰过程。但研究发现，大肠杆菌和其他细菌中也存在含有 poly（A）尾的 RNA，但比真核的 poly（A）尾要短一些，为 14~60 个核苷酸。一般认为 poly（A）尾是由 poly（A）聚合酶催化形成，结核分枝杆菌中的 *pcnA* 基因有可能编码 poly（A）聚合酶。但目前对于结核分枝杆菌 mRNA poly（A）尾的功能尚不清楚。

四、基因翻译及翻译后修饰

蛋白质合成是所有细胞生存和复制的基本要求。迄今为止，已经进行了大量的遗传和生化研究来探讨大肠杆菌的翻译及其调控机制，但对分枝杆菌等生长缓慢的细菌相关研究较少。遗传信息由 mRNA 传递给新合成的蛋白质，即 mRNA 分子中的遗传密码被翻译为蛋白质的氨基酸序列，因此，蛋白质的合成过程也被称为翻译。翻译过程主要发生在核糖体上，核糖体由一个小的和一个大的亚基组成，小的 30S 亚基读取 mRNA，大的 50S 亚基催化进入的氨基酸和新生链之间的肽键形成。参与该过程的物质还有氨基酸、mRNA、tRNA、氨基酰 tRNA 合成酶和蛋白因子、ATP 或 GTP 等供能物质以及无机离子。结核分枝杆菌作为一种常见致病菌，在入侵人体细胞后，还可以利用宿主细胞提供的氨基酸原料在自身的核糖体中合成蛋白质。

原核生物蛋白质合成分为肽链合成的起始、肽链延长、肽链合成的终止和核糖体循环 4 个阶段。起始阶段参与的因子包括起始因子（initiation factor，IF）1~3、mRNA、转运 tRNA、GTP 等。在原核生物中，30S 核糖体小亚基通过 16S rRNA 与 mRNA 起始密码子 AUG 上游的 SD 序列的互补，从而与 mRNA 结合。此外，30S 核糖体小亚基与 mRNA 的结合还需要起始因子的帮助，原核生物有三种起始因子，其中有两种（IF1、IF3）通过与 30S 核糖体亚基结合促进 30S 亚基与 mRNA 的识别与结合。当 mRNA 与核糖体小亚基结合后，携带甲酰甲硫氨酸的 tRNA 通过反密码子与 mRNA 中 AUG 识别从而进入核糖体，同 GTP、IF2 结合，形成 GTP-IF2-tRNA^{fMet} 复合物。起始 tRNA 复合物与 mRNA 的 AUG 密码子结合后，释放 IF3，核糖体 70S 大亚基加入到复合物中形成完整的核糖体 -mRNA 起始复合物。该过程伴随 GTP 的水解、IF1 和 IF2 的释放。肽链延长阶段，新的氨基酸不断被特异性 tRNA 运至核糖体形成增加了一个氨基酸的新肽链。同时，核糖体从 mRNA 5′ 端向 3′ 端不断移位推进翻译过程。该过程需要两种延长因子（elongation factors，EF）EF-T 和 EF-G、GTP、Mg^{2+} 及 K^+ 的参与。肽链合成终止阶段，当终止密码子移入核糖体时，肽链合成终止并被水解释放。这一阶段需要 GTP 和释放因子（release factor，RF）的参与。原核生物的 RF 有 3 种，RF1、RF2 识别不同的终止密码子，RF3 与 GTP 结合，水解 GTP 为 RF1、RF2 提供能量。核糖体循环阶段，肽链水解后留下肽链合成终止后核糖体复合物（PoTC）。在核糖体循环因子（ribosome recycling factor，RRF）、EF-G、GTP 及 IF3 的共同作用下，核糖体解离成大、小亚基，tRNA 脱落，mRNA 与核糖体分离并进入新一轮的蛋白质合成。此过程中的每一步受调控机制的严格控制，以确保翻译的保真度。

结核分枝杆菌的核糖体蛋白比大肠杆菌更大，有一些（uS2、uS3、uS5、uS9、bS16、uS17、bS18、uL4、uL10、bL17、uL22、bL25 和 uL29）比大肠杆菌同源物长 13 个或更多个残基。此外，结核分枝杆菌的核糖体蛋白相比大肠杆菌更趋向于带正电（具有更高的等电点），尤其是 bS6、bL9 和 uL22。核糖体蛋白 bS1 在大肠杆菌和结核分枝杆菌的核糖体之间有所不同。在大肠杆菌中，bS1 包括 6 个结构域：结构域 1 和 2 将蛋白质与核糖体结合，结构域 3~6 与 mRNA 相互作用，介导 mRNA 的展开和与第 6 结构域的对接，这对于翻译起始是不可缺少的。在结核分枝杆菌中，bS1 的第 6 结构域被约 100 个残基的未知功能域取代，这可能是放线菌特有的，使 bS1 在功能上不同于来自大肠杆菌的 bS1。除了组装细菌核糖体所需的一组核糖体蛋白，结核分枝杆菌还具有至少四个重复的或可替代的核糖体蛋白，这些蛋白与其原始蛋白不一样，缺乏富含 Cys 的锌结合基序。有趣的是，结核分枝杆菌中原代核糖体蛋白 bS18 与替代核糖体蛋白 bS18 的比例在缺锌条件下有所变化，替代蛋白的产量增加以组装成替代的核糖体。这种机制可以确保细菌在从巨噬细胞释放出来后，在缺锌的细胞外环境中产生蛋白质。

2017 年 Hentschel 和 Yang 等先后发现了耻垢分枝杆菌和结核分枝杆菌核糖体的近原子分辨结构，为病原体翻译机制的解读提供了重要的线索。与其他细菌核糖体相比，结核分枝杆菌核糖体的整体结构是保守的，然而，一些额外的电子密度区域是分枝杆菌核糖体所特有的。最值得注意的是，在解码中心和肽基转移酶中心（peptidyl transferase center，PTC）附近发现了两个新的蛋白质密度区。第一种蛋白质命名为 BL37，靠近 PTC，可能是分枝杆菌特有的。它由 20 个残基组成，为 α 螺旋环结构，位于由 23S rRNA 的螺旋 H39 和 H89 形成的口袋中。第二种蛋白质命名为 BS22，在折叠和位置方面与真核蛋白 EL41 非常相似，据推测其在稳定组装的 70S 复合物中起重要作用。另外发现约 80% 的结核分枝杆菌核糖体中存在亚单位之间的 B9 桥，由 23SrRNA 的 100 个核苷酸扩增形成，当 30S 和 50S 亚基结合时，发生显著的构象变化，这种结构可能通过阻止 70S 核糖体的过早形成来协调结核分枝杆菌的翻译起始。研究还发现，结核分枝杆菌核糖体表现出显著的结构异质性，增加了核糖体亚群可能不同于典型核糖体的可能性。也许这些特殊的核糖体负责翻译结核分枝杆菌无前导序列基因，例如 20% 的核糖体中没有 B9 桥可以使这些核糖体更容易与 70S 结合，翻译无前导序列 mRNA。

核糖体异质性也可以在稳定核糖体的水平上实现。核糖体稳定定义为核糖体亚单位或核糖体的结合，使核糖体翻译不活跃。在大肠杆菌中，当细胞停止生长时，一部分核糖体发生二聚化，产生 100S 核糖体二聚体，这些二聚体在翻译上不活跃，被认为处于冬眠状态。当细胞条件再次变得有利时，冬眠的核糖体可以被分解和再循环用于新一轮翻译。与大肠杆菌相反，在低氧应激条件下，结核分枝杆菌核糖体不形成 100S 二聚体，而是稳定在相关的 70S 形式，并且不容易解离成 30S 和 50S 亚基。这种稳定是由 DosR 调节子的成员 RAFH 蛋白介导的，DosR 调节子包含超过 50 个基因，参与诱导结核分枝杆菌的休眠。核糖体沉默因子也在不利的生长条件下与核糖体结合，从而关闭翻译。在营养限制期间，结核分枝杆菌的核糖体沉默因子 RsfS 与 50S 结合，抑制 30S 亚基与阻断蛋白的结合。

结核分枝杆菌核糖体的结构分析将有助于理解细菌在不同水平的翻译调控机制和许多靶向核糖体的抗生素作用模式，阐明结核分枝杆菌对抗生素产生耐药性的机制，并为设计新的化合物抑制翻译提供理论基础。

结核分枝杆菌具有富含 GC 的基因组（65%），每个氨基酸的优选密码子的第三个碱基位置具有 G/C 的强烈偏向。优选密码子是被最丰富的 tRNA 识别并倾向于出现在高表达基因中的密码子，而在较低水平表达的基因中，密码子的使用更加均匀。密码子的使用对 mRNA 的稳定性也有影响，富含最佳密码子的 mRNA 比富含稀有密码子的 mRNA 更稳定。

与核糖体一样，tRNA 在翻译中不是被动的参与者，而是作为 mRNA 和蛋白质之间的适配分子在这一过程中起核心作用。tRNA 具有高度保守的二级和三级结构，对其与蛋白质和其他 RNA 分子的相互作用至关重要，但也必须具有一定的灵活性。然而，翻译过程中可能出现误读。链霉素处理可增加几个密码子的误读，而氧化应激对翻译保真度没有影响。尽管生物需要维持翻译的保真度，但其调节控制可能随生长条件的变化而变化，这可能是因为误译对细胞有利，增加蛋白质多样性，促进适应性蛋白质进化。

另外，在蛋白质的合成过程中，并不是所有的翻译过程都能顺利进行，mRNA 受损、缺少终止密码子或低效的终止密码子等因素可能导致核糖体在 mRNA 上停滞，停滞的核糖体的积累导致活性核糖体的数量短缺，导致蛋白质翻译停滞并最终导致细胞死亡。生物体内则进化出了多种核糖体拯救机制，细菌体内主要有三种：tmRNA-SmpB 介导的核糖体拯救机制，又称为反式翻译过程；ArfA（YhdL）介导的核糖体拯救机制以及 ArfB（YaeJ）介导的核糖体拯救机制。2014 年，Personne 等发现结核分枝杆菌与大肠杆菌等其他细菌不同，不存在 ArfA 和 ArfB 的同系物，而且即使在正常条件下 tmRNA 也是结核分枝杆菌生长所必需的，tmRNA-SmpB 介导的反式翻译过程是结核分枝杆菌唯一的核糖体拯救机制。

蛋白质的翻译后修饰（post-translational modifications，PTMs）在调节蛋白结构和功能中发挥重要作用，大部分蛋白质都会经历翻译后修饰。随着蛋白质组分析技术的进步，发现细菌中大量的蛋白质存在 PTMs，如在结核分枝杆菌中已发现如下 PTMs：β-糖基化、磷酸化、甲基化、乙酰化、脂类化、去酰胺化、N-甲酰化和泛素化等。截至目前，共有 602 个泛素化分枝杆菌蛋白质被描述，实验鉴定出其中的 55 个。另外，516 种丝氨酸/苏氨酸激酶的磷酸化位点在 301 种结核分枝杆菌蛋白质中被发现。在 3 种结核分枝杆菌临床分离菌株中鉴定了 953 个蛋白质中存在 2 490 个 class-I 乙酰化位点、2 349 个氧乙酰化位点和 141 个 N^ε 乙酰化位点。虽然结核分枝杆菌蛋白存在广泛的 PTMs，但 PTMs 的作用仍知之甚少。张雪莲等最新的研究发现，结核分枝杆菌可以通过异柠檬酸裂合酶的乙酰化修饰上调酶活性及蛋白稳定性进而调控细菌利用脂肪酸作为碳源，乙酰化修饰调控结核分枝杆菌潜伏感染调控因子 DosR 与 DNA 的结合，进而调控与潜伏感染相关的蛋白活性。

总之，结核分枝杆菌通过改变有利于其生长和生存的关键基因的表达来应对环境变化，这些变化不仅发生在转录水平，而且在翻译和翻译后水平都有发生。因此，深入了解结核分枝杆菌的翻译过程可以更好地理解细菌的适应性反应，并为治疗靶点的选择提供线索。

五、基因表达的调控

结核分枝杆菌的基因表达受很多因子的调控，以下内容主要概述了 σ 因子、双组分调节系统、丝氨酸/苏氨酸蛋白激酶系统的调控作用。

（一）σ 因子

结核分枝杆菌中的基因表达主要在转录起始的水平上进行调节，该过程由 RNAP 介导，而 RNAP 是由核心聚合酶（$\alpha_2\beta\beta'\omega$ 亚单位组成的复合物）和相关的 σ 因子组成。σ 因子通过与 -35 至 -10 基因区域的上游结合来识别启动子元件，导致核心 RNA 聚合酶募集至启动子以启动基因转录。因此，σ 因子是基因表达的关键调节因子。近期，原核生物中的 σ 因子，特别是胞外功能因子（extracytoplasmic function factors，ECF）σ 因子，已被越来越多的研究证实是一种新的信号转导系统。

从结核分枝杆菌的基因组序列中共预测了 13 种 σ 因子基因，迄今为止研究的大多数 σ 因子已经被证实对结核分枝杆菌的毒力很重要。

1. **结构及分类**　根据 σ 因子的同源性，可将其大致分为两类，即 σ^{70} 家族和 σ^{54} 家族，前者主要参与细菌生长期间大多数基因的转录，后者负责应对各种环境变化而直接转录。两类家族的结构和开放式复合物形成的机制都不相同。

并不是所有的原核生物都表达 σ^{54}，如所有 GC 含量丰富的革兰氏阳性菌和蓝藻就不表达 σ^{54}；而 σ^{70} 相关的 σ 因子被编码在所有细菌的基因组中。结核分枝杆菌的 13 种 σ 因子都属于 σ^{70} 家族。

σ^{70} 家族的 σ 因子包含多达 4 个保守区域（区域 1、2、3 和 4），并可进一步划分为子区域。区域 1 位于氨基末端并包含子区域 1.1 和 1.2，子区域 1.1 通常带负电荷并可抑制游离 σ 因子与 DNA 结合。在一些 σ 因子中，非保守区域（nonconserved region，NCR）将区域 1 连接到区域 2，区域 2 由 4 个子区域组成，子区域 2.4 在识别 -10 启动子框中是必需的，子区域 2.3 参与转录泡的融合。区域 3 包括子区域 3.0、3.1 和 3.2，子区域 3.0 涉及识别扩展 -10 启动子元件。区域 4 由子区域 4.1 和 4.2 组成，子区域 4.2 负责识别 -35 启动子元件，并与多种转录激活因子产生相互作用。尽管程度不同，所有区域都对 σ 因子与 RNA 聚合酶的结合有贡献。

基于结构和生理功能，σ^{70} 家族的 σ 因子可被分为 4 个亚组。第 1 组由基本 σ 因子组成，是包含所有 4 个保守区域的必需基因；第 2 组是类基本 σ 因子，与第 1 组 σ 因子关系最密切，但不是必需基因，缺少子区域 1.1，仅在少数细菌（变形细菌、蓝藻和 GC 含量丰富的革兰氏阳性菌）中发现，一般参与应激反应和稳定期存活基因的转录；第 3 组 σ 因子包含保守区域 2~4，与第 1 组 σ 因子关系比较疏远，属于包含具有相似功能的进化相关蛋白质的簇，例如热休克、孢子形成或鞭毛生物合成；第 4 组是 σ 因子最大和最异构的集合，又被称为 ECF σ 因子，仅包含保守区域 2 和区域 4，主要对来自胞质外环境的信号作出反应，此外，该组几个 σ 因子对原核生物的毒力很重要。

结核分枝杆菌的 13 种 σ 因子中，σ^A 和 σ^B 分别属于基本 σ 因子和类基本 σ 因子，在所有分枝杆菌的基因组中都很保守，主要控制基因的基础表达；σ^F 属于第 3 组 σ 因子，其余的 10 种 σ 因子属于胞外功能 σ 因子。σ^C 存在于所有致病性分枝杆菌属中，σ^E 是所有分枝杆菌属中唯一保守的 ECF σ 因子，这两组结核分枝杆菌 σ 因子都主要调节基因表达以适应不同的环境条件。

2. **结核分枝杆菌 σ 因子的翻译后调控**　在 σ 因子水平上对基因转录谱的调节机制比较简单，如蛋白酶水解和蛋白磷酸化等，但一些 σ 因子的活性可以通过拮抗蛋白进一步调节，前者主要是基本 σ 因子和类基本 σ 因子，后者主要是 ECF σ 因子。抗 σ 因子直接与

特定的 σ 因子发生可逆性结合，由此产生的 σ 因子螯合物阻碍其与 RNA 聚合酶的结合，从而抑制 σ 因子对基因表达谱的潜在影响，直到细菌受到适当的刺激解除这种螯合物。迄今为止，已在结核分枝杆菌的基因组中鉴定出三类抗 σ 因子，即自我调节的抗 σ 因子、外部调节的抗 σ 因子、联合抗 σ 因子。

自我调节的抗 σ 因子有 RseA、RshA、RslA 和 UsfX 四种。结核分枝杆菌 RslA（Rv0376）是跨膜蛋白，在细胞内结构域中具有典型的氧化还原敏感基序 HX_3CX_2C，在不同的氧化状态下可逆地结合锌离子（Zn^{2+}）。在还原条件下，RslA 结合 Zn^{2+} 并结合 σ^L，从而抑制 σ^L 的功能。然而，在氧化条件下，在 HX_3CX_2C 基序内形成二硫键并且释放 Zn^{2+}，导致基序结构被修饰从而对 σ^L 的亲和力下降 8 倍，最终释放 σ^L，恢复其功能。RseA 和 RshA 分别是 σ^E 和 σ^H 的抗 σ 因子，含有相同的 HX_3CX_2C 基序，通过类似的机制调节 σ 因子。UsfX 是 σ^F 的抗 σ 因子，含有一种新型金属离子结合基序 XGSFS，类似于既往在人整合素 CR3 蛋白超家族中报道的 DXSXS 基序，并且与 A3 的离子结合将需要改变其结构，这表明 UsfX 可能通过感知一种特殊的金属离子来调节 σ^F，但确切的机制仍不清楚。

外部调节的抗 σ 因子包括 RskA、RsdA 和 RsmA 三种，分别对应 σ^K、σ^D 和 σ^M。这些抗 σ 因子缺乏所有感应结构域或保守基序，只能接收来自其他传感器蛋白的信号，通常属于跨膜蛋白，含有一个胞外域。调节这些抗 σ 因子的基质包括抗 - 抗 σ 因子的调节、蛋白酶水解和蛋白磷酸化。

联合抗 σ 因子为 RseA，其与 σ^E 的亲和力受多种机制调节。一方面，RseA 含有保守基序 HX_3CX_2C，使其与 σ^E 的结合或释放依赖于氧化还原状态；另一方面，RseA 还可以通过磷酸化依赖性 ClpC1-ClpP2 蛋白水解而失活并释放 σ^E。

总的来说，σ 因子的翻译后调控主要通过抗 σ 因子、蛋白磷酸化和相关转录调控因子介导，抗 σ 因子进一步受到抗 - 抗 σ 因子、蛋白磷酸化和蛋白酶水解的调控。多元交错调控表明，σ 因子平衡对结核分枝杆菌至关重要，需要在多元环境下进行详细调控。

（二）双组分调节系统

结核分枝杆菌在巨噬细胞中的长期生存取决于细菌在其宿主内感知和适应微环境（例如低氧、低 pH、氧化应激等）的能力。双组分调节系统（two-component vegulatory system，TCS）是结核分枝杆菌感应体内外环境，适应宿主微环境，从而做出相应反应并得以生存的关键调控系统。TCS 是一类高度保守的调控系统，在细菌中普遍存在，也存在于一些植物、低等真核生物和古细菌。

1. 双组分调节系统组成 TCS 由感受器组氨酸激酶（histidine kinase，HK）和反应调节因子（response regulator，RR）两部分组成。HK 是一种跨膜蛋白，能发生自身磷酸化，其氨基末端为信号接受域，羧基末端结构域通常二聚化，由磷酸转移结构域和催化 ATP 结合结构域组成。RR 包含具有保守天冬氨酸残基的结合结构域和 DNA 结合基序的效应结构域。根据 DNA 结合结构域的结构，RR 可以分为亚家族，如 OmpR 家族包含翼状螺旋 - 转角 - 螺旋基序，LuxR 家族具有螺旋 - 螺旋 - 转角 - 螺旋结构域。HK 羧基端的结构域作为与 RR 相互作用的界面，赋予 HK 和 RR 相互作用的特异性。

2. 双组分调节系统作用机制 外部环境中的特定应激信号导致 HK 的组氨酸残基自磷酸化，然后其将一个磷酰基转移至 RR 保守的天冬氨酸残基，导致 RR 的构象变化，激活其 DNA 结合能力，最终调节一组有益于细菌在应激下生存的基因。少数 HK 也具有磷酸酶活性，可以介导 RR 的磷酸化和去磷酸化。一般 RR 由其成对 HK 催化磷酸化，但一些 RR 也可以催化乙酰磷酸的磷酸转移。尽管大多数 HK 和 RR 成对发挥作用，但非成对的双组分调节系统之间也可能发生协同作用，HK 可以磷酸化非成对的 RR。

3. **双组分调节系统功能** 研究发现，结核分枝杆菌全基因组编码 12 个配对的 TCS（表 1-3-1），4 个非配对的 RR。TCS 参与结核分枝杆菌的毒力、持留性、休眠等致病因素，在结核分枝杆菌生理学中发挥重要作用。PhoPR、SenX3/RegX3、PrrAB 和 MprAB 都与结核分枝杆菌毒力有关。PhoP 调节细胞壁组成。SenX3/RegX3 控制磷酸盐的获取。MprAB 与应激反应和维持细胞包膜完整性有关，是控制 DNA 复制和细胞分裂的必需系统。KdpDE 可以控制钾的摄取。NarL 可能在低氧和饥饿环境中诱导。DosRST 系统包含两个与单个 HK 交互的 RR。TrcRS 的功能仍不清楚。

表 1-3-1 结核分枝杆菌的双组分系统

组氨酸激酶 / 反应调节因子	ORF 注释
SenX3/RegX3	Rv0490/Rv0491
PhoP/PhoR	Rv0757/Rv0758
NarS/NarL	Rv0845c/Rv0844c
PrrA/PrrB	Rv0903c/Rv0902c
MprA/MprB	Rv0981/Rv0982
KdpD/KdpE	Rv1028c/Rv1027c
DosS/DosR	Rv3132c/Rv3133c
MtrA/MtrB	Rv3246c/Rv3245c
TcrY/TcrX	Rv3764c/Rv3765c
TrcR/TrcC	Rv1033c/Rv1032c
PdtaS/PdtaR	Rv3220c/Rv1626
TcrA/HK1，HK2	Rv0602c/Rv0600c，Rv0601c

（1）MtrAB：MtrAB、PhoPR、SenX3/RegX3、PrrAB 和 MprAB 的 RR 属于 OmpR 家族，具有特征性翼状螺旋 - 转角 - 螺旋 DNA 结合基序。MtrAB 是结核分枝杆菌内鉴别的第一个 TCS，是结核分枝杆菌所必需的。结核分枝杆菌受到应激后，MtrB 的组氨酸残基（MtrB-His305）自磷酸化，继而磷酸化 MtrA 的天冬氨酸（Asp56）激活下游级联信号转导。非活性 MtrA 蛋白质的两个结构域广泛相互作用，通过磷酸化和二聚化激活 MtrA 将显著破坏这种相互作用，这表明激活可能比该家族的其他成员更困难并且磷酸化可能相对缓慢。

MtrAB 在阻断吞噬体和溶酶体融合方面具有重要作用。BCG MtrA 在巨噬细胞诱导表达上调，而结核分枝杆菌（$H_{37}Rv$）的 MtrA 在小鼠和人巨噬细胞感染时表达保持不变。MtrA 缺失突变的结核分枝杆菌是致死的，但 MtrA 的过表达降低了小鼠肺组织、人和小鼠巨噬细胞中吞噬体和溶酶体之间的融合。MtrAB 也受其他分枝杆菌蛋白质的调节。膜结合脂蛋白 LpqB 与 MtrB 的细胞外结构域结合以调节其活性，从而影响分枝杆菌对抗结核药物敏感性、细胞动力学控制和细胞壁稳态。

（2）MprAB：在 MprAB TCS 中，MprB 是 HK，MprA 是 RR。据报道，MprB 对结核分枝杆菌在液体培养基的生长至关重要，MprA 则不是必需的。磷酸化发生在 MprB 的组氨酸（His249）和 MprA 的天冬氨酸（Asp48）上。除了其激酶和磷酸转移酶活性外，MprB 还具有磷酸酶活性。

MprA 识别由 3 个核苷酸分隔的松散保守的 8bp 直接重复序列。磷酸化的 MprA 增强其 DNA 亲和力。MprA 调节 *pepD*、*acr2*、*sigB* 和 *sigE* 等 200 多种基因的功能。它与 MprB-PepD 基因座的基因间区域结合。此外，它调节与 DosR 相关的 *Rv0081*（转录因子）、β-螺旋基因 *Rv1057*（与抗生素抗性相关）和 *espA* 操纵子（编码 EspA、EspC 和 EspD，调控 ESX-1 功能）的表达。与野生型分枝杆菌感染的巨噬细胞相比，缺失 *mprA* 启动子和 *mprB* 的 C 末端的 MprAB 突变体结核分枝杆菌对巨噬细胞感染降低 IL-1β、TNF-α 和 IL-10 的分泌。

（3）SenX3/RegX3：SenX3/RegX TCS 由 HK SenX3 和 RR RegX3 组成。响应刺激后，SenX3 的组氨酸（His167）被磷酸化，并继而将信号传递给 RegX3 的天冬氨酸（Asp52）。在结核分枝杆菌中，senX3 和 regX3 处于相同的操纵子。*senX3-regX3* 的基因间区域含有分枝杆菌分散重复序列（mycobacterial interspersed repetitive unit，MIRU）序列。尽管 MIRU 在结核分枝杆菌中的确切功能尚不清楚，但可被用作临床诊断的标记物。

SenX3/RegX3 对结核分枝杆菌感染有重要作用。感染结核分枝杆菌的巨噬细胞会发生磷酸盐缺乏，表明这些表型与无法获得足够的外源性无机磷酸盐有关。SenX3 和 RegX3 的部分缺失突变导致其在小鼠骨髓来源的巨噬细胞和人巨噬细胞（THP-1 细胞系）的生存减弱，在感染的免疫缺陷 SCID 小鼠和有免疫功能的 DBA 小鼠也观察到生存衰减的现象。此外，RegX3 或 SenX3 的缺失导致其在 BALB/c 或裸鼠的复制减少。缺失 RegX3 转座子的 CDC1551 菌株在感染豚鼠和小鼠的持留性降低。

（4）PhoPR：PhoPR 是结核分枝杆菌重要的双组分调节系统，PhoP 是 HK，PhoR 是 RR。结核分枝杆菌受到应激后，PhoP 的组氨酸残基（PhoP-His259）被磷酸化，继而磷酸化 PhoR 的天冬氨酸（Asp71）。PhoP 作为应答调节子调节基因的表达，参与细胞壁脂质合成，并对结核分枝杆菌毒力有重要调控作用。结核分枝杆菌的 *phoP* 缺失突变体在 THP-1 巨噬细胞以及鼠骨髓来源的巨噬细胞中的生长减弱。PhoPR 调控 espB 和 espR 的表达，这对于 ESX-1 介导的 ESAT-6 分泌至关重要。据报道，PhoP 和 EspR 彼此直接相互作用并被募集到 espACD 启动子中。PhoP 突变体对巨噬细胞的黏附增加，在细胞内的复制减少，这可能是由于丧失了防止吞噬溶酶体融合的能力。

（5）DosR/DosS：DosR/DosS 是结核分枝杆菌特征性的 TCS 之一。该 TCS 有 3 个成员，DosR、DosS 和 DosT。DosS 和 DosT 是 HK，DosR 是 RR。感受应激后，DosS 和 DosT 均可使自身相应的保守组氨酸残基（DosS-His395，DosT-His392）磷酸化，传递磷酰基至效应器 DosR 的天冬氨酸（Asp-54），导致其构象改变，增加了 DosR 与同源 DNA 序列的亲和力，最终活化特定基因的转录。DosR 识别保守的 18 个碱基大小的回文序列，结合位点位于一些低氧或 NO 诱导基因上游的启动子区域。DosR 与同源 DNA 作用位点在 Lys179、Lys182 和 Asn183。DosR/DosS 被认为对结核分枝杆菌潜伏起重要作用。在低氧、一氧化氮、一氧化碳或抗坏血酸的微环境下，DosR/DosS 被激活，诱导结核分枝杆菌处于休眠状态。低氧可诱导依赖 DosR 的 48 个休眠调节基因表达，其上调有利于结核分枝杆菌在体外培养条件下和小鼠体内长期休眠存活。DosR/DosS TCS 以及休眠调节因子在感染小鼠骨髓来源的巨噬细胞以及小鼠和豚鼠肺部感染后期的结核分枝杆菌中上调，表明其在致病机制中有重要作用。在低氧诱导下 DosR 缺失突变的卡介苗（BCG）生存减弱。另外，Converse 等研究表明，DosR/DosS 可能是结核分枝杆菌的毒力因子之一，经气溶胶途径感染的 DosR/DosS 缺失突变株在 BALB/c 小鼠、C57BL/6 小鼠和豚鼠体内的毒力均有不同程度的减弱，提示 DosR/DosS 能增强结核分枝杆菌的致病力。

（6）PrrAB：PrrAB TCS 由 RR PrrA 和 HK PrrB 组成。PrrA 是 OmpR 家族的成员。*prrA* 和 *prrB* 构成操纵子并在对数生长期共转录，转录水平在稳定期和缺氧期降低。在氮限制条件下，诱导 PrrAB 转录，同时在酸性 pH 或碳饥饿下保持不变。PrrAB 起着早期适应细胞内感染的作用。通过转座子诱变破坏操纵子导致结核分枝杆菌在鼠骨髓来源巨噬细胞中复制率降低。敲除结核分枝杆菌中的 *prrAB* 操纵子仅在存在 *prrAB* 的附加型拷贝时发生，表明该 TCS 对结核分枝杆菌生存是必需的。

（7）KdpDE：KdpDE TCS 在细菌中高度保守，对多种刺激有反应，包括钾离子、渗透压、ATP 浓度、生长温度和密度。HK KdpD 与 RR KdpE 相互作用。*kdpD* 和 *kdpE* 是单个操纵子的一部分。在结核分枝杆菌中，KdpDE 控制相邻和反向转录的 *kdpFABC* 操纵子的表达。结核分枝杆菌的 *kdpDE* 失活导致 SCID 小鼠中的超毒力表型。

（8）NarLS：NarLS 是结核分枝杆菌的功能性 TCS，存在硝酸盐时，其是结核分枝杆菌存活所必需的。NarL 调节 30 个基因的表达，这些基因与 DosR 依赖性基因一致，表明 DosR 与 NarL 有协同作用。据报道，NarL 和 DosR 可以结合到同一个基因的启动子区域，如 *narK2*、*ACG* 和 *Rv3130c*。

（9）其他双组分调节系统：目前有几个功能不太确认的 TCS。HK TrcS 和 RR TrcR 构成了 TrcRS TCS，TrcR 鉴定为 *Rv1057*，一种功能未知的 β 螺旋蛋白。PdtaRS TCS 尚未阐明。*Rv0600c*、*Rv0601*c 和 *Rv0602c* 是未知功能的 TCS。

（三）丝氨酸 / 苏氨酸蛋白激酶系统

结核分枝杆菌基因组除编码 11 个丝氨酸 / 苏氨酸蛋白激酶（serine/threonine protein kinases，STPKs）外，还存在相似数量的双组分系统，表明这两种信号转导机制在细菌适应环境方面都很重要。双组分系统是几乎所有细菌门的主要信号转导机制，与双组分系统不同的是，STPKs 在不同细菌群体中分布较少。结核分枝杆菌磷酸化蛋白质包括数百个丝氨酸和苏氨酸磷酸化蛋白，参与结核分枝杆菌生物学的各个方面，表明 STPKs 在调节结核分枝杆菌生理学方面起着关键作用。其中 9 种 STPKs 是受体型激酶，具有胞质外传感器域和胞内激酶域，表明这些激酶能转导外部信号。另外 2 种 STPKs 是细胞质的，具有检测细胞内变化的调节结构域。对一些 STPKs 的结构分析使研究者对这些激酶的激活和调节机制有了进一步理解，功能分析为磷酸化对几种蛋白质活性的影响提供了新的见解，但是对大多数磷酸化蛋白来说，磷酸化在调节功能中的作用尚不清楚。未来研究者的主要挑战包括表明磷酸化对大量磷蛋白的功能影响，鉴定这些磷蛋白的同源 STPKs，并确定 STPKs 感知的信号，最后将这些 STPKs 调控的过程整合到更大的集成监管网络中，这将为导致结核病发病机制的结核分枝杆菌适应性机制提供更深入的了解。

STPKs 为抑制剂开发提供了有吸引力的靶点，可能会为药物敏感和耐药结核病带来新的疗法。

结核分枝杆菌基因组编码的 11 个丝氨酸/苏氨酸蛋白激酶包括 PknA、PknB、PknD 到 PknL。PknA 和 PknB 由操纵子中的相邻基因编码，包括细胞壁合成酶 PBPA 和细胞形状决定蛋白 RodA 的基因以及蛋白磷酸酶 PspA，可调节细胞形状和细胞壁的合成。除此之外，PknA 和 PknB 还直接或间接与其他细胞过程的调节相关联，包括脂质合成、细胞分裂和转录调节等。

PknD 由编码参与磷酸盐转运的多个基因的染色体位点上的非必需基因编码。尽管 PknD 的配体及其功能尚不清楚，但 2010 年 Vanzembergh F 等的研究表明，pknD 在磷酸盐摄取中有作用，并且证明在缺乏磷酸盐的生长培养基中 pknD 缺失的结核分枝杆菌突变体的存活受到损害。2012 年 Be NA 等通过对结核分枝杆菌感染中枢神经系统所需基因的筛选，发现 pknD 缺失株对中枢神经系统侵袭有缺陷，表明 pknD 与中枢神经系统结核病有关。PknD 被证明是体外结核分枝杆菌侵入脑内皮细胞所必需的，且该分子的胞质外结构域足以刺激这些细胞的侵袭。PknD 可能导致中枢神经系统侵袭的机制和可能有助于该表型的 PknD 蛋白质底物尚不清楚。

关于 PknE 的底物或功能知之甚少。它可能是一种受体型激酶，具有细胞外结构域、跨膜结构域和细胞内激酶结构域（Kinase domain，KD）。2011 年 Kumar D 等研究表明，PknE 可以调节结核分枝杆菌感染巨噬细胞的凋亡。在使用 pknF 过表达和反义表达菌株的研究中，观察到其对生长、形态和间隔位置有显著影响，表明 pknF 在调节生长和细胞形状中具有作用。此外，迄今 PknF 的细胞外结构域尚未阐明。

PknG 是缺乏跨膜区的两种结核分枝杆菌的 STPKs 之一，PknK 是另一种。因此，PknG 不具有在跨膜信号转导中起作用的典型受体型激酶的结构。除了其 KD，其不与基于氨基酸序列的任何其他结核分枝杆菌 STPKs 聚类。PknG 具有对其功能重要的氨基和羧基末端序列。氨基末端区域含有红素氧化还原敏感区域，羧基末端含有四肽重复结构域，可能在蛋白质与蛋白质的相互作用和激酶活性的调节中发挥作用。2004 年使用牛分枝杆菌 BCG 株和耻垢分枝杆菌的研究表明，PknG 是一种毒力因子，分泌到巨噬细胞吞噬体中并通过调节宿主信号转导起作用，以防止吞噬体和溶酶体融合。PknK 是一种大蛋白质（119 kDa），其氨基末端区域的 KD 和长羧基末端区域显示出与 ATP 依赖性转录调节因子 MalT 家族的相似性。研究表明 PknK 在调节与生长和环境条件相关的翻译中发挥作用。

PknH 编码转录调节因子 EmbR 的基因 3' 端。序列分析表明 PknH 是典型的受体型激酶，具有细胞内 KD 和细胞外受体结构域。在结核分枝杆菌细胞包膜糖脂和脂质调节中起作用。PknH 磷酸化可调节结核分枝杆菌休眠反应的机制。关于 PknI 和 PknJ 的底物或功能，已知的相对较少。PknL 由与转座酶相邻的基因和公认的 DNA 结合蛋白编码。该区域的其他基因编码几种用于芳香族氨基酸、甘露聚糖和脂质生物合成的保守的假设蛋白和生物合成酶。在分枝杆菌中对 PknL 的研究相对较少，其可能对分枝杆菌细胞壁的合成有调节作用。

六、比较基因组学研究

比较基因组学（comparative genomics）是在基因组图谱和测序的基础上，利用某个基因组研究获得的信息推测原核生物、真核生物类群中的基因数目、位置、功能、表达机制和物种进化的学科。比较基因组学是功能基因组学研究的核心内容。1998 年完成结核分枝杆菌 $H_{37}Rv$ 的全基因组测序，标志着对 MTB 的研究进入了后基因组时代，为分枝杆菌比较基因组学的应用及了解 MTB 的结构和功能提供了良好的契机。将 MTB 和其他分枝杆菌全基因组信息及各种生物信息学技术综合应用于比较基因组学，有助于获得有关 MTB 菌种进化与分类、毒力相关因子、耐药相关基因及药物靶标的信息，从而为结核病的预防、早期诊断和治疗提供科学依据。

$H_{37}Rv$ 基因组包含了 4 411 529 个碱基对，包含 4 000 余个基因，基因组中鸟嘌呤和胞嘧啶含量高达 65%。Cole 等通过使用不同的数据库进行比较分析，总结了 40% 基因的预测蛋白质功能和 44% 基因的类似信息，其余 16% 基因的蛋白质功能不明；其中有约占 MTB 基因组编码基因 10% 的富含脯氨酸 - 谷氨酸（PE）和脯氨酸 - 脯氨酸 - 谷氨酸（PPE）两个多功能基因家族。PE 的形成基于多拷贝的多态重复序列 PGRS，PPE 的形成基于多态性串联重复序列 MPTR。通过基因序列的比对分析可以获得 PE 和 PPE 家族的遗传变异性。MTB 不同于其他细菌，很大程度上取决于其能编码参与脂肪合成的脂肪酸合成酶（FAS Ⅰ和 FAS Ⅱ）及参与脂肪分解的酶。

2002 年，Fleischmann 等完成了 MTB CDC1551 菌株的基因组测序，并将其与实验菌株 $H_{37}Rv$ 进行了全基因组比对，以确定潜在的与发病机制、免疫和进化相关的多态序列。他们发现，CDC1551 和 $H_{37}Rv$ 菌株的基因组存在大量基因序列以及单核苷酸的差异，尤其是细胞膜脂蛋白磷脂酶 C 和与细菌毒力和宿主细胞免疫有关的 PE/PPE 家族成员编码基因。和 CDC1551 相比，$H_{37}Rv$ 共发现 37 个插入序列（大于 10bp），其中 26 个位于开放阅读框内，11 个位于间隔区中。CDC1551 共发现 49 个插入序列，其中 35 个位于开放阅读框内，14 个位于间隔区中。同年，Cockle 等应用比较基因组方法找出牛分枝杆菌相比 BCG 菌株缺失的基因，从中选出 RD1、RD2 和 RD14 的 13 个开放阅读框，根据这些基因序列设计出 436 条多肽抗原用于鉴别牛分枝杆菌感染和牛分枝杆菌 BCG 免疫的牛模型，得到了具有诊断价值和亚单位疫苗潜质的 8 个基因（*Rv1983*、*Rv1986*、*Rv3872*、*Rv3873*、*Rv3878*、*Rv3879c*、*Rv1979c* 和 *Rv1769*）。

2008 年，Zheng 等完成实验室无毒力菌株 H37Ra（ATCC25177）的基因测序，并用比较基因组学方法将其基因序列和与其同源的毒力菌株 H37Rv 以及临床分离株 CDC1551 的基因序列进行比较。发现和 $H_{37}Rv$ 相比，H37Ra 的基因成分和顺序高度相似，具有 53 个插入序列和 21 个缺失序列，总长度比 H37Rv 的基因长度长 8 445bp；$H_{37}Ra$ 和 $H_{37}Rv$ 之间有 198 个单核苷酸变异，其中 119 个变异在 H37Ra 和 CDC151 之间相同，3 个是 $H_{37}Rv$ 自身存在的变异，其余 76 个 $H_{37}Ra$ 特异的变异分散在 32 个基因内。Zheng 等进一步用生物信息学以及定量 PCR 检测数个重要基因的潜在启动子区域后发现，转录因子以及代谢调控因子的突变与细菌应对老化压力相关；影响细胞膜结构、基础代谢、体内生长的基因突变以及 PE/PPE/PE-PGRS 家族基因的变异可能与 $H_{37}Ra$ 毒力减弱有关。

2011 年，Zhang 等完成了两株北京基因型菌株的基因组测序，发现这两株菌株和

H₃₇Ra 及 H₃₇Rv 相比，在 PE/PPE 家族中具有很大差异。

2012 年，McGuire 等对 8 株结核分枝杆菌复合群菌株 [MTB H₃₇Rv、MTB H₃₇Ra、MTB F11（ExPEC）、*M.bovis* BCG Pasteur 1173P2、*M. bovis* AF2122/97、MTB Haarlem、MTBC、MTB CDC1551]、11 株非结核分枝杆菌菌株、4 株棒状杆菌、2 株链霉素、*Rhodococcus jostii RHA1*、法氏诺卡氏菌（*Nocardia farcinia*）、纤维放线菌（*Acidothermus cellulolyticus*）、*Rhodobacter sphaeroides*、*Propionibacteriumacnes* 以及 *Bifidobacterium longum* 共 31 份基因组进行比对分析，结果发现 MTB 中脂质代谢和调节具有重要的功能、饱和与不饱和脂肪酸代谢相关基因之间的进化差异、DNA 修复和蝶呤型钼辅因子在 MTB 的致病过程中起重要的作用；同时通过分析高度保守的非编码区以及相关的基因表达数据，鉴别出 400 个保守的非编码区，包括 37 个保守的预测启动子调控元件（其中 4 种与以前验证的元件相对应）及 50 个潜在的非编码 RNAs。

2013 年，Zhang 等对 1 株牛结核分枝杆菌（*M. bovis*）菌株（AF2122/97）、13 株 *M. bovis*BCG 菌株（BCG-Frappier、BCG-Glaxo、BCG-Moreau、BCG-Phipps、BCG-Prague、BCG-Sweden、BCG-China、BCG-Tice、BCG-Russia、BCG-Danish、BCG-Mexico、BCG-Tokyo 和 BCG-Pasteur）以及 5 株 MTB（F11、H₃₇Ra、H₃₇Rv、KZN1435 和 CDC1511）的基因序列进行分析后发现，BCG 菌株与 MTB 相比，RD 区缺失比例更高，而且共有 188 人T 细胞表位存在不同程度的缺失，推测 BCG 菌株间保护力的差异可能是由于不同 BCG 菌株 T 细胞的表位差异所致。

近年来比较基因组学被广泛用于 MTB 系统发育进化的研究，Luo 等通过对 358 株北京基因型菌株的全基因组进行分析，发现北京基因型菌株大约三万年前在东南亚地区出现，东亚地区北京基因型菌株存在多样性，而在全球范围内引起结核病暴发的北京基因型菌株主要是现代型北京基因型菌株。Luo 等还结合了中国不同地区的 1793 株菌株的全基因组和基因型数据进行分析，发现中国的现代型北京基因型菌株于新石器时代已经在中国北方不断传播，后来随着汉族人的不断迁徙而传播到中国各地。现代型北京基因型菌株的成功传播显示其具有强毒力以及对现代密集型社会的高度适应力，必须对这类菌株引起高度重视。此外，MIRU-VNTR 方法及 SNP 分型方法已在分枝杆菌系统进化及分类研究中广泛应用，这两种方法均是在比较基因组学的基础上发展起来。

比较基因组学在耐药基因的研究及筛选抗结核药物靶标方面具有重要作用。染色体介导的耐药是 MTB 产生获得性耐药的主要分子基础。近年来，MTB 耐药的分子机制在世界范围内已被广泛研究，并确认 MTB 的 9 种基因或间隔区（intergenic regions，IGRs）（如 *KatG*、*inhA*、*aphC-oxyR IGR*、*kasA*、*rpoB*、*rrs*、*rpsL*、*embB*、*pncA*）与一线抗结核药的耐药密切相关。但还有一部分耐药菌株不存在上述耐药相关基因突变以及对一线药物以外的药物耐药机制不清楚。Zhang 等利用比较基因组学的方法比较了 161 株临床分离的 MTB 菌株，新发现了与 MTB 耐药性高度相关的 72 个基因和 28 个 IGRs，同时认为 MTB 的耐药机制比预想的还复杂，他们的研究为阐明 MTB 新的耐药机制提供了强有力的基础。

比较基因组学方法还可用于结核分枝杆菌和类人猿代谢途径的差异分析，研究表明有些 MTB 蛋白与宿主蛋白无相似性。Kushwaha 等认为研究结核病这种人兽共患疾病时，非同源性蛋白质（酶）应作为首选研究目标。MTB H₃₇Rv 与主体宿主之间代谢途径无相似性的酶，将成为极具潜力的研究靶标。

（徐　颖　周向梅　李桂莲　万康林）

第三节　结核分枝杆菌蛋白质的结构与功能

一、蛋白质的结构和功能

1998 年，英国 Sanger 中心和法国 Pasteur 研究所合作完成了结核分枝杆菌 $H_{37}Rv$ 的全基因组测序工作。2002 年，Camus 等根据新的实验数据和序列信息，又发现了 82 个能够编码多肽的新基因。基于和已有基因组序列的比较以及来自文献中的数据，确定了 2 058 个蛋白质的功能，预测其中 376 个蛋白质是分枝杆菌所独有的。

（一）RD 区研究进展

1999 年，Behr 等利用 DNA 微阵列杂交法比较 $H_{37}Rv$、*M.bovis* 以及多个 BCG 菌株的差异，结果发现与 $H_{37}Rv$ 相比，*M.bovis* 有 11 个缺失区（包含 91 个 ORF），BCG 菌株在这 11 个缺失区的基础上还有 5 个缺失区（包含 38 个 ORF）。和 BCG 菌株 DNA 序列相比，把 MTB 中存在的 DNA 序列差异区域（regions of difference，RD）称为缺失区。目前，对于 MTB RD 区编码的蛋白有较多研究，并取得了可喜的研究进展。

1. RD1 区　RD1 区全长 9.5kb，包含 9 个阅读框即 *Rv3871 ~ Rv3879c*，在 MTB $H_{37}Rv$ 和 *M. bovis* 基因组中存在，在 BCG 菌株中缺失。RD1 区所编码的蛋白是 MTB 的主要毒力因子之一，被认为在 MTB 的致病过程中起关键作用。*Rv3871* 编码的 EccCb1 蛋白是 ESX-1 分泌系统的重要组成部分，可与 *Rv3870* 编码的蛋白结合共同形成分子转运通道；又能与 ESAT-6/CFP-10 二聚体结合参与其分泌转位；也有研究揭示，*Rv3871* 编码的蛋白可能在 ESAT-6/CFP-10 蛋白的折叠、分泌过程中起关键作用。卡介苗基因组中这段序列的缺失可能与其保护力减弱有直接关系。*Rv3872* 编码的 PE35 蛋白和 *Rv3873* 编码的 PPE68 蛋白可能在结核病的发病过程中起重要作用，有助于 MTB 感染状态的建立和维持，此外 PE35 和 PPE68 蛋白在结核病的感染发病过程中起重要的免疫调节作用。*Rv3874* 和 *Rv3875* 分别编码 CFP-10 和 ESAT-6 两个低分子质量蛋白。这两个基因的表达受同一个启动子调控，其产物 CFP-10 和 ESAT-6 形成紧密的 1：1 蛋白质复合物发挥生物学功能，预测其可能在病原体 - 宿主细胞信号转导中发挥关键作用；CFP-10 的 C-末端形成的氨基酸臂，对蛋白质的分泌起重要作用。Zhang 等使用遗传学方法证实 *Rv3876* 编码的 EspI 蛋白是 MTB ESX-1 分泌系统的组成部分之一，在细胞 ATP 水平消耗的条件下，EspI 在负向调节 ESX-1 介导的分泌过程中起重要作用。*Rv3877* 编码的跨膜蛋白 EccD1 是组成蛋白质分泌通道的主要成分。*Rv3878* 编码 ESX-1 分泌相关蛋白 EspJ，且 EspJ 与 STPKs 介导的磷酸化联合作用是促进分枝杆菌生长的主要机制之一。*Rv3879* 编码的分泌蛋白 EspK 能够和 *Rv3871* 编码的蛋白 EccCb1 相互作用，促进蛋白 Rv3881c/Mh3881c（EspB）的分泌。

2. RD2 区　RD2 区全长 5.6kb，包含 11 个阅读框，即 *Rv1978 ~ Rv1988c*，在牛分枝

杆菌基因组和部分 BCG 菌株中存在，在 BCG-Danish、BCG-Prague、BCG-Glaxo、BCG-Connaught、BCG-Phipps、BCG-Tice 和 BCG-Pasteur 菌株中缺失。RD2 区对 MTB 毒力方面起重要作用，某些基因编码的蛋白与 BCG 的安全性和宿主的免疫应答有关，如 Rv1979c 可能是一种氨基酸转运蛋白，并且该基因的缺失可能抑制巨噬细胞生长。*Rv1980c* 编码的 MPT64 和 *Rv1984c* 编码的 CFP21，可诱导机体产生强烈的免疫应答。*Rv1982c* 可以编码毒素 - 抗毒素家族蛋白（toxin-antitoxin，TA）VapC36，VapC36 可以通过 RNA 酶活性抑制翻译。Rv1987 蛋白是 RD2 区基因编码的一种具有免疫效力的分泌蛋白，有研究表明该蛋白可以调节宿主免疫反应向 Th2 型细胞应答转化，可能有助于细菌逃逸宿主免疫识别。*Rv1988* 编码的蛋白是重要的分枝杆菌毒力因子，可作为治疗分枝杆菌感染的潜在靶标。*Rv1978* 编码的蛋白为假定蛋白。

3. RD3 区　RD3 区全长 9.3kb，包含 14 个阅读框，即 *Rv1573 ~ Rv1586c*，在牛分枝杆菌基因组中存在，在全部 BCG 菌株中缺失。研究表明，噬菌体衣壳蛋白 Rv1576c、Rv1578c 和噬菌体整合酶 Rv1586c 可能与 MTB 适应环境及发病机制有关。Rv1580c 可能是鉴定血清样品中牛分枝杆菌感染的理想选择。*Rv1573 ~ Rv1585c* 编码的蛋白为噬菌体蛋白。

4. RD4 区　RD4 区全长 1.9kb，包含 3 个阅读框，即 *Rv0221*、*Rv0222* 和 *Rv0223c*，在 MTB $H_{37}Rv$ 和非洲分枝杆菌基因组中存在，在 BCG 菌株和牛分枝杆菌基因组中缺失。Rosenkrands 等对 MTB 差异区 RD2-7、RD9-13 和 RD15 的 47 个基因进行基因克隆表达，并纯化重组蛋白，采用血清学检测发现 *Rv0222* 编码的蛋白 EchA1 具有很高的血清学诊断价值，并在人类免疫缺陷病毒（human immunodeficiencyvirus，HIV）感染者中呈现较高的灵敏度，其识别 HIV 阳性结核患者的灵敏度为 43%，识别 HIV 阴性肺结核患者的灵敏度为 30%。*Rv0221* 和 *Rv0223c* 编码的蛋白分别为甘油三酯酶和乙醛脱氢酶。

5. RD5 区　RD5 区全长 2.8kb，包含 5 个阅读框，即 *Rv3117*、*Rv3118*、*Rv3119*、*Rv3120* 和 *Rv3121*，在 MTB $H_{37}Rv$ 和非洲分枝杆菌基因组中存在，在 BCG 菌株和牛分枝杆菌基因组中缺失。RD5 区的完整性可能与生物毒力作用增加有关。*Rv3121* 编码细胞色素蛋白 Cyp141，可能参与调节宿主的免疫反应，可以作为新型疫苗的候选成分，在结核病的诊断方面具有潜在的价值。*Rv3118* 编码的蛋白为假定蛋白，*Rv3119* 编码的蛋白为 MoaE1。

6. RD6 区　RD6 区全长 12.8kb，包含 11 个阅读框，即 *Rv1506c ~ Rv1516c*，其中包含编码 3 个糖代谢途径中的相关蛋白，如 GDP-D-甘露糖脱水酶 GmdA（Rv1511）、核苷酸异构酶 EpiA（Rv1512）、糖基转移酶 Rv1516c 以及 2 个膜蛋白 Rv1508c 和 Rv1510。在 MTB $H_{37}Rv$ 和非洲分枝杆菌基因组中存在，在牛分枝杆菌和 BCG 菌株基因组中缺失。通过对重组蛋白 Rv1515c 在分枝杆菌和宿主相互作用中的功能研究发现，Rv1515c 能通过影响脂肪酸合成而引起一系列菌落表型变化，包括滑动能力、单菌落形态和生物膜的形成，从而增强耻垢分枝杆菌在体外的存活能力，并能使鼠源巨噬细胞 RAW264.7 和人源巨噬细胞 THP-1 中细胞因子 IL-6 和 IL-10 mRNA 表达水平显著下调，表明 Rv1515c 蛋白是与 MTB 致病性相关的一种调控蛋白，可作为新型的抗结核药物靶点。*Rv1506c*、*Rv1507c*、*Rv1509*、*Rv1513* 和 *Rv1514c* 编码的蛋白为假定蛋白。

7. RD7 区　RD7 区全长 9.0kb，包含 8 个阅读框，即 *Rv2346c ~ Rv2353c*，在 MTB

$H_{37}Rv$ 和非洲分枝杆菌基因组中存在，在牛分枝杆菌和 BCG 菌株基因组中缺失。曹廷明等对 Rv2352c 蛋白进行基因克隆表达、纯化后免疫新西兰兔，发现能够刺激产生高滴度的抗体反应；之后对 Rv2352c 重组蛋白进行免疫印迹分析，结果显示该重组蛋白能与结核病患者血清发生良好免疫反应，证明 Rv2352c 蛋白具有很好的免疫原性和抗原性。*Rv2346c*基因编码的蛋白能够诱导 MTB 在巨噬细胞内的氧化应激来提高 MTB 的生存能力。*Rv2347c* 基因编码的蛋白可能与 MTB 毒力有关。*Rv2348c* 编码的蛋白为假定蛋白，*Rv2349c*、*Rv2350c* 和 *Rv2351c* 编码的蛋白分别为磷酸酯酶 C（PlcC）、膜磷酸酯酶 B（PlcB）和膜磷酸酯酶 A（PlcA）。

8. RD8 区　RD8 区全长 3.4kb，包含 4 个阅读框，即 *Rv0309 ~ Rv0312*，在非洲分枝杆菌和 BCG 菌株基因组中存在，在牛分枝杆菌基因组中缺失。蒋天舒等构建了高效表达的 Rv0309 重组质粒并获得了高纯度 Rv0309 重组蛋白，表明 Rv0309 具有诱导宿主产生保护性免疫应答作用，为进一步利用该抗原制备结核病新疫苗提供依据。*Rv0310c*、*Rv0311* 和 *Rv0312* 编码的蛋白为假定蛋白。

9. RD9 区　RD9 区全长 18.3kb，包含 7 个阅读框，即 *Rv3617 ~ Rv3623*，在 MTB $H_{37}Rv$ 基因组中存在，在非洲分枝杆菌、牛分枝杆菌和 BCG 菌株基因组中缺失。有研究用重组 Rv3618 蛋白作为抗原，采用 ELISA 检测 71 例肺结核患者血清中特异性 Rv3618 蛋白和 38KD 蛋白的 IgG 抗体，发现 Rv3618 与 38KD 蛋白联合可用于肺结核病患者的血清学检测且呈现较高的敏感性，认为 Rv3618 蛋白可作为结核病血清学诊断的抗原之一。也有研究揭示 *IS6110* 和 *Rv3618* 基因可以作为检测 MTB 的分子靶标；使用免疫色谱法（PCR-ICT），同时检测 1 500 个临床痰标本中的 MTBC 和 MTB，将结果与传统培养和生化鉴定结果进行比较，并与患者的临床结果进行比较，整体敏感性为 93.0%，特异性为 99.8%，其中检测 MTBC 的灵敏度为 95.5%、特异性为 97.9%，检测 MTB 的灵敏度为 93.0%、特异性为 99.8%，证明 *Rv3618* 在结核病诊断上具有较好的潜在应用价值。Rv3620c 也是 MTB 的重要免疫显性抗原。以 Ag85B-ESAT6-Rv3620c 融合基因重组卡介苗构建了一种新型重组卡介苗（recombinant BCG，rBCG），动物实验结果显示与 BCG 相比，rBCG 可以显著增加 Th1 型细胞免疫应答和特异性体液应答。*Rv3617* 编码的蛋白为环氧化物水解酶 EphA，*Rv3619c* 编码的蛋白为 EsxV（ESAT-6），*Rv3621c* 的预测功能为编码蛋白 PPE65，*Rv3622c* 编码蛋白 PE32。

10. RD10 区　RD10 区全长 3.0kb，包含 3 个阅读框，即 *Rv1255c ~ Rv1257c*，在 MTB $H_{37}Rv$ 和非洲分枝杆菌基因组中存在，在牛分枝杆菌和 BCG 菌株基因组中缺失。RD10 区对 MTB 有保护作用，与毒力无关，因此可用于新疫苗研发。*Rv1255c* 的编码蛋白为转录调控因子，*Rv1256c* 编码的蛋白为细胞色素 P450 Cyp130，*Rv1257* 编码的蛋白为氧化还原酶。

11. RD11 区　RD11 区全长 28.8kb，包含 5 个阅读框，即 *Rv3425 ~ Rv3429*，在 MTB $H_{37}Rv$ 基因组中存在，在 BCG 菌株基因组中缺失。研究表明 Rv3425 蛋白在结核病诊断方面具有很高的应用价值。*Rv3426* 的预测功能为编码蛋白 PPE58，*Rv3427c* 和 *Rv3428c* 编码的蛋白为转座酶，*Rv3429* 编码蛋白 PPE59。

12. RD12 区　RD12 区全长 2.0kb，包含 4 个阅读框，即 *Rv2072c*、*Rv2073c*、*Rv2074* 和 *Rv2075c*，在 MTB $H_{37}Rv$ 基因组中存在，在 BCG 菌株基因组中缺失。Tan 在研究

Rv2073c 和 Rv2074 两种蛋白时发现，与健康对照组相比，Rv2073c 蛋白只在结核病组诱导分泌高水平的 IFN-γ 且呈正相关关系，表明 Rv2073c 可作为 MTB 特异性诊断试剂和疫苗的备选成分之一。*Rv2072c* 和 *Rv2075c* 编码的蛋白分别为甲基转移酶 CobL 和假定蛋白。

13. RD13 区　RD13 区全长 11.0kb，包含 16 个阅读框，即 *Rv2645 ~ Rv2660c*，在 MTB H₃₇Rv 和牛分枝杆菌基因组中存在，在 BCG 菌株基因组中缺失。研究发现，结核病患者外周血用 Rv2645 特异性刺激产生 IFN-γ 水平比健康人高；Rv2645 能诱导接种了热灭活 H₃₇Rv 的小鼠发生结核菌素特异性皮肤试验反应，可作为一种新型的细胞介导的结核病免疫诊断试剂。有研究表明，纯化的重组 Rv2659c 蛋白可在潜伏结核感染患者中引起 T 细胞应答的选择性免疫原性，提示该蛋白具有潜在的诊断价值且可能是对潜伏结核感染患者使用的候选疫苗之一。*Rv2646* 编码的蛋白为整合酶，*Rv2648* 编码的蛋白为转座酶 IS6110（片段），*Rv2649* 编码的蛋白为转座酶 IS6110，*Rv2650c*、*Rv2652c*、*Rv2653c*、*Rv2655c*、*Rv2656c* 和 *Rv2658c* 编码的蛋白为噬菌体蛋白，*Rv2651c* 编码的蛋白为噬菌体蛋白酶，*Rv2647* 和 *Rv2660c* 编码的蛋白为假定蛋白。

14. RD14 区　RD14 区全长 9.1kb，包含 8 个阅读框，即 *Rv1766 ~ Rv1773c*，在大部分 BCG 菌株基因组中存在，在牛分枝杆菌基因组和 BCG-Pasteur 菌株中缺失。研究表明，Rv1769 和 Rv1772 均可作为 T 细胞抗原诱发较强的 T 细胞免疫反应，提示其可作为潜在的细胞免疫检测抗原或亚单位疫苗成分。*Rv1771* 编码一种脱氢酶，具有合成维生素 C 的能力。*Rv1766*、*Rv1767* 和 *Rv1770* 编码的蛋白为假定蛋白，*Rv1768* 编码的蛋白为 PE-PGRS 家族蛋白 PE-PGRS31，*Rv1773c* 编码的蛋白为转录调控蛋白。

15. RD15 区　RD15 区全长 12.7kb，包含 15 个阅读框，即 *Rv1963c ~ Rv1977*，在 MTB H₃₇Rv 基因组中存在，在牛分枝杆菌和 BCG 菌株基因组中缺失。*Rv1966 ~ Rv1971* 分别编码蛋白质 Mce3A、Mce3B、Mce3C、Mce3D、Mce3E 和 Mce3F，研究表明这 6 种蛋白在 MTB 体外生长过程中均检测到 mRNA 的高表达，提示其可能与 MTB 的发病机制有关。*Rv1973* 编码的蛋白为外膜蛋白。Jiang 等发现 Rv1977 编码的蛋白可能是一种特异性抗原，可能参与宿主免疫逃避。*Rv1963c* 编码的蛋白为转录抑制因子 Mce3R，*Rv1964*、*Rv1965*、*Rv1972* 和 *Rv1974* 编码的蛋白均为膜蛋白，*Rv1975* 和 *Rv1976c* 编码的蛋白为假定蛋白。

16. RD16 区　RD16 区全长 7.6kb，包含 6 个阅读框，即 *Rv3400*、*Rv3401*、*Rv3402c*、*Rv3403c*、*Rv3404c* 和 *Rv3405c*，在大部分 BCG 菌株基因组中存在，在牛分枝杆菌基因组、BCG-Moreau 菌株和 BCG-Russia 菌株的基因组中缺失。*Rv3400* 编码一种水解酶，参与分枝菌酸合成。朱琳等发现抗原 Rv3400 能够诱导高水平 IL-6 和 TNF-a 的分泌，增加巨噬细胞表面分子 CD80、CD86、CD40、MHC Ⅱ 的表达，提高巨噬细胞吞噬能力；亚单位疫苗 Rv3400-IFA 在 C57BL/6 小鼠体内可产生较好的细胞免疫和体液免疫效应，提示 Rv3400 有望成为新型结核病疫苗及诊断标志物的候选成分。Rv3402c 通过干扰宿主的信号途径来扰乱宿主的免疫应答，最终导致巨噬细胞的快速裂解及提高细菌在胞内的存活率。*Rv3401*、*Rv3403c* 和 *Rv3404c* 编码的蛋白为假定蛋白，*Rv3405c* 编码的蛋白为转录调控蛋白。

（二）抗原表位的研究进展

结核病的感染、发生、发展及转归均依赖于机体细胞免疫反应的不同作用机制，一般认为机体对 MTB 的免疫，首先是细胞免疫，其次是体液免疫。其中 CD4[+] 和 CD8[+]T 淋巴细胞在机体对 MTB 的细胞免疫应答中起重要作用；B 细胞主导体液免疫，越来越多的研究表明体液免疫在抗原呈递、刺激机体产生保护性抗体、调节宿主免疫应答等方面起重要作用。淋巴细胞识别外来抗原依赖于短肽片段（即表位）。MTB 中存在编码 T 细胞和 B 细胞抗原表位的氨基酸序列。抗原表位又称抗原决定簇（antigenic determinant, AD），指抗原分子中决定抗原特异性的特殊化学基团。抗原通过抗原表位与相应淋巴细胞表面的抗原受体结合，从而激活淋巴细胞，引起免疫应答；抗原也借表位与相应抗体或致敏淋巴细胞发生特异性结合而发挥免疫效应。抗原表位的性质、数目和空间构型决定抗原的特异性。抗原表位在抗原诱发免疫应答时起决定性作用。B 细胞抗原表位是抗原表面与 B 细胞相互识别、刺激 B 细胞产生抗体或分泌细胞因子、调节免疫应答的特殊结构。

2008 年，Enrst 等建立了一个免疫表位数据库（immune epitopes database，IEDB），在此数据库中共有 491 个预测的 MTB 人 T 细胞抗原表位。其中在 H$_{37}$Rv 中仅包含了 480 个人 T 细胞抗原表位。Jiang 等对 180 株 MTB 临床分离株的 480 个人 T 细胞抗原表位基因进行 PCR 扩增，比较其在基因及氨基酸水平的差异，筛选出可能发生免疫逃逸的抗原表位及蛋白，结果显示：480 个抗原表位中，有 415 个表位序列高度保守，65 个表位在基因水平发生了变异，占 13.54%；在氨基酸水平上，共有 60 个表位发生了氨基酸的改变，占 12.5%；有 18 个蛋白在基因水平发生了变化，变化较大的几个表位位于 *pstS1*、*esxL*、*mpt64*、*esxO*、*lppX* 和 *MT0322* 基因中，都发生了两个及以上氨基酸的改变；在这次研究的 480 个表位中，dN/dS 的值为 1.38，有 12 个基因的 dN/dS 值大于 1，说明这些基因在遗传学上受压力选择的作用而可能发生免疫逃逸；此外，还发现北京基因型菌株比非北京基因型菌株人 T 细胞抗原表位基因更为保守，从而使人淋巴更容易识别北京基因型菌株，而淋巴细胞是造成 MTB 人间传播的关键要素，因此提示北京基因型菌株比非北京基因型菌株更容易传播。

目前已知的 MTB 人 B 细胞抗原表位为 399 个，分别由 81 个基因编码；无论在卡介苗菌株中，还是在 MTB 临床分离菌株中，绝大多数 B 细胞抗原表位均高度保守。李马超等报道，在 13 株卡介苗菌株的基因组中 321 个 B 细胞抗原表位的编码序列未发生任何变化；全部表位根据变化情况可分为 5 个 Group，Group 1 包含 321 个 B 细胞抗原表位，在全部卡介苗菌株中均高度保守；Group 2 包含 15 个 B 细胞抗原表位，在全部卡介苗菌株中存在相同的点突变；Group 3 包含 26 个 B 细胞抗原表位，在全部卡介苗菌株中缺失；Group 4 包含 13 个 B 细胞抗原表位，在部分卡介苗菌株中缺失；Group 5 包含 23 个 B 细胞抗原表位，在不同的卡介苗菌株中发生特异性变化。BCG-Tokyo 172 和 BCG-China 菌株中拥有 357 个完整的 MTB 人 B 细胞抗原表位，为 13 株卡介苗菌株中拥有 B 细胞抗原表位数量最多的疫苗株。李马超等研究显示，在 180 株 MTB 临床分离菌株中，293 个 MTB 人 B 细胞抗原表位未发生任何碱基序列变化，104 个 MTB 人 B 细胞抗原表位的编码序列发生了不同程度变化，78 个表位的多肽序列发生了变异；在 150 株拥有完整测序结果的菌株中，1 株菌发生了 12 个 B 细胞抗原表位编码序列的变化，为发生 B 细胞抗原表位编码序列变化最多的菌株，10 株菌株 397 个 B 细胞抗原表位编码序列未发生任何变化；99.33% 临床分离菌株（149/150）MTB 人 B 细胞抗原表位的变化数量不超过 10 个；MTB 临床菌株中 B 细胞抗原表位的分布高度保守。B 细胞抗原表位及编码基因的高度保守使得 MTB 更容易被宿主识别、在人群中广泛传播；在全部编码序列中，无论 B 细胞抗原表位的编码基因、B 细胞抗原表位的编码区还是非表位的编码区，大多数情况下其 dN/dS 值均小于 1，倾向于受纯化选择压力的作用，这也提示在疫苗设计时应充分考虑采用添加可变抗原成分来提高疫苗的保护力。

二、蛋白质组学研究

蛋白质是 MTB 实现入侵、潜伏、增殖、耐药等功能的主要执行者。研究 MTB 蛋白质，对明确致病机制、潜伏机制、耐药机制等有重要意义。20 世纪 90 年代以前，结核分枝杆菌蛋白功能都是通过传统的生化方法和单克隆抗体筛选来鉴定和诠释。一些重要的蛋白质，如 Ag85 复合物、MPB64、MPB70 以及一些细胞质蛋白，如 DnaK、GroEl 和 SodA，都是使用传统方法鉴定。

蛋白质组学这一概念在 1994 年被首次提出，其含义为"一个基因组或一个细胞、组织在特定时间及空间上表达的全部蛋白质"。传统的蛋白质研究只注重单一蛋白质，而蛋白质组学研究注重一组参与特定生理或病理状态的所有蛋白质种类及其与周围环境的关系。因此，蛋白质组学研究能提供更多有关 MTB 生命和活动的信息。截至目前，蛋白质组学的核心研究技术主要包括双向电泳（2-DE）、生物质谱和生物信息学。随着技术的不断发展，目前各类生物质谱技术和生物信息学成为研究 MTB 蛋白质组的主要技术。近年来，关于结核分枝杆菌蛋白质组，从全蛋白组的解析研究到靶向蛋白的功能调控蛋白组研究，都有许多进展。

（一）描述性蛋白质组学研究

1998 年 MTB 基因组测序的完成为蛋白组学的研究提供了可能，标志着结核病研究已经进入后基因组研究时代。但根据基因组信息预测的 4 000 多个开放读码框，经过实验证实其蛋白结构的只有 300 余个，更多开放读码框的蛋白功能未能诠释。2011 年，Anand 等通过生物信息学方法注释了结核分枝杆菌 H₃₇Rv 的蛋白组（图 1-3-1），共注释了 2 877 个蛋白功能，主要是通过基因序列预测蛋白折叠结构和新的结合位点，从而预测蛋白功能。用于预测的序列长度百分比主要在 50% 以上，其中，序列预测长度大于 90% 的有 1 423 个蛋白。通过预测获得的蛋白折叠形式主要包括铁蛋白样、DNA/RNA 结合 3- 螺旋束、含有核苷三磷酸的 P- 环水解酶等。根据预测获得的蛋白功能，主要包括脂代谢蛋白、信号通路蛋白、PE/PPE 家族蛋白、其他代谢相关蛋白、调控类蛋白、插入序列和噬菌体相关的蛋白等。H₃₇Rv 蛋白质组的解析，对研究结核病致病机制和筛选抗结核治疗靶点有积极作用。

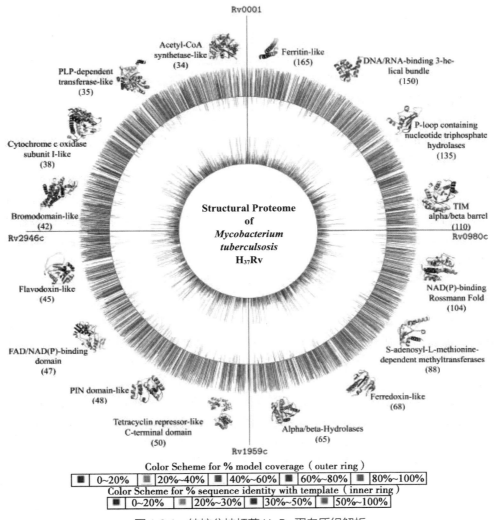

图 1-3-1　结核分枝杆菌 $H_{37}Rv$ 蛋白质组解析

Gunawardena 等应用 2D 结合 LC-MS 技术解析了 MTB 和 BCG 菌株的所有膜蛋白。研究鉴定到 2 203 个膜蛋白，其中结核分枝杆菌 2 003 个，BCG 菌株 2 009 个，1 809 个膜蛋白是 MTB 和 BCG 菌株共有的，194 个膜蛋白是 MTB 特有的，200 个膜蛋白是 BCG 菌株特有的。2 203 个膜蛋白中，只有 26% 的蛋白（580 个）具有跨膜结构域或胞质输出信号肽序列，这些数据为揭示结核分枝杆菌的内在毒力因子提供了蛋白组学基础。Bell 等通过分离亚细胞组分、富集细胞膜组分，利用液相色谱 - 质谱鉴定了 MTB 细胞壁、细胞膜、细胞浆、裂解物和分泌产物，得到 1 051 个蛋白质，包括 183 个跨膜蛋白。

纯蛋白衍化物（PPD）的蛋白质组组成也得以阐明。Prasad 等分析了 FDA 标准株 PPD-S2 的蛋白质组成分，显示其由至少 240 种蛋白质组成，包含许多已知的 MTB T 细胞抗原（GroES、GroEL2、HspX 和 DnaK 等）。对 PPD-S2、RT23 和 PPD-KIT 之间的比较蛋白质组学分析表明，Esx 蛋白家族成员的相对丰度差异可能是导致 RT23 和 PPD-KIT 试剂引发炎症反应增加的原因。PPD 试剂的异质性可能是人群中迟发型超敏反应差异的原因之一。对 PPD-CT68（Tubersol）的蛋白质分析显示，约 142 个蛋白质是 PPD-CT68 和 PPD-S2 的共有蛋白，其中 123 个蛋白是 PPD-CT68 特有的，89 个蛋白是 PPD-S2 特有的。MTB、牛分枝杆菌和鸟分枝杆菌来源的纯蛋白衍化物中仅有 18 个蛋白质是共有的，充分说明了不同菌株间的蛋白质组差异，这或许是引起不同毒力和致病力的重要原因。

（二）比较蛋白质组学研究

MTB 中存在，但牛分枝杆菌和 BCG 菌株中不存在的蛋白质是用于新型结核病诊断、治疗和疫苗研发的有价值抗原。因此，比较蛋白质组学分析侧重于区分强毒和减毒分枝杆菌菌株之间的蛋白质组成。

Jungblut 等使用 2-DE 和 MALDI/MS 技术分析比较了两种毒力 MTB 菌株（$H_{37}Rv$ 和 Erdman 菌株）和两种 BCG 菌株（芝加哥和哥本哈根型）中的蛋白质。这些菌株的蛋白质组成非常相似，但在蛋白胶上呈现的斑点位置和强度存在一些差异。与 BCG 菌株相比，$H_{37}Rv$ 菌株包含 13 个特异斑点，但是缺少 8 个斑点。其中 6 个斑点在 $H_{37}Rv$ 中独有，包括 L-丙氨酸脱氢酶（Rv2780）、苹果酸异丙酯合酶（Rv3710）、烟酸-核苷酸焦磷酸酶（Rv1596）、MPT64（Rv1980c）等。另外，$H_{37}Rv$ 菌株有 9 个斑点的强度较低，1 个斑点的强度较高。这些差异斑点正是毒力株和减毒株所特有的差异。Malen 等使用 2-DE 和 MS 技术对 MTB 强毒株 $H_{37}Rv$ 和减毒株 $H_{37}Ra$ 进行了比较蛋白质组分析。两类菌株共鉴定到 1 700 余个蛋白，其中 29 个膜蛋白在两类菌株中的表达量差异达到 5 倍以上，19 个膜蛋白和脂质相关蛋白在 $H_{37}Rv$ 菌株中高表达，另外 10 个蛋白在 $H_{37}Ra$ 菌株中高表达。这些差异蛋白可能与 MTB 毒力变化有关。有研究进一步使用高分辨率傅立叶变换质谱法探讨了强毒株 $H_{37}Rv$ 和减毒株 $H_{37}Ra$ 的蛋白质组和磷酸化蛋白质组图谱。在两类菌株中共鉴定到 2 709 种蛋白质并成功定量，同时鉴定获得来自 257 种蛋白质的 512 个磷酸化位点。除了证实先前描述的 MTB 磷酸化蛋白的存在外，其中 265 个磷酸化位点是首次鉴定获得的磷酸化位点。定量蛋白质组学分析显示，与 $H_{37}Ra$ 相比，$H_{37}Rv$ 中属于毒力相关的Ⅶ型细菌分泌系统的蛋白质上调超过 5 倍，共计 84 种蛋白质表现出毒力和减毒菌株之间磷酸化水平的变化。对 $H_{37}Rv$ 和 $H_{37}Ra$ 蛋白表达水平或磷酸化水平改变的蛋白质生物信息学分析揭示了脂肪酸生物合成和双组分调节系统中涉及的途径的富集。这一数据为进一步探索 $H_{37}Rv$ 和 $H_{37}Ra$ 分子水平的功能差异提供了资源。

蛋白质组学也被用于研究不同 BCG 菌株亚型的保护差异。Gunawardena 等通过蛋白质组学发现 BCG 菌株不同亚型的 LpqH、Icl1 和 GlcB 蛋白表达发生变化。除此之外，与 MTB 相比，BCG 菌株中的 ESX-3 水平降低。由于 ESX-3 在 MTB 中是必不可少的，参与铁、锌离子的体内平衡，因此通过提高 ESX-3 水平也许能够提高 BCG 的保护效率。

对具有毒力或耐药差异的 MTB 菌株进行蛋白质组学分析可能提供与致病性相关的线索，并有助于鉴定毒力因子。根据流行病学和群体特征以及小鼠感染模型中的毒力所定义的两种临床北京菌株，使用非标记定量蛋白质组学方法评估两种菌株蛋白质丰度的差异，发现 48 种蛋白质在低毒分离株中过量表达，53 种蛋白质在强毒分离株中过量表达。这些差异蛋白可能是毒力相关因子，对这些蛋白质的深入研究可能发现治疗靶点。为了确定异烟肼耐药和敏感的 MTB 菌株之间的蛋白质差异，Jiang 等比较了 9 种异烟肼单耐药和 7 种异烟肼敏感的 MTB 菌株中的蛋白质，发现大多数差异表达的蛋白质是膜蛋白。在异烟肼耐药菌株中上调的 5 种蛋白质经过质谱鉴定为 Rv1446c、Rv3028c、Rv0491、Rv2145c 和 Rv2971，其中 *Rv0491* 编码的 RegX3 蛋白属于 SenX3/RegX3 双组分调节系统，与 MTB 的毒力相关，能够调节 MTB 应对不断变化的环境条件。

对不同毒力、耐药性菌株的比较蛋白质组学研究，能够发现 MTB 毒力相关蛋白和各种药物耐药相关蛋白，对研发新型抗结核药物具有重要意义。

（三）功能蛋白质组学研究

与描述性和比较性蛋白质组分析不同，功能蛋白质组学更侧重于对不同的环境和宿主交互作用中 MTB 蛋白质活性、功能和信号转导等表征的研究。近年来，对 MTB 的功能蛋白组学研究主要集中在 MTB 致病性、代谢途径、潜伏机制和耐药机制研究等。

1. **结核分枝杆菌的致病性** 对不同毒力菌株进行蛋白质组学分析，其差异蛋白点有可能是不同致病性相关毒力因子。通过 2-DE 和 MS 对 $H_{37}Rv$（强毒株）和 $H_{37}Ra$（弱毒株）的蛋白质进行分析，发现 $H_{37}Ra$ 中有 3 种蛋白斑点缺失，均为 EAST-6 样蛋白，提示 ESAT-6 样蛋白可能与毒力相关。由于 MTB 的致病性与其免疫逃逸机制有重要的关系，通过阻断 MTB 中的甘露糖基转移酶基因，并通过糖蛋白组学质谱分析明确突变株的 O-甘露糖蛋白质损失，结果表明无论在体外还是免疫抑制的小鼠体内，MTB 突变体的生长已严重受到影响，说明分枝杆菌 O-甘露糖蛋白的翻译后修饰可能对 MTB 逃避宿主防御机制有重要贡献。通过蛋白质组学研究 MTB 的逃逸机制，有助于探索其发病机制及治疗途径。Feltcher 等应用非标记定量蛋白质组学研究了 MTB 特异性 SecA2 依赖型蛋白质输出系统在实现细菌毒力作用中的具体功能。通过比较野生型 MTB 和 SecA2 突变体 MTB 的细胞壁、细胞质蛋白质组，揭示了依赖 SecA2 途径从细菌细胞质输出到细胞壁的蛋白列表，发现 LipO 和 PknG 蛋白是依赖 SecA2 途径输出至细胞壁，在宿主细胞内阻止形成成熟吞噬体的重要蛋白；同时发现 MTB 溶质结合蛋白家族（SBPs）和脂质转运蛋白家族（MCEs）可依赖 SecA2 途径进行蛋白输出和胞壁定位，在感染宿主时发挥毒力作用。通过蛋白质组学研究发现 MmpL4、Rv1269c、Rv3137 和 SseA 蛋白在北京菌株中差异表达，表明这些蛋白质的表达增加可能与北京菌株的毒力和发病机制有关。

2. **结核分枝杆菌的代谢途径及潜伏机制** 通过化学蛋白质组学方法研究 $H_{37}Rv$ 株的 ATP 结合蛋白，通过脱硫生物素共轭 ATP 作为分子探针标记 ATP 结合蛋白，并使用 MS 识别分析，发现 *desA1* 和 *desA2* 基因是 MTB 生存的必需基因，并发现在缺氧条件下高度表达，表明 ATP 结合蛋白是 MTB 在缺氧条件下生长所必需的。通过 2-DE 和 MS 对处于正常对数生长期和营养饥饿 6 周的 MTB 进行蛋白质组学分析，观察 MTB 的代谢情况，鉴定出在饥饿状态下有 230 种蛋白质的表达水平升高，其中包括大量的毒素、抗毒素相关蛋白和脂蛋白，并推测脂蛋白的增加与膜囊泡的释放增加有关，这些因素的增加更有利于 MTB 进入休眠状态。研究发现在饥饿状态下铁硫簇结合蛋白的表达降低，这些降低的蛋白可参与有氧呼吸、氨基酸的生物合成等。而铁元素是各种生命活动重要酶的辅因子，其在 MTB 的生长繁殖中起重要作用，推测这些蛋白表达的降低与 MTB 的代谢休眠也有关。采用 LC-MS 研究了 MTB 在低氧环境中菌体和胞外蛋白表达的变化，发现其菌体 Rv0569、Rv2031c（HspX）、Rv2623、Rv2626C 和 Rv3841（BfrB）5 种蛋白高表达，培养滤液中还可见 Rv0363c（Fba）和 Rv2780（Ald）表达量增加。这些蛋白与 MTB 的潜伏相关，但是了解其在结核潜伏感染中的作用机制还需进一步研究。

3. 结核分枝杆菌的耐药性 采用蛋白质组学方法在整体水平进行全局、动态研究，有助于全面阐明 MTB 耐药机制，寻找新药靶标，对研制和筛选新的抗结核药物具有重要意义。

分析耐药菌株与非耐药菌株之间的蛋白差异，能进一步了解 MTB 的耐药基础。以敏感株和 $H_{37}Rv$ 为对照，鉴定 MTB 对异烟肼与链霉素耐药的临床分离株 02166 的菌体蛋白，发现 02166 菌株与对照组相比，Rv0234c、Rv2466c、Rv3118、Rv2626c 和 Rv2986c 蛋白存在差异，可能与 MTB 异烟肼、链霉素耐药有关。应用 2-DE 和 MALDI-TOF-MS 技术比较异烟肼耐药株和敏感株的全菌蛋白表达图谱，鉴定出耐药菌株显著高表达的 6 个细胞壁蛋白，分别是海藻糖磷酸酶、铁钼蛋白 A、莽草酸 5-脱氢酶、葡萄糖胺果糖-6-磷酸氨基转移酶、吲哚-3-3 甘油磷酸合成酶和 TetR 家族转录调控因子，上述蛋白可能在 MTB 细胞壁合成及细胞壁新陈代谢中发挥重要作用。针对其他一线或二线抗结核药物，也有许多研究应用蛋白质组学方法筛选和鉴定抗结核药物相关的 MTB 耐药蛋白，发现了诸如脂质体代谢通路、胞质蛋白转运和转位、蛋白输出系统、外排泵等通路或细胞功能中参与 MTB 耐药的关键蛋白。

综上，将蛋白质组学技术应用于 MTB 的研究领域，通过寻找差异蛋白点的表达探索 MTB 的代谢、致病等方面有重要意义。此外，根据既往研究获得的 MTB 蛋白质组学数据，目前已经建立了分枝杆菌蛋白质组数据库（www.mpiibberlin.mpg.de/2 DPAGE），该数据库将为进一步深入研究 MTB 致病、耐药、潜伏等活动相关的蛋白功能提供基础性研究数据。

（李桂莲 万康林 潘丽萍 张宗德）

第四节 常用分子生物学基本技术

一、基因克隆

基因克隆（gene cloning）技术是 20 世纪 70 年代发展起来的一项具有革命性的研究技术，它将 DNA 或基因组的 DNA 片段嵌入克隆载体，再将载体植入培养的宿主细胞，进行载体扩增或表达蛋白。基因克隆技术包括一系列的分子生物学技术，如目的基因片段的获得、载体的选择、各种工具酶的选用、体外重组、导入宿主细胞技术和重组子筛选技术等。基因克隆技术是分子生物学领域的重要技术之一，在结核病基础研究中也得到了广泛的应用。

基因克隆的过程简述如下：选择目的基因并设计相应引物；用引物扩增目的基因片段；选择合适的克隆载体，并将扩增片段连接入克隆载体中；将连接产物转化入感受态大肠杆菌，使之在含有抗生素的培养基上生长扩增；从大肠杆菌中提取质粒，酶切鉴定和测序鉴定均无误后将目的基因片段切下并与新的表达载体连接，转化入大肠杆菌中。许多细菌自身携带天然质粒，在分枝杆菌中只有溃疡分枝杆菌、鸟分枝杆菌、脓肿分枝杆菌、瘰疬分枝杆菌和偶发分枝杆菌带有天然质粒，而在结核分枝杆菌中没有。许多染色体外的复制性质粒如大肠杆菌质粒 pYUB12 和 pMV261 已经应用到结核分枝杆菌中。另外，一些整合性质粒也被应用到结核分枝杆菌中。

基因克隆技术被广泛应用于结核病研究领域。

（一）诊断抗原

克隆表达蛋白作为 MTB 诊断靶标：16KD；38KD；ESAT-6；CFP-10；MPT64；细胞色素 P450 cyp141；Rv3388 蛋白的优势抗原片段；看家基因（housekeeping gene）MTB *Rv2460c* 编码的 Clp 蛋白酶；肝素结合血凝素黏附素（heparin-binding hemagglutinin adhesin，HBHA）；经人 B 细胞表位预测筛选得出的新抗原：Rv0432、Rv0674、Rvl566c、Rvl547；以 MTB H$_{37}$Rv 标准株全基因组 DNA 为模板扩增得到 *Rv2654c*、*Rv1985c* 和 *Rv3868* 基因的完整序列，并与表达载体 pET-32a 构建重组质粒，原核表达上述蛋白。克隆表达的蛋白具有作为结核病诊断抗原的潜力，可以作为结核病免疫学快速诊断的候选蛋白。

（二）疫苗研制

目前利用基因克隆技术，已经表达出一系列的疫苗候选抗原：线粒体翻译控制（mitochondrial translation control，MTC）Z8 蛋白、MPT64 分泌蛋白、由 *Rv0288* 基因编码 MTB 早期分泌蛋白 ESAT-6 家族的 TB10.4 蛋白等。

（三）潜伏感染

克隆表达与结核潜伏感染密切相关的蛋白如复苏因子（resuscitation promoting factor，Rpf）、分枝菌酸环丙烷合成酶（PcaA）、小分子热休克晶体蛋白（Acr）等，为探讨这些蛋白在潜伏感染和 MTB 的持留存在机制中奠定了基础。

（四）毒素 - 抗毒素系统

克隆编码 MTB 标准菌株 H$_{37}$Rv 的毒素基因 *higB* 以及 VapBC 家族蛋白，为毒素 - 抗毒素（toxin-antitoxin system，TAS）系统的深入研究奠定了基础。

（五）PhoPR 双组分系统

以 PhoPR 双组分系统的 *PhoP* 基因、*PhoR* 基因和 *PhoPR* 基因为目的基因，融合 SOE-PCR 技术和 T 载体技术构建 MTB PhoPR 双组分系统的一系列相关基因缺失突变载体并鉴定，为进一步研究 MTB PhoPR 双组分系统的功能奠定了基础。

（六）药物作用机制

Sir2 蛋白具有 ADP - 核糖基转移酶活性和依赖于 NAD 的去乙酰化酶活性。烟酰胺是 Sir2 家族蛋白的天然抑制物，早期研究发现烟酰胺对 MTB 有良好的抑制效果，吡嗪酰胺（PZA）的作用机制可能与 Sir2 有关。克隆表达 MTB 的 Sir2 蛋白，可检测到 PZA 对其有抑制效果。

（七）建立筛选化合物抗性和其他表型的文库

Eduard Melief 等构建了一个 MTB 菌株重组文库，该文库将 1 733 个克隆的文库排列在 96 孔板中用于快速筛选和监测生长。文库包含大多数注释的必需基因以及参与细胞壁和脂肪酸生物合成的基因、毒力因子、调节蛋白、外排和呼吸途径等重要基因。文库里的每个克隆通过至少 3 次传代以评估生长动力学和质粒稳定性。

二、基因扩增

基因扩增是指特异蛋白质编码基因的拷贝数选择性增加的过程。基因扩增实验主要指聚合酶链反应（PCR）。1985 年，Cetus 公司 Mullis 等发明了 PCR 基因扩增技术。PCR 技术的基本原理类似于 DNA 的天然复制过程，其特异性依赖与靶序列两端互补的寡核苷酸引物。在反应液中含有模板 DNA、人工合成目的片段的 5′ 端和 3′ 端 PCR 引物、合成 DNA 的四种脱氧核苷酸底物（dNTP）、一种耐热的 DNA 聚合酶（Taq 酶），以及含各种离子的缓冲液。此反应体系由高温促进 DNA 双链解离（变性）、低温促进引物与模板结合（退火）以及适温促进引物延伸合成新 DNA 链（延伸）三个步骤共同组成一个周期，然后反复循环进行，使目的 DNA 片段得以迅速扩增。由于每一周期所产生的新 DNA 链均能成为下一循环的模板，所以 PCR 产物以指数方式增加，经 25～35 轮循环就可使 DNA 扩增 $10^6 \sim 10^7$ 倍。PCR 具有特异、敏感、产率高、快速、简便、重复性好、易自动化等突出优点，是生物医学领域中一项革命性创举和里程碑。

随着 PCR 技术日新月异的发展，目前在 PCR 基础上延伸出各类不同的基因扩增技术，已广泛应用于肺结核以及肺外结核的诊断与鉴别诊断、常见耐药基因型的检测与分析、MTB 特异性抗原编码基因及其人 T 细胞表位的多态性、基因分型、菌种鉴定等。

（一）实时荧光定量 PCR

1996 年推出的实时荧光定量 PCR 技术和全世界首台荧光定量 PCR 仪，实现了 PCR 从定性到定量的飞跃，显著提高了检测的灵敏度和特异度。

（二）环介导等温扩增技术

环介导等温扩增（loop-mediated isothermal amplification，LAMP）技术是一种新型的核酸扩增方法，该方法无需昂贵的设备和严格的实验室环境条件，具有方法简单、反应快速灵敏等优点。目前，LAMP 法对 MTB 的检测主要是针对其靶基因 *gyrB* 和 *IS6110*。国内外已有研究者将该方法应用于痰标本以及脑脊液等的检测。已有研究表明，LAMP 法比常规 PCR 方法的最低检测浓度提高了 10 倍，提示对于荷菌量更低的标本（如菌阴痰标本、CFS 标本等）进行 LAMP 法检测可能更具优势。

（三）免疫 PCR

免疫 PCR（immuno PCR，Im-PCR）是利用抗原抗体反应的特异性和 PCR 扩增反应的极高灵敏性而建立的一种微量抗原检测技术，是用一段已知 DNA 分子标记抗体作为探针，用此探针与待测抗原反应，PCR 扩增黏附在抗原抗体复合物上的这段 DNA 分子电泳定性，根据特异性 PCR 产物的有无，判断待测抗原是否存在。

（四）Xpert MTB/RIF

该技术以半巢式实时定量 PCR 技术为基础，2010 年得到 WHO 的推荐应用于肺结核的快速诊断。2013 年 WHO 又推荐 Xpert 技术应用于肺外结核如淋巴结结核、结核性胸膜炎及结核性脑膜炎、骨关节结核等的诊断。Xpert 技术以 *rpoB* 基因为靶基因，将 PCR 检测的 3 个步骤（样品准备、DNA 扩增和检测）集于一体，可以同时检测 MTB 和利福平（RIF）耐药。其结果准确可靠，且结果报告时间可以控制在 2 小时以内。作为一种全自动的分子生物学检测技术，大大减少了对标本的人工处理步骤，不仅使生物安全度得到大幅提升，保护了实验室操作人员的健康与安全，而且通过集成一系列模块与荧光探测技术，大大缩短了检测时间。但是，由于 Xpert MTB/RIF 仍不能区分 MTB 死菌与活菌，因此 Xpert MTB/RIF 有可能会出现假阳性结果。日本一项研究将 DNA 染料叠氮溴化乙锭（ethidiumbromide monoazide，EMA）或叠氮溴化丙锭（propidiumMonoazide，PMA）与实时定量聚合酶链式反应（realtime PCR，RT-PCR）技术相结合，能很好地区分活的和死的 MTB。

（五）Xpert Ultra

2017 年 3 月，WHO 推荐了新一代检测方法——超敏结核分枝杆菌和利福平耐药基因检测（Xpert MTB/RIF Ultra，简称"Xpert Ultra"）替代 Xpert 检测。与 Xpert 检测相比，Xpert Ultra 检测对含菌量少的标本检测敏感度更高，如肺外结核、结核病合并艾滋病、儿童结核病等，对于正确选择治疗药物、制定合理的治疗方案有重要的意义。

（六）PCR-基因芯片技术

PCR-基因芯片技术指将大量核酸分子以预先设计的方式固定在载体上，检测带标记的待测样品 DNA。目前该技术用于杂交测序、鉴定分枝杆菌菌种以及耐药情况等。

（七）数字 PCR 技术

数字 PCR 是一种全新的核酸分子绝对定量技术。作为 PCR 的最新一代技术，数字 PCR 技术通过将微量样品作大倍数稀释后进行样品分散，直至每个独立的微量样品中所含有的待测核酸分子数目不超过一个，再将所有样品在相同条件下进行 PCR 扩增，并对发生了扩增反应的样品逐一进行计数，分别统计带有荧光信号的样本数量和样本总数，根据泊松分布最终实现初始样品核酸分子的绝对定量。有研究采用该技术检测全血中结核分枝杆菌特异性 CFP10 基因的拷贝数含量以及结核分枝杆菌循环 DNA 的数量。

三、分子杂交技术

杂交（hybridization）是分子生物学中常用的实验技术，主要包括核酸杂交和蛋白质杂交。核酸杂交的原理基于不同核酸单链通过互补核苷酸序列碱基配对形成杂化双链，这种杂化双链形式可为 DNA-DNA、RNA-RNA 或 DNA-RNA。蛋白质杂交的原理基于抗原与特异性抗体的结合。由于嘌呤和嘧啶碱基具有特定配对关系、抗原和抗体为特异性结合，因此分子杂交具有高度的特异性。常用的分子杂交技术主要包括印迹技术和芯片技术，可用于核酸或蛋白质的定性或定量分析。

（一）印迹技术

印迹技术可分为 DNA 印迹、RNA 印迹和蛋白质印迹三大类，基本流程包括电泳、转移、杂交、显影或显色几个步骤。

DNA 印迹也称 Southern blotting。其主要步骤是将 DNA 样品用限制性内切酶消化后进行琼脂糖凝胶电泳，然后将含有 DNA 区带的凝胶变性处理，转移胶中的 DNA 至硝酸纤维素膜，交联固定后与标记探针进行杂交。DNA 印迹主要用于 DNA（如基因组中特异基因）的检测和定量分析。

RNA 印迹也称 Northern blotting。其技术原理与 DNA 印迹相同，但 RNA 分子较小，在转移前无需进行酶切。RNA 印迹主要用于检测组织或细胞中已知 RNA 的表达情况。尽管 RNA 印迹技术的敏感性低于 PCR 方法，但因其特异性强、假阳性率低，仍被认为是

mRNA 和非编码 RNA 较可靠的定量分析方法之一。

蛋白质印迹也称 Western blotting。其主要步骤是将蛋白质样本先进行聚丙烯酰胺凝胶电泳以按分子大小分开，然后将蛋白质转移至硝酸纤维素膜或其他膜上，再用特异性抗体（第一抗体）杂交，用碱性磷酸酶、辣根过氧化物酶或放射性核素标记的第二抗体与之结合，通过显色或显影检测蛋白质信号。蛋白质印迹技术主要用于特定蛋白质的检测、半定量分析、蛋白质分子的相互作用等。

除了上述三种基本的印迹技术外，还有一些衍生的分子杂交技术应用于核酸和蛋白质的分析。例如，斑点印迹（dot blotting）可不经过电泳直接将样品点在膜上用于杂交分析；原位杂交（in situ hybridization，ISH）可将组织切片或细胞涂片直接用于杂交分析。

（二）芯片技术

芯片技术是 20 世纪末发展起来的一项高通量生物分子分析技术，目前已被应用于基因表达检测、基因突变、基因诊断、新基因发现、基因组作图、功能基因组研究等众多领域。最常用的芯片包括基因芯片和蛋白质芯片。

基因芯片（gene chip）技术是指将特定的 DNA 片段高度紧密排列和固定于单位面积的支持物上，然后与待测的荧光标记样本进行杂交，再用荧光检测系统对芯片进行扫描，通过计算机对每一个位点荧光信号的采集和分析迅速得到定性和定量结果。该技术也称为 DNA 微阵列（DNA microarray）技术。基因芯片特别适用于不同组织细胞或不同状态下基因表达差异的分析。其原理基于双色荧光探针杂交，即两种不同来源的 mRNA 样本逆转录成 cDNA 时用不同的荧光分子标记，将等量 cDNA 混合后再与基因芯片进行杂交，最后用两种不同的激发光检测，获得两种杂交信号，从而分析得到某个基因在两种组织细胞或两种状态下的表达情况。

蛋白质芯片（protein chip）技术的原理与基因芯片类似，不同的是蛋白质芯片是将蛋白质分子高度密集排列和固定于固相支持物上，目的是对靶蛋白进行定性和定量分析。其基本原理是蛋白质分子间的亲和反应，如抗原 - 抗体、受体 - 配体的特异性结合。应用蛋白质芯片技术可对整个基因组水平的几千种蛋白质同时分析，是蛋白质组学研究的重要手段之一。该技术已广泛应用于蛋白质间相互作用、蛋白质表达、蛋白质功能、疾病标志物筛选、新药研发等各个方面。

总之，分子杂交是一种最基本和常用的分子生物学技术，其在结核病研究领域的应用也十分广泛。临床上，实验室诊断采用的线性探针检测法（line probe assay，LiPA）即利用了反向杂交技术检测结核分枝杆菌常见的耐药基因突变，能够将药敏检测时间从传统的 1～2 个月大大缩短至几个小时。基础研究中，印迹技术更是 DNA、RNA 和蛋白质研究中最常用的工具，芯片技术的应用也日益广泛。例如，人类蛋白质芯片常被用来分析结核病的致病机制；我国近年来也研发了国际上首张结核分枝杆菌全蛋白质组芯片，该芯片包含 4 262 个蛋白，目前已用于结核分枝杆菌 - 宿主相互作用蛋白的筛选、结核病诊断标志物筛选以及生物分子的功能研究。

四、基因转染技术

广义的基因转染（transfection）技术，即将具有生物功能的核酸转移或运送到细胞内并使核酸在细胞内维持其生物功能的过程。其中，核酸包括 DNA（质粒和线性双链 DNA）、反义寡核苷酸及 RNAi（RNA interference）。狭义的转染通常指借助一定的转染试剂（如早期使用的磷酸钙，目前最常用的阳离子脂质体和阳离子聚合物）将带有目的基因的载体运送到真核细胞内。在原核生物如细菌中，这一过程通常称为转化（transformation），针对结核分枝杆菌，主要介绍常用的基于电穿孔技术的转化和基于噬菌体感染的基因转染技术。

电转化的基本原理是当细胞放在电场中，细胞膜起电容器的作用，电流不能通过，随着电压升高，细胞膜组分被极化，并在细胞膜两边产生电位差，当电位差超过某一临界水平，细胞膜局部被击穿，形成瞬时孔洞，孔径大小足以让生物大分子（如质粒）进入或从细胞中排出。如果电场强度和脉冲持续时间不超过临界限度，这种通透性是可逆的，否则细胞会遭受不可逆损伤甚至死亡。主要操作流程包括培养对数期的结核分枝杆菌，10% 预冷的甘油清洗三次制备感受态结核分枝杆菌，加入含目的基因的质粒，设置合适的电转参数进行电转，迅速加入培养液 37℃ 振荡培养，将复苏后的菌体涂于含抗生素的培养基上，恒温培养后挑取单克隆进行目的基因扩增来验证转化是否成功。配合不同类型的质粒，如穿梭质粒、重组质粒以及自杀性质粒，电转化技术可实现过表达目的基因以及定向删除特定基因。

基于噬菌体的基因转染原理是采用与质粒 DNA 转化受体细胞相似的方法，先将宿主菌处理成感受态细菌，再将重组噬菌体 DNA 直接导入受体细胞，进入感受态细菌的噬菌体 DNA 可以同样复制和繁殖。这里的转染是转化的一种特殊形式。采用噬菌体感染结核分枝杆菌在 MOI ≥ 3 时即可实现 DNA 转入全部的受体细胞，转化效率远远高于电转化法。近年来，噬菌体转染技术已经成功应用于向菌体转入转座子、报告基因和等位交换底物（allelic exchange substrate，AES）等。如 Jacobs 等用分枝杆菌噬菌体 D29 和 TM4 构建的条件性复制的穿梭噬菌粒高效介导结核分枝杆菌发生转座突变。由此可建立包含数以千计独立突变的草分枝杆菌、BCG 菌株、耻垢分枝杆菌或结核分枝杆菌的基因文库。第一个荧光噬菌体于 2009 年构建，无须发光底物直接导入后检测到至少 100 个结核分枝杆菌菌体。后来，Rondon 等用 TM4 又构建了增强的绿色荧光（EGFP）噬菌体，可检测到混合样本中的耐药菌，在 24 小时内即可获得特异性和敏感性较高的结核分枝杆菌药物敏感性结果。通过将基于噬菌体的 AES 转运系统和重组系统结合，研究者在结核分枝杆菌中实现了更高效率的基因敲除。结核分枝杆菌噬菌体相关技术已成为一项受欢迎的靶向基因删除技术，在结核病诊断、抗结核治疗以及鉴定药物敏感性方面得到了广泛应用。

五、基因突变检测技术

基因突变（gene mutation）是指基因组 DNA 分子在结构上发生碱基对组成或排列顺序的改变而产生可遗传的变异现象。目前，基因突变的检测都是建立在 PCR 技术的基础上，并且由此衍生出了多种新的检测方法，应用于多种疾病的突变基因检测，包括结核病。研究认为结核分枝杆菌发生耐药的原因主要是抗结核药物作用的相关靶基因发生突变，导致抗结核药物与药物作用结合位点亲和力下降。因此，基因突变检测多应用于结核分枝杆菌耐药基因的检测，主要技术包括聚合酶链式反应 - 单链构象多态性分析

（polymerase chain reaction-single strand conformation polymorphism，PCR-SSCP）、限制性片段长度多态性分析（restriction fragment length polymorphism，RFLP）、双脱氧指纹图谱法（dideoxy fingerprinting，ddF）、单链探针反向杂交法、直接测序法、基因芯片法，以及高分辨率熔解曲线分析（high resolution melting analysis，HRMA）等。

　　PCR-SSCP 是通过非变性聚丙烯酰胺凝胶电泳（PAGE），将空间构象有差异的单链 DNA 分子根据受阻力大小不同而分离开，可应用于检测 PCR 扩增产物的基因突变。若发现单链 DNA 带迁移率与正常对照相比发生改变，可以判定该链构象发生改变，进而推断该 DNA 片段中有碱基突变。该方法简便、快速、灵敏度高，不需要特殊的仪器，可以发现靶 DNA 片段中未知位置的碱基突变，进一步分离不同迁移率的突变 DNA 片段，通过测序最终从 DNA 序列水平上鉴别突变。

　　HRMA 技术是在常规 PCR 的基础上加入饱和染料，无须使用特异性探针，在 PCR 反应扩增完成后进行熔解分析，进而得到检测结果。HRMA 技术建立在核酸分子物理性质不同的基础上，利用 HRMA 扩增含有碱基突变位点的耐药相关基因的过程中，由于突变位点的碱基不匹配，结合力相对较弱，双链 DNA 分子释放，其熔解温度反映在熔解曲线上就会相应降低，根据荧光强度和温度曲线就可以判断是否存在碱基突变。因此，HRMA 能有效地检测结核分枝杆菌耐药突变的发生情况。

　　PCR-RFLP 技术是在 PCR 技术基础上发展起来的。DNA 碱基置换正好发生在某种限制性内切酶的识别位点上导致酶切位点增加或消失，利用这一酶切性质的改变，PCR 特异扩增包含碱基置换的这段 DNA，经某一限制酶切割，再利用琼脂糖凝胶电泳分离酶切产物，与正常对照比较确定是否发生变异。应用 PCR-RFLP 可以快速检测结核分枝杆菌耐药株的基因突变位点，但可能会遗漏酶切位点之外其他位置的突变。

　　ddF 基本原理是将任意一种双脱氧核苷酸掺入，进行 DNA 末端终止测序反应，然后将反应所得不同长度 DNA 片段在 SSCP 的中性聚丙烯酰胺凝胶上电泳分离，观察不同长度 DNA 片段间单链构象的差异。由于 ddF 产生的含突变碱基的单链 DNA 片段可能有很多条，因此一次电泳发现泳动变位的机会比普通 SSCP 明显增加。而由于不同长度片段的存在，根据异常链出现的位置，可判定突变存在的大致位置。如果所用的双脱氧终止物（如 ddATP）与突变碱基有关，则可在相应位置上增加或减少一个条带，这有助于判定突变的性质。因此，从理论上讲，ddF 有双倍的突变检测效率，既可检测单链 DNA 二级结构的改变，也可判定突变的大致位置和性质。

　　单链探针反向杂交技术基于探针杂交原理，设计合成一系列探针，覆盖整个待检基因的突变高发区，在严格条件下与带生物素标记的 PCR 产物杂交，检测杂交信号，根据不同杂交条带谱判定出有无突变及突变的大致位置。该法简便、快速、灵敏，但也存在一些缺点，如受探针数量的限制、不能检测新的突变类型等。

　　基因芯片法基本原理是将许多已知序列的寡核苷酸 DNA 排列在一块集成电路板上，彼此之间重叠 1 个碱基并覆盖全部所需检测的基因。将荧光标记的正常 DNA 和突变 DNA 分别与两块 DNA 芯片杂交，由于至少存在 1 个碱基的差异，正常和突变的 DNA 将会得到不同的杂交图谱，通过分别检测两种 DNA 分子产生的荧光信号，即可确定是否存在突变。目前我国也研发出一款用于耐药结核病诊断的基因芯片，可检测 INH/RIF 基因突变。

　　直接测序法：现在的测序方法与经典方法有很大不同，其基本原理虽然仍是双脱氧终止法，但自动化程度大为提高，操作更简便，测序时间也大大缩短。该法是目前基因水平检测 MTB 耐药基因突变最可靠的方法，具有操作简便快捷、灵敏度高等特点，可用于突变耐药株的筛选，并能准确判定碱基突变的位置与类型，被公认为耐药相关突变分子生物学检测技术的金标准。

随着分子生物学技术的不断发展，突变基因的检测方法也更加多种多样，但大多数技术都是在 PCR 基础上衍生而来，并且对突变类型和突变位置的准确判定都需要测序分析最终确定。相信这些新技术新方法将助力耐药结核病的精准诊断及临床治疗。

六、序列测定技术

测序技术的每一次变革都对基因组研究等领域产生巨大的推动作用。自 1977 年第一代 Sanger 测序技术诞生以来，DNA 测序技术经历了三代变革，产生了第二代到第四代测序技术，统称为新一代测序技术。

第二代测序技术（next generation sequence，NGS）建立在 PCR 基础上，直接通过聚合酶或连接酶进行体外合成测序，高通量低成本齐头并进。根据其原理分为聚合酶合成测序和连接酶合成测序两类。第二代测序技术较第一代测序技术而言，测序通量明显提高，极大地推进了基因组相关研究进展，但是测序长度较短，对后续的拼接、组装及注释的生物信息学分析带来困难。序列读长较短和扩增前需要模板扩增步骤，成为第二代技术最集中的弊端所在。

第三代测序技术是单分子测序。通过在单一 DNA 分子组成的列阵上进行合成测序。在一个表面积限定的介质上使用单个分子，可以增加独立分析的 DNA 片段数量，也意味着不再进行昂贵的 DNA 扩增步骤，因此，可以使数据产出量更高，而且将进一步降低测序成本。但同时该技术也带来了一些新的挑战，主要问题是要降低没有参与到实际化学反应中的游离荧光分子的背景干扰。

在上述第二、三代测序技术中，DNA 序列都是在荧光等发光物质的协助下，通过 DNA 聚合酶将不同的 dNTP 连接到 DNA 链上，读取此过程中释放出的不同光学信号而间接确定的。第四代测序技术以纳米孔技术为代表。它采用物理方法直接读出其碱基序列，完全摒弃了在复杂的 DNA 聚合酶生化反应中进行 DNA 序列的读取，基本原理为：单个碱基通过纳米孔道时会引起电化学性质的变化，而且由于 ATCG 这 4 种不同的碱基存在电化学性质的差异，使得它们穿越纳米孔时所引起的电化学参数的变化量也不同。因此，不同的电化学参数变化量也对应通过纳米孔的相应碱基。

应用第一、二代测序技术，极大推动了对结核分枝杆菌全基因组的诠释和耐药突变位点的发现。科学家们先后利用这些技术完成了结核分枝杆菌各亚类菌种的全基因组测序及耐药菌株的测序，对研究结核分枝杆菌的致病机制和耐药机制、实现结核病和耐药结核病的诊断有巨大帮助。

七、蛋白表达、纯化技术

蛋白表达是指用模式生物如细菌、酵母、动物细胞或植物细胞表达外源基因蛋白的一种分子生物学技术。在基因工程技术中占有核心地位。

蛋白表达系统一般由宿主、载体和辅助成分这三部分组成。

原核蛋白表达系统以大肠杆菌表达系统为代表，具有遗传背景清楚、成本低、表达量高和表达产物分离纯化相对简单等优点。缺点主要是蛋白质翻译后缺乏加工机制，如二硫键的形成、蛋白糖基化和正确折叠，得到具有生物活性蛋白质的概率较小。

酵母蛋白表达系统以甲醇毕赤酵母为代表，具有表达量高、可诱导、糖基化机制接近高等真核生物、分泌蛋白易纯化、易实现高密发酵等优点。缺点为部分蛋白产物易降解，表达量不可控。

哺乳动物细胞和昆虫细胞表达系统主要优点是蛋白翻译后加工机制最接近体内的天然形式，最容易保留生物活性。缺点是表达量通常较低，稳定细胞系建立技术难度大，生产成本高。

蛋白质的分离纯化在生物化学研究应用中使用广泛，可利用不同蛋白内在的相似性与差异，利用各种蛋白的相似性除去非蛋白物质的污染，而利用各种蛋白的差异将目的蛋白从其他蛋白中纯化出来。主要方法包括：

（1）根据分子大小不同的分离方法：透析和超过滤（利用蛋白质分子不能通过半透膜的性质）；密度梯度离心（蛋白质在介质中离心时质量和密度较大的颗粒沉降较快）；凝胶过滤（一种柱层析）。

（2）利用溶解度差别分离：等电点沉淀法（由于蛋白质分子在等电点时净电荷为零，减少了分子间静电斥力，因而容易聚集沉淀，此时溶解度最小）；盐溶与盐析（利用一定浓度盐溶液增大或减小蛋白质的溶解度）。

（3）根据电荷不同的分离方法，主要包括电泳和离子交换层析分离。

（4）蛋白质的选择吸附分离（利用颗粒吸附力的强弱不同达到分离目的）。

（5）根据配体特性的分离 - 亲和层析（利用蛋白质分子与配体特异而非共价的结合这一生物性质）。

（6）低温有机溶剂沉淀法：用与水可混溶的有机溶剂，如甲醇、乙醇或丙酮，可使多数蛋白质溶解度降低并析出，此法分辨力比盐析高，但蛋白质较易变性，应在低温下进行。

蛋白的纯化一般可以分为前处理、粗分离、细分离三步。

前处理：分离纯化某种蛋白质，首先要把蛋白质从原来的组织或细胞中以溶解的状态释放出来并保持原来的天然状态，不丢失生物活性。细菌细胞的破碎常用方法有超声波破碎、与砂研磨、高压挤压或溶菌酶处理等。组织和细胞破碎后，选择适当的缓冲液把所要的蛋白提取出来。细胞碎片等不溶物用离心或过滤方法除去。

粗分离：当获得蛋白质提取液（有时还杂有核酸、多糖之类）后，选用一套适当的方法，将所要的蛋白与其他杂蛋白分离开来。一般这一步的分离用盐析、等电点沉淀和有机溶剂分级分离等方法。这些方法的特点是简便、处理量大，既能除去大量杂质，又能浓缩蛋白溶液。有些蛋白提取液体积较大，又不适合用沉淀或盐析法浓缩，则可采用超过滤、凝胶过滤、冷冻真空干燥或其他方法进行浓缩。

细分离：样品经粗分级分离以后，一般体积较小，杂蛋白大部分已被除去。进一步纯化，一般使用层析法，包括凝胶过滤、离子交换层析、吸附层析以及亲和层析等。必要时还可选择电泳法，包括区带电泳、等电点聚焦等作为最后的纯化步骤。

（黄银霞　李自慧　吕翎娜　杜凤娇　张宗德）

参考文献

[1] ANAND P, SANKARAN S, MUKHERJEE S, et al. Structural annotation of Mycobacterium tuberculosis proteome[J]. PLoS One, 2011(6): e27044.

[2] CABIBBE A M, MIOTTO P, MOURE R, et al. Lab-on-Chip-Based Platform for Fast Molecular Diagnosis of Multidrug-Resistant Tuberculosis[J]. J Clim Microbiol, 2015, 53(12): 3876-3880.

[3] CHHOTARAY C, TAN Y, MUGWERU J, et al. Advances in the development of molecular genetic tools for Mycobacterium tuberculosis[J]. J Genet Genomics, 2018, 45(6): 281-297.

[4] CHOUDHARY E, THAKUR P, PAREEK M, et al. Gene silencing by CRISPR interference in mycobacteria[J]. Nat Commun, 2015(6): 6267.

[5] COLE S T, BROSCH R, PARKHILL J, et al. Deciphering the biology of Mycobacterium tuberculosis from the complete genome sequence[J]. Nature, 1998, 393(6685): 537-544.

[6] DENG J, BI L, ZHOU L, et al. Mycobacterium tuberculosis proteome microarray for global studies of protein function and immunogenicity[J]. Cell Rep, 2014, 9(6): 2317-2329.

[7] FARHAT M R, SHAPIRO B J, KIESER K J, et al. Genomic analysis identifies targets of convergent positive selection in drug-resistant Mycobacterium tuberculosis[J]. Nat Genet, 2013, 45(10): 1183-1189.

[8] FELTCHER M E, GUNAWARDENA H P, ZULAUF K E, et al. Label-free Quantitative Proteomics Reveals a Role for the Mycobacterium tuberculosis SecA2 Pathway in Exporting Solute Binding Proteins and Mce Transporters to the Cell Wall[J]. Mol Cell Proteomics, 2015(14): 1501-1516.

[9] FLENTIE K, GARNER A L, STALLINGS C L, et al. Mycobacterium tuberculosis Transcription Machinery: Ready To Respond to Host Attacks[J]. J Bacteriol, 2016, 198(9):1360-1373.

[10] HEATHER J M, CHAIN B. The sequence of sequencers: The history of sequencing DNA[J]. Genomics, 2016, 107(1): 1-8.

[11] HUBIN E A, LILIC M, DARST S A, et al. Structural insights into the mycobacteria transcription initiation complex from analysis of X-ray crystal structures[J]. Nat Commun, 2017(8): 16072.

[12] JAIN P, HSU T, ARAI M, et al. Specialized transduction designed for precise high-throughput unmarked deletions in Mycobacterium tuberculosis[J]. MBio, 2014, 5(3): e01245.

[13] JHINGAN G D, KUMARI S, JAMWAL S V, et al. Comparative Proteomic Analyses of Avirulent, Virulent, and Clinical Strains of Mycobacterium tuberculosis Identify Strain-specific Patterns[J]. J Biol Chem, 2016(291): 14257-14273.

[14] KUNDU M. The role of two-component systems in the physiology of Mycobacterium tuberculosis[J]. IUBMB Life, 2018, 70(8):710-717.

[15] LATA M, SHARMA D, DEO N, et al. Proteomic analysis of ofloxacin-mono resistant Mycobacterium tuberculosis isolates[J]. J Proteomics, 2015, 127(Pt A): 114-121.

[16] LUO T, COMAS I, LUO D, et al. Southern East Asian origin and coexpansion of Mycobacterium

tuberculosis Beijing family with Han Chinese[J]. Proc Natl Acad Sci U S A, 2015, 112(26): 8136-8141.

[17] MELIEF E, KOKOCZKA R, FILES M, et al. Construction of an overexpression library for Mycobacterium tuberculosis[J]. Biol Methods Protoc, 2018, 3(1): 009.

[18] PANKHURST LJ, ELIAS C, VOTINTSEVA A A, et al. Rapid, comprehensive, and affordable mycobacterial diagnosis with whole-genome sequencing: a prospective study[J]. Lancet Respir Med, 2016, 4(1): 49-58.

[19] SAWYER E B, GRABOWSKA A D, CORTES T, et al.Translational regulation in mycobacteria and its implications for pathogenicity[J]. Nucleic Acids Res, 2018, 46(14): 6950-6961.

[20] TANG P, WANG X, SHEN X, et al. Use of DNA microarray chips for the rapid detection of Mycobacterium tuberculosis resistance to rifampicin and isoniazid[J]. Exp Ther Med, 2017, 13(5): 2332-2338.

[21] TUFARIELLO J M, MALEK A A, VILCHÈZE C, et al. Enhanced specialized transduction using recombineering in Mycobacterium tuberculosis[J]. MBio, 2014, 5(3): e01179.

[22] USHIO R, YAMAMOTO M, NAKASHIMA K, et al. Digital PCR assay detection of circulating Mycobacterium tuberculosis DNA in pulmonary tuberculosis patient plasma[J]. Tuberculosis (Edinb), 2016(99): 47-53.

[23] VERMA R, PINTO S M, PATIL A H, et al. Quantitative Proteomic and Phosphoproteomic Analysis of H_{37}Ra and H_{37}Rv Strains of Mycobacterium tuberculosis[J]. J Proteome Res, 2017, 16(4): 1632-1645.

[24] FAN X, ABDALLA A A, XIE J. Distribution and function of prophage phiRv1 and phiRv2 among Mycobacterium tuberculosis complex[J]. J Biomol Struct Dyn, 2016, 34(2): 233-238.

[25] BAI X J, LIANG Y, YANG Y R, et al. Immune responses to latent tuberculosis antigen Rv2659c in Chinese populations[J]. J Microbiol Immunol Infect, 2015, 48(4): 381-389.

[26] JIANG Y, LIU H, WANG X, et al. Conserved hypothetical protein Rv1977 in Mycobacterium tuberculosis strains contains sequence polymorphisms and might be involved in ongoing immune evasion[J]. Int J Clin Exp Pathol, 2015, 8(6): 6891.

[27] JIANG Y, LIU H C, DOU X F, et al. Polymorphisms of human T cell epitopes of Mycobacterium tuberculosisindicate divergence of host immune pressure on different categories ofproteins[J]. Life science, 2018(209): 388-394.

[28] ZHANG H, LI D, ZHAO L,et al. Genome sequencing of 161 Mycobacterium tuberculosis isolates from China identifies genes and intergenic regions associated with drug resistance[J]. Nat Genet, 2013, 45(10): 1255-1260.

第四章
结核病免疫学

第一节　结核病免疫学概述

医学免疫学是研究人体免疫系统组织结构和生理功能的科学，阐明免疫系统识别结核分枝杆菌（MTB）抗原后发生免疫应答及其清除抗原的规律，并探讨免疫功能异常所致病理过程和疾病的机制。医学免疫学是当今生命科学的前沿学科和现代医学的支撑学科之一。

结核病免疫学的研究主要涉及以下六部分内容：①研究人体免疫系统的结构和功能；②研究免疫系统对 MTB 抗原的识别和免疫应答；③研究免疫系统对 MTB 抗原的清除机制；④研究 MTB 抗原诱导的免疫耐受、持留、复燃及其机制；⑤研究免疫功能异常所致的结核病病理过程及致病机制；⑥研究结核病的免疫诊断、免疫预防和免疫治疗。

由于细胞生物学、分子生物学和遗传学等学科与免疫学的交叉和渗透，基因组、转录组、蛋白质组的发展使我们从分子水平更深入地了解了 MTB 与人体相互作用的本质，结核病免疫学揭示了 MTB 的致病机制和机体的抗结核保护机制。掌握免疫学的基本理论和现代免疫学技术，将为结核病快速准确诊断与鉴别诊断、免疫调节剂的研究与应用、新疫苗的建立奠定基础，为结核病的控制提供有力的新武器。

一、免疫的基本概念和免疫功能

免疫是机体免疫系统识别"自己"，排除"非己"物质，维持机体生理平衡和稳定的功能。免疫对自身抗原形成免疫耐受，但免疫系统对抗原不适当的应答也可能造成病理损伤。

免疫具有免疫防御（immunologic defence）、免疫稳定（immunologic homostasis）、免疫监视（immunologic surveillance）和免疫调节（immunologic）功能，其表现见表 1-4-1。免疫防御是指机体通过免疫功能抵抗 MTB 的入侵并将其清除的过程。免疫稳定是指免疫系统对自身组织细胞表达的抗原不产生免疫应答，形成免疫耐受；而对外来病原体表达的抗原产生免疫应答，予以清除。免疫监视是指免疫系统识别畸变和突变细胞并将其清除的功能。免疫调节是指免疫系统与神经系统及内分泌系统连接，构成神经 - 内分泌 - 免疫网络调节系统，参与机体整体功能的调节。

表 1-4-1　免疫功能及其表现

功能	正常(有益)表现	异常(有害)表现
免疫防御	清除 MTB 及其抗原性异物	过强导致超敏反应、低下导致免疫缺陷病或易受感染
免疫稳定	对自身抗原免疫耐受	自身免疫性疾病
免疫监视	识别畸变和突变细胞以及体内出现的非己成分	MTB 慢性、持续性感染
免疫调节	参与机体整体功能的调节	

二、免疫系统的组成

免疫系统是机体执行免疫应答及行使免疫功能的一个重要系统。免疫系统由免疫器官、免疫组织、免疫细胞(如造血干细胞、抗原提呈细胞、淋巴细胞、NK 细胞、粒细胞、肥大细胞、红细胞等)及免疫分子(如免疫球蛋白、补体、各种细胞因子和膜分子等)组成。

免疫器官可分为中枢免疫器官和外周免疫器官,二者通过血液循环及淋巴循环互相联系。中枢免疫器官又称初级免疫器官,由骨髓及胸腺组成,是免疫细胞发生、分化、发育和成熟的场所。骨髓内含有多能造血干细胞(hemopoietic stem cell,HSC),既是各种血细胞和免疫细胞发生及成熟的场所,也是 B 细胞发育、分化、成熟的场所。胸腺是 T 细胞分化、发育、成熟的场所,胸腺微环境对 T 细胞的分化、增殖和选择性发育起决定性作用,在复杂的选择性发育(阳性选择和阴性选择)过程中,90% 以上的胸腺细胞死亡,只有少部分胸腺细胞最终分化发育为成熟的功能性 $CD4^+T$ 细胞或 $CD8^+T$ 细胞,并获得自身免疫耐受和 MHC 限制性抗原识别能力。外周免疫器官又称为次级淋巴器官,包括脾脏和淋巴结,是成熟 T 细胞、B 细胞等免疫细胞定居的场所,也是对抗原产生免疫应答的部位。脾是体内产生抗体的主要器官,也能合成并分泌某些重要生物活性物质,如某些补体成分等,在机体的防御、免疫应答中具有重要地位。淋巴结和脾脏内的巨噬细胞和树突状细胞均有较强的吞噬作用,可清除进入体内的病原体和其他有害异物,发挥过滤作用。

免疫组织又称为淋巴组织,包括皮肤相关的淋巴组织和黏膜相关的淋巴组织(mucosal-associated lymphoid tisssues,MALTs)。黏膜免疫系统由呼吸道、消化道、泌尿生殖道黏膜上皮中的淋巴细胞、黏膜固有层中非被膜化弥散淋巴组织以及扁桃体、肠道的派氏集合淋巴结及阑尾等被膜化的淋巴组织组成,含有大量主要产生 SIgA 的 B 细胞,MALTs 是人体防护病原微生物等抗原性异物入侵机体的重要防御屏障,在肠道、呼吸道及泌尿生殖道等黏膜局部发挥重要的抗感染作用。淋巴组织也是胸腺、脾脏、淋巴结等包膜化淋巴器官的主要组分。血液和淋巴循环将免疫组织和器官联系起来,形成功能性网络。

免疫细胞包括吞噬细胞、自然杀伤(natural killer NK)细胞、T 淋巴细胞和 B 淋巴细胞,外周成熟的 T 淋巴细胞按功能不同可分为辅助性 T 淋巴细胞(help T cell,Th)、细胞毒性 T 淋巴细胞(cytotoxicy T lymphocyte,CTL)和抑制性 T 淋巴细胞(suppressor T cell,

Ts）。成熟淋巴细胞离开中枢免疫器官后，经血液循环趋向性迁移并定居于外周免疫器官或组织的特定区域，称为淋巴细胞归巢，这是淋巴细胞表面的归巢受体与相应配体分子相互作用的结果。定居在外周免疫器官（淋巴结）的淋巴细胞，可由输出淋巴管经淋巴干、胸导管或右淋巴导管进入血液循环；淋巴细胞随血液循环到达外周免疫器官后，可穿越毛细血管高内皮微静脉（high endothelial venules，HEV）从血流进入淋巴结，并重新分布于全身淋巴器官和组织，通过输出淋巴管和胸导管返回血液循环。淋巴细胞在血液、淋巴液、淋巴器官或组织间反复循环的过程称为淋巴细胞再循环。参与再循环的淋巴细胞主要是 T 细胞，占 80% 以上。成熟淋巴细胞可通过淋巴细胞归巢和再循环在全身运行，使得免疫系统成为一个有机联系的整体。

免疫分子包括细胞表面分子、抗体、细胞因子和补体等。

三、免疫应答的类型和特点

免疫应答是指免疫系统识别和清除抗原的整个过程，可分为固有免疫（又称先天性或非特异性免疫）和适应性免疫（又称获得性或特异性免疫）两大类。固有免疫和适应性免疫应答的比较见表 1-4-2。

表 1-4-2　固有免疫和适应性免疫应答比较

特点	固有免疫	适应性免疫
获得方式	遗传，先天固有	后天获得
动物分布	所有动物	脊椎动物
应答能力	一般不变	随感染微生物的毒力、数量不同而改变，一次比一次强
应答速度	快，几小时即启动	慢，一般 1 ~ 2 周
识别病原微生物的方法	识别病原微生物相关分子模式	识别病原微生物抗原表位
识别的分子数目	少	多

抗原是指能够刺激机体产生特异性免疫应答，并能与免疫应答产物抗体和致敏淋巴细胞在体外结合，发生免疫效应的物质。抗原有下列两个基本特性：①免疫原性，即诱导免疫应答的能力；②抗原性，即与免疫应答的产物发生反应。

体内的免疫细胞通常处于静止状态，细胞必须被活化，经免疫应答过程，产生免疫效应细胞，释放免疫效应分子，才能执行免疫功能。免疫细胞表达一种识别抗原受体，通常仅特异识别抗原分子上的一个特定结构的小分子（如蛋白中的多肽、糖中的寡糖、类脂中的脂酸、核酸中的核苷酸片段），被称为表位或抗原决定簇。表位代表了抗原分子上的一个免疫活性区，可与抗体或免疫细胞表面的抗原受体结合。一个蛋白质抗原通常含有 B 细胞表位、辅助性 T 细胞表位（Th 表位）、细胞毒性 T 淋巴细胞表位（CTL 表位）和 NK 细胞表位等与免疫识别密切相关的表位结构，也含有一些对保护性免疫不利的结构，如毒性或抑制性表位、自身抗原交叉反应性表位等。B 细胞表位是抗原中可被 B 细胞抗原受体或抗体特异性识别并结合的线性片段或空间构象性结构，B 细胞表位大部分是构象性表位，少部分是线性表位。T 细胞表位包括 Th 表位和 CTL 表位，是指抗原经过抗原提呈细胞加工后，由 MHC 分子提呈给 T 细胞受体（T cell receptor，TCR）的短肽。T 细胞表位都是线性表位。

（一）固有免疫

固有免疫的组成：①解剖与生理屏障；②生物学屏障；③吞噬细胞：如单核 - 巨噬细胞、NK 细胞、NKT 细胞、树突状细胞、中性粒细胞等，具有吞噬、杀伤病原体作用；④体液因子：如补体、溶菌酶。

固有免疫是机体与生俱来的抵抗病原体侵袭、清除体内抗原性异物的一系列免疫防御功能，通过遗传获得，针对病原体入侵迅速应答，应答模式和强度不因与病原体反复接触而改变，也不产生免疫记忆。具有以下特点：①出生时已具备；②可稳定遗传给后代；③作用广泛，无特异性；④个体差异不大。

（二）适应性免疫

适应性免疫是由 T 淋巴细胞和 B 淋巴细胞执行的免疫功能。T 细胞和 B 细胞经抗原刺激后，产生免疫应答，细胞克隆增殖、分化为效应细胞和记忆细胞，发挥抗感染作用。适应性免疫应答比固有免疫应答迟而强，一般感染后 1～2 周才产生。具有以下特点：①受抗原刺激产生；②具有特异性；③一般不能遗传；④个体差异大；⑤具有记忆性。主要有下列两类：

1. 体液免疫　B 细胞受体识别抗原，活化为效应细胞——浆细胞，分泌抗体执行免疫功能。

2. 细胞免疫　是指由 T 细胞介导的细胞免疫应答，其过程可分为下列 3 个步骤：① T 细胞特异性地识别抗原。抗原提呈细胞（antigen presenting cell，APC）表面的主要组织相容性复合体（MHC）可与 T 细胞抗原表位特异性结合形成 MHC- 抗原肽复合物，而后提呈到 T 细胞表面，并与 T 细胞受体（TCR）结合。②传递的活化信号使 T 细胞活化、增殖和分化。③由效应 T 细胞产生免疫效应。

MHC 分子由 APC 表达，其作用是与细胞内的抗原肽结合并将其提呈到细胞表面，被 TCR 识别并产生免疫应答。人类的 MHC 分子又称为人类白细胞抗原（human leukocyte antigen，HLA）。MHC 多基因性、多态性和共显性导致 MHC 分子种类多样，但主要分为两大类：① MHC Ⅰ类分子，由大多数有核细胞表达，主要提呈内源性抗原（一般为 8～11 个氨基酸）给 CD8$^+$T 细胞识别，被激活的 CD8$^+$T 细胞分化成 CTL，杀死这些含有内源性抗原的宿主细胞；② MHC Ⅱ类分子，由专职性抗原提呈细胞（如树突状细胞、巨噬细胞、B 淋巴细胞等）表达，主要提呈外源性抗原（如直接被细胞通过内吞、吞噬作用摄取的胞外蛋白，一般为 9～22 个氨基酸）给 CD4$^+$T 细胞识别，刺激 CD4$^+$T 细胞分化成 Th1 和 Th2，起到调节免疫反应的作用。Th1 可以激活巨噬细胞、NK 细胞和 CTL 细胞，调节细胞内病原体感染；Th2 的主要作用是参与体液免疫应答，激活 B 细胞，清除细胞外的病原体。

四、免疫学在结核病防控中的应用

免疫学在结核病防控中的应用主要包括下列 3 个方面：①免疫诊断：根据体液免疫应

答和细胞免疫应答原理建立的结核病特异的免疫诊断方法，目前已应用于临床的主要包括抗结核抗体检测（如 IgG、IgM 和 IgA）、结核病特异性抗原检测（如 MPT64）、皮肤试验［如人型 PPD（purified protel derivative）、牛型 PPD］、淋巴细胞亚群分析、γ 干扰素释放试验（interferon gamma release assays，IGRA）、酶联免疫斑点试验（enzyme linked immunospot assay，ELISPOT）、IGRA-酶联免疫吸附试验（enzyme linked immunosorbent assay，ELISA）、腺苷脱氨酶（ADA）测定等。②免疫治疗：一方面通过免疫调节制剂（如细胞因子 IL-2、IFN-γ、IL-12 等，转移因子，胸腺肽，治疗性疫苗，免疫球蛋白）调节机体的免疫功能，提高抗结核免疫功能，减轻或消除有害病理反应，清除病原菌或抗原；另一方面通过干细胞移植技术恢复或增强结核病患者的免疫功能，达到免疫重建的目的。③免疫预防：通过接种疫苗使机体主动产生免疫力，如卡介苗预防 MTB 感染或重症结核病；接种微卡菌苗预防结核分枝杆菌潜伏感染发病。

五、结核病免疫学发展简史和重要成就

1549 年中国人接种"人痘苗"及 1796 年英国乡村医生 Edward Jenner 接种牛痘苗预防天花，开创了免疫学学科。两个多世纪以来，免疫学的研究取得了飞速进展，获得了十几项诺贝尔奖（表 1-4-3），已成为生命科学中最具生命力和创造力的基础学科。其中结核病免疫学也在人类与结核病斗争的过程中随着免疫学发展的脚步而逐步发展起来，主要经历了三个时期。

表 1-4-3 结核病相关免疫学研究获得的诺贝尔生理学或医学奖

获得年份	获得者	做出的贡献
1901	Emil Adolf von Behring	发明了白喉血清的被动免疫疗法
1905	Robert Koch	1882 年发现结核病病原菌——结核分枝杆菌
1908	Ilya Ilyich Mechnikov	发现吞噬细胞和吞噬功能
	Paul Ehrlich	发明细胞染色技术，发现肥大细胞
1960	Frank Macfarlane Burnet 和 Peter Brian Medawar	发现获得性免疫耐受
1972	Gerald Edelman 和 Rodney R. Porter	1959 年发现抗体的化学结构
1974	Christian René de Duve	发现了过氧化物酶体、溶酶体等细胞器
	Albert Claude 和 George Palade	发现细胞结构和功能
1980	Baruj Benacerraf，Jean Dausset 和 George D. Snell	发现细胞表面免疫反应调节的遗传基础
1984	Niels K. Jerne，Georg Kohler 和 César Milstein	免疫控制机制的研究及单克隆抗体制备
1987	Tonegawa Susumu	发现抗体多样性的遗传学原理
1996	Peter C. Doherty 和 Rolf M. Zinkernagel	发现细胞介导的免疫保护特性

续表

获得年份	获得者	做出的贡献
1999	Günter Blobel	发现蛋白质由内在信号物质控制其运送到细胞内的特定位置
2002	Sydney Brenner，Horvitz H. Robert 和 John E. Sulston	发现器官发育和细胞程序性死亡的遗传调控机制
2011	Ralph M. Steinman	1973 年发现树突状细胞并确定树突状细胞在适应性免疫中的作用
	Jules A. Hoffman	1996 年发现由致病菌或真菌激活的细胞受体
	Bruce A. Beutler	1998 年确定了小鼠的细胞受体
2016	Yoshinori Ohsumi	发现细胞自噬机制

（一）经验免疫学时期

结核病的历史可追溯到公元前 3400 年—公元前 2400 年，这种古老的传染病曾在全世界广泛流行，夺去了数亿人的生命。古代 Hippocrates 和 Galen 怀疑结核病具有传染性，但直至 1546 年 Girolamo Tracastoro 论及床上用品和衣物含有传染颗粒，才首次揭示结核病传染的本质。1650 年 Sylvius 描述了 "tubercle"（结核结节病变），1720 年英国医生 Benjamin Marten 第一次阐述结核病的致病菌是一种神奇的微小生物，1810 年英国医生 Carmichael 报道牛结核病通过牛肉和牛奶传染给人类，1819 年 Laennec 证实 "tubercle"（结核结节）是各类结核病的常见病变，1839 年 Schonlein 将其命名为 "结核病"（tuberculosis）。1854 年 Hermann Brehmer 因患结核病，在气候较温暖的地方疗养而痊愈，其博士论文中首次提出结核病可治愈的理论，并建立了第一个结核病患者疗养院，患者治疗包括卧床休息、呼吸新鲜空气、健康饮食、缓慢增加运动。1862 年 Pasteur 的传染病病原菌理论为寻找各种传染病的致病微生物提供了动力；1865 年 Jean-Antoine Villemin 取得重大突破，发现结核病可以从人或牛身上接种到兔或豚鼠身上，在动物实验中证明结核病患者的痰可以感染兔患结核病。1877 年 Cohnheim 和 Salamonsen 成功将结核病接种到兔眼的前房，Tpaniner 给狗吸入 11 滴感染物质，也成功感染了狗。因此，这个时期人们认识到结核病是一种传染性疾病，并在与结核病的长期斗争经验中获得一些与免疫相关的知识。

（二）科学免疫学时期

1882 年，德国科学家 Robert Koch 发现了结核病病原菌，这是一个划时代的里程碑，标志着结核病免疫学进入感染免疫的科学时期。抗感染免疫的发展标志着科学免疫学的兴起，随着免疫器官、免疫细胞构成的免疫系统的发现，揭示了固有免疫和适应性免疫的原理，建立了体液免疫和细胞免疫的理论，认识了免疫应答及免疫耐受的两种不同效应，阐明了免疫系统发挥的免疫防御及免疫病理作用，免疫学发展成为一门独立的学科。

这个时期利用迟发型超敏反应的理论开创了结核病免疫学诊断的先河。结核菌素治疗产生的 "科赫现象"（Koch phenomenon）使科学家们认识到免疫治疗也有可能造成严重的结核病理过程。卡介苗（BCG）的问世显示了免疫系统对机体的保护作用。

（三）现代免疫学时期

20 世纪 70 年代，各学科尤其是分子生物学的发展标志着免疫学发展进入现代免疫学时期，进一步完善了免疫系统，发现了免疫调控机制，系统解释了体液免疫和细胞免疫理论，阐明了免疫应答机制，开始了以细胞生物学和分子免疫学为核心的全新的免疫学理论。在基因、分子、细胞等整体层面上研究生命活动中免疫的基本规律，发现了抗体的多样性和特异性；提出了 T 细胞亚群的概念；发现了免疫遗传学和 MHC 限制性；阐明了细胞活化、细胞因子及其受体、细胞凋亡的作用；提出了免疫网络学说，揭示了信号转导、生物活性调节分子等根本问题。21 世纪，现代免疫学、蛋白质组学、反向免疫学和系统疫苗学的发展促进了免疫学在人类疾病预防控制中的应用。

六、结核病免疫学的发展趋势

宿主与 MTB 的相互作用非常复杂，结核病的发生、发展及转归不仅与 MTB 致病力强弱有关，还与 TB 患者的免疫密切相关，遗传差异导致 TB 患者存在一定的免疫缺陷或免疫功能异常，影响机体抵抗 MTB 感染的效力。因此，TB 不仅是一种细菌感染性疾病，也是一种免疫性疾病，在感染、免疫、预防、诊断和治疗等方面充满矛盾和挑战，仍有许多免疫基础问题亟须解决。

1998 年，英国 Sanger 中心和法国 Pasteur 研究所联合完成了 MTB H$_{37}$Rv 菌株的全基因组测序工作，标志着 MTB 由结构基因组学进入一个崭新的功能基因组学研究阶段。MTB 所携带的庞大的生命信息，迄今人类所了解的只是冰山一角，其核酸、蛋白质组成的许多基本规律及基因产物的功能、调控、基因间的相互关系和协调尚未彻底阐明。反向免疫学的诞生，现代生物技术（如基因工程技术、基因敲除术、cDNA 微阵列法、蛋白组学、转录组学、生物信息学等）的综合应用，在基因组水平上推测、研究、验证、阐明基因的表达及其功能，以彻底阐明每个基因的功能，寻找毒力因子和保护因子。未来免疫学的研究重点为免疫系统的细胞生物学，将从体外免疫试验深入到体内免疫细胞在时间与空间的动态相互作用及功能表达研究，更深入地了解在整体调节下的免疫应答，阐明 MTB 致病的分子机制和机体免疫保护机制，加快新型结核病疫苗的研制，为研究结核病诊断、预防、治疗的方法开辟新途径。由此延伸出的系统疫苗学，将应用高通量的组学技术鉴定结核病保护性免疫的生物特性，评估免疫系统多个组成部分的动态变化和相互作用，从而研究疫苗诱导免疫的机制；也将重视诱导或调节特异性的保护性免疫应答，早期发现并清除侵入的 MTB，避免免疫损伤。随着免疫学快速向前跨越，未来免疫学的发展和应用必将开创更多、更有效的方法，促进未来结核病预防和控制取得更显著的进步。

（吴雪琼　康双朋　吴长有）

第二节　结核分枝杆菌抗原

抗原（antigen，Ag）是指任何可以诱导机体产生免疫应答的物质，其能与 T、B 淋巴细胞膜上的受体（T cell receptor/B cell receptor，TCR/BCR）或分泌性的抗体识别和结合，刺激机体产生特异性免疫应答，并能特异性结合免疫应答产物（抗体和致敏淋巴细胞）。抗原的基本特性是免疫原性和免疫反应性。免疫原性是指抗原刺激机体产生免疫应答，产生特异性抗体或致敏淋巴细胞的特性。免疫反应性，又称抗原性，指抗原与免疫应答产物如抗体或致敏淋巴细胞特异性结合的特性。同时具有免疫原性和免疫反应性的抗原称为完全抗原，如病原体、异种动物血清。仅有免疫反应性的抗原被称为半抗原，如多数多糖和所有的类脂。半抗原可以和蛋白载体结合形成完全抗原，从而获得免疫原性。半抗原又分为复合半抗原和简单半抗原。复合半抗原不具有免疫原性，只具免疫反应性。类脂主要经CD1 分子（CD1a、CD1b、CD1c 和 CD1d）提呈给 T 细胞。CD1 四聚体（CD1 tetramer）技术可以鉴定 CD1 限制性 T 细胞，为研究基于这些 T 细胞的新治疗方法奠定基础。结核分枝杆菌的硫糖脂（sulfoglycolipids，SGLs）、分枝菌酸（mycolic acid）经 CD1b 提呈。简单半抗原既不具免疫原性，又不具免疫反应性，但能阻止抗体与相应抗原或复合半抗原结合，如肺炎球菌荚膜多糖的水解产物，比一般半抗原分子量小，但有特异结构的化学活性基团物质如青霉素、磺胺剂等。一般 B 淋巴细胞识别半抗原决定簇，T 淋巴细胞识别载体抗原决定簇。

根据发挥作用是否需要 T 细胞辅助，抗原可以分为胸腺依赖性抗原和非胸腺依赖性抗原。胸腺依赖性抗原（thymus dependent antigen，TD-Ag）需在巨噬细胞等抗原提呈细胞的参与及 T 细胞辅助下，引起体液免疫应答，也能引起细胞免疫应答；产生 IgG 等多种类别抗体；可诱导产生免疫记忆。细胞、病毒及各种蛋白质均为 TD-Ag。先天性胸腺缺陷和后天性 T 细胞功能缺陷的个体，TD-Ag 诱导其产生抗体的能力明显下降。非胸腺依赖性抗原（thymus independent antigen，TI-Ag）在刺激 B 细胞产生抗体时不需要 T 细胞辅助，此类抗原只含有 B 细胞抗原决定簇，只活化未成熟 B 细胞，诱导产生的抗体仅为 IgM。TI-Ag 一般只引起体液免疫应答，不引起细胞免疫应答和记忆应答。如细菌的脂多糖、荚膜多糖及鞭毛素等。抗原的特异性是指抗原刺激机体产生特异性免疫应答并与免疫应答产物（特异性抗体或致敏淋巴细胞）发生专一结合的特性。决定抗原特异性的物质基础为抗原表位，又称抗原决定簇（AD），是介导抗原与抗体或 TCR/BCR 特异性结合的最小结构的特殊化学基团，通常由 5～15 个氨基酸残基构成。一个抗原分子能和抗体结合的抗原表位总数称为抗原结合价（antigenic valence）。一个完全抗原通常含有多个抗原表位，可以和多个抗体结合，即多价抗原。

抗原表位按照结构可分为两类：线性表位和构象表位。线性表位又称连续性表位，由连续线性排列的短肽构成；构象表位又称非线性表位，由不连续排列、空间上形成特定构象的短肽、多糖残基等构成。抗原表位按照所识别淋巴细胞的不同又分为 T 细胞表位和 B 细胞表位。T 细胞表位大多为线性表位，在抗原中的位置不固定，但需经过抗原提呈细胞加工处理后才能暴露该表位；B 细胞表位位于抗原表面，有直接被 B 细胞识别的线性表位或构象表位。TD-Ag 同时含有 T 细胞表位和 B 细胞表位。免疫应答的特异性体现在抗原可以与刺激机体产生的特异性免疫应答产物结合。由于抗原异质性（即单一抗原往往具有多种抗原表位），两种不同的抗原可能存在相同或者相似的抗原表位，含有共同表位的不同抗原称为共同抗原或交叉抗原。同种抗体或致敏淋巴细胞同时与含有相同或相似表位的不同抗原发生的反应则称为交叉反应。

一、结核分枝杆菌抗原的种类与生物学特性

结核分枝杆菌抗原是揭示致病及耐药机制和研发新一代诊断、预防和治疗措施的基础。结核分枝杆菌全基因组序列蛋白质组解析使其抗原发现、性质鉴定发生了革命性飞跃。采用结核分枝杆菌蛋白质芯片的方法，从 4 262 个结核分枝杆菌抗原中筛选出 152 个在活动性肺结核患者中有较高滴度 IgG 抗体的抗原，其中 11 种抗原（Rv2031c、Rv1408、Rv2421c、Rv2716、Rv2002、Rv2097c、Rv0248c、Rv2026c、Rv0389、Rv2906c 和 Rv2928）的抗体水平在活动性肺结核患者中显著高于潜伏感染者。Rv2031c、Rv3692 和 Rv0444c 可能作为耐药结核病血清学诊断的抗原，三者联合应用于抗体检测的敏感性和特异性分别为 56.7% 和 100%。将 3 480 个结核分枝杆菌蛋白分别与结核病患者的血清反应，发现 20 种蛋白反应活性强，且 3 种为新的抗原：Rv1987、Rv3807c 和 Rv3887c。部分抗原总结见表 1-4-4。

表 1-4-4　血清学鉴定发现的结核分枝杆菌抗原

Rv 编号	敏感性 /%	特异性 /%
Rv2031c	75.00	84.95
Rv1408	75.00	87.10
Rv2421c	77.17	82.80
Rv2716	66.30	97.85
Rv2002	73.91	83.87
Rv2097c	60.87	80.65
Rv0248c	69.57	73.12
Rv2026c	67.39	69.89
Rv0389	58.70	82.80
Rv2906c	52.17	89.25
Rv2928	42.39	92.47
Rv3962	37.00	95.00
Rv2031	33.30	90.00
Rv0444c	25.00	85.00
Rv0138	35.42	91.67
Rv1005c	38.54	91.67
Rv1039c	33.33	95.83
Rv1200	33.33	100.00
Rv1826	21.88	95.83
Rv1833c	14.58	100.00
Rv1903	27.08	100.00

续表

Rv 编号	敏感性 /%	特异性 /%
Rv1970	48.96	95.83
Rv1987	67.71	100.00
Rv1989c	26.04	95.83
Rv2011c	36.46	100.00
Rv2180c	39.58	95.83
Rv2200c	56.25	95.83
Rv2693	39.58	95.83
Rv2866	26.04	95.83
Rv3198A	57.29	100.00
Rv3261	20.83	95.83
Rv3794	13.54	91.67
Rv3807c	73.96	100.00
Rv3887c	71.88	95.83

目前研究较多的结核分枝杆菌抗原主要为蛋白质类抗原和糖脂类、糖肽类抗原。这些抗原的表达还具有时空特异性。

（一）蛋白质类抗原

如前所述，结核分枝杆菌全基因组编码的 4 000 多种蛋白质在特定条件下，都可能属于这类抗原，这也是传统研究较多的抗原。根据在结核病临床中的应用情况，择要介绍。

1. ESAT-6 家族抗原　结核分枝杆菌基因组中有一类与早期分泌抗原 6（early secretory antigen-6，ESAT-6）非常相近的小分子蛋白，其与 ESAT-6 在蛋白水平上约有 22% 的同源性，这些蛋白统称为 ESAT-6 家族蛋白。因该家族蛋白含有 Trp-Xaa-Gly（W-X-G）序列，又称为 WXG 家族蛋白。结核分枝杆菌中编码 23 个 ESAT-6 家族蛋白，包括 EsxA-W，它们在基因组中以类操纵子的结构成对存在，形成 11 对基因对及 1 个孤儿基因：*esxA*（Rv3875）/*esxB*（Rv3874）、*esxC*（Rv3890c）/*esxD*（Rv3891c）、*esxE*（Rv3904c）/*esxF*（Rv3905c）、*esxG*（Rv0287）/*esxH*（Rv0288）、*esxI*（Rv1037c）/*esxJ*（Rv1038c）、*esxK*（Rv1197）/*esxL*（Rv1198）、*esxM*（Rv1792）/*esx N*（Rv1793）、*esxO*（Rv2346c）/*esxP*（Rv2347c）、*esxQ*（Rv3017c）、*esxR*（Rv3019c）/*esxS*（Rv3020c）、*esxT*（Rv3444c）/*esxU*（Rv3445c）、*esxV*（Rv3619c）/*esxW*（Rv3620c）。该家族蛋白均存在多个 T 细胞表位，大多数是活力很强的 T 细胞抗原。该家族中研究最多的是 *esxA*（ESAT-6）/*esxB*（CFP10），该基因对位于 RD1 区，以共转录形式表达，并可形成 1∶1 的复合物发挥功能。该家族其他成对存在的基因很可能也具有和 *esxA*（ESAT-6）/*esxB*（CFP10）类似的转录模式。ESAT-6 同时具有 T 细胞和 B 细胞抗原决定簇，在整个感染过程中都表达，可以被 T 细胞识别而产生大量 IFN-γ，从而产生保护性细胞免疫及免疫记忆。但是，最近的疫苗实验发现，仅产生 IFN-γ 的 CD4$^+$T 细胞不足以提供保护性。其他分枝杆菌的 CFP10 和 ESAT-6 具有约 40% 的一致性，同样能刺激产生大量 IFN-γ，免疫学

特性相似。ESAT-6 和 CFP10 联合应用可以显著提高诊断敏感性。

2. PE/PPE 家族蛋白抗原　PE 和 PPE 是结核分枝杆菌中独特的蛋白家族，其 N 末端分别含有保守的脯氨酸 - 谷氨酸（Pro-Glu）和脯氨酸 - 脯氨酸 - 谷氨酸（Pro-Pro-Glu）基序，PE/PPE 家族蛋白在结核分枝杆菌 H$_{37}$Rv 基因组中约占比 10%，其中 PE 家族蛋白有 107 个（包括 38 个 PE 亚家族成员和 69 个 PE-PGRS 成员），PPE 家族蛋白有 69 个（24 个 PPE-SVP 亚家族成员，23 个 PPE-MPTR 亚家族成员，10 个 PPE-PPW 亚家族成员和 12 个 PPE 亚家族成员），并且 PE 家族蛋白常常位于 PPE 家族蛋白的上游，构成操纵子的结构。PE/PPE 分布在细胞被膜表面或分泌到菌体外，是参与病原菌与宿主相互作用的重要候选分子。同时 PE/PPE 家族蛋白主要分布在致病性分枝杆菌中，在结核分枝杆菌之外的分枝杆菌中很少存在同源蛋白，若以该家族蛋白作为抗原进行血清学诊断可能避免交叉反应，提高诊断的准确性。大多数 PE/PPE 家族蛋白的功能不清楚，但多与免疫相关。PPE31、PPE68 和 PE35 是结核分枝杆菌在宿主内生长所必需，PE25/PPE41 蛋白复合物和 PE11 均能诱导宿主巨噬细胞坏死，且 PE25/PPE41 能够显著增强细胞的免疫应答，PE-PGRS62 能抑制吞噬体的成熟，PE-PGRS30 能抑制吞噬溶酶体的融合，PE-PGRS33、PPE18、PPE32、PPE34 均能与 TLR-2 相互作用从而调控宿主的免疫反应。PE/PPE 家族蛋白可能作为候选的疫苗靶标。PPE42 能诱导体液免疫和细胞免疫应答，其重复基序 Gly-X-Gly-Asn-X-Gly 很可能是引发体液免疫的重要基序。PPE41 诱导的体液免疫应答强度甚至超过 Hsp 或 PPD。PPE17 作为 T 细胞抗原能够诱导 T 细胞产生 IFN-γ，且可以作为诊断标记，区分 BCG 免疫个体和结核病患者。PPE37 和 PPE64 血清学诊断的检测灵敏度、特异性和准确性均高于 ESAT-6。

3. 热休克蛋白　热休克蛋白（heat shock protein，Hsp）是一类广泛存在、高度保守且在应激条件下可被诱导表达的一类蛋白，因此又称为应激蛋白，可参与细胞对环境刺激的耐受及细胞稳态的维持等。热休克蛋白按照分子量大小可以分为 Hsp100、Hsp90、Hsp70、Hsp60、小分子 HSP 家族，每个家族中均有多个成员。结核分枝杆菌在刺激下也会高表达多种热休克蛋白，共同诱导 T 细胞免疫应答。比如 *Rv0440* 编码的 Hsp65 可以诱导 TNF-α、IL-6、IL-8，介导宿主 T 细胞免疫反应，且其 DNA 疫苗可以明显降低结核病小鼠模型肺和脾脏中的细菌数量；*Rv0350* 编码的 Hsp70 具有多个 T 细胞抗原决定簇，可以被 CD8$^+$T 细胞识别并产生免疫应答，同时也可以被 CD4$^+$T 细胞识别，诱导 TNF、IL-6、IL-1β 的产生，因此 Hsp70 对结核分枝杆菌感染具有较强的免疫保护作用；编码的 Hsp16.3 在结核分枝杆菌胞内存活和宿主内潜伏过程中扮演重要角色，Hsp16.3 存在于鼠和人的 T 淋巴细胞表位，并且 Hsp16.3 和 Hsp16.3 合成肽诱发的免疫应答均能在一定程度上抵抗结核分枝杆菌的感染。

4. 抗原 85 复合体（Ag85）　Ag85 是分枝杆菌中具有较强细胞免疫及体液免疫活性的蛋白，既是膜蛋白也是分泌蛋白，在结核分枝杆菌中占分泌蛋白总量的 45% 左右，至少包括 3 种蛋白组分：Ag85A、Ag85B 和 Ag85C，其编码基因包括 *fbpA*、*fbpB* 和 *fbpC*，三者具有高度的同源性。Ag85 可以作为纤连蛋白介导细菌和宿主细胞的黏附，对结核分枝杆菌在宿主内的定殖有重要作用。同时，Ag85 具有分枝菌酸转移酶活性，对结核分枝杆菌细胞被膜的完整性非常重要，是候选药物靶标。Ag85 复合体具有重要的免疫保护作用，能够诱导 Th1 型细胞免疫反应和特异性抗体的产生，其 DNA 疫苗的免疫原性和 BCG

相当，rBCG-Ag85B 重组疫苗能够诱导强于 BCG 的 CD8$^+$T 细胞反应。

5. **其他分泌蛋白** 其他参与宿主相互作用的分泌蛋白，可能也是非常好的抗原。如 34 个参与宿主细胞相互作用的结核分枝杆菌分泌蛋白中，许多是已知的抗原如 ESAT-6。

（二）糖脂类抗原和脂蛋白抗原

糖脂类抗原和脂蛋白抗原最近研究较多。从多方面认识糖脂类抗原是研发基于这些抗原的有效抗结核病措施的前提。

1. **脂阿拉伯甘露聚糖** 脂阿拉伯甘露聚糖（lipoarabinomannan，LAM）是结核分枝杆菌主要的糖脂类抗原。LAM 是结核分枝杆菌细胞壁的重要成分，主要包括 4 个结构域：磷脂酰肌醇锚点、α-（1-6）串联的吡喃甘露糖的甘露聚糖骨架、含有多个阿拉伯呋喃糖苷残基的阿拉伯聚糖链、含有不同糖基序的末端帽子。LAM 具有广谱的免疫调节效应，可以刺激细胞因子 TNF、GM-CF、IL-1α、IL-1β、IL-6、IL-8 和 IL-10 的产生。同时 LAM 可以作为诊断结核分枝杆菌感染的重要标记分子。HIV 感染可能影响识别分枝杆菌糖脂的 T 细胞和免疫。单细胞分析发现靶向特定 LAM 抗原的 T 细胞群体具有异质性。HIV 感染可以导致抗分枝杆菌感染缺陷。CD1b 四聚体研究分枝杆菌糖脂应答性 T 细胞库发现：对糖脂应答的 T 细胞表达记忆细胞的标记基因、HIV 共受体 CD4 和 CCR5，但是在 HIV-MTB 共感染的活动性结核病患者中，则未见这些标记表达。这可能与 LAM 在 HIV-MTB 共感染中具有良好的检测效果有关。LAM 作为诊断靶标可能还需要和其他诊断方法联合使用，比如联合检测血清中 LAM、38-kDa 和 16-kDa 抗原的抗体量，可以极大提高结核病的诊断敏感性。葡萄糖-6-O-单枝菌酸（glucose-6-O-monomycolate，GMM）抗原经 CD1b 提呈，被 TCR 识别。脂蛋白类抗原也经 CD1b 提呈给保守的 T 细胞。从结核病患者分离记忆 B 细胞，体外培养，克隆其中 LAM-特异性人单克隆抗体，分析这些单抗的表位特异性发现：LAM 具体来自何种分枝杆菌、阿拉伯呋喃糖苷分枝非还原末端加帽的性质都影响表位特异性。LAM 抗体可以检测尿液中分枝杆菌组分。优化抗体检测尿液中 LAM 需要进一步考虑 LAM 抗原结构的复杂性以及人体对该抗原应答的抗体多样性。免疫治疗则需要考虑抑制 LAM 特定结构基序的功能活性。

甘露糖加帽的脂阿拉伯甘露聚糖（mannose-capped lipoarabinomannan，ManLAM）改变 Akt-mTOR 和近端 TCR-CD3 信号通路，抑制 CD4$^+$T 细胞活化。蛋白质组分析发现 ManLAM 激活的 CD4$^+$T 细胞中，131 个蛋白质的 149 个独特肽段被差异调控，涉及蛋白质翻译、三羧酸循环、RNA 代谢等过程。其中关键的节点蛋白质有 PCNA、Akt、mTOR 和 UBC。细胞周期被阻断在 G2M 期。ManLAM 抑制 Akt 和 mTOR 磷酸化，降低去泛素化酶 Usp9x 和 Otub1 的表达。NF-κB 磷酸化水平降低，提示经抑制 Usp9x-Akt-mTOR 通路而干扰 CD28 信号通路。

2. **硫糖脂** 硫糖脂（sulfoglycolipids，SGLs）是分枝杆菌细胞壁上的脂类。抗原提呈分子 CD1b 可以结合它们并提呈给 T 细胞。CD1b 四聚体影响 SGL 免疫性质的参数包括饱和度。

3. **双邻酰基海藻糖** 双邻酰基海藻糖（Di-O-acyl trehalose）是细胞壁糖脂，可能参与免疫逃逸，导致小鼠骨髓来源的 DC 产生耐受表型如低表达抗原提呈和辅助刺激分子，改变细胞因子产生下调 IL-12，上调 IL-10、吲哚胺 2,3-双加氧酶（Indoleamine 2,3-dioxygenase）和 CD25。双邻酰基海藻糖促进 FoxP3$^+$ 调控 T 细胞增殖。

4. 葡萄糖-6-O-单枝菌酸 葡萄糖-6-O-单枝菌酸（GMM）抗原经 CD1b 提呈，被 TCR 识别。脂蛋白类抗原也经 CD1b 提呈给保守的 T 细胞。将识别糖脂类抗原的 CD1 分子纳入疫苗设计，也是新一代结核病疫苗研发的方向之一。

5. ManLAM 相关的糖脂或者脂聚糖 如磷脂酰肌醇甘露糖（phosphatidylinositol mannosides，PIMs）、海藻-6,6'-二乙醇酸（trehalose-6,6'-dimycolate，TDM）、脂甘露聚糖（lipomannan，LM），具有不同的免疫调控活性。

结核分枝杆菌抗原表达与否和表达水平随生长阶段、感染不同时间而异。巨噬细胞内不同感染阶段表达的结核分枝杆菌抗原可以募集不同类型的免疫细胞发生应答。这些抗原分子互补，抑制宿主的保护性免疫应答。早期（1 天）表达抗原促进结核分枝杆菌介导的激活 DC 细胞，稍后（5 天）表达的抗原抑制 DC 激活。所有基因都下调巨噬细胞的 MHC Ⅰ类和 MHC Ⅱ类分子，破坏与抗原特异性 T 细胞的相互作用。1 天和 5 天表达的基因下调 DC 细胞产生促炎症细胞因子，破坏 DC-T 细胞相互作用的信号 3（signal 3）。经抗原暴露 DC 激活的 T 细胞分泌低水平 IFN-γ 和 IL-17，但维持高水平 IL-10 分泌，诱导阻遏应答。1 天和 5 天表达基因诱导 TLR2 诱导的 DC 表达 SOCS1，下调 IL-12 分泌，DC 活性氧 ROS 产生也降低。1 天表达基因下调诱导性 NO 合成酶 2 的表达。部分抗原可以代表感染的不同阶段，如 ESAT-6/CFP10 和 Ag85B 一般代表结核分枝杆菌活跃复制期；Rv1733c、Rv1737c 和 Rv2029c 是结核分枝杆菌潜伏/持留/休眠期 DosR 调控单元的蛋白质；复苏促进因子 Rv0867c 和 Rv2389 代表结核分枝杆菌复发；感染小鼠肺部后上调表达的抗原分别是 Rv0440、Rv0645c、Rv1980c、Rv2031、Rv2215、Rv2626c、Rv3407 和 Rv3616c。结核病患者中 Ag85B 和 Rv2029c 的 IgG 水平与结核分枝杆菌数量正相关。Rv0440 的 IgG 水平具有性别差异。感染结核分枝杆菌的小鼠或人体中，ESAT-6 特异性的 T 细胞分化程度比 Ag85B 特异性 T 细胞高。两种类型的 T 细胞在小鼠肺部控制结核分枝杆菌的能力都受到限制，但是受限的原因各异：Ag85B 特异性 T 细胞受限是因为持留菌的抗原表达降低，而长期抗原刺激则使得 ESAT-6 特异性 T 细胞功能耗竭。

自然感染或免疫过程中，对脂类特异性 T 细胞应答进行群体研究发现：外周血中 CD1 限制性 T 细胞的功能具有多样性，脂类和蛋白质类抗原特异性 T 细胞具有功能互补性。结核分枝杆菌的蛋白抗原和非肽的脂类抗原都可以激活人 T 细胞。脂类抗原结合 CD1 分子后被 T 细胞识别，但结核病患者中 CD1-应答性 T 细胞的效应功能尚无系统研究，与分泌的蛋白质抗原的 T 细胞应答的关系也不清楚。流式细胞仪横断面比较 19 例结核分枝杆菌感染者和 22 例未感染结核分枝杆菌的南非成年人 CD1-限制性 T 细胞对 5 种细胞壁脂类抗原的应答，并与同样人群对 5 种蛋白质抗原的应答进行比较研究，发现 CD1b-限制性 T 细胞产生抗分枝杆菌的 IFN-γ 和 TNF-α，CD4+、CD8+ 和 CD4−CD8−T 细胞亚群都检测到这两类细胞因子。葡萄糖单枝菌酸特异性的多功能 CD4+T 细胞同时表达 CD40L、IFN-γ、IL-2 和 TNF-α。脂类特异性的 CD4+T 细胞的频率为 0.001%～0.01%，且与结核分枝杆菌感染状态无关。脂类应答性 CD4+T 细胞与蛋白质应答性 CD4+T 细胞的相关性差。

总之，深入研究结核分枝杆菌抗原，并适当组合多种抗原，检测其诱导的细胞因子，可以了解患者结核分枝杆菌感染所处阶段，有利于精准治疗、有效预防。开发疫苗方面，识别阶段性表达的抗原 T 细胞介导的免疫保护需要多种免疫策略并用，拓宽疫苗研发思路。

二、影响抗原免疫原性的因素

影响抗原免疫原性的因素主要分为两大类：抗原的理化性质和抗原与机体的相互作用。

（一）抗原的理化性质

抗原的理化性质主要包括抗原的分子量、化学属性、抗原表位的易接近性和物理状态等。一般而言，抗原的分子量越大免疫原性越强。抗原性物质分子量一般大于 10kD，原因在于大分子物质结构复杂，抗原表位多且不易被降解。抗原性物质一般为大分子有机物，比如蛋白质、多糖、多肽等，并且结构越复杂免疫原性越强。抗原物质中抗原表位的空间位置不同可直接影响与 B 细胞的 BCR 结合，因此抗原表位越容易与受体结合则抗原免疫原性越强。抗原的物理状态也会影响抗原的免疫原性，比如颗粒抗原的免疫原性强于可溶性抗原，聚合抗原的免疫原性强于单体抗原。

（二）抗原与机体的相互作用

抗原与机体的相互作用取决于抗原的异物性、抗原进入机体的途径及机体自身因素。抗原与机体的亲缘关系越远、组织结构差异越大，异物性就越强，比如亲缘关系近的灵长类动物组织成分对人体来说是弱抗原，而亲缘关系远的病原微生物如结核分枝杆菌等就会引起人体强烈的免疫应答。抗原进入机体的途径有多种，按照引起免疫应答强度从强到弱依次为：皮内注射、皮下注射、肌内注射、腹腔注射、静脉注射、口服。机体自身因素也会影响抗原的免疫原性，比如遗传因素导致不同种属动物对同一种抗原的免疫应答程度不同，其他机体因素如个体的年龄、性别、健康状况等也会影响宿主的免疫应答。

三、非特异性免疫刺激剂

非特异性免疫刺激剂是指可非特异性激活 T 细胞和 B 细胞，并不受 TCR 或 BCR 特异性限制的物质。

免疫佐剂指预先或与抗原一起注入机体，能够增强抗原免疫原性的物质。免疫佐剂有多种类型，属于化合物类的如弗氏不完全佐剂、氢氧化铝等，属于生物制剂类的如卡介苗、细胞因子等，属于新型佐剂的如纳米佐剂等。目前用于人体的佐剂主要包括氢氧化铝、明矾、细胞因子、胞壁酰二肽等，主要用于增强特异性免疫应答和抗感染的辅助方案。铝作为佐剂的作用机制可能是刺激细菌组分感受器 NLRP3，进一步激活炎症体。弗氏完全佐剂是含有灭活分枝杆菌的油水乳化物。其中的肽聚糖胞壁酰二肽和糖脂海藻糖二枝菌酸（trehalose dimycolate，TDM）也具有佐剂活性。大多数佐剂通过激活病毒或者细菌的模式识别受体，直接激发适应性免疫应答。佐剂的毒性和佐剂效应如影随形。脂多糖（lipopolysaccharide，LPS）衍生物单磷酸脂 A 是 TLR-4 配体，仍然具有佐剂效应，但毒性比 LPS 低。未甲基化的 CpG DNA 激活 TLR-9，TLR-7 的激活剂咪喹莫特（咪唑喹啉类化合物，分子式：$C_{14}H_{16}N_4$）是小分子药物，也具有佐剂活性。

40 多年来，卡介苗作为非特异性免疫刺激剂通过膀胱内注射治疗非肌肉侵袭性膀胱癌等浅表性膀胱癌，但约 40% 的膀胱癌患者对卡介苗不应答。治疗的免疫分子机制尚不十分清楚，与 BCG 疗效有关的因素颇多，免疫抑制性分子 CTLA 和 CD39 表达水平，IL18-结合蛋白-a、IL23、IL8 和 IFNγ-诱导的蛋白-10，CD4$^+$T 细胞表达的 IL-21、IFN-γ、IL-4、IL-10、IL-17，M-CSF 介导的单核细胞 / 巨噬细胞极化，NKG2D、Ki-67/CK20、IL-2、IL-8、IL-6/IL-10、TNF 相关凋亡诱导配体（TNF-related apoptosis-inducing ligand，TRAIL）的表达水平，免疫细胞类型，遗传多态性如 TNFα-1031T/C（rs1799964）、IL2 受体 α（interleukin2receptor alpha，IL2Rα）（rs2104286T/C）、IL17A-197G/A（rs2275913）、IL17RA-809A/G（rs4819554）、IL18R1（rs3771171 T/C）、细胞间黏附分子 1（intercellular adhesion molecule 1，ICAM-1）K469E（rs5498）、Fas 配体（Fas ligand，FASL）-844T/C（rs763110）和 TNF 相关凋亡诱导配体受体 1（TNF-related apoptosis-inducing ligand receptor 1，TRAILR1）-397T/G（rs79037040），miRNAs、表观遗传修饰等都与卡介苗治疗膀胱癌的疗效相关。

（谢建平　李　萍）

第三节　固有免疫系统的抗结核作用

固有免疫（Innate Immunity）应答可以非特异性地防御各种病原微生物入侵，而在固有免疫的启动和参与下适应性免疫应答则会特异性针对特定病原微生物产生免疫应答反应。因此，固有免疫是宿主抵御病原微生物入侵必不可少的第一道防线。

固有免疫的防御作用由长期进化形成的固有免疫系统执行，包括固有免疫屏障、固有免疫细胞和固有免疫分子。机体的固有免疫系统通过黏膜、物理、化学屏障等组织屏障作用抵抗 MTB 侵袭；通过巨噬细胞、中性粒细胞、NK 细胞、DC 细胞、NKT 细胞、γδT 细胞等固有免疫细胞发挥抗结核免疫应答效应；机体通过细胞因子 IFN-γ、TNF、IL-17、IL-10、IL-1、TNF-γ、IL-6、IL-8 和 IL-12 以及趋化因子、补体分子、抗菌肽、溶菌酶、乙型溶素等免疫分子发挥抗结核免疫应答作用以及免疫调节功能。

一、组织屏障在抗结核免疫中的作用

目前，已证明屏障系统与结核病的发生发展密切相关。黏膜屏障依赖物理、化学屏障和固有免疫作用抵抗 MTB 侵袭，防止肺结核和消化道结核的发生；血脑屏障对细菌的滤过作用，血脑屏障的破坏程度与结核性脑膜炎的症状密切相关；胸膜屏障限制 MTB 向胸腔扩散，细菌直接侵袭或诱导炎症导致结核性胸膜炎。因此，探索组织屏障功能，包括黏膜屏障、血脑屏障和胸膜等，将其与组织免疫反应有机地结合在一起，有助于综合评估结核病患者器官损伤程度、免疫状态，从而进一步阐明结核分枝杆菌感染靶器官局部的免疫调控作用机制。

（一）黏膜屏障在肠结核发生中的作用

胃肠道黏膜可通过分泌胃酸、胆汁、消化酶、溶菌酶、黏多糖和蛋白分解酶等物质构成具有杀菌作用的非特异免疫屏障。胃肠黏膜分泌的黏液、黏蛋白功能成分对肠黏膜起重要保护作用；通过非特异性粘连或黏蛋白上的寡糖与细胞特异性结合阻挡条件致病菌的定植；胆汁中 SIgA 可阻断细菌吸附，胆酸可降解内毒素。

MTB 侵袭消化道引起消化道结核，其中主要是肠结核。肠结核多继发于肺结核等肠外 MTB 感染，以回盲部最为常见。黏膜屏障在消化道结核中发挥保护作用。已有研究显示，肠结核患者因病菌侵袭肠壁造成肠道功能障碍，其中肠黏膜屏障功能指标是评价病情严重程度重要指标之一。肠黏膜屏障主要依赖肠黏膜上皮屏障完整、肠道免疫系统特别是 T 细胞亚群正常表达。MTB 侵袭肠道后可引起吸收消化功能下降和微生态失衡，进而引起消化道黏膜上皮细胞新陈代谢紊乱，影响肠黏膜生物屏障完整性和通透性。已有研究显示，MTB 感染后，血 D-乳酸和二胺氧化酶水平上升可损伤肠黏膜屏障功能，进一步加剧肠道内炎症反应，引起 C 反应蛋白、TNF-α 及 IL-10 等炎性因子水平升高。黏膜屏障在结核免疫中的研究很少，其作用和具体机制依然不清楚，有待进一步阐明。

（二）黏膜免疫系统在肺结核发生中的作用

MTB 主要通过呼吸道传播，由于呼吸道存在大量黏膜相关淋巴组织，黏膜局部免疫诱导的抗结核保护性免疫效应相对于其他部位更快速和有效。MTB 进入呼吸道后，广泛分布于呼吸道黏膜中的树突状细胞（DC）作为最主要的抗原提呈细胞（APC），在摄取、提呈抗原后可以激活 T 细胞，并辅助 B 细胞产生 IgA。同时在 MTB 感染中，树突状细胞也可以发挥吞噬细菌、激活 T 细胞、分泌 IFN-α 的作用。Vordermeier 等发现，黏膜局部 B 细胞可以产生抗 MTB 的体液免疫应答。B 细胞通过多种表面分子（如 BCR、CD40 等）接受 MTB 抗原刺激后，活化并最终分化为能产生 IgA 的浆细胞。IgA 是黏膜免疫应答的重要特征性效应分子，其水平的高低是反应黏膜免疫是否强大的有效指标之一。Dullaers 等研究表明，黏膜局部 IgA 的产生细胞来源于生发中心，并在滤泡辅助 T 细胞（Tfh）的辅助下产生，生发中心中的 Tfh 通过分泌 TGF 和 IL-21 促进 IgA 抗体产生细胞的分化，并通过上调 CCR10 促进 IgA 浆母细胞归巢到黏膜局部，分泌具有免疫保护作用的 sIgA。

T 淋巴细胞被认为是黏膜免疫中最主要的免疫效应细胞，占黏膜部位淋巴细胞总数的 80%。机体感染 MTB 后，黏膜中 CD4+T 细胞产生的 IFN-α 能激活巨噬细胞，这是控制和消除 MTB 的关键。CD8+T 细胞可以参与被感染细胞的溶解与凋亡，也能杀伤细胞内的 MTB。树突状细胞和被激活的巨噬细胞释放的 IL-12、IL-18 等可以进一步诱导自然杀伤细胞和各种 T 细胞的活化，协同杀死细菌。研究还发现，黏膜相关恒定 T 细胞（MAIT）在宿主抗结核过程中可能也发挥着重要的生理作用。Jiang 等研究发现，MAIT 在活动性结核病患者外周的数量明显低于正常人群，并且其细胞表面程序性死亡-1（PD-1）的表达明显上调，表明活动期患者体内 MAIT 的数量不仅下降，同时功能可能也受损。

（三）血脑屏障在结核性脑膜炎发生中的作用

血脑屏障主要依靠毛细血管限制血液中某些外源性病原体（如细菌、病毒）和毒素进入脑内，保障了脑组织免受细菌、病毒等致病微生物的侵害。其限制作用比其他器官的毛细血管更明显。病毒、细菌侵入人体，主要经血行播散侵犯大脑，血行播散必须通过血脑屏障，因此中枢神经系是否受感染及感染程度与血脑屏障健全与否有关。研究表明，血脑屏障的破坏与许多神经系统疾病（如创伤性脑损伤、脑炎、多发性硬化等）紧密相关。血脑屏障破坏时血液中的病原体进入脑组织，引起感染及免疫反应，导致血液中大量炎性细胞由脉络丛进入脑脊液，促进脑膜炎的发生。血脑屏障的功能随着年龄增长逐渐完善，胎儿和新生儿尚未建立起血脑屏障，所以小儿中枢神经系统感染的发病率较成人高，幼儿又比年长儿童高。

结核性脑膜炎（tuberculous meningitis，TBM）是由 MTB 感染引起的脑膜和脊膜的非化脓性炎症性疾病。在肺外结核中有 5%～15% 的患者累及神经系统，其中又以结核性脑膜炎最为常见，约占神经系统结核的 70%。MTB 主要经血行播散侵犯脑膜和脑实质包括室管膜下等部位。偶见脊椎、颅骨或中耳与乳突的结核灶直接蔓延侵犯脑膜。肺内 MTB 经血液循环（菌血症）入脑，破坏血脑屏障通透性，在脑实质内及脑膜表面种植，形成结核瘤及脑膜结核结节，结节破溃后，MTB 进入脑脊液形成脑膜炎。但 MTB 以何种途径入脑以及破坏脑组织的机制，目前尚在研究中。但可以肯定的是，血脑屏障的破坏为 TBM 病理基础中重要的一环。磁共振显示脑实质病灶有结节样、环形强化，脑膜呈线型强化等表现，提示 TBM 中血脑屏障被破坏。

近年来研究发现，基质金属蛋白酶（matrix metalloprotein-9，MMP-9）参与了中枢神经系统中血脑屏障的破坏，在结核性脑膜炎的发病和发展中起重要作用。发生 TBM 时脑脊液中 MMP-9 含量及活性明显增加。脑脊液中的炎性细胞参与分泌 MMP-9 并调节其活性，而 MMP-9 则全程参与了 TBM 的炎性反应。发生 TBM 时，血脑屏障和血 - 脑脊液屏障被破坏，脑组织中 MMP-9 的表达明显增加，同时脑脊液中各类炎性细胞参与合成、分泌 MMP-9 并调节其活性，引起一系列免疫反应。适量的 MMP-9（MTB 感染早期或轻度感染时）可以募集更多的巨噬细胞，形成增生性肉芽肿，发挥机体的正面抵抗作用。而过量的 MMP-9（亚急性期或有并发症的 TBM）则参与了机体过度炎性反应，大量破坏细胞外基质和上皮细胞基底膜，引起机体迟发变态反应，造成炎性渗出、增生，MTB 感染播散。Green 等研究发现，TBM 急性期脑脊液中 MMP-9 与中性粒细胞计数呈明显正相关，且治疗后呈同步变化，提示脑脊液中性粒细胞参与分泌 MMP-9，而后者参与了细胞外基质和上皮细胞基底膜的破坏。Matsuura 等发现，亚急性期 TBM 脑脊液中 MMP-9 含量明显高于急性期 TBM，说明亚急性期脑脊液中淋巴细胞同样分泌高水平 MMP-9，并参与血脑屏障的重构。以上研究表明，MMP-9 介导的血脑屏障破坏是 TBM 病理基础的重要一环。然而，血脑屏障在结核病中的作用机制尚不明确，因此还需进一步研究。

（四）胸膜屏障在结核性胸膜炎发生中的作用

结核性胸膜炎是 MTB 及其自溶产物、代谢产物进入超敏机体的胸膜腔而引起的胸膜炎症。结核性胸膜炎是 MTB 首次侵入机体所引起的疾病。我国结核性胸膜炎大多数由人型 MTB 引起。引起结核性胸膜炎的途径有：①肺门淋巴结内的细菌经淋巴管逆流至胸膜；②邻近胸膜的肺结核病灶破溃，使 MTB 或 MTB 感染产物直接进入胸膜腔；③急性或亚急性血行播散性肺结核导致胸膜炎；④机体的变应性较高，胸膜对结核毒素出现高度反应引起渗出；⑤胸椎结核和肋骨结核向胸膜腔溃破。针式胸膜活检或胸腔镜活检已经证实 80% 结核性胸膜炎壁层胸膜有典型的结核病理改变。

正常情况下，脏层和壁层胸膜表面有一层很薄的液体，起润滑作用，胸液的循环是从壁层和脏层的体循环血管由于压力梯度通过有渗漏性的胸膜进入胸膜腔，然后通过壁层胸膜的淋巴管微孔经淋巴管回吸收。胸膜腔的形状和压力随呼吸运动变化，胸腔内液体的产生和吸收处于动态平衡。MTB 通过直接蔓延、血行播散、淋巴管播散三种途径侵犯胸膜。刁小莉等报道的 66 例结核性胸膜炎病例中有 50 例查出抗酸杆菌，阳性率 75.8%，说明结核性胸膜炎的本质是细菌性胸膜炎。胸膜遭受 MTB 感染后会针对其抗原成分产生迟发型超敏反应（DTH），免疫细胞（主要是 T 细胞）在胸膜腔内募集，并分泌各类细胞因子（IL-1、IL-2、IL-6、IL-18、IFN-γ、VEGF 等），使效应细胞（巨噬细胞）活化，通过吞噬与杀菌作用将病原菌局限、消灭，同时胸膜毛细血管充血、渗出、炎症细胞浸润。MTB 对胸膜的直接侵袭，菌体抗原进入胸腔激发机体通过复杂的细胞因子网络产生免疫反应是结核性胸膜炎发生的主要机制。

结核性胸膜炎发病机制的早期学说，主要强调再感染（包括内源性及外源性）及免疫反应发病的作用，认为是宿主对 MTB 或其代谢产物产生 DTH 导致了胸膜腔渗液。支持DTH 学说的事实包括：①大部分结核性胸膜炎病例胸腔积液 MTB 培养阴性。②给从未感染 MTB 的动物胸腔内注射 MTB 并不能引起胸腔积液。③动物用灭活 MTB 致敏后，胸腔内注射纯化蛋白衍生物（PPD）能在短期内迅速产生胸腔积液，但若预先注射抗淋巴细胞血清则不产生胸腔积液。④对经上述方法诱导的胸腔积液进行细胞成分分析，发现其中与介导皮肤 PPD 反应相同的 $CD4^+T$ 细胞比例增高。⑤将经 BCG 免疫动物血清转导入无特异免疫能力的动物体内，胸腔内注射 PPD 同样诱发胸腔积液。DTH 学说能较好地解释某些类型结核性胸膜炎（如单有胸膜炎而肺部没有病灶）的发生。

随着结核性胸膜炎的研究进展，研究者还提出 MTB 直接侵袭胸膜组织导致胸膜炎的理论。由于胸膜活检发现 50%～80% 的病例胸膜上有典型结核结节形成，故认为胸膜的病理损伤是结核性胸膜炎乃至胸腔积液发生的主要机制，DTH 在其中起一定作用。胸膜上结核病变（或结节）形成的途径包括：①肺外周胸膜下的病灶直接蔓延至胸膜；②肺内或肺外其他组织器官结核病灶中的 MTB 通过血液循环或淋巴引流到达胸膜（通常是脏层胸膜），经胸膜内的巨噬细胞吞噬、增殖而形成结核结节。当由胸膜下肺病灶直接蔓延而来的胸膜上的病灶溃破，导致胸膜上形成破损，或胸膜上结核结节发生坏死。MTB 或其代谢产物被释放入胸腔，对 MTB 抗原过敏的机体产生对 MTB 感染的 DTH，由活化的 T细胞产生各种细胞因子充当炎症介质，使循环中各种细胞成分（主要是淋巴细胞）及浆液募集至病变局部且向组织间隙浸润，在胸腔内形成富含淋巴细胞的渗出液。

二、固有免疫细胞在抗结核免疫中的作用

固有免疫细胞是机体固有免疫系统重要的组分，包括血液中的单核细胞、组织中固定或游走的巨噬细胞、中性粒细胞、NK 细胞以及 NKT 细胞，在结核免疫中发挥重要的功能。

（一）巨噬细胞的免疫作用及机制

MTB 主要通过呼吸道入侵人体，肺泡巨噬细胞是宿主抗 MTB 感染防御系统主要的固有免疫效应细胞。在 MTB 感染的早期阶段，对胞内感染的 MTB 生存和增殖的控制依赖于巨噬细胞的天然免疫抵抗和细胞因子诱导的活化；而分枝杆菌可通过抑制吞噬体与溶酶体的融合，促进抗炎性细胞因子 IL-10 产生等逃避免疫杀伤，通过诱导并适应巨噬细胞分化表型和代谢改变而在宿主泡沫巨噬细胞内潜伏持留。

1. 巨噬细胞识别结核分枝杆菌的相关受体

（1）补体受体（complement receptors，CR）：是在吞噬细胞表面表达的膜蛋白。补体

成分 C3（CR3）结合在 MTB 的表面，并通过与 CR1、CR3、CR4 结合增强巨噬细胞吞噬作用，MTB 利用细胞表面分子进入巨噬细胞。此外，CR3-MTB 相互作用不能启动杀灭 MTB 所需要的呼吸爆发，导致早期内体的吞噬体停滞并且不产生炎症反应。

（2）甘露糖受体（mannose receptor，MR）：在肺泡巨噬细胞、单核细胞来源巨噬细胞和树突状细胞（DC）上高表达，MTB 的甘露糖化脂质阿拉伯甘露聚糖（ManLAM）与 MR 的相互作用可抑制或延迟吞噬体 - 溶酶体的融合，并能产生抗炎性的免疫抑制作用：增强具有负调节性的过氧化物酶体增殖相关受体-γ（PPAR-γ）的活性，而不刺激活性氧化物的产生；抑制致炎性细胞因子 IL-12 而促进抗炎性细胞因子 IL-10 的产生，从而有利于 MTB 的存活。

（3）ICAM-3 与 DC-SIGN，DC-SIGN 识别在分枝杆菌细胞表面表达的 Man-LAM 和脂化甘露聚糖并诱导 IL-10 的产生，促进其在细胞内存活。

（4）清道夫受体（scavenger receptors，SR）：在 MTB 与巨噬细胞结合中也发挥宿主保护作用。

（5）Toll 样受体（Toll-like receptor，TLR）：MTB 表达多种不同的脂蛋白和脂聚糖，可被不同的 TLR 识别。宿主巨噬细胞上的 TLR2 可以识别 MTB 的 MRT84 抗原，从而活化 NF-κB 通路，促进白介素-12（IL-12）和诱导型 NO 合成酶（iNOS）的产生，从而促进巨噬细胞对 MTB 的清除作用；而 MTB 的 PPE60 抗原则通过活化树突状细胞（DC）上的 TLR2 促进 DC 的成熟，从而促进 Th1/Th17 应答，介导机体抗结核免疫和炎症反应。TLR4 可以和树突状细胞相关性 C 型植物血凝素 -1（dectin-1）一起识别 MTB，从而诱导 IL-17A 的产生，诱导 MTB 感染的巨噬细胞凋亡。TLR9 可以识别 MTB 的 CpG DNA，促进 IFN-α 的产生，调控 Th1/Th2 平衡。体内实验发现，TLR2 和 TLR9 缺失的小鼠对 MTB 的敏感性增强，而 TLR4 缺失的小鼠对 MTB 的敏感性并无显著改变。相比于 TLR2/TLR4/TLR9 单独或联合缺失小鼠，MyD88 缺失小鼠呈现出更强的 MTB 易感性。上述现象说明，MyD88 依赖的 TLR 信号通路在机体抗结核免疫中发挥了重要作用。研究发现，TLR-MyD88 通路的活化可以诱导维生素 D3 受体 VDR 和 VD-1 羟化酶的表达，从而将 VD 前体转化为 $1,25(OH)_2D_3$，促进抗菌肽的合成，增强杀菌作用。也有报道 MTB 活化 TLR2 引起抗炎性的信号反应，释放抗炎性细胞因子 IL-10。

（6）NOD 样受体：NLR 家族成员众多，其中在抗结核免疫中研究最多的 NLR 主要由 NOD2 和 NLRP3。研究发现，胞浆内 NOD2（即 NLRC1）可以识别 MTB 细胞壁肽聚糖的主要成分胞壁酰二肽（MDP），从而激活 RIP2 和 NF-κB，诱导 TNF 等促炎因子的产生。NOD2 缺失小鼠感染 MTB 后 NO 和 Th1 型细胞因子的产生显著减少，适应性抗结核免疫受损。NLRP3 是研究最多的炎症小体，也是识别谱最广泛的炎症小体。NLRP3 通过识别 MTB 抗原介导炎症小体的活化、IL-1β 和 IL-18 的分泌以及巨噬细胞的焦亡。体内实验证实，IL-1β 在机体抗结核免疫中发挥重要作用，而巨噬细胞焦亡也被认为有利于机体对李斯特菌、沙门菌等胞内菌的清除，其具体机制仍有待进一步研究。值得注意的是，NLRP3 炎症小体只能被 MTB 激活，而不能被卡介苗或其他减毒株激活，提示 MTB 的毒力抗原 ESAT-6 和 CFP10 等可能是激活巨噬细胞中 NLRP3 炎症小体的关键。

（7）胞内 DNA 受体介导的抗结核固有免疫：胞内 DNA 受体如 cGAS、STING、AIM2 等都能识别分枝杆菌。其中，cGAS 和 STING 主要通过识别 MTB 的第二信使环二核苷酸 cGAMP，诱导 I 型 IFN 产生和 IL-1β 分泌，且该识别过程依赖于分枝杆菌 ESX-1 分泌系统和炎症小体的活化。研究还发现，非结核分枝杆菌和牛分枝杆菌可以激活 AIM2 炎症小体，该过程依赖于 IFN-β，但 MTB 毒株则可以通过 ESX-1 分泌系统抑制 AIM2 炎症小体的活化。

2. 巨噬细胞抗结核分枝杆菌效应

（1）吞噬体 - 溶酶体融合：结核分枝杆菌可逃避正常的吞噬体 - 溶酶体融合途径，导致 MTB 在宿主的滞留，MTB 不仅保持存活而且菌体抗原也无法提呈给 T 细胞。MTB 能延缓吞噬体的成熟，并阻止其与溶酶体融合。

（2）活性氧中间产物：巨噬细胞呼吸爆发产生的过氧化氢（H_2O_2）是最早被认为介导杀伤分枝杆菌的效应分子。

（3）活性氮中间产物：MTB 诱导的 NO 合成酶（iNOS）及 NO 是巨噬细胞产生的抗分枝杆菌效应分子。

3. 结核分枝杆菌对巨噬细胞抗结核效应的影响

（1）巨噬细胞的自噬（autophage）：自噬代表了一种巨噬细胞战胜分枝杆菌引起吞噬体成熟阻断的机制，最终促进分枝杆菌的杀伤。IFN-γ 能在感染细胞诱导自噬，但是相关机制还不清楚。MTB 通过活化 NF-κB 并促进可溶性 TNF 受体 2（sTNFR2）的产生，抑制 TNF-α 诱导的凋亡，可能是 MTB 抑制 TNF-α 诱导自噬的机制。Th2 型细胞因子 IL-4 和 IL-13 则抑制自噬。

（2）巨噬细胞凋亡：MTB 已经进化出多种有效的机制来调控宿主细胞凋亡，许多 MTB 引起的效应与凋亡途径有关。目前已报道的抗凋亡 MTB 抗原包括 PtpA、NuoG、PknE、SecA2、SodA、SigH、MPT64 和 Rv3354，已知促凋亡的抗原有 LpqH（19-kDa 的脂蛋白）、PE-PGRS33、ESAT-6、OppD、PstS1、Rv0183、Rv0901、PE9/PE10 和 Mce4A。尽管目前对于凋亡信号转导途径如何被广泛用作 MTB 效应物的靶标以增强细胞内存活的发病机制已经有所认识，但 MTB 效应蛋白在宿主防御期间如何协调和调节细胞凋亡等重要问题仍未得到解决。

（二）中性粒细胞的免疫作用及机制

中性粒细胞是血液中含量最丰富的白细胞，占白细胞总数的 60% ~ 75%。中性粒细胞胞质内含有初级和次级两种颗粒。初级颗粒（溶酶体颗粒）较大，内含髓过氧化物酶、溶菌酶、酸性磷酸酶等；次级颗粒较小，内含碱性磷酸酶、溶菌酶、防御素、杀菌渗透增强蛋白等。中性粒细胞表面具有甘露糖受体、清道夫受体、TLR4/CD14、C5aR、IgGFcR 和 C3bR 等多种功能不同的受体，因此中性粒细胞具有强大的趋化和吞噬功能，构成了机体抵御外来细菌入侵的首道防线。

MTB 侵入机体后，中性粒细胞会迅速到达感染部位，活化并分泌大量趋化因子，包括白细胞介素 8（IL8）、CXCL8、CXCL1、CXCL9、CXCL10、CXCL11、单核细胞趋化蛋白 1/CCL2、巨噬细胞炎性蛋白 1α/CCL3。这些趋化因子可定向趋化多种免疫细胞。其中，中性粒细胞分泌的趋化因子还能进一步放大其自身招募作用，中性粒细胞及其分泌的趋化因子招募来的多种免疫细胞共同发挥强大的吞噬和杀菌功能，从而清除病原菌。MTB 感染宿主后，中性粒细胞到达感染部位，直接或通过细胞表面的 Fc 受体和补体受体识别入侵的 MTB，继而发挥吞噬作用，形成吞噬体，继而与细胞内溶酶体颗粒融合形成吞噬溶酶体，通过直接分泌杀菌物质和释放活性氧（ROS）杀菌，这些杀菌物质包括组织蛋白酶 G、弹性蛋白酶、蛋白酶 3、杀菌 / 通透性增加蛋白 BPI、防御素抗菌肽、乳铁蛋白、溶解酶素。通过吞噬溶酶体膜上的 NADPH 氧化酶复合体，中性粒细胞产生超氧化物、过氧化氢等 ROS，还通过髓过氧化物酶产生毒性中介物次氯酸，这些物质均参与中性粒细胞对 MTB 的杀灭，MTB 被中性粒细胞吞噬后形成的吞噬溶酶体可通过依赖氧和非依赖氧途径被破坏溶解。

（三）树突状细胞的免疫作用及机制

树突状细胞可以摄取、加工处理和提呈抗原，是抗原提呈功能最强大的专职抗原提呈细胞（APC），也是唯一能激活初始 T 细胞从而启动适应性免疫应答的 APC。在 MTB 感染后，机体内产生大量趋化因子，树突状细胞（DC）摄取 MTB 抗原分子后，细胞表面高表达趋化因子受体 CCR7，在趋化因子受体 CCR7 的介导下，经血液或淋巴循环由外周炎症组织向次级淋巴组织归巢，并在此过程发育成熟，将抗原提呈给初始 T 淋巴细胞，开启适应性免疫应答。人体内的 DC 包括两个亚群，即髓样 DC（DC1）和淋巴样 DC（DC2）。DC1 在 MTB 感染刺激下，可诱导 Th0 细胞向 Th1 细胞分化，分泌 IL-12、IL-18、IFN-γ 等细胞因子，介导细胞免疫应答的产生，增强机体抗结核免疫；DC2 成熟后主要分泌 IL-10、IL-4，诱导 Th0 细胞向 Th2 细胞分化，介导体液免疫应答的产生。

（四）自然杀伤细胞的免疫作用及机制

自然杀伤（NK）细胞是一类特殊的淋巴细胞，是机体清除感染细胞和肿瘤细胞的第一道防线。NK 细胞是固有免疫的主要效应细胞之一，不受 MHC 限制，不依赖于抗体，可快速募集到感染部位，非特异性地识别被感染的靶细胞，通过颗粒酶途径和死亡受体途径诱导靶细胞凋亡。此外，NK 细胞能通过抗体介导的细胞毒作用被直接活化，活化的 NK 细胞分泌各种细胞因子和趋化因子，并调节各种免疫效应细胞，进而影响机体的获得性免疫。激活的 NK 细胞可以通过多种方式参与并调节结核免疫过程。NK 细胞是 IFN-γ 和穿孔素（PFP）产生的源泉。IFN-γ 是单核巨噬细胞的强激活剂，可以增强其清除病原菌的能力，同时促使巨噬细胞产生抗菌分子，促进对 MTB 的吞噬，发挥杀灭 MTB 的作用。IFN-γ 还可诱导 T 细胞和巨噬细胞产生一种 CXC 型趋化因子 IP-10（IFN-γ 诱导蛋白10），介导 Th1 型炎性反应，诱导 NK 细胞到达炎症部位。穿孔素（PFP）通过在靶细胞膜上形成活性孔道使靶细胞渗透压改变而溶解，同时能与颗粒酶协同作用诱导靶细胞凋亡。活化的 NK 细胞还可产生 IL-22，引起组织上皮细胞的各种天然防御机制，加强宿主对细菌和真菌感染的防御，在 MTB 感染防御中起重要作用。此外 NK 细胞还通过调控其他细胞发挥抗结核效应。NK 细胞具有激活 CD8$^+$T 细胞，从而溶解被 MTB 感染的单核细胞的能力，这种相互作用需要 NK 细胞和单核细胞的直接接触，并且严格依赖于 NK 细胞来源的 IFN-γ 和单核细胞来源的 IL-12 与 IL-18。NK 细胞可杀死 MTB 感染条件下诱导增殖的 CD4$^+$CD25$^+$FoxP3$^+$ 调节性 T 细胞（Tregs）。在 MTB 刺激下，DC 细胞和 NK 细胞存在强烈的相互作用，促进 DC 细胞的成熟。

（五）NKT 细胞的免疫作用及机制

NKT 细胞既表达 NK 细胞表面标志 CD56，又表达 T 细胞表面标志 TCR-CD3 受体，同时具有 NK 细胞和 T 细胞的功能，是连接天然免疫和适应性免疫的桥梁。根据 NKT 细胞 TCR 基因片段不同，可以将 NKT 细胞分为两个亚型：Ⅰ型 NKT 细胞即经典的 NKT 细胞，又被称为 iNKT 细胞；Ⅱ型 NKT 细胞即非经典的 NKT 细胞，又称为 dNKT 细胞，表达多样的 TCR 受体结构，不对 α-Galcer 产生应答。MTB 细胞壁中的糖脂类抗原仅被Ⅰ型 CD1 分子中 CD1a 和 CD1c 识别，并依赖于巨噬细胞加强对 CD1d 的抗原提呈能力，活化 iNKT 细胞。活化的 iNKT 细胞可以产生大量的 IFN-γ，而 IFN-γ 是抗 MTB 感染中的一个重要细胞因子，可促进 Th1 细胞成熟和巨噬细胞活化，促进巨噬细胞对 MTB 的吞噬；此外，iNKT 细胞还能表达 FasL，促使被感染的靶细胞发生凋亡，减少细胞内成分的释放，抑制 MTB 的扩展。但 iNKT 细胞在体内结核病自然进程中发挥的作用还需要进一步研究。

（六）γδT 细胞的免疫作用及机制

γδT 细胞作为第一道防御细胞、调节细胞及连接天然免疫和适应性免疫的细胞，在抗 MTB 感染过程中发挥了重要作用。当感染 MTB 时，γδT 细胞被快速招募并激活，其表面的 CD44 和 CD25 表达增多，CD62L 表达减少。γδT 细胞通过分泌多种细胞因子（如 IL-2、IL-4、IL-17、TNF-α、IFN-γ、GM-CSF、CXCL10 等）调节巨噬细胞及其他免疫细胞的活化、效应及相互作用；还可以通过释放穿孔素、颗粒酶，活化表达 FasL 等杀伤或诱导感染细胞凋亡，发挥细胞毒作用。

三、固有免疫分子在抗结核免疫中的作用

（一）细胞因子

细胞因子是由免疫细胞及组织细胞分泌的在细胞间发挥相互调控作用的一类小分子可溶性多肽蛋白，通过结合相应受体发挥免疫效应，调控免疫应答。固有免疫对 MTB 进行性感染的防御反应必不可少，但不足以长期控制和预防活动性疾病。在结核病进展中，固有免疫的主要作用在于优化适应性免疫（T 细胞）应答的发展和调节炎症反应。无论是固有免疫应答还是适应性免疫应答介导的 MTB 感染，细胞因子都发挥重要作用。

（二）补体

补体（complement，C）系统包括将 30 余种可溶性蛋白和膜结合蛋白，广泛存在于血清、组织液和细胞膜表面，是一组不耐热的经活化后具有酶活性的蛋白质。补体系统是一个具有精密调控机制的蛋白质反应系统，其活化过程表现为一系列丝氨酸蛋白酶的级联酶解反应。补体系统广泛参与机体微生物防御反应以及免疫调节，包括机体的特异性和非特异性免疫应答，也可介导免疫病理损伤。研究表明，肺结核患者在治疗 1 周内，大约 1 200 个基因表达显著下调，包括补体蛋白 C1q 和 C2 等炎症标志物的表达。CR3 是参与补体干扰 MTB 摄取的主要补体受体，MTB 激活补体替代途径并被 C3b 和 iC3b 干扰。

（三）其他抗菌物质

抗菌肽、溶菌酶、乙型溶素等抗菌物质是生物体内经诱导产生的具有生物活性的小分子多肽，能够杀伤多种细菌和某些真菌，具有广谱抗菌活性，能提高抗结核效应。

（黄 曦）

第四节　适应性免疫的抗结核作用

适应性免疫（acquired immunity）是由 T 淋巴细胞和 B 淋巴细胞执行的免疫功能。T 细胞和 B 细胞经 MTB 抗原刺激后，产生的免疫应答主要包括由 B 细胞介导的体液免疫应答和由 T 细胞介导的细胞免疫应答，发挥抗结核作用。

一、适应性免疫应答细胞

参与适应性免疫应答的细胞主要是 T 淋巴细胞和 B 淋巴细胞，淋巴细胞来源于骨髓的多能造血干细胞。骨髓的多能造血干细胞具有自我更新和分化的特点，在骨髓微环境中基质细胞、各种细胞因子（如 CSF、白细胞介素）诱导下，分化为各种免疫细胞。淋巴细胞是构成机体免疫系统的主要细胞群体，成年人体内约有 1×10^{12} 个淋巴细胞，占外周血白细胞总数的 20%～45%，其中 T 淋巴细胞占淋巴细胞的 70%～80%。人们普遍认为在抗 MTB 感染中发挥主要作用的是 T 淋巴细胞参与的细胞免疫，而 B 淋巴细胞参与的体液免疫仅起辅助作用。近年来的研究表明 B 淋巴细胞与 T 淋巴细胞相互作用，在 MTB 引起的呼吸道感染和炎症反应中扮演着重要角色。

（一）B 淋巴细胞

B 淋巴细胞简称 B 细胞，因其在法氏囊中分化成熟而得名。哺乳动物没有法氏囊，其 B 细胞在骨髓发育成熟。成熟 B 细胞在周围淋巴组织 B 细胞区定居，占外周血淋巴细胞的 5%～25%。B 淋巴细胞是体内唯一能产生抗体的细胞，每一个 B 淋巴细胞克隆可产生一种能与相应抗原结合的免疫球蛋白分子。

1. **B 淋巴细胞的分化和发育**　B 淋巴细胞在骨髓微环境中的分化伴随生命的全过程，人类和小鼠的 B 细胞分化根据免疫球蛋白基因的重排和表达分为不同的阶段（图 1-4-1）。最早的 B 细胞称为祖 B 细胞（Pro-B cells），来源于多能造血干细胞，通过早期 B 细胞特有的细胞表面蛋白进行识别。早期祖 B 细胞（early Pro-B cells）免疫球蛋白重链可变区基因开始发生 D_H-J_H 基因重排，随后晚期祖 B 细胞（late Pro-B cells）发生 V_H-DJ_H 基因重排。V_H-DJ_H 基因重排的完成使得 B 细胞开始表达完整的 μ 链，标志着 B 细胞分化进入了前 B 细胞（Pre-B cells）阶段。前 B 细胞阶段又可分为大前 B 细胞（large Pre-B cells）和小前 B 细胞（small Pre-B cells）两个阶段，大前 B 细胞阶段 B 细胞胞浆中可检测到 IgM 的重链 μ 链，但无轻链，也无膜表面 Ig 的表达，因此缺乏对抗原的反应能力；分化到小前 B 细胞阶段，μ 链在胞浆和胞膜均有表达，而且轻链发生 V-J 基因重排。而轻链的基因重排和完整 IgM 的表达则标志着 B 细胞分化进入了未成熟 B 细胞（immature B cells）阶段，此时 B 细胞开始经受自身耐受的选择和外周生存能力的考验。幸存下来的 B 细胞则进入外周进一步分化为可以同时表达 IgM 和 IgD 的成熟 B 细胞。

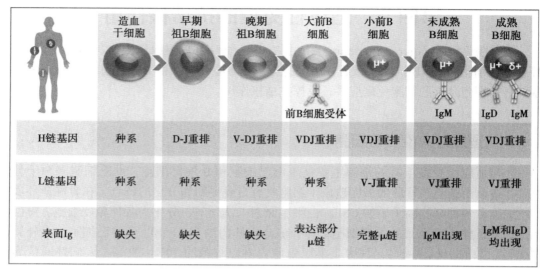

图 1-4-1　B 细胞分化的各个阶段及其特征

2. B 淋巴细胞的阴性和阳性选择　B 细胞阴性选择发生在骨髓中，当表达 mIgM 的未成熟 B 细胞与多价自身抗原反应会形成克隆清除或受体编辑而诱导 B 细胞凋亡，与可溶性自身抗原反应会形成对自身抗原无反应性克隆，与低亲和力非交联分子反应会形成克隆忽视，最终只有那些不与自身抗原反应的 B 细胞才能生存（图 1-4-2）。B 细胞阳性选择发生在阴性选择之后。成熟 B 细胞在外周免疫器官接受抗原刺激后，在淋巴滤泡增殖形成生发中心并发生体细胞高频突变，突变后的 B 细胞分两类：一类可以与滤泡 DC 表面抗原以高亲和力结合，其表面表达白细胞分化抗原 40（CD40），从而接受 Th 细胞 CD40L 刺激，使该 B 细胞继续发育为分泌抗体的浆细胞或分化为记忆 B 细胞；另一类与滤泡 DC 表面抗原以低亲和力结合或不能结合，此类 B 细胞发生凋亡。

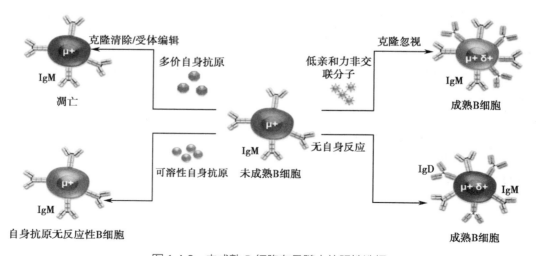

图 1-4-2　未成熟 B 细胞在骨髓中的阴性选择

3. **B 淋巴细胞的异质性** B 淋巴细胞并非是一群单一的同质细胞，依照 CD5 的表达与否可将其分为 B-1 细胞和 B-2 细胞两个亚群（表 1-4-5）。B-1 细胞表面表达 CD5，由于发育在先，故称为 B-1 细胞，主要存在于腹膜腔、胸膜腔和肠道固有层。B1 细胞的主要功能可能为：①产生抗细菌抗体而抗微生物感染；②产生多反应性自身抗体而清除变性的自身抗原；③产生致病性自身抗体而诱导自身免疫病。B-2 细胞即通常所指的 B 细胞，脾脏中的 B-2 细胞依表型、微解剖定位和功能又分为边缘区（marginal zone，MZ）和滤泡（follicular，FO）两个亚群。B-2 细胞的主要功能为：①产生抗体，介导体液免疫应答；②提呈抗原；③分泌细胞因子，参与免疫调节。

表 1-4-5 B-1 细胞和 B-2 细胞特性比较

特性	B-1 细胞	B-2 细胞
首次出现时间	胎儿期	出生后
细胞更新模式	自我更新	替换更新
免疫球蛋白产量	高	低
特异性	低	高
体细胞高频变异	低	高
与碳水化合物抗原反应	+	-/+
与蛋白抗原反应	-/+	+

4. **B 淋巴细胞的表面分子** B 细胞表面有众多的膜分子，其中某些为 B 细胞所特有，某些为 B 细胞与其他细胞所共有。它们在 B 细胞激活、增殖、产生抗体和加工提呈抗原给 T 细胞过程中发挥作用。

（1）CD19 和 CD20 分子是人 B 细胞特有的表面标志，存在于前 B 细胞、未成熟 B 细胞和成熟 B 细胞表面，其主要功能是调节 B 细胞活化。

（2）CD40 分子是存在于 B 细胞表面的协同刺激分子受体，其配体是 $CD4^+$T 细胞表面的 CD40L（gp39），二者结合相互作用可产生协同刺激信号（B 细胞活化第二信号），使 T 细胞激活。

（3）CD80（B7）分子是存在于 B 细胞和其他 APC 表面的协同刺激分子，相应受体是 T 细胞表面的 CD28 分子，二者结合相互作用产生协同刺激信号（T 细胞活化第二信号），使 T 细胞激活。

（4）IgG Fc 受体（FcγR Ⅱ）/CD32 分子主要表达于 B 细胞表面，能与抗原 - 抗体（IgG）复合物中的 IgG Fc 段结合，有利于 B 细胞对抗原的捕获，并对 B 细胞活化具有调节作用。在一定条件下，IgG 抗体致敏的红细胞（EA）与 B 细胞表面 IgG Fc 受体结合，可形成以 B 细胞为中心的 EA 玫瑰花结。T 细胞不表达 IgG Fc 受体，因此，EA 玫瑰花结试验可鉴别 T 细胞、B 细胞。

（5）C3B 受体（CR Ⅰ）/CD35 分子主要表达于 B 细胞表面，能与补体裂解片段 C3b 结合，为 C3b 受体，又称补体受体Ⅰ（CR Ⅰ）。抗体致敏红细胞（EA）结合补体 C3b 可形成 EAC 复合物，B 细胞通过表面 C3b 受体与 EAC 中的 C3b 结合可形成以 B 细胞为中心的 EAC

玫瑰花结。T 细胞不表达 C3b 受体，因此 EAC 玫瑰花结试验也可用来鉴别 T 细胞、B 细胞。

（6）B 细胞抗原受体（BCR）存在于 B 细胞表面，是 B 细胞的标志，是与抗原特异性结合的受体，为膜表面免疫球蛋白（mIg）。mIg 的 V 区部分能与抗原特异性结合。在 BCR 复合物中，还有两对异二聚体组成的信号转导分子 Igα 和 Igβ，其功能是辅助 mIg 向 B 细胞传导活化信号，参与 mIg 链的表达与转运。

（7）B 细胞有丝分裂原受体，如脂多糖受体（LPS-R）、葡萄球菌 A 蛋白受体（SPA-R）和与 T 细胞共有的美洲商陆丝裂原受体（PWM-R）。B 细胞与相应有丝分裂原作用后可非特异性多克隆激活，发生有丝分裂。

（二）T 淋巴细胞

T 淋巴细胞来源于骨髓造血干细胞，但是 T 细胞发育并不在骨髓中而是需要造血干细胞进入胸腺，并在胸腺内微环境多种因素的共同作用下分化、成熟为淋巴细胞（图 1-4-3），故称胸腺依赖淋巴细胞或 T 细胞。成熟 T 细胞转移到淋巴结、脾等外周淋巴组织，接受抗原提呈细胞表面特异性抗原肽及其他信号的共同刺激，成为效应性和记忆性 T 细胞，参与适应性免疫应答和免疫记忆的维持。

1. T 淋巴细胞的分化　胸腺位于胸骨柄后方的前纵隔上部，腺体后面附于心包及大血管前面，由不对称的左、右两叶而成，其形状不一，是人体的淋巴器官。在胸腺的表面包有结缔组织被膜，并伸入腺实质，将其分隔成若干胸腺小叶，每一小叶又分为皮质和髓质两部分。皮质在胸腺小叶的周围部，染色较深，由许多密集的胸腺细胞和皮质上皮细胞构成。髓质在胸腺小叶的中央，由多数髓质上皮细胞和少量的胸腺细胞组成，其中还分布少量的树突状细胞和 Hassall 小体。

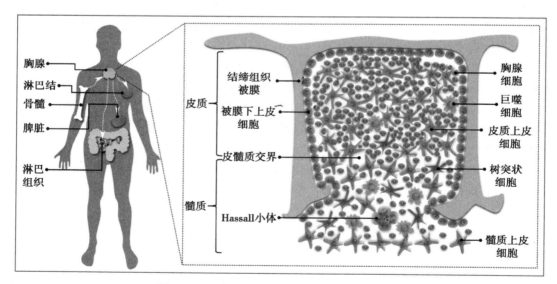

图 1-4-3　T 细胞迁移及胸腺小叶中各细胞构成

来源于骨髓或胚胎的淋巴样干细胞分化发育为祖 T 细胞，祖 T 细胞在进入胸腺之前或进入胸腺被膜下尚未到达胸腺皮质前称为前胸腺淋巴细胞（Pre-T cells）。前胸腺淋巴细胞从进入胸腺皮质后至离开胸腺前，均称为胸腺细胞（thymocyte）。成熟的胸腺细胞进入外周血液和外周淋巴组织中称为 T 细胞。胸腺细胞在胸腺素的诱导下，经历一系列有序的分化过程，逐渐在胸腺发育成熟为识别各种抗原的 T 细胞库。T 淋巴细胞进入胸腺后首先经历两个阶段（图 1-4-4）：①早期 T 淋巴细胞发育阶段，即 CD4 和 CD8 双阴性 T 淋巴细胞（double negative cell，DN）分化为 CD4 和 CD8 双阳性 T 细胞（double positive cell，DP）；② DP 细胞分别经历阳性选择阶段和阴性选择阶段获取主要组织相容性复合体（MHC）限制性识别能力和对自身抗原的耐受性，发育为其表面标志为 CD4 或 CD8 的单阳性 T 细胞（single positive cell，SP）。

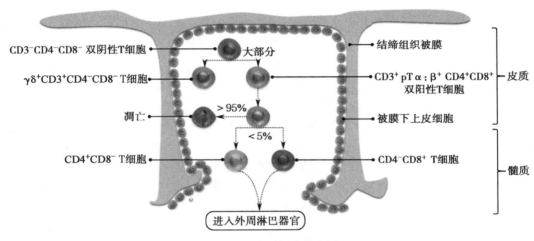

图 1-4-4 T 淋巴细胞分化过程

胸腺细胞经历了 TCR 基因重排、阳性选择和阴性选择等复杂过程，最终分化发育成熟。在这个过程中，TCR 不能重排的细胞死亡；如果 DP 细胞的 TCR αβ 以高亲和力与 MHC 分子结合，则在胸腺皮质中发生凋亡而被清除或成为无能细胞；不能与 MHC 分子结合的细胞发生凋亡；能与自身抗原肽-MHC 分子结合的胸腺细胞也死亡。最终分化的细胞中 95% 以上都凋亡了，只有约 5% 的细胞能分化发育成熟，经选择而存活。

2. T 细胞受体的发育　T 细胞在发育的每一个阶段，其 TCR、CD3、CD4 和 CD8 等分子的表达情况各异，涉及严密而复杂的调节机制，逐渐分化为成熟的 T 细胞。根据 TCR 组成链的不同，可将 T 细胞分为 αβ T 细胞和 γδ T 细胞，其中 αβ T 细胞占 T 细胞的 95% ~ 99%，γδ T 细胞占 1% ~ 5%。T 细胞发育过程中，围绕 TCR 的发育和成熟，发生一系列基因的有序表达和关闭。最早开始表达的 T 细胞系特异性基因是 CD3δ，随即出现 pre-TCR 替代轻链 pTα 的 mRNA，以及 TCRβ 的胚系转录本，其后是 RAG-1（recombination activating genes 1）和 RAG-2 的表达。胸腺细胞在双阴性阶段的一个时期，即 $CD44^{low}CD25^+$ 阶段，在 RAGs 的作用下，TCRβ 基因开始进行 V、D、J 基因重排及表达，表达 β 链蛋白并与 pTα 组装成 pre-TCR pTα∶β 二肽链，表达于 $CD44^-CD25^-$ 阶段的细胞表面，并与低水平表达的 CD3 γ、δ、ε 链共同开始行使信号转导功能，诱导 T 细胞进一步克隆扩增和关闭 TCRβ 基因的进一步重排，分化至 $CD4^+CD8^+pTα∶βCD3^{low}$ 的 DP 阶段，细胞停止增殖，TCRα 基因开始重排，表达成熟的功能性 TCRαβ。只有表达功能性 TCRαβ

的细胞才能经历选择过程。在抗结核分枝杆菌感染中，这两种T细胞均起到重要作用：在感染早期αβ T细胞尚未升至高峰时，结核分枝杆菌主要受γδ T细胞控制，在与结核分枝杆菌接触后γδ T细胞立即开始大量增殖。健康人经分枝杆菌提取物刺激7~10天后，外周淋巴细胞中γδ T细胞有所增加，其作用与αβ T细胞同样，可杀伤结核分枝杆菌。

3. T淋巴细胞的阳性选择和阴性选择 成熟的、有功能的T细胞必须在胸腺中经过阳性选择和阴性选择（图1-4-5），MHC抗原在这两种选择中起着关键作用。

（1）阳性选择：在胸腺浅皮质区，功能性表达TCR αβ的$CD4^+CD8^+$双阳性细胞与胸腺皮质上皮细胞表面MHC Ⅰ类或Ⅱ类分子以适当亲和力进行特异性结合，可继续分化为$CD4^+$或$CD8^+$ SP细胞。如果DP细胞的TCR αβ能与MHC Ⅰ类分子以中等亲和力结合，则DP细胞表面的CD8分子表达水平增高，而CD4分子水平表达降低直至消失，这时DP细胞就转变为$CD4^-CD8^+$的SP细胞；如果DP细胞的TCR αβ与MHC Ⅱ类分子结合，则分化成$CD4^+CD8^-$的SP细胞。阳性选择过程使$CD8^+$T细胞和$CD4^+$T细胞分别具有MHC Ⅰ类或Ⅱ类限制性识别能力，这是T细胞MHC分子限制性的基础。

（2）阴性选择：位于深皮质与髓质交界处的DC细胞和巨噬细胞表达高水平的MHC Ⅰ类分子和Ⅱ类分子，自身抗原成分与DC细胞或巨噬细胞表面MHC Ⅰ类或Ⅱ类分子形成自身抗原肽-MHC复合物。经过阳性选择后的胸腺细胞TCR αβ如能识别DC或巨噬细胞表面自身抗原-MHC复合物，即被激活而发生程序性细胞死亡（凋亡），产生自身耐受，而不发生识别结合的胸腺细胞则继续发育为成熟、能识别外来抗原的T细胞，成熟的T细胞离开胸腺进入外周血液。阴性选择过程使$CD8^+$T细胞和$CD4^+$T细胞分别获得自身免疫耐受性。

相对于B淋巴细胞先阴性选择后阳性选择的过程，T淋巴细胞则先进行阳性选择后进行阴性选择。T淋巴细胞阳性选择和阴性选择具有特异性，如果阳性选择的特异性和阴性选择的特异性相同，阳性选择后存活下来的T淋巴细胞将会被阴性选择所杀死，最终将没有成熟的T淋巴细胞产生；只有当阳性选择的特异性和阴性选择的特异性不同时，最终才会有成熟的T淋巴细胞产生（图1-4-6）。

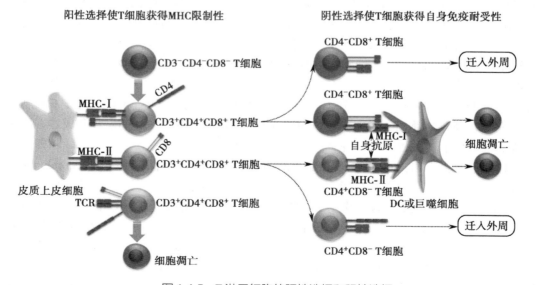

图1-4-5 T淋巴细胞的阳性选择和阴性选择

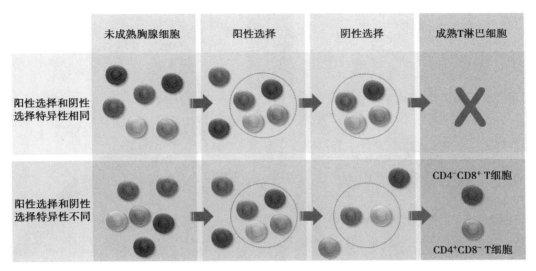

图 1-4-6 T 淋巴细胞阳性选择和阴性选择的特异性

4. 成熟 T 淋巴细胞的表面分子 T 细胞表面有多种膜表面分子，这是 T 细胞识别抗原，与其他免疫细胞相互作用，接受信号刺激等的物质基础，也是鉴别和分离 T 细胞及其亚群的重要依据。T 细胞膜表面分子主要有 CD 分子、TCR 分子、丝裂原结合分子以及各种膜表面的受体。

（1）TCR-CD3 复合物：TCR 是 T 细胞识别抗原肽 -MHC 分子复合物的特异性受体，属于免疫球蛋白超家族。TCR 有两种类型：TCR γδ（TCR1）和 TCR αβ（TCR2）。每个 T 细胞只表达一种 TCR，不同的 T 细胞克隆其 TCR 的分子结构也是不相同的。TCR αβ 的抗原结合位点至少有两个功能：①结合抗原肽；②识别和结合与抗原肽关联的 MHC 分子。一种 TCR α 链和 β 链的组合只能识别一种抗原肽 -MHC 分子的组合。CD3 分子在人全部 T 细胞上表达，是鉴定 T 细胞的重要标记。CD3 分子由 γ、δ、ε、ζ 和 η 等几种多肽链组成，各亚基之间都是通过非共价键连接。每个 CD3 分子都由 6 条肽链组成，其中 γε、δε 及 ζζ（约占 90%）呈二聚体状态，也有少数 ζη（10%）。CD3 γ、δ、ε、ζ 和 η 链的胞浆内部都有一个共同序列，由于它和 T 细胞识别抗原后进一步活化有关，故称为免疫受体酪氨酸活化基序（immunoreceptor tyrosine-based activation motif，ITAM）。CD3 γ、δ 和 ε 肽链上各含一个 ITAM，ζ 链上有 3 个 ITAM，η 链上有 2 个 ITAM。TCR 与 CD3 形成 TCR/CD3 复合物，其中 TCR 特异性识别自身 MHC 分子提呈的抗原肽，而 TCR 与抗原结合后所产生的活化信号由 CD3 分子传递到 T 细胞内部（图 1-4-7）。

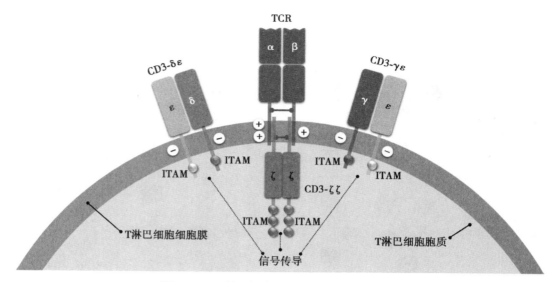

图 1-4-7　T 淋巴细胞 TCR-CD3 复合物示意图

（2）T 淋巴细胞辅助受体：成熟的 T 细胞只能表达 CD4 或 CD8 分子，即 CD4⁺T 细胞或 CD8⁺T 细胞。CD4 和 CD8 分子的主要功能是辅助 TCR 识别抗原和参与 T 细胞活化信号的转导。CD4 分子是由单链组成的跨膜分子，胞膜外有 4 个 Ig 结构区，其中远膜端的 2 个结构域能够与 MHC Ⅱ类分子的 β2 结构域结合。与 T 细胞识别抗原及产生 MHC Ⅱ类分子限制性有关。CD4 分子的胞浆区结合 Lck 酶，与活化信号的传递有关。此外，CD4（或 CD8）还参与 T 细胞在胸腺内的分化发育和成熟过程。CD4 分布于多数外周 T 细胞上。CD4 分子还是人类免疫缺陷病毒（HIV）外壳蛋白 gp120 的受体，HIV 感染 CD4⁺T 细胞后细胞数量明显减少，功能降低，是发生获得性免疫缺陷综合征（AIDS）的主要原因。CD8 分子由 α、β 两条链组成，两条肽链的胞外区各含一个 Ig 结构域，能够与 MHC Ⅰ类分子的 α3 功能区结合。CD8 分子的胞浆区也结合 Lck 酶，具有转导活化信号的功能。当 T 细胞识别 APC 上的抗原肽-MHC Ⅰ类分子复合物时，CD8 同时也与 MHC Ⅰ类分子结合。因此 CD8 增强了 Tc 细胞与抗原提呈细胞或 Tc 细胞与靶细胞的相互作用并辅助 TCR 识别结合抗原肽，被称作 TCR 的共受体。CD8 分子表达于部分外周 T 细胞上。

（3）协同刺激分子受体：初始 T 细胞的完全活化需要两种活化信号的协同作用。第一信号由 TCR 识别抗原产生，经 CD3 分子将信号转导至细胞内。由于接受抗原刺激的是抗原特异性 T 细胞克隆，第一信号的基本作用是使 T 细胞克隆被抗原活化后产生的适应性免疫应答，具有严格的特异性。第二信号（或称协同刺激信号）则由 APC 或靶细胞表面的协同刺激分子与 T 细胞表面相应的协同刺激分子受体相互作用而产生。在协同刺激信号的作用下，已活化的抗原特异性 T 细胞增殖（克隆扩增），并分化为效应 T 细胞。T 细胞表面主要的协同刺激分子受体有 CD28、CTLA-4（CD152）、ICOS、CD2、CD40L（CD154）、LFA-1 和 ICAM-1 等。

（4）丝裂原结合分子：有丝分裂原属于外源凝集素，多来自植物种子中可与某些糖和寡糖特异性结合的蛋白质，可与细胞膜表面的糖或寡糖等有丝分裂原受体结合，促使细胞活化并诱导细胞分裂，故可认为有丝分裂原是非特异性多克隆活化剂。在免疫学中，有丝分裂原主要指刺激多克隆淋巴细胞增殖的物质。不同的有丝分裂原对 T 细胞和 B 细胞的作用有很大差别。常见的有丝分裂原有刀豆蛋白 A（ConA）、植物血凝素（PHA）、美洲商陆丝裂原（PWM）、脂多糖（LPS）及葡萄球菌蛋白 A（SPA）等。

二、B 细胞介导的体液免疫应答

机体的体液免疫应答是指人体感染结核分枝杆菌后，结核分枝杆菌细胞壁抗原及其在体内生长、代谢过程中产生的蛋白质、糖脂类抗原诱导机体 B 淋巴细胞，产生高效而短命的浆细胞，浆细胞分泌特异性的具有免疫活性的免疫球蛋白（Ig，即抗体）清除抗原；产生寿命长的记忆细胞，发生二次反应立即清除再次入侵的同样抗原。抗体是一类重要的免疫效应分子，其主要作用是与抗原发生免疫反应，生成抗原 - 抗体复合物，从而阻断病原体对机体的危害，使病原体失去致病作用，清除病原微生物，从而发挥直接抗病原微生物侵袭的作用；此外，抗体也通过与细胞免疫相互作用，在抗结核免疫中发挥重要作用。

（一）B 淋巴细胞免疫系统

根据 B 细胞的功能，可分为 3 种类型：①幼稚 B 细胞：是原始的、未受抗原刺激的 B 细胞；②浆细胞：一部分 B 细胞经刺激后活化形成浆细胞，一般停留在各种淋巴结，产生大量抗体，与病原体的抗原表位结合，浆细胞寿命很短，几天就死亡；③记忆 B 细胞：一部分 B 细胞经刺激后分化形成记忆细胞，其寿命很长，可长期存在于机体内，能"记住"入侵的抗原，当再次遇到病原体，可快速反应、分裂产生新的浆细胞和新的记忆细胞，产生大量抗体。

结核分枝杆菌感染机体，促使辅助 T 细胞与抗原提呈细胞（APC）结合，分泌 IL-2，活化 B 细胞变大并进行有丝分裂，使 B 淋巴细胞生长、分化为浆细胞或记忆 B 细胞。记忆是机体免疫的重要特性，为疫苗的作用奠定了基础，接种疫苗后，不仅使机体可能避免初次感染的风险，而且还可能为机体再次暴露于结核分枝杆菌提供了保护作用。

（二）抗体的结构和功能

抗体又称为免疫球蛋白，是一种糖蛋白，参与机体的体液免疫。可溶性免疫球蛋白存在于体液中，主要存在于血浆中，少量存在于其他体液、组织和一些分泌液中。人血浆 Ig 经电泳后大多数存在于丙种球蛋白（γ-球蛋白）区域，因此，也称为 γ-球蛋白。

1. **抗体的结构** 抗体是由 4 条肽链组成的蛋白质，2 条相同的分子量较小的轻链（L 链）与 2 条相同的分子量较大的重链（H 链）通过二硫键连接形成一个 Y 形基本结构，每条肽链由可变区（V）和恒定区（C）组成（图 1-4-8）。轻链和重链的胺基端具有变异性被称为可变区，不同抗体可变区的结构也不同，能与抗原专一性结合，阻止病原体感染正常细胞。VL 和 VH 上近 N 端约 110 个氨基酸序列高度变化的区域被称为高变区（HVR），是特异性识别及结合抗原的部位。轻链和重链羧基端的氨基酸序列组成一致，不具有变异性被称为恒定区，可与免疫细胞上的受体结合，启动吞噬、灭菌作用。

抗体的 Y 形结构包含三个部分，两个 Fab 段和一个 Fc 段（图 1-4-8C）。Fab 段是与抗体识别的特异性抗原结合的可变结构域位点，类似于人张开的两条手臂，由一个完整的轻链和重链的 V_H 和 C_H1 结构域组成。Fc 段是淋巴细胞表面的内源性 Fc 受体与抗体结合的部位，也是二次抗体结合的部位，形似笔直站立的人的双腿，由重链恒定区 C_H2 和 C_H3 两个结构域组成。

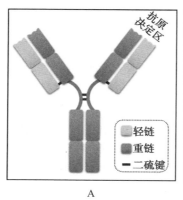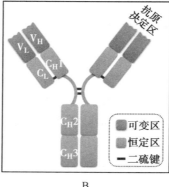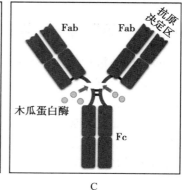

图 1-4-8　抗体的基本结构

注：A：每一个抗体均由两条轻链和两条重链组成，通过二硫键连接而成；B：抗体的轻链和重链根据其序列相似度可以划分为不同的区域，每条链的氨基端均为可变区，另一端则为恒定区，轻链的两个区域分别被称为 V_L 和 C_L，重链的三个区域分别被称为 C_H1、C_H2 和 C_H3；C：抗体可以被蛋白酶（图中用圆圈表示）切割成不同的部分，其中木瓜蛋白酶（Papain）可以将其切割成 Fab 和 Fc 两个片段，前者主要结合抗原，后者为可结晶部分。

2. 抗体的作用

（1）抗体具有沉淀、凝集或中和抗原的作用，能可逆、非共价、特异地与相应的抗原结合，形成抗原 - 抗体复合物，使其不能产生有害作用。虽然抗体本身不能直接清除抗原，但可与补体或吞噬细胞等共同发挥效应以清除病原微生物，也可能对机体造成病理性损害。

（2）激活补体的作用：IgM、IgG1、IgG2 和 IgG3 可通过经典途径激活补体，凝聚的 IgA、IgG4 和 IgE 可通过替代途径激活补体，与抗体共同发挥抗菌作用，使侵入的病原体溶解或被巨噬细胞吞噬。

（3）抑制病原体黏附的作用：分泌型 IgA 可通过消化道及呼吸道黏膜局部免疫发挥抗感染的作用。

（4）调理吞噬作用：IgG、IgM 的 Fc 段与吞噬细胞表面的 Fcγ R、Fcμ R 结合，可增强其吞噬能力，通常将抗体促进吞噬细胞吞噬功能的作用称为抗体的调理作用。

（5）抗体依赖性细胞介导的细胞毒作用（antibody dependent cell-mediated cytotoxicity，ADCC）：抗原 - 抗体复合物通过抗体 Fc 段与杀伤性细胞如 NK 细胞表达的 Fc 受体结合，直接杀死病原体。

（6）具有抗原性：抗体是一种免疫球蛋白分子，不同抗体具有不同的抗原性，也可刺激机体产生免疫应答。

3. 抗体的分类及功能　抗体根据其结构主要分为五种类型（图 1-4-9，表 1-4-6）：IgG、IgA、IgM、IgD、IgE，IgG、IgA 和 IgM 还有亚类；IgG、IgD 和 IgE 均为单体，而分泌型 IgA（SIgA）是由 2 个完全相同的 IgA 单体通过一个小蛋白（称为 J 链）联结形成一个双体，IgM 是由 5 个完全相同的单体通过 J 链联结形成一个五聚体。每种类型的抗体均具有特定的功能，IgG、IgM、IgA 三类免疫球蛋白都有中和抗体的活性，但特性不同。

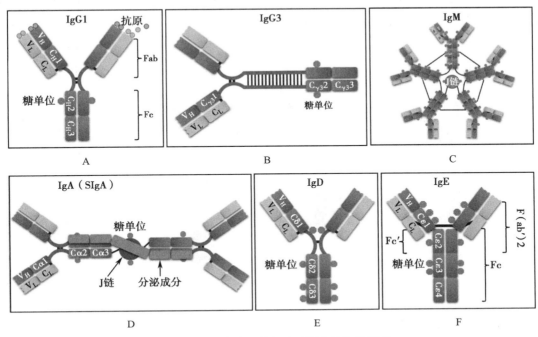

图 1-4-9　人类主要的免疫球蛋白结构示意图

注：各种免疫球蛋白之间的差异主要体现在二硫键（图中用黑色短线表示）的数目和位置、铰链区（图中用弧线表示）缺失与否、C 末端重链（图中用深灰色长方形表示）单元数目以及糖单位数目和位置。

表 1-4-6　五种抗体及其亚类特性

免疫球蛋白种类	IgG1	IgG2	IgG3	IgG4	IgM	IgA1	IgA2	IgD	IgE
重链类别	γ1	γ2	γ3	γ4	μ	α1	α2	δ	ε
分子量 /kDa	146	146	165	146	970	160	160	184	188
血清水平 /(mg·ml^{-1})	9	3	1	0.5	1.5	3	0.5	0.03	5×10^{-5}
血清半衰期 /d	21	20	7	21	10	6	6	3	2
补体激活经典通路	++	+	+++	−	+++	−	−	−	−
补体激活其他通路	−	−	−	−	−	+	−	−	−
是否可通过胎盘	+	+	+	+	−	−	−	−	−
是否结合巨噬细胞或其他吞噬细胞	+	−	+	−	−	+	−	−	+
是否结合肥大细胞和嗜碱性粒细胞	−	−	−	−	−	−	−	−	+++
是否与葡萄糖球蛋白 A 反应	+	+	−/+	+	−	−	−	−	−

（1）IgG：人类 IgG 主要由脾脏、淋巴结中的浆细胞合成和分泌，是血清中最丰富的免疫球蛋白，占血清总 Ig 的 70%~75%。40%~50% 的 IgG 分布于血清中，其余分布在其他体液或组织中。根据 IgG 分子中的 γ 链抗原性差异，人类 IgG 可以分为四个亚型，分别为 IgG1、IgG2、IgG3 和 IgG4（图 1-4-10）。

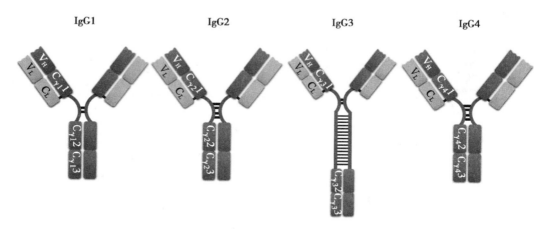

图 1-4-10　IgG 亚型示意图

IgG 是初级免疫应答中最持久、最重要的抗体，也是再次免疫反应产生的主要抗体类型，可活化补体、结合吞噬细胞的表面受体（主要是 IgG1 和 IgG3 激活补体的经典途径，而 IgG2 和 IgG4 激活补体效果较差或没有作用），在机体免疫防护中发挥重要的抗感染作用，并且随病变加重而增强，持续时间长。因此，IgG 一直是临床检测抗结核抗体的主要类型。

IgG 是唯一能够通过胎盘进入胎儿血液保护胎儿的抗体，也可从乳腺分泌进入初乳，6 个月内新生儿仍有来自母体的 IgG，使新生儿得到保护。新生儿在出生后的第 3 个月开始自身合成 IgG，3~5 岁接近成年人的水平，40 岁后逐渐下降。

（2）IgM：IgM 出现在 B 细胞表面及血清中，占血清总 Ig 的 5%~10%，是初次体液免疫应答中出现最早、最主要的抗体，可活化补体，启动补体的级联反应；与病原体抗原结合、积聚便于巨噬细胞吞噬，是机体抗感染的"先头部队"，在机体的早期防御中发挥重要的作用，但持续时间短，是近期感染的标志。因此，IgM 可用于 MTB 感染的早期诊断，但在活动性 TB 患者中 IgM 阳性率低。

IgM 通过与补体 C1 结合激活经典通路，诱导抗原的调理作用和细胞溶解。IgM 通过 J 链还可以与多聚免疫球蛋白受体（pIgR）结合进入黏膜表面（例如肠腔和母乳）。与 IgM 结合的 Fc 受体有下列两种：Fcα/μ-R 与 IgM 结合主要介导内吞作用，发现其在肠道中有表达，提示其在黏膜免疫中发挥重要作用；Fcμ-R（以前称为 Toso/Faim3）仅与 IgM 结合，可诱导机体免疫细胞摄取与 IgM 结合的抗原。

IgM 是由 5 个亚基构成的花环状五聚体，含有 10 个 Fab 段和 5 个 Fc 段，是分子量最大的免疫球蛋白，被称为巨球蛋白，一般不能通过血管壁，主要存在于血液中，也无法通过胎盘进入胎儿血液。IgM 是个体发育过程中最早合成和分泌的抗体，胚胎发育晚期的胎儿即能产生 IgM，因此，在新生儿或脐带血中发现 IgM 则提示胎儿有宫内感染（如风疹病毒或巨细胞病毒等感染）。

（3）IgA：IgA 占总 Ig 的 10%～20%，按其免疫功能分为血清型及分泌型两种，其中血清型 IgA 占 85% 左右，多为单体，也有二聚体，可介导、调理吞噬和抗体依赖性细胞介导的细胞毒性（ADCC）作用，目前也有抗结核抗体 IgA 检测试剂盒，但在活动性结核病患者中阳性率低，对于结核病的辅助诊断价值不大。分泌型 IgA（SIgA）占 15% 左右，是二聚体，由消化系统、呼吸系统和泌尿系统中的血浆细胞产生，存在于分泌液中，主要位于鼻、咽、气管、肠和膀胱黏膜的表面，是机体黏膜局部抗感染免疫的主要抗体，是黏膜重要屏障，也存在于初乳和泪液中，是母乳中含量最多、最重要的一类抗体，分布于新生儿消化道黏膜上。因此，分泌型 IgA 是机体黏膜局部抗感染免疫的主要抗体，故又称黏膜局部抗体。在肠道中表达的 Fcα/μ-R 可以与 IgA 结合，主要介导内吞作用，在黏膜免疫中发挥重要作用。IgA 同时存在于近期和长期结核分枝杆菌感染者体内，但 IgA 水平普遍较低。

IgA 不能通过胎盘，因此新生儿血清中不存在 IgA 抗体，但新生儿可从母乳中获得分泌型 IgA 来抵抗病原体的感染。新生儿出生 4～6 个月后，其可自身产生 IgA，血液中含量逐渐升高，到青少年期达到高峰。

（4）IgE：IgE 在血清中的含量很低，主要由呼吸道、消化道黏膜固有层淋巴组织中的 B 细胞合成。IgE 主要参与 I 型变态反应，是参与过敏性鼻炎、过敏性哮喘和湿疹等发病机制调节的主要抗体，在肥大细胞、嗜碱细胞、嗜酸细胞和巨噬细胞表面均存在 IgE 受体 FcεR I ，与 IgE 结合后，嗜碱细胞与肥大细胞释放组胺类物质促进炎症的发展。IgE 也参与 IV 型变态反应，辅助型 T 细胞及其产生的细胞因子参与 IgE 合成的调节，IL-4 促进 IgE 的合成，而 IFN-γ 抑制 IL-4 所诱导的 IgE 合成，与肺结核的严重程度具有一定的相关性。在初治肺结核患者中，IgE 水平增高的患者痰菌阳性率、肺空洞发生率、重症的比率均较高，Th2 细胞免疫反应增强，Th1 和 $CD8^+T$ 细胞免疫反应严重削弱；随着病情好转，肺结核患者血清总 IgE 水平下降。

（5）IgD：IgD 主要由扁桃体、脾脏等处浆细胞产生，在血清中的含量极低，半衰期很短，仅 2.8 天。其作用尚不清楚，主要以膜结合形式存在于成熟的 B 淋巴细胞表面，可能是 B 细胞表面受体，在 B 细胞分化发育中发挥重要的调节作用，在抗感染中也发挥一定的作用。活动性肺结核患者血清中 IgD 水平也显著高于对照组和非结核病患者。

4. **抗体 Fc 受体**　可结晶片段受体（crystallizable fragment receptors，FcRs）是表达在免疫细胞（如 B 细胞、自然杀伤细胞、巨噬细胞、嗜中性粒细胞等）表面、识别抗体 Fc 区域 c 末端的蛋白，可启动免疫细胞的应答功能如吞噬及细胞毒杀伤等，对病原菌发挥杀菌作用。FcRs 是重要的免疫应答调节分子，除了低亲和力的 FcεR 外，FcRs 基本上都属于 Ig 超家族成员。大部分 B 细胞具有 IgG、IgM Fc 受体，与抗原抗体复合物结合而活化，释放限制因子。巨噬细胞、嗜中性粒细胞具有 IgG、IgA Fc 受体，通常与抗原抗体复合物结合而捕捉抗原，而发挥吞噬、杀灭作用。NK 细胞具有 IgG Fc 受体，可与同异种细胞结合的 IgG Fc 部分结合，发挥抗体依赖性细胞介导的细胞毒作用（ADCC）。少数 T 细胞也具有 Fc 受体，起免疫调节作用。

与抗结核相关的 FcRs 主要有下列三类：① FcγR：是 IgG Fc 受体，又可分为 FcγR I（即 CD64）、FcγR II（即 CD32）和 FcγR III（即 CD16）三个亚类。FcγR I 是一个 70kDa 穿膜糖蛋白，是高亲和力的 IgG Fc 受体，主要分布于单核细胞、巨噬细胞、中性粒细胞等，可与人类 IgG1 和 IgG3 及小鼠 IgG2a 和 IgG3 结合，介导 ADCC，清除免疫复合物，促进吞噬细胞对颗粒性抗原的吞噬作用，促进吞噬细胞释放 IL-1、IL-6 和 TNF-α 等介质；FcγR Ⅱ 是低亲和力 IgG Fc 受体，具有两种功能不同的亚型活化型受体 FcγR ⅡA 和抑制型受体 FcγR ⅡB，可介导中性粒细胞和单核 - 巨噬细胞的吞噬作用和氧化性爆发；FcγR Ⅲ 也具有高度同源的 FcγR Ⅲa 和 FcγR Ⅲb 两种亚型，是低亲和力 IgG Fc 受体，参与传递活化信号、促进吞噬和 ADCC 作用。② FcαR（即 CD89）：是 IgA 和 IgM Fc 受体，主要分布于单核细胞、巨噬细胞、中性粒细胞等，能结合 IgA 和 IgM，介导吞噬细胞的吞噬作用、超氧产生、释放炎症介质以及发挥 ADCC 作用。③ FcμR：是 IgM 特异性 Fc 受体，主要分布于 B 细胞、T 细胞和 NK 细胞表面，介导体液免疫应答。

（三）体液免疫过程

病原体第一次侵入机体，B 细胞遇到新抗原时反应轻而缓慢，在 5～10 天内产生少量的、亲和力较低的抗体，其中最早出现的抗体是 IgM，随后是 IgG 或 IgA，称为初次免疫反应（primary immune response）。病原体再次侵入机体，记忆细胞再次遇到该抗原时，快速反应、增殖、分裂产生新的浆细胞和新的记忆细胞，在 1～3 天即可产生大量高亲和力的抗体，其中 IgM 产生的量与初次反应相当，而 IgG 却显著增高，称为再次免疫反应（secondary immune response）。记忆细胞诱导的再次免疫反应比初次免疫反应更快、更强烈。体液免疫应答可分为下列两个阶段：

1. 反应阶段　抗原进入机体后，少数抗原可以直接与 B 细胞表面互补的受体分子结合，使 B 细胞活化，迅速分裂产生一个有同样免疫能力的细胞群，其中一部分成为浆细胞，产生大量抗体；一部分成为记忆细胞。大多数抗原需经过吞噬细胞（如巨噬细胞）吞噬、处理，经过处理的抗原多肽通过 APC 提呈给 T 细胞，刺激 T 细胞产生淋巴因子，淋巴因子刺激 B 细胞进一步增殖、分化成浆细胞和记忆细胞。

2. 效应阶段　浆细胞产生的抗体与相应的抗原特异性结合，发挥免疫保护作用。

（四）B 淋巴细胞介导的体液免疫应答在抗结核中的作用

抗体是结核病强有力的生物标志物和重要的免疫介质，但体液免疫在抗结核中的作用是有争议的，目前大多数结核病新疫苗都是靶向细胞介导的免疫。近年来的研究开始重新评价 B 淋巴细胞介导的体液免疫在人类抗结核免疫中的作用，越来越多的证据表明 B 细胞和抗体在结核免疫中的作用。机体的抗结核免疫是细胞免疫和体液免疫联合发挥作用，细胞免疫在抗结核分枝杆菌感染中发挥至关重要的作用，而 B 淋巴细胞介导的体液免疫与各种免疫细胞相互作用有助于抗结核。

1. B 淋巴细胞和抗体的抗结核保护作用　B 淋巴细胞和抗体在宿主不同免疫状态下可能具有不同的作用，在各种感染状态下也发挥不同的抗结核保护作用。

（1）早期结核分枝杆菌（MTB）感染时，抗体介导的免疫促炎作用可能有助于抑制 MTB，在初始感染期间保护免疫空白的宿主，尤其是 IgM 对抵御 MTB 至关重要，而目前研发的疫苗通常诱导 IgG，主要通过 FcR 结合发挥作用。抗体可通过促进 FcR 的吞噬作用增强宿主的防御能力，FcR 可增强细胞内 MTB 的杀伤和 MTB 抗原的快速摄取和加工；抗体还可以激活补体，进一步促进吞噬和细胞募集到感染部位。针对强有力的免疫调节剂，结核分枝杆菌多糖和脂多糖抗原的抗体可促进 MTB 清除。

（2）抗 MTB 不同表位的抗体保护功能也不同，机体中存在某些结核抗原特异性抗体可降低宿主对结核分枝杆菌感染、发病的易感性及 MTB 在人体内播散的风险，抗体水平较低的儿童和成人易发生播散性肺结核和肺外结核。分枝杆菌细胞壁脂阿拉伯甘露聚糖（LAM）特异性抗体缺乏的儿童具有更大的播散性结核病的风险，6 月龄至 3 岁儿童抗 LAM 抗体水平处于低谷是播散性结核病的最大风险期；合并 HIV 感染的结核病患者抗 LAM 或 AM 抗体滴度越低，结核病进展越快、传播频率也越高；应用富含抗 LAM 抗体的血清预包被结核分枝杆菌会导致 CD4$^+$ 和 CD8$^+$T 细胞增殖和 IFN-γ 表达显著增加。抗-HBHA IgM 能够阻止 MTB 进入上皮细胞。抗 MPT51 小鼠单克隆抗体能够凝集致病性菌株 CDC1551 培养物。高水平的抗 Ag85A IgG 已证明可降低患活动性结核病的风险，与减少空洞和清除痰液中 MTB 有关。抗 Acr 和抗 HrpA IgA 与疾病严重程度相关，抗体水平较高的病结核患者可见较低的白蛋白和 CRP 水平。但发现抗 MTB 38kDa 抗体是非功能性的，易发生儿童肺外结核或成人结核性脑膜炎。功能性抗体的效价与其保护性反应的大小相关。

（3）MTB 感染的宿主对 MTB 产生强烈的抗体反应，抗体的恒定区类型在抗体抗结核活性中具有重要作用，抗体亚类在促进与其他免疫细胞的相互作用方面具有可变的作用，使得宿主在结核自然感染期间缺乏明显的抗体保护。抗体存在于上肺野和下肺野中，IgA 主要存在于上呼吸道，IgG 主要存在于下呼吸道。小鼠同型的 IgM、IgG1、IgG3 和 IgA（IgA1 亚型）均被证明具有抗结核保护作用，LAM 特异性 IgG3 通过增强肉芽肿形成和 iNOS 定位到含有 MTB 的细胞来延长致死剂量菌攻击后小鼠的存活；已发现抗 AM IgG3 在转化为 IgG2a 时就失去保护作用；抗 16-kDa 蛋白的 IgA 具有抗结核活性，而针对同一表位的 IgG1 mAb 则没有保护作用。结核病患者 IgG1 能刺激 TNF-α 从原代单核细胞释放，但 IgG3 不能。从活动性肺结核患者和医护人员浆母细胞中分离的单克隆抗体约 40% 能识别 MTB 抗原，其中大多数靶向 MTB 表面暴露抗原，结合完整的细菌或表面抗原，针对可溶性抗原的抗体耗竭不能去除保护性，而针对完整 MTB 的抗体耗竭则保护消失，表明保护抗体主要是针对表面抗原的。12 株 IgA 单克隆抗体中 7 株能抑制 MTB 在肺上皮细胞系 A549 内生长，但 16 株 IgG 单克隆抗体均不能抑制 MTB 生长。

（4）抗体、浆细胞和含有 FcR 的抗体反应性天然免疫细胞大量存在于结核肉芽肿中，表明它们可能在抗结核反应中发挥作用。非人灵长类动物结核肉芽肿被表达增殖期蛋白和分泌 MTB 特异性抗体的 B 细胞群所围绕。结核性胸膜炎患者的胸腔积液中存在活化的结核分枝杆菌特异 B 细胞，并可分泌与细胞外 MTB 相互作用的免疫球蛋白。宿主细胞再感染期间以及在咳痰时 MTB 位于细胞外，肉芽肿坏死的中心部位和无细胞边缘均含有大量的细胞外 MTB。

（5）尽管 B 细胞和抗体缺乏不是结核病的危险因素，Meta 分析并未显示活动性结核病或结核重新激活的风险增加，但体液免疫和 / 或 B 细胞功能缺陷的宿主更易受到 MTB 感染、结核病易感性增加，如 IgA 缺乏的小鼠比野生型对照组对 BCG 感染更易感，尽管 IgA-/- 小鼠仍能产生抗原特异性 IgG 和 IgM，但 TNF-a 和 IFN-γ 产生减少，使得 BCG 气雾感染 4 周后肺部细菌数增高；选择性 IgA 缺乏症患者易患皮肤分枝杆菌感染；常染色体隐性高 IgM 综合征患者易患肺外结核；X 连锁无球蛋白血症患者易患支气管内膜结核；缺乏抗体 Fc 部分激活受体 γ 链的小鼠比野生型小鼠对 MTB 感染和重症肺结核更易感，而缺乏抑制性 FcγRIIB（FcγRIIB–/–）的小鼠对 MTB 抗性更强；在 B 细胞缺乏的慢性感染小鼠中 CD4$^+$ T 细胞增殖和 IFN-γ 生成与野生型小鼠显著不同；B 细胞缺陷或 B 细胞敲除小鼠在 MTB 感染后肺组织病理改变、肺中性粒细胞浸润和 IL-10 产生更显著，这是因为 B 细胞具有下调中性粒细胞运动的能力，B 细胞缺乏小鼠中性粒细胞异常快速迁移；肺结核患者外周血 B 细胞百分比低于非结核分枝杆菌感染者。

（6）缺乏激活 FcRs 的小鼠表现为免疫病理增强和细菌负荷增高，而缺乏抑制性 FcR 的小鼠则病理变化减少。FcγR-/- 小鼠更易感染 MTB，抑制性 FcγRⅡb 的功能丧失通过增强 IL-12、肉芽肿形成和 IFN-γ 水平可改善结核病愈后。活化的高亲和力的 FcγRI 的高表达和活化的低亲和力的 FcγRⅢb 的缺失均与重症结核病相关。埃塞俄比亚研究发现，FcγRⅢb 拷贝数变异会增加 HIV 感染者发展为结核病的风险。

（7）被动注射分枝杆菌抗原的单克隆或多克隆抗体或血清可改善 MTB 感染的结果（包括延长存活时间、减轻组织病理改变和减少细菌负荷），显示具有抗结核保护作用。如气管内或鼻内接种抗 Acr IgA 的小鼠可减少细菌负荷，改善肉芽肿形成；从健康妇女捐赠的初乳中分离、纯化的多克隆人分泌性 IgA（hsIgA）能结合完整的 BCG 和结核分枝杆菌裂解物，用 hsIgA 预处理的活结核分枝杆菌感染小鼠，可减少其肺部菌落数，改善肉芽肿形成；IgA 的黏膜免疫作用可以保护肺结核分枝杆菌感染，经鼻注射 IgA1 联合 IFN-γ 可显著改善转入 *CD89m* 基因小鼠的肺结核分枝杆菌 H$_{37}$Rv 感染，但对 CD89 阴性的对照小鼠则无作用，这说明 IgA 介导的保护需要 CD89。分枝杆菌表面蛋白肝素结合血凝素黏附素（heparin-binding hemagglutinin adhesin，HBHA）可促进 MTB 在小鼠体内播散，而被动转移抗肝磷脂结合血凝素黏附素（HBHA）IgG3 McAb 4057D2 和 IgG2a McAb 3921E4、抗 LAM IgG 则明显减少 MTB 肺外播散。被动转移可特异识别阿拉伯甘露聚糖（AM）的 IgG3 McAb 9d8、牛结核分枝杆菌表面糖脂蛋白 MPB83 的 IgG2b McAb MBS43 均可延长感染小鼠的存活时间。从 MTB 感染的 C57BL/6 野生型小鼠过继转移 B 细胞，可逆转 B 细胞缺陷的表型，这些肺表型的逆转与受体小鼠血清中抗体的存在有关。

2. **抗结核抗体的诊断价值**　人体受 MTB 感染后，从临床角度可分为 2 个阶段：潜伏感染和结核病；从 MTB 代谢角度可分为 3 个阶段：休眠状态、增殖状态（活动性感染）和结核病。机体感染的 MTB 菌株不同、生长状态不同则表达的蛋白也不完全相同，细胞外蛋白和细胞壁抗原主要诱导抗结核抗体的产生，但活动性肺结核患者可能主要针对分泌性抗原和胞浆抗原而不是针对表面暴露抗原的抗体反应，而大多数潜伏期相关蛋白不诱导抗体产生，抗体水平与体内 MTB 感染的进展、MTB 含量及其复制状态相关。没有任何一个 MTB 抗原可被活动性结核病患者血清普遍识别，菌阳结核病患者抗体水平高于菌阴结核病患者，活动性结核病患者高于结核潜伏感染者，PPD 阳性健康人群抗体水平高于 PPD 阴性健康人群和接种卡介苗的健康人。目前结核抗体检测试剂盒所选择的抗原大多是细胞增殖期的细胞外蛋白或细胞壁抗原，MTB 活跃增殖时表达的抗原增多，在体内菌量较少时这些抗原也较少，而 MTB 潜伏、休眠时这些增殖期抗原表达少或不表达。因此，抗体可作为 MTB 感染及进展的标志物。

结核抗体检测应用于临床已有 40 多年的历史，结核抗体检测的研发也已形成一定规模的生物技术产业，目前已有许多商业化的结核抗体试剂盒在临床应用，绝大多数是检测血清抗体 IgG，少数是检测 IgM 和 IgA，但其诊断结核病的效能差异极大，在临床诊断上的总体表现不佳，并未达到预期的效果，未能发挥其应有的对 TB 辅助诊断的作用。2008 年 WHO 对 19 个商业化 TB 血清抗体检测试剂盒进行实验室评价，其敏感度和特异度分别为

1%～60% 和 53%～99%。Steingart 等对 1990—2010 年商业化血清抗体检测试剂的研究文献进行系统综述与 Meta 分析，结果显示其中 67 个肺结核研究的敏感度和特异度分别为 0%～100% 和 31%～100%；25 个肺外结核研究的敏感度和特异度分别为 0%～100% 和 59%～100%。2011 年 WHO "鉴于商业化血清学检测试剂敏感度和特异度高度可变，存在大量假阳性、假阴性结果，产品质量低，因此强烈推荐血清学检测不用于肺结核、肺外结核的诊断"。然而，应当指出的是，该建议仅针对目前商业化检测试剂盒的诊断应用，并不是针对抗体在整体抗结核免疫中的功能调查。

目前已发现活动性结核病患者血清只能识别大约 10% 的 MTB 蛋白，对不同 MTB 抗原产生不同水平的抗体；而同一个患者在疾病的不同阶段对不同抗原的免疫反应也不同。随着疾病的发展，MTB 在体内增殖、代谢，体液免疫应答会从聚焦膜相关抗原转向细胞外蛋白抗原，使得每一位患者血清识别抗原的种类、数目和水平都有很大差异，抗原识别的个体差异是人类结核体液免疫的主要特性。因此，选择多个高敏感度、高特异度并有互补性的特异性抗原进行组合或融合，对结核病的血清学诊断非常重要。

少数膜蛋白既可能来源于活菌和死菌，也可能来源于巨噬细胞外泌体，而可能被潜伏感染者、活动性结核病患者和非结核病患者血清识别导致假阳性结果。选择的抗原若与其他细菌，尤其是环境中非结核分枝杆菌有交叉反应也易产生假阳性结果。有结核病史和胸部 X 线表现异常的非结核病患者是导致假阳性的主要原因之一，结核患者治（自）愈后抗体仍存在较长时间（12～15 个月），这可能是部分患者体内结核分枝杆菌未完全清除，仍在少量不定期增殖所致。化疗前和化疗 1～6 个月后结核抗体水平的差异无统计学意义。因此，结核抗体检测不能作为结核病疗效判断的指标（如好转、治愈），也不能作为结核病复发的诊断依据。

三、T 淋巴细胞介导的细胞免疫应答

机体接受抗原性异物刺激后，体内的抗原提呈细胞首先对抗原进行加工、处理和提呈，继而抗原特异性初始 T 淋巴细胞对提呈的抗原进行识别后，在其他辅助因素作用下，引起相应的 T 淋巴细胞发生活化、增殖、分化，产生一系列免疫效应，从而将入侵的抗原性异物进行排除的整个生理过程，称为 T 细胞介导的免疫应答（T cell-mediated immune response），也称为细胞免疫应答。在免疫应答过程中，还有部分活化 T 细胞分化为记忆 T 细胞（memory T cell）。

（一）细胞免疫应答过程

细胞免疫应答过程可分为下列三个阶段：

1. **T 细胞特异性识别抗原阶段**　该阶段主要是 APC 对抗原的摄取、处理、提呈和 T 细胞对抗原肽的特异性识别过程。内源性蛋白质抗原在细胞内经过蛋白酶水解后，形成的抗原肽段经内质网膜上抗原提呈的 ATP 依赖性转运体（ATP dependent transporter of antigen presentation，TAP）进入内质网腔；与腔内新合成的一类抗原重链（α 链）相结合后，构型发生改变，与 β2 微球蛋白（轻链）形成稳定的聚合体；被高尔基体运至细胞表面，提呈给 CD8$^+$T 细胞。外源性蛋白质抗原由 APC 加工，在细胞溶酶体中与 MHC Ⅱ 类分子结合，形成 MHC-抗原肽复合物转运至细胞表面，提呈给 CD4$^+$T 细胞。

　　T 细胞特异性识别抗原上的抗原表位肽与 APC 表面的主要组织相容性复合体（MHC）结合形成 MHC-抗原肽复合物，然后从 APC 胞内提呈到细胞表面，与 T 细胞膜表面的受体（TCR）结合的过程称为抗原识别，这是 T 细胞特异活化的第一步。TCR 在特异性识别 APC 所提呈的抗原多肽过程中，必须同时识别与抗原多肽形成复合物的 MHC 分子，这种特性称为 MHC 限制性（MHC restriction）。

　　MHC 分子主要分为两大类：① MHC Ⅰ 类分子，由大多数有核细胞表达，提呈内源性抗原（如在巨噬细胞内表达的结核分枝杆菌抗原、病毒感染细胞合成的病毒蛋白及肿瘤细胞表达的肿瘤抗原等）给 CD8$^+$T 细胞识别，使 CD8$^+$T 细胞活化、增殖和分化，发挥细胞毒性 T 细胞（CTL）的功能，这个提呈过程被称为 MHC Ⅰ 类途径；② MHC Ⅱ 类分子，由专职性抗原提呈细胞（如树突状细胞、巨噬细胞、B 淋巴细胞等）表达，提呈外源性抗原（如直接被细胞通过内吞、吞噬作用摄取到的胞外蛋白）给 CD4$^+$Th 细胞识别，使其分化为 Th1 和 Th2 细胞，从而调节细胞免疫应答和体液免疫应答，这个提呈过程被称为 MHC Ⅱ 类途径。在特殊情况下两者可以交叉提呈，即 MHC Ⅰ 类分子提呈外源性抗原，MHC Ⅱ 类分子提呈内源性抗原。

　　2. T 细胞活化、增殖和分化阶段　该阶段主要是 T 细胞识别抗原后传递活化信号，使 T 细胞活化、增殖和分化。

　　（1）T 细胞活化：T 细胞的活化主要依靠双信号和细胞因子的参与。这种活化是免疫效应机制发生的基础。第一信号：T 细胞表面的 TCR 与抗原提呈细胞表面的 MHC-抗原肽复合物结合，通过 CD3 分子将 T 细胞对抗原识别的信号传递到胞内。第二信号：抗原提呈细胞表面的共刺激分子与 T 细胞表面相应的共刺激分子受体相互作用而产生的 T 细胞活化辅助信号，如 CD28/B7 是重要的正性共刺激分子，其主要作用是促进 IL-2 合成；而 CTLA-4/B7 的结合则介导负性信号的传导，是重要的负性共刺激分子，启动抑制性信号从而有效调节适度的免疫应答。未致敏 T 细胞的活化需要双信号，而致敏 T 细胞的活化只需要第一信号。此外，活化的 APC 和 T 细胞分泌的 IL-1、IL-2、IL-4、IL-6、IL-10、IL-12、IL-15 和 IFN-γ 等多种细胞因子也在 T 细胞的激活中发挥重要作用。

　　（2）T 细胞增殖：TCR 与抗原肽结合使均匀分布于细胞膜表面的 TCR 构象和位置发生改变，由于受体交联，可分别激活与其偶联的不同家族的蛋白酪氨酸激酶（protein tyrosine kinase，PTK），TCR 活化信号胞内转导的主要途径有两条：PLC-γ 活化途径和 MAP 激酶活化途径。T 细胞活化信号活化 T 细胞内的转录因子（DNA 结合蛋白）NFAT、NF-κB、AP-1 等转入细胞核内，与 T 细胞效应分子编码基因调控区部位结合，增强启动子的活性，促使这些编码效应分子的基因转录，合成、分泌多种促进细胞增殖及分化的细胞因子并表达细胞因子受体。其中 IL-2 是 T 细胞自分泌生长因子，其基因的转录对 T 细胞的活化是必需的，IL-2 与 IL-2 受体结合促进活化后的 T 细胞发生克隆性增殖。

　　（3）T 细胞分化：在不同细胞因子的作用下，活化的 T 细胞分化成为具有不同功能的效应细胞，部分细胞分化成为记忆细胞。效应细胞离开淋巴器官随血液循环到达特异性抗原聚集部位。分化后的 CD4$^+$T 细胞根据功能不同，可分为 Th1、Th2、Th17、Treg 等型。多数 CD8$^+$T 细胞在受病原菌感染 DC 刺激下产生 IL-2，诱导 CD8$^+$T 细胞自身增殖并分化为 CTL。

　　3. 效应 T 细胞的产生及效应阶段　该阶段主要是分化产生的效应 T 细胞（CD4$^+$ 和

CD8$^+$T 细胞）介导细胞免疫效应。

（1）CD4$^+$T 淋巴细胞：根据 CD4$^+$T 细胞分泌细胞因子的不同，可将其分为多种细胞类型：

1）Th1 型细胞在宿主抗胞内病原体感染中起重要作用。Th1 型细胞可通过活化巨噬细胞及释放各种活性因子清除胞内寄生病原体。Th1 型细胞产生 IL-2 等细胞因子，可促进 Th1 型细胞、Th2 型细胞、CTL、中性粒细胞和 NK 细胞等细胞的活化和增殖，从而放大免疫效应。另外，Th1 型细胞分泌的 IFN-γ 可促进 B 细胞产生具有调理作用的抗体，从而进一步增强巨噬细胞对病原体的吞噬。

2）Th2 型细胞通过产生 IL-4、IL-5、IL-10、IL-13 等细胞因子，协助和促进 B 细胞的增殖和分化为浆细胞，产生抗体。另外，Th2 型细胞分泌的细胞因子可激活肥大细胞、嗜碱性粒细胞和嗜酸性粒细胞，参与超敏反应的发生和抗寄生虫感染。

3）Th17 型细胞主要分泌一种致炎细胞因子 IL-17，可促进 T 细胞的激活和刺激上皮细胞、内皮细胞、成纤维细胞分泌多种细胞因子，如分泌 IL-8、MCP-1 等趋化中性粒细胞和单核细胞，分泌粒细胞集落刺激因子（G-CSF）、粒细胞 - 巨噬细胞刺激因子（GM-CSF）等活化中性粒细胞和单核细胞，分泌 IL6、IL-1β 等诱导局部炎症反应，从而参与炎症反应。另一方面，IL-17 刺激上皮细胞、角朊细胞分泌防御素等抗菌物质，以及募集和活化中性粒细胞等，在固有免疫中发挥重要作用。

4）调节性 T 细胞（regulatory T cell，Treg），通常说的 Treg 是 CD4$^+$CD25$^+$Foxp3$^+$ 的 T 细胞，主要参与负调控免疫应答：①直接接触抑制靶细胞活化；②分泌 TGF-β、IL-10 等细胞因子抑制免疫应答。

（2）CTL 细胞：CTL 细胞的效应过程包括识别与结合靶细胞、胞内细胞器重新定向、颗粒外胞吐和靶细胞崩解。CTL 的 TCR 识别靶细胞表面抗原肽 -MHC Ⅰ类分子复合物后，TCR 及辅助受体向效 - 靶细胞接触部位聚集，导致 CTL 内某些细胞器的极化，从而保证 CTL 分泌的效应分子定向作用于所接触的靶细胞。CTL 主要通过穿孔素 / 颗粒酶途径和 Fas/FasL 途径杀死靶细胞。

1）穿孔素 / 颗粒酶途径：穿孔素（perforin）是贮存于胞浆颗粒中的细胞毒素，其单体可插入靶细胞膜，聚合成内径约为 16nm 的孔道，使水、电解质迅速进入细胞，导致靶细胞崩解。颗粒酶（granzyme）是一类重要的丝氨酸蛋白酶。颗粒酶随 CTL 脱颗粒而分泌到细胞外，循穿孔素在靶细胞膜所形成的孔道进入靶细胞，通过激活凋亡相关的酶系统而介导靶细胞凋亡。

2）Fas/FasL 途径：效应 CTL 可表达膜型 FasL 以及可溶型 FasL（sFasL），并分泌 TNF-α、LTα。这些效应分子可分别与靶细胞表面的 Fas 和 TNF 受体结合，通过激活胞内信号转导途径，诱导靶细胞凋亡。

（3）记忆性 T 细胞（memory T cell）：免疫记忆是适应性免疫应答的重要特征之一。在 T 细胞进行克隆性增殖后，有部分细胞分化为对特异性抗原有记忆能力、寿命较长的 T 细胞，当再次遇到相同抗原后，可迅速活化、增殖，分化为效应细胞。记忆性 T 细胞与初始 T 细胞表达不同的 CD45 异构体，记忆性 T 细胞为 CD45RA$^-$CD45RO$^+$，初始 T 细胞是 CD45RA$^+$CD45RO$^-$。记忆性 T 细胞比初始 T 细胞更易被激活，因此可产生更快、更强、更有效的再次免疫应答。

（二）T 淋巴细胞介导的免疫应答在抗结核中的作用

结核分枝杆菌是典型的胞内寄生菌，其诱导的免疫应答机制非常复杂，目前认为 T 细胞介导的细胞免疫应答在宿主感染及发病过程中发挥关键作用。而 T 细胞的表型和功能异质性特征都非常显著。结核分枝杆菌感染机体后，多种 T 细胞亚群被激活，参与结核分枝杆菌诱导的免疫应答及免疫病理过程。目前认为 $CD4^+T$ 淋巴细胞在抗结核免疫防御方面起主导作用。

1. $CD4^+T$ 淋巴细胞 当初始 $CD4^+T$ 细胞活化后，在抗原提呈细胞产生的 IL-12 作用下，初始 $CD4^+T$ 细胞向 Th1 细胞分化，分泌 IFN-γ、IL-2 和 TNF-α 等效应性细胞因子，活化巨噬细胞从而清除结核分枝杆菌。在 $CD4^+T$ 细胞中，Th1 应答对结核保护性免疫尤为重要，IFN-γ 和 TNF-α 能募集单核细胞和粒细胞，并激活巨噬细胞的活性。IFN-γ 基因敲除小鼠易感染结核分枝杆菌，而人类 IL-12 依赖的 IFN-γ 分泌途径的基因变异导致对低毒性结核分枝杆菌易感。对于小鼠，TNF-α 对肉芽肿形成非常重要；对于人类，抗 TNF-α 治疗慢性炎症会导致结核病复发。

Th2 型淋巴细胞分泌 IL-4、IL-6、IL-10、IL-13 等细胞因子，介导体液免疫应答，在结核病免疫中抑制巨噬细胞产生 NO，对单核巨噬细胞、T 细胞、NK 细胞产生免疫抑制作用，并刺激 B 淋巴细胞和肥大细胞，使机体产生超敏体液反应，除可加重结核病变外，还可使机体循环免疫复合物增多，进一步损伤人体组织器官。

Th1 与 Th2 细胞互为调节细胞，通过分泌的细胞因子相互制约，两者处于动态平衡，在维持免疫应答平衡中起重要作用。Th1 与 Th2 细胞失衡也被认为是结核病发病的一个重要原因，结核病发病并非是缺乏有效的 Th1 应答，而是过度偏向了 Th2 应答，产生的 Th2 型细胞因子抑制了 Th1 细胞因子的作用。

$CD4^+T$ 淋巴细胞除了参与效应性免疫应答，还参与免疫调节反应，如 Th17 细胞和 Tregs。结核病患者外周血可见 Th17 细胞，为长寿命记忆性细胞，而在发病局部较难检测到 IL-17，却可发现大量 IL-22。有研究表明 IL-17 在抗高致病性结核分枝杆菌中发挥重要保护作用。而且，Th17 反应强度对感染结局非常重要，当小鼠反复暴露于结核分枝杆菌和 BCG，将会产生大量 IL-23，诱导 Th17 应答，其中 IL-17/ 巨噬细胞炎性蛋白 2（MIP-2）会激活中性粒细胞，诱导肺脏病理改变，这种反应并非保护性免疫。因此，Th1 和 Th17 之间的平衡对保护性或病理性免疫来说至关重要。Treg 细胞具有抑制炎症、限制组织损伤的作用。这群 Tregs 高表达 Foxp3、CD45RO、CTLA-4、CCR4、mTGF-β、GITR 和 CD62L 等分子，低表达 CD45RA 和 CD127（IL-7R）等分子，表现为活化的记忆细胞表型。其中，转录因子 Foxp3 对 Tregs 的生长及功能都发挥着重要的作用，已成为公认的 Tregs 特异性标记。Treg 和效应 T 细胞的平衡同样对疾病的发展和结局非常重要，过强的效应性应答会导致强烈炎症反应、组织损伤；而过强的 Treg 应答则会下调效应免疫导致结核分枝杆菌免疫逃逸、大量复制。

2. $CD8^+T$ 淋巴细胞 $CD8^+T$ 淋巴细胞可识别经典限制性 MHC-Ia 分子沟槽中结合的肽，同样可识别由非经典途径（MHC-Ib 和 CD 分子）提呈的脂类和糖脂类物质。结核分枝杆菌的基因中有很大一部分编码脂质和糖脂类，因此，对结核分枝杆菌抗原特异性 $CD8^+T$ 淋巴细胞的研究主要基于对 MHC-I 类经典限制性 $CD8^+T$ 细胞和非经典限制性 $CD8^+T$ 细胞的研究。关于经典的 MHC-I 类分子提呈结核分枝杆菌相关蛋白，引起特异性

CD8$^+$T 细胞反应的机制，大多数观点认为结核分枝杆菌感染巨噬细胞后，可在细菌周围的囊泡膜上打孔，通过这种方式获取营养和释放毒性物质。同时，结核分枝杆菌相关抗原被释放至胞浆，通过 TAP 分子加工、处理，提呈给经典的 MHC Ⅰ类分子，从而引起抗原特异性 CD8$^+$T 细胞的反应。除了肽类抗原，CD8$^+$T 细胞还可识别非蛋白类的抗原，比如脂质和糖脂类，可通过非经典途径提呈给 CD8$^+$T 细胞。CD1 分子是非多态类的抗原提呈分子；Ⅰ型 CD1 分子包括 CD1a、CD1b 和 CD1c；Ⅱ型 CD1 分子包括 CD1d。结核菌酸是结核分枝杆菌细胞壁的成分，是首次被发现的可被 CD1b 分子提呈的非蛋白抗原，另外可被 CD1 分子提呈的结核分枝杆菌相关脂质抗原还有 LAM 和磷脂酰肌糖等。

在结核免疫中，CD8$^+$T 细胞主要发挥以下两方面作用：产生细胞因子和裂解感染细胞。小鼠和人体内分离的结核特异性 CD8$^+$T 细胞均可产生 IFN-γ 和 TNF-α。IFN-γ 和 TNF-α 是活化巨噬细胞的两种重要细胞因子。活化的巨噬细胞可上调诱导性一氧化氮合酶的表达，通过产生 NO 等氮中间物，发挥杀菌作用。CD8$^+$T 细胞主要通过 3 种途径发挥对靶细胞的杀伤效应：①穿孔素途径：在病毒感染性疾病中，穿孔素介导的 CD8$^+$T 细胞的裂解作用至关重要。然而在结核免疫中这种作用似乎背道而驰，裂解靶细胞更有利于结核分枝杆菌的存活。随着研究的深入，目前较为一致的观点是基于 Stefan Kaufmann 提出的假设：感染了结核分枝杆菌的巨噬细胞由于不能有效活化或由于过量感染，不能有效清除结核分枝杆菌。穿孔素裂解靶细胞释放结核分枝杆菌，更有利于被周围活化的巨噬细胞摄取、清除。②Fas/FasL 介导的细胞毒作用：活化的 CD8$^+$T 细胞表达的 FasL 与靶细胞上的 Fas 相结合，启动凋亡信号通路，活化 Caspase8，导致靶细胞凋亡。③粒溶素的直接杀伤作用：粒溶素是新近发现的一种杀伤效应分子，可直接杀伤胞内菌。一旦识别被结核分枝杆菌感染的靶细胞，CD8$^+$T 细胞通过释放含有穿孔素的颗粒，在靶细胞膜上打孔，利于效应分子如粒溶素进入细胞发挥杀伤作用。此外，抗原特异性 CD8$^+$T 细胞可表达趋化因子，趋化炎性细胞至感染部位发挥效应功能。因此，CD8$^+$T 细胞介导的细胞免疫应答在预防和控制结核分枝杆菌感染中发挥重要的作用。

3. MAIT 细胞 结核分枝杆菌诱导的黏膜相关恒定的 T 细胞（mucosal-associated invariant T cell，MAIT 细胞）是一类其他非经典限制性 T 细胞亚群，包括非多态性 Ⅰb 分子 MHC 相关蛋白 1（MR1）限制性 T 细胞，也称为 MAIT，表达半保守 Vα7.2 TCR，与恒定 NKT（iNKT）细胞类似。人体 MAIT 主要存在于 CD4$^-$CD8$^-$ 双阴性 T 细胞或 CD8$^+$T 细胞，其在胸腺中发育和在外周活化受 MR1 限制。除了分泌 TNF-α 和 IFN-γ 外，MAIT 还分泌 IL-17A 和 IL-22，发挥抗菌活性。MR1 提呈维生素代谢物，大多为细菌和酵母所特有的维生素 B 产物，MAIT 可能利用这些代谢物来感知感染细胞。MAIT 可由结核分枝杆菌感染肺泡上皮细胞激活。相比野生型小鼠，MAIT 缺陷小鼠感染 BCG 菌株后早期肺部结核分枝杆菌数量较高，表明其在抗结核早期固有免疫中发挥重要作用。通过表型 CD161^{high}CD8$^+$ 分析 MAIT，提示这些细胞在 HIV 感染者中下降，这与其黏膜免疫抵抗力下降相关，导致其对结核分枝杆菌易感性增加。此外，也有研究发现，活动性结核病患者，由于 MAIT 迁移到局部，从而导致外周 MAIT 细胞数量下降。最新研究发现，结核病患者和非结核分枝杆菌感染患者 MAIT 数量和功能均存在缺陷，MAIT 表达 PD-1 水平上升，导致 IFN-γ 分泌功能缺陷，抗结核保护作用下降。阻断 PD-1 信号导致 IFN-γ 产生显著增加，因此，这可能是结核免疫治疗的重要靶点。

四、细胞因子的产生及其抗结核作用

细胞因子（cytokine，CK）是免疫细胞（如淋巴细胞、单核-巨噬细胞、NK 细胞、树突状细胞、粒细胞等）和某些非免疫细胞（如内皮细胞、表皮细胞、纤维母细胞等）经免疫原、丝裂原或其他因子刺激而合成、分泌的一类具有广泛生物学活性的小分子可溶性蛋白质。辅助性 T 淋巴细胞是产生细胞因子最多的免疫细胞。细胞因子一般通过结合相应受体调节细胞生长、分化和效应，调控固有免疫和适应性免疫应答，促进造血以及刺激细胞活化、增殖和分化等能力，发挥抗感染作用。

细胞因子的分类及产生

根据细胞因子的主要功能可分为白介素（interleukin，IL）、干扰素家族（interferon，IFN）、TNF、集落刺激因子（colony stimulating factor，CSF）、趋化性细胞因子（chemokine）和生长因子（growth factor，GF）6 类。细胞因子虽然种类很多、生物活性各异，但它们有以下共同特点：①均为分泌到细胞外的小分子蛋白质；②在接受抗原和丝裂原等刺激后合成、分泌；③生物半衰期和发挥作用的时间均较短；④多在细胞间发生短距离作用；⑤很低水平就表现生物学活性；⑥通过结合细胞表面高亲和力受体发挥生物学作用。细胞因子具有多效性、重叠性、拮抗性、协同性和双重性等多种生理特性，形成十分复杂的细胞因子调控网络，通过结合细胞表面的细胞受体发挥抗细菌、抗病毒、调节免疫应答、刺激造血等多种生物学功能。

1. 白细胞介素　IL 被发现时是指由白细胞产生又在白细胞间发挥作用的细胞因子。目前已报道 38 种（IL-1～IL-38），以下简要介绍在抗结核中发挥重要作用的白细胞介素：

IL-1（包括 IL-1α 和 IL-1β）主要来源于巨噬细胞、树突状细胞、上皮细胞，能活化内皮细胞，促进黏附分子表达和趋化性细胞因子释放；介导炎症反应，刺激肝细胞产生急性期蛋白；刺激下丘脑体温调节中枢，引起发热。

IL-2 主要由 CD4$^+$T 细胞和 CD8$^+$T 细胞产生，具有促进 T 细胞增殖的作用，是 T 细胞的生长因子。IL-2 可刺激 T 细胞转铁蛋白受体（TfR，CD71）、胰岛素受体、MHC Ⅱ 类抗原的表达，并产生多种细胞因子如 IFN-γ、IL-4、IL-5、IL-6、TNF-β 及 CSF 等；诱导CTL、NK 和 LAK 等多种杀伤细胞的分化和效应功能，并诱导杀伤细胞产生 IFN-γ、TNF-α 等细胞因子；直接作用于 B 细胞，促进其增殖、分化和抗体分泌；活化巨噬细胞。目前临床上应用重组人 IL-2 辅助治疗肺结核，可提高机体免疫力，加速痰菌阴转，促进病灶吸收，是安全可靠的生物制剂。

IL-6 由 T 细胞、B 细胞、单核细胞、巨噬细胞、成纤维细胞、上皮细胞等产生，是 B 细胞刺激因子，也能够激活巨噬细胞。无论在急性还是慢性结核分枝杆菌感染中，IL-6 都能诱导非 T 细胞依赖性抗结核免疫应答，它可诱导体液免疫应答抵抗结核分枝杆菌感染；也是分泌 IFN-γ 的 T 细胞激活所必需的分子，加强 IFN-γ 的作用。

IL-10/CSIF（细胞因子合成抑制因子）可由活化的巨噬细胞、树突状细胞、Th2 细胞、Th3 细胞以及 Tregs 产生。IL-10 可干扰保护性细胞或细胞因子的功能，如下调 IL-12 的产生，从而下调 Th1 细胞因子的分泌；并调节抗原提呈，下调单核-巨噬细胞的协同刺激分子的表达，从而使抗原提呈途径减少，降低 CD4$^+$ 和 CD8$^+$T 细胞的活性，抑制细胞介导的抗结核分枝杆菌感染免疫反应，有利于结核分枝杆菌在胞内存活。IL-10 与慢性进展性结核病及慢性结核病的再活化有关，因此阻断 IL-10 有利于结核分枝杆菌的清除。

IL-12 由活化的或感染的抗原提呈细胞产生，是重要的 Th1 型细胞因子，可促进 Th0 细胞向 Th1 细胞分化，促进 IFN-γ 产生，抑制 IL-4 产生，调节 Th1 型细胞因子和 Th2 型细胞因子之间的平衡，对结核分枝杆菌感染小鼠产生保护效应。

IL-17 主要是 CD4$^+$ 记忆 T 淋巴细胞和单核细胞等分泌的一种促炎细胞因子。结核病患者体内的 γδT 细胞也能分泌 IL-17，IL-17 不仅是中性粒细胞介导的炎症中的重要细胞因子，同时还参与了 T 细胞介导的 IFN-γ 产生以及结核肉芽肿的形成，在抗结核分枝杆菌感染中发挥重要作用。

IL-21 由活化的 CD4$^+$T 细胞分泌，对机体细胞免疫和体液免疫均具有广泛调节作用，参与调节 B 细胞增殖，促进 B 细胞向浆细胞分化，调节免疫球蛋白的产生；促进初始 CD4$^+$T 细胞向 Th17 细胞分化，抑制树突状细胞的抗原提呈作用，协同 IL-15 促进骨髓前体细胞增殖和 NK 细胞增殖、分化和增强 CTL 的细胞毒活性，可能在控制结核分枝杆菌持续性感染中发挥作用。

IL-22 主要由活化的 T 细胞和 NK 细胞产生。IL-22 与 IL-10、IL-19、IL-20、IL-24 及 IL-26 同属于 IL-10 细胞因子家族。IL-22 主要在皮肤、呼吸道、消化道等与外界环境接触部位促进宿主细胞防御细菌感染，在黏膜免疫中具有重要作用。IL-22 还可以诱导组织细胞表达急性炎症蛋白、黏液素或抗菌肽，在结核分枝杆菌感染中起到防御作用。

2. 干扰素家族　干扰素（interferon，IFN）是因最初发现其具有干扰病毒感染和复制的能力而得名。人类干扰素分为 α、β 和 γ 三种类型，IFN-α（由白细胞产生）和 IFN-β（由成纤维细胞产生）又称为 I 型干扰素，IFN-γ（由活化的 T 细胞和 NK 细胞产生）又称为 II 型干扰素。IFN-γ 是单核 - 巨噬细胞的强激活剂，能够激活巨噬细胞，增强其有效清除病原菌的能力，可促使巨噬细胞产生抗菌分子，促进对结核分枝杆菌的吞噬、杀灭作用；可促进抗原提呈细胞表达 MHC-I/II 类分子，提高抗原提呈能力；通过上调转录因子 T-bet 诱导 Th0 细胞分化成 Th1 细胞，增强细胞免疫功能，是 Th1 细胞标志性的细胞因子；对 Th2 细胞形成及介导的体液免疫应答具有负向调节作用。当 IFN-γ 受体缺乏时，小鼠对分枝杆菌感染的易感性明显增加。目前重组人 IFN-γ 已用于结核病的辅助治疗。

3. 肿瘤坏死因子超家族　TNF 因最初发现其能使肿瘤发生出血、坏死而得名，包括 TNF-α 和 TNF-β 两种。TNF-α 主要由活化的单核巨噬细胞产生，NK 细胞、树突状细胞和 T 细胞也可产生，当机体被结核分枝杆菌感染后，巨噬细胞首先吞噬入侵的结核分枝杆菌，导致 TNF-α 分泌，增强巨噬细胞吞噬和杀伤结核分枝杆菌的能力；然后通过主要组织相容复合物介导的抗原提呈，激活细胞免疫应答，诱导其他细胞因子（如 IL-2、IFN-γ 等）的释放，同时使更多的 T 淋巴细胞聚集。TNF-α 还能直接激活巨噬细胞，通过产生活性氮介质控制或杀灭细胞内的结核分枝杆菌。此外，TNF-α 还通过其受体 P55 和 P75 介导信号转导，在平衡 I 型免疫激活和改善潜在的结核病理性免疫反应中扮演重要的免疫调节作用。TNF-α 协同 IFN-γ 激活被结核分枝杆菌感染的巨噬细胞，募集巨噬细胞和淋巴细胞迁移至感染部位，封闭感染的病灶并形成肉芽肿，肉芽肿的形成限制了病原菌的进一步播散，从而产生抗结核免疫保护作用。另一方面，TNF-α 能在体内诱导免疫病理反应，其水平升高会引起组织坏死、恶病质和机体消瘦；在水平很高时，会导致毛细血管渗漏、白细胞浸润、嗜中性粒细胞介导的内皮损伤以及肺表面活性剂的抑制。结核病患者 TNF-α 水平过高则意味着病情的恶化。

4. 集落刺激因子　集落刺激因子（colony stimulating factor，CSF）是指能够刺激多能造血干细胞和不同发育分化阶段的造血祖细胞增殖分化，在半固体培养基中形成相应细胞集落的细胞因子。目前发现的集落刺激因子有粒细胞 - 巨噬细胞集落刺激因子（GM-CSF）、粒细胞集落刺激因子（G-CSF）、巨噬细胞集落刺激因子（M-CSF）、红细胞生成素（EPO）、干细胞生长因子（SCF）和血小板生成素等。GM-CSF 是由巨噬细胞和 T 细胞产生，诱导粒 / 单核祖细胞、巨核 / 成红祖细胞增殖分化，活化中性粒和单核 / 巨噬细胞，可刺激髓样单核细胞特别是树突状细胞的增殖分化。M-CSF 可由间质细胞如成纤维细胞、成骨细胞及内皮细胞产生，也可由激活的巨噬细胞、B 细胞、T 细胞及多种肿瘤细胞产生，对单核细胞的增殖、分化及维持其活性有重要作用，还可调节胎盘功能，促进骨吸收。

5. 趋化因子　趋化因子（chemokine）是指能够招募血液中的效应细胞等进入感染部位的一个小分子（6 ~ 14kD）碱性蛋白家族，协调固有免疫和适应性免疫，在抗结核分枝杆菌感染中发挥重要作用。目前已发现 50 多种趋化因子，根据其一级肽链结构和 N 端半胱氨酸残基的位置和数目，可分为四个亚族，结构相似，氨基酸序列同源性高。

（1）CC 趋化因子亚族：主要趋化中性粒细胞、单核细胞、NK 细胞、树突状细胞、T 淋巴细胞和 B 淋巴细胞等，包括 CCL1 至 CCL28 成员，较重要的亚族成员有单核细胞趋化蛋白 -1（MCP-1 即 CCL2）、巨噬细胞炎症蛋白（MIP 即 CCL3）、正常 T 细胞表达和分泌、活化时表达下降的因子（RANTES 即 CCL5）等。Th1 类细胞因子 IL-2、IFN-γ 通过上调 MCP-1，使单核细胞、淋巴细胞向炎症部位趋化，激活单核细胞和巨噬细胞，使其胞浆内 Ca^{2+} 浓度升高、超氧阴离子产生并释放溶菌酶，上调单核细胞和巨噬细胞黏附分子如 integrin 家族 β2 组和 α4 分子的表达和 IL-1、IL-6 的产生，参与组织炎症及肉芽肿形成，从而发挥保护性的免疫效应。

（2）CXC 趋化因子亚族：主要趋化中性粒细胞，包括 CXCL1 至 CXCL17 成员，其中较重要的成员有 IL-8（即 CXCL8）、IFN-γ 诱生的单核因子（MIG 即 CXCL9）、IFN-γ 诱导蛋白 -10（IP-10 即 CXCL10）、基质细胞衍生因子 1（SDF-1 即 CXCL12）等。IP-10 介导 Th1 型免疫反应，可诱导激活 T 细胞、NK 细胞及血液中的单核细胞等到达炎症部位，在结核病患者血浆中 IP-10 水平明显升高，在结核病等多种炎症中发挥重要作用。SDF-1 与趋化因子 CXCR4 受体结合发挥趋化作用，结核性胸膜炎患者胸水中 SDF-1 水平显著增加，可作为结核性胸膜炎的诊断指标。

（3）C 趋化因子亚族：主要趋化淋巴细胞尤其是 $CD8^+T$ 淋巴细胞，包括 XCL1 和 XCL2 成员。

（4）CX3C（或 CXXXC）趋化因子亚族：主要趋化单核 - 巨噬细胞、T 细胞、NK 细胞和中性粒细胞，只有一个成员不规则趋化因子（fractalkine 即 CX3CL1），分为膜结合型和分泌型两种。

6. 生长因子　生长因子（growth factor，GF）是具有刺激细胞生长作用的细胞因子，多为广义的肽激素，包括转化生长因子 -β（TGF-β）家族、表皮细胞生长因子（EGF）、血管内皮细胞生长因子（VEGF）、成纤维细胞生长因子（fibroblast growth factor，FGF）、神经生长因子（NGF）、肝细胞生长因子（HGF）、胰岛素样生长因子 -I（IGF-1）、血小板衍生的生长因子（platelet-derived growth factor，PDGF）和白血病抑制因子（LIF）等。

TGF-β 家族主要包括 TGF-β1、TGF-β2、TGF-β3、TGF-β1β2 和骨形成蛋白（BMP）等，主要由活化的巨噬细胞产生，是一个潜在的免疫抑制因子，抑制免疫活性细胞增殖，抑制淋巴细胞分化，抑制淋巴细胞与内皮细胞黏附，抑制细胞因子产生，如抑制 PBMC 中 IFN-γ 和 TNF-α 的产生。动物体内实验表明，局部注射 TGF-β 可促进伤口愈合和典型肉芽组织形成。由于其在组织纤维化中具有一定的作用，可以增加细胞外基质成分的合成，从而有利于结核性肉芽肿的纤维化以及结核病变部位的愈合。

（吴雪琼　龚文平　白雪娟　梁　艳　吴长有）

第五节　结核病的免疫调节

　　结核分枝杆菌（MTB）感染机体肺泡巨噬细胞而后导致慢性肺结节炎症损伤，是复杂的生理和免疫过程，受 MTB 和宿主免疫系统的双重调控。MTB 成分激活但又干扰早期肺泡固有免疫应答，使之无法有效杀菌；随后固有免疫细胞的 TLR 通路激活和 APC 抗原提呈，使 DC 向引流淋巴结迁移和对淋巴结内 T、B 细胞的免疫激活及肺内回迁显著滞后（约 3 周）；肺泡浸润巨噬细胞、T 细胞等发生 M2 和 Th2/Treg 表型转化，促进 MTB 生长并放大炎症效应导致组织坏死损伤，而处于肉芽肿核心的 MTB 逃避免疫识别。抗结核免疫应答的表型偏离、活化不足和精准失常及调节性细胞和因子的干扰，是导致慢性结核病的根本原因。阐明抗结核免疫应答的免疫调节机制，给予特异性精准免疫干预，是预防、治疗肺结核的根本策略。

一、分子水平的免疫调节

　　MTB 感染过程中，多种免疫细胞因子、趋化因子、脂类小分子、MTB 的胞壁成分和毒力因子以及宿主微小 RNA 分子网络等参与了对抗结核免疫的调节。

（一）调节性细胞因子对结核病发生发展的免疫调节

　　在 MTB 感染肺脏导致病理过程中，TGFβ 和 IL-10 是研究最为充分的关键负调控细胞因子。活动性结核病患者常伴随外周血或肺局部 TGFβ 和 IL-10 水平升高，尤其是慢性肺结核患者局部 TGFβ 显著增高，且该增高与 MTB 再激活及病理损伤呈正相关。TGFβ 和 IL-10 的调节共性是抑制全身或局部巨噬细胞吞噬杀菌效应激活并抑制抗菌 Th1 应答的诱导，从而抑制抗菌免疫应答。TNFα 和 IFNγ 作为激活巨噬细胞的关键细胞因子和活化巨噬细胞和 Th1 的效应因子，受到 TGFβ 和 IL-10 的显著调控。

　　TGFβ 是 Tregs 的主要效应因子，其生理情况下在组织感染或损伤后期启动组织修复和纤维化过程，而在慢性感染情况下活性 TGFβ 则通过下调巨噬细胞表面的吞噬受体抑制吞噬杀菌（抑制效率高达 50% 以上）、促进 $CD4^+T$ 细胞的凋亡并抑制 $CD8^+T$ 细胞的杀伤功能、从而抑制 IFNγ 分泌等机制，抑制对清除 MTB 十分关键的巨噬细胞吞噬杀菌效应和 Th1 应答（图 1-4-11）。

　　IL-10 是由 Treg、Breg、巨噬细胞及中性粒细胞等调节性免疫细胞分泌的负调控细胞因子，可抑制 DC 活化及 IL-12 分泌、抗原提呈、多种细胞因子趋化因子释放、巨噬细胞吞噬小体成熟、Th1 诱生及抗结核效应。MTB 感染中，巨噬细胞是 IL-10 的主要分泌细胞，抑制抗菌免疫、巨噬细胞凋亡并可限制肺组织病理损伤。石蟹猴 MTB 感染研究显示：肺内肉芽肿结节病灶及其中 MTB 载量受 IL-10 及 TNFα、IFNγ 的严密调控。首先，缺失 TNFα 和 IFNγ 使感染 200 天后菌落载量显著增高约 3 个数量级，缺失 IFNγ MTB 生长更多且结节干酪坏死更为显著。而敲除 IL-10，则使感染 200 天后肺结节 MTB 载量降低 2 倍，无菌结节数增高 2 倍；在感染 0/25/50 天后分别中和清除外周 IL-10，发现清除 IL-10 出现的 MTB 减少、无菌结节数增多现象仅在感染 25 天后去除 IL-10 才显著，感染 75 天后再清除 IL-10 则无效。进一步研究发现，IL-10 的主要分泌细胞为活化巨噬细胞，敲除 IL-10 伴随早期结节 TNFα 水平增高、激活 NF-κB 通路分泌 NO 的巨噬细胞比例增加和干酪样坏死增加。人为上调结节内 IL-10 水平可显著增多结节 MTB 载量，反之亦然。感染 200 天的结节 MTB 载量与 IL-10 水平呈正相关；而感染早期 35 天左右 TNFα 水平与 IL-10 呈负相关。提示 IL-10 具有感染早期抑制固有免疫抗菌免疫（TNFα）、限制结节干酪坏死从而增加 MTB 生长的关键调节功能。

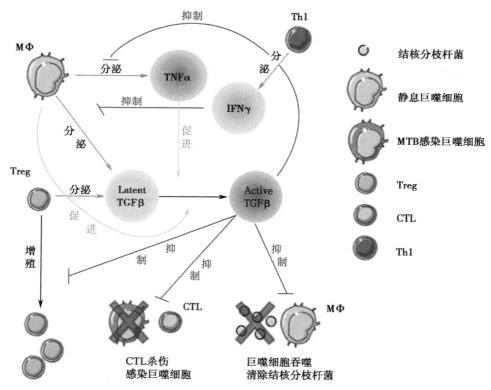

图 1-4-11　结核分枝杆菌感染过程中 TGFβ 对抗结核免疫应答的多重调节

小鼠 MTB 感染研究同时比较了 TGFβ 和 IL-10 对抗结核免疫的调节功能：MTB 感染小鼠后其肺结节 MTB 载量在第 30 天达高峰，第 50 天显著降至较低水平持续至第 200 天（150/ 结节）；单纯敲除 IL-10 基因，第 200 天的载量显著降至 60/ 结节；而敲除 TGFβ 基因进一步降至 40/ 结节；同时敲除两种细胞因子，则细菌载量几乎为 0，同时无菌结节数增至 98%（WT 小鼠约 55%）。小鼠感染 200 天后再以中和单抗去除体内 TGFβ 和 IL-10，呈现相似结果。机制研究发现，虽然巨噬细胞杀菌是清除 MTB 的主要效应，CTL/Th1 效应次之，但在 MTB 天然感染情况下，TGFβ（而非 IL-10）强烈抑制了 CTL 诱导及杀菌效应而不影响巨噬细胞杀菌效应；敲除 TGFβ 通过显著上调 CTL/Th1 激活和杀菌效应显著抑制 MTB 载量；IL-10 则主要调节巨噬细胞杀菌功能。提示 TGFβ 和 IL-10 是清除 MTB 免疫应答的关键限制因子，TGFβ 主要靶向杀伤性 CTL 的激活与杀伤效应，IL-10 靶向巨噬细胞杀菌并协同 TGFβ 进一步抑制杀菌效应。提示慢性肺结核治疗应考虑以激活杀菌性 CTL 为补充策略。

TGFβ 主要由巨噬细胞和 Treg 分泌，TGFβ 前体由巨噬细胞分泌的 TNFa 活化为活性 TGFβ。TGFβ 抑制多种 T 细胞增殖，抑制 CTL 对感染结核分枝杆菌巨噬细胞的杀伤，抑制巨噬细胞吞噬杀灭结核分枝杆菌，抑制 Th1 分泌 IFNγ 和巨噬细胞分泌 TNFα，而 Th1 分泌的 IFNγ 可抑制 TGFβ 的分泌。

（二）微小 RNA 网络对结核病发生发展的免疫调节

微小 RNA（microRNA，miRNA）是小的、非编码 RNA 分子家族成员，通过靶向众多编码蛋白的信使 RNA（mRNA）分子的 3′UTR、抑制相关分子转录或直接降解 mRNA、在转录后正 / 负向调控相关蛋白表达，从而在细胞信号转导、分化、增殖、凋亡等多方面发挥广泛调控作用。miRNA 最初转录为初始 miRNA，经 Drosha/Dgcr8 复合物剪切后成为前体茎环结构 pre-miRNA，pre-miRNA 进入胞质经 Dicer 复合物处理为成熟 miRNA。后者通过与 Argonaute 蛋白等形成 RNA 诱导的沉默复合物（RNA-induced silencing complex，RISC），结合于靶 mRNA 的 3′UTR 端，降解或转录抑制靶 mRNA，调控众多基因的转录表达。人类基因组存在超过 1 000 种 miRNA，通过靶向细胞因子等，miRNA 可对众多免疫细胞的功能进行调节，发挥免疫抑制功能。miRNA 调节网络成为结核病等重大炎症性疾病治疗的重要靶点。

首先，在人类和动物 MTB 感染模型中发现，众多差异表达的 miRNA 个体和谱系成为区分结核潜伏感染、活动性肺结核的分子标志物。如以 $H_{37}Rv$ 毒株和减毒 BCG 分别感染人原代巨噬细胞，发现具有抗炎和调控脂类代谢功能的 miR-222、miR-27a、miR-27b 表达在毒株感染后显著下调，有助于诱导凋亡的 miR-145 表达也显著下调，且与 $H_{37}Rv$ 毒株诱导巨噬细胞凋亡能力减弱相一致。而针对活动性肺结核与结核潜伏感染人群的 miRNA 研究发现：相对健康人和潜伏感染人群，活动性肺结核患者外周血单个核细胞（peripheral blood mononuclear cells，PBMCs）显著上调 miR-424、miR-365、miR500、miR450b-5p、miR-144 等表达，其中，miR-144 表达于 T 细胞且抑制 T 细胞增殖、抑制活化 T 细胞分泌 TNFα 和 IFNγ。近期人外周血或 PBMCs 高通量 miRNA 的检测发现，小儿结核病患者巨噬细胞内 miR-31 显著降低，可区分结核病患者与健康人；外周血 miR-let-7e、miR-192、miR-25、miR-451 适用于区分 MTB 感染；而对 300 余名各类结核病患者的 miRNA 分析发现：let-7e、miR-146a、miR-148a、miR-16、miR-192、miR-193a-5p、miR-25、miR-365、miR-451、miR-532-5p、miR-590-5p、miR-660、miR-885-5p、miR-223、miR-30e 这 15 个 miRNA 适用于区分健康与活动性肺结核患者，诊断准确率 82%。

其次，miRNA 通过转录后调控一系列免疫细胞功能基因的表达，显著调控了机体抗结核免疫应答特别是固有免疫应答。如 miR-125b 在人肺泡巨噬细胞内抑制 TNFα 合成；

miR-9b 抑制局部促炎细胞因子分泌；miR-23a-5p 通过抑制巨噬细胞自噬促进 MTB 生长；miR20a、miR33、miR155 等也具有调控巨噬细胞自噬功能；miR-29 可显著调控 IFNγ 应答从而调控抗结核免疫；miR-146a 可抑制巨噬细胞 NO 合成；miR29a、miR155 等可调控巨噬细胞凋亡；miR-155 还抑制 NK 细胞介导的杀菌功能（图 1-4-12）。

体内导入 miRNA 或 anti-miRNA，定向靶向关键抗结核靶分子，有助于促进抗结核免疫、降低免疫损伤、实现对活动性肺结核的免疫治疗。近年已在结核病动物模型内进行了可喜的尝试。如感染 MTB 2 个月的慢性感染小鼠，经高压微喷雾装置给予 5μg 的靶向负调因子 TGFβ 的 siRNA 共 3 次，发现末次给药 5 天后可有效下调肺内约 65% TGFβ mRNA；相应的，肺内 TNFα 蛋白水平上调 65% 而 IFNγ 则有一定下调；由于 TNFα 和 IFNγ 协同促进抗结核因子 iNOS 和 NO 等反应氮中间物（RNI）合成，进一步发现靶向 TGFβ 可显著增多 30% NO 合成；最终在 4 周后显著降低肺 MTB 载量以及肺纤维化程度；而联合 IL-10 敲除手段可进一步降低肺内 MTB 载量。在另一项前期研究中，以天然靶向 CD44（巨噬细胞高表达）的透明质酸-PEI 纳米复合物载体与 miR-223 或 miR-223 编码质粒 pmiR-233 复合形成 HA-PEI/miR-223 纳米颗粒（NPs），以 200nmol/L 浓度转染巨噬细胞，证实 24 ~ 48 小时内 HA-PEI/miR-223 NPs 可诱导 200 ~ 1 600 倍 miR-223 的转录表达；更重要的是，显著诱导了巨噬细胞由 iNOS+M1 向 Arg-1$^+$M2 表型的转化，且显著抑制促炎因子 TNF-α、IL-1β 和 IL-6 的分泌。在 H$_{37}$Rv 慢性感染肺结核小鼠体内，静脉直接注射 miR-20b 类似物（30mg/kg）发现，通过抑制肺内 NLRP3 通路介导的 IL-1β 分泌，可显著减轻肺脏炎症损伤病理。

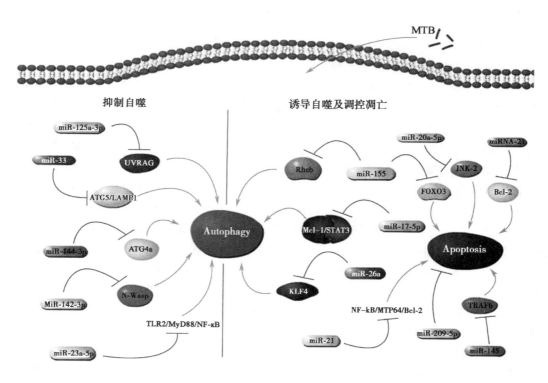

图 1-4-12　miRNA 网络对巨噬细胞自噬和凋亡行为的调控

综上，以不同载体和导入体系实施体内 miRNA 的补充或抑制，有望在动物和人体试验中获得可喜的抗结核结果。

众多 miRNA 参与对 MTB 感染肺泡巨噬细胞后自噬、凋亡、吞噬杀菌的调节。如 miR-125-3p、miR-33 等通过不同机制抑制自噬的发生；而 miR-155、miR-17-5p 通过靶向 Rheb、Mcl-1/STAT3 发挥对自噬的正向调节。miR-155 同时通过抑制 FOXO3，抑制凋亡的发生。

二、细胞水平的免疫调节

多种调节性免疫细胞在 MTB 感染和病理损伤的不同阶段发挥重要的免疫调控作用，阐明相关细胞的免疫调控机制，予以靶向性干预，已在动物体内获得有效的治疗效果。

（一）中性粒细胞应答对抗结核免疫的调节

中性粒细胞（neutrophil）又称多形核细胞（polymorph nuclear cells，PMNs），是人外周血白细胞最为丰富的免疫细胞，是外周循环监视感染 / 损伤发生的先头兵，特别在细菌感染早期通过直接吞噬杀菌和调节巨噬细胞功能发挥重要抗菌作用，然而其组织盘踞和强大炎症功能又可导致组织损伤。MTB 感染肺泡巨噬细胞后，经由 IL-8/CXCR1/2/5 迅速趋引至感染局部，成为患者肺泡灌洗液及痰液最富集免疫细胞。中性粒细胞是 MTB 感染早期除肺泡巨噬细胞外最重要的吞噬杀菌细胞，通过其分泌的弹性蛋白酶、髓过氧化物酶、抗菌肽等裂解细菌，且其吞噬指数高于肺泡巨噬细胞；然而研究也发现：初始肉芽肿结节的坏死核心形成与中性粒细胞诱导的巨噬细胞 / 血管内皮细胞坏死相关，活动性肺结核患者以及 MTB 易感小鼠（C3HeB/FeJ）的坏死性肺部病理与肺部 S100A8/9$^+$ 中性粒细胞的浸润程度呈正相关。适度清除中性粒细胞有助于减轻肺部病理。具有抗 MTB 生长的自噬与 NO，均可负调控中性粒细胞的肺部浸润，提示小鼠或人类活动性肺结核期间中性粒细胞肺部浸润发挥了促炎促损伤作用，中性粒细胞过度浸润是肉芽肿发生中心坏死和液化、结核潜伏感染进展为活动性肺结核的关键。已产生严重结核病的 C3HeB 小鼠，以布洛芬等制剂通过抑制前列腺素、CXCL5 等强中性粒细胞驱动剂分泌，可显著减少 MTB 感染后的中性粒细胞肺部浸润和肺坏死病理损伤。

中性粒细胞不仅可直接吞噬杀菌，更重要的是，中性粒细胞吞噬不同毒力 MTB 后分别诱导的坏死或凋亡性中性粒细胞，被后续浸润的巨噬细胞所吞噬，从而发挥调节巨噬细胞表型及功能的重要作用。研究发现，健康人外周血中性粒细胞，在感染 MTB 毒株后，很快诱导坏死性细胞死亡；而 ESAT-6 毒力基因缺失的 MTB，因缺失功能性分泌系统 ESX1，不再诱导中性粒细胞坏死，而诱导其凋亡。以坏死或凋亡的感染 MTB 的中性粒细胞再与单核来源巨噬细胞共孵育，发现健康巨噬细胞吞噬凋亡中性粒细胞后可有效清除其中的 MTB，而吞噬坏死中性粒细胞则无法控制 MTB，反而诱导自身坏死（图 1-4-13）。基于中性粒细胞早期快速组织募集和强吞噬能力特点，提示早期遭遇 MTB 的中性粒细胞的坏死性死亡，将显著影响后续浸润巨噬细胞的表型和特性，最终促进组织局部坏死和 MTB 生长播散。

近期以人外周血 PBMC 感染 MTB 研究中性粒细胞的杀菌功能发现，清除外周血活性中性粒细胞与清除 CD4$^+$/CD8$^+$T 细胞相比，更为显著降低了感染 4 天的杀菌功能，提示中性粒细胞的抗 MTB 功能；外源加入活性中性粒细胞同样促进杀菌；而加热 60℃休克而坏死中性粒细胞则抑制杀菌效果；机制研究发现坏死中性粒细胞通过显著抑制外周血 TNFα、IL-1β 分泌而上调外周血 IL-10、G-CSF 分泌，从而抑制各类吞噬细胞对 MTB 的吞噬。提示不同状态、表型的中性粒细胞在 MTB 感染中既发挥正向也发挥负向调节功能。

中性粒细胞还被发现是 MTB 感染中 IL-10 的主要分泌细胞之一。近期研究发现，局部感染 MTB 的 DC 分泌 CXCL1/2 趋引大量中性粒细胞快速浸润肺泡局部，后者与感染 DC 相互作用而后分泌大量 IL-10，IL-10 经 IL-10R 显著抑制 CD4[+]Th17 应答而不影响 IFNγ+Th1 应答，发挥限制过度 Th17 应答功能。转录组研究发现，活动性肺结核患者外周血中性粒细胞表面上调表达的 PD-L1 是诱导外周 T 细胞上调表达抑制性 PD-1 的主要诱因。提示中性粒细胞可能在肺结核发生发展特定过程中发挥负调控功能。

综上，人类和小鼠结核病研究均提示，过度的或特殊形态的中性粒细胞浸润与过度肺部炎症及细胞坏死介导的免疫损伤、活动性肺结核发病相关。清除炎症损伤相关的中性粒细胞或改变其表型特征，有助于减轻肺部病理性炎症损伤。在抗生素治疗之外，干预中性粒细胞的坏死性死亡，有助于减少巨噬细胞坏死，恢复局部抗菌免疫，成为宿主导向的结核病治疗的新靶点。

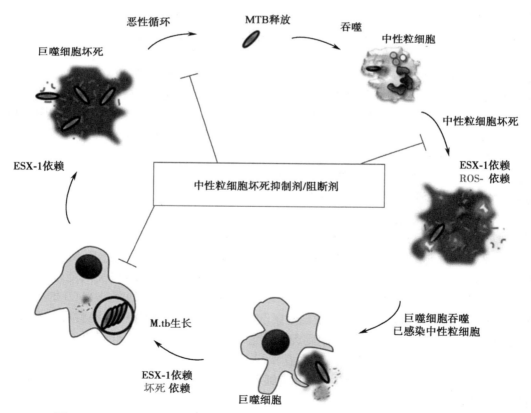

图 1-4-13 结核分枝杆菌感染时中性粒细胞坏死所诱导的巨噬细胞恶性坏死循环

肺局部早期趋引的中性粒细胞可有效吞噬 MTB、ESX-1、ROS 等毒力相关因子，使中性粒细胞发生坏死，后续吞噬处理坏死中性粒细胞的巨噬细胞不仅无法清除 MTB，自身也诱导坏死，MTB 由坏死细胞释放，加剧组织坏死性损伤和细菌播散。

（二）调节性 T 细胞对抗结核免疫的调节

Tregs 是一大类具有免疫调节功能的 T 细胞，包括 IL-10$^+$Tr1、TGFβ$^+$Treg、CD8$^+$Treg 等亚群。活动性肺结核患者 PBMC 经 PPD 抗原刺激后，与健康人对比，其 CD25、CD4$^+$CD25$^+$分子表达水平、CD4$^+$CD25$^+$FoxP3$^+$Treg 的比例均显著增高，而 IL-17A 和 Th17 比例显著降低。在抗结核药物治疗 6 个月后，PBMC 中 CD25、CD4$^+$CD25$^+$分子水平和CD4$^+$CD25$^+$FoxP3$^+$Treg/CD4$^+$CD127$^+$Treg 的比例均显著降低，提示 CD25 和 Treg 比例可作为结核病治疗终点分子标志。耐多药结核病患者 PBMC 以 ESAT-6 抗原刺激，与药物敏感活动性肺结核患者相比，其分化的 IFNγ$^+$Th1 比例显著降低，而 CD4$^+$CD25$^+$Treg、IL-10$^+$Treg比例显著增高，体外纯化该 Treg 可通过 IL-10、TGFβ 和 CTLA-4 显著抑制巨噬细胞对 MTB的吞噬杀菌和 T 细胞增殖。儿童肺结核患者与健康儿童相比，也证实 PBMC 内CD4$^+$CD25$^+$CD39$^+$FOXP3$^+$Treg 及其分泌的 IL-10 显著增高，而分泌的促炎因子 IL-1β、TNF-α显著降低。提示 FoxP3$^+$Treg 在 MTB 感染早期大量扩增，从而有效抑制抗结核免疫、促进慢性结核病发展。临床应用免疫抑制剂——TNF 通路阻断剂（如英夫利昔单抗）治疗自身免疫患者时，发现通过抑制 IFNγ$^+$Th1、促进 Th17 分化和上调 Tregs 应答可显著增加结核潜伏感染者体内 MTB 再激活、发展为肺结核的概率，再次提示 Tregs 对结核病进展的重要调控意义。

Tregs 应答的诱导和效应在结核病进展中发挥关键负调控作用毋庸置疑，然而是否可以采用抑制 Tregs 手段实现像肿瘤免疫治疗中 anti-PD1/anti-CTLA4 等 Tregs 抑制策略的良好效果，还有待进一步研究。与肿瘤不同，肺结核的肺损伤很大一部分来自过度的局部炎症效应，如清除 Tregs，炎症损伤效应失调控可能产生更为严重的肺损伤。如 H$_{37}$Rv 感染PD-1 敲除小鼠，产生了感染加剧和肺炎损伤加重。因此，未来还需要更为精准地明确与结核病进程严密相关的 Treg 亚群和可使患者受益的 Treg 靶向亚群。

三、整体和群体水平的调节

除早期中性粒细胞和巨噬细胞吞噬杀菌应答，抗结核免疫应答必需 IFNγ$^+$Th1 应答和CD8$^+$CTL 应答的诱导，最终清除感染巨噬细胞，而 CD4$^+$T 细胞和 CD8$^+$T 细胞的激活依赖宿主的 MHC Ⅱ 和 MHC Ⅰ 类分子对于 MTB 抗原的正确和高效提呈。除经典 MHC 抗原提呈，近期研究还证实：非经典 MHC Ⅰb 分子-HLA-E（小鼠 Qa-1）在 MTB 气雾感染小鼠体内提呈 MTB 抗原激活 CD8$^+$T 细胞应答，发挥关键的保护功能；Qa-1 敲除小鼠感染后MTB 载量显著增高、表达抑制性或凋亡性分子的 CD94/NKG2A$^+$、PD-1$^+$、Fas-L$^+$ 和CTLA-4$^+$T 细胞比例增加（杀菌效应减弱），易感性和死亡率显著增加。从上述层面，抗结核免疫受宿主 MHC 多态性的整体和群体水平调节。一方面，缘于不同个体 MHC 对MTB 抗原的提呈和对 T 细胞应答的激活显著不同，不同 MHC 多态性群体对 MTB 的易感性显著不同；另一方面，MTB 通过多种 MHC 抑制机制抑制 T 细胞应答的激活。如 MTB毒株可抑制吞噬体 - 溶酶体融合、自噬体形成和抑制 MHC Ⅱ - 抗原肽分子向膜表面的转运显著抑制 MHC Ⅱ 依赖的 CD4$^+$T 细胞激活。新近研究发现 MTB 的优势 TB10.4 抗原类似于诱饵，其激活并改变其特异性 CD8$^+$T 细胞活性，无法识别 MTB 感染的巨噬细胞，也无法杀伤清除感染巨噬细胞。TB10.4 调控的 MHC Ⅰ 介导的 CD8$^+$T 细胞应答的无能，一定程度解释了临床中相对 CD4$^+$T 细胞应答、CD8$^+$T 细胞对抗结核免疫保护的低贡献现象。而新型疫苗抗原的选择和疫苗剂型改良，必须同时考虑结核抗原对特定群体 MHC Ⅱ / MHC Ⅰ /MHC Ⅰb 等的结合适配性、与抗原-MHC 复合物对特定人群 CD4$^+$T 细胞 /CD8$^+$T 细胞激活的充分和全面性。

四、基因水平的调节

基于上述多种调节性免疫细胞、调节性细胞因子参与结核病发生发展的调节，多种免疫分子相关基因和 MHC 基因多态性格局与活动性结核发病相关联。Toll 样受体中的 TLR2 是识别 MTB 的关键 TLR，*TLR2* 基因的 Arg753Gln 多态性是活动性肺结核的高危因素，而 Arg677Trp 则不是。*IFN-γ$^+$874* A/T（TT 具有保护性，而 TA/AA 具有显著易感性）与结核病进展正相关。*IL-6-174* G/C 多态性则与亚洲人 MTB 不易感性相关。*IL-17*（-152A/G）AG/AA 基因型则显著区分结核病患者与健康人。又如 *IL-10-1082* G/A 多态性与欧洲人 MTB 易感性正相关，而 *IL-10-819* C/T 和 *IL-10-592* A/C 多态性与亚洲人 MTB 易感性正相关。Treg 细胞表面标志的 *FoxP3* 基因启动子区 -924 A > G 多态性与 *FoxP3* 上调表达和 MTB 易感性正相关。

综上，在结核分枝杆菌复杂的慢性感染过程中，抗感染免疫应答的诱导、效应发挥和过度免疫炎症导致的组织损伤，均受宿主多种多样的免疫细胞和免疫分子的免疫调控，也在群体层面和基因层面受相关基因的密切调控。充分了解结核病发生发展的免疫调控机制，在抗结核治疗及预防性疫苗应用同时，采取靶向干预特定调节细胞或分子，可有效增强抗结核预防治疗效果，同时降低组织免疫病理损伤。

（徐　薇）

第六节　结核病的免疫耐受

一、免疫耐受的细胞学基础和特点

免疫耐受是指机体免疫系统在接触某种抗原后，对该抗原产生的特异性无应答状态。对某一抗原已形成免疫耐受的个体，再次接触同一抗原时，不能产生常规可检测的免疫应答或免疫反应，但对其他抗原仍具有免疫应答能力。这不同于免疫缺陷或使用免疫抑制剂后造成的抑制状态，不会导致自身免疫病的发生，称为免疫耐受。引起免疫耐受的抗原称为耐受原。如自身组织抗原，引起天然免疫耐受；非自身抗原（如病原微生物和异种组织抗原等），在一定条件下可以是免疫原，也可以是耐受原。

早在 20 世纪中叶科学家们就发现，在胚胎时期或新生儿引入外源抗原，很容易诱导个体发生对该抗原的耐受，正常情况下，胎儿与外部抗原刺激是隔离开的，其淋巴系统只会遇到自身抗原，从而导致了自身免疫反应的消除。免疫系统在发育过程中学会了耐受，它的任务是通过 T 细胞和 B 细胞抗原受体基因的重排产生随机的结构多样性，识别不期而遇的分子并作出反应，因而是一种获得性现象，需要抗原诱导才能产生，即便是对自身抗原的耐受也是如此。这使 Burnet 学说于 1960 年获诺贝尔奖，并对 70 年代以来免疫学的快速发展起到了巨大推动作用。免疫系统通常被认为是对病原体入侵和损伤的一种保护。实际上，对机体最大的威胁来自免疫系统本身。如果没有免疫耐受现象，机体必然将造成自我损害。

免疫耐受形成的原因有固有性免疫耐受和适应性免疫耐受。

（一）固有性免疫耐受

固有性免疫耐受也称天然性免疫耐受，目前认为固有性免疫系统免疫耐受有两种机制：

1. 缺乏识别自身抗原的受体 如吞噬细胞表面表达的多糖受体（如甘露糖受体）不识别正常细胞（无相应多糖或被唾液酸等遮盖），使自身抗原处于被忽视的状态。

2. 某些细胞表面存在抑制性受体或抑制性结构 如 NK 细胞表面存在的 KIR，识别正常细胞表面的 MHC Ⅰ类分子，活化并传递抑制性信号到细胞内，致使 NK 细胞不破坏自身正常细胞。当正常细胞由于某种因素（如病毒感染，各种理化因素等）发生结构改变时，可致上述两种细胞活化，对改变抗原结构的细胞发生应答，引起细胞破坏。

（二）适应性免疫耐受

适应性免疫耐受也称获得性免疫耐受，包括中枢耐受和外周耐受。

1. 中枢耐受 是指在中枢免疫器官（胸腺和骨髓）内，T 淋巴细胞和 B 淋巴细胞在发育中，尚未成熟前，能识别自身抗原的细胞克隆被清除或处于无反应性状态而形成的自身耐受。如 T 细胞在胸腺发育过程中，经过阳性选择和阴性选择，识别自身抗原的未成熟 T 细胞凋亡。B 细胞在骨髓内发育到表达膜结合型免疫球蛋白的未成熟 B 细胞，经过阴性选择自身反应性细胞克隆消除或处于无反应性状态。

2. 外周耐受 是指在外周免疫器官，成熟的 T 淋巴细胞和 B 淋巴细胞遇到自身或外源性抗原形成的耐受。其发生机制主要有：

（1）克隆无反应性（clonal anergy，又称克隆麻痹）：是指在某些情况下，T 细胞、B 细胞虽然仍有与抗原反应的 TCR 或膜结合型免疫球蛋白（mIg）表达，但对该抗原呈功能上无应答或低应答状态。如成熟 T 细胞活化需要的两种（或两种以上）信号之一缺乏，T 细胞不能被活化，处于无反应状态；成熟 B 细胞缺少刺激信号（如缺乏 Th 细胞辅助作用），不能活化，处于无反应状态。

（2）克隆忽视（clonal ignorance）：指免疫细胞接触不到"隐蔽抗原"，使抗原处于被忽视状态。

（3）活化诱导的细胞死亡（AICD）：通过 T 细胞-B 细胞或 T 细胞-T 细胞之间的 FasL（CD178）和 Fas（CD95）的结合，启动 AICD，使自身反应性 T 细胞或 B 细胞被消除。

（4）免疫调节细胞（如调节性 T 细胞）分泌抑制性细胞因子致免疫耐受。

免疫耐受的诱导、维持和破坏影响许多临床疾病的发生、发展和转归。研究者企图诱导和维持免疫耐受性来防治超敏性疾病、自身免疫性疾病以及移植物的排斥反应。某些感染性疾病以及肿瘤生长过程中，设法解除免疫耐受、激发免疫应答将有利于对病原体的清除及肿瘤的控制。

二、结核病的免疫耐受及形成机制

（一）结核病的免疫耐受

结核病免疫耐受是指结核病患者免疫系统对 MTB 抗原充分不应答，既不能识别也不能有效清除 MTB，这可能是一些结核病患者长期迁延不愈的重要原因。

结核病患者免疫耐受现象主要是结核病患者对结核菌素试验无反应性的一些研究，我国在这方面的研究很少，主要还是一些个案病例报道，缺乏结核病患者免疫耐受及对 PPD 皮试无反应性的官方数据报道。国际上报道显示，肺结核患者有 17%～25% 对 PPD 皮试无反应，40%～60% 显示降低的免疫应答，50%～75% 的粟粒型肺结核患者对 PPD 皮试无反应。接种后 PPD 皮试无反应性及其淋巴细胞应答与 MTB 负荷和病变部位的病理损害程度相关。病情严重及进展中的结核病患者，无反应性明显高于病情中低程度的结核病患者，病情严重组结核病患者无反应性甚至超过 50%，而轻症组结核病患者的 PPD 接种阳性率则为 100%。

Delgado 等在柬埔寨农村地区对持续的结核菌素试验无反应性的结核病患者研究发现，PPD 接种无反应组结核病患者降低对 T 细胞的免疫应答，对 T 细胞应答包括 IL-2 和 IFN-γ 表达的降低和 IL-10 表达的升高。在这项对 364 名活动性肺结核患者的研究中，49% PPD 皮试阴性，29 例肺结核患者持续 PPD 试验无反应，29 例无反应肺结核患者中 25 例腮腺炎和念珠菌皮试阳性，提示其他感染因素可能是影响肺结核患者无反应性的主要原因，结核菌素试验无反应性并不是排除活动性肺结核有用的指标。Moreno S 等研究发现，29% HIV 感染者 PPD 试验阳性，41% HIV 感染者 PPD 试验阴性，30% HIV 感染者 PPD 试验无反应性。HIV 感染者 PPD 试验无反应性则罹患结核病的风险较高，建议进行预防性抗结核治疗。老年人、糖尿病患者、营养不良和吸毒人群中结核病患者免疫耐受及结核菌素试验无反应性也明显高于对照组，并影响结核病的转归。

（二）结核病免疫耐受形成机制

结核病患者对结核菌素试验无反应性通常是指迟发型超敏反应显著降低，引发皮肤反应的缺乏以及体外淋巴细胞对 MTB 抗原的应答降低，也就是注射相应的抗原不能引起相应的细胞免疫应答。这种免疫无反应性可能针对单一特异性抗原也可能是更广泛的抗原，主要原因一方面为皮试准备、储存、操作和管理等不适当，这些是常见的错误原因，需要仔细控制。另一方面，有许多其他的原因也可能导致结核病患者对皮试无反应，导致免疫耐受。PPD 皮肤试验，已广泛应用于结核病病例发现和诊断。一旦结核菌素试验无反应性的患者被确诊为结核病，可能预示着结核病进展加快或粟粒型结核病。细胞介导的免疫在宿主抗结核防御中起关键作用，理解结核病患者免疫耐受及对结核菌素试验无反应性对于这些患者的治疗和预后十分重要。

免疫耐受及对结核菌素试验无反应性结核病患者的共同特点是体内循环 T 淋巴细胞数量和免疫应答降低，主要原因分析如下：

1. **血清抑制剂**　一些无反应性结核病患者，特别是那些粟粒型结核病患者血清免疫球蛋白明显增加，这些抗体或循环抗原抗体复合物能干扰有效的细胞介导的应答。

2. **错误的炎性反应**　淋巴因子产生的减少可以阻止必要的淋巴细胞积聚到 PPD 皮内注射部位。

3. **致敏淋巴细胞的分区化**　结核菌素试验无反应性结核病患者对 PPD 反应的淋巴细胞离开循环局限在局部的淋巴结。

4. **黏附抑制细胞**　结核菌素试验无反应性结核病患者存在黏附单核细胞群能够抑制细胞介导的免疫，甚至在这些抑制性黏附单核细胞移走时，T 淋巴细胞应答仍不能恢复到正常状态。

5. **T 淋巴细胞**　许多类型 T 淋巴细胞都与结核病患者免疫耐受相关。γδ T 细胞在结核病免疫应答中起着重要的作用，不同的 γδ T 细胞亚群影响结核菌素试验的结果。亲环素 D 控制 T 细胞代谢和增殖，亲环素 D 缺陷 T 细胞减低疾病耐受性，T 细胞介导的细胞免疫与结核分枝杆菌感染引起的结核病免疫耐受密切相关，T 细胞耐受可能是结核分枝杆菌逃避免疫监视的机制。研究也证实系统性霉菌病和霍奇金病的无反应性和抑制性 T 淋巴细胞有关，但是否和结核病患者无反应性有关还缺乏直接的证据。

6. **转移生长因子 β（TGFβ）**　TGFβ 强烈影响宿主免疫应答的许多方面，限制 T 细胞增殖和局部迟发型变态反应的应答，拮抗促炎细胞因子，TGFβ 过表达可以引起结核病患者的免疫耐受和无反应性。

7. **宿主天然免疫**　吞噬细胞氧化酶参与结核病的免疫应答，与结核分枝杆菌感染引起的免疫耐受相关。天然免疫相关基因突变，如补体受体 1 和 *TLR9* 与结核病免疫耐受相关。

8. **免疫遗传学因素**　充分证据证实对结核分枝杆菌的免疫应答与人 HLA 某些表型相关，免疫遗传学因素可能也是影响结核病患者免疫耐受和无反应性的原因。

结核病患者免疫耐受及对结核菌素试验无反应性并不是一成不变的，一些结核病患者经过治疗后 PPD 试验可以转阳。免疫耐受和对结核菌素试验无反应性在不同类型的结核病患者可能是有区别的，一个结核病患者可能由多种原因引起免疫耐受和无反应性。研究者已经发现了结核病患者免疫耐受和对结核菌素试验无反应性是存在的，并且与结核病病情和预后相关，阐明结核病免疫耐受和无反应性的机制，对于开发结核病新疫苗和新型结核病免疫治疗十分重要。

（李传友）

第七节　结核超敏反应

超敏反应（hypersensitivity）又称变态反应，指机体与抗原性物质在一定条件下相互作用，产生致敏淋巴细胞或特异性抗体，与再次进入的抗原结合，可导致机体生理功能紊乱和组织损害的病理性免疫应答。引起超敏反应的抗原性物质称变应原，可以是完全抗原（异种动物血清、组织细胞、微生物、寄生虫、植物花粉、兽类皮毛等），也可以是半抗原（如青霉素、磺胺、非那西汀等药物，或生漆等低分子物质）；可以是外源性的，也可以是内源性的。临床上由超敏反应导致的疾病统称为超敏反应性疾病或变态反应性疾病。其临床表现多种多样，可因变应原的性质、进入机体的途径、参与因素、发生机制和个体反应性的差异而不同。

超敏反应属于过高、过强的病理性免疫应答，其本质上仍具有免疫应答基本的发生过程与特点，如特异性、记忆性等。但非特异性免疫应答也参与超敏反应的发生和发展。1963 年，Coombs 和 Gell 根据超敏反应的发病机制和临床特点等，将超敏反应分为四种类型，分别为 I、II、III 和 IV 型超敏反应，此种分类方法一直沿用至今。其中，I、II 和 III 型必须有特异性抗体参与，而参与抗原及抗体的不同类型则作为这三型的分类依据，此三型均能通过血清被动转移。IV 型由 T 细胞参与，无抗体参与，可经过致敏淋巴细胞被动转移。

一、迟发型超敏反应的发生机制

迟发型超敏反应（delayed type hypersensitivity，DTH）即 IV 型超敏反应，是由特异性致敏效应 T 细胞再次与相同抗原结合后，出现局部或全身以单个核细胞（单核细胞、巨噬细胞、淋巴细胞）浸润和组织损伤为主要特征的炎症反应。该反应通常在接触抗原后24 ~ 72 小时出现。与其他三种类型超敏反应不同的是 DTH 是细胞介导的免疫反应，只能通过预先受到特殊抗原致敏的 T 淋巴细胞转移，而不能通过血清在动物之间转移，在超敏反应中还受到其受型细胞的辅助。临床上对胞内寄生菌如结核分枝杆菌、病毒、真菌感染的许多变态反应、对某些简单化学物质的接触性皮炎以及对移植组织器官的排斥反应中均可见 DTH。

（一）迟发型超敏反应的发生机制

引起 IV 型超敏反应的抗原主要是胞内寄生菌、某些病毒、寄生虫和化学物质。参与的效应细胞主要有 CD4$^+$Th1、CD8$^+$CTL。这些抗原经抗原提呈细胞加工处理后以抗原肽、MHC-II/I 类分子复合物的形式表达于抗原提呈细胞的表面，使具有相应抗原受体的CD4$^+$Th1 和 CD8$^+$CTL 活化。活化的细胞进一步增生分化为效应细胞，一部分效应细胞分化为记忆性细胞。CD4$^+$Th1 效应细胞释放趋化因子、IFN-γ、TNF-β、IL-2 等细胞因子，产生以单核细胞和淋巴细胞浸润为主的免疫损伤效应。趋化因子招募单核巨噬细胞聚集在抗原存在部位。IFN-γ 激活单核巨噬细胞使之释放溶酶体等炎性介质引起组织损伤。TNF-β 刺激巨噬细胞产生 TNFα，TNFα 对局部细胞产生细胞毒作用。CD8$^+$ 效应性 CTL 在识别抗原性物质后，通过释放穿孔素和颗粒酶等介质导致靶细胞破坏；也通过 Fas 配体诱导靶细胞凋亡。

（二）迟发型超敏反应的发生过程

根据其发生的病理过程，可以分为以下两个阶段：

1. **致敏阶段** 变应原刺激 T 细胞活化、增殖、分化，成为针对某一特定抗原的致敏T 细胞，此阶段历时 1 ~ 2 周。

2. **效应阶段** 致敏的 T 细胞再次接触相同变应原后发生一系列反应：① Th1 释放IFN-γ、TNF-β、IL2、趋化因子等一系列细胞因子，可导致血管通透性增加、渗出增多，并趋化大量淋巴细胞、单核 / 巨噬细胞及中性粒细胞聚集，致炎症局部形成以单个核细胞为主的细胞浸润，导致局部小血管栓塞，血管变性坏死。② CTL 特异性识别靶细胞表面抗原，通过释放穿孔素引起靶细胞溶解，释放颗粒酶或表达 FasL 诱导靶细胞凋亡等。

二、迟发型超敏反应与结核病的关系

结核分枝杆菌不产生内、外毒素及侵袭性酶类，主要依靠菌体成分，特别是胞壁中所含的大量脂质发挥致病作用。这可能与结核分枝杆菌感染后，在组织细胞内大量繁殖而诱发机体产生由 T 淋巴细胞介导的两种免疫应答反应相关，即细胞免疫和迟发型超敏反应。

（一）结核分枝杆菌的超敏反应

机体对结核分枝杆菌产生免疫力的同时，结核分枝杆菌的蛋白质和蜡质 D 共同刺激 T 淋巴细胞，发生迟发型超敏反应。具体机制为：机体被致敏的 T 淋巴细胞再次遇到结核分枝杆菌时，即释放出淋巴因子，引起强烈的迟发型超敏反应，形成以单核细胞浸润为主的炎症反应，容易发生干酪样坏死，甚至液化形成空洞。

儿童结核病大多为初次感染，机体尚未建立结核分枝杆菌的免疫和超敏反应，可发生急性全身粟粒型结核和结核性脑膜炎。成年人结核病大多为复发或再次感染，此时机体已建立了细菌的免疫和超敏反应性，常表现为慢性局限性结核，不引起全身粟粒型结核和结核性脑膜炎，但局部病症较重，形成结核结节，发生纤维化或干酪样坏死。

（二）免疫与超敏反应的关系

在结核分枝杆菌感染时，细胞免疫与迟发型超敏反应同时存在，这种现象可用科赫现象（koch's phenomenon）说明：①在健康豚鼠皮下首次皮下注射一定量结核分枝杆菌，10～14 天后注射部位缓慢出现溃烂，深而不易愈合，邻近淋巴结肿大，最后细菌扩散至全身而死亡，此时结核菌素测试为阴性，临床上呈原发感染的特点。②用相同剂量的结核分枝杆菌皮下注射曾感染并已康复的豚鼠，在 2～3 天内迅速发生浅表性溃疡，继而较快愈合，无淋巴结肿大，无播散和死亡，结核菌素测试为阳性。③在康复的豚鼠皮下注射大量结核分枝杆菌，引起注射局部及全身严重的迟发型超敏反应，甚至导致动物死亡。上述三种现象表明：首次感染出现的炎症反应偏重于病理过程，说明机体尚未建立抗结核免疫力，再次感染发生的炎症反应侧重于免疫预防。溃疡浅而易愈合，细菌不扩散，说明机体对结核分枝杆菌已具有一定的细胞免疫力，而溃疡迅速形成，则说明在产生免疫的同时有迟发型超敏反应的参与，表现出对机体有利的一面；用过量的结核分枝杆菌进行再次感染，则引起剧烈的迟发型超敏反应，表现出迟发型超敏反应对机体不利的一面。人类的原发性肺结核、原发后肺结核、严重而恶化的肺结核，相当于科赫现象的 3 种情况。

近年来研究表明，结核分枝杆菌诱导机体产生免疫和超敏反应的物质成分不同。超敏反应主要由结核菌素蛋白和蜡质 D 共同引起，而免疫则主要是由结核分枝杆菌核糖体 RNA（rRNA）引起。两者由不同抗原成分激活不同的 T 细胞亚群释放出不同的淋巴因子所致，是独立存在又相互影响的两种反应。

（三）迟发型超敏反应在结核病诊断中的应用

结核菌素试验是应用结核菌素进行皮肤试验，测定机体对结核分枝杆菌能否引起超敏反应的一种试验。

1. **原理及试剂** 机体感染结核分枝杆菌后，产生免疫力的同时也会发生迟发型超敏反应。将一定量的结核菌素注入皮内，如受试者曾感染结核分枝杆菌，则在注射部位出现迟发型超敏反应，判为阳性；未感染结核分枝杆菌的则为阴性。此法可用于检测可疑患者是否曾感染过结核分枝杆菌，接种卡介苗后是否阳转以及检测机体细胞免疫功能。

结核菌素试剂有两种，一种为旧结核菌素（old tuberculin，OT），为含有结核分枝杆菌的甘油肉汤培养物加热过滤液，主要成分是结核蛋白，也含有结核分枝杆菌生长过程中产生的其他代谢产物和培养基成分。系将结核分枝杆菌接种于甘油肉汤培养基，培养 4～8 周后加热浓缩过滤制成。稀释 2 000 倍，每 0.1ml 含 5 单位。另一种为纯蛋白衍化物（purified protein derivative，PPD），是 OT 经三氯醋酸沉淀后的纯化物。PPD 有两种，即 PDC 和 BCG-PPI，前者是人结核分枝杆菌提取，后者由卡介苗制成，每 0.1ml 含 5 单位。

2. 方法　目前多采用 PPD 法。规范试验方法是取 PPDC 和 BCG-PPD 各 5 单位分别注入两前臂皮内（目前仍有沿用单侧注射 PPD 的方法），48～72 小时后，红肿硬结直径小于 5mm 者为阴性反应，≥5mm 者为阳性，≥15mm 为强阳性，对临床诊断有意义。两侧红肿中，若 PPD-C 侧红肿大于 BCG-PPD 侧为感染。反之，BCG-PPD 侧大于 PPD-C 侧，可能是卡介苗接种所致。

3. 意义　阴性反应表明受试者可能未感染过结核分枝杆菌或未接种过卡介苗。但应考虑以下情况：①感染初期，超敏反应尚未产生，因结核分枝杆菌感染后需 4 周以上才能出现超敏反应；②老年人；③严重结核病如全身粟粒型结核和结核性脑膜炎患者机体无反应能力；④获得性细胞免疫低下，如麻疹、艾滋病或肿瘤等用过免疫抑制剂者。为排除假阴性，国内有些机构加用无菌植物血凝（PHA）针剂，0.1ml 含 10μg 作皮试。若 24 小时红肿大于 PHA 皮丘者为细胞免疫正常，若无反应或反应不超过 PHA 皮丘者为免疫低下。阳性反应表明机体已感染结核分枝杆菌或卡介苗接种成功，对结核分枝杆菌有迟发型超敏反应，并说明有特异性免疫力。强阳性反应则表明可能患活动性肺结核，尤其是婴儿。

（张国良）

第八节　常用免疫学基本技术

一、免疫荧光技术

免疫荧光技术（immunofluorescence technology）又称荧光抗体技术，是将抗原抗体特异结合的免疫学技术与荧光标记技术结合起来对特异蛋白抗原在细胞内分布定位或定量测定的方法，是发展最早的标记免疫技术，具有检出限低、灵敏和选择性好的特点。

（一）技术原理

免疫荧光技术是根据抗原抗体反应的原理，可以分为定性和定量两类方法。荧光抗体技术（荧光显微镜技术），是将已知的抗原或抗体用荧光素进行标记，与标本中相应的抗体或抗原反应后，荧光素受激发光的照射而发出明亮的荧光（黄绿色或橘红色），通过荧光显微镜可以观察荧光所在的细胞或组织，从而确定抗原或抗体的性质、定位或定量。免疫荧光测定技术，是抗原抗体反应后，利用特定仪器如荧光分光光度计测定荧光强度推算被测物浓度进行定量分析。新的免疫荧光技术还有流式细胞免疫荧光技术、时间分辨免疫荧光技术和荧光偏振免疫荧光分析技术等。

根据抗原和抗体的识别标记方法不同，免疫荧光法又可分为直接标记法和间接标记法（原理见图1-4-14）。

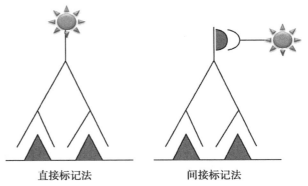

直接标记法　　　间接标记法

图1-4-14　免疫荧光法原理

（二）常用荧光素

不同的荧光素激发和发射的波长均不同。常用于标记的荧光素主要有下列几种：

1. **异硫氰酸荧光素**（fluorescein isothiocyanate，FITC）　最大吸收光波长为490～495nm，最大发射光波长为520～530nm，呈现明亮的黄绿色荧光。

2. **四乙基罗丹明**（Lissamine rhodamine B200，RB200）　最大吸收光波长为570nm，最大发射光波长为595～600nm，呈橘红色荧光。

3. **四甲基异硫氰酸罗丹明**（Tetramethylrhodamine，TRITC）　最大吸收光波长为550nm，最大发射光波长为620nm，呈橙红色荧光。

4. **藻红蛋白**（P-phycoerythrin，PE）　是目前普遍使用的新型荧光素，最大吸收光波长为565nm，最大发射光波长为578nm，呈明亮的橙色荧光。与FITC的黄绿色荧光对比鲜明，两者常用于双重染色。

5. **镧系螯合物**　如镧系元素铕（Eu^{3+}）螯合物，激发光波长范围宽，发射光波长范围窄，激发后发射特征性的荧光，可用于分辨荧光免疫测定。

（三）免疫荧光技术在结核病诊断中的应用

1. **荧光染色检测分枝杆菌**　如金胺O染色法、金胺罗达明染色法等，结核分枝杆菌在荧光显微镜下呈亮黄色或金黄色，提高了涂片检查的灵敏度。20世纪末，发光二极管（LED）冷光源的问世，使荧光显微镜价格降低，可用于基层；未来移动数字荧光显微镜开发成功将更实用。近年来发明了一些新的荧光技术如应用DMN荧光染色剂标记海藻糖化合物，然后与结核分枝杆菌细胞膜的脂质结合，糖化合物位于细胞膜双分子层的疏水内侧，水被排除在外，当受到光照时，荧光剂就能表现出荧光性，从而快速、准确地检测活的结核分枝杆菌。新发明的荧光探针CDG-DNB3可对单个细菌样本进行标记，被结核分枝杆菌的BlaC酶激活后并发出明亮的绿色荧光，通过微流控芯片对结核分枝杆菌进行计数，该探针能区分结核分枝杆菌是否存活。

2. **应用实时荧光定量PCR技术检测临床标本中结核分枝杆菌核酸**　目前临床常用3类商业化的分枝杆菌荧光定量检测试剂盒：①可快速、高灵敏度地检测标本中结核分枝杆菌特异性基因序列，如COBAS TaqMan MTB试剂盒、Real-Q MTB试剂盒、TruenatTM MTB、FluoroType MTB及单管巢氏实时定量PCR试剂盒（one-tube nested real-time PCR，检测标本中MTB IS6110序列）；②快速检测临床标本中结核分枝杆菌和非结核分枝杆菌，如分枝杆菌核酸检测试剂盒（PCR-荧光探针法）、AdvanSure TB/NTM实时定量PCR试剂盒；③ Xpert MTB/RIF 试验采用半巢式实时荧光定量 PCR 技术快速、自动化地同时检测结核分枝杆菌基因及 RFP 常见耐药基因型。

二、放射免疫检测技术

放射免疫分析（radioimmunoassay，RIA）是 1959 年由 Yalow 和 Berson 首先用于糖尿病患者血浆胰岛素含量测定而建立的一种超微量分析方法。其是将放射性同位素示踪技术与免疫化学技术巧妙结合而建立起来的分析方法，具有灵敏度高、特异性强等优点。

（一）基本原理

放射免疫分析是用放射性核素标记抗原或抗体，然后与被测抗体或抗原结合，形成抗原抗体复合物，通过测量放射性进行定量分析。将同位素的敏感性与抗原抗体结合的特异性结合起来，广泛应用于激素、药物等微量物质的检测，敏感性可达到 pg/ml 水平。常用的标记物有 ^{3}H、^{131}I 和 ^{125}I。

（二）分类

根据原理，测定方法分为两种：

1. **竞争性 RIA**　又称传统 RIA，主要特点：标记的是抗原，用已知量的具有放射活性的抗原和已知量的针对该抗原的抗体特异性结合。如果加入含有该抗原的标本，标本中的抗原也能与相应的抗体结合，于是具有放射活性的抗原按一定比例与抗体分离。标本中的抗原浓度越高，从相应抗体上分离的具有放射活性的抗原量越大。测定分离的具有放射活性的抗原就能计算出标本中该抗原的含量。

2. **非竞争性 RIA**　又称免疫放射分析（IRMA），主要特点：标记的是抗体，分为两种：单位点 IRMA，抗原只有一个抗原决定簇，所测的抗原为小分子抗原，固相抗原免疫吸附剂，一般用聚苯乙烯塑料珠包被抗原；双位点 IRMA，抗原有两个抗原决定簇，所使用的两种亚型抗体在与同一抗原分子结合时互不干扰，一般用聚苯乙烯塑料珠包被抗体双位点 IRMA，又称双抗体夹心法。将过量的标记抗体与抗原结合，分离结合的标记抗体与未结合的多余标记抗体，测定复合物的放射性，其活度与待测抗原的量呈正相关。

根据加样顺序不同，RIA 可分为两个类型：

1. **平衡法**　将待测抗原和标记抗原同时与抗体反应，达到平衡后分离标记抗原 - 抗体和标记抗原，方法稳定，但敏感性稍差。

2. **顺序饱和法**　先将待测抗原与抗体充分反应，达平衡后再加入标记抗原，敏感性提高，但稳定性不如平衡法。

（三）应用

放射免疫分析技术是一种放射性同位素体外微量分析方法，可以检测多种物质。在内分泌学中检测胰岛素、生长激素和血管紧张素等；在传染病中检测乙型肝炎抗体的亚型；在免疫学中检测免疫球蛋白 G、免疫球蛋白 E 和类风湿因子等；在肿瘤学中检测癌胚抗原、叶酸和维生素等；在药理学中检测吗啡、地高辛和药物中毒等。在 20 世纪 70—80 年代已有采用放射免疫测定法检测抗结核抗体或结核抗原，但因放射性问题，已基本被淘汰。

（四）优缺点

RIA 的优点是灵敏度高、特异性强、准确性好、简便易行、用样量少等，常可测至皮摩尔。虽然用放射性物质，但一般都是在测试样品时再加入标记的同位素示踪物，且示踪物的放射性强度极低，一般不会对实验者引起辐射损伤。RIA 虽然有很多优点，但也存在不少缺点：①试剂的半衰期短，费用较高，需要专门的设备，有效期短；②放射性核素对人体存在一定潜在的危害性；③试验废物处理困难；④放射性核素标记有时会改变某些生物物质的生理活性。

三、酶联免疫吸附试验

ELISA 是将抗原抗体特异结合的免疫学技术与酶标记技术结合定性或定量检测抗体或抗原的方法。具有快速、敏感、简便、易于标准化等优点，其发展迅速，成为酶免疫测定技术中应用最广泛的技术。

（一）基本原理和方法

ELISA 的基本原理是将已知的抗体或抗原结合在某种固相载体（如聚苯乙烯微量反应板）上，并保持其免疫活性。测定时，将待检标本和酶标抗原或抗体按不同步骤与固相载体表面吸附的抗体或抗原发生反应。用洗涤的方法将液相中的游离成分洗除，使抗原抗体复合物与游离成分分离。然后加入酶的作用底物催化显色，进行定性或定量测定。ELISA 可用于测定抗体，也可用于检测抗原。根据检测目的和操作步骤不同，有以下 3 种常用方法：

1. 间接法　测定抗体最常用的方法。将已知抗原吸附于固相载体，加入待检标本（含相应抗体）与之结合。洗涤后，加入酶标抗球蛋白抗体（酶标抗抗体）和底物进行测定。

2. 双抗体夹心法　常用于测定抗原。将已知捕获抗体吸附于固相载体，加入待检标本（含相应抗原）与之结合。温育后洗涤，加入酶标检测抗体和底物进行测定。

3. 竞争法　可用于抗原和半抗原的定量测定，也可用于测定抗体。以测定抗原为例：将特异性捕获抗体吸附于固相载体，加入待测抗原和一定量的酶标已知抗原，使二者竞争与固相抗体结合；经过洗涤分离，最后结合于固相的酶标抗原与待测抗原含量呈负相关。

（二）ELISA 操作步骤

以间接法为例说明 ELISA 的操作步骤。

1. 试剂配制

（1）包被缓冲液（0.05M 碳酸盐缓冲液，pH 9.6）：

试剂名称	加入量
Na_2CO_3	1.59g
$NaHCO_3$	2.93g

加蒸馏水至 1 000ml。

（2）洗涤缓冲液（0.15M PBS-Tween-20，pH 7.4）：

试剂名称	加入量
K_2HPO_4	0.2g
NaH_2PO_4	2.9g
NaCl	8.0g
KCl	0.2g
Tween-20	0.5ml

加蒸馏水至 1 000ml。

（3）稀释液

试剂名称	加入量
牛血清白蛋白（BSA）	1g
洗涤缓冲液	定容至 100ml

此液用于稀释血清及酶结合物，配制后置于4℃保存。

2. TMB 反应液，临用前将 A、B 液等体积混匀。

3. 终止液（2N H_2SO_4），取蒸馏水 178.3ml，逐滴加入浓硫酸（98%）21.7ml。

（三）器材

1. 聚苯乙烯塑料板（简称酶标板），微量加样器，洗涤瓶。

2. ELISA 检测仪，4℃冰箱，37℃孵育箱。

（四）操作步骤

1. 用包被缓冲液将已知抗原稀释至 1~10μg/ml，每孔加 100μl，空白孔加包被缓冲液，置湿盒于 4℃过夜。

2. 次日用洗涤缓冲液洗板 3 次，每次 3 分钟。

3. 加用稀释液稀释的待检样品 100μl，同时设空白、阴性及阳性孔对照，空白孔直接加稀释液，置 37℃孵育 1 小时。

4. 洗涤缓冲液洗板 3 次，每次 3 分钟。

5. 在反应孔中加入新鲜稀释的酶标第二抗体（抗抗体）100μl。

6. 洗涤，缓冲液洗板 3 次，每次 3 分钟。

7. 加底物液显色，于各反应孔中加入新鲜配制的底物溶液 100μl，37℃显色 10~30 分钟。

8. 终止反应，于各反应孔中加入终止缓冲液 50μl。

9. 结果判定，在 ELISA 检测仪上，于波长 450nm 处，以空白对照孔调零后测各孔光密度（OD 值），记录数据。

（五）实验条件的选择

ELISA 各项实验条件的选择是很重要的，其中包括：

1. 固相载体的选择 许多物质可作为固相载体，如聚氯乙烯、聚苯乙烯、聚丙酰胺和纤维素等。其形式可以是凹孔平板、试管、珠粒等。无论何种载体，在使用前均须进行筛选：用等量抗原包被，在同一实验条件下进行反应，观察其显色反应是否均一，据此判定其吸附性能是否良好。

2. 包被抗体（或抗原）的选择 将抗体（或抗原）吸附在固相载体表面时，要求纯度要高，吸附时一般要求 pH 值在 9.0 ~ 9.6。吸附温度、时间及其蛋白浓度也有一定影响，一般多采用 4℃ 过夜。蛋白质包被的最适浓度需进行滴定：即用不同的蛋白质浓度（0.1μg/ml、1.0μg/ml 和 10μg/ml 等）进行包被后，在其他实验条件相同时，观察阳性标本的 OD 值，选择 OD 值最大蛋白量最少的浓度。对于多数蛋白质来说通常为 1 ~ 10μg/ml。

3. 酶标记抗体工作浓度的选择 首先用直接 ELISA 法进行初步效价的滴定，然后再固定其他条件或采取"方阵法"（包被物、待检样品的参考品及酶标记抗体分别为不同的稀释度）在正式实验系统里准确地滴定其工作浓度。

4. 酶底物的选择 对供氢体的选择要求是价廉、安全、反应灵敏、无本底。有些反应底物（如 OPD 等）有潜在的致癌作用，应注意防护。有条件者应使用不致癌、灵敏度高的底物，如 TMB 和 ABTS。底物作用一段时间后，应加入强酸或强碱终止反应。通常底物作用时间以 10 ~ 30 分钟为宜。如需更高的灵敏度可考虑使用化学发光底物并使用配套的化学发光检测仪，其检测限可达到 pg/ml 或 pmol/ml 水平，且线性范围宽，需要注意所有反应底物使用液必须新鲜配制。

四、免疫胶体金技术

免疫胶体金技术（immune colloidal gold technique）是 20 世纪 90 年代兴起的一种常用标记技术，它以胶体粒径的金颗粒为标记物，利用特异性的抗原抗体反应，对抗原或抗体物质进行定位、定性乃至定量研究的标记技术，是继三大标记技术（荧光素、放射性同位素和酶）后发展起来的固相标记免疫测定技术。

（一）技术原理

氯金酸（$HAuCl_4$）在还原剂作用下，可聚合成一定大小的金颗粒，形成带负电的疏水胶溶液。由于静电作用而成为稳定的胶体状态，故称胶体金。胶体金颗粒表面负电荷与蛋白质等高分子的正电荷基团因静电吸附而形成牢固结合。胶体金对蛋白质有很强的吸附功能，蛋白质等高分子被吸附到胶体金颗粒表面，非共价键形成，标记后大分子物质活性不发生改变。金颗粒具有高电子密度的特性。金标蛋白在相应的配体处大量聚集时，在显微镜下可见黑褐色颗粒或肉眼可见红色或粉红色斑点。

（二）分类

1. 胶体金免疫层析法 胶体金免疫层析法（colloidal gold immunochromatography assay，GICA）是一种将胶体金标记技术、免疫检测技术、单克隆抗体技术和层析分析技术等多种方法有机结合在一起的固相标记免疫检测技术，具有简便、省时、样本用量少、结果易判读等特点，常在资源匮乏或非实验室环境中进行目标物的定性、半定量和定量检测。

胶体金免疫层析试纸条的构成见图 1-4-15，其原理是采用胶体金标记抗体，以硝酸纤维素膜为载体，利用微孔膜毛细管作用，使膜一端的液体慢慢向另一端渗移，使抗原抗体反应，反应后根据膜上的颜色判断结果。GICA 有 3 种反应模式：间接法、夹心法和竞争抑制法。

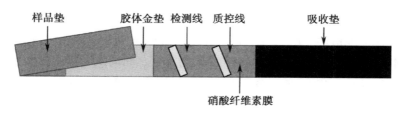

图 1-4-15　胶体金免疫层析试纸条的构成

2. 斑点免疫金渗滤法　斑点免疫金渗滤法（dot-immunogold filtration assay，DIGFA）是将抗原或抗体点加在固相载体硝酸纤维素膜上，制成抗原或抗体包被的微孔滤膜并贴置于吸水材料上，依次在膜上滴加标本、免疫金及洗涤液等试剂，并与硝酸纤维膜上的相应抗体或抗原发生反应，过量试剂很快渗入吸水材料中。抗原抗体反应后，形成大分子胶体金复合物，从而使阳性结果在膜上呈现红色斑点。液体通过微孔滤膜时，渗滤液中的抗原或抗体与膜上的抗体或抗原相接触，起到亲和层析的浓缩，达到快速检测的目的（一般5分钟左右完成），同时洗涤液的渗入在短时间内即可达到彻底洗涤目的，简化了操作步骤，达到简便的目的，成为"床边检验（point of care test，POCT）"主要方法之一。

3. 斑点免疫金染色法/斑点免疫金银染色法　斑点免疫金银染色法（Dot-IGS/IGSS）是将斑点 ELISA 与免疫胶体金结合起来的一种方法。它将蛋白质抗原直接点样在硝酸纤维膜上，与特异性抗体反应后，再滴加胶体金标记的第二抗体，结果在抗原抗体反应处发生金颗粒聚集，形成肉眼可见的红色斑点，称为斑点免疫金染色法（Dot-IGS）。此反应可通过银显影液增强，即斑点免疫金银染色法（Dot-IGS/IGSS）。

4. 免疫金电镜法　免疫金电镜法是应用胶体金标记抗体，当金标记的抗体与抗原反应后，通过电镜可清晰地观察到具有很高电子密度的金颗粒。因此，免疫金电镜法可用于生物学的许多方面。

（三）免疫胶体金技术在结核病诊断中的应用

1. 胶体金免疫层析法检测结核分枝杆菌特异性抗体　目前有三类商业化的胶体金免疫层析法检测试剂盒在临床应用：结核分枝杆菌 IgG/IgM 抗体检测试剂盒（胶体金法）、结核分枝杆菌抗体 IgG 诊断试剂盒（胶体金法）和结核分枝杆菌抗原 MPT64 检测试剂盒，该类产品的检测原理是应用间接胶体金免疫层析技术定性检测样品中的抗结核抗体，或应用双抗体夹心胶体金免疫层析技术定性检测样品中抗原。

2. 斑点金免疫渗滤法检测结核分枝杆菌特异性抗体　目前有一类结核分枝杆菌 IgG 抗体检测试剂盒（斑点金免疫渗滤法）在临床应用。其将结核分枝杆菌特异性蛋白抗原分离纯化，点样并固化在硝酸纤维素膜上，膜上结核分枝杆菌抗原捕获人血清样品中的抗结核抗体，被捕获的抗体再与胶体金标记的第二抗体结合，形成红色斑点，根据是否出现红色斑点即可判断阴、阳性结果，从而判断是否存在结核分枝杆菌抗体。

五、酶联免疫斑点试验

ELISPOT 是应用 ELISA 原理建立的测定分泌特异性抗体或细胞因子的单个细胞对特异性抗原的应答能力及产生应答的细胞数量的方法，是一种在单细胞水平检测活细胞功能的酶联免疫新技术，具有灵敏度高的优点，比传统的 ELISA 方法高 100～1 000 倍。

（一）基本原理

应用酶联免疫斑点技术检测 IFN-γ 的原理：结核分枝杆菌感染者外周血中存在结核特异的效应 T 淋巴细胞，在受到结核分枝杆菌特异抗原刺激后分泌 IFN-γ，被包被在板上的 IFN-γ 单克隆抗体所捕获；然后加入生物素标记的 IFN-γ 单克隆抗体作为检测抗体，再加入标记碱性磷酸酶（AKP）的链亲和素，加入底物 BCIP/NBT 溶液显色，在板底形成肉眼可见的深蓝色斑点。每一个斑点代表一个 IFN-γ 分泌细胞（结核特异的效应 T 细胞）。通过对斑点计数可以推测体内是否存在对结核分枝杆菌反应的效应 T 细胞，从而对结核分枝杆菌感染进行辅助诊断。

（二）在结核病诊断中的应用

目前已应用 ELISPOT 技术研发了多个临床应用结核分枝杆菌感染检测试剂盒，如英国 Oxford Immunotec 公司研制的 TSPOT-TB 结核分枝杆菌感染 T 细胞斑点试验试剂盒是用 ESAT-6、CFP-10 合成多肽刺激外周血单个核细胞（PBMC）；ELISpotPLUS 试剂盒是在 TSPOT-TB 试剂盒的基础上加入了 Rv3879c 抗原，使其检测灵敏度提高了 4%。由解放军总医院第八医学中心和上海铭源数康生物芯片有限公司联合开发的结核分枝杆菌效应 T 细胞检测试剂盒（FS-SPOT）是用 ESAT-6 和 CFP-10 融合蛋白刺激 PBMC，其敏感性和特异性与 TSPOT-TB 相似。ELISPOT 方法需要提取 PBMC，技术比较复杂，需要 2 天时间才能报告结果，主要用于临床的辅助诊断，不适用于大批人群的筛查。

（三）临床意义

应用 ELISPOT 方法检测 IFN-γ 阳性说明存在结核分枝杆菌感染，对结核病具有辅助诊断价值。ELISPOT IFN-γ 斑点数越高，表示结核分枝杆菌感染的可能性越大。应用 ELISPOT 检测结核病患者 IFN-γ 的灵敏度约 70%。接种 BCG 的健康人和大多数非结核分枝杆菌感染者对该抗原的刺激不反应，因此其特异性显著高于 PPD 皮肤试验，与应用 ELISA 方法检测 IFN-γ 相似。ELISPOT 存在假阳性和假阴性问题。

六、化学发光免疫分析技术

化学发光免疫分析技术（chemiluminescence immunoassay，CLIA）是继放射免疫分析、酶联免疫分析和荧光免疫分析之后发展起来的一项新免疫分析技术，是将化学发光分析的高灵敏度与免疫反应的高特异性相结合的一种非放射标记免疫分析法，主要以标记发光剂为示踪物信号建立起来。1977 年，Halman 根据放射免疫分析的基本原理，将酶的化学发光与免疫反应结合起来，建立了化学发光免疫分析方法。

（一）基本原理

化学发光免疫分析技术包含免疫分析和化学发光分析两个系统。免疫分析系统是用化学发光相关物质作为标记物标记在抗原或抗体上，经过抗原与抗体反应形成抗原 - 抗体免疫复合物，然后对标记物进行检测，测定待检物。化学发光分析系统是在免疫反应结束后，加入氧化剂或酶的发光底物。化学发光物质经氧化剂氧化或酶催化后，形成一个激发态的中间体，当这种中间体发射光子释放能量回到稳定的基态时，发光强度可以利用发光信号测量仪器进行检测。根据化学发光标记物与发光强度的关系，利用标准曲线计算出被测物的含量。

（二）分类

1. 根据标记方法的不同分为两类

（1）标记免疫分析法：以化学发光标记。

（2）酶免疫分析法：以酶标记、以化学发光底物作为信号试剂来进行发光。

2. 根据标记物的不同分为三类

（1）化学发光免疫分析：用化学发光剂直接标记抗体或抗原。

（2）化学发光酶免疫分析：酶反应的底物是发光剂。

（3）电化学发光免疫分析：由电化学反应引起的化学发光过程。

3. 根据分离方法的不同分为两类

（1）微粒子化学发光免疫测定。

（2）磁颗粒化学发光免疫测定。

（三）应用

化学发光免疫分析具有高度的准确性、灵敏度和特异性，是目前公认的先进的标记免疫测定技术，是理想的体外诊断技术之一。化学发光免疫分析技术作为疾病诊断的主要手段已被广泛用于甲状腺激素、性腺激素、肿瘤标记物、心血管系统、贫血因子、糖尿病、病毒标记物、骨代谢、过敏性疾病、传染病和治疗药物监测等方面的体外诊断实验。近年来应用化学发光免疫测定法检测抗结核抗体或结核抗原，具有较高的灵敏度。

（四）优缺点

化学放光免疫分析保留了放射免疫的所有优点，同时克服了放射免疫和酶联免疫各自的缺点，是临床免疫检测理想的新方法。具有灵敏度高、特异性高、准确性高、试剂无放射性危险、安全稳定、线性较好、分离简便、快速、操作方便、光信号持续时间长、使用范围广、结果稳定、误差小、使用期长、已发展成自动化测定系统等优点。缺点是仪器价格比较昂贵，试剂成本较高，目前有些检测项目还不能用化学发光来检测。

七、流式细胞术

流式细胞术（flow cytometry，FCM）又称流式细胞分析，是一种利用流式细胞仪在细胞分子水平对单细胞或其他生物粒子进行定量分析和分选的检测技术。它可以快速、准确、客观地同时检测快速直线流动状态中的单个微粒（通常是细胞）的多项物理及生物学特性。流式细胞术是目前最先进的细胞定量分析技术。结核病的发生、发展和转归与机体的免疫状态密切相关。随着结核分枝杆菌感染免疫研究的不断发展，FCM 在结核病相关临床检测和基础研究中得到越来越广泛的应用。

（一）人外周血淋巴细胞亚群的检测

人外周血淋巴细胞根据生物学功能和细胞表面抗原表达可分为 3 个群：T 淋巴细胞（$CD3^+$）、B 淋巴细胞（$CD19^+$）和 NK 细胞（$CD3^-CD16^+CD56^+$）。T 淋巴细胞又可以进一步分为辅助性 / 诱导性 T 淋巴细胞（$CD3^+CD4^+CD8^-$）和细胞毒 / 抑制性 T 淋巴细胞（$CD3^+CD8^+CD4^-$）。T 淋巴细胞还可以分化出一类特殊的亚群 NKT 淋巴细胞（$CD3^+CD56^+CD16^+$），它兼具 NK 细胞和 T 淋巴细胞的某些特点。目前国内许多医院在临床上常规开展 FCM 检测淋巴细胞亚群的项目，在结核病患者免疫状况评估、疗效监测和预后判断方面也积累了一定的数据。与健康人外周血淋巴细胞亚群绝对计数相比较，1/3～1/2 的活动性结核病患者外周血中各淋巴细胞亚群绝对计数均显著降低，病情越严重，下降越明显。TB 患者接受有效化疗后，若 T 淋巴细胞亚群绝对计数恢复正常，则患者疗效好、康复快、预后好；若 T 淋巴细胞亚群绝对计数不能恢复正常，则疗效差、病程长、预后差，且有反复发作的可能。

1. 实验目的　检测人外周血中淋巴细胞亚群所占淋巴细胞的相对比例及绝对计数，对受试者机体免疫状况进行评估。

2. 实验原理　采用荧光素标记的单克隆抗体流式细胞术检测细胞抗原的表达、细胞大小及细胞内颗粒，从而识别淋巴细胞不同亚群的含量。

3. 实验耗材

（1）流式细胞仪。

（2）离心机。

（3）涡旋振荡器。

（4）移液器（20μl，100μl，1 000μl）。

（5）抗凝采血管（EDTA 抗凝或肝素抗凝）。

（6）Trucount tube（内含数量已知的微球）。

（7）6-color TBNK 试剂（CD3 FITC/CD16$^+$56 PE/CD45 PerCP-Cy5.5/CD4 PE-Cy7/CD19 APC/CD8 APC-Cy7）。

（8）溶血素。

（9）去离子水。

4. 操作步骤

（1）使用 EDTA 或肝素抗凝采血管采集静脉血 2ml，采血管颠倒混匀 6～8 次。

（2）染色：取一支流式绝对计数管，加入 6-color TBNK 抗体全量 20μl，然后再加入全血 50μl，涡旋混匀，室温避光 15 分钟，为保证检测结果准确，加入全血时采用反向加样方法，注意不要碰到试管底部微球（Beads）。

（3）溶血素（10X）配制方法：溶血素进行 10 倍稀释（原倍的溶血素 1：去离子水 9）。

（4）溶血：在流式上样管中加入 450μl 配制好的溶血素（1X），涡旋混匀，室温避光 15 分钟。

（5）上机：检测，获取淋巴细胞 5 000 个。

（6）数据分析：采用 BD FACSDiva 软件进行各个亚群分析，设置模板画门，分别圈出 T 细胞（CD3$^+$）、辅助性 T 细胞（CD3$^+$CD4$^+$）、杀伤抑制性 T 细胞（CD3$^+$CD8$^+$）、NK 细胞（CD3$^-$CD16$^+$CD56$^+$）、B 细胞（CD19$^+$），并获取相对百分比，各亚群的绝对数通过下列公式获得。

$$细胞（个/\mu l）= \frac{获取细胞数 \times Beads 总量}{Beads 获取数 \times 样本量}$$

（7）报告结果的参考范围：目前国内流式细胞术淋巴细胞亚群的参考范围以试剂及仪器厂家说明书居多，少数实验室自己确定，也有根据其他实验室参考范围确定的，然而参考范围尤其是绝对计数的参考范围不同仪器、不同年龄段及不同人群间存在差异。因此，各实验室需针对不同型号的仪器和不同厂家的试剂科学合理地建立淋巴细胞亚群结果的参考范围及评价体系，作为临床医生合理解释结果、判断患者免疫状况的标准。

（二）流式细胞术在检测细胞因子方面的应用

在结核病的发生发展过程中，多种细胞因子参与了机体的免疫应答。流式细胞术可通过对某群特定免疫细胞及其细胞内的各种细胞因子区分标记，同时进行检测，从而精确定位不同免疫细胞和细胞因子在疾病发生发展过程中所扮演的角色及其相互作用关系。另外，采用流式细胞仪微球捕获芯片技术（cytometric bead array，CBA）可同时检测体液中数十种可溶性细胞因子的浓度，与传统的 ELISA 方法相比，该方法检测灵敏度高，大大提高了检测效率，节约了样本的用量和检测的工作量。

CBA 系统利用流式细胞仪荧光检测灵敏度高的特点，通过微球表面免疫分析，达到检测可溶性蛋白的目的。在微球上包被捕获抗体，提供了类似 ELISA 包被微孔板的捕获表面，这样仅需很小体积的样本量，就可以用 CBA 捕获微球的混悬液检测多种可溶性蛋白，如检测人血清、血浆或培养上清液中 IL-2、IL-4、IL-5、IL-6、IL-10、IFN-γ、TNF-α 等细胞因子的浓度。目前还有可以自由组合的 CBA Flex set，它改变了 CBA 试剂盒的固定形式，可以依据不同检测目的进行自由组合、灵活搭配。下面以人 Th1/Th2/Th17 CBA kit 检测试剂盒为例，介绍在 Diva 操作系统下检测方法。

1. 标准品的梯度稀释

（1）取标准品，用 2ml 分析稀释液（G）溶解，使之成为 1X 的标准品溶液，静置 15 分钟（注意：标准品不能涡旋）。

（2）在 8 个 1.5ml EP 管中分别加入 300μl 分析稀释液（G），并分别标记为 1∶2、1∶4、1∶8、1∶16、1∶32、1∶64、1∶128、1∶256。

（3）取 1X 标准品溶液 300μl，加入到 1∶2 号 EP 管中，充分混匀；换枪头，取 1∶2 标准品溶液 300μl，加入到 1∶4 号 EP 管中，充分混匀；依此类推，直至 1∶256 稀释管，充分混匀（注意：要充分混匀，每稀释一次换一次枪头）。

2. 混合捕获微球

（1）将 7 个捕获微球充分涡旋混匀。

（2）每个检测需要加入 7 个捕获微球各 10μl，制成捕获微球混悬液。如检测 9 个样品，另计 10 个标准品，7 个微球需要各加 190μl 的捕获微球。

（3）如果是血清或血浆标本，先离心混匀的捕获微球（300g、5 分钟），轻轻吸出上清，加入等量的富集血清，充分混匀，待用。

3. 抗体孵育

（1）每个检测管加入 50μl 充分混匀的捕获微球混悬液。

（2）每个检测管加入 50μl 的人 Th1/Th2/Th17 PE 信号抗体（B）。

（3）每个检测管加入 50μl 的待检样品（血清或血浆应离心后取上清）或者标准品。

（4）室温避光孵育 3 小时。

（5）各管加入 1ml 洗液（F），离心 300g、5 分钟。

（6）用加样枪缓慢吸出 1ml 上清。

（7）各管加入 200μl 洗液（F），重新悬浮微球。

（8）使用流式细胞仪分析样品，注意当日上机，上机前充分混匀。

4. **实验模板的建立**

（1）取流式管，加入 50μl 仪器调整微球及 450μl 洗液。

（2）建立一个新的实验模板（experiment），在参数 list 中选择 FSC、SSC、PE、APC。

（3）新建一个散点图，横坐标为 FSC、纵坐标为 SSC，横、纵坐标均为 Log 值。在散点图的右上角新建一个矩形门，设为 P1。调整 FSC 和 SSC 的电压，使微球落在 P1 门内。

（4）新建一个散点图，横坐标为 PE，纵坐标为 APC，横、纵坐标均为 Log 值。在 P1 门下新建两个门，分别为 P2、P3。P2 的位置大概在横坐标 10^2、纵坐标 10^5，P3 的位置大概在横坐标 10^2、纵坐标 10^3。

（5）打开 PE-APC 图的统计表，调节 APC 通道电压，使 P2 在 APC 上的平均值大约在 70 000；调节 PE 通道电压，使 P3 在 PE 上的平均值大约在 75。

（6）新建一个直方图，APC 为横坐标。

5. **上机检测。**

6. **结果导出**　将数据导成 FSC 格式，使用软件 FCAP Array v3 处理，生成最终数据。

八、淋巴细胞转化试验

淋巴细胞转化试验（lymphocyte transformation test，LTT）是评价细胞免疫能力的经典实验，主要用于体外检测 T 淋巴细胞的生物学功能，反映机体的细胞免疫水平。

（一）**基本原理**

T 淋巴细胞在体外培养过程中，受有丝分裂原刺激，如刀豆素 A 或植物血凝素（PHA），代谢活跃，蛋白质、RNA 和 DNA 的合成增加，从而转化为体积较大的母细胞，部分细胞发生有丝分裂，计数转化的细胞可反映机体的细胞免疫功能。检测方法可分为 3H-TdR 掺入法、形态学法和 MTT 法等。

淋巴细胞转化率 = 转化淋巴细胞 /（转化淋巴细胞 + 未转化淋巴细胞）×100%，转化的淋巴细胞包括淋巴母细胞和过渡型淋巴细胞，未转化的淋巴细胞指成熟的小淋巴细胞，正常情况下，植物血凝素的淋巴细胞转化率为 60%～80%，50%～60% 为偏低，50% 以下则为降低。

（二）**分类**

1. **3H-TdR 掺入法**　T 淋巴细胞受 PHA 或特异性抗原刺激后，发生有丝分裂，细胞进入 S 期，且伴随新的 DNA 合成，若此时加入氚标记的胸腺嘧啶核苷 3H-TdR，则 3H-TdR 可被淋巴细胞作为合成 DNA 的原料摄入，根据 3H-TdR 的摄入量，可判断细胞的增殖程度。培养细胞用液体闪烁仪测量，记录每分钟脉冲数（cpm），通过计算得出刺激指数（SI），以此表示转化能力。计算公式为：刺激指数（SI）= 刺激管 cpm 均值 / 对照管 cpm 均值。

2. **形态学法**　T 淋巴细胞与有丝分裂原（PHA）或特异性抗原置 37℃ 孵育 72 小时，淋巴细胞会发生一系列形态变化，如细胞体积增大、胞浆深染、胞核增大、染色质疏松、核仁明显等，此即为淋巴母细胞，然后通过显微镜计数，计算出淋巴母细胞的百分比。

3. MTT 法　MTT 为淡黄色偶氮唑盐，活细胞特别是增殖细胞的线粒体脱氢酶活性增高，通过线粒体能量代谢过程，可将 MTT 代谢形成蓝紫色的甲臜沉积于细胞内或细胞周围，而且甲臜形成量与细胞增殖程度呈正相关，因此通过比色分析就能判断出淋巴细胞的增殖程度。计算公式为：刺激指数（SI）= 刺激组吸光度（A）均值 / 对照管组吸光度（A）均值。

（三）淋巴细胞转化试验在结核病诊疗中的应用

淋巴细胞转化与结核病患者的病情变化、病变范围和病情轻重相关。病情愈重，淋巴细胞转化率越低；随着病情好转，淋巴细胞转化率可逐渐上升，病情稳定淋巴细胞转化率接近正常。淋巴细胞转化反应测定可以反映机体细胞免疫功能状态，在判断结核病患者免疫水平和指导治疗上有一定意义。

九、细胞毒试验

细胞毒性指由细胞或化学物质引起的单纯细胞杀伤事件，不依赖于凋亡或坏死的细胞死亡机制。细胞毒试验（cytotoxicity test）是一种检测效应细胞对靶细胞杀伤活性的试验。细胞介导的免疫反应（cell mediated immune，CMI）在机体抗感染及抗肿瘤免疫、移植排斥反应和自身免疫病中发挥重要的作用。CMI 的主要效应细胞之一为 CTL，测定 CTL 活性可以了解机体细胞免疫功能和探索疾病机制，其在医学基础与临床研究中日益受到重视。经典的 CTL 活性测定方法为 ^{51} 铬（Cr）释放法，该方法结果准确、重复性好，但也存在操作复杂、有安全隐患等不足之处。因此，近年来建立了多个可以替代 ^{51}Cr 释放法的 CTL 活性测定方法，如采用荧光测定法、报告基因转染法和比色测定法等灵敏可靠、简单易行的非同位素测定法。

荧光测定法包括荧光扫描测定法、流式细胞分析法和树突状细胞（DC）清除法 3 种，荧光扫描测定法通过扫描测定活细胞代谢指示剂 alamarBlue 或胞浆荧光标记物 Calcein-AM 发出的荧光来检测效应细胞杀伤靶细胞的情况。流式细胞分析法通常使用 PE-mAb/FITC-Annexin V 荧光标记、DIOC18（3）/ 碘化丙锭（PI）荧光标记、PKH-26/CFSE 荧光标记，用流式细胞仪区分并定量不同的细胞群，从而计算出效应细胞杀伤靶细胞的情况。

报告基因转染法应用基因转染技术将原核或真核生物的报告酶如 β- 半乳糖苷酶（β-galactosidase，β-gal）或荧光素酶（luciferase，luc）基因转染靶细胞，建立稳定转染靶细胞系，以此测定 CTL、NK 细胞及药物介导的细胞毒性和细胞凋亡。通过测定释放入培养液中报告酶活性（代表靶细胞死亡数目），可以计算效应细胞杀伤细胞的情况。比色测定法中常见的有下列 3 种：① MTT 还原法：检测原理为活细胞线粒体中的琥珀酸脱氢酶能使外源性 MTT[3-(4,5-dimethyl-2-thiazolyl)-2,5-diphenyl-2-H-tetrazolium bromide，中文化学名为 3-(4,5- 二甲基噻唑 -2)-2,5- 二苯基四氮唑溴盐] 还原为水不溶性的蓝紫色结晶甲臜（Formazan）并沉积在细胞中，而死细胞无此功能。二甲基亚砜（DMSO）能溶解细胞中的甲臜，用酶标仪测定其光吸收值，在一定范围内其颜色深浅与活细胞数成正比。② MTS 还原法：MTS 是新一代四氮唑蓝盐化合物，其检测原理与 MTT 还原法相同，但操作步骤少一步，更简便。③乳酸脱氢酶（LDH）释放法：LDH 在胞浆内含量丰富，正常时不能通过细胞膜，当细胞受损或死亡时可释放到细胞外，此时细胞培养液中 LDH 活性与细胞死亡数成正比，用比色法测定并与靶细胞对照孔 LDH 活性比较，可计算效应细胞对靶细胞杀伤的百分比。本法操作简便快捷、自然释放率低，可用于 CTL 及 NK 细胞活性测定及药物、化学物质或放射引起的细胞毒性，现已有 LDH 法测定 CTL 活性试剂盒，下面以 LDH 释放法为例介绍结核分枝杆菌多肽体外刺激结核病患者产生特异性 CTL 活性的检测方法。

（一）细胞毒性 T 淋巴细胞体外诱导

1. 抽取患者外周血 4～5ml，加入含肝素钠抗凝采血管，上下颠倒 5～6 次，使抗凝剂与血液混匀。

2. 混匀的 4ml 抗凝外周血缓缓加入含 4ml 淋巴细胞分层液的无菌离心管中，形成明显界面，在室温下 2 500rpm 离心 20 分钟。

3. 加入预热至 37℃的 RPMI1640 培养液 8ml，用滴管轻轻吹打混悬后，于室温 2 000rpm 离心 10 分钟。

4. 去上清液，加入预热至 37℃的 RPMI1640 培养液至 6ml，重悬沉淀细胞，于室温 1 500rpm 离心 8 分钟。

5. 去上清洗液，加入 0.25ml 预热至 37℃的含 10% 胎牛血清的 RPMI1640 培养基，用滴管轻轻吹打混悬细胞。

6. 10 μl 细胞悬液加入血细胞计数板，在显微镜下计数，计数每 ml 悬液细胞数量，用预热至 37℃的含 10% 胎牛血清的 RPMI1640 培养基稀释细胞悬液至 $1 \times 10^6/ml$，250μl/ 孔置于 96 孔板中培养。

7. 设置空白组（PBS）、阳性对照组（PHA）、实验组（多肽），第 2 天分别加入相对应的多肽 25μg/ml，加入终浓度为 50U/ml 的重组人源 IL-2（rhIL-2），于 37℃、5% CO_2 培养箱中孵育。

8. 每次刺激后 3 天进行半量换液，收集培养上清同时补加 rhIL-2。每 7 天进行一次重复刺激，刺激过程：96 孔板进行 1 000rpm 离心 5 分钟，收集上清，加入新鲜的含 10% 胎牛血清的 RPMI1640 培养基，同时补加上述等量的相应多肽刺激物和 rhIL-2。

9. 完成 3 次刺激后，继续培养 2～3 天，收集细胞即作为效应 CTL。

（二）LDH 法检测特异性 CTL 的细胞毒杀伤性实验

1. **靶细胞数目的优化**　由于不同的靶细胞具有不同的乳酸脱氢酶含量，故必须进行靶细胞最佳浓度的优化实验。靶细胞的浓度至少为空白对照组吸光值 2 倍以上的浓度为最适靶细胞浓度。

2. **靶细胞的制备**　将生长良好的 T2 细胞离心，用含 5% 胎牛血清的 RPMI1640 培养基重悬，调整细胞浓度为 $1 \times 10^6/ml$，铺于 24 孔板，2ml/ 孔，然后分别加入 25μg/ml 的阳性肽和各候选表位肽，阴性对照组加入等体积的 PBS，置于 37℃、5%CO_2 孵育 4 小时，离心洗涤后作为靶细胞。

3. **CTL 细胞的特异性杀伤活性测定**　空载或荷肽的 T2 细胞作为靶细胞，用含 5% 胎牛血清的 RPMI1640 培养基调整细胞浓度为 $8 \times 10^4/ml$，每孔加入 50μl，再加入 50μl 不同浓度的效应细胞，使实验组形成不同的效靶比（分别为 100：1、50：1、25：1、12.5：1）。同时设置以下对照组：靶细胞自发释放组、靶细胞最大释放组、效应细胞自发释放组、背景对照组、体积校正对照组，各对照组设 4 个复孔，每孔总体积 100μl。

（1）将 96 孔板置于 37℃、5%CO_2 培养箱中培养 4 小时。

（2）孵育结束前 45 分钟，加入 10μl 10X 裂解液到靶细胞最大释放孔和体积校正孔中。

（3）培养结束后，离心培养板 250g、4 分钟。

（4）取出 96 孔板，每孔轻轻吸取 50μl 上清，置于另一新的 96 孔板对应孔中。

（5）全部转移结束后，每孔迅速加入 50μl 乳酸脱氧酶底物混合液，室温避光孵育 30 分钟。

（6）孵育结束后，每孔添加 50μl 终止液。

（7）30 分钟内在酶标仪上读取 490nm 处的吸光度值，计算杀伤率。

杀伤率 =（实验组释放 – 效应细胞自发释放 – 靶细胞自发释放）/（靶细胞最大释放 – 靶细胞自发释放）×100%。

（凌彦博　张俊仙　阳幼荣　梁　艳　白雪娟）

参考文献

[1] 王娅丹 . 结核分枝杆菌 PPE 蛋白家族免疫原性初探 [D]. 杭州：浙江理工大学 ,2012.

[2] 吴雪琼，吴长有 . 结核病免疫学 [M]. 北京：人民卫生出版社 ,2016.

[3] 张福红，魏铁垒，刘丽莹，等 . 肺结核患者治疗中免疫球蛋白 E 及血清细胞因子检测的临床意义 [J]. 中华医院感染学杂志，2016，26（16）:3648-3650.

[4] 高阳，宋其生，周洁，等 . GeneXpert MTB/RIF 在新发活动性肺结核诊断及对利福平耐药快速检测中的应用价值 [J]. 结核病与肺部健康杂志，2018,7(1): 29-32.

[5] 李峤珂，吴雪琼，阳幼荣，等 .CFP10/ESAT6 融合蛋白 -ELISPOT 方法的建立及其在结核分枝杆菌感染诊断中的应用价值 [J]. 中国人兽共患病学报 ,2010,26（6）:551-554.

[6] 梁艳，吴雪琼，王兰，等 . 应用酶联免疫斑点试验检测入伍新兵结核潜伏感染 [J]. 中国感染控制杂志，2011,10(4):244-247.

[7] 吴雪琼 . 提高结核抗体试剂质量、加强临床筛选评估研究 [J]. 中国防痨杂志 ,2018,40(1):5-8.

[8] CHANCELLOR A, GADOLA S D, MANSOUR S. The versatility of the CD1 lipid antigen presentation pathway[J]. Immunology, 2018, 154(2):196-203.

[9] JAMES C A, YU K K, GILLERON M, et al. CD1b Tetramers Identify T Cells that Recognize Natural and Synthetic Diacylated Sulfoglycolipids from Mycobacterium tuberculosis[J]. Cell Chem Biol, 2018, 25(4):392-402.

[10] VAN R I, IWANY S K, FODRAN P, et al. CD1b-mycolic acid tetramers demonstrate T-cell fine specificity for mycobacterial lipid tails[J]. Eur J Immunol, 2017, 47(9):1525-1534.

[11] WORLD HEALTH ORGANIZATION. Global Tuberculosis Report 2020[R/OL]. 2020. https://www.who.int/publications/i/item/global-tuberculosis-report-2020.

[12] CAO S H, CHEN Y Q, SUN Y, et al. Screening of Serum Biomarkers for Distinguishing between Latent and Active Tuberculosis Using Proteome Microarray[J]. Biomedical & Environmental Sciences Bes, 2018,

31(7):515.

[13] PENN B H , NETTER Z, JOHNSON J R, et al. An Mtb-Human Protein-Protein Interaction Map Identifies a Switch between Host Antiviral and Antibacterial Responses[J]. Mol Cell, 2018, 71(4):637-648.

[14] CHOUDHARY A, PATEL D, HONNEN W, et al. Characterization of the Antigenic Heterogeneity of Lipoarabinomannan, the Major Surface Glycolipid of Mycobacterium tuberculosis, and Complexity of Antibody Specificities toward This Antigen[J]. Journal of Immunology, 2018, 200(9):3053.

[15] SCHAIBLE U E, LINNEMANN L, REDINGER N, et al. Strategies to Improve Vaccine Efficacy against Tuberculosis by Targeting Innate Immunity[J]. Front Immunol, 2017(8):1755.

[16] COPPOLA M, ARROYO L, MEIJGAARDEN K E, et al. Differences in IgG responses against infection phase related Mycobacterium tuberculosis (Mtb) specific antigens in individuals exposed or not to Mtb correlate with control of TB infection and progression[J]. Tuberculosis (Edinb), 2017(106): 25-32.

[17] MOGUCHE A O, MUSVOSVI M, PENN-NICHOLSON A, et al. Antigen Availability Shapes T Cell Differentiation and Function during Tuberculosis[J]. Cell Host Microbe, 2017, 21(6):695-706.

[18] MANNA M P, ORLANDO V, LI D P, et al. Identification of plasma biomarkers for discrimination between tuberculosis infection/disease and pulmonary non tuberculosis disease[J]. PLoS One, 2018, 13(3): e0192664.

[19] PRADOS-ROSALES R, CARRENO L, CHENG T, et al. Enhanced control of Mycobacterium tuberculosis extrapulmonary dissemination in mice by an arabinomannan-protein conjugate vaccine[J]. PLoS Pathog, 2017, 13(3):e1006250.

[20] BAI X J, WANG D F, LIU Y P, et al. Novel epitopes identified from Mycobacterium tuberculosis antigen Rv2629 induces cytotoxic T lymphocyte response[J]. Immunology Letters, 2018(203): 21-28.

[21] GONG W, LIANG Y, WU X. The current status, challenges, and future developments of new tuberculosis vaccines[J]. Hum Vaccin Immunother, 2018, 14(7):1697-1716.

[22] WARSINSKE H C, PIENAAR E, LINDERMAN J J,ET AL . Deletion of TGF-β1 Increases Bacterial Clearance by Cytotoxic T Cells in a Tuberculosis Granuloma Model[J]. Front Immunol, 2017, 20(8):1843.

[23] TRAN T H, KRISHNAN S, AMIJI M M. MicroRNA-223 Induced Repolarization of Peritoneal Macrophages Using CD44 Targeting Hyaluronic Acid Nanoparticles for Anti-Inflammatory Effects[J]. PLoS One, 2016,11(5): e0152024.

[24] LOU J, WANG Y, ZHANG Z, et al. MiR-20b inhibits mycobacterium tuberculosis induced inflammation in the lung of mice through targeting NLRP3[J]. Exp Cell Res, 2017,358(2):120-128.

[25] ABDALLA A E, LAMBERT N, DUAN X, et al. Interleukin-10 Family and Tuberculosis: An Old Story Renewed[J]. Int J Biol Sci, 2016, 12(6): 710-717.

[26] LOWE D M, DEMARET J, BANGANI N, et al. Differential Effect of Viable Versus Necrotic Neutrophils on Mycobacterium tuberculosis Growth and Cytokine Induction in Whole Blood[J]. Front Immunol, 2018(9): 903.

[27] AGRAWAL S, PARKASH O, PALANIAPPAN A N, et al. Efficacy of T Regulatory Cells, Th17 Cells and the Associated Markers in Monitoring Tuberculosis Treatment Response[J]. Front Immunol, 2018(9):157.

[28] BIAN Y, SHANG S, SIDDIQUI S, et al. MHC Ib molecule Qa-1 presents Mycobacterium tuberculosis peptide antigens to CD8[+]T cells and contributes to protection against infection[J]. PLoS Pathog, 2017, 13(5): e1006384.

[29] YANG J D, MOTT D, SUTIWISESAK R, et al. Mycobacterium tuberculosis-specific CD4$^+$and CD8$^+$T cells differ in their capacity to recognize infected macrophages[J]. PLoS Pathog, 2018, 14(5):e1007060.

[30] BRIGHENTI S, JOOSTEN S A. Friends and foes of tuberculosis: modulation of protective immunity[J]. J Intern Med, 2018(10): 1111.

第五章
结核分枝杆菌感染与发病

结核分枝杆菌（*mycobacteria tuberculosis*，MTB）是进化较成功的病原微生物之一，其高致病性以及长潜伏期等特性严重威胁人类的健康和生命，更糟糕的是，耐药性结核分枝杆菌的发生和演变，使得结核病正面临着"无药可治"的严峻挑战。为了更加深入地认识和了解结核病，以及最终战胜结核病（tuberculosis，TB），本章将从结核分枝杆菌感染的宿主反应及其生物学过程、结核分枝杆菌的感染与播散和结核病的发病机制 3 个方面论述结核分枝杆菌与宿主之间的博弈过程。

第一节　结核分枝杆菌感染的宿主反应及其生物学过程

就以人类为特异性宿主的病原微生物而言，MTB 被认为是进化最成功的病原微生物。许多证据表明，MTB 与人类宿主在进化、迁移和扩展方面具有同步性和一致性。

尽管已经对 MTB 有了较为深入的研究和认识，但关于 MTB 感染的宿主反应及其生物学过程还有很多谜团尚未解开。这主要是因为自 19 世纪以来，MTB 相关研究的进展非常缓慢，主要原因为：①生长极其缓慢：致病性 MTB 的复制周期大概为 20 小时，而大肠埃希菌（*escherichia coli*，E.coli）等其他细菌的复制周期只有约 30 分钟；②高致病性：MTB 是一种危险性很高的致病性微生物，需要高度的防护措施，以防从事结核病研究领域的工作者自身被感染；③潜伏周期长：WHO 的统计数据显示，约三分之一的世界人口是 MTB 感染者，但他们中的大多数可维持潜伏感染状态数年，甚至终身不发病，而只有很少的一部分潜伏感染者会发展为活动性结核病；④复发性：研究数据显示，即使宿主的免疫系统处于完全激活状态，也难以完全清除体内的 MTB，这就为结核病复发埋下了隐患。事实上，结核病复发也是结核病患者、研究人员以及医疗人员所面临的一大难题；⑤耐药性：尤其是耐多药结核病（multidrug resistant tuberculosis，MDR-TB）和广泛耐药结核病（extensivel drug resistant tuberculosis，XDR-TB）的发生，使得结核病正面临"无药可治"的严峻挑战。我国耐多药结核病疫情尤为严重，流行比例为 9.3%，约是世界平均水平的两倍。

本节拟综合最新的结核领域研究成果，从 MTB 感染的起始期、免疫细胞反应期、共生期、细胞外繁殖和传播期，剖析 MTB 感染宿主的反应及相关生物学过程，为将来更加深入地认识和了解结核病奠定基础。

一、起始期

结核病是由 MTB 侵入人体引起的一种慢性传染病。MTB 感染人体后，可以在几乎所有的器官和组织中形成结核病变，最常见的是在肺脏，称肺结核，占结核病的 80% 以上，因此常把结核病称为肺结核。排菌的肺结核患者排出的痰液是最重要的 MTB 传染源，当其咳嗽、打喷嚏或大声说话时，其肺部病灶中的 MTB 会随着呼吸道分泌物排放到附近的空气中，与其接触的健康人吸入这些含有 MTB 的飞沫后就可能发生 MTB 感染，形成原发病灶，继而发病。

研究发现，结核病传染性的大小与传染性患者的病情严重性（比如干酪溶解形成的空洞患者）、排菌量、排出飞沫的大小、患者居住环境的空气流通情况以及与患者的密切接触程度等因素都有关联。MTB 传播的途径有飞沫传播、再生气溶胶（尘埃）传播和消化道传播。1934 年，Well 发现肺结核患者咳嗽排出的飞沫微滴中含有 MTB，这些直径范围为 1~10μm 的微滴又称为微滴核或飞沫核，研究发现微滴核可以在空气中扩散至数米外，并且经 6 小时播散后其中的 MTB 仍有 46.7%~55.8% 的比例处于存活状态。除了已被证实的微滴核传播理论之外，再生气溶胶（尘埃）传播也被认为是结核病经呼吸道传播的主要途径之一。1990 年王忠仁等研究证明 MTB 不仅通过微滴核传播，而且可以通过再生气溶胶（尘埃）传播，MTB 可随尘埃飞扬在空气中，被健康吸入后也可以发生感染和发病。再者，结核病还可以通过食入含有 MTB 的食品（如未经消毒的患结核病牛牛乳）而经消化道感染。另外，还有极少患者是通过破损皮肤、黏膜接触等途径感染结核病。

概括而言，呼吸道传播是结核病的主要传播途径，只要呼吸尚存，就无法从根本上避免传染。按照 WHO 的估计，如果不加控制，每个肺结核患者平均每年会将结核病传染给 10~15 名健康人，其中耐多药 MTB 感染者由于带菌时间和治疗时间长等因素会导致更多的人数受到传染。

那么 MTB 是通过什么机制侵染宿主、实现复制存活并形成感染灶，从而起始感染的呢？

肺泡巨噬细胞是肺部最主要的巨噬细胞，占肺部巨噬细胞群总数的 93%。作为肺部的驻留吞噬细胞，肺泡巨噬细胞是对通过呼吸道传播的病原菌的天然免疫反应最早的效应细胞。MTB 是通过呼吸道入侵人体的病原菌之一，肺泡驻留巨噬细胞作为第一道防线，是最早摄取 MTB 的主要细胞类型。研究发现，上呼吸道驻留有很多共生菌，这些共生菌会招募（如通过 MyD88 依赖途径）对宿主有利的杀伤性巨噬细胞，一旦 MTB 通过上呼吸道侵入，这些杀伤性巨噬细胞就会吞噬并杀灭它们。为了逃避肺泡巨噬细胞的吞噬和杀灭作用，一方面 MTB 进化出了在其细胞壁表面表达一些脂类，比如结核分枝杆菌醇双结核蜡酸酯（phthiocerol dimycoceroserate，PDIM）和酚糖脂（phenolic glycolipid，PGL）等，以屏蔽其病原相关分子模式（pathogen associated molecular pattern，PAMP），从而躲避杀伤性巨噬细胞的识别；另一方面 MTB 还会选择很少有共生菌寄生的下呼吸道进行侵染，并且利用 PDIM 和 PGL 等欺骗位于下呼吸道的浸润型巨噬细胞（permissive macrophage），通过其吞噬作用实现向更深层次侵染以及复制的目的。

另外，David G R 及其同事最新研究发现，位于肺泡巨噬细胞（alveolar macrophage，

AM）内的 MTB 面临的压力较小，繁殖也较高；而位于间质巨噬细胞（interstitial macrophage，IM）内的 MTB 却面临着与之相反的境况。进一步利用转录组测序技术分析发现，AM 偏向于利用脂肪酸氧化途径提供能量和营养，而 IM 偏向于利用糖酵解途径提供能量和营养。据此推测，宿主巨噬细胞不同的能量代谢方式可能会在一定程度上决定入侵 MTB 的命运。Alex Sigal 等利用活细胞成像技术研究发现，吞噬不同数量或不同聚合状态 MTB 的巨噬细胞死亡时间不同。如果吞噬大量或团状 MTB 就会导致细胞快速死亡，而且吞噬的 MTB 团块越大，对巨噬细胞的细胞毒性就越强。更重要的是，死亡的巨噬细胞并不会清除掉其中的 MTB，反而会使 MTB 快速增殖，并且这一现象与巨噬细胞类型以及其是否提前活化并无关系。另外，新募集的巨噬细胞一旦吞噬了死亡的巨噬细胞，其随后也会死亡。该发现与之前一直认为的巨噬细胞扮演着约束、控制和杀死 MTB 的观点相悖。但目前尚缺乏进一步的证据，相信随着研究的深入，MTB 与宿主相生相杀的具体机制终会被揭示。

　　MTB 侵染宿主巨噬细胞（主要为静息的肺泡巨噬细胞）是一种被动的吞噬作用，这一过程涉及一系列宿主细胞受体，包括巨噬细胞的补体受体（complement receptors，CR）、C- 型凝集素受体（C-type lectin receptors，CLR）以及清道夫受体（scavenger receptor）等。特异性的受体 - 配体通路和受体间的相互作用决定了吞噬的胞内病原菌的命运，特异性的受体或受体群能影响早期的宿主细胞反应；MTB 表面成分能影响其进入巨噬细胞的受体功能，并且影响其在细胞内的迁移和存活。研究发现，作为 CLR 超家族的成员，甘露糖受体（mannose receptor，MR）大量表达在肺泡巨噬细胞表面，参与胞饮、吞噬及同型（homotypic）细胞间的黏附，作为自稳态受体和主要的模式识别受体识别病原相关的分子模式，是联系天然免疫和获得性免疫的桥梁。MR 可以识别结合 MTB 表面的甘露糖化的分子，主要为阿拉伯糖甘露糖脂（mannose-capped lipoarabinomannan，manLAM），而 manLAM 能够抑制巨噬细胞的吞噬体 - 溶酶体泡融合。同时，MR 介导的与 manLAM 的结合并继而使得巨噬细胞吞噬 MTB 能产生抗炎性的免疫抑制作用：不刺激活性氧化物的产生，抑制炎性细胞因子 IL-12 而促进抗炎性细胞因子 IL-10 的产生，从而有利于 MTB 的生长。

　　在成功侵染进入巨噬细胞后，MTB 会通过其特有的称为 ESX-1 的分泌系统，诱导宿主上皮细胞表达宿主基质金属蛋白酶 9（host matrix metalloproteinase 9，MMP9），MMP9 会包裹住新生肉芽肿（nascent granuloma），继而招募更多的巨噬细胞到新生肉芽肿附近，新募集的巨噬细胞会吞噬被 MTB 感染的、处于濒死状态的巨噬细胞，导致更多的巨噬细胞被感染，在这一过程中，MTB 也可以同时扩大侵染范围以及获得更多的藏身之处。这一过程导致的最终结果就是形成成熟的肉芽肿结构，为 MTB 规避宿主免疫系统的攻击，提供长期潜伏和生存甚至复制场所，以及在时机成熟时导致宿主发病和为下一个健康人的感染提供有利条件。

　　综上，在 MTB 感染的起始期，主要通过呼吸道进入宿主体内，利用多种受体 - 配体机制特异性侵染宿主的巨噬细胞（尤其是静息的肺泡巨噬细胞），同时 MTB 还可以针对宿主细胞的特性，针对性表达一些分子，以达到欺骗宿主、为自己创造有利条件的目的。成功感染巨噬细胞后，MTB 和宿主巨噬细胞处于一个动态博弈的过程：一部分 MTB 会被杀灭，同时它们也会杀灭一部分宿主巨噬细胞，但 MTB 会再利用 MMP9 等生物大分子诱导更多的巨噬细胞，为其进一步的侵染、生存和复制创造条件。

二、免疫细胞反应期

MTB 是细胞内寄生的病原菌，在其侵染的起始期，MTB 主要入侵和感染的细胞类型为巨噬细胞。这时宿主体内主要起保护作用的是细胞介导的免疫反应，而抗体对控制 MTB 感染的作用居于次要地位。

鉴于疫苗介导的抗 MTB 免疫效应的相关物质及具体机制尚未完全明确，目前的主流观点认为 B 细胞在 MTB 感染中发挥着有限的免疫效应。相反，大多数证据表明 T 细胞在抗 MTB 感染中发挥着极为重要的作用。因此，目前生产的新型结核病治疗疫苗主要是增强机体对病原体的细胞免疫作用。抗 HIV 的 T 细胞免疫疫苗临床试验失败提醒研究者不应该再将疫苗的研究局限在很窄的范围，而应该充分发掘保护性抗体和体液免疫等一直被忽视的研究方向，以期寻找更好的结核病治疗方案或研制有效疫苗的任何尝试。另外研究发现，在结核病中 B 细胞可通过与 Fcγ 受体相互作用，影响 Th1（T 辅助细胞）细胞的活化以及影响 MTB 的抑制性和 IL-10 的产生等。从这一角度来看，B 细胞也对 T 细胞发挥重要的抗 MTB 感染作用发挥着辅助效果。

但是，鉴于目前对 MTB 感染的认知，MTB 感染的免疫细胞反应期主要是指 T 细胞反应期，该时期的细胞免疫可分为抗原提呈，T 细胞的识别、活化、应答两个阶段。

机体对 MTB 产生细胞免疫必须由抗原提呈细胞（APC）介导。抗原提呈是 T 细胞反应期机体对 MTB 感染产生有效免疫应答所必需的第一个阶段。APC 是一类具有加工颗粒抗原并表面提呈抗原 / 主要组织相容性复合体（MHC）分子信息能力的细胞，可分为专职和非专职两类。其中前者主要包括单核 - 吞噬细胞和树突状细胞（DC）等；后者主要为广泛存在于黏膜表面和皮肤组织的肥大细胞。研究发现，当机体感染 MTB 后，未成熟的 DC 会大量产生，当它们吞入抗原后会逐渐成熟，并且迁移到次级引流淋巴结，待到达次级引流淋巴结后，会高度表达 MHC-I 和 MHC-II 分子，提呈抗原。进一步的研究揭示，DC 只有迁移到次级引流淋巴结才能高效地诱导 Th1 细胞发挥免疫反应。成熟的 DC 释放大量 IL-12 以诱导 Th1 细胞反应；去除了 DC 的小鼠表现出延迟的 CD4$^+$T 细胞对 MTB 感染的反应，感染呈现加重趋势。相反，感染的巨噬细胞主要产生各种炎性因子，如 IL-10、TNF-α 等。因此，在感染 MTB 的过程中，DC 和巨噬细胞发挥着不同的作用。APC 吞噬抗原后，需要进一步对抗原进行加工，加工后的抗原才能和 MHC 分子结合，继而活化 T 细胞。抗原加工主要分为非溶酶体和溶酶体 / 内体加工两种途径。加工抗原 /MHC 抗原分子的复合物转运至 APC 细胞膜上，或者直接跨膜表达，或与结合蛋白 PBP72/74 结合，从而启动 T 细胞反应期的第二个阶段，即 T 细胞的识别、活化、应答阶段。

根据抗原识别受体的差异，T 细胞分为包含 α、β TCR 的 αβ T 细胞和包含 γ、δ TCR 的 γδ T 细胞。αβ T 细胞又可根据其细胞表面的特征分子不同分为 CD4$^+$ 和 CD8$^+$T 细胞两个亚类。CD8$^+$T 细胞主要识别 MHC-I 类分子提呈的抗原肽，产生细胞毒性 T 淋巴细胞（CTL）活性，溶解异常细胞、病毒和细菌感染的细胞，分泌 IFN-γ 和 TNF-α 等细胞因子；CD4$^+$T 细胞则识别 MHC-II 类分子 / 抗原肽复合物，调节免疫反应，分泌淋巴因子。特异性 T 细胞一旦被活化，其将调节一系列与细胞分化有关的标志，包括 CD62L、CD27、CD43 和 CD127 等。研究表明，在 MTB 感染的小鼠中，21 天内就可以在肺和淋巴结中检测到 Foxp3+ 调节性 T 细胞，后者进一步抑制 Th1 和 Th17 T 细胞应答反应。

在 T 细胞反应期，与上述 T 细胞介导的细胞免疫（cell mediated immunity，CMI）反应同时形成的还有迟发型超敏反应（delayed type hyperensitivity，DTH）。关于 CMI 与 DTH 反应的同时存在可用科赫现象说明：①在健康豚鼠皮下首次注射一定量 MTB，10～14 天后注射部位缓慢地出现深而不易愈合的溃疡，邻近淋巴结肿大，继而细菌播散至全身，此时结核菌素反应为阴性，小鼠死亡；②用等量的 MTB 注入 3～6 周前感染 MTB 并存活的豚鼠皮下，在 1～2 天内即迅速发生溃疡，但溃疡浅而易愈合，邻近淋巴结不肿大，细菌也很少播散，结核菌素测试为阳性。上述现象表明，首次感染机体未建立 CMI，也无 DTH，再次感染时机体对 MTB 已建立 CMI，病灶局限，由于存在 DTH，引发了剧烈的局部反应。

研究表明，CMI 和 DTH 是两种不同的免疫学反应，主要是介导两种反应的 T 细胞亚群不同，前者为 Th 细胞，后者为 TDTH 细胞（即由 CD4+T 细胞介导的Ⅳ型超敏反应 Th 细胞）。CMI 通过激活巨噬细胞杀灭细胞内的 MTB，轻度 DTH 可以动员和活化免疫活性细胞，并能直接杀伤靶细胞，使感染 MTB 的宿主细胞死亡，此反应剧烈时，会造成组织坏死、液化和空洞形成，使得被吞噬的 MTB 释放，感染播散。CD4+T 两个亚群的 Th1 和 Th2 在免疫反应过程中具有不同的功能：Th1 主要分泌 IL-2、IFN-γ、TNF-α 和 TNF-β 等因子；Th2 主要分泌 IL-4、IL-5、IL-6、IL-8、IL-10 和 IL-13 等因子。在 MTB 感染早期，Th1 型反应起主导作用，表现为以 CMI 为主的反应；在细菌量多、毒力高和感染晚期，Th2 型反应起主导作用，表现为以 DTH 为主的反应。总体上来讲，DTH 对机体的免疫损伤作用超过其发挥的免疫保护作用。

综上，在 T 细胞反应期，带有 MTB 的 APC 激活特异性 T 淋巴细胞反应。CTL 使已经吞噬 MTB 的巨噬细胞死亡而释放 MTB；T 辅助细胞（Th）则能募集并激活新的单核细胞或巨噬细胞到达病灶部位。由 T 淋巴细胞介导的细胞免疫反应和 DTH 在此阶段形成，从而对临床结核病的发病、演变及转归产生决定性的影响。

三、共生期

共生期是 MTB 感染后宿主产生免疫反应而 MTB 仍持续存活，临床上却并不表现病症的阶段。在此不得不提的一个概念就是潜伏感染，2004 年 Gomez 教授明确对潜伏感染做了如下描述：任何不表现临床症状的结核性病变。2009 年，全球结核病网络欧洲临床试验组（Tuberculosis Network European Trials Group，TBNET）发表的关于结核潜伏感染的共识中指出：MTB 潜伏感染是指由于 MTB 感染数量少而不足以引起宿主表现活动性结核病症状和体征的一种状态。

不过，尽管理论上 MTB 潜伏感染可以明确定义，并认为潜伏感染者体内有一定数量的活菌存在，但实践中目前还无法直接确定潜伏感染者体内活 MTB 的存在。为了更好地在实践中确定 MTB 潜伏感染，TBNET 认为，结核潜伏感染是一种无活动性结核病临床表现的 MTB 抗原刺激的持续免疫应答状态。因此，可以通过检测 MTB 特异性 T 细胞免疫来诊断 MTB 潜伏感染。

概括而言,在 MTB 感染的共生期,MTB 感染宿主后通过巨噬细胞的吞噬作用和抗原加工及提呈,刺激淋巴特异性 T 细胞在肺内形成细小的肉芽肿。结核肉芽肿处于一个动态的消长过程,其中不断有细胞死亡以及细胞碎片被清除,新的细胞持续不断地加入。目前认为,在肉芽肿内有两类 MTB 存在,一类是生长活跃的 MTB(以胞外菌为主),另一类是在巨噬细胞抗 MTB 的作用下仍未死亡但没有生长复制的 MTB(休眠菌)。结核肉芽肿可以抑制 MTB 的生长,却不能完全清除 MTB,因而就在 MTB 滞留和宿主防御之间发展形成了一个动态平衡,形成共生状态。该平衡可一直存在以至于感染者终身不发病,只有约 10% 的感染者会最终发展形成临床疾病,如果发病且不加以治疗,其中一半的患者会死亡。

四、细胞外繁殖和传播期

在 MTB 感染的细胞外繁殖和传播期,含有具备生长能力却不繁殖的 MTB 的固体干酪灶发生液化,形成空洞性病灶,细菌大量增殖并突破局部的免疫防御机制,从而引起播散。

通常情况下,MTB 首先感染宿主巨噬细胞,被感染的巨噬细胞会释放出引起炎症的淋巴因子和趋化因子,招募血液中的淋巴细胞和单核细胞集中到感染的局部病灶位置。被招募的淋巴细胞中,CD4⁺T 淋巴细胞是最主要的效应细胞,其产生并释放各种细胞因子,这些细胞因子能激活巨噬细胞并产生趋化作用,使得巨噬细胞聚集在 MTB 周围,吞噬并杀灭 MTB,形成类上皮细胞和朗汉斯巨细胞,使病灶局限化。目前的观点认为,局限化的病灶(肉芽肿)是宿主免疫系统为了应对 MTB 感染而采取的一种限制 MTB 继续复制和播散的有效策略。但随着研究的深入开展以及 MTB 与宿主相互作用机制的进一步阐述,越来越多的研究表明,在与宿主共进化的过程中,MTB 会反过来利用宿主免疫系统的这一特性,以有利于 MTB 自身存活以及在一定条件下的进一步播散和新宿主的感染。另外,大部分感染者 MTB 与宿主处于共生状态,只有一小部分形成原发性 MTB 感染。纤维包裹的坏死性干酪灶中央部位是 MTB 持续存在的场所。低氧、低 pH 和抑制性脂肪酸的存在均不利于 MTB 增殖。但宿主的免疫抑制有助于 MTB 增殖,处于抑制状态的 MTB 会重新活动和增殖,使得大量 MTB 从液化干酪灶释放形成播散。

流行病学研究表明,具有干酪状中心坏死区域肉芽肿结节的结核病患者能更有效地播散 MTB,当坏死区域延伸到肉芽肿周边的支气管时,使得 MTB 暴露在呼吸道,借此就可以通过飞沫方式进行播散。概括而言,肉芽肿区域受感染的巨噬细胞经历两种死亡方式:凋亡(apoptosis)和坏死(necrosis),目前对凋亡和坏死在宿主抗感染免疫中的作用和机制认识较为深入。新近研究发现,在体外 MTB 感染的巨噬细胞还存在其他死亡方式,如铁死亡(ferroptosis)、焦亡(pyroptosis)、程序性坏死(necroptosis)。目前明确铁死亡对体外巨噬细胞感染的 MTB 生长有利,但总体来说,对于这些新发现的死亡形式在结核病发生发展中的作用和机制,还不太清晰。

当发生凋亡时,受感染细胞依然维持细胞膜的完整性,MTB 被包埋在凋亡小体内,使得凋亡细胞在被循环单核细胞吞噬前，MTB 不会暴露到胞外。坏死却与凋亡相反，坏死的巨噬细胞会发生细胞溶解，把 MTB 释放到胞外，同时细胞坏死产生的坏死细胞碎片（caseum）可能为 MTB 的生长和繁殖提供一个理想的营养环境。鉴于此，虽然细胞凋亡能够抑制 MTB 生长和复制，防止 MTB 感染的播散，但有研究者的观点认为，细胞凋亡更有利于 MTB 在局部区域向新的细胞播散以及使 MTB 持留在肉芽肿内。另外，在肉芽肿区域的细胞坏死为 MTB 的快速生长和繁殖提供了有利的环境，使得宿主针对胞外病原菌的防御系统无效化。从宿主杀灭入侵的 MTB 以及防止 MTB 播散的角度出发，肉芽肿的细胞应该更倾向于发生凋亡而非坏死，但目前发现的事实却相反，其中的机制目前还不清晰。

综上，在 MTB 感染的细胞外繁殖和传播期，MTB 能够通过空洞性病灶进行大量增殖和播散，但其中的很多机制还需要更进一步研究。该时期的 MTB 会通过飞沫、唾液等多种形式进行播散，感染新的宿主，从而开启下一个宿主感染生物学过程。

（陈心春）

第二节　结核分枝杆菌的感染与播散

一、原发感染

结核病是 MTB 引起的一种慢性传染病。对人致病的 MTB 复合群主要为人结核分枝杆菌，少数是牛结核分枝杆菌，主要由呼吸道吸入带菌飞沫或尘埃造成肺部感染。少数患者可因食入带菌的食物经消化道感染。原发性肺结核（primary tuberculosis）是指机体第一次感染 MTB 引起的肺结核，多发生于儿童，少数可发生于免疫功能低下的成人。

（一）病变特点

MTB 经呼吸道进入肺内，首先在通气较好的上叶下部或下叶上部靠近胸膜处，形成肺内原发灶。原发灶一般为一个，圆形，直径多在 1～2cm，颜色灰黄，右侧多于左侧。病灶开始为渗出性，继而发生干酪样坏死。由于机体尚缺乏对 MTB 的免疫性和过敏性，MTB 很快侵入淋巴管，随淋巴液到所属肺门淋巴结，引起结核性淋巴管炎和肺门淋巴结肿大及干酪样坏死。肺的原发灶、淋巴管炎和肺门淋巴结结核三者合称原发综合征。有时肺部原发灶和引流淋巴管炎症已吸收或不明显，影像学上仅显示肺门或纵隔淋巴结肿大，称为胸内淋巴结结核。

（二）发展和结局

MTB 感染结局取决于机体抵抗力和结核分枝杆菌致病力之间的矛盾关系。绝大多数原发性肺结核患者在感染过程中因机体免疫力增强，MTB 被抑制、杀灭而自然痊愈。小的病灶可完全吸收或纤维化，较大的干酪样坏死灶可发生纤维包裹和钙化。少数患儿因营养不良或同时患有其他传染病使病情恶化，肺内及肺门淋巴结病变继续扩大，干酪样坏死和空洞形成。MTB 可通过淋巴管、血管和支气管播散。

1. 淋巴道播散　肺门和淋巴结病变进展时，MTB 可沿淋巴管蔓延到气管、支气管、纵隔、锁骨上下淋巴结，也可逆行至腹膜后及腹股沟淋巴结引起病变。初期淋巴结肿大，继而出现干酪样坏死并液化。浅表淋巴结结核有时可穿破皮肤，形成经久不愈的窦道。

2. 血行播散 多为原发性肺结核病的播散方式。①全身粟粒型结核病：肺内原发灶干酪样坏死扩大，破坏肺静脉分支，大量 MTB 一次性进入血液循环，形成结核性败血症，播散到全身各脏器，如肺、肝、肾、脾、脑及脑膜、腹膜等处，形成密集分布、大小一致、灰白色粟粒状的结核病灶，可发生干酪样坏死，临床上表现为病情危重，有明显中毒症状。如细菌少量多次进入体循环，病灶大小、新旧各异，称慢性全身粟粒型结核病。②粟粒型肺结核：常为全身粟粒型结核病的一部分。有时可仅局限于肺内，这是由于支气管周围或纵隔淋巴结干酪样坏死物破裂进入附近静脉，或液化坏死物随淋巴液经静脉角入血到右心，经肺动脉播散至两肺所致。肺原发综合征钙化后，MTB 也可由肺外结核病灶少量多次侵入血流，再播散于两侧肺内，形成大小、新旧各异的病灶，即慢性粟粒型肺结核。

3. 肺外器官结核病 大多是原发性肺结核经血行播散的后果。当机体抵抗力强时，少量进入血液中的 MTB 在骨骼、肾、大脑等器官潜伏下来，成为日后肺外器官结核病的来源。

（三）临床表现

少数患者症状不明显或全无症状，仅在胸部 X 线及 CT 检查时发现。

1. 起病缓慢，常以全身结核中毒症状为主，长期不规则低热、食欲缺乏、盗汗、乏力等。婴幼儿可呈急性起病，突然高热 2～3 周后降为持续低热。

2. 淋巴结肿大明显时可出现压迫和刺激症状，常表现为干咳和刺激性咳嗽、哮鸣、声音嘶哑；引起支气管穿孔（淋巴瘘）时可发生呼吸困难甚至窒息；压迫静脉可致胸部静脉怒张；部分患者有胸痛。

3. 少数患者可伴有结核变态反应引起的过敏表现：结节性红斑、疱疹性结膜炎和结核风湿症等。

4. 患者常发育迟缓、营养不良、消瘦、贫血，可同时伴有周围浅表淋巴结肿大，以颈部和耳后常见。胸部常无阳性体征，原发灶范围大者叩诊可呈浊音，听诊呼吸音减弱或有管状呼吸音，当有肿大淋巴结压迫支气管时可听到局部哮鸣音。

5. 常见合并症有支气管结核、淋巴结支气管瘘、肺不张及血行播散。

（四）发生机制和病理改变

MTB 经呼吸道吸入后，由于先天免疫的存在，绝大多数被肺组织清除。其余 MTB 进入肺泡内迅速被巨噬细胞吞噬，此时巨噬细胞尚未被激活，MTB 在巨噬细胞内生长繁殖，并破坏吞噬溶酶体酶，使巨噬细胞死亡。活菌被释放出后又被另一巨噬细胞吞噬，如此反复循环，经过数日或数周，MTB 可通过淋巴系统蔓延至血液，并向全身播散，被各器官的单核细胞或组织细胞吞噬，犹如在肺的原发病灶内一样进行繁殖。因此，原发性结核病无论 MTB 通过何种途径进入，实际是一种单核 - 吞噬细胞系统播散型疾病。原发性结核病患者除少许免疫力特别低下者，其病程可能持续到急性血行播散型结核病发病，甚至合并结核病脑膜炎外，绝大多数原发病灶的血行播散均会中途夭折，在很短时间内即可发生戏剧性变化：MTB 的繁殖率急骤下降；MTB 停止从淋巴系统或血液循环系统向其他器官播散；已播散的病变迅速吸收好转；肺内原发病灶逐渐愈合遗留小钙化灶。这说明

MTB 感染后所产生的获得性免疫已经出现，巨噬细胞在致敏淋巴细胞分泌的 IL-2 作用下被激活，MTB 不能在这些细胞内生长繁殖，病变停止进展。大多数原发结核病患者的症状不明显，这是由于超敏反应导致组织损坏以前，获得性免疫已很快发生并控制住感染。侵入菌量的多少与超敏反应的强度，对发病也起着重要的决定作用。

MTB 侵入机体引起的病变是一种特异性炎症，其病变特点是形成结核性肉芽肿，基本的病理变化可概括为渗出、变质和增生。在此基础上有其特殊的组织反应，如结核结节凝固性干酪样坏死、液化与空洞形成等。由于结核病的病程较长，病变的性质和发展过程不仅取决于 MTB 的数量、毒力和组织特性，而且与机体的免疫力、超敏反应及治疗措施等密切相关。最新研究表明，感染最初 6 周，由结核肉芽肿的大小而不是 MTB 数量决定了肺内局部播散。MTB 与 HIV 共感染者 MTB 的肺外播散与肺内播散一样频繁。

1. 渗出为主的病变 当机体免疫力低下，MTB 数量多、毒力强，超敏反应占优势时，常以渗出性病变为主。多发生在疾病早期或疾病恶化时，表现为浆液性或浆液性纤维素性炎。病变大小可自粟粒至肺小叶大，甚至融合，占肺叶的全部。与一般炎症不同，渗出物内含 MTB，渗出的细胞成分以巨噬细胞为主。一过性的中性粒细胞浸润迅速被巨噬细胞取代。巨噬细胞可来源于血液循环中的单核细胞或局部的结缔组织细胞、网状内皮细胞、毛细血管内皮细胞。当机体免疫力增强时，致敏淋巴细胞分泌的细胞因子可激活巨噬细胞，吞噬并杀灭成群的 MTB。此类病变可完全吸收或转变为以增生或变质为主的病变。

2. 增生为主的病变 当细菌量较少、毒力较低，机体免疫力亦较强时，表现为增生为主的病变，形成具有一定形态特征的结核结节和结核性肉芽肿。单个结核结节肉眼不易察见，三四个结节融合成较大结节时才能见到，其境界分明，约粟粒大小，呈灰白或灰黄色。镜下典型结核结节中央常有干酪样坏死，其中含有 MTB，周围有类似上皮细胞、朗格汉斯细胞以及外周浸润的淋巴细胞和少量增生的成纤维细胞。类上皮细胞呈梭形或多边形，核圆或卵圆，胞质丰富，境界不清，是由巨噬细胞吞噬并清除 MTB 后，菌体的磷脂成分促使这些吞噬细胞变化所致。多个类上皮细胞可互相融合或一个类上皮细胞经多次核分裂形成的细胞成为朗汉格斯巨细胞，其体积大，胞质丰富，可有十几个到几十个核，呈花环状、马蹄状排列在胞质周边区。这些细胞具有强大的吞噬和杀灭 MTB 的能力。类上皮细胞、朗汉格斯细胞加上外围聚集的淋巴细胞和少量反应性成纤维细胞，构成典型的结核结节。

结核结节与新生的毛细血管可构成结核性肉芽肿，其中含有 MTB，多见于空洞壁、窦道或瘘管的周围、结核性脓胸的胸膜面、结核性溃疡的底部及干酪样坏死病灶的周围。如机体的免疫力增强，可向纤维化转变。

3. 变质为主的病变 当细菌数量多、毒力强，机体免疫力低或变态反应强烈时，渗出及增生的病变均可发生变性和干酪样坏死。其特征为结核性的组织破坏，常发生在结核结节的中心。坏死组织呈黄色、均匀、细腻、状似奶酪、镜下为红染无结构的颗粒状物，内含坏死的组织细胞、炎症细胞和 MTB，又称凝固性干酪样坏死。此处原有的细胞及胶原纤维全被破坏，甚至原来的组织轮廓也完全破坏，比一般的凝固性坏死更彻底。这些特征肉眼可见。

干酪样坏死物液化后，大部分可经体内的自然管道排出，少部分可吸收，最终导致局部遗留空洞。干酪化与液化导致组织的破坏，纤维化、钙化与骨化则帮助病灶稳定修复。类上皮细胞在机体抵抗力强时，能转变为纤维细胞与胶原细胞，参与纤维组织形成。"前胶原"网状纤维、胶原纤维和弹力纤维共同组成肺的纤维化。此三种纤维均可存在于结核病变组织内。弹力纤维和网状纤维在渗出性与增生性病灶内可保持结构，干酪样坏死时残余的网状纤维可描绘出原组织的结构轮廓。胶原纤维在未干酪样变的结核结节中增殖，可转化为胶原纤维和玻璃样变性的瘢痕，形成硬化性结核灶。

结核坏死灶干酪化静止后可逐步形成钙化，钙化的基础上可产生骨化（儿童原发灶多见）。钙化与磷酸酶的活性有关，钙化灶周围常有干酪样病灶，如病情恶化可迅速液化。因此不完全钙化的病灶仍可再次活动。

（五）结核病的免疫反应

MTB 是胞内感染菌，其免疫主要是以 T 细胞为主的细胞免疫。结核免疫属于感染免疫，又称有菌免疫，只有当 MTB 或其组分存在体内时才有免疫力，一旦体内的 MTB 或其组分全部消失，免疫也随之不存在。

MTB 初次侵入呼吸道，未活化的巨噬细胞抗菌活性弱，吞噬 MTB 后不能阻止其生长，可将 MTB 带至他处，巨噬细胞有抗原提呈作用，致敏周围 T 细胞，产生多种淋巴因子，如 IL-2、IL-6、IFN-γ 与 TNF-α 共同杀死病灶中的 MTB。其中 NK、α/δ T 和 CD4$^+$、CD8$^+$α/β T 细胞均可释放 IFN-γ。IFN-γ 激活单核细胞和巨噬细胞，发挥杀灭 MTB 作用。IFN-γ 还可诱导活化单核 - 吞噬细胞、各种淋巴细胞产生 IP-10，具有强大的招募 T 淋巴细胞、单核 - 吞噬细胞的作用，从而发挥抗结核作用。

T 细胞先与感染细胞反应，导致细胞裂解，释放出 MTB。机体对 MTB 全菌体、PPD 或糖抗原及担保抗原均存在不同的抗体反应，但不像病毒那样能起中和作用而抑制发病。

MTB 抗原一方面诱导细胞介导的免疫应答保护机体，同时也会产生迟发型超敏反应（DTH），可使 MTB 在体内逃避免疫系统的杀灭作用，激活并诱导细胞到炎症部位引起慢性免疫病理改变。因此 MTB 感染 3 周后产生的病情进展并不是因为细菌繁殖增多所致，而是因为 DTH 引起。细胞免疫反应和 DTH 一方面清除致病菌，另一方面造成组织损伤。不同类型、不同病期的结核病患者免疫反应均不相同，在诊断和治疗中都需考虑。

二、继发感染

（一）结核病继发感染的流行病学条件

1. **传染源** 开放性肺结核患者的排菌是结核病传播的主要来源。在我国牧区仍需警惕牛型结核分枝杆菌人体感染。

2. **传播途径** 主要为患者与健康人之间经空气传播。患者咳嗽排出的 MTB 悬浮在飞沫核中，当被人吸入后即可引起感染。排菌量愈多，接触时间愈长，危害愈大；飞沫直径亦是重要影响因素，大颗粒多在气道沉积随黏液纤毛运动排出体外。情绪激昂的讲话、用力咳嗽，特别是打喷嚏所产生的飞沫直径小，影响大。患者随地吐痰，痰液干燥后 MTB 随尘埃飞扬，亦可造成吸入感染，但非主要传播方式。患者污染物传播机会甚少。其他途径包括经消化道感染，经胎盘传染给胎儿，经皮肤伤口感染和上呼吸道直接接种均极罕见。

3. **易感人群** 生活贫困、居住环境拥挤、营养不良等是经济落后社会中人群结核病高发的原因。疾病和吸烟亦是结核病发病的危险因素。

（二）结核病继发感染的致病条件

MTB 进入人体并非 100% 使人受到感染，即使感染后亦只是一小部分人罹患结核病。有以下条件值得考虑：

1. **空气传播的特点** MTB 主要是经空气传播，侵入呼吸道；但也有食物、食器、器皿、被褥之类传播的，较罕见。空气传播的形式主要是飞沫和尘埃。微滴菌核飞沫往往比较小（1~10μm），才能在空气中（室内）漂浮而不坠落，并且有可能进入人体呼吸道的深部。因为末梢细支气管的管径很细，约为 0.2mm。微滴菌核飞沫中的 MTB 随着在空气中停留时间的延长，其毒力逐渐减弱，即其致病力下降。

2. **人体的防御反射** MTB 和所有异物一样，当侵入人体时，人体有各种防御能力，如由呼吸道进入的 MTB 到达上呼吸道时，可被鼻、咽喉、气管、支气管的黏液捕捉，并被纤毛运动形成的喷嚏、咳嗽、咳痰等动作清除；从消化道进入的细菌与唾液、食物等混合，到达胃部时大部分可被胃液和酶消灭，部分经肠道排出体外。由此可见在同一环境里接触，即使是儿童也不会 100% 被 MTB 感染。

3. **结核分枝杆菌在人体内的着床** 进入人体的 MTB 只有达到预定的部位，才能停留和生存，如肺泡或肺泡管、唾液腺、扁桃体、咽喉壁淋巴滤泡等处。由于上述种种条件，着床的 MTB 不会很多。尽管仅是一两个 MTB 也足以使人感染甚至发病。

4. **人体对结核分枝杆菌的天然抵抗力** 人体感染 MTB 之后，发病与否有较大的差异。有的人发病，有的则不发病。发病的只是少数，如日本 20 世纪 30 年代末至 40 年代初的资料表明，青年人感染 MTB 后一年内发病的约 30%，近年报道则为 10% 左右，这常因时因地因不同人群而异，可能人体免疫在起主导作用。在自然界，各类动物对 MTB 的反应有很大差异，人类与其他动物相比，有较强的天然抵抗力。

（三）各种结核病的继发感染

1. **血行播散性肺结核** 血行播散性肺结核（hematogenous disseminated pulmonary TB）大多由原发性肺结核发展而来，也可以由其他结核干酪样病灶破溃至血流引起。成年人原发感染后潜伏性病灶中的 MTB 破溃进入血流，偶尔由于肺或其他脏器继发性活动性结核病灶侵蚀邻近淋巴血道而引起。入侵途径不同，病变部位亦不同。由肺静脉入侵经体循环，则引起全身播散性结核病；经肺动脉、支气管动脉以及体静脉系统入侵主要引起肺部粟粒型肺结核；极个别情况下肺部病灶中的结核分枝杆菌进入一侧肺动脉，引起一侧或一部分肺的粟粒型结核。本型肺结核发生于免疫力极度低下者，诱因包括麻疹、百日咳、糖尿病、分娩以及免疫抑制状态等。一次性或短期内大量 MTB 入侵引起的急性血行播散性肺结核，临床表现复杂多变，常伴有结核性脑膜炎和其他脏器结核。当少量 MTB 间歇性多次入侵血道、自限性气道或机体免疫力相对较好时，则形成亚急性或慢性血行播散性肺结核，病变局限于肺或一部分肺段，临床上比较少见。

2. **继发性肺结核** 有关继发性结核病（secondary pulmonary TB）内源与外源学说：19 世纪 20 年代，以法国 Canetti 为代表，认为"内源为主"的论点不足，再感染的可能性还是有的。Canetti "再感染可能性"（继发感染）主要观点如下：

（1）原发病灶 1 年可钙化，5 年到达完全钙化，MTB 再存活的可能性很小。

（2）不能设想存在体内的"潜在病灶"或"潜在菌"不被钙化。再感染致病的机制是再感染激活了原发感染形成的病灶，或再感染大量有毒 MTB，超越了机体免疫力而致病。

（3）就临床病例而言，有的青年患者结核菌素反应早已阳性，肺门有钙化灶。当新的肺内结核灶出现时，痰菌分离出耐药 MTB，是近期再感染的证明。流行病学角度而言，同样是结核菌素阳性反应的人群，在疫情高发的地区其发病高于疫情低的地区。提出解决的办法是在人群中作结核菌素试验，定期连续观察。

法国的 Styblo 与 Canetti 有师生之谊，倾向于外源学说，于 1983 年提出：老年人发病，凡是具有耐药菌者，可说明是新近的再感染。现代分子生物学和分子流行病学的进展，又给解决争论提供了新的证据。1994 年，Godfrey-Fausset 介绍了肯尼亚在 HIV 合并感染的结核病患者中，应用 RFLP 分析 DNA 指纹印迹法回顾检查保存的 MTB 分离物与复发时的分离物比较，4 例完全相同，表明为内源性复燃；1 例相异，表明为外源性感染。1995 年 DasS 报道了从南印度 Madras 98 例复发的结核病患者中，采用 IS6110/Pvull DNA RFLP 分析法，发现复发前后 39 例属同一菌型；15 例（约 15%）属不同菌型。法国的 Torrea G 于 1995 年和 1996 年先后两次提出对 66 例复发结核病患者的分离物进行指纹检查的结果，表明除内源性复燃外，仍有外源性感染；并说明太平洋法属波利尼西亚属结核病低发区，近 20 年呈地域稳定性。至今，两种学说争论的解决似有一定的结果：无论结核病疫情高或低的地区，继发性结核病的发生，可能均以内源性复燃占优势；但外源性再感染的确存在，即使是结核病的低发区亦不能避免。

初染后体内潜伏病灶中的 MTB 重新活动和释放而发病，极少数可以为外源性再感染。本型是成人肺结核的最常见类型，但不完全等同于成人结核病。常呈慢性起病，但也有急性发病和急性临床过程者。根据发病学称为继发性肺结核。继发性肺结核可发散，发生于原发感染后的任何年龄，其诱因除全身性免疫力降低外，肺局部因素使静止的纤维包裹性病灶或钙化灶破溃亦可诱发。但临床上绝大多数继发性肺结核并无明确固定诱因。由于免疫和变态反应的相互关系及治疗措施等常是影响因素，继发性肺结核在病理和 X 线形态上又有渗出性浸润性肺结核、增生性肺结核、纤维干酪性肺结核、干酪性肺炎、空洞性肺结核、结核球（瘤）、慢性纤维空洞性肺结核等。继发性肺结核在形态上极少是单一性的，常是多种形态并存，而仅以某一种成分为主。

3. 结核性腹膜炎　原发性肺结核经血行播散至腹膜潜伏下来，在机体抵抗力下降时重新活动。腹膜后及肠系膜淋巴结破溃至腹腔脏器导致腹膜干酪病灶。从邻近脏器如肠结核或输卵管结核扩散波及腹膜。腹透患者 MTB 直接感染腹膜。因腹膜淋巴管阻塞，腹水重吸收障碍引起腹水，偶由淋巴结压迫门静脉致门脉高压引起。约 1/3 腹膜结核伴有活动性肺结核，1/3 肺外部分只有非活动的纤维病灶或钙化灶，还有 1/3 肺部可无异常发现。

4. 肠结核　90% 以上肠结核由人型结核分枝杆菌引起，少数由牛型结核分枝杆菌所致，系饮用未经消毒的带菌牛奶或乳制品而感染。开放性肺结核或喉结核患者，因经常吞下含 MTB 的痰液而感染或经常和开放性肺结核患者共餐而忽视餐具消毒，MTB 进入消化道。由于 MTB 是抗酸菌，在胃内较少受胃酸影响，顺利到达回盲部。此时含 MTB 的肠内容物已形成食糜，由于回盲瓣的作用，食糜在回盲部停留较久，回盲部 MTB 有机会与肠黏膜密切接触,增加了肠黏膜的感染机会;同时回盲部有丰富的淋巴组织,是 MTB 最易侵犯的组织。因此,回盲部成为肠结核的高发部位。肠结核也可由血行播散或由腹腔内或盆腔内结核病灶直接蔓延所引起,只有当入侵的 MTB 数量较多,毒力较大,而人体免疫功能异常、肠功能紊乱导致局部抵抗力削弱时才会发病。

5. 肝结核 MTB 多通过血行播散,经肝动脉或门静脉进入肝脏,也可经淋巴管、胆管或邻近病灶直接感染。由于肝脏具有丰富的单核-吞噬细胞系统及强大的再生修复能力,胆汁又可抑制 MTB 的生长,因此,MTB 即使侵入肝脏也不一定发病,只有当机体免疫力低下时才可发生肝结核。

6. 肾结核 肾结核的原发病灶主要为肺部的初染结核灶,其次为骨骼、关节、附睾、女性附件、淋巴结、肠道等结核灶。MTB 由血行播散至两侧肾皮质,肾皮质病变初呈炎症反应,继而形成微结核病灶,该处氧张力高,和肺尖部的病灶类似,有利于 MTB 的生存和生长。病菌可长期处于静止状态,在全身或局部免疫力降低的情况下,病变可向肾乳头扩展,发展为肾髓质结核。肾乳头发生溃疡、坏死,病变蔓延至肾盏,肾盏可发生干酪样坏死、溃疡性空洞形成等损害,最终溃破入肾盂,MTB 可随尿液排出。病理损害可进一步向下蔓延累及输尿管、膀胱等。感染 MTB 的脓尿自尿路排出时,可刺激膀胱,引起膀胱黏膜和黏膜下层炎症、结核结节、干酪样坏死、溃疡,临床上出现膀胱刺激症状。在病变过程中,破坏与修复常同时进行,故在尿路各部位可出现瘢痕收缩所致的梗阻,使梗阻以上部位病变加重。肾盏颈部病变可致引流不畅的闭合性脓腔;肾盂、输尿管交接处的梗阻性病变可致肾盂积脓;输尿管呈现交替的扩张与狭窄(串珠样改变);临床上偶有输尿管完全闭合,含有 MTB 的尿不能进入膀胱,膀胱刺激症状反而缓解,尿中无明显排出,即出现所谓"肾自截"情形;输尿管、膀胱交接处病变可蔓延至整个膀胱,病变深入肌层,最后导致纤维化,膀胱发生挛缩,容积变小。晚期肾结核因膀胱挛缩引起对侧输尿管口或下段狭窄而致对侧肾盂积水(约 16%),也有因单纯输尿管口狭窄而引起对侧肾盂积水但无膀胱挛缩者。两侧肾皮质虽均可感染 MTB,但临床上 90% 的病例病理损害往往只限于一侧。双侧肾结核临床上较少见,可能由一侧肾结核经膀胱逆行感染对侧肾脏,亦可由原存在于对侧肾的结核灶恶化所致。男性肾结核患者,MTB 可由后尿道进入生殖器官(精囊、输精管、附睾和前列腺),50%~70% 并发生殖系结核。女性患者可伴发输卵管结核或盆腔结核。

7. 结核性脑膜炎 中枢神经系统 MTB 感染也是由于吸入含有 MTB 的微粒所致,在感染的最初 2~4 周,人体并不产生免疫反应,这时几乎每个患者都存在血行播散,MTB 可以不同程度地播散到全身各个器官,肺脏、肝脏、脾脏和骨髓,脑和脑脊膜的细菌存留则较少。

8. 皮肤结核 皮肤结核的发生与多种因素有关,主要有以下三方面:不同的临床类型与病原菌的毒性、入侵途径和数量有关。皮肤结核病灶处分离的 MTB 大多毒性减弱。在大多数类型的皮损中含菌量很少,仅在结核性初疮和急性粟粒型皮肤结核中可见大量杆菌。皮肤结核的感染途径包括:①自我感染:绝大多数皮肤结核系由此途径感染,包括:经血液循环传播(如丘疹坏死性皮肤结核和硬红斑)、经淋巴液传播(如瘰疬性皮肤结核)、由邻近的局部病灶直接播散到皮肤(如寻常狼疮)、自我接种(通过自然腔道将病菌带至腔口附近的皮肤,如腔口皮肤结核)。②外来感染:少数病例由于皮肤本身有轻微损伤，如抓破、擦破或裂隙，MTB 可直接患散者或经被病菌污染的物质侵入皮肤而产生原发性感染，如疣状皮肤结核。这类患者此前多已感染 MTB，本次外来感染是再感染。人体对 MTB 感染的免疫以细胞免疫为主。MTB 特异性抗原刺激 T 淋巴细胞，产生致敏淋巴细胞。致敏的 T 淋巴细胞与 MTB 特异性抗原结合后释放一系列免疫效应性因子，吸引巨噬细胞聚集在 MTB 和致敏淋巴细胞的周围，激活巨噬细胞分泌溶菌酶和水解酶等，吞噬和杀灭 MTB。当 MTB 入侵量少，机体巨噬细胞可将其吞噬后演变为上皮样细胞，形成结核结节，使病变局限化，但若菌量大则可引起组织坏死或 MTB 播散。

9. **肠系膜淋巴结核与肛门瘘管**　血行播散的 MTB，在肠黏膜下层进入淋巴结，形成结核病变。肠结核的发生取决于肠系膜淋巴结的特点，肠结核的形态学可提供借鉴。例如回肠的淋巴滤泡密集在一起，形成 Payer 斑；肠部溃疡往往呈卵圆形，与 Payer 斑的形状一致。又如小肠下端和与大肠吻合的部位，滤泡成堆密集在一起，所以肠溃疡倾向于融合成单个大的、不规则形状的溃疡，常形象地称作"鼠啮洞"。肠结核溃疡常常自然愈合，如回盲部大面积的箍状环形溃疡愈合，肠腔可能变狭窄。局限性腹膜炎常在溃疡部位出现。这种局限性腹膜炎通常不会发展成全腹膜炎，仅在病变部位的浆液膜纤维粘连时可能出现，往往会引起肠道的通过障碍。另外直接吞咽的 MTB，当肠壁有溃疡时，也能形成结核病灶；但肠壁无溃疡时则不产生。位于直肠黏膜下黏液腺周围淋巴组织的结核结节是结核性肛门周围脓肿的重要来源。在有 MTB 的部位若感染了化脓性细菌引起急性炎症，结核病变常常被激活，并且急性炎症变为慢性结核脓肿，与典型的颈淋巴结结核相似，脓肿将寻找一个通道（窦道）或穿破进入直肠或在外面穿破皮肤，即肛门瘘管。

10. **骨与关节结核**　MTB 血行播散往往发生在毛细血管稠密和血液供给丰富的部位，红髓是常播散的部位。由于这个原因，短骨如脊椎和长骨的骨端是骨结核的好发部位。原发感染之后不久播散即有发生，脊椎的骨髓细菌感染的机会在任何年龄组都相似。反之，长杆骨感染的机会在骨骼生长快的年龄比成年时期要大，可是这并不能说明成年人骨与关节结核的发病就少。如前所述，各个病例的细菌播散与发病的间隔有很大差异。如外伤可以促使长期潜伏的骨与关节结核发作。当然许多微小的 MTB 播散病灶可以愈合；但有的可以进展破坏骨组织。脊椎结核因病椎的承压和摩擦可以出现变形，当结核病变侵犯到骨膜，往往发生渗出性炎症并形成椎旁脓肿，脓肿不表现出急性炎症的症状，称为"寒性脓肿"。随着脓量变化，脓肿囊可以增大，并出现在皮下。腰椎结核患者，脓肿可以沿腰大肌后缘的筋膜间隙向下流注并出现在腹股沟等部位。同样的长骨端结核患者，结核病变破坏了骨组织乃至关节，并发生滑液膜结核、关节功能丧失，很快出现相应肌肉的萎缩。假如关节结核的脓肿发生穿孔，就称为"穿骨流注"。

（四）特殊人群感染结核病的特点

1. **HIV/AIDS 免疫损害宿主并发结核病**　HIV 阳性者感染结核病的两种方式：

（1）内源性复燃：HIV 阳性者体内陈旧病灶复燃而发生继发性结核病。

（2）外源性再染：由于 HIV 感染者存在免疫缺陷，即使有陈旧病灶，外源性再感染 MTB 也可造成 HIV 感染者的结核发病。此时 MTB 入侵后，可形成新病灶，由于机体缺乏免疫应答，MTB 快速繁殖而在此新感染的基础上发展为结核病。

艾滋病患者感染 MTB 最常见于肺部，由于艾滋病患者免疫功能低下对某些诊断方法如 PPD 试验、ELISPOT 试验等的评估，与正常人患病不同，易出现假阴性。提高病原菌检出率至关重要。

2. 肺结核合并糖尿病 两者经常合并存在，互相影响。多数为糖尿病在先，而后出现肺结核；相反情形偶或有之。糖尿病患者肺结核患病率为普通人群的 10 倍，其原因尚未确定，代谢紊乱、营养不良、免疫功能损害是促使 MTB 生长繁殖和静止病灶复发的主要因素。糖尿病并发肺结核发病多较急骤，进展迅速，干酪性病变和空洞较多见，排菌率高，体重明显减轻，大咯血发生率高。另一方面，肺结核加重胰岛负荷，胰岛素受体功能下降，糖耐量降低，血糖不易控制。但是，先患肺结核后并发糖尿病者其临床病情多较轻。凡糖尿病者新出现肺部病变或原已控制的糖尿病出现血糖波动、体重减轻，以及肺结核正规治疗效果不佳，均应警惕两病并存的可能，治疗必须兼顾。

3. 肺结核合并肺癌 两者同属多发性常见病，常合并存在，而且随着肺结核发病年龄后移，与肺癌高发年龄接近，更使两者并存概率增加。有研究者认为肺结核可致组织癌变，但肺结核与肺癌的因果关系尚难确定。除有时肺结核并发肺癌外，偶尔肺癌使静止性结核病灶破溃或抗癌性肝治疗损伤免疫机制而引起肺结核重新活动。肺结核合并肺癌的界定尚无一致意见，一般来说是指原来结核灶部位或紧邻部位发生的肺癌，但亦有将不相关部位同时存在的两种病症包括在内。

4. 肺结核与妊娠分娩 肺结核伴随妊娠的重要性通常不在于肺结核本身，而应避免选择对胎儿有影响的化疗药物。妊娠和分娩偶尔可因抵抗力下降，盆腔充血，引起盆腔潜伏结核灶重新活动和播散。当产后高热而排除产褥热时，应拍胸部 X 线片检查以明确有无粟粒型肺结核。分娩后横膈回降，对正规化疗中或化疗后的肺结核灶一般不会引起恶化或播散。肺结核在化疗控制下一般不需要终止妊娠。但以下情况应终止妊娠：①妊娠伴有重症肺结核包括急性全身血行播散性肺结核、结核性脑膜炎、慢性纤维空洞肺结核、病变广泛长期排菌的损毁肺、多耐药的结核病及伴有多种并发症，如咯血、脓胸患者以及患肺源性心脏病心功能不全者；②稳定期肺结核但伴有心脏、肝脏、肾脏等疾病的患者。

三、潜伏感染

大量流行病学数据表明，MTB 仅有 <10% 的感染发展为临床结核病，绝大多数感染者并不表现结核病的临床表现，称为结核潜伏感染（latent tuberculosis infection，LTBI）。2017 年 WHO 结核病报告估计，全球约 23% 的人群为结核潜伏感染。我国学者高磊、金奇教授等流行病学大样本数据显示，我国不同地区农村结核潜伏感染率为 15% ~ 18%。鉴于结核潜伏感染人群数量庞大，即便极少比例的发展为结核病，其对于结核病疫情直接影响及其作为传染源造成的结核病传播影响也十分显著。在美国等一些结核病控制较好的国家，已开展结核潜伏感染预防性化疗，以减少结核潜伏感染人群发生结核病的风险及其可能的传播。然而，在结核病高负担国家如中国，由于结核潜伏感染人群数量庞大，同时也因为结核潜伏感染人群中只有少部分能够通过预防性化疗获益，很难全面实现结核潜伏感染人群的预防性化疗。因此，深入认识结核潜伏感染，在此基础上开展精准预防，被认为

是实现终止结核病目标的关键。

（一）结核潜伏感染概念

LTBI 最早是 Clemens von Pirquet 于 1964 年提出的，他用这一概念来描述一个儿童结核菌素皮肤试验（tuberculin skin test，TST）阳性而没有肺内或肺外结核症状。20 世纪 60 年代 McDermott 等提出"持留菌"，即"药物治疗后长期存在于宿主体内的药物敏感结核分枝杆菌"，是指在化疗期间或化疗结束后体内仍有 MTB 存在，影响抗结核治疗的效果和临床治愈后的复发。但这一概念只是一个临床或临床细菌学定义，并不是 MTB 潜伏感染本质。直到 2004 年 Gomez 教授提出的结核潜伏状态"任何不表现临床症状的结核性病变"，描述了 MTB 潜伏状态的定义。2009 年，全球结核网络欧洲临床试验组（Tuberculosis Network European Trials Group，TBNET）发表的有关 LTBI 的共识中指出：MTB 潜伏感染是指由于 MTB 感染数量少而不足以引起宿主表现活动性结核症状和体征的一种状态。2019 年 WHO 有关结核潜伏感染的定义如下：结核潜伏感染是一种无活动性结核病临床表现的 MTB 抗原刺激的持续免疫应答状态。由于目前尚无直接诊断人体 MTB 感染的金标准，MTB 主要以结核菌素皮肤试验阳性和 / 或 γ 干扰素释放试验（interferon gamma release assays，IGRA）阳性而无活动性结核的任何临床表现为特点来判断潜伏感染。

（二）结核潜伏感染机制及免疫学特点

MTB 侵入机体后通过巨噬细胞表面的特异受体被巨噬细胞识别、吞噬，经加工处理后将抗原信息传递给 T 细胞，使之致敏；致敏的 T 细胞再次遇到 MTB 时，释放出一系列淋巴因子，使巨噬细胞聚集在细菌周围，并激活巨噬细胞释放活性氧代谢产物，从而杀灭 MTB；已吞噬 MTB 的吞噬体还可以和溶酶体融合，通过溶酶体酶溶解。另一方面，MTB 亦具有逃避吞噬细胞的吞噬和杀灭作用，当这两种作用达到平衡时 MTB 便以休眠状态存在于巨噬细胞中。MTB 的这种逃避作用可能通过以下途径实现：选择特殊受体抑制巨噬细胞的活化、抑制吞噬体与溶酶体的融合、通过脂阿拉伯 - 甘露醇聚糖抵抗巨噬细胞的杀灭作用、寄存于脂肪细胞内逃避吞噬。

结核潜伏感染是由于 MTB 能够抵抗人体巨噬细胞的吞噬杀灭作用，并能耐受抗结核药物，以休眠状态存在于巨噬细胞内或他处，此时 MTB 处于代谢静止期，与机体达到一种动态平衡，在宿主体内持续存在数月至数十年。当宿主机体免疫力降低时，休眠菌开始生长繁殖导致结核病。休眠的 MTB 未必一定位于肉芽肿内部，在非巨噬细胞内也存在休眠 MTB。MTB 从生长繁殖期转入休眠期将伴随蛋白质、酶等生物学特性的改变以适应其在休眠状态下的生存。生长繁殖期的 MTB 和休眠期的 MTB 抗原如异柠檬酸水解酶、触酶以及超氧化物歧化酶的浓度都存在明显差异，因此认为生长繁殖期 MTB 向休眠期 MTB 转变过程中，可能存在某些酶的改变，使其代谢模式向乙醛酸旁路或其他旁路转变，从而适应休眠状态。应用电子显微镜发现无氧条件下的休眠 MTB 细胞壁增厚。

随着对潜伏感染研究的深入，有学者提出潜伏感染涵盖了感染 MTB 后宿主体内所激发的一系列状态，如图 1-5-1 所示：包括 MTB 的最终清除及亚临床疾病状态。综上可见，结核潜伏感染状态下感染宿主的体内微环境在变化，MTB 的生物学特性也发生了变化。有研究表明，在缺氧状态下的 MTB 基因表达谱发生变化，这些基因表达的变化又可能导致宿主产生特异的免疫反应效应。与活动性结核病相比，MTB 潜伏感染免疫反应有其自身特点，潜伏感染人群除了针对 MTB 特异性增殖期抗原（如 ESAT-6、CFP-10 等）产生特异性的细胞免疫应答外，还针对潜伏期特异性抗原产生高水平的细胞免疫应答。在 MTB 基因组中，约 1% 的基因表达的蛋白参与了 MTB 的潜伏应答。因此，更多地了解 MTB 潜伏感染特点有助于在宿主发病之前及时检测出病原菌感染状态并预防结核病的发生。

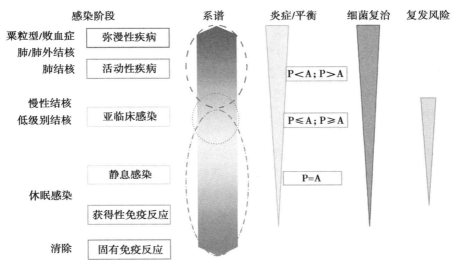

图 1-5-1　结核分枝杆菌感染宿主免疫反应过程示意图

（三）潜伏感染诊断方法

尽管在理论上结核潜伏感染定义比较明确，但在临床实践中，目前还无法直接确定潜伏感染者体内活 MTB 的存在，仅被认为是一种无结核病临床表现的 MTB 特异性 T 细胞免疫应答反应持续存在的状态。因此，可以通过检测 MTB 特异性 T 细胞免疫来诊断结核潜伏感染。目前主要有两种 MTB 特异性 T 细胞免疫检测方法，分别是体内 TST 和 IGRA。

一直以来，筛查 MTB 感染的常用试验是 TST，其是建立在机体对 MTB 纯蛋白衍化物（PPD）迟发型超敏反应的基础上。TST 方法存在很大的局限性：PPD 是从 MTB 粗提的抗原混合物，这一混合物中许多成分与 BCG 和非结核分枝杆菌及环境分枝杆菌的抗原成分相同，存在交叉反应，因此，在 BCG 接种率和非结核分枝杆菌感染率较高的地区，TST 方法易产生假阳性结果，其特异度较低。对于免疫抑制人群、近期感染者及营养不良者，TST 方法缺乏足够的灵敏度。近年来，IGRA 作为一种新型的细胞免疫检测技术用于 MTB 感染的检测，检测用抗原选自 MTB 基因组差异区 1（region of difference，RD）基因编码的特异性蛋白，如早期分泌的抗原靶蛋白 6（ESAT-6）和培养滤液蛋白 10（CFP-10），避免了与卡介苗和大多数非结核分枝杆菌抗原的交叉反应。IGRA 包括下列两种方法：一是酶联免疫斑点试验（ELISPOT）方法，其通过 MTB 特异抗原刺激受试者固定数目的 PBMC 产生增殖反应并分泌大量的 IFN-γ，进一步应用 ELISPOT 技术检测分泌 IFN-γ

的外周血 T 淋巴细胞数目。二是酶联免疫吸附试验（ELISA），通过 MTB 特异抗原刺激受试者全血细胞分泌大量 IFN-γ，进一步应用双抗体夹心 ELISA 技术检测全血中 IFN-γ 的量。前者不受患者外周血淋巴细胞数差异的影响，比后者更能客观、准确地反映机体结核特异的免疫功能。

TST 与 IGRA 检测方法相比较，TST 价格低廉，国内现多以其为主要筛查手段，但 TST 受到 BCG 接种和受试者免疫状态的影响，容易出现假阳性及假阴性结果，尤其我国 BCG 接种率较高，TST 诊断潜伏感染效率很低。IGRA 采用了 MTB 增殖期分泌的蛋白作为特异性的刺激抗原，因此该方法特异性较 TST 高，但也存在价格较高、操作复杂、需要具备一定实验条件才能开展等限制。

目前结核潜伏感染诊断存在的主要问题是缺乏"金标准"，无论 IGRA 还是 TST 的检测结果都不能 100% 代表体内确实存在 MTB 感染，这两种方法均无法区分活动性和潜伏结核感染。因此，目前评价 IGRA 的特异性一直是个问题，而对于敏感性的评价，也是采用活动性结核病来替代潜伏感染进行评价的。此外，IGRA 对诊断儿童、免疫功能低下者和老年人等 LTBI 的证据还不足。

结核潜伏感染诊断技术的突破成为当前结核病控制工作中面临的重要挑战。如前所述，潜伏感染状态的 MTB 抗原表达与生长活跃的 MTB 抗原表达存在不同，Voskuil 等利用基因芯片技术发现 48 个 DosR 操纵子编码的基因表达在潜伏感染状态显著增高，被称之为与缺氧相关的潜伏相关抗原。Duncan 等通过基因组微阵列分析获得一系列与营养缺乏相关的 MTB 潜伏感染抗原。由于表达抗原的差别，在理论上结核潜伏感染与活动性结核病诱导激活的 T 细胞的抗原特异性存在差别，不同特异性 T 细胞群的组成存在差别。研究显示，与活动性结核病患者相比，潜伏感染者针对 DosR 操纵子编码的相关抗原（Rv1733c、Rv2029c 和 Rv2628）、饥饿相关抗原（Rv2659c 和 Rv2660）的特异性 T 细胞免疫显著增高。不仅如此，研究还显示某些潜伏感染相关抗原（如 Rv3407）特异性 T 细胞应答仅存在于潜伏感染者。此外，结核潜伏感染者针对 MTB 分泌型蛋白 Erp（exported repetitive protein）的 T 细胞免疫水平（IFN-γ 斑点数）也显著高于活动性结核病患者。研究还报道了其他一些潜伏感染相关基因如 *PEPGRS62* 和肝素结合血凝素（heparin-binding haemagglutinin，HBHA）等，但这些抗原在区别潜伏感染和活动性结核病的应用价值尚未确定，还有待进一步研究。但这些研究结果为 MTB 潜伏感染相关抗原成为潜伏感染诊断新的标志物的可能提供了依据。

由于机体在活动性结核病和结核潜伏感染状态时所产生的免疫应答并不完全相同，除了特异的 T 细胞刺激抗原，目前已发现多种 T 细胞反应释放的细胞因子或化学因子可用于检测 MTB 感染，或者鉴别活动性 TB 和 LTBI，如 IFN-γ/IL-2、IL-17/IL-10、IL-15/MCP1、TNF-α/IL-2 和 IL-12p40/sTNF-RI 联合检测在活动性 TB 患者显著高于 LTBI 者，可能有助于鉴别 LTBI 和活动性 TB，但尚需多中心、大样本量验证。另外应用多色流式细胞术评价结核特异的 $CD4^+T$ 细胞表面免疫激活标志物的表达，活动性结核病患者 MTB 特异的 $IFN-γ^+CD4^+T$ 细胞表达免疫激活标志物 CD38、HLA-DR 和细胞内增殖标志物 Ki-67 的频率显著高于 LTBI，这些标志物可鉴别活动性 TB 和 LTBI 状态，目前仍需进一步验证。应用体外分枝杆菌特异性 B 细胞 ELISPOT 方法检测外周血中的浆细胞（plasmablast，PB）和记忆 B 细胞（memory B-cell，MBC）反应，活动性结核病患者分枝杆菌特异 PB 的比率明显高于健康对照组，健康对照组 MBC 的比率显著高于活动性结核病患者，而 LTBI 者外周血 PB 和 MBC 反应明显高于无 MTB 感染证据者。因此，PB/MBC 比值可能是 MTB 感染活性的一个有用的生物标志物。但此种方法体外培养时间太长，易污染，不适用于早期诊断。microRNAs 是机体免疫应答的重要调节因子，通过 qRT-PCR 分析人群不同 microRNAs 标志物的表达，联合检测可诊断 MTB 感染，但仍需深入研究选择有价值的标志物组合。全血转录组学（whole blood transcriptomics）生物标记物的鉴定也可检测结核病高风险的 LTBI，目前该方法仍在探索中。

（王　涛　白雪娟）

第三节　结核病的发病机制

一、结核免疫抑制和免疫逃逸

当经过呼吸道吸入感染剂量的 MTB 后，肺泡及间质巨噬细胞、树突状细胞（dendritic cell，DC）等可通过模式识别受体（PRRs）、Toll 样受体（TLRs）识别病原菌抗原，启动固有免疫应答，其中包括直接吞噬清除、分泌细胞因子及抗原提呈等过程。抗原提呈细胞可将 MHC-抗原分子复合物信号提呈给辅助性 T 细胞，激活适应性免疫应答，后者通过细胞因子分泌或直接接触作用裂解被感染的巨噬细胞，进而杀灭病原菌。但是，MTB 经过不断进化获得一系列毒力因子，又通过多种机制抑制宿主免疫应答，逃逸宿主免疫监视，进而在宿主体内长期存活，并最终导致结核病的发生。MTB 可通过多种方式直接逃噬细胞的攻击，如：表达结核菌醇等表面脂质掩饰自身病原相关分子模式（p associated molecular pattern，PAMP）而逃避固有免疫系统的清除。MTB 分泌酚炎症细胞趋化因子 CCL2 的表达，或通过直接激活上呼吸道 TLRs，招募大量 F MTB 作为胞内寄生菌，善于利用多种策略逃避不利环境，以巨噬细胞为载伨呼吸道肺泡腔，形成感染病灶。结核病发病机制十分复杂，主要是 MTB 书力相互斗争的结果。本节就结核免疫抑制和免疫逃逸的发病机制进行总结

（一）抑制树突状细胞功能

在 MTB 感染过程中，DC 作为专职性抗原提呈细胞起到桥接固才的重要作用。DC 经 MTB 刺激后，除了分泌细胞因子如 IL-12 外，CD1 相关性抗原及共刺激分子 CD40/CD80/CD86 的表达，增加护还可通过模式识别受体识别 MTB 共同抗原成分，通过信号内抗结核免疫应答。然而，在与宿主不断斗争的进化过程中，能的能力。研究表明，MTB 胞壁成分如甘露糖修饰的脂阝lipoarabinomannan，manLAM）可通过与 DC 表面特异性素分子（DC-SIGN）紧密结合，一方面可介导 MTB 黏溶酶体酸性隔室，使 DC 成为其藏身并伺机引起慢忄面可将信号内传，抑制 DC 成熟，成熟受阻的 DC

236

导致初始 T 细胞不能有效激活，因此无法启动下游的抗结核免疫应答，使 MTB 得以逃脱免疫监视。MTB 表面的丝氨酸水解酶（Hip1）可有效阻止 DC 生成 ROS，抑制 IL-12、IL-1β、IL-18 等细胞因子分泌，降低 CD40/CD86 表达，从而影响 DC 抗原提呈能力。CFP-10 蛋白可抑制 DC 分泌 IFN-γ，同时促进 IL-10 的分泌，负性调控 DC-T 细胞相互作用。近期研究发现，DC 被 MTB 感染后，细胞迁移能力降低，对 T 细胞相关的 CCL19-CCR7 趋化效应敏感性减弱，进而避免效应性 T 细胞的攻击，使得 MTB 在 DC 中大量复制。

（二）抑制吞噬溶酶体成熟

MTB 感染巨噬细胞时，巨噬细胞通过免疫调理受体如 Fc 受体、整合素、补体受体，或非免疫调理受体如 CD169、CD33、C 型凝集素等识别 MTB 表面 PAMPs，细胞膜出现内陷、出芽，形成初期吞噬小体，后者与溶酶体或循环的核内体融合导致 pH 减低和蛋白酶活化，达到杀灭吞噬溶酶体内病原菌的目的。但是，MTB 的毒力因子可抑制巨噬细胞吞噬体 - 溶酶体的成熟，避免自身被溶酶体水解酶、低 pH 环境和其他杀菌物质的清除。具体机制包括：

（1）结核分枝杆菌 manLAM 与巨噬细胞甘露糖识别受体结合后，抑制巨噬细胞胞质内钙离子增加，引起钙调蛋白及钙调蛋白激酶 II 依赖的早期核内体自身抗原的传递障碍，进而影响水解酶和 H^+-ATP 酶顺利进入溶酶体，形成有利于 MTB 生成的细胞内环境。

（2）manLAM 可抑制吞噬溶酶体系统内与胞膜转运有关的关键激酶 PI3K 的生成，抑制 SapM 介导的磷脂酰肌醇三磷酸的去磷酸化，进而影响吞噬体成熟。

（3）MTB 真核样丝氨酸 / 苏氨酸蛋白激酶 G（PknG）或 LAM 活化的 p38MAPK 通路可通过磷酸化调节巨噬细胞吞噬溶酶体内基质成分，抑制巨噬细胞杀菌能力。

（4）MTB 感染巨噬细胞尤其是肺泡巨噬细胞后，可诱导一种肌动蛋白结合蛋白——冠蛋白-1（coronin-1）的表达，阻止吞噬体空泡和溶酶体融合，有利于 MTB 逃避成熟溶酶体的清除。研究表明肝脏组织对 MTB 明显抵抗的主要原因是 Kupffer 细胞不表达冠蛋白-1，在吞噬 MTB 后迅速形成成熟吞噬溶酶体将 MTB 水解。在冠蛋白-1 敲除的小鼠体内，肺泡巨噬细胞内的 MTB 易被运送到溶酶体内，有利于病原菌的清除。

（5）MTB 分泌高效磷酸酯酶，如 PtpA、SapM 等，可降解宿主巨噬细胞内与吞噬体形成有关的蛋白成分。PtpA 是一种分泌型蛋白质酪氨酸磷酸酶，可与宿主囊泡转运蛋白 VPS33B 结合，致使其去磷酸化而失活，引起吞噬体成熟障碍。

（6）MTB 细胞壁糖脂 PIMs 可偏向性招募 GTP 酶 Rab14，促进吞噬体和早期未成熟的核内体融合，通过阻止酸化过程抑制溶酶体成熟。

（三）抑制抗原提呈

巨噬细胞和 DC 可通过表达 MHC II 类分子识别 MTB 抗原，形成抗原-MHC 复合物，信号提呈给 CD4$^+$ 辅助性 T 细胞（Th1 细胞）进而启动适应性免疫应答。CD4$^+$ 辅助性 T 细胞接收信号后，发生活化、增殖，并通过分泌多种细胞因子促进巨噬细胞和促炎性淋巴的招募。IFN-γ 可活化巨噬细胞增加 MHC II 类分子表达，增加巨噬细胞抗原提呈能后续抗原特异性 CD4$^+$T 细胞免疫应答。然而，MTB 可经过多种途径抑制细胞抗原提阻断抗原提呈过程，避免进一步活化的特异性细胞免疫对 MTB 的清除。MTB 脂分是一类重要的 TLR2 配体，无论是 MTB 感染还是仅暴露菌体抗原成分如 LpqH、

LpqA、LpqG，细胞表面 MHC Ⅱ类分子受体表达和抗原提呈能力均可受到抑制。TLR2 依赖的 MHC Ⅱ类反式激活因子（CⅡTA）在 MTB 感染时表达显著降低，不利于抗原处理。在感染相同剂量 MTB 后，CⅡTA 缺陷的小鼠存活率远低于野生型小鼠。MTB 不仅直接抑制 MHC Ⅱ类分子基因表达，还可影响翻译后修饰，如 MTB 感染的小鼠肺部，巨噬细胞 MHC Ⅱ类分子的表达和抗原提呈能力均降低；而 DC 细胞中 MHC Ⅱ类分子表达恒定，仅出现抗原提呈能力减弱。MTB 脂蛋白配体与 TLR2 结合在早期诱导宿主抗结核固有免疫应答产生，随后两者相互作用抑制 MHC Ⅱ类分子表达和抗原提呈能力，使得细胞内 MTB 逃脱 CD4⁺T 细胞免疫的监视并形成持续性感染。

（四）操纵宿主细胞因子应答

MTB 可调节宿主体内多种细胞因子的分泌，进而获得对自身有利的生存环境。其中最为关键的是抑制 IFN-γ 的信号转导及生物学活性。MTB 可介导 T 细胞释放 IFN-γ，从而激活巨噬细胞的吞噬和杀伤功能。研究表明 IFN-γ 可激活巨噬细胞清除多种胞内微生物，却不能有效杀灭胞内 MTB。MTB 19kDa 脂蛋白能以 TLR2 和髓样分化因子依赖方式破坏 STAT 与 CBP 的耦联，抑制 IFN-γ 的信号转导至巨噬细胞，因此影响其吞噬及杀灭 MTB。MTB 还可通过旁观者效应在转录水平抑制周围未被感染的细胞对 IFN-γ 的反应，抑制包括 Ⅱ 型反式作用因子、干扰素调节因子、Fc 受体 γ 链等多种 IFN-γ 敏感性基因，影响巨噬细胞吞噬和杀伤功能。此外，MTB 菌体抗原可作用于 TLR2 诱导宿主 Th2 细胞分泌 IL-10，后者除了直接抑制 IFN-γ 介导的巨噬细胞活化外，还可参与负性免疫调节，如通过 STAT3/p38 依赖途径抑制溶酶体成熟，形成对 MTB 生存更为有利的环境。人类遗传研究分析表明，IL-10 基因多态性与 MTB 易感性密切相关。肺结核患者肺组织局部和外周血血清 IL-4/IL-13 均明显增加，它们可通过共同作用诱导 *Arg1* 基因表达，进而破坏宿主基于 NO 的抗结核效应；同时可抑制被感染的巨噬细胞通过自噬对 MTB 的清除作用。

（五）抑制巨噬细胞凋亡

被感染的巨噬细胞发生凋亡是机体释放隐匿在胞内的 MTB，使其重新遭受免疫攻击，进而清除 MTB 的重要机制。相反，抑制活化的巨噬细胞凋亡是 MTB 保护自身生存环境和逃脱宿主免疫反应的有效途径。MTB 毒力与肺泡巨噬细胞凋亡密切相关。MTB 通过激活 TLR2 信号转导途径的核转录因子 κB（NF-κB），随后诱导细胞 FLICE 抑制蛋白（c-FLIP）表达，或诱导膜结合受体 TNFR2 及抗凋亡因子 Mcl-1 蛋白的表达，保护感染活化巨噬细胞免于 FasL 诱导的凋亡，从而逃脱细胞免疫杀伤。NF-κB 可能通过上调有抗凋亡特性的基因产物或下游促进凋亡因子而延长细胞存活。MTB 基因编码产物也可直接影响被感染的巨噬细胞，如过表达的 MTB Ⅰ型 NADH 脱氢酶（*nuoG*）可中和 NOX2 诱导的活性氧成分，进而抑制巨噬细胞凋亡。研究者将 MTB 毒力株 *nuoG* 基因转入非致病性分枝杆菌，使得该菌株抑制人或小鼠巨噬细胞凋亡的能力明显增强；相反，MTB 敲除 *nuoG* 基因后，则丧失对巨噬细胞凋亡的抑制能力。最新研究表明，MTB 感染巨噬细胞后，分枝杆菌蛋白 Nkd 可特异性结合 GTP 酶 Rac1，使其失去活性。Rac1 是募集 P67^phox 亚基进入早期溶酶体组装 NOX2 的关键蛋白，因此，失活的 Rac1 可导致 NOX2 功能缺陷，进而通过影响 NOX2 介导的 ROS 生成抑制巨噬细胞凋亡。此外，MTB 蛋白 PtpA 通过加速氨基酸 Y279 去磷酸化速度，引起 GSK3α 抗凋亡活性增强。随着研究不断深入，越来越多的 MTB 相关抗巨噬细胞凋亡途径被报道，它们之间是否存在密切的生物学联系，能否通过抑制 MTB 抗凋亡途径清除胞内病原菌，仍需进一步探讨。

（六）抑制反应性氧中间产物和反应性氮中间产物

在巨噬细胞中，细胞因子 IFN-γ 或 TNF、PRR 活化均能介导 NADPH 氧化酶（NOX）和一氧化氮合成酶（NOS）依赖的反应性氧中间产物（reactive oxygen intermediates，ROIs）和反应性氮中间产物（reactive nitrogen intermediates，RNIs）的生成，是清除 MTB 的重要途径。活性氧（ROS）和活性氮（RNS）是其中最为关键的杀菌效应分子，它们的产生非常迅速，可在巨噬细胞被感染后几分钟内生成。在吞噬溶酶体中，ROIs 和 RNIs 可发挥协同作用，共同破坏 MTB 细胞结构，如 ROS 可直接破坏 MTB 细胞膜脂质、DNA 和含有酪氨酸的蛋白，而 NO 可通过直接作用于分子铁硫团簇进而抑制细菌蛋白酶的活性。研究表明，MTB 易感性与宿主 NOS2A 或 NOX2 跨膜蛋白 gp91 基因突变密切相关。此外，结核病患者肺部 MTB 细菌载量与肺组织 NOS2 过表达、肺泡巨噬细胞 NO 产生呈负相关。静止期结核病可因 NOS2 的抑制而再次复发。目前，宿主 ROIs 和 RNIs 在控制结核病中的机制尚不明确，可能主要通过参与固有免疫发挥抗结核作用。然而，MTB 已进化了多种逃避 ROIs 和 RNIs 毒性的机制，这些机制有利于保护 MTB，使其免于清除。MTB Eis 蛋白可通过抑制 ROS 依赖的细胞炎症应答及自噬，提高病原菌在胞内的生存率。与野生型 MTB 相比，Eis 突变缺陷株感染巨噬细胞后，引起细胞产生更高的炎症应答，包括 TNF、IL-6 分泌和 ROS、自噬小体生成。MTB 基因 *AhpC* 编码氢过氧化物还原酶亚基 C 可与宿主过氧化物酶、氧化亚硝酸盐还原酶、二氢硫辛酰胺脱氢酶（Lpd）等联合，催化 RNIs 降解，降低巨噬细胞抗菌活性。MTB 基因 *MsrA* 编码蛋氨酸亚砜还原酶，可将胞内蛋氨酸亚砜迅速还原蛋氨酸，减少过氧亚硝基（ONOO-）的产生，抑制 RNIs 的生物学效应。此外，MTB 可编码整切血红蛋白（*trHbs*）和蛋白酶体底物 Rc1205，均可迅速催化 NO 转化为无毒的 NO_3。

（七）操纵 Toll 样受体介导的抗炎症应答

Toll 样受体（Toll-like receptor，TLR）被认为是识别 MTB 抗原成分和活化巨噬细胞、DC 的关键受体。MTB 细胞壁糖脂成分可诱导多种 TLR 形成，如脂阿拉伯甘露聚糖（lipoarabinomannan，LAM）诱导 TLR1/TLR6 形成，38kDa 和 19kDa MTB 糖蛋白、磷脂酰肌醇甘露糖苷可诱导 TLR2/TLR1 形成等。MTB 细胞壁成分与 TLR 相互作用调节多种免疫应答的产生，如抗原提呈、吞噬溶酶体融合、巨噬细胞凋亡、细胞因子分泌、活性氧和 NO 的产生等。但有研究表明，MTB 介导的 TLR 实际是一种抗炎症应答。MTB 与骨髓来源的 DC 表面 TLR2 结合后，启动信号转导，诱导细胞分泌 IL-6 和 IL-10，均与抑制活化巨噬细胞功能及 IFN-γ 分泌有关。因此，依赖 TLR2 信号转导的 IL-6 和 IL-10 分泌可能是 MTB 感染后引起的负反馈调节机制，以限制炎症反应的进展。

（八）形成肉芽肿

TB 患者肺部结核性肉芽肿形成是 MTB 感染的特征之一，肉芽肿以 MTB 感染的巨噬细胞为中心，逐渐招募淋巴细胞、DC 及不同形态的巨噬细胞如多核朗格汉斯细胞、上皮样细胞、泡沫样巨噬细胞和中性粒细胞等，最终由胶原蛋白和其他细胞外基质成分组成的纤维鞘包裹，形成特征性结节。尽管结核性结节可起到包裹 MTB、限制病原菌扩散的作用，但越来越多的报道显示其形成对 MTB 生存反而有利。结核结节外围纤维鞘结构致密，药物和其他抗结核生物效应分子无法进入结节内杀灭 MTB。此外，结节中心形成低氧的环境，被感染的巨噬细胞 ROIs 和 RNIs 生成受限，MTB 可避免活性氧和活性氮的杀灭。MTB ESAT-6 和 PIM2 可诱导肺上皮样细胞分泌金属基质蛋白酶（MMP），促进巨噬细胞及促炎淋巴细胞聚集，加速结核结节的形成。结节中的 MTB 处于休眠状态，在宿主免疫正常状态下依然可以持留数年至数十年。当宿主出现免疫低下或结核结节液化形成空洞时，MTB 可活化并感染临近的巨噬细胞，发生 TB 复发或播散性结核。

综上所述，MTB 可操纵多种策略逃避宿主固有免疫和适应性免疫应答的清除，包括伪装自身抗原逃避 MTB 识别、抑制 DC 和巨噬细胞功能、抑制吞噬溶酶体成熟等。MTB 发病机制的研究依然面临严峻挑战。近年来，国内外学者采用组学技术和表观遗传学技术不断揭示 MTB 发病新机制，这也为结核病诊断和治疗提供理论和思路。

二、结核病的遗传易感性

近些年，结核病超过艾滋病成为了在全球出现死亡案例最多的传染病。WHO 最新调查报告显示，全球约 1/3 人口感染结核分枝杆菌。全国结核病流行病学抽样调查表明，我国结核病发病率下降缓慢，每年因结核病死亡人数约 12 万，相当于其他传染病死亡总和的 2 倍。MTB 感染的后果取决于多个因素，而在结核分枝杆菌感染的人群中仅有 5%~10% 发生结核病的事实表明，宿主遗传易感性在结核病的发生发展中起着关键作用。易感性基因的特点是基因突变本身并不直接导致疾病的发生，而是造成机体患病的潜在危险性增加，一旦外界有害因素介入，可导致疾病的发生。虽然 MTB 的基因型和宿主的基因型对于 MTB 感染的后果都非常重要，本部分集中论述宿主的遗传因素对结核病易感性的影响。

（一）研究遗传控制因素的主要方法学

早期的双胞胎研究初步表明，宿主的遗传背景是影响结核病易感的关键因素，在 MTB 感染过程中，同卵双胞胎（单卵受精，第一次卵裂时分化为两个细胞，然后各自发育成个体，遗传结构完全相同）患结核病的一致率较异卵双胞胎（两个卵同时受精，其基因型和同胞的兄弟姐妹一样，但是胚胎发育环境和以后的生长环境相同）高，前者是 87.3%，后者是 25.6%。同胞、半同胞、亲子、夫妻和不相关人群的肺结核共发病率分别是 25.5%、16.9%、11.9%、7.1% 和 1.4%。同卵双生子与异卵双生子的同时发病率差异明显。

基因型到表型的方法需要先确定候选基因，一般是利用基因敲除小鼠模型，发现 MTB 免疫相关的细胞亚群和关键分子。一般来说，当一个基因型和一种表型之间的相关性被破坏或相同的基因型导致不同的表型或不同的基因型导致相同的表型时，就产生复杂性状。候选基因的遗传易感研究是基于假设或前期基础已明确其具有影响性状的显著表型，并在大样本病例对照队列中进行的遗传学关联分析研究。关联分析研究具有较强的检出疾病易感相关位点的能力，具有统计学差异的结果还需要建立验证队列并在其他不同种族具有同样感染表型队列中进一步验证。

全基因组关联研究（genome-wide association studies，GWAS）是指在人类全基因组范围内找出存在的单核苷酸多态性（single-nucleotide polymorphism，SNP），从中筛选出与疾病相关的 SNP。GWAS 为研究者打开了一扇通往研究复杂疾病的大门，这种研究技术将在患者全基因组范围内检测出的 SNP 位点与对照组进行比较，找出所有的变异等位基因频率，从而避免像候选基因策略一样需要预先假设致病基因的繁琐步骤。GWAS 一般采用非假说驱动，其研究设计方法以及遗传统计方法无法从根本上消除人群混杂、多重比较造成的假阳性，需要通过校正分析来保证遗传标记与疾病间关联的准确性。

（二）与结核病密切相关基因的 SNP 研究

目前已经证实多种基因在调控序列、启动子序列、内含子、外显子中均存在 SNP 位点，并且与结核病的发生、发展、演变、转归及预后均密切相关。汇总国内外该领域的研究进展，以下几类基因的 SNP 位点是目前的研究热点：

模式识别受体　模式识别受体（pattern recognition receptor，PRR）是一类主要在天然免疫细胞等表面表达的用于识别病原微生物的受体，可相对特异性识别一种或多种病原相关分子模式，即表达在微生物病原体细胞所共有的高度保守且对其生存和致病性必要的分子结构，介导快速天然免疫反应以抵抗病原体的侵袭。PRR 包括 Toll 样和非 Toll 样受体，Toll 样受体（Toll-like receptor，TLR）是近年来新发现的具有跨膜信号转导的 PRR。

TLR 在宿主免疫中起关键作用，主要是通过激活 T 辅助细胞 1（T helper type 1，Th1）分泌的细胞因子，刺激 MTB 感染引起的获得性免疫应答。同时，TLR 也可能是 MTB 免疫逃避的靶基因。目前，在不同的种族群体中已得到 TLR 基因多态性与结核病易感性的关联性，但 TLR 基因多态性在不同种族之间存在明显的差异。最近一项在南非进行的包括 729 例结核病患者和 427 例健康对照的病例对照研究显示，在 *TLR1*、*TLR2*、*TLR4*、*TLR8*、*TLR9* 基因中，共计发现了 23 个 SNP 位点。其中，位于 *TLR1* 基因的 SNP 位点 rs5743618 G/T 和位于 *TRL8* 基因的 SNP 位点 rs3764880 A/G 的多态性都与结核病的易感性相关；而位于 *TLR8* 基因的 rs3761624 A/G 位点只在女性群体中与结核病的易感性相关。因此，在候选基因的研究中，结核病可根据表型的不同，将患者进行分层，提高检出效率。一般来说，用于疾病研究的中间表型应该具备以下特点：①与疾病相关；②高度遗传；③高外显率；④在患者后代中表现较早，且表现一致；⑤与疾病的发病机制有因果关系。在另外一项研究中，尽管位于 *TLR1* 基因的 SNP 位点 rs4833095 G/A 与结核病的易感性不具有相关性，但是此位点与位于 *TLR2* 基因的 rs3804100 C/T 位点相互作用，并且共同影响了结核病的易感性。在中国汉族人群中的一项包括 109 例结核病患者、422 例潜伏感染者和 427 例健康对照的病例对照研究显示，位于 *TLR2* 基因的 SNPs 位点 rs3804100 C/T 和位于 *TLR9* 基因的 SNP 位点 rs5743836 C/T 的多态性与潜伏感染的易感性相关，而位于 *TLR2* 基因的 SNP 位点 rs5743708 A/G、位于 *TLR4* 基因的 SNP 位点 rs7873784 C/G 和位于 *TLR8* 基因的 SNP 位点 rs3764879 C/G 的多态性与肺结核的易感性相关。

综上，这些数据表明 TLR 基因多态性与结核病的易感性显著相关，说明 TLR 在 MTB 免疫反应中起了至关重要的作用。

干扰素家族及其相关基因　作为机体最重要的抗病毒细胞因子之一，干扰素（interferon，IFN）是机体发挥抗病毒作用的第一道防御体系，可在短时间内使机体处于抗病毒状态。根据 IFN 受体的差异，人类 IFN 有 I、II 和III型。IFN-α、IFN-β、IFN-ω 属于 I 型；IFN-γ 为 II 型；IFN-λ 属于III型。IFN-γ 基因多态性是目前研究热点之一，位于启动子区 -183 和 -155 位点、内含子 1 的 +874 位点，内含子 3 的 +2109 和 +3810 位点以及 3′端非翻译区 +5134 位点，与多种疾病的发生、发展密切相关。近年来 I 型 IFN 的作用越来越被重视，*IFNAR1*、*IFNAR2* 基因中鉴定了若干等位基因多态性与结核病易感性密切相关，位于 *IFNAR1* 基因外显子 rs72552343 TCC>DEL 多态性与结核病密切相关，其中 DEL 为保护性等位基因，进一步功能学研究发现 DEL 个体对 I 型 IFN 应答减弱。另外一项在加纳人群 1 999 例结核病患者和 2 589 例健康对照的队列，对包括 IFN-γ 信号通路共计 20 个基因包括 *IFNG*、*IFNGR1*、*IFNGR2*、*IRF1*、*IL12A*、*IL12B*、*IL12RB1*、*IL12RB2*、*IL23A*、*IL23R*、*IL27*、*EBI3*、*IL27RA*、*IL6ST*、*SOCS1*、*STAT1*、*STAT4*、*JAK2*、*TYK2* 和 *TBX21* 的多态性研究并未发现与结核病易感性相关的突变。

维生素 D 受体 维生素 D 受体（vitamin D receptor，VDR）是激素受体家族中的一员，与类固醇和甲状腺激素的受体序列有相似性，共同特征是具有高度保守的 DNA 结合区及一定保守性的配基结合区。维生素 D 的活性代谢产物 1, 25-(OH)$_2$-D$_3$ 是重要的免疫调节物之一，在维持体内矿物质动态平衡、钙及磷酸根代谢、骨代谢、多种组织细胞的生长分化和免疫调节等方面起非常重要的作用。有研究报道，其可能参与机体对 MTB 的宿主免疫反应，而这些生物学活性主要由 VDR 介导。编码 VDR 的基因同样存在多态性现象，这种多态性可影响宿主对结核病的易感性。VDR 基因包括多个多态性位点，目前研究较多的有 4 个，即 rs731236、rs2228570、rs1544410 和 rs7579232 位点，分别对应限制性内切酶 TaqI、FokI、BsmI、ApaI 的酶切位点。Bellamy 等 1998 年首次在西非人群中报道 VDR 基因多态性与结核病的易感性有关；中国汉族人群和藏族人群中也相继有研究报道 VDR 基因多态性与结核病的易感性相关，并指出 TLR 在巨噬细胞中活化上调了 VDR 基因与维生素 D1 羟化酶基因的表达，诱导抗菌肽的产生，有助于杀灭胞内分枝杆菌；对 VDR 基因多态性与结核病易感性的 Meta 分析研究表明，在亚洲人群中，*BSml* 基因 bb 型携带者结核病发病风险显著降低，*FokI* ff 基因型携带者结核病发病风险增加约 1 倍。但一些 Meta 分析结果也显示，VDR 基因多态性与结核病易感性无显著关联。在伦敦、西非等国家和地区的研究中均未发现 VDR 基因多态性与结核病相关。VDR 基因多态性与肺结核易感性的关联研究结果存在差异，尚不能完全认为 VDR 基因多态性是肺结核易感性的影响因素，VDR 基因还可能与别的易感基因存在连锁不平衡。

综上所述，国内外学者对 VDR 基因多态性与肺结核易感性的研究结果并不一致。原因可能是 VDR 基因多态性存在种族差异或结核病的发病是由多个基因共同调控的，VDR 基因的调控作用并不占据主要地位。

促炎细胞因子 肿瘤坏死因子（tumor necrosis factor，TNF）是一类具有炎症介导作用的活性细胞因子，根据其细胞来源和分子结构不同分为 TNF-α 和 TNF-β 两型，但二者均结合相同的受体，具有相同的生物学活性。研究证实 TNF-α 基因型不同，导致机体感染时细胞因子释放水平不同，炎症反应的程度也不同。一项 Meta 分析研究指出，4 个位于 TNF-a 基因的多态性位点 rs1800629 G/A（-308G/A）、rs1800630 C/A（-863C/A）、rs1799724（-857C/T）和 rs361525 G/A（-238G/A）与结核病的易感性相关。

白介素（interleukin，IL）家族的细胞因子（IL-1α、IL-1β 和 IL-1 Ra）也是参与炎症病理生理过程的重要细胞因子。IL-1α 和 IL-1β 为促炎细胞因子，IL-1 Ra 为抗炎细胞因子。研究发现 *IL1A* 基因存在 8 个 SNP，主要分布在内含子区，此外在第 6 外显子区域存在一个由 46 个碱基对组成的可变数量串联重复结构。国内学者发现了位于 *IL1B* 基因启动子区的 SNP 位点 rs1143627T 等位基因增加结核病的易感性，并通过增强与转录因子 PU.1 和 C/EBPβ 的结合，上调 *IL1B* 基因的转录，增加结核分枝杆菌感染诱导的 IL-1β 分泌。

趋化因子家族　趋化因子家族由 50 余种结构有较大同源性、相对分子质量为 8 000～10 000 的蛋白组成。根据其氨基酸序列氨基末端半胱氨酸残基的排列方式、基因定位和生物学功能，趋化因子分为四个亚家族：C、CC、CXC 和 CX3C。根据表达方式和在免疫系统中的作用，可以把趋化因子分为内环境稳定性趋化因子和炎症性趋化因子，前者主要在归巢场所表达，有维持内环境稳态的功能，并且对淋巴细胞归巢、成熟有明确作用；后者由炎性细胞因子或其他破坏内环境稳态的病理条件诱发不同形式的细胞表达，主要功能是募集效应细胞，在协调天然和获得性免疫反应中起重要作用。在一项包括 92 例结核病患者和 132 例健康对照的研究中，*CCL2*、*CXCL9*、*CXCL10* 和 *CXCL11* 基因中只有位于 *CCL2* 基因的 SNP 位点（-2581A/G 和 rs1024611 A/G）与结核病易感性相关。

（三）结核病相关的 GWAS 研究

GWAS 是一种采用非假设驱动的可鉴定新的基因生物标识并评估其对表型影响程度的研究方法。在结核病易感性研究领域，已经在多个种族人群中进行了基于 GWAS 的遗传学分析。最近一项在俄罗斯进行的包括 5 914 例结核病患者和 6 022 例健康对照（质控后为 5 530 例结核病患者和 5 607 例健康对照）的 GWAS 共计分析了 707 452 个 SNP 位点，数据显示位于 *ASAP1* 基因内含子区域的 11 个 SNP 位点与结核病的发生具有显著的相关性。由于 GWAS 研究的设计方法以及遗传统计方法的缺陷，包括 1 085 例结核病患者和 2 865 例健康对照的独立验证队列被建立，并确定了 7 个 SNP 位点确实与结核病的发生相关。此研究还证明，在结核分枝杆菌的刺激下，*ASAP1* 基因在 mRNA 水平表达在巨噬细胞和树突状细胞中相比单核细胞中增加，树突状细胞中 *ASAP1* 基因的表达下调。结核病相关的 SNP 位点 rs10956514 为功能性 SNP，携带风险等位基因 rs10956514 A 的个体，*ASAP1* 基因表达量较低。因此，由风险等位基因引起的树突状细胞中 *ASAP1* 水平降低导致明胶基质降解减少，进而影响了结核分枝杆菌感染的树突状细胞的迁移受损，在结核分枝杆菌感染早期延迟获得性免疫应答的发生，这也可能是结核分枝杆菌逃逸宿主杀伤的一种机制。但是遗憾的是，此结果并没有在中国汉族人群及藏族人群中得到验证。其他种族的结核病相关 GWAS 数据也发现了若干与结核病易感相关的 SNP 位点，但缺乏功能学实验验证。最近，在中国汉族人群中包括 483 例结核病患者和 587 例健康对照的 GWAS 研究对 5 692 315 个 SNP 位点进行分析发现位于 1q32.2 的 SNP 位点 rs932347 C/T 与结核病的易感性相关，并且此项研究结果在蒙古族人群中得到验证。

综上，GWAS 是识别易感基因位点或耐药基因座的重要工具。但是 GWAS 鉴定的基因座需要在队列研究中进行进一步的独立验证。

（四）宿主遗传因素与结核病治疗

尽管现今已有治疗敏感结核分枝杆菌感染的药物，但由于耐多药结核病的发生，使得当前结核病的治疗面临严峻挑战。研发新型有效的抗结核药物和 / 或治疗方案是当前结核病防控的迫切需要。结核病的发生是宿主与结核分枝杆菌相互作用的结果，其中宿主免疫抑制与过度炎症应答反应是导致结核分枝杆菌感染进展到结核病的关键。因此，通过靶向调控宿主免疫和炎症反应的基因，干预基因的功能，达到治疗结核病的目的，也就是基于宿主基因的定向治疗策略（host-directed therapy，HDT）是当前的研究热点。由于与传统抗结核药物直接靶向和杀灭结核分枝杆菌作用机制完全不同，HDT 治疗结核病的新策略与传统靶向结核分枝杆菌的抗生素和化疗药物没有交叉耐药的风险，HDT 为提高结核病治疗效果尤其是耐多药结核病治疗提供了新的愿景。

HDT 是通过干预宿主基因发挥治疗结核病的作用。因此，其治疗效果受宿主基因表达水平的影响，而后者受感染结核分枝杆菌和宿主遗传基因背景调控。在临床实践中大多数靶向肿瘤突变基因的治疗方案如 EGFR 抑制剂已经成为常态应用。在结核病 HDT 方案中，最经典的就是 Tobin DM 等报道，给予结核性脑膜炎患者糖皮质激素治疗中，需要根据宿主 *LTA4H* 基因型来确定：只有在高炎症反应性个体（基因型 rs17525495 TT）给予糖皮质激素治疗才能增加治愈成功率；而在低炎症反应性个体（rs17525495 CC）给予糖皮质激素治疗不仅不能获益，反而恶化病情和增加死亡的风险。国内相关研究发现，位于 *IL1B* 基因启动子的 rs1143627 多态性与结核病的易感性有关，*IL-1β* 高表达基因型（rs1143627TT）个体发生结核病风险显著增高，临床表现重，治疗后转归差；*SLCO1B1* 基因 SNP 位点 rs4149032C/T、rs11045819A/C、rs4149056C/T 和 rs2306283C/T 与利福布丁的血药浓度相关，虽然这些研究是在小样本病例对照中进行的，但是 *SLCO1B1* 基因多态性可能是结核病治疗的生物标志物之一。

综上，应该根据宿主的基因型来选择患者给予 HDT 治疗，这也正是当前精准治疗的要求和方向。

（陈心春）

参考文献

[1] 吴雪琼，吴长有 . 结核病免疫学 [M]. 北京：人民卫生出版社，2016.

[2] 唐神结，高文 . 临床结核病学 [M]. 北京：人民卫生出版社，2011.

[3] JAMES W D, BERGER T G, ELSTON D M. 安得鲁斯临床皮肤病学 [M]. 徐世正，译 . 10 版 . 北京：科学出版社，2008.

[4] 白雪娟，吴雪琼 . 结核分枝杆菌潜伏感染相关抗原的研究进展 [J]. 中国防痨杂志，2014, 36(33):204-209.

[5] CAMBIER C J, FALKOW S, RAMAKRISHNAN L. Host Evasion and Exploitation Schemes of Mycobacterium tuberculosis[J]. Cell, 2014, 159(7):1497-509.

[6] EHRT S, SCHNAPPINGER D, RHEE K Y. Metabolic principles of persistence and pathogenicity in Mycobacterium tuberculosis[J]. Nat Rev Microbiol, 2018, 16(8):496-507.

[7] JASENOSKY L D, SCRIBA T J, HANEKOM W A, et al. T cells and adaptive immunity to Mycobacterium tuberculosis in humans[J]. Immunol Rev, 2015, 264(1):74-87.

[8] HARTMAN M L, KORNFELD H. Interactions between naïve and infected macrophages reduce Mycobacterium tuberculosis viability[J]. PLoS One, 2011, 6(11): e27972.

[9] CHOWDHURY R, VALLANIA F, YANG Q, et al. A multi-cohort study of the immune factors associated with M. tuberculosis infection outcomes[J]. Nature, 2018, 560(7720):644-648.

[10] HUANG L, EVGENIYA V N, TAN S M, et al. Growth of Mycobacterium tuberculosis in vivo segregates with host macrophage metabolism and ontogeny[J]. J Exp Med, 2018, 215(4):1135-1152.

[11] MAHAMED D, BOULLE M, GANGA Y, et al. Intracellular growth of Mycobacterium tuberculosis after macrophage cell death leads to serial killing of host cells[J]. Elife, 2017(6): e22028.

[12] MAERTZDORF J, TÖNNIES M, LOZZA L, et al. Mycobacterium tuberculosis Invasion of the Human Lung: First Contact[J].Front Immunol, 2018(9): 1346.

[13] CHANG K C, YEW W W. Management of difficult multidrug-resistant tuberculosis and extensively drug-resistant tuberculosis: update 2012[J]. Respirololgy, 2013, 18 (1): 8-21.

[14] SHU C C, WU V C, YANG F J, et al. Predictors and prevalenceof latent tuberculosis infection in patients receiving long-term he-modialysis and pentoneal dialysis[J]. PLoS One, 2012, 7 (8): e42592.

[15] FENG Y, DIAO N, SHAO L, et al. Interferon-gamma release performance in pulmonary and extrapulmonary tuberculosis[J]. PLoS One, 2012, 7(3): e32652.

[16] CHEN J, ZHANG R, WANG J, et al. Interferon-gamma releaseassays for the diagnosis of active tuberculosis in HIV-infected patients: a systematic review and meta-analysis[J]. PLoS One, 2011, 6(11): e26827.

[17] TANDON V, MAHAPATRA A K. Management of post-tubercular hydrocephalus[J]. Childs Nerv Syst, 2011, 27(10): 1699-1707.

[18] PASCO P M. Diagnostic features of tuberculous meningitis: across-sectional study[J]. BMC Res Notes, 2012, 5 (1):49.

[19] HMAMA Z, PENA-DIAZ S, JOSEPH S, et al. Immunoevasion and immunosuppression of the macrophage by Mycobacterium tuberculosis[J]. Immunological reviews, 2015(264): 220-232.

[20] LIU C H, LIU H, GE B. Innate immunity in tuberculosis: host defense vs pathogen evasion[J]. Cellular & molecular immunology, 2017, 14(12): 963-975.

[21] NETEA M G, WIJMENGA C, ONEILL L A. Genetic variation in Toll-like receptors and disease susceptibility[J]. Nat Immunol, 2012, 13(6): 535-542.

[22] SALIE M, DAYA M, LUCAS L A, et al. Association of toll-like receptors with susceptibility to tuberculosis suggests sex-specific effects of TLR8 polymorphisms[J]. Infect Genet Evol, 2015(34): 221-229.

[23] SHIN J G, PARK B L, KIM L H, et al. Association study of polymorphisms in interferon-gamma receptor genes with the risk of pulmonary tuberculosis[J]. Mol Med Rep, 2015, 12(1): 1568-1578.

[24] ZHANG G, WEERD N A, STIFTER S A, et al. A proline deletion in IFNAR1 impairs IFN-signaling and underlies increased resistance to tuberculosis in humans[J]. Nat Commun, 2018, 9(1): 85.

[25] FACCHINI L, VENTURINI E, GALLI L, et al. Vitamin D and tuberculosis: a review on a hot topic[J]. J Chemother, 2015, 27(3): 128-138.

[26] LEE Y H, SONG G G. Vitamin D receptor gene FokI, TaqI, BsmI, and ApaI polymorphisms and

susceptibility to pulmonary tuberculosis: a meta-analysis[J]. Genet Mol Res, 2015, 14(3): 9118-9129.

[27] YI YX, HAN J B, ZHAO L, et al. Tumor necrosis factor alpha gene polymorphism contributes to pulmonary tuberculosis susceptibility: evidence from a meta-analysis[J]. Int J Clin Exp Med, 2015, 8(11): 20690-20700.

[28] CURTIS J, LUO Y, ZENNER H L, et al. Susceptibility to tuberculosis is associated with variants in the ASAP1 gene encoding a regulator of dendritic cell migration[J]. Nat Genet, 2015, 47(5):523-527.

[29] TOBIN D M, ROCA F J, OH S F, et al. Host genotype-specific therapies can optimize the inflammatory response to mycobacterial infections[J]. Cell, 2012, 148(3):434-446.

第六章
结核病疫苗

人类与疾病斗争最有效的方式是通过疫苗免疫预防疾病的发生。1882 年德国科学家 Robert Koch 发现结核致病菌——结核分枝杆菌后，科学家们就一直致力于研究结核病疫苗。目前国内外结核病疫苗研究的种类主要有三种：活疫苗、灭活疫苗、亚单位疫苗。活疫苗除了经典的卡介苗外，还包括两种新疫苗：基因重组活疫苗和减毒活疫苗，对结核分枝杆菌（MTB）或卡介苗（BCG）进行改良以减少前者的致病力或提高后者的免疫保护效力。灭活疫苗（如母牛分枝杆菌、草分枝杆菌菌苗）只能引起短暂的免疫反应，不能像活的结核分枝杆菌那样刺激机体产生具有免疫保护性的细胞免疫反应，而不能产生持久、有效的免疫保护力，主要作为治疗性疫苗。亚单位疫苗只用 MTB 的一部分成分引起机体产生免疫保护反应，主要包括 DNA 疫苗、重组蛋白疫苗或多肽疫苗（加佐剂）、多肽以外其他纯化的主要成分（如分枝菌酸、糖脂等），可作为卡介苗的加强疫苗或治疗性疫苗。根据疫苗的用途可将其分为预防性疫苗和治疗性疫苗，前者主要应用于新生儿和未感染人群不被 MTB 感染；而后者主要应用于结核潜伏感染者使其不发病，或用于已发病的结核病患者使其早日痊愈。

第一节　卡介苗

一、卡介苗历史

卡介苗是预防结核病疫苗的重要组成之一，也是目前预防结核病唯一可用的上市疫苗。

卡介苗的历史至今已有一百多年，1882 年 Robert Koch 发现结核分枝杆菌是结核病的致病菌后，研究者一直在寻找能够预防结核分枝杆菌感染的免疫制剂，包括结核菌素、极小剂量的结核活菌、各种方法处理的结核死菌等，但均因效果不佳而终止研究。1908 年，法国医师和细菌学家 Albert Calmette 及其助手兽医 Camille Guérin 在法国里尔巴斯德研究所进行传代培养有毒结核分枝杆菌和培养基测试的研究中注意到，甘油马铃薯培养基上生长的有毒杆菌看起来毒性较小，因此改变了研究过程，将法国科学家 Nocard 1902 年从患结核性乳腺炎的奶牛身上分离到的牛型分枝杆菌进行连续传代培养，探索重复传代培养是否会产生一种减毒制剂可用作疫苗。这株强毒型牛结核分枝杆菌在甘油马铃薯培养基上经 13 年连续传代培养 239 次后，经动物实验结果证实，该菌株毒力减弱，注射动物不会致死，同时能引起动物对结核分枝杆菌的免疫力，免疫了该菌的动物再注射结核分枝杆菌毒株不引起发病，而对照组动物很快死去。1921 年，Weill-Halle 首次将该菌制备的疫苗应用于人体，一个母亲因结核病死亡的婴儿，在其出生后第 3 天、第 5 天和第 7 天给予口服菌苗。婴儿和患有结核病的外祖母一起生活，由于这个孩子服用了卡介苗，经观察数年发育良好，一生都没有得结核病。1924 年，又给 317 名儿童口服了卡介苗，效果显著，证明其预防结核病安全、有效，从而在全球得以推广应用。1928 年国际联盟（WHO 前身）宣布口服卡介苗安全，采用其为标准疫苗。1928 年，法国召开国家科学大会，为纪念两位科学家的功劳，将该菌株命名为卡介菌。后来统称其所制备的疫苗为卡介苗。

卡介苗的第一个正式临床研究是 1937 年在北美印第安人中进行，直到 20 世纪 40 年代后期，一些临床研究都显示卡介苗能很好地预防结核病。1948 年，第一届国际卡介苗大会宣布卡介苗安全有效，第二次世界大战后卡介苗被广泛应用。

二、卡介苗不同亚株

自原始的卡介苗培养物被分发到世界各地实验室，各地实验室采用传代培养方式保存菌种。不同实验室各自建立了传代方法，多数是在土豆胆汁或土豆苏通培养基上传代与保存，这种传代方式继续应用到 20 世纪 40 年代中期，在许多地区一直应用到五六十年代，甚至 70 年代。经过长期传代，在生物学特性、免疫学特性、保护效果和剩余毒力等方面产生显著差异，形成了不同卡介苗亚株。直到 1956 年，WHO 推荐"干燥卡介苗的制造与检定规程"，其中规定卡介苗的生产须采用冻干种子批系统（seed lot system），各实验室随后执行才将其菌种传代代次固定。目前，全球制备疫苗使用较多的菌株包括：丹麦 1331 株（BCG Danish1331）、日本 172-1 株（BCG Tokyo172-1）、俄罗斯的莫斯科株（BCG Moscow-368）、保加利亚株（Bulgarian Sofia SL222）、法国巴斯德 1173 P2 株（BCG Pasteur1173P2）、从丹麦菌株衍生的葛兰素 1077 株（BCG Glaxo1077）等。目前我国计划免疫用的卡介苗生产菌种系丹麦国立血清研究所丹麦 823 株的子代衍生菌株，由上海生物制品研究所于 1974 年冻干保存，称为卡介菌 D_2PB302 株，国内外总计传代 1155 代（D_2-1155）。

三、卡介苗的接种

从 1974 年到现在，WHO 将卡介苗纳入扩大免疫规划，并推荐在结核病高负担地区尽早接种卡介苗。全球每年大约有 1 亿儿童接种卡介苗。我国自 1978 年将卡介苗纳入计划免疫，每年约有 1 000 万儿童接种卡介苗。目前卡介苗在常规婴儿免疫接种计划中的全球覆盖率高达 90%。卡介苗的接种方式最初为口服方式，1939 年多穿刺技术问世，1947 年划痕技术引进，至目前主要采用皮内注射方式给药，另有部分仍采用多穿刺技术。

四、卡介苗预防结核病效力争议与展望

卡介苗对儿童结核性脑膜炎与粟粒型结核病的保护效果得到公认，但对肺结核的保护效果多年来一直有争议，尤其一直以来认为其对成人无效。

1995 年，WHO 在"关于卡介苗复种预防结核病的声明"中对卡介苗的效果进行了评述，认为卡介苗既不能预防原发性结核分枝杆菌感染，也不能预防大量传染性肺结核病例，因此不能降低社区中结核病传播。其依据是 1927—1968 年完成的 19 项临床试验研究中发现 BCG 保护效果相差悬殊，其保护效果为 0 ~ 80%。其中最引人注意的是 1968 年南印度 Chingleput 地区观察 26 万人的一项大规模国际研究，结果显示卡介苗只能提供低水平的保护作用（15 年平均保护力仅 17%），该结果表明卡介苗没有保护作用。与上述研究结论相反的是英国医学研究委员会（BMRC）1972 年的报告，将 14 ~ 15 岁无活动性结核病且家庭内无结核病患者的少年随机分组，严格对照，经15 年以上逐年观察，结果可见：①卡介苗对结核病具有显著的预防作用，15 年间使结核病发病率减少 78%；②卡介苗对结核性脑膜炎、粟粒型结核病的预防作用最突出，未接种组出现 10 例，而接种组无病例；③卡介苗预防作用在接种后第一个 5 年内高达 80%，高峰在 2.5 ~ 5 年，10 ~ 15 年效果仍高达 59%。

同时，1995 年 WHO 在"关于卡介苗复种预防结核病的声明"中不提倡复种，对任何人都无须进行多次复种，理由是卡介苗复种无效。

由于卡介苗被认为对结核病的预防效果有限，研究者一直致力于结核新疫苗的研发，然而随着 MVA85A 疫苗临床试验在 2013 年宣布失败，卡介苗对结核病的预防保护效果重新引起了人们的思考与评估。

2013 年英国国家健康研究所发表了卡介苗对结核病预防效果的研究报告，是迄今为止收集数据最多的系统回顾与 Meta 分析。综合分析的结论为：卡介苗对结核病的预防保护效果存在变异，主要原因是临床研究中没有剔除研究对象已受分枝杆菌致敏和研究现场靠近赤道（环境分枝杆菌影响）这两个因素，这两个因素则可解释卡介苗无效的大部分临床研究；卡介苗对结核病有预防作用，保护效期长达 10 年之久；由于大多数临床研究随访时间不够长，以至于未观察到卡介苗是否存在更长的保护期，仅有的 1 个临床结果表明卡介苗保护效力可超过 15 年；针对卡介苗长期保护效力研究的缺失，并不能作为判断卡介苗对成年人无效的证据。该研究最后建议，考虑目前仍缺乏卡介苗长久保护效力的临床证据，有必要对卡介苗进行更长时间保护效果的研究；且研究时应考虑受试者接种卡介苗时的结核菌素试验反应状态。

根据英国国家健康研究所的观点及 WHO 2004 年立场文件指出的"在结核菌素试验阳性个体中（无论其阳性结果是否由环境分枝杆菌、结核分枝杆菌或卡介苗所致），接种卡介苗并不能提高其对结核病的免疫力。"上述观点实际上明确了卡介苗的接种对象应为结核菌素试验阴性的个体。

以此为基础，再分析得出卡介苗无效的印度 Chingleput 临床研究可以发现，该研究的受试者多为结核菌素皮肤试验阳性者。该研究对入选人群是否感染结核分枝杆菌进行检测，阴性以 3IU PPD-S ≤ 7mm 为判断标准，结果显示，总人数为 260 000 名的研究对象中，仅 115 500 名为阴性。但按照国际惯例，通常以 5IU PPD-S ≤ 5mm 为阴性判断标准。

因此，其筛选出的"阴性"人群，由于采用低剂量皮试试剂的同时还采用高判断标准，极可能存在大量结核分枝杆菌实际感染者；阳性则以 3IU PPD-S ≥ 12mm 为分界标准，结果在 15 岁以上各年龄组人群中，男性阳性率高达 62%～86%，女性阳性率为 48.5%～72.3%。该研究同时对人群是否感染环境分枝杆菌进行检测，结果发现，研究人群感染率随年龄增加而升高。其中，1～4 岁组感染率为 34%，5～9 岁组感染率为 67%，10～19 岁组感染率为 92%，成年人中环境分枝杆菌感染率更高达 90%。由此可见，该研究人群特点是青少年及成年人结核分枝杆菌感染率高，且全人群环境分枝杆菌感染率异常高，不符合卡介苗接种对象应为结核菌素试验阴性者的要求。因此，该研究的结果只能证明卡介苗对结核分枝杆菌或环境分枝杆菌已感染人群无效，对未感染人群无效的结论尚无确切证据，仅凭此认为卡介苗对成年人无保护作用的理由不充分。

由于卡介苗的接种对象应为结核菌素试验阴性的个体，以此基础分析卡介苗复种的研究，发现复种临床研究中，有的研究人群未做结核菌素试验，有的研究未将感染人群与未感染人群分开，也有的研究未进行未感染人群复种与未复种的比较，如马拉维进行卡介苗复种研究的入选对象为有卡痕者，并非结核菌素阴性人群，研究对象与拟进行二次加强免疫人群不一致。巴西开展的一项针对 7～14 岁儿童随机研究表明，在远离赤道区，重复接种卡介苗能提供 19% 的抗结核保护，而近赤道区的抗结核保护率仅为 1%；同时该研究未对加强免疫人群进行限定。中国香港地区一项队列研究对加强接种人群进行了筛选，结果显示，结核菌素阴性的卡介苗加强免疫组结核病年发病率为 12.5/ 万，而未入选组自然发病率为 12.9/ 万，二者无差异。但该试验未提供结核菌素阴性未加强免疫人群的发病率。由此可见，卡介苗加强免疫并无统一的评价方式，同时由于加强免疫接种者对分枝杆菌敏感程度不统一，免疫接种时间各异，接种者所处的环境不同，导致提出的卡介苗进行二次加强免疫接种无效的观点可信度不高，因此已有的卡介苗复种临床研究结果确实不能证明卡介苗复种的效果，也不令人信服。而在结核分枝杆菌感染的筛查中，通常会发现两个或多个卡痕者 PPD 强阳性或定量干扰素结核分枝杆菌感染试验阳性率较一个或无卡痕者低。

卡介苗是否能预防原发感染也有了新的证明，2014 年 Roy A 等发表了卡介苗对儿童保护作用的系统评价，结果显示以预防活动性肺结核为评价指标，卡介苗接种的保护率为 71%，以预防感染后发病为评价指标，卡介苗接种的保护率为 58%；以预防感染为评价指标，卡介苗接种的保护率为 27%。结论是卡介苗不限于预防结核发病，同样能预防结核潜伏感染者发病。从这篇文献可见，卡介苗对原发感染有约 20% 预防效果。

2018 年 2 月 WHO 结合结核病领域的最新进展，发表了最新的卡介苗立场文件，对卡介苗的一些观点与 1995 年的声明及 2014 年立场文件观点均有变化，尤其针对卡介苗预防肺结核的疫苗效力及预防原发感染的报道有了本质改变，不再报道卡介苗对肺结核的保护效力为 0～80%，而针对研究人群是否经过了严格结核菌素皮肤试验（tuberculin skin test，TST）筛选来评价卡介苗的保护效力，经过严格 TST 筛选的研究卡介苗对肺结核的保护力均大于 50%。肯定了卡介苗接种能适度预防结核分枝杆菌原发感染，说明了卡介苗显著的额外效益。

关于卡介苗的接种，WHO 仍然推荐在结核高负担地区尽早接种卡介苗，"所有健康新生儿应在出生时给予单剂卡介苗，既预防结核病，也能预防麻风病"；而在结核低负担国家，推荐选择结核高风险人群进行免疫接种。同时建议接种的人群还包括：高负担地区的 TST 或 γ 干扰素释放试验（interferon gamma release assays，IGRA）阴性的大龄儿童、青少年和成人；从结核和 / 或麻风低发病率地区到高发病率地区未接种过疫苗的 TST 或 IGRA 阴性的大龄儿童、青少年和成人；结核高发与低发地区有职业暴露风险的，未接种过疫苗的 TST 或 IGRA 阴性者，例如医务工作者、实验室工作人员、医学生、监狱工作人员及其他职业暴露人员。该推荐建议间接否定了卡介苗对成人无效的观点，为今后卡介苗对青少年或成人临床研究提供了依据，也能帮助各国卫生部门与免疫规划人员重新审视本国的卡介苗接种政策。而对于复种，WHO 仍然不建议复种。但 2018 年 2 月发表的一项研究报告显示，接种过卡介苗的未感染人群再次接种卡介苗后，预防结核分枝杆菌感染的效力为 45.4%，而结核新疫苗 H4:IC31 的效力为 30%。随后 2018 年 6 月，比尔及梅琳达盖茨基金会下的盖茨医学研究院计划在青少年中进行卡介苗测试，希望了解能否通过改变免疫方案来减少结核病发病和死亡情况。因此 WHO 针对卡介苗复种的观点尚待商榷。

卡介苗作为目前预防结核病唯一可用的疫苗，其本身有三个缺陷。首先，卡介苗菌种在减毒及随后的传代过程中，基因组丢失了很多缺失区（regions of deletion，RD），有的 RD 涉及的开放读码框架是编码具有免疫原性的保护性抗原，如与结核分枝杆菌比较，卡介苗菌株不能分泌 ESAT-6 与 CFP-10 等与抗结核保护力相关的抗原。其次，卡介苗对结核菌素皮肤试验阳性者无效，这部分人群包括结核分枝杆菌感染者、非结核环境分枝杆菌感染者及卡介苗接种者。最后，卡介苗免疫为感染免疫，接种后随着活菌在体内的减少，其诱导的免疫保护力也逐渐降低，远期保护效果不佳，具体表现为在婴幼儿时期接种不能预防青少年及成人结核病。因此结核病的预防不能仅仅依靠卡介苗，还要综合考虑人群的免疫及感染状态，根据人群的免疫状态和分枝杆菌感染状态不同，选择不同的预防方式，接种不同类型的疫苗可能是结核病预防的方向。如对未感染分枝杆菌（包括未被结核分枝杆菌感染的未接种过卡介苗或卡介苗接种后 TST 阴转）人群可以直接接种卡介苗预防结核病；而接种过卡介苗仍维持 TST 阳性的人群则应接种能加强卡介苗保护作用的初免 - 加强疫苗；对已感染结核分枝杆菌尚未发病、处于潜伏期的人群，则需要接种能预防休眠期结核分枝杆菌活化的疫苗。当然，对接种人群免疫状态的认识，是构建结核病免疫预防策略的基础，也影响着结核新疫苗的研究方向。

无论如何，验证卡介苗对未感染的青少年或成人是否有效，是卡介苗研究的发展趋势与研究方向，通过实验大数据解决卡介苗有效性问题，无论成功与否，对国内外结核病免疫预防策略及结核病疫苗研究的决策都有重大指导意义。

总之，在结核分枝杆菌疫苗目前的研究现状下，越来越多的证据证明卡介苗的效力可能被低估了，研究者应在充分认识卡介苗的基础上，充分利用卡介苗为预防结核病发挥作用。

（赵爱华　王国治）

第二节　结核灭活疫苗

结核灭活疫苗的研究最早可追溯至结核分枝杆菌的发现者 Robert Koch。1890 年，

Koch 用结核分枝杆菌培养物粗提纯后制备的结核菌素治疗结核病患者，尽管效果不佳，且不良反应严重，但也开启了结核病免疫治疗的先河。卡介苗活疫苗诞生后，越南在越战时期进行过死卡（灭活卡介苗）替代活卡用于新生儿接种的研究，以解决疫苗保存和运输问题，后国内跟进并延伸到结核病的治疗，随着危机结束，灭活卡介苗的研究也终止了。时至今日，结核灭活疫苗已成为结核新疫苗研究的一个重要方向，不再局限于结核分枝杆菌提取物，各种非结核分枝杆菌（nontuberculous mycobacteria，NTM）灭活疫苗也进入广大研究者的视野，其主要用途依然是免疫治疗，作为结核病患者的辅助治疗或潜伏感染人群的免疫预防。目前，进入临床研究的灭活疫苗有 Mk 疫苗、母牛分枝杆菌疫苗、耻垢分枝杆菌疫苗、MIP 疫苗、RUTI 疫苗和 DAR-901 疫苗。

一、Mk 疫苗

20 世纪 60 年代，乌干达完成的一项临床研究证实儿童接种卡介苗可有效预防麻风病。之后的分析认为受试儿童在卡介苗接种前，预先已受到当地环境分枝杆菌致敏对卡介苗的免疫可能有促进作用。20 世纪 70 年代初，英国伦敦大学学院 John Stanford 教授从乌干达 Kyoga 湖的土壤中分离出一株快生长的非结核分枝杆菌，当时鉴定为母牛分枝杆菌（NCTC 11659）。John Stanford 教授等由此开始了该菌株疫苗化的系统研究，并从用于麻风病的预防转移到结核病的免疫治疗。历史上用该菌株作为种子制备过不同工艺的疫苗：研究初期实验室制备的疫苗，有辐射灭活和热灭活之分，无正式名字，仅在早期临床研究中应用；后期按 GMP 要求生产两种疫苗：以琼脂培养基培养制备的 SRL172 疫苗和以肉汤培养基培养制备的 DAR-901 疫苗。

2016 年开始有文献表明 NCTC 11659 菌株的 16s RNA 序列与奥布分枝杆菌（*Mycobacterium obuense*）同源性更高，DAR-901 疫苗研究者因此将其疫苗菌种由母牛分枝杆菌更正为奥布分枝杆菌。2018 年发布的最新 16S rRNA、gyrB、热休克蛋白 65（heat shock protein 65，hsp65）、recA 和 rpoB 基因分析、化学和表型特征以及 DNA 相关性表明，该菌株应被归于一类新的分枝杆菌（命名为 *Mycobacterium kyogaense sp. nov.*，Mk）。至此，国外几十年冠以"母牛分枝杆菌"疫苗的研究实质是一系列张冠李戴事件，而目前 NCTC 11659 编号的菌株信息在英国国家典型菌种保藏中心已查询不到，只存在于文献中。本文在综述国外该菌株制备的疫苗研究时，除了 SRL172 疫苗和 DAR-901 疫苗，其他均抛弃原文中的"母牛分枝杆菌（*Mycobacterium*）"疫苗，统一以 Mk 疫苗论之，与国内真正的母牛分枝杆菌疫苗（微卡）区分，阅读原始文献时应注意这种表述差异。

1985 年，Mk 灭活疫苗首次用于结核病患者的临床试验在伦敦、科威特和冈比亚三个临床现场先后开展。伦敦现场受试者只有 10 例，以 TST 评价疫苗免疫效果，结果显示，受试者接种 Mk 疫苗后，TST 由免疫前的强阳性（> 15mm）转为弱阳性（< 10mm），可能归于 Mk 免疫下调了 Th2 型免疫应答，并降低了 Koch 反应风险。科威特现场纳入 191 例活动性肺结核患者，首次尝试评价 ^{60}Co 或高压灭活 Mk，以及配伍结核菌素和 / 或免疫调节剂的有效性，但以细菌学阴转为判定指标，各疫苗组与安慰剂组均无显著性差异。冈比亚现场纳入了 123 例处于短疗程（6 个月）和 141 例处于长疗程（18 个月）的结核病患者，在化疗 6 周后免疫 1 针次结核菌素配伍的 ^{60}Co 灭活 Mk，明显提高了治愈率，降低了死亡率。

进入 20 世纪 90 年代后，John Stanford 主导研究的 Mk 疫苗在不同国家，如印度、南非、阿根廷、尼日利亚、罗马尼亚、越南、伊朗等，进行了一系列小到中规模的随机、安慰剂对照、部分盲法的临床试验，研究对象包括初治、复治以及耐多药结核病患者，以评价疫苗的免疫治疗效果。可能是考虑制备工艺和免疫程序的简便性，这些研究均只使用热灭活制备的 Mk 疫苗（包括 SRL172 疫苗），且免疫针次以单针次免疫为主，仅一个为两针次。总体上，研究结果并不理想。一方面，Mk 疫苗单针次免疫诱导的保护性免疫可能不够，导致疫苗免疫组与安慰剂组在细菌学阴转等关键指标的统计学差异无显著性，唯一的两针次免疫临床研究显示两针次免疫效果更优，提示多针次免疫或许能解决当时 Mk 疫苗效力不够的问题。另一方面，由于采用全菌体高压灭活后直接皮内注射，局部不良反应较高，易形成类似于"卡疤"的长期瘢痕。这些问题在当时均限制了 Mk 灭活疫苗的进一步应用。此后，国外研究者将 Mk 疫苗免疫针次增加到 3 针次，甚至多达 12 针次，继续在临床试验中评价联合化疗后的免疫效果。这些研究均显示多针次免疫程序具有可取性，能提高痰菌阴转率，促进病灶清除并改善免疫学指标，如增强辅助 T 淋巴细胞（helper T lymphocyte，Th）1 型细胞因子应答。

除了已感染人群的免疫治疗，Mk 疫苗也用于卡介苗初免人群的加强免疫。2001—2008 年，美国达特茅斯（Dartmouth）医学院在坦桑尼亚首都达累斯萨拉姆（Dar es Salaam）完成了一项 III 期临床试验（代号"DarDar"，NCT00052195），共入组 2 013 例 HIV 感染者。这些受试者有卡介苗接种史（以卡疤为判断标准），无活动性结核病症状，免疫功能正常（CD4 数量 > 200/mm³），随机分成疫苗组（1 006 例）和安慰剂组（1 007 例），疫苗组在第 0 个月、2 个月、4 个月、6 个月和 12 个月皮内注射共 5 剂 SRL172 疫苗（每剂 0.1ml，含 1mg，10^9 CFU 分枝杆菌）。在平均 3.5 年的随访时间里，安慰剂组发病 52 例，疫苗组发病 33 例，疫苗保护率 36%。

此外，Mk 疫苗的口服给药方式，因其费用低、依从性好，也在初步临床研究中。2012 年在乌克兰完成的 II 期临床试验，研究者使用 Mk 疫苗片剂（Immodulon 批），用于初治、复治、MDR-TB 以及合并 HIV 感染的 TB 患者辅助治疗，结果显示，配合化疗、每日一次、连服 1 个月的 Mk 疫苗片剂，可提高痰菌阴转率，且安全性高。另外，该临床试验中，研究者还使用中国企业生产的口服用途母牛分枝杆菌疫苗片剂（Longcom 批）进行了同类比较，获得了类似结果。

二、母牛分枝杆菌疫苗

鉴于当时"母牛分枝杆菌"（实质是 Mk 疫苗）在结核病辅助治疗中表现出较好的疗效，WHO 在 20 世纪 90 年代结核病研究与发展战略规划中，提出化疗和免疫治疗相结合的思路，并将母牛分枝杆菌（*Mycobacterium vaccae*）列为其唯一推荐的免疫治疗制剂。受 WHO 政策启发，1990 年初，中国药品生物制品检定所王国治研究员和原解放军第三〇九医院（现在为解放军总医院第八医学中心）庄玉辉研究员一起建立了母牛分枝杆菌种子库（CMCC 95051），开启了国内母牛分枝杆菌灭活疫苗研究的序幕。

通过优化工艺，国内研究者解决了国外同类制品菌体颗粒大、液体菌苗易形成菌团问题，避免或减少注射后副作用概率，提高了制品的安全性。同时，在解决安全性前提下，采用肌肉深部注射途径，按免疫调节剂的原理，将免疫针次提高到 6 针次，在一定期间内多次注射，提高了免疫效果。母牛分枝杆菌疫苗在 1996—1998 年先后完成了初治、复治和难治菌阳活动性肺结核共 568 例的临床疗效对照观察，从初治肺结核疗效报告看，该临床研究共纳入 342 例初治菌阳肺结核患者，随机分为疫苗组和对照组（各 171 例）。疫苗组采用抗结核药物（2HRZE/2HR）联合疫苗治疗 6 个月；对照组仅采用抗结核药物治疗（2HRZE/4HR）。结果显示，母牛分枝杆菌疫苗不良反应少且较轻微，免疫治疗后可加快结核分枝杆菌阴转、病灶吸收及空洞缩小关闭速度。1 年后随访，疫苗组的细菌学复发率（3.0%）显著低于对照组（5.6%），复发率低。2001 年，国内自主研发的注射用母牛分枝杆菌疫苗获得生产文号，由安徽智飞龙科马生物有限公司生产（商品名：微卡），正式应用于临床结核病化疗的辅助治疗。在国内临床应用过程中，不同研究者继续开展母牛分枝杆菌疫苗用于初治、复治和耐药结核辅助治疗的疗效观察。已有的 Meta 分析表明，母牛分枝杆菌疫苗联合抗生素治疗安全性好，有利于初治、复治和耐药结核病患者的痰菌转阴，增强化疗效果，提高临床治愈率，但其远期疗效有待进一步研究。

近年来，结核潜伏感染（latent tuberculosis infection，LTBI）人群的预防日益受到重视。据估计，LTBI 约占总人口的 1/4，我国约有 3.5 亿 LTBI，其中 5%～10% 可能发展为结核病，对这一庞大人群进行预防应是我国结核病控制的重要问题。2012 年 12 月，母牛分枝杆菌疫苗经中国食品药品管理局（CFDA）批准，作为预防用生物制品获得临床批件，并于 2013 年 10 月正式开展Ⅲ期临床试验（NCT01979900）。该研究为严格的双盲、随机和安慰剂对照试验，共纳入 9 996 名 15～65 岁 LTBI 受试者，用于评估微卡免疫预防的有效性和安全性，目前全部研究已于 2018 年初完成，详细的临床数据还未正式发布，作为近十年来规模最大的结核疫苗临床试验，其结果值得期待。

三、耻垢分枝杆菌疫苗

采用与母牛分枝杆菌疫苗（微卡）类似的制备工艺和技术路线，中国药品生物制品检定所王国治研究员主导了耻垢分枝杆菌（*Mycobacterium smegmatis*，CMCC 93400）疫苗（M.S 疫苗）的研究。临床前动物评价显示，M.S 疫苗安全性高，具有良好的免疫调节作用，对结核分枝杆菌感染豚鼠具有保护效果。2006 年，M.S 疫苗完成了临床Ⅰ期评价，共入组 55 例健康志愿者，其中 31 例 PPD 皮试反应呈强阳性（>15mm），判为 LTBI。所有受试者连续 6 针次，间隔 2 周免疫 M.S 疫苗，未发生中度和重度不良反应，疫苗安全性高。同时，PPD 强阳性者注射 M.S 疫苗后，皮试强度均较注射前显著降低，表明 M.S 疫苗可降低结核病高危人群 PPD 皮试强度，对 LTBI 有免疫预防效果。遗憾的是，由于资金中断，目前该疫苗的研究处于停滞状态。

四、MIP 疫苗

20 世纪 70 年代末，全印医科大学 Talwar GP 教授从多菌型麻风病患者分离出一株非结核分枝杆菌，可诱导针对麻风分枝杆菌的特异性细胞免疫应答，并命名为 *Mycobacterium w*（Mw）。该名字因易与结核分枝杆菌北京株（*Mycobacterium tuberculosis-W*）混淆，后改名

为 *Mycobacterium indicus pranii*（MIP）。MIP 早期被划分为 Runyon IV组，属于与母牛分枝杆菌同一类的快生长分枝杆菌；后根据其生长、生化和化学特征，代谢基因和途径，以及全基因组分析，MIP 被认为是鸟胞内分枝杆菌复合群的祖先，介于快生长和慢生长分枝杆菌进化树之间的一个独有菌株。

MIP 在印度最早用于麻风疫苗的研究，其热灭活产物作为免疫调节剂（商品名 Immuvac）被批准用于多菌型麻风病患者化疗的辅助治疗。因与麻风分枝杆菌和结核分枝杆菌均共享部分抗原表达谱，MIP 疫苗用于结核病的预防和免疫治疗也在逐渐开展。MIP 疫苗可增强 Th1 型免疫应答，诱导以 IFN-γ 为主的 Th1 型细胞因子的释放，从而促进抗结核的细胞免疫应答，在小鼠和豚鼠模型上，皮下免疫 MIP 疫苗显示出对结核分枝杆菌 $H_{37}Rv$ 攻击具有保护效果。不过，MIP 疫苗用于结核病患者免疫治疗的临床试验报告较少，2002 年和 2003 年印度发表的针对同一项临床试验的结果中，5 剂量的 MIP 疫苗与常规化疗联用后，51.5%（69/134）的痰菌阳性结核病患者在 30 天内阴转，而单纯化疗组的平均阴转时间为 60 天，研究者认为 MIP 疫苗免疫加速了菌阳患者的阴转效果，降低了结核病传播风险。同时，复治结核病患者 DOTS 抗结核治疗 4 个月后，MIP 疫苗 + 化疗组的痰菌阴转率为 75.5%（37/49），单纯化疗组为 51.9%（14/27）；而强化期结束后，MIP 疫苗 + 化疗组复发率为 2.0%（1/49），单纯化疗组为 22.2%（6/27）。这两项指标经 Fish 精确检验后，差异均具有统计学意义，提示 MIP 疫苗免疫可提高治愈率。

2005 年和 2007 年，印度分别开展了 MIP 灭活疫苗用于复治、初治结核病辅助治疗的 III 期临床试验（NCT00265226 和 NCT00341328），受试者在化疗强化期给予 6 针次 MIP 疫苗，与单纯化疗组比较，评价 MIP 疫苗辅助性治疗的安全性和有效性。这两项临床研究已于 2011 年和 2012 年完成，但目前尚未有结果公布。另一项于 2014 年发布的 MIP 疫苗免疫治疗结核性心包炎的临床试验，在非洲 8 个国家 19 家医院共纳入 1 400 例受试者，其中 2/3 合并 HIV 感染，接受了泼尼松龙或安慰剂治疗后，1 250 例受试者又被随机分成两组，分别皮内注射 5 针次 MIP 疫苗或安慰剂。结果显示，MIP 疫苗免疫未表现出明显疗效，且不良反应严重，注射部位反应事件高达 41.4%（安慰剂组 2.9%，$P < 0.001$），其中脓肿形成率高达 15.0%（安慰剂组 1.0%，$P < 0.001$），同时，HIV 阳性患者癌症（主要是 Kaposi 肉瘤）发生率偏高，0.92 例 / 人年（安慰剂组 0.24 例 / 人年，$P = 0.03$），风险比为 3.69。

总之，目前 MIP 灭活疫苗用于肺结核免疫治疗的临床试验非常少，仅一项有数据公布，但样本量小，非随机双盲，证据质量并不高，因此尚需更多的循证证据证实 MIP 疫苗对结核病的免疫治疗效果。已有的大规模结核性心包炎临床试验则提示 MIP 灭活疫苗的不良反应较为严重，尤其对 HIV 感染者存在较大风险，这也是 MIP 疫苗作为结核病患者免疫治疗时需重点关注的问题。

五、RUTI 疫苗

西班牙巴塞罗那自治大学 Pere-Joan Cardona 博士模拟结核分枝杆菌在肉芽肿中的生长环境，体外在低氧分压、低 pH 以及低营养条件下培养结核分枝杆菌 $H_{37}Rv$，收获后经破碎和 Triton X-114 脱毒，包埋于脂质体中制备成 RUTI 疫苗。在生长压力条件下，结核分枝杆菌表达更多的潜伏性抗原，因此 RUTI 疫苗可诱导针对生长期和非生长期结核分枝杆菌多种抗原的特异性免疫应答。在不同动物模型上，RUTI疫苗诱导的细胞应答呈现出Th1/Th2/Th3混合型，同时也可激发多达13种结核抗原的IgG1、IgG2a和IgG3抗体表达。目前，RUTI疫苗主要被设计为针对LTBI的辅助治疗或预防。

2008年在西班牙完成的第一个随机、双盲、安慰剂对照的Ⅰ期临床研究（NCT00546273）评价了RUTI疫苗的安全性和免疫原性，剂量爬坡（5μg、25μg、100μg、200μg）显示皮下注射RUTI疫苗2针次，间隔4周，对健康受试者耐受性良好，但总体的不良反应与剂量呈正相关，引起研究者对高剂量疫苗注射的安全性关注。之后2010年在南非开展的随机、双盲、安慰剂对照Ⅱ期临床试验中（NCT01136161），研究者在低剂量（5μg、25μg、50μg）范围内评价RUTI疫苗对LTBI的安全性和免疫原性。该研究纳入95例LTBI受试者（其中47例HIV阳性），受试者接受2针次（间隔4周）RUTI疫苗的皮下注射。安全性评价显示，整体上RUTI疫苗未发生全身性不良事件，且多数不良反应具有自限性，但注射部位结节发生率偏高，尤其是第二针免疫后。25μg和50μg剂量组50%的受试者（2/3为HIV阳性受试者）可观察到局部结节，其中4例发展为脓肿，需要对症治疗，最终1例被判定为严重不良反应。同时，免疫原性评价表明25μg剂量即可达到最佳免疫效果，且第二针免疫的提升效果并不明显，因此，考虑到可接受的安全性，未来临床研究中研究者拟采用单针次稍高剂量的免疫程序。目前RUTI疫苗用于MDR-TB辅助治疗的Ⅱa期临床试验（NCT02711735）正在实施中，MDR结核病患者采用标准化疗方案治疗16周或12周后，给予1针次25μg RUTI疫苗，评价其安全性和免疫原性，以及以痰菌载量为指标的疗效，该研究在2020年完成。

六、DAR-901疫苗

2013年，美国达特茅斯（Dartmouth）盖泽尔医学院获得了NCTC 11659菌株的使用权。后与Aeras基金会合作，采用新的制备工艺，即改用肉汤培养基，提高产量以降低成本，新制备的疫苗命名为DAR-901，区别于之前使用琼脂培养基制备的SRL 172疫苗。

临床前的小鼠评价中，C57BL/6小鼠初免BCG后分别加强免疫两针次DAR-901或BCG，攻毒结果显示，1mg剂量DAR-901疫苗加强免疫获得的保护效果显著优于BCG加强免疫。基于该疫苗良好的动物保护力，以及以往SRL 172疫苗的临床试验结果，DAR-901疫苗用于BCG接种人群的加强免疫临床试验推上日程。2014年，达特茅斯医学院和Aeras基金会联合开展了DAR-901疫苗的Ⅰ期临床试验（NCT02063555），共纳入受试者59名，根据BCG接种史、HIV感染状态、IGRA状态以及疫苗注射剂量，分成6个队列，评价DAR-901疫苗对不同免疫背景人群的安全性和免疫原性。安全性评价显示，皮内注射3针次（间隔2个月）不同剂量（0.1mg、0.3mg和1mg）DAR-901疫苗均耐受性良好，无严重不良反应；对1mg疫苗的免疫原性分析表明，该剂量疫苗可诱导DAR-901裂解物和结核分枝杆菌裂解物特异性的IFN-γ表达，且结核分枝杆菌脂阿拉伯甘露聚糖抗体水平明显上升。2016年3月，达特茅斯医学院在坦桑尼亚首都达累斯萨拉姆开启了DAR-901疫苗的随机、双盲、安慰剂对照的Ⅱ期临床试验（NCT02712424），共纳入650名13～15岁青少年。所有受试者有BCG接种史（有卡疤）且IGRA阴性，1∶1随机分组后分别接种3针次1mg DAR-901疫苗或安慰剂（间隔2个月）。研究者在疫苗免疫后的不同时间点共开展

3 次 IGRA 检测，作为受试者结核分枝杆菌感染状态指标，评价 DAR-901 疫苗对 BCG 接种人群加强免疫后的结核病预防效果，该研究预计 2019 年底完成。

（徐　苗　卢锦标　王国治）

第三节　结核重组细菌性疫苗

基因工程（genetic engineering）又称 DNA 重组技术，是以分子遗传学为理论基础，以分子生物学和微生物学的现代方法为手段，将不同来源的基因按预先设计的蓝图，在体外构建杂种 DNA 分子，通过体外重组后导入受体细胞内，以改变生物原有的遗传特性、获得新品种、生产新产品。基因工程技术为基因结构和功能的研究提供了有力手段。

基因工程活菌载体疫苗是指用基因工程技术将致病性微生物的免疫保护基因插入载体细菌的非必需区，构建成重组细菌，经培养后制备的疫苗。目前应用的以细菌为载体构建的活疫苗，就是将外源目的基因插入已有细菌疫苗株 DNA 的某些部位，使之高效表达但不影响该疫苗株的生存与繁殖。接种了这种重组疫苗后，机体除获得对原来疫苗株的保护，还获得对插入基因相关疾病的保护力。常用的细菌载体有大肠杆菌、伤寒杆菌、BCG、沙门菌等。目前应用 BCG 构建的多价 BCG 可防御的疾病包括艾滋病、肝炎、白喉、破伤风、麻疹和疟疾等多种疾病。

一、结核重组细菌性疫苗的作用机制

结核重组细菌性疫苗，尤其以重组 BCG 为例，新型重组疫苗除了具有常规传统疫苗 BCG 的作用机制外，重组 BCG 有以下几个重要特点，也就是构建重组 BCG 的关键策略的理论依据和作用机制。

第一种策略，将 BCG 缺失的重要保护性抗原重组入 BCG。不仅增加了结核分枝杆菌（MTB）保护性抗原成分，而且由于插入了能够激活免疫活性的人类细胞因子，如 IFN-γ、IL-2 和 G-MSF 等，能激活更有效的免疫反应。

第二种策略，利用 MTB 双组分调节系统（TCS）改造构建重组 MTB 疫苗。双组分调节系统广泛存在于原核生物细胞内，对细胞生长、分化、代谢、毒力、持留性、致病性等方面的调控发挥重要作用。西班牙科学家模仿 BCG 研制的思路，定向减毒 phoP 基因，构建减毒活疫苗。加拿大科学家构建了过度表达 phoP 基因的重组卡介苗。

第三种策略，基于促进抗原交叉提呈的角度，减少免疫系统对 BCG 的干扰，改变 BCG 的抗原提呈，增加细胞凋亡能力，逃避吞噬体，如重组疫苗 VPM1002（rBCG::δUre-Hly⁺）。应用遗传工程技术，将李斯特单胞菌的李斯特菌素（Hly）整合至尿酸酶缺失的 BCG，构建重组疫苗 rBCG::δUre-Hly⁺。VPM1002 删除脲酶基因的目的是为李斯特菌素发挥活性功能提供适宜的 pH 环境。表达李斯特菌素使 BCG 易于从巨噬细胞中逃逸，分枝杆菌抗原能高效地诱导抗原特异性的 CD4⁺ 和 CD8⁺T 细胞。Hly 使吞噬体膜穿孔，有利于吞噬体内的蛋白酶转运到细胞质中，随后诱发交叉免疫，诱导不同类型细胞的程序性凋亡。受感染的细胞发生程序性凋亡，通过上调 DC 的程序性凋亡囊泡，激发分枝杆菌抗原的交叉免疫，因此提高了 T 细胞介导的免疫反应（图 1-6-1）。

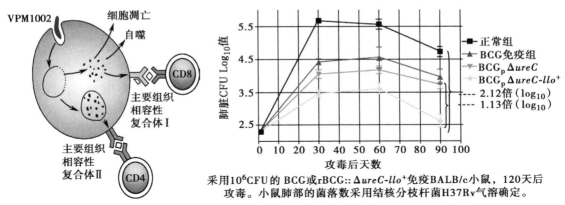

图 1-6-1　重组疫苗 VPM1002 作用机制（左）及免疫学效果分析（右）

二、结核重组细菌性疫苗的研究进展

迄今全球有 30 种重组 BCG 在研究之中，其重组到 BCG 的成分包括 MTB 抗原、哺乳类动物的细胞因子、人类免疫调节基因等。表 1-6-1 列出几种主要重组疫苗。

表 1-6-1　几种主要的重组 BCG 及其免疫效果分析

名称	主要抗原成分	试验进展
rBCG::Ag85B-E6	表达结核分枝杆菌抗原 Ag85B、ESAT-6	Ⅰ期临床试验
rBCG::Ag85B-Rv3425	表达结核分枝杆菌抗原 Ag85B、RD 区抗原 Rv3425	完成动物免疫保护攻击试验，效果优于 BCG。申报临床试验
rBCG::Ag85B-E6-IFN-γ	表达结核分枝杆菌抗原 Ag85B、ESAT-6 和小鼠 IFN-γ	完成小动物实验，能减少动物组织中细菌载量
rBCG::Ag85B-E6-TNFa	表达结核分枝杆菌抗原 Ag85B、ESAT-6 和小鼠 TNFa	完成小动物实验
rBCG::Ag85A-CFP10-CSF	Ag85A、CFP10、ESAT-6 及 Th1 细胞因子基因	完成小动物实验
rBCG::XB	表达结核分枝杆菌 HSP-X	完成小动物实验
AERAS-422	抗原 Ag85A、Ag85B 和 MTB10.4	Ⅰ期临床试验
MTBVAC	MTBVAC 遗传缺失两个独立的毒力因子 phoP 和 fadD26	Ⅰ期临床试验
rBCG::PhoP-phoR	重组 BCG 过度表达 PhoP-phoR	完成小动物实验
VPM1002	rBCGΔureC-Hly[+]尿酸酶基因缺失，插入李斯特菌素基因	完成Ⅰ期、Ⅱ期临床试验，正在进行Ⅲ期临床试验

（一）第一种策略，将卡介苗缺失的重要保护性抗原重组入卡介苗

1. 过表达结核分枝杆菌主要的保护性抗原 在 BCG 中表达外源基因，促进抗原的释放和提呈。重组 Ag85B 的 BCG 是首个在动物实验中被证实免疫保护效果强于 BCG 的新型结核疫苗。重组 *ag85b* 和 *esat-6* 融合基因，能够比较明显地提高 BCG 的免疫保护效果。美国加利福尼亚大学洛杉矶分校 Marcus Horwitz's 实验室构建的 rBCG30 疫苗是利用重组 BCG 高水平表达 30 kDa 的结核分枝杆菌 Ag85B，在豚鼠模型中保护效果很好，拟用于新生儿免疫，Ⅰ期临床试验已完成，安全性和免疫原性均优于 BCG。在此基础上，他们又改进构建了 rBCG30ARMF 和 rBCG（mbtB）30 疫苗，rBCG30ARMF 表达 30 kDa 抗原 85B 的能力比 rBCG30 更强，无抗生素抗性标记，适用于新生儿免疫。而 rBCG（mbtB）30 则在宿主体内的复制受限，也表达 Ag85B，在豚鼠模型中保护效果很好，拟用于 HIV 阳性的成人和儿童。甚至直接用耻垢分枝杆菌表达重组的 30 kDa 结核分枝杆菌 Ag85B，制备蛋白疫苗 r30。该疫苗能显著增强豚鼠的免疫保护性水平，可用作 BCG 或重组 BCG 初免后的增强免疫剂。rBCG30ARMF 和 rBCG（mbtB）30 疫苗都在临床试验阶段。

2. 引入卡介苗缺失的 RD 区抗原基因，如 ESAT-6、Rv3425 等 复旦大学应用遗传工程技术，构建了多株重组卡介苗，分别加入了结核分枝杆菌的保护性抗原基因如 *ag85b*、*esat-6* 和 *rv3425* 等，或者加入人类细胞因子如 IFN-γ、TNF-α 等。重组疫苗 rBCG::Ag85B-Rv3425 在武汉大学 P3 实验室已经完成小鼠、猴子等动物免疫保护性试验，发现重组 BCG 免疫组在菌落计数、病理损伤和组织病变方面都优于母体 BCG。目前正在进行申请Ⅰ期临床试验批件。

3. 加入人类细胞因子 IL-2、G-MSF 等，激活更有效的免疫反应 四川大学以两种卡介苗株（巴斯德株和上海株）为母本，导入多种结核分枝杆菌免疫优势抗原 Ag85A、CFP10、ESAT-6 及 Th1 型细胞因子基因，制备新一代增强型重组 BCG。通过动物攻击保护性试验，证实新型 BCG 有明确的免疫学增强效应。已经完成重组 BCG 免疫学和安全性评价。华中科技大学建立了两株保护性显著增强的重组 BCGABX 和 rBCG::XB，完成种子库制备以及建立自检方案和技术并获得检定结果；进行了增强型重组 BCG 初免 - 腺病毒载体亚单位增强免疫小鼠抗感染的短期和长期保护性研究；进行了增强型重组 BCG 抗潜伏菌感染的保护性及抗感染免疫研究。

（二）第二种策略，利用结核分枝杆菌双组分调节系统改造构建重组结核分枝杆菌疫苗

MTBVAC 是全球结核病疫苗中第一个而且是唯一结核分枝杆菌减毒活疫苗，其母体来自一个临床分离、在欧美广泛传播的流行株 MT103。MTBVAC 遗传缺失两个独立的毒力因子 *phoP* 和 *fadD26*。*phoP* 是结核分枝杆菌的毒力因子，参与编码转录因子调控，包括 ESAT-6 蛋白分泌的基因调控。*fadD6* 基因参与细菌细胞壁有毒性的复合物脂类细胞壁蜡样脂质的合成。因此，MTBVAC 有两大优势：一是两个独立基因缺失突变减少了毒力恢复的危险，临床前动物实验证明安全性优于 BCG。二是 MTBVAC 与 BCG 不同，表达了在人类分离株中存在的所有抗原，因此 MTBVAC 具有很好的安全性和免疫原性。目前正在进行Ⅰ期临床试验。加拿大多伦多大学刘军研究团队，构建重组 BCG 过度表达 PhoP-phoR 增加了重组疫苗的免疫原性和抗结核的保护性。

（三）第三种策略，基于促进抗原交叉提呈的角度，减少免疫系统对 BCG 的干扰

目前全球重组 BCG 研究中，德国马普研究所（Max Planck Institute for Infection Biology）考夫曼以第三种策略研制的重组疫苗 VPM1002 已经进入 Ⅲ 期临床试验。重组 BCGrBCGΔureC-hly 基于促进抗原交叉提呈，减少免疫系统对 BCG 的干扰原理构建，能够诱导长期免疫记忆，增强 BCG 免疫效果。该疫苗目前进展最快最理想，已经进入Ⅲ期临床试验。

2013 年，在德国和南非（临床试验批号 NCT01113281）选择 BCG 接种和未接种各 40 名成年人（年龄 19～52 岁），其中 30 人接种 VPM1002，10 人接种 BCG。通过 IFN-γ 试验、多功能 T 细胞试验和抗体产生等临床试验结果表明 VPM1002 是安全的，T 细胞和 B 细胞免疫都优于 BCG 组，因此进入 Ⅱ 期临床试验。

2016 年，在南非新生儿中进行 Ⅱa 期临床试验（NCT01479972），南非开普敦结核病高发地区，选择 88 例未感染 HIV 的新生儿，36 人 VPM 组，12 人 BCG 组。试验结果表明，VPM1002 是安全、有效和有免疫原性，因此进入 Ⅱb 期临床试验。Ⅱb 期临床试验（NCT02391415）也在南非进行。选择 HIV 接触未感染者、HIV 未接触者以及 BCG 未接种者，共对 416 例婴儿进行跟踪研究。

2017 年，经过印度当局同意，在印度进行Ⅲ期临床试验（NCT03152903），针对已经感染过结核分枝杆菌但经过治疗痊愈的志愿者。

三、存在的问题及展望

（一）吸取卡介苗研究的经验教训，开展传统卡介苗的再开发研究

自 1921 年卡介苗发明使用直至今，百年的卡介苗成功应用的经验值得吸取。预防结核病的卡介苗是活疫苗，活疫苗的优点是微生物进入机体后，能继续繁殖，所以免疫效果持久、可靠。由于减毒活疫苗引起的机体免疫应答更接近于自然感染，因而比灭活疫苗具有更佳的免疫效果。目前全球有 160 个国家和地区还在使用卡介苗预防儿童结核病，对婴幼儿有效。卡介苗是人工定向变异而获得的毒力减弱或基本无毒的牛型结核分枝杆菌，卡介苗接种是活菌免疫、全菌免疫，因此疫苗在体内的时间持久、有效成分多、免疫原性强、具有很好的保护性和安全性。由于多种原因，卡介苗的免疫效果有所降低，需要改进。由于卡介苗是活菌、全菌免疫，因此目前所研制的各类亚单位疫苗，免疫效果很难达到卡介苗的效果；各类 DNA 疫苗，虽然选取了有保护作用的目的基因，但免疫效果也不能达到卡介苗的效果；即使目前有研究者用病毒做载体表达有重要作用的目的基因，原本希望利用病毒的细胞免疫功能来增强目的基因的免疫效果，但 MVA85A Ⅲ期临床试验的结果表明，与空白对照没有明显的效果。上述一系列试验说明，利用卡介苗、改进卡介苗是科学可行的途径。

（二）BCG 是一个很好的疫苗载体，因此以 BCG 为载体构建了多种疫苗

在同一种细菌中加入几种外来基因，制备一种免疫一次可防御几种疾病的疫苗。多价 BCG 可防御的疾病包括艾滋病、肝炎、白喉、破伤风、麻疹和疟疾等（图 1-6-2）。美国匹兹堡大学的研究小组，在 BCG 基因中导入 20 种细菌、病毒和寄生虫抗原基因。在 BALB/c 小鼠体内单剂免疫小剂量重组 BCG，能同时诱导体液免疫和细胞免疫。美国的

Whitehead 生物医学研究人员，已在 BCG 中表达了 HIV 的 3 种抗原，免疫小鼠后，也诱导了体液和细胞免疫。在构建新型疫苗时，可将多种不同来源的抗原表位串联在一起，构成含有多种成分的抗原刺激成分，从而能够在一次注射中同时产生抵抗多种病原体的抗体。构建多价疫苗时，可将 A 菌的表面抗原与 B 菌的表面抗原连接，也可用 A 菌的表面抗原与 B 菌的内部抗原连接，也可将 A 菌的 B 细胞表位与 B 菌的 T 细胞表位连接，以产生更大的免疫反应。

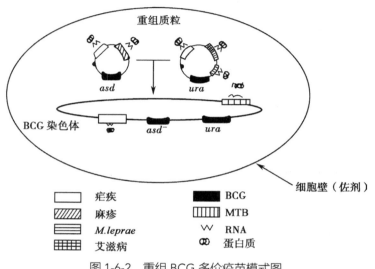

图 1-6-2　重组 BCG 多价疫苗模式图

（三）国际上疫苗未来发展趋势之一是"人类疫苗计划"

重点解决妨碍疫苗发展的主要问题，加速传染病和肿瘤疫苗的发展：①如何使疫苗在人体产生特异、有效、持久的免疫反应；②哪种病原体特异性抗原能够产生保护性免疫；③如何在不同人群中使疫苗达到最优效果等问题。同时强调在抗原发现、新型载体、佐剂技术等方面加强研究将有助于疫苗的开发。

（四）国际上结核病疫苗未来发展趋势是"全细胞疫苗研究"

由于目前进行的结核病疫苗临床试验遇到挫折，分析原因发现，无论是病毒载体构建的疫苗，还是各类亚单位疫苗包括各类 DNA 疫苗，免疫效果很难达到 BCG 的效果。英国牛津大学用病毒做载体表达有重要作用的目的基因，原本希望利用病毒的细胞免疫功能增强目的基因的免疫效果，但 MVA85A Ⅲ期临床试验结果表明，与空白对照没有明显的效果。一个病毒基因组 200 个左右，BCG 4 000 个基因，激发免疫的程度不在一个数量级上。德国马普研究所和美国 Aeras 疫苗公司小范围内召集国际上结核病疫苗研究专家研讨当前结核病疫苗研发存在的问题和趋势，比较看好全细胞结核病疫苗。除了以 BCG 为基础构建的重组 BCG 外，还关注其他型分枝杆菌（如鸟分枝杆菌、母牛分枝杆菌）的提取物等。

重大传染病预防，疫苗起关键作用。疫苗接种是现代医学取得的成功之一，人类的寿命从 20 世纪 20 年代的 40～50 岁增加到现在的 70～80 岁，疫苗功不可没。接种疫苗，根除了天花，几乎消灭了脊髓灰质炎，预防了由传染性疾病引发的大规模流行。为了实现全球控制结核病的目标，降低结核病的发病率和死亡率，需要研制新型抗结核病疫苗，新一代结核病疫苗已经露出地平线。

（王洪海）

第四节　结核重组活病毒疫苗

活病毒是一种常用的疫苗载体，重组活病毒疫苗能够模拟病原菌入侵机体并诱导免疫应答的过程，具备形成长效免疫记忆的能力。除此之外，重组活疫苗载体通常具备以下优点：①能够容纳较长的抗原片段；②外源基因表达效率稳定；③能够同时诱导高水平 T 细胞免疫应答和体液免疫反应；④载体本身诱导的固有免疫反应能够在一定程度上增强适应性免疫应答；⑤无需使用佐剂；⑥易于操作制备，扩大培养和生产方式成熟；⑦使用感染机制明确的减毒或复制缺陷型病毒，安全性较强；⑧一般单次免疫即可诱导强烈的免疫记忆，无需反复接种或接种次数少。对于结核病疫苗而言，由于结核分枝杆菌能够感染细胞并在胞内长期生存，因此，活病毒载体诱导高水平细胞毒性 T 淋巴细胞（cytotoxic T lymphocyte，CTL）应答的特殊能力有助于机体对于胞内结核分枝杆菌的清除。活病毒是结核病疫苗领域应用较广泛的载体形式之一。

一、结核重组活病毒疫苗的作用机制

不同类型的活病毒载体疫苗根据其来源不同，作用机制各异。整体而言，携带外源抗原片段的重组病毒载体疫苗，能够以其特有的方式入侵宿主细胞，并进入胞内大量复制，其胞内产物和分泌至胞外的抗原能够分别诱导 T 细胞免疫应答和体液免疫反应。通常使用的减毒或复制缺陷型病毒，能够在机体的免疫应答被激活后被迅速清除，而特异性细胞逐步转变为记忆细胞，在体内留存较长时间。此外，重组活病毒载体疫苗能够诱导强烈的固有免疫应答，共刺激分子信号和炎症微环境的形成能够分别作为 T 细胞通路的第二类和第三类信号，提高机体的 T 细胞适应性免疫应答。

（一）痘病毒载体

痘病毒是研究最广泛的疫苗载体。该病毒是一种双链 DNA 病毒，分为 2 个亚科和 12 个属。不同种属的痘病毒感染不同动物可引发相关疾病，其中，曾经肆虐人类的天花传染病的病原 *Variola* 病毒属于正痘病毒属。出于安全性考虑，绝大多数研究使用复制缺陷型痘病毒。研究人员对痘病毒载体的人为改造增强了其免疫原性：一方面，痘病毒本身具有干扰宿主免疫应答的免疫逃逸机制，相关分子的靶向敲除会提高宿主细胞对病毒的免疫识别；另一方面，细胞免疫调节分子与目的抗原的融合表达可以进一步提高其免疫原性。用于人为改造的基因可分为以下几类：Ⅰ型和Ⅱ型干扰素、细胞因子和趋化因子的调控基因、凋亡和免疫抑制相关分子和抗原提呈信号通路分子等。痘病毒疫苗载体的代表是改良安卡拉痘病毒 MVA、源自哥本哈根株痘病毒的 NYVAC、从金丝雀痘病毒改良而来的 ALVAC 和鸟禽痘病毒 TROVAC 等四株复制缺陷型痘病毒以及一株减毒株即中国天坛株痘病毒。其中，融合表达结核分枝杆菌免疫优势抗原 Ag85A 的重组疫苗 MVA85A 是首个完成 IIb 期临床试验的结核疫苗，其能够诱导较强的 Th1 型和 Th17 型 CD4$^+$T 细胞免疫应答，以及一定水平的 CD8$^+$T 细胞免疫反应。

（二）腺病毒载体

腺病毒也是一种常见的疫苗载体。目前已发现约 50 种人腺病毒血清型，其中，Ad5 和 Ad35 是应用最广泛的两种亚型。基于腺病毒的两株抗结核重组疫苗 AdAg85A（也称 AdHu5Ag85A）和 AERAS-402（也称 Crucell Ad35），除了诱导高水平 Th1 型 CD4$^+$T 细胞免疫应答外，也能够诱导较强的 CD8$^+$T 细胞免疫应答。

（三）其他病毒载体

除此之外，流感病毒、仙台病毒、巨细胞病毒、慢病毒和水疱性口炎病毒等也已应用至结核疫苗研究。虽然这些病毒感染细胞的机制各异，但它们作为结核疫苗载体，大多能够诱导较高水平的 Th1 型 CD4$^+$ 和 CD8$^+$T 细胞免疫应答。其中，由上海市公共卫生临床中心和日本株式会社爱迪药业共同研发的抗结核重组仙台病毒载体疫苗 SeV85AB，能够诱导高水平肺组织定居记忆 T 细胞（resident-memory T cells，T$_{RM}$）介导的免疫保护，为结核疫苗研究提供了新的方向，具有良好的应用前景。

二、结核重组活病毒疫苗的研究进展

重组痘病毒载体疫苗 MVA85A 是首个完成 IIb 期临床试验的结核疫苗。另外，还有多株抗结核重组活病毒载体疫苗正在进行或将要进行临床试验（图 1-6-3），具体信息如下：

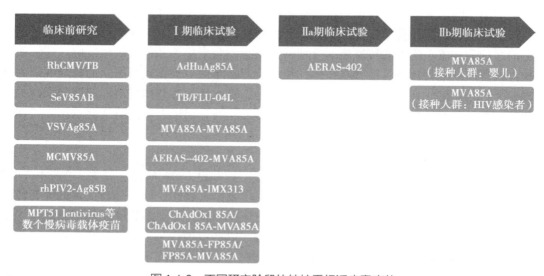

图 1-6-3　不同研究阶段的结核重组活病毒疫苗

（一）MVA85A

MVA85A 疫苗表达结核分枝杆菌免疫优势抗原 Ag85A，由英国牛津大学研发。2002 年研究人员发现该疫苗免疫能够在小鼠模型中诱导高水平免疫应答以及抗结核分枝杆菌感染的免疫保护效力；继而，该疫苗又先后通过了豚鼠、牛和恒河猴等动物模型的反复验证。并且，该疫苗与 DNA 疫苗或 BCG 的联用能够显著提高其保护效力。2004 年发布的首个 Ⅰ 期临床试验报告中，该疫苗在免疫过和未免疫过 BCG 的成人中，均能诱导强烈的特异性 T 细胞免疫反应。2010 年，该疫苗的免疫原性和安全性又在儿童（1.4～7.7 岁）和青少年（13.3～15 岁）人群中得到了验证，且发现免疫反应以 Th1 型 CD4$^+$T 细胞免疫应答为主。2012 年和 2013 年相继完成的两批 Ⅰ 期临床试验又优化了其免疫剂量和接种途径。2009—2011 年，研究人员招募了 2 797 例 4～6 月龄免疫过 BCG 的婴儿，并分别接种 MVA85A 或安慰剂，跟踪 19～28 个月，完成了首个 Ⅱb 期临床试验。尽管该疫苗的安全性得到了有力证明，但该疫苗在婴儿群体诱导的特异性免疫反应较弱，且保护效力不足，首个结核疫苗临床试验宣告失败。在 2015 年完成的第二个 Ⅱb 期临床试验中，免疫次数增加为两次，接种人群为 HIV 感染者，但其保护效力依旧不佳。尽管如此，研究人员还未放弃努力，一方面，2014 年的 Ⅰ 期临床试验研究报告验证了 MVA85A 黏膜免疫的安全性，提示改变接种方式可能是提高该疫苗保护效力的一种方法；另一方面，该疫苗与重组腺病毒载体疫苗 AERAS-402、重组鸟禽痘病毒载体疫苗 FP85A 以及蛋白佐剂疫苗 IMX313 联合使用的安全性均已经通过了 Ⅰ 期临床试验的验证，研究人员希望两种或多种疫苗的组合能够诱导更强的保护效力。

（二）AdAg85A、AERAS-402 和 ChAdOx1 85A

重组腺病毒载体疫苗也是进展较快的结核疫苗。目前主要有三株疫苗正在向前推进，分别是基于人腺病毒 5 型的 AdAg85A、基于 35 型的 AERAS-402 和基于黑猩猩腺病毒载体的 ChAdOx1 85A。表达 Ag85A 蛋白的重组 AdAg85A 疫苗由加拿大麦克马斯特大学研发。与 MVA85A 疫苗研究类似，在 AdAg85A 疫苗进入临床试验前，其安全性、免疫原性和保护效力从 2004 年起先后经历了小鼠、豚鼠、牛、山羊和恒河猴等动物模型的反复验证。2013 年发表的 Ⅰ 期临床试验研究中，该疫苗的安全性在免疫过和未免疫过 BCG 的成人得到了证实，并且在接种过 BCG 的人群中，该疫苗能够诱导强烈的 CD4$^+$ 和 CD8$^+$T 细胞应答。但是，该疫苗的一个潜在劣势是人体内往往预存较高水平的抗 AdHu5 抗体。尽管研发人员通过研究证明，AdHu5 抗体不会影响 AdAg85A 的安全性和免疫原性。但 2007 年一项基于 AdHu5 的 HIV 疫苗临床试验，由于发现该疫苗能够促进 HIV 感染而被提前终止，受试者体内预存的抗 AdHu5 抗体被认为与此相关。因此，目前国际上更倾向于使用人血清中基本不存在其抗体的 35 型腺病毒。在结核疫苗领域，基于 Ad35 的 AERAS-402 重组疫苗同时表达 Ag85A、Ag85B 和 TB10.4，由荷兰 Crucell 公司、英国牛津大学和美国 Aeras 公司联合开发。2006 年和 2007 年发表的结果分别显示，该疫苗能够在小鼠模型诱导较强的 T 细胞免疫反应和抗结核分枝杆菌感染的免疫保护效力；继而，该疫苗的免疫原性和保护效力经历了多批次恒河猴动物模型的反复验证。2010 年，该疫苗的安全性和免疫原性在健康成人中被证实。随后几年，研究人员又先后通过数个 Ⅰ 期临床试验将潜在适用人群扩大至健康婴儿、免疫过 BCG 的健康成人、活动性结核病患者、潜伏感染者、已治愈的结核病患者以及 HIV 感染者等。目前，AERAS-402 已完成 Ⅱa 期临床试验。此外，为了进一步避免人体内预存抗腺病毒抗体的影响，也有研究人员研发了重组黑猩猩腺病毒载体疫苗 ChAdOx1 85A，该疫苗融合表达 Ag85A，能够诱导高水平的细胞免疫应答和抗结核分枝杆菌感染保护效力。其安全性也已经过 Ⅰ 期临床试验的验证。

（三）TB/FLU-04L

流感病毒作为一种呼吸道传播病毒，其黏膜免疫能够在肺部诱导高水平的特异性免疫应答。2006 年，俄罗斯研究人员构建了融合表达 6kDa 早期分泌抗原靶（ESAT-6）蛋白的重组流感病毒载体疫苗，在小鼠模型中，该疫苗的两针接种能够诱导高水平 Th1 型 CD4+T 细胞免疫应答；在小鼠和豚鼠模型中，该疫苗的保护效力也得到了证实。目前，基于流感病毒载体的重组疫苗 TB/FLU-04L 已完成了 I 期临床试验，但并未发布研究结果。

（四）SeV85AB

上海市公共卫生临床中心与日本株式会社爱迪药业联合开发的重组仙台病毒载体疫苗 SeV85AB，首次将仙台病毒载体应用至结核疫苗领域。该疫苗融合表达结核分枝杆菌免疫优势抗原 Ag85A 和 Ag85B，研究人员已通过小鼠模型验证了其免疫原性和抗结核分枝杆菌感染的免疫保护效力，并在国际上首次证明病毒载体疫苗能够通过黏膜免疫在肺脏建立高水平的组织定居记忆 T 细胞介导的免疫应答。这种记忆细胞能在肺部建立起首道防线，第一时间抵御结核分枝杆菌的入侵。而 BCG 诱导产生的循环系统记忆 T 细胞则通常在感染数周后才能产生应答。因此，该疫苗能够补充 BCG 系统性疫苗的不足。除此之外，仙台病毒是一种鼠源乙型副流感病毒，与同属呼吸道病原的流感病毒载体相比，该病毒不感染人类，且人体内的抗体水平极低，不会影响重组仙台病毒载体疫苗的免疫原性和安全性。并且作为一种 RNA 病毒，仙台病毒载体不存在与人基因组整合的风险，安全性更高。目前，该疫苗已申请中国国家专利和国际 PCT 专利认证，正在进行临床前试验研究，具备良好的应用前景。

（五）其他病毒载体疫苗

2008 年，加拿大麦克马斯特大学研究人员发现，融合表达 Ag85A 的重组水疱性口炎病毒载体疫苗 VSVAg85A 能够诱导一定水平的特异性免疫应答和抗结核分枝杆菌感染的免疫保护，但持续时间不长；而将其与 AdAg85A 联合使用，则在一定程度上提高了其保护效力。但 2012 年的研究显示，该疫苗作为 AdAg85A 的加强免疫，其效果还不如前者的两针重复免疫，其机制与 IFN-β 提高相关。该重组疫苗并未向前推进。2008 年，日本滨松医科大学构建了表达 MPT51 的慢病毒载体疫苗，慢病毒载体能够提高树突状细胞的抗原提呈效率，而该疫苗的气管内免疫能够在肺脏部位诱导 CD8+T 细胞免疫应答和抗结核分枝杆菌感染的保护效力。近几年，又有数个基于慢病毒载体的结核疫苗研发，但均局限于小鼠模型水平。2014 年由英国牛津大学研发的融合表达结核分枝杆菌 Ag85A 蛋白的重组小鼠巨细胞病毒载体疫苗 MCMV85A，能够诱导由自然杀伤细胞介导的免疫保护。同年，由日本国家生物医学创新研究所研发的融合表达 Ag85B 抗原的重组人 2 型副流感病毒载体疫苗 rhPIV2-Ag85B，在小鼠模型中能够诱导一定水平的 T 细胞免疫应答和免疫保护；后续发现该效应与可诱导的支气管相关淋巴组织相关。2018 年，由美国俄勒冈健康与科学大学研发的四株重组恒河猴巨细胞病毒载体疫苗的组合 RhCMV/TB（四株重组疫苗分别融合表达 Ag85A、Ag85B、ESAT-6、Rv3407、Rv1733、Rv2626、Rpf A、Rpf C 和 Rpf D 共 9 种结核分枝杆菌蛋白），通过恒河猴小鼠模型，研究人员发现该疫苗在血液、淋巴结和呼吸道能够诱导高水平的特异性 CD4+ 和 CD8+T 细胞免疫反应以及抗结核分枝杆菌感染的免疫保护效力。以上疫苗的基本信息汇总见表 1-6-2。

表 1-6-2　结核重组活病毒疫苗的研究进展情况

疫苗 / 组合名称	免疫策略[1]	载体	抗原	免疫方式	免疫应答	研究进度
MVA85A [2]	单独免疫	痘病毒 MVA 株	Ag85A	i.d.	Th1 和 Th17 CD4	Ⅱb 期临床
AERAS-402	单独免疫	腺病毒 35 型	Ag85A、Ag85B、TB10.4	i.m.	CD4 和 CD8	Ⅱa 期临床
AdHu5Ag85A	单独免疫	腺病毒 5 型	Ag85A	i.m.	CD4 和 CD8	Ⅰ 期临床
TB/FLU-04L [3]	单独免疫	流感病毒	ESAT-6	i.n.	T 细胞	Ⅰ 期临床
MVA85A	单独免疫	痘病毒 MVA 株	Ag85A	气溶胶吸入	Th1 和 Th17 CD4	Ⅰ 期临床
MVA85A	单独免疫	痘病毒 MVA 株	Ag85A	i.m.	Th1 CD4	Ⅰ 期临床
AERAS-402-MVA85A	初免 - 加强	腺病毒 35 型 / 痘病毒 MVA 株	Ag85A、Ag85B、TB10.4/Ag85A	i.m./i.d.	CD4 和 CD8	Ⅰ 期临床
MVA85A-IMX313	初免 - 加强	痘病毒 MVA 株 / 蛋白疫苗	Ag85A	i.d.	Th1 CD4	Ⅰ 期临床
ChAdOx1-MVA85A [3]	初免 - 加强	黑猩猩腺病毒 / 痘病毒 MVA 株	Ag85A	i.m.	CD4 和 CD8	Ⅰ 期临床
MVA85A-FP85A/FP85A-MVA85A	初免 - 加强	痘病毒 MVA 株 / 鸟禽痘病毒	Ag85A	i.d.	IgG 抗体反应	Ⅰ 期临床
RhCMV/TB	单独免疫	恒河猴巨细胞病毒	Ag85A、Ag85B、ESAT-6 等 9 个	s.c.	CD4 和 CD8	恒河猴
SeV85AB	单独免疫	仙台病毒	Ag85A、Ag85B	i.n.	CD8 T_{RM}	小鼠
AdHu5Ag85A-VSVAg85A	初免 - 加强	腺病毒 5 型 / 水疱性口炎病毒	Ag85A	i.m./i.n	T 细胞和 IFN-β	小鼠
MPT51 lentivirus [4]	单独免疫	慢病毒	MPT51	i.t.	CD8	小鼠
MCMV85A	单独免疫	小鼠巨细胞病毒	Ag85A	i.p./i.v.	NK，CD4 和 CD8	小鼠
rhPIV2-Ag85B	单独免疫	人 2 型副流感病毒	Ag85B	i.n.	T 细胞 / iBALT	小鼠

注：i.d.：intradermal，皮内接种；i.m.：intramuscular，肌内接种；i.n.：intarnasal，滴鼻接种；i.p.：intraperitoneal，腹腔接种；i.t.：intratracheal，气管内接种；s.c.：subcutaneous，皮下接种；i.v.：intravenous，静脉接种。

[1] 有些疫苗既可单独免疫又可作为 BCG 的加强型疫苗，因其单独免疫即具备保护效力，在该表中标注为单独免疫；同理，有些疫苗的临床试验中，接种人群包含接种或未接种过 BCG 人群，在该表中也标注为单独免疫；另外，有些疫苗不需与其他疫苗联合使用，但需接种两针以上，在该表中也标注为单独免疫。

[2] 已完成两个Ⅱb 期临床试验，接种人群分别是接种过 BCG 的婴儿（接种一针）和 HIV 感染者（接种两针，间隔 6～12 个月）。

[3] 未发布临床试验报告，部分结论由小鼠实验推论。

[4] 有多株基于慢病毒载体的结核疫苗，在此表中以最早发表的为例，不一一列举。

三、存在的问题及展望

目前，尽管多株抗结核重组病毒载体疫苗正在进行或将要进行临床试验，但有一些潜在的科学问题制约了其发展，对这些科学问题的深入探索将有助于抗结核重组病毒载体疫苗的成功研发。

（一）免疫保护力评价的分子标志物

目前，IFN-γ是使用最广泛的特异性应答检测的标志物，但近期研究发现，在$CD4^+T$细胞介导的抗结核分枝杆菌感染免疫保护中，IFN-γ仅占30%左右；并且该分子的过量表达反而会加快感染小鼠的死亡。上海市公共卫生临床中心的研究也发现，尽管BCG初免-SeV85AB加强的免疫策略能够显著提高机体的免疫保护效力，但在结核分枝杆菌攻击后，SeV85AB加强免疫并不会提高IFN-γ的分泌水平，而IL-2的分泌则与中央记忆T细胞的比例和免疫保护正相关。因此，亟需寻找新型的与免疫原性/保护效力更为相关的分子标志物，以期能够更准确地预测疫苗的保护效力，以加快疫苗免疫评价的速度和准确率。

（二）安全性问题

疫苗的安全性问题永远是重中之重，重组活病毒载体疫苗更需要重点关注。上文已提到，人体内留存的病毒特异性免疫记忆能够在一定程度上削弱重组病毒载体疫苗的免疫原性甚至带来安全性问题。因此，优先推荐使用在人群中未广泛传播的病毒作为抗结核疫苗载体。另外，在疫苗制备过程中，毒力更强的野生型毒株的污染可能造成安全隐患，因此，与其他形式的疫苗相比，病毒载体疫苗生产过程的质控至关重要。

（三）抗原选择

目前，抗结核重组病毒载体疫苗大多选择Ag85和RD区蛋白等免疫优势抗原，以诱导高水平的免疫应答。但有研究发现，结核分枝杆菌等病原体能够诱导机体的免疫应答向对自身生长非必需的抗原/表位倾斜。因此，尽管机体能够诱导强烈的针对这些抗原/表位的免疫反应，却无法完全清除体内的结核分枝杆菌。近期发现了多种对结核分枝杆菌生长至关重要的免疫亚优势或非优势抗原/表位，针对这些抗原/表位的免疫应答可能对结核分枝杆菌的感染控制更有意义。因此，如何通过病毒载体实现以上目标，也是未来的研究重点之一。

（四）动物模型

目前，已完成和正在进行临床试验的结核疫苗，其免疫原性和保护效力均经过了小鼠、豚鼠和恒河猴等动物模型的反复验证。这些动物模型的验证不仅耗时长、花费高，而且攻击保护实验有较高的技术壁垒（需要长时间使用ABSL-3级实验室）。而MVA85A疫苗的Ⅱb期临床试验的失败结果提示，目前现有的动物模型并不能很好地模拟人类免疫的情况。因此，动物模型的优化也是一个需要努力的方向。目前，已有人源化小鼠和人分枝杆菌（BCG/减毒结核分枝杆菌）感染攻击模型的研究正在推进。

（五）新型载体的应用

尽管重组病毒载体疫苗载体本身诱导的固有免疫应答能够在一定程度上通过佐剂效应提高其携带抗原特异的适应性免疫反应，但病毒载体疫苗不可避免地会诱导机体产生针对载体本身的适应性应答，从而占用了免疫系统有限的资源。特别是考虑到单个疫苗诱导的免疫保护效力有限，目前新开展的临床试验往往使用多个不同载体的疫苗，以初免 - 加强方式的联合使用，诱导更高水平的免疫应答。这种免疫策略对病毒载体有较高要求，如果两个载体本身同源性高，其联合使用会诱导机体产生强烈的针对载体本身的免疫反应，从而影响抗原特异性免疫应答甚至带来安全隐患。因此，还需要进一步开发更多可用于结核疫苗的新型病毒载体，尽可能在其达到佐剂效应的同时还不占用大量免疫系统资源，从而最大程度提高抗原特异性免疫记忆。

（六）新型保护机制的发现与应用

活病毒载体本身所诱导的固有免疫应答，能够在一定程度上提高机体的适应性免疫应答。不同载体的佐剂效应机制不同，如何通过固有免疫信号通路，靶向性的提高重组病毒载体疫苗诱导的特异性适应性免疫应答，也是未来需要重点研究的方向之一。另外，尽管多数活病毒载体本身能够诱导高水平的抗体免疫应答，但是，目前研究的重点还是在 T 细胞领域。越来越多的研究发现，抗体反应也是机体对抗结核分枝杆菌免疫应答的重要组成部分。如何通过提高重组病毒载体疫苗所诱导的抗体免疫反应来提高抗结核分枝杆菌感染的免疫保护效力，也是一个值得进一步研究的方向。

（范小勇　胡志东）

第五节　结核分枝杆菌减毒活疫苗

减毒活疫苗是指病原体经过各种处理后，发生变异，毒性减弱，但仍保留其免疫原性。结核分枝杆菌减毒活疫苗作为抗结核疫苗的鼻祖，为研发潜在的新型抗结核候选疫苗提供了一种可能性。结核分枝杆菌减毒活疫苗是通过随机致突变或靶向同源重组技术从结核分枝杆菌基因组中将某些与氨基酸生物合成有关的基因、毒力基因或与结核分枝杆菌在巨噬细胞内长期存活有关的基因敲除或致突变而制备的一种抗结核疫苗。将其接种到身体内，不会引起疾病，但病原体可在机体内生长繁殖，引发机体免疫反应，获得长期或终身保护。与灭活结核分枝杆菌疫苗相比，结核分枝杆菌减毒活疫苗存在诸多优势，包括更广的免疫反应、更低廉的价格、易于运输与管理等。此外，结核分枝杆菌减毒活疫苗也存在潜在的毒力恢复风险和免疫功能低下患者的并发症等问题。

一、结核分枝杆菌减毒活疫苗的作用机制

结核分枝杆菌减毒活疫苗是一种经人工致弱或自然筛选减弱其病原致病力但仍保留其活力的疫苗，其作用机制是通过特殊途径致弱后，其致病力减弱且免疫原性保持不变，经过首次免疫、第二次免疫甚至第三次免疫后，机体不产生明显损伤，却能被刺激产生明显的免疫保护力进而保护机体不被结核分枝杆菌感染。

二、结核分枝杆菌减毒活疫苗的研究进展

目前在减毒活疫苗研究方面除了考虑减毒外，尚无明确的标准用于确定应该加哪些基

因、应该去除哪些基因，无法判断何种程度的减毒才是安全有效的。相关的研究主要集中在国外，国内研究较少，大多数研究处于临床前研究，比如结核分枝杆菌 MT103 phoP 株、结核分枝杆菌 $H_{37}Rv$ $\Delta leuD$ $\Delta panCD$ 株、结核分枝杆菌 $H_{37}Rv$ $\Delta lysA$ $\Delta panCD$ 株（$mc^2 6020$）以及结核分枝杆菌 $H_{37}Rv$ $\Delta RD1$ $\Delta panCD$ 株（$mc^2 6030$）等。此外，既往研究发现将结核分枝杆菌某些基因通过敲除、随机突变以及重组等方式处理后，其毒性大大降低但仍然保留结核分枝杆菌原有的活性，这些基因主要有：氨基酸生物合成相关基因（如 cysH、panC 和 panD）、毒力相关基因（如 lpqS、sapM、mptpA 以及 mptpB）和长期存活于巨噬细胞相关基因（如 bioA、phoP 和 sigE）。

MTBVAC 是迄今为止唯一一处于临床试验阶段的结核分枝杆菌减毒活疫苗。该疫苗由萨拉戈萨大学、巴斯德研究所和 Biofabri 共同研发，主要目标人群是新生儿（BCG 替代疫苗），次要目标人群是青少年和成人（加强疫苗）。MTBVAC 是一种新的结核分枝杆菌减毒活疫苗，其来源于减毒的结核分枝杆菌 phoP-fadD26 缺失突变体。phoP 对结核分枝杆菌分离株 MT103 在巨噬细胞中的生长至关重要，其编码可以调节各种毒力因子（如 ESAT-6）的转录因子。fadD26 是合成结核分枝杆菌巯基乙酸二甲酯所必需的，是细胞壁的主要成分和保护结核分枝杆菌免受宿主防御的毒力因子。

大量研究显示 MTBVAC 具有与 BCG 相当的安全性。早在 2013 年，为了评估 MTBVAC 的安全性和免疫原性，研究者在瑞士洛桑的健康成人中成功进行了首次人类 MTBVAC 的 I 期临床试验（NCT02013245），结果显示，当以相同剂量的 MTBVAC 和 BCG（5×10^6 CFU）分别免疫受试者时，MTBVAC 免疫组中的应答者多于 BCG 免疫组，多功能 $CD4^+$ 中枢记忆 T 细胞的数量也更高，而且所有剂量 MTBVAC 疫苗接种的安全性与 BCG 相似，疫苗接种不会引起任何严重的不良事件。

为了研究 MTBVAC 剂量递增的安全性和免疫原性，研究者在南非的成人中开展了一项双盲、随机、BCG 对照控制的 Ib/IIa 期临床试验（NCT02933281），研究设定 4 个水平的免疫剂量：5×10^3 CFU、5×10^4 CFU、5×10^5 CFU 和 5×10^6 CFU，该项目在 2019 年 3 月结束。此外，为了进一步研究 MTBVAC 的安全性和免疫原性，研究者还进行了另外一项随机、对照、双盲临床试验，该试验分为成人阶段和婴儿阶段。第一阶段纳入 18 例 HIV 阴性、QFT 阴性且接种过 BCG 的成人，随机 1∶1 接受等剂量的 BCG 或 MTBVAC；第二阶段纳入 36 名 HIV 阴性且未接种 BCG 的新生儿，随机 1∶3 接种 BCG 或 3 种不同剂量 MTBVAC（低剂量组 2.5×10^3 CFU/0.05ml，中剂量组 2.5×10^4 CFU/0.05ml，高剂量组 2.5×10^5 CFU/0.05ml）。目前结果还未公布。

三、存在的问题及展望

结核分枝杆菌减毒活疫苗作为抗结核疫苗的鼻祖，BCG 已经在临床使用了几十年。但是，迄今为止仅有 MTBVAC 一种结核分枝杆菌减毒活疫苗进入了临床试验阶段，可见结核分枝杆菌减毒活疫苗的研发进展非常缓慢，这与结核分枝杆菌毒力恢复的安全隐患息息相关。目前，结核分枝杆菌减毒活疫苗研发面临诸多挑战，其中最为致命的是其存在毒力恢复的可能性，这使得对其安全性提出了更高的要求。解决这一问题的关键是寻找开启或激活结核分枝杆菌减毒活疫苗毒力恢复进程的因素或影响因子。但目前人们对这些因素的了解少之又少，针对这一根本性问题的研究也是寥寥无几。

随着现代科学日新月异的发展，相信终将能寻找到这一把开启结核分枝杆菌减毒活疫苗大门的钥匙，届时将会有更多更加高效而低副作用的新型结核分枝杆菌减毒活疫苗问世。

（龚文平）

第六节　结核亚单位疫苗

结核分枝杆菌抗原组分在佐剂辅助下构成的疫苗称为结核亚单位疫苗。现有的研究表明，结核分枝杆菌分泌蛋白、细胞壁蛋白和糖脂组分具有较强的免疫原性，可以诱导细胞免疫和体液免疫，降低细菌载量，具有一定程度的免疫保护作用。目前全球有数个以融合蛋白为抗原的亚单位疫苗正在进行临床试验。

亚单位疫苗具有成分明确、安全性高、易于被接受的优点。研究者设想应用亚单位疫苗加强 BCG 免疫，从而提高成人抗结核水平。亚单位疫苗的另一个优势是可以诱导寿命较长的中央记忆性 T 细胞，提供持久的免疫保护力。此外，亚单位疫苗还可以用作治疗性疫苗，对潜伏感染有一定的治疗作用，可用于结核分枝杆菌暴露后免疫。亚单位疫苗需要能辅助诱导细胞免疫的佐剂。因此，细胞免疫佐剂也是结核亚单位疫苗研发的重点内容之一。

一、结核亚单位疫苗的作用机制

结核分枝杆菌结构复杂，编码 4 000 多个蛋白质，有丰富的糖脂组分包裹在细胞壁肽聚糖外侧，使得结核分枝杆菌具有较强的抵抗力。细菌通过 ESX/T7SS 分泌系统（即Ⅶ型分泌系统）分泌蛋白质到细胞外，与细菌致病及免疫密切相关。结核分枝杆菌可以逃避机体免疫，在巨噬细胞内长期潜伏，并适应环境变化启动不同基因的表达。结核分枝杆菌还有荚膜和菌毛结构，参与细菌与宿主细胞的黏附，也与细菌免疫逃逸相关。

目前对结核分枝杆菌诱导的保护性免疫应答认识还不完全清楚，尚没有找到和结核疫苗保护效率相一致的免疫评价指标。但已有的研究表明细胞免疫和体液免疫都具有一定的作用。细胞免疫在抗结核免疫中发挥主要作用。其中，蛋白多肽抗原主要激活 αβ 受体 T 细胞（$CD4^+$ 和 $CD8^+$T 细胞），其抗原提呈受主要组织相容性复合体（major histocompatibility complex，MHC）分子限制；磷酸化抗原激活 γδ 受体 T 细胞；CD1 分子识别和提呈糖脂类抗原，激活相应 T 细胞免疫应答。因此 Th1 型和 Th17 型 $CD4^+$T 细胞、$CD8^+$T 细胞、γδ 受体 T 细胞以及 CD-1 分子限制的 T 细胞都参与抗结核免疫应答。T 细胞被激活后，可以通过细胞毒性 T 淋巴细胞作用攻击靶细胞，或分泌 IFN-γ 等细胞因子，激活巨噬细胞。活化的巨噬细胞分泌抗菌物质杀灭入侵的结核分枝杆菌。体液免疫也可以阻止结核分枝杆菌黏附并通过调理作用发挥一定的抗结核效应。识别细胞壁组分的分泌性 IgA 可以阻止结核分枝杆菌黏附到呼吸道黏膜及巨噬细胞，具有较好的免疫保护效应。

诱导长期的 T 细胞免疫记忆是结核亚单位疫苗的一个特点和优势。活化的 T 细胞分为效应性 T 细胞（T$_{EFF}$）和记忆性 T 细胞（T$_M$）。T$_M$ 细胞又分为中央记忆性 T 细胞（T$_{CM}$）和效应记忆性 T 细胞（T$_{EM}$）。T$_{CM}$ 细胞主要存在于淋巴结，存活时间长，受到抗原再次刺激时产生 IL-2，增殖转化为 T$_{EM}$ 和效应性 T 细胞。T$_{EM}$ 主要存在于外周，存活时间较短，受到抗原再次刺激时分泌 IFN-γ 等细胞因子，并转化为效应细胞。结核蛋白亚单位疫苗 Ag85B-ESAT6、Ag85B-ESAT6-Rv2660（H56）、ESAT6-Ag85B-结核分枝杆菌分泌蛋白 64（mycobacterium tuberculosis secreted proteins 64，MPT64）（190-198）-MTB8.4 HspX（LT69）和 ESAT6-Ag85B-MPT64（190-198）-MTB8.4-Rv2626（LT70）诱导的免疫保护时间较 BCG 长，这可能与其诱导较高水平的具有 T$_{CM}$ 特征的细胞有关。

二、结核亚单位疫苗的研究进展

（一）蛋白抗原筛选

1. **生长期分泌蛋白**　早期疫苗研究中观察到分枝杆菌灭活后失去了保护性，提示结核分枝杆菌生长过程中产生的抗原具有免疫保护力。Andersen 等发现结核分枝杆菌的培养滤液蛋白具有较高的免疫原性，代表性的抗原有 Ag85B、ESAT-6 和 MPT64 等。ESAT-6 为 RD1 区基因编码的抗原，细菌生长早期表达分泌，可在结核分枝杆菌感染期间持续表达，诱导较强的 T 细胞免疫应答。Ag85 复合物包括分子量为 30～32kDa 的 3 种蛋白质（Ag85A、Ag85B 和 Ag85C），是结核分枝杆菌的主要分泌性蛋白，可以达到 30%，然而其表达会在细菌进入慢性感染阶段显著减少。*MPT64* 基因在 RD2 区，在大多数 BCG 菌株缺失，其编码的蛋白质也具有较强的免疫原性。其他一些抗原如 MTB10.4、MTB8.4 以及 Rv1789、Rv2220 和 Rv3478 都被报道可诱导较强的免疫保护力。选取早期分泌抗原 ESX 蛋白融合形成二聚体 EsxD-EsxC、ExsG-EsxH 和 ExsW-EsxV，三者联合构建 H65 疫苗，表现出较高的保护效率。

2. **潜伏期抗原**　结核分枝杆菌感染进入潜伏期，一些生长期抗原表达会下降，而潜伏与休眠相关基因表达会增高。模拟体内潜伏感染，建立了巨噬细胞感染模型、低氧环境等模型，从中筛选出了一些免疫原性较强的潜伏期抗原，有 Rv2660c、Hsp X、Rv1813、Rv2626 等。为了对不同生长状态的细菌形成有效的免疫应答，在生长期抗原基础上增加潜伏期抗原，构建了含多期抗原的亚单位疫苗。例如 Rv2660c 与 Ag85B-ESAT6 蛋白融合，构建了 H56；Rv1813 和 Rv2608、Rv3619、Rv3620 联合构建 ID93；Hsp X 和 Rv2626 分别与 ESAT6、Ag85B、MTB8.4 融合，构建了 LT69 和 LT70。上述含多期抗原的亚单位疫苗在动物实验中均显著降低了结核分枝杆菌攻击后的细菌载量，具有较强的免疫原性。

3. **细胞壁蛋白**　结核分枝杆菌细胞壁蛋白具有较强的免疫原性，常见的抗原有肝素结合血凝素（heparin-binding haemagglutinin，HBHA）、38kDa 抗原 Pst S1、19kDa 脂蛋白、热休克蛋白 Ag85 复合物、ESAT-6、MPT64 等。后三者既是分泌蛋白，也存在于细胞壁中。HBHA 在潜伏感染表达增高，与肺外结核的发生密切相关，其抗体可抑制结核分枝杆菌的肺外扩散。HBHA 激活体液免疫（包括血清抗体和呼吸道黏膜抗体）、Th1 型和 Th17 型细胞免疫应答，具有较好的免疫保护作用。

4. **其他**　结核分枝杆菌中有一个独特的 PE 和 PPE 蛋白家族，约占基因组的 10%。该家族大部分蛋白质 N-末端均含有脯氨酸 - 谷氨酸（proline-glutamic acid family，PE）和

脯氨酸 - 脯氨酸 - 谷氨酸（proline-proline-glutamic acid family，PPE）基序。这一家族的蛋白质在结核分枝杆菌复合群菌种间以及不同菌株间显示高度的变异，与分枝杆菌在不同环境中生存和繁殖相关，具有较强的免疫原性。

（二）糖脂等其他类型抗原

CD4$^+$ 和 CD8$^+$T 细胞主要识别 MHC Ⅰ类或Ⅱ类分子提呈的肽类抗原。非传统 T 细胞（如 CD1 限制性 T 细胞和 γδ 受体 T 细胞）识别非肽类抗原，也参与抗结核分枝杆菌的免疫应答。CD1 分子提呈分枝杆菌脂阿拉伯甘露糖（lipoarabinomannan，LAM）、脂甘露糖（lipomannan，LM）、葡萄糖单霉菌酸酯（glucose monomycolate，GMM）、磷脂酰肌醇甘露聚糖（phosphatidylinositol mannosides，PIMs）、分枝菌酸（mycolic acid，MA）等。其中，GMM、LAM 与 LM 都可被 CD1b 限制性 T 细胞识别，激活 T 细胞，发挥细胞毒作用并分泌 IFN-γ，降低细菌载量。索状因子 6,6-二霉菌酸海藻糖（TDM）为分枝菌酸与海藻糖结合的一种糖脂，具有免疫原性和佐剂活性，可以促进巨噬细胞释放促炎症因子，提高体液免疫和细胞免疫，促进肉芽肿形成。TDM 的衍生物 6,6-二十二酸酯海藻糖（TDB）与 DDA 组成的佐剂 CAF01 能辅助诱导较强的 Th1 型免疫应答。

此外，磷酸化抗原可以激活 γδ 类型 T 细胞，也具有抗结核免疫原性。人体和灵长类动物 γδ T 细胞 Vγ2Vδ2 亚型识别类异戊二烯代谢产物异戊烯焦磷酸和 HMBPP 等抗原。其中 HMBPP 为结核分枝杆菌和卡介苗等少数微生物所特有。应用 HMBPP 和 IL-2 免疫灵长类动物，可诱导 Vγ2Vδ2$^+$T 细胞的增殖和抗结核免疫保护。进一步的研究证实结核分枝杆菌感染激活的 Vγ2Vδ2$^+$T 细胞具有记忆性 T 细胞及效应性 T 细胞的特性，并发挥抗结核免疫作用。

（三）结核疫苗佐剂研究

目前，在临床应用的铝佐剂主要介导体液免疫，不能诱导有效的 T 细胞免疫应答。正在研发的新型佐剂常由载体和免疫激活剂两部分组成。脂质体或油包水乳化剂常被用作载体包裹蛋白质抗原，介导抗原进入抗原提呈细胞，激活包括 CD8$^+$T 细胞在内的 T 细胞免疫应答；同时，免疫激活剂激活天然免疫，产生 IL-12 等细胞因子，促进 CD4$^+$T 细胞向 Th1 型转化。对于结核亚单位疫苗，现阶段进入临床试验的佐剂有以下 4 个：① AS01E，是含有单磷脂 A（MPL）的皂角苷（QS21）油包水乳剂，其中 MPL 是 TLR4 的激动剂；② IC31，由阳离子肽 KLKL$_5$KLK 和合成的寡脱氧核苷酸（ODN1）构成，其中 ODN1 为 TLR9 的激动剂；③ GLA-SE，为含吡喃葡萄糖基脂质佐剂（glucopyranosyl Lipid Adjuvant，GLA）的角鲨烯乳液，其中 GLA 是合成的 TLR4 激动剂；④ CAF01，由阳离子脂质体二甲基三十六烷基铵（dimo-thylidioctyl ammonium bromide，DDA）和 TDB 构成，TDB 为分枝杆菌细胞壁成分 TDM 的类似物，可激活 Toll 样受体和 T 细胞。表 1-6-3 列出了目前进入临床试验的亚单位疫苗及所使用的佐剂。

（四）进入临床试验的结核亚单位疫苗

目前全球至少有 15 个结核疫苗进入临床试验（表 1-6-3），其中包括 6 个亚单位疫苗（M72、H1、H56、H4 和 ID93 等）。上述疫苗在人群可以诱导有效的体液免疫和细胞免疫，主要的副作用为局部红肿等炎症反应，在包括艾滋病患者和结核潜伏感染人群中没有发现明显的副作用，说明亚单位疫苗具有很好的安全性。结核分枝杆菌潜伏感染人群接种 M72/AS01E 疫苗，保护效率可以达到 49.7%，提示结核亚单位疫苗具有一定的免疫保护作用。应用 H4 疫苗强化 BCG 免疫的临床试验中，持久的结核皮试阳转率（预示结核分枝杆菌感染）下降 30%，提示亚单位疫苗具有一定的强化免疫作用。

表 1-6-3 进入临床试验的结核蛋白亚单位疫苗

疫苗	抗原	抗原特性	佐剂	临床试验阶段
ID93/GLA-SE	Rv2608、Rv3619、Rv3620、Rv1813	PPE 家族蛋白 ESX 家族分泌蛋白 ESX 家族分泌蛋白 潜伏抗原	GLA-SE	IIa
H1/IC31	Ag85B、ESAT-6	分枝菌酰基转移酶 早期分泌抗原	IC31	IIa
H1/CAF01	Ag85B、ESAT-6	分枝菌酰基转移酶 早期分泌抗原	CAF01	IIa
H4/IC31	Ag85B、TB10.4	分枝菌酰基转移酶 ESAT-6 相似抗原	IC31	IIa
M72/AS01E	Rv1196、Rv0125	PPE 家族蛋白 分泌蛋白、膜蛋白	AS01E	IIb
H56/IC31	Ag85B、ESAT-6、Rv2660c	分枝菌酰基转移酶 早期分泌抗原 潜伏相关蛋白	IC31	IIa

（五）亚单位疫苗的免疫策略研究

亚单位疫苗通常需要多次加强免疫才能获得有效的免疫记忆。疫苗免疫策略对结核亚单位疫苗具有重要意义。结核亚单位疫苗常规免疫方案为加强免疫 3 次，每次间隔 2～3 周。疫苗免疫间隔时间太短不能诱导有效的细胞免疫应答。应用结核亚单位疫苗 LT70，研究了疫苗免疫间隔时间对 T 细胞免疫记忆的影响，发现与传统的 0-3-6 周免疫接种程序（间隔 3 周）相比，0-4-12 周的免疫方案可以提高中央记忆性 T 细胞的数量和功能，说明适当延长结核亚单位疫苗的免疫接种间隔有助于提高抗结核免疫保护。

亚单位疫苗被认为具有强化 BCG 免疫的效应。然而不同的研究得出的结果并不相同。一部分研究观察到 BCG 初免 - 亚单位疫苗强化免疫可以加强细胞免疫和体液免疫应答，增强 BCG 的免疫保护力。但是也有研究发现，在 BCG 初免基础上，亚单位疫苗加强免疫不一定能增强 BCG 的免疫保护力。研究结果差异可能与动物模型、攻毒时间与毒株剂量以及具体的免疫方案有关。在非洲儿童的临床试验观察到，BCG 初免后，应用痘苗病毒为载体的 MVA85A 强化免疫可增强抗原特异性的免疫应答，但结核病发病率并未有效降低。BCG 初免的青少年接种 H4/IC31 强化免疫的临床试验中，保护效率可以达到 30.5%，略低于 BCG 强化免疫的保护效率（45.4%）。这些结果和部分动物实验结果相似，提示结核亚单位疫苗的强化免疫策略还需要进一步研究。

三、存在的问题及展望

MVA85A 的"失败"对结核亚单位疫苗的研发有重要的启发。MVA85A 抗原谱窄，其临床试验设计不尽合理，强化免疫方案也有待改进。抗原谱窄是亚单位疫苗最明显的不足之处，增加抗原谱可有效增强结核亚单位疫苗的保护效率。随着对结核分枝杆菌免疫机制的深入认识，对保护性抗原筛选、疫苗形式及免疫策略会有新的认识和改进，也会进一步提高结核亚单位疫苗的保护水平。

（祝秉东）

第七节　结核分枝杆菌核酸疫苗

核酸疫苗是指将含有编码蛋白基因序列的质粒载体，经肌内注射或基因枪等方法导入宿主体内，通过宿主细胞表达抗原蛋白，诱导宿主细胞产生对该抗原蛋白的免疫应答，以达到预防和治疗疾病的目的。结核病核酸疫苗包括 DNA 疫苗和 RNA 疫苗。由于 RNA 疫苗不稳定，在体内存在时间短，表达短暂，生产、贮存、运输比 DNA 疫苗要求高。因此，目前研究最多的是 DNA 疫苗。DNA 疫苗可诱导全面的免疫反应，不仅可引起体液免疫反应，而且能诱导高水平的细胞免疫应答，尤其是特异性细胞毒性 T 淋巴细胞，其能够识别、杀伤、破坏被感染的细胞及清除细胞内的病原体，这对清除寄生于巨噬细胞内的结核分枝杆菌非常有意义。此外，DNA 疫苗制备及应用较简单，不需要任何化学载体，对免疫低下者比 BCG 更安全。

一、结核分枝杆菌 DNA 疫苗的作用机制

（一）体液免疫和细胞免疫应答

一般认为结核病 DNA 疫苗被导入宿主体内，并在细胞内表达结核分枝杆菌蛋白抗原，加工后形成多肽抗原，与宿主细胞 MHC-I 类和 MHC-Ⅱ类分子结合，被提呈给宿主的免疫识别系统，从而引发细胞和体液免疫应答。

1. MHC-I 类限制性的 CD8[+]CTL 细胞的激活　接种 DNA 疫苗后，被周围的组织细胞（如肌细胞）、抗原提呈细胞（antigen presenting cell，APC）或其他炎性细胞摄取。组织细胞摄取的质粒 DNA 分子随后在细胞核内转录为 mRNA，再被移至细胞质内翻译成抗原蛋白分子。合成的内源性抗原蛋白其中一部分以有效的比例结合到泛肽上，进一步结合泛肽，提呈到蛋白酶，降解为多肽，通过抗原肽转运结构运送到内质网腔，与 MHC-I 类分子以亲和吸附方式形成聚合体，多肽-MHC-I 类分子聚合体通过内质网进入高尔基体，最终到达细胞膜的表面，通过 T 细胞受体被 CD8[+]T 细胞识别，从而诱发 CD8[+] 细胞毒性 T 细胞应答。

2. MHC-Ⅱ类限制性的 CD4[+]T 细胞的激活　部分蛋白抗原从分泌它们的抗原提呈细胞的细胞膜上进入 MHC-Ⅱ类途径，进入 MHC-Ⅱ类提呈途径的蛋白在 APC 溶酶体中水解，产生 20~25 个氨基酸的多肽，这些溶酶体和包含 MHC-Ⅱ类分子的囊泡融合，MHC-Ⅱ类

分子结合合适的多肽形成 MHC 异聚体，成熟的 MHC 异聚体在细胞膜表面，被成熟的 CD4$^+$T 细胞识别，引发细胞免疫和体液免疫应答。

3. B 细胞的激活　一部分抗原多肽提呈给 B 细胞，使 B 细胞自身活化，部分转化为浆细胞，浆细胞产生特异性抗体，诱发体液免疫。

（二）细菌 DNA 的免疫佐剂作用

DNA 疫苗具有较长的免疫记忆能力，可能是因为其在体内相当于抗原的储存库，不断刺激免疫记忆，本身就有免疫记忆能力。此外，结核分枝杆菌基因组中 G+C 含量较高，大多含有以 CpG 核心的回文序列，未甲基化的 CpG 序列可以直接激活小鼠或人的淋巴细胞，包括 B 细胞、巨噬细胞、T 细胞、NK 细胞。目前已确定 CpG 为核心的序列对小鼠的免疫激活功能主要体现在两个方面：一是刺激 B 细胞增殖，CpG 特征性结构具有 B 细胞有丝分裂原的作用，可诱导 B 细胞增殖活化，使之释放 IL-12、IL-6 及分泌抗体，增强体液免疫；二是激活单核细胞分泌细胞因子，进而导致自然杀伤细胞的 Th1 辅助 T 细胞激活，引发 Th1 为特征的细胞免疫反应。结核分枝杆菌 DNA 疫苗本身还具有佐剂作用，能激活巨噬细胞与 NK 细胞，较好地诱导体液免疫和细胞免疫应答。

二、结核分枝杆菌 DNA 疫苗的研究进展

（一）抗原筛选

1. Hsp 65 编码基因和 Hsp 70 编码基因　Hsp 65 编码基因是研究最早的 DNA 疫苗。1994 年 Lowrie 等最先报道以麻风分枝杆菌 Hsp 65 质粒 DNA 免疫小鼠，然后用结核分枝杆菌或 BCG 攻击，结果细胞免疫功能显著增强，肝脏菌落计数显著减少。Bonato 等进一步研究发现结核分枝杆菌（MTB）、麻风分枝杆菌 Hsp 65 质粒 DNA 免疫小鼠后，用结核分枝杆菌 H$_{37}$Rv 攻击，小鼠肺、肝、脾菌落计数比载体对照组显著减少，但保护力不如 BCG 组；脾 Hsp 65 特异的 CD8$^+$CD4$^-$、CD4$^+$CD8$^-$T 细胞显著增加，可检测出特异性抗体和 IFN-γ，但未检测出白介素 -4（interleukin 4，IL-4）；表明辅助性 T 淋巴细胞（helper T lymphocyte，Th）1/ 细胞毒性 T 淋巴细胞 I 型特异性细胞毒性反应占优势。Lowrie 等的研究表明 Hsp 70 DNA 疫苗免疫小鼠可诱导 IFN-γ 产生和抗原特异性 CTL 活性，裂解感染的巨噬细胞而呈现保护性，其特异性 T 细胞克隆可将免疫性转移给首次实验小鼠；结核分枝杆菌攻击后，小鼠肺、肝、脾菌落计数比质粒载体对照组显著减少，但保护力不如 BCG 免疫组。Hsp 65、Hsp70 质粒 DNA 疫苗既可作为预防性疫苗又可作为治疗性疫苗。1999年，Lowrie 等首次将 Hsp 65、Hsp 70 用于小鼠结核病模型的治疗，Hsp 65 DNA 和 Hsp 70 DNA 疫苗诱导产生的 IFN-γ 水平显著高于 BCG、质粒载体和生理盐水对照组，产生的 IL-4 也显著低于其他各组；并使免疫小鼠脾、肺菌落计数显著低于其他各组。Hsp 65 DNA 疫苗还可使结核病化疗后体内残余的菌数显著减少。该研究结果证明了某些结核病 DNA 疫苗作为特异性免疫调节剂的可能性。Nuermberger 等用 Hsp 65 DNA 疫苗和药物化疗（利福平、莫西沙星）治疗小鼠结核潜伏感染模型，发现 Hsp 65 DNA 疫苗能增加莫西沙星抗结核活性。Silva 等用 Hsp 65 DNA 疫苗结合药物治疗小鼠结核模型，治疗 1 个月就可以显著减少肺和脾结核分枝杆菌载量，治疗 6 个月后肺中未检测到结核分枝杆菌；同时还发现 Hsp 65 结合药物治疗对敏感株 H$_{37}$Rv 和耐药株结核病同样有效。

2. Ag85 复合物编码基因 Ag85 复合物（antigen 85 complex）是结核分枝杆菌和 BCG 主要的分泌性蛋白，可从早期培养物中分离，经十二烷基磺酸钠 - 聚丙烯酰胺凝胶电泳和等电聚焦分析可分为 Ag85A、Ag85B 和 Ag85C3 个组分，分子量分别为 31kDa、30kDa 和 31.5kDa。1996 年，Huygen 等首次报道用结核分枝杆菌 Ag85 复合物编码基因免疫小鼠，可诱导产生很强的细胞和体液免疫反应，抵御活性结核分枝杆菌和 BCG 的攻击。1998 年，Denis 等研究 Ag85A DNA 疫苗免疫的小鼠抗原特异性 CD4$^+$ 和 CD8$^+$T 细胞反应，证实 Ag85A DNA 免疫疫苗可产生更强、更广泛的 T 细胞反应和 CTL 活性。Ag85A 和 Ag85B DNA 疫苗也可以用于结核病的治疗。Ha 等用 Ag85A DNA 疫苗和 PstS-3 DNA 疫苗治疗小鼠结核分枝杆菌感染模型，发现 DNA 疫苗能防止潜伏感染小鼠结核病的复发和缩短常规化疗的周期。Zhu 等用 Ag85B DNA 疫苗治疗小鼠结核分枝杆菌感染模型，发现 Ag85B DNA 疫苗具有治疗作用，Ag85B DNA 疫苗可引起 Th1 反应，产生高浓度 IFN-γ 和 TNF-α，降低肺和脾菌落数达 1.2 logs 和 0.7 logs。Ha 等将 Ag85A 和 IL-12N 220L DNA 疫苗结合药物异烟肼和吡嗪酰胺治疗小鼠结核病模型，Ag85A DNA 疫苗和药物联合组对防止结核分枝杆菌的再激活效果优于 IL-12N 220L DNA 疫苗和药物联合治疗组，IL-12N 220L DNA 疫苗和药物联合治疗组又优于单纯药物组。研究也发现，Ag85A DNA 疫苗单独或联合化疗治疗小鼠耐多药结核病模型具有很好的疗效，治疗 2 个月就可以显著减少肺和脾结核分枝杆菌载量，这些发现为基因辅助治疗提供科学依据，为结核病尤其是耐多药结核病开辟了一条新的治疗途径。Ag85A 和 Ag85B 是未来结核病亚单位疫苗最有希望的候选者。用 Ag85A/B DNA 疫苗免疫小鼠后，能诱导小鼠产生强的 Th1 型细胞免疫反应和中等水平的抗体。用 Ag85A/B DNA 疫苗治疗小鼠结核分枝杆菌感染模型，能减轻结核模型小鼠肺组织的病变，减少肺的菌落数。因此，该基因可以作为结核病 DNA 疫苗的候选者。

3. PstS 编码基因 结核分枝杆菌磷酸盐特异转运系统（phosphate-specific transport system，PstS）中有 3 个磷酸盐结合蛋白，被分别命名为 PstS-1（与已知的 38kDa 蛋白相同，也被称为蛋白抗原 b）、PstS-2（37 ~ 38kDa 蛋白）和 PstS-3（40kDa 蛋白）。1999 年，Tanghe 等以 PstS-1、PstS-2 和 PstS-3 DNA 疫苗免疫小鼠，发现三者均可产生高水平的抗原特异性抗体和 Th1 型细胞因子 IL-2、IFN-γ，但只有 PstS-3 在小鼠接受结核分枝杆菌攻击后脾和肺计数显著减少，与 Ag85A DNA 疫苗产生类似的保护作用。

4. ESAT-6 和 MPT64 编码基因 ESAT-6 和 MPT64 都是结核分枝杆菌复合群主要的分泌性蛋白，也是其重要的 T 细胞抗原。1997 年，Lowrie 等研究表明 ESAT-6 质粒 DNA 免疫小鼠可产生保护性。Kamath 等作者进一步的研究证明这两种 DNA 疫苗免疫小鼠后均可诱导产生很强的细胞和体液免疫反应。ESAT-6 DNA 疫苗免疫后，只有部分鼠抗体 IgG 升高，但 IgG2a 水平高于 IgG1，说明 Th1 型反应为主；MPT64 DNA 疫苗免疫后，大部分鼠抗体 IgG 升高，IgG1 水平高于 IgG2a，说明 Th2 型反应为主，但结核分枝杆菌攻击后，IgG2a 水平增高，说明向 Th1 型反应转化。它可诱导免疫鼠脾细胞产生 IFN-γ，但不产生 IL-4；并可诱导抗原特异的 CTL 活性。结核分枝杆菌气雾吸入攻击后，小鼠肺菌落计数显示 Ag85B DNA 疫苗的保护力高于 ESAT-6 DNA 疫苗，而 ESAT-6 DNA 疫苗的保护力又高于 MPT64 DNA 疫苗，MPT64 DNA 疫苗的保护水平高低不一，但三者均不如 BCG 的保护力。通过观察结核分枝杆菌腹腔攻击 4 周后各组小鼠肺组织病理改变显示，生理盐水组和质粒载体组虽然表现为混合性组织反应，但以渗出性组织反应为主；BCG 组主要表现为增殖性组织反应，出现上皮样结核肉芽肿和结核性肉芽组织增生；MPT64 和 ESAT-6 DNA 疫苗组大部分小鼠的改变与 BCG 类似，但部分小鼠的改变与载体对照组类似，但总体看 ESAT-6 DNA 疫苗的保护力更接近 BCG，比 MPT64 DNA 疫苗强。Lowrie 等发现 ESAT-6 DNA 疫苗的治疗效果不明显，Zhu 等研究发现 MPT64 DNA 疫苗无治疗作用。这两个 DNA 疫苗的保护效力存在差异，尚需进一步验证。

5. **结核分枝杆菌 8.4 DNA 疫苗**　Coler 等用结核分枝杆菌 8.4 质粒 DNA 或重组蛋白免疫小鼠可诱导强的 $CD4^+T$ 细胞和 $CD8^+CTL$ 反应，并能保护小鼠抵抗结核分枝杆菌攻击，结核分枝杆菌 8.4 质粒 DNA 基本不诱导抗体反应。因此，结核分枝杆菌 8.4 是一个结核亚单位疫苗的候选者。

6. **Hsp 60 DNA 疫苗**　Taylor 等用麻风分枝杆菌 Hsp 60 DNA 疫苗免疫小鼠后，用结核分枝杆菌 $H_{37}Rv$ 气雾攻击，肺细菌数也未见减少。Turner 等报道结核分枝杆菌 Hsp 60 DNA 疫苗免疫小鼠后，虽然具有高度的免疫原性，能诱导高水平的 IL-2 和 IFN-γ，但结核分枝杆菌气雾攻击后，小鼠肺菌落计数与载体对照组无显著性区别，而且一半的小鼠肺组织病理显示出与载体对照组类似的坏死性支气管间质性肉芽肿性肺炎和支气管炎改变。因此，该 DNA 疫苗能刺激细胞反应却无保护性，尚需进一步研究。

7. **36kDa DNA 疫苗**　36kDa 蛋白是富含脯氨酸的抗原，1997 年 Lowrie 等将其分别免疫 Parkes 小鼠和 CBA/B10 小鼠后，再以结核分枝杆菌腹腔攻击，Parkes 小鼠的肺、肝、脾菌落计数与载体对照组无显著性区别，而 CBA/B10 小鼠的肺、肝、脾菌落计数却比载体对照组显著减少，但保护力不如 BCG 组。两种小鼠的保护效果截然相反，该基因的保护性尚需进一步验证。

8. **PE 和 PPE 家族 DNA 疫苗**　PE 家族是富含甘氨酸、丙氨酸的一类新蛋白。最近 Delogu 等新发现一个多基因家族，它由 2 个密切相关的 PE 和 PE-PGRS 亚家族组成，两者主要区别是 PE-PGRS 的 C 末端含有无数的 Gly-Ala 重复序列。通过小鼠结核病模型研究结核分枝杆菌一个 PE-PGRS 代表性基因（1818PE-PGRS）和其 N- 末端 PE 区域（1818PE）基因的免疫原性，结果在 1818PE-PGRS 免疫鼠中观察到体液免疫反应，说明 PE-PGRS 基因在结核菌感染鼠中被表达，产生的抗体反应是指向 PGRS 的 Gly-Ala 决定簇的，但其脾淋巴细胞在体外刺激后不能产生 IFN-γ；而在 1818PE 免疫鼠中虽未检测到相应的抗体，但其脾淋巴细胞在体外刺激后可产生 IFN-γ，并可保护小鼠抵御结核分枝杆菌的攻击，说明 PE 疫苗可诱发有效的细胞免疫反应，PE 抗原的免疫识别受 PGRS 的 Gly-Ala 决定簇的影响。

PPE 家族是富含甘氨酸、天冬氨酸的一类新蛋白。PPE 家族的 DNA 疫苗（如 Rv3873、Rv1196、Rv0916c）免疫小鼠后，可保护其抵抗结核分枝杆菌的攻击，因此，可作为疫苗研究的候选者。

9. **Rv1419 DNA 疫苗**　结核分枝杆菌 *rv1419* 基因由 474bp 组成，编码一个由 157 个氨基酸组成的蛋白质，通过 SPScan 和 SignalP 两个服务器预测其 N 端含有 33 个氨基酸的信号肽，成熟蛋白分子量预测为 13.6kDa。Singh 等通过生物信息学分析，Rv1419 是分子量最小的凝集素，Nogueira 等证实这种凝集素存在于结核分枝杆菌 $H_{37}Rv$ 培养滤液中，而非结核分枝杆菌培养滤液中不存在。在活动性肺结核患者中，Rv1419 蛋白可刺激外周血单个核细胞（PBMC）产生大量的 IFN-γ。此外，在活动性肺结核患者的血清中，Rv1419 也显示产生了高滴度的 IgG 抗体，并且抗体滴度在结核病有效治疗后随之下降。研究者用 Rv1419 DNA 疫苗免疫小鼠后，能诱导小鼠产生较高的 Th1 型细胞免疫反应和中等水平的抗体。用 Rv1419 DNA 疫苗治疗小鼠结核分枝杆菌感染模型，能减轻结核模型小鼠肺组织的病变，减少结核模型小鼠肺的菌落数。因此，该基因可以作为结核病 DNA 疫苗的候选者。

10. **Rv2190c DNA 疫苗**　结核分枝杆菌 *rv2190c* 基因由 1 177bp 组成，编码一个含有 NlpC/P60 结构域的假想蛋白。Male 等在结核分枝杆菌培养滤液中发现了 Rv2190c 蛋白产物。Parthasarathy 等发现 Rv2190c 蛋白对细菌的正常生长和体内毒力非常重要。McMurry 等发现 Rv2190c 肽可刺激潜伏感染者外周血单个核细胞分泌 IFN-γ。研究者用 Rv2190c DNA 疫苗免疫小鼠后，能诱导小鼠产生 Th1 型细胞免疫反应。用 Rv2190c DNA 疫苗治疗小鼠结核分枝杆菌感染模型，能减轻结核模型小鼠肺组织的病变，减少结核模型小鼠肺的菌落数。该基因可以作为结核病 DNA 疫苗的候选者。

（二）提高结核 DNA 疫苗免疫效果的方法

DNA 疫苗面临的一大障碍就是较大哺乳动物缺乏免疫原性，其原因可能是质粒在体内转染效率低。为了解决这一问题，应用体内电转染法或能表达结核保护性抗原的活病毒为载体来增强 DNA 疫苗的免疫原性。用肌内注射＋电脉冲导入法可以增加低剂量 DNA 疫苗的 Th1 型细胞免疫应答。Okada 等发现，使用脂质体 - 仙台病毒包裹的 Hsp65⁺ IL-12 DNA 疫苗对感染 MTB 的食蟹猴提供了良好的保护作用。

（三）进入临床试验的结核 DNA 疫苗

根据临床试验官网显示，仅有韩国的 GX-70 DNA 疫苗正在韩国延世大学进行 I 期临床试验（临床试验编号：NCT03159975）。GX-70 DNA 疫苗由 4 个结核分枝杆菌抗原质粒和重组 Flt3 配体组成，但具体抗原成分不清楚。I 期临床试验的目的是评价 GX-70 对治疗失败的肺结核患者的耐受性、安全性和免疫原性。首先，0.26mg、1mg、4mg 3 个剂量的 GX-70 分别通过电穿孔的方法注射三角肌，每 4 周注射一次，共注射 5 次以决定最大耐受的剂量。每 8～24 周，用 ELISPOT 方法检测抗原特异的 IFN-γ 反应和 Flt 3L 的浓度，目前该试验的结果还未公开。该团队研制的结核分枝杆菌 Ag85A/B 嵌合 DNA 疫苗已完成临床前研究和安全性评价，即将申请临床试验批件。

（四）增强 DNA 疫苗的免疫策略

以单一靶抗原构建的结核病 DNA 疫苗，对结核分枝杆菌攻击后的保护作用不明显或不能肯定，近年来许多研究者采取很多新的免疫策略，如不同结核 DNA 疫苗联合作用、构建嵌合 DNA 疫苗、采用 Prime-Boost 免疫策略，即初次免疫用 DNA 疫苗，再次免疫用 BCG、抗原蛋白；结核 DNA 疫苗与表达细胞因子的质粒载体联合免疫。

1. **不同结核 DNA 疫苗联合免疫作用**　2000 年，Morris 等报道单个 DNA 疫苗（分别编码 MPT63、MPT83）有部分抗结核保护作用，而多个 DNA 疫苗（分别编码 ESAT6、MPT64、MPT63 及 KatG）联合免疫不会出现抗原竞争现象，产生的保护作用比 BCG 更强大。该团队将 MPT64 和 ESAT-6 DNA 疫苗各 100μg 混合免疫的保护效力与 BCG 相当，但强于单个 DNA 疫苗免疫。潘怡等用 Ag85B、MPT63、ESAT6 DNA 疫苗联合免疫具有较好的结核病预防效果。

2. **构建嵌合 DNA 疫苗** Delogu 等将分枝杆菌蛋白 MPT64 编码基因分别与泛素蛋白（ubiquitin protein，Ub）的 3 个变异体 UbG、UbA、UbGR 编码基因一起克隆到质粒 JW4303 载体上构建嵌合疫苗。研究发现，与 UbG64 DNA 疫苗相比，UbA64 DNA 疫苗诱生较弱的体液免疫应答，以及混合性 T 细胞应答（分泌 IL-4 和分泌 IFN-γ 的细胞均增加）；而 UbGR64 DNA 疫苗产生较强的 Th1 型细胞应答（高 IFN-γ、低 IL-4），同时缺乏体液免疫应答。用结核分枝杆菌攻击免疫鼠，UbA64 和 UbGR64 DNA 疫苗均能较对照鼠激发更强的保护性免疫应答。该嵌合疫苗能使宿主免疫应答向更强的 Th1 型细胞应答转化。该团队构建的结核分枝杆菌 Ag85A/B 嵌合 DNA 疫苗主要诱导 Th1 型的细胞免疫应答，Ag85A/B 嵌合 DNA 组治疗小鼠结核模型肺脏菌落数显著少于 Ag85A DNA 组，小鼠半数死亡时间和半数平均死亡时间均显著长于 Ag85A DNA 组，1 个月死亡率也较低。Fonseca 等用 38kDa 蛋白的多个抗原决定部位构建的 DNA 疫苗比单个抗原决定部位对照质粒导致了范围更为宽广的 Th1 反应。故提示，更有效的疫苗可能需要不同基因的联合。

3. **采用初免 - 加强的免疫策略**

（1）结核 DNA 疫苗与抗原蛋白联合免疫作用：Vordermeier 等初次免疫用 Hsp 65 DNA 疫苗，然后用重组 Hsp65 蛋白加强免疫，结果显示，同单独用 DNA 疫苗及单独用抗原蛋白免疫相比，联合免疫引起强有力而且更高的细胞免疫反应。Li 等初次免疫用 Ag85A/ESAT6 嵌合 DNA 疫苗，然后用重组 Ag85A 和 ESAT6 蛋白加强免疫，结果显示，联合免疫引起更高的体液免疫反应。

（2）结核 DNA 疫苗与 BCG 联合免疫作用：Skinner 等报道初次免疫分别用编码 Hsp 65、Hsp70A 的质粒，再用 BCG 加强免疫，同单独用 BCG 相比，前者引起的保护作用更明显。李敏等报道初次免疫用 Ag85B、MPT64、MPT70 和 TB10.4 四价 DNA 疫苗，再用 BCG 加强免疫，能增强细胞免疫应答。可见，BCG 与 DNA 疫苗的联合应用也是发展的方向之一。

（3）与表达细胞因子的质粒载体联合免疫：用表达 IL-2、IL-12 质粒与结核病 DNA 疫苗联合免疫，使该 DNA 疫苗所诱导产生的混合性 T 细胞应答向 Th1 型细胞应答转变，有望增加 DNA 疫苗的保护效应。Kyoung 等将表达 Hsp 65 DNA 疫苗分别与表达 IL-12、IL-15、IL-18、GM-CSF 细胞因子质粒联合免疫，其中 IL-12 DNA 疫苗诱导高 Th1 型细胞免疫应答。Palendira 等报道将 IL-12 与 Ag85B DNA 疫苗共同免疫，可增强其抵抗结核分枝杆菌感染的保护效力。该团队将 MPT 64 DNA 和 ESAT-6 DNA 疫苗与 IFN-γ 或 IL-12 质粒 DNA 疫苗共同免疫后，Th1 型免疫应答增强，保护效力与 BCG 相当；DNA 疫苗与 IFN-γ DNA 联合免疫的保护效力略强于与 IL-12 DNA 联合免疫。Kamath 等将 MPT64 或 Ag85B DNA 疫苗与粒细胞 - 巨噬细胞集落刺激因子（granulocyte-macrophage colony stimulating factor，GM-CSF）联合免疫，可使 T 细胞增殖反应明显增强，IFN-γ 分泌增加。史小玲等将结核分枝杆菌 Hsp 70 与共刺激分子人 CD80 联合免疫，发现嵌合 DNA 疫苗诱导的特异性 Th1 型反应显著强于 Hsp70 DNA 疫苗，肝、脾组织菌落计数显示嵌合 DNA 疫苗菌落数显著少于 Hsp 70 DNA 疫苗。

4. **采用电导入给药法** 该团队采用 DNA 疫苗活体电导入给药法，即给小鼠接种 Ag85A/B DNA 疫苗的同时施以电转染，在接种剂量只有常规剂量 1/10 的情况下诱导出理想的细胞免疫应答，小鼠组织菌落计数也显著降低，预示用体内电导入给药法可以增加低剂量 DNA 疫苗的 Th1 型细胞免疫应答，发挥治疗结核病的作用，并可减少疫苗的剂量及降低成本。

三、存在的问题及展望

（一）安全性问题

虽然目前的动物模型研究表明 DNA 疫苗安全有效，但其安全性尚未最后确定。Turner 等报道接受 Hsp 60 DNA 疫苗免疫的豚鼠发生了坏死性支气管肺炎并伴发支气管炎。Taylor 等也报道小鼠在接受 Hsp 60 DNA 疫苗免疫后发生了典型的 Koch 现象，如肺肉芽肿、多位点的不连续细胞坏死等。但该团队对 Ag85A DNA 疫苗和 Ag85A/B DNA 疫苗进行安全性评价未发现不良反应。

（二）灵长类动物模型的研究和临床试验

目前结核病 DNA 疫苗的保护性研究仅限于小鼠和豚鼠模型，灵长类动物模型的研究太少，并且继动物实验后，还须进行漫长的临床试验才能确定该疫苗能否用于临床。另外，DNA 疫苗的免疫机制需进一步阐明，开展合理的疫苗设计和免疫策略研究，DNA 疫苗研究的方法学尚需完善和标准化，有必要建立更有效的体内和体外疫苗评价模型。结核病 DNA 疫苗作为新型疫苗可能首先用于结核病的治疗，预防性疫苗的临床试验周期长。而治疗性疫苗的临床评价周期短，相信在不久的将来将看到新疫苗在结核病尤其是耐多药结核病患者的辅助治疗及潜伏感染者的预防治疗方面发挥作用。

（梁　艳）

第八节　结核疫苗动物模型

疫苗接种是预防和控制结核病最有效的方法，而动物模型在新型结核疫苗的临床前研究中扮演着至关重要的角色。

长期以来，研究者发现使用人类作为实验对象很难推动结核病疫苗的开发。临床研究的发展不仅受时间和空间的限制，而且许多实验受道德和方法学的各种限制。动物模型的优势在于克服了这些缺陷，其在结核病疫苗临床前研究中的独特作用正受到科学家越来越多的关注。动物模型的优越性主要体现在以下几个方面：①避免了人体实验的风险；②严格控制实验条件，提高实验材料的可比性；③简化实验操作和样品采集；④可以更全面地了解结核病的性质。

基于这些优点，已经建立的用于结核疫苗研究的动物模型品种和数量在逐年递增，有小鼠、大鼠、豚鼠、家兔、牛、山羊、迷你猪、非人灵长类、斑马鱼及阿米巴虫等，但常用的动物模型主要是小鼠、大鼠、豚鼠、家兔及非人灵长类。在选择用于结核疫苗研究的动物模型时，应综合考虑实验目的、动物来源、实验室条件、经济实力及商业化试剂等因素选择合适的实验动物模型。

一、目前常用于结核疫苗研究的动物模型

结核疫苗动物模型不仅有助于了解机体针对结核分枝杆菌的体液和细胞免疫应答，而且对评估结核疫苗的保护或治疗功效也必不可少。一般而言，结核病疫苗的大规模筛选主要使用小动物模型，例如小鼠和豚鼠，不仅经济而且容易获得。一旦确定了具有良好保护功效的疫苗，就可以用大型动物模型进一步评估，例如非人灵长类，虽然价格昂贵，但可以很好地模拟人类免疫反应，以测试结核病疫苗的保护效率。

（一）小鼠模型

小鼠是最早也是最多用于结核疫苗临床前研究的动物模型，主要原因是小鼠具有独特的优势：①免疫系统与人类相似；②繁殖迅速、价格低廉且对实验室硬件要求较低；③可选择的商业化试剂品类繁多；④遗传背景清晰，可进行人工基因操作。基于以上特点，结核分枝杆菌感染的小鼠模型已经被广泛应用于结核发病机制、免疫学特性、新药成本效益、药物有效性、疫苗保护效率等研究。最常用于结核疫苗临床前研究的小鼠模型是BALB/c 和 C57BL/6，它们具有相同的保护效率，可用于评估 BCG。有趣的是，越来越多的研究表明大多数 BCG 或 rBCG 的免疫可以诱导显著增强的 Th1 型免疫反应，其特征在于增强的 IgG2a/IgG1、IgG2b/IgG1 或 IgG2c/IgG1 比率以及高表达 C57BL/6 或 BALB/c 小鼠模型中 Th1 细胞因子（IFN-γ、TNF-α 和 IL-2）的水平。相反，一些 BCG 或 rBCG 可以产生相对较高的 Th2 反应，可以通过这些小鼠模型中高 IgG1/IgG2a 比率和低 IFN-γ 证实。因此，研究者提出 BCG 或 rBCG 诱导的免疫反应类型可能依赖于这些小鼠模型中的佐剂、疫苗类型、免疫途径和免疫剂量。

此外，小鼠动物模型的另一个优点是可以人工进行遗传操作。几种免疫缺陷和基因敲除小鼠模型已被用于研究分枝杆菌感染的特异性免疫反应，包括严重联合免疫缺陷（SCID）小鼠、C3HeB/FeJ 小鼠、CBA/J IL-10（-/-）小鼠、C57BL/6 RAG（-/-）小鼠以及 C57BL/6 IL-17（-/-）小鼠。然而，结核分枝杆菌感染小鼠动物模型后形成的肉芽肿与人类结核病变存在差异，这一点在选用小鼠动物模型时需要引起注意。

（二）豚鼠模型

大量研究表明豚鼠对结核分枝杆菌高度敏感，其感染结核分枝杆菌产生的病理和人类结核病理变化非常相似，比如均有干酪样坏死、钙化、纤维化以及空洞，这一优势恰恰是小鼠动物模型所没有的。因此，豚鼠动物模型被广泛用于筛选和评价新型结核疫苗候选分子。豚鼠动物模型还有其他与人类相似的特点：①豚鼠肺部对炎症刺激的反应与人类相似；②与其他啮齿类动物相比，豚鼠的激素水平和免疫状态与人类更加相似；③豚鼠对糖皮质激素具有一定的抗性；④与人类一样，豚鼠无法自身合成维生素 C，需要外源提供；⑤新生豚鼠和新生儿一样均具有成熟的淋巴髓细胞样复合体。此外，基于豚鼠拥有抗结核药物反应良好和迟发型超敏反应（DTH）强烈的特点，在抗结核药物和相关生物制剂检测中被广泛应用，已成为人类 TST 效能和生物制品鉴定的金标准，同时在新药开发和抗结核药物效果评价方面也具有很大的应用前景。

在实验室内，研究人员已经利用结核分枝杆菌感染豚鼠成功地构建了诸多模型，如原发性肺结核动物模型、外源性再感染动物模型、内源性复燃动物模型以及结核性胸膜炎动物模型等。制备上述模型的感染方式主要有腹腔注射、前肢皮下静脉注射、腹股沟皮下注

射、大腿内侧皮下注射以及气溶胶吸入感染等途径，但最常见的感染途径是气溶胶吸入。与小鼠动物模型相比较，豚鼠动物模型对结核分枝杆菌高度敏感，因此低剂量结核分枝杆菌就能使豚鼠形成与人类相似的结构典型的肉芽肿，进而发生液化坏死。尽管豚鼠动物模型拥有许多小鼠动物模型所没有的优势，但在制备豚鼠动物模型时需注意该模型存在的一些缺陷，比如商业化试剂较少、高剂量感染容易导致死亡等。

（三）大鼠模型

先前普遍认为大鼠对结核分枝杆菌不敏感，高剂量的结核分枝杆菌既不能杀死大鼠也不能诱导其产生典型的结核病理损伤和结核菌素反应，因此很长一段时间大鼠在结核疫苗临床前研究中的价值被低估。近年来大量的研究发现大鼠不仅对结核分枝杆菌敏感，还可以产生迟发型超敏反应，研究者的目光再次聚焦于大鼠。相对于小鼠和豚鼠，大鼠生命力顽强、血量充沛、管理简单，适用于大批量科研应用。常用于结核疫苗临床前研究的大鼠模型包括 SD 大鼠和 Wistar 大鼠。前者受到结核分枝杆菌感染后，其肺脏、肝脏、脾脏等主要脏器可出现典型的结核病理改变（干酪样坏死、结核结节、纤维条索形成等），而后者仅在肺部出现结核结节，无干酪样坏死、液化等病理变化。

制备结核分枝杆菌感染大鼠动物模型的方式有腹腔注射感染、胸腔注射感染、尾静脉注射感染以及气溶胶吸入感染等，应根据不同的实验目的选择不同的感染途径。在实际制备过程中，还要考虑结核分枝杆菌感染大鼠动物模型的缺点，如无纤维化、钙化及空洞等人类结核病的典型性病理变化。

（四）家兔模型

常用于结核疫苗临床前研究的家兔模型的品系多为新西兰兔和日本大耳兔。研究表明家兔对结核分枝杆菌存在一定的抵抗性，但其对牛分枝杆菌极度敏感。家兔感染具有毒力的牛分枝杆菌后会出现与人类结核相似的肺部病理性改变，而极少死于该病早期的血液性播散。基于以上特点，家兔常被用于筛选潜在的结核疫苗候选分子。最近一些研究表明，BCG 攻击兔皮肤模型可能是选择治疗药物和评估结核疫苗的有效方法。此外，家兔还可以用于研究结核潜伏感染和结核性脑膜炎。但家兔价格昂贵、饲养成本和难度较高、缺乏商业化免疫试剂等缺点，限制了其更加广泛的应用。

（五）非人灵长类模型

非人灵长类（non-human primate，NHP）最大的优点是其拥有与人类极为相似的遗传背景，这也决定了其拥有与人类相似的生理生化特征，能通过与人相似的传播途径、相同的毒株、同等的菌量进行感染。而且结核分枝杆菌感染后出现的疾病特征、病理变化以及免疫学特征等均与人类相仿。这些优点使得 HNP 在研究结核分枝杆菌免疫致病机制和评价结核疫苗保护效率及安全性上具有不可替代的地位，成为最理想的结核分枝杆菌感染动物模型。

实验室用于结核疫苗临床前研究的 NHP 动物模型有猕猴、恒河猴和短尾猴等。NHP 动物模型对结核分枝杆菌高度易感，其感染结核分枝杆菌后会出现典型的结核病病理学变化，如结核肉芽肿、干酪样坏死、干酪样组织液化、钙化或纤维化以及空洞形成等。用低剂量结核分枝杆菌气溶胶吸入感染 NHP 后可以制备模拟人类结核潜伏感染动物模型，但在 TST 和 PPD 特异性淋巴细胞反应检测中仅有 60% 的 HNP 模型发展为急性肺结核。NHP 动物模型具有操作复杂、实验室条件要求高、成本高、对结核分枝杆菌高度易感而容易引起疾病暴发以及伦理学限制等缺点，限制了其在临床前研究中的应用。

二、结核疫苗动物模型面临的挑战和机遇

目前，超过 22 种新的结核病疫苗已经通过动物实验并在临床试验中进行了评估，但是 3 种结核病候选疫苗（rBCG30、AERAS-422 和 H1∶LTK63）在Ⅰ期临床试验阶段因安全性原因被终止。研究者不禁会问：为什么这些安全隐患没有在动物模型上被发现而出现在受试者身上？这个问题相当复杂，但主要原因可能是缺乏合适的结核病疫苗动物模型、实验设计缺陷、疫苗不良事件以及对宿主与结核分枝杆菌的关系缺乏全面的了解等。虽然动物模型是人类结核病疫苗研究不可或缺的工具，但没有一个动物模型可以完全模拟人类结核病感染的真实情况。因此，动物模型的实验结果只是间接指示，疫苗的保护作用需要通过临床试验来验证。以下将讨论结核疫苗动物模型面临的一些挑战。

（一）宿主和结核分枝杆菌之间的相互作用仍不清楚

众所周知，先天性免疫和适应性免疫在控制人类结核分枝杆菌感染方面起着关键作用。为了获得适合结核病疫苗开发的动物模型，了解结核分枝杆菌与宿主之间的相互作用显得非常重要。在结核分枝杆菌感染的早期阶段，结核分枝杆菌可以通过模式识别受体（PRR）首先被先天免疫细胞如巨噬细胞、树突状细胞（DC）、中性粒细胞和自然杀伤（NK）细胞识别和控制，并通过吞噬作用、炎性体激活、活性氧（ROS）、自噬、细胞凋亡、非特异性细胞因子和趋化因子的产生杀死结核分枝杆菌。然而，结核分枝杆菌具有逃避这些先天免疫细胞免疫监视的特殊能力。幸运的是，这种疏忽已经被适应性免疫，特别是细胞免疫所发现。Ⅰ类或Ⅱ类主要组织相容性复合物（MHC）分子通过将结核分枝杆菌抗原提呈给 $CD4^+T$ 细胞如 Th1 和 Th17 细胞或 $CD8^+T$ 细胞将先天免疫和适应性免疫联系起来。越来越多的研究表明，Th1 细胞和 Th17 细胞通过分泌 IFN-γ、TNF-α 和 IL-17 在宿主保护中发挥重要作用。研究结果发现，抑制 Th2 和 Treg 细胞的免疫反应可能有助于清除结核分枝杆菌并诱导小鼠的 Th1 反应，这意味着具有强 Th1 免疫反应而不是 Th2 和 Treg 免疫反应的动物应该是开发结核病疫苗的有用模型。然而，令人失望的是，一些疫苗在动物模型中具有良好的免疫保护和安全性，但临床试验中仍然发生意想不到的安全问题。这种保护效力和安全性不同的原因在很大程度上是未知的，但有一点是确定的，即动物模型与人类在免疫系统生物学上存在差异。

（二）应根据不同的动物模型优化免疫策略

目前，有 3 种免疫策略可用于研发新的结核病疫苗，包括免疫疗法、初免以及初免后加强免疫。例如，在 BALB/c 和 C57BL/6 小鼠和牛动物模型中评估 DNA 疫苗（编码分枝杆菌抗原 Apa、Hsp 65 和 Hsp 70）与 BCG 组合的保护效率，结果表明组合了这种含有 BCG 的 DNA 疫苗可能比单一疫苗更能预防结核病。

（三）新技术和新方法为结核病疫苗动物模型的构建开辟了新的途径

随着生物技术、免疫学、影像学、遗传学等学科的不断发展，很多新的动物模型观察和检测方法大量涌现，现就一些常见的新技术简述如下：①免疫荧光显微镜已经被用于检测海洋分枝杆菌感染的无脊椎动物模型；②机器人显微注射技术被应用于斑马鱼模型高通量筛选，该技术可大大提高注射效率和准确性，减少人工操作造成的误差；③光动力疗法

（photodynamic therapy，PDT）技术用于治疗局限性分枝杆菌感染，如肺部肉芽肿和空洞；④三维肉芽肿立体模型用于研究细菌宿主相互作用、药物敏感性和休眠分枝杆菌复苏；⑤小动物 SPECT/PET/CT 系统已被用于活体动物的实时动态观察，记录其病理变化，不仅可以更方便、客观地评价疫苗的效率，还可以减少动物的数量以及对动物的影响；⑥靶向基因组编辑技术已成为动物模型研究的热点，CRISPR/CAS9 技术极大地提高了构建基因靶向动物模型的效率，已经被广泛用于构建基因修饰的小鼠模型，如 KO/KI 模型和体细胞基因组编辑模型。

（四）人源化转基因动物模型为结核病疫苗研究带来新希望

由于伦理和安全的原因，结核病疫苗候选分子不能直接在人类进行试验。因此，人源化动物模型可有助于弥合临床前研究和临床研究之间的差距。近年来，人源化小鼠因其体积小、容易获得、成本低、遗传背景清晰、易于操作而成为验证传染病研究的重要工具。迄今为止，已经在小鼠模型中移植了大量的人类细胞或组织，例如免疫系统成分、肝细胞、皮肤组织、胰岛、子宫内膜和神经细胞。最近研究者已经开发了一些新的人源化小鼠模型用于结核病和其他疾病候选疫苗的研究，包括人源化 NOD/shi-scid/γ_c^{null}（NOG）小鼠、移植人胎肝和胸腺组织和 CD34$^+$ 细胞的 NOD/SCID/γ_c^{null}（NSG）小鼠、DRAG 小鼠、HSC-移植 NSG 小鼠、HLA-A2 转基因 NSG-BLT 小鼠和 NOD.Cg-Prkdc^{scid} Il2rg^{tm1Wjl}/SzJ（NSG）小鼠。

早在 2013 年，科学家就开发了 BLT 人源化小鼠模型，以证明将人源化小鼠用作实验性结核模型的潜力，实验数据表明可以在该动物模型的肺、肝和脾等脏器中观察到人 T 细胞，并且出现了人类结核病典型的具有中心坏死的肉芽肿病变。近年来，一项研究比较了 BCG 对 C57BL/6 小鼠、Hartley 豚鼠和人源化 NOG 小鼠感染结核分枝杆菌免疫应答的影响，结果表明 BCG 在人源化 NOG 小鼠中能诱导人 T 细胞应答，但在 C57BL/6 小鼠和 Hartley 豚鼠模型中则不能。尽管目前用于结核病疫苗研究的人源化动物模型非常有限，但随着科学技术的日益发展，相信人类可以构建出一个可靠而有效的结核病疫苗临床前研究动物模型，用于评估结核病疫苗的保护效果和筛选结核病疫苗的抗原、表位等。

（龚文平）

参考文献

[1] 吴珂，李国栋，赵冠人，等 . 母牛分枝杆菌辅助治疗耐多药肺结核的 Meta 分析 [J]. 中国药物应用与监测 , 2011, 08(6): 341-345.

[2] WORLD HEALTH ORGANIZATION. BCG vaccines: WHO position paper-February 2018[J]. Wkly Epidemiol Rec, 2018(93): 73-96.

[3] ROY A, EISENHUT M, HARRIS R J, et al. Effect of BCG vaccination against Mycobacterium tuberculosis infection in children: systematic review and meta-analysis[J]. BMJ (Clinical researched), 2014(349): g4643.

[4] ABUBAKAR I, PIMPIN L, ARITI C, et al. Systematic review and meta-analysis of the current evidence on the duration of protection by bacillus Calmette-Guérin vaccination against tuberculosis[J]. Health Technol Assess, 2013, 7(37):1-372.

[5] NDIAYE B P, THIENEMANN F, OTA M, et al. Safety, immunogenicity, and efficacy of the candidate tuberculosis vaccine MVA85A in healthy adults infected with HIV-1: a randomised, placebo-controlled, phase 2 trial[J]. Lancet Respir Med, 2015, 3(3): 190-200.

[6] GROSCHEL M I, PRABOWO S A, CARDONA P J, et al. Therapeutic vaccines for tuberculosis--a systematic review[J]. Vaccine, 2014, 32(26): 3162-3168.

[7] REYN C F, MTEI L, ARBEIT R D, et al. Prevention of tuberculosis in Bacille Calmette-Guérin-primed, HIV-infected adults boosted with an inactivated whole-cell mycobacterial vaccine[J]. AIDS, 2010, 24(5): 675-685.

[8] BUTOV D A, EFREMENKO Y V, PRIHODA N D, et al. Randomized, placebo-controlled Phase II trial of heat-killed Mycobacterium vaccae (Immodulon batch) formulated as an oral pill (V7) [J]. Immunotherapy, 2013, 5(10): 1047-1054.

[9] EFREMENKO Y V, BUTOV D A, PRIHODA N D, et al. Randomized, placebo-controlled phase II trial of heat-killed Mycobacterium vaccae (Longcom batch) formulated as an oral pill (V7) [J]. Hum Vaccin Immunother, 2014, 9(9): 1852-1856.

[10] NYASULU P S. The Role of Adjunctive Mycobacterium w Immunotherapy for Tuberculosis[J]. Journal of Experimental & Clinical Medicine, 2010, 2(3): 124-129.

[11] RAHMAN S A, SINGH Y, KOHLI S, et al. Reply to "Mycobacterium indicus pranii" Is a Strain of Mycobacterium intracellulare: "M. indicus pranii" Is a distinct strain, not derived from M. intracellulare, and is an organism at an evolutionary transition point between a fast grower and slow grower[J]. mBio, 2015, 6(2): e00315-e00352.

[12] VILAPLANA C, MONTANE E, PINTO S, et al. Double-blind, randomized, placebo-controlled Phase I Clinical Trial of the therapeutical antituberculous vaccine RUTI[J]. Vaccine, 2010, 28(4): 1106-1116.

[13] HOFT D F, BLAZEVIC A, ABATE G, et al. A new recombinant bacille Calmette-Guérin vaccine safely induces significantly enhanced tuberculosis-specific immunity in human volunteers[J]. J Infect Dis, 2008, 198(10):1491-501.

[14] XU Y, ZHU B, WANG Q, et al. Recombinant BCG coexpressing Ag85B, ESAT-6 and mouse-IFN-gamma confers effective protection against Mycobacterium tuberculosis in C57BL/6 mice[J]. FEMS Immunol Med Microbiol, 2007, 51(3):480-487.

[15] SHEN H, WANG C, YANG E, et al. Novel recombinant BCG coexpressing Ag85B, ESAT-6 and mouse TNF-alpha induces significantly enhanced cellular immune and antibody responses in C57BL/6 mice[J]. Microbiol Immunol, 2010, 54(8):435-441.

[16] DENG Y H, SUN Z, YANG X L, et al. Improved immunogenicity of recombinant Mycobacterium bovis bacillus Calmette-Guérin strains expressing fusion protein Ag85A-ESAT-6 of Mycobacterium tuberculosis[J]. Scand J Immunol, 2010, 72(4):332-338.

[17] HOFT D F, BLAZEVIC A, SELIMOVIC A, et al. Safety and Immunogenicity of the Recombinant BCG Vaccine AERAS-422in Healthy BCG-naïve Adults: A Randomized, Active-controlled, First-in-human Phase 1 Trial[J]. EBio Medicine, 2016(7): 278-286.

[18] MARINOVA D, GONZALO-ASENSIO J, AGUILO N, et al. MTBVAC from discovery to clinical trials in tuberculosis-endemic countries[J]. Expert Rev Vaccines, 2017 ,16(6): 565-576.

[19] LOXTON A G, KNAUL J K, GRODE L, et al. Safety and Immunogenicity of the Recombinant Mycobacterium bovis BCG Vaccine VPM1002 in HIV-Unexposed Newborn Infants in South Africa[J]. Clin Vaccine Immunol, 2017, 24(2): e00439.

[20] NIEUWENHUIZEN N E, KULKARNI P S, SHALIGRAM U, et al. The Recombinant Bacille Calmette-Guérin Vaccine VPM1002: Ready for Clinical Efficacy Testing[J]. Front Immunol, 2017(8):1147.

[21] NIEUWENHUIZEN N E, KAUFMANN S H. Next-Generation Vaccines Based on Bacille Calmette-Guérin[J]. Front Immunol, 2018(9): 121.

[22] HANSEN S G, ZAK D E, XU G, et al. Prevention of tuberculosis in rhesus macaques by a cytomegalovirus-based vaccine[J]. Nat Med, 2018, 24(2): 130-143.

[23] HU Z, WANG J, WAN Y, et al. Boosting functional avidity of $CD8^+T$ cells by vaccinia virus vaccination depends on intrinsic T-cell MyD88 expression but not the inflammatory milieu[J]. J Virol, 2014, 88(10): 5356-5368.

[24] HU Z, WONG K W, ZHAO H M, et al. Sendai Virus Mucosal Vaccination Establishes Lung-Resident Memory CD8 T Cell Immunity and Boosts BCG-Primed Protection against TB in Mice[J]. Mol Ther, 2017, 25(5): 1222-1233.

[25] LIANG Y, WU X, ZHANG J, et al. Treatment of multi-drug-resistant tuberculosis in mice with DNA vaccines alone or in combination with chemotherapeutic drugs[J]. Scand J Immunol, 2011, 74(1):42-46.

[26] LIANG Y, WU X, ZHANG J, et al. Immunogenicity and therapeutic effects of Ag85A/B chimeric DNA vaccine in mice infected with Mycobacterium tuberculosis[J]. FEMS Immunol Med Microbiol, 2012, 66(3): 419-426.

[27] SMAILL F, JEYANATHAN M, SMIEJA M, et al. A human type 5 adenovirus-based tuberculosis vaccine induces robust T cell responses in humans despite preexisting anti-adenovirus immunity[J]. Sci Transl Med, 2013, 5(205):134r-205r.

[28] TAMERIS M D, HATHERILL M, LANDRY B S, et al. Safety and efficacy of MVA85A, a new tuberculosis vaccine, in infants previously vaccinated with BCG: a randomised, placebo-controlled phase 2b trial[J]. Lancet, 2013, 381(9871):1021-1028.

[29] ZYL-SMIT R N, ESMAIL A, BATEMAN M E, et al. Safety and immunogenicity of adenovirus 35 tuberculosis vaccine candidate in adults with active or previous tuberculosis. A randomized trial[J]. Am J Respir Crit Care Med, 2017, 195(9):1171-1180.

[30] WALSH D S, OWIRA V, POLHEMUS M, et al. Adenovirus type 35-vectored tuberculosis vaccine has an acceptable safety and tolerability profile in healthy, BCG-vaccinated, QuantiFERON(R)-TB Gold (+) Kenyan adults without evidence of tuberculosis[J]. Vaccine, 2016, 34(21):2430-2436.

第二篇

临床篇

第一章
结核病分类

人体除指甲、牙齿和毛发，全身各部位均可患结核病，结核病是一种全身性感染性疾病，活动性肺结核患者是主要传染源。按照我国传染病管理规定，肺结核按乙类传染病管理。身体不同部位结核病，临床症状不一样，抗结核治疗方案及疗程不同。正确理解结核病分类，有益于结核病传染源的管理，利于结核病早期诊断及规范治疗。实际工作中，与我国结核病防治密切相关的分类主要有：国际疾病分类 ICD-11、《结核病分类》（WS 196—2017）。

第一节　结核病 ICD-11 代码

国际疾病分类（international classification of diseases，ICD）是由 WHO 主持编写并发布的一种疾病分类方法，是卫生信息标准体系的重要组成部分，供世界范围内临床研究、医疗监测、卫生事业管理部门应用。

一、ICD 的历史沿革

第一版 ICD 分类诞生于 1893 年，至今已有 120 多年历史。此后它不断更新，以反映健康和医学的发展，目前采用的是第 11 版。2018 年 12 月 14 日国家卫生健康委员会批准，我国自 2019 年 3 月 1 日起，各级各类医疗机构应当全面使用 ICD-11 中文版进行疾病分类和编码（国卫医发〔2018〕52 号）。

二、ICD-11 中结核病编码

在国际疾病 ICD-11 分类编码中，L1-1B1 为分枝杆菌病；L2-1B1 为结核病。1B10 为呼吸系统结核病；1B11 为神经系统结核病；1B12 为其他系统和器官结核病；1B13 为粟粒型结核病；1B14 为结核潜伏感染；1B1Y 为其他特指的结核病；1B1Z 为结核病，未特指的，见表 2-1-1。

新修订的《结核病分类》（WS 196—2017）将结核病分为三类：结核分枝杆菌潜伏感染者，对应 ICD-11 的 1B14；活动性结核病，对应 ICD-11 的 1B10、1B11、1B12、1B13、1B1Y、1B1Z；非活动性结核病。

《肺结核诊断》（WS 288—2017）将肺结核分为疑似病例、临床诊断病例、确诊病例。病原学检查包括：临床标本（痰、胸腔积液、腹腔积液、尿液、粪便、脑脊液、胃液、脓液、分泌物、穿刺液、病理组织、咽喉棉拭子、支气管灌洗液等）涂片进行齐 - 内抗酸染色或荧光染色显微镜检查；临床标本分枝杆菌分离培养（固体培养基或液体培养基培养检查）；临床标本分枝杆菌核酸检查。细菌学阳性包括涂片镜检阳性、分离培养阳性、分枝杆菌核酸检查阳性。肺结核对应 ICD-11 的 1B10（表 2-1-1）。有病原学依据或组织病理学依据为确诊病例，对应编码为 1B10.0。

表 2-1-1　不同结核病类型对应的国际疾病分类编码（ICD-11）

章节或编码	中文名称	是否为有效码（注意：标示为"否"者是章、节代码，或具有细分亚目的类目编码；在编码时应当采用有效码）
L1-1B1	分枝杆菌病	否
L2-1B1	结核病	否
1B10	呼吸系统结核病	否
1B10.0	呼吸道结核病,确诊病例	是
1B10.1	呼吸道结核病,未确诊病例	是
1B10.Z	呼吸道结核病,未提及细菌学或组织学证实	是
1B11	神经系统结核病	否
1B11.0	结核性脑膜炎	是
1B11.1	结核性脑膜脑炎	是
1B11.2	脑膜结核瘤	是
1B11.3	脑结核性肉芽肿	是
1B11.4	脑膜结核性肉芽肿	是
1B11.Y	神经系统其他特指部位的结核病	是
1B11.Z	神经系统结核病,未特指的	是
1B12	其他系统和器官的结核病	否
1B12.0	心脏结核病	是
1B12.1	眼结核病	是
1B12.2	耳结核病	否
1B12.20	内耳结核病	是
1B12.21	中耳结核病	是
1B12.2Y	其他特指的耳结核病	是
1B12.2Z	耳结核病,未特指的	是
1B12.3	内分泌腺结核病	是

续表

章节或编码	中文名称	是否为有效码（注意：标示为"否"者是章、节代码，或具有细分亚目的类目编码；在编码时应当采用有效码）
1B12.4	肌肉骨骼系统结核病	否
1B12.40	骨结核病或关节结核病	是
1B12.41	结核性肌炎	是
1B12.4Y	肌肉骨骼系统其他特指部位的结核病	是
1B12.4Z	肌肉骨骼系统结核病，未特指的	是
1B12.5	泌尿生殖系统结核病	是
1B12.6	周围淋巴结结核病	是
1B12.7	消化系统结核病	是
1B12.8	皮肤结核病	是
1B12.Y	其他特指器官或部位的结核病	是
1B13	粟粒型结核病	否
1B13.0	单个特指部位的急性粟粒型结核病	是
1B13.1	多部位的急性粟粒型结核病	是
1B14	结核潜伏感染	是
1B1Y	其他特指的结核病	是
1B1Z	结核病，未特指的	是

第二节　结核病分类标准

及时、准确诊断和彻底治愈结核病患者，是恢复患者健康、消除传染源和控制结核病流行的最重要措施。科学的结核病分类能客观反映结核病的发生、发展和转归，对结核病的诊断、治疗和预防至关重要。

一、结核病分类标准及历史沿革

我国在不同的历史阶段采用了五个不同结核病分类标准，分别反映各阶段的结核病疫情、临床治疗特点，也反映不同时期对结核病的认识水平。结核病分类的实施为统一我国结核病诊断类型、登记工作、指导治疗和流行病学调查分析等均起到了积极的作用和重要贡献。新中国成立前我国主要采用的是美国结核病协会（NTA）1922年制定的分类方法，即主要依据胸部影像表现，再结合病理学改变划分为轻、中、重三类；新中国成立初期，采用的是苏联1935年制定的十大分类法，即"十型四期"分类法；1978年卫生部在柳州召开全国结核病防治工作会议，在苏联结核病分类法的基础上进行修订，并形成我国第一个结核病分类法，即"五型"分类法；1998年中华医学会结核病分会组织专家在"五型"分类法的基础上制订新的结核病分类法，2001年卫生部将此结核病分类固化为中华人民共和国卫生行业标准，即《结核病分类》（WS 196—2001）。中国疾控中心组织专家对 WS 196—2001 进行修订，2017 年 9 月由国家卫生计生委颁布《结核病分类》（WS 196—2017）标准，2018 年 5 月 1 日在全国正式实施。

二、结核病分类

按照新修订的《结核病分类》（WS 196—2017）标准，结核病分为：结核分枝杆菌潜伏感染者、活动性结核病、非活动性结核病三类。

（一）结核分枝杆菌潜伏感染者

机体感染了结核分枝杆菌，但没有发生临床结核病，没有临床细菌学或者影像学方面活动结核的证据，称为结核分枝杆菌潜伏感染者。

目前结核分枝杆菌潜伏感染常用检测方法包括：结核菌素皮肤试验及 γ-干扰素释放试验。

1. 结核菌素皮肤试验　皮内注射 0.1ml 结核菌素，72 小时（48～72 小时）检查反应：硬结平均直径 < 5mm 或无反应者为阴性；5mm ≤ 硬结平均直径 < 10mm 为一般阳性；10mm ≤ 硬结平均直径 < 15mm 为中度阳性；硬结平均直径 ≥ 15mm 或局部出现双圈、水疱、坏死及淋巴管炎者为强阳性。

2. γ-干扰素释放试验　目前最常用的 γ-干扰素释放试验检测方法有两种：一种是基于酶联免疫吸附试验，检测全血 γ-干扰素水平；另一种是基于酶联免疫斑点技术，检测结核分枝杆菌特异性效应 T 细胞斑点数。

无免疫功能缺陷人群以 PPD 反应 ≥ 10mm 或 γ-干扰素释放试验阳性为结核分枝杆菌自然感染。

3. 结核分枝杆菌潜伏感染者判断原则

（1）在没有卡介苗接种和非结核分枝杆菌干扰时，PPD 反应硬结直径 5～10mm 应视为已受结核分枝杆菌感染。

（2）在卡介苗接种地区和或有非结核分枝杆菌感染地区以 PPD 反应直径 ≥ 10mm 为结核分枝杆菌感染标准。

（3）在卡介苗接种地区和或非结核分枝杆菌流行地区，对 HIV 阳性、接受免疫抑制剂超过 1 个月和与涂片阳性肺结核患者有密切接触的未接种卡介苗的 5 岁以下儿童 PPD 反应直径 ≥ 5mm 应视为结核分枝杆菌感染。

（4）γ-干扰素释放试验检测阳性说明存在结核分枝杆菌感染，临床上可用于 LTBI 的诊断。

（二）活动性结核病

活动性结核病（active tuberculosis）具有结核病相关的临床症状和体征，结核分枝杆菌病原学、病理学、影像学等检查有活动性结核病的证据。活动性结核病按照病变部位、病原学检查结果、耐药状况、治疗史分类。

1. 按病变部位

（1）肺结核：指结核病变发生在肺、气管、支气管和胸膜等部位。分为以下 5 种类型：

1）原发性肺结核：包括原发综合征和胸内淋巴结结核（儿童还包括干酪性肺炎和气管、支气管结核）；

2）血行播散性肺结核：包括急性、亚急性和慢性血行播散性肺结核；

3）继发性肺结核：包括浸润性肺结核、结核球、干酪性肺炎、慢性纤维空洞性肺结核和毁损肺等；

4）气管、支气管结核：包括气管、支气管黏膜及黏膜下层的结核病；

5）结核性胸膜炎：包括干性、渗出性胸膜炎和结核性脓胸。

按照我国传染病报告的相关规定，结核病中只有"肺结核"为乙类传染病需要在规定的时限进行报告。"气管及支气管结核"直接与外界相通，在各型结核病中传染性最强。《结核病分类》（WS 196—2017）将发生在"气管及支气管、胸膜"结核病变纳入"肺结核"范畴，须按照"肺结核"相关要求进行登记及报告。

（2）肺外结核：指结核病变发生在肺以外的器官和部位。如淋巴结（除外胸内淋巴结）、骨、关节、泌尿生殖系统、消化系统、中枢神经系统等部位。肺外结核按照病变器官及部位命名。

2. 按病原学检查结果

病原学检测标本包括：痰、体液（血液、胸腔积液、腹腔积液、脑脊液、关节腔积液等）、脓液、灌洗液、病理组织等。

（1）涂片阳性肺结核：包括涂片抗酸染色阳性或荧光染色阳性。

（2）涂片阴性肺结核：包括涂片抗酸染色阴性或荧光染色阴性。

（3）培养阳性肺结核：包括固体培养基或液体培养基分枝杆菌分离培养阳性。

（4）培养阴性肺结核：包括固体培养基或液体培养基分枝杆菌分离培养阴性。

（5）分子生物学阳性肺结核：包括分枝杆菌脱氧核糖核酸及核糖核酸检查阳性。

（6）未痰检肺结核：指患者未接受痰涂片镜检、痰分枝杆菌分离培养、分枝杆菌分子生物学检查。

3. 按耐药状况

（1）非耐药结核病：结核病患者感染的结核分枝杆菌在体外未发现对检测所使用的抗结核药物耐药。

（2）耐药结核病：结核病患者感染的结核分枝杆菌在体外被证实在一种或多种抗结核药物存在时仍能生长。耐药结核病分为以下几种类型：

1）单耐药结核病：结核分枝杆菌对一种一线抗结核药物耐药；

2）多耐药结核病：结核分枝杆菌对一种以上的一线抗结核药物耐药，但不包括对异烟肼、利福平同时耐药；

3）耐多药结核病（MDR-TB）：结核分枝杆菌对异烟肼、利福平同时在内的至少二种以上的一线抗结核药物耐药；

4）广泛耐药结核病（XDR-TB）：肺结核患者感染的结核分枝杆菌经 DST 证实，在广泛耐药肺结核基础上至少对 A 组的其他一种药物（贝达喹啉、利奈唑胺）耐药；

5）利福平耐药结核病：结核分枝杆菌对利福平耐药，无论对其他抗结核药物是否耐药。

4. 按治疗史

（1）初治结核病：初治患者符合下列情况之一：

1）从未因结核病应用过抗结核药物治疗的患者；

2）正进行标准化疗方案规则用药而未满疗程的患者；

3）不规则化疗未满 1 个月的患者。

（2）复治结核病：复治患者符合下列情况之一：

1）因结核病不合理或不规则用抗结核药物治疗 ≥ 1 个月的患者；

2）初治失败和复发患者。

（三）非活动性肺结核

无活动性结核病相关临床症状和体征，细菌学检查阴性，影像学检查符合以下一项或多项表现，并排除其他原因所致的肺部影像改变可诊断为非活动性肺结核：

（1）钙化病灶（孤立性或多发性）；

（2）索条状病灶（边缘清晰）；

（3）硬结性病灶；

（4）净化空洞；

（5）胸膜增厚、粘连或伴钙化。

非活动性肺外结核诊断参照非活动性肺结核执行。

三、病历记录格式

（一）结核分枝杆菌潜伏感染者

按检查方法及结果顺序书写。

1. 结核分枝杆菌纯蛋白衍化物（PPD）试验按照硬结实际测量值横径（mm）× 直径（mm）记录，并记录水疱、双圈等表现。

2. γ-干扰素释放试验记录检测值。

3. 示例：结核分枝杆菌潜伏感染者，PPD 试验强阳性，10mm×15mm，水疱。

（二）活动性结核病

1. **肺结核** 按肺结核类型、病变部位、病原学检查结果、抗结核药物敏感性试验结果、治疗史等顺序书写。

示例1：急性血行播散性肺结核，双肺，涂（阴），培（未做），初治。

示例2：继发性肺结核，左上肺，涂（阴），分子学（阳），耐药（耐利福平），复治。

2. **肺外结核** 按肺外结核病变部位、细菌学检查（注明标本）、抗结核药物敏感性试验结果、治疗史等顺序书写。

示例1：右髋关节结核，关节液涂（阴），培（阳），敏感，初治。

示例2：结核性脑膜炎，脑脊液涂（阴），培（阳），敏感，初治。

（三）非活动性肺结核

按病变部位、影像学表现顺序书写。

示例：非活动性肺结核，左上肺，钙化病灶（孤立性）。

（周 林）

参考文献

[1] WORLD HEALTH ORGANIZATION.ICD-10 Version[A/OL].(2016)http://apps.who.int/classifications/icd10/browse/2016/en#/A15.

[2] WORLD HEALTH ORGANIZATION. ICD-11 for Mortality and Morbidity Statistics[A/OL].(2018)https://icd.who.int/browse11/l-m/en.

[3] 邹洪洁,关昊,闫杰.国际疾病分类 ICD-10 编码 A15. A19 与结核病的构成 [J].中国医院统计,2010,12(17):365-368.

[4] 中华人民共和国国家卫生健康委员会.结核病分类标准:WS 196—2017[S].北京:中国标准出版社,2017.

[5] 周林,刘二勇,陈明亭,等.认真执行卫生行业新标准 努力提升结核病防控质量 [J].中国防痨杂志,2018,40(3): 231-233.

第二章
结核病的诊断及诊断技术

结核病，尤其肺结核作为一种呼吸道传染性疾病，早期、快速和精准诊断有利于及早治疗，有利于疾病防控。随着科学技术的发展，结核病的诊断技术也在不断更新。新技术的发展不外乎是为了更加灵敏地检测出结核分枝杆菌菌体及其相关成分。由于结核病的表现形式多种多样，依然需要强调包括病史、临床表现、影像学、细菌学、病理学、免疫学和分子生物学结果在内的综合分析和诊断。本章围绕上述相关问题进行阐述。

第一节　结核病临床诊断

结核病的临床诊断广义是指临床医生结合患者的所有临床资料进行综合分析，从而给患者作出诊断的过程。狭义的临床诊断是指仅从患者的临床症状和体征资料对患者作出诊断的过程。本节为后者。

结核病患者的临床症状和体征主要包括全身和局部系统的症状和体征。

一、结核病的全身症状

结核病的全身症状主要包括：发热、乏力、盗汗、消瘦或体重减轻等。

（一）发热

发热是指人体感觉身体热度增高及不适，测体温升高的一种生物学现象。正常人的体温受体温调节中枢的调节，并通过神经、体液因素使产热和散热过程呈动态平衡，保持体温在正常范围内。测量体温常使用的方法有三种：口测法、肛测法和腋测法。口测法即测量口腔舌下体温，正常值 36.3～37.2℃。肛测法即测量直肠温度，正常值 36.5～37.7℃。测量口腔及直肠温度需要 3 分钟。腋测法即测量腋窝温度，正常值 36～37℃。腋下体温测量值超过 37.5℃，或虽然只超过 37.3℃但体温波动超过 1℃都可称为发热。

按照体温的高低，以口腔温度为标准可分为：

（1）低热：37.5～37.9℃，或者体温超过 37.3℃，但体温波动超过 1℃。

（2）中热：38.0～38.9℃。

（3）高热：39.0～41.0℃。

（4）超高热：41.0℃以上。

不同时间测得的体温数值分别记录在体温单上，将各体温数值点连接起来形成体温曲线，该曲线的不同形状称之为热型。临床常见的热型有以下几种：

（1）稽留热：指体温恒定维持在 39～40℃及以上的高水平，达数天或数周，24 小时体温波动范围不超过 1℃。

（2）弛张热：又称败血症热型。体温常在 39℃以上，波动幅度大，24 小时内波动范围超过 2℃，但都在正常水平以上。

（3）间歇热：体温骤升达高峰后持续数小时，又迅速降至正常水平，无热期（间歇期）可持续 1 天至数天，如此高热期与无热期反复交替出现。

（4）波状热：体温逐渐上升至 39℃或以上，数天后又逐渐下降至正常水平，持续数天后又逐渐升高，如此反复多次。

（5）回归热：体温急剧上升至 39℃或以上，持续数天后又骤然下降至正常水平。高热期与无热期各持续若干天后规律交替一次。

（6）不规则热：发热的体温曲线无一定规律。

结核病患者的发热多为午后低热，部分血行播散性结核病患者可表现为弛张热。

（二）乏力

乏力是临床上常见的主诉症状之一，属非特异性疲惫感觉。表现为自觉疲劳、肢体软弱无力。生理状态下，乏力在休息或进食后可缓解，而病理性乏力则不能恢复正常。乏力的原因可分为：

1. **生理性** 睡眠不足、过度疲劳、应激状态、妊娠及其他。

2. **药物性** 酒精、镇静药、安眠药、抗抑郁类药、消炎镇痛类药及其他药物等。

3. **中毒** 重金属、药物、一氧化氮等中毒。

4. **疾病**

（1）精神性疾病：抑郁症、精神分裂症、慢性焦虑等。

（2）感染性疾病：结核病、心内膜炎、肝炎等。

（3）内分泌代谢性疾病：甲状腺功能亢进、甲状腺功能减退、糖尿病等。

（4）血液系统疾病：贫血、白血病等。

（5）呼吸系统疾病：哮喘、慢性阻塞性肺疾病等。

（6）消化系统疾病：脂肪肝、肝硬化等。

（7）泌尿系统疾病：肾功能不全。

（8）心血管系统疾病：先天性心脏病、冠心病等。

（9）神经系统疾病：多发性硬化、重症肌无力、痴呆等。

（10）肿瘤：淋巴瘤等。

乏力可表现为不同程度，包括：

（1）轻度：患者表现为精神不振，常有疲乏感，可进行体力劳动，休息后疲乏症状可减轻，但是不能恢复到正常状态。

（2）中度：患者表现为精神疲乏、无力，日常生活和工作可以坚持，轻体力劳动就会非常疲乏，长时间休息也不会恢复正常状态。

（3）重度：患者表现为精神极度疲乏，不能进行正常活动，休息状态下也可感觉到疲乏，少言语。

（三）盗汗

盗汗是中医的一个病证名，是以入睡后汗出异常，醒后汗泄即止为特征的一种病征。

不同患者表现不尽相同，部分患者入睡即盗汗出，部分患者入睡至半夜后盗汗出。不同患者出汗量相差很大。

根据盗汗患者的临床表现，可分为轻型、中型和重型三种：

1. 轻型盗汗　多数在入睡已深，或在清晨 5 时许或在醒觉前 1 ~ 2 小时汗液易出，出汗量较少，仅在醒后觉得全身或身体某些部位稍有汗湿，醒后则无汗液再度泄出。一般不伴有不舒适的感觉。

2. 中型盗汗　多数入睡后不久汗液即可泄出，甚至可使睡衣湿透，醒后汗即止，擦拭身上的汗液后，再入睡即不再出汗。这种类型的盗汗，患者常有烘热感，热作汗出，醒后有时出现口干咽燥的感觉。

3. 重型盗汗　汗液极易泄出。入睡后不久或刚闭上眼即将入睡时，即有汗液大量涌出，汗出后即可惊醒，醒后汗液即可霎时收敛。再入睡可再次汗出。

轻型与中型盗汗对身体损伤不会太大，但重型盗汗患者，时间久了常会使病情恶化，向"脱症"发展，严重威胁患者的健康与生命安全。

盗汗分为生理性盗汗和病理性盗汗。

生理性盗汗多见于小儿时期，皮肤十分幼嫩，所含水分较多，毛细血管丰富，新陈代谢旺盛，植物神经调节功能尚不健全，活动时容易出汗。若小儿在入睡前活动过多，机体内的各脏器功能代谢活跃，可使机体产热增加，睡眠时皮肤血管扩张，汗腺分泌增多，大汗淋漓，以利于散热。其次，睡前进食可使胃肠蠕动增强，胃液分泌增多，汗腺的分泌也随之增加，这可造成小儿入睡后出汗较多，尤其在入睡最初 2 小时之内。此外，若室内温度过高，或被子盖得过厚，或使用电热毯，均可引起睡眠时出大汗。

病理性盗汗多见于结核病患者，以整夜出汗为特点。除此还有面色潮红、低热消瘦、食欲不振、情绪发生改变等症状。

（四）消瘦或体重减轻

消瘦是指人体因疾病或某些因素而致体重下降，低于标准体重的 10% 以上。消瘦的原因主要包括：摄入不足、消化吸收不良以及消耗增加。

1. 食物摄入不足

（1）食物缺乏、偏食或喂养不当引起的消瘦：可见于小儿营养不良、佝偻病等。

（2）进食或吞咽困难引起的消瘦：常见于口腔溃疡、下颌关节炎、骨髓炎及食管肿瘤等。

（3）厌食或食欲减退引起的消瘦：常见于神经性厌食、慢性胃炎、肾上腺皮质功能减退、急慢性感染、尿毒症及恶性肿瘤等。

2. 食物消化、吸收、利用障碍

（1）慢性胃肠疾病：常见于胃肠道疾病如胃及十二指肠溃疡、慢性胃炎、胃下垂、胃肠道肿瘤、慢性结肠炎、慢性肠炎、肠结核及克罗恩病等。

（2）慢性肝、胆、胰病：如慢性肝炎、肝硬化、肝癌、慢性胆道感染、慢性胰腺炎、胆囊和胰腺肿瘤等。

（3）内分泌与代谢性疾病：如甲亢、糖尿病等。

（4）其他：长时间服用泻剂或对胃肠有刺激的药物。

3. **消耗过多**　如生长、发育、妊娠、哺乳、过劳、甲亢、长期发热、恶性肿瘤、慢性消耗性疾病（如结核病）、创伤及手术后等。

二、结核病的局部系统症状

（一）呼吸系统症状

呼吸系统结核病的临床症状包括咳嗽、咳痰、胸痛、咯血和呼吸困难。

1. **咳嗽**　咳嗽是一种呼吸道常见症状，由于气管、支气管黏膜或胸膜受炎症、异物、物理或化学性刺激引起，表现先是声门关闭、呼吸肌收缩、肺内压升高，然后声门张开、肺内空气喷射而出，通常伴随声音。咳嗽具有清除呼吸道异物和分泌物的保护性作用。

咳嗽的病因很多，除了呼吸系统疾病外，心血管疾病、神经因素、某些药物及心理因素也可以引起咳嗽。

（1）呼吸道疾病：鼻咽部至小支气管整个呼吸道黏膜受到刺激时，均可以引起咳嗽。肺泡内分泌物、渗出物或漏出物等进入小支气管即可引起咳嗽。化学刺激物刺激分布于肺的神经纤维末梢亦可引起咳嗽。气管支气管炎、支气管扩张症、支气管哮喘、支气管结核及各种物理（包括异物）、化学、过敏因素刺激气管、支气管可引起咳嗽。肺部细菌、真菌、病毒、支原体或寄生虫感染以及肺部肿瘤均可引起咳嗽。呼吸道感染是引起咳嗽的最常见原因。

（2）胸膜疾病：各种原因所致的胸膜炎、胸膜间皮瘤、自发性气胸或胸腔穿刺等均可引起咳嗽。

（3）心血管疾病：二尖瓣狭窄或其他原因所致左心衰竭引起肺淤血或肺水肿时，因肺泡及支气管内有浆液性或血性渗出物，可引起咳嗽。右心或体循环栓子脱落造成肺栓塞时也可引起咳嗽。

（4）中枢神经因素：从大脑皮层发出冲动传至延髓咳嗽中枢后可发生咳嗽。如皮肤受冷刺激或三叉神经支配的鼻黏膜及舌咽神经支配的咽峡部黏膜受刺激时，可反射性引起咳嗽。

（5）其他因素所致的慢性咳嗽：如服用血管紧张素转化酶抑制剂后咳嗽、胃食管反流病所致的咳嗽等。

2. **咳痰**　咳痰是指气管、支气管的分泌物或肺泡内的渗出物，借助咳嗽将其排出。

咳痰时需要关注痰的性质、痰量和颜色三个方面。

痰的性质和颜色：可分为黏液性、浆液性、脓性和血性。黏液性痰多见于急性支气管炎、支气管哮喘及大叶性肺炎的初期。浆液性痰多见于肺水肿、肺泡细胞癌。脓性痰常见于化脓性细菌性下呼吸道感染。血性痰多见于急性肺炎、肺结核、支气管肺癌等。

痰量：一般 24 小时痰量 20～50ml 为小量，50～100ml 为中量，大于 100ml 为大量。

3. **咯血**　咯血是指喉及喉以下的呼吸道及肺任何部位的出血，经口腔咯出。咯血需要与呕血进行鉴别，见表 2-2-1。

表 2-2-1　咯血与呕血的区别

	咯血	呕血
病因	肺结核、支气管扩张症、支气管肺癌、肺炎、肺脓肿、心脏疾病等	消化性溃疡、肝硬化、急性胃黏膜病变、胆道出血、胃癌等
出血前症状	喉部痒感、胸闷、咳嗽等	上腹部不适、恶心、呕吐等
出血方式	咯出	呕出
出血颜色	鲜红色	暗红色、棕色、有时为鲜红色
血中混有物	痰、泡沫	食物残渣、胃液
酸碱反应	碱性	酸性
黑便	无,若咽下血液量较多时可有	有,可为柏油样便,呕血停止后仍可持续数日
出血后痰的性质	常有血痰数日	无痰

咯血量是咯血需要关注的重要指标之一。咯血量大小的标准尚无明确的界定,一般认为每日咯血量在 100ml 以内为小量咯血,100～500ml 为中等量咯血,500ml 以上或一次咯血 100～500ml 为大量咯血。大量咯血主要见于空洞型肺结核、支气管扩张症和慢性肺脓肿。

4. 呼吸困难　呼吸困难是主观感觉和客观征象的综合表现,患者主观上感觉吸气不足、呼吸费力,客观上表现为呼吸频率、节律和深度的改变。严重时可出现张口呼吸、鼻翼扇动、端坐呼吸,甚至发绀。呼吸困难是呼吸衰竭的主要临床症状之一。

呼吸困难在临床上主要表现为:

(1)肺源性呼吸困难

1)吸气性呼吸困难:表现为喘鸣、吸气费力,重者可出现三凹征,即胸骨上窝、锁骨上窝和肋间隙明显凹陷。

2)呼气性呼吸困难:表现为呼气费力,呼气明显延长而缓慢,常伴有哮鸣音。

3)混合性呼吸困难:表现为吸气与呼气均感费力,呼吸频率加快,幅度变浅,常伴有呼吸音减弱或消失。

(2)心源性呼吸困难:表现为活动时出现或加重,休息时减轻或缓解,仰卧位可加重,坐位时可减轻。轻者短时间内可缓解,重者表现为哮喘、面色青紫、咳粉红色泡沫样痰。

(3)中毒性呼吸困难:可出现深长而不规则的呼吸,频率可快可慢。

(二)消化系统症状

1. 腹痛　腹痛是临床常见的症状,多由腹内组织或器官受到某种强烈刺激或损伤所致,也可由胸部疾病及全身性疾病所致。此外,腹痛又是一种主观感觉,腹痛的性质和强度不仅受病变情况和刺激程度影响,而且受神经和心理等因素的影响。腹痛因常见病变部位和病理改变不同有所区别。增殖型小肠结核腹痛多是间隙性,溃疡型小肠结核腹痛较重,类似阑尾炎的疼痛,局部可有压痛,少有反跳痛。

2. 腹胀　腹胀是一种常见的消化系统症状,而非一种疾病。可以是主观上感觉腹部的一部分或全腹部胀满，通常伴有相关的症状，如呕吐、腹泻、嗳气等；也可以是一种客观检查所见，如发现腹部一部分或全腹部膨隆。引起腹胀的原因主要见于胃肠道胀气、各种原因所致的腹腔积液、腹腔肿瘤和结核性腹膜炎等。

3. 呕吐 呕吐是指膈、腹部肌肉突然收缩，胃内食物被压迫经食管、口腔而排出体外。呕吐是各种原因引起肠梗阻的常见症状，亦可是中枢神经系统感染（如结核性脑膜炎）引起的高颅压所致。

（三）神经系统症状

1. 头痛 头痛系临床常见的症状，通常将局限于头颅上半部，包括眉弓、耳轮上缘和枕外隆突连线以上部位的疼痛统称头痛。头痛病因繁多，神经痛、颅内感染、颅内占位病变、脑血管疾病、颅外头面部疾病，以及全身疾病如急性感染、中毒等均可导致头痛。其中结核性脑膜炎出现颅高压时常出现头痛，往往是其首发症状，多为枕后及额颞叶部疼痛。

2. 头晕 头晕是一种常见的脑部功能性障碍，也是临床常见的症状之一，可由多种原因引起，最常见于发热性疾病、高血压、脑动脉硬化、颅脑外伤综合征、神经症等。结核病患者可因消耗导致贫血出现头晕症状。

3. 意识障碍 意识障碍是多种原因引起的一种严重的脑功能紊乱，临床表现包括觉醒度和意识内容改变。

（1）觉醒度改变

1）嗜睡：意识障碍的早期表现，患者经常入睡，能被唤醒，醒来后意识基本正常，停止刺激后继续入睡。

2）昏睡：患者处于较深睡眠，一般外界刺激不能被唤醒，不能对答，较强烈刺激可有短暂意识清醒，醒后可简短回答提问，当刺激减弱后很快进入睡眠状态。

3）昏迷：意识活动完全丧失，对外界各种刺激或自身内部的需要不能感知。可有无意识的活动，任何刺激均不能被唤醒。按刺激反应及反射活动等可分三度：①浅昏迷：随意活动消失，对疼痛刺激有反应，各种生理反射（吞咽、咳嗽、角膜反射、瞳孔对光反应等）存在，体温、脉搏、呼吸多无明显改变。②中度昏迷：对外界一般刺激无反应，强烈疼痛刺激可见防御反射活动，角膜反射减弱或消失，呼吸节律紊乱，可见周期性呼吸或中枢神经性过度换气。③深昏迷：随意活动完全消失，对各种刺激皆无反应，各种生理反射消失，可有呼吸不规则、血压下降、大小便失禁、全身肌肉松弛、去大脑强直等。

（2）意识内容改变

1）意识模糊：患者的时间、空间及人物定向明显障碍，思维不连贯，常答非所问，错觉可为突出表现，幻觉少见，情感淡漠。

2）谵妄状态：对客观环境的认识能力及反应能力均有所下降，注意力涣散，定向障碍，言语增多，思维不连贯，多伴有觉醒 - 睡眠周期紊乱。

3）类昏迷状态：许多不同的行为状态可以表现出类似于昏迷或与昏迷相混淆，而且起初是昏迷的患者，在长短不一的时间后可逐渐发展为这些状态中的某一种。这些行为状态主要包括：闭锁综合征又称失传出状态、持久性植物状态、无动性缄默症、意志缺乏症、紧张症、假昏迷。一旦患者出现睡眠 - 觉醒周期，真正的昏迷就不再存在。这些状态与真性昏迷的鉴别，对使用恰当的治疗及判断预后是非常重要的。

在结核病的诊断中，临床症状缺乏敏感性和特异性，但依然重要，临床医生需要重视临床病史的采集和临床症状的观察。结核病的体征，往往在不同的部位、疾病的不同时期和是否存在合并症而有所不同。

（陈效友）

参考文献

[1] 李为民，刘伦旭. 呼吸系统疾病基础与临床 [M]. 北京：人民卫生出版社，2017.

[2] 万学红，卢雪峰. 诊断学 [M]. 北京：人民卫生出版社，2018.

[3] 马玙，朱莉贞，潘毓萱. 结核病 [M]. 北京：人民卫生出版社，2006.

第二节　肺结核影像诊断

肺结核系结核分枝杆菌引起的慢性肺部传染性疾病。虽然实验室病原学检测阳性是诊断肺结核的金标准，但其阳性比例一般仅为 50% 左右，而病原学阴性肺结核的诊断必须依赖影像学检查、实验室检测及临床表现的综合诊断，因此，影像学诊断在肺结核的诊断中具有重要价值。

当前，肺结核的影像诊断技术主要是胸部摄影和 CT 扫描两种常用方法，且胸部摄影包括传统的胸部摄影（高电压摄影）和数字摄影（digital radiography，DR）系统。胸部高电压摄影和 DR 系统的胸部平片（简称胸片）虽然能够发现和诊断典型的肺结核病变，但CT 扫描可以更加清楚显示肺结核的影像特征，尤其在鉴别诊断领域逐渐替代了胸片，成为肺结核以及胸部疾病诊断与鉴别的重要影像学技术。

一、准确理解肺结核基本病变的影像特点

准确理解肺结核基本病变的影像特点是正确识别肺结核影像的前提，亦是确定肺结核影像诊断与鉴别诊断的重要基础。

（一）渗出性病灶

渗出性病灶是机体对急性炎症的反应，即病变部位的肺泡内充满炎性细胞和渗出物，其外缘与含气肺泡相互掺杂，无明显界限。无论是肺结核的炎性渗出还是非特异性炎症的炎性渗出，在影像上均表现为斑片状或片状阴影，中央密度略高，外缘逐渐变淡，与正常肺组织分界不清。当多个小叶同时受累时，则表现为一个范围较大的云絮状模糊阴影，通常称之为"软性阴影"。若详加观察，其中可见多个密度较浓的小点状或小结节影。渗出性病灶由于肺组织基本上没有被破坏，一旦病变吸收后可以不留痕迹。

（二）增殖性病灶

增殖性病变是慢性炎症的一种表现，其病理基础系肺组织内肉芽组织增生。即机体的抵抗力增强，多形核白细胞及巨噬细胞包围、吞噬结核分枝杆菌，巨噬细胞形成上皮样细胞，其中巨细胞、淋巴细胞等形成结核结节。病变常从一个腺泡内开始，然后侵入邻近的

腺泡，周围环绕正常肺泡。影像多表现为粟粒状或小结节状阴影，边缘清晰，密度均匀。一般无融合，若有融合或大量病灶聚集时其病灶之间的边缘仍清楚是其特点，通常称之为"硬性阴影"。其转归可形成纤维化，也可发生干酪性坏死而形成空洞，或形成纤维包裹而逐渐钙化。

（三）干酪性病灶

干酪性病灶是结核病变进一步恶化进展的表现，在病理上属于变质性病变，表现为病变组织坏死较为彻底，形成淡黄色的干酪样物质。其胸片表现多为片状或大片状浓密阴影，边缘欠清楚，有时在其内部可见多个局限性低密度区，即无壁空洞。但有时亦可表现为结节样病变，周围被纤维组织包裹，通常称之为结核球（直径 > 2.0cm）。此外，干酪病灶液化坏死物质极易经支气管引流到其他肺组织形成播散性结核病变。

（四）纤维化病灶

纤维化为肺结核病变临床愈合的一种表现。少数渗出性病变和绝大多数增殖性病变在愈合过程中为纤维组织所替代，最后形成纤维瘢痕。其形态可有微结节、结节、星芒状或小斑片状、索条状和大片状 5 种类型。影像表现为：①由于较大微结节病灶中心多有微小干酪改变存在，故多为直径 3 ~ 4mm 的颗粒状致密影，轮廓清楚，可光整或稍不整齐。②结节状纤维化病灶为边缘锐利、密度较高的圆形或类圆形影，直径在 1.0cm 左右，边缘可见不规则收缩牵拉现象。③有的表现为带有多个尖突的星形致密影或小斑片状不规则致密影。④索条状纤维改变可分为实质性和间质性两种。实质性改变影像表现为索条状阴影，一般较短，走向不一。间质性改变则表现为粗乱的索条状或网状影，较肺纹理粗而致密，走行无分枝，且大多向肺门聚拢。⑤当肺组织主要被纤维组织所替代（即肺硬变）时，病变组织明显萎缩，其机械性收缩牵引作用与肺不张相似，故影像表现同肺不张，呈段性或大叶性或累及相邻肺段的大片状影。

（五）钙化

钙化为慢性炎症愈合的一种表现，多见于肺结核干酪性病灶的愈合过程中。在影像学表现上钙化病灶形态多种多样，但密度极高，其特点是边缘不规则、境界清楚。

（六）空洞

当肺组织发生坏死、溃烂或液化后经支气管排出，空气进入腔内而形成。按病理解剖的变化空洞又可分为 3 种：①多发性空洞，即在大片软性阴影中，由于肺组织的坏死，出现数个形态不一、大小不等，无明显洞壁的透光区，故又称无壁空洞或虫蚀状空洞，主要见于结核病干酪性肺炎阶段。②薄壁空洞，洞壁厚度一般不超过 3mm，为纤维组织围绕破坏区而形成。由于周围肺组织的弹性牵拉，故空洞多呈圆形或椭圆形，内壁和外壁均光滑。影像学表现为境界清晰、内壁光滑的透光区。③厚壁空洞，洞壁较厚，大于 3mm，大小不一，内壁不规则呈凹凸不平现象，洞内有时可见液平面。常见于肺结核、肺脓肿和肺癌。

在肺结核病变中除上述 3 种空洞外，还可见纤维空洞和硬壁空洞。纤维空洞是指空洞形成时间较久，多达一年或数年，洞壁的纤维性改变较为明显，周围亦可见多量的纤维化病灶及粘连。当慢性纤维空洞进一步发展，空洞壁的纤维化改变显著，周围有大量的纤维化病灶及广泛粘连，空洞长时间无变化（往往数年），即成为硬壁空洞。纤维空洞的影像表现多为圆形、类圆形或不规则形厚壁透亮区，空洞外壁与部分纤维索条影粘连。硬壁空洞则主要表现为不规则厚壁透亮区，洞壁密度较高，并与周围大量的纤维化病灶广泛粘连，邻近胸膜增厚显著等。

与空洞表现相似的空腔为肺部正常腔隙异常扩大所构成，如局限肺气肿、肺大疱、肺气囊等。其影像表现为空腔的壁较一般空洞的壁更薄，周围一般无实变，空腔内多无液体是其特征。有时应注意与肺结核空洞相鉴别。

（七）肿块

肿块在影像上表现为密度较均匀、边缘清楚的圆形、类圆形或不规则状的阴影，病变大小不一，单发或多发。起源于肺的肿块可分为两大类：①炎症，如肺结核、未液化的肺脓肿、机化性肺炎及血管炎等。②肿瘤，如肺癌、转移性肺癌、错构瘤等。一般良性肿瘤边缘锐利，恶性肿瘤边缘可见毛刺、分叶和/或切迹征等。但在肺结核病变中，表现为肿块者主要为结核球、结核性肉芽肿结节和合并干酪坏死的肉芽肿病变。纤维包裹的干酪性病变在 2.0cm 以上者称为结核球，亦有将大于 1.0cm 者称为结核球。而较大的不规则结核病灶，往往以结核性增生性肉芽肿为主，并与不同程度的干酪坏死并存，周围无明显纤维组织包裹，此时应与肺癌肿块相鉴别。

二、重视肺结核 CT 征象分析

肺结核在病理上以结核性肉芽肿形成为特点。在肺结核的影像诊断与鉴别中，除分析其渗出、增殖及变质三种炎症的基本影像外，掌握其由病理解剖构成与 CT 成像特点等所形成的某些特征表现和相关表现，在肺结核的诊断及其与其他肺部相关疾病的鉴别上具有重要意义。

（一）树芽征及分枝线影

树芽征（tree in bud）是指炎性渗出物或分泌物阻塞细支气管，在 CT 影像上表现为小叶中心分枝状影和与其相连的细支气管横断面结节影，即"树芽征"，其病理基础为细支气管扩张与阻塞的特征性影像之一。在高分辨 CT 上表现最为典型，多呈肺外围支气管的末梢 2 ~ 4mm 的结节与分枝状影。

"树芽征"于 1993 年首次报道，最初是用来描述肺结核的支气管播散性病灶，后来逐渐用于有类似征象的其他支气管疾病。值得注意的是此征象代表小气道病变，对细支气管炎、弥漫性泛细支气管炎及肺结核的支气管播散性改变等的诊断具有重要意义。虽然此征象可以出现于其他的肺部感染性病变而缺少特异性，但若依据其来推论肺部主病灶为结核性同样具有重要意义。

（二）腺泡结节征与小叶中心性阴影

肺腺泡为直径约 7mm 的肺实质单位，是构成影像的最小单位。当肺腺泡内的气体被病变取代时，则显示为边缘比较清楚，略不规则的小结节影。此征象主要见于肺结核支气管播散性病灶，典型表现为沿支气管分布的多发性小结节影，也可为束状或梅花瓣状，因其大小接近腺泡，又称为"腺泡结节"。

1924 年 Aschoff 在渗出 - 肉芽肿性结核病病例中首次报告了腺泡实变的 X 线征象，形容其为玫瑰花结征（rosette sign），在肺结核的影像诊断上具有重要意义。

20 世纪 80 年代，日本学者通过肺结核支气管播散性病变手术切除标本的病理 X 线对照研究，认为支气管播散性病灶位于小叶中心细支气管末端的周围，5 ~ 8mm 不等，病灶与小叶间隔之间还存在一定的含气肺组织，故称之为小叶中心性阴影。由此可知，小叶中心性阴影存在于小叶内并跨越不同的腺泡，而不是完全充填于一个肺腺泡，是对腺泡结节征病理基础的补充。同时将充满整个小叶者称为小叶性阴影，充满多个小叶者称为小叶融合性阴影。这些征象均为支气管播散性结核病变的有力证据。

（三）密集粟粒结节影

密集粟粒结节是指肺结核病变 CT 影像表现为 1 ~ 3mm 的粟粒状微结节影，边缘清楚，呈密集状或簇集状分布，局限于一个肺段或两肺多叶多段分布，也有研究者将此称之为簇状微结节（clustered micronodule）。CT 引导下穿刺活检及胸腔镜活检病理证实，这种粟粒状微结节影的病理基础为分布于细支气管黏膜下及肺间质内的结核性肉芽肿形成，抗酸染色常可见到结核分枝杆菌，而小叶细支气管腔内正常。

有研究者将局限性分布的粟粒结节表现描述为"银河系征"（sarcoid galaxy sign），并认为是活动性肺结核的一种表现形式，但值得注意的是，极少数不典型的结节病患者，也可以是以肺部局限密集状分布粟粒结节影为最初表现，继而出现肺门及纵隔淋巴结逐渐肿大，与上述肺结核的肺内表现极其近似，应高度关注。

（四）反晕征

反晕征（reversed halo sign）是指肺内病灶边缘环状或半环状实变影围绕，中心磨玻璃密度影的一种表现，与通常病灶中心实变周围磨玻璃密度影围绕的"晕征"相反，往往为多发性，并两肺散在分布。晕征主要见于出血性疾病、真菌感染、肺结核、肉芽肿性病变（肉芽肿性血管炎）及肿瘤浸润等。反晕征是 1996 年由 Voloudaki 最早报道于隐源性机化性肺炎的一种征象，之后一度被认为是隐源性机化性肺炎的特异性征象，后来发现与多种疾病有关，可见于真菌感染中的曲菌和隐球菌炎症、机化性肺炎、非特异性间质性肺炎和结节病，少数肿瘤也可出现，直至 2010 年才有研究者报道也可见于肺结核病变。值得强调的是反晕征见于肺结核时，病灶中心部位并非完全是磨玻璃密度斑片状影，而是粟粒结节与磨玻璃密度影合并存在，病灶边缘的实变环也多为粟粒结节融合实变形成，并与其他部位的密集状粟粒结节、斑片及片状影同时存在。CT 引导下穿刺活检证实，肺结核反晕征的晕影病理基础为小叶间隔和肺泡间隔内多发性结核性肉芽肿形成与渗出性炎症并存，而反晕征的晕环为增生性肉芽肿病变与局限干酪坏死并存。因此，正确认识肺结核反晕征的 CT 影像特点对肺结核的诊断具有重要价值。

（五）随机结节与淋巴管周围结节

随机结节是病变随血行进入肺部，在肺泡间隔、小叶间隔、叶间裂和胸膜下随机分布，无特定分布部位的一种结节样表现。随机结节主要见于血行转移癌和血行播散性肺结核，两者除结节的大小和分布存在明显不同外，粟粒型肺结核的粟粒病灶还可以出现融合性改变。淋巴管周围结节是指结节沿淋巴管及其周围分布的一种表现，主要见于淋巴性转移癌、尘肺病和结节病等，其 CT 影像特点是结节沿支气管血管束及小叶间隔分布，并出现小叶间隔增厚等表现。进而，肺转移癌还可以经淋巴血行至肺部而表现为随机结节、淋巴管周围结节和小叶间隔增厚等征象并存。值得强调的是部分结节病 II 期也可表现为弥漫细小粟粒影，与粟粒型肺结核的表现极其相似，若同时合并小叶间隔增厚，或出现网织结节以及双侧肺门淋巴结对称性肿大等，则应首先考虑为结节病。

（六）磨玻璃密度影

磨玻璃密度影（ground-glass opacity，GGO）是指病灶密度略高于肺组织但不掩盖局部肺血管结构，边缘清楚或模糊的阴影，主要见于炎症性病变和局限肺间质纤维化的小叶内间质增生等。磨玻璃密度结节（ground-glass nodule，GGN），边缘清晰，主要见于非典型腺瘤样增生、原位腺癌和微浸润腺癌，还可以见于炎症性病变等。少数肺结核病变的影像表现亦可类似于局限 GGO 或 GGN，抗感染或抗结核试验治疗动态观察有助于其诊断，并有助于与肺癌的鉴别。值得强调的是在动态观察过程中，应重点观察磨玻璃密度病灶的密度是增高或减低，病灶内有无局限血管结构，尤其是血管结构有无局限增粗；其次观察GGN 边缘有无分叶征，是否合并胸膜凹陷征等。当磨玻璃密度结节密度增高和病灶内出现血管结构增粗时，首先考虑为肺癌的可能大，而仅表现为局限磨玻璃密度影应考虑为炎症性病变，肺结核表现为单发 GGN 者少见。

（七）胸膜凹陷征

胸膜凹陷征（pleural indentation sign）是指脏层胸膜或叶间胸膜向病灶内凹入或伴有凹入部位局限积液的一种影像表现。胸膜凹陷征主要见于肺腺癌，其病理基础为肿瘤病灶内肺组织原有的弹力纤维结构在腺癌细胞的作用下胶原纤维化生，由胶原纤维的收缩牵拉而形成，一般仅约 30% 的脏层胸膜伴有癌细胞局限侵犯。在影像上典型者可表现为"V"字形或双"V"字形等多种形态，也曾被称之为"尾巴征""兔耳征"等，通常被牵拉凹入的脏层胸膜多柔软而自然。此外，胸膜凹陷征被牵拉凹入的深度依腺癌细胞的分化程度而不同，中高分化者多表现为典型的凹陷征象，低分化腺癌往往表现为浅凹陷。肺结核球或结核结节也可出现类似胸膜凹陷征的表现，由于结核球的包膜主要为增生的纤维组织而形成，其邻近的胸膜也易被炎症波及而出现反应性改变，与胸膜之间粘连牵拉的纤维索条影往往较为僵硬，或表现为与胸膜之间的一枝或多枝索条影，因此被称为"不典型胸膜凹陷征"，与典型的胸膜凹陷征不同，应注意鉴别。但值得注意的是少部分结核球有时也可表现为较典型的胸膜凹陷征，与肺腺癌的胸膜凹陷征极其近似，其形成机制尚待进一步研究。然而，鉴别诊断时应结合病灶形态等多种征象综合分析，有助于两者的鉴别。

（八）单发及多发性空洞

当结核分枝杆菌毒力较强或者机体抵抗力减低时，肺结核病变易呈变质性改变而出现液化坏死及空洞形成，在影像诊断与鉴别时，评价空洞内外壁的状况具有重要价值。单发的肺结核空洞，空洞外壁通常为结缔组织所包绕，多光滑清楚，少有分叶及毛刺征象，空洞内壁为结核性坏死组织，可以规则或不规则，但随着坏死内容物的排出，而逐渐变为相对光滑，此时空洞壁也由厚变薄。肺结核空洞的这种动态表现，不仅为逐渐好转的一种表现，而且也能够作为与肺癌等鉴别的重要征象。多发性空洞可以为多个病灶各自形成空洞，也可以为干酪性坏死内的多个无壁空洞，前者基本符合单个空洞洞壁的表现，后者一般没有洞壁，只是干酪坏死病灶不规则缺损的表现，往往形态不规则，大小不一，同时肺内其他部位的支气管播散性病灶较为典型，一般不难鉴别。值得注意的是部分炎症性球形病灶内可出现小囊状空泡征象，其病理基础为末梢细支气管的炎性狭窄远端空气潴留而形成，如隐球菌炎症的结节病灶常可见支气管气相和小囊状空泡征象，明显不同于肺结核球的溶解空洞，抗感染及抗真菌试验治疗时，病灶内支气管气相和小囊状空泡征象可发生改变，有助于两者的鉴别。

　　肺结核的 CT 征象固然很多，但上述列举的部分征象及影像特点与肺结核的诊断和鉴别关系最为密切。从肺结核病变发生、发展、转归及其病理解剖构成的角度梳理各种征象的形成机制，从而更好地理解和把握其影像特点，既是诊断肺结核的理论依据，也是与其他肺部相关疾病鉴别的有力证据。

三、掌握典型肺结核的影像诊断要点

　　在肺结核病变的发展过程中，由于人体的抵抗力和免疫状态不同，所感染的结核分枝杆菌毒力不同，其病变过程、临床特点及影像表现形式亦不相同。

（一）原发性肺结核

　　原发性肺结核为机体初次感染结核分枝杆菌所致，主要见于儿童和青少年，成人较少见。其病理特点：当结核分枝杆菌侵入细支气管和肺泡内引起炎性浸润，即原发病灶，且以肺上叶后段多见，其次为下叶背段，大小多在 0.5 ～ 2.0cm。发生于锁骨下区者又称为"Ghon"病灶。原发病灶经淋巴管向肺门淋巴结蔓延，产生淋巴管炎和肺门淋巴结炎，进一步可形成肺门和纵隔淋巴结的结核病变。

　　但值得注意的是，儿童原发性肺结核也可表现为原发空洞、干酪性肺炎以及由支气管淋巴瘘导致的支气管结核性改变等。影像特点如下：

1. 原发综合征

（1）上叶尖后段或下叶背段的斑片状或结节影，边缘或清楚或欠清楚。

（2）自肺内的片状或斑片状阴影引向肺门的索条状阴影（淋巴管炎）。

（3）肺门或纵隔淋巴结肿大，边缘或模糊或清楚，CT 增强通常无强化。

　　若同时具有原发病灶、淋巴管炎和肺门淋巴结炎，则称为原发综合征的"双极期"，但淋巴管炎在 CT 影像上通常不易显示，往往仅表现为肺部原发病灶及肺门淋巴结肿大（图 2-2-1）。

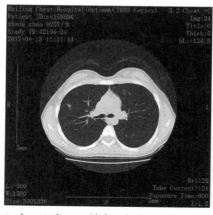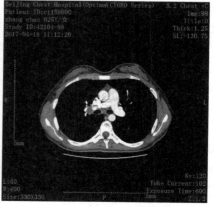

A. 女，28 岁，CT 肺窗：右肺上叶前后段之间斑片状原发病灶，边缘欠清。　B. 女，28 岁，CT 增强：10R 区及 7 区淋巴结肿大，符合原发性肺结核表现。

图 2-2-1　原发性肺结核

2. 肺门和纵隔淋巴结结核　肺内原发病灶已经吸收，肺门和纵隔淋巴结结核继续进展，主要表现为肺门或纵隔淋巴结肿大。

影像表现如下：

（1）呈圆形或类圆形边缘清楚的结节状影，即"肿瘤型"。

（2）若合并肺门淋巴结周围炎或继发性浸润，则表现为边缘模糊的肺门增大阴影，即"炎症型"。

（3）CT可清楚显示肺门和纵隔淋巴结肿大的部位、大小和程度。肺门和纵隔淋巴结结核常表现为单个或多个淋巴结肿大，以单侧肺门、纵隔内4区、7区和2区较为常见。肿大淋巴结长径多在1.0～2.0cm。CT增强扫描显示肿大淋巴结可表现为环形强化和不均匀强化，尤其是≥2.0cm者多出现边缘环形强化，中心无强化。而多个淋巴结相互融合成较大团块时，除边缘强化外，其内部往往可见多个分隔状或不规则条状强化，即不均匀强化（图2-2-2），同时合并多个局限低密度区。

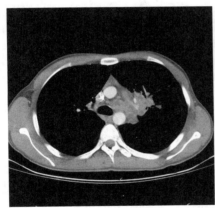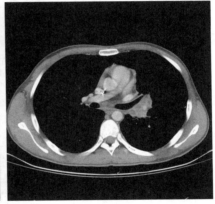

注：男，17岁，CT纵隔窗：增强扫描显示左肺门及纵隔4L区、5区和7区淋巴结肿大，
　　且肿大淋巴结融合成团块状，包绕左肺动脉主干及左肺门结构，呈不均匀强化，并可
　　见多发性局限低密度区。

图2-2-2　左肺门及纵隔淋巴结核

（4）部分纵隔淋巴结结核合并液化坏死并伴有包膜破溃者，往往伴有邻近肺组织的局限浸润性改变，或相关肺叶的支气管播散性改变等。

（二）血行播散性肺结核

1. 急性血行播散性肺结核　急性血行播散性肺结核又称急性粟粒型肺结核，往往多继发于纵隔淋巴结结核或肺外结核，是由大量结核分枝杆菌一次或短时间内多次进入血液循环而形成。多见于儿童和青少年，成人较少见，但部分机体免疫力低下者亦可患粟粒型肺结核。

影像特点如下：

（1）两肺弥漫分布的粟粒结节影，直径1～3mm，边缘清楚，若合并渗出性改变则结节边缘可欠清楚。

（2）粟粒病灶分布均匀、大小相同、密度近似，即"三均匀"表现是其特点。

值得注意的是粟粒型肺结核早期阶段，胸片往往显示不明确，或仅表现为肺野透过度减低。据报道急性血行播散性肺结核往往 3 周以后才能在胸片上显示，但 CT 扫描，尤其是高分辨 CT（high resolution CT，HRCT）能很好地显示粟粒病灶"三均匀"的特点（图 2-2-3）。

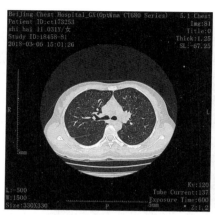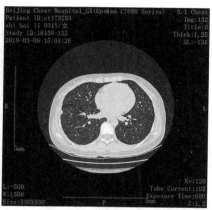

注：女，31 岁，HRCT 显示：两肺弥漫分布的粟粒样阴影。

图 2-2-3　急性血行播散性肺结核

2. 亚急性或慢性血行播散性肺结核　亚急性或慢性血行播散性肺结核是由少量结核分枝杆菌或在较长时间多次进入血液循环而形成，且多见于成人。其影像特点：①两肺上中部分布的斑片及结节状阴影，病灶边缘部分清楚，或部分模糊；②病灶大小不一，上肺病灶较大，下肺病灶较小；③两肺上部病灶密度高于下部的病灶密度。

值得注意的是，亚急性血行播散性肺结核常常表现为两肺散在分布的随机结节影，大小与密度相对一致；慢性血行播散性肺结核的病灶在分布、大小和密度上，从肺尖至肺底呈逐渐递减状态，即典型"三不均匀"表现，两者差别明显。

（三）继发性肺结核

继发性肺结核为临床最常见类型，多见于成人。其病理演变与原发性肺结核不同，结核分枝杆菌的破坏作用和机体的抵抗力及修复作用使病程趋于慢性。继发性肺结核的影像表现多种多样，大多位于一侧或两侧肺尖部、锁骨下区及两肺下叶背段。影像特点：

1. 斑片、片状、结节及索条状影　多发性病灶边缘模糊或部分清楚，呈多种形态病灶影像并存（图 2-2-4），其原因：部分肺结核患者临床症状不典型，往往发现滞后；在病变的发展过程中，通常从渗出和增生逐渐演变为变质性改变，尤其是形成大小不等的增生性肉芽肿结节，或者出现干酪坏死等，是肺结核的重要病理变化特点；此外，部分病变病程复杂，好转和进展交叉进行，往往一个病灶又可以含有两种或两种以上的病理改变，从而表现为不同的影像形态。但值得强调的是，多种形态病灶并存的影像表现，往往以某种性质病灶为主。如表现为大小不等的结节与斑片或片状阴影并存，或者表现为肉芽肿结节与亚段性实变伴液化坏死并存等。

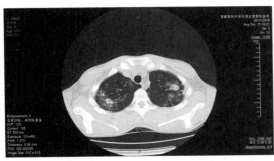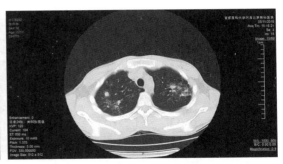

注：女，27 岁，CT 肺窗显示：双肺上叶尖后段斑片、结节及索条影，边缘欠清，呈典型多种形态影像并存，邻近肋胸膜局限增厚粘连。

图 2-2-4　双肺继发性肺结核

影像分析时，通常立足于评价是否具有多种形态影像并存的特点，区别非特异性炎症和肺结核诊断，值得重视。

2. 空洞　肺结核病灶出现干酪性坏死进而液化、经支气管排出后形成空洞，是继发性肺结核的常见征象。肺结核空洞可以表现为孤立空洞，空洞壁可以是薄壁、厚壁或厚薄不一，或表现为多发性空洞等，但空洞内外壁相对光整是其重要特点。若在大片状阴影中，能见到多个大小不一、形态不规则的低密度区或透亮影时，即可考虑为干酪性肺炎合并无壁空洞形成。无论肺部空洞的类型如何，若同时合并其他肺组织的树芽征及小叶中心性阴影等改变，则强烈提示肺结核（图 2-2-5）。

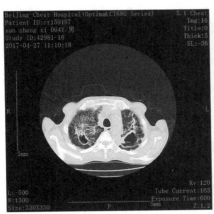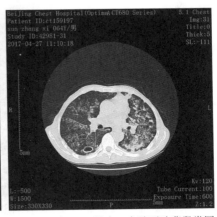

A. 男，64 岁，CT 肺窗：右肺上叶后段及左肺上叶尖后段空洞形成，呈类圆形，壁厚薄不一，空洞内外壁尚光整，周围肺组织多发性斑片、结节及索条影。

B. 男，64 岁，CT 肺窗：右肺下叶背段类圆形空洞，壁薄而光整，两肺多发性小叶中心性阴影，左肺上叶舌段及下叶尚可见支气管扩张改变。

图 2-2-5　双肺继发性肺结核多发空洞

3. 具有卫星病灶的结节或球形影　肺结核表现为肺部结节或球形影，常见于结核球和结核肉芽肿性病变。

（1）结核球是指纤维包裹的干酪病灶，直径在 2.0cm 以上者（有研究者认为 1.0cm 以上者）。其形成原因有：①干酪性病灶的纤维包裹；②数个结核性肉芽组织干酪样坏死，并相互融合；③空洞引流支气管阻塞，充满干酪坏死物质。

（2）结核增生性肉芽肿病变也可形成大小不等的结节或球形影，近似于结核球样改变。结核球常常表现为圆形或类圆形影，边缘多光滑，无分叶或浅分叶，病灶内部有时可见局限性溶解空洞，或可见大小不一的点状或小条状钙化病灶，周围肺野有时可见小斑片状或微结节状卫星病灶，少部分可伴有不典型胸膜凹陷征等。结核球增强 CT 通常无强化，或仅表现为包膜线状强化，中心无强化。

值得注意的是，部分结核性肉芽肿结节形态或光整或轻度不规则，若肉芽肿结节形态不规则而与周围型肺癌的表现相似时，应结合增强 CT 的强化特点进行分析，通常结核性肉芽肿病变多合并不同程度的干酪性改变，增强扫描多呈不均匀强化，或边缘强化，而周围型肺癌多呈较均匀强化，其他良性病变如错构瘤通常无强化等，有助于其诊断与鉴别。

4. 干酪性肺炎 当部分继发性肺结核表现为段性或大叶性干酪性坏死时，除表现为不同大小的实变外，实变阴影内常可见多发性无壁空洞形成，以及其他肺组织多发性树芽征及小叶中心性阴影等支气管播散病灶等（图 2-2-6），一般不难诊断。

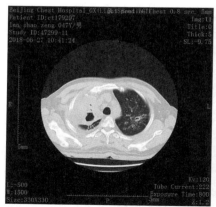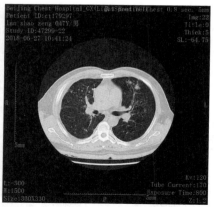

注：男，47 岁，CT 肺窗显示：右肺上叶大叶性实变，其内可见局限无壁空洞，右肺下叶及左肺多发性小叶中心性影及树芽征表现。

图 2-2-6　右肺继发性肺结核——干酪性肺炎

但部分干酪性肺炎的相对早期阶段，无壁空洞不典型，仅以实变为主要表现，与非特异性炎症、真菌性炎症及浸润性肺癌等表现近似，往往需要 CT 引导下的病灶穿刺活检病理诊断才能鉴别，值得高度重视。

5. 肺损毁 肺损毁往往是继发性肺结核未得到及时有效的治疗，病变反复恶化进展，长期迁延所造成的不良后果。其病理特点为两肺上部多发性纤维厚壁空洞，空洞周围有较显著的纤维性改变和散在的新老不一的结核病灶等。

通常影像表现为一侧或两侧上中肺叶多个慢性纤维厚壁空洞，且空洞大小不一。其周围多伴有较为广泛的纤维化病灶，与显著增厚的胸膜连成一片。由于纤维组织的收缩牵拉，使得肺体积缩小，肺门上提，下肺纹理呈垂柳状。纵隔、气管、心影向患侧移位，肋间隙变窄，胸廓塌陷。此外，同侧或对侧肺组织可见斑片结节状或小叶中心性影等支气管播散性病灶，以及合并肺气肿及肺大疱等多种病变。

CT 影像可以清楚显示损毁肺组织内空洞、钙化、支气管扩张和胸膜增厚等状况。

（四）气管、支气管结核

气管、支气管结核是指发生于气管、支气管黏膜及黏膜下层的结核病变。气管、支气管结核既往分类为肺外结核，在《结核病分类》（WS196—2017）标准中并入活动性肺结核一并管理。其影像特点：①气管、支气管狭窄或阻塞，且往往以主支气管受累多见（图 2-2-7）；②支气管壁增厚；③狭窄或阻塞远端肺组织实变、不张或支气管扩张等；④其他肺组织支气管播散性结核病变。

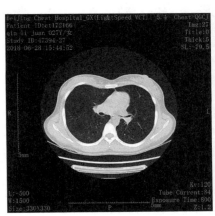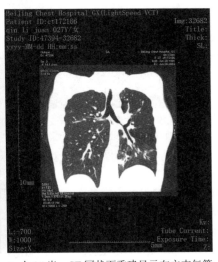

A. 女 27 岁，CT 肺窗显示左主支气管下段管腔狭窄。

B. 女 27 岁，CT 冠状面重建显示左主支气管下段狭窄，内壁相对光整，左肺下叶多发性斑片及结节影。

图 2-2-7　支气管结核

（五）结核性胸膜炎

结核性胸膜炎为结核分枝杆菌经血液循环、淋巴管或肺部结核病变直接波及胸膜而致病，也可以是结核分枝杆菌感染引起的超敏反应，分为干性胸膜炎和渗出性胸膜炎两种。影像表现干性结核性胸膜炎往往无阳性征象，渗出性胸膜炎主要表现为胸腔积液，并根据渗出液量的多少以及渗出液存在于胸腔内的位置与状态等而表现不同。

1. 胸腔内游离积液

（1）少量胸腔积液：正位胸片上，少量胸腔积液仅表现为肋膈角变钝。此时若旋转至斜位或侧位胸片观察时方可显示，但 CT 可以清楚显示少量及极少量（约 100ml）的胸腔积液。

（2）中量胸腔积液：正位胸片上，表现为典型的渗液曲线，即外高内低的弧线状阴影，约平第 4 前肋间隙高度。侧位胸片上可见在前后胸壁形成与正位胸片一样的 2 个外高内低的渗液曲线阴影，CT 可以准确显示积液的位置和形态特点（图 2-2-8）。

（3）大量胸腔积液：正位胸片上，表现为一侧胸腔均匀的致密阴影，上缘约平第 2 前肋间隙高度，有时仅肺尖部可见一小部分稍透亮的未被完全压缩的肺组织。患侧肋间隙增宽，气管及纵隔心影向健侧移位等。侧位胸片上亦呈均匀的致密阴影，CT 显示基本与胸片相同。

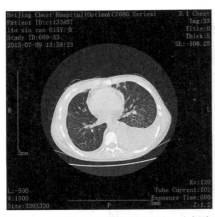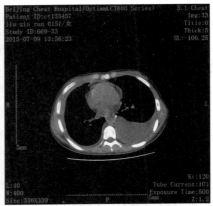

注：女，35 岁，左侧胸腔中量积液，右侧胸腔少量积液，双肺多发性粟粒样影，以左肺为甚，心包膜轻度增厚。

图 2-2-8 双侧胸腔积液——结核性胸膜炎

2. 胸腔内局限积液 胸腔内局限积液是游离的液体被局限、包裹，分布于粘连的胸腔内所形成。

（1）胸腔内包裹性积液：一般多发生于下部胸腔的侧壁和后壁，少数发生于上部胸壁或前胸壁。在胸片上，非切线位表现为片状阴影，边缘不清。切线位表现为突向肺内的"D"字征，即呈半圆形均匀密度增高阴影，宽基底紧贴胸壁，边缘光滑锐利，与胸壁夹角呈钝角。

（2）叶间积液：为胸腔内游离液体积聚于叶间胸膜内而成，其表现视液体积聚于叶间的部位而不同：当水平叶间积液时，正、侧位胸部平片均表现为边缘光滑的梭形阴影；当斜裂叶间积液时，正位胸部平片上无一定的形态特点，但在侧位上亦呈边缘光滑的梭形阴影，CT 影像更加典型。

（3）纵隔侧叶间积液或胸壁侧叶间积液：是指胸腔内游离液体积聚于纵隔侧叶间或胸壁侧叶间部位而成。在正侧位胸部平片上，均表现为三角形阴影，其尖端沿着叶间裂指向肺野，宽基底贴在胸壁或纵隔。纵隔侧叶间积液的三角形阴影在前弓位上显示的更清楚。

（4）肺底积液：为胸腔内游离液体积聚于肺底与膈面之间的胸膜腔而成。正位胸片上主要表现为：膈肌位置升高；膈顶弧度不如正常者自然，较平坦，其最高点比正常者偏外侧；在右侧膈肌与水平裂或肺门之间距离缩短，在左侧膈肌与胃泡间距离增宽；两下肺血管纹理因肺受压略密集或稍呈水平走行。CT 检查具有重要价值。

3. 胸膜腔结核瘤 部分胸腔积液患者接受抗结核治疗胸腔积液吸收后，肋胸膜下出现结节状或团块状病灶凸入肺内，并呈宽基底紧贴胸壁。手术病理证实这种胸膜下病灶周围包绕一层厚薄不一的纤维组织，内壁为结核性肉芽组织，其内为干酪坏死物质，部分中央伴有溶解坏死。因此，有学者认为这可能系多种原因引起的胸膜表面的淋巴滤泡或淋巴结结核性肿大并干酪化而形成。CT 定位下经皮胸膜腔病灶穿刺活检是重要的确诊手段，但发生于叶间胸膜内的胸膜结核瘤易被误诊为肺内病变，值得重视。

4. 结核性脓胸　结核性胸膜炎也可演变为结核性脓胸。结核性胸膜炎多发性包裹，迁延不愈，或因多种原因合并感染等而演变为结核性脓胸，往往形成合并多发性包膜钙化的巨大包裹性病变。胸部 X 线与 CT 表现基本相同。

四、重点关注肺结核不典型影像表现的分析与鉴别

部分肺结核在病变部位、病灶分布及形态上往往缺少特点，呈不典型影像表现形式，值得重视。

依据临床经验及文献报道，其不典型影像表现主要为以下几种形式：

（一）表现为大叶性、段性或多叶多段性片状阴影或斑片状阴影

部分继发性肺结核表现为两肺多发性片状阴影，呈多个肺叶或肺段分布。通常情况下，这种多叶多段性分布的片状阴影在非特异性炎症中最为常见，一般表现为密度较均匀，中心相对浓密，边缘淡而模糊，支气管气相典型等，除肺化脓性炎症外一般无液化及空洞形成。由于多种因素，肺结核病灶也可以出现上述相同的影像学表现，尤其表现为大叶性或段性实变阴影，往往难以鉴别。

鉴于肺结核的慢性和迁延性特点，即使发生于同一肺叶的病变其病理改变往往也并非为同一病理阶段，所以在分析多叶多段性肺部实变阴影时，应该重点分析病灶形态的多样性改变。对于大叶性或段性实变阴影，若发现局限性溶解液化等变质性改变时，即具备多种形态共存的倾向，应首先考虑肺结核可能；若在其他肺组织能够见到"树芽征"等支气管播散性病灶时，即使实变病灶内无液化坏死性改变，也仍然有助于肺结核的诊断。但对于缺乏其他任何征象的单纯性实变病变，除重视实验室病原学的检查并密切结合临床表现等综合诊断外，应积极选择 CT 引导下的穿刺活检诊断。

（二）表现为多发性结节影

继发性肺结核有时表现为两肺多发性结节影，病灶直径 0.5 ~ 2.0cm 不等，边缘相对清楚或轻度不规则状。两肺多发性结节边缘轻度不规则，尤其是似聚集状构成的结节，分布上仍然符合小叶中心结节的特点，可考虑肺结核病变可能，重视痰结核分枝杆菌检测，或抗结核试验治疗，并密切动态观察。此外，两肺多发性结节亦可表现为多个小叶受累，小叶内多个微结节形成，此种征象为小叶内腺泡结节形成与含气腺泡并存的表现，强烈提示为小气道炎症性病变，包括经支气管的感染或播散性病变，往往痰涂片检查结核分枝杆菌阳性，因此，可以认为是肺结核的一种特殊表现形式，应加以重视。

（三）表现为孤立的肺内不规则肿块影

部分肺结核增生性肉芽肿病变表现为孤立的肺内肿块阴影，形态或光整或不规则，尤其是伴有不规则状边缘者与肺癌表现近似，此时仅从形态学角度往往很难鉴别。鉴于肺结核肉芽肿病变往往伴有不同程度干酪样坏死改变的特点，应重视 CT 增强扫描检查，尤其是重视 60 ~ 90s 的延时扫描，重点分析病灶的强化形式。肺结核肿块样病变多表现为不均匀强化或伴有多发局限低密度区，而肺癌肿块常表现为明显强化，并多呈较均匀的完全强化，显然有助于两者的鉴别。

此外，^{18}F-FDG PET-CT 虽然对肺癌诊断的敏感度、特异度及准确度均在 90% 以上，

但凡是葡萄糖代谢旺盛的细胞和组织都会有显像剂的浓聚，故这种以增生性肉芽肿为主的肿块样肺结核病变往往也呈高摄取表现，即标准摄取值（standard uptake value，SUV）> 2.5，即使延迟显像其SUV同样显著升高，与肺癌的表现极其近似。然而，多数研究表明，肺结核肉芽肿的肿块样病变的PET/CT诊断，其^{18}F-FDG PET-CT的浓聚特点应结合病灶形态进行分析，即结合CT影像特点来进行鉴别，可以显著提高肺结核病变的诊断准确率，值得重视。

但凡CT增强表现为较均匀完全强化或者PET/CT浓聚显著的肿块样病灶，均应积极选择CT引导下病灶穿刺活检进一步诊断。

（四）表现为反晕征、密集粟粒结节或弥漫粟粒影

文献报道及CT引导下穿刺活检病理证实，肺结核反晕征的晕影病理基础为结核性肉芽肿形成与渗出性炎症并存，而晕环为肺结核的增生性肉芽肿病变与干酪样坏死病变并存。因此，正确认识肺结核反晕征的CT影像特点，即评价反晕征的晕影内是否合并存在粟粒型结节，以及晕环的不规则状实变影及不均匀强化，尤其是同时存在其他部位的斑片、结节或伴有局限液化等表现时，对鉴别此病变是否为结核性具有重要价值。

局限性密集状分布或呈簇集状分布的粟粒病灶，也常常见于继发性肺结核，且随着时间的推移，边缘清楚的粟粒结节可出现病灶增大及局限性融合，或与其他部位的斑片影混合存在是其特点，虽然实验室检查绝大多数为阴性结果，但经过2~3个月的抗结核试验性治疗，粟粒病灶往往明显缩小，支持肺结核诊断，值得重视。

部分病例也可表现为两肺弥漫分布的粟粒样结节影，结节大小为1~2mm，边缘清楚，与急性粟粒型肺结核的表现近似。但两肺弥漫粟粒的不均匀分布，或段性及大叶性分布，或同时合并其他部位的斑片、结节及反晕征等多样性改变等是其特点，诊断肺结核并不困难。

（五）表现为局限GGN或多发性囊状结节影

局限GGN虽然主要见于非典型腺瘤样增生、原位腺癌和微浸润腺癌，以及少数慢性炎症病变等，但手术病理证实极少数肺结核病灶也可表现为局限或孤立的GGN。分析其CT影像特点，结节内可见多个微结节聚集，其形态特点与早期肺癌的均匀密度GGN及混合密度GGN均表现不同，与慢性炎症的不均匀密度影和慢性间质性炎症的相对均匀密度影亦不相同。

此外，极少数肺结核病灶还可表现为簇集状分布的多发性囊状阴影，可能与结核性粟粒结节存留于细支气管黏膜下所致的活瓣形成有关，致使远端肺组织囊状扩张、肺泡壁结构破坏及小叶间隔增厚等改变。穿刺病理可见典型的伴有干酪坏死的多核巨细胞形成，抗结核试验治疗吸收明显，值得重视。

但上述两种肺结核影像表现少见，均有待进一步认识与探讨。

五、规范非活动性肺结核影像学分析与评价方法

通过影像学分析，评价肺结核病灶是否处于活动性或非活动性状态，为临床治疗提供科学依据，也是肺结核影像诊断的重要内容之一。《结核病分类》（WS 196—2017）标准新增了"非活动性肺结核"类型，目前肺结核非活动性的评价尚存一定难度，评价方法尚

缺乏统一，以及部分肺结核病变的非活动性也往往难以准确界定。尽管如此，影像学分析仍然是评价非活动性肺结核的重要方法。

（一）基本影像分析是确定肺结核病灶活动性与否的前提

肺结核基本病变包括渗出、增殖、干酪样坏死、空洞、肿块、纤维化和钙化 7 种类型，而通常将增殖和干酪样坏死（变质性炎症）视为肺结核的特异性炎症反应。由于机体免疫状态、局部组织抵抗能力、入侵细菌毒力、数量和感染方式等不同，其肺部病变的病理改变也不同，往往以渗出、增殖及变质中的一种类型为主，且相互转换，从而形成肺结核病理改变的多样性，即肺结核影像表现的多形性。

从病理解剖学角度分析，渗出性病变主要是微循环血管炎的渗出性改变，表现为斑片或片状阴影，往往与非特异性炎症相似；变质性病变主要是肺结核的干酪样坏死，并形成无壁空洞和支气管播散性改变等，具有一定特点；增殖性病变主要是结核性肉芽肿形成，可以形成单个或多个微结节、小结节、大结节和不规则团块样阴影，也可形成亚段性或段性实变等多种形态病灶，往往缺少特点，显然是肺结核诊断与鉴别的重点与难点。

肺结核炎症病变的转归是一种较为复杂的过程，其演变过程及结果通常取决于机体的反应性和免疫状态等。一般认为，肺结核病灶在有效治疗的前提下，渗出性病变的渗出物可以通过血管及淋巴管逐渐吸收，病灶缩小，直至完全吸收消失而不留痕迹；通常结核性肉芽肿病变中的成纤维细胞变为纤维细胞而形成胶原纤维，或者上皮样细胞变为网状纤维，胶原纤维化后形成纤维组织，即形成纤维化愈合。但当结节中心合并干酪坏死时，其坏死病灶周围可被上皮样细胞或邻近的结缔组织包裹，待肉芽组织长入其中发生机化，最后形成瘢痕病灶而愈合。但部分增生性肉芽肿性炎症也能够完全吸收，这种情况在临床工作中屡见不鲜；干酪样坏死是一种组织变质性炎症的结果，其病灶也能部分吸收，但往往因多种因素可出现钙盐沉着，最后形成钙化病灶而愈合。在影像表现上，增生性病变尤其是伴有坏死者的吸收演变过程，主要形成了不同形态的索条影或不规则纤维性结节影，而钙化则依钙盐沉积的多少而形成点状、结节状、条状，甚至块状等不同形态的致密影。

由此可见，正确认识由渗出、增殖和变质性改变等基本病变所构成的影像表现，是确定肺结核病变是否具有活动性的重要基础，而准确分析不同形态的纤维化改变和确认钙化灶的形成等，是评价肺结核病变由活动性演变为非活动性的重要依据。

（二）肺结核病变活动性与非活动性影像分析与动态比较

从肺结核基本病变的影像表现分析，渗出性病变、增殖性病变及变质性病变均属于结核病变的活动性改变。据相关文献报道，肺结核的影像表现多种多样，其中斑片状及片状影、段性或大叶性实变、结节影、空洞（包括无壁空洞、薄壁空洞或厚壁空洞）、结核球和不规则团块样影（包括各种形态的肿块样增殖性病灶）、支气管播散性病灶（包括树芽征及分枝线影、腺泡结节、小叶中心性阴影和小叶性阴影）等，均属于活动性肺结核病变的典型表现和直接征象；而小叶间隔增厚、支气管血管束增粗（肺动脉影增大）和不规则的支气管扩张等均提示结核性炎症的存在，属于活动性肺结核病变的间接表现。

在肺结核病变良性转归过程中出现的边缘清楚的索条影，代表结核病变吸收和修复后的纤维化病灶；略不规则的纤维性结节也是肺结核病变修复后的一种形式，尤其是伴有钙化者（包括伴有钙化的结核球），均可视为非活动性病变；钙化病灶通常认为是肺结核病灶的完全愈合；净化空洞是肺结核空洞病变的一种愈合方式；继发性支气管扩张则提示邻近的组织结构合并纤维性收缩等，均高度提示结核病变的非活动性可能。

肺结核病变的活动性与非活动性是一种逐渐演变的过程，但往往肺内病灶吸收好转与恶化进展交替，病程迁延，或者因临床症状不典型而导致的就诊滞后等诸多因素，使得肺部病变常常表现为不同病理状态的多种形态阴影并存，明确这些变化特点，有助于对肺结核病变是否存在活动性的正确评价。一组 142 例活动性肺结核患者抗结核药物治疗的影像研究，分别观察治疗前、治疗 6 个月和 9 个月（停药）3 个时间段各种征象的动态变化，小叶中心结节影出现的例数（比率）为 118（83.1%）、35（24.6%）和 15（10.5%）；树芽征为 107（75.4%）、43（30.3%）和 12（8.5%）；小叶实变为 130（91.5%）、32（22.5%）和 10（7.0%）；亚段性实变为 66（46.5%）、20（14.1%）和 18（12.7%）；空洞为 83（58.4%）、32（22.5%）和 14（9.9%）；纤维索条影为 16（11.3%）、33（23.2%）和 51（35.9%）；钙化为 4（2.8%）、6（4.2%）和 8（5.6%）。由此可见，代表肺结核活动性征象的小叶中心结节影、树芽征、小叶实变和空洞等均明显吸收减少，以及空洞闭合；而代表非活动性征象的纤维索条影则逐渐增多，从而进一步证明了病灶吸收消散和纤维化改变是肺结核良性转归的主要方式。

此外，痰结核分枝杆菌阳性和阴性的肺结核病变，其影像表现也不尽相同，掌握病原学阴性肺结核的影像特点，也有助于对肺结核活动性与否的评价。一组包含 152 例菌阳肺结核和 171 例菌阴肺结核（共 323 例）患者的肺部影像对照研究表明，各种 CT 征象的变化例数（构成比）分别为，气腔结节和腺泡结节：130（85.5%）和 152（88.9%）；树芽征：114（75.0%）和 79（46.2%）；小叶实变、亚段性实变：140（92.1%）和 153（89.5%）；空洞：89（58.6%）和 23（13.5%）；条索及束状带：22（14.5%）和 35（20.5%）。上述结果表明，仅空洞在两组影像表现中的差异较大，其他征象基本相同。换言之，病原学阳性肺结核的影像表现主要是空洞明显多于病原学阴性肺结核，在一定程度上也说明了肺结核活动性与否的影像学评价，除空洞以外的其他影像特征分析仍然具有重要价值，对非活动性病变的分析亦是如此。

（三）非活动性肺结核的影像学分析与评价

非活动性肺结核又称相对静止性肺结核。从肺结核基本病变影像特点分析可知，钙化病灶代表病变的完全愈合，纤维性病灶代表病变的临床愈合，所以分析肺结核病变的非活动性重点在于分析病灶的密度、形态和边缘锐利清晰度，进一步确认病灶的钙化程度以及病灶纤维化的演变状态等。

综合多种文献观点认为：①肺结核病灶内大部分或部分钙化是陈旧性病灶的特征性表现；②局限性星芒状、细条状或粗条状影，边缘清楚者可认为是纤维性病灶，是临床愈合的一种表现；③边缘清楚的结节，形态不规则，可认为是纤维性结节病灶，亦可认为是相对静止的结核病变；④薄壁空洞，壁厚在 2mm 以下，内壁光滑锐利，洞内无液体或坏死物，空洞周围无病灶或有多少不等的纤维性病灶并长时间无变化者，可认为是净化空洞愈合形式；⑤肺硬变（属于纤维化范畴）是继发性肺结核的基本愈合阶段。在 CT 影像上，结核性肺硬变表现为边界相对清楚的亚段性、段性或大叶性软组织密度影，密度高于或略高于肌肉组织，病变内无空洞，亦无局限液化坏死区，肺部其他部位无病灶，或呈纤维性及硬结性改变，并较长时间观察无变化。若病变内同时可见不同程度的钙化病灶，呈点状、条状、片状或多发结节状散在分布，即可确诊为非活动性。

此外，关于胸膜、淋巴结及支气管结核病变的活动性与否，虽然少有相关文献报道，但确是临床工作中的常见问题。综合临床对相关病变的观察及经验，通常认为：①局限胸膜增厚，尤其是伴有不同形态的钙化者，连续观察无变化而又无症状者，可认为符合非活动性结核病变；②淋巴结结核的完全钙化可以认为是非活动性结核病变，淋巴结结核的部分钙化若长时间观察无变化，也可认为符合非活动性结核病变；③支气管结核经规范抗结核药物治疗，仅表现为光滑的支气管狭窄，肺内阻塞性改变吸收消散或硬化改变，播散性病灶吸收或纤维性改变，并无明确肿大淋巴结或伴淋巴结钙化者，亦符合结核病的非活动性。值得提出的是，上述对于结核病变处于非活动性的评价应属于经验性诊断，由于缺乏数据的支持，尚待进一步探讨。

（四）胸片影像与 CT 影像评价肺结核病变非活动性的方法比较与限度

肺结核的病理解剖学构成及基本影像特点分析表明，纤维化和钙化是非活动性肺结核的主要影像表现，而评价病灶密度、形态和边缘状况等影像特点是确认纤维化和钙化病灶的重要及唯一手段。

胸片病灶密度的分析，通常是与病灶邻近肋骨密度对比确定的，即病灶等于或低于前肋密度为低密度，病灶等于或略高于后肋密度为中等密度，若病灶与纵隔密度相等为高密度。肺结核非活动性病灶的钙化病灶明显高于后肋密度，等于或近似于纵隔密度，边缘锐利清晰，容易确认；边缘清晰的索条影，无论是细索条、粗索条或者呈星芒状改变，也相对容易确认；纤维性结节病灶应该符合以下条件：形态规则或略不规则形，密度中等或以上，边缘清晰。若该形态病灶在肺结核治疗吸收过程中形成，并较长时间无变化，即可确认为肺结核纤维性结节病灶，但作为孤立病灶单独出现时，应该进一步检查以排除其他病变。

肺结核 CT 扫描显示，标志结核病变完全愈合的钙化病灶可表现为不同形态的高密度影，CT 值多为 100~1 000Hu。据文献报道，通常病灶 CT 值达到 164Hu 及以上方可确认为钙化。与 CT 比较，300Hu 以下甚至 200Hu 以下 CT 值的弥漫性钙化在胸部 X 线片上也往往难以被诊断，而常规胸片上发现的钙化阴影其 CT 值很高，平均达 956Hu。代表肺结核病变临床愈合的纤维化病灶，其 CT 影像表现为索条状影，边缘清楚。随着纤维组织增生及胶原纤维化程度不同，纤维化病灶可呈星芒状、索条状和不规则块状等，与胸部 X 线片的表现基本一样。肺结核纤维性结节病灶的形态分析基本与胸部 X 线片相同，但 CT 可以更加准确确定病灶的密度，往往可以检出病灶内局限 CT 值达到 80Hu 及以上，甚至还可以分辨病灶内细小的钙化等，若与其他形态病灶并存，对确认肺结核纤维性结节具有重要意义。

但值得强调：①肺结核经抗结核治疗后的残留病灶，是局部组织炎症反应的结果，这种反应性改变的吸收往往与结核分枝杆菌的有效杀灭并不完全同步，同时伴随着组织结构的破坏及组织修复的出现，最终局部组织发生纤维化改变直至纤维化结构的玻璃样变等均需要更长的时间，故有报道约 1/3 患者的肺结核治疗后残留病灶，在停药 1 年后还在继续缩小，这其中还包括部分停药时病灶还未完全具备非活动性的影像特点。②部分肺结核病变虽然符合非活动性的影像特点，但随着时间推移，又可出现病灶增大而演变为活动性肺结核，甚至典型的肺结核钙化病灶出现降解液化，重新形成空洞和肺内支气管播散性改变等。导致这些变化的原因是复杂的，或许与机体的免疫状况密切相关，但这些问题在一定程度上也说明了非活动性肺结核的影像评价存在一定限度，故对部分肺结核的残留病灶，以及部分初诊肺结核的肺部病变，除确定病灶密度致密、轮廓清楚、边缘锐利外，尚需观察相当长的一段时间，确认无变化后，才可确定非活动性肺结核的诊断，值得重视。

非活动性肺结核的影像分析与评价，对肺结核的临床治疗和流行病学控制等均具有积极的指导意义，影像学诊断仍然发挥着不可替代的重要作用。

（周新华）

参考文献

[1]　王陇德.结核病防治 [M].北京：中国协和医科大学出版社,2004.

[2]　严碧涯,端木宏谨.结核病学 [M].北京：北京出版社,2003.

[3]　马玙,朱莉贞,潘毓萱.结核病 [M].北京：人民卫生出版社.2006.

[4]　刘同伦.实用结核病学 [M].沈阳：辽宁科学技术出版社，1987.

[5]　谢宝屿.胸部 X 线诊断基础 [M].2 版.北京：人民卫生出版社，2000.

[6]　段承祥,潘纪戊,张火俊.胸部疾病影像鉴别诊断 [M].北京：中国协和医科大学出版社,2010.

[7]　钟南山,刘又宁.呼吸病学 [M].北京：人民卫生出版社,2003.

[8]　周新华.重视肺结核的 CT 征象分析 [J].中国防痨杂志,2016,38(5):339-341.

[9]　赵泽刚,周新华.菌阴肺结核影像诊断难点分析 [J].中国防痨杂志,2016,38(5):342-345.

[10]　周新华.从建立影像分析思路入手,把握结核病影像诊断与鉴别要点 [J].中国防痨杂志,2020,42(3):191-194.

[11]　谢汝明,周新华,马大庆,等.成人纵隔淋巴结结核 CT 增强表现及其病理对照观察 [J].中华放射学杂志,2005,39(6):641-645.

[12]　吕岩,周新华.肺结核影像学诊断进展 [J].临床荟萃,2016,3(10):1067-1071.

[13]　周新华.重视菌阴肺结核影像学特点与诊断要点分析 [J].中国防痨杂志,2018,40(7):673-676.

[14]　王琦,刘桂芳,韩金花.不典型肺结核的 CT 表现 [J].医学影像学杂志,2016,26(02):239-242.

[15]　谢汝明,吕岩,周震,等.33 肺结核不典型征象分析 [J].中国防痨杂志,2014,36(3):171-175.

[16]　李芳,吕平欣,贺伟,等.肺部 CT 扫描显示簇状微结节样病灶对肺结核的诊断价值 [J].中国防痨杂志,2020,42(3):210-214.

[17]　吕岩,李成海,谢汝明,等.初治活动性继发性肺结核的 HRCT 影像研究 [J].中华实验和感染性学杂志(电子版),2015,9(5):9-13.

[18]　路希伟,朱丽君,权占盛,等.31 例活动性肺结核治疗前及治愈后的 CT 征象分析 [J].中国防痨杂志,2006,28(5):95-298.

[19]　贺伟,李成海,谢汝明,等.活动性肺结核抗结核治疗后的 HRCT 影像动态分析及残余病变的临床意义 [J].中华实验和临床感染病杂志(电子版),2015,9(6):38-42.

[20]　周新华,陈步东,吕岩,等.非活动性肺结核影像学分析 [J].中国防痨杂志,2018,40(3):251-254.

[21]　SEON H J, KIM Y I, LIM S C, et al. Clinical significance of residual lesions in chest computed tomography after anti-tuberculosis treatment[J]. Int J Tuberc LungDis, 2014,18(3):341-346.

[22]　IM J G, ITOH H, SHIM Y S, et al. Pulmonary tuberculosis: CT findings-early active disease and sequential

change with antituberculous therapy[J] . Radiology, 1993, 186(6):653-660.

[23] HERRÁEZ ORTEGA I. Alonso Orcajo N. López González L.The "sarcoid cluster sign". A new sign in high resolution chest CT[J]. Radiologia, 2009, 51(5):495-499.

[24] AQUINA S L, GAMSAN G, WEBB W R, et al. Tree in-bud pattern:frequency and significance on the thin section CT[J]. Compt Assist Tomogr, 1996,20(4):594-599.

[25] HONG S H,IM J G, LEE J S, et al. High resolution CT findings of military tuberculosis [J]. J Comput Assist Tomogr, 1998,22(2):220-224.

[26] HEO J N, CHOI Y W, JEON S C, et al. Pulmonary tuberculosis: another disease showing clusters of small nodules[J]. AJR Am J Roentgenol, 2005,184(2):639-642.

[27] MARCHIORI E, ZANETTI G, BARRETO M M, et al. Atypical distribution of small nodules on high resolution CT studies: patterns and differentials[J]. Respir Med, 2011,105(9):1263-1267.

[28] MARCHIORI E, ZANETTI G, IRION K L, et al. Reversed Halo Sign in active pulmonary tuberculosis: criteria for differentiation from cryptogenic organizing pneumonia[J]. Am J Roentgenol, 2011, 197(6):1324-1327.

[29] ZHAN X, WANG Z, ZHANG L, et al. Clinical and pathological features of adult pulmonary tuberculosis with reversed halo sign[J]. Int J Tuberc Lung Dis,2013,17(12):1621-1625.

第三节　结核病超声检查及诊断

一、背景

随着超声技术发展及仪器的不断更新，目前超声检查在临床诊断和治疗中所发挥的作用和价值日渐显现，已成为临床影像诊断中不可缺少的重要手段之一。超声成像具有安全无创、实时动态、可重复性强、操作简便等优势，传统超声在临床已广泛普及，主要包括二维超声和彩色多普勒超声，因分辨率低，对病灶内部血流显示并不敏感，在结核病领域的应用范围多局限在引导结核性胸、腹腔积液穿刺引流。超声造影及介入性超声技术发展，使得肺外结核病灶检出率提高，甚至对一些周围型肺结核病灶也可清晰显示，已从诊断步入治疗领域，应用范围更加广泛。

二、设备

超声诊断仪从1948年开始研制，经过短短几十年，发展非常迅速。从模拟机时代进入全数字化时代后，随着计算机在超声诊断装置中应用，信息处理软件化，机型更是日新月异。超声诊断仪基本组成包括超声探头、主机和显示器三大部分。

（一）超声探头

超声探头是用超声换能器制成、在超声诊断中与不同仪器匹配使用的扫查器件，包括用于接收、发射超声阵元及其联合附属装置的整体结构。主要包括经腔内探头、相控阵探头、凸阵探头、高频或宽频线阵探头（图2-2-9）。

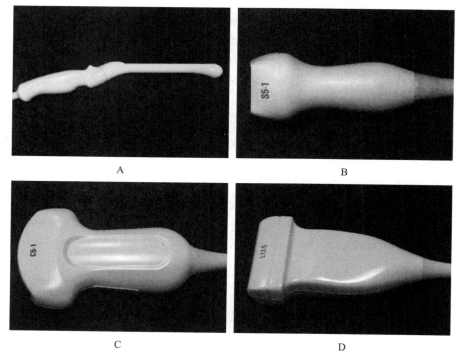

图 2-2-9　超声探头

（二）主机部分

超声探头将回声信号转换为电磁信号后，传输到主机，对这些包含了许多信息的射频信号经过解调、滤波、相关运算、模数转换等过程，将所需要信息分别以不同模式成像，以供超声医师作出诊断。这个过程现在已全部数字化。

（三）显示器

由主机获取的图像信号最后采用标准电视光栅方式由显示器显示。目前多使用液晶显示器（LCD）。

三、技术

（一）二维超声

在仪器屏幕上用像素点辉度反映反射强度，称为辉度调制型，曾称 B 型超声，俗称黑白超声（图 2-2-10）。其附加功能包括以下三点：

1. A 型曲线显示　又称一维超声。为振幅调制曲线，以单声束线上回声振幅表示回声强度，其 Y 轴代表深度。附加 A 型曲线的二维超声称为 A-B 型超声，目前仅用于眼科和颅脑。

2. M 型曲线显示　M 型曲线通常在屏幕上横向显示，在 Y 轴上显示运动体的深度改变，X 轴上显示时间。为被测深度改变与时间之间的关系曲线。在产科中常用 M 型曲线显示胎儿成活状态。

3. **二维彩阶图**　在部分机型，可将像素点辉度转换成色度，用不同的色阶表示反射强度。

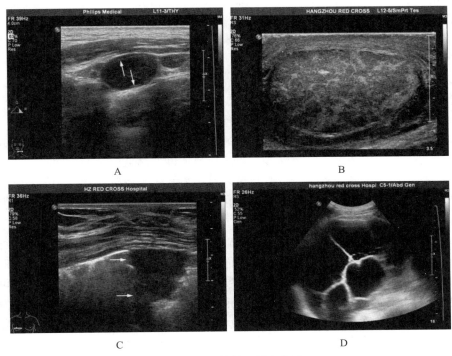

图 2-2-10　结核二维声像图

（二）多普勒超声

应用多普勒效应，接收血流形成的超声多普勒频移来检测血流。多普勒超声技术分为两大类，即频谱多普勒与彩色多普勒血流成像。

1. **频谱多普勒**　①脉冲波多普勒换能器以短脉冲群方式发射超声波，在发射间歇期又用以接收回波信号。受脉冲重复频率限制，不能测量高速血流。②连续波多普勒不受脉冲重复频率限制，可测量高速血流，无距离选通能力。

多普勒频谱图形横轴表示时间，即血流显示时相。纵轴代表频移，相当于血流速度。在零位基线上方的频谱代表血流朝向探头，在下方的频谱代表血流背离探头，通过仪器调节可以把频谱上、下方向翻转。频谱在纵轴上的振幅，代表频移大小，即血流速度大小。频谱灰阶表示取样容积内速度方向相同的红细胞数量。灰阶高的数量多。

频谱宽度（频带宽度）表示某一瞬间取样中的红细胞运动速度分布范围大小。频带窄反应速度分布范围小（速度梯度小）；频带宽反应速度分布范围大（速度梯度大）。通常层流频谱窄，湍流频谱宽。频谱宽度与取样容积大小有关，取样容积小易获得窄频谱，取样容积大，则易获得宽频谱。

不同血流具有不同的多普勒特点，可以判断血流的性质。

（1）层流：层流的红细胞速度梯度小，运动方向一致，显示为窄频谱、频谱波形规整、单向，频窗明显。

（2）湍流：因为红细胞运动的速度梯度大，方向多变，显示为宽频谱，频谱波形不规整、双向、没有频窗。

（3）动脉血流：频谱呈脉冲波形，收缩期幅度大于舒张期，舒张期开始可出现短暂反向脉冲波形。

（4）静脉血流：频谱呈连续的、有或无起伏的曲线，这是由于呼吸时静脉压力变化所致，对静脉远端部位加压也可产生同样效果。

2. 彩色多普勒血流成像 彩色多普勒血流成像（color doppler flow image，CDFI）以脉冲波多普勒技术为基础，用运动目标显示、自相关技术、彩色数字扫描转换、彩色编码得到的彩色血流与二维灰阶图叠加而形成彩色血流图。

以彩色信号的不同颜色表示血流方向，通常用红色表示血流方向朝向探头，蓝色表示血流方向背离探头。以辉度（颜色深浅）表示血流速度的高低，色调越明亮，表示流速越高，色调越暗淡，表示流速越低。以彩色信号显示方式表示血管属性，例如动脉血流彩色信号呈有规律的闪动，静脉血流彩色信号为持续显示。以彩色信号颜色纯度代表血流性质：层流为纯色，湍流显示为五彩镶嵌。

能量多普勒是在检测慢速血流信号的基础上，除去了频移信号，仅利用由红细胞散射能量形成幅度信号，可以较敏感地显示细小血管分布，主要原理为提取和显示返回多普勒信号的能量强度，因此无血流方向和入射角度依赖性，提高了血流检测敏感性，可以显示极低流速血流信号。其不受奈奎斯特（Nyquist）极限限制，因此无彩色混叠现象发生。近年来，又发展了方向能量多普勒，既有能量多普勒的优点，同时又增加了血流方向的信息。彩色多普勒速度能量图是综合了彩色多普勒速度图和彩色多普勒能量图优势的多普勒显像方式，可在提供能量图血流显像敏感性的同时，也提供彩色多普勒具有的血流速度和方向的信息。

二维超声、彩色多普勒超声应用普及，然而，任何技术都不可能尽善尽美，在实际临床应用中时常出现这两种技术所无法解决的问题，如低速血流的显示及细小血管的检出，还有彩色多普勒检测易受活动脏器或呼吸等干扰等，这就需要有更新的技术来克服这些缺陷。

（三）超声造影技术

超声造影（contrast-enhanced ultrasound，CEUS）是一种通过静脉注射微泡造影剂，采用实时灰阶谐波成像使正常及病灶组织增强的新型超声诊断技术。能准确反映和观察组织的血流微循环灌注情况，增加图像的对比分辨率，显著提高病灶在正常组织背景下的检出能力，可弥补传统超声的不足。超声造影剂为血池造影剂，经静脉快速团注，仅在血管内显影，不会向四周组织弥散。超声造影剂中起增强作用的主要物质是气体微泡，微泡进入血液循环后，可增强血液的回声强度和多普勒信号强度，从而提高对低速血流检出能力。目前临床上应用以第二代造影剂为主，为磷脂包裹的惰性气体（如六氟化硫，SF_6）的微气泡，平均直径2.5μm，在低声压的作用下能产生很好的非线性振动而不破裂，且由于惰性气体在血管中弥散度小，稳定性好，在血管内停留时间足以满足临床观察，且很快随呼吸经肺代谢，使用前以5ml生理盐水进行配制（图2-2-11）。

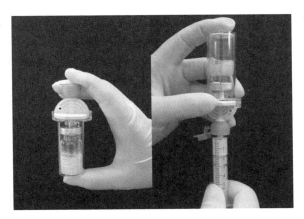

图 2-2-11　第二代造影剂

结核病病理特异性改变为结核结节及结核性干酪样坏死，灰阶及彩色多普勒超声受到分辨率影响均不能很好地识别坏死区，给诊断带来困扰，CEUS 可有效弥补这一不足。结核病灶超声造影常表现为环形增强、弥漫性不均匀增强及内部不规则的分隔样增强（图 2-2-12）。以环形增强多见，环形增强区域病理为大量含丰富毛细血管的结核性肉芽肿及周边浆细胞、淋巴细胞浸润，无增强部分为干酪样坏死及 / 或液化坏死区。超声造影可清晰显示结核病灶内微循环灌注情况以及无灌注的坏死区，对诊断具有重要价值。

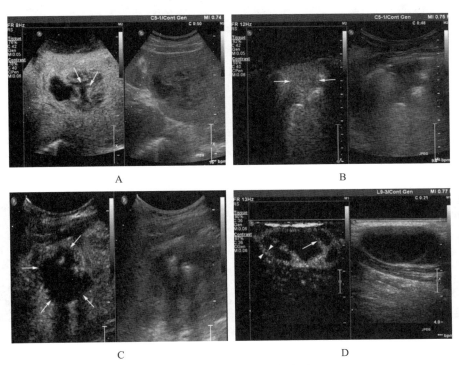

图 2-2-12　结核病灶超声造影

病理学角度而言，取材组织过少或大部分为坏死组织而无法确诊是穿刺失败的主要原因，避开坏死区穿刺是提高病理诊断成功率的关键。超声造影在穿刺靶区的选择上具有优势，可显示坏死的无增强区及结核性肉芽肿的增强区域，在可视超声图像引导下，实时调整进针角度，对两者针对性取材进行病理及相关实验室检查，有利于提高诊断率。

超声造影在结核病的应用主要有以下几方面：①全身多器官结核病灶造影，用于与肿瘤或其他疾病的鉴别诊断；②实时引导结核病灶穿刺活检靶区，避开坏死区取材对于结核病灶诊断至关重要；③周围型肺结核病灶的造影及引导穿刺，是放射学检查的有力补充；④结核性脓肿或脓胸介入前造影：明确病灶内液性成分范围，确定安全的进针路径，避开粗大血管及重要脏器，减少并发症。

（四）介入性超声技术

介入性超声是应用超声导向穿刺技术进行的各种诊断和治疗的总称，包括活组织检查、细针抽吸细胞学检查、置管、注药治疗等。超声引导下穿刺活检及抽液置管引流以其操作简便，取材成功率高，并发症发生率低等优势，越来越得到重视，是明确病灶性质及辅助治疗的优选方案。术前行超声造影评估，针对目标病灶不同靶区（增强区及无增强区）进行取材（图 2-2-13、图 2-2-14），不同的标本送检病理及实验室（如 T-SPOT.TB，Xpert MTB/RIF）检测，特异性高，能有效提高穿刺成功率及诊断阳性率，亦可降低损伤穿刺路径上血管的风险，减少并发症。

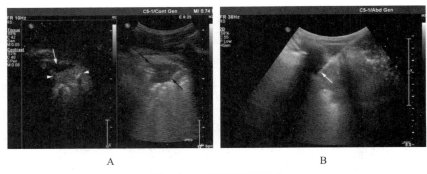

图 2-2-13　肺结核穿刺术

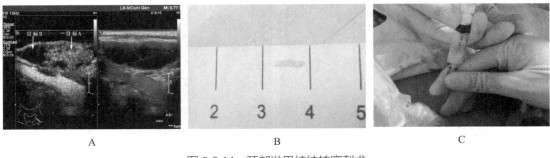

图 2-2-14　颈部淋巴结结核穿刺术

结核病灶形成脓肿时，可在常规抗结核药物治疗背景下，对脓肿行超声引导穿刺抽液注药治疗或放置引流管。选择脓肿中上部或顶部的正常皮肤处，斜行进针通过胸壁进入脓肿，穿刺针在皮下组织潜行后再刺入脓肿，可降低窦道形成概率。

四、不同部位结核病超声诊断

（一）淋巴结结核

淋巴结结核超声图像主要表现为多个淋巴结呈"串珠状"排列，边界模糊，形态呈类圆形多见，即最大长径/最大短径 < 2，淋巴门多不能清晰显示，较常出现无回声及钙化，有时可见形态各异的高回声区，淋巴结中央无回声伴边缘环状低回声是淋巴结结核的特征性超声表现。周围软组织回声增强不均，病程后期约 60% 淋巴结结核可发生融合。淋巴结周围皮下脓肿和窦道是颈部淋巴结结核常见的超声表现。淋巴结结核血流分布以边缘型为主，中央型、混合型及无血流型少见。

淋巴结结核超声造影常表现为均匀增强型、不均匀增强型及无增强型。不均匀增强型又分为数个亚型，其中以环形增强多见，环形增强位于淋巴结边缘及周边，厚薄不均，厚度多为 1 ~ 3mm（图 2-2-15）。

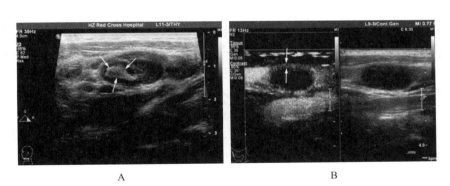

图 2-2-15 淋巴结结核超声检查

（二）女性生殖系统结核

输卵管结核是最常见的女性生殖系统结核，超声检查可见输卵管增粗，粗细不均匀，走行僵直，呈条索状，部分走行迂曲，呈团状。管壁增厚，可呈串珠状球囊状扩张，管腔内出现无回声区，可呈多房样改变，增厚的输卵管管壁内部及周边可见少量点状或条状彩色血流信号。

输卵管结核超声造影以病灶环形增强多见，表现为边缘首先环形增强，逐渐向内部灌注。环形增强多为输卵管管壁，因含有大量结核性肉芽肿而呈高增强。因输卵管结核易与周围组织广泛粘连，病灶边界多不清晰，不易辨别其与周围组织的界限，超声造影后其周边环形增强，有助于将输卵管结核病灶与周围其他组织及脏器加以区分。盆腔积液形成时，在子宫周围及髂窝等部位可出现不同深度的无回声区，多透声差，可见密集点状、絮状等回声或高回声漂浮，或可见粗细不均条状高回声或强回声分隔（图 2-2-16）。

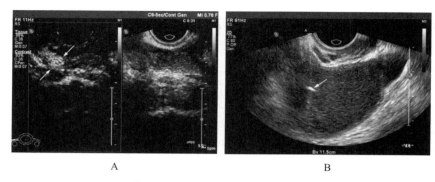

图 2-2-16　女性盆腔结核超声检查

（三）肺结核

肺结核超声图像与其发病部位和病理改变密切相关，呈多种多样：①肺结核病变处肺泡腔内浆液、纤维蛋白和细胞等成分积聚，使肺泡含气量减少甚至消失，导致肺质地致密化，表现为与肝脏回声类似的均匀等回声或低回声，当肺实变伴有干酪样坏死时则回声不均匀。大多数病灶形态与肺叶段解剖形态一致，表现为楔形、三角形等，也可呈不规则形。②支气管气像：在超声图像上为条状强回声，也可表现为排列混乱的树枝状强回声伴彗星尾征。③钙化：病灶内可出现点状强回声钙化灶，散在分布呈"满天星"样或呈团状强回声，边界清晰。④云雾状强回声：病灶与周围正常肺组织交界处可见云雾状、团片状强回声，为肺实变内空气残留。⑤ CDFI：早期实变肺组织内血流信号增多，血流分布呈树枝状，血管走行正常，当形成干酪样坏死时，血流常不丰富。

肺结核超声造影图像常为病灶不均匀增强，病灶内出现条状、片状无增强区或病灶整体呈无增强。有研究对肺结核瘤超声造影图像进行分型，主要有以下三种：①环形增强：周边环形高增强及中央区低或无增强；②均匀增强：病灶区均匀增强；③不均匀增强：高增强区与片状低增强或无增强区混杂分布（图 2-2-17）。

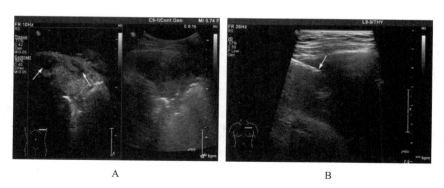

图 2-2-17　肺结核超声检查

（四）结核性心包炎

结核性渗出性心包炎超声心动图常表现为：①心包积液，根据心包积液出现的部位和深度，可粗略地估计心包积液量，可呈包裹性，大量积液可在超声引导下穿刺引流。②在脏层和壁层心包之间出现无固定形态的纤维带，超声图像可见无回声内带状高回声，随心脏运动而摇摆（图 2-2-18A）。当心包腔积液吸收，大量纤维带呈轮辐状分布在脏层和壁层心包之间时，可限制室壁运动，有文献报道，具有"轮辐状"改变的患者日后常发生心包缩窄。③可导致脏层和壁层心包增厚（图 2-2-18B）。结核性缩窄性心包炎特征性超声图像为心包增厚伴钙化，但由于超声的局限性，对心包钙化显示率并不高，应结合 CT 等检查以提高显示率。

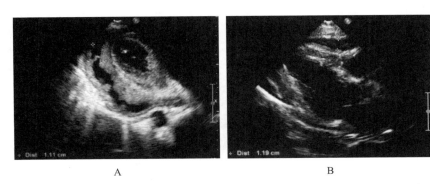

图 2-2-18　结核性心包炎

（杨高怡）

参考文献

[1]　杨高怡.临床结核病超声诊断 [M].北京：人民卫生出版社,2016.

[2]　郭万学.超声医学 [M].6 版.北京：人民军医出版社,2013.

[3]　姜玉新,王志刚.医学超声影像学 [M].北京：人民卫生出版社,2010.

[4]　伍建林,路希伟.临床结核病影像诊断 [M].北京：人民卫生出版社,2011.

[5]　李亮,李琦,许邵发,等.结核病治疗学 [M].北京：人民卫生出版社,2013.

[6]　马玙,朱莉贞,潘毓萱.结核病 [M].北京：人民卫生出版社,2006.

[7]　陈灏珠,林果为,王吉耀.实用内科学 [M].14 版.北京：人民卫生出版社,2013.

[8]　杨高怡,张莹,赵丹,等.颈部淋巴结结核超声造影分析 [J].中华临床感染病杂志,2010,3(5):277-279.

[9]　蒋红英,杨高怡,何宁,等.输卵管结核超声造影表现分析 [J].中国超声医学杂志,2014,30(4):357-359.

[10]　张文智,杨高怡,于天琢,等.超声造影后细针穿刺活检术在颈部淋巴结结核诊断中的应用 [J].中国全科医学,2015,18(15):1845-1848.

[11]　张文智,杨高怡,裴宇,等.超声造影在颈部淋巴结结核穿刺活检术中的应用价值 [J].中华耳鼻咽喉头颈外科杂志,2014,49(3):240-242.

[12]　孟君,杨高怡,张文智,等.超声造影引导颈部淋巴结结核穿刺活检与组织病理学的对比分析 [J].中国超声医学杂志,2015,31(2):107-109.

[13]　杨高怡,张文智,李军,等.超声造影在肠系膜淋巴结结核诊断中的应用价值[J].中华医学超声杂志(电子版),2015,12(7):531-535.

[14]　张文智,杨高怡,孟君,等.超声造影在颈部淋巴结结核粗针穿刺活检中的应用价值 [J].中国超声医

学杂志,2015,31(3):211-213.

[15] 苏瑾文,程小星.重症肺结核的免疫病理研究进展[J].中华临床医师杂志(电子版),2013,7(24)：11783-11787.

[16] CAO B S, LIANG Y M, LI X L, et al. Contrast-enhanced sonography of juxta pleural pulmonary tuberculoma[J]. J Ultrasound Med,2013,32(5):749-756.

[17] GIORDANI M T, HELLER T. Role of ultrasound in the diagnosis of tuberculosis[J]. Eur J Intern Med,2019,66:27-28.

[18] AGOSTINIS P, COPETTI R, LAPINI L, et al. Chest ultrasound findings in pulmonary tuberculosis[J]. Trop Doct,2017,47(4):320-328.

第四节　结核病细菌学诊断技术

传统的结核病实验室诊断技术主要是基于细菌学的检查手段，这些方法虽然已有几十年，甚至上百年的历史，但目前仍然作为结核病实验室诊断的重要检查手段，并且目前分枝杆菌培养阳性仍然被看作是结核病诊断的金标准。究其原因，是由于传统技术具有可靠、直观、实用性强的特点，而且价格便宜。

一、涂片显微镜检查

抗酸染色显微镜检查虽然已有一百多年历史，但由于其简便快速、经济实用，目前仍然是结核病筛查和诊断的最重要手段之一。结核病是以呼吸道受累最为常见的传染性疾病，肺结核患者痰涂片经抗酸染色后经显微镜检查可能会发现抗酸杆菌。鉴于涂片阳性的患者被认定为是重要的传染源，因此涂片检查对疾病控制具有重要意义。众所周知，涂片显微镜检查的一个重要缺陷是敏感性低，近年来，在显微镜设计和染色技术两方面都获得了比较大的进步，使此项技术的灵敏度得以一定程度的提高。

（一）抗酸杆菌显微镜检查的分类

涂片显微镜检查按照涂片的制备方法不同分为直接涂片法和浓缩涂片法，常用的浓缩涂片法包括离心法和浮游法；依照染色方法和所使用的显微镜的差别，又可分为齐-内（Ziehl-Neelsen，ZN）染色-光学显微镜法和荧光染色-荧光显微镜法。

直接涂片时，痰标本无须特殊处理，用折断的竹签等物挑取脓样痰液 0.05～0.1ml，于载玻片正面右侧 2/3 处均匀涂抹成 10mm×20mm 的卵圆形痰膜。待其自然干燥后，快速通过火焰上方 2～3 次固定，之后染色镜检。此方法简单、实用，适用于标本量较大的实验室。浓缩法在制备涂片之前，首先需要将痰样本进行液化和稀释处理，把黏蛋白包裹的菌体释放出来，之后再通过离心法沉淀或是借助分枝杆菌胞壁疏水性强的特性使其浮游于液体表面的特点，达到富集细菌的目的。充分的液化和稀释是浓缩法涂片的关键，否则阳性率不仅不能提高，反而会由于操作步骤中细菌的丢失导致阳性率降低。

齐-内染色过程包括涂片、干燥、固定，之后由碱性复红初染、酸性酒精脱色、亚甲蓝复染等步骤。在涂片制备完成后，应用普通的光学显微镜检测涂片。结核分枝杆菌在油镜下的形态为细长或略带弯曲的杆菌，有的呈分枝状，单个存在或聚集成团。菌体被复红染成红色，其他细菌及背景则呈蓝色。通常认为，若齐 - 内染色后显微镜检查阳性，标本中的分枝杆菌的量至少达到 10 000 条 /ml。即便是运行良好的实验室，一般对痰菌阳性标本的检出率也只能达到 40% ~ 50%。荧光染色过程类似于齐 - 内染色，不同的是初染的染色剂应用金胺 O 和石炭酸，最后用高锰酸钾复染。涂片制备完成后，需用荧光显微镜进行检查。在荧光显微镜下，抗酸杆菌发出黄绿色荧光，呈杆状、略弯曲。通常认为，若荧光染色后显微镜检查阳性，标本中的分枝杆菌量应在 5 000 条 /ml 以上。

大量的研究报道显示，荧光显微镜检查较光学显微镜检查的阳性检出率可以高 10%以上。虽然荧光染色法的灵敏度要优于齐 - 内染色法，并且绿色荧光更易于观察，可以一定程度上缓解检测人员的视觉疲劳，但荧光显微镜价格相对昂贵，限制了此技术的普及。发光二极管（light emitting diodes，LED）荧光显微镜是近年来新兴的显微镜技术，其将传统荧光显微镜使用的价格昂贵、维护费用高、需要暗室环境的汞灯光源替换为价格便宜、便于维护、对使用环境要求低的 LED 光源，大大降低了显微镜的价格，但其使用性能则与传统荧光显微镜接近。来自不同国家的报道都认同，在涂片检查中，LED 显微镜较齐 - 内染色 - 普通光学显微镜检查敏感性高，具有与荧光显微镜媲美的高敏感性和相似的特异性。并且 LED 显微镜检测不需要暗室，技术人员阅读涂片所需时间少，不易造成视觉疲劳。诸多优势决定了未来 LED 显微镜在涂片检查中可能会逐步取代光学显微镜和传统荧光显微镜。

为了提高涂片显微镜检查的阳性率，除了改进染色技术、提升显微镜性能以外，保证标本的质量、改善标本的前处理方法也是重要的努力方向。痰标本的质量对于涂片显微镜检查的阳性率有决定性影响。大量数据表明，脓性痰的抗酸杆菌检出比例最高，黏液痰次之，而口水的检出率则大幅降低。留取合格的痰标本需要医务工作者对患者进行充分的宣传教育，使患者明白痰标本质量的重要性，并指导患者留取合格的标本。对于不咳痰的患者，也可以考虑通过高渗盐水雾化吸入诱导痰的方式留取标本。痰标本的留取时间对检查的阳性率也有影响，晨痰的阳性检出率要高于夜痰，而夜痰的阳性率又高于及时痰。因此推荐结核病可疑患者至少留取一份晨痰以保证有足够的检出率。但从尽量发现更多传染源的角度出发，也建议每位可疑患者至少留取一份及时痰，以降低患者不遵从医嘱而导致脱落的比例。另外，通过痰标本的前处理富集抗酸杆菌的研究也很多见。离心法是最常见的细菌富集技术，在用碱消化处理痰标本后，用比较强的离心力浓缩细菌之后制片，能够显著提高涂片显微镜检查的阳性率。然而，由于操作过程的复杂性，工作量大的实验室多无法常规开展离心法涂片显微镜检查。

另外一种细菌富集技术，液基法制片，也逐渐在临床得到使用。液基法制片最早用于妇科宫颈细胞学涂片，称为液基细胞学检测（liquid-based cytologic test，LCT），1999 年获美国 FDA 批准用于临床。LCT 法将由宫颈刮片获得的组织成分加入细胞保存液，之后通过比重液离心及自然沉淀后将标本中的黏液、血液和炎性细胞分离，收集余下的上皮细胞制成超薄层细胞于载玻片上。常规巴氏涂片由于血液、黏液、炎症等因素影响，所制涂片背景模糊，不利于检测。通过 LCT 技术处理去掉标本中的杂质，制备成视野清晰的薄层涂片，不仅有益于阅片者观察，而且诊断准确性也比传统法高。痰涂片借鉴了宫颈细胞制片的方法，在痰液经过碱处理消化后，通过较低的离心力直接把目标抗酸杆菌沉淀到载玻片上。这样制备的涂片不受杂质干扰，背景清楚，而且也富集了标本中的抗酸杆菌，因此阳性率明显提高。然而，由于 LCT 法操作比较烦琐，试剂耗材的成本较高，因此直接应用于痰标本的检测并不普及。有报道应用液基法制片检测脑脊液标本，尤其是在染片过程中加入了非离子的表面活性剂 Triton X-100，进一步提高了结核性脑膜炎患者脑脊液的涂片检查阳性率。这是因为表面活性剂增加了细胞膜对染色液的通透性，使位于不同种白细胞内的抗酸杆菌同样也能够着色，由此提高了阳性率，甚至比培养的阳性检出率都要高。近年来，一些全自动的制片、染片和读片技术把液基法整合入体系，一方面有助于实现制片的自动化，同时背景清晰减少了机器的误判。随着技术的不断提高和检查通量的不断提升，自动化涂片、染片和读片的技术将越来越具备实用性，有可能未来会在临床实验室逐步普及。

（二）临床评价

涂片染色镜检法灵敏度较差，并且灵敏度易受标本质量、检查者技术水平和责任心的影响。一般认为 40%～50% 的活动性肺结核患者可涂片阳性，空洞性肺结核病患者涂片检查阳性率是无空洞肺结核患者的 2 倍。与培养相比，不同实验室报道的涂片敏感性多为 35%～80%，但对于 TB/HIV 双重感染者和儿童患者，涂片检查的阳性率明显要低。

抗酸染色性是分枝杆菌的重要特征，是指细菌在经苯胺染料染色后，可耐受酸或 / 和醇脱色的着色性，这一特点与分枝杆菌细胞壁的分枝菌酸和细胞壁结构有关。然而抗酸染色性并不是分枝杆菌属独有的特征，棒状杆菌属、诺卡氏菌属、玫瑰红球菌属和一些细菌孢子也存在程度不同的抗酸染色性，它们的抗酸染色性也与各自细胞壁中所含的脂质有关。正是如此，在被检样本中发现具有抗酸染色特性的杆状细菌时只能报告为抗酸杆菌阳性，需要与受检者的临床症状和体征结合，才能保证临床诊断的可靠性。大多数发表的文献都支持涂片染色镜检具有高特异性，多数报道认为涂片显微镜检查的特异性接近 100%，具有很高的阳性预期值。但实际上，这样的数据都是在研究对象经过临床症状初筛基础上获得，也和当地非结核分枝杆菌（nontuberculous mycobacteria，NTM）感染和 HIV 流行程度有关。NTM 种类很多，并且都具备抗酸染色的特点，单纯的涂片显微镜检查无法区分结核分枝杆菌复合群（mycobacterium tuberculosis complex，MTBC）和 NTM。HIV 感染者不仅是结核病的高发人群，同时也是 NTM 的易感染者。因此，对于 NTM 感染和 HIV 流行程度较高的地区，应该时刻关注结核病与 NTM 感染的鉴别诊断问题。

二、培养

尽管现代分子生物学技术在结核病研究中发挥着越来越重要的作用，但结核分枝杆菌培养在结核病的诊断、流行病学调查、菌种鉴定、基因分型、药敏试验、抗结核药物研究等方面依然有着不可替代的作用，而且至今仍然作为结核病诊断的"金标准"。培养技术在标本中菌量达到 10～100 条 /ml 时即可能培养阳性，远高于涂片显微镜检查的敏感性，因此开展培养技术有利于发现更多的传染源。一般大中量排菌的患者易于引起患者及其周围人群的注意，而排菌量小，涂片检查阴性的患者则更难被发现。因此分枝杆菌培养有利于发现更多传染源，对结核病控制有重要价值。分枝杆菌培养可用于各类标本，包括痰液、胸腔积液、腹腔积液、脑脊液、尿液和脓液等。然而，培养技术报告结果时间通常需要 2～8 周，这一特点降低了其用于诊断的价值。另外，培养技术的操作相对复杂，并且需要相应的生物安全防护设施和设备，也限制了其在基层医疗机构的普及应用。

（一）分枝杆菌培养技术的类别

培养是以结核分枝杆菌体外生长为基础的。结核分枝杆菌生长的最重要特点是生长缓慢，其在液体培养基倍增的时间为 15～20 小时，并存在生长速度"因株而异"的异质性特征。临床标本原代培养的时间受标本中菌量多寡、患者用药情况、患者机体免疫力等因素的影响。培养技术按照所使用的培养基不同可分为固体培养和液体培养，而按照标本的处理方式不同又分为简单法和离心法。

分枝杆菌培养最常使用的固体培养基是以鸡卵为支撑剂的罗氏培养基，而最常用的液体培养基是米氏培养基 7H9，其常与自动培养系统结合应用。

1. 罗氏培养 由于罗氏培养基制备简单、价格便宜，并且能够用于分枝杆菌初次分离培养、传代培养、菌落观察、药物敏感性测定及初步菌种鉴定等，因此是目前使用最为广泛的一种培养基类型。罗氏培养基接种后需要分别在第 4 天和第 7 天观察是否有快生长分枝杆菌（rapidly growing mycobacteria，RGM）的生长。如在培养开始后 7 天内出现肉眼可见菌落，并经抗酸染色证实为抗酸杆菌，则归类为 RGM。若此期间未见明显菌落形成，则继续培养观察，直至菌落出现或是培养周期结束。除了快生长分枝杆菌外，常见的致病性分枝杆菌通常在培养 2～5 周即可获得肉眼可见菌落，但若报告培养阴性结果需要继续培养满 8 周。结核分枝杆菌在罗氏培养基上常呈现为乳白色或米黄色颗粒，表面粗糙、边缘不整齐、较为干燥坚硬、形似花菜状。报告阳性培养结果前需做镜检证实为抗酸杆菌，方可报告抗酸杆菌培养阳性。

根据多项研究综合报道，推测罗氏培养对排菌的分枝杆菌感染患者的敏感性在 85% 左右。由于在标本的收集、运输和保存过程中，以及在标本的去污染和离心过程中，很多步骤会导致细菌的丢失和活力降低甚至死亡，因此涂片阳性培养阴性的情况时有发生。另外，由于细菌在体内生存时面临着复杂的生存环境，包括免疫压力和药物压力，使细菌对生存环境有较高的要求，也是导致培养失败的一个重要原因。罗氏培养虽然就敏感性而言属于一个很好的技术，但由于操作较为复杂、对生物安全设施有较高的要求、报告结果时间较长等因素，大大削弱了其敏感性优势。

2. 液体培养 液体培养的临床应用常与先进仪器设备结合，较固体培养灵敏度高且所需时间短。大量研究均证实，液体培养的阳性率要比固体培养的阳性率高 10% 以上。液体培养的阳性结果多在 1～3 周内报告，阴性结果则在培养满 6 周后方可报告。总体而言，液体培养较固体培养缩短了 2～3 周的报告结果时间。鉴于液体培养较罗氏培养基培养更易于发生污染，因此当液体培养系统报告培养阳性时，需要进行涂片显微镜检查以证实有抗酸杆菌存在，同时要接种血培养平板，判断是否有杂菌污染的存在。

20 世纪 70 年代末，全球第一款采用液体培养基进行分枝杆菌培养鉴定的系统 BACTEC 460 问世，依靠监测培养基中细菌代谢产生 CO_2 的量了解细菌生长情况。由于应用了同位素，此技术后续被无放射性污染的 BACTEC MGIT960 全自动快速分枝杆菌培养鉴定药敏系统所替代。MGIT960 系统以米氏培养基 7H9 为基础，添加专用的抗菌剂和营养剂，是目前使用最为广泛的分枝杆菌液体培养系统，也可用于开展液体的药物敏感性试验。对多个报道的荟萃分析显示，MGIT960 系统培养出结核分枝杆菌所需的报告时间平均为 14.4 天，最快 10 天。另有一款液体培养基系统 BacT/Alert 3D 也可用于分枝杆菌培养。其原理是当检测标本经前处理后接种于专用的 7H9 培养管后，若有分枝杆菌生长时，分枝杆菌生长过程中代谢产生的 CO_2 会导致培养基 pH 值改变，使传感器颜色从绿色变为黄色，仪器每 10 分钟自动检测以上变化并报告结果。BacT/Alert 3D 在试验操作、诊断效能、使用范围方面与 MGIT960 系统接近。WHO 在全球范围内推荐使用液体培养，在发达国家和地区，液体培养已成为分枝杆菌培养的主要方法。液体培养虽然较固体培养报告结果的时间明显缩短，但仍不能满足临床需要在患者就诊期间及时获得实验室结果的要求，且技术操作复杂、价格较昂贵、易于发生污染等特点导致此项技术还不能在经济欠发达地区广泛使用。

不管是固体培养还是液体培养，临床标本通常需要首先应用强碱进行去污染处理，主要目的是去除标本中的杂菌，其次也可以稀释、匀质化标本。分枝杆菌由于细胞壁富含脂质，通常情况下能够耐受强碱的处理。在去污染结束后，可直接将处理过的标本接种于酸性罗氏培养基上，也可在采用大量的中性磷酸盐缓冲液中和碱处理标本后，再经过离心的方法收集沉渣接种至缓冲能力弱的中性罗氏培养基、琼脂培养基或液体培养基。前者被称为简单法，后者被称为离心法。离心法理论上能够富集分枝杆菌，提高阳性率，但已有数据提示，当离心力未达到 3 000g 的相对离心力或当离心时间不充分时，反而影响了培养的阳性率，这是因为离心步骤增加了分枝杆菌丢失和失活的可能。

对于发生血行播散性肺结核的患者，在疾病的早期阶段会发生菌血症，这时循环系统中存在结核分枝杆菌。BACTEC Myco/F Lytic 全自动的血培养系统可用于分枝杆菌的血培养，但实际的临床工作中血培养的阳性率非常低，主要原因是患者发生菌血症的时间可能非常短暂，难于掌握恰当的标本采集时间，而血标本中荷菌量极低也是一个重要因素。有研究表明，血培养系统用于无菌体液（包括胸腔积液、脑脊液、心包积液、骨关节脓性标本等）的阳性检出率要高于对应的 MGIT960 培养和固体罗氏培养，因这一系统在无菌操作情况下获得标本后，可直接接种到培养瓶中，无需其他处理，由此避免了标本处理过程中的细菌丢失，同时还可以降低实验室人员的工作负担。肺外结核的标本菌量往往偏低，常规检测阳性率也普遍偏低，血培养系统的应用不仅提高了阳性检出率，而且获得了菌株后可以开展后续的表型药敏试验，因此具有较好的临床应用价值。

（二）临床评价

分枝杆菌培养技术与涂片显微镜检查相比更为敏感，而特异性也很高，同时又能检测各种类型的标本，因此对于结核病的诊断是一项关键技术。由于培养技术又常常为后续的药敏试验、菌种鉴定，以及一些分子生物学诊断、各种科学研究提供研究对象，因此进一步扩大了培养技术的应用范围。另外，培养阳性意味着患者标本中的分枝杆菌是活菌，这一特点使其可应用于抗结核疗效判定，但报告结果的延迟又削弱了其疗效评估的价值。

培养不能很好地区分 MTC 和 NTM。虽然有一些 NTM 菌种由于生长速度快、菌落呈特殊形态或颜色，有利于被发现，但大多数菌种无法通过细菌的生长状态被区分，因此当考虑可能存在 NTM 感染可能时应该进行菌种鉴定。不同培养基对菌种也有一定的选择性，比如罗氏培养基对结核分枝杆菌有一定的选择性，而常用的液体培养基米氏培养基 7H9 适宜的菌种非常宽泛，因此更容易培养出 NTM。因此当临床考虑患者有可能为 NTM 感染时，建议开展液体培养检查，而对于 NTM 高流行地区，建议在液体培养阳性时常规开展 MTC 与 NTM 的鉴别。

虽然培养的敏感性要远高于涂片显微镜检查，但在实际工作中，涂片检查阳性而培养阴性的情况并不少见。引发上述结果的原因可能涉及多个方面。首先，标本的收集、运输和保存不当会影响培养阳性率。有研究发现，室温存放的标本随着时间延长，标本的培养阳性率明显降低，表明标本中的分枝杆菌经长时间存放会失去活力，因此建议收到标本后要及时处理，当无法及时处理时要冷藏，并且时间最好也不超过 1 周。另外，临床痰标本中结核分枝杆菌常包裹在坏死组织或是支气管分泌物中，在分离培养前需要对痰样本进行预处理，水解糖蛋白，稀释痰液便于游离出包裹的结核分枝杆菌。由于分枝杆菌细胞壁富含脂质，因此其能够抵抗较强酸或碱的杀灭作用。分枝杆菌的这一特点被用于去污染过程，目的是杀灭标本中的普通细菌和真菌，但保留分枝杆菌的活力。最常用的去污染的方法是 N-乙酰半胱氨酸 / 氢氧化钠法，虽然这种处理方法对分枝杆菌也有一定的杀伤作用，但一般不会杀灭标本中所有的分枝杆菌。然而，分枝杆菌对酸碱的耐受性不是绝对的，能够成功处理杂菌的酸碱处理也往往会造成一定比例的分枝杆菌死亡，因此应严格掌握使用的酸碱浓度和处理时间，处理结束后应立即接种或立即进行中和等处理，以减少对分枝杆菌的杀伤作用，这对培养的成功率至关重要。在样本较多的情况下应分批进行处理，预留充足的接种时间。即使如此，前处理尚不足以抑制全部污染，一般在罗氏培养基中添加孔雀绿，在 7H9 中添加抑菌剂都是为了降低培养发生污染的可能，保证分离培养成功。培养操作中保证去污染效率和减少对分枝杆菌的损伤是需要平衡的两个目标，一般以临床实验室的分离培养污染率作为调整前处理的依据。污染率高于 5%，提示前处理强度不足；若污染率低于 2%，则提示前处理过强。

三、药物敏感性试验

耐药结核病疫情不断加剧使临床对药物敏感性试验（drug susceptibility testing，DST）的需要不断增加。目前药敏试验方法多采用表型药敏试验，即通过将细菌直接与一定浓度的药物接触，观察细菌是否能够生长，由此判定药物敏感性。药敏试验依照标本类型可以分为直接法和间接法。直接法是指将临床标本进行前处理后，根据涂片镜检的菌量进行稀释，再直接接种到不含药的对照培养基和含药培养基上的药敏试验方法，它适用于经显微镜验证含菌量较多的标本。而间接法则是首先对临床标本进行分离培养，待得到肉眼可见的细菌纯培养物后再进行药敏试验。直接法的优点是分离培养和药敏试验同时进行，可以比间接法提前 3 ~ 4 周报告结果，缺点是接种量不易量化、难以控制污染。与之相反，间接法报告结果较慢，但基于纯培养物的操作相对容易控制菌量、结果比较准确、污染率较低，因此在实际操作中以间接法更为常用。

（一）药物敏感性试验的分类

药物敏感性试验依照所使用的培养基的不同也可以分为固体培养基药敏试验和液体培养基药敏试验。

1. **固体培养基药敏试验** 应用罗氏培养基开展的药物敏感性试验，在我国使用广泛。依据细菌在含有特定浓度药物培养基上结核分枝杆菌的生长状态，与不含药的培养基上细菌的生长状态进行对比，判定细菌的敏感状态。理论上通过设定适当的药物浓度，所有抗结核药物均可以应用固体培养基开展药敏试验，然而吡嗪酰胺除外。吡嗪酰胺仅在pH 为 5.5 左右的酸性条件下才能转化为具有杀菌作用的吡嗪酸，而结核分枝杆菌在酸性条件下生长很差，甚至不生长，因此吡嗪酰胺的敏感试验一直是实验室中的一个难题。虽然曾经有过应用酸性罗氏培养基法进行吡嗪酰胺敏感试验的尝试，但由于罗氏培养基中所含蛋白质对药物有吸附作用，且在酸性条件下结核分枝杆菌生长缓慢甚至不生长，从而使酸性罗氏法耗时长且结果不够稳定，可靠性差。

以固体培养基为基础的药敏试验常用的有绝对浓度法和比例法，这两种方法在国际上均被广泛采用，对二者的选择往往和习惯有关，孰优孰劣并无定论。一些临床株的比较研究显示应用绝对浓度法或比例法的结果存在较小比例的差异，但对存在差异菌株的最低抑菌浓度（minimum inhibitory concentration，MIC）检测显示这些菌株的 MIC 值一般接近液体药物敏感性试验的阈值。考虑到资料的国际可比性，我国进行的耐药菌流行病学监测多采用比例法。

（1）绝对浓度法（absolutely concentration method）：绝对浓度法由 Meissner（1963）提出，采用一或数个临界药物浓度作为敏感或耐药的临界浓度。我国采用罗氏培养基上的两浓度的绝对浓度法。该法要求接种细菌处于生长旺盛的状态，一般次代培养 2~3 周后细菌处于较好的生长状态，此时挑取足够的培养物研磨成均匀菌悬液后每管接种 10^3CFU，35~37℃培养 4 周。在无药对照管细菌生长良好的情况下，在含药培养基上生长超过 20个菌落时，即可认定被检菌的临床耐药性。在绝对浓度法中临界耐药菌比例是以 10^3CFU菌群中出现 20 个耐药菌落的比例来确定的，也是一个 1% 比例法的简化。

（2）比例法（proportion method）：比例法由 Canetti（1963）提出，采用临界药物浓度和临界耐药菌比例两个方面来限定有临床意义的耐药性。比例法需要接种两个菌量相差100 倍的菌悬液来确定耐药菌在整个菌群中的实际比例。比例法的临界耐药菌比例几经变化，目前大体确定在 1% 水平上，即如果在所限定的临界药物浓度培养基上能够生长菌落数超过了整个菌群的 1% 时，可能意味着在未来数月内由于药物选择效应，此 1% 的耐药菌将成为宿主体内优势菌群。

2. **液体培养基药敏试验**　鉴于液体培养基营养丰富，因此应用液体培养基进行药物敏感性试验相对于固体培养基需要的时间短。如果与液体培养联合使用，液体培养基药敏试验可将固体培养基法从获得标本到报告药敏结果通常所需的 2~3 个月缩短至 3~5 周，因此对于临床及时制定个体化治疗方案有积极意义。液体培养基药物敏感性试验同液体培养一样，一般需要特定的设备，用于分枝杆菌液体培养的设备同样也可用于液体药敏试验。液体药敏试验有与固体药敏试验相似的菌悬液制备过程，所不同的是制备好的菌液接种到含不同药物的液体培养管中，之后由专用设备检测培养管中细菌的生长状态，以含药培养管中菌量超过对照不含药培养管中菌量的 1% 时定义为耐药。目前商业化的液体药敏试验技术包括的药物种类很多，目前唯一被 WHO 认可的吡嗪酰胺药敏试验方法也属于液体培养基方法。液体药敏技术在很多发达国家已经成为结核分枝杆菌药敏试验的主要方法，在我国，由于液体药敏试验价格昂贵，因此没有固体药敏试验普及程度高。

板式药敏试验是以自动化设备为基础的液体药敏试验的一个变通方法，由于不需要特殊设备、试剂耗材价格便宜，但又具有液体药敏试验所需时间短的优势，因此具有实用性。板式药敏试验技术目前已经有商业化的产品，在培养板上不同微孔内包被不同的待检测药物，用户使用时仅需添加一定体积的液体培养基，之后将制备好的菌悬液接种至孔中，然后将培养板放至培养箱中孵育培养，1~2周内通过肉眼观察不同孔中细菌生长的浊度变化即可判断细菌是否生长，并由此得出是否耐药的结论。有产品配备有扫描浊度的扫描仪，进一步增加了产品的准确性。已有的报道显示板式药敏试验技术与固体药敏试验和液体药敏试验有很好的一致性，表明这项技术在耐药诊断方面具有应用价值。

（二）临床评价

影响药敏试验准确性的因素有很多，技术本身的限制、操作人员的技术水平、药品和培养基的质量、标本中细菌的特性等，都会对药敏试验的结果造成影响。药敏试验精确度也因药物而异，抗结核药物中以利福平和异烟肼最高，而链霉素和乙胺丁醇与之相比可靠性要差一些，而一些临界浓度与细菌 MIC 接近，或是临床疗效不显著的药物（如某些二线抗结核药物）的药敏试验结果需要慎重解读。在二线抗结核药物中，喹诺酮类药物和二线注射类药物的表型药敏试验结果相对可靠。临床观察到的与药敏结果可靠性相关的问题越来越多，比如不同药敏试验方法不一致的问题、同一患者不同标本药敏结果不一致的问题、不同操作者药敏试验结果不一致的问题等越来越多，表明药敏试验技术仍然存在很多问题。如何合理地、科学地判读实验室的药物敏感性结果，从而制定更合理地化疗方案，需要临床医生根据实际情况进行综合的判断。

四、分枝杆菌初步菌种鉴定

结核病的病原菌是结核分枝杆菌复合群（MTC），群内有多个成员，彼此有很高的基因同源性。复合群内结核分枝杆菌、牛分枝杆菌和非洲分枝杆菌都是人类结核病的病原菌，引起大体相同的临床表现，而其他成员如田鼠分枝杆菌、山羊分枝杆菌等主要引起动物感染。在我国，结核病的病原菌几乎完全由结核分枝杆菌组成，虽然推测在牧区可能有由牛分枝杆菌引发的结核病，但较多的数据显示，这种情况非常罕见，而由非洲分枝杆菌致病的情况基本都发生在非洲。鉴于以上原因，就临床医学来说，痰标本分离培养物鉴定到 MTC 即可满足临床诊断需要，从而缩短了报告时间。

NTM 也曾被称为非典型分枝杆菌（mycobacteria other than tuberculosis，MOTT），是指除 MTC 和麻风分枝杆菌以外的分枝杆菌。随着鉴定技术的进步，报道的分枝杆菌菌种数量越来越多，目前已接近 200 种。分枝杆菌分类方法有多种，其中 Runyon 分类法比较常用，但应用 Runyon 分类法分属于同一群的不同分枝杆菌常有非常不同的临床表现，并且治疗方案常存在很大差异，因此 Runyon 分类法的临床价值有限。从对临床指导意义考虑，将 NTM 简单分为 RGM 和慢生长分枝杆菌（slowly growing mycobacteria，SGM）即可对用药选择提供有益信息。RGM 在固体培养基上培养 7 天内即获得肉眼可见菌落，而 SGM 则需要 7 天以上。临床最常见的有临床价值的 RGM 包括脓肿分枝杆菌、偶发分枝杆菌、龟分枝杆菌。临床最常见的有临床价值的 SGM 包括鸟 - 胞内分枝杆菌复合体（mycobacterium avium complex，MAC，包括鸟分枝杆菌和胞内分枝杆菌）、堪萨斯分枝杆菌、蟾分枝杆菌等。这些 SGM 菌种在 35~37℃条件下，经 3~6 周培养后可在固体培养基上形成菌落，罗氏培养基上的菌落常具有粗糙、有褶皱、淡黄色和干燥的特点。有些NTM 菌种由于生长速度快、有特殊的色素产生，或是由于菌落形态与其他分枝杆菌有明显差异，因此在细菌培养过程中易于被识别到，但更多的 NTM 菌种无法依靠这些表型特点进行判断，需要利用其他鉴别技术才能区分。

以生化试验为基础的分枝杆菌菌种鉴定技术曾经是分枝杆菌菌种鉴定的经典方法，但由于这些技术操作复杂、耗时而结果不准确，因此已不常使用，目前主要用于新菌种的确定。临床目前仍然在用的生化试验是应用硝基苯甲酸（p-nitrobenzoic acid，PNB）生长抑制试验来鉴别结核分枝杆菌和 NTM，而噻吩 -2- 羧酸肼（2-thiophenecarboxylic acid hydrazide，TCH）生长抑制试验过去曾主要用于鉴别结核分枝杆菌和牛分枝杆菌。

（一）对硝基苯甲酸（PNB）鉴别培养基

目前我国普遍应用含 PNB 的选择性培养基法对 MTC 与 NTM 进行初步鉴定。通常的做法是，在制备罗氏培养基过程中加入 500μg/ml PNB 制备成选择性培养基，根据待鉴定的菌株在此培养基上的生长状况初步确定菌株是 MTC 还是 NTM。根据不同的报道，98% ~ 100% 的 MTC 在含 500μg/ml PNB 的罗氏培养基上不能够生长；而 NTM 中除个别的分枝杆菌菌种或个别种中少量的菌株外，多数的 NTM 菌种都能够耐受 500μg/ml 的 PNB，在含 PNB 的固体培养基上生长良好。液体培养基情况类似，但所使用 PNB 临界浓度多为 250 ~ 500μg/ml。PNB 选择性培养基法以其简单、廉价，相对可靠的优势而应用广泛，然而其也存在明显的缺点：首先是不能够进一步鉴定 NTM 至种水平，而仅鉴定出 MTC 和 NTM，远不能满足临床的需求。其次是实验需要时间长，通常应用 PNB 选择性培养基鉴别 NTM 的试验与临床药敏试验同时进行，而药敏试验要求 4 周方能报结果。

（二）噻吩 2- 羧酸肼（TCH）鉴别培养基法

曾经被用于鉴别结核分枝杆菌和牛分枝杆菌。将分离培养物接种于含一定浓度噻吩 2-羧酸肼的改良罗氏培养基上，多数的结核分枝杆菌可以在鉴别培养基上生长，而牛分枝杆菌不能在鉴别培养基上生长。中国防痨协会基础专业委员会编写的《结核病诊断实验室检验规程》建议联用以下试验鉴别结核分枝杆菌和牛分枝杆菌：含 5μg/ml TCH 的培养基生长实验、硝酸还原试验和烟酸试验。但在实际操作中，硝酸还原试验和烟酸试验由于操作过程复杂，并且烟酸试验还需要使用剧毒的溴化氢，因此有些实验室仅应用 TCH 培养基生长试验进行牛分枝杆菌的鉴定。单独应用 TCH 鉴别培养基鉴定牛分枝杆菌的操作非常不可靠，有研究证实大约 10% 的结核分枝杆菌临床分离株也无法耐受 TCH。也就是说，在含 TCH 的鉴别培养基上不生长的分枝杆菌中，绝大多数仍然是结核分枝杆菌。

五、其他细菌学诊断技术

除了上述常用的诊断技术以外，近年来出现了基于代谢组学研究的检测技术，如脂阿拉伯甘露聚糖（lipoarabinomannan，LAM）抗原检测技术。LAM 是结核分枝杆菌的细胞壁成分，患者体内的结核分枝杆菌在代谢或降解过程中会释放 LAM，并最终通过肾脏排出体外，因此在尿液中有可能检测到此成分。由于 LAM 仅存在于活动性结核病患者，与 NTM 感染的交叉反应发生率低，并且检测简单、快速、廉价，因此被用于结核病的快速诊断。相比于痰标本，尿液检测的优势是便于收集和储存，不会产生痰标本收集过程中的气溶胶，因此生物安全风险小。然而，对于免疫功能正常的结核病患者，LAM 检测的敏感性非常低，但对于合并 HIV 感染的患者，尤其是当 CD4 细胞数 ≤ 100 个 /μl 时，检测的敏感性大幅度提升。

侧向流动型尿液 LAM 检测（the lateral flow urine lipoarabinomannan，LF-LAM）用于 LAM 抗原检测。该方法仅需要将 60μl 尿液滴加在试纸条上，孵育 25 分钟后肉眼观察条带的有无及深浅来判定标本中是否有 LAM 抗原。不同于传统的细菌学检查方法，LF-LAM 对 HIV 共感染的结核病患者有更高的阳性检出率，尤其当 CD4 细胞数量偏低时，敏感性更高。推测引起上述现象的原因可能是：HIV 导致的免疫缺陷患者可能有更高的荷菌量和荷抗原量，或者是因为结核分枝杆菌更容易在 HIV 阳性患者的泌尿生殖道繁殖，也可能是因为此类患者肾小球的通透性提高。已有的证据表明，对于 LAM 呈阳性但缺乏其他细菌学诊断依据的 HIV 患者，及时开展抗结核治疗能够降低患者死亡率。另有在非洲开展的研究表明，对于所有的 HIV 阳性患者，常规开展尿液的 LAM 检测，能够降低 HIV 阳性患者近期内的总体死亡率，对于 CD4 细胞数低于 100 个 /μl、血红蛋白低于 8g/dl，以及临床怀疑有结核病的患者，短期死亡率降低的效果更加明显。

鉴于 LF-LAM 对 HIV 阳性患者的结核病诊断有重要价值，并且方法简单、快速、特异性高，因此 WHO 已经推荐其用于 HIV 阳性患者的结核病诊断。对 LF-LAM 相关文献的荟萃分析显示，以细菌学诊断作为对照方法，LF-LAM 对 HIV 阳性结核病患者检测的合并阳性率是 44%（95% 可信区间：31%～60%），合并特异性为 92%（95% 可信区间：83%～96%）。进一步对 HIV 阳性患者的 CD4 细胞计数进行分层分析，发现 CD4 细胞数 > 200 个 /μl 的住院结核病患者 LF-LAM 的阳性率为 15%（95% 可信区间：8%～27%），而对于 CD4 细胞数 ≤ 200 个 /μl 的住院结核病患者 LF-LAM 的阳性率提高到 49%（95% 可信区间：34%～66%），当 CD4 细胞数 ≤ 100 个 /μl 时，阳性率为 56%（95% 可信区间：41%～70%）。然而，依照 CD4 细胞数分层分析中，LF-LAM 的特异性在不同组间并没有统计学差异，均高于 90%。以上结果表明，LF-LAM 对于合并 HIV 感染的结核病患者有很好的诊断价值，并且这种诊断价值随着病情严重程度的增加而增加。2015 年，WHO 指南制定专家组在分析已有数据的基础上，制定了以下指导意见：①不推荐 LF-LAM 用于除 CD4 细胞减少的 HIV 患者或是有重症表现的（具有以下疾病危重表现：呼吸频率 > 30 次 /min，体温 >39℃，心率 >120 次 /min，无法独立行走）的 HIV 感染者以外的结核病诊断。②当 CD4 细胞数 ≤ 100 个 /μl 的 HIV 感染者具有结核病的临床表现时，推荐使用 LF-LAM 进行结核病的诊断。如果艾滋病患者症状严重，也可以不考虑 CD4 细胞计数情况，应用 LF-LAM 检测筛查结核病。此建议可扩大范围至儿童患者。③不推荐 LF-LAM 用于免疫力正常人群的结核病筛查。

细菌学诊断曾经是结核病实验室诊断中最重要的技术。随着时代的进步，越来越多新技术不断涌现，尤其是分子生物学诊断技术的开展，为结核病诊疗带来了革命性的改变，大大提高了结核病实验室诊断的灵敏度和可靠性。然而，应该看到，细菌学诊断仍然是结核病实验室诊断的基石。一方面，传统的技术经过漫长的时间考验，其可靠性和实用性不容置疑。另一方面，传统技术价格便宜、技术简单、易于开展等特点，使其仍然是欠发达国家和地区诊断结核病的主要技术手段。因此，在日常工作中，仍然不能忽视细菌学诊断技术的开展和工作质量，让传统技术在现代结核病诊疗过程中仍然能发挥重要作用。

（黄海荣）

参考文献

[1] CHEN P, SHI M, FENG G D, et al. Highly efficient Ziehl-Neelsen stain: identifying de novo intracellular mycobacterium tuberculosis and improving detection of extracellular M. tuberculosis in cerebrospinal fluid[J]. J Clin Microbiol, 2012, 50(4):1166-1170.

[2] FENG G D, SHI M, MA L, et al.Diagnostic accuracy of intracellular Mycobacterium tuberculosis detection for tuberculous meningitis[J]. Am J Respir Crit Care Med,2014,189(4): 475-481.

[3] WANG G,YANG X, ZHU J, et al.Evaluation of the efficacy of Myco/Flytic system, MGIT960 system and Lowenstein-Jensen medium for recovery of Mycobacterium tuberculosis from sterile body fluids[J].Sci Rep, 2016(6):37757.

[4] JIANG G, WANG G,CHENG S, et al. Pulmonary Tuberculosis Caused by Mycobacterium bovis in China[J]. Sci Rep,2015(5):8538.

[5] PETER J G, ZIJENAH L S, CHANDA D, et al. Effect on mortality of point-of-care, urine-based lipoarabinomannan testing to guide tuberculosis treatment initiation in HIV-positive hospital inpatients: a pragmatic, parallel-group, multicountry, open-label, randomised controlled trial[J].Lancet,2016,387(10024): 1187-1197.

[6] GUPTA-W A, CORBETT E L, VAN OOSTERHOUT J J, et al. Rapid urine-based screening for tuberculosis in HIV-positive patients admitted to hospital in Africa (STAMP): a pragmatic, multicentre, parallel-group, double-blind, randomised controlled trial[J].Lancet,2018,392(10144):292-301.

第五节　结核病免疫学诊断

结核病免疫学诊断依赖于检测宿主对 MTB（mycobacterium tuberculosis，MTB）的免疫应答，不是检测细菌本身，这与细菌学及分子生物学诊断技术是不同的。免疫学诊断的优点是在宿主被 MTB 感染量很低的情况下就可以被检出，可以在疾病症状的早期即可检测。免疫学检测对结核潜伏感染（latent tuberculosis infection，LTBI）者和活动性结核病均具有诊断价值。我国结核病疫情仍然十分严重，结核病的早期诊断对于早期治疗干预和控制 MTB 的传播都有极其重要的意义。虽然目前结核病细菌学检查仍然是结核病诊断的金标准，然而涂片阳性率低、培养耗时长，不能满足临床需要，尤其是菌阴肺结核、肺外结核和儿童结核的诊断十分困难，而免疫学检查简便、快速、灵敏、特异，已成为重要的结核病辅助检查手段。本节简要介绍结核病免疫学诊断的研究进展。

一、体液免疫诊断

结核病的体液免疫诊断是通过检测体液免疫功能进行疾病的诊断，包括血液和体液中抗体、抗原和各种可溶性免疫分子的检测。

（一）抗结核抗体检测

WHO 已经于 2010 年对 19 种常见的市售抗结核抗体检测试剂盒进行了系统评估，发现抗体检测试剂盒不适宜进行结核病诊断，它们的敏感性为 0.09%～59.7%，特异性为 53%～98.7%。WHO 专家委员会在 2010 年 7 月根据已发表的文献证据和专家意见发表声明，目前商业化的抗体检测诊断活动性结核病时不能提供准确和一致的敏感性和特异性，明确反对抗体检测应用于结核病和肺外结核病的诊断。2011 年，Steingart 等对 92 项研究的荟萃分析证实了这次评估结果，67 项肺结核研究的荟萃分析结果显示敏感性为 0%～100%，特异性为 31%～100%。25 项肺外结核研究的荟萃分析结果显示敏感性为 0%～100%，特异性为 31%～100%。结果分析支持 WHO 发表的专家声明，认为现有的商业化结核抗体检测试剂盒不能代替痰涂片检测。尽管如此，WHO 强烈支持免疫学诊断方面的创新性研究。

结核抗体检测方法主要包括金标免疫法、酶联免疫吸附试验（ELISA）法和蛋白芯片法。

1. 金标免疫法　主要包括免疫渗滤法和免疫层析法，该方法的主要原理是用微孔滤膜为载体将抗原固定在膜上，应用胶体金颗粒标记抗体，使抗原抗体反应快速进行，通过肉眼即可判定结果。其优点是简便、快捷，不需要特殊仪器，只需 5～20 钟，这种即时检验技术广泛应用于我国基层结核病防治机构。

2. 酶联免疫吸附试验（ELISA）法　主要包括间接法和竞争法，主要原理是将已知的抗原结合在某种固相载体上，并保持其免疫活性。测定时，将待检标本和酶标抗体按不同步骤与固相载体表面吸附的抗原发生反应，用洗涤的方法将抗原抗体复合物和游离成分分离，然后加入酶的作用底物催化显色，进行定性或定量测定。该方法检测敏感性较高，但由于操作步骤较多，可选择的试剂盒较少。

3. 蛋白芯片法　随着蛋白质组学技术的不断发展和深入，建立了结核抗体诊断蛋白芯片和蛋白质指纹图谱诊断新技术，由于是多种抗原联合检测，提高了检测的灵敏度。国内相关公司生产的结核抗体检测蛋白芯片试剂盒，分别采用 3 种和 4 种 MTB 抗原联合检测，通过芯片阅读仪和特定的软件进行分析、判定结果。

中国防痨杂志编委会等单位组织专家编写了现阶段抗结核抗体检测在我国临床应用的专家共识，认为结核病血清学检测的真实情况与 WHO 的建议并不完全一致，结核病血清学抗体检测依然是结核病诊断的一个重要辅助手段。专家组认为对我国结核抗体检测的真实情况应客观分析，理性采纳，对该方法存在的问题应深入研究、探索解决问题的途径，而不是武断地全面否定结核抗体检测技术，并提出了对结核病血清学抗体检测的建议。主要建议如下：①对检测用抗原进行筛选或优化；②加强结核抗体检测产品的质量保证；③建立科学的评价体系；④临床使用时作为辅助诊断试剂与其他检测手段联合使用；⑤加强结核抗体检测对菌阴肺结核和结核潜伏感染的研究。

抗结核抗体检测法辅助诊断结核病广泛应用于发展中国家，在我国也有着巨大的市场，检测方法简便快速，抗结核抗体检测诊断结核病依然有着巨大的挑战和潜力。目前的抗体检测试剂盒大都是以 MTB 单一抗原为基础，研究结果缺乏大规模多中心实验的验证。大量的抗体检测阴性的患者其特异性抗体隐藏在免疫复合物中，且各种不同抗结核抗体的应答随着时间和疾病程度等而有所不同。由于结核病患者免疫功能不同导致对 MTB 抗原识别的差异，此外同一患者在疾病的不同阶段也对不同抗原产生不同水平的抗体，任何一种以单一抗原为基础的抗结核抗体检测都是不全面的。因此，以上原因可能是临床对抗结核抗体检测诊断价值结果差异较大的部分原因。加强抗结核抗体检测在结核病诊断中的研究特别是大规模多中心临床研究十分重要。

（二）结核特异性抗原的检测

MTB 在繁殖生长的早期、中期可分泌释放分泌性蛋白于菌体外，细菌死亡后可释放胞浆蛋白。20 世纪 80 年代以来科学家们一直在探索 MTB 在机体免疫系统作用下，体液标本中的结核抗原、单核吞噬细胞内的结核抗原等可能存在的诊断价值，且与患者痰菌的相关性，寻找临床标本中 MTB 特异性抗原作为细菌存在的直接依据，以此可有助于提高结核病诊断的敏感性和特异性。

目前常用多克隆或单克隆抗体通过 ELISA 双抗体夹心法或斑点-ELISA 法检测临床标本中的 MTB 特异性抗原，由于需要制备高亲和力的单克隆抗体，应用 ELISA 方法检测的灵敏度和特异性各家报道差异较大，临床实际应用的效果并不理想，限制了该方法在临床上的应用。近年来，快速检测结核抗原 MPT64 金标免疫层析试剂盒已经问世，并应用于临床检测中，检测方便快捷，快速地定性检测标本培养物、痰液、组织液等标本中的 MTB 的 MPT64 抗原，具有很好的敏感性和特异性，但需要大量的临床研究结果和多中心试验的验证。

（三）循环免疫复合物的检测

近年来随着组学技术的发展，应用基因组、蛋白组、转录组及代谢组学技术筛选了许多有价值的结核病免疫学诊断分子标志物。应用组学技术可以通过对结核病患者体液（包括血液、尿液、胸腔积液和脑脊液等）的检测用于结核病的辅助诊断。国内某公司生产的全球第一张 MTB 全基因组蛋白芯片，为结核病免疫学诊断及发病机制等方面的研究提供了很好的技术支持，以此芯片为基础发现了一些和结核潜伏感染和病情严重程度等相关的结核病诊断标志物。以组学为基础寻找的新的结核病诊断标志物尚需要大量的临床研究才能真正应用于结核病诊断中。

二、细胞免疫诊断

细胞免疫检测是通过检测细胞免疫功能进行疾病的诊断，包括 T 细胞的数量、功能及其产物如细胞因子等的检测。

（一）结核菌素皮肤试验

结核菌素皮肤试验（tuberculin skin test，TST）应用于我国结核病防治和临床已有几十年的历史，不仅作为人群 MTB 感染的检查手段之一，对结核病的辅助诊断在临床上也普遍使用，对菌阴肺结核、肺外结核和儿童结核病的辅助诊断具有重要的参考价值。

TST 试验的主要原理是 MTB 抗原成分注射于人体皮肤内，会激发机体产生细胞免疫反应，激活 T 淋巴细胞、单核细胞和巨噬细胞，释放大量细胞因子，并使这些细胞增殖、聚集，包裹抗原形成结节，被称为迟发型变态反应，其反应强度与细胞免疫呈平行关系。

TST 试验所依赖的 PPD 制品含有 200 多种抗原，并且大多数抗原为分枝杆菌属所共有。TST 试验是最古老的也是临床上最常用的 MTB 感染诊断方法，接种后反应越强，表示MTB 感染可能性越大。2017 年国家卫生计生委颁发的肺结核诊断标准中提出 TST 法判断

MTB 感染标准如下：①一般情况下，在没有卡介苗接种和非结核分枝杆菌感染时，PPD 反应硬结直径 ≥ 5mm 应视为 MTB 感染；②在卡介苗接种地区和或非结核分枝杆菌流行地区，以 PPD 反应直径 ≥ 10mm 为 MTB 感染标准；③在卡介苗接种地区和或非结核分枝杆菌流行地区，对 HIV 阳性、接受免疫抑制剂治疗 >1 个月，PPD 反应直径 ≥ 5mm 为 MTB 感染；④与涂片阳性肺结核患者有密切接触的 5 岁以下儿童，PPD 反应直径 ≥ 5mm 为 MTB 感染；⑤ PPD 反应直径 ≥ 15mm 及以上或有水疱、坏死、淋巴结炎等为 MTB 感染强反应。目前 TST 试验所依赖的 PPD 制品包括人型 PPD 和卡介苗 PPD，人型 PPD 是 MTB 培养滤液蛋白，主要用于检测 MTB 感染和辅助结核病诊断；而卡介苗 PPD 是卡介苗培养滤液蛋白，主要用于卡介苗接种的阳转检测。TST 皮肤试验的灵敏度也受到机体许多因素的影响，如应用免疫抑制剂、激素、体弱、感染、营养不良等免疫功能受抑制者以及感染 MTB 在 2 周之内的患者，TST 试验显示出较高的假阴性率。

除了 TST 试验外，近年来国内外一些学者研究纯化抗原、合成多肽和重组蛋白等皮肤变应反应原，筛选 MTB 表达而卡介苗不表达、能够诱导皮肤迟发型变态反应的特异性抗原，以期建立新的结核病皮肤试验诊断试剂。目前以重组 38kDa 蛋白变应原为基础的皮试试验已获得我国的临床批号，以重组 ESAT-6 和 / 或 CFP10 蛋白变应原为基础的皮试试验诊断试剂也正在进行研发中。

TST 试验面临的问题是难以区分卡介苗接种和 MTB 自然感染，难以区分 MTB 既往感染和新近感染，难以区分是结核潜伏感染或活动性结核病患者。因此，寻找和制备特异性的 MTB 抗原，以单一抗原或组合抗原来制备新的皮内诊断制剂成为全球研究的热点。

（二）IFN-γ 释放试验和其他细胞因子检测

IFN-γ 释放试验（interferon-γ release assays，IGRA）是检测 MTB 特异性抗原刺激 T 细胞产生的 γ-干扰素，以判断是否存在 MTB 的感染。IGRA 主要原理是当受到 MTB 抗原刺激致敏的 T 细胞再次遇到同类抗原时可产生 γ-干扰素，IGRA 通过检测全血或分离自全血的单核细胞在 MTB 特异性抗原刺激下大量分泌 γ-干扰素，判断受试者是否感染 MTB。目前国际上较成熟的 IGRA 有 2 种：①采用酶联免疫吸附试验（ELISA）检测全血中致敏 T 细胞再次受到 MTB 特异性抗原刺激后释放 γ-干扰素水平，称之为全血检测或结核感染 T 细胞免疫检测；②采用酶联免疫斑点技术（enzyme-linked immunospot，ELISPOT）测定在 MTB 特异性抗原刺激下，外周血单个核细胞中能够释放 γ-干扰素的效应 T 细胞数量，称之为细胞检测或 MTB 感染 T 细胞检测。上述 2 种检测方法的原理类似，检测技术和操作程序略有不同，均采用 MTB 的 RD1 区基因编码抗原多肽作为特异性抗原，主要是相对分子质量为 6 000 道尔顿的早期分泌抗原靶（ESAT-6）和相对分子质量为 10 000 道尔顿的培养滤液蛋白（CFP10）抗原或抗原多肽。经国家食品药品管理总局批准，目前 IGRA 的使用范围是检测血液样本中效应 T 细胞产生 γ-干扰素的能力，用于诊断 MTB 感染，适应证主要包括结核潜伏感染的诊断和活动性结核病的辅助诊断。

国内外应用 IGRA 在结核病诊断和鉴别诊断等方面进行了大量的研究报道，也对以 ELISPOT 技术和 ELISA 技术为基础的两种 IGRA 进行了比较分析。2010 年，WHO 结核病专家委员会会议认为在中低收入国家，IGRA 不能代替传统的结核病诊断方法（包括涂片、培养、分子诊断、临床诊断和放射诊断等）。大部分情况下，IGRA 和其他常规结核病诊断技术联合使用并不增加任何价值，IGRA 不适宜作为结核病诊断的检查方法，这将增加错误诊断的危险。Rangaka 等根据荟萃分析认为对 IGRA 预测活动性结核病发生的准确性不高。国内 IGRA 的研究数据对活动性结核病诊断的敏感度和特异度差别较大，敏感度为 53%~98%，特异度为 60%~90%，但大多数文献报道的敏感度和特异度 >70%，提示 IGRA 的特异度优于 PPD 试验。近年来，我国许多结核病医院甚至综合医院都开展了 IGRA 用于结核病临床检测，用于诊断 MTB 感染，菌阴结核病、肺外结核病和儿童结核病的诊断和鉴别诊断，国内目前有 10 余个生产厂家生产同类产品，产品同质化现象严重，需要国家药品监督管理局对国内外相关产品质量进行评估。

中华医学会结核病学分会等单位组织专家编写了 IGRA 在中国应用的建议。这些建议包括：① IGRA 对活动性结核病的辅助诊断：IGRA 不能用于确诊或排除活动性结核病，但对缺乏细菌学诊断依据的活动性结核病（如菌阴肺结核等），IGRA 可在常规诊断依据的基础上，起到补充或辅助诊断的作用；IGRA 检测胸腔积液和腹水等非血液标本的检测程序、判断标准和诊断效能有待进一步研究。② IGRA 对儿童结核病的辅助诊断：IGRA 的敏感度并不优于 PPD 试验，且 IGRA 操作复杂，价格昂贵，不建议常规以 IGRA 替代 PPD 试验代替儿童活动性结核病进行辅助诊断；PPD 试验易受年龄和疾病严重程度的影响而出现假阴性，建议联合应用 IGRA 和 PPD 试验作为儿童结核病的辅助诊断方法，尤其适用于重症结核病和难以获得细菌学诊断依据的结核病。③活动性肺结核患者密切接触者和医务工作者中 LTBI 的诊断：PPD 试验和 IGRA 均可用于 LTBI 的诊断和追踪，若考虑到 PPD 试验检测结果可能受卡介苗接种或 NTM 影响时，可对 PPD 试验阳性者进一步采用 IGRA 帮助确认；不宜采用 IGRA 对大范围人群进行筛查；PPD 试验仍然是健康人群中动态筛查 LTBI 的首选。④ IGRA 对儿童 MTB 感染的排查作用：在对儿童 MTB 感染的排查研究中，IGRA 和 PPD 试验的一致性较差，建议排查儿童 MTB 感染时，先采用 PPD 试验，对 PPD 试验阳性者可再行 IGRA 辅助诊断。⑤ IGRA 在 HIV 感染等免疫抑制或缺陷患者 LTBI 诊断中的应用：对 HIV 感染人群进行 LTBI 筛查，单用 PPD 试验的敏感度不高，应单用 IGRA 或联合使用 PPD 试验，在方法选择上优先考虑细胞检测技术；自身免疫性疾病和器官移植患者在接受糖皮质激素或 TNF-α 拮抗剂治疗前，应单用 IGRA 或联合使用 PPD 试验筛查 LTBI。

除了通过 IGRA 检测进行结核病及 LTBI 诊断以外，研究也发现应用 MTB 特异性抗原刺激外周血检测肿瘤坏死因子-α（TNF-α）、IL-2 和 IL-7 等也可以更好地区分 LTBI 和活动性结核。直接测定外周血各种细胞因子水平如 IFN-γ、TNF-α、IL-1β、IL-2、IL-4、IL-6、IL-8、IL-10 和 IL-12 等对于结核病诊断及其病理损害的检测也具有一定的价值。

（三）流式细胞检测

流式细胞术（flow cytometry，FCM）是一种可以快速、准确、客观并且同时检测快速直线流动状态中的单个微粒的多项物理及生物学特征，并加以定量分析和对特定群体加以分选的技术，广泛应用于免疫学研究也包括结核病免疫学和免疫学诊断的研究。结核病的发生、发展和转归与机体的免疫状态密切相关，随着细胞学、免疫学的不断发展，FCM 在结核病临床检测和基础研究中得到越来越广泛的应用。

FCM 在结核病免疫学诊断中的应用主要包括两个方面：①淋巴细胞亚群的检测：单核吞噬细胞、T 和 B 淋巴细胞，NK 细胞和调节性 T 细胞等在结核病免疫应答中都发挥重要作用，各种类型细胞数量检测特别是 T 细胞亚群检测已应用于临床。目前通常采用 FCM 快速、定量检测 CD3$^+$、CD4$^+$、CD8$^+$T 淋巴细胞数和百分率，计算 CD4$^+$/CD8$^+$T 淋巴细胞比值。T 淋巴细胞亚群的百分率较绝对数受变异影响小，更具有临床价值。部分结核病患者存在着明显的细胞免疫功能紊乱，其外周血 CD3$^+$、CD4$^+$T 淋巴细胞数下降，尤其是耐多药结核病患者下降更明显；CD8$^+$T 淋巴细胞、γδT 淋巴细胞数不同患者表现不一样，有的偏低、有的正常、有的增高，而且再次感染时可出现明显的记忆效应；CD4$^+$/CD8$^+$T 淋巴细胞比值降低，同时伴有 T 淋巴细胞活化功能障碍，提示结核病患者细胞免疫功能低下，尤其是老年活动性结核病患者更为显著。分析结核病患者外周血 T 淋巴细胞亚群的变化对于病情监控、疗效判定和预后判断都具有重要意义，可指导临床采取相应措施，提高患者的细胞免疫功能，加速 MTB 的清除，使病情缓解或治愈，并有助于结核性和恶性胸腔积液的鉴别。②细胞因子的检测：在结核病的发生发展过程中，多种细胞因子参与了机体的免疫应答，各种细胞因子与免疫细胞间相互作用错综复杂。与 ELISA 等方法只能测定细胞因子整体水平相比较，流式细胞术可通过对每种亚群特定免疫细胞及其细胞内各种细胞因子区分标记，同时进行检测，从而进行定位不同细胞因子和免疫细胞在结核病发生发展过程中所扮演的角色及其相互作用关系。流式细胞术基础上的 IFN-γ 水平检测，与 IGRA 结果在结核病诊断的敏感度和特异度方面较一致，但在区分非 MTB 和 MTB 感染时，流式细胞术基础上的 IFN-γ 水平检测优于 IGRA 检测。

（四）酶学诊断

腺苷脱氨酶（ADA）与细胞免疫反应相关，ADA 及其同工酶在结核性胸腔积液、腹水、脑脊液、唾液中与血清中的比值显著高于其他疾病；溶菌酶在结核病细胞免疫中起着重要作用，溶菌酶活性在结核性胸腔积液与腹水中与血清中的比值也显著高于其他疾病。因此，ADA 及其同工酶的检测、溶菌酶活性的测定有助于各种结核病的诊断和鉴别诊断。还有一些其他酶类也具有诊断价值，如：乳酸脱氢酶、胆碱酯酶、淀粉酶及其同工酶、丙酮酸激酶和血管紧张素转化酶的检测。

三、存在的问题及展望

除了抗结核抗体检测、结核菌素皮肤试验和 IFN-γ 释放试验已经广泛地应用于结核病的诊断和鉴别诊断中，其他的检测技术大都处于研究阶段，已经应用于临床和防治实践的免疫学诊断也仅仅作为辅助诊断，还不能作为确诊依据。目前，结核病免疫学诊断还存在很多问题，由于缺乏对结核病发病免疫学机制的深刻理解，缺乏对结核病不同类型、不同阶段特定的分子标志物的识别和确定，现有的结核病免疫学诊断技术的理论基础还需要进一步研究。目前，随着国家对生物医药产业化的重视，各地区也积极支持结核病免疫学产品的研发和生产，特别是抗结核抗体和 IGRA 诊断试剂盒，国内外同类同质产品太多，缺乏权威的多中心评估，虽然都通过了临床验证和国家药品监督管理局审批，但由于产品太多，临床使用也比较混乱。建立新的结核病免疫诊断体系，需要监管部门、科研机构、生产企业以及医疗卫生单位更多的沟通与协作，认真审视免疫学在结核病诊断中的真正作用。

（李传友）

参考文献

[1]　吴雪琼，吴长有.结核病免疫学 [M].北京：人民卫生出版社，2016.

[2]　中华医学会结核病学分会，《中华结核和呼吸杂志》编辑委员会.γ-干扰素释放试验在中国应用的建议 [J].中华结核和呼吸杂志,2014,37(10):744-747.

[3]　《中国防痨杂志》编辑委员会.现阶段结核抗体检测在我国临床应用的专家共识 [J].中国防痨杂志,2018,40(1):9-13.

[4]　STEINGART K R, FLORES L L, DENDUKURI N, et al. Commercial Serological Tests for the Diagnosis of Active Pulmonary and Extrapulmonary Tuberculosis: An Updated Systematic Review and Meta-Analysis[J]. PLoS Medicine, 2011,8(8): e1001062.

[5]　RANGAKA M X, WILKINSON K A, GLYNN J R, et al. Predictive value of interferon-γ release assays for incident active tuberculosis: a systematic review and meta-analysis[J]. Lancet Infect Dis,2012,12(1): 45-55.

第六节　结核病分子生物学诊断

虽然随着荧光显微镜技术和液体快速培养技术应用的扩展，依赖于细菌学诊断的病例发现率有所提升，但仍然只能发现小部分结核病病例。特别在中国，依赖细菌学检测出的结核病病例数仅约 31%。随着耐药结核病病例数量的增加，药物敏感性检测成为结核病诊断中的重中之重，传统药敏试验的弊端也日益凸显。

2013 年 WHO 修订了结核病的诊断标准，将分子生物学方法检测阳性的患者纳入病原学阳性的范畴。我国也于 2017 年重新修订了《肺结核诊断标准》卫生行业标准，将分子生物学诊断阳性作为病原学阳性的诊断依据。因此，结核病的分子生物学诊断已经成为结核病诊断的重要工具。根据诊断目的不同，分子生物学诊断技术可以分为三大类，包括结核分枝杆菌病原学诊断（结核病诊断）、耐药性诊断和分枝杆菌菌种鉴定。

一、结核分枝杆菌病原学分子诊断

结核分枝杆菌病原学分子诊断，多以结核分枝杆菌基因组中的管家基因作为靶标序列进行核酸扩增，如 IS6110、16S 核糖体核糖核酸（16S rRNA）等。目前临床上应用的核酸扩增技术（nucleic acid amplification test，NAAT）主要包括实时荧光定量聚合酶链式反应（real-time fluorescent quantitative polymerase chain reaction，qPCR）技术和等（恒）温扩增技术，主要用于检测临床标本中是否存在结核分枝杆菌复合群。

（一）实时荧光定量聚合酶链式反应技术（qPCR）诊断结核病

qPCR 技术是目前临床应用较为广泛的核酸扩增技术之一，其主要原理是通过荧光基团标记的特异性探针（Taqman 探针或分子信标）对基因扩增产物进行标记跟踪，实时在线监控反应过程，结合相应软件对产物进行分析。目前主要用于检测临床标本中是否存在结核分枝杆菌复合群及其对利福平的耐药性，检测的标本类型较广，包括痰、胸腔积液及脑脊液等标本，检测结果阳性可认为标本中存在结核分枝杆菌复合群。

Xpert MTB/RIF 技术是临床应用 qPCR 技术进行结核病病原学诊断的重要代表。该技术是以结核分枝杆菌核酸扩增为基础的全自动分子诊断方法，是集样本处理、DNA 提取、核酸扩增、结核分枝杆菌特异核酸检测以及利福平耐药基因 *rpoB* 突变检测于一体的结核病和耐药结核病快速分子诊断方法。Xpert MTB/RIF 技术以全自动半巢式聚合酶链式反应（polymerase chain reaction，PCR）技术为基础、以 *rpoB* 基因为靶基因，自动提取 DNA 后扩增 *rpoB* 基因的 192bp 片段进行检测，同时采用 6 种分子信标同时检测 6 种探针，其中 5 个互相重叠的分子探针选择性覆盖 *rpoB* 基因的 81bp 核心区，用于检测利福平耐药。Xpert MTB/RIF 由于其操作简便，检测快速，结果准确等优点，在结核病和耐药结核病诊断中的临床应用发展十分迅速。2010 年 12 月，WHO 批准了 Xpert MTB/RIF 技术的应用。2013 年 7 月，Xpert MTB/RIF 技术通过了美国食品药品监督管理局（food and drug administration，FDA）的认证。目前该技术已在结核病患病率较高的 67 个国家推广使用。

Xpert MTB/RIF 技术在结核病诊断中具有较好的诊断性能，包括检测时间短、检测限低、诊断敏感性和特异性高等。在南非进行的大规模多中心随机对照试验显示，与传统的痰涂片相比，Xpert MTB/RIF 技术检测具有较高的就诊当天诊断率（24.0% 和 13.0%，$P < 0.0001$）和就诊当天治疗率（23.0% 和 15.0%，$P = 0.0002$）。随着 Xpert MTB/RIF 技术的使用，结核病和耐药结核病的诊断中位时间分别为就诊当天和就诊后 20 天，菌阴结核病的治疗中位时间由 56 天锐减至 5 天，大大提高了结核病和耐药结核病的诊断效率。此外，研究发现 Xpert MTB/RIF 技术的检测低限可低至痰液中 131CFU/ml。荟萃分析结果提示，纳入 10 224 例疑似结核病患者标本的 18 项研究中，Xpert MTB/RIF 技术诊断肺结核的总体敏感性为 90.4%，总体特异度为 98.4%，而在肺外结核诊断中总体敏感性和特异性分别为 80.4% 和 86.1%。Xpert MTB/RIF 技术也可用于儿童结核病诊断，并具有传统检测方法不具备的优越性。在 4 758 例标本的 15 项研究中，以培养作为金标准，痰液中涂片检测的阳性率 26%，胃液中涂片检测的阳性率为 22%，而 Xpert MTB/RIF 技术在两类标本中的检测阳性率分别为 62% 和 66%，显著高于涂片方法。基于 13 项儿童肺结核中 Xpert MTB/RIF 技术的评估结果显示：从所有患儿收集相同的标本类型或从不同亚组患儿收集不同类型的标本（年长患儿中收集痰样本，年幼患儿收集诱导痰或胃抽吸物），共计 3 347 个样本。Xpert MTB/RIF 技术对不同临床标本的检测敏感性跨度较大，对于咳出的痰液样本，敏感性从 55% 到 90% 不等，诱导痰敏感性从 40% 到 100% 不等，对于胃液或抽吸物，敏感性变化范围为 40% ~ 100%；Xpert MTB/RIF 技术在所有研究和标本类型的特异性范围为 93% ~ 100%。在涂片阳性的患儿中，Xpert MTB/RIF 技术的敏感性达到 92% ~ 100%，在涂片阴性的患儿中，Xpert MTB/RIF 技术的敏感性达到 25% ~ 86%。在儿童肺结核患者中的评估结果提示 Xpert MTB/RIF 技术可用于儿童结核病的诊断，相较于传统的涂片方法，具有更好的敏感性。

2013 年，WHO 对 Xpert MTB/RIF 技术的应用做了修改和完善，指出该技术应当用于耐多药结核病（multi-drug resistant tuberculous，MDR-TB）和艾滋病高发病率地区的快速筛查，同时推荐该技术用于儿童结核病的早期诊断，并推荐该技术替代涂片、培养等技术用于肺外结核的快速诊断。

（二）等（恒）温扩增技术

等（恒）温扩增是一类分子生物学诊断技术的简称，其特征为基因扩增过程不需要检测温度梯度的循环，仅需要在恒定温度下完成扩增，因此等（恒）温扩增技术对仪器设备的依赖性较低。等（恒）温扩增技术基于独特的扩增原理，其敏感度高但特异性相对较低，对防污染措施要求严格，因此自动化程度越高，检测结果可信度越高。目前，上述技术主要包括环介导等温扩增（loop-mediated isothermal amplification，LAMP）和实时荧光核酸恒温扩增检测技术（Simultaneous amplification and testing，SAT）。其中 LAMP 是以脱氧核糖核酸（deoxyribo nucleic acid，DNA）为检测靶标，而 SAT 是以核糖核酸（RNA）为检测靶标。

1. **TB-LAMP 技术**　TB-LAMP 技术是一种快速、简便、有效的 DNA 扩增方法，集核酸提取和 DNA 恒温扩增于一体，根据靶标 DNA 链设计 4 个不同的结核分枝杆菌特异性引物，利用链置换反应在一定温度下、经过一个步骤即可完成，并实现可视化荧光发光检测。检测结果在 2 小时内呈现，且扩增不需要热循环仪器，不依赖特殊检测设备。TB-LAMP 技术反应完全在全封闭系统中进行，可减少工作场所 DNA 污染，从而保证检测的准确性。

对于 TB-LAMP 在结核病诊断中的性能，已有多项研究对其进行了广泛评估。WHO 评估了 20 项关于 TB-LAMP 技术性能的研究，其中 13 项研究被纳入最终评估，涉及 4 760 例结核病疑似患者。在这 13 项研究中，结核病患者的诊断依据是一致的，但非结核病患者的诊断依据略有不同。根据诊断标准分为三个亚组进行性能评估，最终获得的三个亚组的结核病诊断敏感性分别为 77.7%、76% 和 80.3%，诊断特异性分别为 98.1%、98% 和 97.7%。其中两个亚组涉及结核病合并艾滋病患者，在这一特殊人群中，TB-LAMP 技术的诊断敏感性为 63.8% 和 73.4%，诊断特异性为 98.8% 和 95.0%。WHO 特别评估了涂片阴性结核病患者中 TB-LAMP 技术的诊断性能，结果提示在涂片阴性的结核病患者中，TB-LAMP 阳性率在三个亚组中分别达到 42.1%、42.2% 和 40.3%。这一结果提示在涂片阴性患者中进行 TB-LAMP 检测，可以显著提高结核病病原学检测的发现率。但是，针对 TB-LAMP 技术和对 Xpert MTB/RIF 技术的对比试验发现，尽管 TB-LAMP 的诊断敏感性已经不错，但仍然低于 Xpert MTB/RIF 技术；两种技术的诊断特异性基本持平。

根据基于 TB-LAMP 技术的多项研究评估结果，WHO 于 2016 年正式推荐 TB-LAMP 用作痰涂片显微镜镜检的替代检测方法，用于疑似结核病患者诊断；而且推荐 TB-LAMP 用作具有肺结核症状和体征的成人痰涂片显微镜检的后继检测方法，尤其当痰涂片检测为阴性的标本，需要进一步检测时，有必要使用 TB-LAMP 技术。

2. **SAT 技术**　SAT 技术无须经过核酸抽提，直接经超声裂解结核分枝杆菌后，以结核分枝杆菌特异的 16S rRNA 为检测靶标，通过 42℃恒温 RNA 扩增技术扩增靶标片段，荧光标记的探针与靶标片段的扩增产物杂交后释放出荧光信号，对荧光信号进行实时监测，全部检测约 2 小时，因此可以快速准确地判断待检样本中是否存在结核分枝杆菌。SAT 技术以 RNA 为靶标，理论上只有活菌才能有 RNA 存在，因此该技术能够区分活菌和死菌，用于活动性结核病的诊断。

国内学者同时使用 TB-SAT 技术、罗氏培养法和 PCR 技术检测 172 例疑似肺结核患者痰液标本，以罗氏培养结果为金标准进行比较，TB-SAT 检测的敏感性为 92%（71/77），特异性为 86%（143/167），TB-SAT 检测和罗氏培养的一致率为 88%（214/244）。若以临床诊断为标准，TB-SAT 诊断的敏感性和特异性分别为 54%（95/177）和 100%（67/67），而罗氏培养的敏感性和特异性分别为 42%（75/177）和 97%（65/67）。以 PCR 技术作为第三方检测技术，评估 TB-SAT 技术和罗氏培养不一致的结果，其中 27 例标本的 TB-SAT 检测和 PCR 检测结果一致。SAT 技术虽然在诊断性能方面较好，但由于该技术并非在封闭环境中进行，虽然在仪器设备方面没有过多限制，仍需要特别注意在操作过程中避免 RNA 的降解。因此，针对这种 RNA 为靶标的检测技术，如果能够研发出配套的小型仪器设备，检测的准确性可能更有保证。

二、耐药结核病分子诊断

结核分枝杆菌耐药主要是药物作用靶基因突变引起的。根据耐药基因的功能不同，可分为两类，包括药物靶标基因及参与药物活化的基因。耐药分子诊断技术，多以耐药相关基因为靶标，通过检测基因内部是否突变确定耐药与否。但由于不同抗结核药物的耐药相关基因在耐药突变菌株中发生的频率差异较大，且引起的耐药水平差异也较大，因此并不是所有耐药相关基因的全部突变位点都用于抗结核药物敏感性检测。目前临床上常用的耐药相关基因包括利福平耐药相关基因 rpoB，异烟肼耐药相关基因 katG、inhA，乙胺丁醇耐药相关基因 embB，吡嗪酰胺耐药相关基因 pncA，喹诺酮类耐药相关基因 gyrA、gyrB 等。针对这些一线和二线抗结核药物的检测主要依赖于 qPCR 技术、探针-反向杂交技术、高分辨率熔解曲线技术以及全基因组测序等。

（一）实时荧光定量聚合酶链式反应技术诊断耐药结核病技术

Xpert MTB/RIF 技术正是基于 qPCR 技术实现对抗结核药物利福平的耐药检测，在耐药结核病的诊断中占有非常重要的地位。该技术以 rpoB 基因为靶基因，采用 6 种分子信标同时检测 6 种探针，其中 5 个互相重叠的分子探针选择性覆盖 rpoB 基因的 81bp 核心区，用于检测利福平耐药。一项权威的国外多中心研究结果提示：当以传统药敏试验作为利福平耐药检测的金标准时，Xpert MTB/RIF 技术鉴定利福平耐药的敏感性为 94.4%，特异性可达到 98.3%。国内多项研究数据也表明：当以传统药敏试验作为利福平耐药检测的金标准时，Xpert MTB/RIF 技术诊断利福平耐药的敏感性变化范围为 86.8%~100%，特异性变化范围为 95.3%~100%。但也有研究发现 Xpert MTB/RIF 技术检测利福平耐药时出现假阳性结果，复治和既往结核病史是导致假阳性结果的重要危险因素。因此，WHO 推荐在应用 Xpert MTB/RIF 技术检测利福平耐药后，需要同时进行药敏试验来进行验证。虽然相对于传统的药敏试验，Xpert MTB/RIF 技术能够实现利福平耐药的快速检出，但此方法的缺点是只能检测利福平耐药，对其他一线和二线药物无法实现耐药检测。此外，该方法检测不到少数突变发生在利福平耐药核心区（81bp 区域）序列以外的耐药菌株，而且当检测涂片阴性的痰标本或含有较低水平结核分枝杆菌的肺外组织标本时，检测敏感性相对会降低。

（二）探针-反向杂交技术诊断耐药结核病

1. **线性探针**　线性探针技术（line probe assay，LPA）是一类探针杂交技术的总称，又称为 PCR-单链探针反向杂交试验。该技术主要应用生物素标记的特异引物进行靶基因的扩增，并将扩增产物变性后与固定在尼龙膜上的特异寡核苷酸探针杂交，通过酶联免疫显色法显示结果，1 次杂交可以检测多个靶位点。基于该技术的耐药诊断产品较多，包括分子线性探针法（INNO-LPA）诊断试剂盒、GenoType 系列结核分枝杆菌耐药分子线性探针法诊断试剂盒、结核分枝杆菌耐药分子线性探针法（AID-LPA）诊断试剂盒，以及反向杂交结核分枝杆菌耐药分子线性探针法（REBA-LPA）诊断试剂盒等。INNO-LPA 主要检测利福平耐药，需要手动检测，可在 24～72 小时内报告耐药结果。AID-LPA 有三种检测模块，分为异烟肼/利福平、氟喹诺酮类/乙胺丁醇、卡那霉素/阿米卡星/链霉素，可分别检测异烟肼和利福平耐药、氟喹诺酮类药物和乙胺丁醇耐药、卡那霉素、阿米卡星和链霉素耐药。此方法为手动检测，约在 24 小时内获得耐药结果。REBA-LPA 技术主要检测 rpoB 基因，用于检测利福平耐药。

相对于其他三类分子线性探针检测技术，GenoType 系列结核分枝杆菌耐药分子线性探针法诊断试剂盒应用较为广泛，评估研究较多。第一代 GenoType-MTBDR 检测试剂盒能够检测结核分枝杆菌临床分离株和涂阳标本中利福平耐药和高水平的异烟肼耐药。随后推出的 GenoType-MTBDR plus 检测试剂盒除可以检测利福平耐药外，还可检测低水平异烟肼耐药，可使异烟肼耐药的检出率提高 10%～20%；GenoType-MTBDR plus 2.0 改进版检测试剂盒，在实现上述指标的检测基础上，可实现自动化检测，而且扩大了使用范围，能够直接检测涂阴痰标本。随后推出的第二代 GenoTypy-MTBDRsl 检测试剂盒，除能检测上述指标外，还可分别预测氟喹诺酮类药物、阿米卡星或卡那霉素，以及乙胺丁醇耐药情况，用于广泛耐药结核病（XDR-TB）的检测。

国内外对 GenoType 系列结核分枝杆菌耐药分子线性探针法诊断试剂盒的评估研究比较多。有研究显示，在 268 例临床分离株中同时开展 GenoType-MTBDRsl 检测和 BACTEC™960 表型药敏检测，以 BACTEC™960 法作为耐药筛查的标准，GenoType-MTBDRsl 检测氟喹诺酮药物的敏感性和特异性分别为 100.0% 和 98.9%；检测二类注射药物的整体敏感性和特异性分别为 89.2% 和 98.5%，其中检测阿米卡星敏感性和特异性分别为 93.8% 和 98.5%、检测卡那霉素的敏感性和特异性分别为 89.2% 和 98.5%、检测卷曲霉素的敏感性和特异性分别为 86.2% 和 95.9%。Huang 等采用 GenoType-MTBDRsl 检测法和 DNA 测序法对 234 例耐多药菌株的耐药基因进行检测，并与传统的药敏试验结果进行比较，GenoType-MTBDRsl 检测法测定各类二线药物耐药的敏感性分别为：氟喹诺酮 85.1%、阿米卡星为 84.2%、卷曲霉素为 71.4%、卡那霉素为 43.2%。各类二线抗结核药物的检测敏感性差别较大，但检测上述耐药基因的特异度均很高（95.8%～100%）。国内对于 GenoType-MTBDRsl 技术进行的多中心临床应用评估结果显示，在最终纳入的 353 例 MDR-TB 患者中，以传统药敏实验为金标准，应用 GenoType-MTBDRsl 技术检测氟喹诺酮类药物和二线注射类药物耐药的敏感性分别为 80.5% 和 80.7%，特异性分别为 100% 和 99.3%；检测 XDR-TB 的敏感性和特异性分别为 73.5% 和 99.1%。

2. **基因芯片** 基因芯片（gene chip）技术的原理是将结核分枝杆菌耐药相关基因进行 PCR 扩增，并将扩增产物与固定在芯片上的探针进行杂交，通过扫描芯片荧光的有无，判断是否携带耐药突变位点，从而检测结核分枝杆菌的耐药情况。该技术基于 PCR 扩增和核酸杂交技术，现已应用于结核分枝杆菌菌种鉴定、耐药检测等领域。相对于其他耐药检测技术，基因芯片能够实现多种抗结核药物耐药基因和位点的同时检测，检测通量较高。国内有研究应用基因芯片技术和传统药敏技术同时检测结核分枝杆菌临床分离株的耐药情况，其中基因芯片技术针对结核分枝杆菌的 rpoB、katG、inhA 三个基因的多个位点进行检测。以传统药敏结果为金标准，基因芯片技术检测利福平耐药的敏感性为 92.0%，特异性为 97.2%；检测异烟肼耐药敏感性为 77.4%，特异性为 96.9%；检测 MDR-TB 的敏感性为 74.6%，特异性为 98.0%。江苏地区的研究结果显示，在最终纳入统计分析的 690 例标本中，基因芯片技术和传统药敏试验检测利福平和异烟肼耐药的一致性分别为 94.49% 和 93.37%；以传统药敏检测为金标准，基因芯片技术检测利福平耐药的敏感性和特异性分别为 79.76% 和 96.53%，检测异烟肼耐药的敏感性和特异性分别为 74.31% 和 96.92%，检测 MDR-TB 的敏感性和耐药性分别为 64.62% 和 97.75%。国外也有研究对基因芯片技术进行了评估，针对耐药结核病高流行地区的 238 份标本同时使用培养、Xpert MTB/RIF 技术和基因芯片技术进行结核病和耐药结核病检测。在痰培养阳性标本中，基因芯片能够检出 97.3% 的标本；以绝对浓度法表型药敏试验为金标准，基因芯片技术能够检测出 100% 的利福平耐药菌株和 98.2% 的异烟肼耐药菌株。虽然基因芯片技术在耐药检测的准确性和高通量方面拥有较好的竞争性，但是该技术的前期样本准备和处理过程相对比较烦琐，对技术人员要求较高，而且需要配备芯片杂交和扫描相关的特殊设备。因此就目前而言，尚不具备在基层医院和临床检测机构中推广的条件。

（三）高分辨率熔解曲线技术

高分辨率熔解曲线技术（high-resolution melting，HRM）仍然基于 qPCR 技术。在聚合酶链式反应体系中加入标记荧光基团和淬灭基团的探针，根据探针与标本中不同的靶序列杂交后形成的双链 DNA 的 Tm 值差异，可推断靶序列是否含有突变位点。如果靶序列与探针完全匹配，则探针与该序列杂交的 Tm 值最高，如果序列发生点突变、插入或缺失，则探针与该序列杂交的 Tm 值低于完全匹配的 Tm 值，即有耐药突变的发生。高分辨率熔解曲线技术已经广泛应用于临床耐药分子检测领域，特别适合低丰度的异质性耐药检测，目前可基于此技术实现利福平、异烟肼、乙胺丁醇、链霉素、喹诺酮类等药物的耐药基因检测。但需要注意的是，该技术中熔解温度的降低只能提示检测序列中存在一个或多个基因突变，但不能确定基因突变的类型。有研究采用高分辨率熔解曲线技术和测序技术对 98 株结核分枝杆菌临床分离株的 pncA 基因进行分析，以传统药敏结果作为金标准，高分辨率熔解曲线技术和测序检测的一致率为 94.0%，测序结果和高分辨率熔解曲线检测结果分别与吡嗪酰胺药敏结果的一致率为 82.0% 和 84.0%。另一项研究中采用高分辨率熔解曲线检测对 92 例结核分枝杆菌临床分离株的 gyrA、rpsL 和 ITS 基因进行耐药检测，以 DNA 测序结果作为金标准，高分辨率熔解曲线技术检测喹诺酮类药物耐药的敏感性和特异性分别为 74.1% 和 100.0%，检测链霉素耐药的敏感性和特异性分别为 87.5% 和 100.0%。相对于其他耐药检测技术，高分辨率熔解曲线技术操作简单，对技术人员和仪器的要求相对并不高，更容易推广至各基层单位开展。

（四）全基因测序技术

全基因组测序（whole genome sequencing，WGS）是指对整个结核分枝杆菌基因组进行测序，然后与已知的标准株基因序列对比，以发现耐药基因突变。随着二代测序（next-generation sequencing，NGS）技术的快速发展，使结核分枝杆菌全基因组测序越来越快速和准确，成本也不断降低，除了能够发现传统耐药基因的耐药位点以外，还有利于发现结核分枝杆菌新的耐药分子机制。国内外研究人员也在探讨结核分枝杆菌的全基因组测序用于结核病诊断的可行性和有效性。Pankhurst 等在欧洲和北美 8 个实验室中平行比较了全基因组测序和常规实验室诊断流程在结核病诊断准确性、处理时间和成本的差异。与常规诊断结果相比，根据 1 次全基因组测序检测菌株和药物敏感型的准确性均为 93%，全基因组测序在常规诊断完成前诊断出 1 例耐多药结核病，全基因组测序结果回报比常规诊断结果回报平均提前 20 天，全基因组测序比常规诊断流程的经济成本下降 7%，这些结果提示全基因组测序是一种可扩展的、快速的、经济的结核病诊断方法。但是，全基因组测序真正应用于临床仍需要全球多个实验室的进一步验证和技术优化。此外，如同基因芯片技术一样，全基因组测序技术也存在对技术人员要求较高、检测设备相对比较昂贵等缺点，就目前而言，恐怕难以在短期时间内广泛用于临床耐药检测。

尽管分子生物学方法检测耐药结核病的时效性更好，但其敏感性和特异性尚未达到100%，而且分子生物学检测方法通常需要标本中耐药结核分枝杆菌含量高于 20% 以上时才能检出，因此造成部分耐药结核分枝杆菌的漏检。因此在《结核病病原学分子诊断专家共识》中，提出当分子生物学方法检测敏感而传统细菌学检测耐药时，应以传统细菌学检测结果为准，视标本中含有耐药结核分枝杆菌；当分子生物学方法检测结果为耐药而传统细菌学检测结果为敏感时，排除标本中耐药结核分枝杆菌含量较低的情况后，应以分子生物学检测方法的结果为准，视为标本中含有耐药结核分枝杆菌。对含菌量较少的标本，建议再次收集痰标本进行检测，当 2 份独立检测报告均证明标本中含有耐药结核分枝杆菌时，可视为标本中含有耐药结核分枝杆菌。

三、分枝杆菌菌种鉴定

非结核分枝杆菌（nontuberculous mycobacteria，NTM）病由分枝杆菌属中除结核分枝杆菌复合群和麻风分枝杆菌以外的其他分枝杆菌感染所致。结核病与非结核分枝杆菌病具有相似的临床和影像学表现，但治疗方案大相径庭。绝大多数 NTM 菌种对常用的抗结核药物天然耐药，治疗以大环内酯类抗生素（克拉霉素或阿奇霉素）为核心；而且非结核分枝杆菌的不同菌种在用药选择上也存在明显差别。因此，将 NTM 鉴定到种水平，实现以菌种为基础的药物选择显得更加科学、合理，对于临床具有重要价值。

目前分枝杆菌菌种鉴定的"金标准"是依赖于同源基因测序后的序列比对，最重要的靶标基因是 16S rRNA。但由于部分分枝杆菌 16S rRNA 序列差异较小，无法有效区分部分亚种，因此，常引入 16～23S 间隔区序列、rpoB 及 hsp65 基因以提高分辨率。其中16～23S 间区序列主要用于结核分枝杆菌复合群不同菌种的鉴定，rpoB 和 hsp65 主要用于脓肿分枝杆菌复合群和鸟胞内分枝杆菌复合群亚种的鉴定。除了基因测序技术以外，目前临床上也存在一些其他的分子诊断技术，包括探针杂交技术、免疫色谱分析（MPT64抗原检测）、气相/液相色谱分析和质谱分析等。探针杂交技术属于间接测序技术，将特定基因的 PCR 扩增产物与芯片上的探针进行杂交，通过杂交条带位置判断所属的分枝杆菌种类，针对的特定基因也是 16S rRNA、16～23S 间隔区序列、rpoB 等。GenoType-MTBCM 能够从分离培养物中鉴别临床上较为常见的 16 种结核分枝杆菌，GenoType-MTBAS 能够从分离培养物中鉴别临床上不太常见、但仍有致病性的 16 种结核分枝杆菌。国内晶芯分枝杆菌菌种鉴定试剂盒（DNA 微阵列芯片法）能够鉴定临床常见的 17 个种、群分枝杆菌。虽然目前有分枝杆菌菌种鉴定试剂盒可以应用，但只是针对其中比较常见的、或者是具有致病性的十几种分枝杆菌，对于分离非结核分枝杆菌菌种较多的地区，仍然需要对无法鉴别的菌种进一步进行测序鉴定。此外，目前临床应用的分枝杆菌鉴定技术都是基于临床分离株进行鉴定，尚不能为临床提供快速、及时的诊断信息，因此，亟待需要研发更方便有效的分枝杆菌分子鉴定技术。

四、分子诊断技术研究进展

随着全球研发的不断推进，分子生物学诊断技术的发展相对较快，特别是针对病原学的分子诊断技术，已有多项完成研发并进入到评估阶段，其中有部分已经列入 WHO 评估计划中。虽然目前尚未有基于宿主的分子诊断技术进入临床，但近些年关于宿主结核病诊断分子标识的研究方兴未艾，也获得了一些有潜在价值的诊断标识物，未来将其转化为分子诊断技术，指日可待。下面对其中具有重要意义和应用前景的技术进行综述。

（一）基于病原学的分子诊断技术

最新研发的 Xpert MTB/RIF Ultra 试剂盒，与现有的 Xpert MTB/RIF 技术相比，表现出更高的检测敏感性。该系统添加了针对 *IS6110* 和 *IS1081* 的检测探针，并结合探针熔解曲线的双链 DNA 的 Tm 值进行分析。最新的研究显示 MTB 阳性痰标本 Xpert MTB/RIF Ultra 检出的灵敏度比 Xpert MTB/RIF 大约提高了 8 倍。Bahr 等研究报道 Xpert MTB/RIF Ultra 检测疑似或确诊结核性脑膜炎的患者脑脊液标本的敏感性提高至 70%。Xpert MTB/RIF 技术为 43%，细菌培养法也为 43%。WHO 也推荐使用 Xpert MTB/RIF Ultra 作为疑似结核性脑膜炎的初步诊断测试。

除了 Xpert MTB/RIF Ultra 技术，仍然有多种基于病原学的分子诊断技术处于研发和评估阶段，包括陆续研发的 Xpert Omni 技术和 Xpert XDR-TB cartridge 技术、Genedrive MTB/RIF ID 检测系统、FluoroType XDR-TB Assay 系统、MeltPro TB Assay 检测系统、TruArray MDR-TB 技术、INFINITI MTB Assay 检测系统以及 QuantuMDx 检测系统等。

这其中，GeneXpert Omni 技术正处于 WHO 评估阶段，该技术是一个类似于 Xpert MTB/RIF 迷你版检测装置，更适用于基层检测或疫情现场检测，能够实现快速的结核病诊断和利福平耐药诊断。Xpert XDR-TB cartridge 技术主要针对异烟肼、氟喹诺酮类药物、卡那霉素和阿米卡星进行耐药检测。在中国和韩国进行的多中心评估研究提示：以表型药敏试验作为金标准，该技术检测异烟肼、氧氟沙星、卡那霉素和阿米卡星等药物耐药的敏感性分别为 83.3%、88.4%、71.4% 和 70.7%，检测莫西沙星耐药的敏感性分别为 87.6%（0.5μg/l 莫西沙星）和 96.2%（2μg/l 莫西沙星）；除了 2μg/l 莫西沙星药敏试验条件下，该技术检测莫西沙星耐药的特异性为 84.3% 以外，检测异烟肼、氧氟沙星、卡那霉素、阿米卡星和莫西沙星（0.5μg/l 莫西沙星）等药物耐药的特异性均高于 94.3%。以 DNA 测序作为耐药检测的金标准，该技术检测异烟肼、氧氟沙星、卡那霉素、阿米卡星和莫西沙星突变的敏感性均高于 92.7%，特异性均高于 99.6%。这些数据提示 Xpert XDR-TB cartridge 技术作为二线抗结核药物耐药性检测的可行性。

Genedrive MTB/RIF ID 检测系统是一体式检测系统，该机器精巧便携，以 *rep13E12* 和 *rpo*B 基因作为靶标检测标本是否含有结核分枝杆菌及利福平耐药性，45～75 分钟完成检测。但临床评估结果显示：与 Xpert MTB/RIF 技术相比，该技术对结核病的检出率相对较低（45.4% 和 91.8%），无法满足临床需求，不能成为涂片替代检测工具。

FluoroType XDR-TB Assay 系统是新一代耐药检测系统，该系统能够解决既往推出的 GenoType 系列局限于临床分离株检测的弊端，能够实现痰标本的耐药检测。在国外的一项评估研究中，同时使用培养、GenoType-MTBDR plus 和 FluoroType XDR-TB Assay 进行临床分离株和痰标本的检测，在涂阳和涂阴结核病组中，FluoroType XDR-TB 检出结核分枝杆菌复合群的敏感性分别为 98% 和 92%，在涂阴结核病患者中检出利福平耐药的敏感性和特异性分别为 100% 和 97%，检出异烟肼耐药的敏感性和特异性分别为 100% 和 98%。以 DNA 测序为标准，FluoroType XDR-TB Assay 对 *rpo*B、*kat*G 和 *inh*A 启动子区耐药突变的检出率分别为 98%、97% 和 97%。

国内研发的 MeltPro TB Assay 检测系统进行了大样本评估，在 2 057 例涂阳结核病患者中，以 MGIT960 液体药敏检测作为金标准，MeltPro TB Assay 诊断利福平和异烟肼的敏感性分别为 94.2% 和 84.9%，特异性分别为 97.5% 和 98.0%；诊断氧氟沙星、阿米卡星和卡那霉素的敏感性分别为 83.3%、75.0% 和 63.5%，特异性分别为 98.1%、98.7% 和 99.2%。整体而言，该技术诊断 MDR-TB 和 XDR-TB 的敏感性分别为 86.7% 和 71.4%，特异性分别为 97.7% 和 99.6%。这一结果提示了该技术用于 MDR-TB 和 XDR-TB 诊断的可行性。

（二）基于宿主标识物的分子诊断技术

从结核感染到发病，人体内转录组（transcriptome）、蛋白组（proteome）、代谢组（metabolome）等不同层次上都会有相应的表达变化，这些变化可能为实现结核病的宿主分子诊断提供基础。虽然关于结核病分子标识物的研究已经持续了数十年的时间，但目前尚未有基于宿主的分子诊断技术应用于临床检测，大部分仍处于实验室基础研究或临床试验前研究阶段。宿主体液，包括血液、尿液、痰液等包含了众多的疾病信息，且容易采集，在这些体液中筛选结核病特异分子标识，是目前研究的重点。基于二代测序、质谱、磁共振等技术的发展，转录组、蛋白组和代谢组研究较多，前期基础研究也获得了一些潜在的结核病特异分子标识。

早期的转录组研究多停留于差异表达谱的发现，即发现一组包含众多 mRNA 的基因图谱。如 Berry 在 2010 年发表的结核病全血转录组研究，鉴定获得一组由 393 个基因组成的活动性结核病的分子标识谱，同时鉴定出一组由 86 个基因组成的鉴别活动性结核病和其他炎性 / 感染性疾病的分子标识谱。但这种包含众多基因的表达图谱在临床上直接应用是比较困难的。近几年的研究中，研究者们逐渐开始运用一些数学模型来构建一些基因数量较少的组合（panel），用于诊断和治疗监测。2016 年 Lancet 杂志的一项研究中纳入了 2 个大型的研究队列（近万人），通过随访观察结核病发病情况，发现了一个由 16 个基因组成的结核病风险预测组合（panel）。在应用传统病原学方法确诊结核病之前的 6 个月到 1 年内，该风险预测模型能够较好地预测结核病发病者，提前 6 个月预测的 ROC 线下面积（AUC）为 0.79，敏感性为 71.2%。提前 1 年预测的 AUC 值为 0.77，敏感性为 62.9%。有研究进一步分析了该组合（panel）用于结核病治疗监测的可能性，研究结果提示该组合（panel）用于结核病治疗监测完全可行。

近年来，非编码 RNA 由于其稳定性也逐渐受到了关注。近 10 年来，关于结核病特异微小 RNA（microRNA，miRNA）的研究也有许多，涉及人外周血单个核细胞（peripheral blood mononuclear cell，PBMC）、T 细胞、血浆、巨噬细胞等，发现了许多与结核病相关的 miRNA。其中，miR-21、miR-125b、miR-155、miR-144 等在多项研究中重复发现，而且已有研究证实了这些 miRNA 在结核病发生发展中的功能。同样是基于大型研究队列，有研究通过二代测序发现了 47 个结核病特异 miRNA，并应用 8 种数据标准化方法和 5 种数学模型，最终确定了 1 种风险预测模型。在结核病确诊前 6 个月，应用该风险预测模型预测结核病，AUC 值为 0.77，在独立研究队列中 AUC 值为 0.74，一致性较好。

应用蛋白芯片进行结核病特异蛋白筛选，在 4 000 余个蛋白中，筛选获得结核病特异的 722 个蛋白，通过模型筛选，联合既往研究，最终遴选获得 200 余个蛋白，通过构建bayer 模型，最终获得了 6 个蛋白组成的诊断模型。该诊断模型在三组独立人群中的鉴别诊断性能基本持平，AUC 为 0.89～0.94。近几年关于结核病诊断相关的代谢物研究相对较少，有 6 项研究针对血清代谢物，3 项研究针对尿液代谢物，2 项研究针对痰液代谢物。上述研究大多纳入十几到百余个样本，得到的是整个代谢物组，缺乏独立样本验证。因此目前尚无研究基于大样本研究队列来获得更多有价值的代谢物。

纵观结核病宿主分子标识研究的历程，从最初包含大批基因 / 蛋白的分子标识图谱，到发展为分子标识组合，再到后来各种数学模型的应用，已经从最初的基础研究，慢慢地趋向于临床应用。虽然尚未应用到临床检测，但确实获得了一系列有潜在诊断价值的宿主分子标识物。这些分子标识的发现，将有可能作为病原学分子诊断以外的补充检测方式，对于菌阴结核病、菌载量相对较少的肺外结核病等的快速诊断有较好的帮助。

结核病的早期发现和耐药结核病的快速诊断是决定结核病有效治疗和疫情控制的关键，当前临床应用的结核病分子诊断技术对于结核病的有效诊断提供了巨大的帮助，提高了结核病的检出率，缩短了耐多药结核病的诊断时间。然而，现有技术对菌阴结核病、肺外结核病以及耐药结核病的诊断仍然有限，而且现有技术更适合于高级实验室检查环境，对于社区、基层医院和临床机构并不完全适用，且尚未能实现真正的即时检测。因此，对于结核病分子诊断短期发展而言，进一步提高诊断敏感性和特异性，实现菌阴、肺外结核病的早期诊断和耐药结核病的快速诊断，是主要的研究方向。实现 2035 年终止结核病的目标，需要进一步研发真正的即时诊断工具，不仅需要较好的诊断性能，而且能够普及至基层和社区使用，扩大适用范围，真正实现可负担、可及性的分子诊断。

（潘丽萍　张宗德）

参考文献

[1]　结核病病原学分子诊断专家共识 [J]. 中华结核和呼吸杂志 ,2018,41(9):688-695.

[2]　陈子芳 , 周广信 . GeneXpert MTB/RIF 在结核病诊断及利福平耐药检测中的应用 [J]. 国际流行病学传染病学杂志 , 2017,44(6):420-424.

[3]　DUFFY F J, THOMPSON E, DOWNING K, et al. A serum circulating mirna signature for short-term risk of progression to active tuberculosis among household contacts[J]. Front Immunol, 2018(9):661. DOI: 10.3389/FIMMU.2018.00661.

[4]　GROOTE M A, STERLING D G, HRAHA T, et al. Discovery and validation of a six-marker serum protein

signature for the diagnosis of active pulmonary tuberculosis[J]. J CLIN MICROBIOL, 2017,55(10):3057-3071.

[5] MARIANDYSHEV A, ELISEEV P. Drug-resistant tuberculosis threatens WHO's End-TB strategy[J]. Lancet Infect Dis, 2017,17(7):674-675.

[6] ZUMLA A, RAVIGLIONE M, HAFNER R, et al. Tuberculosis[J]. N Engl J Med, 2013,368(8):745-755.

[7] THERON G, ZIJENAH L, CHANDA D, et al. Feasibility, accuracy, and clinical effect of point-of-care Xpert MTB/RIF testing for tuberculosis in primary-care settings in Africa: a multicentre, randomised, controlled trial[J]. Lancet, 2014,383(9915):424-435.

[8] BOEHME C C, NICOL M P, NABETA P, et al. Feasibility, diagnostic accuracy, and effectiveness of decentralised use of the Xpert MTB/RIF test for diagnosis of tuberculosis and multidrug resistance: a multicentre implementation study[J]. Lancet, 2011,377(9776):1495-1505.

[9] CHANG K, LU W, WANG J, et al. Rapid and effective diagnosis of tuberculosis and rifampicin resistance with Xpert MTB/RIF assay: a meta-analysis[J]. J Infect, 2012,64(6):580-588.

[10] DETJEN A K, DINARDO A R, LEYDEN J, et al. Xpert MTB/RIF assay for the diagnosis of pulmonary tuberculosis in children: a systematic review and meta-analysis[J]. Lancet Respir Med, 2015,3(6):451-461.

[11] THERON G, VENTER R, CALLIGARO G, et al. Xpert MTB/RIF Results in Patients With Previous Tuberculosis: Can We Distinguish True From False Positive Results?[J] Clin Infect Dis,2016,62(8):995-1001.

[12] GARDEE Y, DREYER A W, KOORNHOF H J, et al. Evaluation of the GenoType MTBDRsl Version 2.0 Assay for Second-Line Drug Resistance Detection of Mycobacterium tuberculosis Isolates in South Africa[J]. J Clin Microbiol, 2017,55(3):791-800.

[13] HUANG W L, CHI T L, WU M H, et al. Performance assessment of the GenoType MTBDRsl test and DNA sequencing for detection of second-line and ethambutol drug resistance among patients infected with multidrug-resistant Mycobacterium tuberculosis[J]. J Clin Microbiol, 2011,49(7):2502-2508.

[14] GAO Y, ZHANG Z, DENG J, et al. Multi-center evaluation of GenoType MTBDRsl line probe assay for rapid detection of pre-XDR and XDR Mycobacterium tuberculosis in China[J]. J Infect, 2018,77(4):328-334.

[15] KURBATOVA E V, KAMINSKI D A, EROKHIN V V, et al. Performance of Cepheid (R) Xpert MTB/RIF (R) and TB-Biochip (R) MDR in two regions of Russia with a high prevalence of drug-resistant tuberculosis[J]. Eur J Clin Microbiol Infect Dis, 2013,32(6):735-743.

[16] PHOLWAT S, STROUP S, GRATZ J, et al. Pyrazinamide susceptibility testing of Mycobacterium tuberculosis by high resolution melt analysis[J]. Tuberculosis (Edinb), 2014,94(1):20-25.

[17] LEE A S, ONG D C, WONG J C, et al. High-resolution melting analysis for the rapid detection of fluoroquinolone and streptomycin resistance in Mycobacterium tuberculosis[J]. PLoS One, 2012,7(2):e31934.

[18] PANKHURST L J, OJO ELIAS C, VOTINTSEVA A A, et al. Rapid, comprehensive, and affordable mycobacterial diagnosis with whole-genome sequencing: a prospective study[J]. Lancet Respir Med, 2016,4(1):49-58.

[19] BAHR N C, NUWAGIRA E, EVANS E E, et al. Diagnostic accuracy of Xpert MTB/RIF Ultra for tuberculous meningitis in HIV-infected adults: a prospective cohort study[J]. Lancet Infect Dis, 2018,18(1):68-75.

[20] XIE Y L, CHAKRAVORTY S, ARMSTRONG D T, et al. Evaluation of a Rapid Molecular Drug-Susceptibility Test for Tuberculosis[J]. N Engl J Med, 2017,377(11):1043-1054.

[21] SHENAI S, ARMSTRONG D T, VALLI E, et al. Analytical and Clinical Evaluation of the Epistem Genedrive Assay for Detection of Mycobacterium tuberculosis[J]. J Clin Microbiol, 2016,54(4):1051-1057.

[22] VOS M, DERENDINGER B, DOLBY T, et al. Diagnostic Accuracy and Utility of FluoroType MTBDR, a New Molecular Assay for Multidrug-Resistant Tuberculosis[J]. J Clin Microbiol, 2018,56(9): e00531.

[23] PANG Y, DONG H, TAN Y, et al. Rapid diagnosis of MDR and XDR tuberculosis with the MeltPro TB assay in China[J]. Sci Rep, 2016(6):25330.

[24] BERRY M P, GRAHAM C M, MCNAB F W, et al. An interferon-inducible neutrophil-driven blood transcriptional signature in human tuberculosis[J]. Nature, 2010,466(7309):973-977.

[25] ZAK D E, PENN-NICHOLSON A, SCRIBA T J, et al. A blood RNA signature for tuberculosis disease risk: a prospective cohort study[J]. Lancet, 2016,387(10035):2312-2322.

第七节　结核病病理学诊断

病理学诊断是结核病诊断的重要方法之一，特别是在菌阴肺结核和肺外器官结核病的诊断中具有不可替代的作用。结核病虽具一般炎症的渗出、增生和坏死基本病理变化，但亦有其相对特征性病理改变，如慢性肉芽肿性病变的形成等。在结核病的发展过程中，由于多种因素的影响，上述病理变化常混杂存在或以其一种变化为主，并可相互转化。慢性肉芽肿性炎亦可见于其他多种疾病，如非结核分枝杆菌病，真菌病及结节病等，不同的致病因素可引起组织学上相同或不同的肉芽肿形态，因此，病理医生要根据病变的形态特征，并使用特殊染色、分子病理等方法对各种肉芽肿性疾病进行鉴别，才能做出正确诊断。本节就结核病病理变化、病理学诊断方法、肺结核与肺外器官结核病的病理诊断及结核病与其他肉芽肿性疾病鉴别等做了较详细的论述。

一、结核病基本病理变化

结核病是由结核分枝杆菌复合群引起的一种特殊性炎性疾病，虽具一般炎症的渗出、增生和坏死基本病理变化，但亦有其相对特征性病理改变，如肉芽肿性炎等。结核病基本病理变化主要为渗出性病变、增生性病变和坏死性病变。在结核病的发展过程中，由于结核分枝杆菌毒力的强弱、感染菌量的多少、机体自身免疫力不同等因素的影响，上述三种病理变化常混杂存在，在不同阶段，多以某种病理改变为主并相互转化。

（一）渗出性病变

渗出性病变出现在结核性炎症的早期或机体免疫力低下、结核分枝杆菌量多、毒力强或变态反应较强时，表现为浆液性或浆液纤维素性炎。病理改变主要为局部组织小血管扩张、充血，浆液、中性粒细胞及淋巴细胞向血管外渗出，渗出液主要为浆液和纤维蛋白，之后中性粒细胞可减少，代之以淋巴细胞和巨噬细胞为主要细胞成分，巨噬细胞可吞噬结核分枝杆菌。在渗出性病变中可查到结核分枝杆菌。当机体抵抗力强或治疗及时，渗出性病变可完全被吸收而不留痕迹，但亦可转化为增生性病变或坏死性病变。

（二）增生性病变

增生性病变是结核病病理形态学比较有特征性的病变，主要表现为肉芽肿病变的形成，可为坏死性肉芽肿或非坏死性肉芽肿性炎、结核性肉芽组织及结核结节。当感染的结核分枝杆菌量少、菌毒力低或免疫反应较强时，出现以增生反应为主的病变。肉芽肿病变并非结核所特有，亦可出现在其他病变中，如真菌病、结节病等。肉芽肿病变的主要成分为类上皮细胞及多核巨细胞等。结核性肉芽肿（tuberculous granuloma）相对有一定特征性，主要成分为类上皮细胞（或称上皮样细胞）、朗格汉斯巨细胞及干酪样坏死等。

结核结节（tubercle）是结核性肉芽肿病变中形成的一种较特异的形态结构，结节中心常为干酪样坏死，坏死周边围绕类上皮细胞、散在多少不等的朗格汉斯巨细胞，结节的外侧为淋巴细胞及少量反应性增生的纤维母细胞（图 2-2-19）。单个结节一般较小，肉眼不易区别，当 3～5 个结核结节融合在一起时则为粟粒大小，灰白色或灰黄色。

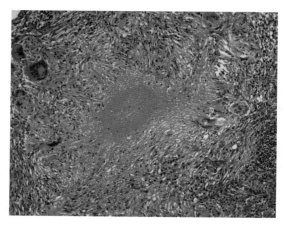

图 2-2-19　肺结核结节

注：结节中心为干酪样坏死，周围类上皮细胞包绕，并见散在多核巨细胞等。

类上皮细胞是增生性病变的主要成分，它是由巨噬细胞在结核分枝杆菌的菌体脂质的作用下转化而成，而朗格汉斯巨细胞则主要由类上皮细胞相互融合而成。朗格汉斯细胞（Langhans giant cell）体积较大且大小不一，一般直径为 100～500μm，细胞核数量多少不等，可为数个至上百个，呈花环状或马蹄形排列在细胞质的一侧，这与其他多核巨细胞形态有所不同。

（三）坏死性病变

当结核分枝杆菌量多、毒力强、机体抵抗力低下或变态反应强烈时，渗出性和增生性病变可出现以坏死为主的病理变化。结核性坏死属凝固性坏死的一种，因在坏死组织中含有结核分枝杆菌的脂质和巨噬细胞在变性坏死中所产生的细胞内脂质等，这种坏死组织不液化，呈淡黄色，均匀细腻，细颗粒状，形态似奶酪，故称干酪样坏死。干酪样坏死中含有多少不等的结核分枝杆菌，可长期以冬眠的形式生存。干酪样坏死灶可出现钙化或骨化，周围纤维组织增生，继而形成纤维包裹，病变可长期稳定。在某些因素作用下，干酪样坏死灶亦可出现液化，液化的物质可成为结核分枝杆菌的培养基，结核分枝杆菌大量繁殖，导致病变渗出、扩大。当病灶与外界相通，如肺脏、肾脏等器官，液化坏死物质可经肺支气管及肾输尿管排出，形成空洞性结核，并成为结核病的重要传染源。

二、病理学诊断结核病方法

（一）常规病理学诊断方法

常规病理学诊断方法主要包括肉眼的大体观察和显微镜下的细胞、组织形态学观察。

1. **大体观察**　主要运用肉眼或辅以放大镜、量尺和磅秤等工具，对大体标本及其病变（形状、大小、重量、色泽、质地、表面及切面形态、与周围组织和器官的关系等）进行细致地解剖、观察、测量、取材和记录。

2. **组织学观察**　病变组织取材后，经4%中性甲醛溶液溶液固定、石蜡包埋后制成切片。组织切片最常用的染色方法是苏木素-伊红（hematoxylin and eosin，HE）染色。该方法是目前病理学诊断最基本和最常用的方法。显微镜下观察，结核病病变多为肉芽肿性炎改变。典型的病变是肉芽肿性炎伴干酪样坏死，病变周边可见朗格汉斯巨细胞等。

3. **细胞学检查**　采集病变处的细胞成分等制成涂片，经固定、染色后进行诊断。细胞的来源多种多样，如脱落细胞、分泌物、体液、内镜刷取细胞、细针穿刺病变细胞等。细针穿刺技术设备简单、操作方便、对患者损伤小，在浅表淋巴结结核等疾病的诊断中应用较多。在显微镜下，涂片中可见类上皮细胞（上皮样细胞）、多核巨细胞、淋巴细胞及坏死物等，对诊断结核病有重要意义。

（二）特殊染色

1. **抗酸染色**　通过抗酸染色在病变内查找抗酸杆菌，当找到阳性菌体时，对诊断分枝杆菌感染性疾病有重要意义。最常用的抗酸染色方法是齐-内（Ziehl-Neelsen）染色法，现多用改良法。油镜观察可见红染的两端钝圆稍弯曲的杆状菌，常位于坏死区（图2-2-20）。

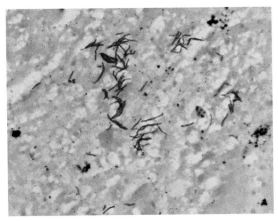

图 2-2-20　抗酸染色，坏死组织内见红色抗酸杆菌

此种方法检出的阳性杆菌不能区别结核分枝杆菌和其他类型的分枝杆菌，如麻风分枝杆菌（mycobacterium leprae）和非结核分枝杆菌（nontuberculous mycobacteria，NTM）等，需要进一步通过分子病理检测或分枝杆菌培养加以鉴别。除分枝杆菌外，诺卡菌属（Nocardia）及军团菌属（Legionella）部分细菌抗酸染色亦可呈阳性，应注意鉴别。

2. **网状纤维染色**　该染色显示组织结构是否完整，坏死的范围和程度，网状纤维染色对干酪样坏死的鉴别有一定意义，而干酪样坏死对结核病的诊断具有重要的参考价值。

3. **六胺银及 PAS 染色**　真菌病是除结核病外最为常见的感染性肉芽肿性疾病。真菌病和结核病有时很难通过常规 HE 染色进行鉴别。诊断真菌病需要在病变区找到真菌病原体。六胺银（Grocott's Gomori methenamine silver，GMS）染色和过碘酸盐希夫（periodic acid-Schiff，PAS）染色是最常用的识别真菌的染色方法。这两种特殊染色可起到结核病与真菌病鉴别诊断作用，有效防止漏诊和误诊。

4. **金胺罗丹明染色**　金胺罗丹明染色后抗酸杆菌会发出黄绿色荧光，在荧光显微镜下可观察到金黄色荧光菌。该染色结果可在 40× 物镜下观察而不需用 100× 油镜，且与抗酸染色相比具有更高的敏感性。但需注意荧光染色片无法长期保存及有时会出现假阳性等不足。

（三）免疫组织化学法

免疫组织化学法（immunohistochemistry，IHC）是利用抗原 - 抗体的特异性结合反应原理，以抗原或抗体来检测和定位组织中的目标蛋白质的一种技术方法。结核病 IHC 染色主要使用两种类型的抗体。一种是针对不同细胞类型的抗体，如 CD68、CD163、CK 等可以帮助区分类上皮细胞与上皮来源细胞，有助于确认是否为肉芽肿结构，但对于结核病的诊断帮助不大。另一种是针对结核分枝杆菌特异抗原的抗体，这类抗体可以在组织切片中的病变部位显示结核分枝杆菌蛋白的表达，对结核病诊断有一定的参考意义。目前报道的抗体主要识别 BCG 成分、MPT64、PstS1、Ag85B 等抗原。免疫组织化学检查操作简便，阳性信号易于观察，不需要使用油镜，可以有效提高敏感性和工作效率。但该方法现阶段缺少第二种类型的高质量商业化 IHC 抗体及其判读标准，因此还需要进一步研究及临床应用的转化。

（四）分子病理学检测

1. **结核病与非结核分枝杆菌病的鉴别诊断方法**　常规病理学诊断方法及特殊染色方法均不能鉴别结核病与非结核分枝杆菌病。因此，结核病的病理诊断确诊不仅需要组织病理形态学，而且需要分子病理学检查作为重要手段。通过检测结核分枝杆菌特异基因如 IS6110、Mpt64、16s rDNA 等可以鉴别诊断结核病与非结核分枝杆菌病。常用的技术有以下两种：

（1）实时荧光定量 PCR 技术：此技术是目前临床应用最为广泛的分子病理检测技术。其主要优势在于操作简便，成本低廉，快速灵敏等。与传统的抗酸染色相比，该技术不仅可以有效提高结核病的阳性检出率，还可以鉴别诊断结核病与非结核分枝杆菌病。

（2）探针杂交技术：探针杂交技术相比 PCR 技术具有更高的检测通量，一次实验可以检测多个基因。由于非结核分枝杆菌种类繁多，而不同非结核分枝杆菌病治疗方案不尽相同，因此该技术在分枝杆菌菌种鉴定中具有独特优势。但与 PCR 相比操作要求相对复杂，敏感性相对较差。

2. 耐药结核病的诊断方法 结核分枝杆菌的耐药基因突变是产生耐药结核病的最主要的原因。利用分子病理技术检测组织标本中的结核分枝杆菌是否发生耐药基因突变是病理学诊断耐药结核病的重要手段。如通过检测 *rpo*B 基因突变可以检测利福平耐药结核分枝杆菌，通过检测 *kat*G、*inh*A、*ahp*C 等基因突变可以检测异烟肼耐药结核分枝杆菌。常用的技术有以下两种：

（1）实时荧光定量 PCR 技术：其中最具代表性的技术是 Xpert MTB/RIF 检测系统。Xpert MTB/RIF 通过检测 *rpo*B 基因的有无以及耐药决定区是否发生突变来诊断结核病与耐药结核病。此外，实时荧光定量 PCR 方法与高分辨溶解曲线分析方法相结合也可以应用于耐药基因的检测。基因突变会导致扩增产物 TM 值改变。高分辨溶解曲线分析方法可以做到单核苷酸突变的检测。

（2）探针杂交技术：该技术的优点在于具有较高通量性。目前应用比较多的方法有膜反向杂交法和基因芯片法等。这些技术都可以实现一次实验中检测多种抗结核药物的耐药相关基因突变。

由于分子病理基因检测技术灵敏度高，临床检测需在符合国家标准的临床基因扩增实验室中，由持 PCR 检测上岗证的专业人员按照规范化操作规程进行，以保证检测结果的准确性。当检测结果出现阴性时，不能排除由于病原菌数量低于检测限而引起的假阴性结果。

三、肺结核病的分类及病理变化

人体各器官最常见的结核病是肺结核。肺结核又分为原发性、血行播散性和继发性三类。

（一）原发性肺结核

原发性肺结核的主要病变特征是肺内原发病灶、淋巴管炎和肺门淋巴结核，亦称原发综合征（primary complex）。因此型结核病儿童多见，故又称儿童型结核病。

结核分枝杆菌由呼吸道进入肺内，并在此产生原发性渗出性病灶（Ghon 病灶），病灶常位于上叶下部或下叶上部的脏层胸膜下，一般大小为 1~2cm，病灶可出现坏死。局部淋巴管受侵引起结核性淋巴管炎，结核分枝杆菌可随淋巴管引流至肺门淋巴结，引发淋巴结结核。受累淋巴结可单个或多个。原发性结核大多数可自愈，表现为原发病灶被吸收或纤维包裹、钙化等。少数病例因机体免疫力低下、严重营养不良或合并其他慢性疾病时，可使原发性结核进一步恶化，并通过多种途径产生播散。

1. 原发病灶的播散 原发病灶可进展、扩大，出现干酪样坏死，大量坏死物通过支气管排出形成结核性空洞。

2. 支气管播散 支气管播散可有两种情况。一种是肺内原发病灶中含有结核分枝杆菌的坏死物沿支气管播散；另一种是因肿大的淋巴结结核压迫支气管引起支气管淋巴瘘，含结核分枝杆菌的坏死物进入支气管产生播散。

（二）血行播散性肺结核

肺内原发病灶中的结核分枝杆菌侵入血流可引起全身播散性结核病。肺门淋巴结结核向上蔓延可引起静脉角处淋巴结结核，结核分枝杆菌可通过上腔静脉血流引发肺血行性播散性结核，进而从肺静脉入左心房、左心室，由动脉到达全身多个器官，可引发全身播散性结核（如脑、肾、肝、脾、胰、椎体等）。

1. **急性血行播散性肺结核**　急性血行播散性肺结核又称粟粒型肺结核，是急性全身性血行播散性结核在肺部的表现。但亦可只表现为双侧肺粟粒型结核，而无全身他处播散者。胸部 X 线、CT 表现为双肺弥漫性粟粒结节影，结节大小较一致，分布均匀。肺活体组织病理检查，在肺组织内可见散在分布的融合性结节，结节内可见坏死。

2. **亚急性或慢性血行播散性肺结核**　一般认为，当少量结核分枝杆菌多次进入血流，可引起此型结核。这与患者免疫力，病程缓慢等因素相关。影像学和肺标本大体观察，肺内病变新老不一，粟粒大小不一，显微镜下见多个结节相互融合，以增生性和渗出性病变为主，可见干酪样坏死。

（三）继发性肺结核

关于继发性肺结核病的发病机制有两种观点：一种为内源性复燃，另一种为外源性再感染。内源性复燃指原发性结核时遗留下的病变，在适宜的条件下，原潜伏下的结核分枝杆菌再次活动，形成二次感染而发病；外源性再感染指机体内原发性结核已痊愈，再次由外界的结核分枝杆菌侵入机体而重新引发的结核病。

继发性肺结核与原发性肺结核的形态特点不同，前者因为是第二次感染，机体已具备免疫力，对结核分枝杆菌的再侵入具有抵抗作用，可将其局限于侵入的局部区域，不引起全身感染。继发性肺结核的早期病灶位于肺上叶尖段的病灶（Simon 灶）及尖下区的锁骨下浸润灶（Assmann 灶）。这与局部肺活动差，结核分枝杆菌易在此处停留有关。加之局部氧气充足，亦适合结核分枝杆菌繁殖生长。继发性肺结核一般不引起肺门淋巴结结核，但可引发支气管播散。

继发性肺结核病按病变形态分为以下几种类型：

1. **局灶型肺结核**　局灶型肺结核多位于肺尖部，右肺多发。病灶大小不等，一般为直径 0.5 ~ 1cm，以增生性病变为主，病灶内见干酪样坏死。因患者免疫力较强，病变常出现纤维化、钙化。患者病情稳定，可无任何症状，偶因体检发现此型结核。部分患者免疫力低下，病灶可发展为浸润型肺结核。

2. **浸润型肺结核**　浸润型肺结核是继发性肺结核中最多见的一种类型。开始时病灶多位于肺尖部，右肺多发。病灶大小不一，一般为直径 0.5 ~ 1cm，以增生性病变为主，亦可见渗出性改变，病灶内见干酪样坏死。因患者免疫力较强，病变常出现纤维化、钙化。患者病情稳定，可无任何症状，偶因体检才发现此型结核。部分患者免疫力低下，病灶可发展，病变不规则，灰褐色或灰白色实变，边界不清，病变内常见淡黄色坏死。镜下观察，病变周边区肺泡内有浆液性渗出，可见淋巴细胞、组织细胞和中性粒细胞，病灶中央可有干酪样坏死，坏死周边围有类上皮细胞。此型结核治疗及时、规范，病变可被吸收或部分吸收，坏死及肉芽肿病变可通过纤维化、包裹及钙化等方式愈合。部分病例可恶化、发展，病灶中心液化坏死物质排出，形成结核性空洞，若病变长期不愈，可发展为慢性纤维空洞型肺结核。

3. **慢性纤维空洞型肺结核**　慢性纤维空洞型肺结核为成人肺结核病较常见的类型，一般由浸润型肺结核形成空洞发展的结果，亦可由结核瘤恶化及干酪性肺炎发展形成。一侧肺或双侧肺出现一个或多个空洞，空洞周围及肺组织内可出现大小不等、新旧不一的病灶。由于常伴有肺组织纤维化及脏层胸膜增厚，肺体积常缩小。纤维空洞型肺结核可进一步恶化，可转化为硬变型肺结核，临床称结核性损毁肺。患者可出现呼吸功能障碍、肺动脉高压及肺源性心脏病。

（1）结核性空洞壁的结构：结核性空洞壁在显微镜下可分三层，即内层为干酪样坏死组织，内含大量结核分枝杆菌；中层为结核性肉芽组织，由类上皮细胞、毛细血管、散在多少不等的朗格汉斯巨细胞及淋巴细胞组成；外层为增生的纤维组织。

（2）空洞类型：根据结核空洞形成的机制和形态等，将其分为以下几种类型：

1）虫蚀性空洞：在干酪性肺炎，病灶中心因液化可较早地出现空洞，空洞大小不一，边缘不规则，似虫蚀叶状，故称虫蚀性空洞。

2）薄壁空洞：在浸润型肺结核早期即可形成此类空洞，空洞多为圆形或卵圆形，洞壁较薄，一般厚度在 3mm 以下。洞壁由干酪样坏死组织和纤维组织构成。

3）张力性空洞：由薄壁空洞转化而来。因薄壁空洞的引流支气管不完全性阻塞，形成一活瓣效应，吸气时气体可进入洞内，而呼气时，气体很难从空洞内排出，因此空洞内张力增大形成此型空洞。

4）干酪性空洞：多为结核瘤或较大干酪病灶融解、液化形成，洞壁厚 ≥ 3mm，主要由干酪样坏死组织构成，而结核性肉芽组织及纤维组织较薄。

5）厚壁空洞：亦称纤维性空洞，此型空洞多由干酪性空洞、虫蚀性空洞转化而来。洞壁厚 3mm 以上，洞壁三层结构清晰。

6）净化性空洞：空洞壁较薄，内层干净、光滑、无坏死，主要由纤维组织构成，空洞内一般无结核分枝杆菌，亦称临床开放愈合性空洞。

（3）结核性空洞对机体的影响

1）排菌：结核性空洞内含有结核分枝杆菌，当与支气管相通时，可引发支气管播散。含有结核分枝杆菌的痰液咽下，可引发胃、肠结核。如果含结核分枝杆菌的痰液排出体外，对周边他人构成严重威胁，是结核病的传染源。

2）咯血：肺结核患者常见的咯血及血丝痰的来源有两种，一种为肺动静脉血管受侵破裂，如果在结性空洞内形成动脉瘤（Rasmussen 动脉瘤），常发生大咯血；另一种是支气管动脉血管受侵破裂，多为鲜红色血痰或血丝痰。

3）形成气胸和脓胸：当近于脏层胸膜的空洞破裂，穿破胸膜，可引发自发性气胸和结核性脓胸。

4）继发性曲霉菌病：结核性空洞内可继发曲霉菌感染，曲霉菌大量繁殖可形成曲菌团（曲菌球）。肉眼观察为灰褐或灰红色球状物质，镜下为坏死及大量曲霉菌。

4. 干酪性肺炎　干酪性肺炎多发生在机体免疫力低下、结核分枝杆菌量大、毒力强、对结核分枝杆菌变态反应增强的患者，一般由浸润型肺结核或空洞型结核发展而来。按病变大小可分为小叶性和大叶性干酪性肺炎。肉眼观肺叶肿大，实变，切面呈淡黄或灰黄色干酪样坏死，可有空洞形成。镜下以大量干酪样坏死病变为主，抗酸染色可找到抗酸杆菌。

5. 结核球　结核球（tuberculoma）亦称结核瘤，大体观察，结核瘤边界清，切面灰白或灰黄色，干酪样坏死呈同心圆层状排列，有时中心或偏中心区见溶解、液化。结核瘤直径为 2～5cm，一般为单个，亦可多个，多位于肺上叶（图 2-2-21）。

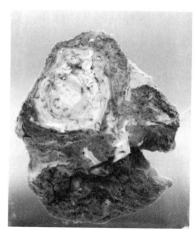

图 2-2-21 肺结核瘤

注：坏死性结节，其边界清楚，内见溶解及小空洞形成。

结核瘤的形成机制及病理形态：

（1）肺炎型：此型一般为干酪性肺炎病灶未能完全吸收，周围纤维组织包裹形成。

（2）多病灶融合型：局部多个病灶相互融合，周围纤维组织包裹，边缘常呈结节状。

（3）单病灶扩展型（肉芽肿型）：此型结核瘤一般由单病灶逐渐扩大，反复"恶化"及"缓解"形成，恶化时出现坏死、液化，缓解时有纤维包膜形成。病理形态特点为同心圆层状排列的干酪坏死灶。

（4）阻塞空洞型：空洞型结核因引流支气管阻塞，空洞内气体被吸收，坏死物及液化物充填空洞，形成实性病灶。

除肺结核瘤外，身体其他部位亦可形成结核瘤，如颅内结核瘤，胸、腹膜结核瘤等。

结核瘤为相对静止的病变，临床上可保持多年无进展，但在某些条件下，如机体抵抗力低下或患有其他严重慢性疾病时，病变可扩展，坏死组织液化，穿破包膜向周围组织浸润，可形成空洞和支气管播散。

6. **结核性胸膜炎** 原发性和继发性肺结核均可引起结核性胸膜炎。结核性胸膜炎的发生有两种途径：一种是结核分枝杆菌由肺内病灶通过淋巴管到达胸膜发生；另一种是结核分枝杆菌通过血行性播散至胸膜发生。后者多为双侧性，常合并其他浆膜结核性炎（如心包、腹膜）。根据病变性质分为渗出性和增生性两种。渗出性结核性胸膜炎较多见，儿童和青年多发。病变以浆液和浆液纤维素性炎为主，常引起胸腔积液，有时伴血性积液。渗出性结核性胸膜炎治疗及时和规范，一般可吸收治愈。增生性结核性胸膜炎多由肺内病灶直接蔓延至胸膜所致。病变以增生性改变为主，局限，很少有胸腔积液，病变通过纤维化痊愈。局部胸膜可出现增厚和粘连。

四、肺外器官结核病的病理变化

肺外器官结核病多由于原发性肺结核血行播散病灶发展的结果，亦可由淋巴道、支气管、消化管直接播散。极少数可为原发性结核，如小儿肠结核。

（一）肠结核

肠结核分为原发性和继发性两种。原发性肠结核很少，小儿可因食用或饮用被结核分枝杆菌污染的食物、牛奶等引起发病。在肠道形成原发综合征，即肠黏膜结核性溃疡、淋巴管炎和局部肠系膜淋巴结结核。大部分肠结核继发于肺结核，因咽下含结核分枝杆菌的痰液感染所致。肠结核主要分为溃疡型结核和增生型结核两种，以前者多见。肠结核可因溃疡愈后瘢痕收缩，局部肿块压迫、肠系膜粘连等导致肠梗阻。

（二）结核性腹膜炎

结核性腹膜炎与结核性胸膜炎、结核性心包炎类似，均为浆膜因结核分枝杆菌感染所致。在全身血行播散性结核时，结核分枝杆菌随血流侵及腹膜，引发结核性腹膜炎，患者可为多浆膜腔结核性炎。肠结核、输卵管结核、卵巢结核等，病变可直接侵及腹膜导致结核性腹膜炎。

（三）淋巴结结核

全身各部位的淋巴结均可发生结核，深部以纵隔、腹腔淋巴结结核多见，表浅淋巴结结核以颈部多见，其次为腋下淋巴结结核。

（四）结核性脑膜炎

结核性脑膜炎以儿童多见，成人较少发生。主要因血行播散性结核所致。病理改变为脑底部脑膜肿胀、渗出，可见结核结节。脑实质可受侵引发病变，形成脑水肿。临床上表现高热、头痛、呕吐、颈项强直、意识丧失等严重症状和体征，脑脊液细胞数增多，颅压增高等。

（五）泌尿及生殖系统结核

1. 肾结核 肾结核主要由血行性播散引发，亦可因膀胱感染结核逆行至肾盂及肾实质，引发肾结核病。病变先在肾皮质及髓质交界处，之后逐渐增大，侵犯肾乳头，大量坏死物质排入肾盂及输尿管，形成结核性空洞。输尿管及膀胱可因尿中的结核分枝杆菌而感染。

2. 生殖系统结核病 男性生殖系统结核由两种途径发生。一种为继发于泌尿系统结核，结核分枝杆菌随尿液经尿道至精囊和前列腺，然后再蔓延至附睾、睾丸等。另一种为血行性播散至附睾，再蔓延到睾丸、精囊及前列腺。

女性生殖系统结核主要由血道及淋巴道播散所致，其次由局部结核病灶直接蔓延引发。输卵管结核发生频率最高，约占90%以上，因管腔阻塞，这也是女性不孕的重要原因之一。继之为卵巢结核、子宫内膜结核等。

（六）骨关节结核

骨关节结核多由血源播散所致，是肺外器官最常见的结核病，约占患者总数的13%左右，好发于儿童和青少年，中年以上亦有发病，男、女比例无明显差异。骨关节结核最常见的发病部位是脊柱。骨关节结核依其病变部位可分为骨结核、滑膜结核和关节结核。

1. 骨结核 病变仅限于骨而未累及滑膜及关节腔的结核称为骨结核，亦可称为单纯骨结核。骨结核依其病变发生部位不同分为以下几种类型：

（1）松质骨结核：按病变部位又可分为中心型和边缘型。中心型松质骨结核易出现干酪坏死，以死骨形成为主而新生骨增生不明显。松质骨边缘型结核病灶与血供丰富的软组织接近，病变易被吸收，一般不形成死骨。

（2）皮质骨（骨干）结核：病变一般由髓腔开始，以溶骨性破坏为主。皮质骨结核为增生型，病变骨周围大量新骨增生，这主要由于病变处的脓汁经 Volkman 小管汇集到骨膜下，使骨膜掀起，骨膜受到刺激所致。死骨、脓肿及窦道很少见，病变也很少扩展到关节，此型结核临床较少见。

（3）干骺端结核：干骺端是介于骨端松质骨和骨干皮质骨之间，既有松质骨也有皮质骨，因此，干骺端结核既有松质骨结核的特点，又具皮质骨结核特征。如局部可以出现死骨及骨膜新生骨。干骺端结核治疗不及时可侵入关节腔，导致全关节结核，严重影响关节功能。

2. 滑膜结核　滑膜组织广泛分布于关节、腱鞘和滑囊等处的内衬，当结核病变仅局限于滑膜而未累及关节软骨和软骨下骨板者称为单纯性滑膜结核。如果病变迅速发展向关节腔内破溃可引起广泛的滑膜结核或关节结核，此时关节肿胀，全身中毒反应亦较明显。滑膜结核常见于滑膜组织分布比较丰富的部位，如髋、膝、肘、踝、肩等。腱鞘和滑囊结核较少见。

3. 关节结核　关节结核发病部位多见于髋、膝、踝、肘和肩关节等。早期关节结核均局限于骨组织或滑膜组织，关节面软骨完好无损，关节功能多无明显障碍，此时若治疗正确及时，关节功能保存完好或基本保存。若病变进一步发展，可穿破关节面软骨侵入关节，导致全关节结核。全关节结核包括骨端、关节面软骨、关节腔和滑膜组织均被侵犯，即使治愈也会出现不同程度的关节功能障碍，严重时可出现纤维性强直，功能将大部丧失。

五、结核病与其他肉芽肿性疾病的鉴别

慢性肉芽肿性炎症（chronic granulomatous inflammation）是以肉芽肿形态结构为特征的增生性炎，可见于多种疾病，不同的致病因素可引起组织学上相同或不同的肉芽肿形态，因此，病理医生要根据肉芽肿的形态对各种疾病进行鉴别。肉芽肿主要分为感染性和非感染性肉芽肿两类。感染性肉芽肿主要包括结核病、非结核分枝杆菌病及真菌病等，非感染性肉芽肿主要包括结节病、肉芽肿性多血管炎、支气管中心肉芽肿病及异物肉芽肿等。

（一）非结核分枝杆菌病

非结核分枝杆菌（NTM）是指分枝杆菌属内除结核分枝杆菌复合群（结核分枝杆菌、牛型分枝杆菌、非洲分枝杆菌、田鼠分枝杆菌）和麻风分枝杆菌以外的分枝杆菌，其中部分为致病菌或条件致病菌，现统称为非结核分枝杆菌。由非结核分枝杆菌感染引发的疾病，称非结核分枝杆菌病（NTM 病）。NTM 病病理改变与结核病类似，可出现坏死性肉芽肿性炎或非坏死性肉芽肿性炎改变（图 2-2-22），有时伴化脓性炎（图 2-2-23），病理组织学及抗酸染色阳性杆菌形态上（图 2-2-24）很难将二者区别，鉴别主要依据结核分枝杆菌培养、PCR 技术和基因测序等。NTM 肺病出现坏死和空洞形成，常为多发性或多房性，侵及双肺，位于胸膜下，以薄壁为主，洞内坏死层较厚，与肺结核空洞有所不同。

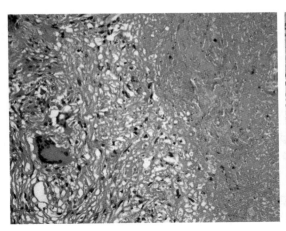

图 2-2-22　非结核分枝杆菌病
注：HE 染色，坏死性肉芽肿性炎，与结核病变形
　　态类似，两者很难区别。

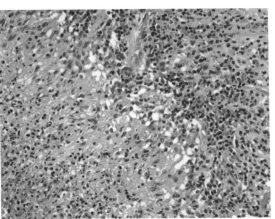

图 2-2-23　非结核分枝杆菌病（脓肿区），HE 染色

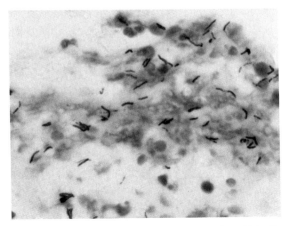

图 2-2-24　非结核分枝杆菌病，抗酸染色阳性杆菌
注：形态与结核分枝杆菌无法区别（基因检测为龟
　　分枝杆菌）。

（二）真菌病

真菌病（fungal disease）是由真菌感染引起的疾病。一般多见的真菌病有曲霉菌病、隐球菌病、毛霉菌病和酵母菌病等。病理改变主要为急、慢性炎，可出现肉芽肿性炎，在病变区内通过特殊染色可找到相应的致病真菌。常用的染色方法为六胺银和 PAS 染色，前者真菌为棕黑色，后者为红色。

（三）结节病

结节病（sarcoidosis）又称类肉瘤病，是一种原因和发病机制尚不明确的肉芽肿性疾病。全身多个系统均可受累，但以肺和肺门淋巴结受累最为常见。临床一般多无发热，可出现刺激性咳嗽等，影像学常见双肺门对称性增大（纵隔淋巴结肿大）。具有辅助诊断结节病的有效单项指标是血清血管紧张素转换酶（SACE）多增高和支气管灌洗液（BALF）T 淋巴细胞亚群 CD4/CD8 比值大于 3.5，两者联合应用诊断结节病可提高诊断率和预测价值。结核菌素试验常为阴性或弱阳性，这些与结核病有不同。结节病病理所见为非坏死性肉芽肿，与增殖性结核病肉芽肿相似，但以下改变是其相对特点：结节的大小较一致，各自境界清楚；结节中心无坏死；在多核巨细胞内有时可见到包涵体（星形体、Schaumann 小体），抗酸染色阴性。

（四）肉芽肿性多血管炎

肉芽肿性血管炎（granulomatosis with polyangiitis，GPA）既往称韦格纳肉芽肿病（Wegener's granulomatosis，WG），是一种全身系统性疾病。GPA 常累及肺、上呼吸道和肾脏。临床多表现为发热、体重下降、咳嗽、胸痛及咯血等。一般为双肺多发结节，界限较清。患者血清 ANCA，特别是 C-ANCA 常阳性。支气管镜活检和细针肺穿刺活检常因组织少而不能明确诊断，多采用开胸或胸腔镜取较大组织活检。GPA 组织学改变是以坏死性肉芽肿性炎伴血管炎为其特征，抗酸染色、结核分枝杆菌核酸（TB-DNA）、PAS 染色阴性等可与结核、真菌病等进行鉴别。

（五）支气管中心性肉芽肿病

支气管中心性肉芽肿病（bronchocentric granulomatosis，BCG）是发生在支气管及细支气管的坏死性肉芽肿性炎。该病的主要组织形态学特点是以支气管和细支气管为中心形成的坏死性肉芽肿性炎，破坏支气管、支气管壁和黏膜，可累及周围肺组织。严重的病例可见支气管旁血管炎，但无纤维素样坏死。有时，在坏死区通过特殊染色可见散在真菌菌丝。支气管中心性肉芽肿病与 GPA 的鉴别主要看有无坏死性血管炎。与感染性肉芽肿疾病鉴别，除依据病变组织结构、病变分布外，更为重要的是查找病原体。

（六）异物肉芽肿

异物（foreign bodies）肉芽肿是由异物引起的肉芽肿。常见的异物如手术缝线、石棉、滑石粉、木刺及其他异物等。典型异物反应为巨噬细胞及异物巨细胞包围异物，细胞质内有时可见有吞噬的异物。异物巨细胞的核多在细胞质中心排列，呈簇状，与结核性肉芽肿的朗格汉斯巨细胞有所不同。

（七）肺癌

结核病有时需与肺癌鉴别，特别在手术中冰冻诊断时，当肉芽肿病变缺少多核巨细胞，且细胞丰富、增生活跃时应与肺癌进行鉴别，寻找是否存在浸润性生长对鉴别诊断会有帮助。

（八）淋巴造血组织肿瘤

结核病还需与霍奇金淋巴瘤及淋巴瘤样肉芽肿病鉴别，当肿瘤组织内出现肉芽肿病变和/或坏死、瘤细胞稀少时，容易误诊为结核病。

（九）类风湿性肺病

类风湿性肺病（rheumatoid lung disease，RLD）又称为类风湿性关节炎相关性间质性肺病（rheumatoid arthritis-associated interstitial lung disease，RA-ILD），是指类风湿关节炎引起的呼吸系统的改变。类风湿性肺病的典型肺部改变是出现类风湿结节（rheumatoid nodules）。类风湿结节多位于胸膜下，呈圆形，单个或多个结节，镜下中心为纤维素样坏死，周围有上皮样细胞呈栅栏状或放射状排列，最外层为肉芽组织。部分病例可出现凝固性坏死及血管炎改变。类风湿性肺病应与其他肺间质性疾病鉴别，当出现类风湿结节时，要与其他肉芽肿性疾病鉴别，如结核等，诊断需结合临床、影像及相关实验室检查（如类风湿因子升高等）。

（十）克罗恩病

克罗恩病（Crohn's disease）是一种原因未明的多发于胃肠道的疾病。发病年龄有两个高峰期，20~40岁和60~70岁。本病以回肠末端和结肠多见，为反复发作的慢性进行性炎。镜下可见不连续性肠炎，裂隙状溃疡，淋巴细胞增生及结节病样肉芽肿形成。肉芽肿中心一般无坏死，抗酸染色阴性。肠结核常见干酪样坏死及肠系膜淋巴结结核。

（十一）坏死性淋巴结炎

1972年因kiuchi首先报道，因此又称菊池病。病因不明，年轻人多见，常伴高热。肿大淋巴结一般为单个，以颈部多见，触之有痛感。白细胞正常或偏低。组织学表现为淋巴结结构消失，可见坏死和大量核碎屑，但无中性粒细胞，应与结核早期坏死而又无肉芽肿病变形成时鉴别，抗酸染色是预防病理误诊的重要方法之一。

（十二）猫抓病

猫抓病（cat scratch disease）一般多因猫抓伤引起的淋巴结炎，病因尚不太清楚，主要累及滑车、腋下及颈部淋巴结。淋巴结肿大，并可见多灶状小脓肿形成，周边围以上皮样细胞，但无干酪样坏死，抗酸染色阴性。

（张海青）

参考文献

[1] 唐神结，高文.临床结核病学[M].2版.北京：人民卫生出版社，2019.

[2] 刘彤华.诊断病理学[M].3版北京：人民卫生出版社，2013.

[3] 王恩华，张杰.临床病理诊断与鉴别诊断-气管、肺、纵隔及胸膜疾病[M].北京：人民卫生出版社，2018.

[4] 张海青，车南颖.我国结核病病理学诊断和研究的现状与展望[J].中国防痨杂志，2014,36(9):793-797.

[5] 姚琴，徐作军，黄慧，等.单项和联合指标在结节病诊断中的预测价值评价[J].中华结核和呼吸杂志，2008,31(7):488-497.

[6] 中华医学会结核病学分会.中国结核病病理学诊断专家共识[J].中华结核和呼吸杂志，2017,40(6):419-425.

第八节　肺结核的诊断要点

根据我国最新的结核病分类标准，肺结核分为原发性肺结核、血行播散性肺结核、继发性肺结核、气管支气管结核和结核性胸膜炎5型。

一、原发性肺结核的诊断要点

（一）疑似病例

1. **影像学表现**　原发性肺结核主要表现为肺内原发病灶及胸内淋巴结肿大，或单纯胸内淋巴结肿大。儿童原发性肺结核也可表现为空洞、干酪性肺炎以及由支气管淋巴瘘导致的支气管结核。

2. 临床表现

（1）症状

1）全身症状：盗汗、疲乏、间断或持续午后低热、食欲不振、体重减轻等，女性患者可伴有月经失调或闭经。

2）呼吸道症状：咳嗽、咳痰 ≥ 2 周，或痰中带血或咯血。

（2）体征：早期肺部体征不明显，当病变累及范围较大时，局部叩诊呈浊音，听诊可闻及管状呼吸音，合并感染或合并支气管扩张时，可闻及湿性啰音。

病变累及气管、支气管，引起局部狭窄时，听诊可闻及固定、局限性的哮鸣音，当引起肺不张时，可表现气管向患侧移位，患侧胸廓塌陷、肋间隙变窄、叩诊为浊音或实音、听诊呼吸音减弱或消失。

3. 流行病学史 肺结核患者接触史。

4. 辅助检查

（1）结核菌素皮肤试验中度阳性或强阳性。

（2）γ-干扰素释放试验阳性。

（3）结核分枝杆菌抗体阳性。

成人：具备"1"可诊断原发性肺结核疑似病例。

5 岁以下儿童：

具备"2"+"3"或"4"中任一条可诊断原发性肺结核疑似病例。

（二）临床诊断病例

1. 影像学表现 原发性肺结核主要表现为肺内原发病灶及胸内淋巴结肿大，或单纯胸内淋巴结肿大。儿童原发性肺结核也可表现为空洞、干酪性肺炎以及由支气管淋巴瘘导致的支气管结核。

2. 临床表现

（1）症状

1）全身症状：盗汗、疲乏、间断或持续午后低热、食欲不振、体重减轻等，女性患者可伴有月经失调或闭经。

2）呼吸道症状：咳嗽、咳痰 ≥ 2 周，或痰中带血或咯血。

（2）体征：早期肺部体征不明显，当病变累及范围较大时，局部叩诊呈浊音，听诊可闻及管状呼吸音，合并感染或合并支气管扩张时，可闻及湿性啰音。

病变累及气管、支气管，引起局部狭窄时，听诊可闻及固定、局限性的哮鸣音，当引起肺不张时，可表现气管向患侧移位，患侧胸廓塌陷、肋间隙变窄、叩诊为浊音或实音、听诊呼吸音减弱或消失。

3. 辅助检查

（1）结核菌素皮肤试验中度阳性或强阳性。

（2）γ-干扰素释放试验阳性。

（3）结核分枝杆菌抗体阳性。

4. 病理 肺外组织病理表现为典型的结核病病理特征。

成人：具备"1"+"2"或"3"中任何一条或"4"可临床诊断原发性肺结核。

儿童：具备"1"+"2"和"3"中任何一条可临床诊断原发性肺结核。

（三）确诊病例

1. 痰涂片阳性原发性肺结核

（1）2份痰标本涂片抗酸染色检查阳性。

（2）1份痰标本涂片抗酸染色检查阳性，同时具备影像学表现：原发性肺结核主要表现为肺内原发病灶及胸内淋巴结肿大，或单纯胸内淋巴结肿大。儿童原发性肺结核也可表现为空洞、干酪性肺炎以及由支气管淋巴瘘导致的支气管结核。

（3）1份痰标本涂片抗酸染色检查阳性，并且1份痰标本分枝杆菌培养阳性鉴定为结核分枝杆菌复合群。

具备"（1）"或"（2）"或"（3）"任何一条可诊断痰涂片阳性原发性肺结核。

2. 仅分枝杆菌分离培养阳性肺结核诊断

（1）影像学表现：原发性肺结核主要表现为肺内原发病灶及胸内淋巴结肿大，或单纯胸内淋巴结肿大。儿童原发性肺结核也可表现为空洞、干酪性肺炎以及由支气管淋巴瘘导致的支气管结核。

（2）2份痰标本涂片抗酸染色阴性。

（3）1份痰标本分枝杆菌培养阳性鉴定为结核分枝杆菌复合群。

具备"（1）"+"（2）"+"（3）"可诊断仅分枝杆菌分离培养阳性原发性肺结核。

3. 分子生物学检查阳性原发性肺结核诊断

（1）影像学表现：原发性肺结核主要表现为肺内原发病灶及胸内淋巴结肿大，或单纯胸内淋巴结肿大。儿童原发性肺结核也可表现为空洞、干酪性肺炎以及由支气管淋巴瘘导致的支气管结核。

（2）结核分枝杆菌核酸检测阳性。

具备"（1）"+"（2）"可诊断分子生物学检查阳性原发性肺结核。

4. 肺组织病理学检查阳性原发性肺结核诊断
具备肺组织病理表现为典型的结核病病理特征可诊断为肺组织病理学检查阳性原发性肺结核。

二、血行播散性肺结核的诊断要点

（一）疑似病例

1. 影像学表现
急性血行播散性肺结核表现为两肺均匀分布的大小、密度一致的粟粒阴影；亚急性或慢性血行播散性肺结核的弥漫病灶，多分布于两肺的上中部，大小不一，密度不等，可有融合。儿童急性血行播散性肺结核有时仅表现为磨玻璃样影，婴幼儿粟粒病灶周围渗出明显，边缘模糊，易于融合。

2. 临床表现

（1）症状

1）全身症状：盗汗、疲乏、间断或持续午后低热、食欲不振、体重减轻等，女性患者可伴有月经失调或闭经。

2）呼吸道症状：咳嗽、咳痰 ≥ 2 周，或痰中带血或咯血。

（2）体征：早期肺部体征不明显，当病变累及范围较大时，局部叩诊呈浊音，听诊可闻及管状呼吸音，合并感染或合并支气管扩张时，可闻及湿性啰音。

病变累及气管、支气管，引起局部狭窄时，听诊可闻及固定、局限性的哮鸣音，当引起肺不张时，可表现气管向患侧移位，患侧胸廓塌陷、肋间隙变窄、叩诊为浊音或实音、听诊呼吸音减弱或消失。

3. 流行病学史　肺结核患者接触史。

4. 辅助检查

（1）结核菌素皮肤试验中度阳性或强阳性。

（2）γ-干扰素释放试验阳性。

（3）结核分枝杆菌抗体阳性。

成人：具备"1"可诊断急性血行播散性肺结核疑似病例。

5岁以下儿童：具备"2"+"3"或"4"中任一条可诊断急性血行播散性肺结核疑似病例。

（二）临床诊断病例

1. 影像学表现　急性血行播散性肺结核表现为两肺均匀分布的大小、密度一致的粟粒阴影；亚急性或慢性血行播散性肺结核的弥漫病灶，多分布于两肺的上中部，大小不一，密度不等，可有融合。儿童急性血行播散性肺结核有时仅表现为磨玻璃样影，婴幼儿粟粒病灶周围渗出明显，边缘模糊，易于融合。

2. 临床表现

（1）症状

1）全身症状：盗汗、疲乏、间断或持续午后低热、食欲不振、体重减轻等，女性患者可伴有月经失调或闭经。

2）呼吸道症状：咳嗽、咳痰≥2周，或痰中带血或咯血。

（2）体征：早期肺部体征不明显，当病变累及范围较大时，局部叩诊呈浊音，听诊可闻及管状呼吸音，合并感染或合并支气管扩张时，可闻及湿性啰音。

病变累及气管、支气管，引起局部狭窄时，听诊可闻及固定、局限性的哮鸣音，当引起肺不张时，可表现气管向患侧移位，患侧胸廓塌陷、肋间隙变窄、叩诊为浊音或实音、听诊呼吸音减弱或消失。

3. 辅助检查

（1）结核菌素皮肤试验中度阳性或强阳性。

（2）γ-干扰素释放试验阳性。

（3）结核分枝杆菌抗体阳性。

4. 病理　肺外组织病理表现为典型的结核病病理特征。

成人：具备"1"+"2"或"3"中任何一条或"4"可临床诊断急性血行播散性肺结核。

儿童：具备"1"+"2"+"3"中任何一条可临床诊断急性血行播散性肺结核。

（三）确诊病例

1. 痰涂片阳性原发性肺结核

（1）2份痰标本涂片抗酸染色检查阳性。

（2）1份痰标本涂片抗酸染色检查阳性，同时具备影像学表现：急性血行播散性肺结核表现为两肺均匀分布的大小、密度一致的粟粒阴影；亚急性或慢性血行播散性肺结核的弥漫病灶，多分布于两肺的上中部，大小不一，密度不等，可有融合。儿童急性血行播散性肺结核有时仅表现为磨玻璃样影，婴幼儿粟粒病灶周围渗出明显，边缘模糊，易于融合。

（3）1份痰标本涂片抗酸染色检查阳性，并且1份痰标本分枝杆菌培养阳性鉴定为结核分枝杆菌复合群。

具备"（1）"或"（2）"或"（3）"任何一条可诊断痰涂片阳性急性血行播散性肺结核。

2. 仅分枝杆菌分离培养阳性肺结核诊断

（1）影像学表现：急性血行播散性肺结核表现为两肺均匀分布的大小、密度一致的粟粒阴影；亚急性或慢性血行播散性肺结核的弥漫病灶，多分布于两肺的上中部，大小不一，密度不等，可有融合。儿童急性血行播散性肺结核有时仅表现为磨玻璃样影，婴幼儿粟粒病灶周围渗出明显，边缘模糊，易于融合。

（2）2份痰标本涂片抗酸染色阴性。

（3）1份痰标本分枝杆菌培养阳性鉴定为结核分枝杆菌复合群。

具备"（1）"+"（2）"+"（3）"可诊断仅分枝杆菌分离培养阳性急性血行播散性肺结核。

3. 分子生物学检查阳性原发性肺结核诊断

（1）影像学表现：原发性肺结核主要表现为肺内原发病灶及胸内淋巴结肿大，或单纯胸内淋巴结肿大。儿童原发性肺结核也可表现为空洞、干酪性肺炎以及由支气管淋巴瘘导致的支气管结核。

（2）结核分枝杆菌核酸检测阳性。

具备"（1）"+"（2）"可诊断分子生物学检查阳性急性血行播散性肺结核。

4. 肺组织病理学检查阳性原发性肺结核诊断　具备肺组织病理表现为典型的结核病病理特征可诊断为肺组织病理学检查阳性急性血行播散性肺结核。

三、继发性肺结核的诊断要点

（一）疑似病例

1. 影像学表现　继发性肺结核胸部影像表现多样。轻者主要表现为斑片、结节及索条影，或表现为结核瘤或孤立空洞；重者可表现为大叶性浸润、干酪性肺炎、多发空洞形成和支气管播散等；反复迁延进展者可出现肺损毁，损毁肺组织体积缩小，其内多发纤维厚壁空洞、继发性支气管扩张，或伴有多发钙化等，邻近肺门和纵隔结构牵拉移位，胸廓塌陷，胸膜增厚粘连，其他肺组织出现代偿性肺气肿和新旧不一的支气管播散病灶等。

2. 临床表现

（1）症状

1）全身症状：盗汗、疲乏、间断或持续午后低热、食欲不振、体重减轻等，女性患者可伴有月经失调或闭经。

2）呼吸道症状：咳嗽、咳痰 ≥ 2 周，或痰中带血或咯血。

（2）体征：早期肺部体征不明显，当病变累及范围较大时，局部叩诊呈浊音，听诊可闻及管状呼吸音，合并感染或合并支气管扩张时，可闻及湿性啰音。

病变累及气管、支气管，引起局部狭窄时，听诊可闻及固定、局限性的哮鸣音，当引起肺不张时，可表现气管向患侧移位，患侧胸廓塌陷、肋间隙变窄、叩诊为浊音或实音、听诊呼吸音减弱或消失。

3. 流行病学史 肺结核患者接触史。

4. 辅助检查

（1）结核菌素皮肤试验中度阳性或强阳性。

（2）γ-干扰素释放试验阳性。

（3）结核分枝杆菌抗体阳性。

成人：具备 "1" 可诊断继发性肺结核疑似病例。

5 岁以下儿童：具备 "2" + "3" 或 "4" 中任一条可诊断继发性肺结核疑似病例。

（二）临床诊断病例

1. 影像学表现 继发性肺结核胸部影像表现多样。轻者主要表现为斑片、结节及索条影，或表现为结核瘤或孤立空洞；重者可表现为大叶性浸润、干酪性肺炎、多发空洞形成和支气管播散等；反复迁延进展者可出现肺损毁，损毁肺组织体积缩小，其内多发纤维厚壁空洞、继发性支气管扩张，或伴有多发钙化等，邻近肺门和纵隔结构牵拉移位，胸廓塌陷，胸膜增厚粘连，其他肺组织出现代偿性肺气肿和新旧不一的支气管播散病灶等。

2. 临床表现

（1）症状

1）全身症状：盗汗、疲乏、间断或持续午后低热、食欲不振、体重减轻等，女性患者可伴有月经失调或闭经。

2）呼吸道症状：咳嗽、咳痰 ≥ 2 周，或痰中带血或咯血。

（2）体征：早期肺部体征不明显，当病变累及范围较大时，局部叩诊呈浊音，听诊可闻及管状呼吸音，合并感染或合并支气管扩张时，可闻及湿性啰音。

病变累及气管、支气管，引起局部狭窄时，听诊可闻及固定、局限性的哮鸣音，当引起肺不张时，可表现气管向患侧移位，患侧胸廓塌陷、肋间隙变窄、叩诊为浊音或实音、听诊呼吸音减弱或消失。

3. 辅助检查

（1）结核菌素皮肤试验中度阳性或强阳性。

（2）γ-干扰素释放试验阳性。

（3）结核分枝杆菌抗体阳性。

4. 病理 肺外组织病理表现为典型的结核病病理特征。

成人：具备 "1" + "2" 或 "3" 中任何一条或 "4" 可临床诊断继发性肺结核。

儿童：具备 "1" + "2" + "3" 中任何一条可临床诊断继发性肺结核。

（三）确诊病例

1. 痰涂片阳性原发性肺结核

（1）2 份痰标本涂片抗酸染色检查阳性。

（2）1份痰标本涂片抗酸染色检查阳性，同时具备影像学表现：继发性肺结核胸部影像表现多样。轻者主要表现为斑片、结节及索条影，或表现为结核瘤或孤立空洞；重者可表现为大叶性浸润、干酪性肺炎、多发空洞形成和支气管播散等；反复迁延进展者可出现肺损毁，损毁肺组织体积缩小，其内多发纤维厚壁空洞、继发性支气管扩张，或伴有多发钙化等，邻近肺门和纵隔结构牵拉移位，胸廓塌陷，胸膜增厚粘连，其他肺组织出现代偿性肺气肿和新旧不一的支气管播散病灶等。

（3）1份痰标本涂片抗酸染色检查阳性，并且1份痰标本分枝杆菌培养阳性鉴定为结核分枝杆菌复合群。

具备"（1）"或"（2）"或"（3）"任何一条可诊断痰涂片阳性继发性肺结核。

2. 仅分枝杆菌分离培养阳性肺结核诊断

（1）影像学表现：继发性肺结核胸部影像表现多样。轻者主要表现为斑片、结节及索条影，或表现为结核瘤或孤立空洞；重者可表现为大叶性浸润、干酪性肺炎、多发空洞形成和支气管播散等；反复迁延进展者可出现肺损毁，损毁肺组织体积缩小，其内多发纤维厚壁空洞、继发性支气管扩张，或伴有多发钙化等，邻近肺门和纵隔结构牵拉移位，胸廓塌陷，胸膜增厚粘连，其他肺组织出现代偿性肺气肿和新旧不一的支气管播散病灶等。

（2）2份痰标本涂片抗酸染色阴性。

（3）1份痰标本分枝杆菌培养阳性鉴定为结核分枝杆菌复合群。

具备"（1）"+"（2）"+"（3）"可诊断仅分枝杆菌分离培养阳性继发性肺结核。

3. 分子生物学检查阳性原发性肺结核诊断

（1）影像学表现：继发性肺结核胸部影像表现多样。轻者主要表现为斑片、结节及索条影，或表现为结核瘤或孤立空洞；重者可表现为大叶性浸润、干酪性肺炎、多发空洞形成和支气管播散等；反复迁延进展者可出现肺损毁，损毁肺组织体积缩小，其内多发纤维厚壁空洞、继发性支气管扩张，或伴有多发钙化等，邻近肺门和纵隔结构牵拉移位，胸廓塌陷，胸膜增厚粘连，其他肺组织出现代偿性肺气肿和新旧不一的支气管播散病灶等。

（2）结核分枝杆菌核酸检测阳性。

具备"（1）"+"（2）"可诊断分子生物学检查阳性继发性肺结核。

4. 肺组织病理学检查阳性原发性肺结核诊断
具备肺组织病理表现为典型的结核病病理特征可诊断为肺组织病理学检查阳性继发性肺结核。

四、气管及支气管结核

（一）疑似病例

1. 影像学表现　气管及支气管结核主要表现为气管或支气管壁不规则增厚、管腔狭窄或阻塞，狭窄支气管远端肺组织可出现继发性不张或实变、支气管扩张及其他部位支气管播散病灶等。

2. 临床表现

（1）症状

1）全身症状：盗汗、疲乏、间断或持续午后低热、食欲不振、体重减轻等，女性患者可伴有月经失调或闭经。

2）呼吸道症状：咳嗽、咳痰≥2周，或痰中带血或咯血。

（2）体征：早期肺部体征不明显，当病变累及范围较大时，局部叩诊呈浊音，听诊可闻及管状呼吸音，合并感染或合并支气管扩张时，可闻及湿性啰音。

病变累及气管、支气管，引起局部狭窄时，听诊可闻及固定、局限性的哮鸣音，当引起肺不张时，可表现气管向患侧移位，患侧胸廓塌陷、肋间隙变窄、叩诊为浊音或实音、听诊呼吸音减弱或消失。

3. **流行病学史** 肺结核患者接触史。

4. **辅助检查**

（1）结核菌素皮肤试验中度阳性或强阳性。

（2）γ-干扰素释放试验阳性。

（3）结核分枝杆菌抗体阳性。

成人：具备"1"可诊断气管及支气管结核疑似病例。

5岁以下儿童：

具备"2"+"3"或"4"中任一条可诊断气管及支气管结核疑似病例。

（二）临床诊断病例

1. **影像学表现** 气管及支气管结核主要表现为气管或支气管壁不规则增厚、管腔狭窄或阻塞，狭窄支气管远端肺组织可出现继发性不张或实变、支气管扩张及其他部位支气管播散病灶等。

2. **支气管镜检查** 支气管镜检查可直接观察气管和支气管病变。

具备"1"+"2"可临床诊断气管及支气管结核。

（三）确诊病例

1. **支气管镜检查** 支气管镜检查可直接观察气管和支气管病变。

2. **气管、支气管病理学检查** 符合典型的结核病病理特征。

3. **气管、支气管分泌物病原学检查**

（1）抗酸染色涂片阳性。

（2）分枝杆菌培养阳性，菌种鉴定为结核分枝杆菌复合群。

（3）结核分枝杆菌核酸检测阳性。

具备"1"+"2"或"3"中任何一条可确诊气管及支气管结核。

五、结核性胸膜炎的诊断要点

（一）疑似病例

1. **胸部影像表现** 胸膜腔游离积液、局部包裹积液或胸膜增厚。

2. **结核全身中毒症状** 如发热、乏力、盗汗等，或伴有呼吸道症状，如刺激性咳嗽、胸痛和呼吸困难等。

3. **接触史** 肺结核患者接触史。

4. **结核菌素皮肤试验** 中度阳性或强阳性。

5. **γ-干扰素释放试验** 阳性。

成人及5岁以上儿童：具备"1"。

5 岁以下儿童："1"＋"2"以及"3、4 和 5 中的任一条"。

（二）临床诊断病例

1. **胸部影像表现** 胸膜腔游离积液、局部包裹积液或胸膜增厚。

2. **胸腔积液性质** 渗出液、ADA 升高。

3. **结核全身中毒症状** 如发热、乏力、盗汗等，或伴有呼吸道症状，如刺激性咳嗽、胸痛和呼吸困难等。

4. **结核菌素皮肤试验** 中度阳性或强阳性。

5. **γ-干扰素释放试验** 阳性。

6. **结核分枝杆菌抗体** 阳性。

成人：具备"1"＋"2"以及"4、5 和 6"中的任一条。

儿童：具备"1"＋"2"＋"3"以及"4、5 和 6"中的任一条。

（三）确诊病例

1. **胸部影像表现** 胸膜腔游离积液、局部包裹积液或胸膜增厚。

2. **胸膜组织病理表现** 为典型的结核病病理特征。

3. **胸腔积液培养** 阳性并鉴定为结核分枝杆菌复合群。

4. **胸腔积液结核分枝杆菌核酸检测** 阳性。

"1"＋"2"确诊。

"1"＋"3"或"1"＋"4"确诊。

（陈效友）

第三章
肺结核的鉴别诊断

鉴别诊断主要是从患者现有的临床资料与其他疾病鉴别，并排除其他疾病的诊断过程。此项工作需要细致的临床观察，合理地收集可能获得的临床信息，包括一些有创或无创的辅助检查，综合所有客观的资料，通过缜密的临床诊断思维分析，最终做出某种疾病的诊断或排除相关疾病。

第一节　原发性肺结核的鉴别诊断

一、概述

原发性肺结核是指结核分枝杆菌初次通过呼吸道入侵肺脏，引起病理改变，或出现临床症状者。原发性肺结核以儿童居多，青壮年或成人较少。

原发性肺结核的发病机制是空气中含有结核分枝杆菌的微滴核，经过呼吸道吸入肺泡腔，迅速被肺泡巨噬细胞吞噬，巨噬细胞内的结核分枝杆菌未被巨噬细胞杀灭，部分细菌在巨噬细胞内繁殖，细菌数量达到一定程度时，导致巨噬细胞崩解，结核分枝杆菌释放，在肺泡继续繁殖，引起周围淋巴细胞等聚集，释放相应的细胞因子，招募更多的淋巴细胞和上皮细胞等，形成结核结节，即为原发病灶。可发生在肺的任何部位，多见于右肺上叶底部、中叶或下叶上部，靠近胸膜下。

原发性肺结核可侵犯包括肺实质、肺门或纵隔淋巴结、气管和胸膜在内的一个部位或多个部位。

二、胸部 X 线表现

原发性肺结核肺内病变在胸部 X 线上可表现为四期。

（一）浸润期

结核分枝杆菌侵入肺泡后引起的浸润性炎症，病变的大小存在差异，可以表现为结节影，也可以表现为大叶性实变。

（二）两极期

肺内结节病灶内的结核分枝杆菌通过淋巴管，引起淋巴管炎，进而达到肺门淋巴结，引起肺门淋巴结肿大。在 X 线上表现为哑铃型病变，即为原发综合征。

（三）进展恶化期

因机体适应性免疫功能尚未建立，或建立不完善，部分的病例肺内原发病灶继续增大，并出现干酪坏死，经引流支气管排出，形成空洞性病变。

（四）钙化

部分患者因适应性免疫功能建立，肺内病变局限，可形成钙化灶，是机体对病变的自限或自愈结果。

三、症状和体征

临床上可无症状，也可以表现为发热、盗汗、乏力、结节性红斑等结核中毒症状。多数患者可无阳性体征，部分儿童可出现肝脾肿大，出现结节性红斑和疱疹性结膜炎。

四、临床诊断

原发性肺结核的诊断通常需要结合病史、临床症状及体征、胸部 X 线特征以及实验室检查作出。但通常有部分患者无明确的接触史、临床症状不明显、仅有典型或不典型的胸部 X 线表现，实验室痰涂片或培养阳性率不超过 20%。因此，需要重视包括结核菌素皮肤试验及 / 或 γ- 干扰素释放试验的结果来综合判断。

五、鉴别诊断

对于细菌学阴性、影像学不典型的原发性肺结核诊断十分困难。原发性肺结核胸部 X 线表现为原发综合征和胸内或肺门淋巴结结核。因此，鉴别诊断从两个方面展开：原发综合征有时表现为大叶性肺炎，肺门或胸内淋巴结结核有时需要与肿瘤相鉴别。

（一）细菌性肺炎

1. 社区获得性肺炎　社区获得性肺炎（community-acquired pneumonia，CAP）是指在医院外罹患的感染性肺实质（含肺泡壁，即广义上的肺间质）炎症，包括具有明确潜伏期的病原体感染在入院后潜伏期内发病的肺炎。CAP 的诊断标准如下：

（1）社区发病。

（2）肺炎相关临床表现：新近出现的咳嗽、咳痰或原有的呼吸道疾病症状加重，伴或不伴脓痰、胸痛、呼吸困难及咯血；发热；肺实变体征及 / 或闻及湿性啰音；外周血白细胞 $>10 \times 10^9/L$ 或 $<4 \times 10^9/L$，伴或不伴细胞核左移。

（3）胸部影像学检查显示新出现的斑片状浸润影、叶状或段实变影、磨玻璃影或间质性改变，伴或不伴胸腔积液。

符合（1）和（3）或（2）中任何 1 项，并除外肺结核、肺部肿瘤、非感染性肺间质性疾病、肺水肿、肺不张、肺栓塞、肺嗜酸性粒细胞浸润症及肺血管炎等后，可建立临床诊断。

2. 医院获得性肺炎　医院获得性肺炎（hospital acquired pneumonia，HAP）是指患者

入院时不存在也不处于感染潜伏期，于入院 48 小时后在医院发生的肺炎。

由于基础疾病严重、免疫力低下以及治疗措施（药物、机械通气等）的干扰等，HAP 的表现常不典型，症状变化不定，影像学表现多变，并发症较多。根据 HAP 发病时间，可分为早发和晚发 HAP，早发 HAP 是指住院前 4 天内发生的肺炎，主要由敏感菌引起，预后好；晚发 HAP 是指住院 5 天或 5 天以后发生的肺炎，主要由多重耐药菌引起，病死率高。

HAP 的诊断尚无公认的金标准。目前大部分指南采用的 HAP 临床诊断标准为：

（1）影像学检查提示肺内出现新的或进展性的浸润影。

（2）同时存在以下两种以上的症状：发热（体温 >38℃）、中性粒细胞增多（>10×10^9/L）或减少（<4×10^9/L）、脓性痰。

（二）肿瘤

1. 原发性支气管肺癌 原发性支气管肺癌（以下简称肺癌）是我国最常见的恶性肿瘤之一。国家癌症中心 2019 年 1 月发布：2015 年，我国新发肺癌病例 78.7 万例（男性 52.0 万，女性 26.7 万），发病率为 57.26/10 万，居恶性肿瘤首位（男性首位，女性第 2 位），占恶性肿瘤新发病例的 20.03%（男性 24.17%，女性 15.02%）。

40 岁以上、吸烟并具有以下特点者，需采取相应的措施进行肺癌的相关检查。

（1）持续 2 周以上的刺激性咳嗽，治疗无效。

（2）原有慢性呼吸道疾病，近期出现咳嗽性质改变。

（3）单侧局限性哮鸣音，不因咳嗽改变。

（4）反复同一部位肺炎，尤其是肺段性肺炎，抗生素治疗效果不佳。

（5）原因不明的肺脓肿，无异物吸入史和中毒症状，抗生素治疗效果差。

（6）原因不明的关节疼痛及杵状指 / 趾。

（7）影像学发现局限性肺气肿，肺段或肺叶不张，相应支气管可疑截断。

（8）短时间内孤立性圆形、类圆形病灶和单侧肺门阴影体积增大、实性成分增多。

（9）原有稳定性肺结核病灶，其他部位出现新的病灶，抗结核治疗后病灶反而增大或形成空洞，痰结核分枝杆菌阴性。

（10）不明原因的迁移性、栓塞性下肢静脉炎。

诊断标准：

（1）病理学诊断标准：无明显的肺外原发病灶，且符合下列各项之一者，可确立病理学诊断。

1）肺手术标本经病理、组织学证实。

2）行开胸探查，经皮肺穿刺或经纤维支气管镜采得肺或支气管活检组织标本，经组织学诊断为原发性支气管肺癌。

3）颈部或腋下淋巴结、胸壁、胸膜或皮下结节等转移灶活检，组织学表现符合原发性支气管肺癌，且肺或支气管壁内疑有肺癌存在，临床上有能排除其他器官原发癌症者。

4）经尸检发现肺有癌灶，组织学诊断符合原发性支气管肺癌者。

（2）细胞学诊断标准：痰液、纤维支气管镜毛刷、抽吸、冲洗等获得细胞学标本，镜下所见符合肺癌细胞学诊断标准者，诊断可以确立。但需排除上呼吸道甚至食管肿瘤的可能。

（3）临床诊断标准：符合下列各项之一者，可以确立临床诊断：

胸部 X 线片见肺部有孤立性结节或肿块阴影，边缘毛糙呈分叶状，有切迹或毛刺，并在短期内（2～3 个月）逐渐增大者，尤其经过短期积极药物治疗后可排除结核及其他炎性病变者。

段性肺炎在短期内（2～3 个月）逐渐发展为全肺不张，或在其相应部位的肺根部出现肿块，并逐渐增大者。

肺部病灶伴有远处转移，邻近器官受侵或压迫症状表现者，如肺门及 / 或纵隔淋巴结明显肿大短期内发展的上腔静脉综合征，骨质破坏，同侧喉返神经麻痹（除外结核病及主动脉病变引起者）。

2. 淋巴瘤　淋巴瘤是起源于淋巴造血系统的恶性肿瘤，主要表现为无痛性淋巴结肿大，肝脾肿大，全身各组织器官均可受累，伴发热、盗汗、消瘦、瘙痒等全身症状。

根据瘤细胞分为非霍奇金淋巴瘤（non-Hodgkin Lymphoma，NHL）和霍奇金淋巴瘤（hodgkin lymphoma，HL）两类。病理学特征在霍奇金淋巴瘤为瘤组织内含有淋巴细胞、嗜酸性粒细胞、浆细胞和特异性的里 - 斯（Reed-Steinberg）细胞，HL 按照病理类型分为结节性富含淋巴细胞型和经典型，后者包括淋巴细胞为主型、结节硬化型、混合细胞型和淋巴细胞消减型。NHL 发病率远高于 HL，是具有很强异质性的一组独立疾病的总和，病理上主要是分化程度不同的淋巴细胞、组织细胞或网状细胞，根据 NHL 的自然病程，可以归为三大临床类型，即高度侵袭性、侵袭性和惰性淋巴瘤。根据不同的淋巴细胞起源，可以分为 B 细胞、T 细胞和 NK 细胞淋巴瘤。

（1）霍奇金淋巴瘤：HL 是淋巴系统中一种独特的恶性疾病，男性多于女性，男女之比为 1.3：1～1.4：1。其发病年龄在欧美发达国家呈较典型的双峰分布，分别在 15～39 岁和 50 岁以后；而包括中国在内的东亚地区，发病年龄则多在 30～40 岁，呈单峰分布。90% 的 HL 以淋巴结肿大为首诊症状，多起始于一组受累的淋巴结，以颈部和纵隔淋巴结最常见，此后可逐渐扩散到其他淋巴结区域，晚期可累及脾、肝、骨髓等。患者初诊时多无明显全身症状，20%～30% 的患者可伴有发热、盗汗、消瘦等症状，此外还可以有瘙痒、乏力等症状。

HL 分为结节性淋巴细胞为主型和经典型 HL 两大类型，其中结节性淋巴细胞为主型少见，约占 HL 的 5%；经典型 HL 可分为 4 种组织学亚型，即富于淋巴细胞的经典型、结节硬化型、混合细胞型和淋巴细胞消减型。HL 的形态特征为正常组织结构破坏，在炎症细胞背景中散在异型大细胞。HL 是起源于生发中心的 B 淋巴细胞肿瘤，R-S 细胞及变异型 R-S 细胞被认为是 HL 的肿瘤细胞。典型 R-S 细胞为双核或多核巨细胞，核仁嗜酸性，大而明显，细胞质丰富；若细胞表现为对称的双核则称为镜影细胞。结节性淋巴细胞为主型 HL 中的肿瘤细胞为 LP（lymphocyte predominant）细胞，过去称为淋巴细胞和组织细胞（lymphocytic-histocytic cell，L-H 细胞），细胞核大、折叠、爆米花样，故又称爆米花细胞，其核仁小、多个、嗜碱性。诊断 HL 应常规检测的免疫组化标记物包括 CD45、CD20、CD15、CD30、PAX5、CD3 和 EBV-EBER。经典 HL 常表现为 CD15（+）或（-）、CD30（+）、PAX5 弱（+）、CD45（-）、CD20（-）或弱阳性、CD3（-），以及多数病例 EBV-EBER（+）。结节性淋巴细胞为主型 HL 为 CD20（+）、CD79a（+）、BCL6（+）、CD45（+）、CD3（-）、CD15（-）、CD30（-）以及 EBV-EBER（+）。在进行鉴别诊断时，如与间变大细胞淋巴瘤或弥漫大 B 细胞淋巴瘤等鉴别，则增加相应的标记物。

（2）非霍奇金淋巴瘤：NHL 是一组异质性的淋巴细胞增殖性疾病，起源于 B 淋巴细胞、T 淋巴细胞或 NK 细胞。以下介绍几种主要的 NHL 病理类型。

1）弥漫大 B 细胞淋巴瘤（diffuse large B-cell lymphoma，DLBCL）是 NHL 中最常见的类型，在西方占成人 NHL 的 30%～40%，我国占 35%～50%，DLBCL 中位发病年龄为 50～70 岁，男性略高于女性。

DLBCL 临床表现多样，根据原发部位和病变程度有所不同，初起时多表现为无痛性淋巴结肿大，但淋巴结外的病变比例可达 40%～60%，可以原发于任何淋巴结外组织器官。病程呈侵袭性，表现为迅速增大的肿物。约 1/3 的患者出现发热、盗汗、消瘦等症状，50% 以上患者 LDH 升高。

DLBCL 的主要病理特征是大的、弥漫性生长的异常淋巴样细胞增生，而淋巴结结构基本被破坏。DLBCL 包括多种变异型、亚组和亚型。

诊断 DLBCL 应常规检测的免疫组化标记物包括 CD19、CD20、CD79a 或 PAX5、CD3ε、Ki-67，通常为 CD20（+）、CD79a（+）或 PAX5（+）、CD3ε（-）。大 B 细胞淋巴瘤确定后，为进一步探讨肿瘤细胞起源，可以选择 Han 模型（CD10、Bcl-6、MUM-1）或 Choi 模型（GCET1、FOXP1、CD10、Bcl-6、MUM-1），也可以增加 CD5、CD30、CD138、ALK 等进行鉴别。年龄 >50 岁者，建议增加 EBV-EBER 检测。

2）滤泡性淋巴瘤（follicular lymphoma，FL）为欧美地区最常见的惰性淋巴瘤，约占 NHL 发生率的 20%～30%，包括我国在内的亚洲地区发病率较低，发病率不足 NHL 的 10%。中位发病年龄约 60 岁。

FL 主要表现为多发淋巴结肿大，亦可累及骨髓、外周血、脾脏、韦氏环、胃肠道和软组织等，原发淋巴结外者少见。晚期病变约占 70%。

病理形态学上表现为滤泡中心细胞和中心母细胞的增生，多为滤泡样生长方式。根据母细胞数量（包括滤泡母、生发中心母细胞及免疫母细胞），将 FL 分为 3 级：1 级为光学显微镜下每个高倍镜视野可见 0～5 个中心母细胞；2 级为 6～15 个中心母细胞；3 级为 >15 个中心母细胞，FL3 级可以进一步分为 3a 级和 3b 级，其中 3b 级表现为中心母细胞呈片状分布且缺乏中心细胞（以标准物镜为准）。诊断 FL 应常规检测的免疫组化标记包括 CD19、CD20、CD79a 或 PAX5、CD3ε、CD10、Bcl-2、Bcl-6、CD23 和 Ki-67，也包括鉴别诊断所需的标记物，如鉴别慢性淋巴细胞白血病（chronic lymphocytic leukemia，CLL）或小淋巴细胞淋巴瘤（small lymphocytic lymphoma，SLL）和套细胞淋巴瘤（mantle cell lymphoma，MCL）的 CD5、Cyclin D1。

（三）结节病

结节病是病因未明的多系统性肉芽肿疾病，患者以青年和中年多见，但各年龄组和性别均可发病。典型表现为双侧肺门淋巴结肿大，肺浸润，以及皮肤和眼部病变。

1. 结节病的临床诊断　由于结节病属多脏器疾病，其症状随受累脏器而不同。在我国，从临床角度诊断结节病应注意除外其他疾病，包括淋巴系统肿瘤或其他肉芽肿性疾病。

（1）胸片显示双侧肺门及纵隔对称性淋巴结肿大（偶见单侧肺门淋巴结肿大），伴或不伴有肺内网状、结节状、片状阴影。必要时参考胸部 CT 进行分期。

（2）组织活检证实或符合结节病（注：取材部位可为表浅肿大的淋巴结）、支气管内膜的结节、前斜角肌脂肪垫淋巴结活检，肝脏穿刺或肺活检等。

（3）Kveim 氏试验反应阳性。

（4）血清血管紧张素转换酶（sACE）活性升高（接受激素治疗或无活动性的结节病患者可在正常范围）。

（5）5TU PPD-S 试验或 5TU 结核菌素试验为阴性或弱阳性反应。

（6）高血钙、高尿钙症，碱性磷酸酶增高，血浆免疫球蛋白增高，支气管肺泡灌洗液中 T 淋巴细胞及其亚群的检查结果可作为诊断结节病活动性的参考。

具有（1）、（2）或（1）、（3）者可诊断结节病，第（4）、（5）、（6）为重要的参考指标。

2. 病理诊断　结核病的病理变化缺乏特异性，因而病理诊断必须和临床相结合，以下形态特点，支持结节病病理诊断：

（1）病变主要为上皮样细胞组成的肉芽肿性结节，结节体积较小，大小形态比较一致，境界清楚。

（2）结节内无干酪坏死。偶尔结节中央可有小灶性纤维素样坏死。

（3）结节内常有多核巨细胞（异物巨细胞，朗格汉斯巨细胞）以及少量散在的淋巴细胞。周围有较多淋巴细胞浸润，后期为纤维组织包绕。结节多时可彼此融合，但通常仍保留原有结节轮廓。

（4）巨细胞内出现包涵物舒曼（Schaumann）小体、双折光结晶、星状体的机会较结核结节为多，尤其是见较多舒曼小体，或偏光显微镜下见较多双折光结晶，提示结节病。

（5）镀银染色可见结节内及结节周围有大量网状纤维增生（结核结节中央的网状纤维大多不完整）。

（6）特殊染色未见结核分枝杆菌或真菌等病原微生物。

（7）结节内可偶见薄壁小血管。根据病理组织学特点结合临床资料可考虑 3 种情况的诊断表述：①诊断结节病：病理所见典型，临床特征也典型；②不除外结节病：为肉芽肿性病变，病理特征不典型，临床典型或不典型；③局部性结节病样反应：组织学上基本符合结节病，但同时存在其他已确诊的疾病，如恶性肿瘤等。

第二节　血行播散性肺结核的鉴别诊断

一、概述

血行播散性肺结核是结核分枝杆菌一次或反复多次进入血液循环，造成肺部病变以及相应的病理、病理生理学改变和临床表现者称为血行播散性肺结核，造成全身多脏器病变时则称血行播散性结核病。血行播散性肺结核是一型危重结核病，可由原发性肺结核发展而来，也可由其他结核干酪样病灶破溃到血源引起。该病多见于儿童，成人亦可发生。随着人口老龄化和老年人寿命的延长以及结核病疫情的回升，老年血行播散性肺结核有增多趋势。根据进入血液循环中结核分枝杆菌的数量、毒力、途径、次数、间隔时间和机体的免疫状态的不同，可分为急性、亚急性、慢性 3 种类型。临床上以急性血行播散性肺结核多见，本节仅对急性血行播散性肺结核的诊断和鉴别诊断进行阐述。

二、临床表现

（一）症状

急性血行播散性肺结核是结核分枝杆菌引起的败血症，绝大多数患者起病急，常有明显的结核中毒症状。有超过 96% 以上的患者表现高热，呈稽留热或弛张热型，部分患者有盗汗、消瘦、乏力、纳差、全身不适等症状；呼吸道症状常有咳嗽、咳痰，部分患者有咯血、胸痛等。消化道症状表现为纳差、腹胀、腹泻、便秘等。此外，女性患者尚有闭经等表现。合并结核性脑膜炎时，出现头痛、呕吐等高颅压、脑膜刺激征的表现，严重者可出现嗜睡、昏迷等神志改变。慢性或亚急性血行播散型肺结核起病缓慢，病程迁延。临床症状可表现发热、盗汗、乏力，结核中毒症状较急性轻，呼吸系统症状可能较明显。

（二）体征

患者可表现为急性病容、衰弱、面色苍白，部分患者可有浅层淋巴结肿大和肝脾肿大。中晚期肺内病灶可融合，形成空洞，可闻及湿啰音。也可并发自发性气胸、纵隔气肿、肺外结核（如结核性脑膜炎和其他浆膜结核、骨关节结核等），此时有相应症状及体征。

三、胸部影像学

血行播散性肺结核的影像学特征是诊断的重要依据。从影像技术角度，包括胸部透视、胸部 X 线和胸部 CT。

（一）胸部透视

两肺透光度降低，肺野呈磨玻璃样模糊阴影，现已被 X 线或 CT 取代。

（二）胸部 X 线片

早期呈弥漫网织状阴影，发病两周后出现细小结节状阴影，大小形态基本一致，两肺广泛分布，多数急性血行播散性肺结核表现为典型的"三均匀"，即大小、密度、分布均匀的粟粒结节，部分伴有斑片状、条索状及 / 或空洞阴影。

（三）肺部 CT

急性血行播散性肺结核表现为直径 1～3mm、密度及分布均匀的粟粒结节；而亚急性和慢性患者表现以上中肺野为主的直径 3～7mm、密度及分布不均匀的结节。结节的边界多数尚清晰，但也有表现边界模糊；结节随机分布于肺小叶、小叶间隔及胸膜下。部分患者 CT 可见斑片状、纤维条索状和 / 或空洞阴影，伴纵隔和 / 或肺门淋巴结肿大、伴不同程度的胸腔积液或胸膜增厚。

四、诊断

血行播散性肺结核因痰菌阳性率低，需要综合诊断。其诊断要点：①有结核病患者接触史；②合并免疫功能低下的相关疾病；③临床症状包括畏寒、高热、盗汗等结核中毒症状，部分患者出现咳嗽及呼吸困难；④胸部影像学典型的"三均匀"特征，上、中、下肺野分布均匀，大小（1～3mm）一致粟粒结节，粟粒结节的密度均匀；⑤实验室检查无特征性表现，痰菌的阳性率不足30%，血清抗结核抗体多为阴性，血沉可增快。

五、鉴别诊断

急性血行播散性肺结核主要有高热和肺部弥漫性阴影两大特征，因而鉴别诊断主要围绕这两方面的疾病进行鉴别诊断。

（一）感染性疾病

1. 伤寒　伤寒系由伤寒杆菌感染，导致患者有持续性高热（40～41℃）1～2周以上，并出现特殊中毒面容，相对缓脉，皮肤玫瑰疹，肝脾肿大，周围血象白细胞总数低下，嗜酸性粒细胞消失，骨髓象中有伤寒细胞（戒指细胞）等表现。

潜伏期10天左右，其长短与感染菌量有关，食物性暴发流行可短至48小时，而水源性暴发流行时间可长达30天。典型的伤寒自然病程为时约4周，可分为4期：

（1）初期：相当于病程第1周，起病大多缓慢，发热是最早出现的症状，常伴有全身不适，乏力，食欲减退，咽痛与咳嗽等。病情逐渐加重，体温呈阶梯形上升，于5～7天内达39～40℃，发热前可有畏寒而少寒战，退热时出汗不显著。

（2）极期：相当于病程第2～3周，常有伤寒的典型表现，有助于诊断。

（3）缓解期：相当于病程第3～4周，人体对伤寒杆菌的抵抗力逐渐增强，体温出现波动并开始下降，食欲逐渐好转，腹胀逐渐消失，脾大开始回缩。但本期内有发生肠出血或肠穿孔的危险，需特别提高警惕。

（4）恢复期：病程第4周末开始，体温恢复正常，食欲好转，一般在1个月左右完全恢复健康。

伤寒可依据流行病学资料，临床表现及免疫学检查结果作出临床诊断，但确诊伤寒则以检出致病菌为依据：①临床诊断标准在伤寒流行季节和地区有持续性高热（40～41℃）为时1～2周以上，并出现特殊中毒面容，相对缓脉，皮肤玫瑰疹，肝脾肿大，周围血象白细胞总数低下，嗜酸性粒细胞消失，骨髓象中有伤寒细胞（戒指细胞），可临床诊断为伤寒；②从血、骨髓、尿、粪便、玫瑰疹刮取物中，任一种标本分离到伤寒杆菌；③特异性抗体阳性，肥达氏反应"O"抗体凝集效价≥1∶80，"H"抗体凝集效价≥1∶160，恢复期效价增高4倍以上者。

2. 败血症　败血症（septicemia）是指致病菌或条件致病菌侵入血液循环，并在血中生长繁殖，产生毒素而发生的急性全身性感染。若侵入血流的细菌被人体防御功能所清除，无明显毒血症症状时则称为菌血症（bacteriemia）。败血症伴有多发性脓肿而病程较长者称为脓毒血症（pyemia）。败血症如未迅速控制，可由原发感染部位向身体其他部位发展，引起转移性脓肿。脓肿可发生在大脑的表面，导致脑膜炎；在心脏周围的包膜上，引起心包炎；发生在心脏的内膜上，引起心内膜炎；如果在骨髓中，则导致骨髓炎；在大的关节中，引起关节疼痛或关节炎。最终因脓液的积聚在体内任何地方可形成脓肿，严重者发生感染性休克和迁徙性病灶。

败血症本身并无特殊的临床表现，在败血症时见到的表现也可见于其他急性感染，如反复出现的畏寒甚至寒战，高热可呈弛张型或间歇型，以瘀点为主的皮疹，累及大关节的关节痛，轻度的肝脾大，重者可有神志改变，心肌炎，感染性休克，弥散性血管内凝血（disseminated intravascular coagulation，DIC），呼吸窘迫综合征等，各种不同致病菌所引起的败血症，又有其不同的临床特点。

（1）金黄色葡萄球菌败血症：原发病灶常系皮肤疖痈或伤口感染，少数系机体抵抗力很差的医院内感染者，其血中病菌多来自呼吸道，临床起病急，其皮疹呈瘀点，荨麻疹，脓疱疹及猩红热样皮疹等多种形态。眼结膜上出现瘀点具有重要意义。关节症状比较明显，有时红肿，但化脓少见，迁徙性损害可出现在约2/3患者中，最常见的是多发性肺部浸润、脓肿及胸膜炎，其次有化脓性脑膜炎、肾脓肿、肝脓肿、心内膜炎、骨髓炎及皮下脓肿等，感染性休克较少发生。

（2）表葡菌败血症：多见于医院内感染，当患者接受广谱抗生素治疗后，此菌易形成耐药株（耐甲氧西林的菌株），呼吸道及肠道中此菌数目明显增多，可导致全身感染，也常见于介入性治疗后，如人工关节，人工瓣膜，起搏器及各种导管留置等情况下。

（3）肠球菌败血症：肠球菌属机会性感染菌，平时主要寄生在肠道和泌尿系统，其发病率近30年来有升高，临床上表现为尿路感染和心内膜炎者最多见，此外还可见到脑膜炎、骨髓炎、肺炎、肠炎及皮肤和软组织感染。

（4）革兰氏阴性杆菌败血症：革兰氏阴性杆菌败血症由于不同的病原菌经不同途径入血，可引起复杂而多样化的表现，有时这些表现又被原发疾病的症状体征所掩盖，病前健康状况较差，多数伴有影响机体防御功能的原发病。属医院内感染者较多、寒战、高热、大汗，且双峰热型比较多见，偶有呈三峰热型者，这一现象在其他病菌所致的败血症少见，值得重视。

（5）厌氧菌败血症：其致病菌80%~90%是脆弱类杆菌，此外尚有厌氧链球菌，消化球菌和产气荚膜杆菌等，入侵途径以胃肠道和女性生殖道为主，褥疮、溃疡次之，临床表现与需氧菌败血症相似，其特征性的表现有：①黄疸发生率高达10%~40%，可能与类杆菌的内毒素直接作用于肝脏及产气荚膜杆菌的a-毒素致溶血作用有关；②局部病灶分泌物具特殊腐败臭味；③易引起脓毒性血栓性静脉炎及胸腔、肺、心内膜、腹腔、肝、脑及骨关节等处的迁徙性病灶，此在脆弱类杆菌和厌氧链球菌败血症较多见；④在产气荚膜杆菌败血症可出现较严重的溶血性贫血及肾衰竭，局部迁徙性病灶中有气体形成，厌氧菌常与需氧菌一起共同致成复数菌败血症，预后凶险。

（6）真菌败血症：一般发生在严重原发疾病的病程后期，往往是患肝病，肾病，糖尿病，血液病或恶性肿瘤的慢性患者或是严重烧伤，心脏手术，器官移植的患者，多有较长时间应用广谱抗生素，肾上腺皮质激素及/或抗肿瘤药物的历史，因此患者几乎全部都是机体防御功能低下者，且发病率近年来有升高趋势。真菌败血症的临床表现与其他败血症大致相同，且多数伴有细菌感染，故其毒血症症状往往被同时存在的细菌感染或原发病征所掩盖，不易早期明确诊断。

因此当上述患者罹患的感染，在应用足量的适宜的抗生素后仍不见好转时，须考虑到有真菌感染的可能。要做血、尿、咽拭子及痰的真菌培养，痰还可做直接涂片检查有无真菌菌丝和孢子，如果在多种或多次送检的标本中获得同一真菌结果时，则致病源即可明确。病损可累及心、肺、肝、脾、脑等脏器及组织，形成多发性小脓肿，也可并发心内膜炎，脑膜炎等。

（7）败血性休克：败血性休克是由某种特定细菌产生的毒素、细胞因子等引起败血症致使患者血压下降到威胁生命的低水平。败血性休克常见于新生儿、50岁以上的人，以及有免疫功能受损的人。败血症如发生在白细胞计数低的患者更加危险，如癌症患者，进行抗癌化疗者，慢性病患者，如糖尿病或肝硬化。

败血性休克时血管扩张后血压下降，尽管此时心率加快，心排除量增加。血管亦可多为通透性增加，使血流中液体成分漏入组织引起水肿。人体重要器官的血流，特别是肾脏和大脑减少。最后，血管收缩以试图升高血压，但因心脏泵出的血量减少，以致血压仍然很低。

（二）弥漫性阴影相关疾病

1. 细支气管肺泡细胞癌 细支气管肺泡癌是肺腺癌的一个特殊亚型，占整个非小细胞肺癌的3%~30%。直到1999年，WHO将细支气管肺泡癌严格定义为：沿着肺泡结构鳞片状扩散，没有基质、血管和胸膜侵犯的肺癌，即单纯的细支气管肺泡癌。

（1）病理特点：细支气管肺泡癌的光镜下特点包括：①肿瘤细胞于肺泡壁上呈鳞屑生长方式，且不侵犯间质、血管及胸膜。②肺泡间隔硬化、增宽，但通常无肿瘤性促纤维组织增生反应或大量炎细胞浸润等改变。③肿瘤细胞大多分化较好，其形态特点依起源细胞不同而异。

（2）临床表现：相对于其他类型的肺癌，细支气管肺泡癌更好发于女性。有资料显示，有50%~70%的细支气管肺泡癌的患者为女性，而鳞癌和其他类型的腺癌中女性所占的比例却分别只有27%和44%。另外，虽然一些资料显示亚洲人群的细支气管肺泡癌发病率似乎高于欧美人群，但目前尚无大样本的确切数据证实这一观点。

细支气管肺泡癌是一种恶性程度低，肿瘤生物学行为不活跃，发展相对较缓慢的肿瘤。早期发现时大部分患者没有症状，多因体检或检查其他疾病时偶然发现。有些患者的肿瘤在发现后经过多年随访仍无明显变化，最后因手术切除而证实为细支气管肺泡癌。也有患者会出现咳嗽咳痰、咯血、胸痛、发热和呼吸困难等症状，其中咳嗽在临床中最为常见。与其他类型非腺癌比较，多结节型的细支气管肺泡癌患者的痰量相对较多。而随着病情的发展，呼吸困难还可能成为患者的突出症状之一，这种表现多见于弥漫型细支气管肺泡癌，这是唯一可以引起进行性呼吸困难的原发性肺癌。

已有远处转移患者的临床表现与转移部位有关。大量临床资料显示，进展期的细支气管肺泡癌以肿瘤细胞沿气道在肺内扩散和局部淋巴结浸润为主，双肺是最常见的转移部位。细支气管肺泡癌很少发生肺外转移，尤其是肝、脑的转移。另外，细支气管肺泡癌还可产生肺动脉高压、气胸和心脏压塞等临床表现。

细支气管肺泡癌还会产生两种较为特殊的表现。一种是指每日产生的痰量>100ml，即支气管液溢。有报道称细支气管肺泡癌支气管液溢的发生率为6%，主要见于晚期黏液型细支气管肺泡癌。弥漫型细支气管肺泡癌也可表现为支气管液溢，并可导致脱水和电解质紊乱。第二种是指顽固性低氧血症，主要见于黏液型和弥漫型细支气管肺泡癌。这主要是肺泡内充满了肿瘤细胞和黏液，肺通气和血流比例失调所致。

（3）CT影像学表现

1）孤立结节型：组织学多为非黏液型。病变多位于双肺上叶，且在肺野外围胸膜下常见，多呈小斑片状或结节状肿块，形态不规则，可具有一般肺癌的基本 CT 征象，如分叶、毛刺、胸膜凹陷征和血管集束等。另外，结节还常常表现为磨玻璃样影、空泡征及支气管充气征。磨玻璃影，或称晕征，即整个肿瘤结节或结节的部分区域密度较淡呈磨玻璃样。而空泡征及支气管充气征是指结节内小灶性透光区或含气腔隙，形状不规则，有时呈宽窄不一的条状或囊状。其病理基础是肿瘤中含有正常的肺组织或尚未完全破坏侵蚀的支气管。

2）实变型：该型的组织学类型多为黏液型。病理基础为肿瘤黏液细胞沿肺泡壁衬复生长，并分泌大量黏液充满肺泡腔而导致肺实变。由于黏液分泌使肺叶体积增大和叶间裂膨隆，具有一定的占位效应。肿瘤一般不侵犯肺间质，肺组织内的血管和支气管结构可长期保留，病变常按肺叶、段分布，累及一个或多个肺叶肺段。除常出现支气管充气征及磨玻璃影等征象外，还可出现血管造影征和蜂窝征。血管造影征是指 CT 增强扫描在低密度肺背景中可清楚显示高密度强化的肺血管影。蜂窝征则表现为病变区内密度不均，呈蜂窝状低密度腔，大小不一，呈圆形或卵圆形。

3）弥漫或多结节型：组织类型多为黏液型，也可为混合型。CT 表现为双肺广泛的粟粒型结节，大小为 2～3mm，分布以中下叶为甚。双肺结节影对称或不对称，结节间部分可相互融合成块。每个结节形态和影像特征可与孤立型结节病灶相似，较大者可出现毛刺、分叶及胸膜凹陷征等，部分结节周边可有片絮状磨玻璃影或小片状实变影。

（4）病理诊断：细支气管肺泡癌确诊的金标准是病理诊断。痰细胞学检查是目前能够取得肿瘤标本最简单方便的无创伤性检查，检查方法为连续 3 天清晨留取深咳后的痰液进行细胞学涂片检查。但根据 WHO 最新的诊断标准，痰细胞学检查不足以诊断细支气管肺泡癌，对于局部的、周围型的、结节样病变来说，痰或支气管灌洗液的细胞学检查几乎无诊断意义。不仅如此，细支气管肺泡癌严格的定义常常要根据完整的手术切除标本才能做出确切诊断，以排除癌组织的浸润。小的活检标本，如经纤维支气管镜或经皮穿刺活检组织，有时虽具有细支气管肺泡癌的组织学特点，但尚不能完全诊断为细支气管肺泡癌，仅可做出"腺癌，细支气管肺泡癌可能"的诊断。

2. 肺转移瘤　肺转移瘤是指人体任何部位的恶性肿瘤经血液循环、淋巴系统和直接浸润转移到肺部的肿瘤。是恶性肿瘤的晚期表现。最常见发生肺转移的原发肿瘤部位分别是女性生殖系统、消化系统和呼吸系统。在全部恶性肿瘤死亡病例的尸检中，约有 30% 有肺转移。肺转移的临床病例中，80%～90% 为多发性的，10%～20% 是局限性或孤立性的。大多数病例在原发癌肿出现后 2 年内发生转移，3 年后发生转移者少，但亦有长达 10 年后发生转移的。少数病例肺转移灶比原发肿瘤更早被发现。

（1）转移途径：随着肿瘤综合治疗的开展和肿瘤患者生存期的延长，肺转移性肿瘤的发生率正在不断增高。肺转移瘤的转移途径视原发癌的解剖位置而异，一般有以下 4 种：

1）直接侵润或蔓延：原发于胸壁、胸膜、纵隔或膈下器官的恶性肿瘤可以直接蔓延到肺。如恶性淋巴瘤、胸腺癌、乳腺癌、食管癌、肝癌、胰腺癌等，但此种转移方式相对少见。

2）气道种植转移：由肺的一个区域经支气管树的管腔向余肺或对侧种植，形成转移，多见于支气管肺癌。

3）淋巴道转移：通过淋巴道向肺内转移是较为常见的转移途径。常见于腹腔、盆腔的恶性肿瘤，经腹膜后淋巴道转移入肺，乳腺癌也可以经淋巴道转移到肺。

4）血行转移：经体静脉及右心循环到肺，或经门静脉、通过下腔静脉而进入体循环到肺，或从淋巴管进入胸导管，转入锁骨下或颈静脉，再循血管入肺，或直接侵犯静脉，经左心循环到支气管动脉而入肺内，都是血行转移的途径。

（2）临床表现：早期肺转移多无明显症状，常在原发癌的定期复查中被发现。如果转移灶位于支气管内膜，患者可出现呼吸道症状。临床出现胸痛常见于同时有肋骨转移者；少数病例的支气管黏膜受侵犯可出现小量咯血，但绒膜癌肺转移可发生大咯血。当转移瘤侵犯胸膜、主支气管或邻近结构时，可出现与原发性支气管肺癌相同的症状，如咳嗽、痰中带血丝、胸痛、胸闷、气急等。症状出现较早时，提示转移灶累及支气管。如果同时伴有纵隔转移，患者可表现为音哑、上腔静脉综合征、膈麻痹及食管或气管压迫症状，偶有肿瘤引起急性肺栓塞，表现为进行性呼吸困难。如并发癌性淋巴管炎、大量胸腔积液、肺不张或上腔静脉受压时，则呼吸困难更为明显。继发感染可有发热。肺性肥大性骨关节病和杵状指比原发性肺癌少见。转移性肺肿瘤的 X 线表现，最常见的是在中下肺野孤立性或多发性结节样病灶　直径 1～2cm，边缘较光滑。随着病灶增大和增多，可相互融合成巨块。绒毛膜癌常呈棉花团的球形灶。来自消化道的转移性肺癌可呈弥漫性粟粒样或网状阴影。转移性鳞癌，偶可形成不典型的癌性空洞。少数生长较慢的转移性乳腺癌，可形成弥漫性肺纤维化。女性转移性癌所致胸腔积液，多来自晚期乳腺癌。

（3）影像学特征

1）X 线检查：①血行肺转移瘤：两肺多发，大小不等的球形病灶，边缘光滑，密度均匀，中下肺野多见；两肺广泛弥漫性粟粒状阴影，边界模糊；单个较大的结节病灶，边缘光整，可呈分叶状，密度均匀，以结肠癌最多见；病变可发生空洞或钙化，空洞以头颈及生殖系统的鳞癌多见，钙化多见于骨肉瘤、软骨肉瘤；可以发生自发性气胸，多见于骨肉瘤或纤维肉瘤；极少数表现为肺动脉高压；肺炎型转移罕见，表现为片状模糊影，多见乳腺癌转移；支气管转移亦罕见，肾癌和结肠常见，表现为支气管狭窄及阻塞征象。②淋巴转移：一侧或双侧纵隔，肺门淋巴结肿大；肺纹理增强，沿肺纹理见纤细的条状影伴随着细小结节或网状影；常见间隔线（Kerley A 线和 B 线）、叶间裂亦增厚；胸腔积液。③直接蔓延：病变主要位于纵隔、胸壁或横膈；肺不同程度受侵犯。

2）CT 检查：肺转移瘤在 CT 图像上呈多种表现，大部分没有特异性，最常见的是大小不等的球形病灶。原发癌的组织学类型与 CT 表现存在着某种相关性。例如，肝癌肺转移表现为分界清楚、周围光滑的结节影；鳞癌和腺癌及化疗后肺转移瘤表现为边界不清的不规则结节。癌性淋巴管浸润在胸片上表现为非特异性索条状或结节状病变，同时伴有肺门或纵隔淋巴结肿大和胸腔积液，CT 对判断癌性淋巴管浸润的准确性高于胸片、特征性的改变是肺叶间隔和胸膜下间质增厚。胸膜转移大多与血源性转移有关。

3）放射性核素肺扫描检查：恶性肿瘤的肺内转移灶与放射性核素有亲和力，阳性率可达 90% 左右。但肺炎和其他一些非癌病变也可呈现阳性现象，因此必须结合临床表现和其他资料综合分析。

（4）胸腔镜检查：经胸壁作小切口插入胸腔镜或纤维支气管镜直接观察病变范围或取活组织作病理切片检查。

（5）开胸探查：经各种方法检查，仍未能明确病变的性质，而肺癌可能性又不能排除时，如患者全身情况允许，应作开胸探查。术中根据病变作活检或相应治疗，以免延误病情。

3. **肺泡微石症**　肺泡微石症是一种罕见的慢性肺疾患，可起病于儿童期，但若干年后始出现临床症状。以肺泡内广泛存在的播散性小结石为其特征。肺质坚硬，切面有砂粒感。镜检肺泡内沉着钙颗粒，直径 0.1 ~ 0.3mm，微结石呈同心圆状分层结构，似洋葱头皮，由不同钙磷复合物组成，无明显炎性反应及间质变化。

在小儿时期多无明显症状，有时可见慢性咳嗽及活动后气短。病程发展缓慢，直到成年后出现心肺功能不全时才出现呼吸困难、发绀及杵状指、趾。肺功能检查显示限制性通气障碍、肺顺应性减低、通气与血流比率失衡及弥散功能减低。以后可发生进行性肺功能不全，出现肺心病和心肺功能衰竭。

X线肺片有典型之细砂粒粟粒播散钙化影，颇似过度充盈的正常支气管造影呈"沙暴"（sandstorm）样改变，以中肺野及肺底部最著，以后，阴影于肺门融合，并蔓延到肺尖及周边，有时可见气肿大泡。诊断主要根据典型 X 片。确诊靠肺活检。

4. **胸内结节病**　胸内结节病是结节病的常见类型，尤其是 II 期胸内结节病表现为肺部弥漫性阴影伴有肺门淋巴结肿大。

第三节　继发性肺结核的鉴别诊断

继发性肺结核系结核分枝杆菌初次感染机体后，随着机体建立结核适应性免疫反应，少量结核分枝杆菌在机体内潜伏，当宿主免疫力下降，潜伏的结核分枝杆菌重新增殖活动，或再次感染结核分枝杆菌引发的肺结核病，称之为继发性肺结核。

一、临床表现

（一）症状

全身性结核中毒症状：发热（午后低热多见）、乏力、盗汗、纳差、体重减轻，部分女性出现月经失调或停经。

局部呼吸道症状：咳嗽、咳痰、咯血、胸痛和呼吸困难。

临床上尚可见部分患者出现结核超敏感综合征：结节性红斑、疱疹性结膜炎等。

（二）体征

多数患者常无明显的胸部体征，部分患者合并肺部感染，可闻及湿啰音，部分损毁肺患者，可见胸廓塌陷，可闻及空翁性呼吸音等。

二、胸部影像学特征

（一）胸部 X 线

胸部 X 线是发现肺结核的重要检查手段，尤其对菌阴肺结核的诊断具有重要价值。一般而言，肺结核胸部 X 线表现可有如下特点：①多发生在肺上叶尖后段、肺下叶背段、后基底段；②病变可局限也可多肺段侵犯；③X 线影像可呈多形态表现（即同时呈现渗出、增殖、纤维和干酪性病变），也可伴有钙化；④易合并空洞；⑤可伴有支气管播散灶；⑥可伴胸腔积液、胸膜增厚与粘连；⑦呈球形病灶时（结核球）直径多在 3cm 以内，周围可有卫星病灶，内侧端可有引流支气管征；⑧病变吸收慢（1 个月以内变化较小）。

（二）胸部 CT

随着胸部 CT 扫描的普及，人们对胸部 CT 的影像特征认识日益完善。胸部 CT 相对比胸部 X 线来说，具有如下的一些优势：①发现胸内隐匿部位病变，包括气管、支气管内的病变；②早期发现肺内粟粒阴影；③诊断有困难的肿块阴影、空洞、孤立结节和浸润阴影的鉴别诊断；④了解肺门、纵隔淋巴结肿大情况，鉴别纵隔淋巴结结核与肿瘤；⑤少量胸腔积液、包裹积液、叶间积液和其他胸膜病变的检出；⑥囊肿与实体肿块的鉴别。

需要注意的是，无论胸部影像特征如何，影像学资料均不能作为肺结核的确诊依据。

三、辅助检查

（一）结核菌素皮肤试验

结核菌素试验又称 PPD 试验，是指通过皮内注射结核菌素，并根据注射部位的皮肤反应状况诊断结核分枝杆菌感染所致Ⅳ型超敏反应的皮内试验。结核菌素是结核分枝杆菌的菌体成分，包括纯蛋白衍生物（PPD）和旧结核菌素（OT）。该试验对诊断结核病和测定机体非特异性细胞免疫功能有参考意义。

硬结平均直径 < 5mm 或无反应者为阴性；≤ 5mm 硬结平均直径 < 10mm 为一般阳性；≤ 10mm 硬结平均直径 < 15mm 为中度阳性；硬结平均直径 ≥ 15mm 或局部出现双圈、水疱、坏死及淋巴管炎者为强阳性。

（二）γ- 干扰素释放试验（IGRA）

1. IGRA 的原理和主要方法　受到 MTB 抗原刺激致敏的 T 细胞再次遇到同类抗原时可产生 γ- 干扰素，通过检测全血或分离自全血的单核细胞在体外受到结核分枝杆菌（MTB）特异性抗原（ESAT-6 和 CFP10）刺激产生的 γ- 干扰素水平，判断受试者是否感染 MTB。目前国际上较成熟的 IGRA 有 2 种：①采用酶联免疫吸附试验（ELISA）检测全血中致敏 T 细胞再次受到 MTB 特异性抗原刺激后释放的 γ- 干扰素水平，称之为全血检测或结核感染 T 细胞免疫检测；②采用酶联免疫斑点技术（enzyme-linked immunospot assay，ELISPOT）测定在 MTB 特异性抗原刺激下，外周血单个核细胞中能够释放 γ- 干扰素的效应 T 细胞数量，称之为细胞检测或结核感染 T 细胞检测。

2. IGRA 检测结果的判读　①阳性：结核分枝杆菌感染可能性大；②阴性：结核分枝杆菌感染可能性小。

3. IGRA 在中国的应用建议

（1）IGRA 在成人活动性结核病辅助诊断中的应用

1）不能用于确诊或排除活动性结核病，但对缺少细菌学诊断依据的活动性结核病（如菌阴肺结核等），IGRA 可在常规诊断依据的基础上，起到补充或辅助诊断的作用；

2）IGRA 检测胸腔积液和腹腔积液等非血液标本的检测程序、判断标准和诊断效能有待进一步研究。

（2）IGRA 对儿童结核病的辅助诊断

1）IGRA 的敏感度并不优于 PPD 试验，且 IGRA 操作复杂、价格昂贵，不建议常规以 IGRA 替代 PPD 试验对儿童活动性结核病进行辅助诊断；

2）PPD 试验易受年龄和疾病严重程度的影响而出现假阴性，建议联合应用 IGRA 和 PPD 试验作为儿童结核病的辅助诊断方法，尤其适用于重症结核病和难以获得细菌学诊断依据的结核病。

四、实验室检查

（一）细菌学检查

细菌学检查技术是从结核分枝杆菌整体的角度呈现细菌的技术，包括抗酸染色涂片和培养法。

1. 抗酸染色涂片 分枝杆菌的细胞壁内含有大量的脂质，包围在肽聚糖的外面，所以分枝杆菌一般不易着色，要经过加热和延长染色时间来促使其着色。但分枝杆菌中的分枝菌酸与染料结合后，就很难被酸性脱色剂脱色，故名抗酸染色。

齐 - 内抗酸染色法是在加热条件下使分枝菌酸与石炭酸复红牢固结合成复合物，用盐酸酒精处理也不脱色。当再加碱性亚甲蓝复染后，分枝杆菌仍然为红色，而其他细菌及背景中的物质为蓝色。

齐 - 内抗酸染色法灵敏度低，并且灵敏度易受标本质量、检查者技术水平等因素影响。总体上，活动性肺结核痰标本 40% ~ 50% 呈阳性，空洞性肺结核病患者涂片检查阳性率是无空洞肺结核患者的 2 倍。

2. 培养法 分枝杆菌培养最常用的有以鸡卵和脂质为主要营养物的固体培养基—改良罗氏培养基法和以 Middlbrook 为代表的液体培养基法。

无论是固体培养法还是液体培养法，其灵敏度均比抗酸染色涂片有所提高，但费时，固体培养法获得阳性结果的时间至少 4 周，液体培养法的时间至少需要 2 周。阳性结果可以为进一步的药物敏感性试验奠定基础。

（二）分子生物学技术

分子生物学技术是通过放大核酸的拷贝数来获得结果，常用的技术主要包括以脱氧核糖核酸（DNA）为基础的以及以核糖核酸（RNA）为基础的扩增技术。前者包括：Xpert MTB/RIF，LAMP 等；后者主要包括恒温扩增实时荧光检测技术。

1. Xpert MTB/RIF Xpert MTB/RIF 检测技术是一种以聚合酶链反应（polymerase chain reaction，PCR）原理为基础进行体外诊断技术，将前处理后的待检标本放入密闭的反应盒中通过核酸提取、扩增和检测，报告是否存在结核分枝杆菌 DNA 及 *rpo*B 基因突变。WHO 于 2010 年 12 月首先推荐使用 Xpert MTB/RIF 技术检测 PTB 患者痰标本中的 MTB 及其耐药性，2013 年开始推荐 Xpert MTB/RIF 技术同时应用于儿童 PTB 和 EPTB 的诊断。

该技术目前全球广泛应用，无论是肺结核还是肺外结核，检测的标本包括：痰、组织、脑脊液、胸腹水等，特异度接近 100%，灵敏度的高低取决于标本的类型及荷菌状态，其中以痰标本最高，在菌阴肺结核中达 75% 以上。

2. 恒温扩增实时荧光检测技术　结核分枝杆菌（MTB）的 RNA 恒温扩增实时检测（simultaneous amplification and testing for mycobacterium tuberculosis，SAT-TB）技术是以 MTB 特异的 16S $rRNA$ 为检测靶标，通过恒温 RNA 扩增技术扩增靶标片段，荧光标记的探针与靶标片段的扩增产物杂交后释放荧光信号，对荧光信号进行实时检测，从而快速准确地判断待检样本中是否有 MTB 存在。

SAT-TB 从检测的灵敏度和特异度并不比 Xpert MTB/RIF 具有优势，但其检测到代表活菌，因而，其可以作为疗效评价的检测工具。

五、诊断

痰菌阳性的继发性肺结核患者诊断并不困难，仅需要进一步除外非结核分枝杆菌（NTM）病即可。但对细菌学阴性（涂片和培养均阴性）的继发性肺结核患者诊断需要进行综合诊断。诊断的依据需要包括病史、临床症状和体征、胸部影像学特征、辅助检查及实验室相关检测，尤其重视核酸阳性的结果。

六、鉴别诊断

继发性肺结核肺部影像学呈现多种形态。包括实变阴影需要和感染性疾病鉴别，团块阴影需要和肿瘤鉴别，空洞型病变需要和肺脓肿鉴别等。尤其是痰菌阴性的患者，需要在排除其他疾病后，综合诊断为肺结核。

（一）原发性支气管肺癌

见"第一节原发性肺结核的鉴别诊断"相关内容。

（二）细菌性肺炎

见"第一节原发性肺结核的鉴别诊断"相关内容。

（三）肺脓肿

肺脓肿是肺组织受到病原微生物感染后产生液化性坏死，形成充满脓液或伴有液气平的脓腔。醉酒、麻醉和中枢性疾病引起的神志不清所导致的误吸和导管相关性感染、静脉吸毒等引起的败血症都是导致肺脓肿的主要原因。多发生于壮年，男性多于女性。根据发病原因有经气管感染、血源性感染和多发脓肿及肺癌等堵塞所致的感染。

肺脓肿发生的因素为细菌感染、支气管堵塞，加上全身抵抗力降低。原发性脓肿是因为吸入致病菌或肺炎引起，继发性脓肿多为菌血症或在已有病变（如梗阻）的基础上，由肺外播散、支气管扩张和 / 或免疫抑制状态引起。

1. 临床表现

（1）症状：①急性吸入性肺脓肿起病急骤，患者畏寒、发热，体温可高达 39 ~ 40℃。伴咳嗽、咳黏液痰或黏液脓痰。炎症波及局部胸膜可引起胸痛。病变范围较大，可出现气急。此外，还有精神不振、乏力、胃纳差。7 ~ 10 天后，咳嗽加剧，脓肿破溃于支气管，咳出大量脓臭痰，每日可达 300 ~ 500ml，因有厌氧菌感染，痰有臭味，静置后分为 3 层，由上而下为泡沫、黏液及脓渣，脓排出后，全身症状好转，体温下降。有时痰中带血或中等量咯血；②慢性肺脓肿有慢性咳嗽、咳脓痰、反复咯血、继发感染和不规则发热等，常呈贫血、消瘦等慢性消耗病态；③源性肺脓肿多先有原发病灶引起的畏寒、高热等全身脓毒血症的症状。经数日至两周才出现肺部症状，如咳嗽、咳痰等。通常痰量不多，极少咯血。

（2）体征：与肺脓肿的大小和部位有关。病变较小或位于肺脏的深部，可无异常体征。病变较大，脓肿周围有大量炎症，叩诊呈浊音或实音，听诊呼吸音减低，有时可闻湿啰音。血源性肺脓肿体征大多阴性。慢性肺脓肿患者患侧胸廓略塌陷，叩诊浊音，呼吸音减低，可有杵状指/趾。

2. 辅助检查

（1）胸部X线：肺脓肿早期胸片为大片边缘模糊的肺实变阴影，典型的胸部X线平片表现为空洞里伴有气液平面，周围有炎性浸润阴影，也可见多个透亮区的炎性浸润阴影而后融合成一较大空洞或多房空洞。在后前位或侧位胸片上，肺脓肿气液平面的程度常一致。

吸入性肺脓肿常发生在上叶后段或下叶背段，右侧多见，少数可发生在基底段，多数紧贴胸膜或叶间裂。随着周围肺部感染的减轻，肺脓肿壁从厚到薄，从边界模糊到边界清楚。

血源性肺脓肿则为两肺周围部位多发性片状阴影，并逐渐形成含有液平的多个脓腔。

（2）胸部CT：胸部CT对肺内病变特征呈现较胸部X线更加全面，尤其是肺内病变的内部结构显现更为清晰。肺脓肿的CT影像有如下特点：①脓肿多呈圆形厚壁空洞，也有的呈扁圆形；②部分病例厚壁空洞内外缘均不规则，有时可见到残留的带状肺组织横过脓腔，并常见支气管与脓腔相通；③常可见多个脓腔，脓腔之间可相互连通；④脓肿靠近胸壁时，则可显示广泛的胸膜改变，可见明显的胸膜肥厚或少量的胸腔积液；⑤增强扫描时脓肿壁明显强化。

3. 实验室检查　①血液检查继发感染时可有白细胞计数增高，核左移；②痰液检查痰液涂片可发现革兰氏阳性及阴性细菌，培养可检出致病菌，痰培养有助于敏感抗生素选择。

4. 诊断　是否具有误吸病史，急性发作的畏寒、高热、咳嗽和咳大量脓臭痰等，结合白细胞总数和中性粒细胞显著增高，肺野大片浓密炎性阴影中有脓腔及液平面的X线征象，可作出诊断。血、痰培养，包括厌氧菌培养，分离细菌，有助于作出病原诊断。有皮肤创伤感染，疖、痈等化脓性病灶，发热不退并有咳嗽、咳痰等症状，胸部X线检查示有两肺多发性小脓肿，可诊断为血源性肺脓肿。

（四）支气管源性肺囊肿

指肺内含有大小不一的气体或液气体囊性病变。分为先天性与后天性两种。前者亦称为先天性肺囊性病，为先天性胚胎发育畸形，包括支气管源性囊肿（肺囊肿）、肺泡源性囊肿、肺大叶气肿（肺大疱）、囊性腺瘤样畸形和先天性囊肿性支气管扩张等。后者继发于肺部感染，如气肿性大疱、寄生虫性囊肿、感染后遗囊肿等。巨大囊肿可产生呼吸困难，并发感染时有发热、咳嗽、咯血等症状。囊肿破裂会引起液气胸。X线检查有助诊断。需行手术治疗。

1. 影像学特征　典型支气管肺囊肿CT表现为长轴与支气管走行方向较一致的类圆形或分叶状均匀密度影，边缘光滑，囊壁厚薄均匀。随囊内容物成分不同，支气管囊肿的密度可由水样密度（CT值0~20HU）到高密度（CT值80~90HU），引起CT值增高的主要原因有囊液高蛋白含量、出血和钙化。与支气管相通囊肿的内容物可以咳出，形成含气或含气液的囊肿，且易合并感染。反复感染可刺激囊壁上的平滑肌和弹力纤维增生、肉芽肿和炎性假瘤形成，导致囊壁增厚和不规则改变，囊肿周围出现纤维条索影和斑片状实变影，甚至形成软组织肿块。

2. **临床表现**　临床表现无特异性，其症状取决于囊肿大小、位置、是否与支气管相通及合并感染，主要引起压迫和感染两类症状。

（1）压迫症状：囊肿压迫支气管可出现干咳、气急、呼吸困难等。

（2）感染症状：囊肿感染多因其与支气管相通所致。可出现咳嗽、咳痰、咯血、发热等，严重者可出现高热、寒战及大量脓痰。

3. **诊断**　本病可以通过临床表现、影像学检查和实验室检查，必要时气管镜检查或经皮肺穿刺确诊。

第四节　气管支气管结核的鉴别诊断

气管支气管结核（tracheobronehial tuberculosis，TBTB）是指发生在气管、支气管的黏膜、黏膜下层、平滑肌、软骨及外膜的结核病。

一、临床表现

气管支气管结核的临床症状与结核病变发生在气管支气管的位置及严重程度有关。总体上包括全身症状和呼吸道局部症状。

（一）全身症状

可有发热、乏力、盗汗、消瘦或体重减轻等全身结核中毒症状。

（二）呼吸道症状

1. **咳嗽、咳痰**　几乎所有的气管支气管结核患者均有咳嗽及咳痰症状，咳嗽可呈阵发性、剧烈咳嗽，咳痰可为白色黏液样痰。

2. **喘鸣**　系结核病变导致的支气管狭窄，发生小支气管，在胸骨旁第二肋间借助听诊器可闻及，发生在气管或大的支气管，狭窄程度较重的，可直接闻及。

3. **咯血**　气管支气管黏膜有丰富的血管供应。支气管结核时，黏膜充血，毛细血管扩张，通透性增加。患者剧烈咳嗽时，可出现咯血，咯血量为痰中带血、血染痰或小量咯血，当结核病变侵犯到大的血管，如支气管动脉时可出现大咯血。

4. **呼吸困难**　呼吸困难提示气管支气管狭窄严重，或因分泌物较多导致的支气管堵塞。

二、胸部影像学特征

1. **胸部 X 线**　多数气管支气管结核患者的胸部 X 线无明显的直接征象，当气管及左右主支气管结核病变严重时，可见气管、支气管狭窄。但胸部 X 线的部分间接征象提示有气管、支气管结核的可能，如张力性空洞、肺不张、局限性阻塞性肺不张以及不规则的支气管播散。

2. 胸部 CT 胸部 CT 展现的是肺部的二维结构，能清楚地显示气管、主支气管、段支气管等结构和走行。典型的气管支气管结核 CT 征象为：管壁增厚、管腔狭窄和管壁病变钙化。

三、纤维支气管镜检查

支气管镜检查是诊断气管支气管结核重要的确诊手段。支气管镜检查除了能肉眼观察气管和支气管病变的位置、病变的形态和严重程度，同时留取相关刷片或冲洗液等标本进行 MTB 相关检查，获取活检组织标本进行组织病理学等检查，以确定及完善气管支气管结核的诊断。

气管支气管结核在支气管镜下表现：根据气管支气管结核的发展进程、严重程度和类型等，可表现为气管、支气管黏膜充血、水肿、肥厚、糜烂、溃疡、坏死、肉芽肿、瘢痕、管腔狭窄、管腔闭塞、管壁软化及支气管淋巴结瘘等。

四、气管支气管结核的分型

由于结核病的病理特点可同时表现为渗出、增生及变性坏死等不同改变，支气管镜下有时可以表现为 2 种以上不同病理类型特征，随着疾病转归其镜下改变也大不相同。依据支气管镜下观察到的主要大体改变及组织病理学特征，分为以下类型。

1. Ⅰ型（**炎症浸润型**） 病变以充血及水肿为主。表现为气管、支气管黏膜充血、水肿，病变局部黏膜表面见灰白色粟粒状结节，气道黏膜下组织肿胀而有不同程度的狭窄。此型在支气管黏膜处刷检涂片有较高的抗酸杆菌检出率，活检可见支气管组织中以炎症细胞浸润为主，属结核病变早期组织学改变。

2. Ⅱ型（**溃疡坏死型**） 病变以局部溃疡及坏死为主。表现为病变区域在充血、水肿的基础上，局部出现边缘不整、深浅不一的溃疡，溃疡表面常有灰白色干酪样坏死物覆盖，溃疡深度随病变轻重各异，轻者仅局限于黏膜层，重者可深达黏膜下层，并可导致气管、支气管软骨的破坏，病变区域触之易出血。此型抗酸杆菌检出率亦较高，属结核病变损伤的明显期。

3. Ⅲ型（**肉芽增殖型**） 病变以局部肉芽组织增生为主。气管、支气管黏膜的充血、水肿减轻，黏膜的溃疡面开始修复，病变明显处可见肉芽组织增生，表面可见坏死物，增生肉芽组织将管腔部分阻塞。此时组织学改变处于结核病变损伤向修复期的过渡阶段，活检常可见到较典型的类上皮细胞、多核巨细胞及朗格汉斯巨细胞。

4. Ⅳ型（**瘢痕狭窄型**） 病变以瘢痕形成、管腔狭窄或闭塞为主。气管、支气管黏膜组织被增生的纤维组织取代，形成瘢痕，纤维组织增生及瘢痕挛缩导致所累及的支气管管腔狭窄或闭塞。此型病变结核趋于稳定或痊愈，毛刷刷检查找抗酸杆菌多为阴性。组织活检也多无异常发现。

5. Ⅴ型（**管壁软化型**） 受累的气管、支气管软骨环因破坏而缺失或断裂，因失去支撑结构导致气管、支气管管腔塌陷，并形成不同程度的阻塞，尤以呼气相及胸膜腔内压增高时明显，病变远端支气管可出现不同程度的支气管扩张。本型患者确诊时，结核病变多已稳定或痊愈，可表现为反复非特异性感染。

6. **Ⅵ型（淋巴结瘘型）** 纵隔或肺门淋巴结结核破溃入气道形成支气管淋巴结瘘。淋巴结结核破溃前期表现为局部支气管因淋巴结结核外压、侵袭导致的黏膜充血、水肿、粗糙及管腔狭窄；破溃期表现为淋巴结破溃入支气管，局部溃疡形成，白色干酪样坏死物溢入支气管管腔，瘘口周围组织充血水肿；破溃后期表现为炎症消失，组织修复，瘘口肉芽肿形成，瘘口愈合闭塞，局部遗留有炭末沉着。

五、诊断

气管支气管结核的诊断需要综合临床表现、气管镜镜下所见结合细菌学结果。诊断要点如下：①结核病临床表现及临床治疗反应；②痰涂片、痰集菌抗酸杆菌阳性，或培养MTB 阳性；③影像学改变；④ PPD 试验阳性；⑤支气管镜下直视的气管、支气管典型病变；⑥支气管刷片或支气管冲洗液抗酸杆菌阳性；⑦经支气管镜活检组织提示结核性病理改变。

具备上述⑤＋②、⑤＋⑥、⑤＋⑦为确诊标准，③＋①、③＋②、③＋①＋④、③＋④、⑤、⑥、⑦为高度疑诊诊断。

六、鉴别诊断

气管支气管结核早期仅表现为咳嗽，可无影像学表现，疾病严重时可出现喘鸣样症状，误以为支气管哮喘等。临床实践中需要与以下的疾病进行鉴别。

（一）支气管哮喘

支气管哮喘是多种细胞（嗜酸粒细胞、肥大细胞、淋巴细胞、中性粒细胞和气道上皮细胞）和细胞组分参与的气道变应性炎症和气道高反应性为特征的疾病。临床上表现为反复发作性伴有哮鸣音的呼气性呼吸困难、胸闷或咳嗽，常在夜间和 / 或清晨发作、加剧，通常出现广泛多变的可逆性气流受限，多数患者可自行或治疗后缓解。

1. 临床表现

（1）病史和症状：反复发作的喘鸣、气短、胸闷和咳嗽，这些症状易发作于夜间或凌晨，与广泛且可变的气流阻塞有关，气流阻塞可自发或经药物治疗缓解。

（2）体征：呼气末哮鸣音是哮喘的经典的特征，其机制因为气体通过狭窄的气道产生的湍流所致，但哮喘具有可变性，在很多情况下，双肺听诊正常。在哮喘发作或未控制的患者，双肺可以听到广泛哮鸣音。

2. 胸部影像 无论是胸部 X 线还是胸部 CT，在哮喘的缓解期可无异常表现。在哮喘的发作期可见两肺透亮度增加，呈过度充气状态。

3. 实验室检查

（1）肺功能测定：用来反映哮喘患者肺功能的指标包括：①第一秒用力呼出气量（forced expiratory volume in 1 second，FEV_1）是一种客观的肺功能测量方法，也是测量气流阻塞的最佳和最标准的方法。FEV_1 的绝对值取决于用力肺活量（forced vital volume，

FVC），因此，FEV_1 的判读需要同时测定 FVC，哮喘患者 FEV_1/FVC 通常小于 70%。②呼气流量峰值（PEF）的测定对于诊断和监测哮喘具有很重要的作用，通常未治疗的哮喘患者和哮喘控制不稳定的患者日间 PEF 的变异率（PEFR）超过 20%。③支气管舒张试验，在使用支气管扩张剂后 FEV_1 改善超过 12% 和 200ml 表明可逆性气流阻塞，即支气管舒张试验阳性，对哮喘的诊断有较高的提示价值。④气道激发试验，是检验气道对某种外加刺激因素引起收缩反应的敏感性，并根据其敏感性间接判断是否存在气道高反应性。气道激发试验分为特异性和非特异性两大类。非特异性刺激又分为直接刺激和间接刺激。直接刺激是指用已知的能够引起支气管收缩的物质吸入气道内而直接作用于平滑肌，是最广泛使用的评估气道高反应性的方法。吸入性乙酰甲胆碱是支气管激发试验最常用的刺激物。组胺或乙酰甲胆碱吸入激发试验时气道反应性阳性的判断标准是：使 FEV_1 或 PEF 降低 20% 时，组胺的累积量小于 $7.8\mu mol$，乙酰甲胆碱累积量小于 $12.8\mu mol$。

（2）血气分析：哮喘发作后，通过动脉血气分析可对哮喘急性发作的严重程度进行判断。在轻度或中度发作时，动脉血二氧化碳分压接近正常或略有下降，甚至表现为呼吸性碱中毒，而氧分压则下降。主要系肺内的通气/血流异常所致。

4. **诊断**　全面的病史采集对哮喘的诊断和评估至关重要。其诊断标准如下：

（1）典型哮喘的临床症状和体征：①反复发作的喘息、气急，伴或不伴胸闷和咳嗽，夜间及晨间多发；常与接触原、冷空气、物理、化学性刺激以及病毒性上呼吸道感染、运动等有关；②急性发作或重症哮喘患者双肺可闻及散在或弥漫性、以呼气相为主的哮鸣音，呼气相延长；③上述症状和体征可经治疗缓解或自信缓解。

（2）可变性气流受限的客观检测：①支气管舒张试验阳性（吸入支气管扩张剂后，FEV_1 增加 ≥ 12%，且 FEV_1 绝对值增加 ≥ 200ml）；②气道激发试验阳性；③呼气流量峰值（PEF）平均日变异率 ≥ 10%。

符合上述症状和体征，同时具备气流受限客观检查中的任何一条，并除外其他疾病所引起的喘息、气急、胸闷和咳嗽，可以诊断为哮喘。

（二）气管、支气管肿瘤

气管肿瘤有良性肿瘤和恶性肿瘤两大类，恶性肿瘤常见的支气管肺癌的诊断见"第一节：原发性肺结核的鉴别诊断中支气管肺癌的诊断"。良性肿瘤包括：乳头状瘤、软骨瘤和支气管腺瘤等。

1. **支气管乳头状瘤**　支气管乳头状瘤为支气管单发或多发的良性肿瘤，儿童多于成人，可恶变，临床上少见，慢性炎症可能为其病因。肿瘤可发生于咽喉部、气管和支气管近端，突出于支气管腔，呈息肉状，有短蒂附着于支气管壁。

常见的临床症状为咳嗽、咯血、喘鸣、反复肺炎和肺不张。胸部 CT 表现为气道内突出物。病理表现为含结缔组织，有淋巴细胞浸润，表面有纤毛柱状上皮细胞或间变的鳞状上皮细胞覆盖。

通过临床症状、影像学检查和支气管镜检查，活检病理可以明确。

2. **支气管软骨瘤**　支气管软骨瘤来源于气管、支气管和细支气管的软骨，软骨瘤呈椭圆形，可有分叶，质地硬，包膜透明。肿瘤外观呈光滑分叶状，无蒂，或呈息肉样突出于支气管腔中。几乎全部由软骨所构成。

肿瘤生长缓慢，临床症状不明显。当肿瘤长大阻塞支气管，影响支气管分泌物的引流时，可引起阻塞远端肺组织继发感染。

X线胸片示单个或多个圆形结节，边界清楚。

镜检肿瘤含玻璃样软骨及少量弹力纤维，但无胶原纤维。软骨细胞较大，排列不规则。有些软骨瘤呈黏液样特征。有的发现骨化或含脂肪，甚至中央有红骨髓形成。

通过临床表现、气管镜检查和病理可作出临床诊断。

3. 支气管腺瘤 为起源于支气管黏液腺体、腺管上皮或黏膜下的 Kulchitsky 细胞的一组良性肿瘤，但有恶变倾向。常发生于 30～50 岁人群，平均 45 岁。男、女发病率相仿。

（1）临床表现：症状随肿瘤生长部位和支气管腔有否阻塞、局部浸润和远处转移而异。发生于较大的支气管，初期即出现刺激性干咳，反复痰中带血。肿瘤增大，可发生局部阻塞性肺气肿和局限性固定哮鸣音。管腔全部阻塞，可出现肺不张。阻塞远端的肺继发感染，可发生肺炎、肺脓疡或支气管扩张。少数支气管类癌患者可出现阵发性皮肤发红、腹痛、腹泻、哮喘和心动过速等类癌综合征，或向心性肥胖、高血压、水肿、乏力、低血钾性碱中毒及色素沉着等异位 ACTH 综合征表现。

（2）X线检查：肿瘤极小时可阴性。近肺门的支气管腺瘤，可呈圆形或半圆形阴影；位于肺脏周围部者，呈结节状或球形影。可伴阻塞性肺气肿，肺不张，阻塞性肺炎，甚至肺脓肿，肿瘤有时被掩盖。

（3）病理类型：可分为三种类型：①支气管类癌：又称类癌型腺瘤，占原发性肿瘤的 1%～7%，占支气管腺瘤的 80%～90%。好发于大的支气管，来自支气管壁的 kulchitsky 细胞。80% 为中央型，只有 1/5 发生在亚段以下的周围支气管。肿瘤倾向于支气管黏膜下生长。若向管腔内生长，则多形成表面光滑、血管丰富的息肉样肿块，阻塞管腔，可引起阻塞肺气肿、肺不张或肺炎，甚至肺脓肿；若向管壁内、外生长，则可形成典型的哑铃状肿块。本瘤多数有完整的包膜，切面呈灰白色或淡红色，与周围肺组织分界清楚，易与肺剥离。亦可突破包膜呈浸润性生长。镜检：瘤细胞小，呈立方或多边形，大小一致，成群聚集，呈索条状排列或腺管样排列。胞浆丰富，嗜酸性，浆内含有深黑色嗜银颗粒，相当于电镜所见的神经分泌型颗粒。颗粒分泌多种生物活性物质，导致类癌的异位内分泌症状。核圆形或卵圆形，核膜清楚，核分裂象罕见。瘤组织的间质含有丰富的毛细血管，有时发生玻璃样变，淀粉样变，钙化，甚至骨化。约有 10% 支气管类癌呈不典型生长。细胞大小不一，排列不规则；核多形性，分裂象增多，常见坏死。②腺样囊性癌：原称圆柱瘤，占支气管腺瘤 10%～15%。发生于气管或隆凸及大支气管。沿管壁浸润生长；可侵犯周围的组织和器官；极少呈息肉样生长；可阻塞支气管腔。切面呈灰白色。镜检：细胞浆稀少，细胞核色深而规则，体积小的基底细胞样上皮细胞的实质性或分叶状细胞巢及细胞索。在细胞索内及周围有透明基质沉积。瘤细胞交错排列成圆柱或管状。内含 PAS 染色阳性的上皮细胞黏液。核分裂象较类癌多见。其恶性程度是腺瘤中最高的。可局部浸润，也可远处转移至肝、肾等器官。③黏液上皮样瘤：源于大支气管的黏液腺，是种罕见的肿瘤，占支气管腺瘤的 2%～3%。一般呈无蒂的支气管内肿块生长，可阻塞管腔并侵犯局部。切面见多个充满黏液囊腔。镜检见角化细胞，分泌黏蛋白细胞及中间型或过渡型细胞组成瘤。组织学上又分为：分化高的肿瘤较多见，界线清楚，向外部生长，由核小而规则、胞浆丰富、无有丝分裂象的细胞组成；杯状细胞多，腺腔形成突出；过渡型和鳞形细胞罕见。分化低的肿瘤较为少见，界限不清，向内生长，有局部坏死，细胞核大而多形，胞浆稀少并有丝分裂；杯状细胞和鳞形细胞罕见，腺腔形成少见；过渡型细胞多；局部侵蚀，也可恶变。

（4）诊断：支气管腺瘤发病年龄较轻，常有较长时间的呛咳、咯血及反复肺部感染。胸部 X 线征象呈圆形致密阴影。尤其是分层摄影和 CT 扫描可清晰地显示肿瘤的部位、形态、大小、支气管阻塞情况及有无区域淋巴结转移。支气管镜检查是诊断本病的重要方法之一，不仅能确定肿瘤部位，且可活检提供病理学诊断。纤维支气管镜活检阳性率可达66% ~ 86%。由于肿瘤富含血管，且表面有完整黏膜上皮覆盖，故要提高确诊率，必须重复作深部活检，但应防止出血；而痰脱落细胞、支气管冲洗及刷检物涂片检查对本病诊断无帮助。

第五节　结核性胸膜炎的鉴别诊断

结核性胸膜炎是由于结核分枝杆菌直接感染，和 / 或胸膜对结核分枝杆菌菌体成分产生迟发型变态反应而发生的炎症，部分病例表现为咳嗽、发热、胸痛甚至呼吸困难，以及少至中量胸腔积液，少数病例可出现大量胸腔积液的体征。

一、临床表现

大多数结核性胸膜炎是急性病。其症状主要表现为结核的全身中毒症状和胸腔积液所致的局部症状。结核中毒症状主要表现为发热、畏寒、出汗、乏力、食欲不振、盗汗。局部症状有胸痛、干咳和呼吸困难。呼吸困难的程度与胸腔积液的量有关，积液的量越大，呼吸困难越明显，甚至可有端坐呼吸和发绀。

二、影像学表现

1. X 线检查　胸部 X 线观察胸腔积液的征象，取决于胸腔积液的量，胸腔积液在300ml 以下时，后前位 X 线胸片可能无阳性发现；超过 300ml 以上的积液时，可显现肋膈角变钝；积液量多在 500ml 以上的中等量积液，可表现为胸腔下部均匀的密度增高阴影，膈影被遮盖，积液呈上缘外侧高，内侧低的弧形阴影。大量胸腔积液时，肺野大部呈均匀浓密阴影，膈影被遮盖，纵隔向健侧移位。

2. CT 征象　胸部 CT 能较为敏感地发现胸腔积液，胸腔积液在 CT 上一般表现为肺的外周与胸壁之间成平行出现的新月形改变，或者是半月形的这种低密度区。如果改变患者的体位扫描，低密度阴影随体位变化而变化。

3. 超声波检查　超声探测胸腔积液的灵敏度高，定位准确，并可估计胸腔积液的深度和积液量，提示穿刺部位。亦可以和胸膜增厚进行鉴别。

三、实验室检查

结核性胸膜炎的实验室检查主要集中在胸腔积液的检查，包括胸腔积液常规和生化，腺苷脱氨酶，核酸扩增和病理学检查。

（一）胸腔积液的常规和生化检查

胸腔积液临床上首先需要区分是漏出液还是渗出液，采用 Light 标准：①胸腔积液总蛋白与血清总蛋白的比值 >0.5；②胸腔积液乳酸脱氢酶（LDH）与血清 LDH 的比值 >0.6；③胸腔积液 LDH 绝对值 >200U/L 或大于血清 LDH 正常值上限的 2/3。符合 3 条中的任何一条标准，认定为渗出液，但在部分的漏出液病例中，因利尿剂等应用，大约 25% 的漏出液按照 Light 标准被认定为渗出液。胸腔积液的细胞计数通常显示有核细胞（白细胞）在 1 000 ~ 6 000/mm^3，其中 T 淋巴细胞占优势，占 60% ~ 90%。然而，有核细胞类型取决于收集胸腔积液的时间，早期以中性粒细胞为主，随后淋巴细胞比例逐渐上升。淋巴细胞优势是指淋巴细胞占有核细胞的 75% 以上，或淋巴细胞 / 中性粒细胞 >0.75。当淋巴细胞 / 中性粒细胞为 0.75 或更高，再联合 ADA，其敏感性、特异性、阳性预测值（PPV）、阴性预测值（NPV）和效能分别为 88%、95%、95%、88% 和 92%。

（二）细胞因子

细胞因子（cytokine）是指由免疫细胞和某些非免疫细胞经刺激而合成、分泌的一类具有生物学效应的小分子蛋白物质的总称。细胞因子种类众多，根据功能的相关性，将细胞因子分为以下几类：白细胞介素（interleukin，IL）、肿瘤坏死因子（tumor necrosis factor，TNF）、干扰素（interferon，IFN）、集落刺激因子（colony stimulating factor，CSF）、生长因子（growth factor，GF）和趋化因子（chemokine，CK）。

1. **白细胞介素（IL）**　白细胞介素是由多种细胞产生并作用于多种细胞的一类细胞因子，由于最初是由白细胞产生又在白细胞间发挥作用，所以由此得名。在免疫细胞的成熟、活化、增殖和免疫调节等一系列过程中均发挥重要作用，此外它们还参与机体的多种生理及病理反应。目前，至少有 38 种白细胞介素得到认可。早年有研究 sIL-2a 在结核性胸膜炎诊断价值的报道，在特异性提高到 100% 的情况下，其诊断结核性胸膜炎的敏感性只有 50%。

2012 年 Yang 等首次报道 IL-27 在结核性胸膜炎诊断中的价值，当 IL-27 的 cut-off 值为 1 007 ng/L，其敏感性和特异性分别为 92.7% 和 99.1%，体现其良好的诊断价值。随后几年的研究肯定 IL-27 在结核性胸膜炎诊断价值的同时，认为 IL-27 联合 ADA 检测，提高灵敏度。但细胞因子的检测结果仍然不具有确诊的价值，且不同研究的 cut-off 值标准不尽相同，结核病不同国家和地区患病率的不同或多或少地影响评价结果。

2. **IP-10**　IP-10 全称为 γ- 干扰素诱导蛋白 10（interferon gamma inducible protein 10），被归类为 CXC 类趋化因子，通过与其受体 CXCR3 结合发挥多种生物学功能，包括趋化炎症细胞，促进多种细胞释放炎症因子，抑制新血管生成，诱导细胞凋亡，抗病毒、抗肿瘤等作用。近期研究提示，结核性胸腔积液中 IP-10 的水平明显升高，使得其成为结核性胸膜炎诊断的生物标识。Tong 等荟萃分析了 4 个研究纳入 715 例结核性胸膜炎和 667 例对照病例，汇总灵敏度为 0.84，汇总特异度为 0.90，曲线下面积为 0.94，因而提示 IP-10 对结核性胸膜炎诊断具有一定的价值，由于其本身确诊价值有限，需要结合其他的常规检查和临床资料进行评价。

3. **γ- 干扰素**　IFN-γ 是分枝杆菌感染的宿主免疫反应中的一种重要的 Th1 细胞因子。有研究纳入 93 例患者，48 例结核性胸膜炎病例，45 例非结核病例，IFN-γ 浓度 >107.7pg/ml，敏感性和特异性为 94% 和 92%。Klimiuk 等在 44 例结核性胸膜炎和 159 例非结核性胸膜炎患者中，检测胸腔积液 IFN-γ 水平，以 cut-off 为 118.7pg/ml，其诊断结核性胸膜炎敏感性和特异性分别 97.7% 和 98.7%，AUC 为 0.99。提示检测胸腔积液中的 IFN-γ 可能作为一项敏感的诊断指标，但仍需要大样本研究予以进一步证实。

4. 腺苷脱氨酶　ADA 是一种与机体细胞免疫活性有关的核酸代谢酶，广泛存在于人体各组织中，以盲肠、肠系膜、脾、胸腺中含量最高，ADA 主要的同工酶有 ADA1 和 ADA2，ADA2 在结核性胸腔积液中升高，而 ADA-1 在其他细菌性脓胸中升高。

Gui 等荟萃分析 ADA 诊断结核性胸膜炎的价值，共纳入 12 个研究，865 例结核性胸膜炎和 1 379 例非结核性胸膜炎患者，ADA 检测胸腔积液的汇总灵敏度和特异度分别为 0.86 和 0.88，阳性似然比和阴性似然比分别为 6.32 和 0.15。尽管研究结果提示其具有较高的灵敏度和特异度，但仍然存在着假阴性较大的不足。同时在纳入的 12 项研究中，其 cut-off 值均不尽相同，但 ADA ≥ 50 U/L 时，诊断的灵敏度和特异度最高。

不过需要值得注意的是，在结核患病率高的地区，临床可疑结核性胸膜炎时，ADA 水平的升高可以作为重要证据来开始抗结核治疗，在胸腔积液单个核细胞优势（>75%），ADA>40U/L 时，可以实施诊断性抗结核治疗。相反，在结核低流行国家，ADA 检测的阴性预测值（NPV）高，而阳性预测值（PPV）低，因此，在这些国家和地区，ADA<30U/L 时，可以作为排除 TPE 诊断的重要证据。

另外，在老年人和吸烟的结核性胸膜炎患者中，ADA 水平偏低，相反，在类风湿性积液、其他细菌的脓胸、间皮瘤、肺癌、肺炎旁积液和血液系统恶性肿瘤的人群 ADA 水平偏高。此外，ADA 对结核性胸膜炎诊断时，除了考虑其检测的敏感性和特异性时，还需要结合当地的结核病的患病率。

5. Xpert MTB/RIF　Xpert 是一种以 PCR 为基础的探针杂交检测技术，能同时检测结核分枝杆菌和其利福平耐药基因（*rpo*B）是否存在突变，该技术已实现自动化，在接受标本后 2 小时内获得结果。

近期有报道在 21 个研究，以培养阳性作为金标准的 2 167 例结核性胸膜炎患者中 Xpert MTB/RIF 的汇总敏感性为 51.4%，而在 10 个研究以临床综合诊断为标准的 937 例结核性胸膜炎患者的汇总敏感性仅为 22.7%，无论是金标准还是综合诊断标准，其汇总特异性均在 98% 以上。

从目前的数据看来，Xpert MTB/RIF 在结核性胸膜炎中的诊断价值有限。其原因可能是胸腔积液中结核分枝杆菌的细菌载量较低的缘故。

6. γ-干扰素释放试验（interferon gamma release assays，IGRA）　Aggarwal AN 等荟萃分析 20 项检测全血（1 085 例）和 14 项（727 例）检测胸腔积液研究，汇总敏感性和汇总特异性在全血检测为 0.77 和 0.71，在胸腔积液中分别为 0.72 和 0.78。从而可以看出 IGRA 无论是在全血还是在胸腔积液中检测对结核性胸膜炎的诊断价值有限。IGRA 目前检测的成本较高，不适合于结核性胸膜炎的诊断。

四、诊断

结核性胸膜炎的诊断系综合诊断，依据胸腔积液的存在以及性质，再结合其他相关的证据作出诊断，具体的诊断要点如下：①胸腔积液；②胸腔积液常规单个核细胞 ≥ 75%；③胸腔积液为渗出液，且 ADA ≥ 40 U/L；④外周血抗结核抗体阳性或 γ- 干扰素释放试验阳性或结核菌素试验阳性；⑤胸腔积液抗酸染色涂片阳性或结核分枝杆菌培养阳性或核酸扩增阳性；⑥胸膜组织病理为肉芽肿样病变伴有或不伴有干酪坏死。

"①"为疑似诊断；"①"+"②+③"或"④"为临床诊断；"①"+"⑤"或"⑥"为确诊。

五、鉴别诊断

（一）肺炎旁胸腔积液

由于肺炎累及胸膜可导致局部浸润、渗出形成胸腔积液，常见引起肺炎的病原微生物有：肺炎链球菌、葡萄球菌、流感嗜血杆菌、克雷白杆菌、大肠埃希菌、铜绿假单胞菌、厌氧菌和军团菌。约 60% 的脓胸是由肺炎旁胸腔积液发展而来，约 5% 的肺炎旁胸腔积液患者发展为严重的胸腔细菌性感染，影响疾病的预后。发病以儿童、少年多见，男性多于女性，多伴有营养不良等疾病，冬春季多发。临床表现有发热、咳嗽、咳痰（多以脓性痰）、气促、胸痛，可闻及湿啰音，甚至可以表现为呼吸减弱和消失。血常规多为白细胞总数升高，尤其中性粒细胞升高，伴有核左移。胸腔积液的临床特点有：①多有细菌性肺炎、肺脓肿、支气管扩张症感染的基础上并发；②胸腔积液外观呈黄色，多有浑浊；③胸腔积液 pH<7.2，葡萄糖 <2.24mmol/L，LDH>1 000U/L；④胸腔积液白细胞多为（1 ~ 90）× 10^9/L，分类以中性粒细胞增高为主；⑤胸腔积液涂片或培养可找到致病菌；⑥抗菌治疗，临床症状可明显改善。

（二）病毒性胸膜炎

多发生于有免疫功能缺陷或服用免疫抑制剂者，亦可见于成人免疫功能低下时，占胸腔积液的 5% 左右。能引起病毒性胸膜炎的病毒有多种，如柯萨奇病毒、埃可病毒、EB 病毒、腺病毒、疱疹病毒和肝炎病毒等。起病前多有鼻塞、咽痛等上呼吸道感染症状，胸痛、发热伴有气喘为其典型症状。约 35% 的患者可闻及胸膜摩擦音。胸腔积液为多渗出液，以单核细胞为主，葡萄糖和氯化物含量无明显减低，病程常呈现自限性，多数患者不超过 4 周，可表现为自限性。

（三）恶性胸腔积液

恶性胸腔积液是恶性肿瘤直接侵犯、转移到胸膜或原发性胸膜肿瘤所致的胸腔积液，临床上以肿瘤的直接侵犯或转移多见。

1. 发病机制

（1）原发性胸膜恶性肿瘤：原发性胸膜恶性肿瘤以恶性胸膜间皮瘤多见，包括局限性和弥漫性两种，其中后者恶性程度高。

（2）肿瘤侵犯或转移：由邻近的肿瘤，如肺癌、乳腺癌和胸壁恶性肿瘤等直接侵犯，或者由肺癌、乳腺癌、生殖系统肿瘤及胃肠道肿瘤转移至胸膜腔所致。

（3）恶性肿瘤旁胸腔积液：形成恶性肿瘤旁胸腔积液的机制包括：肿瘤压迫淋巴管，导致淋巴回流障碍；阻塞性肺不张，肺容积下降，导致胸膜腔压力降低；肺栓塞；心包受累增厚，引起心包缩窄，导致体循环压力升高。

2. 临床表现

（1）症状：主要的症状有咳嗽、胸痛和呼吸困难。

1）咳嗽：是胸膜受侵或出现胸腔积液时的主要症状，多以干咳为主。

2）胸痛：是否出现及程度与肿瘤是否侵犯胸膜或侵犯的程度有关，胸膜间皮瘤因直接侵犯胸膜，出现胸部疼痛早且疼痛明显。

3）呼吸困难：主要是由于中到大量的胸腔积液引起肺的顺应性下降所致。经胸腔穿刺抽液后可缓解。

（2）体征：肿瘤直接侵犯壁层胸膜可有局部的压痛，中到大量的胸腔积液可见患侧胸廓饱满，呼吸运动减弱，叩诊呈浊音或实音。

3. 辅助检查

（1）影像学检查：转移性恶性胸腔积液，无论是胸部 CT 还是胸腔 B 超除了发现胸腔积液外，往往无其他阳性征象发现。恶性胸膜间皮瘤患者，在胸部 CT 上可见沿着胸膜侧壁呈现波浪形胸膜增厚，可伴有胸膜的钙化。胸部 B 超可见广泛的胸膜增厚。

（2）胸腔积液检查

1）胸腔积液常规和生化检查：外观多为淡黄色、部分患者呈洗肉水样或血性胸腔积液，积液多为渗出性，少部分患者可为漏出液，细胞分类以淋巴细胞为主。

2）细胞学检查：是诊断恶性胸腔积液最为简单的方法，其阳性率为 62%～90%，间皮细胞 >5% 需要考虑恶性间皮瘤，胸腔积液中腺癌细胞的阳性率为 85%～100%，鳞癌细胞的阳性率为 4%～25%，小细胞癌阳性率更低。

3）肿瘤标志物：癌胚抗原（CEA）、神经元特异性烯醇化酶（NSE）、细胞角蛋白片段（CYFRA 21-1）和糖类抗原等有助于恶性胸腔积液的诊断。有研究报告：CEA 对肺腺癌、NSE 对小细胞肺癌、CYFRA21-1 和 SCC-Ag 对肺鳞癌在胸腔积液和血清中的表达阳性率分别为 100.0%、90.9%、84.2% 和 89.5%。虽然肿瘤标志物的特异性高，但其敏感性相对较低，仅用于辅助诊断的价值。

（3）胸膜活检：主要有闭式胸膜活检、内科胸腔镜检查和外科开胸活检。

1）闭式胸膜活检：是诊断恶性胸膜疾病的重要手段，早期因未能定位，阳性率较低，随着 CT 或 B 超定位引导下穿刺，阳性率大大提高。

2）内科胸腔镜检查：内科胸腔镜是不明原因胸腔积液明确诊断的重要手段，由于其适应证广，创伤相对小，广泛应用于临床。研究报告其确诊率能达到 85% 以上。但其有一定的禁忌证，需要严格把握。

3）外科开胸活检：开胸活检是恶性胸膜疾病确诊的重要手段，随着内科胸腔镜的应用，外科开胸活检较既往相比有所下降，但对一些比如胸膜粘连严重内科胸腔镜不能获得成功的患者，仍然需要进行外科开胸活检。

（4）诊断要点：恶性胸腔积液诊断的金标准是在胸腔积液中找到肿瘤细胞，或在胸膜活检组织中查见恶性肿瘤细胞或组织。

对于肿瘤转移性患者，在胸腔积液或胸膜组织未能明确诊断，可通过借助于原发病的确诊而获得临床诊断。

（陈效友　马　玙）

参考文献

[1] 邓伟吾, 高蓓丽. 临床诊断学 - 呼吸疾病诊断学 [M]. 上海: 上海科学技术出版社, 2006.

[2] 马玙, 朱莉贞, 潘毓萱. 结核病 [M]. 北京: 人民卫生出版社, 2006.

[3] 蔡柏蔷, 李龙芸. 协和呼吸病学 [M]. 北京: 中国协和医科大学出版社, 2005.

[4] 李为民, 刘伦旭. 呼吸系统疾病基础与临床 [M]. 北京: 人民卫生出版社, 2017.

[5] 中华人民共和国国家卫生和计划生育委员会. 肺结核诊断: WS 288—2017[S/OL]. [2017-11-09] http://www.nhc.gov.cn/wjw/S9491/201712.

[6] 郑荣寿, 孙可欣, 张思维, 等. 2015 年中国恶性肿瘤流行情况分析 [J]. 中华肿瘤杂志, 2019,41(1):19-28.

[7] 中华医学会呼吸病学分会. 结节病诊断及治疗方案 (第三次修订稿草案) [J]. 中华结核和呼吸杂志, 1994,17(1):9-10.

[8] 中华医学会结核病学分会. 肺结核诊断和治疗指南 [J]. 中华结核和呼吸杂志, 2001,24(2):70-74.

[9] 中华医学会结核病学分会. 气管支气管结核诊断和治疗指南 (试行)[J]. 中华结核和呼吸杂志, 2012, 35(8):581-587.

[10] 陈效友. 结核性胸膜炎的诊断现状和展望 [J]. 中国防痨杂志, 2017,39(11): 1153-1156.

[11] AGGARWAL A N, AGARWAL R, GUPTA D, et al. Interferon Gamma Release Assays for Diagnosis of Pleural Tuberculosis: a Systematic Review and Meta-Analysis[J]. J Clin Microbiol,2015,53(8):2451-2459.

[12] SEHGAL I S, DHOORIA S, AGGARWA L AN, et al. Diagnostic Performance of Xpert MTB/RIF in Tuberculous Pleural Effusion: Systematic Review and Meta-analysis[J]. J Clin Microbiol,2016, 54(4):1133-1136.

[13] GUI X, XIAO H. Diagnosis of tuberculosis pleurisy with adenosine deaminase (ADA): a systematic review and meta-analysis[J]. Int J Clin Exp Med,2014,7(10):3126-135.

[14] TONG X, LU H, YU M, et al. Diagnostic value of interferon-γ-induced protein of 10kDa for tuberculous pleurisy: A meta-analysis[J]. Clin Chim Acta, 2017(471):143-149.

[15] YANG W B, LIANG Q L, YE Z J, et al. Cell origins and diagnostic accuracy of interleukin 27 in pleural effusions[J]. PLoS One, 2012,7(7):e40450.

第四章
结核病的化学治疗

结核病的化学治疗（简称化疗）是人类控制结核病的主要手段，化疗在人类与结核病抗争的历史中一直扮演着主要的角色，在结核病治疗史上具有十分重要的意义。抗结核药物是结核病化学治疗的基础，1943 年链霉素的问世开创了抗结核药物治疗的新时代，利福平的应用被认为是结核病化疗史上具有里程碑意义的重大事件。以异烟肼、利福平、吡嗪酰胺为核心的短程化疗曾取得令人瞩目的成就。时至今日，结核病的化学治疗仍然为结核病的防控发挥着巨大作用。抗结核新药物产品线正在提供一个开发抗耐药结核新药组合的历史机遇，必将对今后的抗结核治疗产生巨大的影响。抗结核新药研发也将实现新的发展战略和发展途径，带给结核病患者真正革命性的化疗方案。

本章就常用抗结核药物及几种抗结核新药的作用机制、给药剂量、毒副作用等进行详细介绍，并对结核病化疗的基本理论及常见的几种化疗方案进行分述。

第一节　抗结核药物

一、概述

抗结核药物是结核病化学治疗的基础，而结核病的化学治疗是人类控制结核病的主要手段。1943 年链霉素的问世开创了抗结核药物治疗的新时代。1949 年对氨基水杨酸开发成功，1952 年异烟肼成功应用于临床，宣告了结核病从此进入了化疗时代。链霉素、异烟肼和对氨基水杨酸组合被称为抗结核病的"老三化"，使当时的结核病患者获得了治愈。1954 年吡嗪酰胺、1955 年环丝氨酸以及 1962 年乙胺丁醇的先后问世为结核病的治疗发挥了重要作用。1963 年利福平的问世被认为是结核病化疗史上具有里程碑意义的重大事件。以异烟肼、利福平、吡嗪酰胺为核心的短程化疗曾取得令人瞩目的成就。

20 世纪 90 年代中期耐药结核病席卷全球，再次威胁到人类的生命健康，全球的结核病防治工作面临着严峻的考验和挑战。抗结核药物的研发难度大、研究周期长，且同时由于缺乏商业利益，很长时间内抗结核新药的研究几乎处于沉寂状态。自 2000 年全球抗结核药物发展联盟（TB Alliance）、美国结核病试验合作组织（TB Trial Cooperative Organization，TBTC）和绿灯委员会（Green Light Committee，GLC）的成立，以及全球各大制药公司的加盟为研制新的抗结核药物提供了重要的平台。近年首个治疗耐药 TB 新药贝达喹啉（bedaquiline，BDQ，TMC207）于 2012 年底被 FDA 批准。随后欧洲有条件地批准了德拉马尼（Deltyba，OPC-67683，delamanid）用于抗结核治疗。2019 年 8 月 pretomanid（PA-824）以组合用药形式获得美国 FDA 批准，耐药结核病治疗迎来近 40 年第 3 款新药。当今的抗结核药物产品线提供了一个开发抗耐药结核（multi-drug resistant tuberculosis，MDR-TB）新药组合的历史机遇，必将对今后的抗结核治疗产生巨大的影响。

二、抗结核药物及分类

目前临床上应用的抗结核药物共 33 种。

（一）按照作用效果与副作用大小分类

传统上可分为两类，一线和二线抗结核药物。异烟肼、利福平、吡嗪酰胺、乙胺丁醇、链霉素等因为疗效好、副作用小分为一线药物，其余归为二线药物，包括利福喷丁、利福布丁、卡那霉素、阿米卡星、氧氟沙星、左氧氟沙星、莫西沙星、环丝氨酸、对氨基水杨酸等。

（二）按杀菌作用与抑菌作用分类

可分为杀菌药和抑菌药，异烟肼和利福平为全杀菌药物，而吡嗪酰胺和链霉素为半杀菌药物，其余结核药物为抑菌药。

（三）WHO 的抗结核药物分类法

WHO 抗耐药结核病药物的分类起源于 2006 年，并分别于 2008 年、2011 年、2016 年进行了更新。WHO 于 2018 年 7 月 16—20 日召开了指南修订小组会议，对耐药结核病方面的证据进行了收集，评估单药对患者治疗转归的相对贡献，做出新的调整。药物被重新划分为三个类别及排序：

A 组：优先选择的药物包括左氧氟沙星 / 莫西沙星、贝达喹啉和利奈唑胺。

B 组：其次添加的药物包括氯法齐明、环丝氨酸 / 特立齐酮。

C 组：当 A 组和 B 组药物不能使用时用于构成治疗方案的药物，包括乙胺丁醇、德拉马尼、吡嗪酰胺、亚胺培南 - 西司他丁、美罗培南、阿米卡星（链霉素）、乙硫异烟胺 / 丙硫异烟胺、对氨基水杨酸。

三、药效学和药代动力学

（一）药效学

1. **药效学定义** 一般来说，药效学（pharmacodynamics，PD）是指"药物对身体做了什么"，即体内药效和浓度的关系。然而，抗菌药的药效学是药物对宿主体内的病原菌做了什么，是指药物在体外或体内抑制病原菌生长和复制（抑菌）或致病原菌细胞死亡（杀菌）的作用。药效学的研究目的主要是确定药物的治疗作用和确定药物的一般药理作用，为新药临床试验提供可靠依据，为药物合理应用提供依据。

2. **抗结核药物的药效学研究方法**

（1）药效学体外评价的主要指标：包括最低抑菌浓度（minimum inhibitory concentration，MIC）、最低杀菌浓度（minimum bactericide concentration，MBC）、时间杀

菌曲线、抗生素后效应（post antibiotic effect，PAE）等。

1）MIC 和 MBC：作为主要的药效学参数量化抗菌剂对抗感染病原菌的活性。MIC定义为在标准的接种量（$1 \times 10^5 \sim 5 \times 10^5$CFU/ml）孵育后，能抑制微生物生长的最低药物浓度。一般首先测定对活跃增殖期结核分枝杆菌（mycobacterium tuberculosis，MTB）的MIC，在不同的培养基中会出现不同的 MIC，培养时间也会影响药物本身的降解；测定MTB 的 MIC 的方法有集落形成单位（colony forming unit，CFU）计数法、微量快速显色法、浊度法和 BACTEC460 系统法等。CFU 计数法是最精确的方法，是其他方法的对照标准，但比较费时费力。比浊法较为简单，但由于 MTB 呈簇状生长，干扰了测定的精确度。目前国际公认用于抗结核新药 MIC 测定方法是微孔板 Alamar Blue 显色检测（microplate alamar blue assay，MABA）。对非增殖期 MTB 的 MIC 的测定：开发杀灭非增殖期结核分枝杆菌的药物，能大大缩短结核病的治疗周期，降低治疗费用，防止结核病复发，减少耐药结核分枝杆菌的产生及由其耐药菌引起的感染。用于对非增殖期（持留态）结核分枝杆菌药物的活性筛选与评价，目前国际上还没有统一的标准。饥饿、低氧、热休克、药物处置（RFP 处理）、长期培养（如液体静止培养 100 天）以及活性培养无洗涤悬浮等都是达到试管内持留状态的方法。也有将稳定期培养物看作是保持活性而不增殖的持留菌模型。低氧复苏试验（low-oxygen-recovery assay，LORA）是芝加哥伊利诺伊大学结核病研究所建立的一种高通量筛选针对非复制结核分枝杆菌活性测定的方法。MBC 定义为能杀死 99.99% 起始接种量的药物浓度。MBC 测定方法：将含有不同浓度药物 - 菌混合液接种到 7H11 平板上，培养 3 ~ 4 周，未见菌落生长的药物浓度即为测定药物的 MBC。一般 MBC 是 MIC 的 2 ~ 4 倍。

2）细胞内抗结核作用的测定：MTB 属细胞内寄生菌，能耐受许多药物主要归因于渗入细胞的药物量少，细胞内药物浓度低，或者药物到达靶位前已经降解，感染部位达不到足够有效浓度。此外，MTB 可在人体和人群中播散的一个重要原因是 MTB 在单核巨噬细胞中生存，并以静息状态持续生存较长时间，当机体停止使用抗结核药物或免疫力下降时，休眠菌即可恢复生长，获得毒力，导致结核病复发。因此，观察巨噬细胞内结核分枝杆菌在药物作用下的数量改变是评价抗结核药物的又一重要指标。一般采用体外培养的巨噬细胞株感染 MTB 后，观察在药物作用环境下细胞内活菌数量的改变，以反映药物胞内抗结核作用。

3）抗生素后效应（PAE）：是指细菌与抗生素短暂接触，当清除药物后，细菌生长仍受到持续抑制的现象。随着研究的不断深入，发现所有的抗生素都有不同程度的 PAE。PAE 产生的可能机制：抗生素产生的非致死性损伤或药物与靶位持续结合，造成细菌恢复正常生长变慢；细菌对多形核白细胞的敏感性发生变化，从而增强了白细胞对细菌的识别能力，产生了抗生素与白细胞的协同杀菌作用。PAE 的临床意义：提示药物在血清和组织浓度低于 MIC 时仍能抑制细菌生长，使药物的有效性得以延续，从而为进一步优化给药模式，设计更加有效合理的给药方案提供了新的理论依据。充分利用 PAE 的特点，结合药代动力学参数使抗生素的应用更为合理。抗结核治疗每日疗法及间歇化疗正是基于抗结核药物有 PAE 的特点而设计的。

抗菌药物的疗效不仅取决于它对病原菌的 MIC，同时也与它的药代动力学特点及PAE 有关。近年来国外学者按照杀菌作用是否浓度依赖及有无 PAE 将抗菌药物分为浓度依赖性及时间依赖性两个大类。浓度依赖性药物的特点：抑菌活性随着抗菌药物的浓度升高而增强，当血药峰浓度（C_{max}）大于致病菌 MIC 的 8～10 倍时，抑菌活性最强；有较显著的 PAE；血药浓度低于 MIC（sub-MIC）时对致病菌仍有一定的抑菌作用。异烟肼、利福平等大多数抗结核药物属于浓度依赖性药物。一般来说，对于浓度依赖性抗菌药物，提高其 C_{max} 或药 - 时曲线下面积（AUC）与 MIC 的比值，可获得较高的临床疗效和细菌清除率。时间依赖性药物的特点：当血药浓度超过对致病菌的 MIC 以后，其抑菌作用并不随浓度的升高而有显著的增强，而是与抗菌药物血药浓度超过 MIC 的时间密切相关。一般 24 小时内，血药浓度高于 MIC 的时间应维持在 50%～60%；仅有一定的 PAE 或没有 PAE；低于 MIC 的血药浓度一般无显著的抑菌效果。应该尽可能使其血药浓度超过 MIC 的时间延长。有关浓度与时间依赖抗菌药物的理论已经确立，但在这方面研究工作相对不足。对于任何一种新的观念我们都不能绝对化地对待。即使是时间依赖性药物，剂量增大疗效也会有相应的提高，其原因是复杂的。

（2）抗结核活性评价的体内模型和方法：用于评价体内抗结核活性的主要动物模型有小鼠、豚鼠、兔子和非人灵长类。选择动物模型必须权衡模型能形成的疾病特征，以及是否能很好地解释模型所获得的数据。

各种遗传品系小鼠的可获得性，操作、饲养条件的简便性以及低成本使小鼠结核模型成为最受欢迎的模型。然而小鼠模型疾病的病理特征和人有明显的不同。气溶胶感染后，肺里不能形成和人疾病一致的肉芽肿。小鼠结核模型中不能观察到人感染结核形成的干酪样坏死和空洞。在活动性结核感染中，人肺形成一系列肉芽肿（固化、干酪样、坏死、空洞）及各种数量的结核分枝杆菌。相反，在小鼠肺中几乎没有观察到这种异质性。在疾病的慢性感染期，和人不同，在肺和脾里发现了大量的结核分枝杆菌。因此，小鼠模型不是理想的研究潜伏结核分枝杆菌的模型。然而，小鼠模型可以用来评价新药的早期杀菌活性（early bactericidal activity，EBA）和给药剂量。近来，γ-干扰素（interferon gamma，IFN-γ）基因敲除小鼠模型被用来快速筛选抗结核化合物的活性。没有 IFN-γ 基因的保护，该模型对结核分枝杆菌感染高度敏感，因此通过治疗组和未治疗组的比较，可快速筛选具有抗结核活性的化合物。该敏感小鼠模型仅需要 9 天的治疗时间和少量动物，是一个较理想的初步评价抗结核化合物活性的模型。

兔子和豚鼠结核模型所形成的肉芽肿和空洞类似于人的病症。在这两个模型中，也发生血行播散到未感染的肺叶。豚鼠肺内结核分枝杆菌指数增长和细胞介导免疫中形成的干酪样坏死，最终在几个月到一年进展成致命性的疾病。因为兔子对结核感染有抵抗性，对牛结核分枝杆菌高度敏感，所以很多用兔子研究牛结核分枝杆菌病。兔子的肺叶中可观察到干酪样病变，空洞的形成以及支气管播散。

非人灵长类的结核病很接近于人类的结核病，体内外均呈现抗原介导的 T 淋巴细胞活性，它是目前代表性最好的结核病模型。自从发现缩短结核病治疗疗程很大程度依赖根除潜伏结核分枝杆菌，非人灵长类模型可能是研究新药疗效及联合治疗的最好模型。但临床前药效评价面临许多挑战，例如不容易获得，价格非常昂贵，需要特殊的饲养条件和伦理问题等。

患者体内抗结核活性的测量包括 EBA 和药物的杀菌活性。EBA 定义：药物开始治疗 48 小时内，患者痰液中菌落形成数目（CFU/ml）下降率，用 $\log_{10}$（CFU/ml）·day 表示。药物早期杀菌活性使患者痰中活菌数快速降低，从而使他们达到非传染性状态。灭菌活性定义：药物具有快速使痰无菌化并防止复发的能力，即药物对于持留菌具有与对增殖期细菌相同的抗菌活性。抗结核药物的主要药效学特点比较见表 2-4-1。

表 2-4-1　主要抗结核药物的药效学特征

药物	靶位	重要性	杀菌活性	灭菌活性	特异性/选择性	抗菌谱
异烟肼	多个靶位，包括烯酰 - 酰基载体蛋白还原酶（InhA）	+++	+++	+	+++	窄
利福平	RNA 聚合酶 β 亚基	+++	+++	+++	+++	中等
吡嗪酰胺	细胞膜能量代谢	+++	+	+++	+++	窄
乙胺丁醇	阿糖胞苷转移酶	+++	++	+	+++	窄
链霉素	S12 核糖体蛋白和 16S rRNA	+++	+	+	+++	宽
卡那霉素	16S rRNA	+++	++	++	+++	宽
莫西沙星	DNA 促旋酶	+++	+++	++	++	宽

（二）药代动力学

药代动力学（pharmacokinetic，PK）描述"药物分子在体内发生了什么"，即药物在体内吸收、分布、代谢、排泄的时间过程。通常药物口服后被吸收进入体循环。之后被分布至机体各处，包括感染结核分枝杆菌的部位。主要被肝脏代谢，最终被肾脏清除并随尿液排泄出去。这些参数的集合可建立一个药物代谢动力学模型用以描述这些过程。药代动力学研究的意义在于找到最优给药方式以达到治疗目的。

主要药代动力学参数如下：

1. 生物利用度（F）　口服药物生物利用度定义为药物以活性形式进入血液系循环的速度和相对量，反映药物的吸收程度。药物分子的口服生物利用度（F）程度用口服给药后和静脉给药后血药浓度的分数表示。F 值范围从 0（0% 吸收）到 1（100% 吸收）。绝对生物利用度决定了能维持足够有效治疗浓度的剂量。

2. 清除率（CL）　清除率测量药物从体内移出的效率。一般来说，不止一个器官从体内消除药物，总清除率是所有消除器官清除率总和。清除率是基本的药代动力学特性。它决定给药剂量和随后这个剂量能达到的有效治疗。清除率也决定了药物消除半衰期和分布容积。

3. 分布容积（Vd）　分布容积是体内药物总量和血浆药物浓度的比值。Vd 大小表示药物是主要存留在血管内还是血管外。Vd 也是基本的药代动力学特性，它和清除率一起决定了药物的消除半衰期和给药次数。

4. 半衰期（$t_{1/2}$）　消除半衰期是生物可利用的剂量消除一半的时间。它是一个衍生的药代动力学参数，由药物处置的两个参数清除率和分布容积决定。$t_{1/2} = 0.693 \times （Vd/CL）$

消除半衰期决定了给药次数，它和生物利用度（F）、清除率决定了有效治疗的剂量。

抗结核药物的药物代谢动力学不仅受到药物的物理、化学性质的影响，还与患者特征有关，例如，年龄、性别或是肾功能和肝功能。药物代谢动力学的变异性一直是一个影响药物暴露量和结核病治疗的关键问题。

附：主要抗结核药物的药代动力学参数见表 2-4-2 和表 2-4-3。

表2-4-2 主要抗结核药物的药代动力学参数

药物	剂量/mg	口服吸收度(F)	$T_{1/2}$/h	蛋白结合率	达峰时间 T_{max}/h	达峰浓度 C_{max}/(mg·L⁻¹)	清除率 CL/(L·h⁻¹)	表观分布容积 Vd/L	以原型药经尿排泄的百分比/%
异烟肼	300	—	2~4.5(慢) 0.75~1.8(快)	忽略不计	1~2	3~5	22.7~39.5 11~20.2	36.4~57.4	5~9 24~34
利福平	600	90%~95%	2~5	60%~90%	1.5~2	3~10	8~21.42	55	4~10
乙胺丁醇	800	70%~80%	3~4	6%~30%	2~4	2~5	32.8~39.5	19~21	75~80
吡嗪酰胺	1 000	>70%	10~24	5%~10%	2	45~65	0.84~9.66	40~52	4~14
乙硫异烟胺	250	>90%	2~3	30%	1~3	2.16	无法获得	93.5	1
氨苯硫脲	150	无法获得	4	95%	4~5	1.6~3.2	无法获得	无法获得	42
对氨基水杨酸钠盐	游离酸 4 000 酸钠盐 4 000	无法获得	2~3	15%	3~4 0.5~1	41~68 76~104	无法获得	7.4	30
环丝氨酸	750	70%~90%	10	无法获得	3~4	20~35	无法获得	8~18	70
链霉素	1 000	—	2~4	35%~57%	<1	50~60	无法获得	76~115	90
卡那霉素	1 000	—	2~3	忽略不计	<1	20~35	无法获得	13~28	99
利福喷丁	600	无法获得	14~18	98%	5~6	8~30	无法获得	无法获得	<10
环丙沙星	750	70%	4	20%~40%	1~2	4.3	18	260	40~50
氧氟沙星	600	85%~95%	3~7	20%~30%	1~2	10	无法获得	90	75
莫西沙星	400	86%~92%	12~14	26%~50%	1~3	2.5~5	9.1~11.6	119~189	20
加替沙星	400	96%	7~14	20%	1~2	2.33~3.59	11.4	126	>70
利奈唑胺	600	100%	4.5~5.5	31%	1~2	9~16	6~12	40~50	30

表 2-4-3 主要抗结核药物的 PK-PD 参数

靶位	药品	血峰浓度与最低抑菌浓度的比 (C_{max}/MIC)	血峰浓度维持在最低抑菌浓度之上时间的比率(T>MIC)	血浆浓度时间曲线下面积与最低抑菌浓度的比 (AUC/MIC)	蛋白结合	未结合白的药物部分(fu)	以游离药物计算血峰浓度与最低抑菌浓度的比 fu (C_{max}/MIC)	以游离药物计算血浆浓度时间曲线下面积与最低抑菌浓度的比 fu(AUC/MIC)	杀菌活性	抑菌活性
细胞外靶位	异烟肼(慢)	40	18	19.2	忽略不计	0.99	39.6	19.01	+++	+
	(快)		9	11.6				11.48		
	乙胺丁醇	10	13	23.4	6%~30%	0.7	7	16.38	++	+
	吡嗪酰胺	3.8	无法获得	52	5%~10%	0.9	3.42	46.8	+	+++
	乙硫异烟胺	1.6	1.5	1	30%	0.7	1.12	0.7	++	+
	氨苯硫脲	1.3	5.5	1.2	95%	0.05	0.065	0.06	+	+
	环丝氨酸	3.8	22.5	195.5	未获得	未获得	未获得	未获得	+	+
细胞内靶位	利福平	24	9	39.9	60%~90%	0.1	2.4	3.99	+++	+++
	链霉素	10	8	124.5	35%~57%	0.43	4.3	53.54	+	+
	对氨基水杨酸	75	4	153.7	15%	0.85	63.75	130.6	+	+
	环丙沙星	5	10.5	16.9	20%~40%	0.6	3	10.14	+	+
	氧氟沙星	5	15.5	47.4	20%~30%	0.7	3.5	33.18	+	+

（三）药代动力学药效动力学结合模型（PK/PD）

药代动力学和药效动力学共同构成了现代药理学研究的基础。最近 10 余年，PK/PD 联合建模的实际运用发展迅速，已成为一个新的学科领域和学科增长点。PK/PD 模型是将两者相结合，以说明给予某一剂量后所引起的药理作用的时间过程。PK/PD 结合模型（integrated PK/PD model）是将两者结合起来研究的模型，能描述和预测一定剂量方案下药物的效应 - 时间过程，还能解释造成这种效应 - 时间过程的原因。这种结合模型可应用于药物开发的临床前和临床试验的各个阶段。在临床前试验阶段可用于评价药物的体内效价和固有活性、剂型和给药方案的选择及优化等。在临床试验阶段则可用于估算给药剂量 - 浓度 - 效应或毒性之间的关系，以及年龄、性别等对药效的影响等，从而满足新药开发和临床试验的要求。

PK/PD 结合模型整合药物浓度和即时效力。不仅关注药物对结核分枝杆菌的作用，同样也关注药物对患者的毒性作用。在体外中空纤维感染模型中，药物暴露量可被改变，已被用于阐明许多抗结核药物的药物代谢动力学 / 药物效应动力学指标。然而，在临床前和临床研究中通过进行剂量分馏和早期杀菌也可阐明相关药物代谢动力学 / 药物效应动力学指标。早期杀菌研究检测抗结核药物降低痰中结核分枝杆菌的负荷量的能力，以判定治疗效力。与剂量分馏研究相反，早期杀菌研究不破坏药物代谢动力学 / 药物效应动力学参数的共线性。对大多数抗结核药物来说，0 ~ 24 小时药 - 时曲线下面积与最低抑菌浓度有关，已被认为是体内预测药物抗结核分枝杆菌效力的最佳参数。其他的药物代谢动力学 / 药物效应动力学指标是峰浓度（C_{max}）/MIC 比例或是药物浓度高于 MIC 的时间即抗菌药物浓度超 MIC 时间（T > MIC）。如果药物代谢动力学 / 药物效应动力学指标没达标，就可选择出耐药菌株（表 2-4-3）。

（四）抗结核药物

现代抗结核治疗的目标是：①快速消灭指数期结核分枝杆菌增长；②消除缓慢复制和非复制期结核分枝杆菌；③防止耐药性发生。以下分别简述主要抗结核药物的药效学、药代动力学特征。

1. 异烟肼（isoniazid，INH，H） INH 是一种前药，由分枝杆菌过氧化物 / 过氧化氢酶将其转化为活性形式。其作用机制是抑制分枝菌酸的合成，破坏细菌细胞壁。对结核分枝杆菌具有强大的杀菌作用，对非结核分枝杆菌中的堪萨斯分枝杆菌亦有抑菌作用。对其他细菌、病毒无作用。对结核分枝杆菌的最低抑菌浓度（MIC）值为 0.01 ~ 0.25μg/ml。

INH 通常从胃肠道中迅速吸收，通过 N- 乙酰转移酶（NAT2）在肝脏代谢成乙酰异烟肼，然后乙酰异烟肼被水解为乙酰肼，通过细胞色素 P4502E1 进一步水解为肝毒性化合物。建议在空腹时服用 INH，因为高脂食物会降低 INH C_{max}（高脂肪的食物会导致 C_{max} 的 51% 的下降）并延迟吸收。300mg 剂量后的峰值浓度为 3 ~ 5μg/ml。专家建议，如果峰值小于 2μg/ml 可以增加剂量。

INH 具有抗结核药物中最有效的早期杀菌活性（EBA）。INH 的 EBA 显示出高达 300mg 左右的剂量 - 反应关系，在此之后 EBA 的作用趋于稳定。INH 显示了剂量依赖性 EBA 活性。在更详细的 PK/PD 分析中，INH 的 EBA 活性主要与 AUC/MIC 有关，其次是 C_{max}/MIC。INH 的 EBA 通常被限制在治疗的前 2 ~ 4 天，那时有最大比例的结核分枝杆菌迅速分裂。在这一时期之后，杀菌活性急剧下降，而在此之后，INH 的贡献似乎会小。

300mg 每日一次的剂量预期 C_{max} 是 3 ~ 5μg/ml，每 900mg 剂量（每周给药 2 ~ 3 次）预期 C_{max} 是 9 ~ 15μg/ml。既往研究表明，低浓度异烟肼可引起治疗失败和复发的风险。因此，监测 INH 浓度对于确保患者疗效可能是有益的。虽然治疗指南建议最大剂量为 300mg，但一些 INH 浓度低（快速乙酰化或吸收不良）的患者似乎需要更高剂量，通常在 450 ~ 600mg 范围内。INH 由肝脏 N-乙酰基转移酶 2（NAT2）代谢。这种酶表现出基因多态性，患者可分为缓慢、中度或快速乙酰化。慢乙酰化者的半衰期通常是 3 ~ 4 小时，而快速乙酰化者的半衰期通常是 1 ~ 2 小时。快速乙酰化者可能有更高的治疗失败的风险。缓慢的乙酰化者可能具有更高的肝毒性风险。Azuma 等人的研究比较了基因型引导给药和标准给药在 172 名结核病患者中应用的结果。与标准剂量相比，基因型引导剂量的慢乙酰化者不太可能出现肝毒性症状。此外，在基因型导向组中，快速乙酰化者较标准剂量组更不容易出现早期治疗失败。因此，基因型导向给药可能对 INH 有利。其他监测的 INH 不良反应包括周围神经和中枢神经病变。

高剂量的 INH（15 ~ 20mg/kg）用于耐多药结核病的治疗方案中，适用于从未接受二线药物治疗的患者，且对 FQs 和二线注射剂无耐药性。通常情况下，低水平的异烟肼耐药株（通常在 *inhA* 基因启动子区域中产生突变）对乙硫酰胺（ETO）有抗性，而高水平的耐药株（通常有 *katG* 突变）对乙硫酰胺敏感。因此，对 MDR-TB 方案（在标准化治疗方案中）的建议包括高剂量的 INH 和 ETO 对低和高水平的 INH 耐药人群均具有活性。

2. 利福平（rifampicin，RFP，R） 利福平是标准短程疗法中的关键杀菌药物，是一种广谱完全杀菌药，对结核分枝杆菌、非结核分枝杆菌、麻风杆菌、革兰氏阳性和阴性菌均有杀菌作用，具有杀死活跃分裂和"休眠"结核分枝杆菌的能力，对结核分枝杆菌的 MIC 是 0.15 ~ 0.5μg/ml。RFP 通过抑制细菌 DNA 依赖性 RNA 聚合酶的活性来阻断转录。编码 RNA 聚合酶-β 亚基的 *rpoB* 基因突变导致了 RFP 耐药性的产生。

利福平易从胃肠道吸收，在空腹口服 10mg/kg 剂量后，在 1 ~ 3 小时达到最大血浆浓度。当与食物一起使用时，特别是摄入高脂食物可使 RFP C_{max} 降低 36%（AUC 受影响较小），并使 T_{max} 增加 103%，因此，RFP 应该空腹服用。在结核病患者中，绝对口服生物利用度约 90%，但经多次给药后，其降低到 70% 或更低。在大多数患者中，600mg 的口服剂量后，RFP 的目标 C_{max} 是 8 ~ 24μg/ml，如果 C_{max} 小于 6μg/ml，建议增加给药剂量。利福平与血浆蛋白高度结合；平均而言，健康受试者的血浆中 88.9% 是结合的，肺结核患者的血浆中 86.1% 是结合的。利福平的分布体积（V/F）约为 1L/kg；主要的代谢途径是酯酶去乙酰化变为 25-去乙酰利福平，这是一种活性代谢物，针对临床分离株具有 25% ~ 50% 的利福平活性。与利福平相比，25-去乙酰基代谢物的血浆浓度相对较小（健康受试者约为 10%），但患者之间可能存在显著差异。主要以去乙酰代谢物的形式排出，30% 的剂量通过尿液排出，其中大约一半是未改变的利福平。利福平的血浆半衰期通常在 3 ~ 4 小时，但在多次给药后下降到 1 ~ 2 小时。利福平是几种药物代谢酶和转运蛋白如 MDR1（p-糖蛋白）和 MRP2 的有效诱导剂，这与许多临床意义重大的药物相互作用有关。是 CYP3A4 在肝脏和肠道中表达的强效效诱导剂，并且降低了几种 CYP3A4 底物的血浆浓度（如 HIV 蛋白酶抑制剂（PIs）、口服避孕药、阿唑类药物、他汀类药物、美沙酮和奎宁）。自身诱导大约需要一周的时间，而完全诱导需要 3 ~ 4 周的时间。这将导致 AUC 和终半衰期在用药的前几周内下降。

当利福平首次引入时，600mg 的剂量是有意义的，Van Ingen 等报道了利福平应用 600mg 剂量的三个原因：① RFP 由于其为半合成结构而价格昂贵；②对大剂量的研究不多，因此有人担心副作用可能与剂量有关；③ 600mg 的剂量产生的总药物浓度（游离＋结合）是 MTB 的 MIC90 的 40 ～ 60 倍。随着时间的推移，这些条件已经不复存在。RFP 现在即使在最不发达国家也很便宜，也很容易获得。关于毒性，主要关注的是肝毒性和所谓的"流感样"综合征。一些流感样综合征被认为是自身免疫反应，主要是间歇性给予高剂量（尤其是每周 1 或 2 次）。当每天服用 RFP 时，这种副作用通常是看不到的。此外，剂量相关毒性和浓度相关毒性之间存在着重要的区别。如果在药物吸收不良的患者中使用 1 200mg 的剂量，通常达到在 600mg 剂量的浓度，毒性的风险就不会增加。此外，1 200mg 的 RFP 经常用于其他传染病的治疗，而没有增加毒性。最后，尽管 C_{max}/MIC 看起来不错，但 600mg 的剂量（全药而非游离型药）接近剂量 - 反应曲线的最低点。

600mg 是目前结核病治疗的推荐剂量。但是目前越来越多的证据表明，目前推荐的剂量不是最理想的。其中体外 PK/PD 模型中结果显示：高剂量的利福平可以更加快速地杀灭细菌并防止耐药的发生，作为浓度依赖性药物，其疗效、抗性抑制与 C_{max}/MIC 相关。Gumbo 等人和 Jayaram 等人最近的研究表明，AUC/MIC 是与杀菌活性最相关的 PK/PD 参数，而 C_{max}/MIC 与预防耐药性有关。正如越来越多的数据所显示的那样，专家对使用更高剂量的共识正在急剧增加。

3. 利福布汀（rifabutin，RFB） RFB 是由利福霉素衍生而来的，它抑制依赖 DNA 的 RNA 聚合酶，从而抑制 RNA 合成。在可能会引起药物相互作用的特定情况下，RFB 被用来替代 RFP，例如在接受 PIs 的 HIV 阳性者、心血管疾病患者或接受抗癫痫药物的患者。

RFB 在结构上与 RFP 相似，但这两种药物的 PK 存在明显的差异。RFB 比 RFP 具有更强的脂溶性，从而导致组织分布更广，最大血浆浓度更低，终末半衰期更长（允许每日一次给药），以及组织 - 血浆药物浓度比率更高。口服生物利用率很低。与食物同时摄入会降低其吸收速率。RFB 通常的 T_{max} 是 3 ～ 4 小时，它是一种比 RFP 更弱的 CYP3A 诱导物（减少 60%），这可以解释其较弱的药物相互作用。

标准剂量为 300mg/d，当采用抗逆转录病毒疗法时建议进行剂量调整。C_{max} 通常是 0.3 ～ 0.9μg/ml。C_{max} 随剂量 300 ～ 1 200mg/d 成比例增加。专家建议，当峰值小于 0.2μg/ml 时，应增加给药剂量。

4. 利福喷丁（rifapentine，RPT，L） RPT 是 RFP 的一种环戊基衍生物，与 RFP 的作用机制相同。它的半衰期比 RFP 长（14 ～ 15 小时），但比 RFB 短，可与蛋白质高度结合。它的活性代谢产物 25- 去乙酰 RPT 由肝微粒体代谢。RPT 似乎比 RFB 更能诱导细胞色素 P450 系统，但比 RFP 弱。因此，在联合用药时它可能会增加被这些酶代谢的药物的代谢。

在 600mg 剂量后，其血清浓度峰值在 8 ～ 30μg/ml。专家建议在峰值低于 6μg/ml 时，应增加给药剂量目前，根据 CDC 指南，建议使用 1 200mg 的 RPT 治疗结核病潜伏感染，联合 INH，每周一次，持续 12 周。它对某些特定患者（HIV 阴性，经 2 个月治疗后无空洞病变，培养阴性）在治疗耐多药结核病的延续阶段也是一个可选方法。

5. 吡嗪酰胺（pyrazinamide，PZA，Z） PZA 是通过结核分枝杆菌内的吡嗪酰胺酶发挥生物活性。作用机制尚不清楚，有研究认为 PZA 通过抑制脂肪酸合成酶 I 发挥作用，也有包括抑制蛋白质翻译和消耗细胞的腺苷三磷酸。但至少在一定程度上是通过酸化细胞的细胞质来实现的。PZA 是一种前药，需要由 pncA 编码的酰胺酶转化为吡嗪酸（pyrazole acid，POA）。

PZA 口服后可经胃肠道很好地吸收。通常在用药后 1~2 小时达到 C_{max}。广泛分布于全身，PZA 可以透过发炎的脑膜。由肝脏代谢，代谢产物经肾脏排出，在肾功能衰竭时需进行剂量调整。消除半衰期约为 9 小时。PZA 的血浆蛋白结合率很低（约 20%）。25mg/kg 后血药浓度达到 20~60μg/ml。专家建议，如果峰值低于预期范围的 75%，需要增加给药剂量。C_{max} 值 > 35μg/ml 与良好的预后相关。目前结核病治疗指南建议 PZA 剂量为 20~25mg/kg，PZA 活性与剂量有关，有证据表明，为了优化其活性，可能需要更高的剂量。体外和临床研究证实 AUC/MIC > 11.3 是与 PZA 灭菌活性最相关的 PK/PD 靶点。而抑制耐药则与 T > MIC 有关。蒙特卡罗模拟显示，比目前推荐的 2g/d 更高的剂量更有可能达到与 90% 的最大效果相关的 AUC/MIC，但存在安全问题。早期 PZA 和 INH 研究对每日 PZA 剂量为 50mg/kg 或以上产生了令人无法接受的肝毒性。然而，有些人认为这种毒性不是剂量依赖性的。至少就目前而言，恢复 35mg/kg 的剂量既安全又有效。

PZA 具有缩短治疗时间的潜能，是结核病治疗的重要组成部分。在治疗的前两个月添加 PZA 可以将治疗的总时间从 9 个月缩短到 6 个月。由于其出色的灭菌活性，再加上其与几种新型结核病药物如 BDQ、PA-824 和莫西沙星的协同作用，PZA 正被用于几种新的治疗方案中，试图将结核病的治疗时间缩短至 6 个月以下。

6. 乙胺丁醇（ethambutol，EMB，E） EMB 是一种半合成抗生素，对结核分枝杆菌有较强的抑菌作用，对其他细菌和病毒则无抑制作用。乙胺丁醇仅对各种生长繁殖状态的结核分枝杆菌有作用，对静止状态的细菌几乎无影响。通过抑制阿拉伯糖基转移酶发挥作用，从而阻断了形成分枝杆菌细胞壁的阿拉伯半乳聚糖合成。阿拉伯糖基转移酶的编码基因 embB 发生突变与 EMB 耐药（MIC > 5μg/ml）有关。由于与编码外排泵的 katG Ser315 和 inhA 基因的突变相关，对 INH 耐药的菌株对 EMB 的耐药性更强。

EMB 口服吸收利用度为 75%~80%，在给药后 2~3 小时达到 C_{max}，含铝的抗酸剂可以使 C_{max} 降低 28%，AUC 降低 10%。尽管人们对与性别相关的药物浓度差异机制知之甚少，但女性患者中的 EMB 浓度较低。白蛋白水平与 EMB 浓度呈负相关，其原因尚不清楚，可能与严重疾病或营养不良患者的 PK 改变有关。EMB 在全身广泛分布，在肺组织、腹水和胸腔积液中的浓度远高于血浆中的浓度。EMB 不能穿透完整的脑膜，但是在结核性脑膜炎患者中，穿透性增加了 10%~50%。约 25% 的 EMB 被吸收转化为非活性代谢物后，80% 的母体和代谢物随尿液排出。因此，对于严重的肾功能衰竭患者应适当调整剂量。

每天 15~25mg/kg 给药剂量后建议的血浆浓度在 2~6μg/ml。专家建议，如果峰值小于 2μg/ml，应增加给药剂量。有研究表明，对大多数患者来说，在监测毒性作用的情况下将剂量增加到每天 25mg/kg 是首选方案。

7. 链霉素（streptomycin，SM，S） 70 年前发现的链霉素，是第一种用于结核病治疗的抗结核药物，属氨基糖苷（Aminoglycoside，AG）类，AGs 的作用主要是作为蛋白质合成抑制剂阻滞 30s 亚基核糖体和干扰校对过程，还破坏了细菌细胞膜的完整性。

在结核病的治疗中，链霉素和其他 AGs 通过静脉注射（Ⅳ）输液或肌内（ⅠM）注射来进行给药。由于它们的极性性质，其分布空间通常局限于细胞外液。除了内耳和肾近端小管具有活跃的转运系统，这些物质似乎不存在于其他大多数细胞。在没有炎症的情况下，脑脊液的浓度低于血浆浓度的 10%，在脑膜炎时可能达到 25%。在大多数其他体液，包括滑液、腹膜液、腹水和胸腔积液中都能达到足够的浓度。AG 类抗生素主要通过肾小球滤过的方式被肾脏消除，占 85% ~ 95%。它们被近端小管重新吸收，这是它们产生肾毒性的一个主要因素。血清浓度通常在肌内注射后 30 ~ 120 分钟内达到峰值。每日剂量为 15mg/kg 时，C_{max} 为 35 ~ 45μg/ml；专家建议，如果峰值小于预期范围的 75%，应增加剂量。AG 类药物有可能产生肾毒性、耳毒性，很少产生神经肌肉阻滞。

8. 氟喹诺酮类（fluoroquinolones，FQs） 左氧氟沙星、莫西沙星被用于治疗耐多药结核病。由于功能障碍等副作用，加替沙星已经被几个国家从市场撤下。FQs 通过抑制 DNA 复制的 DNA 旋转酶和拓扑异构酶 IV 发挥作用。

FQs 从消化道吸收良好，生物利用度均超过 50%。主要的消除方式有所不同。左氧氟沙星和加替沙星经肾脏消除；莫西沙星主要是通过肝脏代谢和胆汁排泄消除（> 60% 的剂量：38% 被磺化、14% 葡糖醛酸结合）。因此，在肾功能衰竭的患者中使用左氧氟沙星时需进行剂量调整，而莫西沙星则不需要。在服用了 750 ~ 1 000mg 左氧氟沙星后，峰浓度为 8 ~ 12μg/ml，C_{max}/MIC 大约为 10。当莫西沙星的给药剂量为 400mg 时，产生的 C_{max} 为 3 ~ 5μg/ml。它们表现出浓度依赖性和抗生素后效应。给药后血浆中药物浓度通常在 1 ~ 3 小时之间达到峰值。在 RFP 和莫西沙星之间的药物相互作用已经被报道，莫西沙星 AUC 降低 27%，半衰期减少 36%，但血清中的峰值浓度没有变化。有研究建议，联合使用莫西沙星和 RFP 时，将莫西沙星的剂量增加至 600mg/d。大剂量的莫西沙星可能增加 Q-Tc 间隔延长。在这方面左氧氟沙星似乎比莫西沙星更安全，使用更大剂量的左氧氟沙星可能是更好的选择。左氧氟沙星的经典剂量是 750 ~ 1 000mg，每天一次。目前正在进行一项高剂量研究，评估耐多药结核病患者的剂量范围，最高可达 1 500mg（NCT01918397）。

9. 利奈唑胺（linezolid，LZD） LZD 是一种噁唑烷酮类药物。它对革兰氏阳性菌，包括耐药菌株都有活性。用于治疗由革兰氏阳性细菌引起的院内肺炎、皮肤和软组织感染。它的作用是与细菌 / 分枝杆菌核糖体的 50S 亚基结合，产生对蛋白质合成的早期抑制。新近发现利奈唑胺具有较强的抗分枝杆菌作用，其抗 MTB 的最低抑菌浓度（MIC）值为 0.125 ~ 1μg/ml，对敏感菌株和耐药菌株具有同等的抗菌活性，对快速增殖期和静止期菌群均有抗菌作用。

口服后吸收很快，在给药 1 ~ 2 小时后，血药浓度将达到峰值，生物利用度接近 100%。蛋白质结合率为 31%。消除半衰期约为 5.5 小时。经批准的 LZD 剂量为每 12h 经静脉或口服 600mg，用于治疗严重感染。用于治疗结核病的 LZD 剂量尚未明确，每天一次 600mg 的 LZD，每天两次 300mg，甚至每天一次 300mg 的给药剂量都是可取的。每天服用 600mg 一次或 300mg 两次的剂量，预计 C_{max} 将达到 12 ~ 26μg/ml。对于其他人类病原体，LZD 是时间和浓度依赖性的。在一项对于结核病患者的研究中，当 AUC/MIC < 120 时，血浆浓度与活性之间的相关性是线性的，但当 T > MIC 达到 100% 时，这种相关性就消失了（其中 T/MIC 是稳态条件下药物浓度超过 MIC 的给药间隔累积百分比）。Gebhart 和同事发现，RFP 诱导 P-gp 表达，导致 LZD 的清除增加（LZD 血清浓度降低到 30%），支持 P-gp 表达影响这两种药物之间的潜在的相互作用的假设。

10. **氯法齐明（clofazimme，Cfz）** 氯法齐明是吩嗪类药物最开始用于治疗麻风病。但现已用于治疗耐多药结核病，它已被纳入 WHO 的新 MDR 短期疗程和新疗法。Cfz 是一种吩嗪染料。其确切的作用机制尚不清楚。

氯法齐明的 PK 很复杂。在多次给药后，Cfz 在血浆、体脂和巨噬细胞中不断积累。Cfz 的效应位点未知；需要继续在人类和／或动物模型中进行 PD 研究，以进一步确定 TDM 的目标值。氯苯吩嗪的吸收变化很大，粪便中的药物可以达到给药剂量的 9%～74%。与高脂膳食联合使用可获得更好地吸收效果（生物利用度提高 45%）。根据尿液排出数据，其组织半衰期（70 天）较长。很大程度上它是未被代谢的，随后低于 1% 的药物在尿液中被缓慢地排泄出来。胆汁排泄是 Cfz 排出体外的主要途径。

推荐剂量为每天 100mg，但最佳剂量尚不清楚。给药 2 小时后血浆浓度可达到 0.5～4μg/ml。氯法齐明使皮肤颜色变暗（一种大多数人无法接受的副作用）。氯法齐明也能引起胃肠不适和延长 Q-T 间期（心电图上 Q 波开始至 T 波结束的一段时间）。另外，氯法齐明和贝达喹啉会出现交叉耐药。

11. **乙硫异烟胺（ethionamide，Eto）和丙硫异烟胺（protionamid，Pto）** 均属碳硫胺类药物，为异烟酸的衍生物，其作用机制还未完全明确，能抑制结核分枝杆菌分枝菌酸合成。两者药效相似，具有完全性交叉耐药性，可视为同一个药物，但不良反应以乙硫异烟胺略多。它们与氨硫脲部分交叉耐药，我国仅生产丙硫异烟胺。丙硫异烟胺在耐多药结核病化疗方案中常作为一个基本的组成部分。需要注意的是，丙硫异烟胺（或乙硫异烟胺）与异烟肼有部分的交叉耐药性，但有人将其与高剂量异烟肼联合使用治疗耐多药结核病取得了良好的效果，且不良反应较轻。丙硫异烟胺（或乙硫异烟胺）一旦耐药则不易恢复敏感性，停药后亦是如此。

12. **环丝氨酸（cycloserine，Cs）和特立齐酮（terizidone，Trd）** 环丝氨酸为 D-丙氨酸的类似物，其作用机制为竞争性阻滞促使丙氨酸和丙胺酰-丙氨酸结合为二肽（分枝杆菌细胞膜的基本成分）的酶，为抑菌药。特立齐酮（苯环丝氨酸）含有 2 个分子的环丝氨酸，两者药效相似，具有完全性交叉耐药性。早在利福平问世以前，环丝氨酸是复治化疗方案中的主要成分之一，其特点是除本身不易产生耐药性，还可以防止细菌对丙硫异烟胺或乙硫异烟胺耐药，但环丝氨酸与特立齐酮耐药后的稳定性强，再次使用无效，停药后也不易恢复其敏感性。常见不良反应有神经精神症状，包括头痛、易怒、睡眠障碍，以及震颤、齿龈炎、皮肤苍白、抑郁、意识模糊、眩晕、不安、焦虑、噩梦、严重的头痛、嗜睡等。对环丝氨酸过敏、癫痫、抑郁、严重的焦虑或精神病、严重的肾功能不全以及过量饮酒者禁用此类药物。

13. **卷曲霉素（capreomycin，Cm）、阿米卡星（amikacin，Am）和卡那霉素（kanamycin）** 卷曲霉素、阿米卡星、卡那霉素都是由肌内注射或静脉输液，有类似的 PK 和毒性，由肾脏排泄。卷曲霉素是一种对抗结核分枝杆菌有效的多肽，MIC 的范围是 11～50μg/ml。给药剂量为 500～1 000mg 肌内注射，每周 5 次。如果某菌株对 S 和卡那霉素都有耐药性，则应使用卷曲霉素。阿米卡星和卡那霉素非常相似，有很高的交叉抗性。卡那霉素是一种可以对抗大多数耐链霉素菌株的 AG 类药物。除成本较低外，与阿米卡星相比没有明显的优势；通过肌内注射给药剂量为 15mg/kg，由于有一定的耳毒性风险，剂量限制在 500mg/d。

14. **对氨基水杨酸**（p-aminosalicylic acid，PAS） 对氨基水杨酸其作用机制为破坏结核分枝杆菌叶酸代谢，其主要应用价值在于不仅自身能抑制结核分枝杆菌，还可以预防耐异烟肼菌群的产生，是异烟肼的有效联用药物，部分耐药甚至是耐多药结核病患者对此药仍可能敏感。由于我国曾对氨基水杨酸口服制剂紧缺，临床实际工作中常常选择静脉注射用对氨基水杨酸钠与异烟肼针剂联合用于耐药结核病化疗的早期。对于从未使用过对氨基水杨酸或对其敏感的耐药结核病患者而言，对氨基水杨酸作为组成方案的药物之一。对氨基水杨酸的耐药稳定性差，尤其是低浓度耐药情况下仍有再次使用的价值。

15. **碳青霉烯类**（carbapenems） 碳青霉烯类对于结核分枝杆菌没有活性是由于它们有效的 β 内酰胺酶 BlaC；当克拉维酸存在时它们变得有活性，主要通过肽聚糖调节导致细胞壁破坏因而变得有较强的杀菌活性。碳青霉烯与克拉维酸的组合对于耐多药结核病和广泛耐药结核病均有效，并且耐受性良好。碳青霉烯的主要缺点是费用高，它们可能对共生菌产生更强的抗生素耐药性以及需要非肠道给药。但是，法罗培南是一种口服碳青霉烯类药物，对于结核分枝杆菌无活性。但是，厄他培南已被证实是一种合适的"转换疗法"，每天在家进行肌内或静脉内注射一次。

16. **阿莫西林/克拉维酸**（amoxicillin/clavulanate，Amx/Clv） 该药的优点是对抗结核分枝杆菌产生的 β-内酰胺酶，缺陷是不能进入细胞内，进而影响了其抗结核作用。本品可通过胎盘，孕妇禁用；哺乳期妇女慎用或用药期间暂停哺乳。

碳青霉烯（厄他培南、亚胺培南、美罗培南）治疗 MDR 和 XDR 结核的 Meta 分析和系统评价表明它们在结核病治疗中的作用，并且具有较好的耐受性和安全性。然而，缺乏活性口服制剂以及需要阿莫西林加克拉维酸（其保护美罗培南或碳青霉烯与 β-内酰胺酶）的组合加大了实施长期治疗的难度，因而降低了碳青霉烯类的吸引力。

四、药物相互作用

（一）药物相互作用的分类

1. **药代动力学相互作用** 可发生在吸收、分布、代谢、排泄 4 个阶段，其中代谢引起的药物相互作用（drug-drug interactions，DDIs）发生率最高，约占药代动力学相互作用的 40%。代谢性药物相互作用是指 2 种及其以上药物在同时或序贯用药时，在代谢环节产生作用的干扰，结果使疗效增强甚至产生不良反应，或疗效减弱甚至治疗失败。具有酶促作用的药物，一般加速另一种药物的代谢而使半衰期缩短。如苯巴比妥是肝药酶诱导剂，增加其他药物的代谢，使之作用减弱。反之，具有酶抑制作用的药物则使另一种药物的代谢减慢，从而延长该药物的半衰期。如地高辛在肠道可经正常菌群代谢为双氢地高辛，若合用红霉素，则抑制了正常菌群，可使地高辛血药浓度升高。

2. **药效学相互作用** 是指药物合用时，一种药物改变了另一种药物的药理效应，但对血药浓度并无明显影响。

（二）药物相互作用产生机制

绝大多数药物在肠道和/或肝脏中经过细胞色素 P450 酶系代谢，P450 酶系被抑制或被诱导是导致代谢性 DDI 的主要原因，其中酶抑制作用所致的临床意义远大于酶诱导作用，约占代谢性相互作用的 70%，酶诱导作用引起的 DDI 约占 23%。药物转运蛋白 P 蛋白也是产生 DDI 的一个重要的因素。

药物在体内代谢包括两相反应：I 相反应是氧化还原反应，主要涉及 CYP 酶家族；II 相反应是结合反应，涉及谷胱甘肽、葡糖醛酸、硫酸盐和甘氨酸等。通常情况下，一种药物要经过多种亚型的 CYP 酶代谢，仅少数药物经单一的药酶代谢. 现已经确定的细胞色素 P450 家族为 18 个家族 42 个亚族。参与代谢的 CYP 酶主要是 CYP3A4、CYP1A2、CYP2C9、CYP2C19、CYP2D6 5 种，占 CYP 酶的 95%。约有 55% 的药物经 CYP3A4 代谢，20% 经 CYP2D6 代谢，15% 经 CYP2C9 和 CYP2C19 代谢。

P 蛋白对药物吸收的影响是其介导的药物相互作用所致。P 蛋白的底物广泛，它所介导的药物外排是口服药物吸收差异和生物利用度变异的一个主要原因。P 蛋白的底物如地高辛、环孢素、他克莫司等的吸收很容易受到 P 蛋白抑制剂（如维拉帕米、奎尼丁）或诱导剂（如利福平）的影响，导致生物利用度增加或减少。对于一些治疗指数窄的药物，生物利用度的改变可以引起血药浓度的相应改变而导致中毒或治疗无效。P 蛋白抑制剂主要包括维拉帕米、缬沙坦、奎尼丁等，但是亲和力低，达到所需要的抑制效果时会产生很大的毒性。水果蔬菜、草药和其他食物中的一些成分如黄酮醇、香豆素类都能调节 P 蛋白的活性，进而影响药物的体内处置。黄酮类化合物主要抑制 P 蛋白 ATP 酶活性，增加了底物的吸收；葡萄柚汁中的呋喃香豆素同时抑制 CYP3A4 酶和 P 蛋白，使药物的吸收明显增加。

（三）抗反转录病毒药物与抗结核药物之间的相互作用

艾滋病合并结核感染仍然是重要的公共卫生问题，病死率高达 15.8%。抗结核药物与 ART 药物之间的相互作用是复杂的，二者同时使用可能导致药物过量或不足，引起药物相关不良反应的增加或治疗失败。

1. ART 药物以及抗结核药物的代谢特点　多数 ART 药物与抗结核治疗药物之间的相互作用是通过诱导和抑制肝脏和肠道的代谢酶而产生。CYP450 是最重要的代谢酶家族，其中 CYP3A4 参与代谢多种药物包括蛋白酶抑制剂（protease inhibitors，PIs）和非核苷类反转录酶抑制剂（non-nucleoside reverse transcriptase inhibitors，NNRTIs）。利福霉素类抗生素是 CYP3A4 诱导剂，其中利福平作用最强，利福喷丁作用次之，而利福布丁作用最弱。利福平还可以诱导 CYP2C19 和 CYP2D6，亦可增加 P 糖蛋白的转运活性引起 PIs 的药物浓度下降。PIs 和 NNRTIs 不仅仅是 CYP450 的作用底物，也可以作为该代谢酶家族的诱导剂和抑制剂。核苷类反转录酶抑制剂（nucleoside reverse transcriptase inhibitors，NRTIs）和利福霉素类抗生素之间无明显相互作用。

2. ART 药物与抗结核药物之间的相互作用

（1）PIs 和利福霉素类抗生素：艾滋病合并结核感染的患者中使用利福喷丁的治疗失败率较高，且容易产生耐药，因此当前不推荐在该类人群中使用利福喷丁。利福平可以导致除利托那韦外 PIs 血浆浓度降低 75%～95%，该作用可引起 ART 治疗失败。由于利托那韦可以抑制 CYP3A4，临床常常将利托那韦和其他 PIs 连用，以增强抗病毒效应，该类药物称为加强型 PIs。利福平（600mg/d）与标准剂量的洛匹那韦／利托那韦（400mg/100mg，每日两次，LPV/r）同时使用可造成洛匹那韦剂量不足。调整 LPV/r 剂量为 800mg/200mg 每日两次或 400mg/400mg 每日两次可弥补因使用利福平造成的洛匹那韦剂量下降。鉴于既往研究发现 HIV 感染者使用抗结核药物时发生肝功能损害的概率相对较少，HIV 感染者能较好耐受同时使用双倍剂量 LPV/r 和利福平可能与此有关。需要引起注意的是，最近有研究发现使用利福平抗结核治疗的儿童，尽管 LPV/r 剂量增倍，血浆洛匹那韦并不能达到有效的药物浓度，因此儿童需要新的剂量调整方案。利福平可使替拉那韦血浆浓度下降 80%，目前缺乏利福平和地瑞拉韦之间相互作用的数据。

由于利福布丁对代谢酶的诱导作用比利福平弱，艾滋病相关结核感染常选择利福布丁。PIs 中除了沙奎那韦一般能与利福布丁同时使用。PIs 可以通过抑制 CYP3A4 减慢利福布丁的代谢，此时需将利福布丁的剂量从每天 300mg/d 降低至每天 150mg。有研究报道艾滋病合并结核感染者中采用该调整方案有部分患者的利福布丁达不到有效的血药浓度。临床中也发现采用该调整方案会筛选出耐利福霉素类抗生素结核分枝杆菌，从而导致抗结核治疗失败。鉴于可能造成的治疗失败，临床工作者应谨慎选择同时使用利福布丁和 LPV/r。若必须同时使用，治疗药物监测（therapeutic drug monitoring，TDM）是非常有必要的。

（2）NNRTIs 与利福霉素类抗生素：HIV 与结核分枝杆菌共同感染者中利福平可使依非韦伦的平均峰浓度（C_{max}）、谷浓度以及时量曲线下面积（AUC）分别下降 24%、25% 和 22%。将依非韦伦的剂量调整为 800mg/d 可以弥补因使用利福平造成的血药浓度下降。有研究对该方案提出质疑，认为联合使用依非韦伦和利福平时依非韦伦每日 600mg 是足够的，依非韦伦剂量调整为每日 800mg 后肝损伤的发生率增加。也有学者建议根据体重来调整依非韦伦的剂量，体重超过 60kg 的患者依非韦伦调整需要调整为每日 800mg，体重较轻者每日 600mg 是可行的。依非韦伦主要通过 CYP2B6 代谢，最近 CYP2B6 多态性与依非韦伦代谢动力学的关系逐渐得到重视。新近发表的研究结果认为同时使用依非韦伦和利福平时依非韦伦剂量调整应该个体化，体重和基因型均是需要考虑的因素。基于此资料，现有的指南多推荐接受依非韦伦治疗的艾滋病合并结核病患者应调整利福布丁的剂量为每日 450mg，该调整方案在艾滋病患者中的有效性和安全性未系统评估。

国外最新指南建议：EACS 2011 年 ART 指南认为利福布丁可与依非韦伦同时使用，此时应将利福布丁剂量调整为每日 450mg，依非韦伦无需调整剂量。不推荐利福平与奈韦拉平或依曲韦林同时使用。若同时使用利福平与依非韦伦，对于体重大于 60kg 的患者应将依非韦伦剂量调整为每日 800mg，体重小于 60kg 的患者依非韦伦剂量无需调整；利福平使用标准剂量；推荐 2 周后监测依非韦伦血药浓度。

（3）整合酶抑制剂与利福霉素类抗生素：目前国内可以获得的整合酶抑制剂仅有拉替拉韦钾。拉替拉韦钾主要通过 UGT1A1 介导的葡糖醛酸化途径代谢清除，少部分通过肾脏代谢。拉替拉韦钾的代谢不受 CYP450 影响，但 UGT1A1 诱导剂如利福平可以降低拉替拉韦钾的血药浓度。来源于健康受试者的研究结果表明利福平可使拉替拉韦钾的 AUC 及 C_{max} 分别下降约 40% 和 38%。若将拉替拉韦钾剂量调整为 800mg/ 每日两次，可以弥补利福平导致的 AUC 及 C_{max} 下降，因此同时使用利福平和拉替拉韦钾并非禁忌。不过该研究也指出应密切监测谨慎使用此方案，因为该调整方案中拉替拉韦钾的谷浓度处于临床低限。最近该调整方案在小样本艾滋病患者中被证实是安全和有效的，同时使用拉替拉韦钾与利福平的临床试验也正在进行中。

国外最新指南建议：OARAC 以及 EACS 2011 年 ART 指南认为拉替拉韦钾可与利福布丁同时使用，二者无须调整剂量。需谨慎使用利福平 + 拉替拉韦钾方案，若同时使用需将拉替拉韦钾的剂量调整为 800mg/ 每日两次。

关于异烟肼和 ART 药物之间的相互作用或是临床意义的研究较少。体外实验结果表明异烟肼是较弱的 CYP3A4 抑制剂，异烟肼与 ART 药物同时使用时，该抑制作用是微不足道的。HIV 相关结核感染可以使用不含利福霉素类抗生素的抗结核治疗方案，然而这些方案的治疗效果相对较差，结核感染容易复发，因此仅限于不能耐受利福霉素类抗生素的患者。由于司他夫定和去羟肌苷可以引起外周神经炎，因尽量避免与异烟肼同时使用。关于乙胺丁醇 / 吡嗪酰胺与 ART 药物之间相互作用的文献非常有限，在新的资料未出现之前，建议使用标准剂量乙胺丁醇和吡嗪酰胺。其他二线抗结核药物与 ART 药物之间的相互作用尚未被系统评估，建议使用标准剂量，但需要注意以下几点：①氨基糖苷类抗生素和卷曲霉素具有肾毒性，与替诺福韦同用时需要密切监测肾脏功能；②左氧氟沙星、加替沙星以及莫西沙星可能导致 Q-T 间期延长，其与 PIs 或依非韦伦同时使用时需要监测心电图；③硫胺类药物代谢与肝脏细胞色素 P450 酶有关，该类药物完全有可能与 PIs 和 NNRTIs 发生相互作用，故二类药物合用时需要监测血药浓度；④环丝氨酸对神经系统毒性较大，最好不与依非韦伦同用。

五、抗结核新药及进展

（一）已上市抗结核新药

使用有效的抗结核药物是保证治疗成功的关键，现有抗结核药物不能满足临床需求，抗结核新药研发迫切需要。继利福平应用于抗结核治疗之后没有新的抗结核药物。贝达喹啉、德拉马尼和 Pretomanid 分别于 2012 年、2013 年和 2019 年被批准用于耐多药结核患者，这是近 50 年来开发的三款抗结核新药。

1. 贝达喹啉（bedaquilin，BDQ）　二芳基喹啉类代表性药物，分子式为 $C_{32}H_{31}BrN_2O_2$，相对分子质量为 555.51。其作用机制为抑制细菌的三磷酸腺苷（ATP）合成酶，其作用的靶位为 ATP 合成酶的低聚体亚单位 C（AtpE）。BDQ 仅对分枝杆菌 ATP 合成酶有选择性抑制作用，而对真核生物（如人类）的线粒体 ATP 合成酶无抑制作用。贝达喹啉对结核分枝杆菌具有很好的选择性和抑制活性（MIC 为 0.03～0.12mg/L），对耐药菌株（包括耐链霉素、异烟肼、利福平、乙胺丁醇、吡嗪酰胺和氟喹诺酮类药物）具有同等的抗菌活性，对休眠菌具有良好的灭菌效果，对大多数 NTM 均具有良好的抗菌作用。与传统的抗结核药物之间无交叉耐药性，耐药突变率低。Ⅰ期临床试验研究显示，贝达喹啉可以被快速吸收并分布到组织，其半衰期长，组织再分布缓慢。血浆和组织中的半衰期分别为 43.7～64.0 小时和 28.1～92.0 小时。人体给药约 5 小时时可出现最大血药浓度，之后呈三重指数下降，给药剂量低于 700mg 时，C_{max} 和 AUC 均表现出很好的线性相关性。贝达喹啉经 CYP3A4 酶代谢产生活性代谢产物，与利福平联合使用会使酶的作用降低 50%。饮食可以将 BDQ 的吸收提高两倍。BDQ 随机开放的早期杀菌活性（early bactericidal activity，EBA）研究表明，其 400mg/d 浓度所获得的 EBA 与异烟肼和利福平相仿。BDQ 治疗 MDR-TB 的随机双盲安慰剂对照的Ⅱb 期 1 阶段临床试验显示，治疗 8 周痰培养阴转率（48%，10/21）明显高于对照组（9%，2/23）。而另一项治疗 MDR/XDR-TB 临床效果和安全性的Ⅱb 期 2 阶段开放临床试验正在进行中。FDA 报告的重大安全问题主要是贝达喹啉使患者的 Q-T 间期延长、肝毒性风险增加以及更高的死亡率。贝达喹啉成为近 40 年来首个具有全新作用机制的抗结核药物，同时也是有史以来首个明确用于 MDR-TB 治疗的药物。

目前，WHO 推荐使用贝达喹啉治疗耐多药结核病和广泛耐药结核病，《欧洲呼吸杂志》于 2017 年发表了一篇关于贝达喹啉使用情况的系统性综述，2017 年 9 月，估计有超过 10 000 例耐多药结核病病例已使用贝达喹啉治疗，大部分在南非。目前，一项大规模回顾性观察性研究报告了 15 个国家在特定条件下使用含有贝达喹啉的方案治疗 428 例耐多药结核病的结果，治疗结束时痰涂片和痰培养转化率分别为 88.7% 和 91.2%；整个队列的成功率为 77%，比南非的研究报告高出 10%。Q-T 间期延长的风险似乎比最初预想的要低：贝达喹啉只在 5.8% 病例中因副作用而终止使用。最近对用贝达喹啉治疗的已发表病例进行了系统的回顾，首次提供了 Q-T 延长的详细资料。作者发现，Q-T 间期 ≥ 450ms 的信息在 329 例患者中只有 35 例（10.6%），Q-T 间期 ≥ 500ms 的信息在 1 293 例患者中只有 42 例（3.2%）。虽然在 1 293 例中有 44 例（3.4%）因副作用而停用贝达喹啉，但在 857 例中只有 8 例（0.9%）因 Q-T 间期延长而停用。值得注意的是，在这 8 例中有 2 例重新开始服用贝达喹啉。

在评价贝达喹啉的正在进行中的试验，最相关的是针对耐多药结核病（STREAM）患者的标准抗结核药物治疗方案，该试验正在进行（第 II 阶段），预计在 2021 年取得成果。NEXT 试验（开放性试验）评估一种无注射方案，包括使用贝达喹啉、乙硫酰胺（或高剂量异烟肼）、利奈唑胺、左氧氟沙星和吡嗪酰胺治疗 6 ~ 9 个月，与最近引入的符合特定标准的耐多药结核病患者可使用的较短 WHO 方案进行比较。TB-PRACTECAL 试验是一项 II - III 期的试验，目的在于评估在成人耐多药结核病 / 广泛耐药结核病患者中使用贝替喹啉、Pretomanid 和利奈唑胺，有或无莫西沙星或氯法齐明，进行为期 6 个月的治疗方案的安全性和有效性。endTB 试验是一项 III 期试验，旨在评估不同的治疗方案（包括贝达喹啉、德拉马尼或两者都有；莫西沙星和左氧氟沙星；以及吡嗪酰胺加利奈唑胺、氯法齐明或两者均有），各种组合中，与标准的个体化治疗方案相比，在治疗耐多药 / 广泛耐药结核病方面的效果。根据 2017 年的报道，正在进行的 NC-005 II 期试验的早期发现表明，贝达喹啉、Pretomanid、莫西沙星和吡嗪酰胺（BPaMZ 方案）的组合具有良好的杀菌活性，并且似乎具有良好的耐受性。结核病联盟进行的另一项第 III 期试验是通过研究不同剂量的利奈唑胺（600 ~ 1 200mg/d）的影响来进一步评估这一方案，以确定最佳剂量和治疗时间。

2. 德拉马尼（delamanid，Dlm） 在 PA-824 一系列化合物构效关系基础上设计合成。分枝杆菌的细胞壁具有独特的结构，其中丰富的分枝酸是德拉马尼的作用靶点，德拉马尼能够阻断甲氧基霉菌酸和分枝酸酮类的生物合成（类似异烟肼），但不阻断 α- 分枝酸的生物合成，是一个前药，它能经过结核分枝杆菌代谢产生具有抑制活性的去硝基咪唑并噁唑。德拉马尼对敏感和耐药结核分枝杆菌的 MIC 值为 0.006 ~ 0.024μg/ml。德拉马尼和一线药物利福平、异烟肼、乙胺丁醇和链霉素的联合给药不产生相互的拮抗作用。另外，它和利福平或乙胺丁醇联合使用在体外的实验中表现出了较好的协同作用。小鼠慢性感染模型实验显示，该药治疗效果优于现有药物，且无交叉耐药性。对免疫系统受损的小鼠进行的体内实验显示，这种药物可能对结核病和艾滋病联合感染的患者治疗有效。德拉马尼的半衰期长，不会被 CYP 代谢。一项随机试验比较了德拉马尼与安慰剂加背景方案治疗

MDR-TB，显示德拉马尼能显著改善 2 个月痰培养阴转，伴随无症状 Q-T 间期延长的副作用风险有所增加。

德拉马尼对于耐多药 / 广泛耐药结核病的治疗，世卫组织建议，只有在将德拉马尼与其他三种已证实有效的药物（不包括贝达喹啉）联合使用。德拉马尼也在一些新的试验中进行试验，如 endTB 试验。MDR-END 试验评估了包括德拉马尼、利奈唑胺、左氧氟沙星和吡嗪酰胺在内的 9 个月和 12 个月的治疗方案。H-35265 试验将评估与 MDR-END 试验中评估的方案相同的方案，用于较短的疗程。

最近对贝达喹啉和德拉马尼联合使用进行了评估，在缺乏充分试验数据的情况下，还没有推荐使用。然而，最近的证据表明贝达喹啉 - 德拉马尼的组合可能比以前预想的耐受性更好。目前有两项试验正在招募患者参与贝达喹啉 - 德拉马尼联合用药的研究，不过预期结果要到 2021 年才能出来。尽管 WHO 目前没有推荐使用贝达喹啉 - 德拉马尼联合药物，但已经提供了建议，包括积极的药物安全监测，并建议收集更可靠的Ⅳ期安全性数据。

3. Pretomanid（PA-824）　是 TB Alliance 研发的对结核分枝杆菌有较高活性的硝基咪唑类新化合物。PA-824 抗菌活性优于异烟肼，对敏感结核分枝杆菌和耐利福平结核分枝杆菌的 MIC 值为 0.015 ~ 0.25mg/L，动物实验中的最低有效剂量为 12.5mg/kg，最小抑菌浓度为 100mg/kg，接近 INH 在人体内的抑菌活性。PA-824 和异烟肼联合给药虽然不产生协同作用，但是能够阻止 PA-824 的选择性和异烟肼耐药菌突变。与 PZA 联用产生协同作用。研究发现，PA-824 是一种前药，需要经过生物还原即依赖黄素的硝基还原酶进行激活，这种酶在哺乳动物中缺失，但在结核分枝杆菌中存在，此种特性保证了该类药物的安全性。PA-824 最初在动物模型中具有较差的口服吸收利用度和较低的药物递送效率，但通过改造将其制成环糊精脂质体（cyclodextrin liposomes）后，在水溶液中的溶解度从 0.02mg/ml 提升至 7.5mg/ml，生物利用度从 2% 上升至 40%。PA-824 在小鼠体内的半衰期较短（3 ~ 4 小时），但是组织分布率较高，尤其在肺和脾中的分布比血浆中高 5 倍和 4 倍。人体口服不同剂量 PA-824 时，均可在 4 ~ 5 小时达到最大血药浓度，半衰期为 16 ~ 20 小时。PA-824 的Ⅱ期临床试验在痰菌阳性的结核病患者中进行，结果显示：PA-824 在每日 100 ~ 200mg 剂量范围内是安全有效的，患者耐受性良好并没有明显的不良反应报道。此外，早期杀菌活性与 PA-824 剂量相关，血清中药物浓度水平与剂量及曲线下面积呈相关。PA-824 在治疗耐多药结核病和缩短治疗时间上有很大潜力，最新的研究资料公布了全球结核病发展联盟（TB Alliance）主导的 PA-824 在有限人群下与贝达喹啉和利奈唑胺组成的方案（Nix-TB 方案）用于治疗 XDR-TB 及对治疗无反应的 MDR-TB 的研究结果，Nix-TB 方案Ⅲ期临床试验结果显示："在高度耐药的结核病患者中，经过 6 个月的疗程治疗结束后，有很大比例的患者获得了良好的结果"，达到了与敏感肺结核标准一线抗结核治疗同样的 90% 的治疗成功率。TB Alliance 在推进新型药物（STAND）试验缩短疗程方案的研究中，Pretomanid 与莫西沙星和吡嗪酰胺联合应用，使用了两种不同持续时间（4 个月和 6 个月）的治疗方案。TB Alliance 还计划在 NC-008 试验中研究贝达喹啉 - 莫西沙星联合吡嗪酰胺。TB-PRACTECAL 试验的多个分支中正在对 Pretomanid 进行研究。

（二）临床前研究的抗结核候选物

目前处于临床不同阶段的抗结核药物主要包括：咪唑并嘧啶类（Q203）、噁唑烷酮类

（Sutezolid、AZD-5847）、乙二胺类（SQ109）和苯并噻嗪酮类（PBTZ169）等。利用小分子化合物库进行高通量筛选是获取具有全新结构或全新作用机制抗结核化合物的重要途径之一，并已发现多个有苗头的化合物，但其中大部分处于 hits-to-leads（苗头化合物到先导化合物）的阶段。通过对已知化合物结构的改造则是获取抗结核候选物最为现实的策略，其中噁唑烷酮类等候选物已进入临床前后期，有望未来 2 年进入临床研究。

（三）抗结核新药研究的挑战

新型抗结核药物的开发是一项非常具有挑战性的工作。结核病的治疗需要多种药物组合，开发方案相对于其他的单药治疗药物研发增加了难度。此外，在这一领域数十年的忽视，且由于缺乏市场激励和投资，增加了结核病药物研发能力和知识的差距。结核病治疗的根本问题之一就是结核病的治疗需要一个相当长的时间，需要更好地了解结核分枝杆菌的"休眠"或"持留"现象，使新的治疗策略得到发展。

结核病药物研究和开发的最新进展是令人鼓舞的。但是，为了消除作为公共卫生问题的结核病，目前结核病药物还是不够的，需要更多新结构、新机制的药物 / 化合物；还需要增加全球临床试验的能力，使这些新化合物可以迅速进行评估；需要能够预测疗效的生物标志物来缩短完成临床试验所需的时间。最重要的是，抗结核新药研发需要实现新的发现战略和发展途径，带给结核病患者真正革命性的方案。

（陆　宇）

参考文献

[1] JINDANI A, ABER V R, EDWARDS E A, et al. The early bactericidal activity of drugs in patients with pulmonary tuberculosis[J]. Am Rev Respir Dis, 1980,121(6):939-949.

[2] JINDANI A, DORE C J, MITCHISON D A. Bactericidal and sterilizing activities of antituberculosis drugs during the first 14 days[J]. Am J Respir Crit Care Med, 2003,167(10):1348-1354.

[3] DICKINSON J M, MITCHISON D A. Bactericidal activity in vitro and in the guinea-pig of isoniazid, rifampicin and ethambutol[J]. Tubercle, 1976,57(4):251-258.

[4] MITCHISON D A. Basic mechanisms of chemotherapy[J]. Chest, 1979,76(6 Suppl):771-781.

[5] BLUMBERG H M, BURMAN W J, CHAISSON R E, et al. American Thoracic Society/Centers for Disease Control and Prevention/InfectiousDiseases Society of America: treatment of tuberculosis[J]. Am J Respir Crit Care Med, 2003,167(4):603-662.

[6] TIBERI S, MUÑOZ-TORRICO M, DUARTE R, et al. New drugs and perspectives for new anti-tuberculosis regimens[J]. Pulmonology, 2018, 24(2): 86-98.

[7] LEE M, LEE J, CARROLL M W, et al.Linezolid for Treatment of Chronic Extensively Drug-Resistant Tuberculosis[J]. New England Journal of Medicine, 2012,367(16):1508-1518.

[8] BASTOS M L, LAN Z, MENZIES D. An updated systematic review and meta-analysis for treatment of multidrug-resistant tuberculosis[J]. European Respiratory Journal, 2017,49(3):1600803.

[9] GLER M T, SKRIPCONOKA V, SANCHEZ-GARAVITO E, et al. Delamanid for multidrug-resistant pulmonary tuberculosis[J]. N Engl J Med, 2012,366(23):2151-2160.

[10] SKRIPCONOKA V, DANILOVITS M, PEHME L, et al. Delamanid improves outcomes and reduces mortality in multidrug-resistant tuberculosis[J]. Eur Respir J, 2013,41(6):1393-1400.

[11] DIACON A H, DAWSON R, GROOTE-BIDLINGMAIER F, et al. 14-day bactericidal activity of PA-824, bedaquiline,pyrazinamide, and moxifloxacin combinations: a randomised trial[J]. Lancet, 2012,380(9846):986-993.

[12] AZUMA J, OHNO M, KUBOTA R, et al. Pharmacogenetics-based tuberculosis therapy research group. NAT2 genotype guided regimen reduces isoniazid- induced liver injury and early treatment failure in the 6-month four- drug standard treatment of tuberculosis: a randomized controlled trial for pharmacogenetics-based therapy[J]. Eur J Clin Pharmacol, 2013,69(5):1091-1101.

[13] DONALD P R, SIRGEL F A, BOTHA F J, et al. The early bactericidal activity of isoniazid related to its dose size in pulmonary tuberculosis[J]. Am J Respir Crit Care Med, 1997,156(3 Pt 1): 895-900.

[14] WEINER M, BENATOR D, PELOQUIN C A, et al. Tuberculosis Trials Consortium. Evaluation of the drug interaction between rifabutin and efavirenz in patients with HIV infection and tuberculosis[J]. Clin Infect Dis, 2005,41(9):1343-1349.

[15] DORMAN S E, GOLDBERG S, STOUT J E, et al. Tuberculosis Trials Consortium. Substitution of rifapentine for rifampin during intensive phase treatment of pulmonary tuberculosis: study 29 of the tuberculosis trials consortium[J]. J Infect Dis, 2012,206(7):1030-1040.

[16] PELOQUIN C A, JARESKO G S, YONG C L, et al. Population pharmacokinetic modeling of isoniazid, rifampin, and pyrazinamide[J]. Antimicrob Agents Chemother, 1997,41(12):2670-2679.

[17] MILSTEIN M, LECCA L, PELOQUIN C, et al. Evaluation of high-dose rifampin in patients with new, smear-positive tuberculosis (HIRIF):study protocol for a randomized controlled trial[J]. BMC Infect Dis, 2016,16(1):453.

[18] GUPTA R, GEITER L J, WELLS C D, et al. Delamanid for Extensively Drug-Resistant Tuberculosis[J]. N Engl J Med, 2015,373(3):291-292.

[19] TWEED C D, DAWSON R , BURGER D A , et al. Bedaquiline, moxifloxacin, pretomanid, and pyrazinamide during the first 8 weeks of treatment of patients with drug-susceptible or drug-resistant pulmonary tuberculosis: a multicentre, open-label, partially randomised, phase 2b trial[J]. Lancet Respir Med. 2019,7(12):1048-1058.

[20] CONRADIE F, DIACON A H, NGUBANE N, et al. Treatment of Highly Drug-Resistant Pulmonary Tuberculosis[J]. N Engl J Med, 2020,382(10):893-902.

第二节　化学治疗方案

一、概述

作为一种全球性传染病，结核病的治疗一直面临着严峻的考验。结核病的化学治疗（简称"化疗"）无疑是结核病治疗史上具有里程碑意义的事件，并在人类与结核病抗争的历史中一直扮演着主要的角色，自从标准的短程化学治疗方案问世以来，始终贯穿着早期、联合、适量、规律和全程的抗结核化学治疗的基本原则，时至今日，结核病的化学治疗仍然为结核病的防控发挥着巨大的作用。

（一）结核病化学治疗的历史

1. **结核病化学治疗的问世**　1882 年德国人 Robert Koch 发现了结核病的病原菌为结核分枝杆菌，人类开始逐渐认识结核病，但由于当时没有有效的抗结核药物，结核病很长一段时间内在全世界广泛流行。人类早期与结核病的抗争犹如在黑暗中行路，始终处于被动状态，诊断和治疗有相当的盲目性。化学治疗时代前，阳光和空气、居室和营养、运动和休息等手段俨然成为了最"有力"的武器，凸显出人类对于抗结核治疗手段的匮乏和无奈。

1887 年英国医生 Philip 在爱丁堡首先提出开展"防治所治疗法"（dispensary method），对肺结核患者进行家庭随访，指导患者家庭疗养和隔离，取得一定"效果"。因此，肺结核患者的疗养和隔离作为当时的一种治疗方法备受人们关注。1820 年英国医生卡森成功地发明了实验动物的肺萎陷疗法，为人工气胸治疗结核病指明了方向。经过不断尝试，20 世纪 20 年代以后人工气胸疗法逐渐得到推广。这种方法虽然有效，但局限性强，创伤性和副作用也较多，于是人们想到直接切除局部的结核病灶。随着外科手术的不断改进和无菌术、输血法的发明，切除结核病灶方法逐渐成熟。

然而，以上方法仍然无法从根本上起到治愈结核病的作用，尤其是对于病灶范围较为广泛的肺结核及肺外结核。这种窘迫的状况一直持续到 20 世纪 40 年代，1943 年，Selman A.Waksman 及其同事发现了链霉素（streptomycin，Sm）具有抗结核作用，翌年被用于结核病患者并取得了良好效果。Sm 的发现成为结核病化学治疗时代开始的标志。此后 20 年是抗结核药物研发和生产的"黄金时代"。继 Sm 后对氨基水杨酸（p-aminosalicylic acid，PAS）、氨硫脲（thioacetazone，Thz）、异烟肼（isoniazid，INH，H）、吡嗪酰胺（pyrazinamide，PZA，Z）、环丝氨酸（cycloserine，Cs）、乙/丙硫异烟胺（ethionamide，Eto/prothionamide，Pto）、卡那霉素（kanamycin，Km）、乙胺丁醇（ethambutol，EMB，E）、卷曲霉素（capreomycin，Cm）、利福平（rifampicin，RFP，R）等有着显著抗结核疗效药物的相继诞生并应用于临床，为提高结核病的治愈率发挥了巨大作用。化学治疗由此取代了过去相对消极的"卫生营养疗法"，确立了化学治疗在结核病治疗中的主导地位。

2. **抗结核治疗药物的联合应用**　在结核病化学治疗的早期，大量的临床资料表明单药抗结核治疗虽可获得短暂的疗效，但是高失败率和高复发率随之而来并伴有耐药菌株的出现。1948 年英国医学研究委员会（BMRC）报道了单用 Sm 治疗 41 例肺结核患者，6 周后即有 26 例的菌株对 Sm 产生耐药，治疗 20 周时 85% 为耐 Sm 菌株。1962 年 BMRC 报道 12 个月 Sm、INH 与 PAS 联合治疗方案耐药率仅为 3%，而 12 个月的 INH+PAS 方案耐药率则高达 16%。BMRC 在东非的观察结果也证明接受 6 月 INH 治疗的患者耐药率为 54%，而联合用药（INH+RFP）的耐药率仅 1.8%。

因此，人们开始认识到结核病化疗时联合用药的重要性，同时还认识到当一个化疗方案无效时，不能在此失败的化疗方案的基础上只增加单一药物，以避免产生新的耐药。对结核病联合化疗的认识是一个突破性的进展。而联合治疗的应用也显著提高了疗效，减少复发，降低了耐药性的产生。

3. **标准短程化疗方案的形成**　抗结核药物的发现以及对联合用药的认识促进了化疗

方案的发展。20 世纪 50 年代初，产生了以 "INH+Sm+PAS" 为主的标准化疗方案，即所谓的 "老三化"，疗程至少 1 年。1959 年 Ross 观察发现：化疗 ≤ 6 个月者复发率 13.8%，≥ 12 个月者为 0.9%，≥ 18 个月者为 0%。提示标准化疗的疗程不宜少于 18 个月。但是，由于疗程漫长，患者依从性差，常因难以接受而中断治疗。导致治疗失败和耐药株的产生。

自从 1964 年对细胞内、外结核分枝杆菌均有杀菌活性的 RFP 的问世，以及 PZA 对细胞内菌群灭菌特性被逐渐认识，迎来了短程化学治疗的曙光。20 世纪 70 年代，英国胸科学会的研究结果显示：2 个月 HRZS 或 HRZE 的强化期继之以 4 个月 HR 持续期的方案是高效的，2 年复发病例数为 1/125 例和 3/132 例。BMRC 在东非进行一次包括 70 余例涂阳肺结核的 4 种 6 个月的短程化疗方案的研究，疗效均十分满意，痰菌阴转率达到 95% ~ 100%，五年复发率为 2% ~ 5%。从此，确立了以 HRZ 为核心药物的短程化疗方案。WHO 于 1985 年明确提出肺结核的短程化疗方案，疗程 6 个月。国际上也根据结核病不同的化学治疗类型给予相应的Ⅰ类（新发 / 初治）和Ⅱ类（复治）标准抗结核化学治疗方案，这是传统的、运作时间最长和覆盖范围最广的抗结核化学治疗方法。

4. 标准短程化学治疗后时代

（1）耐药结核病的涌现：1992 年 6 月，美国疾病预防控制中心（United States Centers for Disease Control and Prevention，CDC）发表的有关耐药结核病的文章中，正式提出 "耐多药结核病（multidrug-resistant tuberculosis，MDR-TB）" 的概念；之后，21 世纪广泛耐药结核病的涌现，由一线抗结核药物联合组成的标准短程化学治疗方案显然不足以应对这些难治性耐药结核病。在此后的 20 多年中，尽管国际、国内的相关指南中提出了包括针对单耐药、多耐药、耐多药、广泛耐药和 RFP 耐药结核病等多种形式的联合结核病化学治疗方案，其中包括多达 5 种或 5 种以上的一线、二线抗结核药物，以及对结核病可能有效的其他类抗生素被选择性纳入，疗程可长达 2 年甚至更长，但仍然不能有效地治疗耐多药、广泛耐药和 RFP 耐药结核病并控制其流行。

（2）抗结核新药和其他抗生素的引入：面对日益猖獗的耐药结核病，化学药物治疗仍最为有效，因此抗结核新药的研发逐步成为结核病化学治疗的焦点，现阶段有 5 种崭新的药物尤为引人注目，包括二芳基喹啉类、硝基咪唑吡喃类衍生物、二胺类药物、吡咯类化合物和甲硫达嗪。它们在体外显示了强大的杀灭结核分枝杆菌作用，部分药物正在进入临床试验中。这其中最有代表性的就是贝达喹啉（bedaquilin，Bdq）和德拉马尼（delamanid，Dlm），贝达喹啉在美国、德拉马尼在欧盟和日本已获批上市用于治疗 MDR-TB。

但是，抗结核新药的研发进度还是很缓慢的，不足以应对全球日益严峻的耐药结核病形势。为了弥补这一不足，国内外学者对其他抗结核以外的其他抗生素在抗结核分枝杆菌（mycobacteria tuberculosis，MTB）作用方面也进行了较为深入的研究，遴选出了一些具有高效抗 Mtb 作用的药物，并进行了大量的临床试验研究，取得了较好的临床疗效，包括氟喹诺酮类药物（fluoroquinolones，FQs）、利奈唑胺（linezolid，Lzd）、氯法齐明（clofazimine，Cfz）等。这其中最重要的就是氟喹诺酮类药物。氟喹诺酮类药物是全合成的抗生素，最初发现于 20 世纪 60 年代。1982 年以来，氧氟沙星（ofloxacin，Ofx）、左氧氟沙星（levofloxacin，Lfx）和莫西沙星（moxifloxacin，Mfx）相继问世，大量动物实验结果肯定了氟喹诺酮类药物的抗结核作用。1996 年 WHO 出版的《耐药结核病治疗指南》正式将氟喹诺酮类药物作为抗结核药物纳入耐药结核病的化学治疗方案中，2002 年 8 月中国防痨协会编辑出版的《耐多药结核病化学治疗的意见（试行）》提出氟喹诺酮类药物是治疗 MDR-TB 的核心药物，并提出 Ofx 每日最大剂量可用至 0.8g。后来 WHO 及中国防痨协会出台的一系列耐药结核病相关指南，更是将氟喹诺酮类药物纳入所有耐药结核病类型的化学治疗方案中。WHO《耐药结核病规划管理指南 2011 年更新版》针对 MDR-TB 化学治疗的二线抗结核治疗方案的组成指出，氟喹诺酮类药物与治愈率密切相关，尤其是新一代氟喹诺酮类药物，除非有明显禁忌，否则应常规使用。

（二）结核病化学治疗的成就与挑战

逐步成熟的结核病化学治疗取得了阶段性的进步，主要体现在以下两个方面。

1. 化学治疗理论 各种抗结核药物药效学 / 药代动力学的研究，及药物耐药性产生的分子生物学机制等方面的研究均取得了显著进步。从理论上阐明了联合化学治疗原则的意义所在。由此进一步证明了我国科学家 20 世纪 50 年代提出的"早期、联合、适量、规律、全程"结核病化疗原则的正确性和全面性。

2. 化学治疗管理 为了改善疗程过长而导致患者依从性下降的状况，全球范围先后采用了多种形式的督导治疗。1994 年 WHO 提出，直接观察下的治疗（directly observed treatment，DOT）为全球结核病控制策略，DOTS 是结核病化疗原则得以遵循的有力手段，是患者依从性得以保证的有效措施。在我国，自 20 世纪 80 年代开始，对不住院化疗肺结核患者，北京市结核病胸部肿瘤研究所实施了化疗全程督导方法，上海市奉贤县实施了化疗全程管理方法。1979 年和 1990 年全国结核病流行病学抽样调查结果显示，京、沪两市的结核病疫情，年均递降速率为两位百分数。实施规范化的有效化疗管理，对于加速两市结核病疫情下降，起着积极的影响。

全球结核病疫情也因这两方面的发展而得到改善，无论是结核病的发病率、患病率还是死亡率，均呈现下降趋势。我国做出的贡献尤为突出，根据我国 1990—2010 年间的流行病学抽样调查资料，上述三率的下降更是令人瞩目。取得如此辉煌的成就，与化学治疗理论的成熟和化学治疗管理模式的完善密切相关。但是，与此同时，结核病的化学治疗还仍然存在着以下挑战：

（1）短程化疗患者依从性仍不够高：短程化疗疗程虽然缩短至 6～9 个月，但仍然一定程度上影响患者坚持全程化疗的依从性。1990 年我国第三次结核病流行病学抽样调查结果显示：在已治疗的结核病患者中，只有 27% 属于正规治疗，其余 3.6% 为间断治疗，45.7% 中断治疗。而间断或中断治疗的情况其中有 48.6% 是患者自行中断，主要原因包括经济因素、就诊不便和药物不良反应等。同时在资源缺乏的国家，DOTS 策略也往往无法真正意义上实施。

（2）复治结核病治愈率低：复治结核病由于治愈率低，已经成为结核病控制中的主要问题，上海市复治肺结核治疗效果的调查结果提示，首次复治肺结核患者的治疗成功率为74.9%，但治愈率只有 56.5%。首次复治肺结核患者耐药情况差异较大，对于初治时用药时间短、用药数量少的非标准初治者而言，由于其耐药率较低，标准复治方案有可能取得较好疗效；但对于全程接受标准初治短程化疗方案失败或治愈后复发的患者来说，因耐药率较高，如果我们对于此类患者均采用统一的标准复治方案，可能只是在原化疗方案的基础上单一加药，显然存在一定的局限性，有可能导致治疗再度失败，加剧耐药，从而成为耐药结核病，尤其是耐多药结核病产生的重要来源。

（3）耐药结核病疫情严峻：耐药结核病的流行是当前结核病控制工作面临的主要挑战之一。我国是全球 30 个结核病高负担国家之一，也是耐药结核病疫情最严重的国家之一，每年估计新发利福平耐药肺结核病患者（包括单耐利福平、利福平耐药的多耐药、耐多药、广泛耐药）约 6.5 万例，全球排名第二。耐多药结核病（multidrug-resistant tuberculosis, MDR-TB）主要采用多种二线抗结核药物联合化学治疗，疗程长达两年，不良反应发生率高，价格昂贵，患者治疗依从性差，治疗管理难度大，治疗成功率低，2018 年 WHO 报道的治疗成功率仅为 55%。

二、化学治疗的理论

（一）化学治疗的主要作用

1. **杀菌** 迅速地杀死病灶中大量繁殖的结核分枝杆菌（MTB），使患者由传染性转为非传染性，减轻组织破坏，缩短治疗时间，临床上表现为痰菌迅速阴转。

2. **灭菌** 彻底杀灭结核病病变中代谢缓慢或处于半休眠甚至是完全休眠状态的结核分枝杆菌是化学治疗的最终目的，临床上表现为完成规定疗程治疗后无复发或复发率很低。

3. **防止获得性耐药结核分枝杆菌产生** 防止获得性耐药结核分枝杆菌的出现是保证治疗成功的重要措施，获得性耐药结核分枝杆菌不仅其分子结构发生了变异，更是会造成结核病的治疗失败和复发。

（二）化学治疗的生物学机制

结核病化疗是一个极其复杂的过程，它的疗效受结核分枝杆菌生物学特性、抗结核药物性能、药物与结核分枝杆菌作用环境条件的直接影响，并与人体器官功能状态、免疫状态形成有机的联系。药物通过生物化学和生物物理的作用机制干扰结核分枝杆菌的代谢过程，削弱其繁殖能力，引起菌体形态、抗酸染色和毒力等方面的许多变化，从而达到抑菌、杀菌或灭菌的目的。结核病化疗的疗效与结核分枝杆菌的生物学特性、数量、毒力、代谢状况、所处的环境以及机体免疫状态等因素有关。

1. **结核分枝杆菌的生物学特性** 结核分枝杆菌的菌体结构复杂，细胞壁异常坚固和致密，因此通透性减低，药物难以渗入，使菌体得到保护；细胞壁富含脂质，增加结核分枝杆菌对酸、碱、表面活性剂及药物的抵抗能力；结核分枝杆菌还具有生长缓慢的特点，生长缓慢就意味着分裂增殖能力低，因此只有极少数药物发挥杀菌作用；结核分枝杆菌还具有药物外排系统，即便是有效的药物也会被不同程度的降解使之失活。结核分枝杆菌的生长依赖于氧气，当各种原因使之处于低氧环境时，促使它进入休眠状态，对药物失去敏感性。

2. **抗结核化疗药物对结核分枝杆菌的作用机制**

（1）阻碍结核分枝杆菌细胞壁合成：菌体的细胞壁是由磷脂、分枝菌酸、黏多肽、肽聚糖多聚阿拉伯糖、葡聚糖等多种成分构成。多种抗结核药物通过破坏菌体内酶的活性而影响细胞壁成分的合成，使细胞壁失去其韧性、坚固性造成通透性增加，进一步导致菌体破裂、死亡。INH 可与铜、铁及金属卟啉类络合而影响氧化还原酶的活性。INH、PZA、Pto、Eto 均可干扰烟酰胺腺嘌呤二核苷酸脱氢酶的活性。Cs 抑制 D-丙氨酰合成酶而妨碍

D-丙氨酸的合成，从而破坏菌体细胞壁的合成。

（2）阻碍结核分枝杆菌蛋白质合成：氨基糖苷类和多肽类抗结核药通过干扰氨基酸合成蛋白质过程的信息传递和密码错译等方式影响其蛋白质的合成。其中 Sm 作用于蛋白质合成的全过程，它与 30S 亚单位结合，造成密码错译并抑制多肽链延长，导致异常蛋白质合成，并妨碍 70S 亚单位解离，阻止已合成蛋白质的释放。紫霉素（viomycin）和 Cm 影响核糖体 30S 及 50S 亚单位信息的传递。Km 作用于 30S 亚单位，使密码错译，从而抑制蛋白质合成而产生抑菌作用。噁唑烷酮类的 Lzd 主要抑制信息核糖核酸 mRNA 信息传递和与核糖体核糖核酸结合，影响蛋白质合成。

（3）阻碍结核分枝杆菌核糖核酸和脱氧核糖核酸合成：RFP 及其他利福类药物通过与 RNA 聚合酶的 β 亚基结合，干扰三磷酸腺苷聚合作用而阻碍核苷酸合成核糖核酸，从而抑制蛋白质的合成，起杀菌作用。EMB 通过干扰聚胺和金属离子，影响核糖核酸的合成。氟喹诺酮类药物主要通过作用于结核分枝杆菌 DNA 旋转酶（拓扑异构酶Ⅱ），阻止 DNA 复制、转录而杀菌。

（4）干扰结核分枝杆菌菌体代谢

1）影响结核分枝杆菌氧的运输和传递：INH、Sm、PZA 均有干扰这一运输系统的作用，导致结核分枝杆菌摄氧减少，干扰细菌正常代谢。

2）阻碍糖和脂肪的代谢：EMB 妨碍细菌戊糖的合成，从而干扰核苷酸的生成，亦可抑制蛋氨酸与脂类结合而影响脂类代谢。

3）阻碍叶酸合成：在代谢中对氨基水杨酸钠取代对氨苯甲酸影响叶酸的合成，干扰结核分枝杆菌生长素的供给和利用。

（5）阻断结核分枝杆菌 ATP 的合成：通过抑制 MTB ATP 合成酶而发挥抗 MTB 的作用。如抗结核新药贝达喹啉，该药能够与 ATP 合成酶低聚物亚基 C 相结合，影响 ATP 合成酶质子泵的活性，导致 ATP 合成受阻，从而阻止 MTB 中的 ATP 能量供应，发挥杀菌作用。

3. 药物与结核分枝杆菌作用的影响因素

（1）代谢状态：结核病灶中分布着数量、毒力各不相同的结核分枝杆菌。1980 年，Mitchson 提出 "Mitchson 菌群假说"。该假说认为，根据代谢状态的不同，结核分枝杆菌在人体内可能存在 4 种生长方式的菌群：A、B、C、D 菌群。

A 菌群：快速繁殖，大量菌群多位于巨噬细胞外和肺空洞干酪液化部分，占结核分枝杆菌群的绝大部分。由于细菌数量大，易产生耐药变异菌。

B 菌群：处于半休眠状态，多位于巨噬细胞内酸性环境中和空洞壁坏死组织中，在炎症环境下酸性条件生长受到抑制。

C 菌群：处于半休眠静止状态，代谢极为缓慢；可有突然间歇性短暂的生长繁殖，许多生物学特点尚不十分清楚。

D 菌群：处于完全休眠状态，不繁殖，数量很少。

抗结核药物对不同菌群的作用各异。通常大多数抗结核药物可以作用于 A 菌群，INH 和 RFP 具有早期杀菌作用，即在治疗的 48 小时内迅速杀菌，使菌量明显减少，传染性减少或消失，痰菌阴转。这对防止获得性耐药的产生有重要作用。B 和 C 菌群由于处于半休眠状态，抗结核药物的作用相对较差，有 "顽固菌" 之称。杀灭 B 和 C 菌群可以防止复发；RFP 对 B 菌群的作用优于 INH，可杀灭 B 菌群和 C 菌群（主要是半休眠状态下偶有突发或短期内旺盛生长的细菌），可减少复发，故应贯穿疗程始终；PZA 是对 B 菌群最有效的药物（消灭 B 菌群是实现灭菌的关键），短程化疗中加用 PZA 至关重要。PZA 杀灭存在于巨噬细胞内的溶酶体和吞噬溶酶内（pH < 5.5）的细菌，新的研究显示，对于存在于结核结节和干酪样物质（pH 为 6.5 ～ 7.0）中的细菌，由于急性炎症伴缺氧和二氧化碳、乳酸蓄积，pH 可降至 5.0 ～ 5.5，PZA 亦可发挥作用。其作用一般在疗程最初的两个月内最佳。在治疗早期，INH 的作用最强。此时 pH 往往为中性，在此种 pH 环境下 PZA 的杀菌作用较弱。当出现炎症反应，pH 值下降，细菌生长受到抑制，PZA 和 RFP 则较 INH 更具杀菌作用而 Sm 作用差。抗结核药物对 A 菌群作用强弱依次为 INH > Sm > RFP > EMB；对 B 菌群依次为 PZA > RFP > INH；对 C 菌群依次为 RFP > INH。D 群为完全休眠菌，化疗药物对其不起作用（新药贝达喹啉可能是个例外）。因此，制订抗结核药物治疗方案时应充分考虑不同药物以及不同时期的杀 / 抑菌作用。

（2）MTB 生存环境：结核分枝杆菌的生长、代谢直接受所在部位理化条件的影响。结核分枝杆菌为细胞内的寄生菌，机体免疫力低下时在巨噬细胞内繁殖，造成巨噬细胞的崩解，从细胞内而移至细胞外生长，特别在空洞中可大量寄生。一个新发空洞的含菌量大约是 10^8 ～ 10^9，干酪病灶内含菌量约为 10^5，而一般结节性病灶只有 10^2。菌量多，则细菌繁殖的数量大、耐药突变概率增多，因此容易因变异菌株的繁殖而导致治疗失败。

结核分枝杆菌为需氧菌。一般情况下，人型结核分枝杆菌在氧分压 100 ～ 140mmHg、pH 为 7.35 ～ 7.45、37℃的条件下 15 ～ 20 个小时增殖一代。存在于巨噬细胞内和干酪病灶内的结核分枝杆菌处于酸性低氧环境，因此生长更为缓慢。除 PZA 外，大多数抗结核药物在这样的环境中难以发挥作用。聚集在急性进展病灶内和空洞内的结核分枝杆菌处于 pH 6.8 ～ 7.2 的环境中，同时能得到充分氧气和其他必要条件而最适宜其生长繁殖，以 INH、RFP 为主的多数抗结核药物对这组菌群均有杀抑作用。当某些病灶的环境发生改变，结核分枝杆菌的生长代谢很可能受到干扰，同时也直接影响药物发挥抗结核作用。如疾病早期空洞或干酪灶区域为中性偏碱环境，聚集着大量生长繁殖旺盛的 A 菌群；当该区域发生炎症反应时，由于其他细菌代谢的增加，必然加速二氧化碳生成、大量乳酸的堆积，其周围环境随之变酸。当 pH < 5 时虽然尚未被消灭的 A 菌群的生长受阻，而此时 B、C 菌群相对生长旺盛，此时 PZA 发挥最大的杀菌作用；随着炎症的逐渐消退，结核分枝杆菌的生存环境由酸性再次变为中性，最终使尚存活的 C 菌群处于 RFP 作用下而被消灭。如果简单地以胞内和胞外定义结核分枝杆菌的生存环境，INH 和 RFP 对胞内外结核分枝杆菌均有杀菌作用被称之为全效杀菌药，Sm 和 PZA 仅分别对胞外或胞内结核分枝杆菌有杀菌作用而被称之为半效杀菌药。一般而言，结核分枝杆菌的生存环境处于动态和相对平衡的状态，这一理论为 INH、RFP 全程用药和 PZA 早期用药提供了依据。

（3）抗结核药物血药浓度对结核分枝杆菌的影响：抗结核药物能否发挥杀菌、抑菌作用，关键取决于药物在组织器官是否达到有效的浓度。任何抗结核药物在高浓度状态下都可发挥杀菌作用，但浓度的无限提高必然导致严重的药品不良反应甚至药物中毒。因此，判断药物的有效与否是以治疗剂量药物的实际浓度与药物最低抑菌浓度的比值为标准。细胞内或细胞外药物浓度高于最低抑菌浓度（minimum inhibitory concentration，MIC）的 10 倍时为杀菌药，不足 10 倍则为抑菌药。INH 和 RFP 在细胞内外的浓度均高出 MIC 的

50~90倍，是全效杀菌药所具备的基本条件。

（4）抗结核药物的理化性质：各种抗结核药物的分子量不同，理化性质不同，对不同组织、不同细胞生物膜的穿透性有很大差异。如INH的分子量较小，极易透过血脑屏障，因此成为治疗结核性脑膜炎的首选药物，而RFP、EMB、Sm、PAS仅在炎症状态下透过血脑屏障，仅作为结核性脑膜炎的一般性用药。

（5）耐药自发突变与联合用药：结核分枝杆菌具有野生菌株变异特性，是结核分枝杆菌赖以生存并不断延续的重要原因。结核分枝杆菌和自然界的其他生物一样，为了自身生存和不断繁衍后代的需要，在适应环境变化的同时，结核分枝杆菌也力争达到一定的种群数量。因此，结核分枝杆菌必然不断进行随机化的染色体组突变，在突变的过程中结核分枝杆菌获得功能变异。突变是由于基因结构改变而引起的细菌遗传性表型变化，是导致结核分枝杆菌耐药的原因，例如药物作用靶位酶基因突变等。药物作用靶位酶基因突变可表现为碱基丢失、碱基错配。结核分枝杆菌在复制过程中靶基因突变的频率无异于其他细菌，但是因缺乏碱基错配的修复功能而更容易导致耐药。不过这种突变是随机、自发的，概率极低（表2-4-4）。联合用药后，其耐药突变频率是各自突变频率的乘积。如使用INH与RFP联合用药，则耐药突变频率为$1.5 \times 10^{-5} \times 1.0 \times 10^{-8} = 1.5 \times 10^{-13}$。因此，联合用药可以降低耐药概率。1955—1956年，全球首次国家耐药结核病调查在英国开展，结果发现，耐药病例主要是使用单一药物治疗者，对两药或多药联合治疗的患者耐药极为罕见。这一结果也提示联合用药有助于预防耐药产生。联合治疗已经成为制订化疗方案的基本原则。

表2-4-4　不同抗结核药物的自然突变率

药物名称	突变率
INH	1.5×10^{-5}
RFP	1.0×10^{-8}
Sm	1.5×10^{-5}
EMB	3.1×10^{-5}
PAS	1.0×10^{-5}
Km	1.0×10^{-3}
Pto	1.0×10^{-3}
Cs	5.0×10^{-3}

三、化学治疗方案的设计原则

（一）化学治疗的原则

结核病化学治疗的原则即"十字方针"，包括：早期、联合、适量、规律、全程。

1. 早期　肺结核早期，肺泡内有炎症细胞浸润和纤维素渗出，肺泡结构尚保持完整，可逆性大。同时细菌繁殖旺盛，体内吞噬细胞活跃。抗结核药物对代谢活跃、生长繁殖旺盛的细菌最能发挥抑制和杀灭作用。

2. 联合　无论初治还是复治患者均要联合用药。临床上治疗失败的原因往往是单一用药造成。联合用药必须要联合二种或二种以上的药物治疗，这样可避免或延缓耐药性的产生。既有细胞内杀菌药物，也有细胞外杀菌药物；不但有适合酸性环境内的杀菌药，还有适用于碱性或中性环境的药物，从而提高杀菌效果。前文所述 BMRC 关于单药与联合用药的耐药发生率比较的研究报道便是最好的例证。

3. **适量**　抗结核药物如果剂量过大或血液药物浓度过高，对消化系统、神经系统、泌尿系统、特别对肝脏可产生毒副反应；如果剂量不足或血液药物浓度过低，则达不到抑菌、杀菌的效果，且易产生耐药性。所以应当采用适当的剂量。以 RFP 为例，按照患者体重分为 < 50kg 和 ≥ 50kg 两种用药剂量类型，前者 RFP 用量为 0.45g/d，后者 0.6g/d。临床上无论体重多少一律使用 0.45g/d 的现象时有发生，对于体重 ≥ 50kg 的患者意味着低剂量用药，长此下去势必增加 RFP 耐药发生的风险。反之，< 50kg 体重的患者长期使用 0.6g/d 则有发生 RFP 不良反应的可能，伤害患者的重要脏器，尤其是肝脏，甚至因不良反应停用 RFP 或致 RFP 的不规律使用，进而直接影响治疗效果，也为日后 RFP 耐药埋下伏笔。

4. **规律**　结核分枝杆菌分裂周期长，生长繁殖缓慢。随意中断治疗会导致血浓度高低不一，在低浓度下达不到杀菌和抑菌的作用，从而诱导耐药的发生，增加治疗失败的风险。有研究表明，抗结核治疗全疗程 100% 规律用药的人，治疗成功率可达 96%，而疗程中 90% 的时间规律用药的患者，治疗成功率则下降到 40%。规律用药是有效防止耐药性产生和治疗成功的重要保证。

5. **全程**　抗结核治疗的早期，大部分敏感结核分枝杆菌已被杀灭，但部分非敏感菌、胞内菌、持留菌仍然存活，坚持完成全疗程才有可能消灭这部分结核分枝杆菌，减少复发。

（二）两个阶段

标准的初、复治化疗方案分强化期和巩固期两个阶段，强化期治疗的目的是尽快杀灭各种菌群，使细菌量明显减少，并预防耐药产生；巩固期治疗的目的是巩固强化期阶段取得的疗效，继续杀灭处于代谢低下或处于半休眠状态的细菌。初治患者原则上采用短程化疗方案，标准短程化疗方案的疗程不可短于 6 个月，在结核病的初治治疗方案中，采用 2 个月强化期和 4~6 个月巩固期。强化期联合 3~4 个杀菌药，可在 2 周内控制症状。方案中 PZA 至少使用 2 个月，RFP 必须贯穿全疗程。有其他合并症（如糖尿病等）时初治治疗疗程可酌情延长至 1 年。

（三）分服与顿服

进入结核病化疗时代后，人们长时间认为抗结核药物的作用与血药浓度有关，分次服用可以维持抗结核药物的有效血药浓度，有利于抗结核药物的疗效。以后研究发现，抗结核药物发挥作用不在于维持一定的血药浓度，而是在短时间内达到较高的药物峰浓度。药物峰浓度越高，药物有效接触结核分枝杆菌的时间越长，杀菌（或抑菌）效果就越好。抗结核药物每日 1 次顿服，提高了峰浓度，且简化了服药次数，有利于提高患者服药的依从性。

（四）间歇疗法

间歇疗法的理论依据是结核分枝杆菌与抗结核药物接触后的延迟生长。延迟生长期间，细菌生长缓慢或不生长，对抗结核药物不敏感，此时用药不会增加疗效；生长延迟结束后，结核分枝杆菌恢复生长，对抗结核药物重新敏感，此时用药可以最大限度地杀死结核分枝杆菌。每种药物的生长延迟时间不同决定了该药是否能够被间歇用药。如 RFP 的生长延迟时间长达 2～3 天，可以用于间歇治疗；而 Thz 没有生长延迟时间，不能用于间歇疗法。间歇用药时应该增加药物剂量。

虽然存在全程每日用药、强化期每日用药、巩固期间歇用药和全程间歇用药 4 种类型用药方式，但是为了杜绝在 DOTS 不能严格保障的情况下耐药结核病的发生，尽量采用全程每日用药的方式。2017 年，WHO 也在《药物敏感结核病的治疗和患者关怀指南》中不再推荐间歇用药。

四、化学治疗方案的制定和选择

（一）利福平敏感结核病

1. 无其他药物耐药证据的化学治疗方案

化学治疗方案制定的原则

（1）原则上采用一线抗结核药物组成 6 个月的短程化疗方案。一线抗结核药物包括异烟肼（INH 或 H）、利福平（RFP 或 R）、利福喷丁（RFT）、吡嗪酰胺（PZA 或 Z）、乙胺丁醇（EMB 或 E）和链霉素（SM 或 S），其中 PZA 至少使用 2 个月，INH 和 RFP 必需贯穿全疗程。用法用量详见表 2-4-5。

表 2-4-5 一线抗结核药物短程化疗方案

药物	每日疗法		
	成人 /g		儿童 /(mg·kg^{-1})
	体重 <50kg	体重 ≥ 50kg	
INH	0.30	0.30	10～15
RFP	0.45	0.60	10～20
RFT	0.45	0.60	—
PZA	1.50	1.50	30～40
EMB	0.75	1.00	15～25
SM	0.75	0.75	20～30

注：利福喷丁，体重 < 50kg 者推荐剂量为 0.45g，≥ 50kg 者推荐剂量为 0.60g，每周 2 次用药，主要用于肝功能轻度受损不能耐受利福平的患者。目前无儿童用药剂量。婴幼儿及无反应能力者因不能主诉及配合检查视力慎用乙胺丁醇。

（2）有无结核病密切接触史在制定和选择化疗方案的考量上有所不同。

1）有结核病密切接触史患者：治疗前须作痰结核分枝杆菌培养，菌种鉴定及药物敏感试验，以作为正确地选择用药和制定化疗方案的依据。有明确的与耐药患者的密切接触史，如经菌株鉴定具同源性，即便接触者缺乏药物敏感试验结果，也须参考传染源的耐药结果，按照耐药肺结核治疗原则制定化疗方案。

2）无结核病密切接触史的患者：在无药物过敏和肝功能正常的前提下，强化期 HRZE 四药联合，巩固期 HR 加或不加 E。

当前更为强调的是，无论有无结核病密切接触史，有条件的地区均应开展结核分枝杆菌药物敏感试验，为后续调整方案提供可靠依据。

（3）不推荐选用间歇疗法，尽量减少或降低耐多药结核病的发生概率。

（4）非标准短程化疗对象及其药物与疗程：①不能耐受一线抗结核药物者可酌情选用二线抗结核药物；②原发性肺结核伴有胸内淋巴结结核或单纯胸内淋巴结结核、血行播散性肺结核、气管支气管结核和结核性胸膜炎，无论其痰抗酸菌涂片或培养阳性与否，均推荐每日用药和 9～12 个月疗程；③伴发糖尿病或尘肺病或其他免疫缺陷性疾病者可酌情延长疗程。

化学治疗方案的推荐 以下方案中药物名称前数字表示服药月数，右下方数字表示每周用药次数，"/"前方为强化期用药，后方为巩固期用药，括号内为可替代前一种药物者。

（1）2HRZE（S）/4HR

强化期：INH、RFP、PZA、EMB（或 Sm），每日 1 次，共 2 个月。

巩固期：INH、RFP，每日 1 次，共 4 个月。

总疗程：6 个月。

（2）2HRZE（S）/4HRE（推荐用于高 INH 耐药地区或存在高 INH 耐药风险的个体）

强化期：INH、RFP、PZA、EMB（或 Sm），每日 1 次，共 2 个月。

巩固期：INH、RFP、EMB 每日 1 次，共 4 个月。

总疗程：6 个月。

化学治疗方案的实施

（1）强化期结束时痰抗酸杆菌涂片或培养未能阴转者的处理：延长 1 个月的强化期治疗；增加一次痰细菌学检查；巩固期化疗方案维持不变。

（2）治疗管理方式：推荐 DOTS 管理模式，至少要保障全程管理。注重宣传教育，以提高患者接受治疗的依从性。

2. 利福平敏感异烟肼耐药结核病

化学治疗方案制定的原则：强化期至少选择 4 种、继续期至少选择 3 种有效的一线抗结核药品，只有在无足够数量的有效一线抗结核药品组成方案时，才考虑从二线抗结核药品中选择，原则上不推荐选用二线口服抗结核药品和其他种类抗结核药品，有效药品的参考标准见"耐药结核病化学治疗方案的设计"相关内容。鉴于目前我国大部分地区不能开展对吡嗪酰胺的药敏试验，而乙胺丁醇药敏试验的可靠性不高，因此主要关注异烟肼耐药。

利福平敏感异烟肼耐药结核病推荐方案：6~9 RZELfx。

（二）利福平耐药结核病

1. 抗结核药品种类及用药剂量

根据有效性与安全性，将利福平耐药结核病治疗方案抗结核药物划分为 A、B、C 三组，药物及剂量详见表 2-4-6。

表 2-4-6　利福平耐药结核病治疗方案药物及剂量表

分组	药物（缩写）	剂量		
		体重 <50kg /(mg·d⁻¹)	体重 ≥ 50kg /(mg·d⁻¹)	最大剂量 /(mg·d⁻¹)
A 组	左氧氟沙星（Lfx）/ 莫西沙星（Mfx）	400~750/400	500~1000/400	1000/400
	贝达喹啉（Bdq）	前 2 周 400mg/d，之后 200 mg/ 次，每周 3 次（周一、三、五），用 22 周		400
	利奈唑胺（Lzd）	300	300~600	600
B 组	氯法齐明（Cfz）	100	100	100
	环丝氨酸（Cs）	500	750	750
C 组	乙胺丁醇（E）	750	1000	1500
	德拉马尼（Dlm）	100mg，每日 2 次		
	吡嗪酰胺（Z）	1500	1750	2000
	亚胺培南 - 西司他汀（Ipm-Cln）	1000mg，每日 2 次		
	美罗培南（Mpm）	1000mg，每日 2 次		
	阿米卡星（Am）	400	400~600	800
	链霉素（S）	750	750	750
	卷曲霉素（Cm）	750	750	750
	丙硫异烟胺（Pto）	600	600~800	800
	对氨基水杨酸（PAS）	8000	10000	12000

2. 长程治疗方案

利福平耐药结核病的长程治疗方案是指至少由 4 种有效抗结核药品组成的 18～20 个月的治疗方案，可为标准化或个体化，方案适合所有利福平耐药结核病患者。随着新诊断方法的不断出现，耐多药结核病治疗方案的选择越来越个体化。根据有效性与安全性的最新证据，将长程方案中使用的抗结核药品按先后顺序重新划分为 3 组。A 组为首选药品，B 组为次选药品，当 A 组和 B 组药品不能组成方案时可以添加 C 组药品。但是，贝达喹啉（Bdq）和德拉马尼（Dlm）使用超过 6 个月的安全性和有效性证据不足。此外，还应考虑以下几点：口服药品优先于注射剂、药敏试验结果有无、现有药敏试验方法的可靠性、群体耐药水平、患者既往用药史和对药物的耐受性以及潜在的药品间相互作用。

化学治疗方案制定的基本原则：

（1）采用长程方案的利福平耐药结核病患者，方案中应包括所有 3 种 A 组药品和至少 1 种 B 组药品，以确保治疗开始时至少有 4 种可能有效的抗结核药品，并且在停用贝达喹啉后的方案中至少有 3 种药品。如果只使用 1 种或 2 种 A 组药品，则应包括 2 种 B 组药品。如果方案不能单纯由 A 组和 B 组的药品组成，再添加 C 组药品。

（2）口服药品优先于注射剂。

（3）在使用碳青霉烯类药品需要添加克拉维酸时，可以使用阿莫西林 - 克拉维酸，但其不能单独作为 1 种药品，也不能单独使用。

（4）只有药敏试验结果证实敏感时才考虑使用 Am 或 Cm，同时应进行严格听力监测。只有不能使用 Am 或 Cm 且药敏试验结果证实对 Sm 敏感时，才考虑使用该药品。

化学治疗方案的推荐：

（1）若对氟喹诺酮类药品敏感，推荐方案 1：6 Lfx(Mfx) Bdq Lzd(Cs)Cfz/12 Lfx(Mfx) Cfz Lzd(Cs)；推荐方案 2：如无法获得 Bdq 和 Lzd，则推荐 6 Mfx(Lfx) Cfz Cs Am(Cm) Pto(E,Z)/14 Mfx(Lfx) Cfz Cs Pto(E,Z)。

（2）若对氟喹诺酮类药品耐药，推荐标准化治疗方案：6 Bdq Lzd Cfz Cs/14 Lzd Cfz Cs。

若不具备氟喹诺酮类药品快速药敏检测能力，采用固体或液体培养需要等待约 2 个月时间，可以先按 2 Lfx(Mfx) Bdq Lzd Cfz Cs 方案进行治疗。获得药敏结果后，若氟喹诺酮类敏感，调整为 4 Lfx(Mfx) Bdq Lzd(Cs) Cfz /12 Lfx(Mfx) Cfz Lzd(Cs) 方案；若氟喹诺酮类耐药，则调整为 4 Bdq Lzd Cfz Cs/14 Lzd Cfz Cs 方案。

注意事项：

（1）目前国内大多数医疗机构都不具备对吡嗪酰胺进行药敏试验的能力，如果根据既往用药史，考虑对吡嗪酰胺耐药可能性较大时，选择 C 组药品时不应首选吡嗪酰胺。

（2）乙胺丁醇药敏试验结果准确性和可重复性较差，可根据患者的治疗史和当地耐药结核病流行情况综合判定，尤其是复治患者，即使乙胺丁醇药敏试验结果显示为敏感，如果在既往用药史中长期使用，可能无效。

（3）若尚不具备氟喹诺酮类药品快速药敏试验的检测能力，对氟喹诺酮类药品使用不超过 1 个月的患者，可先选择氟喹诺酮类药品组成方案，待氟喹诺酮类药品传统药敏试验结果出来后再行调整。

（4）若因各种原因无法采用上述推荐方案时，可根据耐药结核病的化学治疗原则及方案的选药原则组成个体化治疗方案。

3. 短程治疗方案

利福平耐药结核病的短程治疗方案疗程为 9 ~ 11 个月。

方案推荐：4 ~ 6 Bdq(Am) Lfx(Mfx) Cfz Z H^{高剂量} Pto E/ 5 Mfx Cfz Z E。

高剂量异烟肼剂量：体重 < 30kg 者为 300mg；体重 30 ~ 50kg 者为 400mg；体重 > 50kg 者为 600mg。

方案调整：①总疗程为 9 ~ 11 个月，强化期 4 ~ 6 个月，首选含 Bdq 的短程化疗方案，Bdq 使用 6 个月；如果不能获得 Bdq，二线注射剂敏感，可使用含 Am 短程治疗方案。②如果治疗 6 个月末痰培养仍阳性，应转为长程个体化治疗方案。

适用人群：未接受或接受短程治疗方案中二线药物治疗不超过 1 个月，且对氟喹诺酮类药品敏感的利福平耐药患者，同时应排除以下情况：①对短程方案中的任何药物不能耐受或存在药物毒性风险（如药物间的相互作用）②妊娠；③血行播散性结核病、脑膜或中枢神经系统结核病，或合并 HIV 感染的肺外结核病。

4. 广泛耐药肺结核治疗方案 广泛耐药肺结核的治疗以个体化方案为主，原则上至少包含 5 种有效或基本有效的抗结核药物。

（三）肺外结核

肺外结核治疗原则同肺结核，我国推荐对于无合并症的肺外结核原则上采用初治病原学阳性的化疗方案，并实施 DOTS 策略。某些特殊类型肺外结核可加强抗结核方案及适当延长疗程。部分患者还需针对病变脏器进行局部治疗及联合外科手术、免疫治疗，适当应用类固醇激素来获得理想的治疗效果。

推荐方案：2HRZE（S）/10HRE

强化期：INH、RFP、PZA、EMB，每日 1 次，共 2 个月。

巩固期：INH、RFP、EMB，每日 1 次，共 10 个月。

总疗程：12 个月。

注：①强化期结束时疗效评估结果不佳者可酌情延长强化期。②淋巴结结核化学治疗疗程一般为 12～18 个月，推荐化学药物治疗方案为 3HRZE/9～12HRE 或 3HRZS/9～12HRE。③骨与关节结核，由于骨关节特殊的病灶组织结构及生理特征与肺组织不同，通过血液进入骨关节病灶的药物浓度远低于肺组织。因此，骨关节结核的化疗疗程应相应延长。与肺结核相似，初治病例推荐方案为 HRZE，强化期 2～3 个月，全程 9～12 个月。病情严重者疗程适当延长。复治病例推荐方案为 HRZES，全疗程 12～18 个月。复治病例不宜采用疗程过短的治疗方案。除全身抗结核治疗外，部分骨关节结核尚需要局部用药，如关节腔、脓肿内、病灶内用药。④重症肺外结核，如结核性脑膜炎，疗程可延长至 18 个月，同时应选择易通过血脑屏障的药物，如异烟肼、吡嗪酰胺、乙硫异烟胺、丙硫异烟胺、环丝氨酸、利奈唑胺和亚胺培南等。⑤耐药肺外结核，化疗原则和化疗疗程与耐药肺结核相似。

（四）化疗方案的调整

1. 化学治疗方案调整指征 ①药品不良反应所致患者依从性差；②患者发生较为严重的药品不良反应；③药敏试验结果提示方案存在缺陷；④治疗失败。

2. 化学治疗方案调整的基本要求

（1）符合结核病化学治疗原则，详见本章节相关内容。

（2）选择敏感或未曾使用过的抗结核药物：按照药敏试验结果选择敏感药物，获得药敏试验结果前或无足够药物组成方案时，也可选用未曾使用过的抗结核药物。

（3）避免单一加药：避免在治疗过程中随意增加一种药，或在已经证明治疗失败的方案中单一加药，以避免所增加的药物发生耐药的风险。

（4）耐药结核病尤其是耐多药结核病化疗方案的调整需经过集体（专家组）讨论认可，以保证方案的调整符合耐药结核病化学治疗的基本原则、制订新方案的科学性和合理性，避免个人经验的片面性。

（5）调整后的新方案疗程应重新开始计算：因调整方案前患者治疗疗效不能得到有效保证，或用药可能不规律，为保证有效的治疗效果，新的结核病化学治疗方案疗程应从方案调整并实施之日起重新开始计算。

3. 化学治疗方案调整的建议

（1）依从性差：依从性涉及众多影响因素，包括患者个人心态、经济、家庭和社会环境、医疗机构治疗管理、医患沟通以及药物不良反应等诸多方面的因素。大多数情况下，通过对相关因素进行仔细分析和认真处理后，患者的依从性往往有可能提高，继续原有方案治疗。

药品不良反应是影响依从性的主要因素之一，在不伴有脏器功能损伤的前提下，不建议换药或停药。胃肠道反应是临床较为常见的药品不良反应，对患者依从性影响较大，尤其是结核病症状较轻微的患者在服药后出现恶心、呕吐、纳差等症状后会对药物产生明显的抵触情绪。在未出现肝肾功能损伤的情况下，尽可能避免减量用药。以下调整方法可供参考：①需空腹服用的药物可少量进食后服用或睡前服用；②顿服药物可改为分次服用，必要时配合使用止吐药（胃复安甚至昂丹司琼）及加用少量镇静剂；③如果经上述调整后症状改善不满意，对日常生活影响大，可考虑短时间暂停（一周左右），待胃肠道反应消失后重新服用。

耐多药结核病患者强化期需长时间（6个月或更长）使用注射类抗结核药物，相当一部分患者会出现注射部位疼痛，这也是药品不良反应的表现。当患者难以承受时，可根据疗效，适当缩短注射用药的疗程或调整为隔日用药，以提高患者的依从性。

（2）药品不良反应：轻度的药品不良反应无须调整方案，严重的药品不良反应往往表现为脏器功能的损伤，经对症处理无效时，应考虑更换相应药物甚至重新调整治疗方案。需要特别注意的严重药品不良反应主要有过敏、肝毒性，肾毒性、电解质紊乱、甲状腺功能低下、耳毒性，精神障碍、Q-T间期延长等。治疗中要做好药品不良反应的监测。

以药物过敏为例，药物性皮疹经过停药处理恢复正常后，需要重新逐一试用抗结核药物，从最不可能引起过敏的药物开始，以小剂量给药，例如INH可在3天或7天内逐渐增加剂量，直至达到常规剂量。一次加入一种药物，每次重复该过程。如果试用某种药物后再次出现过敏反应，则将该药物记录为过敏药物并停止使用。

初治患者如果不能使用利福平，建议的方案是2个月的异烟肼、乙胺丁醇、吡嗪酰胺和链霉素，巩固期是10个月的异烟肼和乙胺丁醇，总疗程12个月。如果不能使用异烟肼，建议调整方案为2个月的利福平、吡嗪酰胺、乙胺丁醇和链霉素，巩固期使用6~9个月的利福平和乙胺丁醇。如果用氟喹诺酮类药物替代异烟肼或利福平，总疗程仍维持6个月。如果不能使用乙胺丁醇、吡嗪酰胺，则可用链霉素替代。如果既不能使用异烟肼也不能使用利福平，那么可推荐使用氟喹诺酮类、吡嗪酰胺、乙胺丁醇、链霉素组成方案，链霉素用至2~3个月，总疗程8~9个月，如果是首次复治患者，可在该方案的基础上延长至12个月。

注射类抗结核药物导致的早期听力损伤，通过调整用药频率（每周2~3次）后听力损伤仍持续甚至加重，应停止使用注射类抗结核药物，可以以氟喹诺酮类或其他药物替代。

（3）药物敏感性试验（DST）结果提示方案存在缺陷：相当一部分耐药结核病的化学治疗始于经验性治疗，治疗方案常常需要根据DST结果做进一步调整。有的患者治疗期间DST结果显示耐药发生变化而需要根据疗效调整方案。所有耐多药结核病患者在治疗开始时应进行二线抗结核药物DST，如果明确存在二线药物耐药，需要根据疗效调整治疗方案。

（4）疗效不佳或治疗失败：以细菌学检查结果为主要评价指标，结合临床情况（症状、影像学）对疗效和治疗转归进行客观分析，以决定是否需要中止/终止治疗或延长疗程。通常情况下，对利福平敏感的单耐药和多耐药结核病患者持续5个月痰培养阳性、耐利福平的单耐药和多耐药结核病患者持续8个月痰培养阳性、耐多药结核病患者持续12个月痰培养阳性时，提示治疗可能失败，往往需要调整方案。

以下情况需注意：①单独一次痰培养阳性可能是疗效不佳，也可能是实验室污染或误差所致。痰涂片阳性、培养阴性提示痰涂片阳性可能是由于死菌存在所致。②强化期末痰涂片或培养阳性患者应延迟进入巩固期，如果临床症状及影像学提示病情好转，一般不需要重新调整治疗方案。③治疗期间如果获得氟喹诺酮类药物或二线注射剂型耐药的证据，治疗失败的可能性增加。④确认治疗失败后应着手制定新的化疗方案。⑤其他特殊情况，如妊娠、哺乳、儿童和老年人等特殊群体的化疗方案调整原则参照本书的相关章节内容。

（五）预防性化学治疗

1. 预防性化学治疗的对象　预防性化学治疗的主要目的是防止结核潜伏感染（LTBI）转变为活动性肺结核，其治疗的主要对象是 LTBI 高危人群。那什么样的人群才是 LTBI 的高危人群呢？WHO 系统性回顾通过结核菌素试验（tuberculin skin test，TST）和 γ-干扰素释放试验（interferon-gamma release assay，IGRA）来检测 MTB 感染流行的相关的 276 项研究，发现至少 65% 的通过 TST 和 IGRA 检测的研究报告表明，囚犯、无家可归者、老年人、来源于结核病高负担国家的移民、接触结核传染源的成人和儿童，以及吸毒者等人群成为 LTBI 的风险增加。而艾滋病病毒感染者、接触结核患者的成人和儿童、硅沉着病患者、医务工作者、结核病高负担国家的移民、囚犯、无家可归者、接受透析治疗的患者、接受抗 TNF 药物治疗的患者、癌症患者、糖尿病等人群、拟行器官和骨髓移植的患者从 LTBI 进展为活动性结核病风险增加，应进行 LTBI 的检测和预防性化学治疗。并指出有关硅粉尘接触者、接受类固醇治疗的患者、风湿性疾病患者进行 LTBI 的检测和预防性化学治疗的利弊评估有待进一步研究。

近年来，学校集聚性结核病疫情应引起我们的关注，被感染的密切接触者往往是新近感染，发生活动性结核病的风险远高于 LTBI，是接受预防性化学治疗的重点对象之一。

2. 预防性化学治疗药物的选择和化疗方案 INH　是目前预防性化疗的首选药物。美国胸科学会（ATS）在 1965 年首次建议将异烟肼用于 LTBI 的预防性治疗。大规模的临床随机对照试验显示，与安慰剂相比，异烟肼用于预防性治疗能够明显降低 LTBI 者活动性肺结核的发病率。单用 RFP 治疗 3 个月的预防效果与单用异烟肼 6 个月相同。4 个月 RFP 治疗方案与 9 个月的 INH 相比，治疗的依从性和完成率较高，可作为 9 个月的 INH 的替代治疗方案。但 RFP 可以诱导肝微粒体酶的活性从而加速其他药物的清除，特别是治疗艾滋病的蛋白酶抑制剂类的药物，因此限制了其在 HIV 感染人群中的应用。而 RFP 和 PZA 联合预防性治疗的患者的死亡率为 0.9/1 000，明显高于 INH 预防性治疗死亡率（0.0 ~ 0.3/1 000），因此含 PZA 的预防性治疗方案不再被考虑。

WHO 经过一系列回顾性分析得出结论，推荐以下治疗方案用于预防性化学治疗：6 个月 INH（6H）、9 个月的 INH（9H）、3 个月的 INH 加利福喷丁（Rifapentine，Rft）（3HRft）、3 ~ 4 个月 INH 加 RFP（3 ~ 4HR）、3 ~ 4 个月单用 RFP（3 ~ 4R）。这些方案之间的比较没有显示出哪一种方案的比任何其他的优越。从安全的角度上讲，3 ~ 4R 方案和 3HRft 方案具有相对于 6H 和 9H 方案更少的肝毒性。另外，关于 INH 单药使用的疗程，目前没有关于 6H 和 9H 方案疗效的直接比较的研究，20 世纪 50 年代和 60 年代美国公共卫生服务各项试验得出的结论是：INH 预防性治疗最佳保护作用需要 9 个月的疗程，而 WHO 则认为两者是等效的。

（沙　巍　方　勇　肖和平）

参考文献

[1] 李亮,李琦,许绍发,等.结核病治疗学 [M].北京:人民卫生出版社,2013.

[2] 唐神结,高文.临床结核病学 [M].北京:人民卫生出版社,2011.

[3] 中国防痨协会.耐药结核病化学治疗指南 (2015)[J].中国防痨杂志,2015,37(5):421-429.

[4] 全国第五次结核病流行病学抽样调查技术指导组,全国第五次结核病流行病学抽样调查办公室.2010 年全国第五次结核病流行病学抽样调查报告 [J].中国防痨杂志,2012,34(8):485-507.

[5] 马玙.耐多药结核病的现状与防治 [J].北京医学,2011,33(12):998-1000.

[6] 阚冠卿,张立兴.全国第三次结核病流行病学抽样调查结果的启示 [J].中国防痨杂志,1994,16(2):49-51.

[7] 施鸿生,戴元生,张英史.全程督导和全程管理的实施规程 [J].结核病健康教育,1993,2(1):17-21.

[8] WORLD HEALTH ORGANIZATION. WHO operational handbook on tuberculosis (Module 1-Prevention): Tuberculosis preventive treatment[EB/OL]. Geneva:World Health Organization, 2020.

[9] WORLD HEALTH ORGANIZATION. Guidlines for treatment of drug—susceptible tuberculosis and patient care[EB/OL]. 2017 update. WHO／HTM／TB／2017.05. Geneva:World Health Organization,2017.

[10] WORLD HEALTH OIRGANIZATION.WHO consolidated guidelines on drug-resistant tuberculosis treatmen[EB/OL]. WHO/CDS/TB/2019.7 .Geneva:World Health Organization, 2019.

[11] WORLD HEALTH ORGANIZATION. Guildlines for treatment of tuberculosis, fourth edition[EB/OL]. WHO／HTM／TB／2009.420. Geneva:World Health Organization, 2009.

[12] WORLD HEALTH ORGANIZATION.Latent TB Infection:Updated and consolidated guidelines for programmatic management[EB/OL]. WHO/CDS/TB/2018.4. Geneva:World Health Organization,2018.

[13] DORMAN S E, SAVIC R M, GOLDBERG S, et al. Tuberculosis Trials Consortium. Daily rifapentine for treatment of pulmonary tuberculosis. A randomized. dose ranging trial[J]. Am J Respir Crit Care Med, 2015,191(3):333-343.

[14] GROSSET J. The sterilizing value of rifampicin and pyrazinamide in experimental short course chemotherapy[J]. Bull Int Union Tuberc, 1978,53(1):5-12.

[15] EAST AFRICAN/BRITISH MEDICAL RESEARCH COUNEIL. Controlle delinieal trial of four Short-course (6-month) regimens of chemotherapy for treatment of pulmonary tuberculosis[J]. Lancet, 1972, 1(7760):1079-1085.

[16] WORLD HEALTH ORGANIZATION. WHO operational handbook on tuberculosis (Module 1-Prevention): Tuberculosis preventive treatment[EB/OL]. Geneva:World Health Organization, 2020.

[17] WHO CONSOLIDATED GUIDELINES ON TUBERCULOSIS. Module 4: treatment - drug-resistant tuberculosis treatment[EB/OL]. Geneva: World Health Organization,2020. Licence: CC BY-NC-SA 3.0 IGO.

第五章
结核病免疫治疗

结核病的治疗是以化学治疗为主，辅以手术治疗、免疫治疗、营养支持治疗、中医治疗、介入治疗等。免疫治疗则在结核病的治疗中占有非常重要的地位，究其原因，则因为结核病的发病与宿主的免疫应答及调控机制密不可分。MTB 感染人体后，宿主可处于潜伏感染状态，仅有约 10% 可演变为活动性结核病，宿主与 MTB 之间的相互作用决定着 MTB 在体内的命运。HIV 阳性的人群对 MTB 感染的敏感性明显增加，随着外周血 CD4+T 细胞数量的下降，活动性结核病的发病率显著上升，两者呈反比关系，从而证明 T 淋巴细胞在介导宿主对 MTB 的免疫防御的过程中起着十分重要的作用。MTB 是胞内寄生菌，可通过免疫逃逸等机制长期寄生在胞内，如何通过增强机体的免疫机制清除体内的细菌是目前免疫研究的重点，也是免疫治疗及治疗性疫苗研发的目的所在。有效的免疫治疗及治疗性疫苗可提高抗结核化疗的疗效，包括提高宿主对 MTB 的清除率、缩短痰菌阴转时间、增加空洞关闭率、缩短化疗的疗程等。因此，结核病的免疫治疗方法中有已在临床广泛使用的制剂，也有正在研发的产品，还有依然处于前期基础研究的候选治疗性疫苗。宿主导向的免疫治疗（host-directed therapy，HDT）是目前免疫治疗研发的方向，主要指通过各种机制提高宿主对 MTB 的免疫保护及免疫杀伤效应作为治疗方法。

第一节　免疫治疗的理论基础

结核病是一个古老的传染病，其致病菌 MTB 与人类斗争了几千年，早在六千年前的木乃伊即发现有骨结核的遗迹。人体感染 MTB 后发展成为活动性结核病的过程中受诸多因素的控制及影响，这个复杂的免疫调控的机制及过程目前尚未阐明。但涉及的宿主与细菌之间的相互作用、宿主免疫效应、免疫逃逸等研究可作为结核病的免疫治疗的理论基础。参与宿主免疫效应的免疫器官为胸腺、骨髓、淋巴结、脾脏，免疫细胞分为固有免疫应答细胞及适应性免疫应答细胞，前者包括单核细胞、巨噬细胞、自然杀伤细胞、中性粒细胞、树突状细胞、自然杀伤 T（natural killer T，NKT）细胞、B1 细胞、γδT 细胞，后者包括 T 淋巴细胞及 B 淋巴细胞。固有免疫应答发生于感染的 0 ~ 96 小时之内、MTB 感染机体之后的早期阶段，MTB 的细菌成分通过病原相关分子模式（pathogen associated molecular pattern，PAMP）即细菌表面某些共有的高度保守的分子结构被固有免疫效应细胞的模式识别受体（pattern recognition receptor，PRR）所识别，识别后可产生诸多的生物学效应，如分泌细胞因子、巨噬细胞被募集到炎症反应部位产生促炎细胞因子及产生炎症介质等发挥巨噬细胞的抗感染免疫作用、NK 细胞的杀伤作用以及中性粒细胞的免疫吞噬作用及组织损伤等免疫效应。适应性免疫应答一般在 MTB 感染后 3 周左右方能建立，活化的巨噬细胞及树突状细胞作为抗原提呈细胞，将 MTB 的外源性抗原或内源性抗原加工、处理，以抗原肽-MHC Ⅰ/Ⅱ类分子复合物的形式表达于细胞表面，同时表面协同刺激分子表达上调，供 CD4⁺/CD8⁺T 淋巴细胞识别，初始 T 细胞与抗原提呈细胞之间通过第一信号细胞、第二信号系统（协同刺激信号）的作用下发生活化、增殖、分化，并发挥各自不同的免疫效应，并产生免疫记忆。相比较固有免疫效应，适应性免疫效应持久且强大。适应性免疫效应包括 T 细胞及 B 细胞免疫效应，前者主要介导细胞免疫、后者主要介导体液免疫。

一、固有免疫应答

固有免疫应答始于机体对病原体相关 PAMP 等的识别，通过炎症反应等机制，发挥清除病原体及衰变及死亡的自身成分。固有免疫具有以抗原非特异性方式识别和清除病原体、产生于免疫应答的早期等特征。固有免疫对抗原的识别是以 PAMP 的方式包括 MTB 菌的糖类、脂类为主的胞壁成分如糖脂及脂多糖、胞核成分，还以体液中的模式识别分子（pattern-recognition molecule，PRM）来识别抗原、发挥免疫效应，如五聚体蛋白、甘露糖结合凝集素、脂多糖识别蛋白等。固有免疫细胞表面的 PRR 包括甘露糖受体、清道夫受体、N-甲酰甲硫氨酰肽受体、TOLL 样受体（toll-like receptor，TLR）、NOD 样受体（NOD‑like receptor，NLR）家族等。发挥的免疫效应包括防御性屏障、释放炎症介质、激发炎症反应、释放 IL-1、IL-6、TNF-α 等的炎症细胞因子、激活补体系统、产生防御素及溶菌酶促进细菌的溶解破坏。巨噬细胞的积累和激活所释放的细胞因子刺激促进肉芽肿的形成，巨噬细胞在吞噬和杀伤 MTB 的同时也可作为抗原提呈细胞启动抗原加工及提呈的过程，以抗原肽-MHC 复合物的形式表达于细胞表面，供 T 细胞识别，从而促进适应性免疫应答的发生。

二、适应性免疫应答

MTB 感染机体后形成的特异性抗原经过抗原提呈细胞（antigen presenting cell，APC）的抗原加工、提呈及表达 MHC Ⅰ/Ⅱ类分子被 T 细胞识别，形成 MHC-抗原肽-TCR（T cell receptor，T 细胞受体）三分子复合物，由于 CD4 或 CD8 分子的不同，因此有两类 TCR-MHC-抗原肽复合物，其结构及功能均有不同，Ⅰ类分子提呈内源性抗原被 CD8 CTL 细胞识别，Ⅱ类分子提呈外源性抗原供 CD4 Th 细胞识别。初始 T 细胞的完全活化依靠 T 细胞与 APC 细胞之间的两种活化信号的协同作用，TCR 识别抗原产生第一信号经 CD3 分子将信号转导到胞内，第二信号有 APC 或靶细胞表面的协同刺激分子包括 CD40、细胞间黏附分子-1（intercellular cell adhesion molecule-1，ICAM-1）、淋巴细胞功能相关抗原-1（lymphocyte function associated antigen-1，LFA-1）、CD72、B7 分子等与 T 细胞表面的分子受体相互作用下，已活化的抗原特异性 T 细胞经过增殖并分化为效应 T 细胞，后者根据是否表达 CD4 或 CD8 分子分为 CD4⁺T 细胞及 CD8⁺T 细胞。在 T 细胞表面还有 CTL4-4、

PD1 发挥 T 细胞活化的负调控作用。CD4⁺T 细胞在经历了活化后可分化为 Th1、Th2、Th17、抑制性 T 细胞，Th1 细胞主要分泌 IL-2、IFN-γ、TNF-α 等细胞因子促进细胞免疫效应的发挥，Th2 细胞主要分泌 IL-4、IL-5、IL-6、IL-9、IL-13 主要促进体液免疫，Th17 细胞主要分泌 IL-17，有免疫保护效应。Th1 细胞的主要效应是通过分泌 IFN-γ 活化巨噬细胞、增强其杀伤已被吞噬的 MTB 的功能，抑制性 T 细胞主要分泌 IL-10，发挥免疫抑制效应。CD8⁺T 细胞为 CD8⁺CTL 细胞、杀伤性 T 细胞，主要功能是特异性直接杀伤靶细胞，通过穿孔素、颗粒酶、颗粒溶解素及淋巴毒素等物质直接杀伤靶细胞，或者通过 Fas/FasL 途径诱导靶细胞凋亡。调节性 T 细胞的主要功能是抑制性调节 CD4⁺ 和 CD8⁺T 细胞的活化与增殖，起着免疫负调控的作用。

B 细胞表面依靠 B 细胞受体（B-cell receptor，BCR）复合物与抗原结合，BCR 有识别抗原的胞膜免疫球蛋白（membrane-bound immunoglobulin，mIg）和传递抗原刺激信号的 CD79a/CD79b 异源二聚体，结合后所产生的信号由 CD79a/CD79b 转导到胞内，形成 B 细胞活化的第一信号，同时还需要 CD40、CD27、CD70、CD80/CD86 及一些黏附分子与 Th 细胞之间相互作用共同完成 B 细胞的激活、增殖、分化，产生抗体、抗原、通过分泌细胞因子完成免疫效应及免疫调节的作用。

结核病的免疫治疗作用即为促进宿主免疫细胞发挥其免疫保护作用，通过提高结核抗原特异性的 Th1、巨噬细胞、B 细胞的免疫保护效应，从而减少体内的细菌负荷，协同免疫细胞的杀菌作用，协同化学治疗的抗结核作用，达到提高抗结核疗效的目的。

第二节　常用的免疫制剂

结核病的免疫治疗制剂包括已在国内外上市、临床已经使用的制剂以及尚处于研究阶段、尚未上市或尚未使用于临床的制剂。常有的已在临床广泛使用的免疫制剂有母牛分枝杆菌菌苗、IL-2、IFN-γ、胸腺肽、胸腺五肽、乌体林斯等，下面分别将上述常用的免疫制剂的免疫治疗作用做一阐述。

一、母牛分枝杆菌菌苗的免疫治疗

注射用母牛分枝杆菌（*mycobacterium vaccae*，微卡），具有双向免疫调节作用，已广泛用于结核病的临床，可辅助治疗活动性结核病，包括初治、复治、耐多药肺结核及肺外结核。对于微卡的研究国内发表的文献较多，Yang 等进行了一项纳入了 54 项研究的荟萃分析，提示微卡辅助治疗初治肺结核痰菌阴转的相对危险度（relative risk，*RR*）及 95% 的置信区间（confidence interval，*CI*）依患者合并症的不同而不同：无合并症者的 *RR*（95% *CI*）为 1.07（1.04，1.10）；合并糖尿病者为 1.17（0.92，1.49）；合并乙型肝炎者为 1.02（0.94，1.10）；合并肺硅沉着病者为 1.46（0.21，10.06）；老年结核者为 1.22（1.13，1.32），提示微卡对较严重及复杂的患者辅助疗效较明显。微卡则对 Th1 型细胞因子（IL-2 及 TNF-α）及 Th2 型细胞因子（IL-6）的变化无明显变化。从研究结果看，微卡可提高患者的痰涂片阴转率、加速结核病灶的吸收及结核空洞的关闭。中国台湾学者进行了一项最新的荟萃分析共有 13 项国内外研究纳入，显示微卡免疫辅助治疗组可提高疗程 1~2 个月及 6 个月末的痰涂片阴转率、1 个月或 2 个月末的痰培养阴转率，而对于其他临床观察指标诸如血沉、体重、淋巴细胞、病死率、X 线病灶吸收率无明显影响，但微卡的使用剂量仍未统一，更多研究趋向于使用多次使用而不是单用一次。

由于耐多药肺结核疗程长、治愈率低、不良反应大，治疗难度大。国内张晓光等对 85 例耐多药肺结核使用化疗方案加微卡注射，对照组单纯化疗，微卡使用每周一次，共 6 个月，结果显示微卡治疗组在呼吸道症状的改善、早期痰菌的阴转、影像学吸收均优于对照组。国内另有学者进行了微卡联合化疗辅助治疗老年耐多药结核病（multi-drug resistance tuberculosis，MDR-TB）患者的疗效分析，113 例老年 MDR-TB 随机分为治疗组（56 例）和对照组（57 例），治疗组与对照组的 6 个月末痰菌阴转率分别为 57.7% 和 44.2%，12 个月末痰菌阴转率为 78.8% 和 51.9%，疗程结束痰菌阴转率分别为 88.5% 和 53.8%，空洞闭合率两组分别为 86.5% 及 57.7%，治疗组显著高于对照组，因此微卡可用于老年 MDR-TB 患者的有效免疫辅助治疗方法。

荷兰学者对微卡治疗结核病疗效进行了荟萃分析，提出微卡在免疫辅助治疗 MDR-TB 及 HIV/TB 双重感染者已经完成了Ⅲ期临床试验，文中结论一致认为微卡对初治及复治肺结核具有肯定的治疗作用，但这些研究大部分来自中国，在用药途径及剂量的选择上尚需要深入研究及明确。

二、IFN-γ、IL-2 等细胞因子的免疫治疗研究

细胞因子辅助治疗结核病在临床中已经使用，理论上补充 IFN-γ 及 IL-2 等细胞因子可提高机体的 Th1 保护性免疫应答，促进巨噬细胞对 MTB 菌的吞噬效应，提高结核病的疗效。一项荟萃分析对 IFN-γ 辅助治疗肺结核的疗效及安全性进行综合评价，结论为无论 IFN-γ 给予雾化、皮下或肌内注射均可加速痰涂片的阴转率及肺部病灶的吸收、减轻结核中毒症状，但仍待高质量的研究给予证实。由于疗效尚不完全确切，尽管国内有重组 IFN-γ 产品可用于患者，但其用于辅助治疗结核病尚不普遍。有待于从免疫机制及临床试验中得到确切的研究结果。

重组 IL-2 在国内已少量用于临床，但仍然缺乏大数据、也缺乏使用经验，临床实际疗效并不十分确切。国内外有发表的研究评价 IL-2 治疗初治肺结核的临床疗效。国外一项研究使用重组 IL-2 辅助治疗初治涂阳肺结核患者（HIV 阴性），观察期为强化阶段 2 个月，研究发现 IL-2 辅助化疗 2 个月并未对细菌的清除、症状的缓解具有积极的作用。该研究认为 IL-2 对初治肺结核的辅助治疗无明显疗效。对该项研究结果，Barnes 进行了评论，认为 IL-2 辅助化疗的疗效主要体现在胞内菌，而初治肺结核的强化阶段主要集中在胞外菌、代谢旺盛的细菌；因此，IL-2 的疗效在强大的化疗作用下显得微不足道，短期疗效观察需要观察胞外菌的影响，不能充分反映 IL-2 对胞内已形成抗溶酶体膜的持留菌的作用及影响。因此，在初治敏感肺结核的治疗强化阶段，补充单一的 IL-2 显得并非重要，IL-2 对结核病的辅助治疗的作用应该体现在耐药肺结核的治疗上。近年来国内南京学者 Shen 等进行了该项研究，但样本量偏少，纳入 50 例培养阳性的 MDR-TB 患者，注射重组 IL-2 的 50 万 IU，每日一次，在疗程的第 1、3、5、7 个月使用同时加标准耐药化疗方案作为治疗组，设空白对照组，结果显示 IL-2 治疗组的痰菌阴转率

及 X 线病灶吸收率显著高于对照组，疗程结束时上述指标的改善更为明显，对照组患者 CD4$^+$CD25$^+$T 细胞在治疗期间缓慢升高，治疗组却未发现调节性 T 细胞的改变，该研究结论为 MDR-TB 化疗方案中补充重组 IL-2 可稳定患者的免疫状态，改善抗结核治疗效果，有希望成为耐多药肺结核有使用前景的免疫治疗方法。但是，目前 IL-2 虽然已经使用在国内临床，依然需要大样本、多中心、前瞻性随机对照临床研究进来证实 IL-2 对肺结核免疫辅助治疗的疗效、安全性，并缺乏对该制剂使用的最佳剂量及使用疗程的详细研究证据。

有 IL-2 联合其他细胞因子的免疫治疗探索，一项研究联合使用细胞因子 IL-2 及粒细胞 - 巨噬细胞刺激分子（granulocyte-macrophage colony stimulating factor，GM-CSF）协同抗结核药物异烟肼（isoniazid，INH）及利福平（rifampicin，RFP）治疗结核感染的小鼠可显著提高小鼠的生存时间及减少肺和脾脏的含菌量；即便单独使用 IL-2 及 GM-CSF，与不治疗相比也可降低小鼠肺及脾的含菌负荷。由于感染小鼠使用了 MDR-TB 菌株，因此该项研究也证明了 IL-2 及 GM-CSF 可用于 MDR-TB 的免疫辅助治疗。

三、胸腺肽、胸腺五肽等

国内已经上市一些非结核特异性的免疫制剂，如胸腺肽、胸腺五肽、乌体林斯、卡介苗多糖核酸等，该类制剂理论上能刺激淋巴细胞增殖、激活 T 细胞活性及相应免疫效应。但是该类研究仅限于国内小样本、非随机对照的临床研究。如耿书军等评价胸腺五肽联合化疗对复治菌阳肺结核的治疗影响，有 118 例患者入选，治疗组在化疗的基础上使用胸腺五肽 80mg 静脉滴注，每日一次，连续使用 2 个月发现观察组治疗后的 CD3$^+$、CD4$^+$ 和 CD4$^+$/CD8$^+$ 水平高于对照组患者，且肺功能指标 FV1、FVC、FEV1/FVC 水平均明显升高，提示胸腺五肽对改善复治肺结核的肺功能及提高免疫功能具有较明显的效果；郭文霞等使用胸腺五肽联合化疗及降糖等治疗，研究发现胸腺五肽应用于肺结核合并糖尿病的治疗有利于促进外周血 T 淋巴细胞亚群 CD4$^+$、CD8$^+$ 的增殖，提高机体免疫水平。国内还有使用 BALB/c 小鼠的实验室研究，证实胸腺五肽对 MDR-TB 的辅助治疗疗效，实验设计为胸腺五肽辅助莫西沙星治疗感染 MDR-TB 的小鼠，结果发现治疗组小鼠 CD3$^+$ 和 CD4$^+$ 的数量上升、CD3$^+$ 和 CD8$^+$ 数量下降，感染之后的 4 周末、8 周末、16 周末肺及脾脏的细菌负荷减少、Th1 及 Th17 表达升高、Treg 表达下降，从而证实了胸腺五肽辅助治疗 MDR-TB 的免疫调节疗效。

除了胸腺肽、胸腺五肽在国内零星使用，乌体林斯也曾经应用于临床，一项使用乌体林斯（草分枝杆菌 F.U.36 注射液）辅助治疗 2 型糖尿病合并初治肺结核的研究，结果乌体林斯治疗糖尿病合并肺结核的总有效率为 96.88%，对照组为 81.25%，比较有统计学意义，证明乌体林斯也具有一定的辅助治疗价值，但发表的研究数据较少。

四、处于研究开发阶段的结核病免疫制剂

由于结核病、特别是耐药结核病化学治疗选择的困难，加之免疫调节机制贯穿于结核病的发病的始末，免疫治疗将会成为结核病治疗的重要方向之一。上述已经使用于临床的

免疫制剂大多为结核非特异性免疫调节制剂，对结核病免疫辅助治疗作用有限，且缺少大样本及高质量的临床研究的数据，目前国内外诸多新型的免疫治疗制剂正处于不同阶段的研发状态。以下为比较瞩目的处于研究开发的免疫制剂。

（一）V5 及 V7 的免疫治疗研究

V5 的研究始于乌克兰，将 V5 作为免疫辅助治疗新发、复发、耐多药结核病，其原先是用来治疗慢性乙肝及丙肝的治疗性疫苗，从乙肝及丙肝病毒阳性者的血液中分离，经过化学加工、加热灭活具有技术专利的口服制剂。由于 V5 含有天然 MTB 的抗原成分，在 V5 治疗丙型肝炎的临床试验中竟发现其对 TB 治疗具有积极的作用。此项研究为安慰剂对照、随机、Ⅱ 期临床试验，34 例成人入选研究，V5 口服每日 1 次连续 30 天，餐前或餐后 30 分钟，在全面监督化学治疗管理下进行，连同抗结核化疗随访观察，发现 V5 治疗组在体重增长、痰涂片阴转都显著高于安慰剂对照组，无不良反应，从而证实 V5 是一项安全的免疫辅助治疗手段，可缩短疗程。在随后 2012 年发表了随机、双盲、安慰剂对照 Ⅱ b 期临床研究，纳入 123 例结核病患者，治疗组给予 V5 辅助化疗治疗，对照组给予安慰剂辅助化疗，发现 V5 组治疗 1 个月的痰菌阴转率达 88.7%，安慰剂组仅 14.8%，证明 V5 辅助治疗对于初治、复发、初治失败、耐多药结核病及结核病合并 HIV 感染均有确切的疗效。国内有学者进行了 V5 免疫辅助治疗结核病的荟萃分析，4 项研究纳入分析研究，结果为 V5 可有效提高痰涂片的阴转及降低炎症反应，但患者的体重增加却不显著，因此最后结论认为 V5 可作为有效的免疫制剂来治疗结核病。

V7 的成分为母牛分枝杆菌，被国外公司制成口服剂型，其针剂的剂型就是国内使用的微卡。一项乌克兰及加拿大联合 Ⅱ 期临床研究将 43 例涂阳肺结核随机进入 V7 辅助化疗组（22 例）及安慰剂辅助化疗组（21 例），评价口服免疫制剂的安全性和有效性。该研究使用的 V7 每片含有 10μg 的 longcom 公司生产的加热灭活母牛分枝杆菌菌苗。结果发现 V7 组体重增长明显，对照组体重反而减少 0.1kg，V7 组在控制体温、增加淋巴细胞比例较安慰剂明显，其他如血沉、血红蛋白含量等并无明显影响，一个月的观察结果 V7 组的痰菌清除率为 31.8%，安慰剂组则为 9.5%，然而两组在一个月的治疗转归的总评价差异无统计学意义。因此，longcom 公司的 V7 联合化疗辅助肺结核的疗效评价方面有待于大规模、长时间的随访来证实。另一项类似研究同样来自乌克兰，其使用的 V7 为英国伦敦 Immodulon 公司生产。41 例肺结核患者随机分配到 V7 辅助治疗组 20 例及安慰剂对照组 21 例，观察期 1 个月，结果两组的痰菌转阴率分别为 72.2% 和 19%，平均体重增长 V7 组为 2.6kg（$P = 0.002$）和对照组 0.2kg（$P = 0.69$），与上述研究结果相似，V7 治疗组对控制体温及增加淋巴细胞计数有一定的优势。此临床试验证明口服母牛分枝杆菌安全，可作为潜在、有效的免疫辅助治疗，可提高结核病患者对化疗的有效性及缩短疗程。因此，从两项短期临床研究观察结果看，V7 具有一定的应用前景。

（二）MIP 的研究

Mycobacterium indicus pranii（简称 MIP）是一种腐生菌生长的分枝杆菌，由于含有数种结核分枝杆菌的抗原，印度的 Faujdar 等使用结核分枝杆菌气溶胶感染小鼠进行 MIP 辅助化学治疗结核病的研究，发现 MIP 可显著减少受感染小鼠肺及脾脏的细菌负荷量。

2012 年来自印度的两项研究热点也集中于 MIP，为非致病的快速生长型非结核分枝杆菌。在过去的研究中 MIP 作为预防性疫苗。而如今 MIP 通过皮下注射或者气道雾化给药在豚鼠的结核病感染模型中作为化疗的免疫辅助治疗，该研究发现 MIP 辅助疗法可有效加速机体杀菌、改善结核病变程度、有助于活化抗原提呈细胞及肺内淋巴细胞、增强 Th1 保护性免疫及免疫抑制反应、减轻局部炎症及病理改变，且活的 MIP 可显示更强的免疫保护效应。

MIP 在许多文献中是被认为具有较好治疗前景的免疫制剂，它能刺激 TOLL 样受体途径、诱导炎症性细胞因子，注射 MIP 可刺激 T 细胞免疫反应，有研究已证实 MIP 皮下注射对结核性心包炎具有积极的免疫辅助治疗作用，对于 MDR-TB 的治疗同样具有较好的应用前景。

南非 Pandie 等进行了一项 Meta 分析，评估 MIP 做为肺结核辅助治疗的疗效，研究共有 3 项临床试验（4 篇论文）、368 个受试者进入分析，其中包括 173 例 MIP 治疗组、168 例对照组，结果显示 MIP 能缩短痰菌阴转 15 天的 RR 值为 2.31（95%CI：1.75 ~ 3.06），缩短痰菌阴转 30 天的 RR 值为 1.83（95%CI：1.12 ~ 2.98），治疗时间超过 30 天后，治疗获益的患者仅为复治结核病患者。作者认为 $M.w$ 免疫治疗受益主要体现在痰菌阴转方面，然而入选的研究均存在方法学上的瑕疵，因此还有待于设计良好、随机对照的更好的研究纳入再评估 MIP 的疗效。

（三）其他新型的免疫制剂研究

1. 纳米技术 纳米技术是另一个比较瞩目的研究技术，使用纳米技术为先导的药物转运方法与传统方法相比具有更多的优势，能够提高药物转运，使药物分子均匀分散到靶部位，维持并控制药物分子的释放，减少毒副作用，主要目的是形成新型的药物转运系统、减少给药次数、提高患者对化疗的依从性、缩短治疗时间，不同类型的纳米载体在药物输送系统上具有广泛的前景。纳米粒是一类固态胶体颗粒，粒径 < 1μm，用作药物运载工具。为了达到治疗的目的，药物可以共价嵌合到纳米颗粒的表面或内部。纳米颗粒由可降解的聚合物组成，包括人工合成物（聚乳酸等）、天然聚合物（明胶、白蛋白等）以及固体脂质。新型药物运送系统包括使用脂质体、类脂质体、脂微球、乳化剂为基础的药物转运系统及一些其他新型药物转运系统有效治疗结核病。因此，使用纳米技术研发的药物包括口服类纳米载体类药物、气道给药的吸入式纳米颗粒、纳米药物静脉制剂、脂质体载体、微乳载体、固体脂质纳米粒、类脂质体、海藻酸盐载体等。

印度进行了一项使用姜黄素纳米颗粒治疗异烟肼预防性治疗后结核病复发或再感染的研究，尽管姜黄素被认为是一种特效药，但由于其肠道吸收能力差，代谢迅速，易被机体快速清除，故其潜在的生物利用度受到限制。该研究开发了一种简单的一步法生产 200nm 大小的姜黄素纳米颗粒，与常规姜黄素相比，在小鼠中产生了 5 倍的生物利用度。姜黄素纳米颗粒极大地减少了小鼠治疗过程中由抗结核抗生素引起的肝毒素，姜黄素纳米颗粒与抗结核药物联合使用，可极大地降低了结核病复发和再感染的风险，姜黄素纳米颗粒还能明显减少生物体耐药性产生的可能。因此，姜黄素纳米颗粒作为辅助治疗剂可以提高生物利用度，对结核病和其他疾病的治疗有一定的益处。

2. 使用 MTB 特异性抗原作为免疫治疗基础的新型制剂 另一项新型的研究是使用特异性鸡卵黄免疫球蛋白（yolk immunoglobulin，IgY）作为辅助 MTB 感染的治疗研究。IgY 是一种 7S 免疫球蛋白，存在于免疫后母鸡的卵黄中，先给产卵的母鸡免疫注射 MTB 抗原，收集鸡蛋，4℃储存，将蛋黄和蛋清分离，然后通过 PEG-6000（聚乙二醇）多次萃取和硫酸铵纯化步骤得到纯化的 IgY 抗体。结果发现免疫 2 周后，IgY 的浓度升高，免疫 4 周后，浓度达到最高，免疫 6 周后，IgY 的浓度开始减少。研究证明蛋黄因为可产生大量的结核抗原特异的 IgY 抗体，可作为 MTB 感染后的免疫辅助治疗方法之一。Cayabyab 等另辟蹊径使用重组 MT-1721 蛋白质及 DNA 结合的免疫治疗策略，MT-1721 为一种独特存在于结核分枝杆菌复合群的抗原，重组 MT-1721 可被潜伏感染者 PBMC（peripheral blood mononuclear cell，外周血单核细胞）高度识别，该研究按照 MT-1721 蛋白加佐剂、基因 MT-1721 DNA 的顺序先后接种小鼠，可观察到宿主体液免疫及 $CD4^+$ 及 $CD8^+T$ 细胞免疫效应的明显增强，证明使用蛋白质及 DNA 相结合的方法可能成为全新免疫治疗方法之一。

有研究使用融合表达 MTB 的 Rv2608、Rv3619、Rv3620 及 Rv1813 新一代的结核病候选疫苗 ID93 与合成的 TLR4 激活剂（glucopyranosyl lipid adjuvant in a stable emulsion，以稳定的乳化剂形式制成的吡喃葡萄糖脂的佐剂，GLA-SE），与利福平、异烟肼、吡嗪酰胺联合用药，在 SWR/J 小鼠模型中感染 MTB7-22 周后评价免疫治疗小鼠肺部的病理改变、免疫应答、细菌数量的改变，研究发现该新型的免疫制剂辅助化疗可有效提高宿主 Th1 型细胞因子的分泌、改善小鼠的生存、降低细菌负荷。

Ag85B 分子量 30kDa，是一种分枝杆菌属主要的分泌蛋白，属于 Ag85 家族之一。Ag85B 具有较高的免疫原性，容易被特异性识别，可介导潜伏感染及活动性结核病人的细胞免疫反应。Sheikh 等将 Ag85B 辅助抗结核药物治疗感染结核分枝杆菌后的小鼠，发现 Ag85B 免疫治疗联合 4 周短程化疗疗效显著优于单独化疗或单独免疫治疗，且化疗剂量减少至每日一次仍然可呈现较明显的免疫保护效应，证明 Ag85B 联合化疗可能缩短传统化疗的疗程。

还有利用结核特异保护性抗原合成的免疫制剂，国内的 Wang 等利用重组耻垢分枝杆菌构建表达结核分枝杆菌（MTB）保护性抗原 Ag85B 和 ESAT-6 融合蛋白（AE-γMS），C57BL/6 小鼠给予 AE-γMS 免疫后可使小鼠产生 Th1 型免疫反应，刺激 IFN-γ 及 IL-2 的产生，增强抗原特异性细胞毒 T 淋巴细胞的活性。为了检测该免疫治疗效果，给 C57BL/6 小鼠尾静脉注射 $1×10^4$ CFU 的 $H_{37}Rv$ 建立持留菌感染小鼠模型，同时给予小鼠异烟肼和吡嗪酰胺治疗，经过 AE-γMS 免疫治疗的小鼠脾脏产生了高水平的 IFN-γ，肺内细菌含量降低，而单独给予化疗的小鼠肺内细菌降低水平有限，Th1 免疫反应减弱，AE-γMS 免疫加化疗还可减轻肺内结核病灶的组织损伤，因此，在结核动物模型中 AE-γMS 免疫治疗可诱导产生 Th1 保护性免疫反应，辅助化学治疗有望达到积极有效的疗效。

有研究在小鼠动物模型中评价 MTB 特异性抗原 ESAT-6 的免疫治疗潜能，使用结核特异性 ESAT-6 抗原在大肠杆菌中克隆表达，使用 Ni^{2+}-NTA 色谱分析法纯化，经过具有 C-羧基端组氨酸结尾及游离的氨基端（N）的重组 ESAT-6 克隆、纯化、再辅以双十八烷基二甲基溴化铵（dimethyldioctadecylammonium bromide，DDA）作为佐剂可以适度地减少感染小鼠器官中的细菌负荷，研究表明 ESAT-6-DDA 能够与抗结核药物协同发挥抗结核作用，在小鼠模型中显示出良好的免疫治疗潜力，有望将来作为抗结核化疗的免疫治疗方法。使用 ESAT-6 抗原的另一研究将 ESAT-6 和谷氨酰合成酶（glutamine synthetase，GS）的氨基端 - 甲酰肽作为免疫辅助治疗 $H_{37}Rv$ 感染的小鼠，后者同时给予异烟肼及利福平的全身化疗，结果证实使用 ESAT-6 及 GS 的氨基端甲酰肽的免疫治疗能显著降低小鼠肺及脾脏的细菌负荷，且病理改变减轻、实变减少。另有研究以麻风分枝杆菌 Hsp65 为成分的 DNAhsp65 疫苗作为免疫制剂，辅助全身化疗，小鼠实验发现该 DNA 疫苗作为免疫治疗可减少全身各系统的细菌负荷、减轻肺组织破坏，该研究同时考虑该分枝杆菌抗原是否在哺乳类动物中可诱发病理性自身免疫应答，研究结果并未发现病理破坏，仅发现了哺乳类 Hsp65/60 与分枝杆菌之间的交叉反应，因此未来具有一定的研究空间。

IL-24 是一种新型的肿瘤抑制因子，为细胞因子 IL-10 家族一个独特的成员，中国武汉的一项研究发现结核病患者血清中的 IL-24 浓度显著降低，PBMC 体外 IL-24 的表达降低，用小鼠感染结核分枝杆菌后额外补充 IL-24 可起到结核特异的免疫保护作用，因此 IL-24 的细胞因子为基础的免疫治疗可刺激机体内结核特异的免疫反应，作为新型的抗结核免疫治疗具有潜在的研究前景。此外，通过逆转 Th1/Th2 平衡、抑制 Th1 反应，可能有利于结核病治疗，Rosas-Taraco 等将靶点为 $TGF\beta1$ 基因的 siRNA 通过雾化运送至气溶胶感染 60 天的 IL-10 敲除及野生型小鼠肺内，发现与传送 RNase-free 或非 $TGF\beta1$ siRNA 的小鼠比较，4 周后以 $TGF\beta1$ 为靶点的 siRNA 传送的小鼠肺内 NO 及 iNOS、TNF-α 呈高水平表达，肺内细菌量明显减少，证明 $TGF\beta1$ siRNA 可能成为有效免疫治疗方法之一。

3. **其他新型的免疫治疗**　除了上述免疫制剂，国内外仍在尝试新型免疫治疗结核病的方法，植物免疫调节剂 immunoxel，是一种药用植物的酒精 / 水溶液制成的舌下蜂蜜含片，而来自乌克兰的研究则以使用生长在乌克兰的药用植物 immunoxel 为原料制成糖丸、糖衣、含片、菱形糖果等 4 种不同制剂，联合抗结核化疗辅助治疗结核病患者，发现该免疫治疗可显著提高疗程第一个月的痰菌阴转率、迅速缓解症状及减轻炎症反应。另一项研究开展了 immunoxel 蜂蜜含片作为一种辅助治疗结核病的双盲和安慰剂对照组 1∶1 的随机Ⅲ期临床试验，共 269 位肺结核纳入研究，随机分成两组，137 例治疗组给予舌下蜂蜜含片，对照组 132 例给予传统的抗结核化疗加安慰剂含片。结果显示 immunoxel 组 1 个月治疗的痰涂片阴转率 65.9%，而对照组仅 25.2%；治疗组体重增加平均 2kg，对照组仅 0.6kg，肝功能测试表明 immunoxel 可以减少化疗引起的肝脏毒性反应，研究证明 immunoxel 含片便宜、安全、疗效佳，可作为结核病患者化疗的免疫辅助治疗。一项来自西班牙的研究使用灭活的 manrensensis 分枝杆菌，其属于偶发分枝杆菌属，存在于引用的水中，该研究在 C3HeB/FeJ 小鼠模型中给予口服低剂量灭活 *M. manrensensis*，发现口服 *M. manrensensis* 2 周可诱导 PPD 特异的调节性 T 细胞聚集，其与结核病灶中性粒细胞浸润减少有关，口服可减少肺部细菌负荷、减少肉芽肿浸润性病变及前炎性细胞因子的分泌，给予结核病的标准化疗方案辅助予口服该制剂可明显减少疗程结束后 TB 的复发，总的数据表明使用灭火的 *M. manrensensis* 可避免诱发活动性结核病的发生，是一种新颖的、有应用前途的结核辅助治疗方法。

有研究进行过 DNA 疫苗免疫辅助用于结核病化疗的动物实验的尝试：有研究在小鼠结核模型中使用全肺组织转录组分析方法来直接比较化疗联合免疫治疗与单独化疗的效果。实验方法使用 MTB 感染小鼠 30 天后分组治疗，DNA 免疫治疗组给予 DNAhsp65 免疫治疗，每次 100μg 肌内注射，共 4 次，每次间隔 10 天；单纯药物治疗组给予 INH 和 RFP 每日给药，共 30 天；免疫加化疗组（DNA+ 药物）；肌内注射生理盐水为对照。治疗结束后 10 天评价疗效。结果发现三组均可见细菌负荷的减少，在 DNA 免疫治疗 + 药物化疗组中检测不到结核分枝杆菌，而全肺组织转录组分析显示 DNA+ 药物组有 867 个基因差异表达。基因集富集分析显示 DNA+ 药物治疗组具有协同效应，包括前炎性细胞因子和纤维素介质的下调，此结果同时得到实时 PCR、ELISA、组织病理及羟脯氨酸含量的测定等试验印证。该研究的结果证实了免疫治疗联合化疗能显示其协同效应。

结核病的免疫辅助治疗，可有效地提高化疗疗效、甚至缩短疗程。BCG 为人类与结核病的斗争史中唯一被广泛使用的疫苗，近几十年来结核病疫情的上升证明 BCG 的预防效果十分有限。但是，最近的一项豚鼠研究使用 BCG 联合化疗方案却可有效降低疾病的进展速度、减轻结核性坏死的程度、减少结核病的复发及延长豚鼠的生存时间，证明了改变 BCG 的使用方法将可能作为有效免疫治疗的方法之一。另一项研究使用 ID93，其包含结核毒力相关抗原家族 RV2608、RV3619、RV3620 及潜伏感染相关抗原 RV1813，将 ID93 被纳米乳剂 GLA-SE 作为佐剂合成 ID93/GLA-SE 与一线抗结核药物异烟肼及利福平合用治疗结核病，小鼠及猴的研究均表明该免疫治疗可诱发强烈而持久的 Th1 细胞免疫反应、减少脏器的含菌量及结核病理损伤，可有助于增强化疗效果。

对于新型的免疫方法，来自苏州的研究个例报道将自体同源细胞因子介导的杀伤细胞的免疫治疗（cytokine-induced killer，CIK）联合抗结核化疗治疗一例 23 岁播散性肺结核女性患者，干咳、发热、胸闷 1 个月，经过 CIK 免疫治疗后该病例症状及病灶得到快速改善，作者认为 CIK 免疫治疗为治疗播散性结核病行之有效的方法之一。该方法在肿瘤的免疫治疗研究中曾被证明有一定疗效，但是不肯定，故未普遍使用于临床，其对结核病免疫治疗疗效仅见上述个案报道，因此对结核病治疗的疗效及安全性究竟如何尚未肯定。

第三节 免疫治疗制剂的选择

如何充分有效地发挥免疫治疗在结核病防治中的重要作用，首先需要明确免疫治疗的使用指征。由于免疫治疗是把"双刃剑"，既有正向或双向免疫调控的积极免疫保护作用也可能有负相的免疫破坏作用。因此，临床需要严格把握结核病免疫治疗的适应证人群。其次，明确了需要免疫治疗的适应证人群之后，需要选择合适的免疫制剂用来辅助治疗结核病。由于结核病的免疫机制非常复杂，免疫制剂大部分尚处于研发中，仍然缺乏能反映患者的免疫效应及治疗转归的灵敏、准确的生物标志物，因此目前临床上比较公认的免疫治疗的适应证标准尚比较粗浅，如下：①患者外周血 CD4 比值下降，CD4/CD8 ≤ 1；②肺部病灶广泛或伴巨大、多发空洞者，或合并多部位的肺外结核病灶；重症结核病；③ MDR-TB、广泛耐药结核病（extensivel drug resistant tuberculosis，XDR-TB）者，需要传统长疗程方案才可能治疗成功的患者；④结核病伴免疫缺陷性疾病；⑤其他人群，比如结核病伴随糖尿病、合并肺硅沉着病、合并肺部恶性肿瘤、合并免疫功能紊乱性疾病或结缔组织性疾病者，是否需要免疫治疗、需要何种免疫制剂尚未通过研究证实。因为，上述患者的免疫调控机制尚未阐明，尚缺乏大样本的临床研究及基础研究给予理论证实。有些临床免疫的研究已经发现重症肺结核患者的结核抗原特异性 Th1 分泌的 IFN-γ 降低，能为上述适应证提供部分理论依据。

在免疫制剂的选择方面，需要根据各个免疫制剂的使用原理对适应证人群进行筛选，一般来说双向免疫调节制剂如微卡，对结核病免疫治疗人群的适应证比较广泛，符合上述适应证条件即可以使用。细胞因子类免疫制剂，一般也应用于 Th1 免疫应答下降的患者。胸腺肽、胸腺五肽等结核非特异性免疫制剂，对于具有免疫缺陷或长期服用激素、合并全身免疫性疾病的患者使用时需要谨慎，防止发生免疫病理损伤。结核病治疗的免疫制剂在使用时还需要全面进行患者受益及风险评估，最终目的是使患者受益。

第四节 宿主导向的免疫治疗

HDT 的概念，最近几年由国外提出，其可能是未来结核病免疫治疗的方向，定义为通过多种机制及途径提高宿主对 MTB 菌的免疫保护反应，包括通过活化或提高宿主的固有免疫及适应性免疫保护效应、或提高免疫记忆功能等的辅助治疗以提高结核病的化疗效果。宿主导向治疗方法包括一系列已经广泛使用的药物（其他用途）、生物制剂、营养制剂、细胞治疗、使用患者的免疫细胞及间充质干细胞，这些药物在应用于其他疾病的同时，目前研究发现可能被认为是结核病 HDT 的有效的候选药物之一需要临床的再评价，还有一些全新的 HDT 治疗靶点的探索。

$CD4^+/CD8^+T$ 细胞介导的抗原特异性细胞免疫反应在临床治疗肿瘤、同种异体移植后的感染被证明是安全、有效的，目前国际一致认为 HDT 理念的 T 细胞治疗在传统抗结核治疗失败后耐多药肺结核的管理及治疗中具有潜在的应用前景。目前有一系列的 HDTs 治疗方法进行临床研究中，全球有数个较大的基金支持该课题的进行，比如德国科教部建立五个研究团队与非洲合作、美国 NIH 与 TB 高负担国家合作进行前瞻性观察性研究；欧洲及发展中国家组成临床试验合作组织在 2014 年 12 月于南非开普敦成立；还有其他如惠康基金会、英国医学研究所等，大量的 HDTs 治疗方法需要在未来的十年内通过随机临床试验进行评估，而这些基金则进行着资源整合、合作以减少重复及浪费，以期获得最佳效果。这些作为候选 HDTs 药物辅助治疗结核病的研究目的在于：缩短敏感结核病、MDR-TB/XDR-TB 的疗程；提高 MDR-TB/XDR-TB 的治疗转归、降低发病率及死亡率、改善 HIV/TB 双感染患者、血行播散型结核病、结核性脑膜炎患者体内的病理破坏、阻止结核病的复发、改善 HIV/TB 双重感染患者或合并恶性肿瘤、糖尿病患者的治疗转归。通过 HDTs 系列药物的研发，从总体上提高结核病的治疗能力。

一些已经广泛使用于临床其他领域的药物，近些年被提出来有希望成为结核病 HDT 治疗策略的内容。比较有代表性的药物如下所述。

一、左旋咪唑

左旋咪唑原来是广谱驱虫剂，能选择性地抑制虫体肌肉内琥珀酸脱氢酶的活性，使虫体所需的能量减少。印度的一项研究将左旋咪唑用于新诊断肺结核的短程标准化疗的辅助治疗，在初治涂阳肺结核患者中进行为期 21 个月的随机、双盲、安慰剂对照的临床试验，50 例患者随机分为两组，一组口服左旋咪唑 100mg/d，另一组安慰剂对照，每日顿服，每周使用 3 次，观察 2 个月。结果发现抗结核化疗 1 周后，在左旋咪唑组有 11 个患者的痰涂片阴转，安慰剂组仅 3 例阴转；3 周后，治疗组所有患者痰涂片阴转，安慰剂组仅 14 例阴转；2 个月后，治疗组 24 例患者放射学检查改善，对照组 11 例改善，同时观察到治疗组肺结核患者空洞好转速度加快。因此，左旋咪唑可作为免疫调节剂，具有缩短疗程之功效。

2016 年印度的 Gupta 等提出免疫治疗针对临床上对抗结核治疗无反应的脊柱结核病患者，给予患者使用 HDT 类药物包括维生素 D 肌内注射（600 000IU）、丙硫咪唑口服 3 天（200mg/d）、沙门氏菌疫苗（0.5ml 肌内注射）、流感疫苗（0.5ml 肌内注射）同时给予抗结核治疗，患者给予免疫治疗结束后继续给予抗结核治疗随访平均 22.4 个月。最后结果发现给予免疫治疗的患者的自主活动能力大大提高，且具有良好的临床反应，作者指出该免疫疗法能调节患者的 Th1 及 Th2 功能失调，特别是临床治疗无反应及功能失调的免疫细胞。

无独有偶，印度学者 Saurabh 将左旋咪唑辅助用于化疗 3 个月疗效不佳的骨结核患者，左旋咪唑连续 3 天每天给予 2mg/kg，停用 7 天，每 10 天一个使用周期，重复 6 个周期，再给予 BCG 免疫治疗，同时标准化疗方案治疗，研究发现使用左旋咪唑及 BCG 治疗后患者的 $CD4^+$ 及 $CD8^+T$ 细胞数量得到较快的恢复，同时血沉下降明显、血红蛋白得到提高。

二、维生素 D$_3$

严格意义上维生素 D$_3$ 辅助治疗结核病当属于 HDT 治疗策略之一。体外研究表明 1,25 双羟维生素 D$_3$ 通过提高体内抗菌肽的活性、诱导被感染细胞的自噬来限制被感染的巨噬细胞内 MTB 的生长，从而提高宿主的固有免疫效应，但需要寻找补充维生素 D$_3$ 的最佳剂量。最近有研究发现结核潜伏感染、活动性结核病的儿童体内的维生素 D 的水平均低于非结核病患者，提示补充维生素 D 辅助结核病的可能有效。国际上还进行了多项使用维生素 D$_3$ 辅助肺结核的临床研究，由于常规剂量维生素 D$_3$ 的剂量不足、参与者的维生素 D 高基线状态使得其疗效受到限制。

来自内蒙古的研究报道一项维生素 D$_3$ 辅助治疗肺结核的随机对照临床试验。共纳入 390 名肺结核患者，随机分为 2 组：维生素 D$_3$ 干预组 199 例及安慰剂组 200 例。结果表明整体人群的统计结果给予额外补充维生素 D$_3$ 并不能显著缩短痰培养转阴时间，但在具有维生素 D 受体（rs4334089，rs11568820）及和 25-羟维生素 D-1α 羟化酶（rs4646536）的单核苷酸多态性特征的人群中补充维生素 D$_3$ 则可加速痰培养阴转。另一项研究进行了维生素 D$_3$ 辅助治疗结核病的动物实验，采用异烟肼、利福平、吡嗪酰胺单独作用 13 周或联合免疫制剂（全反式维甲酸，1,25（OH）$_2$ 维生素 D$_3$ 和 α-半乳糖），结果显示免疫治疗剂的添加与治疗 5 周后细菌负荷降低有关，且明显减少停止治疗后疾病的复发。该小鼠肺结核模型中证明了三种经临床批准的药物组成的免疫疗法可以改善抗结核的疗效。

2018 年巴基斯坦发表了一项研究，使用补充维生素 D 辅助治疗初治涂阳肺结核，观察其疗效。该试验为随机分组、空白对照临床研究，共 120 例初治涂阳肺结核纳入，治疗组给予补充维生素 D100 000 IU 肌内注射，每隔 14 天重复一次，共 4 个剂量给药，研究发现给予补充 4 个剂量的维生素 D 后可显著提高涂阳肺结核患者的痰涂片阴转率。

目前各项研究均表明，结核潜伏感染者及活动性结核病患者维生素 D 的水平普遍较低，维生素 D 表达水平下降者其患活动性结核病的风险升高，韩国已有一项研究计划提出给予拒绝预防性化疗或化疗依从性欠佳的结核潜伏感染者使用维生素 D 来进行保护、预防性治疗。因此，随着维生素 D_3 的实验室及临床研究的完善，其有效使用的剂量、剂型、适应证人群等明确后将有望成为 HDT 策略中有效的治疗方法之一。

三、二甲双胍

二甲双胍是用来治疗糖尿病的，能有效控制血糖水平，抑制宿主细胞线粒体甘油磷酸脱氢酶的活性。由于该药能通过提高吞噬溶酶体的融合而增强巨噬细胞的自噬、增加线粒体活性氧物质（reactive oxygen species，ROS）生成从而抑制 MTB 在宿主体内的生长，在感染 MTB 的小鼠动物实验中二甲双胍能改善小鼠肺部结核病理破坏、降低细菌负荷，由于上述药理作用机制的存在，二甲双胍可能成为合并或不合并 2 型糖尿病的结核病辅助治疗方法之一，二甲双胍与一线化疗药物合用可能减少病变的严重程度、帮助机体清除 MTB。

二甲双胍用于结核病的临床可表现在多个方面，首先印度一项观察性研究旨在观察二甲双胍是否对糖尿病罹患结核病患者具有保护作用，研究结果发现二甲双胍可以有助于糖尿病患者控制血糖，可有效地预防糖尿病人群罹患结核病。其次，一项回顾性、大样本、横断面的样本量为 2 416 例患者的临床研究，研究结果表明糖尿病合并结核病患者在抗结核治疗中比无合并糖尿病的患者比较，发生死亡的风险增高了 1.91 倍，治疗 2 个月末时痰培养仍然阳性的比率增高了 1.72 倍，而糖尿病患者抗结核治疗同时服用二甲双胍则将死亡的发生风险降低到与对照组同等水平。由此可看出二甲双胍可作为结核病的 HDTs 的有希望、有效的辅助药物之一。另有 499 例糖尿病合并涂阳肺结核患者的临床研究，其中有 59.5% 的患者同时服用了二甲双胍，与对照组比较，二甲双胍在患者抗结核治疗 1 年之内的复发率及痰培养阴转率差异无统计学意义，却能 10.8 倍地提高空洞性肺结核的痰培养阴转率。

四、间充质干细胞

间充质干细胞（mesenchymal stem cells，MSC）最近有研究报道可用于结核病的免疫治疗。间充质干细胞具有多种分化潜能的干细胞，占骨髓细胞的 0.01%，MSC 具有不表达 MHC Ⅱ 类分子和协同刺激分子（CD80/CD86/CD40），可调节 T 细胞的增殖与功能，与 T 细胞共培养的 MSC 细胞可提高 PGE2 的水平，可调节 B 细胞及 NK 细胞的功能，最近研究认为 MSC 通过细胞与细胞之间的作用释放可溶性分子（TGF-β、PGE2）可发挥免疫调控作用，存在于各种不同组织、器官（包括肺）中，参与组织修复及过程，具有很强的修复及再生功能。一项发表的研究应用异源间充质干细胞治疗膀胱结核病，该研究在实验兔子的动物中进行，给予单剂量 MSC 细胞于膀胱黏膜上皮细胞，可减少膀胱壁的变形、阻止纤维化、减轻局部的炎症反应，提示着 MSC 在膀胱上皮细胞的再生发挥着重要的作用。

在 2014 年发表的一项 Ⅰ 期、开放临床试验，入选对象为 30 例 MDR/XDR-TB 患者，治疗组给予单次剂量的自体骨髓来源的间充质干细胞，剂量为 1×10^6 细胞 /kg 体重，在抗结核治疗的最初 4 周内给予注射，结果发现最常见的轻度（1 级或 2 级）不良反应为高胆固醇、恶心、淋巴细胞减少或腹泻，研究报道了两例 3 级不良反应，分别是一过性的血钾升高 1 例、短暂性 γ- 谷氨酰转肽酶升高 1 例。研究表明 MSC 辅助治疗 MDR/XDR-TB 患者是安全的，表明 MSC 辅助治疗结核病，在疗程的最初 4 周即可发现影像学病灶的改善及安全性。因此 MSC 可能会成为 MDR/XDR-TB 有效的免疫治疗的方法。在白俄罗斯完成的 MSC 辅助治疗 MDR/XDR-TB 的 72 例纳入患者的临床研究表明，MSC 治疗组的治疗成功率高达 81%，而另两组对照组仅 39% 和 42%，证明 MSC 能极大地提高 MDR/XDR-TB 的治疗成功率，可能成为一种革命性的治疗耐药结核病的方法之一，因此，对 MSC 辅助免疫治疗结核病的评价非常之高。但是，对于 MSC 应用于临床中关于输注细胞的数量、输注方法、使用最佳时机的选择等问题尚需要考虑并讨论，而且输注 MSC 后宿主的免疫反应、环境因素、表观遗传等因素均可能使 MSC 的应用变得复杂化及多样化，临床应用需要更多的实验研究及理论依据给予支持，故而应谨慎对待。

五、其他新型的 HDT 方法

关于 HDT 研究的新思路及新靶标，国外多项研究均在进行着努力。来自东非坦桑尼亚的一项研究提出提高结核病患者抗 EB 病毒（Epstein-Barr virus，EBV）或巨细胞病毒（cytomegalovirus，CMV）的细胞免疫反应可能和抗结核疗效有关，若患者抗 EBV 和 CMV 免疫反应存在缺陷，则可能促进结核病的进展。研究检测了肺结核患者外周血单核细胞对抗 EBV 及 CMV 抗原的细胞免疫反应，并随访了患者的抗结核疗效，验证了该假说。因此提出 CMV 和 EBV 抗原可能是宿主适应性免疫应答的内在标记且有望成为 HDT 治疗靶标之一。有作者提出思路，将肿瘤调节免疫的治疗靶点用于结核病的 HDT 治疗中具有潜在的可能性。美国的一项研究使用地尼白介素抑制患者免疫细胞的消耗作为 HDT 的方法之一，增加宿主免疫效应机制可作为结核病治疗的重要辅助手段，作者在小鼠急性 TB 感染模型中评估了地尼白介素的活性，分析了小鼠肺和脾组织的细胞组成和细菌负荷量，研究表明地尼白介素增强小鼠模型抗 TB 方案的治疗效果，治疗有效的原因可能是结核病患者 Treg 细胞和骨髓源性抑制细胞（myeloid-derived suppressor cell，MDSC）被消耗，辅助使用地尼白介素和抑制细胞消耗的免疫疗法有望成为 HDT 治疗 TB 的手段之一。

另一项研究的原理为使用靶向骨髓源抑制细胞或刺激 NKT 细胞的免疫调节药物作为结核病的免疫辅助治疗，理论上认为可减少结核病患者体内的细菌负荷，该项研究在小鼠动物模型中进行，使用异烟肼、利福平、吡嗪酰胺 13 周同时加用免疫治疗（全反式维甲酸、1,25（OH）$_2$ 维生素 D_3 和 2- 半乳糖酰基鞘氨醇），经过免疫辅助治疗的小鼠，通过流式细胞检测细胞免疫反应明显增加、细胞因子 TNF-α 的蛋白质水平升高，且治疗结束后结核的复发下降，该研究证明了以上三个经过临床许可使用的药物能组成免疫治疗方案提高标准化学治疗的效果。

由于 HDT 是通过多种途径提高宿主的免疫效应，除了国内外评价比较多的候选药物，还有一些潜在的可能作为未来 HDTs 治疗结核病的辅助治疗方法，比如粒 - 巨核粒集落刺激因子、IFN-α、IL-12、乙酰水杨酸、布洛芬、伊马替尼、磷酸二酯酶抑制剂如西洛他唑、丙戊酸、白三烯抑制剂及前列腺素 E_2 等，期待国内外在动物实验筛选平台的基础上进行高质量的临床研究，以证实这些从机制上可能的结核病 HDTs 候选药物。

结核病的免疫治疗目的在于辅助化疗提高患者的治疗有效率、缩短疗程、加速病灶的吸收、增强机体的免疫保护效应。结核病的免疫调控机制贯穿于结核病从潜伏感染到发病、活动性结核病变进展的全过程，因此，有效的免疫制剂能达到上述治疗目的，临床使用需要严格把握适应证人群，防止免疫制剂的滥用或符合适应证却未使用的情况发生。由于机体的免疫调控机制尚未完全阐明，除了临床广泛使用的免疫制剂如母牛分枝杆菌菌苗、IL-2、胸腺肽等，尚有许多处于研发阶段的新型免疫制剂，如 V5、V7、RUTI，还有纳米技术、DNA 疫苗应用于免疫治疗、HDTs 治疗方法，未来将可能开发出多种对结核病特异性的免疫治疗方法，使难治性结核病、MDR/XDR-TB 最先受益。

（范　琳）

参考文献

[1]　KWAN C K, ERNST J D. HIV and tuberculosis: a deadly human syndemic[J]. Clin Microbiol Rev, 2011, 24(2): 351-376.

[2]　JOHNSON J L, SSEKASANVU E, OKWERA A, et al. Randomized trial of adjunctive interleukin-2 in adults with pulmonary tuberculosis[J]. Am J Respir Crit Care Med, 2003, 168(2): 185-191.

[3]　BUTOV D A, EFREMENKO Y V, PRIHODA N D, et al. Adjunct immune therapy of first-diagnosed TB, relapsed TB, treatment-failed TB, multidrug-resistant TB and TB/HIV[J]. Immunotherapy-Uk, 2012, 4(7): 687-695.

[4]　EFREMENKO Y V, BUTOV D A, PRIHODA N D, et al. Randomized, placebo-controlled phase II trial of heat-killed Mycobacterium vaccae (Longcom batch) formulated as an oral pill (V7) [J]. Hum Vaccin Immunother, 2013, 9(9): 1852-1856.

[5]　GUPTA A, AHMAD F J, AHMAD F, et al. Protective efficacy of Mycobacterium indicus pranii against tuberculosis and underlying local lung immune responses in guinea pig model[J]. Vaccine, 2012, 30(43): 6198-6209.

[6]　SINGH J, GARG T, RATH G, et al. Advances in nanotechnology-based carrier systems for targeted delivery of bioactive drug molecules with special emphasis on immunotherapy in drug resistant tuberculosis - a critical review[J]. Drug Deliv, 2016, 23(5): 1676-1698.

[7]　NASIRUDDIN M, NEYAZ M K, DAS S. Nanotechnology-Based Approach in Tuberculosis Treatment[J]. Tuberc Res Treat, 2017 (2017): 4920209.

[8]　TOUSIF S, SINGH D K, MUKHERJEE S, et al. Nanoparticle-Formulated Curcumin Prevents Posttherapeutic Disease Reactivation and Reinfection with Mycobacterium tuberculosis following Isoniazid Therapy[J]. Front Immunol, 2017 (8): 739.

[9]　SUDJARWO S A, ERAIKO K, SUDJARWO G W, et al. The potency of chicken egg yolk immunoglobulin (IgY) specific as immunotherapy to Mycobacterium tuberculosis infection[J]. J Adv Pharm Technol Res, 2017, 8(3): 91-96.

[10]　WANG P, WANG L, ZHANG W, et al. Immunotherapeutic efficacy of recombinant Mycobacterium

smegmatis expressing Ag85B-ESAT6 fusion protein against persistent tuberculosis infection in mice[J]. Hum Vaccin Immunother, 2014, 10(1): 150-158.

[11] EFREMENKO Y V, ARJANOVA O V, PRIHODA N D, et al. Clinical validation of sublingual formulations of Immunoxel (Dzherelo) as an adjuvant immunotherapy in treatment of TB patients[J]. Immunotherapy-Uk, 2012, 4(3): 273-282.

[12] FAN L, XIAO H, MAI G, et al. Impaired M. tuberculosis Antigen-Specific IFN-gamma Response without IL-17 Enhancement in Patients with Severe Cavitary Pulmonary Tuberculosis[J]. Plos One, 2015, 10(5): e127087.

[13] PARIDA S K, POIRET T, ZHENJIANG L, et al. T-Cell Therapy: Options for Infectious Diseases[J]. Clin Infect Dis 2015, 61 (Suppl 3): S217-S224.

[14] ZUMLA A, MAEURER M. Host-Directed Therapies for Tackling Multi-Drug Resistant Tuberculosis: Learning From the Pasteur-Bechamp Debates[J]. Clin Infect Dis, 2015, 61(9): 1432-1438.

[15] SHAMKUWAR C A, MESHRAM S H, MAHAKALKAR S M. Levamisole as an Adjuvant to Short-Course Therapy in Newly Diagnosed Pulmonary Tuberculosis Patients[J]. Adv Biomed Res, 2017(6): 37.

[16] SAURAB H, SHARMA B P, KUMAR A, et al. Prospective study of immunomodulation in osteoarticular tuberculosis non responsive to anti tubercular therapy[J]. J Clin Orthop Trauma, 2018, 9(Suppl 1): S1-S9.

[17] GANMAA D, MUNKHZUL B, FAWZI W, et al. High-Dose Vitamin D3 during Tuberculosis Treatment in Mongolia. A Randomized Controlled Trial[J]. Am J Respir Crit Care Med, 2017, 196(5): 628-637.

[18] SINGHAL A, JIE L, KUMAR P, et al. Metformin as adjunct antituberculosis therapy[J]. Sci Transl Med, 2014, 6(263): 263.

[19] DEGNER N R, WANG J Y, GOLUB J E, et al. Metformin Use Reverses the Increased Mortality Associated With Diabetes Mellitus During Tuberculosis Treatment[J]. Clin Infect Dis, 2018, 66(2): 198-205.

[20] SKRAHIN A, AHMED R K, FERRARA G, et al. Autologous mesenchymal stromal cell infusion as adjunct treatment in patients with multidrug and extensively drug-resistant tuberculosis: an open-label phase 1 safety trial[J]. Lancet Respir Med, 2014, 2(2): 108-122.

[21] NAGU T, ABOUD S, RAO M, et al. Strong anti-Epstein Barr virus (EBV) or cytomegalovirus (CMV) cellular immune responses predict survival and a favourable response to anti-tuberculosis therapy[J]. Int J Infect Dis, 2017 (56): 136-139.

[22] GUPTA S, CHEUNG L, POKKALI S, et al. Suppressor Cell-Depleting Immunotherapy With Denileukin Diftitox is an Effective Host-Directed Therapy for Tuberculosis[J]. J Infect Dis, 2017, 215(12): 1883-1887.

[23] KAUFMANN S H, LANGE C, RAO M, et al. Progress in tuberculosis vaccine development and host-directed therapies: a state of the art review[J]. Lancet Respir Med, 2014, 2(4): 301-320.

第六章
肺结核的外科治疗

肺结核病作为严重危害人类健康的传染病已有数千年历史。从 1882 年 Forlainini 首创人工气胸治疗肺结核始，肺结核的外科治疗已有 130 多年历史，在有效的抗结核药物问世之前，外科手段治疗肺结核曾经发挥了举足轻重的作用。随着异烟肼、利福平等抗结核药物的面世，外科治疗的应用范围越来越小，手术适应证也发生了明显改变，但在消灭传染源、治疗肺结核并发症及后遗症等方面仍有一定地位，文献报道 2%～5% 肺结核患者需要外科手术治疗，而且由于近 20 年来耐多药肺结核增多，外科在肺结核治疗中的作用越来越受到重视。

肺结核外科手术方式虽多，但基本上围绕着萎陷疗法和切除疗法进行。萎陷疗法最早介入肺结核的外科治疗，包括胸腔内充填法、人工气腹、人工气胸及胸廓成形术等。由于萎陷疗法治疗效果差、并发症多，而且随着肺切除术的成熟，大部分手术方式均被废弃，只有胸廓成形术至今仍有应用，主要是用于肺切除手术后残腔、脓胸和 / 或支气管胸膜瘘的治疗。近 20 年来，随着电视胸腔镜的应用及普及，其在肺结核外科中占有越来越重要的地位。目前，肺结核需要手术治疗的主要是耐药性肺结核、慢性纤维空洞型肺结核、结核球、毁损肺、支气管狭窄、纵隔淋巴结结核、肺结核合并大咯血、气胸等。

一、外科适应证

肺结核外科手术治疗不论是施行肺切除术还是胸廓成形术，均以规范的内科化疗为前提。肺结核外科治疗手术创伤大，并发症较多，因此适应证选择、手术时机把握及围术期管理对于手术效果至关重要。术前要综合考虑患者的全身状况，重要器官功能，肺内结核病变是否处于稳定状态，痰菌状态，合并症如肺内感染、糖尿病控制程度等诸多方面，在多学科框架下做出手术决策。

（一）空洞型肺结核

空洞型肺结核是临床比较常见的类型，对于长期抗结核治疗效果差的患者，手术切除局部病灶是行之有效的方法。空洞型肺结核的手术指征趋于慎重，空洞本身不是外科手术适应证，但出现以下情况应手术治疗。

1. 耐多药或非结核分枝杆菌引起的空洞。

2. 非耐多药结核，但经抗结核药物初治和复治规范化疗 12～18 个月，空洞无明显变化或增大，且痰菌阳性。

3. 结核分枝杆菌阴性空洞，有反复继发感染、咯血等临床症状。继发真菌感染，如肺曲菌球病，抗真菌治疗效果很差，一旦发现即应考虑手术。

4. 由于支气管病变而引流不畅造成的张力性空洞、直径 > 3cm 巨大空洞、下叶或近肺门处空洞或纵隔旁空洞可产生纵隔胸膜粘连而不易闭合，侵蚀气管壁导致气管瘘以及肺周边空洞与胸膜粘连、破溃形成支气管胸膜瘘和脓胸等特殊类型空洞，应及早考虑肺切除术。

（二）结核球

结核球由结核干酪性坏死组织和结核性肉芽组织组成，可以有钙化灶，结核球周围由纤维组织包绕，经过药物化疗可以吸收、纤维化或钙化达到愈合。文献报道即使痰菌阴性，也有约 90% 结核球（直径 > 2cm）内部含有结核分枝杆菌，一旦破溃可引起播散。手术适应证：

1. 较大的结核球，直径 > 3cm，规范化疗 3 个月以上的患者，病灶无明显吸收，应该采用外科手术治疗；

2. 直径为 2 ~ 3cm 的结核球，规范化疗 3 个月无明显吸收，或不能坚持规范治疗的患者同样适合外科治疗。

（三）大块干酪病灶

肺内病变为大块干酪病灶，由干酪坏死组织和纤维组织形成，而干酪坏死组织明显较纤维组织多，结核分枝杆菌量多，极易导致结核播散，特别是痰菌阳性的病例，积极外科手术为宜。

（四）结核性毁损肺

结核性毁损肺是由于结核分枝杆菌反复感染引起肺叶或一侧肺广泛性病变，单发或多发结核纤维空洞或干酪性空洞、大量纤维干酪病灶、广泛支气管扩张、支气管狭窄等所致的肺不张、肺纤维化、肺萎陷，肺组织严重破坏和肺功能丧失，多反复排菌或为耐药肺结核，合并反复感染或咯血，外科治疗极为重要；而对于肺功能丧失、肺毁损，但无排菌、无反复感染和咯血的病例，可以观察随诊，必要时再采取手术治疗。

（五）肺结核并发症

由于肺结核病程迁延和反复发作，可导致肺和支气管的不可逆性病变。这些不可逆性病变所引起的临床症状可能比肺内原发病变严重，并且给原发病治疗带来困难，影响肺内病变治疗效果，成为互为因果的关系，在这种情况下就需要外科手术治疗。常见需要外科治疗的并发症如下：

1. **结核性支气管狭窄**　肺结核可有不同程度的支气管结核，治疗效果不佳可致支气管管腔狭窄或闭塞。支气管狭窄导致引流不畅，使肺结核治疗困难，并且在狭窄支气管远端的肺组织发生萎陷或肺内感染，必须经过外科手术切除才能达到治疗目的。

2. **支气管扩张症**　肺结核合并支气管结核病变，在增殖同时也有支气管内膜或支气管软骨的破坏，造成支气管结构异常，产生支气管扩张，支气管扩张导致肺组织反复感染、咯血，甚至危及生命。肺结核合并支气管扩张的患者应采取手术治疗。

3. **胸内淋巴结结核**　无论原发综合征或继发性肺结核均可合并不同程度胸内淋巴结结核，淋巴结结核一般无须外科治疗，而当淋巴结结核压迫气管、支气管、血管，引起管腔狭窄、肺不张、肺感染、支气管淋巴瘘以及上腔静脉综合征等，应考虑外科治疗。

4. 肺大疱、自发性气胸　肺结核病变累及细小支气管病变，由于管腔狭窄而形成活瓣，致使肺大疱形成，逐渐增大，对正常肺组织产生压迫，出现呼吸困难。另外，肺大疱破裂或胸内粘连带撕裂，可发生自发性气胸和血胸。因此，肺结核合并肺大疱，影响肺功能，或继发气胸或血胸者需行外科手术治疗。

5. 支气管胸膜瘘和/或脓胸　由肺内空洞、肺内结核性干酪病灶破溃进入胸腔所致，是肺结核的严重并发症，必须在规范内科治疗的前提下积极外科手术治疗，否则难以治愈。

（六）耐多药肺结核

对于确诊 MDR-TB 患者，如果病灶局限，并形成持续存在的空洞或肺毁损、并发大咯血、支气管胸膜瘘以及支气管结核可考虑外科手术治疗。近来多数研究者认为，是否存在空洞不应该是外科治疗耐多药结核的必要条件，只要是耐多药结核，而且是局限性疾病，不论何种类型，都是明确的手术适应证。

（七）特殊状态下肺结核的外科治疗

肺结核治疗是以内科规范化疗为主导的多学科综合治疗，但有些特殊状态下也可考虑外科手术治疗。

1. 患者不能长期服用抗结核病药物，正规化疗不能完成，如肝脏疾病不能耐受化疗，或抗结核药物导致肝功能损害；精神病患者，难以督导，不能坚持长期服药等。

2. 对多种抗结核病药物过敏。

3. 多种药物耐药或原发耐药，持续化疗无显著疗效。

4. 患者因为特殊原因，需要在短时间内完成肺结核的治疗，一般是限期任务、特种职业的患者。

5. 肺内病变不能除外肺部肿瘤。

二、结核性支气管狭窄的外科治疗

（一）概念

气管、支气管结核（tracheobronchial tuberculosis，TBTB）是发生在气管、支气管黏膜、黏膜下层、平滑肌、软骨和外膜的结核病。TBTB 最常见并发症为气管或支气管狭窄和闭塞，即使经过规范的抗结核药物治疗，仍有 60%～95% 患者会出现该并发症。另一种常见并发症为支气管扩张，还可并发支气管瘘。

（二）外科治疗

1. 手术适应证

（1）绝对适应证：支气管结核因延误诊断、治疗不当或病变较重，虽经化疗仍造成支气管器质性狭窄、阻塞或同时伴有远端肺不张、张力性空洞、反复发作的阻塞性肺炎、肺实变、支气管扩张、咯血、毁损肺等，均应手术治疗。

（2）相对适应证：虽经正规合理化疗，仍持续不断有顽固性咳嗽、咳痰、喘鸣、呼吸困难者亦可考虑手术治疗。

2. 手术时机选择　手术时机选择对于支气管结核的外科治疗极为重要，它决定治疗效果和避免肺组织不必要损失。如诊断明确，特别是经病理证实为不可逆的增殖型、溃疡肉芽型和瘢痕狭窄型支气管结核，经正规化疗 6 个月以上者，应及时行手术治疗。

3. **手术切除范围**　确定切除范围的重要前提是确保切除支气管的近端支气管无活动性结核病变，以免增加支气管残端瘘的风险或术后病变复发而产生支气管再狭窄和阻塞。术前支气管镜检查可明确支气管结核的治疗效果、狭窄、阻塞的部位、程度、范围及远端情况。

4. **手术方式选择**

（1）肺叶切除术：适用于阻塞或狭窄段远端支气管及肺组织有广泛病变，或有不可逆性并发症，叶支气管以下部位狭窄或阻塞者，均应行肺叶切除术。

（2）支气管成形术：适用于主支气管或中间干支气管等局部病变而远端支气管和肺组织没有产生不可逆变化或叶支气管病变累及近端主支气管或中间干支气管者。支气管成形术的关键在于确定残端无病变，术中可行快速冰冻病理检查。吻合时应尽量保证吻合口近、远端支气管口径相当，吻合口张力不能过大。

（3）气管节段切除术：切除病变段气管后，行端端吻合重建气管，仍需确定残端无病变。

三、结核性毁损肺的外科治疗

（一）概念

结核性毁损肺是由于结核分枝杆菌反复感染引起肺叶或一侧肺广泛性病变，单发或多发结核纤维空洞或干酪性空洞、大量纤维干酪病灶、广泛支气管扩张和 / 或支气管狭窄所致的肺不张、肺纤维化、肺萎陷、肺组织严重破坏和肺功能丧失。不规律治疗，耐药肺结核导致结核病反复发作、反复治疗，结核分枝杆菌长期侵蚀肺组织，肺组织不断修复又不断遭到破坏，是肺毁损形成的重要原因。

（二）外科治疗

1. **手术适应证**

（1）病变主要集中于一叶肺或一侧肺，余肺或对侧肺内无病变或病变控制在稳定状态；

（2）肺功能可耐受手术；

（3）其他脏器无严重器质性病变，伴发疾病得到较好的治疗；

（4）如合并同侧支气管胸膜瘘，应先行术前准备，加强抗感染治疗，使痰量减少，合并脓胸者则需先行胸腔引流；

（5）无明显全身中毒症状，1 周以上无咯血；

（6）初治或治疗不规律患者应规范抗结核治疗 6 个月以上，术前痰菌阴转 2 个月以上为宜。

2. **手术方式**　主要以一侧胸膜肺叶或胸膜全肺切除术为主。局部或一侧的胸廓成形术已经很少采用。

3. **手术治疗应注意的问题**

（1）全面考虑患者的术前情况，包括全身状况、器官功能特别是心肺功能。

（2）因病程长，胸膜粘连严重，术中出血较多，应有充分的血源。

（3）手术操作中避免肺组织破裂，减少胸腔污染。充分冲洗胸腔，放置有效的胸腔引流管。

（4）肺内有活动性结核病变和/或合并脓胸、支气管胸膜瘘者，胸腔内有感染或术前痰菌阳性者，术中支气管残端最好采用周围有活力的组织覆盖，预防支气管残端瘘发生。

（5）手术后应该根据药物敏感试验选择有效的药物化疗1年以上。结核性毁损肺是结核病治疗的难题，如果术后出现胸腔感染、支气管残端瘘、呼吸功能衰竭等并发症，后果相当严重，因此需要内科、外科及重症医学科的共同协作，加强围手术期管理，选择合适的手术时机，同时也需要患者积极配合，才能保证治疗的成功，从而获得良好的远期疗效。

四、肺结核并发大咯血的外科治疗

（一）概念

在肺结核诸多严重的并发症中，咯血、自发性气胸、继发感染、呼吸衰竭等属于急性并发症，而肺结核并发大咯血是肺结核并发症中的急重症，死亡率极高。

肺结核合并大咯血是肺结核直接导致死亡的第2位原因。对于大咯血的定义，至今尚无统一意见，一般认为一次咯血量100~500ml，或24小时内咯血量在500ml以上者均属于大咯血。咯血危及生命与较多因素有关，不一定与咯血量以及咯血持续时间呈正比关系。机体的全身状况包括年龄、体质、神志状态、大咯血前的生命体征、咳嗽反射的强弱、肺功能状况及有无严重并发症等因素都影响其预后。

（二）咯血的原因

肺结核合并大咯血的原因和机制很复杂，主要原因是结核病变侵犯相应部位的血管，造成血管破裂而出血。多见于以下病变：

1. 慢性纤维空洞型肺结核的空洞性结核病灶及浸润性病变。
2. 肺结核合并感染，特别是合并曲霉菌感染。
3. 肺结核合并支气管结核、支气管扩张。
4. 患者自身凝血机制缺陷。
5. 支气管、肺空洞内的游离钙石多呈棱角状，刺破支气管壁或空洞壁血管。

（三）外科治疗

1. 手术适应证

（1）初发大咯血出现失血性休克或呼吸衰竭先兆；

（2）持续或反复大咯血，内科保守治疗无效，有发生窒息风险；

（3）一叶肺或一侧肺有不可逆病变（如空洞、毁损肺或支气管扩张症等），对侧肺无病变或病变稳定者；

（4）无法实施支气管动脉栓塞术等或治疗失败者；

（5）心肺功能和全身状况能耐受手。

2. 手术禁忌证

（1）出血部位不明确或者肺切除术不能迅速有效控制出血者；

（2）心肺功能和全身状况差者；

（3）有全身出血倾向；

（4）有较严重的合并病，不能耐受手术者。但低血压、休克或因咯血引起的呼吸功能不全，并非手术绝对禁忌证。

3. 手术时机选择　在抢救大咯血患者过程中手术时机选择十分重要，原则上应在大咯血暂停、血容量补足、休克纠正、病情相对稳定时进行。手术过早，患者一般情况差，搬动、插管等均可诱发再次大咯血，过晚则随时有危险发生。因此应抓紧时间，采取行之有效的抢救措施，为尽快手术积极创造条件。

4. 手术方式

（1）肺切除术：肺切除术是治疗结核病大咯血的主要手术方式，包括肺叶切除及全肺切除术。适用于出血部位确定、一叶肺或一侧肺有不可逆病变（如空洞、毁损肺或支气管扩张症等）、对侧肺无病变或病变稳定者；心肺功能可以耐受肺叶切除或全肺切除术者。

（2）其他手术方式：应用较少，包括：肺动脉结扎加局限性胸廓成形术，胸廓成形术等。适用于慢性纤维空洞型肺结核、毁损肺，病变严重而广泛、胸膜粘连较重、手术分离十分困难，并且病情危急、心肺功能低下，难以承受肺切除术者或者医疗条件不能胜任肺叶切除的情形。

5. 手术治疗肺结核大咯血时应注意的问题

（1）准确判定出血部位是手术成败的关键环节。结合病史，症状体征，X 线及 CT、支气管动脉造影、纤维支气管镜等检查，多可对出血部位做出准确的判断。在极少数情形，出血部位并非已知的原发病灶一侧或病灶较严重的一侧，因此对于出血部位的判断需反复验证。若仍不能判定出血部位，患者情况危急确需开胸探查，在做好充分准备的前提下，于手术室内行双腔支气管插管后，行支气管镜检查进一步确定出血部位，而后再行开胸手术。

（2）麻醉应采用双腔气管插管，使两侧主支气管隔离，阻止血液误吸；也可通过吸出的血量，或经纤维支气管镜检查，协助判定出血部位。

（3）选择合理的手术方式。手术时间不宜过长，切除范围宜小不宜大，以肺叶切除为主，并吸除肺内积血促进余肺复张，精细操作严防胸腔感染。

（4）防止术后并发症及降低死亡率。全身使用抗生素，规范应用抗结核药物，密切观察病情变化，警惕呼吸衰竭的发生。

五、纵隔淋巴结结核的外科治疗

（一）概念

纵隔淋巴结结核是纵隔淋巴结受结核分枝杆菌感染的一种慢性病变，好发于后上纵隔淋巴结、气管旁、隆突下及支气管旁淋巴结，多继发于肺内病变，或为原发综合征的淋巴结结核病变。肺内原发病变中的结核分枝杆菌引流入肺门淋巴结及纵隔淋巴结，造成多个或多组淋巴结产生结核病病变，淋巴结可以有坏死、干酪样变、结核性脓肿或增殖性改变，肿大的淋巴结压迫和侵蚀周围的器官和组织而产生相应的临床表现。气管及支气管旁淋巴结肿大压迫气管或主支气管引起呼吸困难，患者表现为急性呼吸困难和发绀。如气管支气管长期受压，气管黏膜充血水肿、管腔狭窄，严重时气管发生软化及缺血坏死形成气管、支气管淋巴瘘。瘘口较小产生刺激性咳嗽，咳出干酪样坏死物。瘘口较大时大量干酪性物质破溃入气管和支气管而引起吸入性肺炎甚至窒息。食管旁淋巴结肿大压迫食管，可以引起吞咽困难。淋巴结脓肿压迫喉返神经，可造成声音嘶哑，压迫膈神经产生恶心、呃逆、消化不良。压迫上腔静脉表现为上腔静脉综合征（SVCS）。

（二）外科治疗

1. 手术适应证

（1）增殖性纵隔淋巴结结核压迫气管支气管引起重度呼吸困难或压迫其他器官症状严重。

（2）淋巴结脓肿穿透气管或支气管形成气管支气管淋巴瘘或破溃形成纵隔及其他部位脓肿。

（3）肺不张、干酪肺炎经内科治疗无效。

（4）淋巴结肿大、病灶内无钙化经过内科治疗效果不佳。

（5）淋巴结肿大穿破纵隔形成脓胸。

（6）肿大淋巴结穿破胸壁、皮肤形成窦道。

（7）不能除外纵隔肿瘤。

2. 手术方式
纵隔淋巴结结核的手术应以开胸病灶清除术为主，包括单纯淋巴结切除术、淋巴结切除加肺叶切除术等。如果淋巴结侵及气管和支气管，则行相应气管、支气管成形手术。

3. 注意事项

（1）肿大淋巴结未累及肺及纵隔器官，应完整切除。

（2）淋巴结内坏死明显且与周围器官明显粘连，行病灶清除术为宜。

（3）病变侵犯肺组织，在切除淋巴结同时应行肺切除术。合并肺内结核且有手术指征时，应行肺叶切除术。

（4）支气管淋巴瘘以修补为主，瘘口较大可行肺切除或气管支气管成形术。

六、自发性气胸

（一）概念

自发性气胸（以下简称气胸）系指在无外伤或人为因素的情况下，肺组织、支气管及脏层胸膜自发破裂，空气进入胸膜腔而引起的疾病。肺结核引起的自发性气胸属于继发性自发性气胸，主要由于胸膜下疱（Bulla）、肺大疱、空洞破裂和胸膜粘连带撕裂等。气胸的发生与体力活动的轻重并非完全一致。

（二）外科治疗

1. 手术适应证

（1）气胸经胸穿抽气或胸腔闭式引流5~7天仍漏气，且肺无复张。

（2）复发性气胸。

（3）双侧气胸经保守治疗无效。

（4）自发性血气胸。

（5）气胸继发于肺部病变，且肺内病变亦须手术治疗。

（6）气胸伴有支气管胸膜瘘或并发胸腔感染。

（7）从事特殊职业，如飞行员、潜水员、高空作业等。

2. 手术方式

（1）肺大疱切除术：适用于肺表面肺大疱，病变局限，单纯切除肺大疱可去除病变同时闭合瘘口。

（2）肺切除术

1）肺段切除术：肺大疱局限于肺叶内的某一肺段，余肺段内无病变，支气管瘘口较大，行肺大疱切除，支气管瘘口修补困难。

2）肺叶切除术：气胸来源于特定肺叶，除肺大疱外肺内存在其他病变。

3）全肺切除术：一侧肺内或肺表面多发肺大疱，气胸反复发作，全肺内存在其他病变，肺功能基本丧失，在健侧肺功能条件允许的情况下，行一侧全肺切除术。

3. 胸腔镜治疗 胸腔镜手术是外科治疗自发性气胸的首选手术术式，其创伤小，术后患者恢复快，治疗效果满意，尤其适用于肺大疱破裂引起的自发性气胸。可行胸腔镜下肺大疱切除术、肺切除术。

4. 预防气胸复发 外科治疗自发性气胸的同时可考虑行胸膜固定术预防术后复发，常用方法有：①胸膜摩擦法；②化学法胸膜固定术。

七、耐多药肺结核的外科治疗

（一）概念

外科学在 20 世纪 50 年代曾为肺结核治疗的重要手段。各种形式的萎陷疗法、胸廓成形术以及肺切除术相继应用于临床，这些手术方法大大地降低了肺结核的死亡率。然而，随着有效抗结核药物的面世，肺结核对外科治疗的需求明显降低。90 年代以后，耐药结核发病率逐渐增高，内科化疗效果差，且长期排菌对传染源控制构成极大挑战。作为耐药结核一项重要的治疗措施，外科手术越来越受到关注。耐药肺结核病主要包括单耐药肺结核（MR-PTB）、多耐药肺结核（PDR-PTB）、耐多药肺结核（MDR-PTB）和广泛耐药肺结核（XDR-PTB）、利福平耐药肺结核（RR-PTB）。MDR-PTB 在规范术前、术后抗结核治疗的基础上，手术治疗成功率可达 88% ~ 92%。这里主要叙述 MDR-PTB 的外科治疗。

（二）手术适应证

1. 已局限、持久存在的空洞型肺结核；已毁损的肺叶或一侧全肺；支气管胸膜瘘；支气管结核；大咯血。

2. 患者一般情况良好，主要脏器功能，特别是心肺功能，可以耐受肺切除手术。

（三）手术时机

1. 术前至少 3 个月内，胸部 CT 显示肺部局限的病灶无变化。

2. 术前至少有 2 种以上敏感抗结核药物，保证手术后有敏感的抗结核药物进行巩固治疗，预防复发。

3. 按耐药结核病治疗方案治疗至少 3 个月。

4. 术前结核分枝杆菌计数达到最低值。Pomerantz 等采用痰涂片荧光染色法监测抗酸杆菌和分枝杆菌计数（阳性分级），认为当抗酸杆菌阴性及分枝杆菌计数达到最低值时，即分枝杆菌计数下降后再次上升之前为手术最佳时机。

（四）禁忌证

1. 患者一般情况差，特别是心肺、肝肾功能不能耐受肺切除手术者。

2. 肺内病灶广泛，活动性病灶范围不局限。

3. 按耐药结核病治疗方案连续治疗未满 3 个月者。

4. 患者对所有的抗结核药物均产生耐药、手术后没有任何有效的抗结核药物进行巩固治疗。

5. 患者对手术风险认识不足，对手术成功有不切实际的期望值也应慎重考虑手术。

（五）手术方式

1. **肺切除术**　包括肺段切除术、肺叶切除、复合肺叶切除术、全肺切除术、胸膜全肺切除术。

2. **空洞病灶清除术**　对于不能耐受肺切除术患者，宋言峥等采用空洞病灶清除术＋带血管蒂肋间肌瓣填塞折叠缝合术的方法治疗 MDR-PTB，效果较好，是有益的尝试。

（六）术后治疗

MDR-PTB 术后规范化疗至关重要。术后治疗方案选择有以下两种情况，如果术前方案有效，可继续原方案治疗；如效果不好，应把两种或两种以上仍然敏感的抗结核药物调整到治疗方案中。同时根据术后结核分枝杆菌培养及药敏的结果调整化疗方案。治疗的时间建议 12～18 个月。停药标准（治愈标准）：停药前连续 5 次（间隔 30 天）痰结核分枝杆菌培养阴性，患者自觉症状明显好转，胸部 CT 检查肺内无活动病灶。

八、手术方式及选择

（一）肺切除术

肺切除术已经成为肺结核外科治疗的主要手术方式。根据肺部疾病的性质、部位、病变累及范围来决定肺切除的不同方式。

1. **肺段切除术**　肺段切除是指切除一个或几个肺段的手术。选择肺段切除术，要从病变的大小、位置、切除后剩余肺段的大小、肺功能保留等多方面综合考虑。耐多药肺结核不建议选择肺段切除术，可能因为余肺遗留结核病变、导致结核复发或继发支气管胸膜瘘。肺结核外科手术，常用肺段切除为左上叶顶区、左上叶舌段、双侧肺的下叶背段等。

2. **肺叶切除术**　肺叶切除是肺结核、特别是耐多药肺结核患者最常采用的手术方式。需要外科治疗的结核病患者胸腔粘连较常见，肺门淋巴结也常常受累，肺门粘连也较重，因此多数情况下手术难度要大于肺癌的肺叶切除术。术中应避免过多挤压病变，以免引起余肺或对侧肺内结核播散。

3. **复合肺叶切除术**　复合肺叶切除是对病变已超出一个肺叶范围，尚未达到一侧全肺切除的程度，可采用肺叶合并周围受到累及肺叶或肺段一并切除的方法。常见复合肺叶切除有右肺上、中叶切除，右肺中、下叶切除，任何一侧上叶＋同侧下叶背段切除等。

4. **袖状肺叶切除术**　指手术切除肺叶的同时，切除部分上一级支气管，然后将两断端对端吻合的式术。适用于肺内结核病变合并相应支气管结核累及开口的情形，单纯切除肺叶可能导致病变残留或复发。

5. 全肺切除术 适应证为病变范围局限在一侧肺，但患侧病变范围广泛，毁损肺或有较严重的并发症者。肺门处理多采用缝合器结扎肺动脉、静脉及支气管。支气管残端处理同样可以手工缝合或缝合器缝合。

6. 胸膜全肺切除术 胸膜全肺切除适合于一侧肺内病变广泛，且胸膜下有较多病变，或有空洞存在，或胸膜腔广泛受累，脏壁层胸膜粘连过紧，分离困难。强行分离时可能引起胸膜下病变破裂污染胸腔或出血过多时，可采用从壁层胸膜外进行剥离。胸膜全肺切除手术创伤大，术中及术后渗血较多。全肺游离后，其他操作同全肺切除。

7. 支气管残端的处理 注意支气管残端不宜游离太多或过长，以免影响血运而增加残端瘘的发生率。支气管的切断平面应选择在距离支气管分叉 0.5cm 左右，防止残端过长形成盲袋，继发感染发生支气管残端瘘。支气管残端的处理方法如下：

（1）机械缝合：机械缝合支气管残端是目前肺切除最常用的方法。研究证实机械缝合支气管断端临床效果可靠，可以降低支气管胸膜瘘的发生。

（2）手工缝合：①支气管全层间断缝合法。②支气管全层连续缝合法。③支气管黏膜外间断缝合法：只缝合支气管黏膜外组织而不包括黏膜，因为缝线不穿过黏膜层，打结后黏膜对合整齐，缝线不在支气管腔内暴露，使得残端抗张能力加强，无缝线刺激，减少支气管残端瘘的发生。此方法特别适用于结核病变和其他感染性疾病需行肺切除者。④支气管残端结扎法：结扎法应用较少。

（3）残端包埋：为预防支气管胸膜瘘发生，可采取邻近有活力的组织覆盖包埋支气管残端。常用活体组织有胸膜、奇静脉、带蒂肋间肌瓣、带蒂心包片、心包脂肪组织等。

（二）胸廓成形术

胸廓成形术是一种萎陷疗法，将不同数目的肋骨截断行骨膜下切除，使局部胸壁下陷压迫深部肺组织使其萎陷，而达到治疗目的。手术可一期或分期完成，根据患者一般情况及所需切除的肋骨数目及范围而定。近年来，由于其治疗肺结核的局限性及术后胸壁畸形等缺点，以及肺切除技术的成熟及更好的疗效，已经很少应用。但对于一些胸膜剥脱术后肺复张困难，术后脓胸或合并支气管胸膜瘘的患者，胸廓成形术仍不失为一种有效的手术方式。

（三）电视胸腔镜在结核外科的应用

电视辅助胸腔镜手术（video-assisted thoracoscopic surgery，VATS）目前已广泛应用于胸部疾病的诊断及治疗，具有创伤小、出血少、恢复快等优势，已经成为胸外科不可或缺的技术之一。胸腔镜在胸外科的应用恰恰是从治疗肺结核开始，1910 年 Jacobaeus 最早报道 1 例肺结核患者行传统胸腔镜下胸膜粘连烙断术以增强人工气胸的肺萎陷程度。到 20 世纪 80 年代，现代胸腔镜技术的出现，使微创胸外科得到迅猛的发展。胸腔镜的优势在治疗早中期肺癌方面已经得到充分的体现，VATS 肺叶切除术治疗肺癌的安全性、可行性和有效性已经得到证实，已成为早中期肺癌的标准手术方式。VATS 肺切除治疗肺结核最先见于 Yim 的报道，近年来随着腔镜技术的不断发展与成熟，越来越多的结核外科或胸外科专家采用胸腔镜技术治疗肺结核。

1. 术式 主要包括完全性电视胸腔镜手术（complete video-assisted thoracoscopic surgery，cVATS）和胸腔镜辅助小切口手术（video-assisted mini-thoracotomy，VAMT）。

2. **麻醉方式** 胸腔镜手术原则上应选择全身麻醉、双腔支气管插管。近年，有学者尝试非气管插管胸腔镜手术取得了一定的成功。非气管插管麻醉技术成功应用于VATS，即采用局部麻醉以维持患者的术中自主通气，术中仅需轻微镇静或者完全清醒的状态下实施VATS，因而又称清醒状态下VATS。此麻醉方式不但减少气管插管的麻醉损伤，而且符合快速康复外科理念。

3. **切口** cVATS目前常采用的切口有三孔法、二孔法、单孔法，有少数专家采用剑突下单孔法。

4. **VAMT** 是在胸腔镜辅助下做一个肋间小切口。术者通过小切口撑开肋间将VATS与小切口开胸手术（minimal thoracotomy，MT）结合起来。

5. **手术适应证** 肺结核手术的解剖难点是胸腔粘连，分离较困难，血管周围粘连紧密，甚至与钙化淋巴结粘连紧密，分离过程中出血风险增加。因此，早期胸腔镜下肺结核手术主要是应用于无严重粘连的肺结核球楔形切除或简单的肺叶切除。随着腔镜技术的发展，胸腔粘连不再作为手术的禁忌，甚至分离胸腔致密粘连时某些传统手术视野的盲区或死角能够充分暴露，处理粘连更加安全，有效。关于手术指征很多数学者的意见是：病变局限在一个肺叶、肺结核瘤或结核空洞直径 < 4cm、结核性支气管扩张、无明显胸腔积液及胸膜增厚、术前支气管镜检查确认无支气管内膜结核、规范服用抗结核药物、心肺功能估计能耐受肺叶切除术者；另外经过评估无严重胸膜粘连和无肿大及钙化淋巴结与肺动脉紧密粘连者。特别是胸部CT扫描显示无锯齿状粘连、胸顶部肺尖病灶相对较轻者。符合以上条件才可作为VATS肺叶切除术的手术指征。有学者尝试胸腔镜下行毁损肺切除术、全肺切除术、支气管袖式成形术等复杂手术。但严重的闭锁胸，血管邻近钙化淋巴结及胼胝样粘连等依然是肺结核切除的难点，因此，术前应该仔细评估胸腔粘连程度及血管周围淋巴结的情况，手术中发现上述情形应该及时中转开胸手术，保证手术的安全。

九、并发症及其处理原则

（一）支气管胸膜瘘

支气管胸膜瘘（bronchopleural fistula，BPF）是肺结核术后严重并发症之一，文献报道，在结核性毁损肺、耐药性结核病肺叶切除术后的支气管胸膜瘘发生率可达 5% ~ 10%，远高于肺癌术后 1% ~ 4% 的发生率。

1. **危险因素** 研究表明右全肺切除、支气管残端过长、术后机械通气等与支气管胸膜瘘发生密切相关。术中出血较多，需要输血、$FEV_1\%$降低、肺内一氧化碳弥散量（D_LCO）降低增加支气管胸膜瘘的风险。痰检或培养抗酸杆菌阳性或结核性毁损肺时，行全肺切除或肺叶切除术易发生支气管胸膜瘘。另外，全身因素如合并糖尿病、长时间应用皮质醇激素、低蛋白血症等亦可增加支气管胸膜瘘的风险。

2. **预防** ①术前规范抗结核治疗，痰检或培养抗酸杆菌阳性时避免行肺切除术；②纠正营养不良，控制合并症如糖尿病等；③术中应小心地解剖支气管，不应过度游离支气管周围组织；④支气管闭合时应减小张力，避免支气管残端过长；⑤保证支气管残端无结核病变；⑥支气管残端的覆盖加固，包括胸膜、心包、肋间肌、膈肌，奇静脉和胸腺脂肪，甚至大网膜。

3. **治疗** 支气管胸膜瘘的治疗原则是充分引流、关闭瘘口和消灭脓腔。

（1）非手术治疗：①一般治疗：胸腔闭式引流、抗生素治疗及营养支持；②支气管镜下介入治疗：瘘口封堵、支架植入及封堵器械等。

（2）手术治疗

1）同侧进胸修补：BPF 肺切除术后早期 BPF，如不伴明显胸腔感染，心肺功能良好，预期可耐受手术者，再次同侧进胸修补瘘口，并以带蒂肌瓣包盖。

2）开窗引流术：在胸壁上建立一个大小适中、皮肤为衬里的持久引流。开窗引流可以在直视下定期检查脓腔、去除坏死组织。随着脓腔的缩小，患者全身情况的改善，脓腔变成无菌干腔后，可以用抗生素溶液充满空腔后关闭创口。不能关闭或关闭失败的患者，为日后胸廓成形术和其他手术创造了条件。

3）胸廓成形术：胸廓成形术作为萎陷疗法代表术式，随着肺切除技术的成熟，已很少应用。但针对结核性脓胸特别是合并支气管胸膜瘘，胸廓成形术仍有不可替代的作用。

4）肌瓣移植治疗慢性 BPF 合并脓胸：应用胸外骨骼肌皮瓣移入到胸腔内可有效消灭脓胸残腔，并封闭 BPF。在同侧胸部肌皮瓣不能应用的情况下，谢冬等采用自体腹直肌皮瓣或对侧背阔肌肌皮瓣移植，将背阔肌的营养血管胸背动静脉与同侧胸廓内动静脉相吻合，或腹直肌的营养血管腹壁下动静脉与同侧胸背动静脉吻合，移植的肌瓣不受脓腔位置限制，可有效封闭 BPF，消灭脓腔。

5）经胸骨、纵隔或心包胸膜外闭合支气管：适用于全肺切除术后 BPF，文献报道经胸骨进入纵隔在胸膜外切断并缝闭主支气管两端，封闭瘘口，使闭合后的残端与感染胸腔分离，促进愈合，这种术式治愈率高，但操作难度大，特别是处理右主支气管更需谨慎。该术式入路不经感染的脓腔，闭合后残端不暴露于感染的脓腔，有利于愈合，避免了胸廓成形术对患者的打击，对 BPF 的治愈率高于其他术式。国外多个医疗中心已将该术式作为全肺切除术后难治性 BPF 的首选治疗方法。

（二）胸腔内顽固性含气残腔

肺切除术后胸膜残腔没有明确定义，目前公认的是肺叶或更小范围肺切除术后胸腔未完全被余肺填充而有残腔存在。大多并不引起症状，少数有胸闷、发热、咯血或持续肺漏气等。过去认为胸内不能留有残腔，多采取办法闭合残腔。笔者认为胸腔内非感染残腔可严密观察，无感染征象或无残腔进一步增大，可不予治疗，但需要严密动态观察。

（三）脓胸

肺切除术后脓胸多继发于支气管胸膜瘘，不合并支气管胸膜瘘的脓胸少见，多由于术中肺部感染灶污染胸腔、术后长时间留置胸管或术后肺感染累及胸腔所致。脓胸一经确诊，需留置胸管充分引流，全身应用抗生素及营养支持治疗。肺叶切除术后脓胸经引流后余肺复张则无须进一步治疗。如果肺未完全复张或为全肺切除术后脓胸，可通过胸管引流、冲洗或开放引流以达到残腔灭菌，也可用胸廓成形术或肌瓣填充来消灭残腔。

（四）结核播散

结核播散也是肺结核手术治疗的严重并发症，指术后短期内发现剩余肺叶出现新的结核病灶。若在术前采用有效的抗结核治疗，严格把握手术适应证和手术时机，特别是痰菌阴性者，此并发症并不常见。相反，术前痰菌阳性者、术前结核病灶未能得到有效控制，术后可能出现结核播散。常见原因有余肺内存在不稳定病灶，术后重新活动；术中过度挤压，使含菌的分泌物被挤至健康肺内未及时清除；术后并发支气管胸膜瘘等。

（周世杰 许绍发）

参考文献

[1] 马玙,朱莉贞,潘毓萱.结核病[M].北京:人民卫生出版社,2006.

[2] 唐神结,许绍发.耐药结核病学[M].北京:人民卫生出版社,2014.

[3] 中华结核和呼吸杂志编委会.肺结核手术适应证标准(试行方案)[J].中华结核和呼吸杂志,1994,(2):73-74

[4] 丁嘉安,谢冬.肺结核外科治疗新进展[J].国际结核病与肺部疾病杂志(中文版),2012,1(1):55-59.

[5] 唐神结,肖和平,胡海俐,等.支气管结核278例临床特征及诊断标准和分型的探讨[J].中华临床医师杂志(电子版),2009,3(1):32-40.

[6] 朱余明,丁嘉安,高文.结核性气管支气管狭窄的外科治疗[J].中华结核和呼吸杂志,1998,21(7):402-403.

[7] 张雷,丁嘉安,姜格宁,等.肺结核球手术指征的探讨[J].中国防痨杂志,2001,23(5):305-307.

[8] 薛颢雨,魏立,吴晓明,等.难治性肺结核的外科治疗[J].中国防痨杂志,2002,24(1):14-15.

[9] 丁嘉安,王兴安,郑华.大咯血的急诊外科治疗[J].中华结核和呼吸杂志,2003,26(5):41-42.

[10] 胡启邦,何札锦,范秉哲,等.重症肺结核并发大咯血的外科急救治疗[J].中国防痨,1960(4):236-238.

[11] 洪征,李世业.结核性支气管狭窄的诊断及外科治疗[J].中华结核和呼吸杂志,1997,20(4):231-233.

[12] 宋言峥,王旭,卢水华,等."LTB-S"分类法与耐多药肺结核手术适应证探讨[J].中国防痨杂志,2012,34(4):245-247.

[13] 张运曾,金锋,王成.电视辅助胸腔镜手术在肺结核治疗中的应用现状及进展[J].中国防痨杂志,2017,39(9):1010-1013.

[14] 李文涛,姜格宁,高文,等.耐多药肺结核188例的外科治疗[J].中华结核和呼吸杂志,2006,29(8):524-526.

[15] 宋言峥,王旭,刘保池,等.结核病灶内定点清除术的临床应用[J].中华结核和呼吸杂志,2012,35(5):380-381.

[16] 王柏春,王胜发,常浩.肺切除术后支气管胸膜瘘的预防与治疗[J].中华胸心血管外科杂志,2001,17(3):189-191.

[17] 谢冬,姜格宁,费苛,等.肺切除术后支气管胸膜瘘的治疗进展[J].中华胸心血管外科杂志,2013,29(8):502-504.

[18] 李洋,李长远,刘国津,等.全肺切除术后支气管胸膜瘘和肺切除术后迁延性肺瘘的发生率、危险因素和预防[J].中华胸心血管外科杂志,2006,22(5):357-359.

[19] SOUILAMAS R, RIQUET M, BARTHES F P, et al. Surgical treatment of active and sequelar forms of pulmonary tuberculosis[J]. Ann Thorac Surg, 2001,71(2): 443-447.

[20] KNOTT-CRAIG C J, OOSTUIZEN J G, ROSSOUW G, et al. Management and prognosis of massive hemoptysis. Recent experience with 120 patient[J]. J Thorac Cardiovasc Surg, 1993,105(3):394-397.

[21] MACDUFF A, ARNOLD A, HARVEY J. Management of spontaneous pneumothorax: British Thoracic Society pleural disease guideline 2010[J]. Thorax, 2010,65(Suppl2), ii18-ii31.

[22] AYED A K. Bilateral video-assisted thoracoscopic surgery for bilateral spontaneous pneumothorax[J]. Chest, 2002,122(6):2234-2237.

[23] POMERANTZ B J, CLEVELAND J R, OLSON H K, et al. Pulmonary resection for multi-drug resistant tuberculosis[J]. J Thorac Cardiovasc Surg, 2001,121(3):448-53.

[24] SHIRAISHI Y, NAKAJIMA Y, KATSURAGI N, et al. Resectional surgery combined with chemotherapy remains the treatment of choice for multidrug-resistant tuberculosis[J]. J Thorac Cardiovasc Surg, 2004,128(4):523-528.

[25] MAN M A, NICOLAU D. Surgical treatment to increase the success rate of multidrug-resistant tuberculosis[J]. Eur J Cardiothorac Surg, 2012,42(1):e9-e12.

[26] IDDRISS A, PADAYATCHI N, REDDY D, et al. Pulmonary resection for extensively drug resistant tuberculosis in Kwazulu-Natal, South Africa[J]. Ann Thorac Surg, 2012,94(2):381-386.

[27] MA Y, PANG Y, DU J, et al. Clinical outcomes for multi- and extensively drug resistant tuberculosis patients with adjunctive resectional lung surgery in Beijing, China[J]. J Thorac Dis, 2017,9(3):841-845.

[28] MARCHETTI G P, PINELLI V, TASSI G F. 100 years of thoracoscopy: historical notes[J]. Respiration, 2011,82(2):187-192.

[29] YIM A P. The role of video-assisted thoracoscopic surgery in the management of pulmonary tuberculosis[J]. Chest, 1996, 110(3): 829-832.

第七章
结核病的介入治疗

介入治疗（interventional therapy）是在超声波、X线影像及内镜等技术直视或监视下，将专用导管、穿刺针、治疗器械等送达到患病脏器局部，使用化学药物、物理射线等疗法对疾病达到治疗目的的治疗方法。按介入治疗所属学科门类可分为：介入放射学（interventional radiology）、介入心脏病学（interventional cardiology）、介入肺脏病学（interventional pulmonology）等学科。介入治疗是介于内外科之间的新型学科，其具有操作简便、创伤小、安全、有效等特点。介入治疗相对于内科治疗优点在于可提高局部药物浓度、减少药物用量及减轻副作用等；相对于外科治疗优点在于麻醉风险低、创伤小、恢复快等。

近几年来，随着影像、材料和生物工程等学科的发展，介入治疗技术突飞猛进，其应用范围也逐渐扩大并惠及结核病治疗领域。一方面，介入治疗可以加强全身抗结核药物化学治疗效果，利于结核病控制并缩短病程，如经支气管镜支气管或肺空洞内注入抗结核药物治疗耐药空洞肺结核、气管支气管结核等；另一方面，介入治疗还可以弥补全身化学治疗、外科手术等治疗手段所不擅长或不能解决的问题，如瘢痕狭窄型支气管结核的球囊扩张术、肺结核顽固性大咯血的支气管动脉栓塞术及不能耐受开胸手术的结核性顽固性液气胸胸膜粘连术等。介入治疗技术在结核病治疗方面的作用越来受到重视，为结核病的治疗开辟了新途径。

本章重点介绍了经支气管镜针对气管支气管结核及耐药空洞性肺结核的介入治疗，主要是借助于局部给药术、球囊扩张术、冷冻术、热消融术、支架置入术及单向活瓣技术等来实现。介入治疗术临床上应用价值毋庸置疑，但上述介入治疗技术中部分介入治疗措施在临床上或多或少存在一定争议，如单纯金属裸支架置入术、单向活瓣技术等，临床应用时需符合医学伦理学及卫生经济学原则。相信，随着临床询证医学不断完善，介入治疗技术在结核病治疗方面会发挥更大作用，介入治疗术一定能造福于更多的结核病患者。

第一节　气管支气管结核的介入治疗

一、概述

气管、支气管结核（tracheobronchial tuberculosis，TBTB）是发生在气管支气管黏膜、

黏膜下层及外膜的结核病，属于下呼吸道结核，是肺结核一种临床类型。

依据支气管镜下观察到的主要大体改变、组织病理学特征及治疗转归，气管支气管结核分为以下类型。Ⅰ型（炎症浸润型）：病变以气道黏膜充血及水肿为主；Ⅱ型（溃疡坏死型）：病变以气道局部溃疡及坏死为主；Ⅲ型（肉芽增殖型）：病变以气道局部肉芽组织增生为主；Ⅳ型（淋巴结瘘型）：纵隔或肺门淋巴结结核溃破入气道形成支气管淋巴结瘘；Ⅴ型（管壁软化型）：受累的气道软骨环因破坏而缺失或断裂，因失去支撑结构导致气道塌陷，并形成不同程度的"可逆性"气道狭窄阻塞；Ⅵ型（瘢痕狭窄型）：病变以气道瘢痕形成、管腔狭窄为主；Ⅶ型（管腔闭塞型）：瘢痕狭窄型病变继续进展，形成气道管腔闭塞；Ⅷ型（反复回缩型）：气道瘢痕狭窄型或管腔闭塞型，经行单纯球囊扩张术，或联合高频电切等热消融术、冷冻术（不包括支架置入术）等综合球囊扩张术多次介入治疗，狭窄气道仍发生再回缩性狭窄者。其中Ⅰ型、Ⅱ型、Ⅲ型及Ⅳ型为镜下活动期改变，Ⅴ型、Ⅵ型、Ⅶ型及Ⅷ型为镜下非活动期表现。

依据患者临床表现、支气管镜下表现结合痰菌及治疗情况，气管支气管结核可分为临床活动期、好转期及稳定期。临床活动期：具有气管支气管结核临床表现，支气管镜下为上述Ⅰ-Ⅳ型改变，结核分枝杆菌或结核性肉芽肿存在，未经抗结核药物化学治疗及介入治疗或治疗未满疗程；临床好转期：具上述活动期特点，经正规药物或介入治疗后上述表现有改善但治疗尚未结束；临床稳定期：上述病变经正规抗结核药物化学治疗疗程，镜下Ⅰ-Ⅳ型改变改善、消失或形成Ⅴ-Ⅷ型改变。

在"治愈结核病患者、减少结核病传播、防止耐药性发生、预防结核病复发"肺结核治疗目的基础上，气管支气管结核治疗目的重点是预防、治愈气管支气管结核合并的中心气道狭窄、闭塞、软化，以及因此而引起的气道引流不畅、肺不张等，纠正肺通气功能不良。

气管支气管结核总体治疗原则：在全身抗结核化学治疗基础上，针对不同气管支气管结核临床不同类型，采用不同介入治疗措施（如气道局部给药术、球囊扩张术、冷冻术、热消融术、支架置入术等）进行治疗，不同气管支气管结核类型所需介入治疗技术选择侧重也不尽相同，临床上有时采用多种方法相结合的综合介入治疗。

气管支气管结核介入治疗原则：针对镜下活动期气管支气管结核，主要是清除消融、局部给药；针对镜下非活动期气管支气管结核引起的中心气道狭窄，主要是扩张狭窄气道、开放闭塞气道，维持气道开放、防治气道回缩。

二、介入治疗的方法及特点

目前经支气管镜针对气管支气管结核介入治疗方法包括：气道内局部给药术、球囊扩张术、冷冻术、热消融术及支架置入术等方法。不同介入治疗措施具有不同的特点，其在治疗原理、适应证、禁忌证、使用器械、操作要点、并发症及处理、注意事项等方面各有千秋。

（一）局部给药术

局部给药术包括经支气管镜气道给药术及经超声雾化器雾化给药术。后者选用局部刺激较小的药物进行超声雾化吸入，如初治病例可选择 INH 0.2g 等溶于 10～20ml 生理盐水中，采用超声雾化器雾化吸入，每日 1～2 次，疗程 1～2 个月。本节重点介绍借助于支气管镜经气道给药术。

1. 治疗原理

（1）提高局部药物浓度：经气道介入给予抗结核药物到达气道病变局部或肺部空洞腔内，能使抗结核药物直接到达病灶区域而发挥作用，由于局部药物浓度高（≥MIC 值的10 倍），能有效地起到杀菌、抑菌效果，加快痰菌转阴，促进病灶吸收、空洞闭合及防止气道狭窄等并发症的发生。

（2）利于气道引流：经气道介入局部给药可促进病变气道局部或肺部病灶、空洞所属引流支气管局部炎症改善，利于气道引流。加之给药时可直接借助于支气管镜负压吸引力清除气道内黏稠的分泌物、黏液栓、痰痂、血痂及干酪坏死物等，可保持呼吸道通畅，防止阻塞性肺不张、肺炎等导致的肺功能不良、呼吸衰竭发生，减少肺部合并非特异感染时抗菌药物的应用。

2. 适应证

（1）气管支气管结核：①炎症浸润型、溃疡坏死型，临床表现较为明显者；②肉芽增殖型，尤其是中心气道较大肉芽肿阻塞气道，合并反复感染、肺不张；③淋巴结瘘型，尤其是合并中心气道狭窄，导致反复感染、肺不张。

（2）耐药空洞肺结核：气管支气管结核合并耐药、空洞肺结核等，经全身抗结核化学治疗病灶吸收不理想或空洞缩小不明显，或合并非特异性感染且无手术肺切除指征者。

3. 禁忌证

（1）患者对所给药物过敏。

（2）支气管镜检查禁忌证：可弯曲支气管镜检查术应用至今，已积累了丰富的临床经验，目前无绝对禁忌证，其相对禁忌证范围亦日趋缩小，但下列情况行支气管镜检查术时发生并发症的风险显著高于一般人群，检查前应慎重权衡利弊，支气管镜检查禁忌证：①急性心肌梗死后 4 周内不建议行支气管镜检查术；急性心肌梗死后 4~6 周内若需行支气管镜检查术，建议请心内科医生会诊，充分评估其发生心脏病的风险。②活动性大咯血时行支气管镜检查术风险较高，若必须行支气管镜检查术时，应做好建立人工气道及急救的准备，以应对出血加重可能导致的窒息。③血小板计数 < $20 \times 10^9/L$ 时不推荐行支气管镜检查术。血小板计数 < $60 \times 10^9/L$ 时不推荐行支气管镜下黏膜活检或经支气管肺活检。④妊娠期间不推荐行支气管镜检查术，若病情需要，除非紧急情况，则尽量推迟至分娩或妊娠 28 周以后进行，并提前与妇产科医生充分沟通，评估风险。⑤恶性心律失常、不稳定心绞痛、严重心肺功能不全、高血压危象、严重肺动脉高压、颅内高压、急性脑血管事件、主动脉夹层、主动脉瘤、严重精神疾病以及全身极度衰竭等，并发症风险通常较高，若必须行支气管镜检查术时需权衡利弊，应做好抢救准备。

4. 常用药物及用法用量

依据患者目前合理化疗方案及药敏结果，选择所要经气道介入给予的抗结核药物种类。注射剂类药物有 INH、RFP、SM、Ak、PAS 及 Lfx 等可以直接或溶解后或加入赋形剂后给予，而 PZA、EMB 等需要加入赋形剂才可使用。

经气道介入给药治疗结核病所涉及的给药剂量、给药时机、给药间隔等问题，目前多属经验性治疗与探讨，尚缺乏前瞻性、多中心、随机对照研究。一般每周进行一次，可选择单一药物或多药联合应用。

5. 操作要点

①通过口腔或鼻腔将支气管镜前端部在肉眼经目镜或显示器直视下送

至气管支气管结核病灶局部、肺结核病灶及空洞所属引流段支气管开口处；②自支气管镜活检钳工作通道插入中空的专用注药导管或注药针至注药目的气道内病灶处、引流支气管开口；③经注药导管或注药针注入事先预制备好的所给抗结核药物，针刺或喷洒药物到气管支气管气道局部病灶内或病灶周围，推注药物到达肺结核肺部病灶或空洞内部；④退出注药导管或注药针，拔出支气管镜；⑤嘱患者患侧卧位，下叶给药者应取坐位或半卧位，或依据病灶、空洞位置调整体位，使得病灶部位及空洞处于相对于引流支气管开口最低位，最大限度阻止所给药物溢出。

6. 并发症及处理

（1）并发症

1）支气管播散：经气道介入给药术可能会导致结核病支气管播散。

2）窒息：局部所给药物在全身麻醉状态下可能阻塞气道而引起气道阻塞，甚至发生窒息。

3）药物耐药：单纯经气道介入给药治疗而同时不进行全身抗结核药物化学治疗可造成所给药物产生耐药性。

（2）处理

1）支气管播散：注意尽量避免患者咳嗽、精确给药等减少其发生。

2）窒息：经气道介入给药术治疗时一定要保持呼吸道通畅。一般建议在局麻下实施，选择可弯曲支气管镜而非硬质支气管镜。

3）药物耐药：经气道介入给药术的药物选择，应与全身抗结核药物化学治疗方案所用药物相一致。

（二）球囊扩张术

1. 治疗原理 球囊扩张术（balloon dilatation）治疗的原理是将球囊导管自支气管镜活检钳工作通道送至支气管结核所属气道狭窄部位，用液压枪泵向球囊内注水使球囊充盈膨胀，导致狭窄部位气道形成多处纵行撕裂伤，从而使狭窄气道得以扩张。

2. 适应证 结核性中心气道瘢痕狭窄型为绝对适应证；非中心气道瘢痕狭窄型、中心气道非瘢痕性严重狭窄几乎闭塞型、中心气道管腔闭塞型为相对适应证。硅酮等支架置入后支架复张不良、气道内大出血等也是球囊扩张术少见适应证。

3. 禁忌证 ①气管支气管结核管壁软化型；②狭窄气道所属肺损毁；③支气管镜检查禁忌证（参见本章第一节局部给药术）。

4. 使用器械 一次性无菌扩张用球囊导管，一次性无菌扩张用球囊扩充压力泵。

5. 操作要点 ①将支气管镜缓慢插入到狭窄支气管口近端；②将事先选择好的球囊导管自支气管镜活检钳工作通道送至狭窄部位，球囊远近段交界中间部分刚好处于狭窄口处为宜；③用液压枪泵向球囊内注水，压力可选择1个、2个、3~8个大气压（1个大气压 = 101kPa），通常由低到高，维持球囊膨胀时间第一次时间30s至1min。若无明显出血，可再反复2~4次充盈球囊扩张，球囊持续膨胀时间每次保持1min。扩张狭窄气管时压力不要超过10s；④目测狭窄支气管直径改变，大致判断扩张成功与否；⑤推出球囊导管，拔出支气管镜。

6. 并发症及处理

（1）并发症：急性并发症有胸部疼痛不适、少量出血，操作不当气道黏膜严重撕裂所致的严重并发症有大出血、纵隔气肿、皮下气肿、气胸、气道软化、气管-胸膜瘘及气管-食管瘘等。慢性并发症有回缩性、肉芽肿增生再狭窄。

（2）处理：胸部疼痛不适、少量出血不需要特殊处理；气道及血管撕裂伤引起的气胸、气道内大出血等严重并发症，需要按气胸等积极处理，如行闭式引流术、球囊气道出血气道封堵术、胸外科手术等处理；慢性并发症如回缩性、肉芽肿增生再狭窄等可采用局部糖皮质激素、其他介入手段等处理。

7. 注意事项　①应严格掌握适应证，充分进行术前准备，把握扩张时机，既不能操之过急（如急性炎症期）也不能延误扩张机会（如气道完全闭锁）。②扩张用压力可选择，通常由低到高，切不可增压过高过猛。③结合胸部 CT 支气管多维重建影像学及支气管镜下表现，尽量准确判断狭窄的程度和范围及有无扩张指征，并选择适当型号的球囊导管。④对于狭窄程度重且气道开口较小病例，目测不好判断狭窄程度及球囊导管能否顺利进入时，可先以探针试探能否进入狭窄气道并大致估计狭窄程度。若不能进入，可尝试冷冻术、针形激光刀或针形高频电刀进行狭窄口切开。上述措施除冷冻术外需特别慎重。⑤对于气道完全闭塞、探针进入狭窄段较浅病例，应首先结合病史、临床及影像学等判断有无处理价值，可尝试冷冻术或在气道内超声引导下用针形激光刀或针形高频电刀打通闭塞，闭塞打通后再进行球囊扩张。若合并末梢侧肺已明显毁损，则建议外科手术。⑥扩张中遇瘢痕组织较硬，扩张时应逐渐增加压力泵压力及扩张维持时间，或以针形激光刀、针形高频电刀对纤维瘢痕行放射状切割松解，切不可骤增扩张压力，以防止出现较大的撕裂伤，甚至造成气道的撕裂出现纵隔气肿、气胸、气管-胸膜瘘及气管-食管瘘等严重并发症。⑦气管狭窄及距隆突较近部位主支气管狭窄扩张时，尤其是要重视主气道是否通畅，肺部通气功能是否受到影响。⑧多部位中心气道等较大气道狭窄，应采用先处理近端气道再处理远端气道，即由近端向远端扩张方案。

（三）冷冻术

1. 治疗原理　冷冻术（cryotherapy）是利用制冷技术采用制冷剂进行介入治疗的方法。依据不同冷冻术式分为：冷冻消融术（冻融术）、冷冻切除术（冻切术）、冷冻喷雾术（冻喷术）。冷冻消融术（冻融术）冷冻术主要是基于制冷物质和冷冻器械产生的超低温，一方面导致局部组织、细胞因组织、细胞内的水分子迅速结晶成冰、细胞停止分裂并融解而坏死，另一方面引起局部血流停止及微血栓形成等慢性病理过程而坏死。冻切术治疗主要是基于超低温物体与常温病变组织短时间接触而冻结，牵拉而使常温病变组织破损被撕裂掉。冻喷术是利用喷头将制冷剂均匀喷洒在较阔病变表面，已达到治疗气道黏膜及下层病变的一种方式。

2. 适应证　气管支气管结核肉芽增殖型、淋巴结瘘型、瘢痕狭窄型、管腔闭塞型、反复回缩型及支架置入后再生肉芽肿。

3. 禁忌证　支气管镜检查禁忌证（参见本章第一节"局部给药术"相关内容）。

4. 使用器械　冷冻治疗机系统及制冷剂。目前临床上多采用国产或进口冷冻机系统，常用的制冷剂为液态 CO_2 等。

5. 操作要点　①将支气管镜缓慢插入到治疗目的病灶处；②经支气管镜活检钳工作通道放入冷冻用探头到达病灶处，深入结核肉芽肿中心部位略偏根部等病灶部位；③给予制冷剂释放进行冷冻消融或冷冻切除治疗；④冻融时等待局部溶化后再退出冷冻探头，冻切时迅速牵拽冷冻探头并即时退出；⑤拔出支气管镜。

6. 并发症及处理

（1）并发症：单纯冷冻治疗并发症较少见，主要为气道痉挛，对中心气道较大病变冷冻时可能出现的气道阻塞，特别长时间冷冻可导致气道冻伤，冻切可能发生气道内大出血。

（2）处理：一旦发生气道大出血应立即按气道内大出血进行处理；冻融后气道急性阻塞尽快行介入气道再通术（如：热及冻切消融术、支架置入术等）；冻伤需机体慢慢修复。

7. 注意事项 ①冻融术实施时局部自然融化，较其他介入手段作用慢，并具有延迟效应，远期疗效较好，冻切术即直接撕扯下坏死组织而立即消减病灶。②冻切术实施时极易引起大出血，所以临床上按四级呼吸内镜诊疗技术管理，治疗气管支气管结核时推荐使用冻融术而非冻切术。③冻融治疗肉芽肿或支气管淋巴结瘘时，每次持续时间为 5～6min，一般不要超过 10min，间隔 0.5～1.0min 后，可重复进行 1～3 个冷冻 - 解冻循环周期，每周进行 1 次。利用冻融术尝试打通气道闭锁时，可适当延长每次持续时间，可增加冷冻一解冻循环周期及每周进行次数，但每次冷冻持续时间也不应超过 10min。④冷冻术一般不会发生气道穿孔，治疗后肉芽组织增生、纤维瘢痕形成率低，不影响心脏起搏器工作，不破坏金属、硅酮支架。冷冻术作用较弱，局部反应轻患者易接受。

（四）热消融术

1. 治疗原理 热消融术（thermal ablation）是利用发热效应引起结核等组织细胞凝固与坏死，从而达到消融治疗目的的一种治疗方法，不同发热器械产热机制有所不同。激光（laser therapy，LT）治疗主要借助于高功率激光，直接烧灼、凝固、气化或炭化组织；高频电刀（hypercator）是通过高频电流热效应烧灼病变组织，使病变组织发生蛋白质变性、凝固、坏死，可通过电切、电凝、电套圈而实现；氩等离子体凝固术（argon plasma coagulation，APC）又称氩气刀，通过高频电刀电离的氩气将高频电流输送到靶组织，避免了高频电刀的电极与组织的直接接触，是高频电刀方法的改进；微波（microwave）治疗是基于高频电磁波 - 微波对不同血运组织、细胞敏感性不同，使组织、细胞蛋白质变性、凝固、坏死。

2. 适应证 气管支气管结核肉芽增殖型、淋巴结瘘型、管腔闭塞型等气道内病变，瘢痕狭窄型膜状而非弥漫性管壁病变。

3. 禁忌证 支气管镜检查禁忌证（参见本章第一节"局部给药术"相关内容）。

4. 使用器械 激光治疗机系统、高频电刀（针形刀、电凝探头、圈套器）系统、氩等离子体凝固（APC）治疗机系统及氩气、微波治疗机系统。

5. 操作要点 ①将支气管镜缓慢插入到治疗目的病灶处；②将事先选择好的发热治疗装置自支气管镜活检钳工作通道送至增生肉芽肿、气道淋巴瘘等处；③开通热治疗机系统开关，进行热消融治疗；④吸引、钳夹等处理热消融治疗后气道内坏死及脱落组织；⑤退出气道内热消融治疗装置；⑥拔出支气管镜。

6. 并发症及处理

（1）并发症：①低氧血症、大出血、气道表面烧伤、气道穿孔、气胸、纵隔和皮下气肿等，气化烟雾可引起咳嗽、哮喘、呼吸衰竭、心动过缓甚至心脏停搏，严重并发症可导致死亡；②损伤气道黏膜下层将发生气道局部黏膜因修复而发生肉芽增殖性再狭窄。

（2）处理：①一般并发症无须特殊处理，发生气道及血管发生破裂需按气胸、气道内大出血等原则紧急处理，发生呼吸或心功能衰竭等危及生命并发症时需积极按相应原则抢救；②治疗实施时尽可能不损伤黏膜下层，一旦损伤可以用冷冻修复损伤的气道黏膜及下层。

7. **注意事项** ①因热消融疗法相对其他疗法创伤大，易引起气道穿孔、血管破裂，故临床上按四级呼吸内镜诊疗技术管理。②上述治疗措施均可能造成气道黏膜损伤，刺激黏膜增生即再生肉芽肿发生。微波、APC黏膜损伤范围大于激光、高频电刀。热消融疗法削减突出到管腔内较大的结核性肉芽肿，依次推荐使用针形激光刀、针形高频电刀、微波及APC等，并要求尽量不损伤气道黏膜。③针对中心气道等较大气道严重瘢痕狭窄、管腔闭塞处理，因气道走行出现较大扭曲向偏离原正常走行，若使用热消融疗法，推荐使用针形激光刀或针形高频电刀，慎重选择APC或高频电凝，切不可盲目行事，以免造成气道及周围血管透壁伤而危及生命。④热消融治疗时禁止使用氧疗吸入。实施治疗时注意避免气道内失火，以免烧伤患者及烧坏支气管镜。

（五）支架置入术

1. **治疗原理** 支架置入术（stent）是利用支架的支撑作用重建气道壁的支撑结构，保持呼吸道通畅。

2. **适应证** ①气管、主支气管等中心气道严重狭窄，导致呼吸困难、呼吸衰竭，严重影响患者生活质量者；②气管、主支气管等中心气道支气管结核管壁软化型，合并呼吸道反复严重感染者；③气管、主支气管等中心气道瘢痕狭窄经球囊扩张成形术等联合治疗反复多次仍难以奏效。

3. **禁忌证** 支气管镜检查禁忌证（参见本章第一节局部给药术）。

4. **支架类型** 目前适合于治疗气管支气管结核气道狭窄的支架如下：

（1）按材质分类：硅酮支架、全覆膜金属支架、半覆膜金属支架及金属裸支架。

（2）按形状分类："一"字形即直支架、Y形支架、L形支架。

（3）按放置部位分类：气管支架、支气管支架、隆突支架。

5. **操作要点**

（1）支架的选择：胸部CT扫描，行气道三维重建成像、支气管镜检查，判断病变气道的位置、长度及相应正常部位气道的内径，从而确定支架的类型、长度及直径。支架一般长于病变气道长度1~2cm，直径为相应正常气道内径的130%。病变段气道长度测量方法：胸部CT气道三维重建成像法，可用指示标尺直接测量；支气管镜法：病变段气道长度 = 支气管镜检查病灶远端距牙垫或鼻孔距离 - 病灶近端距牙垫或鼻孔距离，此法较CT气道三维重建成像法准确，但气道过于狭窄时此方法无法实施。

（2）支架置入：①将支气管镜缓慢插入到病变狭窄气道处；②经支气管镜活检钳工作通道插入导引钢丝至狭窄处远端，拔出支气管镜；③将内外鞘管之间装有支架的置入器上涂抹消毒的石蜡油，沿导引钢丝插至气道狭窄段的远端，重新插入支气管镜直视下定位确认置入器所在位置无误；④嘱患者短暂闭气，缓慢释出支架；⑤退出导引钢丝和置入器；⑥经支气管镜观察支架放置的位置是否准确、气道狭窄处是否扩张、局部有无出血等，如发现支架放置位置不准，用异物钳等方法调整支架到所要安放位置；⑦拔出支气管镜。

6. **并发症及处理**

（1）并发症：支架置入时可引起窒息，置入后可引起刺激性咳嗽、气道局部异物感、出血、感染、再狭窄（痰液阻塞及黏膜肉芽肿增生）、支气管管壁瘘、支架移位、支架疲劳、支架断裂及支架不易取出等并发症。

（2）处理：一般轻微并发症无须特殊处理。支架置入后肉芽增殖及取出后回缩再狭窄是目前临床难题需要利用其他介入手段（如局部给予糖皮质激素、冷冻等）处理。支架移位需立即复位。支架疲劳断裂需取出，必要时更换新的支架。气道管壁瘘口需行封堵治疗等。全麻下利用硬质支气管镜有利于难取支架的取出。

7. 注意事项　①气道支架置入术临床上按四级呼吸内镜诊疗技术管理。②气管支气管结核所引起的气道狭窄为良性狭窄，支架置入术应慎之又慎、权衡利弊。③气道支架应首选硅酮支架、可回收的镍钛合金全覆膜或半覆膜支架、镍钛合金裸支架。④由于支架置入后肉芽组织增生所致的再狭窄不可避免，尤其是无覆膜的金属裸支架刺激增生作用较强，管壁软化基础上可能继发性狭窄，且后续处理耗费人力物力较大，均以置入临时性支架为妥，一般情况下禁止使用不可回收的金属裸支架。⑤若合并呼吸困难、呼吸功能不良、呼吸道反复感染，临床评估患者生存期较短、临时性支架效果可能不佳，又无手术指征者，才可考虑永久性支架置入。⑥支架置入后 24～48h、第 1 个月内每周、1 个月后每月进行气管镜检查 1 次。⑦气道雾化吸入祛痰药应用可降低气道再狭窄发生率。⑧气管结核合并气管及主支气管等气道狭窄，气管支架置入能迅速改善通气、缓解症状，并能为处理下游主支气管等气道狭窄提供了充足的空间帮助，可通过支架对下游狭窄气道进行球囊扩张术等介入治疗。⑨推荐金属支架取出时间为置入后 30d 内，最长不应超过 60d。至于既不影响支架取出，又是置入最短时长，而且气道成形、硬化又具有良好支撑作用的共同时间点，还有待于不断研究探索。⑩硅酮支架置入术需在全麻状态下使用硬支气管镜置入。

三、介入治疗的选择

抗结核药物全身化学治疗是治疗结核病包括气管支气管结核的根本原则，气管支气管结核的分型、分期不同所采取的治疗原则侧重也不同，临床上多采用多种介入手段综合应用的联合介入治疗。

（一）炎症浸润型

经支气管镜吸引清除气道分泌物，局部给予抗结核药物。

（二）溃疡坏死型

经支气管镜吸引、钳夹等清除气道分泌物，局部给予抗结核药物，冷冻术去除坏死物及促溃疡修复。

（三）肉芽增殖型

经支气管镜局部给予抗结核药物，冷冻消融或冷冻切除消除增殖肉芽组织，热消融术应用消除较大的增殖肉芽组织。

（四）淋巴结瘘型

淋巴结瘘破溃前期及破溃期可经支气管镜局部给予抗结核药物、冷冻术、热消融术；破溃后期若存在瘘口肉芽肿形成，则给予冷冻术、热消融术，若瘘口愈合闭塞仅局部遗留有炭末沉着则无须特殊处理。

（五）管壁软化型

对于中心气道管壁软化，可考虑硅酮支架置入术，鉴于国内尚缺乏硅酮支架，在审慎评价后可置入全覆膜金属支架或金属裸支架临时性置入。

（六）瘢痕狭窄型

球囊扩张术为首选、主要手段。中心气道等较大气道狭窄处瘢痕严重者，可依据胸部CT多维重建及增强扫描情况，慎重选用热消融疗法（针形激光刀、针形高频电刀）予以切割消除狭窄或为球囊扩张创造条件。

（七）管腔闭塞型

中心气道等较大气道完全闭塞，所属肺不张形成时间较短且末梢侧肺呈致密改变无毁损，可尝试冷冻或和在审慎评价后慎选热消融疗法打通闭塞，联合应用球囊扩张术、暂时性支架置入术。

（八）反复回缩型

对于经多次球囊扩张等介入治疗，气道仍反复回缩性狭窄者，目前临床上多采用局部注射糖皮质激素、冷冻、硅酮支架、覆膜支架、药物涂层支架及可吸收生物学支架置入等方法处理。若合并反复感染、咯血，有手术指征者，建议手术切除。若合并呼吸困难、无开胸外科手术指征、经评估生存期较短者，在审慎评价后可考虑永久性支架置入。

（丁卫民）

参考文献

[1] 中华人民共和国卫生和计划生育委员会. 结核病分类：WS 196—2017 [S]. 北京：中华人民共和国国家卫生和计划生育委员会，2017.

[2] 中华医学会. 临床诊疗指南结核病分册 [M]. 北京：人民卫生出版社,2005.

[3] 马玙，朱莉贞，潘毓萱. 结核病 [M]. 北京：人民卫生出版社,2006.

[4] 朱元珏，陈文彬. 呼吸病学 [M]. 北京：人民卫生出版社,2003.

[5] 王洪武. 电子支气管镜的临床应用 [M]. 北京：中国医药科技出版社，2009.

[6] 中华医学会结核病学分会,《中华结核和呼吸杂志》编辑委员会. 气管支气管结核诊断和治疗指南(试行)[J]. 中华结核和呼吸杂志,2012,35(8):581-587.

[7] 中华医学会呼吸病学分会. 良性中心气道狭窄经支气管镜介入治疗专家共识 [J]. 中华结核和呼吸杂志，2017,40(6):408-418.

[8] 中华医学会呼吸病学分会介入呼吸病学学组. 成人诊断性可弯曲支气管镜检查术应用指南 (2019 年版) [J]. 中华结核和呼吸杂志，2019,42(8):573-590.

[9] 傅瑜. 重视支气管结核的综合及介入治疗 [J]. 中华结核和呼吸杂志,2011, 34(5):325-326.

[10] 丁卫民，傅瑜. 关于气管支气管结核诊断和治疗指南（试行）几点补充说明 [J]. 中华结核和呼吸杂志,2013,36(2):159-160.

[11] 丁卫民，傅瑜. 支气管结核的诊断治疗评价 [J]. 中国防痨杂志，2011,33(11):697-702.

[12] 丁卫民，王敬萍，傅瑜，等. 球囊扩张术治疗支气管结核气道狭窄的临床价值[J]. 中华结核和呼吸杂志，2010, 33(7): 510-515.

[13] 王广发. 中心气道狭窄的介入治疗 [J]. 中华结核和呼吸杂志, 2003, 26(7):388-391.

[14] 张杰. 经支气管镜进行气管、支气管腔内治疗技术的评价 [J]. 中华结核和呼吸杂志, 2005, 28(12): 853-855.

[15] 秦林, 丁卫民, 张建英, 等. 冷冻联合球囊扩张术治疗瘢痕狭窄支气管结核气道闭塞的有效性及安全性 [J]. 中华结核和呼吸杂志,2018,41(11): 857-863.

[16] FU Y, DING W M. Diagnosis and interventional therapy by bronchoscopy// Handbook of Global Tuberculosis Control[M]. Germany: Springer, 2017.

[17] BENJAMIN S B, CATTAU E L, GLASS R L. Balloon dilation of the pylorus: therapy for gastric outlet obstruction[J]. Gastrointest Endosc, 1982, 28(4): 253-254.

[18] LOW S Y, HSU A, ENG P. Interventional bronchoscopy for tuberculous tracheobronchial stenosis[J]. Eur Respir J, 2004, 24(3): 345-347.

[19] KWON Y S, KIM H, KANG K W. The Role of ballooning in patients with post-tuberculosis bronchial stenosis[J]. Tuberc Respir Dis, 2009, 66(6): 431-436.

[20] VERMA A, UM S W, KOH W J, et al. Long-term tolerance of airway silicone stent in patients with post-tuberculosis tracheobronchial stenosis[J]. ASAIO J, 2012,58(5):530-534.

[21] MU D, NAN D, LI W, et al. Efficacy and safety of bronchoscopic cryotherapy for granular endobronchial tuberculosis[J]. Respiration, 2011, 82(3): 268-272.

[22] KRIMSKY W S, BROUSSARD J N,SARKAR S A, et al. Bronchoscopic spray cryotherapy: assessment of safety and depth of airway injury[J]. J Thorac Cardiovasc Surg, 2010,139(3): 781-782.

[23] BOLLIGER C T, SUTEDJA T G, STRAUSZ J, et al. Therapeutic bronchoscopy with immediate effect: laser, electrocautery, argon plasma coagulation and stents[J]. Eur Respir J, 2006, 27(6): 1258-1271.

[24] WAHIDI M M, HERTH F J, ERNST A. State of the art: interventional pulmonology[J]. Chest, 2007, 131 (1): 261-274.

[25] MEHRISHI S, RAOOF S, MEHTA A C. Therapeutic flexible bronchoscopy[J]. Chest Surg Clin N Am, 2001, 11(4): 657-690.

[26] LEE P, KUPELI E, MEHTA A C. Airway stents[J]. Clin Chest Med, 2010, 31(1):141-150.

[27] LIM S Y, PARK H K, JEON K, et al. Factors predicting outcome following airway stenting for post-tuberculosis tracheobronchial stenosis[J]. Respirology, 2011,16(6):959-964.

[28] RYU Y J, KIM H,YU C M, et al. Use of silicone stents for the management of post-tuberculosis tracheobronchial stenosis[J]. Eur Respir J, 2006, 28(5): 1029-1035.

[29] KIM J H, SHIN J H, SONG H Y, et al. Benign tracheobronchial strictures: long-term results and factors affecting airway patency after temporary stent placement[J]. AJR AM J Roentgenol,2007, 188(4): 1033-1038.

[30] RANU H, MADDEN B P. Endobronchial stenting in the management of large airway pathology[J]. Postgrad Med J, 2009, 85(1010): 682-687.

第二节　肺结核空洞的介入治疗

一、概述

介入肺脏病学（interventional pulmonology）在结核病学领域的应用，对数百万计继发性肺结核和尤其是数十万计耐药肺结核患者来说，并未产生明显影响。

（一）对于内科疾病，介入治疗相对于内科全身用药优点

药物可直接作用于病变部位，这样做不仅可大大提高病变部位药物浓度，还可大大减少药物总体用量，减少药物不良反应。病灶尽快和彻底消除可以事半功倍，尽早达到治疗目的。

（二）对于外科疾病，介入治疗相对于外科手术优点

1. 无须大面积暴露病灶，只需几毫米的皮肤切口就可完成治疗，皮肤损伤小、外表美观、恢复快。

2. 大部分患者只需要局部麻醉而非全身麻醉，降低了麻醉风险。

3. 病灶切除效果满意，对周围正常组织、器官影响小。

4. 对于治疗难度大的恶性肿瘤，腔镜介入能够尽量精确切除病变部位，减少对病变器官或其他器官的损害。且可以利用腔镜自身放大效果，清晰探明周围转移淋巴结范围并逐一清除。与普通手术相比，视野更大，术野更清晰，总体效果显然优于普通手术。当前，腔镜手术已经较为普遍地用于肺癌、胃癌、肠癌、宫颈癌、子宫肌瘤等切除治疗，效果很好。对于肺癌病灶放射粒子置入，食管癌、胃癌光动力治疗，气道内肿瘤冷热消融、各种管腔支架置入等等，介入治疗更是不可或缺。

按照技术类型，可以将介入治疗分成：血管介入、放射介入、腔镜介入、超声波介入等，各种介入之间相互融合、共享，发展迅速，方兴未艾。当前，这些技术代表和反映了各学科发展前沿。而在肺结核空洞治疗方面，腔镜手段的应用几乎是空白。

二、肺结核空洞介入治疗历史和现状

（一）空洞治疗难点

肺结核空洞始终是肺结核乃至所有结核病治疗第一大技术难题。肺结核空洞随着病程延续，在机体免疫系统作用下，洞壁被不断加固，致使空洞壁逐渐增厚、纤维化。硬化洞壁血流减少，直接阻隔抗结核药物透入，影响杀菌效果。而空洞内充满结核分枝杆菌生长所需营养物质和空气，结核分枝杆菌在这一类似"避难所"环境中不断繁殖，接触药物量少，可逐渐形成抗药性。耐药细菌会不断从空洞中播散至其他部位形成新的病灶或传染其他易感者。空洞是肺结核病情预后最重要标志之一。随着空洞扩大，病情会加速进展，出现继发细菌、曲霉感染和咯血等并发症；而一旦空洞缩小或闭合则意味着病情明显好转直至治愈。

（二）空洞治疗历史

自从 X 线机诞生以后，人们就已经通过胸片或胸透直接观察到空洞存在，并掌握了

空洞形成机制以及空洞对于肺结核的意义。因此，在我国既往肺结核分型标准中特意分出了"纤维空洞型肺结核"。该型肺结核意味着难治、排菌、传染性强、并发症多。人们由此对肺结核空洞治疗产生了强烈的需求。在抗结核药物发现之前的 20 世纪 20—30 年代，国际上一度盛行肺萎陷疗法。主要是通过人工方法将空气注入胸腔或腹腔，即人工气胸、人工气腹，将胸腹腔内的气体压力传导至肺组织，进而压迫肺组织形成萎陷，促使空洞闭合，可以说人工气胸、气腹是介入治疗雏形。20 世纪 30 年代末，我国很多胸外科专家从欧美国家将这项技术引入中国，在国内逐渐开展了这一疗法。进入 20 世纪 50 年代，化疗时代来临后，国内许多结核病专科医生在应用抗结核药物进行全身化疗的同时，仍在利用简易人工气胸、气腹治疗仪建立有效的人工气胸、气腹，对肺结核空洞进行积极的萎陷治疗。直至 1995 年 8 月至 1999 年 2 月，唐神结等还使用人工气腹对 23 例耐药肺结核进行治疗，痰菌阴转率达到 69.6%，病灶吸收率 78.3%。但该方法并发症严重：人工气腹可导致患者腹胀不适，影响进食和消化；人工气胸更是会导致患者胸闷、憋气、呼吸困难，不可避免地继发胸膜肥厚、钙化，且治疗后肺复张差。更重要的是人工气胸或气腹气体压力传导效果有限，对距离胸膜较远或靠近肺门空洞作用更差。往往是气胸近旁肺组织萎陷但目标空洞却没有缩小。随着抗结核药物化疗方案的不断进展，疗程进一步缩短，有效的全身化疗最终取代了局部肺萎陷疗法。

（三）支气管镜术与肺结核空洞治疗

20 世纪 90 年代以来，随着可弯曲支气管镜的问世，各种支气管镜及其辅助诊疗设备不断更新换代和普及推广，介入肺病学应运而生，为我们诊疗肺结核空洞带来了新的契机。当前，支气管镜术已经成为各级结核病专科医疗机构不可或缺的诊疗手段，当然大多仅用于肺结核诊断和支气管结核的治疗。我们曾经采用支气管镜直接清理空洞内坏死物，但没有收到应有疗效；有人尝试经气道或静脉血管留置导管，通过导管向空洞周围或空洞内注射抗结核药物。由于导管滞留时间长，血管和气道均无法承受导管长期刺激，形成血管炎、血栓和气道内导管脱落、移位等，疗效并不肯定。有学者采用 CT 引导经皮穿刺或透视引导经支气管镜向空洞内直接注射抗结核药液，或向引流支气管内注射以甲基纤维素为赋形剂的"抗结核药物凝胶"来治疗肺结核空洞，后者曾在国内一段时间内产生不小影响。但抗结核药物与肺空洞组织相容性差，洞内留滞时间很短，注入同时刺激患者反射性剧烈咳嗽，药物遂即从引流支气管排出，没有达到杀菌目的，且可导致细菌肺内播散。因此，其效果均不甚理想。有学者正在研发含抗结核药物凝胶微球，试图将此微球直接放入空洞，通过缓释方式达到杀菌目的，但其留置效果有待验证。有学者采用生物蛋白胶粘堵空洞引流支气管直接封堵空洞，但生物胶作用效果有限，维持时间短，很快被组织吸收，结果是引流支气管重新开放，没有达到预期目标。

（四）胸腔镜手术切除空洞

手术切除空洞是人们长期以来坚持采用的方法。随着电视胸腔镜开展及手术仪器、材料进步，现代胸外科医生多采用电视胸腔镜介入切除空洞组织，减轻了患者手术负担和风险，这是胸外科学的巨大进步。但它使患者丧失部分肺组织功能，如果一侧肺全部切除则肺功能损失更大。且手术费用高、创伤相对大。由于是感染切口，呼吸道与外界随时连通，术后感染、残端瘘、支气管胸膜瘘等手术并发症很难避免，导致病情加重和延长住院时间。单纯手术不能消除结核分枝杆菌，甚至还有术中、术后结核分枝杆菌播散风险。如果没有强力抗结核药物保驾，术后肺结核复发风险仍很高。

（五）计算机数字剪影血管造影技术（digital subtraction angiography，DSA）

自从 20 世纪 90 年代国内引入计算机数字剪影血管造影技术（digital subtraction angiography，DSA）后，在治疗肺结核大咯血方面，放射血管介入发挥了巨大的作用，咯血致死率明显降低。人们采用经股动脉插入导管至支气管动脉或相关肋间动脉等，注入造影剂，发现肺结核空洞区或相关肺组织受损血管，选择性地直接将明胶海绵或弹簧圈等血管封堵材料送达靶位进行血管封堵，实现了迅速、准确、彻底止血。由于肺部血流有支气管动脉高压营养系统和肺动脉低压气血交换系统，而大咯血多源自支气管动脉系统，堵塞支气管动脉不影响肺循环系统的气体交换和肺组织营养，故此种治疗对绝大多数咯血效果明显，不良反应很少。

（六）单向活瓣治疗肺结核空洞

1. 单向活瓣原理　支气管单向活瓣最初是用于治疗中心型肺气肿和支气管胸膜瘘，这在欧美国家已经十分普遍。其原理是将活瓣放置在目标肺叶、段支气管靶位，呼气时活瓣开放，气体和气道分泌物可以从远端支气管经活瓣口向外排出；吸气时活瓣受外来气体压迫主动关闭，阻挡吸入空气进入靶肺组织，以此逐渐降低靶肺组织内气体量，使得靶肺组织内气压降低，形成肺不张，达到肺减容目的。已在欧洲和美国注册的是 Zephyr EBV 鸭嘴式活瓣（美国 PulmonX 公司：自膨胀式镍钛记忆合金

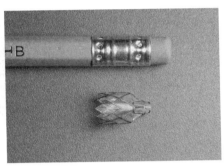

图 2-7-1　EBV 镍钛合金活瓣

骨架硅胶隔膜及瓣膜活瓣，见图 2-7-1）。利用此原理，将活瓣放置于难治性肺结核空洞引流支气管内，便造成了空洞内气压逐渐降低，痰和细菌仍然可以排出的单向引流效果。由于结核分枝杆菌是需氧菌，空洞内空气稀少、氧含量低将会影响它们的生存和繁殖，有利于消灭结核分枝杆菌和促使空洞闭合。

2. 国际现状　由于耐多药、广泛耐药肺结核患者往往已经治疗数年或 10 余年，他们几乎都有一个及以上难以治愈的空洞，厚壁是其空洞特征。结核分枝杆菌对现有核心抗结核药物耐受致使全身化疗效果明显下降，对空洞疗效更差。按照 WHO 的建议，采用最新贝达喹啉配伍利奈唑胺、莫西沙星等药物治疗，每月费用高达数万元，疗程都在 12 个月以上，患者负担很重，不良反应也会导致治疗顺应性降低，治疗被迫中断。许多患者即便坚持服药，空洞和痰菌也难改善。近年来，国际上对于支气管单向活瓣治疗耐多药肺结核空洞的研究逐渐兴起，且显示出明显上升态势。所用活瓣主要有两种，即来自俄罗斯的 EBV 和来自美国的 Zephyr EBV。其中俄罗斯的 EBV 报道例数最多，时间也较早。

俄罗斯 EBV 活瓣为医用惰性橡胶复合材料制成的中空柱形。该活瓣坚固耐用，堵塞效果好，还用于支气管胸膜瘘、肺气肿、气胸等治疗。但其体积大，操作需在全麻下借助硬质气管镜进行，技术适应性差。操作前先将活瓣直接套在电子支气管镜头端，直视下沿目标支气管将活瓣送至靶位近端，再将活瓣推出塞入靶位支气管内。因此，活瓣只能放在叶、段支气管等管腔较大的气道内。活瓣软，支撑力略差，不能长期放置。2008—2014年，来自俄罗斯新西伯利亚结核病研究所的 Levin 等采用 EBV（MedLung 公司开发，在

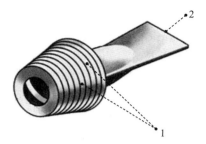

图 2-7-2　EBV 橡胶活瓣

注：1 为活瓣宽大的底座；
2 为活瓣开口。

俄罗斯和欧洲注册，见图 2-7-2 至图 2-7-5）活瓣治疗 49 例破坏性肺结核（destructive pulmonary TB），采用含 ZECsP 及注射类或氟喹诺酮类药物至少 5 种抗结核药物组成的二线化疗方案，活瓣在支气管内放置 1 年时间，然后取出。与对照组 53 例患者相比，介入组前 3 月痰菌转阴率达 95.9%（47 例），对照组仅 37.7%（20 例）；介入组 27 例（55.1%）局部通气不足，13 例（26.5%）形成肺不张。介入组空洞闭合 33 例（67.3%），对照组 11 例（20.7%）。随访 3 年结果：共计 42 例治愈，其中介入组 33 例，对照组 9 例。

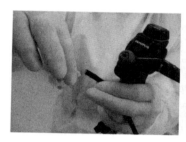
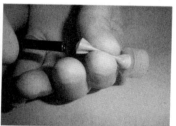

A　　　　　　　　　　　　B

图 2-7-3　将橡胶活瓣套入支气管镜头端

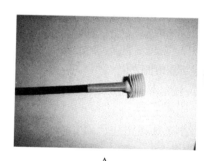
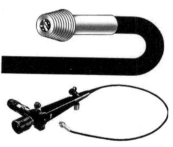

A　　　　　　　　　　　　B

图 2-7-4　装有橡胶活瓣的支气管镜

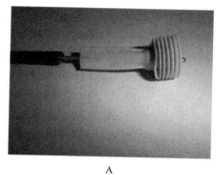
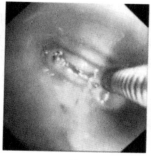
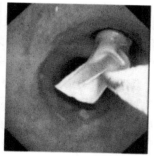

A　　　　　　　　　　B　　　　　　　　　　C

图 2-7-5　用活检钳取出橡胶活瓣

美国 Zephyr EBV 活瓣操作简单，技术适用性强，仅需局麻和可弯曲支气管镜的介入。第一个采用 Zephyr EBV 活瓣治疗耐多药肺结核空洞的是意大利人 Lorenzo Corbetta。2011 年 5 月他的团队采用 Zephyr EBV 活瓣对一位 29 岁女性 MDR 肺结核患者右肺中叶放置了 2 枚 Zephyr EBV4.0 活瓣，并采用包含亚胺培南西司他丁钠、阿米卡星、利奈唑胺、氯法齐明、特立齐酮、TMC207（试验用药）等六联化疗方案，5 个月后痰菌转阴，第 6 个月时中叶空洞闭合。2012 年 1 月这 2 枚活瓣被取出，同时向左肺尖后支放置了 1 枚 Zephyr EBV5.5 活瓣，1 个月后空洞缩小，症状缓解。10 个月之后，左肺空洞继续缩小，痰菌仍阴性，随后取出第 3 枚活瓣。

3. **国内开展情况** 国内个别单位进行了小规模试用，取得了一定的成效，部分患者效果满意。它缩短了疗程，仅用普通的抗结核药物达到了治愈耐多药肺结核空洞目的，没有发现明显不良反应，空洞闭合和痰菌转阴率都令人满意（见图 2-7-6 至图 2-7-10）。

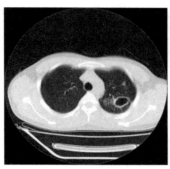

图 2-7-6　活瓣置入前的空洞
（左肺尖后段）

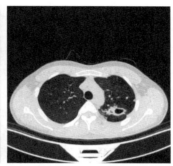

图 2-7-7　活瓣置入后次日的
空洞

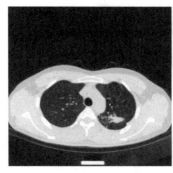

图 2-7-8　活瓣置入后 43 天空
洞闭合

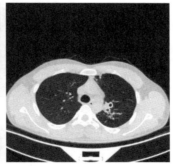

图 2-7-9　CT 图可见 2 枚高亮
EBV 活瓣影

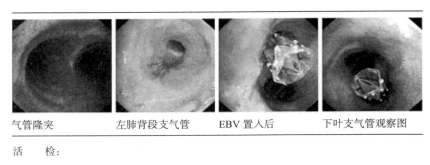

| 气管隆突 | 左肺背段支气管 | EBV 置入后 | 下叶支气管观察图 |

活 检：

图 2-7-10 支气管镜下的 EBV 活瓣

Zephyr EBV 活瓣治疗肺结核空洞操作方法：

（1）活瓣安装：事先经 CT 扫描选择空洞及其引流支气管，预估放置活瓣位置及活瓣数量。局麻下经鼻或经口插入工作通道 2.8mm 以上支气管镜，采用特制推送器进入目标支气管（图 2-7-11）并用推送器附带直径量规装置测量支气管深度及其最大径和最小径（图 2-7-12），以再次确定与支气管相匹配的活瓣规格。凡支气管直径在直径量规最大径和最小径之间者便可以采用相应规格活瓣，过大或过小均不能安装该规格活瓣。按要求将活瓣安装至推送器头端管道内，再次将推送器送达目标支气管，直视下将推送器头端抵近目标支气管内分脊处，缓慢释放活瓣，使活瓣底端尽量抵住支气管分脊处，活瓣充分暴露在支气管开口区，观察活瓣开合状况正常，退出推送器及支气管镜。如发现活瓣安装位置不妥，可以立即用活检钳取出活瓣（经口），重新安装，直至成功为止。

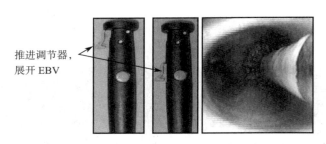

推进调节器，展开 EBV

图 2-7-11 EBV 活瓣推送器调节钮及展开活瓣

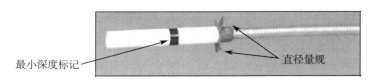

最小深度标记

直径量规

图 2-7-12 EBV 活瓣推送器附带的直径量规

（2）术后随访、观察：术后间隔 1～2 个月复查 1 次支气管镜和肺 CT，观察活瓣功能及空洞变化。支气管镜术中冲洗活瓣表面痰液以保证活瓣功能正常，同时留取标本送检 AFB 涂片和 MTB 培养，直至痰菌转阴。

（3）活瓣取出：当空洞闭合，痰菌连续 3 个月阴性时，取出活瓣。取瓣采用工作通道

2.0mm 支气管镜，局麻下经口腔插入镜体。将支气管镜抵近活瓣，以带齿活检钳钳夹活瓣金属支架任一部位。活检钳夹牢活瓣后随支气管镜一道退出口腔，检查活瓣无误后结束操作（图 2-7-13）。

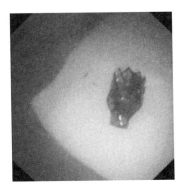

图 2-7-13　1 年后取出的 EBV 活瓣

三、介入治疗的选择

1. **适应证**　①年龄 18 岁以上，此时支气管发育成形，管腔内径已达活瓣要求；②痰抗酸杆菌持续阳性；③ CT 显示肺部有 1 个以上空洞；④药敏试验提示至少耐异烟肼和利福平；⑤洞龄 1 年以上；⑥通过心肺功能评估，可耐受支气管镜手术操作。实际上，只要患者有空洞病灶，都可以进行此项治疗，但以薄壁空洞效果更好。

2. **禁忌证**　①心肺功能不能耐受支气管镜术者；②有明显活动性肺炎、咯血、尘肺病或严重肺气肿、肺大疱等影响活瓣功能者，但当肺炎和活动性咯血停止后仍然可以进行；③严重支气管畸形不能接受置入支气管单向活瓣者；④不能耐受抗结核化疗者；⑤干酪性肺炎溶解空洞者。

四、注意事项、并发症及处理原则

1. **注意事项**　①由于支气管单向活瓣是经过支气管镜置入，故引流支气管定位是最重要的术前准备工作。最好采用 HRCT 对空洞部位及其周围支气管进行扫描，提前确定引流支气管位置并预定活瓣规格与数量。通过仔细观察引流支气管，可以发现多空洞尤其巨大空洞者引流支气管可能暗含多个侧支引流支气管。如上叶后段空洞可能会与下叶背段支气管相交通。②放置活瓣应当尽量距离空洞近一些，有利于压力传导；尽量放置 2 枚以上活瓣，以加大空洞内负压，以期增加堵塞效果。如上叶后段空洞就可以在尖支、后支各放置一枚活瓣，必要时前支再增加 1 枚。如引流支气管直径较大，可以在其亚支中各放置 1 枚 4.0 活瓣以代替引流支气管中放置 1 枚 5.5 活瓣。

2. **并发症及处置**　活瓣治疗肺气肿可能发生并发症，主要是肺不张或气胸，肺不张的发生甚至被认为是中心性肺气肿治疗有效的标志。但对于治疗肺结核空洞没有相关报道。推测气胸发生是由于肺气肿患者整体肺功能差、代偿能力不足、肺大疱多发等，导致靶肺收缩时其他肺及胸膜组织过度牵拉、扩张，加之部分患者肺部已有感染，导致发生气胸。如肺部感染重，可以继发严重的纵隔气肿、呼吸衰竭等。由于活瓣与支气管适配性不强、活瓣数量少等原因，迄今为止我们采用 Zephyr EBV 活瓣并未发生肺不张或气胸等。但在肺结核空洞治疗中仍应警惕此类肺部感染、气胸等并发症，必要时给予抗生素治疗。

我们观察到的活瓣治疗肺结核空洞并发症主要是支气管局部形成肉芽肿，约占 50%；肉芽肿可以通过局部冷热消融处理，也可不予处理而自愈。如活瓣放置过深、过久，可能被埋入支气管内取不出来（1 例），但活瓣组织相容性好，并未发现患者有任何不适或不良反应，可以终身放置不再取出。

活瓣治疗的少见并发症是局部感染。由于阻塞支气管，可能会引起阻塞性肺炎。应用普通抗生素治疗后感染很快会消失，体温及血象恢复正常（1 例）。

（王仲元）

参考文献

[1]　WÁNG Y X, CHUNG M J, SKRAHIN A, et al. Radiological signs associated with pulmonary multi-drug resistant tuberculosis: an analysis of published evidences[J]. Quant Imaging Med Surg, 2018, 8(2):161-173.

[2]　ZAHIRIFARD S, AMIRI M V, BAKHSHAYESH K M, et al. The radiological spectrum of pulmonary multidrug-resistant tuberculosis in HIV-negative patients[J]. Iran J Radiol, 2003(1):161-166.

[3]　LONG R. Drug-resistant tuberculosis[J]. CMAJ,2000, 163(4): 425-428.

[4]　PIETZSCH J B, GARNER A, HERTH F J. Cost-effectiveness of endobronchial valve therapy for severe emphysema: a model-based projection based on the VENT study[J]. Respiration, 2014, 88(5):389-398.

[5]　LEVIN A, SKLYUEV S, FELKER I, et al. Endobronchial valve treatment of destructive multidrug-resistant tuberculosis[J]. Int J Tuberc Lung Dis, 2016, 20(11):1539-1545.

[6]　GUDBJARTSSON T, HELGADOTTIR S, EK L. One-way endobronchial valve for bronchopleural fistula after necrotizing pneumonia[J]. Asian Cardiovascular & Thoracic Annals,2013,21(4): 498-499.

[7]　CORBETTA L, MONTINARO F, ROGASI P G, et al.Improvement in tubercular cavities following adjuvant treatment with endobronchial valves: a case report[J]. Int J Tuberc Lung Dis，2013, 17(6): 850-851.

[8]　WORLD HEALTH ORGANIZATION. Guidelines for the programmatic management of drug-resistant tuberculosis[A/OL]. www.who.int/tb/challenges/mdr/programmatic_guidelines_for_mdrtb/en.

[9]　SOLDATOU A, DAVIES E G. Respiratory virus infections in the immunocompromised host[J]. Paediatr Respir Rev,2003, 4(3):193-204.

[10]　DIEL R, RUTZ S, CASTELL S, et al. Tuberculosis: cost of illness in Germany[J]. Eur Respir J, 2012, 40(1):143-151.

[11]　SCIURBA F C, ERNST A, HERTH F J, et al. A randomized study of endobronchial valves for advanced emphysema[J]. N Engl J Med, 2010(363): 1233-1244.

[12]　SCHWEIGERT M, KRAUS D, FICKER J H, et al. Closure of persisting air leaks in patients with severe pleural empyema — use of endoscopic one-way endobronchial valve[J]. Eur J CardioThorac Surg, 2011, 39(3): 401-403.

第八章
耐药结核病

耐药结核病（drug-resistant tuberculosis，DR-TB）是指体外试验证实结核病患者感染的结核分枝杆菌对 1 种或多种抗结核药物耐药。其中，耐多药结核病（multi-drug resistance tuberculosis，MDR-TB）和利福平耐药结核病（rifampicin-resistant tuberculosis，RR-TB）更是全球结核病控制工作所面临的严峻问题。据 WHO 估算，2018 年全球 RR-TB 新发病例 48.4 万，其中 MDR-TB37 万例，而其治疗成功率仅为 56%，死亡率达 15%。我国是全球结核病高负担国家之一，也是 MDR-/RR-TB 高负担国家之一，MDR-/RR-TB 的疫情非常严重。因此，耐药结核病尤其是 MDR-/RR-TB 的防治需要高度重视。

第一节　耐药结核病的定义与分类

耐药结核病是指由耐药结核分枝杆菌所引起的结核病。

（一）单耐药结核病

单耐药结核病（monodrug-resistant tuberculosis，MR-TB）是指结核病患者感染的结核分枝杆菌体外 DST 证实对 1 种一线抗结核药物耐药的结核病。

（二）多耐药结核病

多耐药结核病（polydrug-resistant tuberculosis，PDR-TB）是指结核病患者感染的结核分枝杆菌体外 DST 证实对 1 种以上一线抗结核药物耐药（但不包括同时对异烟肼和利福平耐药）的结核病。

（三）耐多药结核病

耐多药结核病（multi-drug resistance tuberculosis，MDR-TB）是指结核病患者感染的结核分枝杆菌体外 DST 证实至少同时对异烟肼和利福平耐药的结核病。

（四）广泛耐药结核病

广泛耐药结核病（extensively drug-resistant tuberculosis，XDR-TB）是指结核病患者感染的结核分枝杆菌体外 DST 证实除至少同时对异烟肼和利福平耐药外，还对任何氟喹诺酮类抗菌药物产生耐药，以及至少 1 种其他的 A 组药品（贝达喹啉、利奈唑胺）耐药的结核病。

（五）利福平耐药结核病

利福平耐药结核病（rifampicin-resistant tuberculosis，RR-TB）是指结核病患者感染的结核分枝杆菌体外 DST 证实对利福平耐药的结核病，包括任何耐利福平的结核病，即利福平单耐药结核病（rifampicin monodrug-resistant tuberculosis，RMR-TB）、利福平多耐药结核病（rifampicin polydrug-resistant tuberculosis，RPR-TB）、MDR-TB 和 XDR-TB 等。

以上分类与定义适合于所有的初治和复治结核病患者，包括肺结核病（指发生在肺实质和气管支气管树的结核病，粟粒型肺结核和支气管结核均包括在内）和肺外结核病。

目前将单耐药和多耐药的定义限制在一线抗结核药物范围内，今后若有其他药物可靠的 DST 时耐药结核病还有可能进一步细分为耐氟喹诺酮类药物、二线注射类药物以及其他抗结核药物等耐药类型，并据此对患者进行分类并治疗。

第二节　耐药结核病的发生与传播

一、耐药结核病发生的一般机制

1. **结核分枝杆菌的固有耐药性**　固有耐药性（intrinsic resistance）是指细菌对某种抗菌药物的天然耐药性。固有耐药性是始终如一的，是由细菌的种属特性所决定的。从未接触过某种药物而固有的对其耐药的野生株，如牛分枝杆菌对吡嗪酰胺耐药、非洲结核分枝杆菌对氨硫脲耐药即属此种类型的耐药性。目前结核分枝杆菌的固有耐药性的原因尚不清楚，可能与其屏障机制、药物降解或灭活酶及外排机制等有关。

2. **结核分枝杆菌的自然耐药突变**　自然耐药突变是指结核分枝杆菌野生株在持续增殖过程中所产生的少数耐药菌株。各种抗结核药物自然耐药突变频率不同，分别为：异烟肼 3.5×10^{-6}、链霉素 3.8×10^{-6}、利福平 3.1×10^{-8}、乙胺丁醇 0.5×10^{-4}、吡嗪酰胺 10^{-4}、氟喹诺酮类 10^{-6}。病灶中含菌量越大，耐药出现的机会越多，而在不同的结核病变组织中含菌量亦不相同，分别为：涂阳肺结核 $10^{7 \sim 9}$/ml、结核性空洞 $10^{7 \sim 9}$/ml、浸润性病变 $10^{4 \sim 7}$/ml、结节性病变 $10^{4 \sim 6}$/ml。即使在含菌量大的空洞性肺结核病灶中，同时对异烟肼和利福平耐药的野生突变株出现的概率仅为 10^{-14}。因此，从理论上说，这种低概率的自然突变株，由于频率过低而无法检测，没有临床意义，当抗结核治疗尤其不恰当的治疗开始后，结核分枝杆菌群体中敏感菌被逐渐杀死，耐药菌的频率逐渐上升，当达到临界值即产生耐药。

3. **获得性耐药**　获得性耐药是在治疗过程中产生的耐药，指由于治疗不当（如单一用药、药量不足、患者依从性差）等因素使原为敏感的主体菌群被杀灭，而少数自然耐药突变株成为优势菌群而获得性产生的耐药结核病。其产生概率可采用 $P = 1 - (1 - r)^n$ 公式计算（P = 发生耐药病例的概率、r = 发生自然耐药突变株的概率、n = 病变组织中的含菌量）。据此表明发生耐药结核病的概率是由自然突变概率和病变组织中含菌量决定的。因此，采用数种有效药物的联合治疗可显著降低产生耐药突变株的概率，同时根据组织内的含菌量多少而调整治疗方案的力度是防止、减少耐药性产生的重要策略和措施。

二、耐药结核病发生的分子机制

随着结核分枝杆菌 H37Rv 基因组的测序完成，结核分枝杆菌耐药的分子机制取得了突破性进展。大量研究表明，结核分枝杆菌与其他的人类致病菌最显著的差别在于不存在质粒，即无法通过质粒的介导从其他细菌或分枝杆菌获得耐药性。因此，染色体介导的耐药是结核分枝杆菌产生耐药的主要形式。近年来的研究已部分阐明结核分枝杆菌耐药性产生的分子机制。编码抗结核分枝杆菌药物靶点及相关代谢酶的染色体基因突变是结核分枝杆菌耐单药产生的主要原因。利福平抗性产生主要是由于结核分枝杆菌 RNA 聚合酶 β 亚单位的编码基因（*rpo*B）突变所致。链霉素抗性产生主要是由于其核糖体蛋白 S12 编码基因（*rpsL*）和 16S rRNA 编码基因（*rrs*）突变所致。异烟肼抗性产生主要与过氧化氢酶 - 过氧化物酶的编码基因（*kat*G）及与生物合成酶编码基因（*inhA*）操纵子突变有关。吡嗪酰胺耐药性绝大部分是 *pncA* 基因突变所致。乙胺丁醇耐药性主要是由于 *embB* 基因编码的阿拉伯糖转移酶在 306 位的氨基酸替代物改变所致。氟喹诺酮类药物耐药主要是 *gyrA* 和 *gyrB* 基因突变所致，前者导致高度耐药，后者导致低度耐药。染色体多个相互独立基因的自发突变逐步累加是 MDR-TB 耐药的分子基础。但同时也不排除由于菌体细胞膜或细胞壁通透性改变、药物外排系统，或产生钝化酶以降解、灭活抗结核药物所导致的耐药。

三、耐药结核病发生的免疫学机制

1. **耐药结核病的炎症反应过程**　耐药结核病的炎症反应过程分为 5 个阶段：起始、共栖、干酪样坏死、细胞免疫调节与组织损伤所致的迟发型变态反应、液化坏死空洞形成。在起始阶段，通常有一部分耐药的结核分枝杆菌可被杀伤或被周围成熟的肺泡巨噬细胞吞噬。未被杀伤的耐药结核分枝杆菌自由繁殖最终破坏、摧毁肺泡巨噬细胞。在共栖阶段，巨噬细胞从血液进入到结核病灶内，耐药结核分枝杆菌在这些未成熟及活化的巨噬细胞内以对数的速度成倍繁殖，这一阶段之所以称之为共栖是因为耐药结核分枝杆菌虽然在病灶局部成倍繁殖但对宿主却不具损伤，同时也在此聚集成群。进入第 3 阶段，出现干酪性坏死，宿主对耐药结核分枝杆菌特异抗原产生免疫反应，抑制其生长，耐药结核分枝杆菌的数量维持在相对稳定的状态。第 4 阶段通常是决定疾病转归的重要阶段，细胞免疫反应在这一阶段发挥主要作用，细胞毒性迟发型变态反应杀死巨噬细胞，使干酪样坏死的区域扩大，疾病进一步恶化。如果细胞免疫反应不断增强，大量活化的巨噬细胞则会在干酪样坏死区域周围聚集。到了第 5 阶段，耐药结核分枝杆菌将逃逸宿主防御，干酪区域中心发生液化，细菌在细胞外自由繁殖，达到相当大的数量。细菌释放出结核蛋白样产物导致组织损伤迟发型变态反应，侵蚀支气管壁，形成空洞。

自噬是结核病免疫反应的一个基本表现，它能直接杀死存在于胞内的耐药结核分枝杆菌，同时也能调节促炎性细胞因子的分泌。另外，自噬在抗原处理和提呈过程中也起着重要作用，受控于细胞因子，可被 TH1 细胞因子如 TNF-α、IFN-γ 等激活，TH2 类细胞因子如 IL-4、IL-13 和抗炎症细胞因子 IL-10 对其产生抑制作用。与 Toll 样受体相似，维生素 D 也可诱导自噬。

2. **耐药结核病的免疫应答**　肺部先天性免疫应答系统不仅能够识别进入呼吸道的微生物，还能调节炎症强度，以避免损伤肺泡的气体交换，在耐药结核病的免疫应答中起着重要作用。由肺泡巨噬细胞介导的先天性免疫应答难以从根本上控制结核分枝杆菌繁殖，因而使免疫系统持续暴露在不断增多的分枝杆菌抗原下，随之就生成了获得性免疫，这种免疫应答不但可以控制耐药菌、滞留菌，还可以预防再次感染。

3. **免疫细胞的活化**　大多数被结核分枝杆菌感染的个体会产生终身保护性免疫反应，即通过 T 细胞控制结核分枝杆菌处于一个相对稳定的状态而不至于发病。当机体受到结核分枝杆菌侵犯时，获得性细胞免疫保护反应一般均可快速启动并表达，但耐药结核病患者获得性细胞免疫保护反应的表达甚慢，使肺部病灶内的结核分枝杆菌得以生长并播散至其他肺部组织。宿主吞噬细胞只有激活后才能抑制结核分枝杆菌生长，吞噬细胞的有效活化依赖于一系列特殊的细胞反应，但是耐药结核病宿主体内缺少诱导细胞反应所需的特殊物质，导致吞噬细胞常不能活化，以至于临床上疾病呈现恶化进展，预后较差。

对结核分枝杆菌的免疫应答是复杂而又多样的，耐药结核分枝杆菌需要多种机制共同干预或抑制宿主免疫以保证其生存。同时细菌自身也不断进化，在主要效应细胞即巨噬细胞内长期滞留。巨噬细胞捕获致病菌后，利用其有效的杀菌机制，处理、呈递抗原供 T 细胞识别并表达必需的共刺激分子，以激活 T 细胞。其次，耐药的结核分枝杆菌会引发分枝杆菌抗原特异性 T 细胞的大量凋亡，长期影响 T 细胞对分枝杆菌抗原的反应能力，即使结核病长期治疗后或细菌复制已经得到控制，CD4$^+$T 细胞对分枝杆菌蛋白的反应也相当低下。

耐药的结核分枝杆菌至少运用两种机制干扰巨噬细胞的先天性免疫防御。首先它被 CR3、CR4 等受体介导的吞噬细胞吞噬，不穿透胞浆，仅在胞内停留，同时修饰其赖以生存的吞噬体间隔，使之避免与酸性溶酶体间隔融合，并主动泵出质子 ATP 酶，使 pH 升高到 6.3 ~ 6.5（溶酶体的 pH 为 4.5）。γ-干扰素能部分克服耐药结核分枝杆菌介导的吞噬体抑制酸化的作用。除了保护吞噬体不受蛋白酶攻击外，耐药结核分枝杆菌还利用超氧歧化酶和其他酶来抵御氧中间体的杀伤作用。

4. **细胞因子的免疫作用**　不少细胞因子在耐药结核病的发生发展中起着重要作用。γ-干扰素（IFN-γ）是结核病免疫机制中一个关键的细胞因子，来源于 CD4$^+$T 细胞、CD8$^+$T 细胞、自然杀伤细胞。研究显示，耐多药结核病患者与敏感结核分枝杆菌患者、健康者比较，外周血 IFN-γ 和 IL-2 的水平很低，Th1 型细胞因子缺失，致使耐药结核分枝杆菌得以在体内快速复制并播散。肿瘤坏死因子-α（TNF-α）在结核病的免疫病理过程中具有多方面的作用，一方面具有损害作用，表现为发热、组织坏死等急性病理生理过程，另一方面对结核感染及结核病又具有保护作用。耐多药结核病患者 TNF-α 的分泌大大增加，因此，结核分枝杆菌特异性的 TNF-α 是耐药结核病具有活动性的鲜明标志。耐药结核病患者的结核分枝杆菌声波降解抗原激活 CD4$^+$、CD8$^+$T 细胞分泌大量 IL-4，这一细胞因子在淋巴细胞的增强表达可导致更多的淋巴细胞凋亡，因此，IL-4 具有抑制耐药结核病细胞免疫的作用。与 TNF-α 相同，IL-6 是耐多药结核分枝杆菌感染过程中一个重要的细胞因子，可破坏巨噬细胞对 IFN-γ 产生的积极反应。耐药结核病患者 IL-10 分泌增加，阻碍了效应性 Th1 型细胞反应。致炎症细胞因子 IL-17 在免疫反应中起着重要作用，主要表现为组织损伤性炎症反应；耐多药结核病患者 CD4$^+$ 和 CD8$^+$T 细胞产生更多的 IL-17。

四、耐药结核病发生的宿主遗传学机制

机体的抗结核免疫能力与耐药结核病的发生、发展密切相关。由于人类基因组存在广泛的多态性，导致机体的抗结核免疫能力存在个体差异。宿主免疫基因的遗传变异可能改变机

体抗结核免疫的能力，影响宿主 T 细胞的调节作用和巨噬细胞对结核分枝杆菌的吞噬和清除能力，导致治疗效果不理想，易发展为耐药结核病。研究显示，HLA-DRB1*14 等位基因可作为耐多药结核病的一个独立预测因子，HLA-DRB1*0803 和 HLA-DQRB1*0601 位点多态性不但与结核病发病有关，还与结核病耐药密切相关，HLA-Ⅱ 主要与获得性耐药相关。*SLC11A1* 基因的 D543N 和 3′ UTR 多态性位点与耐多药结核病的发生有相关性。*SLC11A1* 基因的 INT4 位点和 *MBL* 基因 Q/P 位点可能与中国汉族人群耐药结核病的发生相关。

五、耐药结核病的传播

在被结核分枝杆菌感染的人群中只有 5% 的感染者会在感染后的 1～2 年内发病，这部分感染后很快发病者称为近期传播造成的患者。而另外 95% 的感染者将进入潜伏状态，这部分人群中有 5% 左右会在其生命的某个时期由于身体抵抗力降低而发病，这部分患者称为内源性复燃或久远传播造成的患者。那么，怎样鉴定传播是近期还是久远发生的。传统流行病学方法和依靠菌株表型是难以区别的，但利用结核分枝杆菌基因型分型技术可以达到这个目的，其基本原理是在一定范围的人群中对所有疑似结核病患者进行痰菌培养，收集所有的培养阳性菌株，对菌株进行基因型分析。将具有相同基因型菌株的患者称为簇病例，而将有独特基因型的菌株称为单一菌株。簇病例代表由近期传播而产生的患者，即由同一个传染源（结核分枝杆菌）传播产生的患者，在短期内其菌株的基因型是相同的；而如果由不同的传染源传播导致的。其菌株的基因型是不同的；或者即使是同一个传染源，在感染不同个体后，结核分枝杆菌在不同个体内经过较长时间的复制增殖，菌株的基因型将发生改变，使这些患者的菌株表现出不同的基因型。因此，单一菌株代表了内源性复燃或久远传播的患者。有研究显示，超过 40% 的 MDR-TB 是近期传播导致的，也就是说为近期内（1～2 年内）被其他 MDR-TB 患者感染后发病的。由于 MDR-MTB 的传播，不仅直接产生了 MDR-TB 患者，而且还会产生有大量的潜伏 MDR-MTB 感染人群。由于 MDR-MTB 更容易传播，MDR-TB 治愈率低，随着今后绝大部分敏感患者被治愈，结核病患者中 MDR-TB 的比例会越来越高。我国绝大多数 MDR-TB 患者是原发性耐药，是由 MDR-MTB 菌株传播造成的。传播是导致我国高 MDR-TB 疫情的主要原因。

第三节　耐药结核病的诊断

一、耐药结核病的表型诊断

1. **常规检测方法**　比例法和绝对浓度法是测定分枝杆菌药物敏感性的二种常规方法，前者是 WHO 在"全球结核病耐药监测项目"中推荐的统一方法，后者是我国各级实验室 30 多年来普遍沿用的方法。绝对浓度法向比例法转轨，将会使我们的药敏试验结果与国际接轨，且不会影响到与我国既往资料的连续性和可比性。绝对浓度法对接种量（10^{-3}mg）要求十分严格，既要避免由于过量接种产生自然突变的可能，又要保证对照培养基上菌落生长旺盛，相比之下，比例法由于设定了高、低两个（10^{-4}mg 和 10^{-6}mg）接种量的参考系统，且试验结果的判定是通过计算活性单位的比值获得，因此对接种量这一药敏试验的重要变异因素进行了一定程度的校正。比例法定义 1% 为"敏感"和"耐药"的临界点，而绝对浓度法规定低浓度含药培养基上生长的菌落数多于 20 个判断为耐药，按接种菌量的活菌单位计算与比例法的 1% 耐药有相同的理论基础。在此基础上，由于绝对浓度法每种药物设定高、低两个药物浓度，所以绝对浓度法在一定程度上反映了耐药的程度和水平。如果说比例法是定性的药敏试验，绝对浓度法则包含有"半定量试验"之意。比例法操作较为烦琐，且需定量技术。

2. 快速培养仪检测方法 快速培养仪检测方法主要包括 BACTEC MGIT 960 和 Bact/ALERT 3D 液体培养系统。液体培养基能够使细菌得到更加充分的营养供应，使细菌在良好的营养条件下更好地生长，同时在应用液体培养基的基础上结合特殊的检测系统，使结核分枝杆菌培养的阳性检出速度和检出率得到提高。全自动 BACTEC MGIT 960 液体培养系统的敏感度和特异度高于 L-J 培养法，报告时间平均缩短至 9.5d。BACTEC MGIT 960 液体培养系统对痰涂片阴性肺结核的初代分离率也能达到 28%，高于其他培养方法。同时，BACTEC MGIT 960 液体培养系统的药物敏感试验结果与其他检测方法相比，符合性在 90% 以上，平均出报告时间仅 6.5d，明显短于其他培养方法。Bact/ALERT 3D 液体培养系统在分枝杆菌培养初分离试验中阳性报告所需时间及阳性分离率均优于传统的 L-J 法，培养时间最短者为 6d，最长者为 22d，其法培养阳性率明显高于 L-J 法。组织、体液等标本使用 Bact/ALERT 3D 液体培养系统也可以提高阳性检出率，缩短检测时间。

3. 显微镜直视下药物敏感性测定法 显微镜观察药物敏感性测定法（microscopic observation drug susceptibility，MODS）是集分枝杆菌培养、初步菌种鉴定和药物敏感性试验（DST）为于一体的新的快速诊断方法。2010 年 WHO 将其作为非商业用的培养和 DST 新方法进行推荐。有研究结果表明，MODS 法、自动分枝杆菌液体培养和传统罗氏培养检测痰标本的敏感度分别为 97.8%、89.0% 和 84.0%，差异有统计学意义。培养阳性的平均所需时间分别为 7d、13d 和 26d，差异有统计学意义。特异度为 99.6%。与标准药敏试验的一致性：利福平 100%、异烟肼 97%、乙胺丁醇 95%、链霉素 92%。MODS 法也可用于脑脊液和胸腔积液标本的检测，具有较高的敏感度和特异度。

4. 硝酸还原酶测定法 硝酸还原酶测定法（nitrate reductase assay，NRA）的基本原理是：结核分枝杆菌体内的硝酸还原酶能将硝酸盐还原成亚硝酸盐，如果培养基内有亚硝酸盐存在，通过加入特异的试剂将出现粉红色的颜色变化，提示有结核分枝杆菌存在，肉眼将可以观察到，也可以用分光光度计进行检测。据报道，99% 以上的抗酸分枝杆菌能够产生硝酸还原酶，能将硝酸盐还原成亚硝酸盐。2010 年 WHO 将其作为非商业用的培养和 DST 新方法进行推荐。NRA 是一种廉价、快速、敏感性和特异性较高检测耐药结核病的方法，可直接用于检测痰标本，配合液体培养基使用能更快地得到结果。NRA 法与绝对浓度法对 INH、RFP、SM、EMB 的药物敏感性进行检测，敏感度分别为 91.6%、96.5%、92.2% 和 90.7%，特异性分别为 96.0%、98.2%、97.3% 和 97.3%，一致率分别为 95.0%、97.9%、96.2% 和 96.7%，检测时间将大大缩短。

5. 氧化还原指示剂测定法 氧化还原指示剂测定法（colorimetric redox indicator，CRI）是指通过氧化还原指示剂在含结核分枝杆菌培养基中的颜色变化，判断其生长情况。2010 年 WHO 将其作为非商业用的培养和 DST 新方法进行推荐。氧化还原指示剂测定法已用于结核分枝杆菌对一线和二线抗结核药物的药敏试验，具有较高的敏感度、特异度及一致率。

二、耐药结核病的基因型诊断

1. **线性探针测定法** 线性探针技术（line probe assay，LPA），也称耐药结核分枝杆菌基因分型技术。LPA 技术将 PCR 扩增、反向杂交、膜显色技术合为一体，通过引物扩增目的片段，扩增产物与膜上固定的特异性探针杂交，杂交物通过酶显色反应判断结果。线性探针检测结核分枝杆菌耐药基于结核分枝杆菌针对不同药物的基因突变位点不同，各突变位点与耐药性有一定的相关性，通过检测出突变位点的 DNA 片段，来判定结核分枝杆菌是否耐药。第一代试剂盒为 GenoType®MTBDRplus，该方法旨在检测异烟肼和利福平的相关耐药基因 *kat*G、*inh*A 和 *rpo*B；2008 年已得到了 WHO 的认可与推荐，该方法用于诊断 RFP 耐药具有极高的精确度；而对于诊断 INH 耐药特异度也很好，但敏感度稍差；该方法优点为，其诊断 MDR-TB 仅需 24 ~ 48h，且可直接检测涂片阳性痰标本，方法较为简单。第二代产品为 GenoType®MTBDRsl，用于检测氟喹诺酮类和二线注射类药物的耐药，即二线药物线性探针测定法（second-line line probe assay，SL-LPA）。该方法检测二线注射类药物的耐药与表型方法具有高度的相关性；在氟喹诺酮类药物中氧氟沙星、左氧氟沙星的耐药与表型方法具有良好的相关性，而莫西沙星、加替沙星的相关性较小。2016 年，WHO 推荐 SL-LPA 用于氟喹诺酮类和二线注射类药物耐药性检测。

2. **半巢式全自动实时荧光定量 PCR 测定法（Xpert MTB/RIF 测定法）** 半巢式全自动实时荧光定量 PCR 测定法（Xpert MTB/RIF 测定法）采用 Xpert MTB/RIF 检测系统，是一种半巢式实时荧光 PCR 体外诊断技术，可对结核分枝杆菌以及利福平耐药性进行检测。该技术针对 *rpo*B 基因 81bp 利福平耐药核心区间（RRDR）设计引物、探针，检测其是否发生突变，进而用于诊断患者是否为结核以及是否对利福平耐药（*rpo*B 序列存在突变）。该方法完全整合了基于定量 PCR 分子遗传检测所需的三个步骤（样品准备、扩增、检测），将待检样品放入到 Xpert MTB/RIF 的反应盒中，系统就会自动按照相应的程序运行，实时监测 PCR 进行情况。Xpert MTB/RIF 技术是集痰标本处理、DNA 提取、核酸扩增、MTB 特异核酸检测、利福平耐药基因 *rpo*B 突变检测于一体的结核病和利福平耐药结核病快速诊断方法。全过程只需 105 分钟，自动化完成，无须生物安全需求。2010 年 12月，WHO 批准了 Xpert MTB/RIF 测定法的应用。该技术也被 WHO 誉为结核病诊断中革命性的突破。Xpert MTB/RIF 测定法已被 WHO 推荐用于成人、儿童肺结核和肺外结核病和利福平耐药结核病的诊断。最近，迷你型 Xpert Omni 已推出，可用于床旁和门诊结核病和利福平耐药结核病患者的快速诊断；而新一代的 Xpert MTB/RIF 测定法 Xpert Ultra 则进一步提高其敏感度和特异度，有望替代传统的 Xpert MTB/RIF 测定法。

3. **基因芯片技术** 基因芯片技术又称 DNA 微阵列（DNA micorarray），是指按照预定位置固定在固相载体上很小面积内的千万个核酸分子所组成的微点阵列。在一定条件下，载体上的核酸分子可以与来自样品的序列互补的核酸片段杂交。如果把样品中的核酸片段进行标记，在专用的芯片阅读仪上就可以检测到杂交信号。基因芯片集成了探针固相原位合成技术、照相平板印刷技术、高分子合成技术、精密控制技术和激光共聚焦显微技术，使得合成、固定高密度的数以万计的探针分子以及对杂交信号进行实时、灵敏、准确的检测分析变得切实可行。基因芯片技术对结核病的耐药检测基于结核分枝杆菌针对不同药物的基因突变位点不同，各突变位点与耐药性的有一定的相关性，通过检测出突变位点的 DNA 片段，来判定结核分枝杆菌是否耐药。基因芯片法与传统检测方法相比，检测时间短、通量高，故可大大缩短临床诊断的时间，提高临床诊断效率。另外，软件自动判断结果，可防止人工误差。

4. **实时荧光 PCR 熔解曲线法**　实时荧光 PCR 熔解曲线法建立在野生型 DNA 分子和突变型 DNA 分子的 GC 含量不同的基础之上，通过监测升温过程中荧光探针与靶标 DNA 结合情况，从而判断检测结核分枝杆菌相应位点的基因型情况，并最终判定结核分枝杆菌对相应药物的耐药情况。该方法与传统表型方法相比具有高度的一致性，并且检测时间短。

三、耐药结核病诊断方法的合理应用及其结果的评价与解读

传统表型检测方法是在含抗结核药物培养基中进行结核分枝杆菌培养，观察后者生长是否受到抑制。表型药敏试验（DST）可以在固体培养基上直接或间接进行。在直接试验中，浓缩的痰标本直接接种到含药和不含药的培养基里。间接试验则是将痰培养出的菌落进行接种，再进行相应药物的 DST，包括绝对浓度法、比例法和抗性比率法，为最常用的 DST 方法，此种方法已得到了广泛认可，是 DST 的金标准。快速液体培养与药敏检测法结果较为可靠，具有较高的可靠性和可重复性，可替代传统表型检测法。

基因型诊断方法检测的是耐药基因，而不是耐药的表型。线性探针测定法用于诊断 RFP、INH、氟喹诺酮类和二线注射类药物耐药具有高度的可靠性和可重复性。Xpert MTB/RIF 测定法已用于成人、儿童肺结核和肺外结核病和利福平耐药结核病的诊断。基因芯片技术敏感度较高，但可靠性和可重复性相对较低。实时荧光 PCR 熔解曲线法与传统表型方法相比具有较高的一致性。

如何看待表型检测方法和基因型诊断方法是我们临床工作者面临的困惑。基因型诊断方法具有快速、准确的优点，初治结核病患者若线性探针测定法、Xpert MTB/RIF 测定法发现有利福平和 / 或异烟肼的耐药基因突变时，重复（或同时）进行相应的基因型诊断方法，若仍然耐药，则按耐药结核病进行方案调整；若为复治结核病，一次基因型诊断方法即可对耐药结核病进行确诊；随后的表型检测方法结果只能作为对原耐药结核病方案调整的补充，但不应推翻以前的基因型诊断方法结果（即利福平和 / 异烟肼耐药的结果）。

耐药结核病实验室诊断的准确性是至关重要的，必须建立全面的实验室质量保证计划以确保药敏试验结果的准确性、可靠性和可重复性，当然，合理使用药敏试验技术与方法也很重要。DST 技术与方法的选用原则：①实验室设置和能力必须符合要求，并要有严格的质量保证。②根据药敏试验技术与方法的可靠性和可重复性选用，建议首先开展 WHO 推荐的传统表型检测方法。③根据实际情况选用合适的方法，若经济条件有限的医疗机构可选用绝对浓度法、比例法和抗性比率法，条件较好的可选用 BACTEC 方法。④由于基因诊断方法如线性探针测定法和 Xpert RIF/MTB 方法具有快速、准确等优点，建议有条件的单位可在初复治结核病中常规开展应用。

抗结核药物 DST 选用步骤包括：①应首先开展异烟肼和利福平的药敏试验结果。

②开展阿米卡星、卡那霉素、卷曲霉素和氟喹诺酮类药物的药敏试验。③可进一步开展乙胺丁醇、链霉素和吡嗪酰胺的药敏试验。④不建议常规开展其他二线药物的药敏试验，由于其结果的可靠性、可信性和可重复性不能确定，且与临床的一致性不明。

对 DST 结果进行解读和评估，有助于临床医生正确选择抗结核药物，并制定合理的化疗方案。①质量可以保证的利福平和异烟肼药敏试验结果的准确度最高，也最为可靠和最具可重复性，建议临床制定方案时严格参照。②阿米卡星、卡那霉素、卷曲霉素和氟喹诺酮类药物的药敏试验结果建议较高的可靠性和可重复性，选用时参照。③链霉素、乙胺丁醇和吡嗪酰胺的可靠性和重复性相对较低，在制定化疗方案时应综合其用药史等酌情参照。④其他二线药物的 DST 争议较大，其中部分药物在我国进行 DST 已有很长的一段时间了，如丙硫异烟胺和 PAS。目前认为，这些药物的药敏试验较为复杂。定义此类药物耐药的临界浓度与抗菌活性需要的最低抑菌浓度（MIC）非常接近，增加了敏感和耐药之间的判断难度。且其结果的可靠性、可信性和可重复性以及结果与临床疗效的相关性不确定。因此，对于这些药物的 DST 结果仅供参考。⑤不同的实验室以及不同的 DST 方法，其结果也会有所不同，关键是看该实验室是否有质量保证，DST 是否可靠、准确；对于多个相异的 DST 结果我们应结合该患者的用药史与病情、提供 DST 结果的实验室与实验方法质量可靠性以及该地区的耐药流行病学资料进行综合判断，以制定出合理的化疗方案。

第四节 耐药结核病化学治疗

一、耐药结核病化疗的基本原则

1. 对耐药结核病患者应及时治疗。

2. 根据患者的用药史、耐药 MTB 菌株的流行情况、DST 结果以及可供选用的药物设计化学治疗方案。

3. 药敏试验结果出来前应根据国家有关规范、按照患者的结核病类型给予相应的经验性治疗，待药敏试验结果出来后再据情调整用药。

4. 化疗方案中至少应含有 4 种确定有效或几乎确定有效的核心药物，利福平耐药结核病至少要有 5 种确定有效或几乎确定有效的核心药物。

5. 同一类药物不能联合使用，例如注射类抗结核药物、氟喹诺酮类药物等。

6. 具完全性双向交叉耐药的抗结核药物类如氨基糖苷类中的卡那霉素和阿米卡星、硫胺类中的乙硫异烟胺和丙硫异烟胺以及环丝氨酸和特立齐酮，当其中任一药物耐药时，不能再选用同组中的另一药物。利福霉素类药物之间的交叉耐药性基本上是完全性，若利福平耐药时，建议不用利福喷丁和利福布汀。卷曲霉素为多肽类，和氨基糖苷类药物的交叉耐药性是不完全的，耐卷曲霉素并不一定耐阿米卡星，而耐阿米卡星也不一定耐卷曲霉素。从目前研究来看，氟喹诺酮类药物交叉耐药性不完全，建议应根据氟喹诺酮类药物的 DST 结果选药。

7. 提倡采用全程每日用药法，有条件的地方实施全程督导下化学治疗管理（DOTS）。吡嗪酰胺、乙胺丁醇、氟喹诺酮类药物尽可能每天一次顿服，因为高的血清峰浓度可能达到更好的疗效。其他二线抗结核药物根据患者的耐受性也可以每日一次用药，但为减少不良反应，习惯上还是将乙硫异烟胺 / 丙硫异烟胺、环丝氨酸和 PAS 分次服用。

8. 及时发现和处理抗结核药物的不良反应。

二、化疗药物

根据有效性与安全性的最新证据，将耐药结核病的化疗药物按先后顺序划分为 3 组（表 2-8-1）。A 组：首选药物，包括左氧氟沙星或莫西沙星、贝达喹啉和利奈唑胺。B 组：次选药物，包括氯法齐明、环丝氨酸或特立齐酮。C 组：A 组和 B 组药物不能组成有效治疗方案时可添加的药物，包括：乙胺丁醇、德拉马尼、吡嗪酰胺、亚胺培南 / 西司他丁或美罗培南、阿米卡星（或链霉素）、乙硫异烟胺或丙硫异烟胺、对氨基水杨酸。

表 2-8-1　长程 MDR-TB 治疗方案推荐使用的药物分组

组别	药物	缩写
A 组：首选药物	左氧氟沙星或 莫西沙星	Lfx Mfx
	贝达喹啉	Bdq
	利奈唑胺	Lzd
B 组：次选药物	氯法齐明	Cfz
	环丝氨酸或 特立齐酮	Cs Trd
C 组：可以添加的药物	乙胺丁醇	E
	德拉马尼	Dlm
	吡嗪酰胺	Z
	亚胺培南 - 西司他丁或 美罗培南	Ipm-Cln Mpm
	阿米卡星 （或链霉素）	Am （S）
	乙硫异烟胺或 丙硫异烟胺	Eto Pto
	对氨基水杨酸	PAS

注：Bdq 使用超过 6 个月的安全性和有效性证据不足；在个别患者中延长 Bdq 的使用时间需要遵循 "WHO 关于 Bdq 和 Dlm 治疗 MDR-TB 超说明书用药最佳实践的声明"；同时使用 Bdq 和 Dlm 的证据不足，因此，没有对此进行评估；Lzd 的最佳疗程尚未确定，使用至少 6 个月的疗效好，但毒性及不良反应可能会限制其使用；在对临床试验 213 的单个病例数据进行分析后，将会重新评估 Dlm 的地位。这些数据在 2018 年 7 月的证据评估中并未使用。Dlm 使用超过 6 个月的安全性和有效性证据不足；个别患者延长 Dlm 使用需要遵循 "WHO 关于 Bdq 和 Dlm 治疗 MDR-TB 超说明书用药最佳实践的声明"；只有 DST 结果证实敏感时，Z 才能作为一种有效药物；阿莫西林 / 克拉维酸应与 Imp-Cln 或 Mpm 合用，但不能单独算作一种药物，也不能单独使用；只有 DST 结果证实敏感时，才能考虑使用 Am 和 S，同时应进行严格的听力监测。只有不能使用 Am 且 DST 结果证实敏感时，才考虑使用 S（由于二代分子线性探针不能检测 S 耐药，因此需要进行表型 DST）。

1. **左氧氟沙星**（levofloxacin，Lfx）

（1）作用机制及特点：抑制结核分枝杆菌脱氧核糖核酸（DNA）旋转酶（拓扑异构酶Ⅱ）A亚单位，阻止DNA的复制、转录而杀菌。对结核分枝杆菌具有较强的抗菌活性，为杀菌剂。主要用于耐药结核病的治疗。

（2）用法用量

1）成人：体重＞30kg患者，10～15mg/（kg·d），750～1000mg/d，1次/d；体重为30～45kg的患者，750mg/d，1次/d；体重＞45kg的患者，1000mg/d，1次/d。对于合并肾功能衰竭或透析患者应根据肌酐清除率调整剂量，当肌酐清除率＜30ml/min，剂量为750～1000mg/次，每周3次，不可每日服用。用药途径为口服或静脉滴注，疗程为9～24个月。口服或静脉注射。

2）儿童：＞5岁儿童及青少年建议左氧氟沙星剂量为10～15mg/（kg·d），1次/d，口服；≤5岁儿童建议左氧氟沙星剂量为15～20mg/（kg·d），2次/d（早、晚各1次），口服。

（3）不良反应

1）胃肠道反应：恶心、呕吐、不适、疼痛等。

2）中枢反应：头痛、头晕、睡眠不良等，并可致精神症状。

3）其他：光敏反应、关节损害、结晶尿、肝损害、心脏毒性（包括Q-T间期延长等）、干扰糖代谢等。

（4）注意事项：①需与其他抗结核药品联合应用，并可产生相加效应。② WHO在指南中指出，尽管在动物实验中发现该类药物可以使软骨发育延迟，但在人类并没有得到证实，WHO认为，在儿童耐药结核病时使用氟喹诺酮类药品治疗收益大于风险，因此，推荐应用。当然，小于5岁儿童或体重低于10kg时应谨慎使用。③有精神病史者、癫痫病史者慎用。④应用本品时，注意不与含铝、镁、铁、锌制剂同服，防止干扰喹诺酮吸收。亦不可与茶碱、咖啡因同服，预防茶碱中毒。⑤禁用于对任何氟喹诺酮类药品过敏者，本品可引起过敏性休克、喉头水肿等严重过敏反应。肾功能障碍者慎用，老年患者应用此药需检测肾功能。妊娠期和哺乳期妇女避免使用或慎用。⑥禁止非甾体消炎镇痛药（阿司匹林、丁苯羟酸、双氯芬酸）与氟喹诺酮类药品并用，防止加剧中枢神经系统毒性反应和诱发癫痫发作。⑦同时应用茶碱、咖啡因等药品时，氟喹诺酮类药品干扰细胞色素P450系统而减少茶碱在体内的消除，故需注意调整剂量或做血药浓度监测，预防茶碱中毒。

2. **莫西沙星**（moxifloxacin，Mfx）

（1）作用机制及特点：抑制结核分枝杆菌脱氧核糖核酸（DNA）旋转酶（拓扑异构酶Ⅱ）A亚单位，阻止DNA的复制、转录而杀菌。对结核分枝杆菌具有较强的抗菌活性，为杀菌剂。主要用于耐药结核病的治疗。

（2）用法用量

1）成人：400～800mg/d，1次/d，口服或静脉滴注，疗程为9～24个月。

2）儿童：7.5～10mg/（kg·d），1次/d，口服；体重为10～17kg的患者，建议莫西沙星剂量为0.1g，1次/d，口服；体重为18～30kg的患者，建议莫西沙星剂量为0.2g，1次/d，口服。疗程为9～24个月。

（3）不良反应

1）胃肠道反应：恶心、呕吐、不适、疼痛等。

2）中枢反应：头痛、头晕、睡眠不良等，并可致精神症状。

3）其他：光敏反应、关节损害、结晶尿、肝损害、心脏毒性（包括 Q-T 间期延长等）、干扰糖代谢等。

（4）注意事项：①需与其他抗结核药品联合应用，并可产生相加效应。② WHO 在指南中指出，尽管在动物实验中发现该类药物可以使软骨发育延迟，但在人类并没有得到证实，WHO 认为，在儿童耐药结核病时使用氟喹诺酮类药品治疗收益大于风险，因此，推荐应用。当然，小于 5 岁儿童或体重低于 10kg 时应谨慎使用。③有精神病史者、癫痫病史者慎用。④应用本品时，注意不与含铝、镁、铁、锌制剂同服，防止干扰喹诺酮吸收。亦不可与茶碱、咖啡因同服，预防茶碱中毒。⑤禁用于对任何氟喹诺酮类药品过敏者，本品可引起过敏性休克、喉头水肿等严重过敏反应。肾功能障碍者慎用，老年患者应用此药需检测肾功能。妊娠期和哺乳期妇女避免使用或慎用。⑥禁止非甾体消炎镇痛药（阿司匹林、丁苯羟酸、双氯芬酸）与氟喹诺酮类药品并用，防止加剧中枢神经系统毒性反应和诱发癫痫发作。⑦同时应用茶碱、咖啡因等药品时，氟喹诺酮类药品干扰细胞色素 P450 系统而减少茶碱在体内的消除，故需注意调整剂量或做血药浓度监测，预防茶碱中毒。⑧在所有的氟喹诺酮类药品中莫西沙星的心脏毒性最大，可引起 Q-Tc 间期延长，因此，与贝达喹啉、德拉马尼、氯法齐明和克拉霉素等延长 Q-Tc 间期的药物联用时，应密切监测心电图的变化。

3. 贝达喹啉（bedaquilin，Bdq）

（1）作用机制及特点：贝达喹啉通过抑制结核分枝杆菌 ATP 合成酶而发挥抗结核治疗作用。贝达喹啉对结核分枝杆菌敏感菌株、耐药菌株以及休眠菌均有较强的杀菌活性，为杀菌药。主要用于耐多药结核病、利福平耐药结核病以及广泛耐药结核病的治疗。

（2）用法用量：第 1～2 周：每次 400mg，每日 1 次，与食物同服。第 3～24 周：每次 200mg，每周 3 次，与食物同服。两次用药之间至少间隔 48 小时，每周的总剂量为 600mg。

（3）不良反应：常见的不良反应是恶心、头痛、关节痛、食欲减退、恶心和呕吐，其次为皮疹、头晕、转氨酶升高、血淀粉酶升高、肌肉疼痛、腹泻和 Q-T 间期延长等。

（4）注意事项

1）本品应与其他抗结核药物联合应用，且须保持整个疗程的依从性。漏服或未完成整个疗程的治疗可能导致治疗有效性降低，增加其分枝杆菌发生耐药的可能性，以及增加本品或其他抗菌药物无法治疗该疾病的可能性。该药可引起 Q-T 间期延长，因此，应注意监测心电图。

2）对本品过敏、有严重心脏、肝脏、肾脏等功能不全以及 QTcF 间期 > 500ms（经重复心电图证实）者禁忌使用；本品在孕妇、哺乳期妇女、65 岁以上老年人中的安全性和有效性尚未确定，列为相对禁忌证，不推荐使用；> 6 岁的儿童在收益大于风险时可谨慎使用，< 6 岁的儿童列为相对禁忌证，不推荐使用。

3）药物间的相互作用：①其他能延长 Q-T 间期的药物与氯法齐明、莫西沙星和克拉霉素等合用可能增加心脏毒性（如 Q-T 间期延长）的风险，应密切观察心脏不良事件的表现，监测心电图等。目前贝达喹啉与德拉马尼合用的例数较少，从现有的证据来看，两者合用不增加 Q-T 间期延长的风险，但需密切监测心电图的变化。② CYP3A4 诱导剂 / 抑制剂：贝达喹啉通过 CYP3A4 进行代谢，故在与 CYP3A4 诱导剂联用期间，其全身暴露量及治疗作用可能减弱。治疗期间应避免与强效 CYP3A4 诱导剂合用，如利福霉素类（利福平、利福喷丁和利福布汀）或中效 CYP3A4 诱导剂（如依法韦仑）。贝达喹啉与强效CYP3A4 抑制剂（如蛋白酶抑制剂、大环内酯类抗生素和唑类抗真菌药物）联用时可能增加贝达喹啉的全身暴露量，从而增加发生不良事件的风险，因此，除非药物联用的治疗获益超过风险。本品与强效 CYP3A4 抑制剂连续应用不超过 14d。③抗逆转录病毒药物：贝达喹啉与洛匹那韦 / 利托那韦联合给药时会使贝达喹啉的血清浓度增加，故需慎用，并且仅在获益超过风险时方可使用。当与奈韦拉平联用时，不需要对贝达喹啉进行剂量调整。当与依法韦仑联合给药时，贝达喹啉浓度降低，也应避免和依法韦仑或者其他中效CYP3A 诱导剂同时使用。

4）现有或曾经有过以下情况者，应用贝达喹啉时 Q-T 间期延长的风险增加，应密切监测心电图等：①尖端扭转型室性心动过速；②先天性 Q-T 综合征；③甲状腺功能减退和缓慢性心律失常；④失代偿性心力衰竭；⑤血清钙、镁或钾水平低于正常值下限。

患者出现下列情况时，应停用贝达喹啉和所有其他延长 Q-T 间期的药物：①具有临床意义的室性心律失常；② QTcF 间期 > 500ms（经重复心电图证实）。若出现晕厥，应进行心电图检查以检测 Q-T 延长情况。

5）避免饮酒或摄入含酒精的饮料，慎用肝脏毒性大的药物或中草药，如果出现以下情况则停用贝达喹啉：①转氨酶升高伴随总胆红素升高大于 2 倍正常值上限；②转氨酶升高 > 8 倍正常值上限；③转氨酶升高 > 5 倍正常值上限并持续存在 2 周以上。用于轻度或中度肝损害患者时不需要调整剂量。尚无重度肝损害患者使用贝达喹啉的研究，因此这类患者仅在获益大于风险时才可慎用。

6）轻度或中度肾损害的患者用药时不需要调整剂量。重度肾损害或肾病终末期需要血液透析或腹膜透析的患者应谨慎使用。

4. 利奈唑胺（linezolid，Lzd）

（1）作用机制及特点：本品为合成的抗革兰氏阳性菌的药物，其作用为抑制细菌蛋白质合成，特点是与细菌 50S 亚基附近界面的 30S 亚基结合，阻止 70S 初始复合物的形成而发挥杀菌作用。对敏感菌株和耐药菌株具有同等的抗菌活性，对快速增殖期和静止期菌群均有抗菌作用，为杀菌药。主要用于治疗耐多药结核病、利福平耐药结核病以及广泛耐药结核病的治疗。

（2）用法用量

1）成人：①降阶梯疗法：利奈唑胺初始剂量为 600mg/ 次，每日两次，4 ~ 6 周后减量为 600mg/ 次，每日一次。如果出现严重不良反应还可以减为 300mg/d，甚至停用。口服或静脉点滴均可。同服维生素 B_6。总疗程 9 ~ 24 个月。②中低剂量疗法：利奈唑胺剂量为 600mg/d。如果出现严重不良反应还可以减为 300mg/d，甚至停用。口服或静脉点滴均可。同服维生素 B_6。总疗程 9 ~ 24 个月。

2）儿童：12 岁以上儿童建议利奈唑胺剂量为 10mg/（kg·次），每 8h 一次，不宜超过 900mg/d；10 ~ 12 岁儿童建议利奈唑胺剂量为 10mg/（kg·次），每 12h 一次，不宜超过 600mg/d；总疗程 9～24 个月。口服或静脉点滴均可。目前尚无 10 岁以下儿童长期使用利奈唑胺的报道。

（3）不良反应：常见不良反应有胃肠道反应（恶心、呕吐、腹泻）、骨髓抑制（血小板减少、贫血、白细胞减少）及周围神经炎和视神经炎。骨髓抑制较严重，甚至威胁生命，减少剂量或停药后可逆。周围神经炎和视神经炎在减少剂量或停药后恢复慢。少见的不良反应有：前庭功能毒性（耳鸣、眩晕）、抑郁、乳酸性酸中毒、腹泻、头痛、口腔念珠菌病、阴道念珠菌病、味觉改变、肝功能异常（包括丙氨酸转氨酶、天冬氨酸转氨酶、碱性磷酸酶及总胆红素升高等）、肾功能损害及 5-羟色胺综合征等。

（4）注意事项：①用药 1 个月内需每周监测血常规，以后 2 周复查一次血常规。如贫血和血小板减少进行性加重，则减量使用或停药，并密切监测血常规；②治疗前常规行视力检查，治疗中每个月监测视力变化，若出现视力减退应减量使用或停用；③利奈唑胺与类肾上腺素能（拟交感神经）药物有潜在的相互作用，可引起加压作用，应避免合用含盐酸伪麻黄碱或盐酸苯丙醇胺的药物；④利奈唑胺与 5-羟色胺类制剂合用可出现 5-羟色胺综合征，应避免合并应用 5-羟色胺再摄取抑制剂、三环抗抑郁药物、5-羟色胺、5-羟色胺受体激动剂等药物；⑤在应用利奈唑胺过程中，若患者反复出现恶心和呕吐、有原因不明的酸中毒或低碳酸血症，需要立即进行检查，以排除乳酸性酸中毒；⑥长期使用时需注意引起的二重感染，如伪膜性肠炎，尤其是合并糖尿病或免疫功能受损患者；⑦利奈唑胺有引起高血压的可能，应避免食用大量高酪胺含量的食物及饮料；⑧利奈唑胺可引起周围神经炎和视神经炎，在与有相同不良反应的抗结核药物（如高剂量异烟肼、丙硫异烟胺、乙胺丁醇等）同时使用尤应注意观察和监测。

5. 氯法齐明（clofazimme，Cfz）

（1）作用机制及特点：本品抗菌作用可能通过干扰麻风杆菌的核酸代谢，与其 DNA 结合，抑制依赖 DNA 的 RNA 聚合酶，阻止 RNA 的合成，从而抑制细菌蛋白的合成，发挥其抗菌作用。对结核分枝杆菌具有较强的抗菌活性，为杀菌药。主要用于耐多药结核病、利福平耐药结核病以及广泛耐药结核病的治疗。

（2）用法用量

1）成人：①降阶梯疗法：氯法齐明初始剂量为 200mg/d，8 周后减量为 100mg/d；总疗程为 9～24 个月。② 100～200mg/d，口服；应全疗程给药，总疗程 9～24 个月。

2）儿童：推荐剂量为 1mg/（kg·d），最大剂量为 200mg/d。如果需要较低的剂量，可以隔日给药，不宜将软胶囊打开。

（3）不良反应：①皮肤黏膜着色为其主要不良反应。服药 2 周后即可出现皮肤和黏膜红染，呈粉红色、棕色，甚至黑色。着色程度与剂量、疗程成正比，停药 2 个月后色素逐渐减退。本品可使尿液、汗液、乳汁、精液和唾液呈淡红色，且可通过胎盘使胎儿着色，但未有致畸报道。应注意个别患者因皮肤着色反应而导致抑郁症。② 70%～80% 用本品治疗的患者皮肤有鱼鳞病样改变，尤以四肢和冬季为主。停药后 2～3 个月可好转。③本品可致食欲减退、恶心、呕吐、腹痛、腹泻等胃肠道反应。④个别患者可引起 Q-T 间期延长、眩晕、嗜睡、肝炎、上消化道出血、皮肤瘙痒、皮肤色素减退、阿斯综合征。

（4）注意事项：①对本品过敏者禁用，严重肝、肾功能不全及严重胃肠道疾病患者慎用；②本品能透过胎盘，对胎儿的影响报道不一，因此孕妇慎用。本品可进入乳汁，使新生儿和哺乳儿童皮肤染色，哺乳期妇女避免应用本品；③氯法齐明可引起QTc间期延长，因此，与贝达喹啉、德拉马尼、莫西沙星和克拉霉素等延长QTc间期的药物同时应用时，应密切监测心电图的变化，尤其在儿童；④服药期间，患者出现腹部绞痛、恶心、呕吐、腹泻时应减量、延长给药周期或停药。偶有服药期间发生脾梗死、肠梗阻或消化道出血而需进行剖腹探查者。因此，应高度注意服药期间出现急腹症症状者；⑤与食物同服可减少胃部不适并改善吸收。

6. 环丝氨酸（cycloserine，Cs）

（1）作用机制及特点：本品通过竞争性抑制L-丙氨酸消旋酶和D-丙氨酸-D-丙氨酸合成酶，抑制结核分枝杆菌细胞壁的合成。对结核分枝杆菌有抑制作用，为抑菌药。主要用于耐药结核病的治疗。

（2）用法用量：成人常用剂量为：$10 \sim 15mg/（kg \cdot d）$（最大量1 000mg/d）。儿童常用剂量为：$10 \sim 20mg/（kg \cdot d）$（最大量1 000mg/d）。按Cs 250mg同服50mg的维生素B_6。同时注意监测血药浓度。

（3）不良反应

1）常见的不良反应：焦虑、精神症状、头晕、头痛、嗜睡、兴奋增高、烦躁不安、精神抑郁、肌肉抽搐或颤抖、神经质、多梦、其他情绪改变或精神改变、语言障碍、自杀倾向（中枢神经系统毒性）。

2）少见的不良反应：皮疹（过敏）；麻木、麻刺感、烧灼感或手足无力（周围神经病）；癫痫发作。

（4）注意事项：①伴有肾脏疾病的患者慎用，应用时必须减少剂量；②严重焦虑、精神抑郁或精神病者禁用；有癫痫发作史者禁用；酗酒者禁用；③与异烟肼或丙硫异烟胺联合应用时，两药均可促进其血药浓度升高，加重中枢神经系统毒性作用，如嗜睡、眩晕、步态不稳等；④本品不引起肝功能损伤，在肝脏疾病时可以常规应用；⑤没有发现本品有致畸作用，妊娠期妇女可谨慎使用，哺乳期妇女可常规应用；⑥与苯妥英钠联合应用，使后者代谢减慢、毒性作用增强。

7. 乙胺丁醇（ethambutol，EMB，E）

（1）作用机制及特点：阻碍结核分枝杆菌细胞壁的合成。对结核分枝杆菌和非结核分枝杆菌中的堪萨斯和鸟等分枝杆菌有抑菌作用，为抑菌药。可用于耐药结核病的治疗。

（2）用法用量：成人$15 \sim 25mg/（kg \cdot d）$，每日最大量一般不超过1,500mg；儿童$15 \sim 25mg/（kg \cdot d）$，每日最大量一般不超过600mg。上限剂量仅用于治疗开始数月内，此后减为低限剂量维持治疗。肾功能不全患者，$15 \sim 25mg/（kg \cdot 次）$，每周3次。

（3）不良反应：①主要不良反应是视神经毒性，早期表现为视力模糊、眼球胀满感、异物感、流泪、畏光等。严重者可出现视力减退、视野缺损、辨色力减弱，也有引起失明，视神经毒性与剂量呈正相关。②一般口服常用量（每日15mg/kg）的不良反应较少且轻微，发生率在2%以下，如过敏、瘙痒、皮疹、头痛、眩晕、关节痛、胃肠反应、全身不适、精神反应、肝功能异常、粒细胞减少等。

（4）注意事项：①本品不宜用于不能确切表达症状的小儿，婴幼儿禁用；②有痛风、视神经炎、无反应能力者慎用；③肾功减退时排泄减少，可引发蓄积中毒，故肾功能减退者减量使用；④治疗期间，应注意检查，视野、视力、红绿鉴别力等。

8. 德拉马尼（delamanid，Dlm）

（1）作用机制及特点：作用靶点为分枝杆菌细胞壁霉菌酸，阻断甲氧基霉菌酸和霉菌酸酮类的生物合成，抑制结核分枝杆菌细胞壁的合成，从而发挥抗菌活性。对敏感和耐药结核分枝杆菌均具有强大的杀菌作用，为杀菌药。主要用于耐多药结核病、利福平耐药结核病以及广泛耐药结核病的治疗。

（2）用法用量：每次 100mg，每天 2 次，疗程 6 个月。

（3）不良反应：包括头痛、失眠、关节痛、食欲减退、上腹部疼痛、恶心和呕吐、皮疹、头晕、转氨酶升高、贫血、腹泻和 Q-T 间期延长等。

（4）注意事项：①注意本品的心脏毒性作用，如 Q-T 间期延长等，尤其是与其他引起 Q-T 间期延长药物同时应用时，如贝达喹啉、氯法齐明、莫西沙星、克拉霉素等，应注意监测心电图；②在中度至重度肝功能异常患者中不建议使用德拉马尼，轻度或中度肾功能异常患者无需调整剂量，重度肾功能不全时减量使用；③妊娠和哺乳期本品的应用数据有限，目前不建议在妊娠和哺乳期使用；④ > 3 岁的儿童在收益大于风险时可谨慎使用，< 3 岁的儿童列为相对禁忌证，不推荐使用；⑤在无 HIV 感染或结核病的健康人，德拉马尼与抗逆转录病毒治疗药物同时使用时无须调整剂量。目前，艾滋病合并 MDR-TB 患者同时使用德拉马尼和抗逆转录病毒治疗药物数据有限。

9. 吡嗪酰胺（pyrazinamide，PZA）

（1）作用机制及特点：作用机制可能与吡嗪酸有关，吡嗪酰胺渗透入吞噬细胞后并进入结核分枝杆菌菌体内，菌体内的酰胺酶使其脱去酰胺基，转化为吡嗪酸而发挥抗菌作用。另因吡嗪酰胺在化学结构上与烟酰胺相似，通过取代烟酰胺而干扰脱氢酶，阻止脱氢作用，妨碍结核分枝杆菌对氧的利用，而影响细菌的正常代谢，造成死亡。对细胞内及酸性环境下结核分枝杆菌有杀灭作用，为杀菌药。可用于耐药结核病的治疗。

（2）用法用量：成人 20 ~ 30mg/（kg·d），最大量 2 000mg；儿童 30 ~ 40mg/（kg·d），每日最大量一般不超过 2 000mg。

（3）不良反应：①吡嗪酰胺可引起转氨酶升高，肝大。长期大剂量应用时可发生中毒性肝炎，造成严重肝细胞坏死、黄疸、血浆蛋白减少等。肝损害与剂量和疗程有关，常规用量下较少发生肝损害，老年人、酗酒和营养不良者肝损害的发生率增加。②吡嗪酰胺的代谢产物吡嗪酸能抑制肾小管对尿酸的排泄（促进尿酸的重吸收），从而引起高尿酸血症，导致痛风发作，引起关节疼痛。③胃肠道反应，可有食欲不振，恶心呕吐。过敏反应，偶见发热及皮疹，重者可出现黄疸。个别患者可发生光敏反应，皮肤暴露部位呈红棕色。

（4）注意事项：①糖尿病、痛风、严重肝功能减退者、孕妇慎用；②对本品过敏者禁用；③本品与贝达喹啉合用具有协同抗菌活性，建议使用贝达喹啉时若吡嗪酰胺敏感的话尽量选用。

10. 亚胺培南/西司他丁（imipenem/cilastatin，Imp/Cln）和美罗培南（meropenem，Mpm）

（1）作用机制及特点：亚胺培南和美罗培南可与多种青霉素结合蛋白（PBPs），尤其是 PBP1a、PBP1b 和 PBP2 结合，抑制细菌细胞壁合成，导致细胞溶解和死亡。本品对结核分枝杆菌有一定的抗菌活性，为杀菌药。亚胺培南/西司他丁在治疗儿童结核性脑膜炎时可引起惊厥，由于美罗培南很少致惊厥，因此，在结核性脑膜炎时常选用美罗培南。由于亚胺培南很快会被远端肾小管的二肽酶所降解，故常与二肽酶抑制剂西司他丁混合使用。相反，美罗培南对肾二肽酶稳定而无须与西司他丁合用。可用于耐药结核病的治疗。

（2）用法用量

1）亚胺培南/西司他丁：成人1 000mg/次，1次/12h缓慢静脉滴注，建议同时服用克拉维酸（可用阿莫西林/克拉维酸代替）125mg，1次/8～12h；体重＜50kg的患者建议按30mg/kg，2次/d缓慢静脉滴注。疗程为6～8个月。

2）美罗培南：成人：1 000mg/次，1次/8h，并建议同时服用克拉维酸钾125mg（可通过阿莫西林/克拉维酸钾口服制剂获取克拉维酸钾），1次/8～12h；也可调整为2 000mg/d，2次/d。需缓慢注射给药，每次需3～5min以上，静脉滴注需要15～30min以上。儿童：20～40mg/（kg·次），1次/8h，剂量不超过2 000mg/d。疗程为6～8个月。

（3）不良反应：主要不良反应为食欲减退、恶心、呕吐、腹泻、腹部不适等胃肠道反应。少见的不良反应有：惊厥、过敏反应、肝功能损害、血液系统不良反应等。

（4）注意事项：①本品与其他β-内酰胺类抗生素、青霉素类和头孢菌素类抗生素有部分交叉过敏反应。因此，在使用本品前，应详细询问患者过去有无对β-内酰胺抗生素的过敏史。若在使用本品时出现过敏反应，应立即停药并作相应处理。②肌酐清除率≤5ml/（min·1.73m²）的患者不应使用本品，除非在48h内进行血液透析。血液透析患者亦仅在使用本品的益处大于癫痫发作的危险性时才可考虑。③在怀孕妇女使用本品方面，尚未有足够及良好对照的研究资料，只有考虑在对胎儿益处大于潜在危险的情况下，才能在妊娠期间给药。在人乳中可测出亚胺培南，如确定有必要对哺乳期妇女使用本品时，患者需停止授乳。

11. 阿米卡星（amikacin，Am）

（1）作用机制及：本品为氨基糖苷类，抑制结核分枝杆菌蛋白质合成。本品对结核分枝杆菌有强大的抗菌作用，为杀菌药。可用于耐药结核病的治疗。

（2）用法用量：成人：15～20mg/（kg·d），1次/d，一般不超过1.0g/d，肌内注射或静脉滴注。老年人酌减。儿童：强化期15～30mg/（kg·d），1次/d，一般不超过1.0g/d，肌内注射或静脉滴注。疗程6～8个月，根据情况可以适当延长疗程。

（3）不良反应：①发生率较高者有听力减退、耳鸣或耳部饱满感等耳毒性，血尿、排尿次数减少或尿量减少、食欲减退、极度口渴等肾毒性，及步履不稳、眩晕（耳毒性：影响前庭）、恶心或呕吐（耳毒性：影响前庭，肾毒性）；②发生率较少者有呼吸困难、嗜睡或软弱。

（4）注意事项：①禁止与强利尿剂并用，禁止做胸腔、腹腔注射，避免呼吸抑制。②禁用于氨基糖苷类药品过敏者。③妊娠期妇女禁用。哺乳期妇女可以使用。肾功能不全时根据肌酐清除率调整剂量。听力减退者禁用或慎用。肝功能不全时可常规使用，但严重肝功能衰竭引起肝肾综合征时应注意调整剂量。④使用本品需注意定期做尿常规和肾功能检测。⑤停药后发生听力减退、耳鸣或耳部饱满感，提示可能为耳毒性，必须引起注意。⑥因与卡那霉素有完全交叉耐药性，故不可用于卡那霉素耐药病例。

12. 卷曲霉素（capreomycin，Cm）

（1）作用机制及特点：本品为环多肽类药物，其化学结构不同于氨基糖苷类，但抗菌机制类似，抑制结核分枝杆菌蛋白质合成；对结核分枝杆菌有一定的抗菌作用，为杀菌药。可考虑用于耐药结核病治疗。

（2）用法用量：成人 15mg/（kg·d），1 次 /d，一般不超过 1.0g/d，深部肌内注射或静脉滴注。老年人酌减。儿童：15～30mg/（kg·d），1 次 /d，一般不超过 1.0g/d，深部肌内注射或静脉滴注。疗程 6～8 个月，根据情况可以适当延长疗程。

（3）不良反应

1）发生率相对较多者：血尿、尿量或排尿次数显著增加或减少、食欲减退或极度口渴。

2）发生率较少者：过敏反应、耳毒性、肾毒性、电解质紊乱（包括低钾血症、低钙血症、低镁血症）、神经肌肉阻滞等。

（4）注意事项：①用药期间应注意复查电解质、肾功能、尿常规；有电解质紊乱的患者，需在电解质获得纠正后使用。②用药期间严密观察头晕、耳鸣、听力减退等反应。③妊娠期妇女禁用。哺乳期妇女可以使用。肾功能不全时根据肌酐清除率调整剂量。听力减退者禁用或慎用。肝功能不全时可常规使用，但严重肝功能衰竭引起肝肾综合征时应注意调整剂量。④本品与阿片类镇痛药并用，有抑制呼吸的作用。⑤与抗真菌药、万古霉素、杆菌肽、抗癌药并用，可增加肾毒性和耳毒性。⑥禁用于重症肌无力、帕金森氏征患者。⑦对本品过敏者禁用。

13. 丙硫异烟胺（protionamid，Pto）

（1）作用机制及特点：本品为异烟酸的衍生物，抑制结核分枝杆菌分枝菌酸的生物合成，对结核分枝杆菌有一定的抗菌作用，为弱杀菌药。可考虑用于耐药结核病的治疗。

（2）用法用量：成人常用剂量为：10～20mg/（kg·d）（最大量 1 000mg/d）。儿童常用剂量为：10～20mg/（kg·d）（最大量 1 000mg/d）。顿服或分 3 次口服，同服维生素 B_6。

（3）不良反应

1）发生率较高者：精神忧郁（中枢神经系统毒性）。

2）发生率较少者：甲状腺功能减退、步态不稳或麻木、针刺感、烧灼感、手足疼痛（周围神经炎）、精神错乱或其他精神改变（中枢神经系统毒性）、肝功能损伤。

3）发生率很少者：视力模糊或视力减退、合并或不合并眼痛（视神经炎）、月经失调或怕冷、性欲减退（男子）、皮肤干而粗糙、关节疼痛、僵直肿胀。

4）其他：腹泻、唾液增多、流口水、食欲减退、口中金属味、恶心、口痛、胃痛、胃部不适、呕吐（胃肠道紊乱、中枢神经系统毒性）、眩晕（包括从卧位或坐位起身时）、嗜睡、软弱（中枢神经系统毒性）。

（4）注意事项：①慢性肝病患者、精神病患者慎用。②因胃肠反应不能耐受者，可酌情减量，或从小剂量开始，逐步递增用量。同时采用抗酸药、解痉药等可减轻胃肠反应。③本品亦引起烟酰胺的代谢紊乱，部分患者宜适当补充 B 族维生素，尤其补充维生素 B_6、维生素 B_2。④由于可能有致畸作用，孕妇禁用。哺乳期妇女慎用。⑤丙硫异烟胺（或乙硫异烟胺）和对氨基水杨酸可引起甲状腺功能减退，在使用过程中应注意监测促甲状腺激素水平。⑥长期服药者不宜长时间在阳光下曝晒，需避免发生光敏反应。

14. 对氨基水杨酸（p-aminosalicylic acid，PAS）

（1）作用机制及特点：本品的结构类似对氨基苯甲酸，通过对结核分枝杆菌叶酸合成的竞争性抑制作用破坏结核分枝杆菌叶酸代谢；对结核分枝杆菌有抑菌作用，为抑菌药。

可考虑用于耐药结核病的治疗。

（2）用法用量：成人每日用量：片剂 8～12g，分 2～3 次服用；颗粒剂 8～12g，分 2 次服用；粉针剂 8～12g 用生理盐水或 5% 葡萄糖液稀释成 3%～4% 浓度，避光下滴注 2～3 小时完成。儿童每日用量：200～300mg/（kg·d），分 3 次口服。

（3）不良反应

1）胃肠道症状：食欲不振、恶心、呕吐、胃烧灼感、腹上区疼痛、腹胀及腹泻，甚至可致溃疡和出血，饭后服药可减轻反应。

2）肝脏损害：转氨酶升高、胆汁淤滞，黄疸等。

3）过敏反应：皮肤瘙痒、皮疹、剥脱性皮炎、药热及嗜酸性粒细胞升高等，应立即停药。

4）肾脏刺激症状：如结晶尿、蛋白尿、管型尿、血尿等。

5）罕见不良反应：长期用药，偶可引起甲状腺功能减退致甲状腺肿大或黏液性水肿；大剂量能抑制凝血酶原的生成，使凝血时间延长。

（4）注意事项：①需与异烟肼、链霉素等其他抗结核药品配伍应用。②使用本品需定期做肝、肾功能检查；本品偶可引起低血钾、低血钙、白细胞和粒细胞减少，需定期做血常规和电解质检查。③静脉滴注本品，其药液需新鲜配制并避光保存，变色后不能使用。④本品可干扰利福平的吸收，与之联用时两者给药时间宜相隔 8～12 小时。本药可降低强心苷的吸收，与之并用时需注意调整后者的剂量。⑤可促使抗凝血药、苯妥英钠作用增强，用时注意观察有否出血征象。与阿司匹林并用，加重肠道刺激，严重时可产生溃疡。不宜长期与丙磺舒、氯化铵、维生素 C 联合应用。丙磺舒可减慢对氨基水杨酸钠的排泄，长期服用可提高对氨基水杨酸钠血浓度，并易引起肝功能损害。氯化铵、维生素 C 可酸化尿液，长期联用易造成对氨基水杨酸钠结晶，引起肾损害。⑥肝、肾功能减退者慎用。⑦发生过敏反应，应立即停药并进行抗过敏治疗。

三、化疗方案

1. MDR-/RR-TB 化疗方案

（1）长程 MDR-/RR-TB 化疗方案：长程 MDR-TB 治疗方案是指至少由 4 种有效抗结核药物组成的 18～20 个月的治疗方案，可为标准化或个体化。该方案适合于所有 MDR-/RR-TB 患者。

1）选药原则：①应根据药物的有效性和安全性、药物敏感性试验（drug susceptibility testing，DST）结果、DST 方法的可靠性、群体耐药性水平、患者既往用药史、药物耐受性及潜在的药物间相互作用等来选用药物。②选药顺序：应首先选用所有的 A 组 3 种药物，接着选用 B 组 2 种药物，若 A 和 B 组中的药物不能使用时可以选用 C 组药物以组成有效的治疗方案。③口服药物优先于注射剂。④在使用碳青霉烯类需要添加克拉维酸，此时可以用阿莫西林 - 克拉维酸，但其不能单独算作一种药物，也不能单独使用。⑤只有 DST 结果证实敏感时，才能考虑使用 Am 和 S，同时应进行严格的听力监测。只有不能使用 Am 且 DST 结果证实敏感时，才考虑使用 S（由于二代分子线性探针不能检测 S 耐药，因此需要进行表型 DST）。

2）方案推荐：①推荐方案一：6Lfx（Mfx）Bdq Lzd Cfz Cs/12 Lfx（Mfx）Lzd Cfz Cs（数字代表时间：月）。方案注解：总疗程18个月，强化期6个月，每日使用高剂量左氧氟沙星（或莫西沙星）、贝达喹啉、利奈唑胺、氯法齐明和环丝氨酸；巩固期12个月，每日使用高剂量左氧氟沙星（或莫西沙星）、利奈唑胺、氯法齐明和环丝氨酸。②推荐方案二：6 Am（Cm）Lfx（Mfx）Lzd Cfz Cs Pto（Z）/12 Lfx（Mfx）Lzd Cfz Cs Pto（Z）。方案注解：总疗程18个月，强化期6个月，每日使用阿米卡星、左氧氟沙星、利奈唑胺、氯法齐明、环丝氨酸和丙硫异烟胺，对于病变范围广泛的复治患者及强化期结束时痰菌未阴转者，强化期可延长至8个月，此时继续期的时间相应缩短。继续期12个月，每日使用左氧氟沙星、利奈唑胺、氯法齐明、环丝氨酸和丙硫异烟胺。耐阿米卡星或不能耐受阿米卡星者采用敏感的卷曲霉素替代，耐左氧氟沙星可用敏感的莫西沙星，耐丙硫异烟胺或不能耐受丙硫异烟胺者可选用吡嗪酰胺。

（2）短程MDR-TB治疗方案：短程MDR-TB治疗方案是指疗程为9~12个月的MDR-TB治疗方案，这种方案大部分是标准化方案，其药物组成和疗程可因背景及证据不同而异。

1）入选标准：未接受或接受二线抗结核药物治疗不足1个月的新诊断的MDR-/RR-TB患者。

2）排除标准：①对MDR-TB短程方案中任何一种药物耐药或可疑无效（异烟肼耐药除外）；②使用过方案中一种或多种二线药物超过1个月（除非已经证实对这些二线药物敏感）；③对短程MDR-TB方案中的任何药物不能耐受或存在药物毒性风险（如药物间的相互作用）；④妊娠；⑤血行播散性结核病、脑膜或中枢神经系统结核病，或合并人免疫缺陷病毒（HIV）感染的肺外结核病；⑥有器官系统功能不全等不能应用方案中的药物者。

3）方案推荐：①推荐方案一：4~6 Am（Cm）Mfx（Lfx）Pto Cfz Z H[高剂量]E/5 Mfx（Lfx）Cfz Z E（数字代表时间：月）。方案注解：总疗程为9~12个月，强化期4个月（若痰抗酸杆菌涂片不能阴转，可延长至6个月），药物包括Am、莫西沙星（Mfx）、Pto、Cfz、Z、高剂量H[10~15mg/（kg·d）]和E；巩固期为5个月，药物包括Mfx、Cfz、Z和E。可用卷曲霉素（Cm）替代Am，高剂量Lfx（750~1 000mg/d）替代Mfx。②推荐方案二：6Am（Cm）Lfx（Mfx）Pto Z Lzd Cfz（Cs）/6Lfx（Mfx）Pto Z Lzd Cfz（Cs）（数字代表时间：月）。方案注解：总疗程12个月，强化期6个月，药物包括Am（Cm）、Lfx（Mfx）、Pto、Z、利奈唑胺（Lzd）和氯法齐明（Cfz）或环丝氨酸（Cs）。巩固期为6个月，药物包括Lfx（Mfx）、Pto、Z、Lzd和Cfz（Cs）。

2. 异烟肼耐药结核病化疗方案　2018年WHO在异烟肼耐药结核病治疗指南中推荐，异烟肼耐药结核病（Hr-TB）给予6REZLfx方案治疗。

四、耐药结核病化疗方案的调整

耐药结核病尤其是MDR-TB的化疗方案什么时候更改？如何更改？这是广大结核病防治医生所关心的问题，也是临床工作中所遇到的难题。关于这一问题国内外专家、学者没有统一的观点，也没有统一的标准和规范。研究者根据文献结合临床经验提出如下建议：

1. 耐药结核病化疗方案调整时机

（1）经原耐药结核病化疗方案治疗失败时，2013 年 WHO 在《结核病定义和报告框架（2013 版）》对耐药结核病的治疗失败进行了定义。RR-TB、MDR-TB 和 XDR-TB 患者由于以下原因需要终止治疗或永久性更改方案（更换 2 种以上药物），包括强化期（8 个月）结束时痰菌不能阴转、痰菌阴转后在继续期痰菌又复阳、发现喹诺酮类及注射类药物耐药的证据以及出现药物不良反应等，列为治疗失败。其他 DR-TB 患者在治疗 5 个月甚至更长时间痰涂片或培养仍然阳性者为治疗失败。

（2）原方案与此后的多次药敏试验结果（必须明确该结果是可靠的）存在明显不一致时，且经治疗后效果不佳但未达到失败的标准。

（3）发生严重的药物不良反应，患者无法坚持原方案治疗者。

（4）患者依从性、耐受性差，不能坚持应用某些药物。

2. 耐药结核病化学治疗方案如何调整

（1）完全更改（调整）：在原耐药结核病化疗方案治疗失败时，或原方案与此后的多次药敏试验结果（必须明确该结果是可靠的）存在明显不一致时，建议对原有的抗结核治疗方案进行完全更改。按照耐药结核病的化疗原则和选药依据对抗结核药物进行重新选用，组成新的耐药结核病化疗方案。

由于二线抗结核药物大多或多或少引起肝脏损伤，因此当患者出现严重抗结核药物性肝损伤时，应先停用所有抗结核药物，进行保肝治疗。在重新给予抗结核治疗时，应根据患者相关情况、药敏结果并考虑患者肝功能情况重新选用抗结核药物组成新的耐药结核病化疗方案。

（2）部分更改（调整）：①由于患者对某个抗结核药物过敏时，可停用该抗结核药物，化疗方案其他药物继续应用，一般来说，无须再加用药物；②出现其他严重药物不良反应如肾功能损害等，且仅考虑为方案中的个别药物所致者，建议停用相关药物，化疗方案其他药物继续应用，一般来说，无须再加用药物；③患者依从性差，由于药物不良反应或患者本身原因不能耐受某个药物如注射类药物时，可以考虑间歇使用，或肌内注射与静脉交替使用；④在以上几种情况下，需要停用 2～3 种抗结核药物，这时若继续原方案中的药物治疗，由于药物数量减少造成有效药物减少，因此，若不加用抗结核药物将影响疗效，此时，可根据患者情况加用 2～3 种抗结核药物。若需要停用的药物更多的话，则需要对原方案进行完全更改。

五、耐药结核病治疗转归

1. 非耐 R 耐药结核病治疗转归

（1）治愈：经细菌学证实的肺结核患者在治疗最后 1 个月痰涂片或培养阴性且此前至少还有一次阴性者。

（2）完成治疗：患者完成疗程，在疗程中至少有一次痰菌阴性，但由于患者最后 1 个月未查痰或无痰使其痰菌结果无法得知，且又不符合失败定义者。

（3）失败：在治疗 5 个月甚至更长时间痰涂片或培养仍然阳性者。

（4）死亡：患者在治疗前或治疗过程中由于任何原因所致的死亡。

（5）丢失：患者未治疗或由于任何原因治疗中断连续 2 个月或以上。

（6）不能评价：包括患者转诊到其他结防机构或不知其治疗转归。

（7）治疗成功：包括治愈和完成治疗。

2. 耐 R 耐药结核病治疗转归　包括 RR-TB、MDR-TB、XDR-TB，具体定义为：

（1）治愈：患者完成疗程且无治疗失败的证据，且在强化期结束后连续 3 次或以上痰培养阴性，每次间隔至少 30 天。

（2）完成治疗：患者完成疗程且无治疗失败的证据，且在强化期结束后没有证据显示连续 3 次或以上痰培养阴性，每次间隔至少 30 天。

（3）失败：患者由于以下原因需要终止治疗或永久性更改方案（更换 2 种以上药物），包括强化期（8 个月）结束时痰菌不能阴转、痰菌阴转后在继续期痰菌又复阳、发现喹诺酮类及注射类药物耐药的证据以及出现药物不良反应。

（4）死亡：患者在治疗过程中由于任何原因所致的死亡。

（5）丢失：患者未治疗或由于任何原因治疗中断连续 2 个月或以上。

（6）不能评价：包括患者转诊到其他结防机构或不知其治疗转归。

（7）治疗成功：包括治愈和完成治疗。

WHO 也对细菌学阴转及复发进行了定义：①细菌学阴转：连续 2 次痰培养阴性，且每次间隔至少 30 天；②细菌学复阳：在细菌学阴转后，患者连续 2 次痰培养阳性，且每次间隔至少 30 天。

第五节　耐药结核病的其他治疗

一、外科治疗

对于持续痰菌阳性和不可逆病变的 MDR-/RR-TB，外科治疗可以及时地为患者提供最大治愈的可能性和最低的复发率。

1. **适应证**　MDR-/RR-TB 经内科药物治疗痰结核分枝杆菌不能阴转，且主要病变局限于单侧肺、单叶或者单肺段（包括毁损肺、空洞、干酪样病损、支气管扩张或者狭窄、肺不张等），余肺组织无结核病变或者仅有轻微的稳定病变。

2. **手术时机**　大量研究显示，MDR-TB 患者给予抗结核治疗 2～8 个月后再行手术治疗，临床疗效比较好，而短于 2 个月抗结核治疗则手术效果差、风险大，因此，推荐在手术切除之前给予 2 个月以上的抗结核治疗，这是保证手术成功的关键；术后应继续给予 12～24 个月 MDR-/RR-TB 方案治疗。

3. **手术方法**　结核病的手术治疗需要具有丰富经验的外科医生以及适当的术前和术后的严密观察，经过培训的支持人员系统和专门的设施保证，包括感染控制措施等。在合适外科条件下，手术切除已被证明是有效和安全的手术方法以选择性部分肺切除术（如肺叶切除、肺段切除或肺楔形切除术）为主，全肺切除术需谨慎，至于手术切口的选择，因个人经验而异，以术后不出现严重并发症为基准，分别采用标准剖胸切口或者胸腔镜辅助下的小切口等。

二、营养支持治疗

耐多药结核病能够造成营养不良，而营养不良反过来可以导致病情恶化。二线抗结核药物也可进一步降低食欲，造成更严重的营养不良。营养不良也是影响耐多药结核病治疗效果的重要因素之一。WHO建议，当在结核病确诊时并有营养不良，营养支持被认为是结核病治疗需要解决的关键因素。因此，耐多药结核病患者给予营养支持治疗很有必要。营养支持治疗包括高蛋白、高不饱和脂肪酸、低碳水化合物，可用口服、管饲或静脉营养补充。所有服用环丝氨酸或特立齐酮的患者都必须给予维生素 B_6，预防神经系统不良反应的发生。在维生素（尤其是维生素 A）和矿物质缺乏地区，要补充维生素和矿物质。服用矿物质（锌、铁、钙等）的时间应与服用氟诺喹酮类药物错开因为它们会影响这些药物的吸收。营养支持的目标不应仅限于纠正存在的营养不良，更应着眼于预防营养不良的发生与发展，减少耐多药结核病并发症的发生，提高耐多药结核病治愈率。

三、免疫治疗

目前，研究最为活跃且比较成熟的两类免疫制剂有细胞因子制剂和分枝杆菌疫苗。近年来，不少学者应用免疫制剂辅助治疗耐药结核病取得了一定的疗效。对于单耐药结核病、全身情况较好的患者不推荐应用免疫制剂，而单耐药结核病全身情况较差的患者可采用 1 种免疫制剂治疗。对于 MDR-/RR-TB、XDR-TB 患者可根据其全身情况及经济条件选用 1~2 种免疫制剂。然而，总体来看，免疫治疗的疗效是不确切的，临床应用要综合考虑患者的病情和经济情况。近年来，宿主导向治疗（HDT）在结核病和耐药结核病辅助治疗中的作用有一定的研究。

四、介入治疗

肺结核病的介入治疗，已有很长的一段历史。1948 年法国学者 Mattei 首先报道应用链霉素气管内滴入治疗肺结核空洞。1951 年朱尔梅等首先使用鼻导管滴药治疗肺结核空洞，空洞闭合率达到 75%，且对空洞周围的结核病灶和支气管结核均有较好的疗效。1958 年北京阜外医院又创造了肺导管疗法，将纤细的塑料导管在 X 线引导下，经鼻腔、气管插入到引流的支气管或空洞内，再注入药物，取得一定疗效。由于上述方法操作复杂，而且常引起剧咳、咯血及病灶播散等副作用，故临床已摒弃不用。至 20 世纪 80 年代，随着支气管镜在临床上广泛应用，用支气管镜作引导，经气道介入治疗已成为耐药结核病尤其是 MDR-TB 的有效治疗方法。近年来，不少学者采用经皮肺穿刺注药治疗 MDR-TB 也取得了较为满意的效果。目前，介入治疗正逐渐成为耐药结核病尤其是 MDR-TB 可供选择的辅助治疗方法，更是支气管结核或耐药支气管结核重要的治疗手段之一。当然，广大临床医生在使用该技术时应严格掌握适应证，熟练掌握介入技术和方法，合理安排介入治疗的次数，密切观察和随访介入治疗的效果和副作用，并及时正确调整介入治疗方法。

五、中医药治疗

中医药通过辩证论治，对每个结核病患者进行机体调节，来提高其免疫功能，改善患者全身状况及临床症状，如咯血、咳嗽、饮食、低热、盗汗等，从而达到辅助治疗耐药结核病的作用。在目前的情况下，建议以中成药辅助治疗为主，如结核丸、肺泰胶囊、利肺片等；必要时可请经验丰富的中医师开中药方剂进行调理，以滋阴为主，同时兼顾益气、温阳，并适当结合清火、祛痰、止血等法进行兼症治疗。然而，中医药在治疗结核病或耐药结核病的作用机制，以及是否有确切的治疗效果等，都需要进一步研究。

第六节 耐药结核病治疗管理与监测

一、治疗管理

耐药结核病的治疗药物多、疗程长、易出现不良反应，导致其治疗管理难度较大。为患者提供全程规范的治疗管理是保证耐药结核病患者治疗成功的关键环节。

1. 原则

（1）确诊并纳入治疗的耐药结核病患者均为治疗管理对象。

（2）对耐药结核病患者采取住院与门诊治疗相结合的管理方式。

（3）对耐药结核病患者采取医务人员或经培训的督导员直接面视下服药（DOT）、手机 App 或电子药盒等多种形式的全程督导服药。

（4）要保证高质量二线抗结核药物的不间断供应。

（5）加强健康促进和与患者沟通，保障患者治疗依从性。

（6）在患者的治疗管理过程中，需要所有参与治疗管理的机构密切配合，各负其责。

2. **住院治疗管理** 耐药结核病患者病情复杂，治疗方案制定难度较大，治疗所需药品种类多，不良反应发生率较高，为便于了解患者治疗初期病情变化、确定合理有效的治疗方案、早期发现并及时处理不良反应，建议利福平耐药结核病（包括 MDR-/RR-/XDR-TB）患者治疗初期采取住院治疗。

（1）住院时间一般为 1~2 个月，可根据患者具体情况进行适当调整，但不少于 2 周。

（2）患者住院期的治疗和管理由定点医院负责，主管医生应定期向专家小组汇报患者治疗管理情况，如需更改治疗方案需要专家小组集体讨论决定。

（3）住院期间主管医生或护士负责患者直接面试下督导服药，按治疗监测要求对患者进行痰涂片、痰培养、肝功能及肾功能等检查。

（4）住院期间要密切监测不良反应的发生情况，早期发现、及时诊治。

（5）住院期间需加强健康教育，密切关注患者心理健康状态，对患者进行关于耐多药肺结核治疗、注意事项、不良反应早期发现等知识的宣传教育。

3. **出院后门诊 / 居家治疗的管理** 医生在患者结束门诊或出院时应当告知患者按要求定期进行复查。基层医疗卫生机构应当对辖区内患者进行定期随访，并督促患者及时复查。对于未按时到定点医疗机构复查、中断治疗的患者，定点医疗机构要及时报告给疾病预防控制机构，由疾病预防控制机构组织基层医疗卫生机构对患者进行追踪。

二、治疗监测

为保证患者的治疗依从性、评价疗效和及时发现处理药物不良反应，对纳入治疗的耐多药肺结核患者均需进行治疗监测。监测项目包括痰抗酸菌涂片、结核分枝杆菌培养、血常规、肝肾功能、血电解质、尿常规、影像学检查、体重等。必要时监测促甲状腺激素、听力、视野和色觉、心电图等。基层医疗卫生机构应当及时监测居家治疗患者的药物不良反应发生情况，出现不良反应、并发症，或因不良反应引起的未按医嘱服药，立即通知上级机构，并告知患者到当地定点医疗机构就诊，2周内进行随访。

（唐神结）

参考文献

[1] 唐神结,许绍发,李亮.耐药结核病学[M].北京：人民卫生出版社,2014.

[2] 唐神结,高文.临床结核病学[M].2版.北京：人民卫生出版社,2019.

[3] 唐神结.结核病临床诊治进展年度报告(2011)[M].北京：人民卫生出版社,2012.

[4] 唐神结.结核病临床诊治进展年度报告(2012)[M].北京：人民卫生出版社,2013.

[5] 唐神结.结核病临床诊治进展年度报告(2013)[M].北京：人民卫生出版社,2014.

[6] 唐神结.结核病临床诊治进展年度报告(2014)[M].北京：人民卫生出版社,2015.

[7] 唐神结,李亮,高文,等.中国结核病年鉴2015[M].北京：人民卫生出版社,2016.

[8] 唐神结,李亮,高文,等.中国结核病年鉴2016[M].北京：人民卫生出版社,2017.

[9] 唐神结,李亮,高文,等.中国结核病年鉴2017[M].北京：人民卫生出版社,2018.

[10] 唐神结,李亮,高文,等.中国结核病年鉴2018[M].北京：人民卫生出版社,2019.

[11] 唐神结,谭守勇,吴琦,等.中国结核病临床诊断与治疗80历程回顾[J].中华结核和呼吸杂志,2017,40(5):327-333.

[12] 中华医学会结核病学分会.中国耐多药/利福平耐药结核病诊治专家共识[J].中华结核和呼吸杂志,2019,42(10):733-749.

[13] 唐神结,李亮.努力贡献耐药结核病临床研究的中国智慧和方案[J].中华结核和呼吸杂志,2019,42(10):727-729.

[14] 时翠林,牛广豪,王霞芳,等.耐药结核病治疗药物研究进展[J].中华结核和呼吸杂志,2020,43(1):58-63.

[15] 中华医学会结核病学分会,抗结核药物超说明书用法专家共识编写组.抗结核药物超说明书用法专家共识[J].中华结核和呼吸杂志,2018,41(6):447-460.

[16] 中华医学会结核病学分会,利奈唑胺抗结核治疗专家共识编写组.利奈唑胺抗结核治疗专家共识[J].中华结核和呼吸杂志,2018,41(1):14-19.

[17] 于大平,傅瑜.耐多药肺结核133例外科治疗效果探讨[J].中华结核和呼吸杂志,2009,33(6):450-453.

[18] 宋言峥,王旭,刘保池,等. 结核病灶内定点清除术的临床应用 [J]. 中华结核和呼吸杂志,2012,35(5): 380-381.

[19] WORLD HEALTH ORGANIZATION. WHO consolidated guidelines on drug-resistant tuberculosis treatment[A/OL]. WHO/CDS/TB/2019.3. Geneva:World Health Organization, 2019.

[20] WORLD HEALTH ORGANIZATION. Global tuberculosis report 2019[A/OL]. WHO/CDS/TB/2019.15. Geneva:World Health Organization, 2019.

[21] WORLD HEALTH ORGANIZATION. WHO treatment guidelines for multidrug- and rifampicin-resistant tuberculosis 2018 update[A/OL]. WHO/HTM/TB/2008.402. Geneva:World Health Organization, 2018.

[22] WORLD HEALTH ORGANIZATION. WHO treatment guidelines for drug-resistant tuberculosis. 2016 update[A/OL]. WHO/HTM/TB/2016.04. Geneva:World Health Organization, 2016.

[23] WORLD HEALTH ORGANIZATION. Definitions and reporting framework for tuberculosis-2013 revision[A/OL]. WHO/HTM/TB/2013.2. Geneva：World Health Organization，2013.

[24] TANG S, YAO L, HAO X, et al. Clofazimine for the Treatment of Multidrug-Resistant Tuberculosis: Prospective, Multicenter, Randomized Controlled Study in China[J]. Clin Infect Dis,2015,60(9):1361-1367.

[25] TANG S, YAO L, HAO X, et al. Efficacy, safety and tolerability of linezolid for the treatment of XDR-TB: a study in China[J]. Eur Respir J, 2015, 45(1):161-170.

[26] MARYANDYSHEV A, PONTALI E, TIBERI S, et al. Bedaquiline and Delamanid Combination Treatment of 5 Patients with Pulmonary Extensively Drug-Resistant Tuberculosis[J]. Emerg Infect Dis，2017, 23(10):1718-1721.

[27] CAMINERO JA,PIUBELLO A,SCARDIGLI A,et al. Proposal for a standardised treatment regimen to manage pre- and extensively drug-resistant tuberculosis cases[J]. Eur Respir J, 2017, 50(1):1700648.

[28] HEEMSKERK AD, NGUYEN MTH, DANG HTM, et al. Clinical Outcomes of Patients With Drug-Resistant Tuberculous Meningitis Treated With an Intensified Antituberculosis Regimen[J]. Clin Infect Dis, 2017,65(1):20-28.

[29] TIBERI S, SOTGIU G, D'AMBROSIO L, et al. Effectiveness and Safety of Imipenem-Clavulanate Added to an Optimized Background Regimen (OBR) Versus OBR Control Regimens in the Treatment of Multidrug-Resistant and Extensively Drug-Resistant Tuberculosis[J]. Clin Infect Dis,2016,62(9):1188-1190.

[30] LEE M, LEE J, CARROLL MW, et al. Linezolid for Treatment of Chronic Extensively Drug-Resistant Tuberculosis[J]. N Engl J Med，2012,367(16):1508-1518.

第九章
肺外结核

结核病按照病变的部位可分为肺结核和肺外结核，肺外结核系指除肺部以外其他所有的器官和组织发生的结核病。肺外结核在结核病中的占比，不同国家和地区有所不同，总体上，结核病感染率低的国家和地区比结核病感染率高的国家和地区占比高，我国肺外结核约占结核病的 15%～20%。在肺外结核中，淋巴结结核发生的比例最高，其次为骨和关节结核，其中有以脊柱结核发生率约占骨和关节的 50%。不同部位的肺外结核因获得病变标本的难易程度不同，诊断总体上要比肺结核相对困难，菌阴的概率更高，需要结合一些侵袭性的手段获得标本做进一步检查。肺外结核在治疗上，同样需要依据早期、联合、规律、适量和全程的原则进行抗结核治疗，治疗方案基本上与肺结核相同，但在肺外结核中一般不建议采取短程化疗。本章就常见肺外结核的诊断和治疗进行分述。

第一节　关节结核

骨与关节结核（bone and joint tuberculosis）是骨骼或关节感染结核分枝杆菌后引起结核病，属于肺外结核，发病缓慢，病程长，合并症多，常因骨骺与关节的损伤而影响骨发育生长和关节功能，严重者甚至导致终身残疾。骨与关节结核中约 90% 继发于肺结核，少量继发于淋巴结结核、胸膜结核、肠结核或泌尿系统结核等。骨与关节结核可以出现在原发性结核的活动期，也可以发生于原发病灶已经静止，甚至痊愈多年以后。结核分枝杆菌进入人体内经血液循环到达骨与关节部位，通常可以潜伏多年，待机体或局部抵抗力下降，如外伤、营养不良、过度劳累、糖尿病、大手术、HIV 感染或免疫抑制剂的长期应用等诱发因素，潜伏的结核分枝杆菌就活跃起来而出现临床症状。传统观点认为骨与关节结核好发于儿童与青少年，但是随着人口平均寿命的延长，老年人患骨与关节结核的概率亦有大幅提升。进入 21 世纪以来，首都医科大学附属北京胸科医院统计的骨与关节结核的患者患病情况，儿童（0～14 岁）患病率为 9.5%；老年人（65 岁以上）患病率为 14.7%。关节结核在骨与关节结核中的发病率仅次于脊柱结核，以负重较大的大关节最为常见，如膝、髋、踝、肩、肘、腕等。

一、关节结核的诊断

（一）临床表现

关节结核患者多发病于儿童及青壮年。多以单侧关节发病，双侧关节或多关节发病者极其少见。通常分为单纯滑膜结核、单纯骨结核和全关节结核。本病发病缓慢，单纯骨结核在病变未穿透骨质进入关节前可无任何临床症状，少许由于病灶局部脓肿高张力可出现疼痛。单纯滑膜结核时关节疼痛轻微，以关节肿胀、积液为主要表现，多数患者无低热、盗汗、乏力、消瘦等结核病全身中毒症状，而且难以准确叙述出具体的发病时间。如果关节肿胀病程超过 3 个月仍未明确诊断，需考虑关节结核的可能。滑膜结核继续进展累及关节软骨可造成关节软骨破坏，关节疼痛症状随着关节软骨的破坏范围和程度的进展而逐渐加重，可导致关节局部疼痛、压痛及肌肉痉挛，关节活动受限，此时患者可合并低热、盗汗、乏力等结核病中毒症状。关节病变继续进展造成软骨下骨坏死，大块死骨和寒性脓肿形成，脓肿和肉芽组织可侵蚀皮肤，造成皮肤破溃形成窦道。如发生继发性混合感染可出现高热、寒战、关节强直等类似化脓性关节炎的表现。

（二）影像学检查

1. **X 线平片** 常规的 X 线分辨率差，早期滑膜结核时仅表现为关节囊和关节软组织肿胀、膨隆，软组织层次模糊，关节间隙可增宽或正常，关节周围骨质疏松。此时 X 线表现无特异性，难以诊断滑膜结核。晚期关节结核表现为关节屈曲挛缩，关节间隙狭窄，关节面毛糙，骨质虫噬样破坏，甚至死骨形成；如无合并其他细菌感染，一般无骨膜反应。此时 X 线可诊断。

2. **CT** 图像清晰，密度分辨率较高，可清晰显示关节囊肿胀、积液及周围软组织肿胀。滑膜结核时表现为滑膜增厚，软组织影充填关节腔，增大的关节囊内有大量低于肌肉密度影，与周围软组织分界不清，此时 CT 亦无特异性。晚期关节结核时 CT 检查可清晰显示骨质破坏区的大小、形状、边缘及其内可能存在的死骨，骨质破坏区边缘无明显硬化。三维重建可以帮助我们了解骨质缺损的准确位置，测量和评估骨质缺损大小，有助于我们预判植骨量和制定手术方案。

3. **磁共振（MRI）** 具有良好的软组织和空间分辨率，是评价关节早期炎性改变的理想影像学检查方法。滑膜增生增厚表现为 T1WI 低信号、T2WI 中等稍高信号，关节积液则表现为长 T1WI、长 T2WI 信号；肉芽组织表现为 T1WI 低信号，T2WI 不均匀高信号；干酪样坏死表现为 T1WI 低信号，T2WI 中等高信号。增强扫描滑膜会有明显的强化，而关节积液则无明显变化，有助于区分滑膜和积液。关节结核早期常常表现为关节面的侵蚀破坏，但骨髓信号多无明显变化，即使出现骨髓信号异常，其范围也相对局限。当炎症向关节周围扩散，关节周围软组织可表现为 T2WI 高信号，尤其是抑脂序列更为明显，但边界一般相对清晰、规则。当周围脓肿形成后，在增强扫描下脓肿壁多显示为薄且光滑的强化。

4. **B 超** 有助于明确关节滑膜的增生程度，以及积液或脓液的范围和量，确定穿刺部位。对于儿童，还可以用于检查关节软骨面的完整性。

5. **同位素骨扫描（ECT）** 原理是将 ^{99m}Tc 或 ^{67}Ga 等亲骨放射性元素注射入人体后，与骨中的羟基磷灰石结合，核素发射的 γ 射线经采集成像，显示核素在骨内的分布情况，核素的浓聚程度代表骨盐代谢活跃程度。目前以发射型计算机断层显像扫描法和全身显像最为常用。凡是骨盐代谢活跃的部位，ECT 均可显示为核素浓聚，因此可在骨形态学变化之前反映病变情况，从而得以早期诊断，但是炎症和肿瘤均可表现为核素浓聚，所以特异性较差。

（三）实验室检查

仅凭病史、体征和影像学检查，区别关节结核与其他细菌或真菌引起的感染，尤其是低毒力菌株感染，以及免疫性关节炎，原发性、继发性肿瘤非常困难，常常需要一些实验室诊断技术的辅助。

1. 血常规、血沉　关节结核患者的血白细胞可正常或轻度增加，淋巴细胞比例较高。红细胞沉降率（简称血沉）加快、C反应蛋白升高。血沉在结核活动期明显增快，一直用于判断病变的活动度和对疗效的评价。

2. 细菌学检查　详见"第二章　结核病的诊断及诊断技术"的"第四节　结核病细菌学诊断"。

3. 病理学检查　病理标本可通过穿刺活检、手术等方法取得，标本量的多少、取材部位、切片和染色制作工艺等均可影响病理学检查的准确性。脊柱结核的患者、病变部位、病变时期等不同，其具体的病理表现也不相同。

（1）早期或病变恶化时，以渗出病变为主，表现为浆液性或浆液纤维素性炎症。

（2）在感染的菌量少、毒力低或机体免疫力较强时，以增生病变为主，表现为结核结节（结节性肉芽肿）的形成，为结核病的特征性病变。结核结节由类上皮细胞、朗格汉斯巨细胞、淋巴细胞和少量成纤维细胞构成。当机体变态反应强时，结核结节中央可发生干酪样坏死。

（3）在感染的菌量多、毒力强、机体免疫力低或变态反应强烈时，以坏死病变为主，典型表现为干酪样坏死。

渗出、增生与坏死这几种反应常常同时存在，以其中一种状态为主，另外又可以相互转化。近年来耐药结核分枝杆菌的出现和抗生素的不当使用，使结核病的病变组织形态变异很大，出现了大量形态学改变不典型的患者，与其他肉芽肿性疾病鉴别困难，往往需借助抗酸染色找到结核分枝杆菌来明确诊断，甚至需采用分子生物学检测手段才能明确诊断。

4. 免疫学检查　详见"第二章结核病的诊断及诊断技术第五节结核病免疫学诊断"相关内容。

（四）分子生物学诊断

详见"第二章结核病的诊断及诊断技术第六节结核病分子生物学诊断"相关内容。

（五）关节结核的鉴别诊断

关节结核在临床诊断过程中经常需要与化脓性关节炎、色素沉着绒毛结节性滑膜炎、类风湿性关节炎、痛风性关节炎、骨关节肿瘤等鉴别诊断。

1. 化脓性关节炎　多为急性起病，发病近期多伴有外伤或身体其他部位的感染病史，临床表现为发热，患者疼痛、肿胀、局部皮温升高，拒碰触，活动受限。实验室检查：血白细胞计数和中性粒细胞比率多明显升高；关节腔积液显示白细胞计数升高，以多核细胞为主；如早期应用抗生素后，血和积液的细胞计数检查可不典型。早期关节穿刺抽取积液送细菌学检查有助于确诊，罕见菌感染经常需要通过二代DNA测序方法明确致病菌。化脓性关节炎累及骨髓在MRI上多表现为关节炎伴有大范围弥漫性骨髓信号异常，做增强扫描时多数的炎症边界模糊而不规则。

2. 色素沉着绒毛结节性滑膜炎　是一种涉及全身关节和滑膜、腱鞘高度增生性疾病。发病缓慢，病程长。主要累及滑膜，可呈弥漫性或结节样，多为结节样。好发于青壮年，通常累及一个关节，最常累及膝关节，其次为髋、踝、肩、手和腕小关节及跖趾等关节。X线平片检查缺乏特异性，难以同相似疾病鉴别。CT可以发现边界清楚的圆形、卵圆形或不规则的软组织密度肿块影，相邻骨质可存在边缘清晰伴硬化环的囊状骨质破坏。MRI显示增生肥厚的滑膜呈T1WI中等或中等偏低信号，T2WI中等稍高信号；滑膜内多发散在结节，呈T1WI、T2WI低信号；含铁血黄色沉着病变，呈长T1WI短T2WI信号有助于与其他滑膜炎相鉴别。

3. **类风湿性关节炎**　是一种病因不明的慢性、进行性以累及周围小关节为主的多系统性反应性自身免疫病。通过晨起关节僵硬，对称性、周围性多关节发病，以及类风湿因子、抗环状瓜氨酸抗体阳性等血清学检查，多可以与其他关节疾病相鉴别。

4. **痛风性关节炎**　是嘌呤代谢障碍所致的一组异质性慢性代谢性疾病。表现为高尿酸血症及由此而引发的关节痛风结晶沉积、痛风性关节炎反复急性发作，常合并肾功能慢性损害，严重者可伴有关节畸形或尿酸性尿路结石。多为单个关节受累，最常累及第一跖趾关节，发作时表面红肿。发作期关节穿刺抽取积液细菌培养阴性，积液找到尿酸盐晶体，或镜下检查出痛风石内含有尿酸盐结晶即可确诊。双能量CT，利用尿酸盐结晶对80kV和140kV两种能量级X线存在不同的能量衰减的原理，运用三维容积成像软件检测可以准确地分析痛风石的有无、数量、部位及大小，而痛风石正是慢性痛风的特征性诊断依据。

5. **骨关节肿瘤**　其临床表现往往没有特异性，多表现为疼痛、肿胀、畸形、活动受限、骨折等症状，同时也可见低热、盗汗、乏力、消瘦等表现，部分也存在血沉升高，这一系列变化易与关节结核相混淆。良性肿瘤X线平片显示瘤体与正常骨组织界限清晰，瘤体具有完整的骨皮质，膨胀处骨皮质变薄，一般不见骨膜反应。恶性肿瘤边缘模糊不清，形状常常不规则，可见较为明显的溶骨和骨质破坏，存在骨膜反应多提示原发性恶性肿瘤。肿瘤生长伴随大量不成熟血管增生，所以血管造影检查有助于与关节结核相鉴别。病理组织学检查仍是骨关节肿瘤与关节结核鉴别诊断准确率最高的方法，所以当碰到两者难以鉴别时需采用组织学活检或切检的方式明确诊断。

二、关节结核的治疗

（一）营养、休息、对症治疗

关节结核是一种慢性消耗性疾病，长期低热，盗汗，食欲减退，患者更容易出现消瘦、贫血、低蛋白血症等，体质较差；同时伴随有关节疼痛，活动受限，患者会出现暂时或终身的劳动力丧失或下降。因此对患者应进行详细的健康教育，充分的休息，局部的制动；根据经济条件，给予高蛋白、高热量、高维生素、富含纤维素的饮食，如牛奶、鸡蛋、豆浆、豆腐等豆制品，鱼、瘦肉及新鲜蔬菜等，必要时给予补充人血白蛋白、血浆或红细胞；对于部分伴随心理疾病和经济困难的患者需心理医师、家庭和社会的共同参与和帮助。

（二）抗结核药物治疗

抗结核治疗是治愈骨关节结核的关键，贯穿整个治疗过程。目前关节结核化疗方案按疗程长短可分为标准化疗和短程化疗等，但是关于其药物配伍、疗程长短等尚没有统一的界定。

1. **标准化疗方案**　目前中国骨与关节结核学界广泛认可的标准化疗方案包括异烟肼（INH）、利福平（RFP）、吡嗪酰胺（PZA）、乙胺丁醇（EMB）等一线化疗药物。标准治疗方案为首先联合用药强化治疗 3~6 个月，随后异烟肼、利福平、乙胺丁醇继续巩固治疗 9~15 个月，总疗程 12~18 个月。脊柱结核与肺结核的药物治疗一样，应遵循"早期、联合、规律、适量、全程"的原则，并予以督导。由于结核化疗疗程长，部分患者由于依从性差、督导不严格等因素导致用药不规范，使部分患者在经历了好转、恶化反复交替、长期不愈的诊疗过程后最终成为耐药结核病。

2. **耐药关节结核的化疗**　耐药结核病可以分为原发性耐药（直接感染耐药结核分枝杆菌株）和继发性耐药。耐药结核病分为：单耐药结核、多耐药结核、耐利福平结核、耐多药结核以及广泛耐药结核，是目前结核病治疗领域的难点。不合理的抗结核方案，不规范的治疗过程和不合理的疗程是导致结核分枝杆菌继发性耐药菌的主要原因。WHO 报告推荐要以药敏试验为指导推广个体化化疗方案。目前临床上常用的药敏试验为基于分枝杆菌液体培养系统的临界比例法以及改良罗氏绝对浓度法，结果可靠，为诊断耐药结核的金标准。现在对于耐药骨关节结核国内尚无统一的化疗方案，因此在治疗上可借鉴耐药肺结核的治疗经验，同时兼顾骨关节结核的病变特点，疗程较耐药肺结核需适当延长。

耐药结核病不仅诊断困难，治疗同样非常困难，而且疗程往往很长。耐多药结核病的检出率在全球平均为 45%，在高负担国家不到 30%。耐多药结核病一般需要治疗 18~24 个月，而且医药费用是治疗非耐药结核病的 100 倍左右，给个人、家庭及社会均造成巨大的经济压力，但平均治疗成功率也只有 48%。在我国这样一个耐药结核病高负担国家，建议一旦诊断为关节结核，应尽早获取标本进行结核分枝杆菌培养和药敏试验，常规做耐药基因检测，早期就提供合理有效的抗结核化疗方案，提高治愈成功率。

3. **短程化疗方案**　近年来，有学者提出将骨关节结核的化疗疗程缩短至 6~9 个月的短程化疗方案，其整个治疗过程分为强化期和巩固期，强化期 3 个月，建议用 5 种药物或以上，巩固期为疗程的后 3~6 个月，建议用 3 种药物或以上。推荐的化疗方案为 3HREZS/3~6HRE。最近有作者报道有总疗程 6 个月以下的超短程化疗，但因为报道为单中心、小样本的回顾性研究，未获得广泛认可与推广实施。

4. **骨关节结核局部用药和载药的研究**　由于目前的抗结核药物一般疗程较长、毒副作用较大，如能通过改变现有的抗结核药物的剂型，使得药物控释和局部浓聚，则能起到减轻药物的毒副作用，增强治疗效果的积极作用。秦世炳等报道人工骨载药（用硫酸钙人工骨载利福平）得到一定的治疗效果，虽然仍需大量的研究，但为我们开展新的给药方式开展了思路。另外李大伟等报道 β-磷酸钙异烟肼缓释材料制备的研究，虽然需要继续增加研究，但无疑也是一个很好的探索。将来结核药物的靶向给药、药物的控释等技术在骨关节结核的治疗具有广阔的应用前景。

（三）局部治疗

局部治疗只有在全身治疗的基础上实施才能奏效。局部治疗包括手术治疗和非手术治疗。

1. **关节穿刺术**　常用于大关节滑膜和关节结核的早期诊断与治疗。穿刺取得滑膜、关节液或脓液用于检查和培养以利于早期诊断。穿刺放出关节内积液或脓液，可降低关节腔内的张力以利于药物进入关节和关节修复，同时还可以行关节冲洗和药品注入，达到局部治疗目的。穿刺亦可用于年老体弱患者或一些不能耐受较大手术创伤的患者的置管引流、置管灌洗等。B 超和 CT 可以定位和引导穿刺操作，提高穿刺的成功率，降低损伤周围神经、血管的并发症。

2. **制动矫形疗法**　通过将关节固定于某一特定装置，限制其负重及活动范围，使受累及部位得到休息、减轻疼痛，从而制止病变进一步发展，预防或矫正畸形。通常包括卧床休息、悬吊、牵引、小夹板、石膏等外固定和支架支具等。悬吊术常用于肩关节、肘关节等部位。牵引术分为皮牵引和骨牵引，多用于肢体的牵引。皮牵引力量较小，皮肤必需完好，重量一般不超过 5kg，重量过大容易致使皮肤受损甚至出现张力性水泡；骨牵引力量大，能适应长时间持续牵引，牵引效果确切，但需注意避免牵引过度的问题。小夹板、石膏和支架支具常用于预防病理性骨折、将关节固定于某一特定位置并限制其活动，常见的有肢体管形石膏或支具、肩关节人字外展石膏或支具、髋关节（单）双人字石膏或支具等。使用石膏或支架支具时不宜过松或过紧，注意避免压迫造成肢体或皮肤的缺血、坏死，对需要观察、换药的部位可以在相应位置上开窗。

（四）关节结核的手术治疗

目前关节结核缺乏一个具体且被广泛接受的手术指征，有学者认为除了单纯滑膜结核可以先进行保守治疗观察外，其余类型的关节结核均需手术治疗。多数学者认可的关节结核的手术时机为术前抗结核药物治疗 2～4 周以上；患者结核中毒症状消失或明显减轻，营养状况改善，疼痛缓解；血沉和 C 反应蛋白平稳或处于下降趋势，这些都提示活动结核得到有效治疗，此时手术有利于降低手术风险，减少术后并发症。

1. **单纯滑膜切除术**　适用于早期关节结核。如滑膜结核保守治疗效果不满意，病变持续进展，需尽早行滑膜切除术，减少关节腔内的菌量和炎性因子，抢救关节功能。可以选择关节镜或传统切开的手术方式切除滑膜。

2. **单纯病灶清除术**　单纯骨结核保守治疗效果不满意，病灶内有明显骨质破坏、死骨者，或骨病灶即将进入关节腔时行单纯病灶清除术，如骨质缺损较大可考虑植骨。关节结核累及关节软骨范围及程度较轻时也可选择单纯病灶清除术，清除关节脓液，切除所有的肥厚水肿的病变滑膜、干酪样坏死物、肉芽组织和死骨，切除被侵犯的软骨面直至正常组织，同时尽可能保留完好的关节软骨面，以最大限度地保留术后关节功能。

（1）髋关节：采用全麻或椎管内麻醉。取平卧位，患侧臀部垫高，与手术床成约 30°角。患肢消毒后用无菌单包裹，以便术中移动。通常采用前方 Smith-Petersen 切口，切开皮肤、皮下组织和浅筋膜，在髂前上棘内下方约 2cm 处找到股外侧皮神经，将其游离后牵向内侧予以保护。切开阔筋膜显露下方的阔筋膜张肌和缝匠肌。沿肌肉间隙分离后将阔筋膜张肌牵向外侧，缝匠肌牵向内侧，如果缝匠肌内侧显露范围不够满意，可将其于距髂前上棘附着点 1cm 处切断，沿髂嵴至髂前上棘垂直于髂骨外板将臀中肌和阔筋膜张肌的附着及髂骨外板骨膜切开，并向下做髂骨外板骨膜下剥离，将髂骨骨膜和臀肌外翻显露髂前下棘和髋臼盂唇。将股直肌牵开，如股直肌紧张可于距离髂骨附着点约 2cm 处切断后牵开，但注意关闭伤口时需缝合。将深部的脂肪推开后即可显露关节囊，"T"形切开关节囊，切除病变滑膜，清除关节内脓液、干酪样坏死、肉芽组织和死骨。

（2）膝关节：采用椎管内麻醉，取平卧位。大腿上部扎止血带，压力加至 400～600mmHg，儿童减半，以 90 分钟为限必须松开 10 分钟，以后可再次加压。多采用前内侧切口。切开皮肤、皮下、阔筋膜，在髌韧带内缘切开内侧肌腱和股四头肌扩张部。切开关节囊后将髌骨向外侧翻转牵开，切除全部前方及内、外侧滑膜组织，包括髌上囊及髌骨两侧滑膜，仔细搔刮关节间隙中股骨髁间和胫骨平台以及内外侧韧带周围的滑膜组织，同时清除关节内脓液、干酪样坏死和肉芽组织，可切除非主要负重部位的漂浮状软骨，注意保护半月板、交叉韧带和内、外侧副韧带，清除关节后方滑膜组织时注意勿损伤腘窝的血管、神经。术后 1 天开始做股四头肌等长收缩锻炼，3 天开始做关节屈伸锻炼。

（3）踝关节：采用全麻或椎管内麻醉，取平卧位。扎止血带。采用前方切口，胫骨前、踝关节上方开始，向下经过踝关节至足背向前延伸约 5cm。切开皮肤、皮下及深筋膜，分开深筋膜，将姆长伸肌腱、腓深神经和胫前动脉牵向内侧，趾长伸肌腱牵向外侧，切开骨膜、关节囊，做骨膜和关节囊下剥离显露整个关节的前、内、外方，清除关节内病变，切除滑膜，清除脓液、干酪样坏死物和肉芽组织。术后用外支具将踝关节固定于功能位。术后 2 周开始去支具活动，4 周开始拄拐练习下地行走。

（4）肩关节：有多种手术径路，入路选择的基本原则是：①显露充分，能满足手术操作的要求；②符合解剖学要求，具有较小的组织损伤；③符合关节功能的要求，有利于术后功能康复；④切口外观符合美容要求。肩关节结核病灶清除多采用前内侧入路，切口从肩峰前下方向内至锁骨中外 1/3 交界处，然后斜向外下方，止于三角肌止点处，注意转弯处应为弧形。采用全麻或神经阻滞麻醉，取平卧位，患侧肩胛下垫高使患肩抬起，头转向健侧。切开皮肤、皮下，于三角肌胸大肌肌间沟外侧约 0.5cm 处沿三角肌纤维方向，将三角肌前缘分离出一窄条肌纤维与头静脉一起牵向内侧保护。上方距锁骨 1cm 处，由内向外至肩峰前下方，横行切断附着在锁骨上的三角肌，止血后将三角肌掀向外侧。然后将上臂外旋，将喙肱肌及肱二头短头牵向内侧显露关节囊，此时需注意保护保护旋肱前动、静脉。弧形切开前方关节囊，通过内旋和外旋肱骨充分显露肱骨头和关节盂，吸除脓液，切除滑膜，清除坏死软骨、干酪样坏死、肉芽组织和死骨，此时需注意避免遗漏脓肿。术后患肩予以外支具支架固定，3 周后换三角巾悬吊，开始活动锻炼。

（5）肘关节：采用全麻或神经阻滞麻醉，取平卧位，上臂扎止血带，加压至 250～300mmHg。肘后正中"S"形或纵行直切口，以鹰嘴尖为中点。切开皮肤、皮下及深筋膜，向两侧游离皮瓣，显露肱三头肌肌腱和肱骨内、侧上髁。先游离内上髁旁尺神经沟内的尺神经约 5cm，以橡皮片将其牵开保护。将肱三头肌肌腱做倒舌形切开并向内、外侧切开，直达肱骨内外侧髁，舌尖距离鹰嘴尖约 10cm，基底在关节线上。将舌形肌腱瓣向下翻开，纵行切开骨膜并骨膜下剥离显露肱骨下部、肱骨内外上髁、尺骨鹰嘴后面及肘关节后方关节囊。切开关节囊，吸尽脓液，将尺骨鹰嘴向后向下脱位，充分显露关节后方、肱骨内外上髁、尺骨鹰嘴和肱骨鹰嘴窝，切除滑膜，清除坏死软骨、干酪样坏死、肉芽组织和死骨等。为避免尺神经在原尺神经沟内被骨质或瘢痕挤压，术毕缝合时应将尺神经前移至皮下脂肪组织内。肘关节结核在病灶清除彻底后，为重建关节屈伸功能，可在病灶清除的基础上再行叉状成形术。术后用外支具将肘关节固定于屈曲功能位。术后 1 天开始患肘屈伸功能锻炼。

（6）腕关节：采用全麻或神经阻滞麻醉，取平卧位。扎止血带。常采用背侧正中切口，可选择"S"形或纵行直切口。切开皮肤、皮下，浅剥离结扎术野中的浅静脉交通支，并将主干牵向两侧，显露并纵行切开腕背侧韧带，将拇长伸肌腱、桡侧腕长伸肌腱和桡侧腕短伸肌腱牵向桡侧，指总伸肌腱和食指固有伸肌腱牵向尺侧，向周围钝性剥离充分显露关节囊。纵行切开关节囊，吸除脓液，切除滑膜，清除坏死软骨、干酪样坏死、肉芽组织和死骨。用外支具将腕关节固定于功能位。为减轻肌腱粘连，术后1天即可开始手指的伸屈功能锻炼。

3. **关节融合术**　适用于晚期全关节结核患者。术中彻底清除关节内外所有结核性病变物质，包括病变滑膜、死骨、干酪样坏死物、肉芽组织、脓液、坏死软骨、韧带及纤维粘连等，修整骨融合面以保证两个骨融合面对合良好，如骨质缺损较多，骨融合面接触面小，可考虑植骨。为保证关节融合效果，可选择合适的固定方法，如石膏固定、外支具固定、外固定等。不同的关节融合选用的关节制动方式也多不相同，肩、肘关节融合多采用骨圆针加石膏或外支具固定联合的方式制动；腕关节多采用石膏或外支具固定的方式制动；髋关节多采用人字石膏或支具，部分也采用外固定的方式制动；膝关节和踝关节一般采用加压外固定的方式制动。目前外固定使用较多的类型主要有Ilizarov环形外固定、Taylor立体支架和三角形外固定等，但尚无研究表明何种外固定方式更有效和安全。

4. **人工关节置换术**　关节结核作为一种感染性疾病，之前一直作为人工关节置换术的禁忌证。但随着关节金属材料的改进，结核分枝杆菌在钛合金、纯钛金属上的附着力研究，人们对关节结核行人工关节置换手术的认知逐渐改变。关节结核在抗结核药物和一期病灶清除疗效满意的基础上，行二期人工关节置换已经被越来越多的骨科医生所接受，目前的争议主要集中在活动期人工关节置换的手术时机和关节置换术后的抗结核治疗时间等方面。

髋关节结核因为髋关节周围肌肉强壮，软组织包绕较好，现在临床上二期行关节置换术的较多。其手术难点主要有：①炎症的长期刺激造成关节周围瘢痕组织增生严重，增加了关节显露和松解的难度；②常伴有髋臼骨质缺损，术前需精确测量和反复评估骨质缺损量，准备好植骨修补方案，同时也应尽可能准备大直径的髋臼假体；③部分患者在少儿时期患病，导致患侧的骨盆和股骨发育异常，如小髋骨、浅髋臼、细弯股骨等，需术前精确测量和充分评估，准备好手术方案，准备好合适的假体。膝关节结核为提高二期关节置换术后的关节功能需在一期病灶清除后将膝关节固定于屈曲位，给患者造成较长时间的生活不便；其次，因为膝关节周围软组织薄弱，常伴侧副韧带破坏，关节置换时需韧带重建，或选择限制型假体。膝人工关节置换术后局部血运破坏明显，抗结核药物难以渗透到关节腔内，更容易出现结核病复发和人工关节置换失败。所以膝关节结核行一期病灶清除、二期人工关节置换术仍需慎重。对于关节结核行一期病灶清除、二期人工关节置换术，需在多做一些基础性研究的基础上，结合多中心的大样本二期人工关节置换术的预后数据做出比较准确的评估。对于耐多药结核病和广泛耐药结核病的关节结核患者，人工关节置换术仍是禁忌证。对于已经进行二期关节置换术的关节结核患者，ECT骨显像方法有助于鉴别关节置换术后假体松动与感染（或结核复发）。

总之，关节结核是一种致残率较高的疾病，其诊断是否及时直接影响关节功能的预后。虽然目前关节结核的早期诊断仍然比较困难，但分子生物学技术的进步给关节结核的早期诊断描绘了一幅光明的前景。对于中晚期关节结核的治疗，关节融合不再是唯一的选择，人工关节置换技术的发展给部分关节结核患者改善关节功能带来了希望，在目前基础性研究不充分和大样本病例缺乏的情况下，仍需慎重选择病例，严格手术指征。

第二节　脊柱结核

一、概述

脊柱结核（spinal tuberculosis）是最为常见的骨与关节结核，占全部结核病的3%～5%，约占全部骨与关节结核的50%。脊柱结核病灶发生部位绝大多数为椎体，占脊柱结核的99%以上，单纯的附件结核少见。按椎体病灶的原发部位可分为中心型和边缘型两种，其中以边缘型最为常见，多发生于较大儿童或成人，而中心型则多见于幼儿。90%的脊柱结核病灶只有一处，10%为累及两处或两处以上的"跳跃型"。结核病变可以累及单个或多个椎体，成人以累及2个椎体最为多见，儿童以累及3个椎体常见。按椎体病灶所在的节段分布统计，以腰椎最为常见，其后依次为胸椎、胸腰段、腰骶段，颈椎、颈胸段和骶椎少见。

自Pott（1779年）首次系统性地描叙脊柱结核至今，脊柱结核的治疗经过了漫长的历史演变。在抗结核药品问世之前，脊柱结核的治疗以呼吸新鲜空气、日光浴、加强饮食营养、卧床休息等被动疗养法为主，辅以长期矫形制动、躺石膏床、脓肿切开引流、窦道搔刮等方法，疗程长达40个月，治愈率低，预后差，死亡率高达25%～35%。从20世纪40年代以后，随着链霉素、吡嗪酰胺、异烟肼、利福平等抗结核药物的陆续出现并应用于临床，以及方先之、田武昌等所倡导的结核病灶清除疗法的普及，脊柱结核的治愈上升至86%～90%，死亡率下降至1%以下。

从20世纪90年代以后，随着医疗影像学技术的发展，手术器械的不断改进创新，以及以此为基础的手术技巧的日臻完善，人们对脊柱结核外科治疗的理念也随之发生改变。尤其是研究发现结核分枝杆菌在纯钛金属、钛合金上低附着力以后，在抗结核药物治疗和结核病灶清除的基础上，联合一期使用内固定矫正脊柱畸形和重建稳定性的方法已在临床上广泛应用，使脊柱结核的预后得到显著改善。然而，耐药结核病疫情严重，早期影像学检查表现不典型，实验室技术滞后或新技术推广迟滞，脊柱结核手术治疗不够规范，抗结核药物治疗方案与疗程不合理等诸多因素，使得脊柱结核的诊断与治疗等领域至今仍面临诸多难题与挑战。

二、脊柱结核的诊断与鉴别诊断

（一）临床表现

1. 病史　脊柱结核是继发性肺外结核，绝大多数继发于肺结核。因此，病史采集时应多注意询问患者和家庭的结核病病史或密切接触史，特别是肺结核、胸膜结核、淋巴结核、肠结核或泌尿系统结核等。一般情况下，结核病患者的自身免疫功能较弱，常伴随有合并症，如糖尿病、肝硬化、肾功能不全、HIV感染等，也有可能因免疫系统疾病或器官移植而需要长期服用激素或免疫抑制剂等。

2. 一般症状 起病缓慢，患者一般仅能描述大概的病程时间，多无法描述具体的发病日期。有低热、盗汗、乏力、食欲不振、消瘦、贫血等全身症状。女性患者常伴有不明原因的月经不调或闭经。少数患者可无全身症状。

3. 症状和体征

（1）疼痛：疼痛往往是脊柱结核最常见的就诊主诉。疼痛在脊柱结核的最早期即可出现，但多持续大约 1 周时间后便自行缓解，一般不会影响睡眠，仅在劳累、负重、咳嗽或打喷嚏时加重，大多数患者都未能在此时去医院就诊，即便去医院就诊了也常常被误诊为"肌肉拉伤或劳损"，当患者因再次出现疼痛并加重而去医院就诊时多发生在几个月之后，疼痛性质多以钝痛或酸痛为主，很少有急性剧痛。疼痛部位多与病变部位相吻合，查体时可表现为局部的压痛和叩击痛，但下胸椎和上腰椎病变时可表现为腰骶部的疼痛；如果病变压迫脊髓或刺激神经根，疼痛可沿神经根走行放射，颈椎可放射到后枕部、肩部或上肢，胸椎可放射至胸背部或腹部，腰椎可放射至下肢甚至会阴部。

（2）僵硬伴活动受限：由于脊柱病变周围肌肉的保护性痉挛，病变所在的节段会显得僵硬。如果病变椎体的活动幅度超出了周围肌肉保护性痉挛的承受范围就会出现疼痛，这就导致了病变椎体的活动受限，以原本运动幅度较大的颈椎和腰椎较为明显。有时患者为了缓解肌肉痉挛性的疼痛，甚至会出现身体姿态的改变，如颈椎结核患者常出现头部歪斜、手托下颌的表现。腰骶椎结核患者从地上捡拾物品时，不能弯腰，采取挺腰、屈髋屈膝下蹲，一手扶膝的姿势去捡拾物品，称之为拾物试验阳性。

（3）脊柱畸形：多为脊柱后凸畸形，较少有侧凸畸形发生。后凸畸形在胸椎段最为常见和明显，颈椎和腰椎因本身存在生理性前凸，后凸畸形往往被生理性前凸所抵消，常仅表现为曲度变直。部分儿童脊柱结核患者疼痛症状较轻，在家长帮助孩子洗澡时发现脊柱后凸畸形才到医院就诊。后凸畸形的程度与病变椎体的数量和骨质破坏程度相关。儿童脊柱结核如果未能得到及时的治疗和随访，容易进展为严重的后凸畸形，甚至影响心肺功能的发育。

（4）寒性脓肿与窦道：脊柱结核可产生流注脓肿，不同节段的椎体病变其产生的脓肿流注部位也不一样。颈椎结核常形成咽后壁或食管后脓肿，脓肿较大时可出现局部压迫症状，如异常、巨大的鼾声，声音嘶哑，吞咽或呼吸困难等，如脓肿破溃可自口中吐出脓液、干酪样坏死物甚至死骨碎片。胸椎结核椎旁脓肿可向下流注至腰大肌；向后可沿血管神经束流注至竖脊肌或胸壁形成胸背部包块；偶尔可破入胸腔形成脓胸，患者常伴有突发高热、咳嗽、气短等。腰椎结核产生的脓肿常向腰大肌流注，甚至进一步沿着腹股沟流注至大腿，或突破筋膜流注至腰下三角区；还有部分沿椎旁流注至骶骨前方，甚至沿坐骨大切迹流注至臀部。

（5）脊髓神经功能障碍：颈椎和胸椎结核病变可压迫脊髓造成瘫痪症状，根据压迫部位以及压迫的范围和程度的不同，可表现为四肢瘫、截瘫、不完全瘫痪和完全瘫痪，但早期多表现为行走笨拙、肢体无力、"踩棉花"感和易于摔跤等。寰枢椎结核，特别是伴有脱位或半脱位时，颈髓受压可造成高位截瘫，甚至可因突然发生延髓压迫而危及患者生命。腰椎和骶椎结核主要表现为疼痛和感觉障碍，严重时可因马尾神经损伤出现尿潴留。

（二）影像学诊断

脊柱结核由于其发病缓慢，病程长，仅凭临床表现难以诊断。结核病变可造成脊柱发生椎体骨质破坏，椎间盘破坏，椎间隙变窄或消失，椎旁脓肿及死骨形成等，这些改变均可在影像学检查上得到反映，所以影像学检查是脊柱结核诊断中不可或缺的辅助手段。影像学检查方法主要有 X 线平片、CT、MRI、B 超和同位素骨扫描等。

1. **X 线平片**　简单易行，应用广泛，是诊断脊柱结核的首选方法，其包括的范围大，可直接观察椎体破坏程度，能够直观清晰显示脊柱后凸畸形、侧凸畸形及椎间隙的狭窄程度，有时还能显示周围软组织肿胀，文献报道仅凭 X 线平片即可确诊 90% 的脊柱结核。但由于 X 线平片的密度分辨率低，再加上受到影像重叠及伪影的干扰，且个体间差异，故对脊柱结核椎体骨质仅发生细微破坏的早期表现，或椎间隙未见明显狭窄的不典型表现等辨识度有限，同时也不能显示椎管内病变情况，容易漏诊，延误病情，所以临床一旦怀疑椎体结核，应当尽快进行 CT 或 MRI 检查明确诊断。

2. **CT**　图像清晰，密度分辨率较高，能够清晰地显示椎体、附件及周围软组织的解剖关系，能够早期发现细微的骨质改变，可明确病变椎体骨质破坏的范围和程度，骨质增生或硬化的范围和程度，以及死骨的大小和数量等；对于软组织的显示也比 X 线平片更直观、清晰，可以比较清楚地评估椎间盘的破坏程度和脓肿的范围，通过 CT 值测量还能有效鉴别结核性肉芽组织和脓液。CT 还可以清楚地显示病变椎体后缘的破坏情况，甚至能评估病变突入椎管所造成的椎管狭窄的范围和程度。脊椎结核最基本的 CT 表现为溶骨性或虫噬样骨破坏，表现为斑片状、蜂窝状低密度灶，边界清楚。横断面"碎裂征"被认为脊柱结核的 CT 特征，具有诊断意义。"碎裂征"表现为椎体骨质呈溶骨性破坏，也可以有硬化，常伴有大小不等的死骨形成，即 CT 显示骨破坏区内出现多发的斑片状及点状高密度灶。

随着多螺旋 CT 技术的进步，其多平面重建及容积重建可以从多个剖面清晰地显示椎间隙的异常、脊椎附件的受累情况和脊柱的畸形程度，更直观地显示脓肿的流注范围。将 CT 与三维打印技术相结合，可以让手术医师直接在打印出来的同比例脊柱模型上进行手术方案设计和手术预演。因此，CT 可以为临床提供更准确、全面的影像学信息，对脊柱结核的早期诊断、治疗方案的制定、手术入路和手术方法的选择、病灶清除的范围等都有重要的指导作用。同 MRI 相比，CT 的 X 线辐射较高，在显示椎体骨质破坏、骨质硬化、死骨及软组织钙化等方面更有优势；但在软组织分辨率上较 MRI 低，无法十分准确地显示脊髓或神经的受压范围和程度，更无法显示脊髓是否因为压迫出现了中央管扩张、脊髓水肿等继发性改变。

3. **MRI**　可以多平面、多参数成像来清晰地观察椎体、椎间盘及脊髓的病理改变和病变范围。轴位及冠状位成像可早期发现神经根、椎旁软组织及椎管内改变，矢状位有助于观察椎间隙的变窄或消失及病变向椎管内侵犯的情况。脊柱结核不同部位的各种病理改变在 MRI 上有其相对应的成像特点，椎体骨髓水肿和脓液均呈 T1WI 低信号，T2WI 高信号；死骨和钙化在 T1WI 和 T2WI 均呈低信号，但不如 CT 直观；肉芽组织和干酪样坏死呈 T1WI 中等或略高，T2WI 较高信号，但较脓液的信号低，当行 Gd-DTPA 增强扫描时，肉芽组织可呈 T1WI 低信号，T2WI 高信号强化，有利于与不强化的脓液相鉴别；椎间盘的成像与其病理变化相关，病变早期呈 T1WI 低信号，T2WI 高信号，病变晚期椎间盘中的髓核破坏消失导致其 T2WI 的信号随之降低。脊柱结核病变常常为水肿、死骨、脓液和肉芽组织等多种病理改变同时存在，因此 MRI 上呈现混杂信号。由于 MRI 对组织内水分子、蛋白含量变化非常敏感，故其能在脊柱结核早期发现病灶并确定病变范围，文献报道MRI可比其他影像方法提前4~6个月发现结核病变。因为MRI诊断脊柱结核具有能早期发现病变，进一步了解椎管内侵犯及脊髓压迫受累情况，甚至能评估脊髓的病理改变等诸多优点，因此MRI是目前公认的脊柱结核诊断最有效的检查方法之一。

4. B超 椎旁寒性脓肿形成并沿肌肉筋膜间隙向不同部位流注是脊柱结核重要的诊断和鉴别诊断依据之一。B超是脓肿最简便的检查方法，能准确反映脓肿的有无、大小、位置、分隔和液化程度。寒性脓肿在B超下可呈液性暗区，但其内含有肉芽组织或干酪样坏死物时可呈低回声区或中等回声区，可有分隔，死骨或钙化呈点状或团块状的强回声且后方伴弱声影。B超可以应用于脓肿穿刺的定位和引导，观察脓肿大小和钙化评估抗结核治疗的有效性。虽然B超对骨质病变显示欠佳，且容易受到操作者技术水平、患者体型和肠道气体等因素的影响等缺点，但对脊柱结核的诊断、方案制定和疗效评估都有重要的参考价值。

5. 同位素骨扫描 原理见关节结核章节。该检查特异性较差，一般应用于脊柱结核与脊柱肿瘤的鉴别诊断，或怀疑多发脊柱结核或骨结核时。

（三）实验室检查

仅凭病史、体征和影像学检查，要将脊柱结核与其他细菌或真菌引起的感染，尤其是低毒力菌株感染，以及原发性、继发性肿瘤区别开来非常困难，常常需要一些实验室诊断技术的辅助。

1. 血常规、血沉 在脊柱结核中的作用类似关节结核，详见关节结核章节相应内容。

2. 细菌学检查 详见"第二章 结核病的诊断及诊断技术"的"第四节 结核病细菌学诊断"。

3. 病理学检查 脊柱结核的患者、病变部位、病变时期等不同，其具体的病理表现也不相同。具体参见关节结核章节相应内容。

4. 免疫学检查 具有检查标本来源方便，检测快速、灵敏等特点，是菌阴肺结核、肺外结核和儿童结核病的重要辅助检查。具体参见关节结核章节相应内容。

（四）分子生物学诊断

详见"第二章结核病的诊断及诊断技术第六节结核病分子生物学诊断"相关内容。

（五）脊柱结核的鉴别诊断

脊柱结核在临床诊断过程中常常需要与化脓性脊柱炎、布鲁氏杆菌性脊柱炎、强直性脊柱炎、脊柱肿瘤、腰椎终板骨软骨炎等鉴别诊断。

1. 化脓性脊柱炎 起病急骤，症状明显，有恶寒、高热，脊柱活动明显受限、并有明显的叩击痛，白细胞计数升高，严重时可出现感染性休克。化脓性脊柱炎累及到椎体，一般较结核性的少，椎旁软组织脓肿较小，X线平片和CT检查可以发现化脓性脊柱炎受累脊椎多为轻微的骨质破坏，虫蚀型骨质破坏化脓性脊柱炎出现率高于脊柱结核；脊柱结核受累脊椎多为明显的骨质破坏，碎片型骨质破坏脊柱结核出现率高于化脓性脊柱炎。化脓性脊柱炎病灶的MRI信号弥漫但较结核性的均匀。注射GD-DTPA增强扫描，化脓性脊柱炎病灶以均匀强化居多，与结核灶周边环状强化不同。化脓性病变椎体旁软组织增强表现为广泛的斑片状强化而无脓肿形成。与化脓性病变相比结核易造成脊柱畸形韧带下播散，连续的多椎体的侵犯，而髓内的水肿范围相对较小。化脓性脊柱炎的病理显示细胞浸润以嗜中性粒细胞为主。

2. 布鲁氏杆菌性脊柱炎　好发于牧区人群，主要通过破溃皮肤、黏膜或污染的食物传播给人类。临床表现为多发性、游走性全身肌肉和大关节痛，腰椎受侵最常见，持续性腰痛及下背痛，局部压痛、叩击痛，伴相应神经根放射痛或脊髓受压症状，肌肉痉挛，症状的严重程度与影像学检查发现的骨质破坏程度不符。病变早期以病变椎体炎性充血水肿为主，骨质破坏轻微，CT 难以发现病变。MRI 可早期显示椎体 T1WI 低信号、STIR 高信号，以相应椎体的上下缘为著，椎旁软组织可见不同程度增厚，增强后不均匀强化，脓肿范围小。病变椎体破坏伴有明显的增生性反应，骨质修复反应特别强烈为布氏杆菌病的特征。

3. 强直性脊柱炎　通过影像学检查和免疫学检查多容易诊断。但当强直性脊柱炎出现应力骨折，椎体出现破坏性病损时容易误诊为脊柱结核。一般认为骨折是强直性脊柱炎的晚期并发症，多发生在病程达 15 年以上的患者。骨折常同时累及"三柱"，在骨折平面可见到破坏性病损，X 线平片和 CT 表现为相邻椎体的终板面或骨折的两个断端上广泛的骨质破坏，边缘不整，周围伴有骨质硬化，出现团块状骨化和骨赘，有假关节形成，在MRI 的 T1WI、T2WI 上均为低信号影，但在经椎间隙骨折的病例中，T2WI 上可见到残留的椎间盘组织高信号影。

4. 脊柱肿瘤　脊柱转移瘤、多发骨髓瘤及嗜酸性肉芽肿等容易与脊柱结核相混淆。

（1）脊柱转移瘤：多有原发肿瘤病史，但也有部分以脊柱转移瘤首诊，其病灶常多发，表现为不相邻的椎体或不同部位的椎骨受累，呈"跳跃征"，多侵犯椎弓、椎弓根，棘突等附件，椎间盘不受侵犯。椎间隙可因椎体破坏而扩大，晚期肿瘤侵犯破坏椎体终板塌陷，椎间盘纤维软骨变性牵拉出现"椎间盘嵌入征"现象。转移瘤所致的椎旁软组织肿块较局限，其范围多小于或等于 1 个椎体的高度，增强扫描均显不同程度强化。

（2）多发骨髓瘤：受累多个椎体，早期为弥漫性骨质疏松和骨小梁粗乱，呈"穿凿样"，鼠咬状骨质破坏。椎旁软组织肿块很少跨越椎间盘水平至相邻椎旁软组织。40 岁以上男性多见，尿中出现本 - 周蛋白阳性。

（3）骨嗜酸性肉芽肿：并非少见，临床上常误诊为脊柱结核或肿瘤而进行手术，其早期骨质破坏，信号不均质，呈长 T1WI，长 T2WI 信号，逐渐塌陷变扁如"铜钱状"即所谓的扁平椎、嗜酸性肉芽肿不侵犯椎间盘，椎间隙正常或稍增宽，有轻度椎旁软组织肿胀，保守治疗嗜酸肉芽肿有自愈倾向。

5. 脊椎终板骨软骨炎　其Ⅱ、Ⅲ型终板炎 MRI 表现较为典型，易于诊断。而Ⅰ型终板炎在 T1WI 上终板及邻近骨质表现为低信号，T2WI 上相对于终板为高信号且形态多变，易与脊柱结核病变混淆，甚至误诊。但终板炎无椎体骨皮质破坏，没有体温、血象、血沉的异常，不会出现椎旁的改变。若同时发现其他椎体有典型的Ⅱ型终板炎改变，或病灶内与周围有脂肪信号混杂、环绕，或病变区可见许莫氏结节等征象，可帮助进一步与脊柱结核相鉴别。

三、脊柱结核的治疗

（一）营养、休息、对症治疗
脊柱结核是一种慢性消耗性疾病，长期低热，盗汗，食欲减退，患者更容易出现消瘦、贫血、低蛋白血症等，体质较差；同时伴随有腰背疼痛，活动受限，脊柱畸形，甚至肢体瘫痪，患者会出现暂时或终身的劳动力丧失。因此对患者应进行详细的健康教育，充分的休息，局部的制动；根据经济条件，给予高蛋白、高热量、高维生素、富含纤维素的饮食，如牛奶、鸡蛋、豆浆、豆腐等豆制品，鱼、瘦肉及新鲜蔬菜等，必要时给予补充人血白蛋白、血浆或红细胞；对于部分伴随心理疾病和经济困难的患者需心理医师、家庭和社会的共同参与和帮助。

（二）抗结核药物治疗

详见本章"第一节抗结核药物治疗"相关内容。

（三）脊柱结核手术治疗

脊柱结核的手术治疗目的在于彻底清除病灶、解除脊髓及神经压迫、矫正后凸畸形或防止畸形进一步发展，重建脊柱的稳定性。近20年来，手术器械的不断改进创新，以及以此为基础的手术技巧的日臻完善，使脊柱结核的治疗效果显著提高。但脊柱结核治愈的关键仍是有效的抗结核药物治疗。抗结核药物治疗需贯穿整个脊柱结核治疗的全过程，手术是一种重要的辅助治疗措施，对于部分严重影响运动功能的患者而言甚至是必需的治疗措施。

手术治疗过程包括相对彻底的病灶清除、充分的神经减压、坚强的植骨融合及脊柱稳定性重建。就病灶清除而言，病灶多位于椎体及椎间盘，前路手术更利于病灶清除，附件结核则宜从后路病灶清除。内固定技术的应用利于脊柱的矫形和稳定性的重建。脊柱结核的手术方法应根据患者的病灶部位、病变程度而定，不宜一味强调某一术式的优点，宜个体化选择手术入路。

1. **手术适应证**　目前针对脊柱结核的手术指征尚存在部分争议，传统的手术指征包括：①较大的寒性脓肿、流注脓肿；②病灶内有较大的死骨或空洞；③窦道经久不愈；④脊髓神经功能障碍；⑤脊柱明显不稳定；⑥脊柱严重或进行性后凸畸形；⑦保守治疗无效或效果欠佳。但以上这些手术指征的分类较为笼统，不同的医师可能会有不同的解读。目前多数学者认为"脊髓神经功能障碍、脊柱明显不稳定、脊柱严重或进行性后凸畸形"三种情形应该考虑手术治疗，而对于脓肿、死骨、窦道、保守治疗无效或效果欠佳则认定为相对适应证，需要根据患者年龄、体质、病变部位、病变破坏程度、治疗预期甚至经济能力来选择一种个体化的治疗方式。

2. **手术时机**　多数学者认可的观点为术前抗结核药物治疗2～4周以上；患者结核中毒症状消失或明显减轻，营养状况改善，疼痛缓解；血沉和C反应蛋白平稳或处于下降趋势，这些都提示活动结核得到有效治疗，此时手术有利于降低手术风险，减少术后并发症。部分学者认为对合并截瘫进行性加重的患者，应提早进行手术以抢救截瘫，恢复神经功能。所以对手术时机的选择应根据患者本身病情及全身情况而定，在恰当时机选择手术。

3. **手术方法**　国内方先之教授在20世纪50年代最早应用病灶清除术治疗脊柱结核，取得了令人满意的临床疗效，为以后脊柱结核的手术治疗奠定了基础。在21世纪初，多位学者通过实验发现，纯钛金属和钛合金生物相容性好，结核分枝杆菌在其上的附着力弱，不易在其表面定植并形成细菌生物膜，为钛合金内固定在脊柱结核治疗中的应用提供了理论基础；同时临床大量钛合金内固定在脊柱结核治疗中的安全应用，更加证实了上述实验结果。目前，病灶清除、畸形矫正、植骨融合、内固定等四个方面已成为脊柱结核手术方案的常规内容，制定手术方案时需要综合考虑患者的年龄、体质、病变部位、病变破坏程度、治疗预期甚至经济能力等，制定个体化的手术方案。王自立等研究发现病灶硬化边缘至病椎边缘是一移行过程，硬化壁厚约 2～8mm，在距硬化壁边缘 2.5～4mm 范围内出现结核小病灶的概率为 95%，采用 PCR 技术进行结核分枝杆菌 DNA 扩增发现硬化壁中阳性率为 86.7%，而其外围病椎中为 16%，所以其认为除了传统的脓液、干酪样坏死、肉芽组织、死骨、坏死椎间盘和窦道等病灶组织外，周围的硬化壁也应视为病灶，手术时需予以切除。

（1）颈椎结核

1）寰枢椎结核：寰枢椎结核最严重的危险为延髓、脊髓的压迫。出现压迫症状需明确其压迫的来源，如果是脓肿、肉芽组织或死骨，应立刻手术减压；如果是寰枢椎脱位，则可以先行颅骨牵引，复位后予以实施手术内固定或 Halo-vest 外固定，内固定可根据病灶特点选择前路固定，或者后路枕颈或寰枢椎间固定、植骨融合。对椎前脓肿巨大影响患者呼吸或吞咽功能，可以采用经口穿刺抽吸的办法。

2）颈椎 3～7 结核：病灶清除一般采用颈前入路，气管插管静脉复合全身麻醉。患者取仰卧位，保持头颈部适度过伸。消毒后于颈前部做横行或斜形切口，切开皮肤、皮下浅筋膜及颈阔肌后，钝性分离胸锁乳突肌和颈鞘内缘与肩胛舌骨肌之间的疏松结缔组织即可到达颈椎前方，显露颈长肌、椎前筋膜及椎前脓肿，切开脓肿壁后吸尽脓液，将死骨、坏死椎间盘、肉芽组织及干酪样坏死物等彻底清除，病灶清除、减压及复位建议在 Caspar 椎体间牵开器辅助下完成，病灶清除减压后应暴露后纵韧带和侧方正常骨质，然后将自体髂骨块植入椎体间缺损，也可使用钛网和人工骨，完成植骨后取出 Caspar 椎体间牵开器，安装颈前路钛金属板带锁紧内固定系统，安放负压引流管，逐层缝合切口。术中注意事项：①牵拉显露椎体过程中需保护食管、喉返神经等；②切开脓肿时避开位于椎旁的交感神经节和膈神经；③脓肿残腔应反复冲洗直至冲洗液清亮为止；④钛网内需自体骨或人工骨填充凿实。

（2）颈胸段脊柱结核：一般指颈椎 7-胸椎 3 的椎体节段。此部位是颈椎生理前曲与胸椎生理后曲的过渡区，应力集中，易发生椎体塌陷和后凸畸形；解剖结构复杂，前方有众多血管、神经、骨性结构等阻挡，使得手术入路非常困难；而且椎管相对狭窄，脊髓外基本没有缓冲间隙，增加了减压操作的风险和难度。手术可以采用后侧入路或前侧入路（低位下颈椎入路、低位下颈椎入路联合劈开胸骨柄）。

1）后侧入路：后侧入路病灶清除、植骨融合、钉棒系统内固定术，适用于病灶主要位于椎体侧后方或后凸畸形严重患者。患者采用气管插管静脉复合全身麻醉；取俯卧位，以病变椎体棘突为中心行后正中纵行切口，显露病椎及相邻正常椎体的棘突、椎板、关节突及横突，于需要固定节段椎体置入螺钉，切除与病椎破坏严重侧相连的肋骨近端、肋横突关节、横突及关节突，吸尽椎旁脓液，将死骨、坏死椎间盘、肉芽组织及干酪样坏死物等彻底清除，安装矫形棒尽可能恢复颈胸段生理曲度，将自体髂骨块或填充人工骨的钛网植入椎体间缺损，安放负压引流管，逐层缝合切口。此方法避免了对纵隔和胸腔的干扰，但无法直视前方椎体，不利于病灶彻底清除和减压。

2）前侧入路：①低位下颈椎入路：难以显露胸椎 2 及以下椎体，适用于大多数颈 7

和胸 1 椎体病变，或颈部较长且胸骨和锁骨位置较低的患者。手术方法与颈椎前入路方法一样。②低位下颈椎入路联合劈开胸骨柄：适用于胸 2 和胸 3 椎体病变，或颈部较短且胸骨和锁骨位置较高的患者。该术式的手术视野好，可以直接显露病变椎体及周围血管结构，但该部位解剖结构复杂，打开了病灶与纵隔的通道，创伤大，手术风险大。患者采用气管插管静脉复合全身麻醉；取仰卧位，肩部垫枕使颈部适度过伸，切开右侧胸锁乳突肌下 1/3 的前内侧缘，至胸骨柄前方中点，然后纵行沿胸骨中线到胸骨角下 5cm 处。于胸骨柄上端向下钝性分离胸骨后结缔组织，胸骨锯劈开胸骨后以小型胸骨撑开器撑开，将气管和食管牵向左侧，将头臂干牵向右侧在其内侧间隙显露胸椎 2 或牵向左侧在其外侧间隙胸椎 3，切开椎前筋膜和脓肿壁，吸尽脓液，将死骨、坏死椎间盘、肉芽组织及干酪样坏死物等彻底清除，适当撑开恢复颈胸段生理曲度，将自体髂骨块或填充人工骨的钛网植入椎体间缺损，安装颈前路钛金属板带锁紧内固定系统，安放负压引流管，胸骨柄用钢丝缝合固定，关闭切口。

（3）胸椎结核：应该根据病灶部位、范围、患者的全身状况，传统手术方法可以采用肋骨横突切除胸膜外病灶清除术、经胸病灶清除术或胸廓内胸膜外病灶清除术。后入路病灶清除术是近 10 余年来新兴的一种手术方式，目前部分学者已在应用并取得了良好的疗效，但存在一定的争议。关于内固定方法，前入路病灶清除一期前路内固定，或者后路内固定一期或二期前入路病灶清除术目前均有在使用，但建议病变椎体破坏严重或超过 3 个节段的患者，前路内固定失败后翻修困难的患者，和严重后凸畸形需要矫正的患者应采用后路内固定方法。

1）肋骨横突切除胸膜外病灶清除术：适用于所有胸椎结核的病灶清除和椎管减压，对心肺功能干扰小。患者采用气管插管静脉复合全身麻醉；取侧斜卧位，以病变椎体为中心，棘突旁开约 6cm 做一弧形切口，切开皮肤及浅筋膜，纵行切开斜方肌及菱形肌，棘突旁 4cm 处纵行劈开竖脊肌，并向两侧牵开显露肋骨及肋间肌，骨膜下剥离显露肋骨，切除病变椎体横突，在距肋骨颈 5～7cm 处剪断肋骨，游离肋骨近端并拔除，吸尽椎旁脓液。依次切除病灶上下各一段肋骨，并结扎肋间动静脉，尽量保留肋间神经。脊椎骨膜下剥离显露病灶椎体侧方及前方，将死骨、坏死椎间盘、肉芽组织及干酪样坏死物等彻底清除，适当撑开恢复胸椎生理曲度，将自体髂骨块或填充人工骨的钛网植入椎体间缺损，安装前路钉棒或钉板内固定系统。安放负压引流管，逐层缝合切口。术中避免损伤胸膜，如不慎破损，应及时缝合修补。

2）经胸腔病灶清除术：适用于所有胸椎结核的病灶清除。本术式病变显露清楚，直视下操作，能同时处理合并的肺脏或胸腔疾患，但对心肺功能有干扰。患者采用气管插双腔管静脉复合全身麻醉，取侧卧位。后外侧切口，胸椎 1-胸椎 5 结核切口上端起自竖脊肌外缘与肩胛骨内缘之间，向下向前绕过肩胛下角上行，终于腋前线；胸椎 6-胸椎 12 结核切口上端起自竖脊肌外缘，沿预定截除肋骨方向走行，前端至于腋前线。截除肋骨，剪开肋骨床、壁层胸膜，进入胸腔，分离胸腔内粘连显露病变椎体的椎旁软组织及脓肿，纵行切开椎体侧方软组织和脓肿壁，结扎节段血管，吸尽脓液，将死骨、坏死椎间盘、肉芽组织及干酪样坏死物等彻底清除，为减压彻底，可切除局部肋骨头和椎弓根，将自体髂骨块、数段肋骨或填充满骨质的钛网植入椎体间缺损，安装前路钉棒或钉板内固定系统。安放负压引流管，逐层缝合切口。

3）胸廓内胸膜外病灶清除术：适用于胸椎结核合并胸腔局限性脓肿形成，或心肺功能差不能耐受经胸腔手术患者。患者采用气管插双腔管静脉复合全身麻醉，取侧卧位，切口与经胸腔入路相同。截除肋骨，剪开肋骨床，保留壁层胸膜，于肋骨床与壁层胸膜之间钝性剥离，显露病变椎体的椎旁软组织及脓肿，纵行切开椎体侧方软组织和脓肿壁，结扎节段血管，吸尽脓液，将死骨、坏死椎间盘、肉芽组织及干酪样坏死物等彻底清除，植骨和内固定操作与经胸腔入路相同。安放负压引流管，逐层缝合切口。

4）后入路病灶清除术：传统意义上认为，脊柱结核的病变多位于脊柱的前、中柱，经后入路病灶清除术不符合这一标准，且从后方入路会造成原有稳定结构的破坏，后果可能是灾难性的。后方入路进行椎体间大块植骨或较粗直径钛网时往往需扩大切除侧方的骨性结构，同时切断一根或两根胸脊神经。部分患者因炎症反应导致前方椎旁软组织软脆易碎，病灶清除过程中使用髓核钳夹取前缘病变组织时需小心，避免损伤节段血管或进入纵隔。张宏其等对该术式与前后路联合术式进行了对比分析，并对 308 例后方入路病灶清除患者进行了跟踪随访，结果仅出现 1 例窦道形成患者，其余症状均获明显改善，未出现脊柱不稳、结核播散等并发症。马远征总结了目前该术式的适应证有：①截瘫合并严重的后凸畸形；②硬膜及神经根受累严重，并合并椎管狭窄；③椎旁无明显脓液、干酪样坏死物及死骨。并认为该术式的优点在于，自后路可充分解除硬膜囊及神经根的压迫、解剖结构简单、创伤小、节省了手术时间，但存在适应证较窄、术后复发、内植物感染等风险。

（4）腰椎结核：腰椎结核在脊柱结核所有节段中的发病率最高。腰椎结核不易形成广泛的椎旁脓肿，脓肿穿破骨膜后于腰大肌鞘内汇集，视椎体的病变累及范围可形成单侧或双侧腰大肌脓肿，脓肿可因重力向下流注至髂窝、股三角和小转子附近，到达小转子的脓液可绕过股骨上段的后方至大腿外侧，再沿阔筋膜向下流注到膝关节附近，也可因脓肿张力突破解剖薄弱点流注至腰三角附近或腹股沟附近的皮下。腰椎结核的手术入路包括前方入路和后方入路，采用何种入路取决于病变的部位、术野暴露范围和术者的个人习惯。

1）腰椎前方入路：分为经腹腔入路和经腹膜外入路，一般均采用经腹膜外入路。经腹膜外入路可显露腰椎 1 至骶骨的全部椎体，具体又可分为前外侧入路和正前方入路，因越靠近腹中线，腹膜越薄，容易破损污染腹腔，故临床上多采用前外侧入路。采用全麻，取侧卧位或半侧卧位，将胸腰段侧面对准手术台的腰桥处。腰椎 1 至腰椎 4 病变适合取侧卧位，腰椎 4 至骶骨病变适合取半侧卧位。切口起自胸 12 肋下缘与腋后线或腋中线交点，向内和向下弯曲直到前正中线，具体的切口起点和切口长度依据病变椎体的高低和需要显露的椎体数目而不同。切开皮肤、皮下和浅筋膜，沿腹外斜肌纤维方向切开腹外斜肌腱膜及肌肉，再切开腹内斜肌、腹横肌及其筋膜，显露腹膜和腹膜外脂肪，注意切口下端要避免损伤腹壁下动、静脉及男性精索。切开三层腹肌后，用盐水纱布钝性剥离腹膜并推向中线，显露输尿管和髂血管及其外侧的腰大肌，如不慎将腹膜弄破应立刻用丝线将腹膜破口做荷包缝合或连续缝合。穿刺腰大肌脓肿，吸除脓液送结核分枝杆菌相关检查，切开腰大肌鞘膜，用止血钳于腰大肌分开一小口进入脓肿，用吸引器洗净脓液后再沿腰大肌纤维走行钝性分开脓肿壁，仔细搔刮刮除脓肿壁上的脓苔，清除脓肿内的肉芽组织、干酪样坏死及死骨，通过脓肿内侧壁寻找通向椎体病灶的窦道口，于窦道口处切开椎旁软组织并结扎节段血管，骨膜下剥离显露病变椎体的侧方及侧前方，搔刮、切除病灶内的死骨、干酪样坏死、肉芽组织及坏死椎间盘，再以骨刀凿除病灶边缘厚约 5mm 硬化壁骨质形成植骨床,后方椎管减压时需小心,避免损伤后方的脊髓和神经。另外,需注意血管壁薄的髂总静脉覆盖在腰5骶1椎体侧前方,在此节段操作时需小心,应避免损伤此血管,如出现破损需及时修补。彻底清除病灶后,根据骨质缺损情况取髂骨同期椎间植骨。

2)腰椎后方入路:有后正中入路、旁正中入路等,以病变节段为中心的后正中切口最为常用。手术前需通过X线透视确定需要显露的节段,可减小手术切口的长度。采用全麻,取俯卧位。切开皮肤、皮下组织和浅、深筋膜,从棘突顶点分离腰背筋膜,再经棘突、椎板、关节突关节行骨膜下剥离椎旁肌肉,必要时可将椎旁肌一直剥离至横突。切除病变椎体双侧的横突,沿骨膜下分离椎体前方,显露病灶,吸尽脓液,清除病灶内的死骨、干酪样坏死、肉芽组织及坏死椎间盘,取髂骨椎间植骨。本手术可同期行后路椎弓根系统内固定,一种体位,手术损伤小,但因术野显露较为局限,彻底清除病灶受限,植骨不如前方牢靠,易发生相应节段的脊髓、马尾神经等副损伤。

3)重建腰椎稳定性:彻底清除腰椎病灶后,骨质缺损、畸形、脊柱不稳定等问题仍需要得到解决。目前对于矫形的争论较少,但因植骨融合、内固定的方法较多,故争论颇多。植骨材料以大块自体骨为最佳,临床上较多使用三面皮质的髂骨块,国际上也有学者应用自体腓骨。目前国内也有应用钛网或高分子材料融合器的报道,均取得了不错的疗效;但从笔者收治的上百例复治且需要翻修病例中得出的经验看,对于病灶清除不彻底,以及已经明确耐药或怀疑耐药结核病的患者,钛笼和高分子材料不是一个好的选择。对于内固定主要分为前路器械内固定和后路器械内固定,选用何种内固定方法需根据患者病变特点、手术径路和术者的习惯等综合考虑。前路内固定的优点在于:①重建脊柱稳定性效果可靠,术后可在简单支具保护下早期起床活动;②具有很好地撑开功能,有利于恢复椎体高度,以及矫正脊柱后凸畸形;③内植物与椎体侧面紧密贴合,操作简便、安全;④内植物采用钛合金制成,具有优良的生物相容性,不易于结核分枝杆菌的黏附。后路椎弓根系统内固定的优点在于:①强有力的生物力学特点,能同时稳定脊柱的前、中、后三柱;②有利于矫正后凸、侧弯畸形以及滑脱等;③可以固定较长脊柱节段;④内固定取出方便、操作简单。

4. 术后处理及预后 对脊柱结核患者术后康复治疗,是治疗、预防结核复发的重要环节。蓝旭等认为,不合理的化疗、病灶清除的不彻底及手术时机选择不当或引流不彻底等原因,使脊柱结核手术仍然有1.28%~5%的复发率。故对术后患者的康复治疗也应着重从这些方面展开,对于胸腰椎结核患者术后应绝对卧床4~6周,累及椎体较多、破坏严重者可考虑延长卧床时间。离床活动时佩戴支具半年左右,并视植骨融合情况决定佩戴时间。术后应继续按原化疗方案规范化疗,如不规范应用抗结核药物,易致窦道、脓肿形成,甚至结核复发,最终继发结核分枝杆菌产生耐药性,治疗更为困难,对于初治患者全程化疗时间为12~18个月,其间定期复查肝肾功能。

脊柱结核术后疗效评价指标包括:①结核中毒症状和病椎疼痛的改善情况;②红细胞沉降率和C反应蛋白等实验室检验指标的动态变化;③术后残腔积液或切口窦道等并发症的转归。

于术后12个月评估脊柱结核的疗效,评价指标包括:①影像学检查脊柱畸形矫正与病椎植骨融合情况;②临床观察脊髓运动功能和括约肌功能恢复情况;③综合评估脊柱结核病灶治愈情况。

定期观察脊柱结核手术疗效，对于判断脊柱结核预后和抗结核化疗结束时间，具有重要临床意义。脊柱结核患者术后第 1、3、6、12、18 个月时均须门诊复查脊柱 CT 或 MRI 了解患者病变情况。并每月复查血常规、肝肾功能、血沉等了解患者的一般状况以及避免抗结核药物带来的毒副作用。术前及术后不能坚持正规化疗、术后病灶部位未严格制动、术中清除病灶不彻底、自身营养不良、病灶范围广等因素，与术后脊柱结核复发有显著相关性。在正规的治疗下，脊柱结核一般均能得到治愈，获得良好的治疗效果。

（四）脊柱结核的微创治疗

目前临床微创治疗脊柱结核的方法主要有三种。

1. 经皮穿刺排脓 病灶或脓肿内置管灌洗引流，此操作简单，多在局麻下进行，但需 B 超或 CT 的定位和引导。

2. 内镜技术 与传统开放手术病灶清除、植骨、内固定理念相同，只是将开放手术的方式以内镜技术完成。

3. 小切口脓肿、病灶搔刮、灌注引流 仅适用于病灶骨质破坏轻微，且无稳定性破坏和神经症状的病例，有时也用于无法耐受彻底病灶清除大手术的姑息性治疗手段。

20 世纪 90 年代以来，现代腔镜摄影成像技术和手术设备的发展，使内镜技术辅助的现代微创外科手术成为现实。从最初的椎体活检、脓肿引流、脊柱侧凸起和后凸畸形的前路松解，发展到现在已经能广泛应用于前路椎体切除和内固定重建、肿瘤切除、椎体感染的病灶清除等手术。腔镜技术具有创伤小、出血少，术后疼痛较轻，感染机会少，住院时间短，术后恢复快等特点。胸腔镜应用于胸椎结核的治疗，腹腔镜应用于腰椎结核的治疗，目前临床上腔镜技术经常需辅以小切口，即使如此仍存在一些局限性和缺点：①设备昂贵，费用较高；②术者的学习成长曲线长，术者与助手需较长时间的训练以熟悉手术视野和操作过程；③分离粘连的腔隙比较困难；④对较大的血管损伤则止血困难；⑤操作范围局限，不适用于多节段椎体严重病变。因此，临床上腔镜技术仍是作为常规开放手术的选择性替代手段。

（五）特殊类型脊柱结核的治疗

1. 脊柱结核合并血行播散性肺结核的治疗 脊柱结核合并肺结核，治疗脊柱结核的同时需兼顾肺内病变，在治疗过程中术前用药是关键，手术时机是重点。脊柱结核合并血行播散性肺结核，此类患者发热是最常见症状。青中年患者发热以中高热为主，而老年患者可表现为低热或中高热。因此连续 1 周体温控制在正常范围是手术的必要条件。

脊柱结核合并血行播散性肺结核手术干预时间不同于一般的脊柱结核患者，术前疗程不足是导致手术失败的重要因素。术前的用药规律为：①常规应用 4 种一线抗结核药物联合治疗，合并肺部感染可加用喹诺酮类药物或根据痰液药敏结果选择抗生素；②依照可以获得的药敏结果调整抗结核药物；③术前必须至少使用 3 个月及以上的术前抗结核药物，复查胸片和胸部 CT 了解肺部病变已经稳定或好转。

2. 脊柱结核合并结核性脑膜炎的治疗 此类患者早期诊断困难，容易误诊及漏诊。其原因可能有：

（1）临床表现：不典型，脊柱结核病变早期可无明显症状，疼痛多较轻微，休息后症状多可减轻，一旦造成椎体破坏、刺激神经根、局部形成脓肿甚至截瘫后才出现典型的临床症状。另外，部分结核性脑膜脑炎的患者由于伴有脊髓脊膜病变也可表现为下肢无力、大小便障碍等脊髓损伤表现，掩盖了脊柱结核的表现，容易导致临床医师忽视脊柱的检查，造成误诊漏诊。

（2）脑脊液检查：依靠常规的腺苷脱氨酶升高，脑脊液细胞数升高，以单核细胞为主，蛋白质升高，糖及氯化物减低等脑脊液变化，并不能特异性地反映出合并脊柱结核，容易造成脊柱结核的漏诊。另外，脊柱结核合并截瘫，造成脑脊液循环受阻，脑脊液中的蛋白质持续处于高位，也无法有效反映结核性脑膜脑炎的病情变化。结核性脑膜脑炎合并脊柱结核患者病情重，病死率及致残率高。文献报道，脊柱结核合并结核性脑膜炎的病死率为30%。更有甚者，应用糖皮质激素止痛、退热，促使结核病情加重，严重影响患者的预后。

结核性脑膜脑炎的治疗疗程多为 12 ~ 18 个月，需定期复查颅脑 MRI 及脑脊液等，需根据其恢复情况而定手术时机。一般手术时机为：①抗结核药物治疗 6 个月之后；②脑脊液压力正常 < 200mmH$_2$O，糖及氯化物恢复正常或接近正常；③合并截瘫的患者，因压迫椎管致脑脊液回流障碍导致脑脊液中蛋白质含量不会降低至正常，可不影响手术的进行。

3. 儿童脊柱结核的治疗 儿童因身体发育不完善，所以其病变进展和治疗有其特点。儿童脊柱结核病变不论先发生在椎体还是椎间隙，与成人比更容易在不同阶段间传播；寒性脓肿容易在椎前筋膜及骨膜下潜在腔隙内扩散，累及的椎体数比成人多；椎体破坏更容易导致畸形的发生和发展。儿童脊柱结核的抗结核治疗应该按体重计算给药：INH 10mg/kg（7 ~ 15mg/kg），最大剂量 300mg/d；RFP 15mg/kg（10 ~ 20mg/kg），最大剂量 600mg/d；PZA 35mg/kg（30 ~ 40mg/kg）；EMB 20mg/kg（15 ~ 25mg/kg）。儿童脊柱结核的常规抗结核时间为 12 个月。儿童脊柱结核的手术目的主要是脓肿引流，矫正和预防脊柱后、侧凸畸形的发生和进展。手术时需解决病变节段前中柱和后柱之间的生长平衡问题，所以病变节段相对应的椎板之间需植骨融合；内固定多采用后路器械内固定，一般建议术后 1 年以后，复查椎体已骨性融合就可以考虑取出内固定物。

四、骨关节结核的痊愈标准

骨关节结核通过规范化的治疗，病变由发生、发展，逐步变为稳定、静止，最终达到治愈是一个较长的过程。大多数骨关节结核患者停止抗结核治疗时被称为"临床治愈"，与真正的治愈即"痊愈"，是有原则性区别的。"临床治愈"仅表明体内病灶稳定，结核分枝杆菌处于相对静止状态，即患者体内仍然存在静止或休眠的结核分枝杆菌和隐形病灶。当机体免疫功能下降时，这些静止的结核分枝杆菌和隐形病灶又有可能重新活动起来。

骨关节结核的治愈是一个综合考核体系，除了完成规范化抗结核治疗外，还应包含患者的主诉、临床症状、实验室检查、影像学检查和定期随访等五方面的内容，具体内容如下：①结核中毒症状消失，患者自觉全身状况良好，饮食、睡眠及体温均正常，体重稳定或增加，已恢复日常生活和工作；②患病部位的温度正常，局部疼痛消失，无肌肉痉挛、无脓肿、无窦道；③血沉或 C 反应蛋白持续正常 6 个月以上；④ X 线片或 B 超检查，必要时可行 CT 或 MRI 检查，脓肿消失，骨质疏松好转，病灶边缘轮廓清晰，病灶骨性愈合或植骨融合；⑤抗结核治疗结束 2 ~ 3 年病灶无复发。

（秦世炳 兰汀隆）

参考文献

[1] 张贺秋,赵雁林.现代结核病诊断技术[M].北京:人民卫生出版社,2013.

[2] 马远征,王自立,金大地,等.脊柱结核[M].北京:人民卫生出版社,2013.

[3] 李亮,李琦,许绍发,等.结核病治疗学[M].北京:人民卫生出版社,2013.

[4] 邱贵兴,戴克戎.骨科手术学[M].北京:人民卫生出版社,2010.

[5] 张先龙,吴海山.人工关节置换临床实践与思考[M].北京:人民卫生出版社,2012.

[6] 秦世炳.脊柱结核手术失败病例荟萃分析[M].北京:科学出版社,2019.

[7] 骨关节结核临床诊断与治疗进展及规范化专题研讨会学术委员会.正确理解和认识骨与关节结核诊疗的若干问题[J].中国防痨杂志,2013,35(5):373-380.

[8] 兰汀隆,董伟杰,范俊,等.少儿脊柱结核的临床特点分析[J].中国脊柱脊髓杂志,2015,25(3):195-211.

[9] 秦世炳,董伟杰,兰汀隆,等.128例脊柱耐药结核患者的临床分析[J].中国防痨杂志,2013,35(5):299-304.

[10] 李强,赵雁林.197例临床结核菌分枝杆菌分离株的快速耐药性检测报告[J].中国防痨杂志,2009,31(12):709-712.

[11] 刘亚芹,杨振斌,冯冬霞.HAIN用于检测原发性耐药性的研究[J].中国实验诊断学,2014,18(8):1266-1268.

[12] 董伟杰,秦世炳,赵立平,等.骨关节结核各类标本进行结核分枝杆菌培养与PCR检测的阳性率结果分析[J].中国防痨杂志,2014,36(1):46-48.

[13] 王自立,王骞.脊柱结核的手术策略[J].中华骨科杂志,2010,30(7):717-723.

[14] 肖增明,贺茂林,詹新立,等.前方经胸骨入路治疗上胸椎[J].中华骨科杂志,2007,27(9):657-661.

[15] 张西峰,王岩,肖嵩华,等.微创手术治疗腰椎和腰骶椎结核的临床研究[J].中华骨科杂志,2008,28(12):974-978.

[16] 唐勇,沈慧勇,高梁斌,等.腹膜后入路腹腔镜下手术治疗腰椎结核[J].中国脊柱脊髓杂志,2012,22(9):775-778.

[17] 官众,许勇,任磊,等.三种不同植骨方式在胸、腰椎结核手术治疗中的观察[J].中国脊柱脊髓杂志,2013,23(6):488-492.

[18] 秦世炳.重视结核病诊治和脊柱结核手术时机的选择[J].中国骨伤,2013,26(6):533-535.

[19] WORLD HEALTH ORGANIZATION. Guidance for national tuberculosis programmes on the management of tuberculosis in children 2nd edition[M]. Geneva: World Health Organization, 2014.

[20] WANG G, DONG W, LAN T, et al. Diagnostic accuracy evaluation of the conventional and molecular tests for Spinal Tuberculosis in a cohort, head-to-head study[J].Emerg Microbes Infect, 2018,7(1):109.

[21] SINGH R, GOGNA P, PARSHAD S, et al. Video-Assisted Thoracic Surgery for Tubercular Spondylitis. Minim Invasive Surg,2014(2014):963497.

[22] LING D I, ZWERLING A A, PAI M. GenoType MTBDR assays for the diagnosis of multidrug-resistant tuberculosis: a meta-analysis[J]. Eur Respir J, 2008,32(5):1165-1174.

[23] SAGLIK I, OZ Y, KIRAZ N. Evaluation of the GenoType MTBDR assay for detection of rifampicin and isoniazid resistance in Mycobacterium tuberculosis complex isolates[J]. Indian J Med Microbiol,

2014,32(3):318-22.

[24] SINGHAL R, ARORA J, LAL P, et al. Comparison of line probe assay with liquid culture for rapid detection of multi-drug resistance in Mycobacterium tuberculosis[J]. Indian J Med Res, 2012,136(6):1044-1047.

[25] LÜ G, WANG B, LI J, et al. Anterior debridement and reconstruction via thoracoscopy-assisted mini-open approach for the treatment of thoracic spinal tuberculosis: minimum 5-year follow-up[J]. Eur Spine J, 2012, 21(3):463-469.

[26] CHANG K, LU W, WANG J, et al. Rapid and effective diagnosis of tuberculosis and rifampicin resistance with Xpert MTB/RIF assay: a meta-analysis[J]. J Infect,2012,64(6):580-588.

[27] DENKINGER C M, SCHUMACHER S G, BOEHME C C, et al. Xpert MTB/RIF assay for the diagnosis of extrapulmonary tuberculosis: a systematic review and meta-analysis[J]. Eur Respir J, 2014,44(2):435-446.

[28] WORLD HEALTH ORGANIZATION. WHO treatment guidelines for drug-resistant TB 2016 update[M]. Geneva: World Health Organization,2016.

[29] GU Y, WANG G, DONG W, et al. Xpert MTB/RIF and GenoType MTBDRplus assays for the rapid diagnosis of bone and joint tuberculosis[J]. Int J Infect Dis, 2015(36):27-30.

第三节　淋巴结结核

一、概述

当人体暴露于结核分枝杆菌后，少量结核分枝杆菌就可以通过黏膜或者肺泡入侵机体并导致感染，结核分枝杆菌可以侵犯人体的各个器官，除肺脏是最常易侵犯的器官外，肺外许多器官也可侵及，如淋巴结组织。

肺外结核的患者数量在不断增加，最新的研究显示肺外结核患者占所有结核病患者的总数不同国家和地区有所不同。其中淋巴结结核就是最常见的肺外结核之一。当结核分枝杆菌被引流区域的淋巴结巨噬细胞吞噬后就可能引起淋巴结结核，当然结核分枝杆菌也有可能随着淋巴管和血液播散至全身各个部位的淋巴结，因此全身各个部位的淋巴结组织均可发生淋巴结结核，中医属"瘰疬"范畴。

体表淋巴结结核居全身淋巴结结核发病率的首位，约占整个淋巴系统结核的80%~90%，尤其是颈部淋巴结最为常见，其次为颌下、腋下、腹股沟等处。深部的淋巴结结核较为常见如纵隔肺门淋巴结结核、腹腔淋巴结结核等。

二、淋巴结结核的诊断与鉴别诊断

淋巴结结核（tuberculosis of lymph nodes）诊断及鉴别时可以按不同的部位进行分类，如体表淋巴结结核、纵隔肺门淋巴结结核、腹盆腔淋巴结结核等，其中以体表淋巴结结核在临床最为常见，本节以体表淋巴结结核为代表，其他部位的淋巴结结核诊断及鉴别可以参照此方法进行。

（一）全身症状

大部分体表淋巴结结核的患者全身症状相对较轻，主要有午后低热、全身乏力、体弱盗汗、体重下降等；临床上也有相当一部分淋巴结结核患者没有任何症状，完全是无意发现或体检发现；也有少部分患者全身症状较重，如持续高热、消瘦等，特别是患病的淋巴结较多较大、破溃合并感染、体表及深部淋巴结同时患病者。

（二）病变局部症状

根据淋巴结病变不同的部位和时期，其病变局部症状临床上也有一定的差异。患者初期可表现为体表 1～2 个渐进性无痛的肿块，质稍硬，可活动；随着病情的不断进展，肿大的淋巴结可形成淋巴结周围炎，从而多个淋巴结肿大且粘连成串珠状；随着淋巴结的不断肿大，其周围粘连进一步加重，表面可有成团现象并显著高出皮肤表面，患者可自觉疼痛与压痛的加重；病情进一步发展，则可出现成团的淋巴结肿块逐渐软化，表面有波动感，可形成寒性脓肿，继发感染时可疼痛剧烈，表皮潮红；随着脓肿的自行破溃，如不能及时有效治疗，则可出现窦道或溃疡，长期不愈。

纵隔肺门淋巴结结核患者一般起病缓慢，除与体表淋巴结结核一样，部分患者可有低热、乏力、盗汗等全身症状外，最常见的临床局部症状都是由于肿大淋巴结对邻近的支气管、食管等局部的压迫所致，常见的症状有胸闷、憋气、气短、长期慢性咳嗽、进食受阻等，特别是活动后上述症状可明显加剧。部分患者由于肿大的淋巴结压迫喉返神经可出现同侧的声带麻痹，声音嘶哑。

腹盆腔淋巴结结核患者临床上无特征性表现，除可出现程度不等的营养不良、低热、消瘦外，常见的临床症状有腹胀、腹痛、腹部肿块等，可伴有不同程度的腹盆腔积液，有的还可出现急性或慢性肠梗阻症状，有的患者还有腹泻症状。较为严重的是患者腹腔淋巴结结核出现脓肿，且脓肿破溃形成急性或慢性肠穿孔，需外科急症处理。

（三）临床诊断

体表淋巴结结核诊断主要依据如下：

1. 结核病史或结核病患者接触史。

2. 全身结核中毒症状，发热、特别是午后低热；PPD 皮试新近转为阳性或强阳性；血沉快。

3. 慢性淋巴结周围炎，单个或质稍硬并成串与周围组织粘连的肿大淋巴结，且淋巴结缓慢肿大、疼痛轻微，或已有波动，表面皮肤发红或脓肿破溃流脓并形成窦道。

4. 胸部 X 线显示肺部结核病灶或纵隔、肺门有肿大的淋巴结或钙化灶。

5. 口腔、咽喉部位有结核病变。

6. 颈部 CT 扫描特别是增强扫描检查，对颈部较深部位淋巴结结核的发现帮助非常大。通常情况下病灶呈现"三多"特点，即病灶数目多，常融合成团，侵犯区域多。平扫表现为肿大的淋巴结中央密度减低，边缘大多清晰，强化扫描时常呈薄壁环形强化或分隔样环形强化，中央密度明显减低。

7. 淋巴结穿刺抽脓找抗酸杆菌，其涂片阳性率约为 30%，培养的阳性率为 23%～75%，对单个或成串的肿大淋巴结，可行细针（22 号）穿刺，取针尖上和针心的内容物各进行涂片、染色细胞学检查，方法简单易行，与病理组织学比较其准确率为 79% 左右。

8. 对难以明确诊断者，可给予试验性或诊断性抗结核治疗，动态观察其疗效，以协助诊断。

9. 确诊需组织病理学检查，可分为干酪性和增殖性、混合性和无反应性淋巴结结核，干酪性可表现为中央区干酪坏死，周围有上皮样细胞、淋巴细胞和巨细胞，增殖性表现为无干酪坏死，有网状内皮增生、上皮样细胞和排列不规则的朗格汉斯巨细胞。

10. 纵隔肺门淋巴结结核的诊断除影像学检查外，支气管镜检查，特别是 EBUS（endobroncheal ultrasonography）、TBNA（transbronchial needle aspiration）技术的应用显得尤为重要，它为诊断纵隔肺门淋巴结结核提供了一个简单、直接、快速、方便、准确的手段。

11. 腹盆腔淋巴结结核的诊断，影像学检查，尤其是增强 CT 的检查特别重要，典型的表现为中心低密度的液化坏死，周边环形强化，文献报告发生率 40%~93%。当然 B 超检查临床上较为常用，特别是对治疗过程中动态观察疗效有帮助。最为可靠还是腹盆腔镜检查及病变部位的活检病理检查，这是确诊的最有价值的检查手段。

12. 近年来分子生物技术进展迅速，如荧光定量 PCR 技术、高分辨熔解曲线法、Xpert MTB/BIF 技术均可应用淋巴结结核的快速诊断，如能与传统的罗氏培养和 BACTEC MGIT960 等技术相结合，则能更进一步提高其诊断的敏感性与特异性。

（四）鉴别诊断

1. **慢性非特异性局限性淋巴结肿大** 此症多为邻近器官的感染传播所致，有时又称慢性淋巴结炎。如头部病灶可传及耳后和乳突淋巴结；口腔、咽部病变可使颌下、颏下淋巴结肿大；受累的淋巴结通常体积较小，数量较少，且较坚实无压痛，合并急性感染时抗感染治疗通常有效。

2. **非结核分枝杆菌淋巴结炎** 主要致病菌有鸟-胞内复合菌、瘰疬分枝杆菌等，以颈部淋巴结肿大、特别是颌下部及上颌附近的淋巴结受累最为常见，亦可累及耳部、腋下淋巴结。确诊有赖于病原学证据。

3. **结节病** 此病是一种全身性肉芽肿病，可累及全身所有器官，是一种慢性非干酪性肉芽肿性疾病。病变常可累及多处淋巴结，但以双侧肺门淋巴结更多见。淋巴结活检标本中又以锁骨上淋巴结、斜角肌淋巴结、前臂内侧滑车上淋巴结为多。多见于 20~40 岁青壮年，女性多见。淋巴结中度肿大，最大约 2cm，肺门淋巴结肿大者可呈巨块状。淋巴结不与周围组织粘连，病理表现与结核结节相似，但结节病的结节内一般无干酪样坏死，类上皮细胞增生显著，巨细胞数目多但细胞核不呈马蹄形或花环状排列，巨细胞内有星状或同心圆状钙化灶。该病很少累及肠道和肠系膜淋巴结。

4. **恶性肿瘤转移性淋巴结肿大** 通常有原发性恶性肿瘤的病史，局限性淋巴结肿大除常由引流区域组织或器官的非特异性炎症引起外，亦可由淋巴结引流部位的恶性肿瘤淋巴道转移而来。颈淋巴结肿大常由甲状腺癌或鼻咽癌转移而来；左锁骨上窝淋巴结肿大常由胃癌转移；右锁骨上窝或腋窝淋巴结肿大常由肺癌转移而来；腋窝淋巴结肿大亦可由乳腺癌转移而来；腹股沟淋巴结肿大可由阴茎、睾丸肿瘤或下肢肿瘤转移而来。淋巴结坚硬、无痛、进展快、可粘连，局部淋巴结活检病理检查可确诊，发现原发肿瘤病变有助于诊断。

5. **白血病** 各类白血病常伴有全身性或局部浅表的淋巴结肿大，62.2% 急性淋巴细胞性白血病（ALL）、41% 急性粒细胞白血病（AML）有淋巴结肿大，常为浅表淋巴结肿大，多光滑，无压痛，不粘连，不化脓，质地较硬，常伴发热、胸骨压痛、肝脾肿大、出血、贫血，白细胞显著升高或不升高，确诊需骨髓穿刺检查，骨髓象中原始和幼稚细胞大量增生。

6. 恶性淋巴瘤　此病以浅表淋巴结无痛性、进行性肿大为特征，全身淋巴结均可累及，但以颈部淋巴结肿大为多见。该病病程发展快，常有发热、消瘦、盗汗、皮肤瘙痒、肝脾肿大、黄疸伴有纵隔及腹腔内淋巴结肿大。淋巴结活检、淋巴结穿刺抽液涂片和淋巴结印片对该病诊断很有价值。霍奇金病（组织细胞为主型）和淋巴上皮样细胞淋巴瘤淋巴结正常结构被破坏，有系列的 R-S 细胞（镜影细胞），或单一的淋巴细胞增生。

7. 组织胞浆菌病　多发生于同时伴有局限性呼吸道感染时的肺门淋巴结，也可因皮肤感染而引起浅表淋巴结肿大。镜下与无坏死的结核结节相似，修复后可发生钙化。如伴有明显的坏死，则与干酪样坏死相似。病变中常有组织细胞增生，体积增大。与结核病最重要的区别点是该病细胞质内吞噬有许多呈圆形或卵圆形的孢子体，其直径 1～5μm，PAS 或银染可显示菌体。

8. 卡介苗接种引起的淋巴结炎　卡介苗接种后，注入体内的卡介苗必须经过淋巴到达全身，因此接种处附近的淋巴结（常为腋窝）有一定程度的组织反应，表现为轻微肿胀，这是正常现象。一般淋巴结肿大不超过1cm，1～2个月后消退。但在卡介苗接种中，由于菌种活力较强、接种对象年龄偏小、注射超量、注射过深或注入皮下、接种方法的不当等，可有少数儿童在接种后 1～2 周出现发热、皮疹、淋巴结肿大超过 1cm 的局部淋巴结炎，根据接种史、病史等可与淋巴结结核相鉴别。

9. 弓形虫病　由鼠弓形虫感染所致，通常在畜牧区较为多见，是一种人畜共患的传染病，临床上以青年女性多见，可引起淋巴结、眼、脑、心等器官的病变，其中以淋巴结炎最为常见。病变多累及颌下及耳后淋巴结，常单侧发生，单个或成群。肿大的淋巴结可有轻度压痛，患者可有全身不适或低热，也可无任何症状。

10. 传染性单核细胞增多症　通常由 EB 病毒感染所致，常见颈部淋巴结肿大，尤其是左颈后组的淋巴结多见，其肿大的淋巴结硬度中等，不粘连、不化脓，患者可伴有发热、咽峡炎、皮疹，淋巴结穿刺涂片检查淋巴细胞可达 50%～90%，并可见异型淋巴细胞，嗜异性凝集试验阳性率可达 80%～90%。

三、淋巴结结核的治疗

淋巴结结核的治疗与其他部位的结核病一样，需要全身抗结核治疗，常用的药物有异烟肼、利福平、吡嗪酰胺、乙胺丁醇等，因淋巴结结核易反复及部分病灶会破溃，故在抗结核治疗时其强化期通常不低于 3 个月，巩固期不低于 9 个月，不适合短程化疗。化疗的原则仍是早期、联合、规律、适量和全程。我国推荐的治疗方案对于无合并症的肺外结核病原则是采用初治涂阳肺结核化疗方案。同时需采用 DOTS 策略。

中医中药在淋巴结结核治疗中可发挥重要作用，因其可以清热解毒、软坚散结、化积消瘰、拔毒敛疮、祛腐生肌等作用。同时有些中药还有提高免疫力作用，可促使破溃的淋巴结伤口早日愈合。

（一）局部治疗

在体表淋巴结治疗过程中，如局部淋巴结还没液化，呈硬节状态时，可行部分抗结核药物局部淋巴结注射，常用的药物有异烟肼注射液、硫酸阿米卡星注射液等。如脓肿形成后，可行局部脓肿穿刺抽脓术，待脓液完全抽吸后可局部注射上述药物，同样有利于病变组织的吸收，促进病情的好转。

（二）手术治疗

过去曾认为手术是淋巴结结核的主要治疗方式，随着化疗方案的不断应用，

现在临床上需要手术处理的病例越来越少。但手术作为淋巴结结核治疗的一个重要组织部分，对于以下情况可以考虑：

1. **结节型、炎症型淋巴结结核**　经过化疗后其淋巴结病灶仍不缩小，或反而增大或增多者，特别是淋巴结肿大大于 2cm、经抗结核治疗 2 个月，肿块无明显变化或继续增大者、或肿块大于 3cm 者、或已形成化脓病灶，可考虑行手术淋巴结摘除。

2. **脓肿型淋巴结结核**　淋巴结肿大有波动感、皮色红或暗紫时，应及早地切开引流。早期破溃脓肿亦可行引流术，同时应彻底刮净病灶内干酪样坏死物，然后可放入无菌纱条或含异烟肼液的纱条引流。

3. **溃疡瘘管型淋巴结结核**　溃疡型可行病灶清除术。脓肿破溃或手术后形成窦道、局部换药不愈合的窦道、愈合后又复发的窦道等，应做窦道切除手术，并将窦道附近的淋巴结全部切除。

四、体表淋巴结结核疗效判断标准

（一）治愈
肿大淋巴结消散，溃疡和瘘管完全愈合。

（二）有效
显效：肿大淋巴结缩小 90% 以上。

中度：肿大淋巴结缩小 50% ~ 90%。

轻度：肿大淋巴结缩小 10% ~ 50%。

（三）无效
溃疡或瘘管未愈合，肿大淋巴结缩小 10% 以下。

（四）复发
溃疡或瘘管复开或治愈肿大淋巴结开始肿大；原已治愈肿大淋巴结之外又出现新的肿大淋巴结结核。

（林明贵）

参考文献

[1]　冯斌，鲁艳荣. 体表淋巴结结核的诊断与治疗 [M]. 北京：中国医药科技出版社,2007.

[2]　唐神结，高文. 临床结核病学 [M]. 北京：人民卫生出版社,2011.

[3] 孙雯雯，肖和平，吴蓉蓉，等. 结核感染 T 细胞斑点试验在临床诊断为肺外结核患者的价值评价 [J].中国防痨杂志,2015,37(7):784-789.

[4] 贾留群，龙虹羽，胡倩婧等. Xpert MTB/BIF 试验对肺外结核诊断价值的 Meta 分析 [J]. 中华临床医师杂志,2013,7(6):2587-2591.

[5] HANDA U, MUNDI I, MOHAN S. Nodal tuberculosis revisited: a review[J]. J Infect Dev Ctries, 2012,6(1):6-12.

第四节 结核性腹膜炎

一、概述

（一）流行病学

结核性腹膜炎（tuberculous peritonitis）是由结核分枝杆菌引起的慢性弥漫性腹膜感染，多见于结核病高流行地区，偶然发生于欧美等结核病低流行地区。发病的高风险人群有 HIV/AIDS、高流行地区人群或来自高流行地区的移民、慢性肝病患者、接受腹膜透析的终末期肾病患者（peritoneal dialysis PD）、糖尿病（diabetes mellitus DM）、肿瘤、接受肿瘤坏死因子受体抑制剂治疗（tumor necrosis factor-α inhibitors）以及接受激素或免疫抑制剂治疗的人群。结核性腹膜炎发病率约占所有肺外结核的 6%，低于淋巴结结核、结核性胸膜炎、骨关节结核、播散性结核等肺外结核。结核性腹膜炎是最常见的腹部结核之一，约占腹部结核的 1/3 ～ 1/2，可以单独发生或者与肠结核、肠系膜淋巴结结核共同发生。20% ～ 50% 的患者可合并肺部活动性或陈旧结核，部分患者合并胸腔积液、心包积液等其他浆膜腔积液，也可同时合并泌尿生殖系结核。在北美，结核性腹膜炎仅占到腹腔积液病因的 2%，但在我国，结核性腹膜炎占腹腔积液病因的 22% ～ 60%，占无门脉高压所致腹腔积液病因的 50% ～ 60%，和肝硬化腹腔积液、恶性肿瘤腹膜转移一起约占到所有腹腔积液病因的 90%。本病多发生于青壮年，男女均可发病，过去认为女性发病率约为男性的 2 倍，但近年研究显示，二者发病率接近，女性略多于男性，可能与女性输卵管结核有关。

（二）病因和发病机制

结核性腹膜炎的致病菌主要为结核分枝杆菌，少见的有牛分枝杆菌，多由饮入未经巴氏消毒的牛奶引起。常见感染途径包括原发性肺结核感染后结核分枝杆菌经血流播散至肠系膜淋巴结，在身体免疫功能低下时由感染的淋巴结播散至腹膜，是继发性结核的一种；口腔咽下的结核分枝杆菌经小肠黏膜集合淋巴结到达肠系膜淋巴结，经淋巴结或回盲部结核播散至腹膜；由邻近的泌尿、生殖系统结核直接蔓延所致；活动性肺结核患者的结核分枝杆菌经血液直接播散至腹膜，多伴有全身播散性结核。

（三）病理类型

1. **渗出型** 主要特点是大量游离或包裹性腹腔积液，腹膜充血、水肿、表面覆以纤维蛋白渗出物，可见黄白色或灰白色粟粒结节或相互融合的较大结节，腹腔内有程度不等的浆液纤维蛋白渗出液、纤维条索和增厚的腹膜及大网膜。

2. **粘连型** 主要特点是大量纤维蛋白沉积可使肠系膜、肠系膜淋巴结、肠管间发生粘连，形成包块，腹腔因广泛粘连而闭塞，严重时腹腔脏器粘连成团、固定、不易分离，包块压迫或纤维束挤压肠管可导致慢性肠梗阻，本型常由渗出型在腹水吸收后形成，也可发病就表现为广泛的粘连。

3. **干酪型** 主要特点是肠系膜增厚、纤维粘连和干酪样结节。以干酪坏死病变为主，肠管、大网膜、肠系膜或腹腔其他脏器之间由粘连分隔成很多小房，小房内有混浊或脓性积液，可见干酪坏死的淋巴结、有时小房可向肠曲、阴道或腹壁穿破形成内瘘或外瘘，本型多由渗出型或粘连型演变而来，病情较重。

三种类型中渗出型和粘连型比较常见，干酪型最少见，病情发展过程中，可以从渗出型转变成粘连型或干酪性，或者几种类型混合存在。

（四）临床特点

结核性腹膜炎多为隐匿起病或亚急性起病，最常见的临床症状为腹胀、腹痛和发热，腹胀是患者早期的常见症状，可能为胃肠道功能紊乱导致胃肠道积气或腹腔积液所致；腹痛多位于脐周、下腹或全腹，多为隐痛或钝痛，合并肠梗阻时腹痛常加重或伴恶心呕吐；发热多为午后低热，体温一般不超过39℃，少数患者可表现为高热并伴有明显的毒血症症状；结核性腹膜炎患者可出现大便次数增多和轻度腹泻，多因腹膜炎症或肠系膜淋巴结结核导致肠道功能失常，患者出现频繁腹泻或便血应考虑合并肠结核的可能。其他症状还有恶心、呕吐、食欲不振、腹泻、便秘、乏力、盗汗、体重下降等，如合并活动性肺结核，还可有咳嗽、咳痰、咯血等，合并其他系统结核还有相应的临床表现。

腹水是最常见的体征，结核性腹膜炎以少到中量腹水多见；40%的患者可有腹部压痛，多为轻度压痛，不伴有反跳痛；腹部揉面感被认为是结核性腹膜炎的特征性表现，但临床实践中仅1/3的患者可触及腹部揉面感；5%～10%的结核性腹膜炎患者可表现为腹部包块，多见于粘连型和干酪型，由大网膜、肠系膜淋巴结结核、粘连的肠曲、包裹性积液、干酪样淋巴结集聚而成，大小不一，边缘不清，表面不平，有时成结节状，此时很容易误诊为肠道肿瘤和卵巢肿瘤；结核性腹膜炎合并肠梗阻时可以看到胃肠型和蠕动波，合并大量腹水时可引起膈肌上移、胸式呼吸、下腔静脉压迫所致下肢浮肿等；有15%～25%的患者还可以合并肝脾肿大。

结核性腹膜炎患者外周血白细胞计数多正常，约半数患者合并轻到中度贫血，多为正细胞正色素性贫血，血小板计数可增高，绝大多数患者伴血沉增快和C反应蛋白增高，消瘦和营养不良也很常见，表现为低理想体重和血清白蛋白轻到中度减低。

二、结核性腹膜炎的诊断和鉴别诊断

（一）诊断方法

1. **腹腔积液分析** 腹腔积液检查是明确腹腔积液病因的初筛试验，典型的结核性腹膜炎腹腔积液为草黄色（90%）、渗出液、血清-腹腔积液白蛋白梯度小于11g/L，蛋白含量多大于25～30g/L，有核细胞计数大于500/μl，淋巴细胞比例多大于70%。少见的结核性腹膜炎可表现为血性腹腔积液、乳糜样腹腔积液或脓性腹腔积液。结核性腹膜炎合并慢性肝病肝硬化时，腹腔积液可以表现为不典型，有研究显示，在结核性腹膜炎中，合并肝病的比例可以达到6%～27%。

淋巴细胞为主是结核性腹膜炎腹腔积液细胞学特点，对结核性腹膜炎诊断的敏感度约70%，但特异度较差，淋巴细胞为主的腹腔积液还可见于单纯肝硬化腹腔积液使用利尿剂后、合并自发细菌性腹膜炎（spontaneous bacterial peritonitis，SBP）经抗生素治疗后以及恶性腹腔积液，结核性腹膜炎腹腔积液乳酸脱氢酶（lactic dehydrogenase，LDH）多轻度增高，与感染后中性粒细胞中释放增多有关，但特异度不高，LDH 增高也可见于肝硬化、充血性心衰和其他腹膜腔感染中；单纯结核性腹膜炎腹腔积液蛋白多大于 25g/L，但合并肝硬化时，诊断的敏感度降至 40%～70%，此外其他感染、肾源性腹腔积液、恶性腹腔积液蛋白也可增高。

在 20 世纪 80 年代，将腹腔积液根据总蛋白浓度 25g/L 为 cut-off 值划分为渗出液和漏出液。但这个方法在临床实践中，受到利尿剂、外周血高蛋白血症等的影响，在部分心源性、肾源性、肝硬化合并 SBP、非炎症或肿瘤性腹腔积液中，常导致临床错判，尤其在肝硬化合并 SBP 和结核性腹膜炎的鉴别诊断中。近年多使用腹腔积液 SAAG 初步判断腹腔积液是否存在门脉高压的因素。SAAG 是指血清白蛋白与同日内测的腹腔积液白蛋白之间的差值，是维持血清 - 腹腔积液胶体渗透压的主要因素，在门静脉毛细血管压力增高时，随着门静脉 - 腹腔毛细血管之间的静水压梯度升高，血清 - 腹腔积液之间的胶体渗透压差也相应升高，可以通过 SAAG 来间接反映门脉压力，将界值定为 11g/L 时，其诊断门静脉高压的敏感度为 97%，特异度为 97%，根据 SAAG 水平，将腹腔积液分为高 SAAG（≥11g/L）型和低 SAAG（＜11g/L）型。SAAG ≥11g/L 时提示存在门脉高压，常见的腹腔积液病因有肝硬化、酒精性肝炎、巴德 - 吉亚利综合征、门静脉栓塞、爆发性肝功能衰竭、广泛肝转移癌、缩窄性心包炎、心源性腹腔积液、黏液水肿性腹腔积液、混合性腹腔积液等；SAAG ＜11g/L 时则不存在门脉高压，常见的腹腔积液病因有结核性腹膜炎、原发或继发腹膜恶性肿瘤、胰源性腹腔积液、胆源性腹腔积液、肾病综合征、结缔组织病所致腹腔积液等。SAAG 不受利尿剂、输入蛋白等的影响，典型的结核性腹膜炎属于低 SAAG 型腹腔积液。

2. 病原学检查　患者腹腔积液、腹膜组织查到结核分枝杆菌或其核酸片段对结核性腹膜炎具有确诊价值，所有疑诊结核性腹膜炎的患者应积极进行腹腔积液病原学检查，有条件的对于穿刺活检后获得的腹膜组织应送检病原学检测以提高确诊率。尽管特异度接近100%，腹腔积液或腹膜组织的病原学检测的敏感度普遍低于 40%，主要原因是腹腔积液中细菌含量较低以及结核性腹膜炎的发病机制有关。腹腔积液涂片抗酸杆菌（Ziehl–Neelsen staining）的敏感度为 3%～5%，腹腔积液结核分枝杆菌培养的敏感度为 8%～35%，明显高于抗酸染色，液体培养的阳性率高于罗氏培养，且能将检测时间缩短至 2 周，腹腔积液送检量提高到 1L 可提高阳性率达 60%。近年来的快速分子诊断技术，包括荧光定量 PCR 技术，线性探针（LPA）和全自动 Xpert MTB/RIF 技术，与传统的抗酸染色相比更加灵敏、快速，并且能够鉴别非结核分枝杆菌感染和利福平耐药基因检测，但对于结核性腹膜炎而言，敏感度仍难以满足临床需求，有研究显示在培养阳性的腹膜组织样本中 Xpert MTB/RIF 的敏感度约为 50%，而在经病理、临床等综合诊断的临床腹膜样本中敏感度仅为 19%，低于淋巴结结核、骨结核等肺外组织样本。新一代 Xpert MTB/RIF Ultra 更加适合菌量少的标本，研究显示，在培养阳性的肺外组织样本中的敏感度可达 79.5%，特异度100%，有望在结核性腹膜炎的早期诊断中发挥更大的作用。有研究显示，使用结核分枝杆菌复合群特异的插入序列 IS6110 作为引物进行腹腔积液或腹膜组织荧光定量 PCR 检测，其敏感度可达 93%，特异度 100%，但因样本量太小，使得其在腹腔积液结核分枝杆菌培养阴性的患者中的阳性率还需更多临床证据。

3. 生物标志物　结核分枝杆菌感染机体会诱导一系列免疫反应并将大量 T 淋巴细胞募集至病变部位，因此病变局部的细胞因子水平显著提高，通过检测腹腔积液中的细胞因子有助于结核性腹膜炎的诊断，生物标志物的检测无创、简便，是结核性腹膜炎的重要辅助检查，尤其对于腹腔积液病原学阴性、临床表现和体征缺乏特异性以及不能接受腹膜穿刺或腹腔镜腹膜活检的疑诊患者，其中腹水 ADA 和 γ 干扰素具有较高的灵敏度和特异度。

（1）腺苷脱氨酶（ADA）：ADA 主要存在于 T 淋巴细胞中，它与 T 淋巴细胞的分化增殖密切相关，至今，仍然是最重要、开展最广泛、最可靠的生物标志物。Meta 分析其汇总的敏感度为 0.92，特异度 0.90。常用的 cut-off 值为 30 ~ 40U/L。ADA 水平受到腹水总蛋白水平的影响，在腹水蛋白减低的情况下，腹水 ADA 会出现假阴性，需临床综合判断。

某些淋巴细胞相关的疾病也会导致 ADA 水平增高，出现假阳性，比如淋巴瘤、自身免疫系统疾病、恶性肿瘤、感染性疾病等。因此 ADA 增高但与临床不符时，还需要进一步借助影像、临床检查，必要时腹腔镜腹膜活检以明确。

（2）γ 干扰素（INF-γ）：腹水 INF-γ 检测对结核性腹膜炎的诊断具有很好的敏感度和特异度。Meta 分析显示，其汇总的敏感度为 0.93，特异度为 0.99，和 ADA 相比，二者的诊断效能接近，但腹水 INF-γ 临床开展较少，尚无统一认可的诊断界值，对于高流行地区病原学阴性的疑诊患者，也是有力的辅助诊断方法之一。

（3）CA-125：糖类抗原 CA-125 可存在于各种胚胎体腔上皮来源的组织中，在这些组织受到炎症刺激或者癌变时，可释放到浆膜腔液中并进入外周血循环，有研究发现，在结核性腹膜炎患者的外周血和腹水中 CA-125 水平均有增高，可能与腹膜间皮细胞受到炎症刺激有关，并且随着抗结核治疗的好转，外周血 CA-125 水平可降至正常，因此 CA-125 对于结核性腹膜炎的诊断帮助不大，但可作为疗效评估的指标。

4. 结核菌素试验和干扰素释放试验

（1）皮肤结核菌素试验（TST）：详见"第二章　结核病的诊断及诊断技术"中"第五节　结核病免疫学诊断"相关内容。

（2）干扰素释放试验（IGRA）：详见"第二章　结核病的诊断及诊断技术"中"第五节　免疫学诊断"相关内容。

5. 超声　超声是判断有无腹腔积液的金标准，比 CT 更加敏感。超声可以通过超声波对腹部情况进行纵、横、斜多切面扫描，还可以使用高频探头观察腹膜壁层、肠壁浆膜层及大网膜，可探测腹腔积液的部位、范围及内部条索和分隔、肠管粘连、肠管扩张以及和周围脏器的关系。B 超对结核性腹膜炎的敏感性可达 90% 以上，准确性可达 80% 左右。结核性腹膜炎的超声特点如下：

（1）腹腔积液：腹腔内可见液性暗区，边界不清，内部回声清晰，可见点状强回声漂浮，或见纤维光带分隔，可见肠管漂浮于暗区中，肠蠕动正常，肠壁和腹膜毛糙，也可为局限包裹性积液。

（2）壁腹膜增厚：表现为单处或两处以上区域的腹膜增厚。

（3）大网膜、肠系膜增厚粘连：表现为絮状、结节样或饼状增厚、粘连，边缘多不规则，内部回声不均匀。还可观察到肠系膜受累同时伴有肠管粘连，形成特征性的"肠管聚集征"。

（4）淋巴结肿大：可累及小肠系膜、腹膜后中线大血管区域肝门区域和胰头周围受累，淋巴结大小不等，可融合成团。腹腔积液与肝、肾源性腹腔积液的鉴别要点：后两者腹腔积液为漏出液，回声清晰，内无纤维光带及斑点样强回声，同时伴有肝、肾病变。结核性腹膜炎团块型与腹腔肿瘤超声下有时不易鉴别，常常需要结合病史或穿刺活检。

6. 影像学

（1）X线：腹部平片有时可见腹腔内大小不等的斑点状或结节状钙化影，大量腹腔积液时可表现为腹部密度增高、肠曲间隙增宽、肠管浮游征象；腹膜增厚粘连明显时，在钡餐造影时，表现为小肠袢排列不规则、聚集、移动度减低、肠管因粘连牵拉而外形不整、肠腔粗细不均、黏膜皱襞尖刺状或梳齿状排列，合并不完全肠梗阻时，可见肠腔积气及液平面。

（2）腹部CT：腹部CT能够发现腹腔积液，腹膜增厚，腹部其他脏器受累及的情况，但结核性腹膜炎腹部CT表现并不特异，有时和腹膜癌转移、腹膜间皮瘤、非结核分枝杆菌所致腹膜炎等难以鉴别。其中腹膜均匀增厚、回盲部病变、肠系膜淋巴结钙化、肠系膜淋巴结增大伴中心低密度和环形强化有一定的提示作用。结核性腹膜炎的CT可以有以下表现：①腹腔积液，因富含炎症细胞和纤维蛋白，CT值25～45HU，腹水可呈多房型或局限包裹型，腹水内可见纤维分隔。②腹膜增厚，可表现为腹膜粟粒状结节伴周围不同程度的渗出和增殖，成"污垢样腹膜"，增强扫描后无强化；也可表现为腹膜表面大小不等的软组织结节，病理为结核肉芽肿改变，增强扫描可强化；壁腹膜增厚多位于肝、脾旁肋间或剑突下，可伴有梭型结节（腹膜结核瘤），增强扫描边缘强化或分房样强化；还可以表现为饼状网膜，即网膜呈扁块样增厚，表面凹凸不平，增强后呈不同程度强化。③腹腔肿块，腹腔内不规则软组织肿块，由干酪样坏死、纤维化肿块和粘连的肠曲包绕而成，密度不均，可为实性或囊实性，容易和肠道肿物、慢性阑尾炎阑尾周围脓肿、卵巢肿物等混淆。④小肠曲粘连、位置固定，腹腔内脏器向中心聚集，可伴有肠管不同程度的扩张。⑤肠系膜淋巴结增大、分散或融合成分叶状肿块，增强后中心低密度伴环形强化或分隔样强化对结核的诊断有较大价值。

（3）腹部磁共振：腹腔积液表现为长T1、长T2信号，分布于腹膜返折处、肝、脾、结肠沟和脏器周围，常见条索和分隔样表现，或局部包裹样改变；壁层腹膜增厚在诊断中具有价值，以上中腹部为主，肝周壁腹膜受累常见，常合并丘状或椭圆形凸起形成结节状，结节多位于肋间及剑突下区，增厚的腹膜多边界清晰光滑，腹膜凸起结节邻近肝脏成弧形，受压边缘呈钝角，腹膜凸起结节呈边缘稍长或等T1，稍长或等T2信号，增强后腹膜凸起结节边缘及与之相延续的增厚腹膜可见强化，结节中心干酪样坏死或液化区无强化。

（4）氟[18]脱氧葡萄糖正电子放射断层造影/计算机断层扫描（[18]F-fluorodeoxyglucose positron emission tomography/computerized tomography（[18]F-FDG PET/CT）：[18]F-FDG PET/CT不仅可以了解病变的解剖和形态特点，还可以提供病灶详尽的功能和代谢特点，对于结核性腹膜炎，总的敏感度可达80%，特异度可达80%。由于形成结核肉芽肿的组织和炎症细胞也能够摄取氟脱氧葡萄糖（Fluorodeoxyglucose FDG），因此结核性腹膜炎也可表现为高SUV摄取而难以和腹膜癌转移鉴别。PET/CT上以下征象对结核性腹膜炎具有提示意义：壁层腹膜受累的区域为多部位且分布均匀；腹膜增厚主要为光滑均匀的线样串珠样增厚；腹部外发现符合结核改变的病灶，如淋巴结、肺部、胸膜、邻近器官、纵隔等。

7. 腹腔镜和腹膜活检 腹腔镜检查可以使 85%～90% 的不明原因腹水患者获得诊断，对结核性腹膜炎的敏感度可达 95% 以上，其主要的优势包括直视下观察腹膜和腹腔内各脏器表面情况；有目的的对可疑病变活检取材，结核性腹膜炎腹腔镜下的主要表现有以下 4 种类型。

（1）粟粒型：腹膜增厚、充血伴白色粟粒样结节（多小于 5mm 且大小和分布较均匀）分布于壁层腹膜、网膜和肠管表面，常伴有腹腔积液。

（2）粘连型：腹膜增厚，腹膜与网膜、肠管间不同程度的粘连。

（3）干酪型：腹膜广泛增厚伴黄色结节或干酪样物质。

（4）混合型：以上 2 种或 3 种类型同时存在，其中粟粒伴粘连最多见。前 2 种类型和混合型占 95% 以上，单纯干酪型少见。腹膜活检组织需送检病理检查，典型的组织学表现是上皮样肉芽肿伴干酪性坏死，外周有纤维结缔组织和慢性炎症细胞浸润，病变周边可见朗格汉斯巨细胞。形态学上的典型表现有助于结核性腹膜炎的诊断，但典型的干酪样肉芽肿仅占 30%，随着病理学科的发展，还可以对组织样本进行抗酸染色、结核分枝杆菌特异抗原的免疫组化、分子病理和耐药基因检测，对于不典型肉芽肿或其他慢性炎症改变，分子病理和抗酸染色能够将确诊率提高 10%～30%。存在耐药高危因素的患者还可以进行耐药基因检测。腹膜活检组织经研磨后还可以直接进行病原学检查，包括抗酸染色、结核分枝杆菌培养和快速分子生物学检查，可以将结核性腹膜炎的病原学确诊率提高 15%～50%。腹腔镜检查常见的并发症有穿孔、出血、感染，但发生率极低，绝大多数患者能够很好耐受。因此对于诊断困难的疑诊患者应积极进行腹腔镜检查。

超声或 CT 引导下闭式腹膜活检也可以获得腹膜组织进行组织病理和病原学检查，与腹腔镜相比，操作简便，创伤小，特别适合耐受性差或不能进行腹腔镜检查的患者，其诊断的准确度在 40%～60%。缺点主要是不能直视，活检组织量少，有时不能获得满意的结果。

（二）结核性腹膜炎的诊断

1. 诊断标准

（1）确定诊断标准：疑诊患者腹腔积液、腹膜组织中查到结核分枝杆菌、核酸片段或结核分枝杆菌培养阳性；腹膜组织病理符合典型结核表现伴结核分枝杆菌病原学阳性。

（2）临床诊断要点：有结核性腹膜炎常见的症状和腹腔积液且有以下情况：①腹腔积液有核细胞数增多且以淋巴细胞为主，SAAG < 11g/L，ADA ≥ 40U/L；②合并其他腹部活动性结核病、活动性肺结核、邻近器官活动性结核病；③腹膜外器官组织病理符合典型干酪性肉芽肿改变；④结核病高流行地区腹膜活检表现为肉芽肿病变；⑤经短期（2～3个月）抗结核治疗临床症状改善、腹腔积液吸收好转。

需要注意的是：查到抗酸杆菌还需要与非结核分枝杆菌鉴别，在非结核分枝杆菌发病率高的人群中如 HIV/AIDS，查到抗酸杆菌同时需要 TB-PCR 阳性；ADA ≥ 40U/L 时需要注意的是与能够引起 ADA 增高的其他疾病鉴别，如间皮瘤、淋巴瘤、某些感染性疾病、自身免疫疾病、血液系统恶性肿瘤等；组织病理仅表现为肉芽肿病变但无病原学依据或与临床不符时，需要与引起肉芽肿的其他疾病鉴别，如真菌感染、寄生虫、结节病、血管炎、类风湿等。

2. 诊断面临的问题 结核性腹膜炎从发病到诊断的时间平均为 1.5 个月，结核性腹膜炎诊断中面临的主要问题有：临床症状、腹部体征、影像学表现缺乏特征性；病原学确诊率低，不超过 30%，且结核分枝杆菌培养检测时间长达 4~8 周；腹膜活检和腹腔镜开展少并且受到病理科水平限制；到目前为止，我国绝大多数患者仍依赖腹水常规、生化、影像学结合诊断性抗结核治疗反应来综合判断。因此，需要大力开展新的病原学、免疫学、血清学诊断方法，推进经皮腹膜活检和腹腔镜检查，开展超声、CT 等影像学辅助方法来提高结核性腹膜炎的早期确诊率。

（三）结核性腹膜炎的鉴别诊断

结核性腹膜炎临床表现不特异，误诊率高达 25%~30%，常见的误诊原因有肝硬化腹水、肠道肿瘤、慢性阑尾炎、卵巢肿瘤、慢性盆腔炎、系统性红斑狼疮等。以腹痛为主要表现者常误诊为慢性胃炎、消化性溃疡、慢性阑尾炎；极少数患者以急腹症起病，需要与阑尾炎、胆囊炎、胆石症、肠梗阻进行鉴别；以腹水为主要表现的，应根据 SAAG 首先明确是否存在门脉高压的基础，典型的结核性腹膜炎属于无门脉高压型腹腔积液，需要与其他无门脉高压型的腹腔积液如腹膜癌转移、胰源性腹腔积液（淀粉酶可增高）、腹膜间皮瘤、终末期肾病所致腹膜炎等鉴别；以腹部肿块为主要表现的常常误诊为结直肠肿瘤、卵巢癌、淋巴瘤等，发病年龄更低，既往结核病史、有低热、乏力等结核中毒症状且表现为腹腔多部位病变等具有提示价值，必要时应尽早行穿刺活检；以发热、多浆膜腔积液为主要表现的患者需要与血液系统恶性肿瘤如恶性组织细胞病、腹型淋巴瘤、自身免疫疾病如系统性红斑狼疮、血管炎等进行鉴别，自身免疫抗体，多系统器官受累，ANCA 等有助于鉴别诊断。常见的鉴别诊断有：

1. 肝硬化腹腔积液 肝硬化是引起腹腔积液的主要病因，多数肝硬化患者出现腹腔积液前已明确诊断，但也有少数患者在出现腹腔积液时经系统检查后才确诊有肝硬化。肝炎病毒感染（乙型、丙型）和酗酒是导致肝硬化的主要病因，应注意询问相关病史并进行相应实验室检查，体格检查可以有腹壁静脉显露和曲张、脾大、蜘蛛痣、肝掌等。腹壁静脉血流方向有助于判断下腔静脉是否通畅，超声可同时检查肝、门静脉、脾等脏器，有助于肝硬化门脉高压的诊断。腹腔积液多为淡黄色或深黄色（合并黄疸），SAAG ≥ 11g/L，单纯的肝硬化腹腔积液有核细胞计数一般小于 100/μl，单核细胞为主，腹腔积液总蛋白多低于 25g/L，无合并症的肝硬化腹腔积液与结核性腹膜炎鉴别诊断不难。

肝硬化合并 SBP 与结核性腹膜炎鉴别时应注意：SBP 的症状会更急，腹腔积液可由清亮变得浑浊，腹腔积液有核细胞计数增高并且以多形核白细胞为主，但 SBP 仍存在门脉高压的基础，SAAG ≥ 11g/L，腹腔积液的细菌培养可见致病菌，传统方法培养阳性率低（40%），床旁血瓶接种培养法阳性率较高（90%），腹腔积液的乳铁蛋白对 SBP 的诊断有一定的价值，有研究显示以 242ng/ml 为诊断界值，其诊断 SBP 的敏感度为 95.5%，特异度为 97%。

肝硬化合并结核性腹膜炎患者并不少见，肝硬化失代偿的患者容易合并营养不良和细胞免疫功能受损，PPD 常为阴性，腹腔积液的初步分析与单纯结核性腹膜炎有较大不同：腹水淋巴细胞优势可能因利尿剂和抗生素的使用后不明显；腹腔积液蛋白 > 25g/L 仅占 42%~70%；ADA 诊断效能下降，> 30~40U/L 降至 59%~94%；单纯结核性腹膜炎 SAAG < 11g/L，在肝硬化合并结核性腹膜炎中，因合并门脉高压基础，敏感度降至 29%~98%，对于肝硬化合并结核性腹膜炎患者，诊断往往是困难的，必须进行临床综合分析。

2. 腹膜转移癌　在不明原因的腹腔积液中，腹膜转移癌约占 30%～40%，常见的为卵巢癌、胃癌、肝癌、结直肠癌、胰腺癌、乳腺癌、子宫内膜癌等。如果腹水发生于原发肿瘤诊断之后，诊断并不困难，但某些患者发现腹腔积液时尚未明确原发肿瘤，有时诊断较困难，在 SAAG < 11g/L，淋巴细胞为主的渗出性腹腔积液中，结核性和腹膜转移癌是最多见的病因，此时，腹腔积液 ADA 水平、LDH 水平、肿瘤标志物和细胞学检查具有重要的鉴别诊断价值，诊断困难的患者应尽早性腹腔镜检查。腹膜转移癌腹腔积液可为淡黄色、血性或乳糜样，腹腔积液蛋白多大于 25g/L，SAAG < 11g/L，有核细胞计数一般大于 500/µl，单核细胞为主，乳酸脱氢酶可显著增高，ADA < 20U/L，腹腔积液细胞学是诊断肿瘤性腹腔积液的重要依据。常需反复多次腹腔积液找肿瘤细胞。提高腹腔积液送检量，离心沉渣包埋后可提高诊断的阳性率，腹腔积液放置时间过长会导致细胞溶解和变性而影响诊断结果，细胞学检查是诊断恶性腹腔积液特异性最好的方法，但敏感度仅 50% 左右，腹水细胞学阴性不能排除恶性腹腔积液。腹水 LDH/ 血 LDH > 1 提示恶性肿瘤可能性大，甲胎蛋白（AFP）为原发性肝癌的特异性肿瘤标志物，糖链抗原 19-9（CA19-9）对胰腺癌的诊断具有特异性，癌胚抗原（CEA）在结直肠癌及腺癌、癌抗原 125（CA-125）在卵巢上皮性肿瘤中明显增高，不过 CA-125 在结核性腹膜炎中也可以增高但随着抗结核治疗后可降至正常范围，因此诊断的特异度并不高。体检时，还要注意脐部硬结节（Sister Mary Joseph nodule，玛丽约瑟夫结节）可能来源于胃、胰腺癌的转移性病灶。左锁骨上淋巴结肿大可能是上腹部癌的转移灶。

腹腔镜下壁层腹膜和脏层腹膜多发黄白色粟粒结节（多小于 5mm）是结核性腹膜炎的特点，腹膜癌转移结节较大（1～5cm）可位于壁层腹膜、网膜、镰状韧带和肝表面；CT 结核性腹膜炎多表现为光滑均匀增厚的腹膜，而腹膜癌转移多为不均匀增厚和结节样增厚。

3. 腹膜间皮瘤　引起腹腔积液的原发性腹膜间皮来源的肿瘤，约占到不明原因腹腔积液的 5%，常被误诊为结核性腹膜炎，腹膜间皮瘤大多为恶性弥漫型，肿瘤可单发，也可多中心起源，具有沿腹膜浆膜面和间皮下组织扩散蔓延的特性，大体病理可见腹膜表面广泛分布着大小不等、白色坚硬的肿瘤结节，直径从几毫米到几厘米，有时多个结节融合成较大肿块。晚期腹腔脏器常被白色坚硬的肿瘤组织所覆盖形成"冰冻腹腔"，患者起病多隐匿，多表现为腹胀、腹痛等不适，腹腔积液可以是黄色或血性，淋巴细胞为主，ADA 一般不高，CA-125 可增高，CEA 一般不增高，15% 的患者腹水细胞学可见增生的间皮细胞显著增多或核异质改变。CT 主要为大网膜、肠系膜不规则增厚、盆腔腹膜增厚包裹可形成盆腔肿块，因缺乏临床、影像学特异性，诊断困难，疑诊患者应尽早行腹腔镜检查。

此外还有其他原发性腹膜肿瘤可以腹腔积液为主要或首发临床表现，包括浆膜乳头状癌、良性乳头样间皮瘤、良性或恶性间叶来源的肿瘤、腹膜平滑肌瘤病、腹膜多发性血管瘤、淋巴组织增生紊乱、腹膜血管肉瘤，诊断多依赖穿刺病理。

4. 淋巴瘤　胃肠道是结外淋巴瘤最常累及的部位之一，多见于小肠、腹腔淋巴结、腹膜，部分伴有腹腔积液或以腹腔积液为首发表现，可以为 T 细胞或 B 细胞，也可表现为腹胀、腹痛、发热，腹腔积液可以为血性或乳糜样，腹水为淋巴细胞为主型，ADA 一般不高，但部分 T 细胞型可以增高、CA-125 和 LDH 可增高，腹腔积液细胞学常为阴性，与结核性腹膜炎不易鉴别，诊断往往依赖于腹腔镜活检。因此对于腹腔积液原因不明或抗结核治疗效果不佳的患者应尽早行腹腔镜检查。

5. 卵巢疾病

（1）梅格斯综合征（Meigs'syndrome）：卵巢良性肿瘤引起的胸腔和腹腔积液，可以是纤维瘤、卵泡膜细胞瘤、颗粒细胞瘤，其中卵巢纤维瘤最常见，卵巢纤维瘤约占卵巢肿瘤的 5%，仅 1% 表现为梅格斯综合征。腹腔积液大部分为漏出液或血性渗出液，淋巴细胞为主，与结核性腹膜炎、腹膜癌转移等无门脉高压基础的渗出性腹腔积液难以鉴别，肿瘤切除后胸腔和腹腔积液可消失，诊断依赖盆腔超声或 CT 检查。

（2）上皮性卵巢癌腹膜转移：是最常见的引起恶性腹腔积液的病因，约占恶性腹腔积液的 25%，70% 的患者腹腔积液细胞学阳性，腹腔积液脱落细胞学、CA-125、LDH 等检查有助于鉴别。结核性腹膜炎有时表现为下腹部或腹盆腔包块时，常被误诊为卵巢肿瘤，表现为腹腔囊性肿物、囊实性肿物或实性肿物，患者有发热、既往结核病史或肺部结核病变等有诊断提示价值，影像学主要表现为不规则肿物，密度不均，增强后可表现为边缘强化明显，中心不均匀强化或不强化，尽早进行穿刺活检有助于确诊和减少开腹探查。

（3）卵巢过度刺激综合征（ovarian hyperstimulation syndrome，OHSS）：辅助生殖技术中卵巢刺激的医源性并发症，对促性腺激素的过度反应，由血管内皮生长因子、肿瘤坏死因子、白介素引起血管渗透性增加，特点是卵巢囊性增大伴体液自血管内渗漏至间质腔渗出液。

（4）子宫内膜异位：非常罕见，多伴有卵巢肿物和胸腔和腹腔积液。腹腔积液多为血性或棕色渗出液伴 CA-125 增高。

6. 腹膜肉芽肿炎 腹膜活检提示肉芽肿炎但病原学阴性或与临床不符时，需要与其他肉芽肿炎进行鉴别。

（1）寄生虫：主要临床表现有腹胀、腹痛、腹部包块等，易误诊为结核或肿瘤。小肠内蛔虫通过小肠壁上的某些损伤进入腹腔内引起腹膜炎，蛲虫可经女性输卵管进入腹腔引起嗜酸性肉芽肿炎。腹腔镜下也可以表现为大网膜和肠系膜上的粟粒样结节，可逐渐融合粘连形成包块。组织病理主要为肉芽肿病变，可见嗜酸性粒细胞和巨噬细胞聚集，偶见多核巨细胞，虫卵结节周围主要表现为上皮样细胞，类似结核结节，中央可见死虫卵，一般不见钙化。

（2）结节病：结节病引起腹痛和腹腔积液为首发症状的非常罕见，多见于疾病的进展期，常见于青年女性，腹腔积液为渗出性，诊断依赖临床综合分析和腹膜活检找到非干酪性肉芽肿。

其他少见的有子宫内膜异位继发胆固醇肉芽肿，可表现为腹膜表面多发结节伴腹腔积液，组织病理可见吞噬脂类的巨噬细胞组成的似黄色肉芽肿结构或出血坏死等非特异炎症反应。

7. 血管炎 以腹腔积液为首发表现的血管炎最常见的为系统性红斑狼疮（systemic lupus erythematosis SLE），可引起大量胸腔和腹腔积液，腹腔积液可以为黄色或者血性，少见的有结节性大动脉炎、ANCA 相关性血管炎等，腹腔积液为继发表现的不难诊断，以腹腔积液为首发表现的诊断困难，腹腔积液、影像学、病理均无特征性表现，疑诊仍主要依赖临床分析，血清和腹腔积液自身免疫指标，ANCA 等。

8. 非结核分枝杆菌所致腹膜炎 多见于接受腹膜透析的各种原因所致的终末期肾病患者（end-stage renal disease，ESRD），如糖尿病、肾小球肾炎、狼疮肾病和 HIV 感染等。文献报告中最常见的依次为偶发分枝杆菌、龟分枝杆菌、鸟分枝杆菌、脓肿分枝杆菌、堪萨斯分枝杆菌，快速生长菌约占 50% 以上，60%~70% 的患者同时合并细菌性腹膜炎或真菌性腹膜炎。主要的临床表现有发热、腹痛、腹腔积液浑浊和腹腔积液多形核细胞计数增多，腹腔积液细菌培养阴性，腹腔积液持续且反复并对经验性抗细菌治疗效果不佳时应高度疑诊。临床特征和腹腔积液特征并不能鉴别非结核分枝杆菌腹腔积液和其他细菌感染或结核分枝杆菌感染，腹腔积液培养是最重要的证据。治疗效果不佳时要考虑拔除导管。

9. 胰腺疾病所致腹水 胰源性腹腔积液源于各种原因引起的胰腺导管破裂导致胰腺外分泌酶进入腹腔，可继发于慢性胰腺炎、胰腺假性囊肿、创伤、胰腺肿瘤，胰源性腹腔积液多为渗出液，SAAG < 11g/L，但腹腔积液胰淀粉酶多大于 1 000U/L，腹水-血浆淀粉酶比值大于 6 具有重要的诊断价值，此外腹部 CT 有助于鉴别诊断。

10. 黏液水肿所致腹水 机制不清，可能与甲状腺激素水平低下引起血浆蛋白漏出至腹腔和腹腔淋巴回流不足有关，腹水特点为渗出液，细胞数 100~400/μl，单核细胞为主，SAAG 多大于 11g/L，给予甲状腺素补充治疗后即可完全缓解。

结核性腹膜炎诊断流程见图 2-9-1。

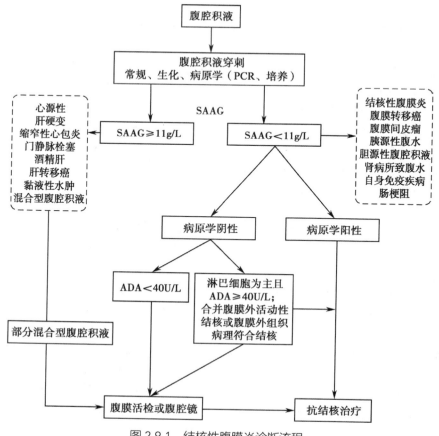

图 2-9-1 结核性腹膜炎诊断流程

三、结核性腹膜炎的治疗

（一）抗结核治疗

抗结核药物治疗是结核性腹膜炎最重要的治疗方式，未经治疗的结核性腹膜炎死亡率高达35%，WHO推荐，除了结核性脑膜炎和骨关节结核，其他肺外结核应采取和肺结核相同的方案和疗程。治疗应遵循早期、联合、规律、适量、全程的基本原则，整个化疗方案分为强化和巩固两个阶段，强化期采用包括异烟肼、利福平、吡嗪酰胺和乙胺丁醇的方案，巩固期包括异烟肼、利福平（和/或乙胺丁醇），结核性腹膜炎的治疗疗程国内外并不统一，国外建议为6个月的疗程，国内多建议9~12个月的疗程。对于合并慢性活动性肝病或者治疗中出现药物性肝炎、肾功能不全、孕期和哺乳期女性、老年人等特殊人群应给予个体化治疗方案，原则是不少于三种有效的抗结核药物组成方案联合使用，有条件的应进行抗结核药物血浆药物浓度监测，以达到有效且安全的血浆药物浓度，总的治疗疗程可适当延长。治疗期间需要定期检测外周血象和肝肾功能、视野和视力、关节和尿酸水平，有效的治疗反应表现为症状改善，腹水消失和疾病活动性指标恢复正常，多发生在治疗开始后3个月内。

在20世纪60年代后，随着结核病进入化疗时代，结核性腹膜炎的治愈率可达95%以上。预后不佳的最主要因素是抗结核治疗延迟，预后不佳还常发生在有基础病的患者如肝硬化、终末期肾病、AIDS等。

有肝硬化等基础疾病的患者，耐受标准治疗方案的比率明显下降，药物性肝炎的发生率高达26%~45%，抗结核治疗使得药物性肝炎的发生率显著增高，一旦发生后，往往迅速加重患者的肝功能，治疗方案应个体化，有研究证实，2HREV/10HR的方案对于有基础肝脏疾病的结核性腹膜炎患者耐受良好。

（二）腹腔积液引流

结核性腹膜炎腹腔积液中富含蛋白、炎症细胞、炎症因子和纤维素，充分的腹腔积液引流有助于改善消化道症状、全身中毒症状、减轻腹内压、改善腹膜血液循环和减少纤维粘连等作用，结核性腹膜炎易形成分隔包裹，对于腹腔内纤维分隔较多不易引流的患者，可给予尿激酶腹腔内注射，可使腹腔内纤溶活动增强，使覆盖腹膜表面的纤维蛋白渗出物和腹腔内积聚的浆液纤维蛋白溶解，并使已形成的网状纤维丝断裂，从而减少粘连和包裹性积液的形成。有研究显示：尿激酶对渗出性结核性腹膜炎能够使1个月内肠梗阻的发生率减低，且能减少腹膜粘连发生率、腹腔积液吸收时间和腹膜平均厚度，但其能否降低远期并发症尚缺乏循证医学证据。

（三）激素治疗

结核性腹膜炎患者是否常规给予糖皮质激素辅助治疗存在争议，有研究显示，联合使用激素的结核性腹膜炎患者在长期随访中发生肠梗阻等合并症的概率要低于单纯抗结核药物治疗的患者，但是糖皮质激素是否能减轻腹膜、网膜、肠系膜的增厚和粘连从而降低肠梗阻等并发症尚缺乏有力的循证医学证据，因此，在结核性腹膜炎中，对于结核中毒症状重的患者可根据情况给予激素治疗，使用的剂量可以为0.5mg/（kg·d），待临床症状改善后逐渐减量至停用。

（四）手术

结核性腹膜炎以内科抗结核药物治疗为主，但结核性腹膜炎出现肠梗阻、肠绞窄等腹部合并症且保守治疗效果不佳时应积极行手术治疗，手术治疗的目的是解除梗阻、恢复肠道生理功能、切除坏死病变。手术应在充分的抗结核治疗基础上进行。手术适应证：并发肠梗阻且保守治疗无效者；急性肠穿孔；腹腔脓肿、肠瘘保守治疗不愈者；诊断困难，与腹腔肿瘤或急腹症不能鉴别时可考虑剖腹探查。手术原则：一般应根据病变状况、粘连范围和程度选择手术方法。肠管广泛粘连者行粘连松解术，紧密粘连剥离困难者，要注意保护肠管浆膜完整，并避免损伤系膜血管；局部粘连梗阻分离困难者，可段性切除肠管，切除难以实现时可于梗阻近端和远端行侧侧吻合术；对腹膜、网膜、系膜和肠管严重粘连、增厚成纤维板状并有干酪样变者，应给予纤维板剥脱加病灶清除；术中发现腹内脏器存在原发病灶，如肠道肠系膜或附件结核等，应同时切除。

（五）营养支持

结核性腹膜炎患者常合并贫血和营养不良，WHO 推荐，对于活动性结核病患者，应给予营养筛查，存在营养风险、体重下降明显、短期内不能恢复理想体重的患者应给予营养支持，可选择 "NRS2002（nutrition risk screening 2002）" 作为住院患者营养风险的筛查工具。NRS2002 是欧洲肠外肠内营养学会指南推荐的基于 128 个随机对照研究（共计8 944 例患者）总结出的营养风险筛查工具，包括营养状况受损评分、疾病严重程度评分和年龄评分三方面。总分 ≥ 3 分者即认为存在营养不良风险。营养支持包括肠内营养和肠外营养，肠内营养是首选的营养支持方式。结核性腹膜炎患者不合并肠结核时，多不合并严重的胃肠道功能紊乱，可给予整蛋白肠内营养制剂。对于乳糜样腹腔积液的患者，应给予全胃肠外营养支持。

（杨新婷）

参考文献

[1] 马玙, 朱莉贞, 潘毓萱. 结核病 [M]. 北京：人民卫生出版社. 2006.

[2] SIRGH M M, BHARGAVA A N, JAIN K P. Tuberculous peritonitis. An evaluaion of pathogenetic mechanisms,diagnostic procedures and therapeutic measures[J].N Engl J Med, 1969, 281(20):1091-1094.

[3] SANAI F M, BZEIZI K I. Systematic review: tuberculous peritonitis presenting features, diagnostic strategies and treatment[J]. Aliment Pharmacol Ther,2005,22(8):685-700.

[4] RUNYON B A, MONTANO A A, AKRIVIADIS E A. The serum-ascites albumin gradient is superior to the exudate-transudate concept the differential diagnosis of ascites[J]. Ann Intern Med,1992,117(3):215-220.

[5] SHAKIL A O, KORULA J, KANEL G C, et al. Diagnostic features of tuberculous peritonitis in the absence and presence of chronic liver disease: a case control study[J]. Am J Med,1996,100(2):179-185.

[6] TAO L, NING H J, NIE H M, et al. Diagnostic value of adenosine deaminase in ascites for tuberculosis ascites: a meta-analysis[J]. Diagn Microbiol Infect Dis, 2014, 79(1): 102-107.

[7] SU S B, QIN S Y, GUO X Y, et al. Assessment by meta-analysis of interferon-gamma for the diagnosis of tuberculous peritonitis[J]. World J Gastroenterol, 2013,19(10): 1645-1651.

[8] PEREIRA J M, MADUREIRA A J, VIEIRA A, et al. Abdominal tuberculosis:imaging features[J]. Eur J

Radiol, 2005,55(2):173-180.

[9]　LEE W K, VAN TONDER F, TARTAGLIA C J, et al. CT appearances of abdominal tuberculosis[J]. Clin Radiol,2012, 67(6):596-604.

[10]　WANG S B, JI Y H, WU H B, et al. PET/CT for differentiating between tuberculous peritonitis and peritoneal carcinomatosis[J]. Medicine,2017, 96(2):e5867(doi: 10.1097/MD.0000000000005867).

[11]　INADOMI J M, KAPUR S, KINKHABWALA M, et al. The laparoscopic evaluation of ascites[J]. Gastrointest Endosc Clin N Am, 2001,11(1):79-91.

[12]　HONG K D, LEE S I, MOON H Y. Comparison between laparoscopy and noninvasive tests for the diagnosis of tuberculous peritonitis[J]. World J Surg ,2011,35(11):2369-2375.

[13]　GOSEIN M A, NARINESINGH D, NARAYANSINGH G V, et al. Peritoneal tuberculosis mimicking advanced ovarian carcinoma: an important differential diagnosis to consider[J]. BMC ResNotes,2013, 6:88(doi: 10.1186/1756-0500-6-88).

[14]　AGUADO J M, PONS F, CASAFONT F, et al. Tuberculous peritonitis:a study comparing cirrhotic and noncirrhotic patients[J]. J Clin Gastroenterol,1990,12(5): 550-554.

[15]　RENAUD C J, SUBRAMANIAN S, TAMBYAH P A, et al. The clinical course of rapidly growing nontuberculous mycobacterial peritoneal dialysis infections in Asians: a case series and literature review[J]. Nephrology, 2011,16(2):174-179.

[16]　KHAN A R,MORRIS L M, KESWANI S G, et al. Tuberculous peritonitis: a surgical dilemma[J]. South Med J,2009,102(1):94-95.

[17]　ALRAJHI A A, HALIM M A, AL-HOKAIL A, et al. Corticosteroid treatment of peritoneal tuberculosis[J]. Clin Infect Dis,1998,27(1):52-56.

[18]　SAIGAL S, AGARWAL S R, NANDEESH HP, et al. Safety of an ofloxacin-based antitubercular regimen for the treatment of tuberculosis in patients with underlying chronic liver disease: a preliminary report[J]. J Gastroenterol Hepatol, 2001,16(9):1028-1032.

第五节　结核性心包炎

一、概述

结核性心包炎（tuberculosis pericarditis，TBP）是由结核分枝杆菌侵及心包脏层、壁层，乃至心肌引起的炎症性疾病，其发生情况约占内科住院人数的 0.2%。国外学者统计，在结核病流行地区，肺结核患者合并 TBP 占 1%～2%，TBP 在非洲和东亚地区发病率较高，非洲发病率高主要与 HIV 感染和 AIDS 有关。有学者对死于结核病并合并 HIV 感染或艾滋病的患者进行尸体解剖发现，高达 80% 患者心包发现结核病变。急性心包炎中有 4%～7% 为结核性的，其中有 7% 发生心脏压塞，6%～7% 的病例发展为缩窄性心包炎。在发达国家，不到 4% 大量心包积液由结核引起，而在发展中国家，40%～70% 的大量心包渗出性疾病是结核分枝杆菌感染引起。在我国，TBP 是最常见的心包炎，占心包疾病的 21.3%～35.8%，占整个急性心包炎的 62.3%。非 HIV 感染患者累及心肌的概率非常小，但是在 HIV 感染人群，当外周血 CD4 细胞计数低于 100/μl 时，TBP 累及心肌发生心肌炎高达 53%。TBP 在各年龄组均有发生，属重症结核病，其预后远较其他浆膜结核恶劣，早期诊断与正确治疗能提高治愈率，改善预后，降低死亡率。

TBP 常继发于心包外结核，据报道该病患者约 75.9% 心包外有活动性结核病，主要通过以下途径感染发病：

1. 淋巴逆流感染 胸内淋巴结结核，尤其是气管分叉部淋巴结结核、主动脉弓淋巴结结核与动脉导管淋巴结结核、肺结核、结核性胸膜炎、结核性腹膜炎时，结核分枝杆菌可循淋巴管逆流至心包膜，其中纵隔淋巴结结核经淋巴管播散是最常见的感染途径。

2. 血行感染 为全身血行播散性结核病的一部分，常发生多发性结核性浆膜炎。

3. 直接蔓延 常为纵隔淋巴结结核，结核性胸膜炎直接侵犯心包膜而发病，较少见。

根据临床和病理、病理生理特点，TBP 可分为结核性渗出性心包炎与结核性缩窄性心包炎。有学者报道，渗出性心包炎在结核性心包炎中最常见。正常情况下，壁层心包厚度 1~2mm，心包腔内可有 15~50ml 的液体，起润滑作用。机体对结核分枝杆菌及代谢产物产生超敏反应形成心包积液。积液一般是浆液性的，少数为血性，蛋白含量很高，初期主要含有多核白细胞，后期以淋巴细胞为主，在急性期，心包积液中可能有大量的抗酸杆菌。亚急性心包炎有肉芽肿性炎症，可见类上皮细胞、郎格汉斯巨细胞浸润，也可出现干酪样坏死，心包积液在吸收过程中，蛋白质和纤维素沉积形成条索在心包腔内造成分隔，纤维组织沉积于壁层脏层心包膜间。心包增厚、粘连、心包腔消失导致缩窄性心包炎，最终可发生心包钙化。严重者纤维瘢痕组织的外壳紧紧包住和压迫整个心脏和大血管的出口处。心脏在长期束缚的情况下，心肌本身也可发生缺血、苍白，心肌纤维呈退行性变，心肌变薄。

心包腔内压在正常状态下低于心房、心室内压。急性纤维蛋白性心包炎不影响血流动力学，而在渗出性心包炎时，心包腔内液体潴留使腔内压升高，达一定程度后引起心室在舒张期充盈受阻，致使排出量降低，产生体循环静脉压、肺静脉压增高等心脏受压症状称心脏压塞或心包填塞。心脏压塞一般仅在心包腔内有大量积液时才会出现，但当液体产生甚为迅速时，液体量较少，少至 250~300ml 也可发生。

正常人吸气时动脉收缩压可有轻度下降，周围脉搏强度可无明显改变，当心包积液引起心脏压塞时，右心室不能扩张，在吸气时不能随着胸廓内压力的减少而增加它的排出量，右心排出量也不能随着肺血管容量的增加而发生相应的变化，这样便减少了肺静脉回流及左心房、左心室的充盈，从而导致动脉收缩压进一步下降（动脉收缩压下降 > 1.33kPa），脉搏强度可明显减弱或消失而出现奇脉。收缩期血压因心排出量减少而下降，而舒张期血压无明显变化，出现脉压差变小的现象。正常情况下吸气使静脉回右心血量增加，颈静脉压下降，但当渗出性心包炎时，右心排出量不能增加，颈静脉压反而升高（颈静脉怒张）称为库斯莫尔征（Kussmaul 征）。

渗出性心包炎有较大量积液时，心脏正常生理功能、心脏的活动及静脉回流受阻，乃至发生严重的障碍，可使心肌营养受到严重影响。由于冠状动脉供血不足，心肌受累出现心功能不全，此外心肺功能障碍，血流动力学的改变，又可引起呼吸系统、泌尿系统等紊乱和功能障碍，缩窄性心包炎较渗出性心包炎更为显著。

二、结核性心包炎的诊断和鉴别诊断

结核性渗出性心包炎与结核性缩窄性心包炎二者临床表现与诊断依据有许多相同之处，需要结合病史、全身表现及相应辅助检查等进行综合判断。

（一）结核病病史或心包外结核病

既往有肺内、外结核病病史，尤其是同时存在心包外活动性结核病，如肺结核、纵隔淋巴结结核、结核性胸膜炎与结核性腹膜炎等病史，这是诊断 TBP 的重要佐证。

（二）临床表现

1. 渗出性心包炎

（1）全身表现：起病可急可缓，以慢性起病多见。多呈低至中度发热，少数患者有高热，可高达 39.5℃ 以上，并可伴有乏力、盗汗，食欲减退、消瘦等中毒症状。

（2）心包局部炎症表现：①症状：胸痛是典型的心包炎症状，主要表现为胸骨后或心前区疼痛，但有时可以不明显，主要见于早期纤维蛋白渗出期。疼痛性质尖锐，也可钝痛或胸部紧迫感，多为持续性胸痛。可放射到颈部、左肩、左臂、斜方肌边缘，也可达上腹部，在体位改变、深呼吸、吞咽、咳嗽和卧位尤其是左侧卧位时加剧，在坐位或前倾斜位时减轻。随着液体增多，脏、壁层心包不再摩擦，疼痛可减轻或消失。因此，胸痛消失，不是病情好转的征象。心包的脏层无痛觉神经，仅病变累及左侧第 5、6 肋间水平以下的心包壁层外表的膈神经或附近的胸膜、纵隔或膈时才会出现胸痛。胸痛的部位、性质、放射部位均可类似缺血性胸痛，临床上应注意鉴别。②体征：心包摩擦音是纤维蛋白性心包炎典型体征，多与胸痛相伴发生，多位于心前区，心底部、胸骨左缘第 3、4 肋间最为明显，在前倾坐位、深吸气或将听诊器胸件加压后可听到摩擦音增强。心包摩擦音可持续数小时、数天甚至数周。当积液增多导致心包膜的脏层和壁层分开时，摩擦音消失。

（3）心包积液表现：①症状：呼吸困难和心悸是心包积液最突出的症状，与心包积液压迫心脏有关（体循环淤血表现为主），也与肺脏、气管与支气管、大血管受压有关。呼吸困难与心悸的严重程度，与心包积液的量和积液渗出的速度及心包缩窄的部位及程度有关，主要取决于心包腔内的压力。缓慢发生的心包积液，由于有充分的时间耐受和适应，心包腔内压力升高不明显，因此心包积液量即使较大，在 1 000ml 以上，也可能无症状。心包积液量不大（如 < 150 ~ 200ml），但渗出速度很快，由于心包没有适应的时间会使心包腔内压力明显升高而产生症状，呼吸困难严重时，患者可呈端坐呼吸，身体前倾、呼吸浅速、面色苍白，可有发绀。也可因压迫气管、食管而产生干咳、声音嘶哑及呼吸困难。对心包积液患者应当进行动态观察，了解积液的量和增长速度，尤其是了解积液增长速度，才能预防心脏压塞，防止发生呼吸循环衰竭。②体征：随着心包积液量的增加，超过 200ml 以上或渗出液迅速积聚则出现心包积液征，体征视积液多少而定。有心尖搏动减弱，位于心浊音界左缘的内侧或不能扪及；心脏叩诊浊音界向两侧扩大，相对浊音界消失，皆为绝对浊音区；在第 2、3 肋间处的心浊音向外侧增宽，尤其是左侧，是心包腔内有积液的早期体征；心音低而遥远；少数病例可于胸骨左缘第 3、4 肋间闻及心包叩击音，它的产生与心室的舒张因心包积液的包围而受到限制有关；积液量大时于左肩胛骨下可出现叩诊浊音，听诊闻及支气管呼吸音，又称心包积液征（Ewart 征），并伴有语颤增强，此乃肺组织受压所致。

（4）心脏压塞表现：主要是体循环淤血和心排出量明显下降的征象。①症状：心排出量显著下降，可造成急性循环衰竭表现和休克。体循环淤血可出现上腹部疼痛、全身水肿、胸闷、腹胀等症状。②体征：心排出量下降，窦性心动过速、血压下降、脉压差变小和静脉压明显升高，如果显著下降，可造成四肢湿冷等急性循环衰竭和休克征象，急性心脏压塞时几乎均有血压下降，但亚急性或慢性心脏压塞时不一定有血压降低，甚至会有高血压，心包穿刺后血压可恢复。如果液体积聚可产生体循环静脉淤血征象，表现为颈静脉怒张（Kussmaul 征），即吸气时颈静脉充盈明显，还可出现肝大、全身水肿、胸腔积液或腹腔积液。可出现奇脉，表现为吸气时桡动脉搏动减弱或消失、呼气时恢复。奇脉也可通过血压测量来诊断，即吸气时动脉收缩压较吸气前下降 10mmHg 或更多，在急性心脏压塞时发生概率高约 77%，慢性心脏压塞患者中出现率较低约 30%。急性心脏压塞的临床特征为 Beck 三联征（贝壳三联征）：低血压、心音低弱、颈静脉怒张。

2. 缩窄性心包炎 多隐匿，大部分患者有结核性渗出性心包炎病史，一般为 2～4 年出现，少数病例在急性渗出性心包炎 3 个月内即发生缩窄，有些病例可无明显的急性心包炎史，以心包缩窄为首发症状就诊。①症状：当心排出量相对固定、不能因活动相应增加时，常可见劳累后呼吸困难、活动耐量下降、疲乏等。后期大量胸腔积液，腹水和肺淤血，以致休息时也发生呼吸困难，甚至端坐呼吸。大量腹水和肿大的肝脏压迫腹腔内脏器致使腹胀明显。几乎所有患者都有不同程度的浮肿，其主要原因是由于心脏受到束缚，腔静脉入口受到阻碍，使腔静脉的血液回右心困难造成静脉淤血，导致静脉压增高而出现浮肿。静脉回流减少使心脏的舒张受到限制，心排出量大为减少，为代偿心排出量减少的需要心脏搏动加速。多数患者有心悸。其他尚有乏力、食欲不振、眩晕、咳嗽，尿少等症状。②体征：心尖搏动减弱或消失，多数患者收缩期心尖呈负性波动，心浊音界正常或轻度增大，心音低而远，通常无杂音，P_2 亢进，半数患者可闻及心包叩击音（产生机制是缩窄性心包炎时，心室的舒张受到束缚，在舒张期的迅速充盈阶段终了时，心室已被血液充满，液体由流入的状态突然转为中止流入，引起血液动荡和室壁振动所致）。约 35% 的患者出现奇脉，心率快，还可出现期前收缩，20%～30% 晚期患者发生心房扑动或心房颤动等异位心律。心脏受压表现突出的是 Kussmaul 征。其他有肝大、腹水、胸腔积液、下肢水肿、端坐呼吸等。腹腔积液常较下肢水肿出现的早且程度重，此与一般的心力衰竭患者不同，产生的机制不明确。

（三）辅助检查

1. 血液、尿液等的检查 血与尿检查结果对诊断无特异性。急性期血白细胞可轻度或中度增高，也可正常，血沉增快。但心肌受累时，血肌钙蛋白、肌酸激酶等心肌受损的指标可以升高。慢性病例可有轻度贫血，血沉可增快也可正常，缩窄性心包炎时血常规大多正常。病程长，因肝淤血导致制造白蛋白功能降低，反复抽腹水可有低蛋白血症，由于慢性肝淤血可致肝硬化，出现肝功能异常，转氨酶升高，黄疸。长期肾淤血可致肾实质损害，可有尿量减少，夜间尿量多于白昼尿量，尿比重增高，出现蛋白尿，有少量红细胞与白细胞，透明管型和颗粒管型，甚至酚红排泄试验减少。

2. 心包积液检查

（1）常规检查：机体对结核分枝杆菌及其代谢产物产生超敏反应形成心包积液。为渗出液，多为草黄色，少数血性。心包积液中蛋白含量高，在发病 2 周内多核细胞可占多数，后期以淋巴细胞和单核细胞为主。结核性化脓性心包炎临床少见，心包积液中可有大量多核白细胞。

（2）细菌学检查：心包积液中找到结核分枝杆菌是 TBP 诊断的金标准，但心包积液中检出率很低，为 0%～42%。结核分枝杆菌的培养虽然可以提高检测的阳性率，但因所需时间长，限制了其临床应用价值。国外报道改良罗氏培养法心包积液结核分枝杆菌培养阳性率为 53%，Bactec 法为 54%，DSK 液体培养基为 75%。国内少数报道用改良罗氏法阳性率在 23% 左右。心包积液聚合酶链反应（polymerase chain reaction，PCR）检测在对 TBP 早期诊断有重要意义，其阳性率高于结核分枝杆菌涂片与培养，心包积液 Xpert MTB/RIF 技术可提高结核分枝杆菌检测的阳性率，Pandie S 等报道该方法诊断结核性心包炎的敏感性为 63.8%，特异性为 100%，对合并 HIV 感染患者该方法灵敏度高于非 HIV 感染患者，分别是 74.6% 和 21.4%。

（3）心包积液腺苷脱氨酶（adenosine deaminase，ADA）检测：ADA 与 T 淋巴细胞的分化有密切关系，TBP 的心包积液中 ADA 升高明显，常大于 40IU/L，对于诊断有重要意义，余华香等对有 8 篇文献共计 716 例研究对象进行 Meta 分析发现，ADA 对 TBP 的合并诊断价值敏感度为 88%，特异性为 87%，检测心包积液中 ADA 对 TBP 具有较高的诊断价值。Pandie S 等报道当 ADA ≥ 35U/L 时，其诊断 TBP 的灵敏度为 95.7%，特异性为 84%，在合并 HIV 感染患者，其特异性低于非 HIV 感染患者，两组人群该方法诊断灵敏度相似。抗结核治疗有效时，心包积液 ADA 随之下降，可作为抗结核疗效观察指标。过高的心包积液 ADA 值预示患者有发展为缩窄性心包炎的可能。心包积液中 ADA 水平升高可与恶性肿瘤及尿毒症等疾病引起的心包积液相鉴别。

3. 结核菌素试验　90%～100% 患者结核菌素试验（purified protein derivative test，PPD 试验）阳性反应，其中部分呈强阳性反应。在非结核流行国家，因卡介苗非普及接种，其阳性更有诊断价值。

4. γ-干扰素　血检测阳性对诊断有参考价值，但在我国数值高低对诊断帮助无区别，且不能鉴别结核分枝杆菌感染和发病。国外报道心包液 γ-干扰素 ≥ 200pg/L 对诊断有参考价值。

5. 心包积液非刺激 γ-干扰素（uIFN-γ）检测　Pandie S 等报道，当 uIFN-γ > 44pg/ml 时，其诊断 TBP 的灵敏度为 95.7%，特异性为 96.3%，灵敏度与心包积液 ADA 相似，其特异性明显高于心包积液 ADA 检测。该检测在合并 HIV 感染患者，其特异性低于非 HIV 感染患者，两组人群该方法诊断灵敏度相似，这点与心包积液 ADA 检测相似。但该方法在临床并未广泛应用，仅限于研究阶段。

6. 抗结核抗体的检查　血和心包积液抗结核抗体检测对 TBP 诊断有参考意义，多种分枝杆菌抗结核抗体联合检测，可提高诊断的敏感性和特异性。

7. 心电图检查　渗出性与缩窄性心包炎略有不同，渗出性心包炎心电图改变主要由外膜下心肌受累引起。除 aVR 和 V_1 导联以外的所有常规导联 ST 段呈弓背向下型抬高，aVR 和 V_1 导联 ST 段压低，T 波高耸直立及 PR 段压低。数小时至数日后可恢复。随着 ST 段回到基线，逐渐出现 T 波低平乃至倒置，可于数周或数月后恢复正常，也可长期存在。常有窦性心动过速，也可出现异位性心律失常。积液量大时，可出现 P 波、QRS 波、T 波电交替，常伴窦性心动过速。缩窄性心包炎可见 QRS 波群低电压、T 波低平伴倒置。

50% 左右病例 P 波增宽或有切迹。此外尚有电轴右偏、右室肥大、右束支传导阻滞、ST 段低压、Q 波异常、心房颤动等。

8. 超声心动图检查　在心包炎没有出现心包积液时，超声心动图不能提供有价值的信息。但对心包积液的诊断简单易行、迅速可靠，可发现 < 40ml 的心包积液，而且可以估测心包积液的量。表现为心包腔内可见液性暗区，量少时一般仅局限于左室后壁后方，可伴有脏壁层心包膜增厚，一般薄厚不均匀，液性暗区内可见絮条状或飘带状回声，有时呈 "网格状"。心脏压塞时的特征为：舒张末期右心室塌陷及舒张早期右心室游离壁塌陷。此外，可观察到吸气时右心室内径增大，左心室内径减少，室间隔左移。结核性缩窄性心包炎超声声像图表现为心包膜弥漫性增厚，薄厚不一，内回声欠均匀，常无法分清脏、壁层心包膜，一般伴有心房增大等继发性心脏改变，增厚的心包膜内可见斑点状、斑片状钙化强回声，并见室壁活动减弱，室间隔异常运动，即室间隔抖动征，下腔静脉增宽且不随呼吸变化。超声心动图可用于引导心包穿刺引流。

9. 胸部 X 线检查　部分患者可见肺结核和结核性胸膜炎的征象。渗出性心包炎，心包积液约 250ml 时，可见心影增大；300 ~ 500ml 时，立位片心影呈烧瓶状，仰卧位则呈球形；积液在 1 000ml 以上时，心影向双侧普遍性增大，心脏横径大于纵径，双侧心缘的弧形消失，右心膈角呈钝角，上腔静脉增宽；TBP 易发生包裹性积液，包裹的部位多发生于右心缘前方，呈圆形或不规则突出，基底部增宽，如发现钙化有助 TBP 诊断。

缩窄性心包炎可见心脏大小正常、轻度增大或偏小，心包增厚或心包腔内遗留小量积液是致心影增大可能原因。左右心缘变直或粘连不均匀造成不规则、僵直，正常弧形消失而呈三角形。主动脉弓变小，上腔静脉影增宽，透视时心脏搏动减弱或消失。50% ~ 75% 的患者可见心包膜钙化，以病程超过 2 年以上者多见。钙化的心包位于心影最外层，常在心脏搏动较薄弱处：如：横膈面、右心室前缘、左心缘等。约 8.7% 的患者可发现肺淤血征象。

10. 胸部 CT　可显示心包积液及心包增厚，腔静脉增宽、左右心房增大及胸腔积液等异常征象和 / 或并发肺内、纵隔内的淋巴结核病灶。心包正常厚度为 1 ~ 2mm，结核性缩窄性心包炎表现为心包增厚 > 3mm，严重者其厚度可达 5 ~ 50mm，较厚的部位在腹侧心包，心包腔消失，增厚的心包一般不能分出脏层和壁层。在心外膜下脂肪与心包积液间可见增厚甚至钙化的脏层心包。心包钙化可为斑点状、斑块状、片状或线状，主要分布于右心室腹侧面、膈面、左心缘等处。当心包缩窄程度较重的晚期，心室腔狭小、变形及室间隔扭曲。

11. 磁共振检查（MRI）　TBP 在增强后的 MRI 有特征性改变，T_1 加权图像显示增厚的心包与心肌的图像信号相同，T_2 加权图像显示增厚心包内层损伤面为低信号（因腔内血细胞及纤维素所致），心包腔内可见长线形低信号（为肉芽组织及干酪坏死物），增强后，增厚的心包壁层与脏层呈双轨样均匀增强。

12. 心导管检查　只有大量心包积液或心包缩窄时心导管检查才有改变，除非特殊情况，对心包积液或心脏压塞也不建议进行心导管检查。心脏压塞时，可见右心房压力明显升高，肺毛细血管嵌顿压升高，且几乎与心包腔内压及右心房压相等；在心脏舒张期，几乎所有腔室的压力均相同且升高为 15 ~ 30mmHg。一部分心脏压塞的患者心包腔内压力增高不明显，< 7mmHg 称为低压性心脏压塞。缩窄性心包炎的特征性表现为肺毛细血管压

力、肺动脉舒张压力、右心室舒张末期压力、右心房压力和腔静脉压均显著升高且趋于同一水平；右心房压力曲线呈 M 或 W 波形，右心室收缩压轻度升高，呈舒张早期下陷及高原形曲线。

13. 心包活检　可行心包镜下活检和心包剥脱活检。心包活检可以直接观察心包的疾病特征，并可以对病变部位进行活体组织检查，组织中发现结核特异性改变可以确诊，心包活检诊断有效率为 10%～64%，同时可行分子病理学检查，可提高结核诊断阳性率，约为 80%，但其假阳性率也较高。病理改变：心包有干酪样坏死和肉芽肿性炎症改变，可见类上皮细胞、朗格汉斯巨细胞浸润，纤维组织沉积于壁层和脏层心包膜间，一部分患者可见抗酸染色阳性杆菌可确诊。心包增厚、粘连，心包腔消失导致缩窄性心包炎，最终可发生心包钙化。严重者纤维瘢痕组织的外壳，紧紧包住和压迫整个心脏和大血管的出口处。心脏在长期束缚的情况下，心肌本身也可发生缺血，心肌纤维呈退行性变，心肌变薄等。对于疾病后期 TBP 患者很难发现特异性改变，只能发现纤维变性和慢性炎症改变。

（四）鉴别诊断

1. 渗出性心包炎　常需与风湿性心包炎、化脓性心包炎、非特异性心包炎、肿瘤性心包炎鉴别。

（1）风湿性心包炎：起病常较急，青年人多见，起病前 1～2 周有咽峡炎、上呼吸道感染，伴有风湿病（风湿性心肌炎与心内膜炎、多发性关节炎等表现），心脏听诊可闻及器质性杂音。心包积液量极少，多为血性，常自行吸收。结核分枝杆菌检查阴性。血抗链球菌溶血素"O"增高，心电图可出现房室传导阻滞，二联律等心肌炎征象。水杨酸制剂及肾上腺皮质激素有良好疗效。对于该病患者，诊断性抗结核治疗同时加用激素，短期内也可能有效，易导致误诊。

（2）化脓性心包炎：起病急，常有原发感染灶，伴有明显的毒血症或败血症表现，高热、胸痛、血白细胞增高，以中性粒细胞增高为主。心包穿刺液黄色脓性，多核粒细胞占多数或见脓细胞，并可找到化脓性细菌，根据血液或心包液的细菌培养及药敏结果可确诊，积极大量地有效抗菌治疗有效。

（3）非特异性心包炎：起病多急骤，病前 1～2 周常有上呼吸道感染史，常反复发作。持续发热，胸痛剧烈，心包摩擦音明显，出现早。心包渗液量较少或中等量，草黄色或血性，以淋巴细胞占多数，易复发。

（4）肿瘤性心包积液：多见于老年人，淋巴瘤、间皮瘤、白血病、转移性肿瘤多见，无发热也可低度热，心包渗液常为血性，渗液增长迅速，淋巴细胞较多，找到癌细胞则可确诊。超声心动图检查可发现局限性转移灶，患处心包有结节状凸起，回声较强，若为弥漫分布则心包壁层回声增强不均匀，凹凸不平。CT 检查心包增厚呈斑块状或结节状，增强扫描时，转移癌可明显增强。

2. 缩窄性心包炎　应与肝硬化、充血性心力衰竭、限制型心肌病鉴别。

（1）肝硬化：常有肝炎病史，有肝功能不全、门脉高压症状及肝功能不全表现。

（2）充血性心力衰竭：各种病因所致的心力衰竭都有颈静脉怒张、肝大、腹水和下肢浮肿，常有心脏扩大、瓣膜杂音、奔马律，但无心包叩击音和奇脉，静脉压增高程度远不及缩窄性心包炎明显，双下肺可闻及湿性啰音，X 线可见心影增大、肺淤血，结合心电图、超声心动图可帮助诊断。

（3）限制型心肌病：限制型心肌病包括心内膜弹性纤维增生病、心内膜纤维变性病、各种类似的心内膜心肌炎、浸润性病变所造成的限制型心肌病（淀粉样变）等，其症状及体征与无心包钙化的缩窄性心包炎极为相似。但前者起病迅速，多无明确病史，早期可发生充血性心力衰竭且通常较顽固，可听到房性或室性奔马律或四联律。常在二尖瓣或三尖瓣区听到收缩期杂音。X线检查扩大的心影无心包钙化。心电图多无低电压、T波常有改变，可见心室肥厚并劳损、房室传导阻滞及室内传导阻滞。超声心动图常有心室肥厚，左心室收缩功能减低，二、三尖瓣频谱形态受呼吸影响不明显，无心包增厚，超声心动图对两者诊断有鉴别意义。心导管检查可发现右心室收缩压、左心室舒张末压升高。

三、结核性心包炎的治疗

（一）结核性渗出性心包炎的治疗

结核性渗出性心包炎的主要治疗是抗结核治疗、激素治疗与抽液治疗。

1. 抗结核治疗　TBP是继发性结核病，多数有心包外活动性结核病，是重症结核，病变范围除心包外，心肌也有结核性病变，心包炎症消退的时间远较心包渗液消退的时间长。故对TBP的治疗既不同于肺结核，也不同于其他浆膜结核如胸膜炎与腹膜炎的治疗，TBP的化疗方案必须按重症结核选用强力四联方案，如联合应用异烟肼、利福平、乙胺丁醇、吡嗪酰胺，强化期2个月，每日用药；巩固期用异烟肼与利福平，每日用药，若心包积液消失，全疗程为18～24个月。有国外学者主张6～8个月疗程，当合并淋巴结结核等肺外结核时可延长到9～12个月。

2. 肾上腺皮质激素治疗　在使用有效抗结核药物治疗的基础上并用糖皮质激素治疗，可以减少心包积液渗出，促进渗液和炎症的吸收，减轻纤维素和肉芽肿增生，减少心包粘连，可显著降低缩窄性心包炎的发生，减少心包切除术。Mayosi BM等报道激素可使缩窄性心包炎发生率降低45%，但并未降低其死亡率，对于合并HIV感染患者，激素应用将提高患者发生HIV相关恶性肿瘤的概率。激素的用法：泼尼松日量30～40mg，3～4周后逐渐减量，总疗程8～10周。早期应用激素治疗对疗效是有益的，可以减少缩窄的概率。激素对诊断较晚、有明显心包肥厚与局限型包裹性心包炎的患者疗效较差。但激素治疗可引起潜在并发症的风险，包括糖尿病、高血压、库兴综合征、感染性疾病、骨质疏松症、痤疮、失眠症。

3. 心包穿刺抽液治疗　凡确定有心包积液，一般检查方法不能明确积液的性质，要考虑诊断性心包穿刺，诊断明确后，渗液增加快或大量积液，出现心脏压塞时，必须抽液治疗。抽液治疗也可减少心包粘连与缩窄，首次抽液时不宜过多，以200ml为宜，再次抽液时，每次可抽出300～500ml液体，间隔要根据积液情况而定。抽液速度要慢，如过快、过多，短期内使大量血液回心可能导致肺水肿。心包穿刺置管，可以避免反复心包穿刺，对于及时引流心包液、减少粘连有效。对不能全身应用糖皮质激素治疗患者，可在心包排液同时局部注射抗结核药和糖皮质激素，目的是减少渗液、心包增厚和纤维蛋白沉积。

TBP属重症结核病范畴，渗出性心包炎的预后取决于：①是否早期发现、及时强有力抗结核治疗；②心包积液的多少及是否积极抽液治疗；③是否并用糖皮质激素；④结核分枝杆菌对所应用的抗结核药物的敏感程度，只要早期诊断，及时应用抗结核药物、糖皮质激素与抽液综合治疗，多数病例可治愈，预后良好。但即使及时有效抗结核联合激素治疗，其发生缩窄性心包炎的概率也达 30%～60%。合并 HIV 感染患者缩窄性心包炎的发生率明显低于非 HIV 感染患者。

（二）结核性缩窄性心包炎的治疗

缩窄性心包炎除抗结核药物是基础治疗外，只要确诊为缩窄性心包炎，应尽早进行心包剥离术。抗结核治疗可减轻某些临床症状使病情稳定，为手术创造条件，防止术后结核病灶播散，提高手术成功率及远期疗效。具体用药根据初治与复治、药物敏感情况，选择有效抗结核药物，治疗时间 1.5～2 年。

一旦确诊，心包剥离术是唯一有效治疗方法。病程过长，常有心肌变性和萎缩，最后导致顽固性心力衰竭和心源性肝硬化和死亡。对晚期患者虽然施行手术，变性萎缩的心肌与硬化的肝脏不但病理改变不能恢复，而且心功能与肝功能障碍也难以恢复正常。40 岁以上的患者，手术要慎重考虑。慢性钙化型心包炎患者，无明显症状，不宜进行手术，因手术危险大，术后也不会有明显改变。渗出性心包炎患者 1 年内发展成缩窄性心包炎者，手术疗效较好。一般认为手术要力争在结核病变稳定，体温、血沉正常时进行。但如果心脏压迫症状明显，动态观察抗结核治疗 4～6 周后静脉压逐渐升高，心脏压塞症状迅速加剧，在强有力的抗结核治疗的保证下，也应尽早进行心包剥离手术。术前应改善机体一般情况，严格休息，低盐饮食，使用利尿剂，抽胸、腹腔积液改善症状，必要时可少量多次输血。术后仍应抗结核治疗 18～24 个月，以免术后复发。由于心脏长期受压，心肌变形萎缩，手术后容易发生心力衰竭，要注意及时发现，给予强心剂治疗。因为心功能差，要控制输液量与速度，注意避免急性肺水肿发生。

缩窄性心包炎者手术疗效取决于：①手术适应证的选择；②手术时机的确定；③受累心包的充分剥离；④术后正确治疗。经手术治疗约半数患者获得良好疗效，手术无效者占15%，其围手术期死亡率为 5%～14%。

（安慧茹）

参考文献

[1] 柳澄，侯代伦．结核病影像学诊断基础 [M]．济南：山东科学技术出版社,2012.

[2] 马玙，朱莉贞，潘毓萱．结核病 [M]．北京：人民卫生出版社,2006.

[3] 余华香，刘云芳，向雪莉．腺苷脱氨酶对结核性心包炎诊断价值的 Meta 分析 [J]．中国医学创新,2013,10(26):160-162.

[4] CHANG S A. Tuberculous and Infectious Pericarditis[J]. Cardiol Clin, 2017,35 (4): 615-622.

[5] PANDIE S, PETER J G, KERBELKER Z S, et al. Diagnostic accuracy of quantitative PCR (Xpert MTB/RIF) for tuberculous pericarditis compared to adenosine deaminase and unstimulated interferon-γ in a high burden setting: a prospective study[J]. BMC Med, 2014(12):101.

[6] MAYOSI B M, NTSEKHE M, BOSCH J, et al. Prednisolone and Mycobacterium indicus pranii in tuberculous pericarditis[J]. N Engl J Med,2014,371(12):1121-1130.

[7] NTSEKHE M, WIYSONGE C S, GUMEDZE F, et al. HIV infection is associated with a lower incidence of constriction in presumed tuberculous pericarditis: a prospective observational study[J]. PLoS One,2008,3(6):e2253.

[8] ARTHUR K, MUTYAB A, MBCH B, et al. Tuberculosis and the Heart[J]. Cardiol Clin, 2017,35(1):135-144.

[9] CHANG S A.Tuberculous and Infectious Pericarditis[J]. Cardiol Clin,2017,35(4): 615-622.

第六节 泌尿系统结核

一、肾结核

（一）概述

结核病是重要的公共卫生问题之一。随着诊断技术的迅速发展，泌尿生殖系统结核的发病率呈上升趋势，发展中国家泌尿生殖系统结核占肺外结核的 20%~40%。泌尿生殖系统结核涉及多个器官，其中肾结核（renal tuberculosis）最多见，占泌尿系统结核的 60% 以上。肾结核好发年龄为 20~40 岁的青壮年，男性多于女性。近年女性及老年患者也有增多趋势，给患者的身心健康造成了严重影响。

肾结核是由结核分枝杆菌引起的慢性、进行性、破坏性的肾脏感染性疾病，是最常见的泌尿系统结核，大部分继发于其他部位的结核病灶。80% 以上肾结核继发于肺结核血行播散，结核分枝杆菌经过血进入肾小球毛细血管丛中，90% 在肾皮质形成小肉芽肿改变，并不引起临床症状，但可在尿中查到结核分枝杆菌，称为"病理型肾结核"，这种早期病变可以自愈，部分仅残留钙化灶。另外 10% 发生在肾髓质，结核分枝杆菌在肾髓质生长繁殖比在肾皮质活跃，可经过肾小球到达髓襻，在肾髓质形成结核结节、干酪坏死、单发或多发空洞，干酪坏死可发生钙化，甚至全肾钙化，称为"肾自截"；再进一步发展出现尿路纤维化及梗阻，导致肾盂肾盏扩张积水或积脓。如菌量大、毒性强、患者免疫力下降，肾结核未得到及时诊断和治疗，干酪样坏死物或含结核分枝杆菌的脓性尿液下行蔓延至输尿管、膀胱、尿道时，即可出现临床症状，称为"临床肾结核"。临床肾结核约 90% 为单侧。结核分枝杆菌也可以通过黏膜下层和淋巴管直接蔓延到达肾脏而引起一个或多个肾盏颈部黏膜的水肿、痉挛及纤维化，致肾盏梗阻性扩张积水或积脓，导致肾脏功能和器质性损害。肾结核病变扩展至肾周围时，可发生肾周结核性寒性脓肿，甚至发生结核性窦道或形成瘘管。肾结核仅肾脏发生病变时不会出现明显的泌尿系统刺激症状，然而当肾盂肾盏大量积脓或空洞内大量积脓时，可表现为腰酸胀痛，尿常规检查示红细胞和白细胞或脓细胞才被发现；当病变累及输尿管、膀胱和尿道，则会出现典型的膀胱尿道刺激症状如尿频、尿急、尿痛及尿道烧灼感，全身症状可有体重减轻、低热、乏力或贫血等。

Kulchavenya 团队将肾结核分为 4 级，1 级：肾实质未见明显破坏；2 级：肾脏轻度破坏，如结核性肾乳突炎；3 级：肾脏可见 1~2 个空洞性破坏；4 级：肾脏广泛破坏，有两个以上空洞形成。同时将尿路结核（输尿管结核、膀胱结核、尿道结核）和狭窄、瘘管形成及肾衰竭列为肾结核的并发症。肾结核在病理上可分为硬化型、干酪空洞型、钙化型，以干酪空洞型多见，临床上三型常混合存在。

（二）肾结核的诊断与鉴别诊断

1. 诊断

（1）病史和临床表现：肾结核多发生于 20～40 岁青壮年，男性多于女性。肾结核的原发部位虽在肾脏，早期却很少有症状，大多数患者就诊时的主诉主要为膀胱刺激症状。主要表现如下：

1）尿频、尿痛、尿急等膀胱刺激征：是因含有脓液和结核分枝杆菌的尿液对膀胱刺激所致。最初症状为尿频、尿急和尿道烧灼感，夜间明显，晚期由于输尿管狭窄、膀胱挛缩和尿道狭窄，出现尿痛，同时排尿次数增多可达数十次甚至无法计数，呈尿失禁。当患侧肾脏出现肾自截，含菌脓尿不再进入膀胱，膀胱黏膜病变有所好转，则尿频、尿急、尿痛症状改善。如果尿道破坏严重或尿道出现严重瘢痕狭窄，会出现不同程度尿潴留，严重者膀胱胀痛明显，需要导尿管引导排尿或行膀胱造瘘术缓解尿潴留引起的症状。

2）血尿、脓尿：是肾结核的另一重要症状，几乎所有的肾结核患者尿常规均有红细胞和白细胞。而肉眼血尿多数因结核性膀胱炎、结核性溃疡在膀胱收缩时溃疡出血所致，发生在尿频、尿急、尿痛症状出现后，为终末血尿。部分患者仅有肾脏损害，其血尿不伴膀胱刺激症状，表现为无痛性全程血尿，有时可因血凝块通过输尿管引起肾绞痛。肾结核患者均有不同程度的脓尿，显微镜下可见大量脓细胞，严重者呈米汤样，也可混有血液呈脓血尿。

3）肾区疼痛和肿块：90% 左右的肾结核患者无明显肾区疼痛和肿块。但当结核病变影响到肾包膜或继发感染时，或输尿管被血块、干酪样物堵塞时可出现腰部钝痛或绞痛。发展成结核性肾积脓、输尿管狭窄或阻塞造成重度肾积水时，可有患侧肾区压痛、叩击痛，并可触及肿块，肾周寒性脓肿可引起皮肤破溃形成窦道。

4）全身感染中毒症状：肾结核全身症状多不明显。当肾脏破坏严重、肾脏积脓并发其他脏器结核病的进展期，或合并泌尿系统感染时可出现发热、乏力、盗汗、食欲减退、贫血、消瘦等全身症状。

5）其他：双肾皮髓质破坏严重、尿路严重梗阻的患者可出现肾功能不全的症状，如贫血、恶心、呕吐、浮肿、少尿甚至无尿，部分患者可伴发高血压症状如头晕、头痛等。肾结核常常与肺结核、腹腔结核、骨结核、其他泌尿生殖器结核合并发生，可出现相关伴发症状，尤其是女性肾结核患者合并盆腔生殖器结核时，可出现腹痛、月经失调、不孕不育和下腹部包块。男性肾结核患者合并附睾、输精管或前列腺结核时，相应部位可见硬结、包块、脓肿、窦道形成。

（2）实验室检查

1）尿液检查

①尿液常规检测：在肾结核早期诊断中占重要地位。尿液一般呈酸性，并可见红细胞、白细胞，严重者可见大量脓细胞，尿液呈米汤样。早期肾结核尿蛋白通常为阴性，当肾脏严重受损或合并有肾小球损伤时可出现蛋白尿。该项检查在泌尿系统感染中虽无特异性，但对常规抗感染治疗效果不佳，反复出现脓尿者，应考虑肾结核。

②尿液抗酸杆菌检查：该方法是诊断肾结核的重要依据。由于肾结核患者的结核分枝杆菌不是连续性排出，因此在检查时应进行连续 3 次尿沉渣抗酸染色检查。连续 3 次收集

患者 24h 或清晨第 1 次尿沉渣进行直接涂片检查并作抗酸染色观察，该方法相对方便，便于操作。但文献报道敏感性较低，阳性率为 10%～50%。于惊蛰等研究了该方法对中晚期肾结核的阳性检出情况，其发现检出率为 11.1%。国外文献报道尿沉渣找抗酸杆菌阳性率达 25%～30%，和国内报道基本一致。但该检测方法不能作为诊断肾结核的唯一依据，需要与非结核分枝杆菌鉴别。

③尿液结核分枝杆菌培养：尿液结核分枝杆菌培养是诊断肾结核的重要手段，也是诊断肾结核的金标准之一，包括传统的固体罗氏培养法和 BACTEC MGIT 960 快速液体培养法。固体培养方法耗时近 1 个月，在得到分离株后仍需要 3～4 周方能获得药敏结果，不能指导临床开展早期有效的化学治疗，难以满足临床快速诊治的需要。而 BACTEC MGIT 960 液体培养系统是 BD 公司推出的目前较为理想的快速结核分枝杆菌培养、鉴定和药物敏感性检测系统，明显缩短检出时间至 7～14 天，可同时检测致病结核分枝杆菌的耐药性，以便选用敏感药物提高治疗效果，在临床实践中得到广泛应用。

④尿沉渣结核分枝杆菌 DNA 基因检测：该方法为肾结核的特异性诊断提供了一个新途径。但是，在病理型肾结核时结核分枝杆菌通常没有进入尿液中，以及在中晚期肾结核，输尿管通常发生狭窄闭塞导致结核分枝杆菌不能排入尿液中，进而导致结果假阴性。临床中对患者进行反复多次尿沉渣检测或取肾盂尿能够提高检出率。此外，可通过聚合酶链反应（polymerase chain reaction，PCR）进行尿液结核分枝杆菌和非结核分枝杆菌快速检测、基因芯片法非结核分枝杆菌菌种鉴定、基因芯片法或 MeltPro® 结核分枝杆菌基因型药物敏感性试验（drug susceptibility testing，DST），对临床开展有效化学治疗有重大指导价值。不过，PCR 也存在自身的局限性，临床检查中可能有 DNA 污染假阳性的存在。PCR 等病原体检测应该与临床其他方法结合应用。

⑤尿液 Xpert MTB/RIF 检测：Xpert MTB/RIF 检测系统是一项将样品准备、定量 PCR 扩增和荧光检测集一身的快速、全自动核酸扩增技术。连续 3 次收集患者 24h 或清晨第 1 次尿沉渣为标本，以 rpoB 基因为靶基因，提取 DNA 后扩增 rpoB 基因进行结核分枝杆菌及利福平耐药检测。2 小时即可检测出是否感染结核分枝杆菌及是否对利福平耐药。目前国内外多项研究表明，Xpert MTB/RIF 在结核病检测方面具有较高的敏感度和特异度，加之耗时短的优点，已成为近年来结核病确诊及利福平耐药性检测的重要手段。Pang 等报道 Xpert MTB/RIF 技术检测尿液中的结核分枝杆菌和利福平耐药具有较高的敏感度和特异度，对肾结核早期诊断和利福平耐药检测有较高的应用价值。

2）免疫学检查：目前常用的免疫学检查手段包括结核菌素皮肤试验（tuberculin skin test，TST）即结核菌素纯蛋白衍化物（purified protein derivative，PPD）皮试、结核抗体和结核分枝杆菌淋巴细胞培养 +IFN-γ 释放试验（interferon-γ release assays，IGRA）等。其优点操作简便、快速易行，环境及操作等因素影响较小，主要用于筛查结核分枝杆菌感染和肺外结核病，对肾结核具有辅助诊断作用。

TST 是诊断结核感染的重要参考指标之一。将结核菌素纯蛋白衍生物（PPD）0.1ml（5U）注射入前臂掌侧上中 1/3 交界处皮内，使局部形成皮丘，注射部位出现炎性反应，72h 观察局部反应，表现为局部红斑，并在其中心区域有硬结形成，临床通过测量硬结区的直径来判断实验结果，取纵、横平均直径来判断结核菌素反应强度。

硬结平均直径 < 5mm 或无反应者为阴性；5mm ≤ 硬结平均直径 < 10mm 为一般阳

性；10mm≤硬结平均直径＜15mm 为中度阳性；硬结平均直径≥15mm 或局部出现双圈、水疱、坏死及淋巴管炎者为强阳性。PPD 试验阴性也不能完全排除结核的诊断。值得注意的是，营养不良、恶性肿瘤、长期使用激素、免疫抑制剂、艾滋病患者，结核菌素皮肤试验局部反应能力降低，会出现假阴性。结核菌素试验阳性即可诊断结核分枝杆菌感染，但也不能排除非结核分枝杆菌感染，要根据患者临床特点和其他辅助检查具体分析。结核菌素皮肤试验结果主要与结核病细胞免疫相关，在非重症患者中阳性检出率较高，可达80%左右。结核抗体水平主要与体液免疫相关，在重症进展患者中的阳性检出率较高，可达70%左右，更多抗原联合检测可提高诊断的特异性；结核分枝杆菌淋巴细胞培养＋IFN-γ 释放试验（IGRA）是在结核分枝杆菌特异性抗原 ESAT-6、CFP-10 基础上的免疫相关检测技术，试验结果不受卡介苗和非结核分枝杆菌的影响，结果客观、准确，判断标准简单明了，该法敏感性和特异性都比较高，是诊断肾结核的重要辅助诊断手段。尤其对儿童和老年人以及免疫力低下者肾结核的辅助诊断更有诊断价值。一项研究显示快速检测血清抗 LAM 和抗 38KD 抗体，结合临床特征、影像学特点等，能够在半小时内对肾结核做出初步诊断和鉴别诊断。黄皓等评价了 IFN-γ 释放试验与结核菌素皮肤试验在肾结核诊断方面的价值，结果显示两者对肾结核有较好的辅助诊断价值，且 IFN-γ 释放试验明显优于TST。检测尿液结核抗体及 TB-IGRA 诊断肾结核尚未见报道。

（3）影像学检查

1）放射影像检查：单纯腹部平片对肾结核的诊断价值较小，对早期肾结核无诊断价值。当出现肾脏部分或广泛钙化，或者同时伴有腹腔其他部位结核时腹部平片诊断肾结核才有一定意义。然而腹部平片联合静脉肾盂造影（intravenous pyelography，IVP）对肾结核早期诊断有较好的应用价值。其影像表现特征不仅可以清楚地显示肾影轮廓，肾区钙化影，还可以显示双肾病变的程度及范围，肾小盏形状，边缘是否有明显的虫蚀样变化，且部分肾小盏因牵拉影响而发生移位变化，肾大盏呈现不均匀扩张，输尿管有僵硬、狭窄及阶段性粗细不一致表现；其中不均衡性花瓣样或调色板样肾积水是肾结核中晚期的典型IVP 征象。欧阳昀等国内学者选择了中晚期肾结核患者为研究对象，通过腹部平片联合IVP 检查，发现该方法的诊断符合率为 40%～44.4%。但肾结核中晚期肾实质破坏严重，常不显影。对显影差的肾结核患者，如无膀胱挛缩表现，可以试行膀胱镜下逆行插管造影，同时对膀胱病变进行观察和组织活检。以往逆行插管失败的患者还可以接受肾穿刺造影，但这两种造影方法都为侵袭性，有诱发感染的风险。因造影剂对肾功能的不良影响，该项技术逐渐为 CT 检查所代替。

2）CT 检查：多层螺旋 CT 具有曲面重建、多平面重建等扫描功能，可通过不同角度对上尿路的解剖构造及病变程度做直观、立体且不间断的观察，能够判断肾结核空洞与局部肾盏有无相通，对患者的肾结核钙化、空洞、肾实质、肾盂肾盏的形态与构造进行清晰的显示，具有其他影像学方法无法替代的作用，对于诊断肾结核具有较高的价值。肾结核 CT 影像特点：①肾脏外形改变：早期外形可无改变，随着病变进展，出现肾包膜凹凸不平，如肾盂肾盏积水，肾脏体积增大变形，发展到晚期肾弥漫性钙化，肾自截则肾影缩小；②肾实质内低密度灶：肾实质内单发或多发囊状低密度区，围绕肾盂呈花瓣状排列，结核性空洞可见造影剂进入；③肾皮质变薄：可局限在受累的肾盏区域或整个肾皮质均匀性变薄，但仍可有一定程度的强化；④钙化：50% 肾结核可见钙化，钙化形式多种多样，可呈现不规则点状钙化，弧形钙化，为坏死空洞壁上的钙质沉积所致；叶状分布钙化，为干酪坏死病灶钙质沉积；肾弥漫钙化。有学者认为 CT 诊断肾结核正确率达 89%，且该项检查方法对病患的肾功能无特殊要求，具有分辨率高、操作简单、检查费用低等优势，近年来在肾结核的临床诊断中得到了广泛运用。肾结核的 CT 影像特点为肾内疑似空洞病变，内容物为干酪坏死物或尿液，多为低密度表现，增强扫描不强化是其重要特征。多发空洞聚拢分布出现"花瓣"状，此征象特征较为明显，非常容易辨别。空洞主要因肾实质破坏所致，常处于肾髓质锥内部，且可侵犯肾盏，导致其受损，甚至会出现纤维组织增生，使肾盏底部变窄，进一步导致肾积水。张捷等报道了螺旋 CT 在肾结核诊断中的应用，发现多排螺旋 CT 诊断肾结核的准确率较高频彩超和静脉尿路造影更高，结合临床症状及实验室检查能明显提高诊断水平，可作为肾结核治疗前影像学检测的首选方法。

3）放射性核素肾动态显像：可了解肾实质病变和肾脏的功能，有助于治疗评价和判定肾结核破坏的严重程度。当肾脏破坏严重时肾图可出现无功能的水平线，破坏较轻时可出现排泄延长曲线。王颖等通过 SPECT 仪研究了放射性核素肾动态显像对肾结核患者肾功能的评价，发现放射性核素肾动态显像对于肾结核患者肾功能的判断较血清肾功能指标能够更早更准确地发现肾功能异常的改变，具有重要的临床应用价值。

4）核磁尿路成像（magnatic resonance urography，MRU）检查：MRU 是临床诊断尿路疾病的新方法，不需要造影剂就可以清晰显示肾盂、肾盏及输尿管的结构和形态。对肾脏不显影的疑难病例可进行该项检查。肾结核 MRU 特点为肾实质内肾乳头破坏，脓腔形成，肾盏扩张程度不均，排列紊乱，输尿管僵直，边界不光滑或输尿管狭窄等结核特征性改变。该检查无创伤，无辐射，不需注射造影剂，为泌尿系统梗阻的定位诊断提供了一条新的途径。赵耀瑞等研究了 MRU 对肾结核诊断，指出对于肾结核患者应首选 IVP 检查，对碘过敏、IVP 不显影或显影不良且诊断不明确的患者可应用 MRU 检查了解上尿路形态，协助诊断和选择治疗方案。也有研究指出 MRU 对中晚期肾结核患者的肾皮质改变、肾实质内脓腔或空洞形成、肾盂输尿管壁增厚等征象显示具有明显的特异性，MRU 可作为 IVP 检查的辅助手段用于肾结核的诊断。

（4）超声检查：肾结核因内部病理结构不同，超声声像图改变也各异。早期肾结核以病理型肾结核为主，病变轻微，病灶比较小，多为局部病灶，大小为 5～10mm，超声表现可能显示正常，与肾脏其他炎症不易鉴别，因此还需配合 X 线肾造影及实验室相关检查以明确诊断。当肾结核继续发展，便会出现以下 5 种超声影像学图像表现：

1）肾积水型：病情较轻患者局部肾盂会有明显扩张，严重者出现类似中重度肾积水影像，呈不规则形状，体积大于正常。

2）结节型：主要表现特征是肾实质有局部肿胀现象，边界不规则，大部分是多发或者单发低回声结节，无血流信号，如早期干酪样结核结节。

3）空洞型：当干酪样结节进一步发展，容易出现液化、坏死等，肾盏、肾乳头也有较大破坏，肾皮质明显变薄，甚至消失。结核性空洞和囊肿比较相似，大多呈低回声，但和肾盏是相通的。

4）混合型：临床表现是肾脏大小不一致，表面粗糙，包膜呈不规则状，肾内回声杂乱无章，有较多无回声区，部分伴有声影，肾盂肾盏扩张，有时也会伴有输尿管扩张。

5）纤维硬化型与钙化型：此型肾结核的超声影像表现主要是肾外观呈不规则形状，包膜有结节状及不规则变厚，肾内回声明显加强，但结构比较模糊，有团块状强回声。轻型肾结核的临床诊断结合超声影像、临床特征、尿液检测等可以进行诊断；对于中重度肾结核而言，若静脉肾盂造影（IVP）不显影，超声检查则具有很大的诊断价值。吴俊报道超声诊断肾结核的阳性率为58.3%～88.7%。超声影像检查虽缺乏特异性，但属于无创性检查，经济方便，可多次反复对照，在肾结核的筛选及治疗后复查中有重要价值。

（5）病理检查：在 B 超或 CT 引导下进行肾穿刺活检获取组织标本，进行传统和分子病理学检查。传统组织病理学具有典型的结核特征可以直接诊断肾结核，也可以对免疫组织化学发现抗酸杆菌的组织进行研磨培养并提取结核分枝杆菌 DNA 进行分子菌种鉴定以及表型 DST 和基因型 DST，不仅对肾结核有确诊价值，还可以检测结核分枝杆菌的耐药性，指导临床早期合理选择药物。但应注意防止穿刺部位肾周脓肿发生的发生。

（6）其他新的诊断方法：陈安健等报道泌尿生殖系结核患者尿中吲哚胺 2,3- 双加氧酶（indoleamine 2,3-dioxygenase，IDO）的表达量低于正常人群。推测泌尿生殖系结核患者泌尿系统局部微环境可能存在 T 细胞活化及 T 细胞凋亡的减少，T 细胞数量上升使局部微环境内免疫反应增强，进而加重组织器官的破坏，这可能是结核分枝杆菌造成泌尿生殖系统组织器官结构毁损的重要机制之一。

2. 鉴别诊断

（1）慢性肾盂肾炎：常见于中年女性，可有发热、腰痛、脓尿等急性肾盂肾炎发作史，血尿少见，尿频、尿急、尿痛等膀胱刺激症状多呈反复发作，时轻时重，一般无进行性加重，抗生素治疗后症状可改善。B 超检查显示肾影增大、肾内密度不均匀改变。血常规示白细胞、中性粒细胞升高，尿常规可见大量白细胞或脓细胞，中段尿普通菌培养可找到致病细菌而确诊。

（2）肾脓肿：肾脓肿多是其他部位化脓性感染经血行播散所引起的。患者症状典型，急性起病，常伴有高热、寒战、腰痛，肾区明显叩击痛，抗感染治疗有效。B 超可见肾实质内多发低密度回声影像。CT 检查肾脓肿多单发于肾的一侧，致局部肾轮廓膨隆，平扫呈类圆形较低密度，增强后可见呈环状的空洞厚壁，周围有较低密度的炎性水肿带与肾实质分界清晰。尿常规可见大量脓细胞，培养比较容易找到致病细菌。需要与肾结核引起的肾积水和多发结核性冷脓肿相鉴别。结核性冷脓肿患者病程较长，慢性起病，有午后低热、乏力、体重减轻等结核中毒症状，常伴有其他部位结核，如肺结核或腹腔结核；超声显示肾盂、肾盏界限不清，肾内结构紊乱，在肾髓质部显示较为孤立的无回声区，病灶周围有钙盐沉着，声像图显示不规则的斑点状强回声，后伴声影，部分呈彗星尾状，呈现多个互相贯通或孤立的无回声区，边缘模糊，内有细小光点，皮质薄厚不均。尿常规以红白细胞为主，少见蛋白尿，尿抗酸染色和结核分枝杆菌培养阳性。

（3）多囊肾：肾囊肿和多囊肾一般没有症状，常常伴有多个脏器囊肿，有家族遗传性，只有在体检或合并感染时发现。B 超检查示双侧肾明显增大，双肾内多发大小不一的囊肿，囊肿间又有正常的肾组织，结合病史与结核性冷脓肿较易鉴别。

（4）肾结石：肾结石静止时仅有肾区疼痛，发作时可引起肾绞痛。血尿的出现多与结石移动相关，出现在活动后或肾绞痛之后。结合腹部 X 线、CT 和 B 超检查，可做出鉴别诊断。当肾结核冷脓肿含钙化内容物时，超声声像图上不呈现无回声区，而为强回声团，后方伴声影，其周围的皮质或肾盂、肾盏有明显的炎性改变。肾结石多为窦区出现强回声团，后方伴声影，其周围为透声良好的无回声区。X线腹平片和腹部CT可见高密度阴影，对肾结石的诊断更胜一筹。

（5）肾癌：肾癌约占成人恶性肿瘤的2%～3%，男性多于女性，男女患者比例约为2∶1，高发年龄为50～70岁。大多数肾癌患者是健康查体时发现，无症状。有症状的肾癌患者表现为间歇性无痛性肉眼血尿，有时早期肾结核亦出现此症状；少数患者以腰痛、腹部包块就诊。影像学诊断肾癌的符合率高达90%以上，腹部CT示肾癌肿块密度较高且多不均匀，呈现外生性生长的压迫迹象，缺乏炎性病变与周围组织的广泛浸润与粘连。囊性肾癌与邻近肾实质分界不清，囊壁厚薄不均，可有壁结节及囊内分隔，且均有明显强化。肾癌累及肾周的特征CT征象为多发结节和赘状突起，与肾结核的CT影像特点有明显区别。肾癌的确诊可通过超声或CT引导下穿刺活检证实。

（三）肾结核的治疗

1. 内科治疗

（1）营养支持治疗：肾结核与肺及其他器官结核一样，长期慢性消耗，营养不良，低蛋白血症，贫血，免疫功能低下，全身情况较差。因此，适当休息，加强营养和支持治疗是基础。

（2）抗结核药物治疗：随着抗结核药物研发进展，改变了过去肾结核依赖外科手术的治疗方案。自20世纪50年代，大多数病例有可能采用药物而治愈或可能通过整形手术而保留患肾。以药物治疗为主，手术治疗为辅的肾结核治疗模式为广大医师所认同。由于肾结核局部病变的范围和破坏的程度有很大差别，因此强调个体化治疗。在链霉素等抗结核药问世之前，临床上一旦肾结核诊断确立，唯一的治疗方法就是肾切除。在20世纪40年代以后，链霉素、对氨基水杨酸问世，很多临床肾结核病例单用药物治疗可以痊愈。50年代以后，异烟肼问世，采用联合用药，几乎可以治愈全部早期肾结核病变。至60年代利福平应用于临床，不仅缩短了治疗疗程，治疗效果也有了较大提高。对于确诊的肾结核的患者，无论其病变程度如何，无论是否需行外科手术，抗结核药物的应用必须遵照早期、适量、全程、联合、规律的原则。如果有可能进行24小时尿沉渣结核分枝杆菌培养和药物敏感性试验（包括表型DST和基因型DST），选择敏感药物进行个体化治疗，疗效更为理想。对于耐药肾结核患者，应参照中华医学会《结核病治疗分册》中肺外结核的治疗原则和中国防痨协会《耐药结核病化学治疗指南（2019年简版）》，选择合理有效的治疗方案。但目前对治疗肾结核的标准治疗方案和疗程仍存在争议，部分学者认为患者应采用短程化疗进行治疗，而另外一部分学者认为根据患者不同的病情采用长程化疗进行治疗。李展谋分析了120例肾结核患者化疗疗程对治疗效果的影响，将120例患者按化疗疗程分组，化疗12个月、18个月、24个月后停药1年内复发率（30.00%、10.00%、0），显著低于化疗9个月后停药1年内复发率（63.33%），差异均具有统计学意义（$P < 0.05$）。将120例患者按不同强化期分组，强化期4、6个月24h尿结核分枝杆菌阴转率（36.67%、56.67%）显著优于强化期2个月24h尿结核分枝杆菌阴转率（3.33%），差异均具有统计学意义（$P < 0.05$）。适当延长化疗疗程与强化期，能够有效增加尿结核分枝杆菌阴转率，降低停药1年内复发率。Kulchavenya E也认为，泌尿生殖器结核的治疗与其他结核病不同，疗程应适当延长至12个月。国内同行也一致认为肾结核的化疗疗程不能少于12个月。

抗结核药物剂量应根据患者体重及肾功能情况而定。通常体重 50kg 以下、无明显肾功能异常或其他器官基础病时，异烟肼 0.3g 每日一次，利福平 0.45g 每日一次，吡嗪酰胺 0.5g 每日 3 次，乙胺丁醇 0.75g 每日一次或左氧氟沙星 0.4g 每日一次。体重 50kg 以上者可加大抗结核药物使用剂量。二线药物如硫酸阿米卡星、对氨基水杨酸钠、丙硫异烟胺、莫西沙星等，也要根据患者体重和对药物的耐受情况、药物敏感性试验合理选择药物及剂量。

抗结核药物不仅使早期肾结核获得治愈，而且还可以缩小手术范围，为手术治疗提供药物治疗保障。应用抗结核药的适应证：①临床前期肾结核（病理期肾结核）；②局限在一组大肾盏以内的单侧或双侧肾结核；③孤立肾肾结核；④伴有身体其他部位的活动性结核暂时不宜肾结核手术者；⑤双侧重度肾结核而不宜手术者；⑥肾结核兼有其他部位的严重疾病暂时不宜手术者；⑦肾结核手术前用药；⑧肾结核手术后用药。

2. 外科治疗 不少学者认为早期的泌尿系统结核几乎都能通过长期使用抗结核药物治愈，主张药物治疗可以代替手术，但这种看法是不恰当的。对有些病例，如无功能肾或功能很差的一侧肾结核、一些血运差或病变广泛、破坏严重的病灶、抗结核药物不能进入的病例，均需施行手术治疗。合并膀胱结核时尤其要掌握结核性膀胱炎的程度比较轻，炎症时间比较短的时机进行肾结核手术，可以取得满意效果。

目前虽然抗结核药物治疗可以使大部分肾结核患者得以控制或治愈，但是仍有一部分患者药物不能奏效，需进行手术治疗。手术旨在尽可能地清除不可修复的结核病变组织，解除梗阻，尽量保存健康肾组织，抢救肾功能。手术治疗只是肾结核综合治疗中的一部分。肾结核的治疗必须全面考虑肾脏损害和患者全身情况，在抗结核治疗基础上，选择最适当的手术时机和术式。手术治疗的一般原则是：无泌尿生殖器以外的活动性结核病灶；手术前须进行 3 ~ 6 个月抗结核治疗；在内科抗结核治疗有效的前提下，当血常规白细胞及中性粒细胞正常，血红蛋白 ≥ 10g/L、血沉 ≤ 20mm/h、患者营养状况尚可的情况下择期手术。术前常规行肾脏 CT 和超声检查了解肾周情况，肾周粘连严重，手术应慎重。术后仍需继续完成术前制定的抗结核治疗方案，避免复发。手术治疗包括全肾切除、部分肾切除、肾病灶清除等几种术式。需视病变的范围、破坏程度和药物治疗的疗效而定。Kulchavenya 将肾结核分为 4 级，并指出 1 ~ 2 级肾结核应通过化学药物治疗，3 级肾结核可能需要部分肾切除术，4 级肾结核应通过开放手术或腹腔镜进行肾切除术。

（1）全肾切除术：国内学者研究认为，对于中晚期肾结核，手术切除是主要的治疗方法，可以清除病灶，防止瘘的形成。对于肾周组织粘连紧密无法分离的患者，可以采取包膜下肾切除，要特别慎重处理肾静脉粘连，否则容易引起大出血，而且不易止血，因中晚期肾结核多有肾周粘连，分离积液脓腔时注意不要使患肾破裂导致脓液流出使感染扩散。分离肾周粘连时注意止血，尽量全部切除病变的输尿管以减少病灶残留。甘发连等探讨抗结核化疗联合外科手术治疗无功能性肾结核的临床效果，采用腰腹部斜切口，依据患者病变情况选择手术切除范围，术后继续抗结核治疗 12 个月，随访 1.5 ~ 6 年，所有患者症状均于 1 年内缓解，无一例结核复发。近年来随着腹腔镜技术的不断发展和经验积累，一度被认为是腹腔镜相对禁忌证的后腹腔镜结核肾切除术，目前已逐渐在一些医院开展。也有学者采用后腹腔镜肾输尿管全长切除联合经尿道膀胱袖状切除术成功治疗无功能肾结核，这种手术方式能有效减少对腹腔内脏器的干扰，同时避免结核病菌在腹腔内播散。但要注意适应证的选择，对于有脓腔破溃风险的患者应选择开放手术。

全肾切除术适应证：①一侧肾已广泛破坏或已无功能而对侧肾功能正常者；②结核性脓肾，经内科治疗或脓液引流无效者；③双侧肾结核，中晚期肾结核，一侧肾破坏严重，肾实质破坏 2/3，或两个肾大盏以上破坏，而另一侧为极轻度结核，需将严重侧切除，轻度病变侧采用药物治疗；④肾结核合并大出血或者由于肾结核广泛破坏造成的顽固性高血压；⑤已钙化的无功能肾。

肾切除术前、后的抗结核药应用：由于肾结核是全身结核病的一部分，更是泌尿系统结核中的一部分，当肾切除术期间，因手术损伤使机体抵抗力降低，致使肾结核以外的结核病灶活动或播散，因此在肾切除术前、后必须应用抗结核药物予以控制。

肾切除术前抗结核药物的应用：术前抗结核药物的应用同肺结核，疗程不少于 3～6 个月。根据血常规、血沉、肝肾功能等确定。如果患者全身情况较差，或有其他器官结核，应酌情延长抗结核疗程。

肾切除术后抗结核药物的应用：病肾切除后，残留的输尿管、膀胱、尿道结核或全身其他器官结核仍需要按照切除前治疗方案应用。肾切除后可做脓液、研磨组织液结核分枝杆菌培养和药物敏感性试验，根据药敏结果选择个体化治疗方案，术后疗程不少于 12 个月。

（2）部分肾切除术

1）适应证：①局限在肾一极的 1～2 个小肾盏的破坏性病变，经长期的抗结核药物治疗而未能奏效；②1～2 个小肾盏漏斗部有狭窄引流不畅者；③肾实质中存在局限性结核性空洞者。如果唯一的有功能肾脏需作部分肾切除手术，则至少应保留 2/3 的肾组织，以免术后引起肾功能不全。

2）部分肾切除术前、后的抗结核药应用：抗结核药治疗往往可收到良好效果，因此部分肾切除术较少进行，对于适合此项手术的患者应在较长时间的抗结核药准备后才能施行。手术后因余留有部分肾脏和泌尿系统器官的结核，故仍需继续使用抗结核药至少 12 个月，巩固治疗以防结核播散。

（3）肾病灶清除术：肾病灶清除术是药物治疗的补充。适合位于肾脏远端的闭合性结核性脓肿，与肾盂肾盏不相通，有无钙化者均可手术。可在 B 超引导下行肾结核脓肿穿刺抽脓并同时留置导管注入抗结核药物 1～2 周，每日灌注抗结核药物，如左氧氟沙星、异烟肼，提高闭合性肾脓肿药物浓度，杀灭脓肿内结核分枝杆菌。创伤小、效果良好，可达到肾病灶切除术的目的。

（4）输尿管支架术：对于结核性输尿管狭窄引起的肾盂积水或肾结核肾盂肾盏积脓，国内外学者等多有报道，对结核性输尿管狭窄，在抗结核药物治疗的同时置入输尿管支架管"双 J 管"内引流治疗结核性肾盂积水、积脓伴输尿管狭窄，可保留 4～6 周，最长可放置 6 个月，并可反复放置，解除肾积水，减少再狭窄机会，有利于保留患肾的结构和功能，降低了患肾手术切除率，治疗成功率达 90% 以上。

二、输尿管及膀胱结核

（一）概述

输尿管（ureter）及膀胱结核（bladder tuberculosis）是泌尿系统结核的一部分，多与肾结核和生殖系统结核同时存在。肾结核进行性进展，引起肾组织破坏，形成空洞，空洞随之破坏增大，与肾盂相通，含结核分枝杆菌及坏死物的尿液下行至输尿管，首先侵犯输尿管黏膜，致使黏膜充血水肿，溃疡糜烂，向深部浸润达黏膜下层及肌层，最终发生溃疡，基底部纤维化，致输尿管狭窄、变硬、增粗和僵直，甚至完全梗阻。输尿管狭窄多见于输尿管膀胱连接部的膀胱壁段，其次为肾盂输尿管连接部，其他部位亦可发生，可呈节段性狭窄。含结核分枝杆菌的尿液沿输尿管黏膜继续下行蔓延至膀胱，使膀胱三角区出现充血、水肿，逐渐出现结核结节，并很快蔓延到膀胱全壁，结核结节融合、干酪坏死，形成溃疡。溃疡如果广泛侵入膀胱肌层，即使切除患肾之后，膀胱肌层中仍会发生严重的纤维化。这就使膀胱肌肉丧失伸张能力，膀胱容量减少，形成结核性小膀胱——膀胱挛缩，即膀胱容量 < 50ml。在我国，膀胱挛缩在泌尿系统结核中所占比例约 12.5%。有学者将膀胱结核分为 4 期：结核结节期、结核浸润期、痉挛性小膀胱期（非真正意义上的小膀胱，经治疗可恢复）和小膀胱期。研究表明，第 1、2 期膀胱结核的治愈率为 100%，而第 3 期膀胱结核的治愈率仅 42.1%，36.8% 患者留下后遗症如膀胱疼痛等，21.1% 患者发展为膀胱挛缩。况夏雨等对 32 例结核性膀胱挛缩患者的临床特点进行了深入分析，认为细胞因子是影响血管生成的重要影响因素。膀胱结核中晚期时，膀胱组织中以单核巨噬细胞、淋巴细胞浸润为主，这些细胞参与迟发型超敏反应并产生大量的细胞因子，其中 INF-γ、TNF-α、IP-10 有明显的抗血管生成作用，而血管内皮生长因子（vascular endothelial growth factor，VEGF）和成纤维细胞生长因子 -b（fibroblast growth factor b，bFGF）具有明显促进血管生成的作用，这些细胞因子协同或拮抗作用，使膀胱血管生成紊乱，膀胱组织缺血、缺氧，从而促进膀胱挛缩进程。

膀胱结核性溃疡严重时，少数病例可穿透膀胱全层，侵入及穿透其他器官组织，形成结核性膀胱瘘，如膀胱阴道瘘、膀胱直肠瘘等。也有在膀胱顶部穿孔，尿液流入腹腔，形成急腹症。膀胱挛缩后，由于膀胱的容量缩小，失去调节膀胱内压的能力，内压经常处于相对增高的状态，再加上容量减少，内压反复加强，造成上尿路积水。另外，膀胱结核形成的瘢痕组织，不仅可致输尿管下段口狭窄引起肾及输尿管积水或积脓，还可以导致膀胱失去括约作用而使输尿管口闭合不全，亦是造成上尿路积水的因素。这些情况可在膀胱病变活动期出现，亦可在应用抗结核药物结核病变趋向痊愈而组织纤维化之后发生。当膀胱结核累及尿道，致尿道黏膜溃疡、糜烂，患者排尿终末时尿道剧烈灼痛，严重者可形成结核性尿道狭窄或尿道瘘。输尿管及膀胱结核的预后与输尿管狭窄程度和膀胱挛缩程度有密切关系。输尿管及膀胱结核的并发症包括肾积水、输尿管狭窄、输尿管积水、膀胱挛缩，结核性膀胱自发破裂，结核性膀胱瘘（膀胱直肠瘘、膀胱阴道瘘）、尿道狭窄或尿道瘘以及肾功能衰竭。所以，肾结核的早期发现及有效治疗，对防止输尿管及膀胱发生严重结核病变，防止并发症的发生至关重要。

（二）输尿管及膀胱结核的诊断及鉴别诊断

1. 诊断

（1）病史和临床表现

患者多有肺结核、肺外结核（主要肾结核）病史。输尿管及膀胱结核早期临床表现同肾结核，有尿频、尿急、尿痛和血尿、脓尿，伴低热、乏力等消耗症状，抗感染治疗无效，经抗结核治疗后可以好转。晚期输尿管梗阻可出现腰痛。膀胱挛缩的症状除尿频及尿失禁外，常无尿痛、脓尿、血尿等，经抗结核治疗后症状不能好转，有时由于膀胱病变进一步纤维化，症状反而加重。如果出现尿道严重狭窄，出现尿潴留引起的下腹部胀痛。当伴有严重肾积水时，可以触及肿大的肾脏，肾区有叩痛。

（2）实验室检查

1）尿液检查：①尿液常规检测：尿常规可见较多红细胞、白细胞及脓细胞。炎症性痉挛时，脓尿及血尿的程度与尿频基本一致，而膀胱挛缩时尿频虽显著，但尿内白细胞并不多。单纯输尿管及膀胱结核时，尿蛋白阴性。合并感染时会检测出其他致病菌。②尿液抗酸杆菌检查：收集清晨第1次尿沉渣或24小时尿沉渣进行涂片抗酸染色观察，该方法简便快速，是诊断输尿管及膀胱结核重要的方法。尿抗酸染色阳性高度怀疑结核病的诊断。但由于该方法不能区分结核与非结核分枝杆菌，必要时需进行分枝杆菌菌种鉴定鉴别结核与非结核分枝杆菌感染。③尿液结核分枝杆菌培养：见肾结核章节相关内容。同肾结核一样，该检测方法是诊断输尿管及膀胱结核的金标准。但晚期输尿管及膀胱结核，由于输尿管狭窄梗阻及膀胱挛缩，检测阳性率较低。以清晨首次尿或24小时尿沉渣用于培养，连续多次培养，可提高阳性率。④尿液结核分枝杆菌DNA基因检测：检测时间仅2～3小时，且同时能检测耐药基因，让患者从初诊开始就得到个体化治疗成为可能。尿液结核分枝杆菌PCR DNA和RNA检测是分枝杆菌较特异和敏感的方法。其优势：快速区分结核分枝杆菌和非结核分枝杆菌；提高输尿管膀胱结核患者尿液抗酸染色阴性菌的检出率；尿液结核分枝杆菌PCR RNA是活菌检测技术，可以用作治疗效果的评估。对于DNA阳性标本，不仅可以区分结核分枝杆菌与非结核分枝杆菌，而且对于鉴定出的非结核分枝杆菌DNA还可以通过基因芯片法快速鉴定分枝杆菌菌种，成为非结核分枝杆菌早期诊断的杀手锏；对于鉴定出的结核分枝杆菌DNA通过基因芯片法快速检测样本利福平、异烟肼耐药性，或通过MeltPro®结核分枝杆菌耐药检测系统检测利福平、异烟肼、乙胺丁醇、链霉素、喹诺酮类及二线注射剂的耐药性，成为MDR-TB和XDR-TB快速诊断的得力助手，对临床开展早期有效的化学治疗具有重要指导意义。⑤尿液Xpert MTB/RIF检测：见肾结核章节相关内容。该技术是快速准确检测利福平耐药性的新型检测手段。可以直接检测尿液标本，简便快速，获得结果仅需2个小时。不仅可以鉴定结核分枝杆菌复合群，同时还可以检测利福平耐药性。可优先于传统抗酸染色涂片镜检、培养和表型DST作为疑似输尿管及膀胱结核初筛诊断方法，可以作为泌尿系统结核病的辅助诊断方法。

2）免疫学检查：详见肾结核章节。结核菌素皮肤试验（TST）、结核抗体检测或结核分枝杆菌淋巴细胞培养+IFN-γ释放试验，可用于辅助诊断结核分枝杆菌感染，但不能区分活动性结核病和结核潜伏感染。对疑似输尿管膀胱结核具有辅助诊断作用，阴性结果对排除结核分枝杆菌感染有一定帮助。但各种血清学检测手段都有一定的假阳性率及假阴性率。即使被公认为比较敏感的酶联法和放免法检测结核抗体，其敏感性亦仅为70%～80%，特异性为97.5%，正确性为75%左右。随着蛋白质组学和免疫学在结核领域的研究进一步深入，多种特异抗原联合检测将对泌尿系统结核的诊断提供更大的帮助。

（3）膀胱镜检查：文献报道膀胱黏膜活检的阳性率达45%，是确诊膀胱结核最主要的方法。早期镜下见膀胱黏膜充血、水肿，结核结节或溃疡形成，这些病变开始在患侧输尿管口附近，以后蔓延到三角区和其他部位。有时因输尿管瘢痕收缩，向上牵拉，镜下见输尿管口扩大内陷，管口正常活动消失，呈洞穴状，称"高尔夫洞症"，为特征性改变。

有时可见管口喷出混浊尿液或半固体状脓液。膀胱溃疡附近可有结核性肉芽肿形成，易误诊为膀胱肿瘤，必要时可活检，以进一步确诊。当膀胱结核严重时，膀胱镜检查有一定的困难，一方面溃疡面易出血，观察不清；另一方面由于膀胱极敏感，在痉挛状态下难以观察，患者痛苦极大，常不能获得满意的检查效果。当膀胱容量小于 100ml 或有急性膀胱炎发作时，不宜作膀胱镜检查容易发生创伤。同时可通过注射靛蓝观察输尿管口排尿和插入输尿管导管收集尿液做检查和逆行尿路造影，了解双侧肾和输尿管形态改变。

（4）影像学检查

1）X 线平片检查：对于早期膀胱结核价值有限，晚期膀胱容积减小，密度较高，有时可见膀胱壁线样钙化，称为"结核性小膀胱"。如显示盆腔、腹腔内多发淋巴结钙化，则更有助于提示该病的诊断。膀胱造影 X 线平片，主要用于结核性膀胱挛缩的患者，可以了解挛缩的程度，如输尿管反流，还可以了解到肾输尿管积水的程度。炎症性痉挛在注入造影剂时感疼痛，膀胱形状可正常，或呈折叠状且有膀胱颈部痉挛；而膀胱挛缩患者痉挛明显时似憩室样改变，注入造影剂时不痛，仅有胀感，膀胱甚小呈圆形，边缘不光滑，不呈折叠状，重者膀胱颈部张开，后尿道扩张。输尿管间嵴因炎性水肿而增宽，输尿管开口抬高变形。晚期膀胱壁广泛纤维化，容积明显缩小，边缘不规则。逆行膀胱输尿管造影时，因输尿管与膀胱交界处括约肌功能失调，常出现明显的膀胱输尿管逆流现象，输尿管下端僵直、狭窄或呈漏斗状，伴输尿管不规则狭窄或扩张，边缘不整，僵直呈串珠状，伴肾盂肾盏积水。当结核性膀胱自发破裂时有突发腹痛，腹穿可见黄色尿液，膀胱造影有助于诊断。

2）CT 检查：CT 不仅能显示非特异性膀胱壁增厚的表现，还能发现膀胱壁内沙粒样钙化。CT 平扫可见膀胱壁不均匀或均匀增厚，外形轮廓不光整，结核性肉芽肿呈边界不清、密度不均的软组织结节或肿块影，中央有明显坏死；晚期的广泛纤维化导致膀胱容积明显缩小，膀胱壁明显增厚，有时可见膀胱壁条形钙化。CT 增强结核性肉芽肿可出现中度强化，有时增厚的膀胱壁内膜可出现线样强化，如膀胱内充满对比剂，肉芽肿结节或肿块可形成充盈缺损影像，需与膀胱肿瘤鉴别。

3）磁共振成像（MRI）检查：膀胱结核的 MRI 表现与 CT 在形态上类似，亦可显示膀胱壁均匀或不均匀性增厚，膀胱容积缩小，边缘欠规整，晚期由于大量纤维组织增生或钙化形成，在 T1W1 和 T2W1 上均可表现为信号减低。

（5）超声检查：输尿管结核超声影像显示输尿管管壁增厚僵硬，散在点状、条状及斑片状钙化强回声，管腔内径增宽、黏膜增厚、内部液体透声差，可见不均匀絮状高回声、弥漫性高回声、结节状低回声。因超声造影可以反映血流灌注情况，徐建平等探讨了超声造影在输尿管结核诊断中的价值，将输尿管结核分为不均匀增强型和无增强型，为输尿管结核提供了诊断新途径。膀胱结核的超声影像特征：早期超声无异常发现。发生纤维组织广泛增生后，膀胱壁增厚，＞3mm，内膜毛糙，回声增强，有时可见钙化强回声斑。病变进一步发展发生挛缩，膀胱壁增厚更明显，内径明显缩小，饮水后不能扩张，内透声差，可见絮点状回声沉积。累及输尿管开口时可出现肾、输尿管积水。其他部位可见肾结核或前列腺结核、附睾结核等表现。

2. 鉴别诊断

（1）慢性膀胱炎：慢性膀胱炎一般不是独立的疾病，几乎都有诱因和原发灶。女性慢性膀胱炎多伴有反复发作的慢性尿道炎症，也常有原发病灶，如尿道口、处女膜伞感染或尿道旁腺脓肿等引起。男性可由泌尿系统结石、畸形、膀胱内异物易并发慢性膀胱炎。但结核性膀胱炎 20% 合并非特异性感染，多为大肠埃希氏菌。尿细菌培养和结核分枝杆菌培养可明确鉴别。慢性膀胱炎也常表现为尿频、尿急、尿痛、血尿和脓尿。但尿频的程度较膀胱结核轻，IVP 表现也基本正常，无肾积水和肾脏破坏性病变，中段尿细菌培养阳性，而且无抗酸杆菌生长，经抗菌治疗后症状可缓解。

（2）间质性膀胱炎：也主要表现为尿频、尿急、尿痛等尿路刺激症状，耻骨上膀胱区疼痛与压痛尤其明显。尿常规检查多数正常，极少脓细胞，无抗酸杆菌生长，IVP 示无肾积水和肾脏破坏性病变。

（3）膀胱肿瘤：是泌尿系统中最常见的肿瘤。血尿、膀胱刺激症状、排尿困难、上尿路阻塞症状，与膀胱结核症状相似，应加以鉴别。尿液浓缩脱落细胞学应作为膀胱肿瘤首选检查方法，晚期膀胱癌肿瘤标记物可升高。超声、CT 和膀胱造影和静脉肾盂造影可见肿瘤影像特征。膀胱镜检查可在直视下观察到肿瘤的数目、位置、大小、形态和输尿管口的关系等，同时可做活组织检查以明确诊断。

（4）输尿管、膀胱结石：输尿管结石为全程血尿，血量不多，血块少见。膀胱结石可引起尿频、尿急、尿痛等症状，常有尿流中断、排尿后小腹疼痛加重等症状。超声、CT 检查可明确诊断。

（5）膀胱憩室：是膀胱黏膜经膀胱壁肌层向外膨出的囊袋，分先天性和继发性（获得性），先天性膀胱憩室壁含有肌纤维，后天性多继发于下尿路梗阻。若无并发症，膀胱憩室无特殊症状；如有梗阻、尿潴留、感染、结石、破裂及憩室癌，可出现排尿困难、下腹部胀痛、血尿、尿频、尿急、尿路感染症状，应与膀胱结核相鉴别。治疗主要是解除下尿路梗阻，控制感染。

（6）输尿管占位病变：输尿管占位中常见良性病变为输尿管息肉，恶性病变为输尿管癌。与输尿管结核一样均引起病变以上输尿管扩张，肾积水和肾功能减退。输尿管占位的特点是患者多以无痛性血尿就诊，排泄性及逆行性尿路造影，显示输尿管病变处有充盈缺损，病变以上输尿管扩张，其黏膜光滑，不像输尿管结核那样病变范围广泛，呈虫蚀状、串珠状改变。输尿管可因积水而呈 S 样改变，但无僵直的表现；尿液中脱落细胞检查可阳性。

（7）输尿管炎性狭窄：由非特异性感染引起，多继发于肾盂肾炎、膀胱炎。排泄性和逆行性尿路造影显示输尿管炎症部位局限性狭窄，狭窄部位以上输尿管扩张、肾积水，应与输尿管结核加以鉴别。但肾盂、肾盏无破坏性改变；尿液细菌培养阳性，而结核分枝杆菌培养阴性。膀胱镜检查膀胱黏膜有水肿、充血，但无结核结节、肉芽创面和溃疡。其临床表现为输尿管炎特点，由于输尿管蠕动而发生阵发性绞痛。

（三）输尿管及膀胱结核的治疗

输尿管及膀胱结核是泌尿系统结核的一部分，同肾结核治疗一样，治疗中必须注意提高患者的抵抗力，如增加营养，适当休息等。不论输尿管膀胱结核病变严重程度如何，都应先给予抗结核药物治疗，然后再考虑有否指征进行外科治疗。

1. **化学药物治疗** 抗结核药物治疗是最主要措施，坚持联合和全程用药是治疗彻底的关键。具体同肾结核药物治疗方法。另外，据 Kulchavenya 报道，为了改善膀胱结核的症状，提出了一种药物治疗改进方案，即"改良"四联疗法：异烟肼 10mg/kg + 利福平 10mg/kg+ 吡嗪酰胺 20mg/kg+ 氧氟沙星 800mg，时间 2 个月。随后用异烟肼和利福平进行 6 ~ 10 个月的治疗；此外，自治疗第一天起，所有患者均接受曲司氯胺（trospium chloride）15mg 每日两次，治疗 3 个月。将"改良"四联疗法与标准化疗方法（异烟肼 10mg/kg + 利福平 10mg/kg+ 吡嗪酰胺 20mg/kg + 链霉素 15mg/kg）进行比较，结果显示，半数以上病例的标准治疗效果不理想，只有 42.1% 能治愈，57.9% 有明显的并发症如膀胱疼痛（36.8%）和微膀胱炎（21.1%）。接受"改良"四联疗法的患者反应良好，尿频率降低约 75%，膀胱容量平均增加 4.7 倍，84.3% 患者治愈，膀胱疼痛仅占 15.7%。在改良联合治疗后，无一例出现小膀胱炎，对治疗的耐受性很好，仅一例患者有轻微的副作用（口腔干燥）。

2. 手术治疗　术前抗结核治疗可明显减少术后并发症的发生。不幸的是，大部分患者由于没有得到及时诊断，药物治疗可能不会缓解症状，因此，手术干预和尿道重建对挽救肾功能，改善症状，提高患者的生活质量有积极作用。肾脏早期引流减压可保留肾脏功能，明显减少并发症的发生。无论是通过膀胱扩张成形术还是原位新膀胱重建，都可以增加膀胱容量和储存时间，保护上尿路和肾功能。在整个治疗过程中，如果需要手术，患者应接受 3 ~ 5 年的监测，并在必要时进行年度检查和必要的治疗。

（1）引流减压整形手术：手术治疗方法取决于输尿管病变的部位、长度和肾功能情况。多用于单纯输尿管结核严重狭窄的患者。引起输尿管结核狭窄最常见的部位为输尿管膀胱连接部和肾盂输尿管连接部。病变段切除，行输尿管 - 肾盂或输尿管 - 膀胱吻合，术后应用"双 J 管"行内引流，保留 4 ~ 6 周，可减少术后再狭窄机会；长段输尿管狭窄患肾功能良好时，可行输尿管全长切除 + 回肠代输尿管术，以恢复肾盂与膀胱通路；长段输尿管狭窄患肾功能差或已自截，应行肾、输尿管全长切除。

（2）挛缩膀胱的手术

1）肠膀胱扩大术：对于膀胱结核已进展至挛缩的患者，膀胱功能已发生不可逆的损伤，保守治疗不能从根本上改变膀胱容量小、压力高的状态，延误治疗会严重影响患者肾功能，因而行膀胱扩大术是必要的。目前常采用回盲肠或乙状结肠膀胱扩大术。其中采用回盲部扩大膀胱容量优点较多：一是输尿管移植于回肠可利用回盲瓣防尿液反流；二是盲肠或结肠排尿较回肠有力，发生尿瘀积程度较轻，黏液分泌亦较少；三是回盲部的蠕动方向为顺蠕动，术时易定位。高金鼎报道采取回肠膀胱扩大术对中晚期肾结核膀胱挛缩患者对侧肾积水的改善较为明显，帮助缓解患者尿频、尿急等症状。况夏雨等对 32 例结核性膀胱挛缩患者采用乙状结肠膀胱扩大术，取得了满意的效果。同时提出手术应在患肾已切除、抗结核药物治疗半年以上、膀胱结核病灶基本愈合的情况下进行；对于肾积水致肾功能严重受损者，应先行肾造瘘术，待肾功能恢复后可施行手术。术前应明确乙状结肠是否存在病变并行常规肠道准备。对于存在输尿管反流或狭窄的患者，可将输尿管与新膀胱进行抗反流吻合。对于输尿管多次狭窄而无法行狭窄切除术者，可行回肠代输尿管术。乙状结肠膀胱扩大术相对复杂，术后易出现并发症。早期并发症包括伤口感染、肠梗阻、吻合口瘘、出血需再次手术等，晚期并发症包括代谢紊乱、膀胱穿孔、膀胱憩室、膀胱输尿管反流、尿失禁、黏液形成、感染、结石等，因而术后必须定期复查。

2）尿流改道术：是一种暂时性改善症状的手术方式，常用输尿管皮肤造口术和肾造口术。对尿失禁及膀胱颈、尿道狭窄不宜行膀胱扩大术者，应行尿流改道术。输尿管皮肤造口术尿液容易外渗引起局部感染甚至逆行感染、管口易狭窄，很少以此方式作永久尿流改道。肾造口术则适用于肾积水严重、肾功能很差、不能耐受较大手术或继发感染时，可先经抗结核药物治疗，待肾功能有所恢复后再行结核肾切除、肠膀胱扩大术。亦有作为永久性尿流改道术者。

三、附睾结核

（一）概述

附睾结核（epididymis tuberculosis）与男性泌尿系统结核关系密切，是最常见的男性生殖系统结核病，多与泌尿系统结核同时发生，占整个泌尿生殖系结核的 22%，约占男性生殖系统结核的 48.5%，好发于 25 ~ 44 岁的青壮年，是导致男性不育症的原因之一。附睾结核免疫机制为细胞免疫，感染结核分枝杆菌后，首先巨噬细胞分泌白细胞介素-1（interleukin-1 IL-1）、白细胞介素-6（interleukin-6 IL-6）和肿瘤坏死因子 α（tumor necrosis factor-α TNF-α）等细胞因子，使淋巴细胞和单核细胞聚集到结核分枝杆菌入侵部位。其主要后遗症是输精管增粗，呈串珠状改变。附睾管及近端输精管不全或完全梗阻，可表现为少精或无精，而导致不育。临床上发现泌尿系统结核的病变越严重越广泛，合并附睾结核的机会就越大。附睾结核的感染途径有两种。①尿路逆行感染：结核分枝杆菌从后尿道沿输精管管腔或管壁淋巴管逆行感染至附睾，故常在附睾尾部形成不规则肿块，然后波及整个附睾和睾丸。②血行感染：附睾结核与肾结核一样，也可以为身体其他器官结核病灶经血行感染的继发性病变。附睾结核通过血行播散在附睾头部形成结节。附睾结核主要病变为结核性肉芽组织、干酪样变和纤维化。镜下早期病变可见附睾小管内含有脱落的上皮细胞、白细胞及大量结核分枝杆菌，进一步发展出现小管坏死，形成肉芽肿、干酪样变及纤维化。血行播散时，病变先位于附睾间质内，形成微小肉芽肿，然后侵犯附睾管。严重者附睾发生干酪样坏死，很快蔓延到附睾之外，与阴囊粘连，形成寒性脓肿，破溃后经久不愈。

（二）附睾结核的诊断及鉴别诊断

1. 诊断 附睾结核在泌尿科就诊患者中并不少见。好发于中青年，由于其早期多无临床症状，发展缓慢，尤其在合并肺、肾结核或急性期时容易只注重肺部及肾的症状而漏诊。值得注意的是，本病就诊患者多属晚期，给治疗带来一定困难。因此，及时正确诊断、及早采取相应治疗措施非常重要。

（1）病史和临床表现：附睾结核一般病情发展缓慢，症状轻微，附睾逐渐肿大，疼痛不明显，偶有下坠或轻微隐痛，常不引起患者的注意。个别患者，起病急骤、高热、疼痛、阴囊迅速增大，类似急性附睾炎。炎症消退后，留下硬结，可与皮肤粘连，甚至形成阴囊窦道，转入慢性阶段。附睾病变从尾部向体部、头部蔓延而至整个附睾，肿大的附睾可与阴囊粘连形成寒性脓肿。寒性脓肿，如有继发感染，则局部红肿热痛，脓肿破溃流出脓液及干酪样坏死组织后，形成窦道，经久不愈。双侧附睾发病者多以不育症就诊。

但临床单纯附睾结核的典型症状不多见，不典型病例较多，并不是以附睾尾部无痛性肿块为首发症状，而是以阴囊红肿胀痛为主要表现，伴或不伴尿路刺激症状。当伴有泌尿系统结核而表现为尿频、尿急、尿痛、血尿、脓尿，腰部不适等膀胱刺激症状；伴有输尿管受累除表现为膀胱刺激症状外，还有腹痛和会阴部不适、腹股沟区不适等放射症状；合并肺结核和其他肺外结核时会出现相应的症状及体征。阴囊触诊，附睾肿大，质硬，表面不光滑，有或无硬结，与睾丸界限不清，有或无触痛，输精管增粗变硬，呈串珠状改变。张涛等分析 129 例附睾结核的临床特点，左侧较右侧更易发生附睾结核。阴囊无痛性肿块 63 例（48.8%），阴囊肿痛 66 例（51.2%），盗汗 3 例（2.3%），镜下血尿 30 例（23.3%）。同时具有尿频、尿痛、血尿 3 种症状 3 例（2.3%），尿痛 3 例（2.3%），会阴部不适 9 例（6.9%），腹股沟区不适 3 例（2.3%），出现阴囊破溃、窦道形成 6 例（4.7%），同期并发肾结核 3 例（2.3%）。6 例 2 年前曾患对侧附睾结核。术前诊断为附睾炎 21 例（16.3%），附睾肿块 24 例（18.6%），附睾结核的 69 例（53.5%），附睾囊肿 3 例（2.3%），睾丸肿瘤 3 例（2.3%），睾丸占位 6 例（4.7%），阴囊肿大待查 3 例（2.3%）。

（2）实验室检查

1）尿液常规检测：因附睾结核常伴发泌尿系统结核，因而对怀疑附睾结核的患者行尿常规检查很有必要，以早期发现泌尿系统结核进行相应治疗，避免病变进展导致肾功能恶化。尿液检查常可见红细胞、白细胞、少量蛋白等，尿液一般呈酸性，在尿液未被污染的情况下可呈现典型的"无菌性脓尿"。

2）抗酸杆菌检测：附睾结核常伴有前列腺结核或精囊结核，取前列腺液或精液直接涂片有时可发现抗酸杆菌；当合并泌尿系统结核时收集清晨首次尿液沉渣或 24 小时尿沉渣进行涂片抗酸染色，连续检查 3～5 次可明显提高检测阳性率；当肿大的附睾与阴囊粘连形成脓肿，脓肿破溃流出黏液及干酪样坏死物后形成窦道，可反复多次取窦道脓液或干酪坏死物进行涂片抗酸染色明确诊断。尿、前列腺液、精液、脓液或干酪坏死物结核分枝杆菌培养，不仅可以检测结核分枝杆菌并得到药物敏感性试验结果，还可以鉴别非结核分枝杆菌，是诊断附睾结核的金标准。但固体培养基培养时间较长，如果获得药敏试验结果大约 3 个月的时间，而液体培养基培养也需要 6 周左右时间，不利于指导临床早期开展治疗。因结核分枝杆菌培养最有诊断价值，还可以作为疗效评判指标，现在临床尤其是基层结核病医院及防治机构仍在广泛应用。尿、前列腺液或精液、脓液或干酪坏死物进行结核分枝杆菌 DNA 和 RNA 检测，是检测结核分枝杆菌较特异和敏感的方法，时间可以缩短至 2～4h。如果 DNA 阳性，还可以进行基因芯片法耐多药（MDR）检测和 MeltPro® 广泛耐药（XDR）检测，指导临床开展早期有效化学治疗。如果 RNA 阳性，不仅可以明确诊断结核，同时还可以说明是活动性结核，需要尽快实施治疗，减少结核分枝杆菌的传播。另外，可以直接进行尿液、前列腺液或精液、脓液或干酪坏死物 Xpert MTB/RIF 检测，以明确诊断及判断对利福平是否敏感。

3）免疫学检查：目前我国很多医院开展了 PPD 试验及结核抗体和结核分枝杆菌淋巴细胞培养 +γ 干扰素释放试验等免疫学检测方法，简便快速，对附睾结核有辅助诊断价值。文献报道超声造影联合酶联免疫斑点法对附睾结核的诊断价值，结果显示超声造影联合酶联免疫斑点法检测阳性率为 92.2%，大大提高了附睾结核的诊断率。

（3）影像学检查

1）CT 和 MRI 检查：附睾结核的 CT 表现为附睾及睾丸体积肿大，形态不规则，密度不均匀，实质内可见斑点状钙化灶，有干酪样坏死时呈低密度改变，可有环形强化，睾丸实质与包膜分界不清，阴囊隔与病变睾丸融合等特征。随着 MRI 的普及，其在附睾结核诊断中的价值日益明显。因 MRI 具有较强的组织分辨能力，可清晰显示睾丸及附睾的结构。睾丸和附睾结核 MRI 表现取决于病变的程度及不同的病理成分，病变常由肉芽组织、纤维组织和干酪坏死构成。早期睾丸的结构尚完整，晚期则可有脓肿形成。当患者临床症状不典型，实验室检查阴性，对常规的抗炎治疗效果不明显时，进行 MRI 检查发现单侧或双侧附睾弥漫增大或单发、多发实性或囊实性结节灶，实性部分在 T1W1 上呈等、稍高信号，T2W1 呈低信号或以低信号为主的混杂信号，增强扫描 T2W1 低信号区明显强化，则强烈提示附睾结核的可能，若同时合并有其他泌尿生殖系统或肺结核，则很可能是附睾结核。MRI 清楚地显示病变位置和范围，可用于早期诊断。

2）超声检查：超声检查快速便捷，无辐射损伤，分辨力高，可与炎症以及肿瘤区分，并且可以显示附睾血流变化，确定病变部位的详细情况，是附睾结核首选检查方法及评判抗结核治疗效果的重要方法。附睾结核多伴有睾丸及前列腺结核，附睾局部或整体增大，其内可见低回声区，且强弱不均匀，形状不规则，边界不清晰，可有小液性暗区及散在钙化点，多伴有睾丸鞘膜积液，病灶无血流，合并脓肿或空洞时，可见低回声区或透光区。窦道或阴囊壁脓肿形成对诊断附睾结核具有重要价值。张铭探讨了高频多普勒超声对于附睾结核的诊断价值，结果示超声诊断附睾结核的阳性预测值、敏感度、特异度、准确度分别为 75.0%、83.3%、62.5%、81.8%。成瑞明等探讨了附睾结核的超声分型及其在治疗中的指导价值，按其内部回声分为五型：弥漫型（Ⅰ型）、肿块型（Ⅱ型）、脓肿型（Ⅲ型）、溃疡瘘管型（Ⅳ型）及睾丸受侵型（Ⅴ型）。各型超声表现不同，治疗方案不同。125 例附睾结核中，弥漫型 37 例，声像图表现附睾弥漫性增大，形态不规则，表面不光滑，内部回声不均匀减低，13 例保守治疗，24 例保守治疗无效后接受手术治疗；肿块型 24 例，声像图表现附睾尾部或头部低回声肿块，4 例手术治疗，20 例保守治疗；脓肿型 33 例，声像图表现为附睾头尾部的不规则液性无回声区，内透声差，边界模糊；溃疡瘘管型 9 例，声像图表现为附睾头部或尾部液性弱回声，通向阴囊表面；睾丸受侵型 22 例，肿大的睾丸内可见不均质低回声团块，边界不清。脓肿型、溃疡瘘管型及睾丸受侵型全部接受了手术治疗。附睾结核的超声分型可以为临床治疗方案的选择提供有力依据。

2. 鉴别诊断

（1）附睾炎：多由细菌感染引起，尤其是多见于性病淋球菌感染者。淋球菌可经尿道、输精管到达附睾，引起附睾炎症，但从不累及睾丸。病变性质属于化脓性炎症，可在附睾内形成一个或多个脓肿，体积多不大。衣原体感染所致附睾炎也可引起类似淋菌性急性附睾炎，患者有非淋菌性尿道炎史。早期发现附睾炎症后积极有针对性及时妥善施治，一般预后良好，不会影响患者的生育功能。慢性附睾炎时附睾增大，有硬结伴输精管增粗，常并发慢性前列腺炎。尿常规及前列腺液常规检查可发现较多白细胞或脓细胞。触诊附睾尾部轻度肿大。病理检查见小管上皮肿胀管腔内有渗出物，间质内有炎细胞浸润。如若治疗不及时可形成瘢痕，影响附睾功能，可导致男性不育。

（2）精液囊肿：指附睾输出小管扩大成囊，囊内积大量乳状精液。附睾处无痛性结节，多是位于附睾头部的球形肿块，表面光滑，波动感明显。B 超检查附睾头部有圆形透声区，其大小一般为 1~2cm。诊断性穿刺可抽出乳白色的液体，镜检可见精子。男性输精管结扎后常发生此种改变，多数一段时间后能自行恢复。

（3）附睾囊肿：当附睾结核仅表现为附睾头部结节时，极易误诊为附睾囊肿。而附睾囊肿常位于附睾头部，多为良性，往往是体格检查时发现，是常见的附睾瘤样病变。表现为附睾的无痛性囊性肿块，圆形或卵圆形，多单发，表面光滑，有明显囊性感，透光试验阳性。尿常规检查阴性，B超显示类圆形无回声液性暗区。

（4）附睾肿瘤：附睾肿瘤包括良性肿瘤及恶性肿瘤两大类。附睾良性肿瘤占70%，病变发展缓慢，病程最长达30年之久，以腺瘤为最多，其次为平滑肌瘤及良性囊腺瘤。一般呈圆形或卵圆形，表面光滑，界限清楚，与周围组织无粘连，实质感，质地坚硬，一般无压痛或压痛不明显，肿瘤直径一般为0.5~3.0cm。附睾恶性肿瘤不足30%，主要见于肉瘤和癌，肿瘤生长迅速，往往侵及睾丸精索，大都为单侧，双侧少见。附睾恶性肿瘤临床主要症状为睾丸呈不同程度肿大，有时睾丸完全被肿瘤取代，质地坚硬，正常的弹性消失。早期表面尚光滑，晚期表面可呈结节状，可与阴囊粘连，甚至破溃，阴囊皮肤可呈暗红色，表面常有血管纡曲。做透光试验检查时，不透光。近90%的患者感觉消失，无痛感，所以一般呈无痛性阴囊肿块，肿瘤过大时可引起阴囊坠胀疼痛。值得注意的是在临床还可以见到急剧疼痛性睾丸肿瘤，但往往被认为是炎症，引发疼痛的原因是肿瘤内出血或中心坏死，或因睾丸肿瘤侵犯睾丸外的组织而发生疼痛。采用B超、针吸细胞学及肿瘤标记物检查，有助于与附睾结核相鉴别。

（三）附睾结核的治疗

1. 内科治疗

（1）营养支持治疗：附睾结核是一种慢性消耗性疾病，休息与营养可以增强患者的抵抗力，是治疗的基础。

（2）抗结核药物治疗：附睾结核是最常见的男性生殖系统结核病，多继发于肾结核。对于确诊为附睾结核的患者，无论其病变程度如何，无论是否需行外科手术，都必须先行抗结核药物治疗。有效的化疗不仅保障了手术干预治疗的成功，而且可以减少术后并发症或后遗症。早期附睾结核，结节较小（≤0.5cm×0.5cm）、睾丸及输精管无浸润的病例，药物治疗效果良好，不需要外科干预。文献报道即使是严重的附睾结核和脓肿形成也可以通过单独抗结核化疗或通过超声引导下经皮引流来治疗。大多数附睾结核患者对抗结核治疗反应良好，但干酪性脓肿对治疗无反应可能需要开放或经皮引流。治疗原则与肾结核相同，疗程不少于12个月。对复发性结核、合并有肺结核和/或合并HIV/AIDS、同时使用免疫抑制剂的患者，巩固期应适当延长，总疗程需要12~18个月甚至更长。耐药结核需根据药敏情况选用敏感的抗结核药物组成治疗方案，具体见耐药结核病章节。药物治疗期间，应定期行尿常规、结核分枝杆菌培养、结核分枝杆菌耐药试验，以观察治疗效果。

2. 外科治疗

大多数学者认为对抗结核药物敏感的附睾结核病例，在有效的抗结核治疗后手术可起到根治性作用。附睾结核手术前应充分抗结核治疗，当血常规正常、血沉≤20mm/h、血红蛋白≥10g/L、患者营养状况尚可的情况下择期手术。

附睾结核的手术适应证：①药物治疗效果不明显；②病变较大且一侧或双侧有脓肿形成；③局部干酪样病变严重；④一侧或双侧附睾阴囊慢性窦道形成；⑤合并睾丸病变的，应同时切除睾丸。

附睾病变较严重已有寒性脓肿可行附睾切除或附睾病灶清除术，但应尽可能保留睾丸；伴有窦道者需切除窦道；如睾丸受浸润，病变靠近附睾，则可连同附睾将睾丸部分切除；一侧附睾结核而前列腺病变较重，已影响对侧精子输出和无需再生育者，在切除睾丸的同时，可将对侧输精管结扎，以减少对侧发生结核的风险。术后抗结核治疗不少于 12 个月。

3. 中医药治疗

附睾结核有应用外治疗法的报道。患部用冲和膏（炒紫荆皮 150g，独活 90g，赤芍 60g，白芷 30g，石菖蒲 45g，研成细末，用葱汁、陈酒调膏）外敷；瘘管形成者，可插置红丹药线，提脓祛腐。窦道不断渗出脓水者，要注意清洁，经常换药。

（梁建琴）

参考文献

[1]　唐神结，高文. 临床结核病学 [M]. 北京：人民卫生出版社,2011.

[2]　王仲元. 结核病临床教程 [M]. 北京：化学工业出版社,2016.

[3]　郭应禄，董斌，周四维. 输尿管外科学 [M]. 北京：北京大学医学出版社,2010.

[4]　徐建平，杨高怡，何宁，等. 超声造影在输尿管结核诊断中的价值 [J]. 中国超声医学杂志，2016,32(4): 358-360.

[5]　吴俊，高枫，黄国庆，等. 超声造影与 CT 在肾结核诊断中的对比研究 [J]. 中国超声医学杂志,2017,33(9): 796-799.

[6]　王颖，李亚明，尹雅芙，等. 放射性核素肾动态显像对肾结核患者患肾功能评价的价 [J]. 国际泌尿系统杂志,2013,33(1):9-12.

[7]　欧阳昀，刘莘龙，关维民，等. 中晚期肾结核 43 例诊治分析 [J]. 海军医学杂志,2014,35(1):27-29.

[8]　张捷. 螺旋 CT 在肾结核诊断中的应用 [J]. 南昌大学学报（医学版）,2016，56(3):38-49.

[9]　李展谋. 浅析化疗疗程对肾结核治疗效果的影响 [J]. 中国现代药物应用,2016,10(23):62-64.

[10]　于惊蛰，李广永，张帆，等. 中晚期肾结核临床检验与影像学分析 [J]. 宁夏医学杂志,2013,35(12):1181-1182.

[11]　况夏雨，陈昌庆，袁清，等. 32 例结核性膀胱挛缩患者临床特点分析 [J]. 解放军医学院学报,2016,37(9): 944-947.

[12]　黄皓，陈献雄，李兵，等. γ- 干扰素释放反应与 PPD 皮试在肾结核诊断应用比较 [J]. 临床泌尿外科杂志,2011,26(7):532-534.

[13]　高金鼎. 回肠膀胱扩大术在中晚期肾结核治疗中的临床效果 [J]. 中国医药指南，2016,14(14):107.

[14]　甘发连，朱璞太. 抗结核化疗联合外科手术治疗无功能性肾结核临床效果分析 [J]. 中国医学前沿杂志（电子版）,2016,8(7):127-130.

[15]　陈安健，张江容，梁国标，等. 泌尿生殖系结核患者结核分枝杆菌菌型鉴定及其尿液吲哚胺 2,3- 双加氧酶表达的实验研究 [J]. 中华泌尿外科杂志,2015,36(12):917-920.

[16]　张涛，侯军丽，李敏. 129 例附睾结核临床特点分析 [J]. 河北医科大学学报,2015,36(3)：331-333.

[17]　成瑞明，刘罩明，张铭，等. 附睾结核的超声分型及其应用价值 [J]. 中华超声影像学杂志,2016,25(2): 163-167.

[18]　TEO E Y, WEE T C. Images in clinical medicine: Renal tuberculosis[J]. N Engl J Med, 2011, 365(12): e26.

[19] SUN L, YUAN Q, FENG J. et al. Rapid diagnosis in early stage renal tuberculosis by real-time polymerase chain reaction on renal biopsy specimens[J]. Int J TB Lung Dis, 2010, 14(3): 341-346.

[20] SINGH V, SINHA R J, SANKHWAR S N, et al. Reconstructive surgery for tuberculosis contracted bladder: experience of a center in northern India[J]. Int Urol Nephrol, 2011, 43(2): 423-430.

[21] PANG Y, SHANG Y, LU J, et al. GeneXpert MTB/RIF assay in the diagnosis of urinary tuberculosis from urine specimens[J]. Sci Rep, 2017,7(1):6181.

[22] KULCHAVENYA E. Urogenital tuberculosis: definition and classification[J].Ther Adv Infect Dis, 2014,2(5-6): 117-122.

[23] KULCHAVENYA E. Best practice in the diagnosis and management of urogenital tuberculosis[J].Ther Adv Urol, 2013, 5(3): 143-151.

[24] KULCHAVENYA E, CHEREDNICHENKO A. Urogenital tuberculosis, the cause of ineffective antibacterial therapy for urinary tract infections[J]. Ther Adv Urol,2017,10(3):95-101.

[25] DAHER E F, DA SILVA G B, BARROS E J. Renal Tuberculosis in the Modern Era[J].Am. J. Trop. Med. Hyg, 2013, 88(1): 54-64.

[26] CAUSSE M, RUIZ P, GUTIÉRREZ-AROCA J B, et al. Comparison of two molecular methods for rapid diagnosis of extrapulmonary tuberculosis[J]. J Clin Microbiol. 2011, 49(8):3065-3067.

[27] YADAV S, SINGH P, HEMAL A, et al. Genital tuberculosis: current status of diagnosis and management[J].Transl Androl Urol,2017,6(2):222-233.

第七节　皮肤结核

一、概述

近年来结核在世界范围内发病率迅速上升，全球有 20% ~ 33% 的人口感染结核分枝杆菌，在发达国家人群中，结核分枝杆菌侵犯皮肤比较少见。但是日本报道 1981 年 40 岁以上老年人皮肤结核的发病率上升，由于艾滋病的流行、结核分枝杆菌耐药菌株的出现、免疫抑制治疗的增加、流动人口的增多，加上贫困和营养不良，导致皮肤结核的患病人数增多。

古生物病理学研究表明，早在公元前 3700 年的埃及和公元前 2500—1500 年的欧洲就存在结核分枝杆菌感染。1862 年，Laennec 以"尸毒性疣"首次报道了皮肤结核。继 Laennec 之后，Rokitansky 和 Virchow 对其病理特征进行了详细地描述，并与内脏结核进行了比较。1882 年 Koch 发现了结核分枝杆菌，19 世纪在描述病理表现方面的进步使皮肤结核成为结核病病谱的一部分。

二、流行病学

结核分枝杆菌感染后仅 5% ~ 10% 人群发病。结核分枝杆菌分布于全球，在寒冷和潮湿的气候条件下分布更广，但热带地区也可出现，在发展中国家和贫困人群中更普遍。有报道在 347 例伴内脏结核患者中大约有 3.51% 的患者伴有皮肤结核。在印度的一项研究 142 例皮肤结核患者中，68 例为儿童皮肤结核患者，其中 41.2% 的儿童患者有家族结核病史，21 例伴有内脏结核。艾滋病流行时代的到来、耐药结核分枝杆菌株的出现和各种免疫抑制疗法（如英夫利昔单抗治疗银屑病）增加，导致了结核病发病率增加。

三、病因

病原体是结核分枝杆菌，有人型、牛型、鼠型等。该菌革兰氏染色阳性，杆状，无芽孢形成。轻度弯曲，呈束状，抗酸染色阳性。生长特性为慢生长，一般需要 2～3 周在固体培养基上培养才可见到菌落生长，菌落涂片抗酸染色阳性。经抗结核药物治疗过的结核分枝杆菌，活力减弱，需要 6～8 周才见生长。细菌的组成主要是类脂质、蛋白质和多糖类。

未经治疗的痰菌阳性患者是主要的结核病传染源。通过飞沫经空气传播，结核分枝杆菌对人和哺乳动物有致病性。

结核分枝杆菌通过以下几种途径引起皮肤感染：①结核分枝杆菌进入血液循环引起播散；②肺、肠、生殖泌尿道内结核损害中结核分枝杆菌随排泄物排出，感染皮肤；③外源性结核分枝杆菌直接接种；④邻近结核病灶扩散，如淋巴结、关节、骨结核病灶破溃后扩散到上层皮肤。

四、发病机制

结核分枝杆菌侵入人体皮肤有内源性和外源性两种途径，一般来说结核分枝杆菌侵入人体后，经过非特异免疫防线，首先是遇到中性粒细胞，中性粒细胞吞噬结核分枝杆菌，但中性粒细胞一般不能消灭结核分枝杆菌。结核分枝杆菌从坏死的中性粒细胞释放出来后被巨噬细胞吞噬，并将结核分枝杆菌抗原暴露在细胞膜表面，机体内 T 淋巴细胞与抗原提呈细胞表面的结核分枝杆菌抗原反应，释放介质（白细胞介素、肿瘤坏死因子等），形成特异性免疫防线，引起巨噬细胞聚集，增加巨噬细胞吞噬能力。在临床上，丘疹坏死性结核疹、瘰疬性苔藓和硬红斑的损害中查不到结核分枝杆菌。测定人体对结核分枝杆菌迟发超敏反应的结核菌素实验，在寻常狼疮、疣状皮肤结核和皮肤瘰疬病患者中为阳性。在丘疹坏死性结核疹和硬红斑患者中反应较弱。而结核性初疮和全身粟粒型皮肤结核一般为阴性，提示机体对结核分枝杆菌的免疫力差别很大。宿主对分枝杆菌抗原的致敏状态（如曾经感染或从未接触），宿主细胞免疫功能，传播途径和感染菌株的致病性这些因素共同作用决定机体是否发病。HIV 感染患者，细胞免疫功能受损，因此可能会导致疾病从静息状态再次激活。

五、皮肤结核的病理变化

皮肤结核（cutaneous tuberculosis，CTB）在感染初期有一个急性中性粒细胞反应到单核细胞浸润过程。在 3～6 周时形成典型结核结节，在结节中很难见到结核分枝杆菌。但皮肤组织接种培养可阳性。成熟的结核结节包括上皮样细胞，散在朗格汉斯巨细胞，周围有单核细胞浸润，结节中心有干酪样坏死，有时有钙化。

肉芽肿外观在各种皮肤结核皮损中有差异。一般根据某种优势细胞数量而定，在寻常狼疮和疣状皮肤结核中干酪样坏死少见。但在结核疹中很常见。如活检中找到结核分枝杆菌，表示机体免疫力差。

典型或不典型结核样肉芽肿也可见于非结核分枝杆菌感染，需要注意鉴别。

组织化学研究示单核细胞来源于血液单核细胞，含大量溶酶体酶。在炎症过程中演变成巨噬细胞、上皮样细胞和多核巨细胞。干酪样坏死是因这些上皮样细胞退化和坏死所致的特殊组织相。

组织病理学之间的差异取决于感染和免疫反应。在粟丘疹和有破溃的皮损，不形成典型结节，有不完全坏死。新生儿轻度粟粒型结核，可有大量结核分枝杆菌。在瘰疬皮肤结核，可见到干酪样坏死，仔细寻找可发现结核分枝杆菌。在疣状皮肤结核，常缺乏典型特征，但有显著角化过度，棘层增生、乳头瘤样上皮增生（可呈假上皮瘤样增生）。真皮内有中性粒细胞、淋巴细胞和一些巨噬细胞密集浸润，很少查到结核分枝杆菌。典型结核结节和干酪样坏死少见。

在寻常狼疮，组织相差异大，可能带来诊断困难。典型变化包括结核结节形成，有上皮样细胞，周围有淋巴细胞包围，偶尔上皮也可以有疣状皮肤结核的改变，很少见到干酪样坏死，单核细胞浸润数量也不等，当损害愈合时，小病灶可纤维化或被吸收。长期损害中，特别是经 X 线治疗的皮损可发生鳞状上皮细胞癌。

六、皮肤结核分类

Darier 将已经证实的结核损害与其他未证实的疑似结核损害分开。但在有效抗结核病药物问世之前，真正结核损害和不典型结核损害是混合在一起的。有许多结核疹对抗结核治疗无反应，另一些损害有自愈倾向。有的作者建议根据形态和免疫系统反应力来分类。但这些分类也有缺陷。

Beyt 提出一个实用简单的方案，将皮肤结核分类如下：

（一）外源性原发性结核

1. **原发性皮肤结核**　未感染过的患者接种后致病。

2. **疣状皮肤结核**　免疫力良好的患者接种后致病。

3. **寻常狼疮**　免疫力良好的患者直接接种。

（二）内源性继发结核

1. **邻近蔓延**　瘰疬性皮肤结核（scrofuloderma）：免疫力尚可者，直接扩散后致病。

2. **自身接种**　溃疡性皮肤结核（tuberculosis cutis ulcerosa，TCU）：免疫力低下者，自身接种后致病。

3. **血源性结核病**

（1）颜面播散性粟粒型皮肤结核（tuberculosis miliaris disseminatus faciei，TMDF）：免疫力低下者血行播散致病。

（2）寻常狼疮：部分免疫力良好者经过淋巴扩散致病。

（3）结核树胶肿：免疫力低下者血行播散。

4. **发疹性结核（结核疹）**

（1）微丘疹型：瘰疬性苔藓（免疫力良好者血行播散）

（2）丘疹型：丘疹坏死性结核疹（免疫力良好者血行播散）

（3）结节型：硬红斑（erythema induratum，EI），免疫力良好者血行播散。

七、皮肤结核的诊断

目前，对于皮肤结核的诊断主要依靠实验室诊断与临床表现相结合。皮肤结核的诊断最主要的是病灶中检出结核分枝杆菌（MTB），检测 MTB 的传统方法与新技术相辅相成，使临床早期诊断与正确治疗皮肤结核成为可能。

（一）实验室诊断方法

1. **直接涂片镜检法** 皮肤结核的病原体检出率视临床各种皮肤结核类型而异。通过皮肤组织分泌物涂片或皮肤病理抗酸染色偶尔可查到结核分枝杆菌的有：原发性皮肤结核、疣状皮肤结核、寻常狼疮、溃疡性皮肤结核、瘰疬性皮肤结核、全身粟粒型皮肤结核和结核树胶肿。而一般在结核皮损中查不到结核分枝杆菌的有丘疹坏死性结核疹、瘰疬性苔藓、颜面粟粒型狼疮和硬红斑。

2. **培养法** 详见"第二章 结核病的诊断及诊断技术"中"第四节 结核病细菌学诊断技术"相关内容。

3. **结核菌素皮肤试验** 结核菌素试验是目前诊断结核分枝杆菌感染的试验之一，是检测机体对结核分枝杆菌的细胞免疫反应状态，确定感染最常用的方法。

硬结平均直径 < 5mm 或无反应者为阴性；5mm ≤ 硬结平均直径 < 10mm 为一般阳性；10mm ≤ 硬结平均直径 < 15mm 为中度阳性；硬结平均直径 ≥ 15mm 或局部出现双圈、水疱、坏死及淋巴管炎者为强阳性。

但结核菌素试验的结果可因以下几种因素干扰而难以评价：

（1）既往 BCG 接种：部分患者既往 BCG 接种史不详。卡介苗接种瘢痕有助于做出判断。

（2）技术差异：结核菌素应标准化。判断也要有统一标准，但反应仍因试剂差异有变化。根据 PPD 来源，PPD 剂量差异很大，应更精确标明试剂所含剂量。

（3）假阳性反应：感染其他分枝杆菌的患者或正常人以前接种 BCG，可发生假阳性反应。

（4）假阴性反应：在一些年老、体弱患者（通常有病）或有免疫抑制如艾滋病患者可能发生假阴性反应。

（5）治疗影响：所有接受长期糖皮质激素治疗者可引起结核菌素反应减弱，接受骨化醇治疗也可引起试验结果的差异。

（二）免疫学诊断

详见"第二章 结核病诊断及诊断技术"中"第五节 结核病免疫学诊断"相关内容。

（三）分子生物学诊断

详见"第二章　结核病诊断及诊断技术"中"第六节　结核病分子生物学诊断"相关内容。

（四）病理学诊断

详见"第二章　结核病诊断及诊断技术"中"第七节　结核病病理学诊断"相关内容。

八、皮肤结核的治疗

皮肤结核中除极少数为局部感染所致外，多为内源性或血源性。即使是局部感染者，其治疗也应是全身与局部相结合。任何类型皮肤结核的治疗，和其他系统的结核病一样，应注意休息，加强营养，增强免疫力。

（一）全身治疗

1. **化疗方案**　皮肤结核的治疗关键在于严格执行全国统一化疗方案，足量、全程、规律用药，这样才能提高治愈率，减少复发。在此基础上可配合其他辅助治疗，促进皮肤愈合。英国和美国胸科学会推荐的治疗方案适用于皮肤结核治疗，是成人 6 个月疗法。这个疗法中，第一阶段异烟肼、利福平、吡嗪酰胺、乙胺丁醇 4 种并用，为期两个月。第二阶段以异烟肼与利福平或加用乙胺丁醇，为期 4 个月。各药用量如下（以下药物均空腹服用）：

（1）异烟肼：通常每日 300mg。

（2）利福平：体重 < 50kg 者，每日 450mg；体重 > 50kg 者，每日 600mg。

（3）吡嗪酰胺：体重 < 50kg 者，每日 1.5mg；体重 50～75kg 者，每日 2.0mg；体重 > 75kg 者，每日 2.5mg。

（4）乙胺丁醇：剂量为 15mg/（kg·d）。

2. **其他药物治疗**　由于皮肤结核的有些类型病因及发病机制尚不清楚，治疗上亦无公认的特效疗法，如颜面播散性粟粒型狼疮（lupus miliaris disseminatus faciei，LMDF）。抗结核治疗对 LMDF 无效已被学者们所公认，有文献报道口服维胺酯治疗该病有效。国内有些临床工作用维胺酯（三蕊胶囊）治疗 LMDF，均获不同程度的疗效，其不良反应均能耐受，未影响治疗。Berbis 等用异维 A 酸治疗一例抗结核治疗无效的 LMDF 患者症状明显改善。同属维甲酸类的阿维 A 通过调节表皮细胞的有丝分裂和表皮细胞的更新，抑制角蛋白的合成，抑制上皮细胞的异常增殖和分化，促进上皮组织的正常角化过程，而且还具有抗炎和抑制瘢痕增生的作用。用于皮肤结核的治疗，有助于抑制表皮的异常增生，恢复表皮的正常代谢，缩短了皮肤结核的皮损消退时间。国内学者通过临床观察证实：抗结核治疗中（如瘰疬性皮肤结核病），中西药结合，特别是中成药的应用，能缩短病程，提高疗效，临床效果满意。中成药雷公藤多苷片治疗 LMDF 也得到较好的疗效，可能与该药对炎症介质释放有一定的抑制作用有关，但其具体的作用机制尚有待进一步探讨。

（二）局部治疗

1. **外用药物治疗**　外用药在皮肤病的治疗中占非常重要的地位，它是治疗皮肤病的重要武器。将各种抗结核药物配制成含量不同的软膏、乳膏涂于皮损部位，有抗炎、杀菌、抑菌，促进病变组织吸收及愈合创面的作用。如溃疡性皮肤结核（TCU）可局部使用

1% 链霉素、15% 对氨水杨酸、5% 异烟肼等配成的软膏；寻常狼疮（LV）先行刮除术后，使用局部腐蚀作用的 10% 次没食子酸铋或将 5% 异烟肼软膏涂于皮损处局麻后涂布乳酸、铬酸、纯石炭酸进行腐蚀；PT 可用异烟肼等药物，但未必有效，可适当使用庆大霉素软膏；EI 单用抗结核药效果不明显，皮质类固醇制剂外用有暂时疗效，已形成溃疡者可用化毒散软膏、庆大霉素或其他抗生素制剂。

2. **局部病灶注射** 国内有报道用局部封闭疗法治愈病程 35 年的 LV。具体方法是用 20ml 针管抽取 0.25% 普鲁卡因 10ml、异烟肼注射 0.1g（10ml）、链霉素 1g（稀释后加入）。常规消毒皮肤后，沿皮损外缘作环形皮下封闭，每日或隔日 1 次，共治疗 39 次。冀慧霞等应用新型双相免疫调节剂 - 斯奇康注射液进行局部封闭治疗皮肤结核，并与既往病例进行对照，结果显示，在治疗后第 1 个月、2 个月、3 个月时两组皮损面积（cm^2）均值、疗效指数以及临床症状积分比较，均有统计学意义（$P < 0.01$）。皮肤结核患者在短程督导化疗的基础上，联合应用免疫调节剂 - 斯奇康进行局部封闭治疗，利用其双相免疫调节作用来增强和调整患者的免疫功能，达到缩短病程、提高治愈率的目的。采用复方倍他米松（得保松）穴位注射联合口服阿维 A 及抗结核药物治疗皮肤结核取得满意疗效。

3. **外科手术切除** 皮肤结核早期损害很小时，可应用外科手术将损害完全切除，如 LV、TCU、瘰疬性皮肤结核受累的淋巴结及瘘管，但必须注意，一定要在损害外 0.5mm 的正常皮肤处切开且足够深，以免复发。

4. **物理疗法** 包括 X 线、紫外线、冷冻、电凝、激光疗法等，适用于早期皮肤结核患者。采用 CO_2 激光能迅速准确地将结核结节气化或炭化去除，并可杀灭 MTB，又有时间短、出血少、痛苦小、不感染、不需要缝合及病灶能彻底清除、避免复发等优点。氦氖激光治疗 EI，疗效显著，无任何副作用，是治疗该病的有效方法。

九、几种常见皮肤结核

（一）原发性皮肤结核

原发性皮肤结核，又称结核性下疳（tuberculous chancre）。

1. **病因及发病机制** 本病是由于结核分枝杆菌接种于无天然或人工免疫力的健康人皮肤引起。多见于儿童，推测结核分枝杆菌通过儿童的面部，四肢微小伤口或擦伤部位进入皮肤。原发性皮肤结核综合征常在包皮环切术、不当消毒注射、伤口、术后、耳部穿孔、口对口人工呼吸后发病。当结核病在社区流行时、身体任何部位接触含菌的痰后可致病。在亚洲，原发性皮肤结核综合征是常见的皮肤结核。

2. **临床表现** 早期损害是一个棕褐色丘疹，以后发展为结节或斑块，继而形成表浅的边缘参差不齐的溃疡，溃疡边缘呈潜行性，溃疡表面有结痂，底部为颗粒状出血。无自觉症状。

此时结核菌素试验为阴性。经 3 ~ 6 周后附近淋巴结可以肿大。肿大的淋巴结在 3 ~ 6 个月内软化和崩溃，并发生干酪样坏死而形成瘘管。此时结核菌素试验呈阳性。在缺乏明显的外伤史时，最初的损害可很小，中央有银灰色鳞屑，可示苹果酱结节，表面的愈合可掩盖基底部的活动感染或有邻近淋巴结肿大。偶尔在愈合的溃疡周围发现狼疮样结节或类似瘰疬皮肤结核。与甲沟炎类似的损害也有报道。眼结核膜病时可引起水肿和刺激。口腔损害少见，但仍可发生，为无痛性损害。容易侵犯牙槽内和牙龈黏膜。原发损害可愈合，但可发展为寻常狼疮，偶尔在发病时可有发热，但轻微。有 10% 患者有结节红斑。偶尔可发生粟粒型结核、丘疹坏死型结核疹等。

本病好发于颜面和四肢，约 1/3 的患者发生于黏膜部位。

3. 组织病理 早期改变是急性中性粒细胞浸润，伴坏死，可见许多炎细胞和较多结核分枝杆菌，3 ~ 6 周后形成肉芽肿，并出现干酪样坏死，同时结核分枝杆菌逐渐消失。结核菌素试验由阴性转变为阳性。

4. 诊断及鉴别诊断 根据皮疹的特点和邻近淋巴结肿大，特别是发生于儿童患者时，需高度怀疑本病。仔细检查可发现小的瘢痕或狼疮样斑疹。在淋巴结炎症之前，可通过细菌学涂片和培养阳性确诊。本病如见到抗酸菌，应开始抗结核病治疗，不必等待培养或接种结果。在这一阶段的损害容易与孢子丝菌病、放线菌病等混淆。猫抓病、海分枝杆菌感染、梅毒性硬下疳可类似于原发性皮肤结核综合征。但这些疾病的感染部位和过程与原发性皮肤结核不同，可作为鉴别点。另外通过培养也可做出鉴别。

在肛门和生殖器部位皮损，特别是儿童患者可能被漏诊。

5. 预防及治疗 本病主要感染由外来结核分枝杆菌引起，对早期单个损害可手术切除，配合以初治痰液涂片阴性的抗肺结核方案治疗，可以使损害消退。儿童的抗结核药物剂量酌减。局部损害在给予全身抗结核药物同时，可以用 INH 粉末或 5%INH 软膏或 15% ~ 20% 的对氨基水杨酸钠软膏治疗。

原发性皮肤结核综合征经过抗结核治疗，愈后良好。

（二）疣状皮肤结核

本病为免疫力良好的个体局部皮肤感染外来结核分枝杆菌所致。

1. 病因及发病机制 疣状皮肤结核为结核分枝杆菌侵入了有较高免疫力患者皮肤的一种疾病。当结核分枝杆菌侵入已感染过结核病患者的破伤皮肤内，一周左右可在皮肤破伤处发病，故损害常发生在手指，手背等暴露部位，如医务人员为结核病患者行手术，或接触肺结核病患者的痰液而被感染，肺结核患者咳嗽时以手掩鼻亦可在手部发生感染，肠结核患者或肺结核患者含有结核分枝杆菌的痰液被吞入胃肠道，大便中的结核分枝杆菌可在臀部造成感染。

另外，对结核病患者进行实体解剖的医务人员、搬运尸体或处理尸体的工人，或接触患有结核病动物的屠夫或兽医等人员，可被传染而发病，称尸毒疣。

2. 临床表现 初发损害为在皮肤受感染部位发生淡红色小丘疹，数目不定，单侧性。以后渐次发展成小结节，基底浸润发硬，其后结节增大，可有黄豆大至蚕豆大或更大，表面角质增厚，粗糙不平，有鳞屑或痂皮覆盖，可互相融合，形成疣状或乳头状外观。损害表面可有裂隙，由于结节中心可发生干酪样坏死，所以从侧方挤压，可有少量脓汁从裂隙中渗出，干燥后结成污黄褐色痂，一般不发生溃疡，从脓液中可找到结核分枝杆菌。此种结核四周有炎症性红晕。在发展的过程中，损害中心部的疣状增殖渐渐变平，结痂脱落，留有萎缩性网状瘢痕而自愈。而四周为由结痂或鳞屑覆盖之疣状结节向外扩展成环状或弧形，境界明显。结节的外周为暗红色晕。

本病病程为慢性，可数年或数十年不愈，有长久停止进展后又蔓延扩大者。患者一般无自觉症状，偶有轻度瘙痒。附近淋巴结往往肿大，常在感染后 1 个月左右发生，少数患者可因淋巴管阻塞而逐渐发生象皮病。结核菌素试验常为弱阳性反应。

3. 组织病理 真皮中部常出现数目不多的结核浸润灶，由上皮样细胞、淋巴细胞、巨细胞和中等度的干酪样坏死所组成。结核分枝杆菌较寻常狼疮为多。真皮上部常有急性炎细胞浸润，中性粒细胞较多，常形成脓肿，尚可见淋巴细胞、浆细胞及嗜酸性粒细胞，浸润处胶原纤维和弹性纤维变性或消失。表皮变化可为继发性的，表现为角化过度、疣状增生或假上皮瘤样增生，棘层增厚，海绵形成，并有中性粒细胞渗入细胞间形成小的脓肿或脓肿。愈合时表皮变薄，真皮内血管新生，代之以肉芽组织。

4. 诊断及鉴别诊断 本病为发生在皮肤暴露部位的疣状结节，呈环状排列，四周有红晕，消退后有萎缩性网状瘢痕，慢性经过，挤压有少量脓液渗出，再结合组织病理检查，诊断较容易。但应与下列疾病相鉴别：

（1）疣状寻常狼疮：有特殊的狼疮结节，质软，有"探针贯通现象"，用玻片压诊有苹果酱结节。

（2）着色真菌病：损害为斑块状疣状增生，炎症明显，作真菌或病理组织学检查均能查到真菌。

5. 预防及治疗 全身应用抗结核药物，药物和疗程以是否伴有内脏结核情况而定。早期小的皮损可将其完全切除。

（三）寻常狼疮

为皮肤结核中较常见的一种，特征损害为苹果酱色结节和斑块，不规则扩展形成瘢痕，破坏组织，病程持续多年。

1. 病因及发病机制 寻常狼疮是发生在既往感染过结核分枝杆菌，且已致敏者身上的一种继发性皮肤结核，对结核菌素纯蛋白衍化物的敏感性很高。结核分枝杆菌可经过皮肤损伤处侵入皮肤。寻常狼疮亦可由破溃的淋巴结、骨关节结核病灶直接或经过淋巴管蔓延至皮肤，也可由内脏结核病灶经血流播散至皮肤。极少数病例可发生于卡介苗接种处，故认为在卡介苗接种后，如在接种处发生肉芽组织，久不消退，应追踪观察。

此外，患者的营养、生活条件、卫生状况、个人抵抗力等对寻常狼疮的发生、发展皆有很大的关系。

2. 临床表现 基本损害为粟粒至豌豆大的狼疮结节、红褐色至棕褐色，呈半透明状，触之质软，微隆起于皮面，结节表面薄嫩。有时许多结节互相融合构成大片红褐色浸润性损害，直径可达 10～20cm，表面高低不平，触之柔软，覆有大片叶状鳞屑。

病程久的皮损自愈形成瘢痕，有的结节往往破溃形成溃疡，溃疡开始时仅见于部分皮损，发展后可致整个皮损全部溃烂。其溃疡多表浅，呈圆形或不规则形，溃疡表面为红褐色肉芽组织，有少量稀薄脓液，脓液干燥后结成乌褐色厚痂。溃疡边缘不整齐，质柔软，色暗红，边缘呈潜行性。在发展过程中，溃疡中央或一侧结疤，但边缘或另一侧不断向外扩展，可形成大片损害，亦可形成环状、弧形或蛇形等特殊形态。组织损坏性大，愈后结成高低不平的条索状瘢痕，严重者瘢痕收缩，发生畸形或功能障碍。寻常狼疮的再一个特点为已愈之瘢痕组织上又可再生新的狼疮结节，再破溃形成溃疡，故本病常迁延数十年不愈。

寻常狼疮的好发部位以面部最多，占50%以上，其次为四肢、臀部及颈部等处。面部寻常狼疮常致组织毁坏而损坏面容，如鼻软骨及鼻翼破坏，鼻孔显露呈鸟嘴状鼻；有时鼻部全部毁坏，仅有鼻中隔后部及鼻甲部残留；耳郭破坏只留耳孔；颊部及眼睑皮肤损坏，瘢痕收缩而使眼睑外翻、眼睑闭合不全等，可导致结膜炎、角膜溃疡甚至失明。四肢及颈部损害可因瘢痕收缩而畸形，有时肌肉、肌腱或骨骼可毁坏，甚至指脱落而残缺畸形。

寻常狼疮也常侵犯黏膜，黏膜损害可为原发性，或由面部狼疮扩展而来。鼻黏膜及口唇部较为多见，鼻黏膜损害可沿鼻泪管侵及泪囊甚至眼结膜，亦可向后延伸至鼻咽部，并可经腭前孔至硬腭前面。咽部损害可经耳咽管延至中耳。整个口腔黏膜及口唇发生黏膜狼疮，但由于黏膜潮湿及其他细菌的污染，黏膜狼疮可表现为微高起的肉芽状斑片，灰白色，表面不平呈颗粒状，有时伴有微小溃疡，表面结痂。

3. **组织病理** 寻常狼疮的病理变化主要发生在真皮浅层，但亦有蔓延到真皮深层甚至皮下组织者，并可导致皮肤附属器破坏。病理浸润主要为结核结节，并很少见有干酪样坏死的结节，浸润细胞主要为淋巴细胞，上皮样细胞和巨噬细胞，巨噬细胞虽然通常是核呈不规则排列的多核巨细胞。损害越早，淋巴细胞浸润越多围绕在浸润灶周围。

表皮变化为继发性的，可有棘层肥厚、角化过度或乳头瘤样增生，甚至假上皮瘤样增生，偶或发生鳞状细胞癌。

4. **诊断及鉴别诊断** 根据狼疮的特点，如为幼年发病，基本损害为苹果酱样的狼疮结节，破溃后愈合形成瘢痕，瘢痕上又可再生新结节，一边破坏、一边愈合，同时结合组织病理检查呈结核浸润等，一般诊断不难。但临床上需与下列疾病相鉴别：

（1）结节病：结节病之结节较狼疮结节坚实，有浸润感，一般不破溃。结核菌素试验阴性。

（2）结节性梅毒疹：梅毒性结节发展较快，质硬如软骨，铜红色，常破溃，溃疡呈穿凿状，愈后留有瘢痕。梅毒血清反应阳性。其病理改变主要为浆细胞浸润及血管变化。

（3）盘状红斑狼疮：红斑呈蝶状，常对称分布于鼻及两颊部，无狼疮结节及溃疡，红斑上有黏着性鳞屑，表面附着毛囊角质栓。

（4）深部真菌病：结节常破溃、结痂，真菌培养阳性。组织病理学检查可见病原菌。

（5）结核样型麻风：结节较狼疮结节稍硬，患处感觉障碍为其特点，有周围神经粗大及肢体麻木畸形，可出现营养性溃疡。

5. **预防及治疗** 一般应用标准抗结核药物治疗，并检测药物不良反应。对小片损害可在局部麻醉下刮除，术后压迫止血，对范围不大的皮损可用1%普鲁卡因液加入2.5%异烟肼溶液2ml。环形注入损害周围皮下，或将5%异烟肼软膏涂于损害处。治疗后如结节长期不消退，可应用局部透热法治疗，也可在局麻下涂布乳酸、纯石炭酸腐蚀。

（四）瘰疬性皮肤结核

瘰疬性皮肤结核又称液化性皮肤结核或皮肤腺病。

1. **病因及发病机制** 是结核分枝杆菌经局部淋巴结、骨与关节结核病灶直接蔓延或经淋巴管蔓延到邻近皮肤所致。患者一般有一定的免疫力。

2. **临床表现** 好发部位为颈部及胸上部，其次为腋部、腹股沟等处。如为骨和关节结核引起，临床表现为数个暗红色结节，黄豆或白果大小，质硬，无疼痛，有活动性，正常皮色，表面皮肤温度不高。损害位于受累腺体或关节的上方，炎症发展后，结节可融合成斑块，与皮肤粘连，高出皮面。此时结节上方的皮肤呈青红色，以后结节中央干酪样坏死，软化，皮肤呈深红色。

本病发展缓慢，迁延多年不愈，患者一般无全身症状。结核菌素试验阳性。

3. 组织病理 表皮和真皮上部常破溃形成溃疡，真皮内组织相为结核肉芽肿，在真皮深部可见干酪样坏死，从肉芽肿内和脓液中通常可查到抗酸杆菌。

4. 诊断及鉴别诊断 需要鉴别的疾病有非典型分枝杆菌感染、化脓性汗腺炎、梅毒树胶肿、孢子丝菌病、放线菌病以及性病淋巴肉芽肿。

5. 预防及治疗 应用初治痰液涂片阳性的抗肺结核治疗方案治疗 6 个月效果佳。对较小局限的损害可手术切除，对没有破溃的脓肿，可以用无菌注射器抽出脓液再注入异烟肼或阿米卡星治疗，对已经破溃的创面可外敷异烟肼粉末或软膏。

（五）颜面粟粒型狼疮

颜面粟粒型狼疮又称为颜面播散性粟粒型狼疮。

1. 病因及发病机制 一些学者认为其是一种血行播散的皮肤结核，属于寻常狼疮的变型或结核疹。但结核菌素试验经常阴性，部分患者体内不伴有其他结核灶，病损中找不到结核分枝杆菌，病程有自限性。故有人认为本病真正原因未定。但是亦有报道部分患者有结核感染史。

2. 临床表现 临床损害为粟粒大小或者绿豆大小丘疹或结节，对称分布在眼睑、颊部、鼻两侧。发生在眼睑下方，常分布排列呈线状。轻型患者皮疹仅限于眼周，重者延及整个面部。少数皮疹可发生于颈、肩及四肢。结节柔软、表面光滑，淡红色或淡褐色，时久呈红褐色，呈半透明状，玻片压诊可呈苹果酱色。发生于颈部的结节可发展到黄豆大或樱桃大，表面正常皮色或淡黄色，很像多发性皮脂腺囊肿。愈后会留有凹陷萎缩性瘢痕。

3. 组织病理 真皮中、下层常见结核性浸润，有明显的干酪样坏死。浸润内胶原纤维和弹力纤维变性或消失，血管内可有血栓形成和阻塞现象。表皮改变为继发性的，可有棘层细胞空泡变性，基底细胞内色素增加。

4. 诊断及鉴别诊断 根据成年人颜面发生对称性的红色结节，无自觉症状，结合病理检查，诊断不难。但需与下列疾病相鉴别：

（1）寻常痤疮：有多种形态的皮疹，以黑头粉刺为特点，可与本病相鉴别。

（2）酒渣鼻：鼻尖及颊部潮红，充血明显，有毛细血管扩张，毛囊口扩大，晚期有鼻赘。

（3）皮脂腺瘤：损害为多发性的丘疹或结节，柔软而孤立，发生于面中央部位，无自觉症状，患者多伴有智力不足及癫痫。

5. 预防及治疗 糖皮质激素外用无效。四环素类药物如盐酸米诺环速、盐酸多西环素早期用于颜面播散性粟粒型狼疮治疗，但单一用药效果甚微。

氨苯砜安全，廉价，效果明确，但治疗机制不清。氨苯砜每日 50mg，日一次口服，可缩短疗程。

异维 A 酸治疗颜面粟粒型狼疮疗效较好，通常 1mg/（kg·d）。

口服小剂量糖皮质激素可以有效控制皮损。

曲尼司特作为一种抗变态反应药物，有学者治疗颜面粟粒型狼疮疗有效，但仍需要更多临床研究证实。

抗结核药无效，也可以上述药物联合治疗。

（六）硬红斑

硬红斑又称硬结性皮肤结核。

患者过去或现在身体其他部位通常有活动性结核病灶，结核菌素试验阳性，但从损害中很少分离到结核分枝杆菌。

1. 临床表现 损害开始时常在屈侧皮肤深层发生豌豆大到指头大的硬结，数个或数十个不等。因深藏皮下，皮肤表面可无任何改变，只可触之。数周后结节增大与皮肤粘连，炎症波及皮肤，皮肤微高起呈暗红色至紫蓝色的斑块，边界不清，固定而硬，此为本病的特点。患者无全身症状，自觉局部有程度不等的触痛、胀痛及烧灼感，尤其走路时更觉两小腿胀痛。结节可自行消退，并留有红褐色色素沉着。但有时结节互相融合，形成更大的斑块。

病程慢性，往往旧的损害消退或愈合，新的损害又起，常有硬结、溃疡、瘢痕同时并存。即使治愈，仍可经常复发，尤以寒冷时更易发作。好发部位主要是小腿屈侧，有时可侵及足部及踝关节周围，致使足踝肿胀。偶发生于上肢或别处，对称分布。

2. 组织病理 表皮萎缩，真皮深层和皮下组织有明显的血管炎改变，血管内皮细胞肿胀、变性或增生，血栓形成，管腔闭塞。血管周围最初有淋巴细胞浸润，浸润灶内有明显的干酪样坏死，形成结核结构。

3. 诊断及鉴别诊断 根据青年女性在小腿屈侧发生的炎症性结节，对称分布，有压痛，可破溃形成溃疡，结合病理改变，诊断不困难。需要与结节性红斑、小腿红绀病、梅毒性树胶肿、瘰疬性皮肤结核等疾病鉴别。

4. 预防及治疗 寻找和治疗体内其他部位结核病灶。抗结核药物单一治疗对皮损效果差，应联合应用抗结核药物。糖皮质激素药物内服或外用有暂时疗效。

早期经过规则抗结核药物治疗，预后好，晚期形成瘢痕。

（禚凤麟 陈泽宇）

参考文献

[1] 赵辨.中国临床皮肤病学[M].南京：江苏科学技术出版社,2009.

[2] VAN Z L, DU PLESSIS J, VILJOEN J.Cutaneous Tuberculosis Overview and Current Treatment Regimens[J].Tuberculosis(Edinb),2015,95(6):629-638.

[3] HILL M K,SANDERS C V. Cutaneous tuberculosis[J]. Microbiolspec, 2017,5(1):TNMI7-0010-2016.

[4] CHARIFA A, OAKLEY A M.Cutaneous tuberculosis[M].StatPearls,2020.

[5] CHEN Q,CHEN W,HAO F.Cutaneous tuberculosis:A great imitator[J].Clin Dermatol，2019,37(3):192-199.

[6] MALDONADO-BERNAL C, RAMOS-GARIBAY A, RIOS S N, et al.Nested polymerase chain reaction and cutaneous tuberculosis[J].Am J Dermatopathol，2019,41(6):428-435.

[7] SINGH P, SAKET VK, KACHHI R. Diagnosis of TB: From Conventional to Modern Molecular Protocols[J].Front Biosci(Elite Ed)，2019,1(11):38-60.

[8] POSTERARO B, SANGUINETTI M, GARCOVICH A, et al. Polymerase chain reaction-reverse cross-

blot hybridization assay in the diagnosis of sporotrichoid Mycobacterium marinum infection[J]. Br J Dermatol, 2015, 139(5):872-876.

[9] WANG S, WU J, CHEN J, et al. Evaluation of Mycobacterium Tuberculosis-Specific Antibody Responses for the Discrimination of Active and Latent Tuberculosis Infection[J].Int J Infect Dis,2018(70):1-9.

[10] HEMMATI M, SEGHATOLESLAM A, RASTI M, et al. Additive effect of recombinant mycobacterium tuberculosis ESAT-6 protein and ESAT-6/CFP-10 fusion protein in adhesion of macrophages through fibronectin receptors[J].J Microbiol Immunol Infect,2016,49(2):249-256.

[11] POULAKIS N, GRITZAPIS AD, PLOUSSI M, et al.Intracellular ESAT-6:A new biomarker for Mycobacterium tuberculosis[J].Cytometry B Clin Cytom,2016,90(3):312-314.

第八节 生殖系统结核

生殖系统结核（genital tuberculosis）属于肺外结核病，随着结核病疫情的抬头，生殖系统结核的发病率有上升趋势，尤其在发展中国家，生殖系统结核是育龄期妇女不孕症的重要因素之一。即便在结核病高负担国家，生殖系统结核病也经常因病情隐匿往往被临床医生忽视，造成误诊和不恰当的治疗，该领域应引起临床工作者足够的重视和深入的研究。

一、概述

生殖系统结核发病率与当地肺结核发病率相关，结核病高发病率地区也是生殖系统结核高发区。有报道显示，在发达国家，女性生殖系统结核多见于绝经后女性，但在发展中国家，多见于育龄女性。生殖系统结核是由结核分枝杆菌侵入人体后，刺激机体组织产生纤维素渗出物，使生殖器官相互粘连，或炎性渗出液未被吸收而形成大小不等的囊性或囊实性包块所致的变态反应与炎性病变。生殖系统结核常继发于其他部位结核病，尤其是常继发于肺结核。生殖系统结核潜伏期可长达 1～10 年，其病理改变呈多样性，影像表现复杂且无特异性，临床症状隐匿，漏诊、误诊率高。

生殖系统结核常见的传播途径是血行传播，其次是通过结核性腹膜炎、肠结核等直接传播，通过消化道结核的淋巴传播较少见。结核分枝杆菌感染肺部后，约 1 年内可通过血行感染内生殖器，女性最易受累部位是输卵管（90%～100%）、子宫内膜（50%～80%）、卵巢（20%～30%），侵犯子宫颈（10%～20%）较少。Nogales-Ortiz 等连续 31 年对 1 426 例女性生殖系统结核的分析发现，所有患者双侧输卵管均受累，子宫内膜各层都可见上皮肉芽肿形成，但这些患者中仅 2% 抗酸染色阳性。男性生殖系统结核病最常见的是前列腺结核，也可见附睾结核、睾丸结核、精囊结核和输精管结核。

（一）病理

1. **输卵管结核** 输卵管结核临床的重要性在于：输卵管结核并不是孤立的盆腔疾病，常是全身性结核的组成部分；输卵管病变的存在，常为引起不孕症的主要原因之一，也是造成个别患者输卵管妊娠的因素。结核性输卵管炎虽然仅占输卵管炎的 5%，但在整个盆腔结核中则大约占 90% 以上。目前根据对不孕症患者的全面检查，发现很多为所谓隐匿性输卵管结核，由此可见输卵管结核有更高的发病率。患者大多为继发不孕，原发病灶难以肯定，其中不少病例是发生在原发病灶肺结核"治愈"多年以后。

输卵管结核从病理角度不能确认为原发或继发，输卵管感染途径多为由原发病灶经血行、淋巴和直接扩散而达输卵管，其后沿黏膜管腔及管壁淋巴和血管进一步蔓延。当原发病灶在腹内，尤其是肠结核，则认为输卵管结核是由肠道病变，经淋巴或直接蔓延所致，但究竟两者何处为原发病灶认识不同，现多数认为输卵管结核为原发病灶，但结核性腹膜炎常先于或伴发于输卵管结核。由此看来两者均系其他器官结核病变蔓延或播散所致，而病理上难于辨认。

病理检查外观无明显特征性表现，一般与非结核性慢性输卵管炎相似，可表现为慢性间质性输卵管炎、输卵管积脓、滤泡性输卵管积水等。浆膜层出现散在结节，尤其当并发腹水，或广泛性腹膜结核时，对输卵管结核确定有重要意义。出现炎症渗出物的沉着，或间皮细胞反应性化生小结时，应注意与输卵管结核病灶的区别，真正结核病灶则经常表现为粟粒样不易剥脱。另外，结核性输卵管炎的输卵管本身增厚变大，管腔扩张，而伞端开口经常保持开放外翻，黏膜皱褶内卷粘连，致使整个输卵管产生特殊的烟斗形，与一般炎症的伞端闭合呈球形、黏膜皱襞内翻闭塞不同，此种改变约占输卵管结核表现形态的半数。此外由于结核病变发生于两侧或同一输卵管的不同部位，其表现形态也不完全相同。一般来说病变发生于峡部者，肉眼观察改变最轻，有的仅呈一狭细条索，将变大的远端输卵管悬系于宫体。根据输卵管结核病病变表现形态的多样性，通常可分为粘连型和渗出型两种，粘连型为较早期阶段，也是最常见的病变，尤其远端部分开始充血，伞端肿胀，周围纤维性粘连，并常与卵巢粘连在一起。此时输卵管稍粗大或极度膨胀，表面可见结核结节，横切时，管腔被肿胀的黏膜皱襞所阻塞。此型改变可持续相当长时期，粘连逐渐机化，伞端皱褶融合消失，但管口变狭小甚至闭合。渗出型病变较为少见，输卵管增大变形明显，有时全长增粗，如火腿肠样，壶腹部扩张尤为显著，重度时外观似梨状或曲颈瓶样，表面充血，一般光滑，少见有粘连及结核结节。横切面显示管腔扩张，管壁薄，有的形如羊皮纸样。黏膜皱襞肿胀或高度坏死，腔内含稀薄脓样渗出或浓厚的干酪样物，有的则混合有血性。镜检与其他器官结核病变相同，早期多局限于黏膜，最常见为上皮样细胞反应，为增生变形的网织细胞和组织细胞，其后在聚集的上皮样细胞中央渗出、蜕变，导致干酪样坏死，多核巨细胞、上皮样细胞及环绕周围的淋巴细胞浸润。

2. 子宫内膜结核　子宫内膜结核多为继发性，通常继发于肺和腹腔的结核病灶，尸体解剖资料证明死于肺结核患者中 8% 伴有盆腔结核。子宫内膜结核是女性不孕症的重要原因之一，发病率比非不孕妇女高 15 倍，且 5%～10% 为临床未曾怀疑过结核病，也无结核病症状。

因子宫内膜多系继发感染，为直接由输卵管结核所蔓延，或由血行感染，所以发现了子宫内膜结核，多数意味着同时存在输卵管结核。患者一般缺乏临床自觉症状，偶见不规则出血，严重病例可有闭经，除合并附件结核或形成粘连或肿块外，通常检查大体无特殊改变。

镜检所见与其他器官结核的改变大致相同，病灶常位于子宫内膜功能层，主要为增殖性病变，广泛的干酪样坏死及钙化比较少见，病灶呈单个或成群分布。病灶为上皮样细胞及单个或多个巨细胞，周围有显著的淋巴细胞浸润，血管及淋巴管增多，严重病例或病变晚期结节广泛，或弥漫或融合，可见不同程度的干酪样坏死，肉芽肿形成或出现纤维性变，腺体几乎全破坏。合并闭经者其病变更为明显，并可累及内膜各层，常伴有广泛的表面溃疡。

根据以上内膜改变，一般对子宫内膜结核的诊断多无困难。即使在缺乏典型结核结节情况下，单纯上皮样细胞成分的存在也可作出诊断。与此同时应特别注意个别腺体扩张、腔内脓细胞及伊红物质出现，这些有重要的辅助价值。多核巨细胞虽为结核病变主要成分之一，但单独存在不能作为病理诊断的依据，因为在某些情况下可以产生异物巨细胞反应，活检取材宜在经前期，此时结节性病灶常增大而明显。

3. **卵巢结核** 卵巢结核较少见，发病率为盆腔结核的 5%~30%，常继发于腹腔结核与输卵管结核，最常见的为直接蔓延，或由血行及淋巴扩散引起。病变一般表浅，亦有开始于排卵后的卵泡，而后向深处侵犯。

镜检常表现为卵巢周围炎，其中可见增生的典型结核改变，或倾向于干酪样坏死，最重者可形成结核性卵巢囊肿、黄体囊肿，或卵巢输卵管囊肿。在囊肿壁及临近组织内可见结核结节及结核巨细胞。诊断多无困难，陈旧性病例可伴有钙化及广泛纤维性粘连。有时盆腔结核病变及粘连较为广泛，卵巢已被包裹，结核病变不显著，此种情况可能为病灶已愈合消失，或提示卵巢本身对结核感染具有抵抗力。

（二）症状

生殖系统结核病属慢性病，患者经常没有特殊主诉。据报道女性生殖系统结核的症状包括：

1. **不孕** 有报道显示高达 44% 的女性生殖系统结核病出现不孕。女性生殖系统结核大多数首先侵犯输卵管，由于输卵管炎性粘连，或黏膜被破坏，黏膜皱襞可相互粘连，造成输卵管狭窄或阻塞。伞端可粘连闭锁或外翻。病程较慢者输卵管多增厚、粗大僵直，即使伞端未因粘连而闭锁，仍为开放状态，但管内已有不同部位的梗阻，且管壁已失去蠕动功能，影响精子、卵子或受精卵的输送，所以多数患者表现为不孕。在原发性不孕患者中，生殖系统结核为主要原因。

2. **月经异常** 月经失调为女性生殖系统结核常见症状，是由结核分枝杆菌引起的内膜改变所致，在炎症初期，由于子宫内膜充血或形成溃疡，可致月经量过多、经期延长，或不规则的子宫出血。至炎症后期，由于子宫内膜受到广泛破坏，可导致月经稀少，甚至子宫内膜形成了瘢痕组织，不仅破坏了功能层也影响了基底层，导致闭经。有些患者结核病虽然不在生殖器官，但由于全身性慢性消耗，营养状态不佳，导致卵巢功能低下出现闭经。有报道女性生殖系统结核患者中 1/4 月经量减少，1/2 月经量正常，余为闭经。

3. **下腹坠痛** 盆腔内生殖器官由结核分枝杆菌感染引起的炎症，在急性期有渗出或慢性期有粘连时，可有下腹部坠痛、坠胀感和隐痛。一般来说寒性脓肿引起的症状较持久，但不严重，在月经期疼痛略有加重，但痛经症状不严重，如伴有化脓菌继发感染，则腹痛剧烈，盆腔出现肿块、压痛明显。此外，还可表现为出现阴道分泌物和绝经期后出血，部分患者因腹部包块、腹水就诊。

男性患者附睾结核最典型的症状是附睾逐渐肿胀、疼痛，如果合并肾、膀胱和前列腺结核可能出现泌尿系统症状，如果只有外生殖器受累，患者一般无尿路刺激症状。查体可以发现附睾与阴囊皮肤粘连，部分病程较长患者可能形成窦道或累及睾丸，如果双侧附睾受累可能导致不育。前列腺结核早期可没有症状，也可以表现为尿频或排尿困难等尿路刺激征，及血精、精液减少和不孕，少数严重的前列腺结核可形成坏死并于会阴部破溃，流脓形成窦道。

（三）体征

结核分枝杆菌侵犯女性生殖器官，由于侵犯部位的不同、病变程度及范围大小的不同，临床体征有较大差异。约半数女性生殖系统结核患者查体正常，病情较重时，可出现盆腔炎症体征，附件增厚，或触到肿块质硬。部分患者可有腹膨隆，1/4 患者可触及附件肿物。妇科检查可发现部分患者附件触痛、子宫下垂或宫颈息肉样病变。

男性附睾结核可以初期表现为附睾尾部肿大、不规则、结节状改变和触痛，可触及粗硬"串珠"样的输精管，经常为单侧，但有时也可以为双侧。双侧附睾结核与患者不孕相关。附睾结核患者应行直肠指检，评估前列腺是否受累。仅半数患者表现为射精量减少。

前列腺结核查体可发现前列腺变硬、不规则增大或结节状病变，如局部变软，可能意味着坏死。

二、生殖系统结核的诊断与鉴别诊断

（一）生殖系统结核的诊断

生殖系统结核不易诊断，诊断前需仔细询问病史，结核菌素试验和 γ-干扰素释放试验由于不能区分结核感染和活动性结核病，对生殖系统结核病诊断价值不大。以下检查有助于生殖系统结核的诊断：

1. **病史采集**　详细询问病史是正确诊断生殖系统结核病的第一步，对于女性患者，尤其是既往有结核病病史，有盗汗、乏力、消瘦等慢性消耗性疾病表现，原发性不孕且月经稀少或闭经者，慢性盆腔炎久治不愈或有盆腔包块、盆腔积液的年轻女性，病程持续时间较长，反复抗感染治疗效果欠佳者，均要考虑生殖系统结核的可能。女性生殖系统结核临床表现隐匿，无特殊性，可为月经紊乱、下腹胀痛、腹腔积液、盆腔包块等。查体时可发现附件区增厚，可触及条索状或不规则包块，缺乏特异性，容易漏诊。

2. **影像检查**　影像检查包括胸部 X 线检查、生殖系统造影术、超声和磁共振检查等技术，在鉴别诊断中具有重要价值。

（1）胸部 X 线检查：如患者胸部 X 线检查表现为活动性结核病，且合并生殖系统的症状和体征，有助于生殖系统结核病的诊断。但有报道显示，在培养证实的生殖系统结核患者中，高达 75% 的患者胸部影像检查正常。因此，胸部影像检查正常并不能排除生殖系统结核病。

（2）生殖系统造影术：子宫输卵管造影的不同显影表现为女性生殖系统结核诊断提供重要依据。典型的女性生殖系统结核可表现为管腔变形狭窄，边缘呈锯齿状；输卵管管腔呈串珠状和铁丝样改变，管腔细小、僵直等。当造影剂进入一侧或两侧子宫静脉丛，应考虑有子宫内膜结核可能。当输卵管梗阻部位在双侧或单侧输卵管间质部的患者，输卵管不显影，造影剂无法进入盆腔，无法显示盆腔情况。70% 的患者可以发现输卵管伞部阻塞、管腔串珠样改变和输卵管积水。但是，子宫输卵管造影不能发现女性生殖系统结核的特征性改变，不能准确反映盆腔改变和粘连程度，使得单纯依靠子宫输卵管造影诊断女性生殖系统结核比较困难。

（3）超声检查：超声检查可以发现附件肿物形状和内部性质，有助于女性生殖系统结核的鉴别诊断。附睾结核超声表现为低回声结节，可单发或多发，外形不规则，边界不清晰，内部回声不均匀。当附睾结核侵犯睾丸，寒性脓肿与窦道形成，以及散在小钙化灶伴声影时，声像图表现具有特征性。

（4）磁共振检查：磁共振检查对生殖系统结核具有一定诊断价值。磁共振成像（MRI）既能清楚地显示病变位置，又能显示疾病的侵犯范围，可用于早期诊断。据报道前列腺结核的 MRI 表现有一定特征性，主要分为结节型和弥漫型。结节型病变的特征为多形性形态及 T2WI 上类似于肌肉的极低信号；弥漫型病变与前列腺癌的鉴别点在于 T2WI 上的信号减低区 MRS 代谢正常；中央带及外周带常同时受累，伴有脓肿形成等。

3. 细菌学检查　细菌学检查方法包括抗酸染色、分枝杆菌培养和 Xpert MTB/RIF，留取生殖系统分泌物行分枝杆菌检查是明确诊断的有效手段。有研究者报道对女性生殖系统结核病的可疑患者，留取月经血、宫腔刮出物或腹腔渗出液行细菌学检查也有助于疾病诊断。

4. 病理学检查　生殖系统结核病属肺外结核病，细菌量较少，多数患者难以获得明确的细菌学诊断，因此，病理学检查是诊断的重要手段。如病理回报肉芽肿性炎症需要注意与以下疾病的鉴别诊断：

（1）感染性病变：包括结核病、真菌病、寄生虫病等。

1）结核病：显微镜下结核病病变通常为坏死性肉芽肿性炎，但亦可为非坏死性肉芽肿性炎。典型的病变是肉芽肿伴干酪样坏死，外周有纤维结缔组织和慢性炎症细胞浸润，病变周边可见朗格汉斯巨细胞。结核病的基本病理变化主要为渗出性病变、增生性病变和坏死性病变，这三种病变可以共存，随机体抵抗力、对结核分枝杆菌的变态反应强度、结核分枝杆菌的菌量及毒力强度而相互转化。

2）真菌病：诊断真菌病需要在病灶中找到真菌病原体，常见者为隐球菌、芽生菌和球孢子菌等。很多真菌在 HE 常规切片可以识别，进一步识别需要结合特殊染色。常用的染色方法为六胺银和 PAS 染色，前者真菌染色为棕黑色，后者为红色。

3）寄生虫感染：常见寄生虫有血吸虫和包虫等。可引起动脉阻塞及坏死性肉芽肿病变，有时还可见到大量嗜酸粒细胞浸润。在坏死区或肺血管腔内可见少量病原虫，病原虫体积大，不需要特殊染色，在 HE 切片中就可以清楚识别。

（2）非感染性病变

1）结节病：病理所见常为非坏死性肉芽肿，与增殖性结核病肉芽肿相似。但以下改变是其特点：结节体积一般比较小，大小相近，各自界限清楚且规则；病变主要在肺间质，不在肺气腔内；病变沿支气管血管和淋巴道分布；在多核巨细胞内有时可见到包涵体（星形体、schaumann 小体）。抗酸染色及结核分枝杆菌-DNA 检测均阴性。

2）异物肉芽肿：肉芽肿是由异物引起的肉芽肿，常见的异物如手术缝线和滑石粉等。典型异物反应为巨噬细胞及异物巨细胞包围异物，细胞质内有时可见吞噬的异物。异物巨细胞的核多在细胞质中心排列，成簇状，与结核肉芽肿中的朗格汉斯巨细胞不同。

5. 宫腔镜和腹腔镜检查　尽管宫腔镜和腹腔镜检查是有创的检查手段，但部分患者需借助宫腔镜和腹腔镜检查，通过获取的病理组织明确诊断。

（1）宫腔镜检查及子宫内膜病理检查：子宫内膜结核因子宫内膜的结构和功能受到破坏，严重影响患者的生育功能。不孕症是宫腔镜检查的适应证。宫腔镜检查及子宫内膜活检能够提高子宫内膜结核的诊断率，并可同时治疗结核导致的宫腔粘连。宫腔镜可直视下了解宫腔形态且无盲区，直接了解病灶情况及宫腔内膜状况，镜下定位活检子宫内膜能提高确诊率。

（2）腹腔镜检查及病灶活检病理检查：腹腔镜检查取病灶行组织病理学检查对诊断女性生殖系统结核病起着重要的作用。由于生殖系统结核患者的症状缺乏特异性，常用的影像学检查、分子生物学检查、子宫输卵管造影等方法的阳性率低，故早期诊断较为困难，腹腔镜检查可以提高本病的诊断率。不孕症是腹腔镜检查的绝对适应证，腹腔镜检查不但是诊断输卵管是否通畅的金标准，同时还可以直视盆腔情况，了解子宫、输卵管、卵巢情况，分离盆腔粘连，必要时可对可疑病灶取活检及病理检查，所以，对于不孕症患者尽早进行腹腔镜检查，可以对无症状的生殖系统结核进行较早期的诊断。

由于临床表现不典型，缺乏特异性，至今尚没有一种诊断方法能100%确诊女性生殖系统结核。据报道，女性生殖系统结核的误诊率可高达78.6%。因此，临床医生有必要加强对生殖系统结核病的认识，进行正确诊断和合理治疗。在对患者的临床治疗过程中首先应详细询问病史和查体，了解不同辅助检查手段的利弊，对可疑患者要有针对性地选择相关的辅助检查，以早日确诊。当女性生殖系统结核的症状、体征和辅助检查无阳性征象，宫、腹腔镜联合检查可使女性生殖系统结核早期确诊，减少漏诊误诊，并实现早期治疗，有助于改善预后。妊娠期免疫力改变可引起结核复燃、播散，造成孕产妇死亡、早产等不良结局，因此，已确诊患者在规范抗结核治疗后以及行辅助生殖技术治疗前有必要重新评估病情，并进行宫腔镜检查以明确宫腔形态及子宫内膜情况。

（二）生殖系统结核的鉴别诊断

1. 女性生殖系统结核的鉴别诊断

（1）输卵管结核的鉴别诊断：输卵管结核需要与输卵管癌和其他感染性因素导致的输卵管感染鉴别诊断，经常需要借助腹腔镜鉴别诊断，通过腹腔镜获取组织，并进行进一步的检查是明确诊断的必要手段，而子宫输卵管造影可以发现输卵管管腔呈串珠状和铁丝样改变，管腔细小、僵直等，有类似发现要考虑输卵管结核可能性。

（2）子宫内膜结核的鉴别诊断：子宫内膜结核需要与子宫内膜癌、子宫积脓鉴别诊断，尽管影像检查不能帮助确诊，但可以为诊断提供线索，经阴道超声可以回报子宫内膜增厚或子宫积脓，如果阴道分泌物的细菌学检查不能获取明确诊断，需行宫腔镜进一步检查明确诊断。在育龄期女性，由于月经周期定期排出子宫内膜，多表现为肉芽肿，很少形成干酪坏死，但在老年女性，子宫内膜可能形成干酪坏死性肉芽肿。而且，在排卵后子宫内膜活检比在卵泡期活检更容易发现干酪坏死肉芽肿，但很少发现抗酸杆菌。此外，子宫内膜结核需要与球孢子菌病、巨细胞病毒、血吸虫等病原菌引起的感染鉴别诊断，发现肉芽肿性病变需注意疾病的进一步鉴别诊断。

（3）卵巢结核的鉴别诊断：卵巢结核与卵巢癌在影像特点上类似，对于没有明确结核病证据的患者，应当考虑进行腹腔镜等有创检查协助明确诊断，发现肉芽肿性病变或干酪坏死性肉芽肿病变有助于疾病的鉴别诊断。

2. 男性生殖系统结核的鉴别诊断

（1）附睾结核的鉴别诊断：典型的急性结核性附睾炎症状与急性细菌性睾丸附睾炎类似，后者应该立即给予抗生素治疗。如果治疗后 2 ~ 3 周症状没有改善，应行阴囊超声检查，有助于评估细菌性睾丸附睾炎治疗不充分导致的合并症。此外，超声还有助于鉴别阴囊积水、精液囊肿、阴囊外伤、睾丸恶性病变和附睾肿瘤。如果未发现上述问题，应考虑结核性附睾炎或耐药细菌性附睾炎。连续晨尿培养分枝杆菌培养、胸部影像和腹部影像检查有助于鉴别诊断。针吸活检有助于附睾结核的鉴别诊断，但由于操作过程中存在癌症种植转移的风险，怀疑为肿瘤的患者应避免使用。

（2）前列腺结核的鉴别诊断：前列腺结核经常需要与前列腺肥大、前列腺炎、慢性盆腔疼痛综合征、术后肉芽肿性前列腺炎和前列腺癌鉴别诊断。非特异性的症状如尿路刺激征可能是唯一的主诉。细菌学检查及必要时有创性操作有助于鉴别诊断。

三、生殖系统结核的治疗

（一）化学治疗

化学治疗是生殖系统结核病治疗的基础。抗结核药物治疗对 90% 的女性生殖系统结核有效，是目前最主要的治疗方法。建议患者转专科医院治疗，严格遵循早期、联合、适量、规律、全程的原则，并预防耐药的发生。美国胸科协会推荐使用标准短程化学药物治疗方案，国内针对生殖系统结核病的治疗主要参考肺结核治疗方案，但有专家认为疗程应该在肺结核疗程基础上适当延长。对于发现耐药证据的生殖系统结核，根据耐药结核检查结果，选择合理的治疗方案。

（二）手术治疗

多数研究者认为，化学治疗是手术治疗的基础，未经过充分抗结核治疗的手术可能导致结核病播散。必要情况下，患者需行手术治疗。手术治疗的方式包括腔镜治疗和剖腹手术。

1. **宫腹腔镜治疗** 以下情况可考虑宫腹腔镜手术治疗：①女性生殖系统结核性包块经药物治疗无明显改善；②盆腔结核性包块较大或存在较大的包裹性积液；③子宫内膜病变严重，内膜破坏广泛，药物治疗无效，宫腔粘连需手术分离。

手术治疗的目的一是明确诊断，二是清除结核病灶，加快疾病痊愈。宫腔镜可直视下了解粘连的性质、程度及范围，且能完全、准确地分离粘连，恢复宫腔的正常形态，提高受孕率，是治疗宫腔粘连的最佳手段。但术中操作要仔细，避免失误造成病灶扩散，且术后需加以辅助治疗（如：放置宫内节育器、大剂量性激素治疗等），防治宫腔再粘连。尽管目前手术难度相对降低，但其对于生殖功能的改善程度仍然有限，主要与子宫内膜被结核分枝杆菌广泛破坏而导致难以修复有关。

2. **非腔镜手术** 除腔镜手术外，剖腹手术和其他手术也在生殖系统结核病治疗中具有一定作用。由于腹腔镜的广泛应用，需要行剖腹手术的女性生殖系统结核病患者逐渐减少。男性生殖系统结核病如附睾炎或睾丸炎形成脓肿，或附睾及睾丸广泛受累，而化学治疗效果欠佳，也需要考虑手术治疗。在治疗过程中，如果病变继续保持结节状，但触痛消失，要考虑睾丸恶性病变的可能性，此时，有必要行探查手术。

附睾切除术适应证：①干酪性脓肿形成，抗结核治疗效果欠佳；②使用抗生素和抗结核药物后，质地坚硬的肿胀未发生变化或增大。目前很少采用睾丸切除术，如果有附睾切除术适应证，应避免手术时损伤睾丸的血管结构。附睾切除术应从附睾头部开始，直至附睾被完全切除。

（段鸿飞）

参考文献

[1]　严碧涯,端木宏谨.结核病学 [M]. 北京：北京出版社,2003.

[2]　林明媚,李蓉.女性生殖器结核性不孕症的诊治进展[J].中华妇产科杂志,2015,50(12):954-956.

[3]　程悦,季倩,沈文.前列腺结核的MRI特征 [J].中华放射学杂志,2014,48(4):342-343.

[4]　LEGRO R S, HURTADO R M, KILCOYNE A, et al. CASE RECORDS of the MASSACHUSETTS GENERAL HOSPITAL. Case 28-2016: A 31-Year-Old Woman with Infertility[J]. N Engl J Med, 2016,375(11):1069-1077.

第九节　结核性脑膜炎

一、概述

结核性脑膜炎（tuberculous meningitis，TBM）约占全身性结核病的 6%，是由结核分枝杆菌感染经血行播散后在软脑膜下种植，形成结核结节，结节破溃后大量结核分枝杆菌进入蛛网膜下腔引起的一系列临床表现。最常侵犯的是脑膜，同时亦可侵犯脑实质、脑血管、脑神经和脊髓等，因此临床常见 4 种类型，即：脑膜炎型、脑内结核球型、脊髓型和混合型。由于本病侵犯的解剖部位的重要性，所以结核性脑膜炎为重症结核病之一。若早期治疗顺利，多数患者预后良好；但晚期患者、治疗不合理或耐药等则预后差，重者可留有神经系统后遗症，甚至死亡。根据英国医学会的诊断标准（British Medical Research Council criteria，BMRC）对结核性脑膜炎患者进行分级，分级标准为：BMRC Ⅰ级：Glasgow 昏迷评分大于 15 分且无中枢神经系统症状；BMRC Ⅱ级：Glasgow 昏迷评分 11 ~ 14 分或评分为 15 分且有神经系统定位体征；BMRC Ⅲ级：Glasgow 昏迷评分小于 10 分。这个分级系统的重要性在于它可以将患者分为不同层次给予救治，而且有助于判断患者预后。

二、诊断和鉴别诊断

（一）临床分期

1. **早期**　一般起病多缓慢，多数患者表现为间断头痛，但可忍受，往往未就诊或就诊时误诊为其他原因的头痛等未予重视。同时可伴不规则低热（37 ~ 38℃）、盗汗等，此期可持续一个月左右。

2. 中期 逐渐出现头痛加剧，伴呕吐，但无恶心，重者为喷射状呕吐。同时体温明显升高，可达 38.5℃以上，热退时仍有头痛。出现病理反射，脑神经损害症状，最常见动眼神经损害，表现为复视、瞳孔散大等，累及视神经可致失明。此期一般持续两周不等。

3. 晚期 随着病情进展，患者出现意识障碍，从嗜睡发展到昏迷，常因脑疝导致死亡。部分患者可发生肢体瘫痪、尿便障碍、癫痫发作等。

4. 慢性期 治疗不顺利或不规律使病情迁延不愈，出现顽固性高颅压，可间断或持续头痛、发热或伴随长期的癫痫、尿便障碍等。

个别患者无上述分期表现，可因脑内局限性结核病灶而表现为癫痫发作、单瘫、听力下降、斜视或嗅觉异常等，因症状不典型导致诊断困难。

（二）诊断要点

1. 病史 询问患者结核病接触史及卡介苗接种史，对儿童、青少年患者有意义。部分患者有中枢神经系统外的活动性结核病有助于结核性脑膜炎的诊断。注意询问患者的既往结核病病史及抗结核治疗史。

2. 症状及体征

（1）结核中毒症状：起病多缓慢或呈亚急性起病，多有午后低热，伴乏力、食欲不振、盗汗、恶心、头痛等，急性血行播散性结核病可表现为弛张热或稽留热。

（2）神经系统症状及体征

1）脑膜刺激症状：脑膜刺激征是脑膜，脊髓，神经根遭受刺激性损害时所表现的一系列临床综合征。表现为头痛，呕吐，颈强直，Kerning 征及 Brudzinski 征阳性。由于脑膜炎症，炎性渗出物或颅压增高刺激软脑膜神经末梢及三叉神经终末感受器而出现头痛，常为结核性脑膜炎首发症状且较剧烈而持久，多为枕后及额颞部痛。脑膜炎症可直接或反射地刺激迷走神经或延髓网状结构的呕吐中枢，导致恶心、呕吐。颅内病变累及蛛网膜、软脑膜及神经束膜，或同时存在的脑水肿牵引脑膜，使脊神经受压和移位，反射性地引起颈背肌痉挛或持续性收缩，即可出现脑膜刺激征。

2）脑神经受损症状：由结核性脑膜炎颅底的炎性渗出物刺激、包埋、压迫脑神经所致，颅压增高亦是原因之一。以外展神经、面神经、视神经及动眼神经的损害多见，成人以外展神经易受侵犯，儿童则是面神经易受侵犯。

3）颅内压增高症状及体征：当患者出现剧烈头痛及喷射性呕吐、外展神经麻痹、视乳头水肿、意识障碍等症状时应考虑患者存在高颅压。意识障碍按程度分嗜睡、昏睡、昏迷三级，严重意识障碍往往表明大脑或脑干网状结构受损。严重颅内压增高可能导致脑疝，常见有小脑幕切迹疝（颞叶沟回疝）及枕大孔疝（小脑扁桃体疝）。脑疝早期临床表现为瞳孔不等大、呼吸加深加快，间有不规则、血压上升、意识障碍、持续高热等，应提高警惕。

4）脑实质损害的症状：由于结核性脑膜炎同时侵犯脑实质，在脑实质形成结核灶，或由于继发血管病变引起脑组织缺血、水肿、脑软化、脑出血。临床常见有单瘫、偏瘫、癫痫、四肢手足徐动、震颤、舞蹈样运动、去大脑强直等。

5）植物神经受损症状：结核性脑膜炎由于植物神经的中枢（中脑及间脑）损害，常可表现植物神经功能紊乱如呼吸频率改变、循环障碍、胃肠功能紊乱、体温调节障碍。还可表现肥胖、稀释性低钠血症、尿崩症等。

6）脊髓受损症状：结核性脑膜炎病变还可蔓延至脊髓膜、脊髓神经根和脊髓，临床上可出现神经根性疼痛如胸痛、腹痛。受损平面以下可有感觉障碍甚至感觉消失，伴有运动障碍，常见为双下肢肌力减弱甚至弛缓性瘫痪。马尾受损可出现尿潴留、尿失禁和大便秘结、大便失禁。

7）低血钠尿钠综合征：结核性脑膜炎可引起电解质紊乱，其中最常见的是低钠血症。这是一种与结核性脑膜炎相关的大脑盐耗综合征，原因可能与肾小管功能缺陷有关。部分结核性脑膜炎患者抗利尿激素分泌减少，可能是引起低钠血症的原因之一。但许多结核性脑膜炎相关低钠血症的患者抗利尿激素水平正常，且血浆容量和尿钠排泄量都很低，这类患者的低血钠尿钠综合征的原因无法用抗利尿激素分泌减少解释。因此目前结核性脑膜炎引起顽固性低钠血症的机制尚不明确。

3. 腰穿测脑压多增高　卧位达 200mmH$_2$O（1.96kPa）以上。

4. 脑脊液实验室检查

（1）常规：脑脊液外观呈轻微混浊，为磨玻璃样或无色透明，病情严重者为黄色。白细胞数达 10×10^6/L 以上即为异常。一般多达（10～500）$\times 10^6$/L，少有超过 1 000 $\times 10^6$/L 者。在早期可为中性粒细胞比例偏高，随着病情的进展，主要表现为淋巴细胞比例升高为主。

（2）生化：脑脊液蛋白增高大于 0.45g/L 为异常。结核性脑膜炎患者脑脊液蛋白一般为 1.0～2.0g/L，个别椎管阻塞者，蛋白含量高达 10g/L 以上。糖多降低，低于 2.5mmol/L 即为异常（要参考同期血糖情况）。氯化物降低，多为 120mmol/L 以下。

（3）其他：病原学是结核性脑膜炎诊断的金标准，包括脑脊液抗酸染色，结核分枝杆菌培养，但病原学检测阳性率很低，不能满足临床需要。抗酸染色涂片阳性大约需要 10 000 条/ml 结核分枝杆菌，因此涂片的敏感性很差。Thwaits 等指出增加脑脊液标本留取量（＞5ml）进行培养和延长玻片检查时间至 30 分钟可以提高诊断率。我国学者开发了一项改良抗酸染色方法，采用细胞离心涂片及 Triton X-100 破膜技术对脑脊液进行预处理，不仅减少了脑脊液的需求量（0.5ml），而且提高了敏感性。

Xpert MTB/RIF 是一种全自动 RT-PCR 技术，用于检测临床样本中的结核分枝杆菌以及利福平的耐药性。一些研究已经评估了 Xpert MTB/RIF 对于诊断结核性脑膜炎的作用。南非对 204 例患者（87% 为 HIV 感染者）的研究发现，Xpert MTB/RIF 的敏感性高于涂片镜检（62% 和 12%，$P = 0.01$），离心样本敏感性高于非离心样本。越南对 182 例患者的研究发现 Xpert MTB/RIF 的敏感性比涂片镜检的敏感性稍高（59.3% 和 51.8%）。因此 Xpert MTB/RIF 用于结核性脑膜炎的早期诊断值得进一步研究。利福平耐药率低的地区推行这项技术关键问题是阳性预测值低，要结合临床加以分析。

Xpert MTB/RIF Ultra（Xpert Ultra）是一项新的，完全自动化的，嵌套式的实时 PCR 检测方法。Nathan Bahr 等报道了 Xpert Ultra 用于诊断结核性脑膜炎的准确性。确诊 TBM 患者的脑脊液 Xpert Ultra 检测敏感性为 95%，优于 Xpert MTB/RIF（45%，$P = 0.001$）和结核分枝杆菌培养（45%，$P = 0.0034$）的敏感性；Xpert Ultra 对临床诊断 TBM 的敏感性为 70%，而 Xpert MTB/RIF 和培养的敏感性为 43%，显示 Xpert Ultra 对于确诊和临床诊断结核性脑膜炎的敏感性均优于 Xpert MTB/RIF 和结核分枝杆菌培养。Xpert MTB/RIF 诊断结核性脑膜炎存在的一个主要的问题是阴性预测值不足而无法排除结核性脑膜炎，而 Xpert Ultra 改善了阴性预测值。Xpert Ultra 对于确诊 TBM 的阴性预测值为 99%，对于临床诊断 TBM 的阴性预测值为 93%。因此，与结核分枝杆菌培养和 Xpert MTB/RIF 相比，Xpert Ultra 较低的分析检测阈值改善了其诊断性能。此外，Xpert Ultra 大大缩短了诊断的时间。分枝杆菌阳性的培养中位数时间为 16 天，而 Xpert Ultra 试验的操作时间是 83 分钟。目前 WHO 推荐 Xpert Ultra 作为疑似结核性脑膜炎患者的初始诊断检测方法。

γ-干扰素释放试验（interferon-γ release assays，IGRA）对肺结核的诊断价值有限，但由于"隔室化效应"其在特定淋巴细胞中的应用对诊断可能有一定帮助。一些研究对脑脊液 IGRA 诊断结核性脑膜炎的效用进行验证，发现它的敏感性是易变的、结果有很高的不确定性，另外检测需要大量的脑脊液，因此该方法用于 TBM 的辅助诊断尚需进一步研究支持。

腺苷脱氨酶（ADA）活性测定已用于辅助诊断结核性浆膜腔积液（胸腔、腹腔和心包）。ADA 对结核性脑膜炎诊断及鉴别诊断价值的研究显示，若以 1～10U/L 之间的任意 ADA 界值计算敏感性、特异性和诊断比值比，1～4U/L 之间的 ADA 值（敏感性 > 93%，特异性 < 80%）可以帮助排除结核性脑膜炎；ADA 的值在 4U/L 到 8U/L 之间确认或排除结核性脑膜炎的诊断（$P = 0.07$）都是不充分的；ADA 值大于 8U/L（敏感性 < 59%，特异性 > 96%）提高了对结核性脑膜炎的诊断（$P < 0.01$）。但是还没有一个界值可以用来区分结核性脑膜炎和细菌性脑膜炎。

宏基因组二代测序技术（metagenomics next generation sequencing，mNGS）是最近几年兴起的用于感染检测的新技术，在感染病原高灵敏、高特异检测和未知致病病原的检测方面具有极大优势。mNGS 以高通量测序技术为基础，可直接对临床样本中的所有核酸序列（含病原微生物核酸）进行测序，进一步通过序列比对和生物信息分析识别样本中的疑似致病微生物。因此，mNGS 被称为"无假设"的病原体检测技术，可一次性检测多种类型病原体，具有无偏倚、灵敏度高、检测范围广等优势。近几年 mNGS 对结核分枝杆菌的诊断价值也越来越受关注，但目前国内外均缺乏大样本量的研究对 mNGS 在 TBM 中的诊断价值进行明确评价。

5. 头颅 CT 或磁共振（MRI）检查　可发现脑水肿、脑室扩张、脑梗死或脑基底池渗出或脑实质结核灶。在无禁忌证时，应行增强扫描，有助于发现脑实质结核灶。对于结核性脑膜炎患者，MRI 尤其是增强 MRI 对于其解剖学异常和不同病理表现的显示明显优于 CT，具有特征性表现，可以为临床诊断和观察疗效提供可靠依据。若临床有结核的证据，MRI 有脑膜增厚和强化的脑膜炎表现，病灶主要位于脑底部和伴有脑实质内粟粒样结节的特殊信号改变，有助于结核性脑膜炎的诊断，并能与其他炎症病变鉴别。

6. 中枢神经系统外的影像学检查　有助于发现其他部位结核，为结核性脑膜炎的诊断提供有力证据。如胸片、胸部 CT 检查可发现血行播散性肺结核、肺门淋巴结结核或结核性胸膜炎等改变。腹部 CT、椎体 CT 或 MRI 可以发现肝脾肾脏病变、椎体破坏、椎旁脓肿等改变。

（三）鉴别诊断

结核性脑膜炎的临床表现与隐球菌脑膜炎（隐脑）、脑囊虫、病毒性脑炎、肿瘤脑膜转移有相似之处，需予以鉴别（见表 2-9-1）。在怀疑其他感染或脑肿瘤时，可送检脑脊液墨汁染色查隐球菌、脑脊液细胞学及病原学等检查，以排除隐球菌脑膜炎、病毒性脑炎、化脓性脑膜炎、肿瘤及脑囊虫病等。

表 2-9-1　结核性脑膜炎与隐球菌脑膜炎、脑囊虫、病毒性脑炎及肿瘤脑膜转移的鉴别

病名	结核性脑膜炎	隐脑	脑囊虫	病毒性脑炎	脑肿瘤
病因	结核分枝杆菌	新型隐球菌	囊虫	病毒	肿瘤细胞
起病	亚急性	慢性或亚急性	急性或进行性加重	急性	慢性
发热	低热	早期不明显后期不规则	中度发热	高热	无发热
脑神经	外展神经受累多，脉络膜结节病灶	视神经病变及乳头水肿多见	视乳头水肿，视力听力减退,感觉异常	少见	以外展神经受累为主
CSF 细胞数	轻中度增多 500×10⁶/L 以上多见	轻中度增多 200×10⁶/L 以下多见	$10 \times 10^6 \sim 100 \times 10^6/L$	$10 \times 10^6 \sim 2\,000 \times 10^6/L$	正常或轻度增多
糖	轻中度降低	早期可轻度减少，晚期明显降低	大多正常个别略低	正常或偏低	正常
蛋白质	中重度增高	轻中度增高	增高	正常	稍有增多,蛋白细胞分离现象
氯化物	降低	降低	可降低	正常	正常
CSF Xpert MTB/RIF	+	－	－	－	－
特异性抗体或抗原	TB 抗体阳性	隐球菌夹膜抗原阳性	CSF 和血间接血凝试验阳性	病毒抗体阳性	－
抗结核治疗加激素	有效	无效或加重	无效	无效	无效

三、治疗

（一）一般治疗

1. 护理　根据病情给予相应的护理级别，嘱患者卧床休息，意识清楚者在床上平卧时可适当活动四肢，防止血栓形成。昏迷、尿失禁或潴留患者可导尿、鼻饲、定时翻身，防止发生褥疮。

2. 支持治疗　给予高营养、易消化饮食，纠正水、电解质失衡，代谢紊乱等。每日输液量不宜过多，出入量保持基本平衡。

3. 降颅压治疗　高颅压者［颅压 > 200mmH₂O（1.96kPa）］可给予 20% 甘露醇 125～250ml，每 6 小时或 8 小时快速静脉点滴。呋塞米注射液：20～40mg，每 6 或 8 小时静脉注射。必要时可配合使用甘油果糖降颅压治疗，可同时给予醋氮酰胺 0.25～0.5g，3 次 /d，以减少脑脊液的生成。

（二）抗结核治疗

目前结核性脑膜炎的治疗建立在对肺结核治疗的基础之上。与肺结核相比，结核性脑膜炎的最佳治疗方案在临床试验中尚未确定，我国推荐的治疗方案如下：

1. 初治患者 给予强化期 3 个月异烟肼、利福平、乙胺丁醇、吡嗪酰胺／链霉素，继续期 6 个月异烟肼、利福平、乙胺丁醇、吡嗪酰胺，巩固期 3 个月异烟肼、利福平、吡嗪酰胺，其中异烟肼可增加到 0.5 ~ 0.6g，1 次 /d。抗结核治疗总疗程 12 ~ 18 个月。

2. 复治患者 根据既往用药史和药敏试验，选择敏感药物。估计一线药物耐药者，可选左氧氟沙星、莫西沙星、环丝氨酸，吡嗪酰胺、丙硫异烟胺、丁胺卡那霉素方案，利奈唑胺、亚胺培南／西司他丁、美罗培南有良好的脑脊液渗透性，对重症结核性脑膜炎或疑为耐药结核性脑膜炎者有很好的效果。建议总疗程 18 个月以上。

以上方案应注意监测肝肾功能、血常规、尿常规、听力、视野、心电图等。

考虑到抗结核药物不同的血脑屏障通透特性（表 2-9-2），提高药物剂量或联合血脑屏障通透性较好的药物成为目前国际上基于药代动力学特点而提出的治疗新策略。

表 2-9-2 抗结核药物的血脑屏障通透性

药物名称	CSF/ 血药浓度比 /%	CSF 穿透性及说明
异烟肼（H）	90	是，脑膜通透性好
利福平（R）	7 ~ 56	是，尽管通透性差，高剂量可能提高疗效
吡嗪酰胺（Z）	100	是；脑膜通透性好
乙胺丁醇（E）	10 ~ 50	只在脑膜炎症的情况下脑膜通透性提高
利福布汀（Rfb）	30 ~ 70	—
利福喷丁（Rpt）	—	—
链霉素（Sm）	0 ~ 30	只在脑膜炎症的情况下脑膜通透性提高
卡那霉素（Km）	10 ~ 20	只在脑膜炎症的情况下脑膜通透性提高
阿米卡星（Am）	10 ~ 20	只在脑膜炎症的情况下脑膜通透性提高
卷曲霉素（Cm）	≤ 10	否，研究少，疗效不肯定
左氧氟沙星（Lfx）	30 ~ 50	是，脑膜通透性好
莫西沙星（Mfx）	≥ 50	是，脑膜通透性好
乙硫异烟胺（Eto）	100	是
丙硫异烟胺（Pto）	80 ~ 90	通透性好
环丝氨酸（Cs）	54 ~ 79	是
对氨基水杨酸（Pas）	10 ~ 50	只在脑膜炎症的情况下脑膜通透性提高
贝达喹啉（Bdq）	—	—
德拉马尼（Dlm）	—	—
利奈唑胺（Lzd）	60 ~ 70	是，CSF 药代动力学存在个体差异
亚胺培南／西斯他丁（Ipm/Cln）	8.5	良好的渗透性
美罗培南（Mpm）	2	良好的渗透性

续表

药物名称	CSF/ 血药浓度比 /%		CSF 穿透性及说明
大剂量异烟肼	90	是	
氯法齐明（Cfz）	—	—	
阿莫西林 / 克拉维酸	—	—	
克拉霉素（Clr）	—	—	

  三项临床试验研究了新策略对结核性脑膜炎的治疗作用。第一项是 Thwaites 等进行的随机对照临床试验，包括三组平行试验，在 61 名患有结核性脑膜炎的越南成年人中比较了加用氟喹诺酮（环丙沙星、左氧氟沙星、加替沙星）与标准治疗的效果。在药物通透性方面，相较于环丙沙星和加替沙星，左氧氟沙星血脑屏障通透性最佳。结果显示总体上早期应用氟喹诺酮药物能改善结核性脑膜炎患者预后，尤其是在出现意识障碍之前。另一方面，应用低或高剂量氟喹诺酮的患者比中等剂量的患者的预后差，即喹诺酮的脑脊液浓度与患者病死率的关系呈"U"形曲线，脑脊液药物浓度较低和较高时，患者的病死率均上升，在药物浓度中等时患者的病死率最低。高药物浓度下患者病死率较高的原因，可能是药物通透性提高时血脑屏障破坏程度更重，病情更为严重。但类似的"U"形曲线在其他研究中并未出现。

  第二项研究在印度尼西亚进行，在 60 名患有结核性脑膜炎的印尼成年人中研究了高剂量（600mg）或标准剂量（400mg）利福平及高剂量（800mg）或标准剂量（400mg）莫西沙星方案的疗效。结果显示，相比于口服利福平 450mg/d 的患者，静脉滴注利福平 600mg/d 的患者其脑脊液利福平浓度及 6 个月生存率均显著提高，且不良反应未明显增加。研究表明高剂量利福平可提高患者血浆和脑脊液利福平浓度且与降低死亡率相关（65% 和 35%）。

  第三项是 Heemskerk 在越南开展的一项多中心、随机双盲对照研究，在 817 名患患结核性脑膜炎的越南人中研究了高剂量利福平和左氧氟沙星治疗与标准治疗方案的效果。研究结果显示：在标准治疗方案（3 个月异烟肼、利福平、乙胺丁醇、吡嗪酰胺 /6 个月异烟肼、利福平）基础上提高利福平剂量并且联合左氧氟沙星并不能提高成人结核性脑膜炎患者的生存率。这与第二项研究结果不同。造成这两项高剂量利福平治疗结核性脑膜炎的结果差异的原因可能有以下两点。首先，口服利福平的剂量可能不够。虽然目前没有公布药代动力学数据，但根据目前发布的临床研究资料，口服利福平 900mg/d[相当于 20mg/（kg·d）] 仍不能达到静脉滴注 900mg/d 的血药浓度或脑脊液药物水平。其次，两个研究患者病情严重程度不同。越南研究中，病情更重的 BMRC Ⅱ 期和Ⅲ 期患者占 61.1%，而印尼研究中 BMRC Ⅱ 期和Ⅲ 期患者占 93%。因此重症患者可能在高剂量利福平治疗中有更多的获益。综上所述，高剂量利福平研究的主要循证医学证据结论尚不一致，说明在结核性脑膜炎的治疗中，利福平的剂量仍值得进一步探索。

  利奈唑胺是耐多药结核病治疗的核心药物。张文宏等进行了利奈唑胺治疗重症结核性脑膜炎的回顾性队列研究。分析了中国 33 例 BMRC Ⅱ 期和Ⅲ 期的结核性脑膜炎患者，17 例接受标准治疗，16 例在标准治疗基础上加用 4 周利奈唑胺（1 200mg/d）。结果显示，治疗 4 周时联合利奈唑胺的患者格拉斯哥评分、体温、脑脊液糖 / 血糖比值、脑脊液白细胞计数均显著好转，且在治疗 2 周时就有较高比例患者意识状况恢复正常，提示短期应用利奈唑胺能使重症结核性脑膜炎患者获益。

3. 宿主导向治疗 宿主导向治疗（host-directed therapies，HDT）的目的是调节宿主免疫防御以减轻过度的组织损伤，进一步改善临床疗效，缩短疗程，减少复发及降低病死率。糖皮质激素应用于结核性脑膜炎的辅助治疗已被广泛接受。

（1）激素品种及剂量：泼尼松 30～40mg，1 次 /d；或地塞米松 5～10mg，1 次 /d（病情稳定后可逐渐减量，总疗程以 2 个月为宜）。

（2）激素减量的时间：应根据具体病情而定。在激素减量过程中，有时因减量过快脑膜炎症尚未得到控制，或由于患者对激素依赖，可重新出现脑膜刺激或高颅压症状，脑脊液检查也可出现"反跳现象"。观察数日后，如此种情况仍未改善，应增加激素用量至最低有效量，待上述症状完全消失，脑脊液基本恢复到原来水平时再缓慢减量。

有学者进行了阿司匹林和沙利度胺作为免疫调节剂用于结核性脑膜炎的辅助治疗的研究。有研究表明加用阿司匹林能显著降低结核性脑膜炎患者 3 个月时的病死率，但该研究并没有排除糖皮质激素可能造成的偏倚影响。另外一项研究则没有显示出在结核性脑膜炎的治疗中加用阿司匹林的优越性。有关沙利度胺用于结核性脑膜炎辅助治疗的研究因为沙利度胺的严重不良反应而提前终止。

4. 鞘内注射治疗 不推荐常规进行抗结核药物鞘内注射。早期链霉素主要通过鞘内注射方式治疗中枢神经系统结核病。但由于多个对中枢神经系统结核病有较明确治疗获益的药物，如异烟肼、吡嗪酰胺、氟喹诺酮、利奈唑胺均有较高的血脑屏障通透性，而利福平、阿米卡星在脑膜炎症时脑脊液浓度增加，且反复鞘内注射会增加医源性感染风险，因此，不常规推荐抗结核药物鞘内注射方式治疗中枢神经系统结核病。

5. 脑积水治疗 ①颅压持续增高合并脑积水时，早期可行侧脑室穿刺置管引流术；②伴有颅高压的结核性脑膜炎患者正在接受或已经接受了充分的抗结核治疗，且采取保守治疗无法控制颅内压增高时，考虑放置永久性脑室 - 腹腔分流装置。

6. 诊断性治疗 当患者病情重，伴有意识障碍，虽未确诊为结核性脑膜炎，但根据临床表现及脑脊液实验室检查结果，怀疑结核性脑膜炎时，应尽早给予诊断性抗结核治疗，同时进一步检查以明确诊断。

（张立群）

参考文献

[1] CHEN P, SHI M, FENG G D, et al. A highly efficient Ziehl-Neelsen stain: identifying de novo intracellular Mycobacterium tuberculosis and improving detection of extracellular M. tuberculosis in cerebrospinal fluid[J]. J Clin Microbiol, 2012,50(4): 1166-1170.

[2] BAHR N C, NUWAGIRA E, EVANS E E, et al. Diagnostic accuracy of Xpert MTB/RIF Ultra for tuberculous meningitis in HIV-infected adults: a prospective cohort study[J]. Lancet Infect Dis, 2018,18(1): 68-75.

[3] YU J, WANG Z J ,CHEN L H, et al. Diagnostic accuracy of interferon-gamma release assays for tuberculous meningitis: a meta-analysis[J]. Int J Tuberc Lung Dis, 2016,20(4):494-499.

[4] PORMOHAMMAD A, RIAHI S M, MOHAMMAD J N, et al. Diagnostic test accuracy of Adenosine Deaminase for tuberculous meningitis:a systematic review and meta-analysis[J].J Infect,2017,74(6): 545-554.

[5] WANG S N, CHEN Y L,WANG D M, et al. The feasibility of metagenomic next-generation sequencing to identify pathogens causing tuberculous meningitis in cerebrospinal fluid[J]. Front Microbiol, 2019, 3(10):1993.

[6] HEEMSKERK A D, BANG ND, MAI N T, et al. Intensified antituberculosis therapy in adults with tuberculous meningitis[J]. N Engl J Med, 2016,374(2): 124-134.

[7] SUN F, RUAN Q, WANG J, et al. Linezolid manifests a rapid and dramatic therapeutic effect for patients with life-threatening tuberculous meningitis[J]. Antimicrob Agents Chemother, 2014,58(10): 6297-6301.

[8] SHAH I, MESHRAM L. High dose versus low dose steroids in children with tuberculous meningitis[J]. J Clin Neurosci, 2014, 21(5): 761-764.

[9] RIZVI I, GARG R K, MALHOTRA H S, et al. Role of aspirin in tuberculous meningitis: a systematic review and meta-analysis[J]. Neurol India, 2019,67(4):993-1002.

第十章
肺结核急症处理

肺结核是慢性肺部疾病,可以引起肺大疱气肿破裂,造成自发性气胸;咯血是肺结核常见的并发症,大约 1/3 的肺结核患者一生中会出现咯血;呼吸衰竭是肺结核严重的并发症,可由初治的血行播散性肺结核或干酪性肺炎引起,也可发生在长期久病不愈的肺结核患者。这些急症对肺结核患者是致命的,需要立即进行治疗和处置,否则会有生命危险。因此对这些肺结核急症快速诊断、规范治疗尤为重要。本章介绍肺结核急症的诊断和临床处理方法。

第一节　自发性气胸

一、概述

自发性气胸(spontaneous pneumothorax,SP)是指因肺部疾病使肺组织和脏层胸膜破裂,或靠近肺表面的肺大疱、细微气肿泡自行破裂,使肺和支气管内空气逸入胸膜腔。多见于青壮年男性或患有慢性支气管炎、肺气肿、肺结核者。本病属胸科急症之一,严重者可危及生命,及时处理可治愈。

自发性气胸可分为原发性和继发性。发生于有基础肺疾病或病因明确者,称为继发性自发性气胸。除此之外则称为原发性自发性气胸。目前自发性气胸的治疗手段已很成熟,然而发病机制尚未完全明确,对其病因学进行研究并加以探讨,有助于为本病的预防和治疗提供部分线索。

二、自发性气胸的流行病学、病因和发病机制

(一)原发性自发性气胸的流行病学、病因和发病机制

原发性自发性气胸(primary spontaneous pneumothorax,PSP)年发病率男性约 7.4/10 万,女性约 1.2/10 万。目前原发性气胸的发病机制尚不能确定,与正常人相比,原发性自发性气胸患者体质量及体脂量指数明显偏低,体型常为瘦长扁平胸。因此,胸廓和肺发育异常引起的生物力学改变,可能是扁平胸青年易发生自发性气胸的一个主要原因。吸烟患者中,常合并胸膜下肺大疱,是发生气胸的原因之一。非吸烟者中,α-1 抗胰蛋白酶缺乏

者，常合并肺气肿，可能也是自发性气胸发生的原因之一。有报道认为，*flcn* 基因突变与原发性自发性气胸的发生有关。此外，一些细胞因子也参与了自发性气胸的发病过程。近期研究表明，原发性自发性气胸患者组织中低氧诱导因子 3a 和 *caspase-8* 表达上调，而 γ-干扰素、白介素 6 和白介素 8 表达下调，提示低氧、炎症和细胞凋亡可能在自发性气胸中起一定作用。

病理改变与小气道非特异性炎症有关。炎症引起纤维组织增生、瘢痕形成，致肺泡内气体集聚，一旦肺泡内压力超过肺间质压力，肺泡破裂，空气经脏层胸膜进入胸膜腔隙，即发生气胸。尽管原发性自发性气胸患者没有明显的肺部疾病，但其胸部 CT 上常有肺气肿样改变。有研究显示，超过 80% 胸部 CT 扫描患者有肺气肿样改变。因此，肺气肿可能是原发性自发性气胸的原因之一。

（二）继发性自发性气胸的流行病学、病因和发病机制

继发性自发性气胸（secondary spontaneous pneumothorax，SSP）的年发病率同原发性自发性气胸相近，男性约 6.3/10 万，女性约 2.0/10 万。继发性自发性气胸的主要病因：①气道疾病：包括慢性阻塞性肺部疾病（COPD）、囊性纤维化疾病、哮喘持续状态等；②感染性肺部疾病：包括肺结核、肺孢子虫病、坏死性肺炎（由于缺氧、革兰氏阴性菌或葡萄球菌感染引起）等；③间质性肺部疾病：包括结节病、特发性肺纤维变性、组织细胞增生病、淋巴管肌瘤病、结节性硬化症等；④结缔组织病（connective tissue diseases，CTD）：包括类风湿关节炎（rheumatoid arthritis，RA）、强直性脊柱炎（ankylosing spondylitis，AS）、皮肌炎（dermatomyositis，DM）、硬皮病（胶原沉着病）、马方综合征、EhlersDanlos 综合征等；⑤肿瘤性疾病：如肉瘤、肺癌；⑥子宫内膜异位症：与月经相关，可导致月经性气胸。

继发性气胸的高峰发病年龄迟于原发性气胸，一般为 60 ~ 65 岁，与慢性肺部疾病的发病高峰相平行。在慢性阻塞性肺疾病（chronic obstructive pulmonary disease，COPD）患者中，每年继发性自发性气胸的发病率约 26/10 万。慢性阻塞性肺疾病，肺部结构受到严重破坏，肺气肿进展为肺大疱并破裂，是导致继发性气胸的主要原因。一般认为，肺泡破裂的部位发生在肺泡基底部与血管鞘的共同边缘，肺泡和血管鞘之间的压力梯度升高使肺泡破裂。发生肺栓塞时，血栓栓子释放的 5-羟色胺、组胺、缓激肽等物质可引起支气管痉挛，气道阻力增高，肺泡内压增高，血管周围的压力降低，产生的压力梯度在其基底部破裂。支气管哮喘因气道痉挛，亦使肺泡过度膨胀，肺泡内压增高破裂而致气胸。感染性疾病，如金黄色葡萄球菌肺炎、放线菌病、奴卡菌病等，可导致肺组织的坏死和脓肿形成，病变累及或穿破胸膜可引起气胸。存在 HIV 感染的患者自发性气胸的发生率 2% ~ 6%，而这些患者 80% 合并肺孢子虫感染。

肺结核也是继发性气胸常见的原因。肺结核患者，胸膜下病灶或空洞破入胸腔，结核病灶纤维化或瘢痕化可导致肺气肿或肺大疱破裂。粟粒型肺结核引起自发性气胸的机制包括胸膜下粟粒样结节干酪样变、坏死引起胸膜破裂，或者急性粟粒型播散导致肺气肿样变。

月经性气胸多见于 30 ~ 40 岁的女性，常合并子宫内膜异位症。月经性气胸好发于右肺，通常在月经出现的 72 小时之内发病。子宫内膜异位于膈肌和 / 或胸膜、肺，在月经周期发生异位子宫内膜的自发性脱落，是月经性自发性气胸形成的主要原因。月经期不均

匀的宫缩，促使气体进入宫腔，并经输卵管进入腹腔，而此时附着并闭塞膈肌微孔的异位子宫内膜结节脱落，导致气体进入胸腔而发病。

此外，外伤和医源性的操作、治疗也可导致气胸。常见的医源性气胸多发生在肺或胸膜穿刺活检术后、经锁骨下静脉置管术后及呼吸机治疗后导致的气压伤。

三、自发性气胸的病理生理改变

肺大疱或肺气肿患者，在剧烈咳嗽、用力大便、运动和举重物时，肺大疱破裂，气体进入胸膜腔导致气胸的发生，也有部分患者在安静状态下发生气胸。其发生的另一可能机制是当肺泡压力超过肺间质的压力时，破裂肺泡的气体进入间质，反向沿气管血管束进入同侧肺门，最终导致纵隔气肿；如果破裂发生在肺门，气体通过纵隔壁层胸膜进入胸膜腔，导致气胸发生。大量气体逸入胸膜腔及纵隔腔，压迫肺组织、纵隔大血管和气管，亦可造成纵隔向健侧偏移，导致通气量减少，造成低氧血症和二氧化碳潴留，长期气胸可造成胸腔内感染，引起液气胸及脓气胸。

四、自发性气胸的诊断与治疗

（一）自发性气胸的分类

按气胸与外界空气的关系，可分为三型。

1. **闭合性（单纯性）气胸**　由于肺萎缩或浆液性渗出物使胸膜裂口封闭，不再有空气漏入胸膜腔，闭合性气胸的胸膜腔压力高于大气压，经抽气后，胸膜腔压力可降至负压。

2. **交通性（开放性）气胸**　胸膜裂口因粘连或受周围纤维组织固定而持续开放，气体随呼吸自由进出胸膜腔，胸膜腔内压在大气压上下波动，抽气后压力无改变。

3. **张力性（高压性）气胸**　胸膜裂口形成单向活瓣，吸气时裂口张开，空气进入胸膜腔，呼气时裂口关闭，气体不能排出，导致胸膜腔积气持续增加，胸膜腔内压迅速升高呈正压，抽气至负压后不能维持。这一类型的气胸如果不及时处理减压，可导致猝死。

（二）自发性气胸的临床表现

1. **症状**　轻者可无症状，经过休息和吸氧后胸腔内积气吸收，症状缓解。重者常起病急骤，突发患侧胸痛，呈针刺或刀割样，继而出现气促、呼吸困难、发绀，患者可出现心悸、烦躁、大汗淋漓、四肢厥冷、血压下降、意识障碍等休克症状，抢救不及时可危及生命。

2. **体征**　胸腔少量积气时在积气部位呼吸音减低，患侧胸廓饱满，呼吸运动减弱，肋间隙增宽，触觉语颤减弱，叩诊呈过清音，呼吸音减弱或消失。大量积气可有气管和纵隔向健侧移位，气体进入皮下，可产生皮下气肿，有皮下握雪感，听诊有捻发音。如气胸在左侧尚可表现为心脏浊音界不清或消失，心音减弱或消失。

3. **X线表现**　气胸的典型X线表现为外凸弧形的细线条形阴影，系肺组织与胸腔内气体的交界线，线内为压缩的肺组织，线外见不到肺纹理，透亮度明显增加。胸部检查见不同程度的肺萎陷和胸膜腔积气，个别患者伴有少量胸腔积液；开放性气胸者胸部检查见患侧胸腔大量积气，肺萎陷，纵隔移向健侧；张力性气胸者胸部检查见胸腔严重积气，肺完全萎陷、纵隔移位，个别患者有纵隔和皮下气肿。

（三）自发性气胸的诊断

1. **体形**　瘦长，扁平胸的青壮年男性，或既往有肺部疾病的患者，突发胸痛，进行性呼吸困难，胸片见肺内气胸线，气胸线外无肺纹理，透光度增加，即可考虑自发性气胸。

2. **CT 检查**　CT 检查对胸腔内少量气体的诊断较为敏感。反复发作的气胸、慢性气胸者应观察肺边缘是否有造成气胸的病变，如肺大疱、胸膜带状粘连、肺被牵拉、裂口不易闭合等。气胸基本表现为胸膜腔内出现极低密度的气体影，伴有肺组织不同程度的压缩萎缩改变。

3. **胸膜腔造影**　此方法可以观察胸膜表情况，易于明确气胸的病因。当肺压缩面积在 30%～40% 时行造影为宜，肺大疱表现为肺叶轮廓之内单个或多个囊状低密度影，胸膜裂口表现为冒泡喷雾现象，特别是当患者咳嗽时，由于肺内压增高，此征象更为明显，在局限性气胸和肺大疱的鉴别诊断中更具意义。

4. **胸腔镜检查**　可以较容易地发现气胸的病因，操作灵活，可达叶间裂、肺尖、肺门，几乎没有盲区。胸腔镜可以观察脏层胸膜有无裂口、胸膜下有无肺大疱及胸腔内有无粘连带。

（四）自发性气胸的鉴别诊断

自发性气胸根据胸部典型的 X 线特征性表现，结合患者症状、体征及诱因一般不难做出诊断。但有时要与以下疾病进行鉴别：

1. **巨型肺大疱**　巨型肺大疱起病缓慢，常无突发明显胸痛及气短；大疱腔内透光度增加，有时可见细小条纹状"肺小梁"阴影、血管等间质组织残留阴影，而气胸的腔内无纹理；有时巨型肺大疱周围有压缩性肺不张的致密阴影，而自发性气胸此征象不明显；自发性气胸出现患侧肋膈角的胸腔积液较肺大疱更常见。

2. **心内膜下心肌梗死**　发生左侧气胸时，心电图可显示 QRS 额面电轴右移，胸前导联 QRS 波振幅降低，T 波倒置，此时应注意心肌酶的变化及拍摄 X 线胸片，以防误诊为心内膜下心肌梗死。

3. **支气管哮喘**　支气管哮喘急性发作呈持续状态时，若经积极治疗而病情继续恶化，应考虑是否并发气胸，必要时立即摄胸片，以防止气胸漏诊。也有气胸患者呈哮喘样表现，两肺布满哮鸣音，经抽气减压后，哮鸣音即消失。国内有作者报道，肺结核并发气胸 50 例临床分析中有 10 例以哮喘为主要表现。

4. **巨大的肺脓肿**　一般起病较气胸缓慢，发生在肺内，无突发呼吸困难，可伴随发热、咳脓痰、白细胞升高等表现。

5. **膈疝**　胃、结肠及小肠在较少情况下可穿过膈肌形成疝，患者也可表现胸痛和呼吸困难等与气胸相类似的表现。通过钡餐检查可区别。

6. **急性呼吸窘迫综合征**　急性呼吸窘迫综合征接受机械通气的患者，其气胸可能以分成小腔的形式存在于胸膜下或心脏旁而难以发现，此时行胸部 CT 可帮助确诊。

7. **纵隔气肿**　纵隔气肿患者有明显呼吸困难，胸片在心脏或纵隔边缘可见"双边现象"，严重者面部、颈部皮下气肿，局部触诊有握雪感，心前区听诊可闻及蛋壳音。胸部 CT 见纵隔内积气是主要确诊依据。

（五）自发性气胸的治疗

治疗的目的有两个：①排除胸腔内的气体；②减少复发的可能。治疗原则包括卧床休息、吸氧、排气疗法、防止复发及预防并发症等。

1. **卧床休息**　闭合性气胸肺被压缩 25% 以下，患者常无症状，或轻微气短，不需抽气，卧床休息即可。尽量少说话，使肺活动减少，有利于气体吸收，单纯休息，每日可吸收胸腔内气体容积的 1.25%。

2. **高浓度氧疗**　气胸时，吸高浓度氧可使气胸患者的气体吸收率提高 4.2%。其机制是提高血氧分压，使氮分压下降，从而增加胸腔与血液间的氮氧分压差，促使胸腔内的氮气向血液传递（氮 - 氧交换）加快肺复张。

3. **排气疗法**　少量气体可采用注射器抽气，当肺被压缩面积较大时，可行胸腔闭式引流术排气治疗。

（1）胸膜腔穿刺术抽气：适用于闭合性气胸，其他气胸的现场抢救和诊断。方法：用气胸针在患侧锁骨中线第 2 肋间或腋下区第 4、第 5、第 6 肋间于皮肤消毒后直接刺入胸膜腔，随后连接于 50ml 或 100ml 注射器或人工气胸机辅助抽气并测压，直到患者呼吸困难缓解为止。每次抽气 800 ~ 1 000ml，或使胸膜腔内压为 2 ~ 4cmH$_2$O 为宜，隔日 1 次。有些患者抽气量已达 1 000ml，但无任何不适主诉，可继续谨慎抽气。当抽气达 4 000ml，且没有任何抵抗感，应考虑肺未扩张，此时应选择其他治疗方法。常见并发症有抽气不慎时可刺破肺泡或肺大疱而加重气胸。本法简便，无须特殊设备和仪器。

（2）胸腔闭式引流术：当肺压缩在 50% 以上，或胸腔穿刺抽气失败后，可采用本方法。

1）定位：通常在患侧锁骨中线第 2 肋间插入引流管，局限性气胸或胸膜粘连者，应在 X 线透视下定位后插管。选择质软、刺激性小、外径细、内径大的硅胶管作为引流管，用套管针插入胸膜腔，拔除针芯，插入硅胶管，或局部麻醉后切开皮肤，用血管钳分离软组织，将引流管插入胸膜腔。

2）引流类型：①水封瓶正压引流法：将引流瓶连接水封瓶正压连续排气装置，即水封瓶内的玻璃管一端置入水下面 1 ~ 2cm，患者呼气时胸膜腔内正压，只要高于体外大气压 1 ~ 2cmH$_2$O，就有气体排出。本法适用于各类型气胸，尤其是张力性气胸。本方法平均 4 天（3 ~ 6 天）可取得成功。②持续负压引流法：本法使肺组织复张所需的时间短，开放性气胸及肺气肿并发气胸者效果较好。压力以调节管插入水中的深度表示，初为 5cmH$_2$O，以后可用 8 ~ 12cmH$_2$O。过早、过大的负压，会使肺破口重新张开，或发生复张后肺水肿。待肺完全张开后，水封瓶内的液面波动消失，肺呼吸音恢复，可夹闭引流管 24 小时，拍摄呼气相胸片，证实气胸已经消失再拔管。治疗中，若引流管显示水封瓶液面波动突然消失，患者气促加重，并出现皮下气肿，提示导管阻塞，需重新换管。胸腔闭式引流的不良反应包括疼痛、皮下气肿和纵隔气肿、胸腔感染、置管位置不当、出血、低血压以及复张性肺水肿。

4. **纵隔及皮下气肿的治疗**　少数自发性气胸的患者，尤其是高压性气胸时，胸膜腔内的气体可穿破胸膜反折部进入纵隔而造成纵隔气肿，并可进一步发展成颈、胸部皮下气肿；憋气明显者，可在胸骨上凹处切开，直达上纵隔放出气体。破口较大时，需开胸手术修补。纵隔气肿消失后，皮下气肿一般也逐渐消退。

5. **胸膜粘连术** 继发性自发性气胸的复发率与原发性自发性气胸相近，为39%～47%。为减少复发，在肋间插管引流至肺复张时，可用硬化剂使胸膜粘连，硬化剂包括米帕林、滑石粉、自身血液、四环素、硝酸银等。滑石粉为使用最早、疗效肯定的传统治疗方法。目前以在胸腔镜直视下喷洒滑石粉效果最佳。常见的不良反应有胸痛和发热，胸痛较为剧烈，为滑石粉刺激胸膜所致，大多在2～4天消失。近年也有报道，使用高糖溶液胸腔内注射，取得了良好的效果。

6. **外科手术治疗** 内科保守治疗无效，心、肺功能尚好，有手术条件者，可行手术治疗。手术也可通过电视辅助胸腔镜进行，微创性手术技术不但能进行肺大疱修补，也能进行肺叶切除。术后应常规抗感染治疗。如有肺结核，应予抗结核治疗。手术适应证为：①复发性气胸特别是合并胸腔感染者，最好有效控制感染后进行；②张力性气胸闭式引流失败者；③长期漏气致肺不张者或胸膜增厚致肺膨胀不全者；④大量血气胸者；⑤双侧气胸或一侧气胸，且对侧有气胸史者；⑥气胸侧合并明显肺大疱者；⑦特殊性气胸如月经伴随气胸者等。

五、自发性气胸的预后

最近研究表明，年龄是原发性自发性气胸复发的独立危险因素，大多数在第一次气胸后3年内复发，而在40岁后复发危险性降低，因此对于年轻人在相当长的一段时间里存在复发风险，故在首次气胸后采取预防措施获益要比年龄大的患者多。预防复发的干预措施：当肺复张完全时，经胸管将胸膜粘连剂注入治疗后的复发率为8%～25%，它显著高于外科手术后的发生率。采用电视胸腔镜手术或开胸手术（腋下小切口）直视下切除胸膜下肺大疱，行机械的胸膜摩擦、胸膜电灼或注入高糖或滑石粉等治疗可将气胸的复发率降至3%左右。胸腔镜手术较开胸手术而言，术后复发率差异无统计学意义，但在住院时间长短以及围术期疼痛等方面有明显优势。手术相关的并发症方面，继发性气胸要明显高于原发性气胸。艾滋病患者出现气胸是HIV感染的终末期表现之一，预后不良。在发生气胸后的3个月到6个月之内，多数患者死于艾滋病相关并发症，因此气胸的治疗需考虑其潜在的预后。

第二节 咯血

一、概述

咯血（hemoptysis）是指喉部以下呼吸道出血，经口腔咯出的症状。咯血常需与上呼吸道出血及呕血相鉴别。少量咯血经休息等处理后常可自行停止，大部分咯血经药物止血可取得良好效果。如果一次咯血量在100～150ml，或者24小时咯血量在500ml以上，则称之为大咯血。大咯血使血容量急剧减少，可以造成失血性休克；营养不良、体质衰退、老年、咳嗽反射差的患者发生大咯血时易引起血液凝集于气管、支气管而发生窒息，是呼吸系统急症中最常见的死亡原因之一。

二、咯血的病因及发病机制

咯血的病因

大多数咯血是由呼吸系统疾病和心血管疾病引起的。

1. **肿瘤** 支气管肺癌、肺转移瘤、kaposi 肉瘤等。

2. **感染** 细菌性肺炎、肺结核、非结核分枝杆菌肺病、病毒感染和寄生虫病等。

3. **气道疾病** 支气管扩张、支气管炎、肺囊性纤维化等。

4. **全身出血性倾向性疾病** 常见的如白血病、血友病、再生障碍性贫血、肺出血型钩端螺旋体病、流行性出血热、肺型鼠疫、血小板减少性紫癜、弥散性血管内凝血等。

5. **系统性疾病** 肺肾综合征、韦格纳肉芽肿、微小多动脉炎、系统性红斑狼疮等。

6. **原发血管疾病** 肺动静脉畸形、肺栓塞、肺动脉高压、充血性心力衰竭、二尖瓣狭窄等。

7. **外伤** 胸部外伤、挫伤、肋骨骨折、枪弹伤、爆炸伤和医疗操作（如胸腔或肺穿刺、活检、支气管镜检查等。

8. **其他** 异物吸入、子宫内膜异位、淀粉样变、肺隔离症等。咯血是胸部疾病常见的并发症，常对生命构成威胁。在国内，引起咯血最常见的疾病是肺结核，大约 1/3 的肺结核患者一生中可能会出现咯血。

肺的血液供应 99% 来自肺动脉，主要进行气体交换，只有 1% 来源于支气管动脉。由于支气管动脉壁更薄、更脆弱，当动脉进入慢性炎症和肿瘤区域时，更易发生血管破裂，临床表现为咯血。90% 以上的咯血源于病变区高度扩张充血的支气管动脉，少数源于肺外体循环在肺内形成的侧支，如锁骨下动脉、腋动脉、肋间动脉和膈动脉等的损害。也有少数咯血来源于肺循环，或同时有两种或多种来源。不同病因及发病机制引起的咯血其临床表现也不相同。炎症或肿瘤破坏病灶处的毛细血管或支气管黏膜，使得毛细血管的通透性增加或黏膜下的血管破裂，这时咯血量一般较小；若病变侵蚀小血管造成血管破溃可出现中等量的咯血；若病变累及小动脉、小动静脉瘘或曲张的黏膜下静脉破裂，或存在严重而广泛的毛细血管炎症造成血管的破坏或通透性增加，常表现为大咯血。

三、咯血的诊断和鉴别诊断

（一）咯血的诊断

咯血的诊断并不难，对于咯血的病因诊断更为重要。咯血的病因诊断须行胸部 CT 检查，CT 扫描不仅能发现肺部疾病，还能确定出血部位。但咯血患者肺部往往有多个病变，要确定具体出血部位，可行纤维支气管镜检查。纤维支气管镜可以清除气管内积血，同时发现出血部位，但咯血的急性期并不主张常规纤维支气管镜检查，以免刺激患者剧烈咳嗽，造成更大量的出血。当咯血量大须外科手术止血但又不能完全确定出血部位时，才考虑进行纤维支气管镜检查。支气管动脉造影能准确确定出血部位血管。此外，病史采集、临床各项化验检查如血常规和血型、肝肾功能、病毒性肝炎的各项检查以及痰结核分枝杆菌、普通菌、痰肿瘤细胞的检查对判断患者病因和疾病程度也有帮助。

（二）咯血的鉴别诊断

咯血与上呼吸道出血、消化道出血，三者血液均从口腔流出，临床表现类似，常常难以分清，但三者的治疗方法有所不同，故在开始治疗前应迅速明确出血部位，以免延误治疗时机。咯血与上呼吸道出血鉴别时须先检查口腔与鼻咽部，观察局部有出血灶，鼻出血多自鼻孔流出，常在鼻中隔下方发现出血灶；鼻腔后部出血，尤其是出血量较多，易于咯血混淆。此时由于血液经后鼻孔沿软腭与咽后壁下流，使患者咽部有异物感，用鼻咽镜检查可确诊。此外，咯血常常还需要与呕血进行鉴别，其鉴别要点详见"表2-2-1咯血与呕血的区别"相关内容。

四、咯血的治疗

咯血最严重的的并发症是血块阻塞气道造成窒息和大量出血引起出血性休克。一旦咯血，患者应立即转运到能够行气管镜检查、胸部螺旋CT检查、血管造影、介入治疗、具有ICU病房和外科经验的医疗中心进行救治。大量咯血的患者应尽快行胸部螺旋CT检查以确定出血原因和部位。

（一）咯血的生命体征监测和紧急治疗

大咯血患者应进行严密的生命体征监测，给予吸氧，监测血压、呼吸频率、心率、血氧饱和度，观察有无意识障碍、有无呼吸急促和呼吸困难。紧急治疗的目的是保持生命体征平稳和气道通畅，如果大量咯血，引起血压下降，应即刻进行配血、输液、保持血压稳定，必要时输注红细胞。一旦患者出现意识障碍、血氧饱和度下降、二氧化碳潴留，应果断行气管插管和呼吸机支持治疗。插管时应选择粗一些的气管插管，以便清除大气道内积血。机械通气后，可适当应用镇痛、镇静及肌松药物控制血压，减轻患者与呼吸机的对抗，缓解烦躁不安，使患者保持安静状态。

（二）咯血的内科保守治疗

1. 一般内科治疗 咯血患者应绝对卧床，如果能确定患者出血部位，应保持患侧卧位，以免血液溢入健侧。如果患者过度烦躁、精神紧张，可应用小剂量镇静剂，但老年患者应用镇静剂易引发意识障碍、呼吸抑制、降低血压，因而对于老年咯血患者应慎用镇静剂。

2. 药物治疗 药物治疗是咯血治疗最常用的方法。

（1）止血药物：常用的止血药物如下：

1）维生素K：为肝脏合成凝血酶原（因子Ⅱ）的必须物质，还参与因子Ⅶ、Ⅸ、Ⅹ的合成而起到止血作用。用法：肌内注射每次2~4mg，每日4~8mg；或口服每次2~4mg，每日6~20mg。

2）酚磺乙胺：能使血小板数量增加，并增强血小板的凝集和黏附力，促进凝血活性物质的释放，缩短凝血时间，加速血块收缩，还可增强毛细血管抵抗力，降低毛细血管通透性，减少血液渗出，从而产生止血作用。用法：口服，每日0.5~1g，一日3次；肌内注射或静脉注射，酚磺乙胺也可与5%葡萄糖溶液或生理盐水混合静脉滴注，每次0.25~0.75g，一日2~3次，必要时可根据病情增加剂量。

3）6-氨基乙酸（6-aminocaproic acid，EACA）：能抑制纤维蛋白溶解酶的形成，抑制纤维蛋白溶解，达到止血作用。高浓度时，对于纤维蛋白溶酶活性增高所致的出血有良好疗效。用法：4～6g加入5%葡萄糖液250ml静脉滴注，每日1～2次。

4）止血芳酸（氨甲苯酸，p-aminomethyl beozoic acid，PAMBA）：有很强的抗纤维蛋白溶解作用，其作用与6-氨基乙酸相同。0.1～0.3g加入5%葡萄糖液或0.9%氯化钠注射液10～20ml稀释后缓慢注射，一日最大用量0.6g。

5）血凝酶（蛇凝血素酶，巴曲酶）：具有类凝血酶样作用及类凝血激酶样作用。其凝血酶样作用能促进出血部位（血管破损部位）的血小板聚集，能促进纤维蛋白原降解生成纤维蛋白，促进在出血部位的血栓形成和止血。其类凝血激酶样作用可加速凝血酶的生成，促进凝血过程。急性出血时，可静脉注射，一次2KU，5～10分钟起效，一日总量不超过8KU，一般用药不超过3天。

6）卡巴克络（卡络磺钠）：能降低毛细血管通透性，促进受损毛细血管端回缩血管而止血，增加毛细血管对损伤的抵抗力，常用于毛细血管通透性增加而产生的多种出血。用法：肌内注射，每次20mg，一日2次；静脉滴注，每次60～80mg。

7）云南白药：对肺结核小量咯血有一定作用，0.2～0.3g，口服，一次不宜超过0.5g，每隔4小时服一次，孕妇忌服。

（2）缩血管药物：垂体后叶素内含催产素及加压素，后者能直接收缩小动脉及毛细血管，尤其对内脏血管，可降低肺循环压力，有利于血管破裂处血栓形成而止血。一般以6～12u垂体后叶素，加25%葡萄糖液20～40ml，静脉注射。因半衰期短需持续滴注维持止血效果，2～6小时后可重复静脉注射，或继以12u加入葡萄糖液250～500ml中静脉滴注。由于垂体后叶素收缩冠状动脉、子宫及肠管平滑肌，因此对高血压、冠心病、心力衰竭、动脉硬化、肺心病、肠结核及孕妇均禁用，注射过快可有恶心、面色苍白、心悸出汗、腹痛等不良反应。

（3）扩血管药物

1）酚妥拉明：为α-受体阻滞剂，通过直接扩张血管，使肺血管阻力降低，而达到减轻出血的目的。

2）硝酸甘油：松弛血管平滑肌，扩张外周静脉，使回心血量减少，肺循环血量减少而达到止血目的。有报道硝酸甘油和垂体后叶素联合应用总有效率93.3%。可用5～10mg加入5%～10%葡萄糖液250～500ml中静脉滴注，滴速20～30滴/min，每日1次，连用3天。

3）M受体阻滞剂：阻滞神经节后末梢释放乙酰胆碱，解除平滑肌痉挛，使腹腔脏器贮血量增加，并使四肢血管偏于扩张，从而使瘀积在肺部的血液流至四肢及其他部位，因此降低肺血管压力达到止血目的。阿托品1mg或山莨菪碱（654-2）10mg肌内注射或皮下注射，6～8小时一次。

4）普鲁卡因：能抑制血管运动神经中枢，兴奋迷走神经，扩张外周血管，减少肺循环血量和降低肺循环的压力而达到止血效果。普鲁卡因（皮试阴性）160mg加入10%葡萄糖250ml中以20～40滴/min静脉滴注维持。

（4）糖皮质激素治疗：肾上腺糖皮质激素能抑制炎症反应、稳定细胞膜、降低体内肝素水平。如经上述治疗效果不佳时，可选泼尼松30mg/d，或静脉注射氢化可的松100～300mg/d，见效后减量，使用时间不宜超过2周。

（三）支气管动脉栓塞治疗

咯血大部分来自体循环，主要是支气管动脉。对咯血的部位进行支气管动脉造影（bronchial arteriography，BAG）和支气管动脉栓塞（bronchial artery embolization，BAE），已在国内外广泛应用。栓塞支气管动脉，已成为临床采用的控制咯血的有效方法。支气管动脉栓塞对大咯血的止血成功率已提高至91.4%，显著降低大咯血患者的死亡率。支气管动脉栓塞的适应证很广，几乎可用于一切内科控制困难的大咯血患者。除对造影剂过敏和在造影中见到脊髓动脉显像，要慎重对待，选择非离子型造影剂，几乎没有其他绝对禁忌证。支气管动脉栓塞优点突出，并发症少，可急诊施行，安全可靠。特别是对内科止血无效而又不能施行外科手术的患者来说，常常是唯一可行的止血措施。对胸片、CT、纤维支气管镜检查均为阳性或没有发现出血来源的隐源性咯血的患者，由于支气管动脉造影后可立即行支气管动脉栓塞，集诊断和治疗一次完成，对这部分患者尤为适用。

BAE 治疗的适应证、禁忌证及术前准备：

1. **适应证** ①急性大咯血，危及生命而不具备手术条件或拒绝手术者；②反复大咯血，内科治疗无效者；③手术治疗后复发者。

2. **禁忌证** ①插管禁忌或造影剂过敏者；②严重心功能、肺功能、肝功能、肾功能不全者。

3. **术前准备** 所有患者术前均行血常规、血型、交叉配血试验、生化、凝血功能、心电图、胸部 CT 等检查。

（四）大咯血的外科治疗

外科手术一般仅在支气管动脉栓塞治疗不能进行或可能无效时才考虑。对于呼吸功能储备不足、两肺广泛弥漫性病变、凝血功能障碍、全身情况差不能耐受手术者，不适合外科手术治疗。尽管手术是唯一永久治疗咯血的方法，但外科手术的术后并发症和死亡率仍较高。因此，多学科综合治疗才是大咯血治疗的发展方向。

（张　静）

参考文献

[1]　叶任高,陆再英.内科学 [M].北京：人民卫生出版社,2006.

[2]　陈文彬,潘祥林.诊断学 [M].北京：人民卫生出版社,2006.

[3]　陈新谦,金有豫,汤光.新编药物学 [M].北京：人民卫生出版社,2004.

[4]　韩瑞超,周敏,郭雪君.自发性气胸的病因学研究进展 [J].国际呼吸杂志,2012,32 (14):1109-1111.

[5]　冯伟荣,白晓鸣.自发性气胸的研究进展 [J].实用医技杂志,2016,23(1):48-51.

[6]　曹瑛.肺结核患者并发自发性气胸98 例分析 [J].中国防痨杂志,2008,30(5):467-468.

[7]　肖佐才,杨利华.月经性自发性气胸八例 [J].中华结核和呼吸杂志,2014,27(8):574-575.

[8]　周辛姝.肺结核咯血的发病机制及治疗 [J].中国医药指南,2012,10(10):463-464.

[9]　杨鲸蓉,曾志勇,吴波.咯血的诊断与治疗进展 [J].临床肺科杂志,2016,21(6):1117-1120.

[10] 金周德,王贺.硝普钠与垂体后叶素联合治疗肺结核顽固性咯血疗效观察 [J].中国防痨杂志,2006,28(1):42.

[11] 冯经华,文星,尹凤鸣,等.支气管动脉栓塞治疗肺结核患者支气管动脉大咯血26例分析[J].中国防痨杂志,2013,35(12):1031-1033.

[12] 程钢.咯血的介入治疗[J].中国防痨杂志,2003(25):30-31.

[13] 刘海日,田为中,张大忠,等.肺结核大咯血选择性动脉造影和栓塞治疗[J].中华结核和呼吸杂志,2013,36(2):134-136.

[14] 韦永忠,韦鸣,廖勇,等.40例肺结核大咯血急诊外科治疗[J].中国防痨杂志,2011,33(6):389-391.

[15] ELSAYED H, KENT W, SHANE M C,et al.Treatment of pneumothoraces at a tertiary centre:are we following the current guidelines? [J] Interactive CardioVascular and Thoracic Surgery,2011(12):430-434.

[16] TSUBOSHIMA K, WAKAHARA T, MATOBA Y,et al.Injection of High Concentration Glucose Solution for Pleural Coating Reduces Postoperative Recurrence of Spontaneous Pneumothorax;A Short-term Retrospective Study[J].Kyobu Geka,2017,70(12):980-984.

[17] JOSHI V, KIRMANI B, ZACHARIAS J. Thoracotomy versus VATS:is there an optimal approach to treating pneumothorax? [J] Ann R Coll Surg Engl,2013,95(1):61-64.

[18] ITTRICH H, BOCKHORN M, KLOSE H, et al. The Diagnosis and Treatment of Hemoptysis[J]. Dtsch Arztebl Int, 2017(114):371-381.

[19] ANANYA P, SEITH BHALLA A, GOYAL A.Bronchial artery embolization in hemoptysis:a systematic review[J].Diagn Interv Radiol, 2017(23):307-317.

[20] HAKAN K, SERDAR E, TEZEL C, et al.Pulmonary Resection in the Treatment of Life-Threatening Hemoptysis[J]. Ann Thorac Cardiovasc Surg, 2015(21):125-131.

[21] ISMALL T, ANSHA M F, HOW S H, et,al.A survey on the Initial Management of Spontaneous Pneumothorax[J].Med J Malaysia,2010,65(3):180-184.

第三节 呼吸衰竭

一、概述

(一)概念

呼吸衰竭(respiratory failure,RF)是指各种原因引起的严重肺脏通气和/或换气功能障碍,以致静息状态下不能进行有效的气体交换,导致缺氧伴(或不伴)二氧化碳潴留,从而引起一系列病理生理改变和代谢紊乱的临床综合征。

(二)分类

1. 根据起病的缓急

(1)急性呼吸衰竭:指呼吸功能正常者因多种突发因素在数小时或数天内发展的呼吸衰竭。如因脑炎、颅脑外伤、电击、药物麻醉或中毒等直接或间接抑制呼吸中枢;或因神经-肌肉疾患,如脊髓灰质炎、急性多发性神经根炎、重症肌无力等引起通气不足,乃致呼吸停止;或因急性物理刺激性气体吸入、严重创伤、休克、严重感染等引起肺组织损伤,发生渗透性肺水肿所致的急性肺损伤(acute lung injury,ALI)和急性呼吸窘迫综合征(acute respiratory distress syndrome,ARDS)。

（2）慢性呼吸衰竭：指在原有肺部疾病的基础上，呼吸功能损害逐渐加重而发展为呼吸衰竭。

2. 按原发病的部位

（1）外周性呼吸衰竭：因呼吸器官病变所致的呼吸衰竭。

（2）中枢性呼吸衰竭：因中枢神经系统、神经 - 肌肉病变所致的呼吸衰竭。

3. 按主要发病机制

（1）通气性呼吸衰竭：因肺通气功能障碍所致的呼吸衰竭，又称为泵衰竭。

（2）换气性呼吸衰竭：因肺气体交换功能障碍所致的呼吸衰竭，又称为肺衰竭。

（三）病因和发病机制

1. 急性肺损伤与急性呼吸窘迫综合征　ALI 和 ARDS 是指心源性以外的、各种肺内外致病因素所导致的急性、进行性缺氧性呼吸衰竭。

（1）病因：ALI 与 ARDS 的病因较多，包括休克、创伤、严重感染与脓毒血症、误吸、吸入有害气体、药物、代谢性疾病、血液系统疾病、妇产科疾病等。就结核病而言，严重的血行播散性肺结核可导致 ARDS。

（2）发病机制：ALI 与 ARDS 的发病机制错综复杂，未完全阐明。目前倾向认为 ALI 和 ARDS 的发病机制与炎症反应的失衡加重了肺泡上皮或内皮的损伤从而导致富含蛋白质的水肿液进入肺泡有关。在 ALI 期间，肺毛细血管内皮细胞与肺泡上皮细胞屏障的通透性增高，肺泡与肺间质内积聚大量的水肿液，其中富含蛋白和以中性粒细胞为主的多种炎症细胞。中性粒细胞黏附在受损的血管内皮细胞表面，进一步向肺间质和肺泡腔移行，释放大量促炎介质，参与中性粒细胞介导的肺损伤。同时，肺泡上皮细胞和成纤维细胞也产生多种细胞因子，加剧炎症反应过程。此外，凝血与纤溶紊乱也参与了 ARDS 的发病。

（3）病理：ALI 和 ARDS 在组织学上的特点是严重急性炎症反应、肺泡上皮细胞大量凋亡、肺泡 - 毛细血管通透性增加，Ⅱ型上皮细胞大量增生和随后的纤维化形成。ALI 的细胞病理学包括肺泡 - 毛细血管膜完整性破坏、过多中性粒细胞迁移、促进炎性细胞因子的产生和分泌。

2. 慢性呼吸衰竭　呼吸的全过程包括：①外呼吸：指外界环境与血液在肺部实现的气体交换；②气体在血液中的运输；③内呼吸：指血液或组织液与组织之间的气体交换。呼吸衰竭所涉及的机制是外呼吸，包括肺通气功能和肺换气功能。

（1）肺通气功能障碍：肺通气是指肺泡与外界所进行的气体交换，通过此交换，氧从外界进入到肺泡，而肺泡内的二氧化碳则被排出到空气中。维持正常肺通气功能需要呼吸中枢、呼吸肌、气道、肺脏功能正常并协同作用，任一环节病变，可导致肺泡通气减少，引起缺氧和 / 或二氧化碳潴留。肺通气功能障碍常分为限制型通气功能障碍和阻塞性通气功能障碍，前者系肺扩张受限所致，后者系气道阻力增高所致。若二者并存则称为混合型通气功能障碍。

1）阻塞性通气功能障碍：各种原因导致的气道内径变窄使气道阻力增高，从而导致肺泡通气不足，出现缺氧和二氧化碳潴留，包括：①气管、支气管黏膜充血、水肿、增生；②支气管平滑肌痉挛；③气管、支气管的管腔内分泌物增多；④气管、支气管的管腔内异物、新生物阻塞；⑤肺泡弹性降低使其对气道壁的牵引力减弱等。常见病因为：重症支气管哮喘、慢性阻塞性肺疾病急性发作、严重的气管支气管结核、肺结核合并重症下呼吸道感染等。

2）限制型通气功能障碍：各种原因所致的肺泡扩张受限均可引起肺泡通气减少，导致缺氧。主要涉及呼吸中枢、呼吸肌、胸廓和肺实质，前三者异常统称为呼吸泵衰竭。常见病因为：①中枢神经系统感染（如结核性脑膜炎）、肿瘤、出血、积液、脑疝等可抑制呼吸中枢；②呼吸肌疲劳、重症肌无力可致呼吸肌无力；③胸部外伤、气胸、胸腔积液等可致肺扩张受限。而肺实质病变常见为肺间质纤维化、尘肺病、重症继发性肺结核、血行播散性肺结核等。

3）混合型通气功能障碍：各种原因导致限制型和阻塞性通气功能障碍并存，引起肺泡通气不足，从而导致缺氧和二氧化碳潴留。如肺气肿、继发性肺结核毁损肺等。

（2）肺换气功能障碍：肺换气是指肺泡与肺毛细血管间所进行的气体交换，通过此交换，氧从肺泡进入到肺毛细血管，而二氧化碳则从肺毛细血管被排出到肺泡。肺换气功能正常与否取决于通气/血流比率和弥散功能。

1）通气/血流比率失调：通气/血流比率是指肺泡通气量与肺血流量的比值，正常约为 0.8。各种原因所致肺泡无效腔增加或肺内分流增加，均导致通气/血流比率失调，引起缺氧和/或二氧化碳潴留。当各种原因使肺通气量较肺血流量减少时，流经通气不良的肺毛细血管中的静脉血未经充分氧合，形成静-动脉血掺杂或分流，导致通气/血流比率降低。常见于各种原因所致气道阻塞，如慢性阻塞性肺疾病急性发作、严重的气管支气管结核等。当各种原因使肺血流量较肺通气量减少时，进入肺泡的气体不能与肺泡毛细血管内血液接触，从而得不到充分的气体交换，形成无效腔通气或无效腔通气，导致通气/血流比率增高。常见于肺气肿、肺血栓栓塞症等。

2）弥散功能障碍：弥散是指肺泡内的气体通过肺泡膜进入肺毛细血管的过程，主要受弥散面积、弥散距离、肺泡毛细血管床容积和气体与血红蛋白结合等因素的影响，任一因素异常均可引起弥散功能障碍，导致缺氧。常见病因为重症肺部感染、继发性肺结核毁损肺、肺切除术后等使弥散面积减少，各种原因所致肺水肿、间质性肺疾病、血行播散性肺结核等使弥散距离延长。

（四）结核病患者发生呼吸衰竭的病因和机制

据 2000 年第四次全国结核病流行病学调查，呼吸衰竭是肺结核患者的首位死因。有文献报道呼吸衰竭也是肺结核患者住院治疗的原因之一，约占住院患者的 1.5%。

1. 肺结核

（1）血行播散性肺结核：因弥漫性的肺泡渗出、结核结节形成、肺泡间隔增宽等病变导致弥散功能障碍、通气血流比例失调，出现低氧血症。常表现为急性呼吸衰竭，甚至出现 ALI/ARDS。

（2）继发性肺结核：因肺脏存在大面积渗出、实变、空洞、纤维化、支气管扩张、肺毁损等病变导致肺泡通气不足、弥散功能障碍、通气血流比例失调，出现低氧血症和/或二氧化碳潴留。合并下呼吸道感染时，肺部渗出病变增多，实变范围增大，痰液增多，均可加重低氧血症和/或二氧化碳潴留。

（3）气管、支气管结核：因气管、左或右主气管出现严重的充血、水肿、溃疡、肉芽增生、瘢痕狭窄和管壁软化等引起肺泡通气不足、通气血流比例失调，导致低氧血症和/或二氧化碳潴留。

2. 结核性脑膜炎　若病变发生在脑干或脑水肿导致脑疝均可引起中枢性呼吸功能障碍，出现低氧血症和 / 或二氧化碳潴留。

（五）呼吸衰竭的病理生理机制

缺氧和二氧化碳潴留对机体的影响取决于缺氧程度、发生速率、持续时间等。心、肺、脑、肾等重要脏器对缺氧较为敏感，严重缺氧是诱发多脏器功能衰竭的重要原因。

1. 缺氧对机体的影响

（1）呼吸系统：轻度缺氧可通过刺激颈动脉体、主动脉弓化学感受器反射性增强呼吸运动，使肺通气量增加。但长时间的呼吸运动增强可使呼吸肌的氧耗量增加，导致呼吸肌疲劳，反而可能加重呼吸衰竭。严重低氧血症时，则抑制呼吸中枢，使通气量降低。

（2）心血管系统：轻度缺氧可兴奋心血管运动中枢，使心率增快、心肌收缩力增强、血压升高、肺动脉压升高。但严重缺氧则抑制心血管运动中枢，且使心肌能量产生障碍，导致心肌收缩无力、心输出量减少、心律失常等。此外，缺氧可引起广泛的肺小动脉收缩，肺循环阻力增加，肺动脉高压。后者导致右心室肥大和扩张、负荷加重，引起慢性肺源性心脏病。

（3）中枢神经系统：缺氧可使脑血管扩张、脑血流量增加，引起脑间质水肿；缺氧还使脑细胞氧化障碍，能量生成减少，再加之乳酸生成增多，细胞内 pH 值降低，引起脑细胞水肿，均可导致颅内压增高，出现智力减退、烦躁、谵妄乃至昏迷。

（4）血液系统：慢性缺氧刺激骨髓造血功能增强，导致红细胞和血红蛋白增高，虽可增加血液携氧能力，但也可使血液黏稠度增高。此外，缺氧损害血管内皮细胞、释放血小板因子、促进凝血活酶形成，易导致凝血和血栓形成，重者诱发弥散性血管内凝血。

（5）其他系统：缺氧反射性引起肾血管收缩、肾血流量减少，导致肾功能障碍。严重缺氧可使胃壁血管收缩，降低胃黏膜的屏障作用，再加之二氧化碳潴留，使胃酸分泌增多，出现胃黏膜糜烂、坏死、出血与溃疡形成。缺氧时无氧代谢增强，乳酸堆积，导致代谢性酸中毒。缺氧亦可引起肝血管收缩，导致肝小叶中心区细胞变形坏死，肝功能受损。

2. 二氧化碳潴留对机体的影响

（1）呼吸系统：低浓度二氧化碳可通过化学感受器刺激呼吸中枢，使患者的通气量增加，但高浓度的二氧化碳则抑制呼吸中枢，使患者的通气量降低。

（2）心血管系统：低浓度的二氧化碳可刺激交感神经引起内脏血管收缩，导致血压增高、心率增快；但高浓度的二氧化碳则引起广泛的血管扩张，造成球结膜水肿、低血压等。

（3）中枢神经系统：二氧化碳潴留可使脑血管扩张、脑血流量增加，引起脑水肿、颅内压增高，导致神志淡漠、嗜睡、烦躁、谵妄乃至昏迷、惊厥。

（4）其他系统：严重二氧化碳潴留反射性引起肾血管收缩、肾血流量减少，导致肾功能障碍。严重二氧化碳潴留不仅导致呼吸性酸中毒，而且引起细胞内外的离子转移，导致高钾血症和低氯血症。

二、呼吸衰竭的诊断

（一）急性肺损伤与急性呼吸窘迫综合征

1. 高危因素

（1）直接肺损伤因素：严重肺部感染、胃内容物吸入、肺挫伤、吸入有毒气体、淹溺、氧中毒等。结核病较常见的高危因素为血行播散性肺结核。

（2）间接肺损伤因素：严重感染、严重的非胸部创伤、重症急性胰腺炎、大量输血、体外循环、弥散性血管内凝血等。

2. 临床表现

（1）症状与体征：除有原发病的相关症状与体征以外，患者可出现呼吸频率增快和呼吸窘迫，咳嗽伴血水样痰。烦躁、神志恍惚或淡漠。部分患者因并发肺部感染而出现寒战和发热。查体可见发绀，吸气时肋间、锁骨上窝凹陷，呼吸频率常超过 28 次 /min，中晚期肺部可闻及干湿啰音，心率常超过 100 次 /min。

（2）实验室检查和辅助检查

1）影像学检查：早期无异常或肺纹理呈网状增多，重者可见小片状模糊阴影。中期以肺实变影为特征，呈区域性，以中下肺野和外带为主。晚期双肺野呈密度均匀增加、磨玻璃样影，支气管充气相明显，呈"白肺"样改变。

2）动脉血气分析：ARDS 早期为动脉血氧分压（partial pressure of arterial oxygen，PaO_2）降低，表现为 I 型呼吸衰竭。后期可伴动脉血二氧化碳分压（partial pressure of arterial carbon dioxide，$PaCO_2$）升高和 pH 降低，表现为 II 型呼吸衰竭和呼吸性酸中毒。

3. 诊断　根据中华医学会重症医学分会制定的《急性肺损伤 / 急性呼吸窘迫综合征诊断和治疗指南（2006）》，ALI 或 ARDS 的诊断依据为：①有发病的高危因素；②急性起病，呼吸频数加快和 / 或呼吸窘迫；③低氧血症：ALI 时氧合指数 [为 PaO_2 与吸入气氧浓度（Fraction of inspiratory oxygen，FiO_2） 之 比，PaO_2/FiO_2）] ≤ 300，ARDS 时 PaO_2/FiO_2 ≤ 200；④胸部影像学显示双肺均有斑片状阴影；⑤肺动脉嵌顿压 ≤ 18mmHg，或无左心房压力增高的临床证据。符合以上 5 项可诊断为 ALI 或 ARDS。

（二）慢性呼吸衰竭

1. 临床表现

（1）原发病的表现：主要是呼吸系统疾病和相关中枢神经系统及神经肌肉疾病的临床表现。如：肺结核患者常出现发热、咳嗽、咳痰、喘息等症状，查体可见肺气肿体征，可闻及干、湿啰音等。

（2）呼吸困难：轻者仅呼吸费力，呼气延长；重者呼吸窘迫，呈浅快呼吸、端坐呼吸；呼吸中枢受累表现为呼吸节律的异常，如潮氏呼吸、间停呼吸等。

（3）紫绀：当患者 PaO_2 < 50mmHg、血氧饱和度（saturation of arterial blood oxygen，SaO_2） < 80% 时，可见唇、指发绀。

（4）神经精神症状：缺氧可导致患者出现判断力减退、轻度共济失调、焦虑不安、失眠、眩晕等，高碳酸血症可导致患者出现头痛、嗜睡、昏迷、肌肉震颤和颅内压升高等。严重时患者可发生肺性脑病，表现为神志淡漠，肌肉震颤、抽搐，甚至嗜睡、昏睡、昏迷。

（5）循环系统症状：呼吸衰竭早期，患者可出现心动过速、各种心律失常、血压升高；严重时血压可下降，甚至休克。伴发肺动脉高压和肺心病时，患者可出现颈静脉怒张、肝大及下肢水肿等体循环淤血的体征。

（6）消化和泌尿系统症状：严重的呼吸衰竭可引起肝、肾功能障碍，如丙氨酸氨基转移酶升高、消化道出血、溃疡，蛋白尿、血尿素氮和肌酐增高，甚至导致尿毒症等。

（7）酸碱平衡失调和电解质紊乱：呼吸衰竭患者常因肺泡通气不足导致二氧化碳潴留，引起呼吸性酸中毒。在此基础上，如因缺氧导致三羧循环障碍，使乳酸产生过多，引起呼吸性酸中毒合并代谢性酸中毒；如因摄入不足或应用利尿剂引起低钾、低氯，可导致呼吸性酸中毒合并代谢性碱中毒。

2. 诊断　根据病因、病史、诱因、临床表现和血气分析即可做出诊断。其中，动脉血气分析对明确诊断、分型、指导治疗、判断预后具有重要意义。其诊断标准为：在海平面静息呼吸空气时，$PaO_2 < 60mmHg$，$PaCO_2$ 正常或降低为 Ⅰ 型呼吸衰竭；$PaO_2 < 60mmHg$，$PaCO_2 > 50mmHg$ 为 Ⅱ 型呼吸衰竭。在吸氧条件下，氧合指数（PaO_2/F_iO_2）$< 300mmHg$，提示呼吸衰竭。

3. 诊断中应注意的问题　根据患者的病史、临床表现和血气分析结果，呼吸衰竭的诊断并不困难，也无须做相关的鉴别诊断。需要注意的是因部分患者呼吸困难较为严重，在采集动脉血标本时无法中断吸氧，导致血气分析时其 $PaO_2 > 60mmHg$，为诊断带来困难。因此，采集动脉血标本时，必须记录患者的吸氧情况，并据此计算 PaO_2/F_iO_2，$< 300mmHg$ 提示呼吸衰竭。此外，还需注意的是部分患者可能因摄入不足或应用利尿剂等引起低钾、低氯，出现代谢性碱中毒，导致 $PaCO_2$ 代偿性增高。因此，需排除代偿性因素之后，才能根据 $PaCO_2 > 50mmHg$ 诊断 Ⅱ 型呼吸衰竭。

三、呼吸衰竭的治疗

（一）慢性呼吸衰竭的治疗

慢性呼吸衰竭的基本治疗原则是治疗原发或基础疾病，去除诱发因素，采取积极有效的措施，缓解缺氧与二氧化碳潴留，防止并发症。Ⅰ型呼吸衰竭旨在纠正缺氧，Ⅱ型呼吸衰竭还需提高肺泡通气量。

1. 病因或原发疾病治疗　如前所述，呼吸衰竭可由多种病因引起，针对不同病因采取适当的治疗十分重要，也是呼吸衰竭治疗的根本。对于结核病患者而言，根据其临床情况和药物敏感实验结果，制定并实施合理的化疗方案（详见第四章第二节），控制继发感染，积极处理合并症如上气道阻塞、严重气胸、大量胸腔积液等，呼吸衰竭就有可能缓解。

2. 保持气道通畅　无论何种原因引起的呼吸衰竭，保持气道通畅是最基本、最重要的措施。气道不畅使呼吸阻力增大，呼吸功消耗增多，加重呼吸肌疲劳；也使炎性分泌物排出困难从而加重感染；同时也可导致肺不张，使气体交换面积减少。气道如完全阻塞，可发生窒息，患者在短时间内死亡。

（1）解除气道阻塞：清除或吸出口腔、鼻腔、咽喉部的分泌物和胃反流物。可采用翻身、拍背、坐起咳嗽等措施，对无力咳嗽导致痰液潴留的患者应间断进行经鼻导管吸痰或应用气管镜吸出分泌物。

（2）稀释痰液：应用具有稀释痰液作用的祛痰药，如盐酸氨溴索、N-乙酰半胱氨酸、桉柠蒎肠溶软胶囊等，以利于痰液的排出。

（3）应用支气管扩张剂：部分呼吸衰竭患者存在支气管痉挛，应用支气管扩张剂可缓解或部分缓解支气管痉挛，从而保持呼吸道通畅。常用药物为：①短效 β_2 受体激动剂（如沙丁胺醇、特布他林定量气雾剂）和 / 或抗胆碱药（溴化异丙托品定量气雾剂）吸入、β_2 受体激动剂（如沙丁胺醇）雾化吸入等。特别是当患者出现支气管痉挛（如支气管哮喘急性发作）时，这类药物可在数分钟内起效。但要注意药物的不良反应和应用禁忌，如短效抗胆碱能药物对妊娠早期妇女、青光眼或前列腺肥大者应慎用。②茶碱类药物静脉注射或口服（如氨茶碱、二羟丙茶碱等）。茶碱除了具有舒张支气管平滑肌的作用，还具有强心、利尿、扩张冠状动脉、兴奋呼吸中枢和呼吸肌等作用。由于茶碱的"治疗窗"窄以及茶碱代谢存在较大的个体差异，可引起心律失常、血压下降，甚至死亡，有条件的情况下应监测其血药浓度，及时调整浓度和滴速。茶碱有效、安全的血药浓度范围应在 $6 \sim 15mg/L$。影响茶碱代谢的因素较多，如发热、妊娠、肝脏疾患、充血性心力衰竭及合用甲氰咪胍、氟喹诺酮类、大环内酯类等药物均可影响茶碱代谢而使其排泄减慢，应酌情调整剂量。茶碱与 β 受体激动剂联合应用时易出现心率增快和心律失常，应慎用并适当降低剂量。多索茶碱的作用与氨茶碱相同，但不良反应较轻。③必要时给予糖皮质激素静脉注射（如甲泼尼龙等）或吸入（如布地奈德等），但因糖皮质激素可加重肺内的结核病变，应严格选择适应证。

（4）呼吸道的湿化和雾化：采用湿化或雾化装置将药物分散成微小的雾滴或雾粒进入呼吸道和肺内，达到洁净、湿化气道和局部治疗的目的。常用药物包括盐酸氨溴索、沙丁胺醇、糖皮质激素等。但对于肺结核合并呼吸衰竭的患者而言，糖皮质激素的吸入应严格掌握适应证。

3. 氧气治疗 氧气治疗是应用氧气纠正缺氧的治疗方法，简称氧疗。目的在于提高肺泡气氧分压（partial pressure of alveolar oxygen，P_AO_2）与 PaO_2，改善组织缺氧，缓解低氧血症。

（1）氧疗的适应证：当 PaO_2 在 60mmHg 以上时，因氧解离曲线的特点，SaO_2 一般在 90% 以上，如循环功能正常可不进行氧疗。当 PaO_2 在 $40 \sim 60mmHg$ 时，PaO_2 对 SaO_2 的影响很大，应根据不同缺氧原因积极采取适宜氧疗。当 PaO_2 小于 40mmHg 时，必须积极氧疗，因此时氧解离曲线位于陡峭部位，除肺内分流所致缺氧外，吸入氧浓度增加可提高 SaO_2，改善患者的氧合状态。慢性呼吸衰竭患者 $PaO_2 < 60mmHg$ 是氧疗的绝对适应证。

（2）氧疗的方法：根据患者不同的病理生理状态选择不同的吸氧方式、吸氧浓度与流量。一般，将氧浓度小于 30% 称为低浓度吸氧，氧浓度大于 50% 称为高浓度氧疗。单纯缺氧时吸氧浓度不必严格控制。缺氧伴二氧化碳潴留时，吸氧浓度应小于 35%，使 PaO_2 维持在 60mmHg 以上，既纠正了缺氧，又不消除缺氧对呼吸的兴奋作用。氧疗方法包括鼻导管吸氧、简易开放面罩、空气稀释面罩、高压氧疗、机械通气时的氧疗、家庭氧疗等。其中，鼻导管吸氧，氧流量设置为 $0.5 \sim 4L/min$；而简易氧气面罩，氧流量设置为 $4 \sim 8L/min$。呼吸衰竭的患者亦可行长期家庭氧疗，以改善预后。

近年来，经鼻高流量湿化氧疗（high-flow nasal cannula oxygen therapy，HFNC）在中国内地开始应用。它是指一种通过高流量鼻塞持续为患者提供可以调控并相对恒定吸氧浓度（21%～100%）、温度（31～37℃）和湿度的高流量（8～80L/min）吸入气体的治疗方式。该治疗设备主要包括空氧混合装置、湿化治疗仪、高流量鼻塞以及连接呼吸管路通过输送高流速气体的方式。其可以维持一定水平的呼气末正压（positive end expiratory pressure，PEEP），维持肺泡开放，有利于呼气末肺泡复张和气血交换；可冲刷患者呼气末残留在鼻腔、口腔及咽部的解剖无效腔气体；维持黏液纤毛清除系统功能；降低患者上气道阻力和呼吸功。其适应证为：轻中度低氧血症（100mmHg ≤ PaO₂/FiO₂ < 300mmHg，1mmHg = 0.133kPa）、没有紧急气管插管指征、生命体征相对稳定的患者；对轻度通气功能障碍（pH ≥ 7.3）患者也可以谨慎应用，但要做好更换为无创正压通气（noninvasive positive pressure ventilation，NPPV）或气管插管有创正压通气的准备。其禁忌证为：心跳呼吸骤停、重度Ⅰ型呼吸衰竭、中重度呼吸性酸中毒高碳酸血症（pH < 7.30）、合并多脏器功能不全等。

（3）氧疗的副作用：主要为吸收性肺不张和氧中毒。前者系因气道阻塞时吸入高浓度的氧气（FiO₂ > 60%），肺泡内大部分氮气被氧气替代，肺泡内氧气迅速弥散入血，发生肺不张。后者系因吸入高浓度氧可引起急性肺损伤，类似 ARDS 样改变，还可累及中枢神经系统、红细胞生成系统、内分泌系统及视网膜。

4. 改善通气

（1）呼吸兴奋剂：呼吸兴奋剂可通过刺激呼吸中枢和周围化学感受器增加呼吸频率和潮气量，从而改善患者的通气功能。呼吸衰竭时是否应用呼吸兴奋剂存在争议，系因其兴奋呼吸作用有限，且可加重呼吸肌疲劳，导致呼吸衰竭进一步加重。对以中枢神经系统抑制为主的呼吸衰竭，呼吸兴奋剂疗效较好，有利于维持患者的清醒状态和自主排痰。但对换气功能障碍、呼吸肌疲劳、中枢反应性低下所致的呼吸衰竭，应用呼吸兴奋剂有弊无利。因此，呼吸兴奋剂主要用于Ⅱ型呼吸衰竭合并肺性脑病患者无机械通气条件时。常用药物有尼可刹米、洛贝林、多沙普仑、阿米三嗪、纳洛酮，但应注意不要过量。

（2）机械通气：机械通气是借助人工装置（通气机或呼吸机）的机械力量产生或增强患者的呼吸动力和呼吸功能。其生理作用为：①提供一定水平的分钟通气量以改善肺泡通气；②改善氧合；③提供吸气末压（平台压）和 PEEP 以增加吸气末肺容积和呼气末肺容积；④对气道阻力较高和肺顺应性较低者，机械通气可降低呼吸功消耗，缓解呼吸肌疲劳。机械通气是治疗呼吸衰竭的有效手段。

1）有创通气：有创通气指使用气管插管或气管切开建立人工气道后连接呼吸机进行的机械通气。其主要适应证为：①通气功能障碍为主的疾病，如慢性阻塞性肺疾病急性发作、重症支气管哮喘、重症肺炎、胸部外伤或术后、肺结核合并重症肺部感染、气管支气管结核出现气管或支气管重度狭窄、结核性脑膜炎合并呼吸衰竭等；②换气功能障碍为主的疾病，如间质性肺疾病、肺栓塞等。

有创通气的时机为：①意识障碍；②呼吸不规则、或呼吸频率 > 35～40 次 /min 或 < 6～8 次 /min、或自主呼吸微弱或消失；③气道分泌物多且排痰障碍；④有较大的呕吐误吸的可能性；⑤全身状态较差；⑥严重低氧血症或 / 和二氧化碳潴留，如 PaO₂ ≤ 45mmHg，PaCO₂ ≥ 70mmHg；⑦合并多脏器功能损害。

常用通气模式包括压力支持通气（pressure support ventilation，PSV）、双水平气道正压通气（bi-level positive airway pressure，BIPAP）、同步间歇指令通气（synchronized intermittent mandatory ventilation，SIMV）、持续气道正压/呼气末正压（continuous positive airway pressure，CPAP/PEEP）等。总原则为：①常规应用 PEEP，以增加氧合并减少对肺的牵张；②应用小潮气量通气，避免容积损伤；③尽量提倡患者自主呼吸；④提倡使用压力控制或压力支持通气模式；⑤控制峰值气道压在 35mmHg 以内；⑥早期随时监测动脉血气，以后常规每 6 小时动脉血气分析一次；⑦定时吸入支气管扩张剂；⑧根据呼吸力学、血流动力学监测指标调整呼吸参数，选择最佳 PEEP。

常见并发症为气压伤、低血压、休克、心输出量不足、院内感染、通气不足或过度、胃肠过度通气等。

撤机指征为：①导致呼吸衰竭加重或发生的诱因已消除或控制；②自主呼吸能力已改善，呼吸频率 < 30 次/min，潮气量 > 6ml/kg；③血气分析显示吸入氧浓度 < 40% 时，$PaO_2 > 60mmHg$，$PaCO_2 < 45mmHg$；④神志清，能自主排痰；⑤一般情况稳定；⑥无酸碱及电解质紊乱。

无创正压通气有助于有创通气的撤离，拔管撤机后给予无创正压通气辅助，可以缩短机械通气时间和重症监护室的住院天数，降低病死率和呼吸机相关性肺炎的发生率。

2）无创正压通气：无创正压通气指使用口鼻面罩或鼻罩作为人机界面的正压通气。主要适应证为：慢性阻塞性肺疾病急性发作、阻塞性睡眠呼吸暂停综合征、急性心源性肺水肿、Ⅰ型呼吸衰竭、术后呼吸衰竭、神经肌肉疾病、辅助脱机、支气管哮喘等。禁忌证为：①绝对禁忌证为心跳呼吸停止、自主呼吸微弱、昏迷、合并其他器官衰竭、患者不能耐受或不合作、上消化道出血、上消化道手术后、面部创伤、术后、畸形无法佩戴面罩。②相对禁忌证为气道分泌物多或排痰障碍、严重感染、严重低氧血症（$PaO_2 < 45mmHg$）、严重酸中毒（$pH \leq 7.2$）、严重肥胖、上气道机械性阻塞等。

NPPV 可供连接的方式主要有鼻罩和面罩。常用的通气模式为双水平气道正压通气（BiPAP）和持续正压通气（CPAP），3 ~ 6h/次，1 ~ 3 次/d。BiPAP 应用时，从 CPAP（4 ~ 5cmH_2O）或低压力水平（吸气压 6 ~ 8cmH_2O、呼气压 4cmH_2O）开始，经过 5 ~ 20 分钟逐渐增加到满意的通气和氧合水平或调至患者可能耐受的水平。急性呼吸衰竭治疗 3 ~ 7天，慢性呼吸衰竭可长达 2 个月。应用 NPPV 过程中应及时判断疗效。成功应用 NPPV 患者动脉血气能快速明显改善，呼吸频率下降。应用 NPPV1 ~ 2 小时（短期）病情不能改善的患者应转为有创通气。

5. 改善心肺功能 —— 体外模式氧合 体外膜式氧合（extracorporeal membrane oxygenation，ECMO）是体外生命支持技术的一种。其通过泵（其作用类似人工心脏）将血液从体内引至体外，经膜式氧合器（其作用类似人工肺，简称膜肺）进行气体交换之后再将血回输入体内，完全或部分替代心和/或肺功能。可改善氧合与通气、使心肺得以充分休息、保持患者清醒和自主呼吸的状态、减少人工气道及正压通气的应用。按照治疗方式和目的，ECMO 主要有静脉-静脉 ECMO（VV-ECMO）和静脉-动脉 ECMO（VA-ECMO）两种。VV-ECMO 适用于仅需要呼吸支持的患者，VA-ECMO 可同时进行呼吸和循环支持。

（1）适应证：应用 ECMO 的目标是改善患者预后，而影响患者预后的因素很多，因此，应综合考虑多种可能影响患者预后的因素从而决定是否具有 ECMO 的适应证。但目前未见慢性呼吸衰竭（包括肺结核合并慢性呼吸衰竭）应用 ECMO 的专家共识或指南。

（2）禁忌证：导致呼吸衰竭的原发病不可逆；严重脑功能障碍；有应用肝素的禁忌，如严重凝血功能障碍，近期颅内出血，对肝素过敏，肝素诱导的血小板减少症等；高通气支持水平 [气道平台压 > 30cmH$_2$O（1cmH$_2$O=0.098kPa）]，FiO$_2$ > 0.8 应用大于 7 ~ 10 天；血管病变限制通路的建立；高龄（ > 80 岁）；BMI > 45kg/m^2；PRESERVE（predicting death for severe ARDS on VV-ECMO）评分 > 7 分，或 RESP（respiratory ECMO survival prediction）危险分层为Ⅳ ~ Ⅴ级。ECMO 没有绝对禁忌证，团队的经验及与患者家属的沟通有时候是决定性的。

6. 抗感染治疗　慢性呼吸衰竭患者发生院内、外获得性支气管 - 肺部感染的机会较多。就肺结核患者而言，下呼吸道感染也是其并发呼吸衰竭最常见的诱因。因此，慢性呼吸衰竭患者抗感染治疗尤为重要。

（1）重视病原学检查：引起慢性呼吸衰竭患者下呼吸道感染的病原体较多。抗感染治疗前应反复多次采取患者痰、血等标本进行培养、药敏试验及其他相关检查。后者包括病原体抗体检测（如：病毒、支原体、衣原体、军团菌）、(1,3)-β-D- 葡聚糖试验（G 试验）、半乳甘露聚糖试验（GM 试验）、血隐球菌抗原检测等。其结果可为合理选择和应用抗生素提供重要依据。

（2）选择有效的抗生素

1）经验性治疗：对于临床诊断为细菌性感染的患者，在未获知细菌培养及药敏结果前，或无法获取培养标本时，可根据患者的感染部位、基础疾病、发病情况、发病场所、既往抗菌药物用药史及其治疗反应等推测可能的病原体，并结合当地细菌耐药性监测数据，先给予抗菌药物经验治疗。多篇文献报道：肺结核患者并发下呼吸道感染时，病原菌多为革兰氏阴性杆菌，常见为肺炎克雷伯杆菌、铜绿假单胞菌、大肠杆菌等；如合并革兰氏阳性球菌感染，以金黄色葡萄球菌为常见。此外，近年来随着抗生素应用的增多，肺结核患者真菌感染的发生率增高。因此，疑为细菌感染时，经验性抗炎治疗可选择青霉素类（如哌拉西林）、头孢菌素类（如三代头孢）、β 内酰胺类 /β 内酰胺酶抑制剂（如头孢哌酮 / 舒巴坦、哌拉西林 / 他唑巴坦）、碳氢酶烯类（如亚胺培南 / 西司他汀）、氟喹诺酮类抗生素（如左氧氟沙星、莫西沙星）。疑为革兰氏阳性球菌感染时，可选择万古霉素、利奈唑胺等。疑为真菌感染时，可首选氟康唑。

2）针对性治疗：对于已明确病原菌并获得药敏试验的患者，可根据药敏试验结果、既往用药史、过敏史、血常规、肝肾功能等选择抗生素。对于之前行经验性治疗的患者，待细菌和 / 或真菌培养、药敏试验及其他病原学检查结果回报后，可结合先前的治疗反应调整用药方案，转为针对性治疗。

3）联合用药：肺结核患者并发下呼吸道感染时混合感染并不少见，如细菌感染合并非典型病原体（支原体、军团菌等）感染、细菌感染合并真菌感染、革兰氏阴性杆菌合并革兰氏阳性球菌感染等，常需联合应用抗生素，以杀灭可能导致感染的病原体。联合用药指征为：①病原菌尚未查明的严重感染，包括免疫缺陷者的严重感染；②单一抗菌药物不能控制的需氧菌及厌氧菌混合感染，2 种或 2 种以上病原菌感染；③单一抗菌药物不能有效控制的感染性心内膜炎或败血症等重症感染；④需长程治疗，但病原菌易对某些抗菌药物产生耐药性的感染，如结核病、深部真菌病。联合用药时宜选用具有协同或相加抗菌作用的药物联合，通常采用 2 种药物联合，如青霉素类、头孢菌素类或其他 β-内酰胺类与氨基糖苷类联合，3 种及 3 种以上药物联合仅适用于个别情况。联合用药时应将毒性大的抗菌药物剂量减少。

4）疗程：抗菌药物的疗程因感染不同而异，一般宜用至体温正常、症状消退后 72～96 小时，有局部病灶者需用药至感染灶控制或完全消散。但血流感染、感染性心内膜炎、化脓性脑膜炎、伤寒、布鲁菌病、骨髓炎、B 组链球菌咽炎和扁桃体炎、侵袭性真菌病、结核病等需较长的疗程方能彻底治愈，并减少或防止复发。

（3）及时评价疗效和调整治疗：抗感染初始治疗后 48～72 小时应及时通过临床表现、血常规等评价疗效。如患者体温下降、呼吸道症状改善等，可维持原治疗或执行序贯治疗。如患者症状无改善或改善后又恶化，应及时分析原因并调整治疗：①所选抗生素对可能的病原体无效或存在细菌耐药，应重复病原学检查，调整抗生素；②特殊病原体感染，应采用多种方法进一步检查病原体，调整治疗方案；③出现并发症，应及时确诊并作相应处理；④非感染性疾病，应做进一步鉴别诊断。

（4）注意抗结核药物与抗生素间的相互作用：在肺结核患者并发下呼吸道感染的治疗中，抗结核药物与相关抗生素同时应用，会出现二者间的相互作用。如：利福平、异烟肼可降低氟康唑、伊曲康唑等抗真菌药的血药浓度，导致疗效降低。此外，抗结核药物与相关抗生素同时应用，也会作用叠加，从而引起不良反应。如：青霉素类、万古霉素类抗生素加重肾毒性、头孢类抗生素加重肝毒性、骨髓抑制等、大环内酯类增加肝毒性、氟喹诺酮类增加骨髓抑制、肝肾毒性等。为此，应重视不良反应监测，及时干预处理。在有条件的情况下，应监测患者相关药物的血药浓度，以便调整药物剂量，保证治疗的安全性和有效性。

7. 一般支持治疗法

（1）纠正酸碱平衡紊乱：肺结核合并下呼吸道感染的患者，由于低氧、二氧化碳潴留，易出现呼吸性酸中毒、呼吸性酸中毒合并代谢性酸中毒、呼吸性酸中毒合并代谢性碱中毒等。应以改善通气、增加通气量为主，纠正呼吸性酸中毒。只有在严重失代偿性呼吸性酸中毒、且暂时无有效手段增加通气量时以及呼吸性酸中毒合并代谢性酸中毒时，才可以考虑适量补碱。

（2）纠正电解质紊乱：低钾血症时可口服或静脉补钾。低钠血症时可静脉补钠，补 Na^+ 量 =（正常血清 Na^+ － 实测血清 Na^+）× 20%× 体重，常于第一日补充 2/3，次日补足。低氯血症常与低钾、低钠血症并存，在补充钾、钠的同时，低氯血症可同时得到纠正，但有时也需酌情补充精氨酸。

（3）并发症的治疗

1）右心功能不全：重要的是消除诱发因素（如下呼吸道感染等）、改善缺氧。若效差，可应用利尿剂，必要时应用快速强心药（如西地兰），详见第十章第四节相关内容。

2）肾功能不全：少尿时可用多巴胺 20～30mg 静脉注射，辅以利尿剂。

3）上消化道出血：可用奥美拉唑、西咪替丁口服或静脉注射。对有消化道出血先兆者，及早安置胃管，抽尽胃内容物，注入去甲肾上腺素或凝血酶。

（4）补充足够的营养及热量，纠正低蛋白血症：能量的供给应尽量选择经胃肠道的方式，不适当地补充过量碳水化合物，会增加二氧化碳的产量，加重呼吸肌的负担。三大能量营养素比例：碳水化合物 45%～50%，蛋白质 15%～20%，脂肪 30%～35%。

（二）急性肺损伤与急性呼吸窘迫综合征的治疗

1. 原发病治疗　感染、创伤后的全身炎症反应是导致 ARDS 的根本原因，控制原发病、遏制其诱导的全身失控性炎症反应是预防和治疗 ALI/ARDS 的必要措施。

2. 呼吸支持治疗

（1）氧疗：氧疗的目的是改善低氧血症，使 PaO_2 达到 60～80mmHg，可根据低氧血症的改善程度和治疗反应调整氧疗方式，分别采用鼻导管吸氧、可调节吸氧浓度的文丘里面罩或带贮氧袋的非重吸式氧气面罩。但因 ARDS 患者低氧血症常较为严重，常规的氧疗常常难以奏效。亦可采用经鼻高流量湿化氧疗，其可作为轻度 ARDS 患者（PaO_2/F_iO_2 为 200～300mmHg）的一线治疗手段；对于中度 ARDS 患者（PaO_2/F_iO_2 为 150～200mmHg），在无明确的气管插管指征下，可先使用经鼻高流量湿化氧疗一小时后再次进行评估，如症状无改善则需改为 NPPV 或有创通气；$PaO_2/F_iO_2 < 150mmHg$ 的 ARDS 患者，不建议常规应用。

（2）无创机械通气：一般认为预计病情能够短期缓解的早期 ALI/ARDS 患者、合并免疫功能低下的 ALI/ARDS 患者可考虑应用 NPPV。但 ALI/ARDS 患者出现意识不清、血流动力学不稳定、气道分泌物明显增加且气道自洁能力不足、各种原因不能佩戴鼻面罩、上消化道出血、剧烈呕吐、肠梗阻、近期食管及上腹部手术、危及生命的低氧血症时不适宜应用 NPPV。应用 NPPV 治疗时应严密监测患者的生命体征及治疗反应，如治疗 1～2 小时后，患者低氧血症不能改善或全身情况恶化，应及时改为有创机械通气。

（3）有创机械通气：ALI/ARDS 患者经氧疗仍不能改善低氧血症时应及时气管插管进行有创机械通气，以便更有效地改善低氧血症，降低呼吸功，缓解呼吸窘迫，并能够更有效地改善全身缺氧，防止肺外器官功能损害。

对 ARDS 患者实施机械通气时：①若无禁忌证，应采用 30°～45° 半卧位；②采用肺保护性通气策略，气道平台压不超过 30～35cmH_2O；③为纠正限制平台压对 ARDS 患者肺泡塌陷的影响，应采用肺复张手法促进 ARDS 患者塌陷肺泡复张，改善氧合，常用方法包括控制性肺膨胀、PEEP 递增法及压力控制法。其中，实施控制性肺膨胀采用恒压通气方式，推荐吸气压为 30～45cmH_2O，持续时间为 30～40s。但肺复张手法可能影响患者的循环状态，实施过程中应密切监测；④ARDS 患者应采用能防止肺泡塌陷的最佳 PEEP，有条件的情况下，应该根据静态压力 - 容积曲线低位转折点压力 +2cmH_2O 来确定 PEEP；⑤俯卧位通气通过降低胸腔内压力梯度、促进分泌物引流和肺内液体移动，可明显改善氧合，常规机械通气治疗无效的重度 ARDS 患者若无禁忌证可考虑采用俯卧位通气，但严重的低血压、室性心律失常、颜面部创伤及未处理的不稳定性骨折为俯卧位通气的相对禁忌证；⑥对机械通气的 ARDS 患者应制定镇静方案，但不推荐常规使用肌松剂。

（4）改善心肺功能 - 体外模式氧合：ARDS 患者采用 ECMO 的参考标准为：采用肺保护性通气（潮气量为 6ml/kg，PEEP ≥ 10cmH_2O）并且联合肺复张、俯卧位通气和高频振荡通气等处理，在吸纯氧条件下，$PaO_2/FiO_2 < 100mmHg$（1mmHg = 0.133kPa），或肺泡 - 动脉氧分压差 > 600mmHg；或通气频率 > 35 次 /min，pH < 7.2 且平台压 > 30cmH_2O；年龄 < 65 岁；机械通气时间 < 7d；无抗凝禁忌。

3. **药物治疗** 除原发病等的药物治疗以外，①在保证 ARDS 患者组织器官灌注的前提下，应实施限制性液体管理，有助于改善患者的氧合和肺损伤。存在低蛋白血症的 ARDS 患者可通过补充白蛋白等胶体溶液和应用利尿剂，有助于实现液体负平衡，并改善氧合；②不推荐常规应用糖皮质激素预防和治疗 ARDS，也不推荐吸入一氧化氮作为 ARDS 的常规治疗；③可给 ARDS 患者补充含二十碳五烯酸（EPA）和 γ-亚油酸的物质，有助于改善 ARDS 患者氧合，并缩短机械通气时间。

（三）其他急性呼吸衰竭的治疗

1. **通畅呼吸道与心肺复苏** 当患者出现呼吸骤停、窒息等时，应立即清理呼吸道分泌物、异物等，可采用导管经口或鼻吸引、纤维支气管镜吸引或钳出异物，必要时立即建立人工气道。如发生心脏停搏，应立即进行体外心脏按压或其他心肺复苏措施。

2. **高浓度给氧** 在急性呼吸衰竭抢救时，必须及时使用高浓度氧或纯氧以尽快缓解患者的缺氧状态。当患者 $PaO_2 > 60mmHg$ 时，再逐渐降低吸氧浓度，以避免高浓度氧引起氧中毒。

3. **机械通气** 急性呼吸衰竭患者经过抢救，其 $PaO_2 < 60mmHg$ 或中枢神经系统疾病、神经肌肉疾病所致呼吸衰竭难于短期恢复者，应及时予以机械通气治疗。

4. **尽快控制促发因素** 急性呼吸衰竭的促发因素常较明确，及时控制或处理这些因素可得到良好的治疗效果，如清理呼吸道、解毒、创伤处理等。

（李 琦）

参考文献

[1] 马玙，朱莉贞，潘毓萱．结核病 [M].北京：人民卫生出版社，2006.

[2] 王吉耀主编．内科学 [M].北京：人民卫生出版社，2008.

[3] 钟南山，刘又宁．呼吸病学 [M].北京：人民卫生出版社，2012.

[4] 李亮，李琦，许绍发，等．结核病治疗学 [M].北京：人民卫生出版社，2013.

[5] 国家卫生计划生育委员会．抗菌药物临床应用指导原则 (2015 年版).国卫办医发〔2015〕43 号附件 [A/OL].2015. http://www.gov.cn/foot/site1/20150827/9021440664034848.pdf

[6] 全国结核病流行病学抽样调查技术指导组．第四次全国结核病流行病学抽样调查报告 [J].中华结核和呼吸杂志，2002,25(1):3-7.

[7] 中华医学会重症医学分会．急性肺损伤/急性呼吸窘迫综合征诊断和治疗指南 (2006) [J].中国危重病急救医学，2006,18(12):706-709.

[8] 中华医学会呼吸病学分会呼吸危重症医学学组，中国医师协会呼吸医师分会危重症医学工作委员会．成人经鼻高流量湿化氧疗临床规范应用专家共识 [J].中华结核和呼吸杂志,2019,42(2):83-91.

[9] 中华医学会重症医学分会．机械通气临床应用指南 (2006)[J].中国危重病急救医学,2007,19(2):65-72.

[10] 中华医学会呼吸病学分会呼吸生理与重症监护学组．无创正压通气临床应用专家共识 [J].中华结核和呼吸杂志,2009,32(2):86-98.

[11] 中国医师协会呼吸医师分会危重症医学专业委员会，中华医学会呼吸病学分会危重症医学学组．体外膜式氧合治疗成人重症呼吸衰竭推荐意见 [J].中华结核和呼吸杂志,2019,42(9):660-684.

[12] 潘美玉, 黄进晖, 蔡杏珊, 等. 肺结核合并下呼吸道感染病原菌培养和药敏特征分析 [J]. 中国防痨杂志, 2010,32(6):356-358.

[13] MARKOU N K, MYRIANTHEFS P M, BALTOPOULOS G J. Respiratory failure: an overview[J]. Crit Care Nurs, 2004,27(4):353-379.

[14] HAGAN G, NATHANI N. Clinical review: Tuberculosis on the intensive care unit[J]. Critical Care,2013, 17(5):240.

[15] OUT A, HASHMI M, MUKHTAR A M, et al. The critically ill patient with tuberculosis in intensive care: Clinical presentations, management and infection control[J]. J Crit Care, 2018(45):164-196.

[16] LIN C H, LIN C J, KUO Y W, et al. Tuberculosis mortality: patient characteristics and causes[J]. BMC Infect Dis, 2014(14):5.

[17] GARPESTAD E, BRENNAN J, HILL N S. Noninvasive ventilation for critical care[J]. Chest, 2007, 132(2):711-720.

第四节　肺源性心脏病

肺源性心脏病（cor pulmonale）简称肺心病，是我国的一种常见病，多继发于慢性支气管炎、肺疾病，尤其是慢性阻塞性肺疾病（慢阻肺）。我国在 20 世纪 70 年代的普查结果表明，> 14 岁人群慢性肺心病患病率为 4.8‰。1992 年在北京、湖北、辽宁农村调查 102 230 例居民的慢性肺心病患病率为 4.4‰，其中 ≥ 15 岁人群患病率为 6.7‰。肺心病患病存在地区差异，北方地区高于南方，农村高于城市，吸烟者多见。冬春季节和气候骤变时，易出现急性发作。本章所述的肺心病，是指支气管 - 肺组织、胸廓直接或间接导致肺血管病变；上述病变单独或共同作用，致使肺血管阻力增加，产生肺动脉高血压，继而引发右心室结构和 / 或功能障碍的一种疾病。根据起病急缓和病程长短，分为急性肺心病和慢性肺心病。

一、急性肺源性心脏病

（一）概述

所谓急性肺源性心脏病（acute cor pulmonale），就是在较长时间肺部病变，肺动脉高血压基础上，在出现右心室功能障碍（right ventricular dysfunction，RVD）后，首次发生右心衰（right-sided heart failure，RHF）；或者是在慢性右心衰的基础上，发生急性失代偿，发生急性右心衰。急性右心衰是急性肺心病的典型表现。

（二）临床表现

急性右心室扩张，右心室前向血流减少，体循环静脉压升高，颈静脉压升高怒张（图 2-10-1）伴显著 V 波，三尖瓣反流全收缩期杂音，右心室 S3 心音，肝大，右上腹不适，卵圆孔未闭（patent foramen ovale，PFO）开放（右向左分流，致组织缺氧或发绀），双下肢水肿。重症或危重症可出现体循环低血压和 / 或低灌注表现如出汗、意识反应迟钝或淡漠、发绀、肢端湿冷、心动过速、气短、房性 / 室性心律失常。

（三）辅助检查

1. **X 线** X 线检查是肺部疾病和肺动脉高压诊断常用的和便捷的检查。肺动脉高血压征象如下：①右下肺动脉扩张，横径 ≥ 15mm 或右下肺动脉横径 / 气管横径 ≥ 1.07，或右下肺动脉干动态增加 > 2mm；②肺动脉段明显突出或其高度 ≥ 3mm；③中心肺动脉扩张和外周肺动脉纤细，形成"残根"征；④圆锥部显著突出（右前斜位 45°）或其高度 ≥ 7mm；⑤右心室增大。具备任一条可诊断肺动脉高压。

2. **心脏超声** 慢性肺心病超声心动图的诊断标准主要有：①右心室扩大，内径 ≥ 20mm；②右心室肥厚，游离壁厚度 ≥ 5mm；③右心室流出道扩大，内径 ≥ 30mm；④左右心室内径比值缩小，比值 < 2；⑤肺动脉干 ≥ 20mm 或右肺动脉 ≥ 18mm；⑥ RVOT/LA 内径 > 1.4；⑦肺动脉瓣曲线出现肺动脉高压征象：a 波低平或 < 2mm，或有收缩中期关闭征。

3. **心电图** 心电图检查是肺心病患者常常要采用而且有价值的无创检查手段。它不能直接反映肺动脉高血压的情况，但能够对右心室肥厚、扩大、转位、缺血、心律失常有诊断和排除价值。慢性肺心病心电图的主要特点有：肺性 P 波、右心室肥大、顺钟向转位，电轴右偏。具体如下：额面平均电轴 ≥ 90 度；$V_1 R/S \geq 1$，$V_5 R/S \leq 1$；$RV_1 + SV_5 \geq 1.05mv$；V_1-V_3 呈现 QS、Qr 或 qr；肺性 P 波。

4. **肺功能测定** 肺功能检查可以了解肺的通气和换气功能，也是发现潜在的气道或肺实质病变的重要辅助手段之一。

5. **肺通气 / 灌注扫描** 应用放射性核素注射到体内，检验肺的通气和灌注功能，也是诊断和排除肺血管血栓栓塞的重要手段。

6. **右心导管和急性肺血管反应试验** 右心导管检查可以直接测量右心房压力即中心静脉压（central venous pressure，CVP），直接测量右心室压力，肺动脉压力，计算心输出量（cardiac output，CO），肺血管阻力等。急性肺血管反应试验，是试验肺血管对钙通道阻滞剂（calcium channel blockers，CCB）或吸氧等血管扩张的反应性，用药或吸氧后，肺动脉压下降 10mmHg 以上且平均肺动脉压（mean pulmonary arterial pressure，mPAP）降到 40mmHg 以下，说明肺动脉对 CCB 或吸氧反应良好。

7. **血液检测** 慢性期没有特异性变化，血红蛋白浓度可升高，与长期慢性缺氧代偿有关。脑钠钛（brain natriuretic peptide，BNP）、N 端脑钠钛前体（N-termina pro-brain natriuretic peptide，NT-proBNP）可升高，是右心室受累的表现，与预后有一定相关性。

8. **血气分析** 多数患者有轻中度低氧血症，少数或极少数患者存在慢性呼衰状态（PaO_2 < 60mmHg），可能与右心室输出量显著降低，肺动脉系统血栓形成，卵圆孔开放有关；低氧所致肺泡高通气，可能导致 $PaCO_2$ 降低。以上改变是慢性支气管 - 肺部和 / 或胸廓畸形导致的通气和 / 或换气功能障碍所致。

（四）诊断

依据患者有慢阻肺或慢性支气管炎、肺气肿、肺结核病史，或其他胸肺疾病，并出现急性右心室扩张、低血压、低灌注表现如出汗、意识反应迟钝或淡漠、发绀、肢端湿冷、心动过速、气短、房性 / 室性心律失常、颈静脉压升高伴显著 V 波、三尖瓣反流全收缩期杂音、右心室 S3 心音、肝大、右上腹不适等，X 线、心电图、心脏超声等辅助检查提示出现肺动脉增宽、肺动脉压升高、右室扩大、肥厚的征象，可作出诊断。

（五）鉴别诊断

1. 冠状动脉粥样硬化性心脏病　一部分急性肺源性心脏病患者可表现为胸闷、胸痛症状，心电图有心肌缺血样改变，易误诊为冠心病所致心绞痛或心肌梗死。冠心病有其自身发病特点，冠脉造影可见冠状动脉粥样硬化、管腔阻塞证据，心肌梗死时心电图和心肌酶水平有相应的特征性动态变化。需注意，急性肺源性心脏与冠心病有时可合并存在。

2. 其他原因所致的晕厥　急性肺源性心脏病患者晕厥时，需与迷走反射性、脑血管性晕厥及心律失常等其他原因所致的晕厥相鉴别。

3. 其他原因所致的休克　急性肺源性心脏病患者可表现为动脉血压低而静脉压升高，需与心源性、低血容量性、血容量重新分布性休克等相鉴别。

（六）治疗

急性肺源性心脏病的治疗主要是急性右心衰的治疗，还包括病因和诱因的治疗。

急性肺源性心脏病的主要病因为急性肺血栓栓塞，因此对于病因的治疗中主要针对急性肺血栓栓塞的治疗。若患者出现右心衰竭，无溶栓禁忌证的情况下可选择溶栓，如溶栓禁忌可选择肺动脉导管碎栓或血栓抽吸。肺部感染、慢性阻塞性肺部疾病的急性加重是急性肺源性心脏病的主要诱因，因此诱因治疗主要包括抗感染治疗，以及针对慢阻肺的扩张气管、支气管、激素以及长期家庭氧疗治疗。下面主要阐述急性右心衰竭的治疗。

1. 降低前负荷　主要是通过药物，管理好"一前，一后，一内，一外"。"一前"是指右心室前负荷即容量负荷；"一后"是指右心室后负荷即肺动脉的压力负荷；"一内"是指右心室肌收缩力；"一外"是指心包的顺应性。

（1）容量管理：容量的管理对于急性右心衰极为重要，通常用静脉系统压力指标指导容量的管理，将 CVP 或右房压（right atrial pressure，RAP）应控制在 $8 \sim 16cmH_2O$（$6 \sim 12mmHg$）范围内。

（2）利尿剂：采用利尿剂升级治疗策略，主张早期，足量利尿治疗，同时依据临床具体情况逐渐升级利尿剂的应用，以避免因为急性右心衰而带来的 CO 减少，血压（blood pressure，BP）低，肾静脉淤血，少尿性的急性肾损伤。临床上常用利尿剂包括呋塞米片，20mg，口服，1 次 /d；氢氯噻嗪片 25mg，口服，1 ~ 3 次 /d；螺内酯片，20mg，口服，1 次 /d。具体用量依据患者对利尿剂反应情况及尿量进行调整。

（3）肾脏替代治疗：如果患者对利尿剂升级治疗策略反应不好，考虑静脉 - 静脉血滤或超滤治疗，以去除静脉系统内相对过多的容量。需要注意的是，滤过的速率不能超过血管外液体转移到血管内的速率（血浆再充盈速率，plasma refill rate），否则，可能会导致新的急性肾损伤或肾功能恶化。

（4）血管活性药物：目前血管活性药物的应用都是基于临床医生的个人经验，专家共识等。依据临床情况，酌情使用。血管活性药物主要包括缩血管药、扩血管药、正性肌力药。缩血管药物中，多巴胺 $5 \sim 10\mu g/(kg \cdot min)$ 静脉持续泵入，去甲肾上腺素以 $0.05 \sim 0.4\mu g/(kg \cdot min)$ 静脉持续泵入，肾上腺素以 $0.01 \sim 0.5\mu g/(kg \cdot min)$ 静脉持续泵入，均可起到收缩血管作用；扩血管药物中，硝酸甘油常用剂量为 $0.2 \sim 10\mu g/(kg \cdot min)$ 静脉持续泵入，硝普钠常用剂量为 $0.1 \sim 0.3\mu g/(kg \cdot min)$ 静脉持续泵入，均可起到扩张血管作用；正性肌力药物中，米力农 $50\mu g/(kg \cdot min)$ 稀释后静脉注射，继以 $0.375 \sim 0.75\mu g/(kg \cdot min)$ 静脉滴注，多巴酚丁胺 $2 \sim 5\mu g/(kg \cdot min)$ 静脉滴注，左西孟旦治疗初始负荷剂量为 6 ~ 12μg/kg 静脉注射，时间应大于 10 分钟，之后应以 0.1μg/（kg·min）持续滴注维持。

2. 降低后负荷 主要是针对降低肺动脉压的治疗，主要选择是在急诊处理急性右心衰的同时，启动或完善优化口服降肺动脉压的方案。

（1）钙通道阻滞剂：目前还没有肺动脉特异性的钙通道阻滞剂，选择口服钙通道阻滞剂最好依据急性肺血管反应试验的结果来进行。如维拉帕米片，80mg，口服，3 次 /d，盐酸地尔硫卓，30mg，口服，3 次 /d 等，没有对应静脉剂型的，只能进行口服药物滴定法选择药物和剂量，如硝苯地平、氨氯地平等。

（2）前列环素：不仅可以扩张肺动脉，降低肺动脉压，长期应用还可以逆转肺动脉重构。常用的前列环素如依前列醇（epoprostenol）半衰期很短，5ng/（kg·min）持续静脉滴注。现在已有半衰期长的曲前列尼尔（treprostinil）1.25ng/（kg·min）持续静脉滴注，口服的贝前列素（beraprost），40μg，口服，3 次 /d。

（3）内皮素受体拮抗剂：非选择性波生坦（bosentan），62.5 ~ 125mg，口服，2 次 /d，选择性安贝生坦（ambrisentan），5 ~ 10mg，口服，1 次 /d。

（4）磷酸二酯酶-5 抑制剂：是一种强效、高选择性的磷酸二酯酶-5 抑制剂，西地那非，20mg，口服，3 次 /d。

3. 增强心肌收缩力 当血压低或 CO 减少时，可以考虑正性肌力药物。米力农 [50μg/（kg·min）稀释后静脉注射，继以 0.375 ~ 0.75μg/（kg·min）静脉滴注] 和多巴酚丁胺 [2 ~ 5μg/（kg·min）静脉滴注] 同时具有正性肌力和血管扩张作用，但有潜在的低血压的副作用。直接的对比研究表明，二者的临床预后相似。目前，指南不推荐常规应用，常规长期应用增加死亡率。左西孟旦是心肌肌钙蛋白 C 致敏剂，是新型的增加心肌收缩力的药物，不增加心肌耗氧量，同时有扩张血管作用。目前指南推荐应用于危重症心衰，可降低死亡率。禁用于收缩压（systolic blood pressure，SBP）< 85mmHg 患者。该药治疗初始负荷剂量为 6 ~ 12μg/kg，时间应大于 10 分钟，之后应以 0.1μg/（kg·min）持续滴注维持。

4. 心包穿刺 出现心包压塞（cardiac tamponade）时，紧急心包穿刺抽液，解除压塞；如有心包积液，出现左右心室竞争，舒张受限，亦应及时心包穿刺抽液。

5. 维持灌注 通过检测体循环血压，肾功能等其他反应微循环灌注的指标，密切关注微循环灌注的情况。及时调整药物或机械循环支持（mechanical circulating surport，MCS），保持正常的微循环灌注。

BMCS 充分的药物治疗不能维持正常的微循环灌注，病情不断恶化，死亡率不断升高时，应及时启动机械循环支持治疗。

二、慢性肺源性心脏病

（一）概述

慢性肺源性心脏病（chronic cor pulmonale）是我国常见的一种疾病，其患病率及分布特点已在上文说明，此处将对该病的病因、发病机制、临床表现、辅助检查、诊断、鉴别诊断、治疗进行详细描述。

（二）病因

1. 支气管 - 肺疾病　慢性阻塞性肺疾病（COPD）是我国肺心病最主要的病因。其他如支气管哮喘、重症肺结核、支气管扩张、尘肺病、间质性肺疾病等，晚期也可继发慢性肺心病。

2. 胸廓疾病　严重的胸廓畸形如严重的脊椎后、侧凸，脊椎结核，胸廓成形术，严重的胸膜肥厚。

3. 肺血管疾病　如肺栓塞、特发性肺动脉高压等。

（三）发病机制

1. 肺动脉高血压的形成

（1）肺动脉功能性阻力增加，肺部病变导致缺氧、高碳酸血症和呼吸性酸中毒使肺动脉收缩、痉挛，其中缺氧是最重要的因素，同时，在酸性环境下，血管的收缩反应对缺氧的敏感性增强，致使肺动脉血压升高。

（2）肺动脉解剖性阻力增加，长期的肺部炎症、缺氧，可致使肺动脉血管炎、管壁增厚、钙化纤维化、管腔狭窄、原位血栓形成、血管闭塞；炎症缺氧致使肺泡毛细血管狭窄、血栓形成、血管闭塞，毛细血管床减损；慢性缺氧和炎症使血液黏滞度增加和血容量增多；最终肺血管阻力增加，肺动脉血压升高。

2. 心脏病变、心力衰竭和全身脏器系统损害　右心室的功能主要和四个因素相关："一前，一后，一内，一外"。"一前"指的是前负荷，即容量负荷；"一后"指的是后负荷，即压力负荷，即肺动脉压；"一内"指的是右心室内在的心肌收缩力，主要是指右心室游离壁和室间隔的收缩力；"一外"指的是右心室外部因素，主要指心包顺应性（pericardial compliance）。其中，权重最重的是后负荷，即肺动脉压，肺动脉压的轻微升高就会导致右心室每搏输出量（stroke volume，SV）的显著降低；其次是游离壁和室间隔的收缩力。与左心室的"耐压不耐容"相反，右心室是"耐容不耐压"，即右心室对容量负荷带来的损害不如压力负荷带来的损害显著而明显，而右心室面临的后负荷即肺循环系统是一个动脉顺应性好的低阻力系统，肺动脉阻力（pulmonary vascular resistance，PVR）仅有体循环血管阻力的 1/10 以下。随着肺循环阻力的增加和肺动脉高血压的形成，右心室的后负荷显著增加，久之就会出现右心室肥厚（会导致右心室游离壁心肌缺血，右心室功能受损）。早期右心功能代偿，随着病情的进展，特别是在诱因的作用下，就会出现右心功能急性失代偿，即急性右心衰。在综合性病因的长期作用下，临床上也可见到合并左心衰者。随着病情转为慢性迁延，也可累及脑、肝、肾、胃肠、内分泌等系统。

（四）临床表现

临床表现为乏力、运动耐量减低、心 - 肾综合征表现、心 - 肝综合征表现、蛋白营养不良、凝血障碍、恶液质。颈静脉压升高怒张（图 2-10-1）伴显著 V 波，外周水肿（图 2-10-2），腹部不适，肝大、淤血（图 2-10-3），腹水，S2、P2 明显，右心 S3 奔马律，胸骨左缘全收缩期杂音，胸骨旁右心室抬举样波动。

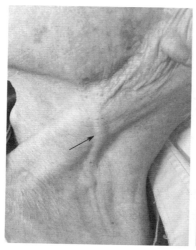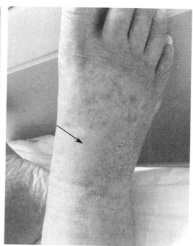

图 2-10-1　仰卧位 45° 颈静脉怒张　　　图 2-10-2　下肢凹陷性水肿
（箭头所示）　　　　　　　　　　　　（箭头所示）

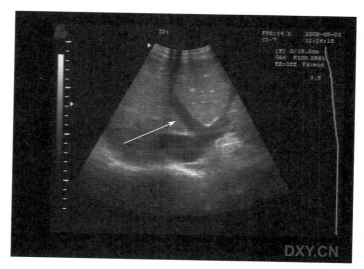

图 2-10-3　肝静脉增宽＞ 1cm（箭头所示）

（五）辅助检查

详见本章"第四节急性肺源性心脏病辅助检查"相关内容。

（六）诊断

从慢性肺源性心脏病的发病、演变过程来看，符合疾病从无到有、由轻到重、由急到慢、从单系统到多系统、由量变到质变的科学逻辑过程。慢性肺心病发生演变三部曲：肺、胸病变→肺动脉血压升高→右室病变至功能衰竭（偶有左心受累者）。

慢性肺心病的诊断，主要依靠慢性支气管 - 肺部病变和 / 或胸廓病变，慢性的肺动脉高血压，慢性右心衰的临床表现，结合相应的辅助检查和实验室检查获得的证据进行诊断。三类病变的证据同时具备，才能诊断慢性肺心病。

（七）鉴别诊断

1. 冠状动脉粥样硬化性心脏病　慢性肺心病与冠心病均多见于老年人，有许多相似之处，而且常有两病共存。冠心病有典型的心绞痛、心肌梗死病史或心电图表现，若有左心衰竭的发作史、原发性高血压、高脂血症、糖尿病史，则更有助鉴别。体检、X线、心电图、超声心动图检查呈左心室肥厚为主的征象可鉴别诊断。慢性肺心病合并冠心病时鉴别有较多困难，应详细询问病史，并结合体格检查和有关心、肺功能检查加以鉴别。

2. 风湿性心脏病　风湿性心脏病的三尖瓣疾患，应与慢性肺心病的相对三尖瓣关闭不全相鉴别。前者往往有风湿性关节炎和心肌炎病史，其他瓣膜如二尖瓣、主动脉瓣常有病变，X线、心电图、超声心动图有特殊表现。

3. 原发性心肌病　本病多为全心增大，无慢性呼吸道疾病史，无肺动脉高压的X线表现，无右心扩大、肺动脉高压的心脏超声表现等。

（八）治疗

1. 支气管 - 肺疾病的治疗：参见第四、六、七节相关内容。

2. 胸廓疾病的治疗　如患者出现严重的脊椎后凸、侧凸、脊椎结核、类风湿关节炎、胸膜广泛粘连及胸廓成形术后造成的严重胸廓或脊椎畸形，可引起胸廓活动受限、肺受压、支气管扭曲或变形，导致肺功能受损，上述患者需要胸外科团队和骨科团队协作诊疗。

3. 肺动脉高血压的治疗

（1）血管扩张药：钙通道阻滞剂目前还没有肺动脉特异性的钙通道阻滞剂，选择口服钙通道阻滞剂最好依据急性肺血管反应试验的结果来进行。如维拉帕米片，80mg，口服，3次/d；盐酸地尔硫卓，30mg，口服，3次/d等，没有对应静脉剂型的只能进行口服药物滴定法选择药物和剂量，如硝苯地平、氨氯地平等。前列环素不仅可以扩张肺动脉，降低肺动脉压，长期应用还可以逆转肺动脉重构。内皮素受体拮抗剂非选择性波生坦（bosentan），62.5～125mg，口服，2次/d，选择性安贝生坦（ambrisentan），5～10mg，口服，1次/d。磷酸二酯酶-5抑制剂是一种强效、高选择性的磷酸二酯酶-5抑制剂，西地那非，20mg，口服，3次/d。

（2）介入治疗：主要是针对慢性稳定性血管炎所致管腔狭窄或慢性血栓栓塞所致肺动脉闭塞而进行的经导管肺动脉球囊成形术。对于降低肺动脉阻力，降低肺动脉血压，降低右心室后负荷，增加右心室输出量，改善右心功能有重要作用。

（3）抗凝治疗：主要是针对慢性肺动脉血栓栓塞而采取的治疗。首选华法林，应用策略是依据国际标准化比值（international normalized ratio，INR）调整华法林剂量，INR控制在2.0～3.0。

（4）外科治疗：肺动脉内膜剥脱术或肺移植。

（5）心脏病变的治疗：右心室受损后，在X线片，心脏超声，实验室检查等都会发生改变，在出现右心室功能衰竭前的状态称为右心室功能障碍（right ventricular dysfunction，RVD）。一旦出现右心室功能衰竭，称为右心衰（right-sided heart failure，RHF）。RVD和RHF的治疗是一样的。

4. 主要治疗措施

（1）利尿与限钠：该治疗措施是慢性左心衰指南指导下的药物治疗（guideline

directed medical therapy，GDMT）治疗措施中推荐应用的治疗措施之一（Ⅱa），可以改善淤血水肿等症状。该治疗措施也可用于右心衰的治疗，用于右心室容量负荷的管理和达标，使 CVP 或 RAP 控制在 8 ~ 16cmH$_2$O（6 ~ 12mmHg）范围内，依据是否存在左心室功能障碍或衰竭，决策是否将 CVP 控制在下限以下。

（2）RAS 抑制剂：也是慢性左心衰 GDMT 推荐的重要治疗措施（Ⅰa），可以考虑用于慢性右心衰的治疗。ACEI 类药物例如福辛普利钠片 10mg，口服，1 次 /d，如 ACEI 类药物不能耐受可改用缬沙坦 80mg，口服，1 次 /d，上述药物均需要根据患者血压情况进行滴定至靶剂量或最大耐受剂量。

（3）β受体阻滞剂：也是慢性左心衰 GDMT 推荐的重要治疗措施（Ⅰa），可以考虑用于慢性右心衰的治疗。琥珀酸美托洛尔缓释片 47.5mg，口服，1 次 /d，富马酸比索洛尔 5mg，口服，1 次 /d，上述药物均需要根据患者血压及心率情况进行滴定至靶剂量或最大耐受剂量。

（4）地高辛：该药是慢性左心衰 GDMT 治疗措施中推荐应用的治疗措施之一（Ⅱb），可以改善症状，增强心肌收缩力，减慢心室率。该治疗措施用于右心衰的治疗证据尚不多，在临床实践中依据病情，可以考虑应用，应用剂量为 0.125mg，口服，1 次 /d。

（5）肺动脉扩张剂：用于降低肺动脉压，改善右心室后负荷，详见本节"肺动脉高血压的治疗"相关内容。

（6）前列环素类似物：用于降低肺动脉压，改善右心室后负荷，详见本节"肺动脉高血压的治疗"相关内容。

（7）磷酸二酯酶-5 抑制剂：用于降低肺动脉压，改善右心室后负荷，详见本节"肺动脉高血压的治疗"相关内容。

（8）内皮素受体拮抗剂：用于降低肺动脉压，改善右心室后负荷，详见本节"肺动脉高血压的治疗"相关内容。

（9）机械循环支持（mechanical circulating surport，MCS）：充分的药物治疗不能维持正常的微循环灌注，病情不断恶化，死亡率不断升高时，应及时启动机械循环支持治疗。短期支持在关键时刻具有重要作用，能够降低死亡率，也作为桥接治疗的重要措施之一。延长支持时间能否带来获益（降低死亡率），尚不清楚，需要更多的研究和数据支持。

（10）姑息性介入治疗：对于临床严重右心衰患者，如不吸氧氧饱和 < 90%，RAP < 20mmHg（26cmH$_2$O），PVR 指数 < 4 400 dyn·s·cm^{-5}，可以考虑经导管房间隔造口术，属姑息性介入治疗。

5. 外科治疗　包括三尖瓣修复或置换术，肺动脉瓣关闭不全 / 狭窄的外科治疗，左肺动脉与降主动脉分流置换术（potts shunt）心脏移植。

6. 中医中药治疗　辅以中医中药，对部分患者有益，仍需要更多的临床研究。

（张　健　王中鲁　张航航）

参考文献

[1]　陈灏珠，钟南山，陆再英，等 . 内科学 [M]. 北京：人民卫生出版社,2015.

[2] ZOCHIOS V, JONES N. Acute right heart syndrome in the critically ill patient[J]. Heart Lung Vessel,2014,6(3):157-170.

[3] KUCHER N, WALPOTH N, WUSTMANN K, et al. QR in V1: an ECG sign associated with right ventricular strain and adverse clinical outcome in pulmonary embolism[J]. Eur Heart J,2003,24(12):1113-1119.

[4] MURPHY M L,THENABADU P N, SOYZA N,et al. Reevaluation of electrocardiographic criteria for left, right and combined cardiac ventricular hypertrophy[J]. Am J Cardiol,1984;53(8):1140-1147.

[5] BENZA R L,GOMBERG-MAITLAND M,MILLER D P,et al. The REVEAL Registry risk score calculator in patients newly diagnosed with pulmonary arte rial hypertension[J]. Chest,2012,141(2):354-362.

[6] KONSTAM M A,KIERNAN M S,BERNSTEIN D,et al. Evaluation and Management of Right-Sided Heart Failure A Scientific Statement From the American Heart Association[J].Circulation, 2018,137(20):e578-e622.

[7] ELLISON D H.Diuretic therapy and resistance in congestive heart failure[J]. Cardiology, 2001,96(3-4):132-143.

[8] MARENZI G,LAURI G,GRAZI M,et al. Circulatory response to fluid overload removal by extracorporeal ultrafiltration in refractory congestive heart failure[J]. J Am Coll Cardiol,2001,38(4):963-968.

[9] YANCY C W,JESSUP M,BOZKURT B,et al. 2013 ACCF/AHA guideline for the management of heart failure: a report of the American College of Cardiology Foundation/American Heart Association Task Force on Practice Guidelines[J]. Circulation,2013,62(16):e147-e239.

[10] SKHIRI M, HUNT SA, DENAULT A Y,et al. Evidence-based management of right heart failure: a systematic review of an empiric field [in panish] [J]. Rev Esp Cardiol, 2010,63(4):451-471.

[11] FREY M K, LANG I.Tadalafil for the treatment of pulmonary arte rial hypertension[J]. Expert Opin Pharm acother,2012,13(4):747-755.

[12] GALIÈ N, BARBERÀ J A, FROST A E, et al. Initial use of ambrisentan plus tadalafil in pulmonary arterial hypertension[J]. N Engl J Med, 2015,373(9):834-844.

[13] PRASAD S,WILKINSON J,GATZOULIS M A.Sildenafil in primary pulmonary hypertension[J]. N Engl J Med,2000,343(18):1342.

[14] SAMARZIJA M,ZULJEVIĆ E,JAKOPOVIĆ M,et al. One year efficacy and safety of oral sildenafil treatment in severe pulmonary hypertension[J]. Coll Antropol, 2009,33(3): 799-803.

[15] VERBRUGGE F H,DUPONT M,STEELS P,et al. The kidney in congestive heart failure: "are natriuresis, sodium, and diuretics really the good, the bad and the ugly?" [J]. Eur J Heart Fail,2014,16(2):133-142.

[16] DRAZNER M H,RAME J E,STEVENSON L W,et al. Prognostic importance of elevated jugular venous pressure and a third heart sound in patients with heart failure[J]. N Engl J Med, 2001,345(8):574-581.

[17] SKHIRI M,HUNT S A,DENAULT A Y,et al. Evidence-based management of right heart failure: a systematic review of an empiric field [in Spanish] [J]. Rev Esp Cardiol, 2010,63(4):451-471.

[18] ESCH J J,SHAH P B,COCKRILL B A,et al. Transcatheter Potts shunt creation in patients with severe pulmonary arterial hypertension: initial clinical experience[J]. J Heart Lung Transplant,2013,32(4):381-387.

第十一章
儿童肺结核的诊断及治疗

结核病目前仍是严重危害儿童健康的重要疾病。WHO 估测 2017 年全球新发结核病例 1 000 万，其中约 120 万例为儿童，且主要集中在结核病高负担国家。我国 1979 年、1985 年、1990 年和 2000 年四次结核病流行病学抽样调查结果显示，儿童结核分枝杆菌（MTB）感染率并无下降。尽管儿童肺结核患病率下降较快，但 2000 年仍高达 91.8/10 万，因此，儿童结核病（pediatric tuberculosis）的发现和诊治仍是不容忽视的问题。2017 年我国公布了新的结核病分类行业标准，将肺结核分为原发性肺结核、血行播散性肺结核、继发性肺结核、气管、支气管肺结核和结核性胸膜炎 5 种类型。儿童肺结核（pediatric pulmonary tuberculosis）以原发感染最为常见，但临床表现多不典型，需注意与其他疾病进行鉴别诊断。

第一节　儿童肺结核的病理特点和临床表现

一、儿童结核病概述

（一）儿童结核病的发生发展过程

当 MTB 通过空气飞沫经气管 - 支气管到达终末支气管和肺泡时，经宿主的巨噬细胞和淋巴细胞携带至局部淋巴结，MTB 缓慢生长数周后，发生发展过程有以下几个方向：部分感染者被激活的免疫系统可杀灭并清除入侵的 MTB；而一些感染者则在感染部位周围形成防御阻隔，MTB 进入休眠状态即潜伏结核感染状态，该状态不属于疾病状态，也无传染性，当机体免疫力下降时部分潜伏结核感染会进展为活动性结核病；还有部分感染者在肺内如肺门部位形成原发性损害即炎症实变灶（Ghon 结节），属于肉芽肿炎性病变，多数儿童在此阶段没有临床症状；另外在某些情况下，MTB 于机体感染初期就进入了血流，并随血流进入身体的其他部位，如骨骼、淋巴腺或脑。

（二）儿童结核病的特点

1. **细菌载量低**　儿童肺结核多为原发性肺结核，表现为支气管淋巴结核、结核性肺炎、粟粒型肺结核等，很少出现肺部的慢性空洞，因此儿童肺内 MTB 载量很低；同时，儿童产生的痰量少、咳痰的力量差，再加上婴幼儿不会排痰，即使有痰，也常吞入胃中，而不是从气道、口咽部排出，造成了儿童结核病的病原学诊断难度很大。

2. **临床表现具有多样性且缺乏特异性** 儿童结核病的临床症状和体征呈现多样化，儿童初始感染 MTB 时，往往不像成人那样具有咳嗽、咯血等症状，大部分儿童常常没有临床症状；少部分患儿可表现为反复呼吸道感染的症状，如咳嗽、发热、喘息、不明原因的体重不增或下降等，其他的症状可累及全身，但这些临床症状均不具有特异性；同时儿童结核病容易被其他基础疾病所掩盖，如肺炎、HIV 感染和营养不良，使得临床表现多样化，极易误诊。

3. **肺外结核更多见** 与成人结核病不同，儿童更易合并肺外结核，约占儿童结核病的 50%。儿童结核病易发生血行播散，全身各器官组织均可受累，如脑、骨关节、腹腔、心包、皮肤等。

4. **儿童结核病与成人结核病的区别** 具有内容见表 2-11-1。

表 2-11-1 儿童结核病与成人结核病的主要区别

特征	儿童	成人
细菌载量	少	多
传染的风险	弱	强
自然病史	MTB 感染后,年龄越小者进展为结核病的风险越高	MTB 感染后进展为结核病的风险相对低
临床特征	表现形式多样,常见有淋巴结病变、胸部病变等;肺外病变也不少见	主要是肺结核
胸部影像改变	肺门和纵隔淋巴结、支气管、肺和胸膜受累,渗出病变	空洞病变,主要累及上肺
微生物检查	收集痰液困难,经常需要收集胃液或诱导吸痰,涂片阳性率低	容易收集痰液,痰涂片阳性率较高
潜伏结核感染的治疗	常需要	除免疫抑制患者外,不需要治疗

（三）儿童结核病的临床特点

1. **临床症状** 潜伏结核感染患儿通常没有临床症状。儿童典型的肺结核症状包括慢性咳嗽、体重下降或不增、间断性发热、盗汗以及咯血等。除肺结核外，儿童结核病患者常常发生血行播散，影响全身多个器官，因此儿童结核病的症状具有多样性，可伴随间断性发热和 / 或体重下降，其他症状取决于感染的部位，往往缺乏特异性，容易导致诊断的延误。因此，当儿童患者出现间断性发热、体重下降、慢性咳嗽等症状时，需要考虑到结核病并进行相关检查来进行确诊或排除。

美国结核病控制指南建议采用积分的方法综合评价临床表现在儿童结核病诊断中的价值（表 2-11-2）。如果积分为 0 ~ 2 分，儿童患结核病的可能性较小；积分为 3 ~ 4 分，儿童有结核病的可能性，需要完善免疫相关的结核病诊断试验以及胸部 X 线片检查；积分 5 分或以上，儿童患结核病的可能性较大，应考虑进行抗结核治疗。在应用评分表时，应注意各项条目的评价标准，例如对结核病接触史期限的界定等，否则会造成评分结果的差异性较大。另外，对于年幼儿和 HIV 感染的儿童，该评分表的准确性较低。

表 2-11-2 儿童结核病临床表现评分表

临床特征	评分
咳嗽 > 4 周(非百日咳样咳嗽)或肺炎治疗 3 周无改善	1
肺炎治疗 3 周无改善	1
发热 2 周或不能用其他原因解释的发热	1
麻疹后 2 个月尚未恢复	2
3 岁以下儿童近 3 个月体重不增或	1
3 岁以上儿童体重不增或下降	2
营养不良治疗无效	1
严重营养不良住院治疗无效	2
与抗酸染色阳性的人共同居住	2
母亲或生活密切接触者抗酸染色阳性	4
接种过卡介苗	−1

对于临床症状，应特别重视以下几点：①原因不明的持续发热，持续时间大于 1 周，发热时至少有一次体温大于 38℃。②体重下降，儿童处于生长发育阶段，在结核病时，儿童常有体重不增甚至有所下降，并且单纯给予营养治疗体重仍不增；体重不增或下降具体表现为在近 3 个月内，不能解释的与身高体重比不相符的体重下降超过 5%，或者在儿童时期体重增加的曲线偏离了以往与年龄相符的生长曲线，或者儿童生长发育的百分比曲线出现了交叉现象，或者年龄别体重的 Z 评分小于 −2 生长偏离和 / 或身长别体重 Z 评分小于 −2 偏离。③持续不间断的咳嗽，通常持续时间大于 2 周。④ 2 月龄内的婴儿，常常还有其他的症状及体征，如新生儿肺炎、不明原因肝脾大或败血症样表现等；HIV 感染的儿童，抗病毒治疗常无效；其他非特异性的肺外症状，如持续不明原因的倦怠或活动较少。

2. 体格检查 儿童结核病患者体格检查有如下表现：①儿童肺结核患者常常出现体重不增或下降，表现为消瘦、营养不良；②肺部体征相对较少，年龄越小的婴幼儿肺部体征越明显，可有干湿啰音或喘鸣；大部分的肺结核患儿无肺部啰音和其他肺部体征，病变广泛时可出现呼吸急促、三凹征，伴有胸腔积液或干酪性肺炎时，可出现呼吸音降低；③儿童结核病患者常有淋巴系统受累，表现为全身淋巴结肿大，特别是颈部及纵隔淋巴结肿大较多见；④有些儿童可伴有过敏表现，如结节性红斑、疱疹性结膜炎等。

（四）儿童结核病的诊断要点

1. 流行病学因素 儿童肺结核患者一般是通过吸入成人结核病患者排出（主要是通过呼吸道）的 MTB，从而导致感染。具有家庭成员结核病接触史的儿童，患结核病的风险是没有结核病接触史儿童的 8 ~ 9 倍；且初次感染后的 12 个月内进展为活动性结核病的风险较高，特别是前 6 个月内比例最高；另外有研究显示，在儿童结核病患儿中，约 2/3 患儿可找到明确的传染源。因此，与开放性结核病患者的明确接触史对儿童结核病诊断具有重要意义，而且年龄越小其接触史的意义越大。结核接触史主要指密切接触史，如生活在一起的父母或家庭成员等；明确的结核接触史是指在过去的 12 个月内与活动性肺结核患者同处一室超过 12 小时以上；但对于学龄期的青少年来说，由于其接触人群范围较广，即使家庭成员没有活动性肺结核病史，也不能判定结核接触史为阴性。

卡介苗接种是预防儿童结核病的有力措施，特别是可预防粟粒型肺结核和结核性脑膜炎的发生。但是，接种了卡介苗的儿童并不能完全排除患结核病的可能。有研究显示，卡介苗预防结核性脑膜炎的有效率为 58% ~ 100%。另外，如果患儿近期有急性传染病的病史，特别是麻疹、百日咳、水痘等，可使机体免疫功能暂时降低，致使体内潜伏的结核病灶活动、恶化，或成为结核病的诱因。

2. **综合分析临床表现**　儿童发生潜伏结核感染时，可表现为结核菌素皮肤试验（tuberculin skin test，TST）阳性、γ- 干扰素释放试验（interferon gamma release assays，IGRA）阳性、胸部影像学检查或临床表现则无相关证据；但儿童潜伏结核感染者常在感染后数周至数月内发展为结核病。儿童结核病最常累及肺，还可累及胸膜、脑、腹腔、肠道、骨骼、肾脏、皮肤及全身各器官，由于临床症状和体征常缺乏特异性，因此要仔细询问病史并综合分析其临床表现。当患儿出现以下表现时，应注意排除儿童结核病：①反复下呼吸道感染，指半年内出现 2 次以上的下呼吸道感染，当患儿出现反复的呼吸道感染、慢性咳嗽以及发热，病程超过 2 周，或伴有体重下降、盗汗等表现，需要疑诊结核病；②结核病感染中毒症状，包括慢性咳嗽、发热病程超过 2 周，体重下降、盗汗、乏力、食欲减退、消瘦等。

3. **影像学检查**　详见本章第二节相关内容。

4. **免疫学相关检测（结核菌素皮肤试验和 γ - 干扰素释放试验）**　详见本章第三节相关内容。

5. **抗结核治疗反应的评价**　由于儿童很难找到细菌学的证据，有时采取诊断性治疗，通过观察抗结核治疗的反应，有助于诊断结核病。随访观察中，疗效的判断是以抗结核治疗前的临床症状作为基线症状，症状改善并且没有新的临床症状出现判定为有效；如果原来怀疑结核的症状无好转或加重则判定为无效。在随访观察时，也要观察非抗结核治疗方案如社区获得性肺炎的治疗方案，做好各种治疗反应记录。在抗结核治疗后 2 个月内，需要评估临床效果，收集临床特征，抗结核治疗后每 2 周与基线进行对比；但应该注意，并不是所有儿童结核病的临床症状在 2 个月内都能完全缓解。

在评价抗结核治疗的效果时，要注意"抗结核治疗有反应"的局限性，因为有些疾病的临床症状可以自然改善而误认为是抗结核的疗效。

二、儿童肺结核的病理特点和临床表现

（一）原发性肺结核

原发性肺结核（primary pulmonary tuberculosis）是 MTB 初次侵入肺部后发生的原发感染，是儿童肺结核的主要类型，包括原发综合征（primary complex）和支气管淋巴结结核（tuberculosis of the trachobronchial lymphnodes）。原发综合征是由肺原发病灶、局部淋巴结病变和两者相连的淋巴管炎组成；支气管淋巴结结核是以胸腔内肿大淋巴结为主。肺部原发病灶或因其范围较小，或被纵隔影掩盖，X 线胸片无法查出，或原发病灶已经吸收，仅遗留局部肿大的淋巴结，故在临床上诊断为支气管淋巴结结核。

1. 病理特点　原发性肺结核中，典型的原发综合征呈"双极"病变，即一端为原发病灶，另一端为肿大的肺门淋巴结。原发综合征的病变主要是结核性肉芽肿，典型的部位在肺的中野或下野（称原发灶），及短暂的肺门和/或胸骨旁淋巴结和一些胸膜反应。原发病灶常在几周或几月内好转，胸部 X 线片上可遗留纤维化和钙化。肺部原发病灶可以发生在肺内的任何部位，尤其好发于胸膜下通气良好的部位，多位于胸膜下、肺上叶下部和下叶上部、中叶外侧，以右肺多见。基本病变为渗出、增殖、坏死。渗出性病变以炎症细胞、单核细胞及纤维蛋白为主要成分；增殖性改变以结核结节及结核性肉芽肿为主；坏死的特征性改变为干酪样改变，常出现于渗出性病变中。

原发感染的进展风险通常很低，而年幼的儿童和免疫功能低下的患儿发生原发感染进展的风险增加。由于儿童对 MTB 处于高度敏感状态，使病灶周围炎症广泛，原发病灶范围可扩大到一个肺段甚至一个肺叶。年龄越小，病变的范围越广。由于目前缺乏结核感染发展进程的检测手段，结核再次感染的自然病史尚不能进行很好的描述。结核感染病灶经过一段时间的潜伏期后，可再次激活成为疾病状态；或原发感染后，逐渐进展为活动性结核病。虽然 MTB 的 DNA 指纹可区别结核感染的激活或 MTB 的再感染，但临床很难区分再次激活还是 MTB 再感染。真正的复燃的结核病常具有促发因素，如严重营养不良、HIV 感染、慢性血液透析、免疫抑制治疗、糖尿病或尘肺病等造成免疫低下等。

病灶的转归有几种方式：①吸收好转，即病变完全吸收、钙化或形成硬结，从而达到痊愈或者 MTB 潜伏在机体内，另外出现钙化则表示病变至少存在了 6～12 个月。②进展，可以通过几种形式表现，如表现为原发病灶扩大，可产生空洞；如病灶形成支气管淋巴结周围炎，造成淋巴结支气管瘘，则形成支气管结核或干酪性肺炎；如支气管淋巴结肿大则会造成肺不张或阻塞性肺气肿；如病变扩大累及到胸膜，则发展为结核性胸膜炎。③恶化，即病变发生血行播散，导致急性粟粒型肺结核或全身粟粒型结核病。

2. 临床表现　症状轻重不一，轻者可无症状。不同年龄儿童的临床表现有所不同，临床症状均为非特异性表现，这些症状常常与其他许多慢性疾病相重叠。

一般起病缓慢，可有低热、食欲不振、疲乏、盗汗等结核中毒症状，多见于年龄较大儿童。婴幼儿及症状较重者可急性起病，一般情况尚可，表现为高热，并持续 2～3 周，然后转为低热，并伴结核中毒症状，干咳和轻度呼吸困难是最常见的症状。婴儿可表现为体重不增或生长发育障碍。部分高度过敏状态儿童可出现眼疱疹性结膜炎、皮肤结节性红斑和/或多发性一过性关节炎。

肺结核儿童最常见的症状是长期干咳，间断低热，体重下降或发育停滞，这些症状缺乏特异性，不能与其他肺部疾病鉴别。由于肺内淋巴结的病变，形成气管或支气管管腔内肉芽肿或管壁外的压迫，导致喘息甚至支气管阻塞，临床症状与哮喘极为相似。为此，很多研究者希望采用临床症状积分的办法以增加临床症状的可靠性，但目前尚不够精确。

儿童原发结核感染，肺内局部的淋巴结形成了原发综合征的部分，疾病的进展可能发生在受影响的局部淋巴结内，临床症状与其他类型的肺结核相似，咳嗽很少有痰或痰中带血，年龄较小的儿童不会排痰，诊断很困难。肺门周围和/或气管旁的肿大淋巴结，可阻塞大气道，导致气道塌陷或末梢肺段的膨胀等。因此，肺门周围和/或气管旁淋巴结肿大伴或不伴气道压迫是胸腔内淋巴结病的主要征象，当胸腔内淋巴结肿大明显时，可产生压迫症状，压迫气管分叉处可出现类似百日咳样痉挛性咳嗽；压迫支气管使其部分阻塞时可引起喘鸣；压迫喉返神经可致声嘶；压迫静脉可致胸部一侧或双侧静脉怒张；淋巴结还可能突然进入气道伴有干酪样碎片吸入导致肺叶实变，如果气道完全阻塞可导致干酪样肺炎。肺门淋巴结病变可形成冷脓肿，表现为持续高热；或腐蚀周围的解剖结构如心包，引起结核性心包炎。

体格检查可见浅表淋巴结不同程度肿大。肺部体征多不明显，与肺内病变不一致，50%以上患儿没有肺部体征。如原发病灶较大，肺部叩诊呈浊音，听诊呼吸音减低或少许干湿啰音。婴儿可伴肝脏肿大。

（二）血行播散性肺结核

血行播散性肺结核（hematogenous disseminated pulmonary tuberculosis）或称粟粒型肺结核（miliary pulmonary tuberculosis）是 MTB 经血行播散而引起的肺结核，是全身血行播散的肺部表现。可发生在原发感染时，也可发生在原发感染后，是原发性肺结核发展的结果，可发生在原发感染后的很短时间内，或来源于任何 MTB 活动的部位。粟粒型肉芽肿的直径为 1~3mm（小米粒大小），病灶可发生在任何内脏器官。在免疫功能正常的结核病患者中，血行播散性肺结核约占结核病的 3%；在免疫功能低下的结核病患者（HIV 感染者 > 10%）和婴幼儿以及 5 岁以下的儿童更多表现为粟粒型肺结核。该型结核病多见于婴幼儿；当患某些传染性疾病如麻疹、百日咳或营养不良时；机体免疫功能下降，特别是 HIV 感染等，易诱发本病，婴幼儿、年幼儿童常并发结核性脑膜炎。血行播散性肺结核分为急性、亚急性和慢性血行播散性肺结核。

1. 急性血行播散性肺结核或称急性粟粒型肺结核 常是原发综合征发展的结果，主要见于儿童期，尤其是婴幼儿，占儿童结核病的 1%。

（1）病理特点：多在原发感染后 3~6 个月内发生，新生儿可能更快发生。由于婴幼儿免疫功能低下，机体处于高度敏感状态，感染 MTB 后，易形成菌血症。当原发病灶或淋巴结干酪样坏死发生溃破时，大量细菌侵入血液，引起急性全身粟粒型结核病，可累及肺、脑膜、脑、肝、脾、肾、肾上腺、肠、腹膜、肠系膜淋巴结等。播散到各脏器中的 MTB，在间质组织中形成细小结节。肺部的结核结节更多分布于上肺，为灰白色半透明或淡黄色不透明的结节，如针尖或粟粒大小，1~2mm。光镜镜检示结核结节由类上皮细胞、淋巴细胞和朗格汉斯细胞和中心干酪坏死性病灶组成。

（2）临床表现：多急性起病，突然高热（39~40℃），呈稽留热或弛张热，部分病例低热，或呈规则或不规则中等程度发热，持续数周或数月，多伴有寒战、盗汗、食欲不振、咳嗽、面色苍白、气促、发绀、体重下降等。肺部可无体征，婴幼儿可闻及细湿啰音，容易误诊为肺炎。其他体征包括发热、肝脾淋巴结肿大，20%~50% 的患儿同时伴有结核性脑膜炎，查体可有脑膜炎征象，出现神经系统症状包括头痛、意识障碍和脑神经损害等，中枢神经系统受累者常有脑膜受累的体征，其他器官受累通常没有局部症状。还有部分患者伴有胸膜或心包膜渗出。

临床上易与伤寒、败血症等混淆。少数婴幼儿主要表现为全身中毒症状，如发热、食欲不振、消瘦、倦意等，被误诊为营养不良。6 个月以下婴儿的急性粟粒型结核的特点为发病急剧，症状重而不典型，累及器官多，特别是伴发结核性脑膜炎者居多，病程进展快，病死率高。免疫力正常者可能没有呼吸困难、消瘦、淋巴结肿大、肝脾大、皮肤损害等明显的异常表现。约 70% 的全身性粟粒型结核患儿的眼底检查可见脉络膜结核结节，分布于视网膜中心动脉分支周围。

2. 亚急性和慢性血行播散性肺结核　亚急性和慢性粟粒型肺结核（chronic miliary pulmonary tuberculosis）是由于 MTB 少量多次进入血循环，患儿具有一定的免疫力，因此起病比较缓慢，病程比较迁延。

（1）病理特点：以增殖性病变为主，主要见于 10 岁以上儿童。

（2）临床表现：临床症状与病情的发展及严重程度有关。亚急性病例可表现为反复发热、盗汗、消瘦、咳嗽等；慢性病例仅有轻微症状或没有症状，如长期低热、咳嗽、痰中带血、胸痛等。体征与病程和病变范围有关。可有肝脾肿大，或伴有肺外结核的表现。

（三）继发性肺结核

继发性结核（secondary pulmonary tuberculosis）是既往被 MTB 致敏过的人群，在 MTB 潜伏感染或原发感染后的数月或数年，休眠的 MTB 再次活跃和繁殖，导致继发性结核病。引起继发性结核病的触发因素包括机体的免疫力下降，如 HIV 感染和肿瘤性疾病等，以及曾经有 MTB 的原发感染，现在又暴露于 MTB 而发生；儿童的继发性结核可以来源于原发感染的进展，多见年龄较大的儿童及青少年。

1. 病理特点　继发性结核病 80% 以上累及肺部，也可累及机体的各个器官组织。继发性肺结核是原发灶残留的休眠菌的活化，沿原发病灶蔓延所致。通常病变位于肺的尖后段，越往下叶的尖部，病变越少。在疾病的第一阶段，干酪样坏死区液化，沿气管支气管树蔓延，形成空洞。高氧含量导致细菌的繁殖呈对数级增长，呈现以下特征病变：干酪样坏死液化；空洞形成；进展性的肺纤维化以及结构破坏。

2. 临床表现　继发性结核病的临床症状常逐渐发生，经过数周到数月；但在儿童或免疫低下时，多急性发生。肺结核的最常见临床症状为持续不间断的慢性咳嗽，典型的表现为三联征：发热、夜间多汗和体重下降。可表现为各种类型的咳嗽，如干咳、湿性咳嗽，有黏液痰、黏脓痰、带血或大量咯血；累及胸膜时，可有胸痛，很少发生呼吸困难。累及其他器官组织可引起相应的临床症状。

（四）气管、支气管结核

气管支气管结核（tracheobronchial tuberculosis，TBTB）是发生在气管、支气管的黏膜、黏膜下层、平滑肌、软骨及外膜的结核病。在儿童中，由于其支气管内结核性病变多由管壁外淋巴结结核破溃侵蚀而来，故病变累及的是气管支气管全层。

1. 病理特点　支气管淋巴结结核是原发性肺结核的重要特征，也是儿童 TBTB 形成的重要病理基础。儿童 TBTB 的发病机制主要是淋巴结结核蚀破邻近的气管支气管所致，即淋巴结 - 支气管瘘（lymph node erosion，LNE）。此外，研究还发现，干酪性肺炎也可蚀破邻近支气管形成 TBTB。病变侵蚀支气管时，可压迫、浸润邻近支气管壁，表现为黏膜充血、水肿、肉芽增生，局部支气管管腔狭窄，病变继续进展，干酪样坏死物穿破支气管壁，进一步阻塞支气管管腔，引起肺气肿或肺不张，形成 LNE 和 TBTB。若未及时治疗或病情进展，气管支气管黏膜组织则被增生的纤维组织取代，形成瘢痕，纤维组织增生及瘢痕挛缩导致所累及的支气管管腔狭窄或闭塞。

2. 临床表现　儿童气管支气管结核起病缓慢，症状多样，缺乏特异性。除可伴有发热、盗汗等结核中毒症状外，可因肿大淋巴结压迫或气道内干酪样物、肉芽阻塞而出现刺激性咳嗽、咳痰、喘息、呼吸困难、咯血等表现，甚至出现窒息。因此，对于长时间顽固性喘息、一般平喘治疗效果不好或治疗过程中突然出现喘息发作或加重者，均应注意气管支气管结核的可能。

肺部体征亦缺乏特异性，与原发病及 TBTB 并发的肺气肿、肺不张或阻塞性肺炎的部位及范围大小相关。肺部可有局限性呼吸音低、局限性干湿啰音、局限性或双肺哮鸣音等表现。

（五）结核性胸膜炎

结核性胸膜炎（tuberculous pleurisy）是原发性肺结核较常见的早期合并症，可发生于肺结核病程的任何阶段。3 岁以下婴幼儿急性粟粒型肺结核约 10% 伴双侧胸膜炎，积液量较少。学龄期及青少年胸膜炎患者的肺内多无活动性结核病灶，多为单侧，积液量多为中等量或以上。

1. **病理特点**　胸膜受到 MTB 感染后，随即产生充血、水肿和纤维蛋白的渗出。随着病程的发展可有两种转归，一是病灶消散或造成胸膜增厚、粘连；二是由于机体对 MTB 和其代谢产物呈高度敏感状态，病情进展导致胸膜发生大量渗出性改变，此时胸膜表面除有纤维素性渗出外、可出现浆液性渗出和结核结节的形成，渗出液逐渐增多，发展为渗出性胸膜炎。

2. **临床表现**　多数患儿起病较急，有高热、盗汗、食欲不振、呼吸急促，年长儿童诉胸痛，咳嗽时加重，胸痛持续 2～3 天，当胸腔积液量集聚较多时，胸痛减轻或消失。起病缓者有中等程度发热和不同程度的结核中毒症状，干咳或刺激性咳嗽。疾病初起时听诊可闻及胸膜摩擦音，随着积液增加，胸膜摩擦音消失，叩诊呈浊音或实音，听诊呼吸音减低或消失。

结核性脓胸是结核性胸膜炎的一种特殊类型，指大量 MTB 侵入胸膜腔，引起胸腔积脓。该病具有较高的并发症和病死率，可合并细菌混合感染。临床表现为高热、呼吸困难；胸腔积液检查示白细胞升高、以中性粒细胞为主、糖降低；血常规示白细胞和中性粒细胞升高，C 反应蛋白升高，与细菌性脓胸难以鉴别，渗液中找到 MTB 即可确诊。

第二节　儿童肺结核的影像学表现

X 线胸片作为基本的检查方法，可解决儿童肺结核的大部分诊断问题，是临床首要选择的检查方法；胸部计算机断层扫描（computed tomography，CT）作为补充手段，在肺内微小病变、非典型病例、淡薄的病变、隐蔽部位的病变、弥漫性肺疾病的早期改变以及病灶细节的显示方面更具特异性。例如，对于肿大的淋巴结压迫支气管使支气管腔变窄或闭塞进而导致肺气肿或肺不张，气管支气管结核破溃后导致支气管播散，两层钙化的胸膜之间存在的包裹性积液的显示，以及对于少量的干酪坏死、稀薄钙化、小支气管的扩张等病灶的显示等，CT 扫描均优于 X 线胸片；其中高分辨率 CT 薄层扫描则对于早期粟粒型肺结核微小结节的显示率较高，尤其适用于呈磨玻璃样改变的非典型病例。另外，磁共振成像（magnetic resonance imaging，MRI）对肺部病灶的显示不及 CT 扫描，故临床应用较少。

因此，全面准确的阅读胸部 X 线平片是影像诊断工作中必不可少的一个环节，阅读顺序从周边如腋窝下、锁骨上及双膈面的上下区域到纵隔心影后再到双肺野，全面仔细地观察平片的每个角落和区域可防止遗漏病理征象。

一、原发性肺结核

（一）原发综合征

原发综合征（primary complex）由 4 部分组成，即肺部原发灶、支气管淋巴结核、淋巴管炎、感染灶邻近的胸膜炎。胸部 X 线表现如下：

1. **原发灶** 可发生在肺的任何部位，好发部位是胸膜下，右侧多于左侧，上肺多于下肺。一般为小叶性病灶，呈结节状、斑片状或片状阴影，边缘模糊，有时甚至是段性或叶性阴影。以单个病灶多见。

2. **淋巴管炎** 原发感染早期，病变经过淋巴管向肺门淋巴结蔓延，引起淋巴管炎，表现为原发灶与肺门淋巴结之间的一条或多条毛糙的索条影。

3. **淋巴结炎** 结核性淋巴结炎的部位与原发灶位置有关，上、下肺野的原发病灶首先引流至同侧肺门的上、下组淋巴结，以单侧多见。通过淋巴引流可相继累及其他组淋巴结，右侧气管旁腔静脉后淋巴结出现率较高。X 线平片表现为肺门或纵隔淋巴结肿大，边缘清楚或模糊，边缘环形强化。

4. **胸膜炎** 紧邻原发灶的胸膜出现炎性改变，大多表现为局限性胸膜增厚，当并发渗出性胸膜炎时可遮蔽原发灶，胸腔积液成为首发的 X 线征象。

肺原发灶、淋巴管炎和结核性肺门淋巴结炎是原发综合征的典型表现，即胸膜下斑片状原发灶通过线条状的淋巴管炎引向肺门肿大淋巴结的双极状或哑铃状表现。原发综合征 4 个组成部分中，淋巴管炎和胸膜改变的显示率较低。在日常工作中，只要发现原发灶和肺门淋巴结肿大（图 2-11-1），诊断即可成立。原发病灶及淋巴结大小与病变的发展不完全平行一致，当原发病灶较大，淋巴结较小时，胸部 X 线平片不易检出，往往需要 CT 检查。

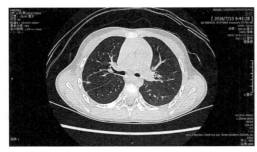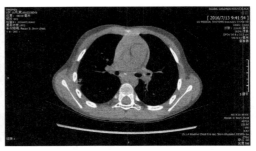

注：男，5 岁，发热 7 天，咳嗽 2 天，CT 平扫示胸膜下小结节灶伴隆突下淋巴结钙化。

图 2-11-1　儿童肺结核原发综合征

（二）胸内淋巴结结核

胸内淋巴结结核是肺门和纵隔淋巴结结核继续进展或原发结核病变直接侵犯邻近淋巴结而形成。胸内淋巴结结核远较原发综合征多见，在原发性肺结核中占有重要地位。胸内淋巴结结核可有渗出、增殖、干酪坏死液化和钙化等改变，常伴淋巴结周围炎。

根据病变的部位及病理性质，在 X 线胸片上分为"肿瘤型"及"炎症型"两类，"肿瘤型"主要表现为肺门或纵隔淋巴结的肿大，呈圆形或椭圆形、边缘清楚的结节状影凸向肺野。"炎症型"是由于肺门淋巴结周围出现炎症或继发性浸润所致，表现为肺门影增宽、增长，密度增浓，其内血管和支气管结构不清，边缘模糊，病变以单侧常见。

CT扫描显示纵隔淋巴结敏感，淋巴结核较多侵犯中纵隔、气管支气管旁、肺门区和隆突下淋巴结。CT增强扫描可以出现环形强化即干酪坏死液化区时呈低密度灶，周边炎性肉芽组织区强化，淋巴结内出现钙化时更能明确诊断（图2-11-2）。

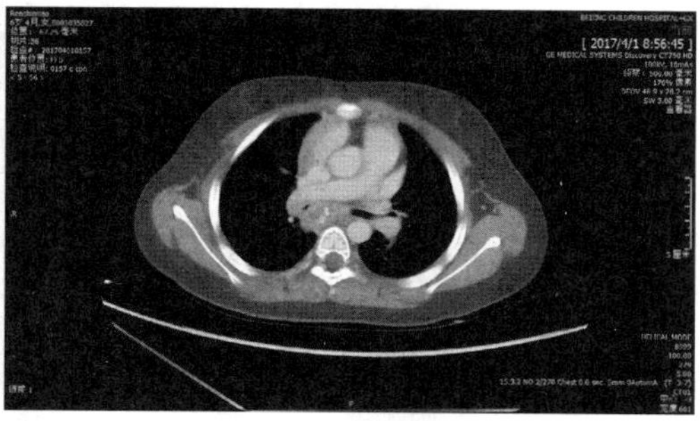

注：女，6岁，咳嗽1个月余，增强CT：隆突下淋巴结中心呈低密度液化区，周边环形强化及多发点状钙化灶。

图2-11-2 儿童支气管淋巴结核

（三）鉴别诊断

原发性肺结核常伴有淋巴结肿大，尤其儿童肺结核侵犯多组淋巴结时需与以下疾病进行鉴别诊断。

1. **淋巴肉瘤** 最常侵犯前纵隔淋巴结和胸腺，肿大淋巴结位于前纵隔有利于淋巴肉瘤的诊断，另外，CT增强扫描淋巴结环形强化有利于结核的诊断。淋巴肉瘤不经过治疗CT增强时表现为均匀略弱的强化。

2. **结节病** 结节病最常侵犯双侧肺门和纵隔淋巴结，X线表现为双肺门及右侧气管旁淋巴结肿大，半数患者会出现淋巴结钙化。一般来说，胸部CT可非常清晰显示各组肿大的淋巴结，及淋巴结内的钙化。结节病的钙化灶明显偏大，且以双侧钙化改变为主，这点与结核不同。结节病的肺部病变也可表现为网结影或斑片影与肺结核表现相似。单纯胸内病变与结核鉴别不易，确诊需活检。

二、血行播散性肺结核

（一）影像学表现

血行播散性肺结核包括急性、亚急性和慢性血行播散性肺结核。急性血行播散性肺结核为MTB一次大量或多次于短期内进入血液，大多发生在原发性肺结核起病后3~6个月，多为全身播散的一部分，其典型X线表现为两肺野内均匀布满粟粒样病灶，其大小一致、密度相等称之为"三均匀"，正常肺纹理常不能显示。亚急性及慢性血行播散型肺结核年长儿多见，为MTB少量多次进入血液，病程较迁延。X线示两肺可见大小不一，密度不等，分布不均匀的颗粒状病灶。主要分布在两肺上中野，新旧病灶掺杂，下野病灶较少。

急性血行播散性肺结核胸部CT表现一般晚于临床症状，表现为两肺均匀分布的粟粒状小结节（图2-11-3），高分辨率CT还可见结节状小叶间隔增厚，血管壁不规则，胸膜和叶间膜呈结节状，弥漫性或局限性网状影，磨玻璃影等。而慢性血行播散性肺结核病灶多位于双上肺，常表现为渗出性、增生性和钙化性等新旧病灶同时存在，渗出性病灶可发生融合。病灶可从粟粒大到直径1cm不等。

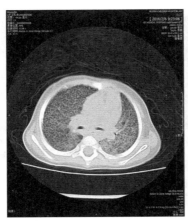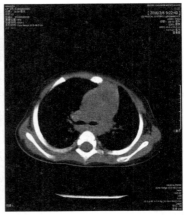

注：女，1岁3个月，反复发热伴左髋活动受限3月余，间断咳嗽2个月，CT平扫示双肺弥漫性分布大小、密度均匀一致的细小颗粒影，右肺门区、腔静脉后淋巴结肿大伴点状钙化。

图 2-11-3　儿童原发性肺结核伴急性粟粒型肺结核

（二）鉴别诊断

需要和随机分布的多发性结节为主的病变进行鉴别。

1. **急性间质性支气管肺炎**　大多由病毒引起造成双侧弥漫性支气管血管周围炎，X线表现为纹理粗厚、双轨征、密度较淡的短条影及交织成网的网格或网点影，正常血管行径不清，以中内带肺野为重，CT可以有小叶间隔、支气管及血管周围间质增厚等形成网点影，与粟粒肺结核不同。

2. **沙眼衣原体肺炎**　好发于6月龄内婴儿，生后2～4周发病，其影像学特点为粟粒样结节影、网点状间质改变、两肺充气过度、支气管血管束粗重、无胸膜渗出、纵隔淋巴结不大等，偶见大叶实变；CT表现为胸膜下病灶小结节影、小斑片影为著，两肺广泛或局部的支气管壁增厚，管腔著明，肺门及纵隔淋巴结不利于与肺结核进行鉴别。

3. **卡氏肺囊虫肺炎**　卡氏肺囊虫（pneumocystis carinii，PC）广泛存在于人和其他哺乳类动物的肺组织内，当患儿存在免疫功能缺陷或免疫受损时，则可导致卡氏肺囊虫肺炎的发生，其影像学改变的病理基础是两肺间质性和肺泡性病变，导致肺间质及肺泡内渗出，其典型X线表现以双肺弥漫性、对称或非对称性细小结节和网格影，以上叶、下叶和肺门周围分布为主；CT表现为弥漫性的气腔实变、两肺呈广泛的磨砂玻璃样改变，斑片状阴影，还可出现线状或网格状小叶间隔增厚，对称或不对称的弥漫网点影，肺大疱及肺气囊甚至肺纤维化等改变。

4. **特发性肺含铁血黄素沉着症**　急性出血期为肺泡及小支气管内大量出血、含铁巨噬细胞和间实质水肿，X线表现为两肺透光度减低呈磨玻璃状改变，类似肺水肿，可有大小不等片状融合病变、不规则地分布于双肺野。当反复出血新旧病变同时存在时，X线表现为除磨玻璃影外，还可见广泛分布的境界模糊的细网格影（增厚的肺泡壁）及小叶间隔增厚；对于长期慢性反复出血X线表现为两肺弥漫分布的粟粒样病灶或粗网状结构，间质纤维增生加重。急性弥漫性肺内出血，肺内病变消涨较快，而肺结核吸收或进展较慢。另外长期慢性反复出血，肺内粟粒样病灶或粗网状结构很少有融合灶，这与粟粒型肺结核不同。

5. 朗格汉斯细胞组织细胞增生症 以两肺弥漫分布的网织颗粒影和／或散在或簇状的大小不等的小囊泡影为最常见的典型表现，分布不均匀，可同时伴有片状病灶。肺野内网织影、小囊泡影是粟粒型肺结核所不具备的特点。

6. 甲状腺癌肺转移 肺转移在甲状腺癌远处转移中居第一位，包括血行转移和淋巴转移。典型肺转移灶一般不会与粟粒型肺结核混淆，但弥漫分布的粟粒状转移灶需与粟粒型肺结核鉴别。其病灶特点为大小不等，分布不均匀，以中下肺野为多，上肺野较少，且患儿有颈部包块，这是与粟粒型肺结核鉴别主要要点。

7. 尼曼－皮克病 该疾病是鞘磷脂代谢障碍导致鞘磷脂和胆固醇在肝、脾、肺、脑、骨髓及中枢神经系统中大量沉积的一组罕见的常染色体隐性遗传病。肺部表现为间质性病变，胸部 X 线平片显示两肺广泛的网状结节样纹理增多，两下肺为著；高分辨率 CT 显示双肺弥散小叶间隔增厚，下肺可见磨玻璃状斑片影。但临床表现为肝脾巨大、身体发育障碍、肌张力减退和中枢神经系统退行性病变，与粟粒型肺结核临床表现不同。

三、继发性肺结核

（一）浸润性肺结核

浸润性肺结核（infiltrative pulmonary tuberculosis）是继发性肺结核的主要类型。浸润性肺结核见于年长儿，多为已静止的病灶重新活动即陈旧病灶周围重新出现炎症，或外源性再感染，肺内出现新病灶时，胸部 X 线表现为中间密度较高而边缘模糊的片状影，可分布于任何肺野，多在肺尖部锁骨下区及下叶背段，同时肺内可有新出现的片状或絮状阴影，呈肺叶或肺段分布的渗出性病变，另外肺内可有增殖、播散、纤维化和空洞等多种性质病变同时存在（图 2-11-4）。肺门区淋巴结反应较著，且有迅速进展融合，有大片干酪坏死和空洞形成的趋势。

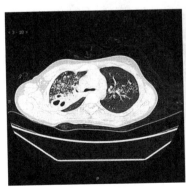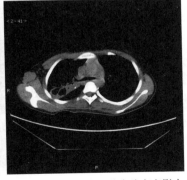

注：女，12 岁，咳嗽伴间断发热 16 天，胸部 CT 平扫示右上肺大片实变影内可见空洞及钙化灶前方及对侧肺野内可见点状及小颗粒状播散灶。

图 2-11-4　儿童浸润性肺结核伴支气管播散

（二）干酪性肺炎

干酪性肺炎（caseous pneumonia）是小儿较多见的继发性发肺结核，是原发肺结核浸润进展和干酪坏死的结果，分大叶性干酪性肺炎和小叶性干酪性肺炎，大叶性干酪性肺炎，多见于婴幼儿，为结核原发灶出现大片渗出实变，且实变内出现干酪坏死所致，可以累及一个肺段甚至整个肺叶。胸部 X 线表现为一个肺段或肺叶的实变，其实变密度较一般肺炎高，病变外形饱满，有时病灶内可见更高密度的钙化灶或稍低密度的液化灶。小叶性干酪性肺炎由原发灶或支气管淋巴结核的干酪破溃吸入支气管所致，X 线表现为支气管周围多发的较浓密小片影或点状结节状病灶融合扩大，边界模糊周围可有磨玻璃状渗出，通常伴有肺门及纵隔淋巴结肿大。

（三）结核球

结核球（tuberculoma）又称结核瘤，在儿童肺结核中较为少见，为纤维组织包绕肺内干酪性病变，表现为圆形或椭圆形球形病灶，偶有分叶，多在肺上野，一般密度均匀，轮廓光滑，结核球内可出现层状、环状或斑点状钙化。周围有散在的纤维增殖性卫星灶。

CT 检查最常见于上叶尖后段或下叶背段，为单发或多发小叶性实变或腺泡结节状影，病变可融合呈肺段或肺叶实变，呈大叶性实变，下肺野可有经支气管播散的小叶性病灶，实变内或淋巴结内可有点片状钙化灶（图 2-11-5），有空洞形成时，边界比较清楚，圆形或椭圆形，壁内、外缘均较光滑，洞内一般无液平，周围可有卫星灶，结核球表现为类圆形致密影，边界清楚，多数直径 2 ~ 4cm，偶有呈分叶者，CT 对发现其中的小空洞及小点状钙化较 X 线胸片敏感，CT 增强扫描时，结核球中心干酪物质不强化，可表现为环状强化，周围可有卫星灶存在。

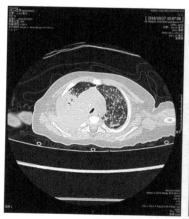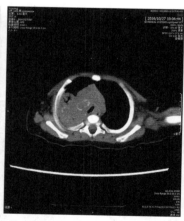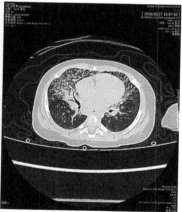

注：男，5 个月，咳嗽 1 个月、加重伴发热 2 周，CT 平扫示右上肺大片致密内可见点条状钙化灶，周边肺内可见分布不均匀的细小颗粒影，腔静脉后可见肿大淋巴结及其内钙化灶。

图 2-11-5　儿童干酪性肺炎伴支气管播散

（四）慢性纤维空洞性肺结核

慢性纤维空洞性肺结核（chronic fibro-cavitary pulmonary tuberculosis）由原发或继发性结核长期发展、演变而来，儿童少见。X 线表现为一个或多个纤维厚壁空洞，伴有支气管播散灶和明显的胸膜肥厚，或广泛的纤维性变，空洞周围可见肺不张。

（五）鉴别诊断

大叶性干酪肺炎需与大叶性肺炎进行鉴别，大叶性肺炎多见于年长儿，无特定好发部位，胸部 X 线平片及 CT 扫描大叶性肺炎的实变区体积增大不显著，密度较均匀，钙化少见，纵隔及肺门区淋巴结受累数量少，肿大不显著，淋巴结内钙化少见，余肺野清晰等特点不同于大叶性干酪肺炎。小叶性干酪性肺炎与小叶性肺炎鉴别，小叶性肺炎实变区密度淡薄的病灶多，肺门区肿大淋巴结少，而小叶干酪性肺炎病灶较浓密，可见蜂窝样小空洞，于一般细菌小叶性肺炎较少见，如同时见支气管淋巴结肿大有助于本病的诊断。

四、气管支气管结核

支气管结核（endobronchial tuberculosis）是由肿大淋巴结压迫侵蚀支气管壁引起，主要表现为支气管管腔阻塞及相应肺段、叶的实变、不张或肺气肿。当淋巴结破溃并干酪物质经支气管吸入肺内，播散灶沿支气管分布，表现为局部肺内可见大小不等的结节影、小斑片影，可累及一个肺叶、肺段也可广泛累及双肺（图 2-11-6）。病变吸收后常遗有某种程度肺膨胀不全或纤维化。病灶持续愈久，纤维化或 / 和支气管变形愈重。最后可发展为支气管扩张症。

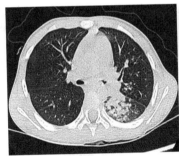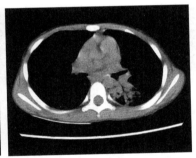

注：男，5 岁，反复发热、咳嗽 4 月余，CT 平扫左主支气管旁淋巴结钙化，
　　邻近支气管管腔不规则狭窄，腔内不规则充盈缺损，旁淋巴结钙化，相应
　　肺段实变及小斑片状播散灶。

图 2-11-6　儿童支气管结核

支气管结核、支气管播散时需与支原体肺炎鉴别，支原体肺炎胸部 X 线片通常表现为网格影、斑片、节段及大叶实变，或自肺门向外呈扇形或放射状延伸的，但很少达到胸膜下。支原体肺炎患者 CT 影像表现多样化，但以支气管壁增厚、磨玻璃影、树芽征，小叶中央型结节影像为特点，很少出现境界清晰的多发点状阴影，另外，支原体肺炎一般在治疗 1~2 周可以明显吸收或完全吸收。

五、结核性胸膜炎

多见于儿童和青少年，分为干性和渗出性两种。可与肺部病变同时出现，也可单独发生而肺内未见病灶。前者多为肺内结核病灶直接累及胸膜所致，后者则多为淋巴结内

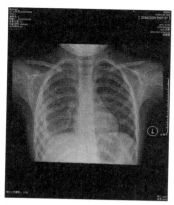

注：男，5 岁，发热 7 天，咳嗽 2
天，胸部 X 线正位平片示右侧
胸壁内侧可见弧带状致密影。

图 2-11-7　儿童结核性胸膜炎

MTB 经淋巴管逆流至胸膜而形成。干性胸膜炎胸部平片可
能无异常，渗出性胸膜炎多为一侧性胸腔积液，且以游离积
液多见，其影像表现与成人胸腔积液相同（图 2-11-7）。渗
出性胸膜炎需与其他病因所致的胸腔积液鉴别。

六、先天性肺结核

　　先天性肺结核（congenital tuberculosis）是儿童原发性
肺结核较特殊的类型，是母孕期有肺结核病史，MTB 经胎
盘通过脐带垂直传播，或胎儿在分娩过程中吸入和 / 或吞入
MTB 引起的疾病，常于生后 4 周内即新生儿期发病，肺内
的影像表现为：①两肺弥漫粟粒型病变与急性血行播散性肺
结核相似（图 2-11-8）；②也可表现为两肺广泛分布的斑片 -
结节病变，可能为粟粒型结核恶化发展而来，或由吸入感染
了 MTB 的羊水经支气管播散所致。可伴或不伴胸部淋巴结肿大，出现上述影像特点时要
考虑到先天性肺结核的诊断。

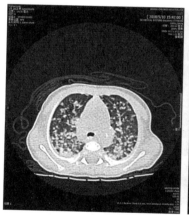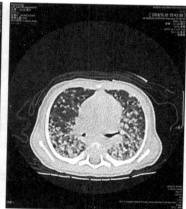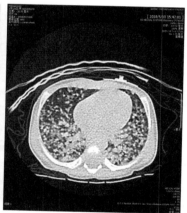

注：男，24 天，发热 6 天，咳嗽气促 1 天，其母分娩后第二天确诊血行播散性肺结核，胸部 CT 平扫示双肺弥漫分布的
　　粟粒样结节，分布不均匀，肺野前部少后部多。

图 2-11-8　儿童先天性肺结核

第三节　儿童肺结核的实验室诊断

　　儿童肺结核的诊断主要基于综合性诊断，包括详细的病史（如密切接触史、临床症状
和体征等）、临床检查以及辅助检查（结核菌素皮肤试验或 γ- 干扰素释放试验、胸片、细
菌学检查、必要时进行 CT 和纤维支气管镜检查）等。由于儿童肺结核临床症状不典型，
因此实验室检查在儿童肺结核的诊断中占据重要的地位。常用的实验室诊断方法主要包括
细菌学、免疫学、分子生物学和病理学等诊断方法，本节着重介绍前三种方法，病理学诊
断可参考"成人结核病"相关内容。

一、细菌学诊断方法

（一）标本选择

儿童肺结核病原学检测的适宜临床标本包括痰、胃液、支气管肺泡灌洗液、尿和粪便等（表 2-11-3）。临床标本采集的时间、方法、数量及保存与 MTB 检出率密切相关，且儿童肺结核患者存在载菌量低、标本不易获得等问题，因此规范临床标本的采集是关键。

1. 胃液标本 婴幼儿无法自主咳痰，会将含有 MTB 的痰液吞咽至胃部，因此可采集胃液进行病原学检测。建议留取连续 3 次晨起空腹胃液。婴幼儿胃液的 MTB 培养阳性率较高，但留取胃液需要禁食，且该操作可能会引起患儿不适。

2. 痰标本 学龄期儿童可直接咳痰采集呼吸道深部痰；无法咳痰者采用诱导痰法留取痰液。诱导痰法适用于任何年龄段儿童，尤其是婴幼儿。诱导痰培养阳性率相对较高，连续诱导痰培养可提高其阳性率。诱导痰留取操作简单，不受饮食限制，建议留取至少 3 份痰标本（包含 1 份晨起诱导痰）。

3. 其他标本 鼻咽部吸取物易于留取，也可用于儿童肺结核病原学检测。疑似肺结核伴有支气管结核患儿支气管肺泡灌洗液的 MTB 检出率优于胃液和痰液，但留取支气管肺泡灌洗液属于有创操作，仅适用于有行支气管镜检查和治疗适应证的患儿。尿标本容易收集，对泌尿系统结核有较好的诊断价值，但肺结核患儿尿标本培养阳性率明显低于诱导痰和胃液；粪便可能对婴幼儿肺结核具有一定辅助诊断价值（婴幼儿可将含有 MTB 痰液吞咽，经粪便排出），但其培养阳性率显著低于胃液，且粪便标本易受到污染。

为了提高肺结核患儿病原学检测的灵敏度，建议在患儿治疗前或治疗 7 天内（重症感染者）采集多种不同类型的标本进行镜检和培养检测，优先推荐选用诱导痰和胃液标本。

表 2-11-3　MTB 病原学检测适宜标本

标本类型	优点	缺点
诱导痰	操作简单，快速，门诊可实施；无须贵重仪器和高级技术人员	需要 3 次连续痰液标本；需预防院内感染
胃液	住院患儿容易获取；无须贵重仪器和高级技术人员	需要 3 次连续胃液标本；可引起患儿不适感；需患儿整夜禁食
鼻咽部吸取物	无创性操作，标本易获取	培养阳性率低于胃液和诱导痰
支气管肺泡灌洗液	适用于有行支气管镜检查和治疗适应证的患儿	需要复杂仪器和高级技术人员；需要局部麻醉；需预防院内感染
尿、便	标本易于获取	细菌学检测阳性率较低；对于泌尿系统结核，尿液具有一定诊断价值

（二）涂片染色镜检法

涂片染色镜检法适宜标本类型包括痰、支气管肺泡灌洗液、胃液等，主要方法包括齐 - 内抗酸染色和荧光染色镜检，后者的灵敏度优于前者。涂片染色镜检法操作简便、快速、费用低，WHO 推荐用于发展中国家肺结核患者。涂片染色镜检法的敏感度在各研究中差别较大，在儿童肺结核中的灵敏度低于 15%。此外，涂片染色镜检特异度低，阳性结果不能除外非结核分枝杆菌（nontuberculous mycobacteria，NTM）感染。由于儿童载菌量低且不易咳痰，因此建议进行标本离心、延长涂片时间，如有可能同时进行胃液、痰、支气管肺泡灌洗液等多种临床标本及重复涂片染色镜检，以提高检出率。所有疑似肺结核患儿建议行 3 次连续标本涂片染色镜检，优先选用荧光染色镜检。

齐 - 内抗酸染色法镜下抗酸杆菌呈红色，其他细菌和细胞呈蓝色；荧光染色镜下暗色背景中抗酸杆菌呈黄绿色或橙色，结果判定标准见表 2-11-4。

表 2-11-4 涂片染色结果判定标准

结果	判定标准	
	齐 - 内抗酸染色	荧光染色
抗酸杆菌阴性（−）	连续观察 300 个不同视野，未发现抗酸杆菌	镜检 50 个视野未发现抗酸杆菌
报告抗酸杆菌数	1 ~ 8 条 /300 视野	阳性，1 ~ 9 条 /50 视野
抗酸杆菌阳性（+）	3 ~ 9 条 /100 视野	10 ~ 99 条 /50 视野
抗酸杆菌阳性（++）	1 ~ 9 条 /10 视野	1 ~ 9 条 / 视野
抗酸杆菌阳性（+++）	1 ~ 9 条 / 视野	10 ~ 99 条 / 视野
抗酸杆菌阳性（++++）	≥ 10 条 / 视野	≥ 100 条 / 视野

为了提高涂片染色法的灵敏度，克服抗酸染色结果受菌体状态影响的不足，有学者采用荧光染料与标本中 MTB 的核酸结合进而染色，MTB 检出率明显升高。涂片染色镜检需人工操作，其结果准确性受到实验者知识、技术和经验的限制，因此近年来借助计算机和大数据技术，建立了全自动涂片染色和抗酸杆菌查找系统，抗酸杆菌检出率明显升高。但目前缺少在儿童肺结核诊断中的应用数据。

（三）MTB 分离培养及鉴定

MTB 培养是 WHO 推荐诊断肺结核的金标准，常用方法包括改良罗氏固体培养法和快速液体培养法，后者灵敏度优于前者，因此 WHO 推荐在有条件的地区应用快速液体培养法。MTB 培养的适宜标本包括痰、支气管肺泡灌洗液、胃液，以及病变部位的组织标本（如淋巴结活检组织）等。培养得到的菌株可用于菌种鉴定和药物敏感性试验（drug susceptibility testing，DST），有助于临床明确诊断和选择有效的治疗方案。MTB 培养法的灵敏度高于涂片镜检法，不同的研究显示其在儿童肺结核中的灵敏度为 7% ~ 46.4%。培养法耗时较长，改良罗氏固体培养法需 4 ~ 6 周，快速液体培养法需 1 ~ 3 周，操作复杂，对实验室要求高，因此限制了其在临床检测中的应用。

改良罗氏培养基是以鸡卵为基础的培养基，其制备简单，成本较低，缺点是培养时间过长，通常 4 ~ 6 周才能出报告，不能满足临床快速诊断的需要，该方法在儿童肺结核中的敏感性为 15% ~ 20%；目前常用的 MTB 液体培养法是 Bactec MGIT 960 全自动液体培养系统，其原理是配套分枝杆菌生长指示管（mycobacterial growth indicator tube，MGIT）中，管底含荧光复合物，可被氧气淬灭，当分枝杆菌生长时，管内氧气逐渐被消耗即可探测到管底的荧光复合物。该系统在检测 MTB 的同时还可通过添加抗结核药物进行药物敏感性检测。Bactec 960 的阳性检出率较高，国外报道在疑似结核病患儿中的阳性率可高达 46.4%；该系统耗时较短，通常 1～3 周即可出报告。考虑到儿童结核病的总体培养阳性率较低，因此，建议对疑似肺结核患儿的体液标本（包括诱导痰、胃液等多种不同类型标本）同时进行固体和液体培养，以提高检出率。

二、免疫学诊断方法

结核病的发生是 MTB 与宿主免疫系统之间相互作用的结果，因此通过检测宿主感染 MTB 后的免疫反应成为诊断 TB 的重要辅助手段。目前，临床常用的 MTB 感染免疫学诊断方法包括结核菌素皮肤试验和 γ-干扰素释放试验。

（一）结核菌素皮肤试验

结核菌素皮肤试验（tuberculin skin test，TST）是基于迟发型细胞超敏反应原理，即抗原（MTB 或 BCG）进入机体后，T 淋巴细胞致敏，部分形成免疫记忆细胞，当机体再次受到相应的抗原刺激时，致敏的 T 淋巴细胞就会释放出细胞因子，使单核细胞/巨噬细胞聚集在真皮的血管周围，再加上血管渗透压增高，在注射局部发生皮肤红、肿、硬结反应。

1. TST 方法　通常在左前臂掌侧，前 1/3 交界处采用 5 个结核菌素单位的纯蛋白衍化物（purified protein derivative，PPD）进行皮内注射，以局部出现 7～8mm 大小的圆形橘皮样皮丘为宜。72（48～96）小时测量皮肤局部硬结直径，红晕多为非特异性反应，不作为判断指标。

2. TST 结果判定　①硬结平均直径＜5mm 或无反应者为阴性；②硬结平均直径≥5mm 为阳性：5mm≤硬结平均直径＜10mm 为一般阳性，10mm≤硬结平均直径＜15mm 为中度阳性，硬结平均直径≥15mm 或局部出现双圈、水疱、坏死及淋巴管炎者为强阳性。

不同国家针对 TST 结果在儿童中的判读标准存在不同（表 2-11-5）。我国 2018 年开始实施的《中华人民共和国卫生行业标准——肺结核诊断》中推荐的判定标准为：①硬结平均直径≥10mm 判断为阳性结果，BCG 接种成功且无免疫缺陷的儿童。②硬结平均直径≥5mm 判断为阳性结果，BCG 接种成功，有免疫缺陷或接受免疫抑制剂治疗＞1 个月的儿童；与痰涂片阳性肺结核患者有密切接触的 5 岁以下儿童；BCG 接种未成功且除外 NTM 感染的儿童。

表 2-11-5　不同国家推荐的儿童 TST 结果判读标准

机构或治疗方案	硬结平均直径≥5mm	硬结平均直径≥10mm	硬结平均直径≥15mm
WHO（2014 年）	严重营养不良或 HIV 阳性	免疫功能正常儿童	—
美国胸科协会/美国感染病学会/疾病预防控制中心（2017 年）	5 岁以下儿童、HIV 感染者、免疫抑制剂治疗者、既往结核病者	慢性疾病史（糖尿病、慢性肾损伤）	其余低风险儿童
英国国家卫生与临床优化研究所（2016 年）	无论 BCG 接种与否	—	—

续表

机构或治疗方案	硬结平均直径 ≥ 5mm	硬结平均直径 ≥ 10mm	硬结平均直径 ≥ 15mm
WS 288—2017 肺结核诊断(中国)(2018 年)	BCG 接种成功,有免疫缺陷或接受免疫抑制剂治疗 > 1 个月的儿童;与痰涂片阳性肺结核患者有密切接触的 5 岁以下儿童;BCG 接种未成功且除外 NTM 感染的儿童	BCG 接种成功且无免疫缺陷的儿童	—

3. TST 阴性结果的解读及需注意的问题 TST 阴性结果不支持 MTB 感染,但应除外免疫功能受损患者中存在的假阴性可能:①重症疾病患儿:如粟粒型肺结核、干酪性肺炎,合并全身播散性结核病;②使用糖皮质激素或免疫抑制药物如抗肿瘤药物等;③严重营养不良的儿童;④原发或继发免疫缺陷儿童。此外,也要排除检测方法错误导致的假阴性可能。

4. TST 的局限性 TST 所采用的 PPD 与 BCG 菌株具有交叉抗原。BCG 是我国计划免疫接种疫苗,由于 BCG 接种的普及,使得 TST 的诊断价值受到一定的限制,即特异性降低。目前常用的鉴别 MTB 感染与 BCG 接种后反应的方法是根据 TST 阳性反应的强弱和持续时间,主要包括:①结核感染多为较强反应,表现为硬结显著,直径 > 10mm,质地较硬,颜色深红,边缘锐利;BCG 接种反应多为弱阳性,硬结直径 5 ~ 9mm,不明显,边缘不清,多在 2 ~ 3 天后消失;②结核感染持续时间较长,硬结大多在 7 ~ 10 天后消退,硬结消退后遗留色素沉着甚至脱皮现象;BCG 接种反应持续时间短,2 ~ 3 天几乎完全消退。但采用上述方法区分结核感染与 BCG 接种的准确性易受个体差异及人为判读的影响。

近年来,NTM 病呈逐年上升趋势。TST 所采用的 PPD 同样与 NTM 具有交叉抗原,也会影响 TST 的诊断价值。因此,TST 阳性结果需排除 NTM 感染的可能。研究表明,NTM 感染对 TST 采用的 PPD 致敏性低,硬结反应直径多为 5 ~ 9mm。

(二)γ-干扰素释放试验

γ-干扰素释放试验(interferon gamma release assays,IGRA)的原理是机体感染 MTB 后,体内产生特异性 T 淋巴细胞,当体外再次受 MTB 抗原刺激后,活化的效应 T 细胞会产生 γ-干扰素(interferon-gamma,IFN-γ)。IGRA 通过检测全血或外周血单个核细胞在 MTB 特异性抗原以早期分泌的抗原靶蛋白 6(ESAT-6)和培养滤液蛋白 10(culture filtrate protein-10,CFP-10)为主刺激下产生的 IFN-γ,从而间接判断受试者是否感染 MTB。ESAT-6 和 CFP-10 主要存在于 MTB 复合群,而在 BCG 株和大多数的 NTM(堪萨斯分枝杆菌、海分枝杆菌、微黄分枝杆菌、苏尔加分枝杆菌除外)中不存在,因此 IGRA 阳性结果有助于诊断 MTB 感染,除外 BCG 接种反应和大多数 NTM 感染。

1. IGRA 方法 采集儿童外周静脉血 2 ~ 4ml 进行 IGRA 检测。目前 IGRA 主要基于酶联免疫吸附试验(enzyme linked immunosorbent assay,ELISA)原理,即检测全血中致敏 T 细胞再次受到 MTB 特异性抗原刺激后释放的 IFN-γ 水平;以及酶联免疫斑点试验(enzyme linked immunospot assay,ELISPOT)原理,即测定在 MTB 特异性抗原刺激下,外周血单个核细胞中能够释放 IFN-γ 的效应 T 细胞数量。

2. IGRA 阳性结果解读及临床意义 IGRA 阳性结果在儿童肺结核辅助诊断中的临床意义包括:①辅助诊断活动性肺结核:临床有典型的肺结核中毒症状,影像学有肺结核的特点且临床除外其他疾病,IGRA 阳性支持活动性肺结核的诊断;或临床有典型肺结核中毒症状，但以目前临床检查手段未发现肺结核患病证据，且临床排除了其他疾病者，IGRA 阳性结果支持肺结核的诊断，建议试验性抗结核治疗，但 IGRA 检测结果不能作为疗效判断的指标。②非活动性肺结核，对既往有结核病史（治疗或未经治疗）或明确的肺结核证据者（钙化淋巴结、肺内典型的钙化或陈旧结核病灶），无肺结核中毒症状，但 IGRA 阳性者，表明机体曾经患过肺结核，不能代表目前为活动性肺结核，也不能根据阳性检测值的高低判断肺结核的转归。LTBI：临床未发现肺结核中毒症状，无影像学证据，仅 IGRA 阳性结果，支持 LTBI 诊断的可能。

3. **IGRA 阴性结果解读及临床意义** IGRA 所用抗原为 MTB 特异性抗原，其阴性结果代表目前机体没有 MTB 特异抗原致敏的 T 淋巴细胞，基本排除 MTB 感染。目前多数研究显示 IGRA 有良好的特异性，北京儿童医院的研究结果显示 IGRA 检测的特异度优于 TST。基于此，在结核病高发地区、免疫功能正常且无可靠依据诊断肺结核时，IGRA 阴性可用于临床上排除肺结核的诊断。但要结合临床注意除外重症疾病、免疫缺陷、接受免疫抑制剂治疗、肥胖、糖尿病等情况下可能出现的假阴性结果。有研究显示在接受皮质类固醇或英夫利昔单抗治疗的儿童中，行 IGRA 检测会出现 30% 的假阴性。粟粒型肺结核患儿经 IGRA 筛查，假阴性结果和不确定结果的检出率各占 16%。

4. **IGRA 不确定结果解读及临床意义** IGRA 不确定结果的产生主要是阳性对照孔（管）接受植物凝集素刺激后产生 IFN-γ 水平低或分泌 IFN-γ 的 T 淋巴细胞数量少，提示机体存在 T 细胞反应低；或者阴性对照孔（管）在未接受抗原刺激的情况下，IFN-γ 基线水平高或分泌 IFN-γ 的 T 淋巴细胞数量过多，提示存在污染的可能。在儿童中，上述两种情况以第一种更为常见。目前，关于年龄是否影响 IGRA 的结果仍存在争议。有研究显示，< 1 岁或伴有重症疾病的儿童，IGRA 不确定结果的检出率相对较高，其原因可能与以上儿童免疫应答能力低有关，但仍需在儿童中扩大样本量进行验证。北京儿童医院住院儿童的数据显示，儿童中 IGRA 的不确定率在 10% 左右。针对 IGRA 不确定结果的儿童，可以在基础疾病好转后或者择期行 IGRA 复查。

5. **IGRA 在儿童结核病中的应用** 为明确 IGRA 在儿童中的应用价值，多个国家评价了其在儿童结核病辅助诊断中的准确性数据。美国的一项研究在同时行 TST 和 IGRA 检测的儿童中比较两方法的准确性，发现在 5～18 岁儿童中 IGRA 敏感性显著高于 TST（96% 和 83%，$P = 0.01$），而在 5 岁以下儿童中两者无显著差异。英国的另一项研究发现在确诊和疑似结核病儿童中，IGRA 敏感性与 TST 接近（78% 和 82%），但两种方法结合后，对儿童结核病的辅助诊断敏感性可提高至 90% 以上。我国是 BCG 接种高覆盖率国家，来自北京儿童医院的研究显示，在儿童结核病辅助诊断中 IGRA 敏感性和特异性均高于 TST（82.9% 和 78.6%，96.1% 和 70.9%）；此外 IGRA 在儿童结核病辅助诊断的 Meta 分析也认为在未接种 BCG 的儿童中 TST 和 IGRA 的一致性优于 BCG 接种儿童，IGRA 与 TST 敏感性基本一致，但特异性显著高于 TST。

三、分子生物学诊断方法

近年来，随着分子生物学的不断发展，新的分子诊断新技术应运而生，包括 DNA 和 RNA 诊断技术，其中一些诊断方法被 WHO 推荐应用于儿童结核病的快速诊断。

（一）Xpert MTB/RIF 方法

Xpert MTB/RIF 的靶基因是 MTB 的 RNA 聚合酶活性位点编码区（81bp *rpo*B 核心序列），由于 95% 以上的利福平耐药菌株在该区域发生核苷酸变异，因此 Xpert MTB/RIF 可同时进行 MTB 的利福平耐药性检测。适用于 Xpert MTB/RIF 检测的儿童标本包括痰、胃液、支气管灌洗液、组织（淋巴结和其他组织）、粪便、尿液等标本。

WHO 在 2014 年发布的《Xpert MTB/RIF 方法用于成人和儿童肺内和肺外结核病的诊断（更新版）》中的数据显示，在儿童肺结核诊断中，采用咳出痰、诱导痰或胃液标本时，Xpert MTB/RIF 方法的敏感度相似，均高于 40%，特异性较高，为 93%～100%。与抗酸染色相比，Xpert MTB/RIF 在儿童痰标本中的敏感度为 37%，在胃液中的敏感度为 44%；在抗酸染色阳性患儿中其敏感度可达 95%，在抗酸染色阴性患儿中也可达 55%～62%。以 MTB 培养作为金标准，Xpert MTB/RIF 在痰和胃液中的汇总敏感度均约 66%，汇总特异度约为 98%。因此，Xpert MTB/RIF 方法在儿童结核病诊断中具有较好的临床应用价值。由于儿童痰液等标本中细菌载量低，因此多次取样可以显著提高检测的敏感性。有文献指出，结合诱导痰和胃液两种标本类型，重复多次取样，可以显著提高 Xpert MTB/RIF 在儿童肺结核诊断中的敏感性。

尽管抗酸染色法、细菌培养法和分子生物学方法均可作为病原学确诊的证据。2014 年 WHO 出版的儿童结核病指南对 Xpert MTB/RIF 技术在儿童结核病临床应用给出了较为明确建议：如果临床怀疑患儿为耐多药结核病（multi-drug resistance tuberculosis，MDR-TB）、HIV 合并结核病时，以及对疑似结核性脑膜炎儿童的脑脊液进行检测时，强烈推荐优先选择 Xpert MTB/RIF；在疑似结核病患儿的诊断中，如条件允许也可以将 Xpert MTB/RIF 作为首选的方法；对疑似肺外结核病患儿的非呼吸道标本进行检测时，如条件允许，Xpert MTB/RIF 可以替代抗酸染色、细菌培养和或组织病理学等常规诊断方法。同时专家也在该指南中强调，抗酸染色法和细菌培养法对于疑似结核病或耐药结核病患儿的诊断和鉴别诊断具有重要价值。故应尽一切可能，收集临床标本进行病原学检测以找到结核病诊断证据。

近年来，WHO 出版了一系列文件对 Xpert MTB/RIF 技术在结核病中的应用进行总结和规范。2020 年出版的文件，推荐将分子生物学方法作为结核病早期诊断和利福平耐药检测的方法，并指出 Xpert MTB/RIF 技术可以替代痰涂片镜检作为结核病诊断和利福平耐药的首选方法；同时在儿童结核病诊断中，推荐将该方法用于痰液、粪便、鼻咽拭子和胃液标本的检测。

2017 年 3 月 24 日世界结核病防治日，WHO 推荐了新一代 Xpert MTB/RIF 检测（称为 Xpert MTB/RIF Ultra），可用于替代 Xpert MTB/RIF 技术。Xpert MTB/RIF Ultra 新增了两个多拷贝的分子靶标（*IS*6110 和 *IS*1081），扩大了 DNA 扩增体积（由 Xpert MTB/RIF 的 25μl 体系增加至 50μl 体系），并采用全巢式 PCR 扩增、更加快速的热循环、改良的流体学和酶，因此检测的敏感性得到了很大提高，检出限可以达到 16 CFU/ml（colony-forming units，菌落形成单位）（Xpert MTB/RIF 的检出限为 114 CFU/ml）。Xpert MTB/RIF Ultra 在检测 MTB 菌量较少的标本时具有更加优越的性能，尤其是涂阴标本和儿童结核病标本。此外，在利福平耐药检测方面，为了进一步提高检测的准确性，Xpert MTB/RIF Ultra 采用了熔解温度分析来代替实时荧光 PCR，即通过分析四种探针熔解温度与野生型参考值是否偏离来判定是否存在利福平耐药相关突变。

但是目前关于 Xpert MTB/RIF Ultra 方法在儿童结核病诊断中应用研究较少，目前全球仅有几篇文献评价了该方法在儿童结核病诊断中的价值。一项多中心研究评估了 Xpert MTB/RIF Ultra 在儿童肺结核中的诊断价值，结果显示，采用儿童的第一份痰标本检测，其 Xpert MTB/RIF Ultra 和 Xpert MTB/RIF 的敏感度分别为 64.3% 和 53.6%；特异度分别为 98.1% 和 100%。来自北京儿童医院的数据显示，在所有病原学明确的结核病患儿中，其 Xpert MTB/RIF Ultra 在支气管肺泡灌洗液中的敏感度分别为 70% 和 91%；在培养阴性或抗酸染色阴性的结核病患儿中，该方法 MTB 敏感性 58%；其特异性为 98%。

（二）其他分子生物学诊断方法

2015 年颁布《流尿液甘露聚糖试验（lateral flow urine lipoarabinomannan assay，LF-LAM）在 HIV/ 活性结核病共感染者中应用的报告》。该方法在 0～4 岁儿童中的敏感度为 47%，特异度为 82%；缺乏 5～14 岁儿童相关数据。该报告推荐，HIV 阳性或重症 HIV 感染患者，伴有结核病症状和体征，而 CD4 细胞数 ≤ 100 个 /μl 时，LF-LAM 技术可作为结核病的辅助诊断；除此之外，该技术不能用于活动性结核病的筛查及辅助诊断。

2016 年发布《环介导等温扩增反应（loop-mediated isothermal amplification，LAMP）检测结核病的应用报告（TB-LAMP）》，通过对全球 7 个国家 5 年内的研究数据进行总结和评估后，建议在临床疑似肺结核患者中，TB-LAMP 技术可替代或作为痰涂片镜检的补充方法，特别是在痰涂片镜检阴性时。同年《分子线性探针技术（line probe assays，LPAs）在异烟肼和利福平耐药检测中的应用》和《分子线性探针技术在二线抗结核药物耐药检测中的应用报告（SL-LPA）》发布，但由于未纳入儿童相关数据，故指南中关于儿童的应用建议均来自成人的研究数据。两项报告的建议包括，在痰涂片或培养阳性的患者中，LPAs 可替代异烟肼和利福平药敏实验作为早期快速耐药性检测方法；在确诊利福平耐药或耐多药结核病患者中，SL-LPA 可替代常规药敏实验，快速检测氟喹诺酮类及二线注射类抗结核药物耐药。

第四节 儿童肺结核的治疗

一、儿童肺结核治疗的原则及方案

（一）儿童肺结核的一般治疗

注意营养，选用富含蛋白质和维生素的食物。有明显结核中毒症状及病情较重者应卧床休息。居住环境应阳光充足，空气流通。避免感染麻疹、百日咳等疾病。

（二）儿童肺结核的药物治疗

儿童肺结核化疗应遵循早期、联合、规律、适量、全程的原则。病变早期细菌生长迅速、代谢活跃，抗结核药物易发挥作用；选择适量的剂量，使患儿在可以耐受抗结核药的情况下，发挥最大的杀菌或抑菌作用而毒性反应小；联合用药主要针对不同代谢状态的细菌，增强疗效，同时进一步防止耐药性的产生；不随意间断，坚持规律、全程用药，消灭持留菌，防止复发。

儿童肺结核治疗方案，分为强化期和巩固期两个阶段：①强化期是治疗的关键阶段，通过药物联合治疗，迅速消灭敏感菌及生长分裂活跃的细菌，减轻临床症状、阻断疾病进展、降低播散及获得性耐药的风险；②巩固期目的在于消灭持留菌，巩固治疗效果，防止复发。

二、儿童敏感肺结核的治疗

（一）儿童敏感肺结核治疗的药物及剂量

WHO 2010 年出版《儿童结核病治疗的快速建议》，修订了异烟肼（isoniazid，H）、利福平（rifampicin，R）、吡嗪酰胺（pyrazinamide，Z）、乙胺丁醇（ethambutol，E）四种一线药物治疗儿童肺结核的剂量及相关治疗方案（表2-11-6）。推荐的药物剂量分别为：异烟肼 10mg/kg（10～15mg/kg），最高 300mg/d；利福平 15mg/kg（10～20mg/kg），最高 600mg/d；吡嗪酰胺 35mg/kg（30～40mg/kg）；乙胺丁醇 20mg/kg（15～25mg/kg）。此外，强调链霉素不再作为肺结核或淋巴结结核患儿的一线抗结核药物。2014 年《儿童结核病管理指南（第二版）》推荐药物剂量与 2010 年版基本相同，仅异烟肼调整为 10mg/kg（7～15mg/kg）。

（二）儿童敏感肺结核的治疗方案

2010 年版 WHO 儿童结核病治疗的快速建议中推荐的儿童结核病治疗方案见表2-11-6，2014 年《儿童结核病管理指南（第二版）》对肺结核的类型描述做了进一步细化（表2-11-7）。

表 2-11-6　2010 年版儿童结核病的治疗方案

结核病类别	药物及治疗方案
HIV 高流行、异烟肼高耐药率地区：疑似或确诊肺结核或淋巴结结核 HIV 低流行、异烟肼低耐药率地区：肺部病变广泛	2HRZE +4HR
HIV 低流行、异烟肼低耐药率地区：HIV 阴性且疑似或确诊儿童肺结核或淋巴结结核	2HRZ+4HR

表 2-11-7　2014 年儿童结核病指南（第二版）中关于敏感儿童肺结核的治疗方案

结核病类别	抗结核药物治疗方案	
	强化治疗期	巩固治疗期
HIV 低发（HIV 阴性儿童）和异烟肼低耐药地区		
涂阴肺结核		
肺内淋巴结结核	2HRZ	4HR
广泛肺部病变		
涂阳肺结核	2HRZE	4HR
HIV 高发和 / 或异烟肼高耐药地区		
涂阳肺结核		
涂阴肺结核伴或不伴广泛实质病变	2HRZE	4HR

三、儿童耐药肺结核的治疗

我国是全球耐药结核病高负担国家之一，儿童结核病耐药形势也很严峻。由于肺结核患儿的样本中细菌载量低，往往难以获得细菌的 DST 结果，因此，目前儿童耐药和 MDR-TB 的发病例数仍不明确。Jenkins 等通过对全球儿童 MDR-TB 风险等级进行分析后估算，2010 年全球新发结核病儿童约 100 万例，其中约 3.2 万例为 MDR-TB 患者；高发地区分别为东南亚、西太平洋和非洲，其中东南亚 MDR-TB 患儿占 25% 以上。

（一）耐药肺结核治疗的策略

耐药肺结核治疗策略主要包括标准化治疗、个体化治疗和经验性治疗。

标准化治疗是指在缺乏个体化药敏试验的情况下，依据本地区耐药结核病流行病学特点、针对不同耐药类型群体设计统一的耐药结核病治疗方案进行治疗。

个体化治疗是依据患儿个体药敏试验结果、既往用药史、耐药结核病患者接触史和患儿的依从性综合考虑后实施的治疗方案。但儿童很难取得药敏试验的结果，方案的选择主要依据其接触者的药敏试验。

经验性治疗是指高度怀疑而未确诊为耐药结核前，根据该地区具有代表性的耐药结核病流行病学资料、患儿既往用药史、耐药结核病患者接触史、药物耐受性等结合临床经验实施的化疗方案，通常会根据药敏试验结果进行调整。

三种治疗策略常联合使用，标准化治疗和经验性治疗通常在取得药敏试验结果或接触者药敏试验结果后调整为个体化治疗。

（二）耐药肺结核治疗药物和方案的选择

通常根据患儿个体或接触者的药物敏感性结果来确定耐药类型，从而选择合理治疗方案。药物的选择遵循优先顺序；避免使用与已知耐药药物具有双向交叉耐药的品种；充分考虑儿童用药的不良反应、耐受性、依从性等因素，权衡利弊选择合适的治疗药物。如果需调整治疗方案，治疗疗程应按照新的治疗方案重新计算。

归纳近年来 WHO 对耐药结核病的治疗策略、方案、药物的选择，建议儿童耐药肺结核的治疗遵循以下原则：①早期、联合、规律、适量、全程的治疗原则；②个体化治疗原则，仅在无法获得耐药信息时采用标准化治疗或经验性治疗；③利大于弊的原则，药物选择要充分考虑患儿用药不良反应、耐受性、依从性等因素。

（三）耐药肺结核治疗的药物及剂量

根据 2019 年 WHO 耐药结核病治疗整合版指南，表 2-11-8 列出了可用于儿童耐药结核病治疗的二线抗结核药物及用药剂量。儿童处于生长发育的过程中，因此，在治疗过程中需根据患儿体质量变化及时调整药物剂量，一般每个月评估 1 次。

表 2-11-8　二线抗结核药物的儿童用药剂量

药物名称	用药剂量	每日最大剂量 /mg	备注
左氧氟沙星	15 ~ 20mg/kg	1 500	
莫西沙星	10 ~ 15mg/kg	400	< 6 个月的患儿使用 10mg/kg

续表

药物名称	用药剂量	每日最大剂量/mg	备注
贝达喹啉	15～29kg 的儿童：最初两周 200mg 口服，每日 1 次；之后改为每次 100mg，每周 3 次，持续 22 周 > 29kg 的儿童：最初两周 400mg 口服，每日 1 次；之后改为每次 200mg，每周 3 次，持续 22 周	—	仅用于 5 岁以上儿童
利奈唑胺	< 16kg 的儿童：15mg/kg > 15kg 的儿童：10～12mg/kg	600	
氯法齐明	2～5mg/kg	100	如单片给药时剂量较高，可采用隔天给药 1 次
环丝氨酸/特利齐酮	15～20mg/kg	1 000	
乙胺丁醇	15～25mg/kg	—	
德拉马尼	3～5 岁：25mg，每日两次 6～11 岁：50mg，每日两次 12～17 岁：100mg，每日两次		仅用于 2 岁以上的儿童
吡嗪酰胺	30～40mg/kg	—	
美罗培南	20～40mg/kg，静脉滴注，每 8 小时一次	—	与克拉维酸同时使用
阿米卡星	15～20mg/kg	1 000	
乙硫异烟胺/丙硫异烟胺	15～20mg/kg	1 000	
对氨基水杨酸	200～300mg/kg，分 2 次使用	—	如果耐受，可以一次给足剂量
高剂量异烟肼	15～20mg/kg		通常同时服用维生素 B_6，< 5 岁儿童 12.5mg 口服，> 4 岁儿童 25mg 口服
克拉维酸	可用阿莫西林/克拉维酸代替		仅与碳青霉烯类药物一起使用
卡那霉素	15～20mg/kg	1 000	
卷曲霉素	15～20mg/kg	1 000	

（四）不同类型耐药肺结核的治疗

1. 单耐药肺结核治疗方案

异烟肼单耐药肺结核的治疗：主要是指异烟肼单耐药而利福平敏感的结核病，推荐采用 6 个月利福平（R）、乙胺丁醇（E）、吡嗪酰胺（Z）、左氧氟沙星（levofloxacin，Lfx）治疗（6REZ-Lfx）。当患儿对左氧氟沙星耐药或不耐受时，可仅采用 6REZ 进行治疗。不推荐应用链霉素或其他注射类药物。

WHO 指南建议：①高度怀疑异烟肼耐药的患儿（与异烟肼耐药患者密切接触后患结核病，但耐药性尚未经实验室确诊），可在确诊之前开始进行 6REZ-Lfx 治疗，若 DST 最终结果为异烟肼敏感，则停用 Lfx 并完成 2HRZE/4HR 治疗。②采用标准方案 2HRZE/4HR

开始治疗后发现异烟肼耐药，需排除利福平耐药后，改用 6REZ-Lfx 进行治疗。③ REZ-Lfx 方案的疗程应满足使用 Lfx6 个月。但如果异烟肼耐药发现较晚（如在采用 2HRZE/4HR 治疗 5 个月时），需由临床医师对患儿情况进行评估，确定是否需要从头开始完成 6REZ-Lfx 方案治疗。④对于广泛空洞型病变或涂片 / 培养转阴较慢的患儿，可考虑延长采用 6REZ-Lfx 治疗的时间，但需密切随访和监测，以避免耐药性的产生。

2. 多耐药肺结核的治疗　主要是指对 1 种以上一线抗结核药物耐药但不对利福平耐药，采用一线抗结核药物联合 2 种或 2 种以上二线抗结核药物治疗，其疗程可延长至 18 个月以上。治疗方案见表 2-11-9。

表 2-11-9　多耐药肺结核的治疗方案及疗程

耐药种类	推荐方案	疗程	备注
H 和 E	R、Z 和 FQ	9 ~ 12 个月	可在治疗最初 3 个月使用二线注射类药物
H 和 Z	R、E 和 FQ	9 ~ 12 个月	可在治疗最初 3 个月使用二线注射类药物
H、E、Z	R、FQ 和 Eto	18 个月	治疗最初 2 ~ 3 个月加用二线注射类药物；肺内病变广泛的，可延长二线注射剂时间到 6 个月

3. 利福平耐药结核病的治疗　包括利福平耐药结核病（rifampin resistant tuberculosis，RR-TB）、MDR-TB、准广泛耐药结核病（pre-extensively drug resistant TB，Pre-XDR-TB）和 XDR-TB 患者，均可采用 MDR-TB 方案进行治疗。

（1）2016 版长程治疗方案：根据 2016 年推出的《WHO 耐药结核病治疗指南（2016 更新版）》，长程治疗方案疗程 ≥ 18 个月，包括 8 个月强化期和 12 个月巩固期的治疗；强化期至少 5 种抗结核药物治疗，包括吡嗪酰胺和 4 种核心二线抗结核药物；核心二线抗结核药物的选择（表 2-11-10）包括 A 组 1 种，B 组 1 种，C 组至少 2 种；当上述组合无法达到最少有效数量的药物组合时，可从 D2 组选择 1 种，其他药物从 D3 组选择达到 5 种抗结核药物；当吡嗪酰胺耐药或不耐受时，可在 C 组或 D 组选择其他药物，D 组药物优先选择 D2，其次 D3；若异烟肼为非高水平耐药时，可考虑选择 D1 组的高剂量异烟肼，用于 MDR-TB 的治疗。

表 2-11-10　2016 版 RR/MDR-TB 治疗药物分组

药物分组	药品名称
A 组：氟喹诺酮类	左氧氟沙星
	莫西沙星
	加替沙星
B 组：二线注射药物	阿米卡星
	卷曲霉素
	卡那霉素
	（链霉素）

续表

药物分组	药品名称
C组:其他二线核心药物	乙硫异烟胺/丙硫异烟胺
	环丝氨酸/特立齐酮
	利奈唑胺
	氯法齐明
D组:添加药物(非核心MDR-TB方案)	D1　吡嗪酰胺
	乙胺丁醇
	高剂量异烟肼
	D2　贝达喹啉
	德拉马尼
	D3　对氨基水杨酸
	亚胺培南-西司他丁
	美罗培南
	阿莫西林-克拉维酸
	胺苯硫脲

（2）2019版长程治疗方案：2019年3月WHO发布了《耐药结核病治疗整合版指南》，该指南整合了2011—2018年WHO发布的关于结核病治疗方面的8个指南文件，并依据最新证据评估做出了对MDR-TB治疗方案的重要调整。表2-11-11显示了基于新药物分组设计长程MDR-TB方案的总体原则，按分组从上到下的顺序选用药物。除了根据有效性和安全性外，药物的选择还应考虑以下几点：口服药物优先于注射剂，DST结果有无，现有DST方法的可靠性，群体耐药性水平，患者既往用药史，药物耐受性以及潜在的药物间相互作用。

长程治疗方案药物的选择：治疗起始阶段应包含至少4种有效药物，包括A组3种药物和至少1种B组药物，且在停用贝达喹啉后至少应使用3种有效药物；如只使用1~2种A组药物，那么应添加B组的2种药物；如果A组和B组的药物不足以组成治疗方案，可以从C组中选择药物。治疗疗程一般为18~20个月，包括强化期6个月，巩固期12~14个月；建议在培养结果阴转后持续15~17个月；上述疗程可根据患者的临床疗效进行调整。

根据我国耐药结核病治疗指南/共识，MDR-TB推荐治疗方案如下：

全程口服方案1：6Lfx（Mfx）-Bdq-Lzd-Cfz-Cs/12Lfx（Mfx）-Lzd-Cfz-Cs。总疗程18个月，强化期6个月，采用左氧氟沙星（Lfx）或莫西沙星（Mfx）、贝达喹啉（Bdq）、利奈唑胺（Lzd）、氯法齐明（Cfz）和环丝氨酸（Cs）治疗；巩固期12个月，采用左氧氟沙星（Lfx）或莫西沙星（Mfx）、利奈唑胺（Lzd）、氯法齐明（Cfz）和环丝氨酸（Cs）治疗。

全程口服方案2：6Lfx（Mfx）-Bdq（Lzd）-Cfz-Cs-Z（E，Pto）/12~14Lfx（Mfx）-Cfz-Cs-Z（E，Pto）。总疗程18~20个月，强化期6个月，采用左氧氟沙星（Lfx）或莫西沙星（Mfx）、贝达喹啉（Bdq）或利奈唑胺（Lzd）、氯法齐明（Cfz）、环丝氨酸（Cs）、吡嗪酰胺（Z）或乙胺丁醇（E），或丙硫异烟胺（Pto）治疗；巩固期12~14个月，采用左氧氟沙星（Lfx）或莫西沙星（Mfx）、氯法齐明（Cfz）、环丝氨酸（Cs）、吡嗪酰胺（Z）或乙胺丁醇（E），或丙硫异烟胺（Pto）治疗。

含注射剂方案：6Lfx（Mfx）-Bdq（Lzd）-Cfz（Cs）-Pto-Z（E）-Am（Cm）/12Lfx（Mfx）-Cfz（Cs）-Pto-Z（E）。总疗程18个月，强化期6个月，采用左氧氟沙星（Lfx）或莫西沙星（Mfx）、贝达喹啉（Bdq）或利奈唑胺（Lzd）、氯法齐明（Cfz）或环丝氨酸（Cs）、丙硫异烟胺（Pto）、吡嗪酰胺（Z）或乙胺丁醇（E）、阿米卡星（Am）或卷曲霉素（Cm）治疗；巩固期12个月，采用Lfx（或莫西沙星（Mfx）、氯法齐明（Cfz）或环丝氨酸（Cs）、丙硫异烟胺（Pto）、吡嗪酰胺（Z）或乙胺丁醇（E）治疗。

如无法获得贝达喹啉和利奈唑胺，则可采用6Mfx（Lfx）-Cfz-Cs-Am（Cm）-Pto（E，Z）/12~14Mfx（Lfx）-Cfz-Cs-Pto（E，Z）。总疗程18~20个月，强化期6个月，采用莫西沙星（Mfx）或左氧氟沙星（Lfx）、氯法齐明（Cfz）、环丝氨酸（Cs）、阿米卡星（Am）或卷曲霉素（Cm）、丙硫异烟胺（Pto）或乙胺丁醇（E），或吡嗪酰胺（Z）治疗；巩固期12~14个月，采用莫西沙星（Mfx）或（Lfx）、氯法齐明（Cfz）、环丝氨酸（Cs）、丙硫异烟胺（Pto）或乙胺丁醇（E），或吡嗪酰胺（Z）治疗。

表 2-11-11　RR/MDR-TB 长程治疗方案中的药物分组

药物分组	药物名称	英文全称及缩写
A组：全部纳入（除非不能使用）	左氧氟沙星或莫西沙星	Levofloxacin（Lfx）或 Moxifloxacin（Mfx）
	贝达喹啉	Bedaquiline（Bdq）
	利奈唑胺	Linezolid（Lzd）
B组：纳入1~2种	氯法齐明	Clofazimine（Cfz）
	环丝氨酸或特立齐酮	Cycloserine（Cs）或 terizidone（Trd）
C组：当A组和B组药物不能使用时，添加本组药物	吡嗪酰胺	Pyrazinamide（Z）
	乙胺丁醇	Ethambutol（E）
	德拉马尼	Delamanid（Dlm）
	丙硫异烟胺或乙硫异烟胺	Prothionamide（Pto）或 ethionamide（Eto）
	阿米卡星或卷曲霉素	Amikacin（Am）或 Capreomycin（Cm）
	对氨基水杨酸	p-aminosalicylic acid（PAS）
	美罗培南	Meropenem（Mpm）

（3）短程治疗方案：短程治疗方案总疗程为9~12个月，大多为标准化方案，适用于既往使用短程治疗方案中的二线抗结核药物不超过1个月，或者排除氟喹诺酮类和二线注射类药物耐药的患者。推荐方案包括：

WHO 推荐的短程化疗方案：4~6 Am（Cm）-Mfx（Lfx）-Pto-Cfz-Z-E-H^{高剂量}/5Mfx（Lfx）-Cfz-Z-E，其中强化期4个月（如痰涂片未转阴可延长至6个月），采用阿米卡星（Am）或卷曲霉素（Cm）、莫西沙星（Mfx）或左氧氟沙星（Lfx）、丙硫异烟胺（Pto）、氯法齐明（Cfz）、吡嗪酰胺（Z）、乙胺丁醇（E）和高剂量异烟肼（H^{高剂量}）治疗；巩固期为5个月，采用莫西沙星（Mfx）或左氧氟沙星（Lfx）、氯法齐明（Cfz）、吡嗪酰胺（Z）和乙胺丁醇（E）治疗。

基于吡嗪酰胺敏感的方案：当感染的结核分枝杆菌对吡嗪酰胺敏感时，且符合短程治疗其他条件的情况下，可采用以下方案：6Am（Cm）-Lfx（Mfx）-Pto-Z-Lzd（Cfz/Cs）/6Lfx（Mfx）-Pto-Z-Lzd（Cfz/Cs），总疗程 12 个月，其中强化期 6 个月，采用阿米卡星（Am）或卷曲霉素（Cm）、左氧氟沙星（Lfx）或莫西沙星（Mfx）、丙硫异烟胺（Pto）、吡嗪酰胺（Z）、利奈唑胺（Lzd）或氯法齐明（Cfz），或环丝氨酸（Cs）治疗；巩固期 6 个月，采用左氧氟沙星（Lfx）或莫西沙星（Mfx）、丙硫异烟胺（Pto）、吡嗪酰胺（Z）、利奈唑胺（Lzd）或氯法齐明（Cfz），或环丝氨酸（Cs）治疗。

根据最新的研究证据，WHO 在 2020 年快速建议中提出在短程治疗方案中可以采用贝达喹啉替代注射类药物，实现全口服治疗，提高患者的依从性。

儿童中短程治疗方案使用较少，主要原因是注射类药物可能会导致儿童（尤其是年幼儿童）听力损失，因此儿童若使用注射类药物，必须定期进行听力测试。此外，存在以下情况者不适用 MDR-TB 短程治疗方案：确定对短程方案中的某种药物耐药或怀疑短程方案中的某种药物无效（除外异烟肼耐药）；采用 1 种或更多种短程方案中的二线药物治疗超过 1 个月（确定对二线药物敏感的情况除外）；对短程方案中的药物不耐受或存在毒性风险（如药物间相互作用）；播散性结核病、结核性脑膜炎或中枢神经系统结核；HIV 感染患儿中的肺外结核病。

4. 儿童耐药结核病治疗的注意事项

（1）虽然 WHO 和我国的指南 / 专家共识均推荐氟喹诺酮类药物可应用于儿童耐药结核病的治疗，但在选择氟喹诺酮药物治疗时，要慎重考虑，充分权衡利弊，尤其是氟喹诺酮类药物在 5 岁以下或体质量低于 10kg 儿童中需更加慎用，必须严格掌握适应证，密切注意可能出现的不良反应（如关节软骨变化、中枢神经系统影响等）。

（2）氟喹诺酮类药物以及贝达喹啉、德拉马尼、氯法齐明均可导致心电图 Q-T 间期延长，联合用药时需慎重，应密切进行心电图监测。

（3）注射类药物可造成耳毒性和肾毒性严重不良反应，在使用过程中要加强监测。

（4）乙硫异烟胺和丙硫异烟胺常见的不良反应为胃肠道功能紊乱和甲状腺功能减退，胃肠道功能紊乱可影响患者的药物耐受性，甲状腺功能减退在停药后可以恢复。

（5）环丝氨酸或特利齐酮主要表现为神经精神不良反应。

（6）利奈唑胺不良反应有乳酸酸中毒，血小板减少症和贫血，停药或减少药物剂量时可逆，但其造成的周围神经病变很难改善。

（7）氯法齐明可在吡嗪酰胺无效时发挥杀菌作用，其不良反应主要是皮肤色泽改变及 Q-T 间期延长。

（8）克拉维酸可降低碳青霉烯类药物的水解速度，故阿莫西林 - 克拉维酸应与碳青霉烯类（如美罗培南）共同纳入治疗方案。

第五节　儿童气管支气管结核的诊断及介入治疗

我国是结核病的高负担国家，儿童气管支气管结核（tracheobronchial tuberculosis，TBTB）并不少见，其中以原发性肺结核并发 TBTB 最为常见。儿童 TBTB 的临床表现往往不典型，易致诊断和治疗的延误，造成疾病进展。支气管镜检查对于明确 TBTB 的诊断并及时行支气管镜下介入治疗具有重要价值。通过支气管镜检查，儿童肺结核并发 TBTB

的检出率可高达 40% 以上。

一、病理特点、临床表现

详见"第一节儿童肺结核的病理特点和临床表现"相关内容。

二、支气管镜检查

儿童气管支气管结核的症状、体征及影像学特点均无明显特征性，通过支气管镜检查可明确其气道内是否有病变，留取相关刷片或支气管冲洗液等标本进行 MTB 相关检查，获取活检组织标本进行组织病理学检查，以明确诊断。因此，支气管镜检查是 TBTB 必不可少的确诊手段。

（一）支气管镜检查的适应证

支气管镜检查的适应证包括：①不典型肺结核、治疗不顺利的肺结核，应行支气管镜检查以明确是否合并 TBTB；②不明原因慢性持续性咳嗽、咳痰、喘息、气促、咯血、呼吸困难，尤其是痰抗酸杆菌阳性者；③不明原因的肺不张、肺气肿者；④需获取病原学或病理学检查标本，以明确病原诊断者。

（二）儿童 TBTB 的支气管镜下表现

根据支气管镜下观察到的大体改变及组织病理学特征，TBTB 分为炎症浸润型、溃疡坏死型、肉芽增殖型、瘢痕狭窄型、管壁软化型和淋巴结瘘型。淋巴结瘘型是儿童 TBTB 最常见的组织病理类型。

纵隔或肺门淋巴结结核破溃入气道形成淋巴结支气管瘘，大致分为三个阶段：

1. 破溃前期　表现为局部支气管因淋巴结结核外压、侵袭导致黏膜充血、水肿、粗糙及管腔狭窄。

2. 破溃期　表现为淋巴结破溃入支气管，局部溃疡形成，肉芽组织增生，白色干酪样坏死物溢入支气管管腔，瘘口周围组织充血水肿。

3. 破溃后期　表现为炎症消失，组织修复，瘘口肉芽肿形成，瘘口愈合闭塞，局部可遗留有炭末样沉着。

值得强调的是，儿童气管支气管结核病变部位与管外肿大淋巴结的部位是一致的，可以是单个或多个部位的病变。以右主支气管、右中叶病变最为常见。若未及时治疗，突入管腔内的干酪样物质及不断增生的肉芽组织可阻塞管腔，导致局部通气不良。

三、诊断与鉴别诊断

（一）TBTB 的诊断

TBTB 的诊断标准包括：①有结核病临床表现及临床抗结核治疗有效；②痰涂片、集菌涂片抗酸杆菌阳性和 / 或培养 MTB 阳性；③影像学检查阳性改变；④结核菌素试验（PPD 试验）阳性；⑤支气管镜下可见气管、支气管典型病变；⑥经支气管镜刷片或支气管冲洗液涂片抗酸杆菌阳性；⑦经支气管镜活检进行病理检查提示结核性病理改变。具备上述⑤＋⑥、⑤＋⑦、⑤＋②为确诊标准，①＋②＋③、①＋③＋④、②＋③、③＋④、⑤、⑥、⑦为高度疑诊标准。

（二）鉴别诊断

由于儿童TBTB的临床表现、影像学特征缺乏特异性，易与其他疾病混淆而贻误诊断和治疗，因此，做好TBTB的诊断和鉴别诊断十分重要：①支气管异物是儿科常见的呼吸系统疾病之一，支气管异物的支气管镜下形态学表现为受累支气管局部因异物刺激而产生感染及肉芽增生，其临床表现、影像学特征及支气管镜下形态特征与TBTB均可相似，可根据患儿病史、影像、支气管镜下是否探及明确异物等进行鉴别，必要时行病原学及病理学检查以资鉴别；②阻塞性肺炎，临床表现为发热、咳嗽、喘息等不典型症状，影像学可见肺不张或肺气肿表现，易与TBTB混淆，可根据病原学及病理学检查、支气管镜检查等予以鉴别；③支气管内占位性病变，可结合病史、实验室及影像学检查，经支气管镜活检组织病理学可鉴别诊断。

四、治疗

（一）全身抗结核化疗

详见"第四节 儿童肺结核的治疗"相关内容。

（二）经支气管镜TBTB的介入治疗

儿童支气管结核的临床表现主要源自气道内干酪样物及肉芽阻塞。儿童TBTB的介入治疗目的为去除阻塞气道的坏死物质、肉芽肿病变，最大限度地恢复病变段气道通畅和引流，改善肺的通气，预防气道狭窄、闭塞、软化等后遗症。

1. **经支气管镜介入手术治疗** 国外文献报道儿童气管支气管结核的治疗方法有经支气管镜的肉芽切除、球囊扩张改善气道阻塞、手术摘除干酪化淋巴结或病变部位肺切除等。目前针对气管支气管结核介入手术治疗方法包括：冷冻术、球囊扩张术、热消融疗法（激光、高频电刀、氩气刀及微波等）、气道内支架置入术等措施。需根据患者支气管镜下TBTB的组织病理类型选择适合的介入治疗方法。

（1）钳取和灌洗治疗：对儿童TBTB的气道内干酪样物及肉芽阻塞，可经支气管镜钳取肉芽及干酪样物，清理病灶，并进行气管病灶及远端灌洗治疗，通畅管腔，改善患者通气。

（2）冷冻术：适用于淋巴结瘘型、肉芽增殖型、瘢痕狭窄型（管腔闭塞）气管支气管结核，还可用于气道支架置入后再生肉芽的消除。分为冷冻消融和冷冻切除2种方式。在治疗儿童淋巴结瘘型TBTB时，冷冻切除可直接撕下干酪样坏死组织，立即削减病灶，效率显著高于钳取，但应注意治疗结核性肉芽肿时，冷冻切除极容易引起大出血。

（3）热消融疗法：适用于气管支气管结核肉芽增殖型。其利用发热效应引起结核等组织细胞凝固与坏死而达到治疗目的。目前，热消融疗法的治疗方式有激光、高频电刀、氩等离子体凝固术（argon plasma coagulation，APC）、微波等，各自具有特点及治疗优缺点。依次推荐使用激光、高频电刀、微波及APC等，并要求尽量不损伤气道黏膜。然而，热消融疗法在治疗过程中副作用和并发症较多，选择和应用须谨慎。

（4）球囊扩张术和支架置入术：球囊扩张术适用于气管支气管结核引起的中心气道等较大气道瘢痕性狭窄，所属该侧肺末梢无损毁。支架置入术适用于气管、主支气管等大气道严重狭窄、软化导致呼吸困难、呼吸衰竭，严重影响生活质量者。由于儿童 TBTB 以淋巴结支气管瘘型最常见，因此，这两种方法较少用于儿童 TBTB 的治疗，或仅用于出现 TBTB 严重后遗症的患儿。

注意事项：①若无急需治疗的大气道阻塞，清除气道内干酪样物及肉芽，可选择在全身抗结核治疗 2 周后进行，这样可减少经支气管播散的可能性；②因淋巴结支气管瘘的存在，干酪样物往往无法一次性清除，需多次行支气管镜介入治疗术；③在治疗过程中，应尽量避免一次性大量取出瘘口内的干酪样物，以免出现气胸或纵隔气肿；④针对术中出血，可给予 1 : 10 000 肾上腺素及冷生理盐水冲洗，视野内无活动性出血方可撤镜。

2. 经支气管镜局部注药化疗　在支气管镜直视下将强有力的抗结核药物，直接注入到结核病灶部位，使病灶局部药物浓度达到全身化疗无法达到的高浓度，有效地起到杀菌、抑菌效果，加快患者痰结核分枝杆菌阴转及病灶吸收。经支气管镜可局部给予异烟肼治疗，剂量一般为 50 ～ 100mg，也可根据药敏试验结果选择药物治疗，对改善预后具有重要作用。

五、预防与预后

TBTB 的特点是有结核中毒症状和呼吸道症状，MTB 涂片阳性或者培养阳性即处于结核病活动期，属于排菌人群，应予以隔离诊治。早期发现、早期实行消毒隔离措施，是 TBTB 防治的重要环节。疑似与结核病患者密切接触的儿童需要定期检查身体，以便早期发现结核病。

儿童气管支气管结核的预后与气管支气管结核病变部位相关。支气管淋巴结瘘破溃口位于大气道者，因远端支气管较少受累，病变部位易于清除，预后良好，可治愈；破溃口位于支气管远端者，可因局部管腔狭窄，局部病变难以清除而预后不良，局部支气管可有扩张、闭塞等表现。对于疑似患者，应用支气管镜早期诊断和治疗，可以避免 TBTB 病变进展为支气管管腔的瘢痕牵缩及狭窄甚至闭塞。

（申阿东　焦伟伟　孙　琳　肖　婧　万朝敏　舒　敏　段晓岷　焦安夏　刘　芳）

参考文献

[1] 江载芳，易著文. 实用小儿结核病学 [M]. 北京：人民卫生出版社，2006.

[2] 胡亚美. 诸福棠实用儿科学 [M]. 8 版. 北京：人民卫生出版社，2015.

[3] 孙国强. 实用儿科放射诊断学 [M]. 2 版. 北京：人民军医出版社，2011.

[4] 中华人民共和国国家卫生和计划生育委员会. 肺结核诊断 [J]. 传染病信息，2017, 30(6): Ⅰ - Ⅻ.

[5] 中华医学会结核病学分会《中华结核和呼吸杂志》编辑委员会. γ-干扰素释放试验在中国应用的建议 [J]. 中华结核和呼吸杂志，2014, 37(10): 744-747.

[6] 中华医学会结核病学分会儿童结核病专业委员会. 儿童结核分枝杆菌潜伏感染筛查和预防性治疗专家共识 [J]. 中华结核和呼吸杂志，2020, 43(4): 345-349.

[7] 中华医学会结核病学分会，耐多药结核病短程治疗中国专家共识编写组. 耐多药结核病短程治疗中国专家共识 [J]. 中华结核和呼吸杂志，2019, 42(1): 5-8.

[8] 中国防痨协会. 耐药结核病化学治疗指南 (2019 年简版) [J]. 中国防痨杂志，2019, 41(10): 1025-1073.

[9] 中华医学会结核病学分会. 中国耐多药和利福平耐药结核病治疗专家共识 (2019 年版) [J]. 中华结核和呼吸杂志, 2019, 42(10): 733-749.

[10] 中华医学会结核病学分会, 《中华结核和呼吸杂志》编辑委员会. 气管支气管结核诊断和治疗指南（试行) [J]. 中华结核和呼吸杂志, 2012(8): 581-587.

[11] 金彪, 朱铭. 儿童胸部影像学诊断第 9 讲儿童肺结核的影像诊断 [J]. 中国实用儿科杂志, 2004, 19(9): 574-575.

[12] 丁浩, 何玲. 儿童肺结核的 CT 研究进展 [J]. 中国中西医结合影像学杂志, 2018, 16(2): 212-214.

[13] 孙琳, 田建岭, 尹青琴, 等. γ 干扰素释放试验在不同年龄活动性结核病患儿诊断中的应用价值 [J]. 中国防痨杂志, 2015, 37(7): 757-763.

[14] 焦安夏, 刘玺诚. 支气管镜在儿童支气管结核诊断和治疗中的应用 [J]. 中华儿科杂志, 2010(10): 756-757.

[15] KI H P, SHINGADIA D. Tuberculosis in children[J]. Paediatrics and Child Health, 2017, 27(3), 109-115.

[16] TURNBULL L, BELL C, CHILD F. Tuberculosis (NICE clinical guideline 33) [J]. Arch Dis Child Educ Pract Ed, 2017, 102(3): 136-142.

[17] PEREZ-VELEZ C M, ROYA-PABON C L, MARAIS B J. A systematic approach to diagnosing intra-thoracic tuberculosis in children[J]. J Infect, 2017, 74 (Suppl 1): S74-S83.

[18] SWAMINATHAN S, REKHA B. Pediatric tuberculosis: global overview and challenges[J]. Clin Infect Dis, 2010, 50 (Suppl 3): S184-S194.

[19] DUNN J J, STARKE J R, REVELL P A. Laboratory Diagnosis of Mycobacterium tuberculosis Infection and Disease in Children[J]. J Clin Microbiol, 2016, 54(6): 1434-1441.

[20] DAS A, ANUPURBA S, MISHRA O P, et al. Evaluation of Xpert MTB/RIF Assay for Diagnosis of Tuberculosis in Children[J]. J Trop Pediatr, 2019, 65 (1):14-20.

[21] KAY A W, ISLAM S M, WENDORF K, et al. Interferon-γ Release Assay Performance for Tuberculosis in Childhood[J]. Pediatrics, 2018, 141(6): e20173918.

[22] WORLD HEALTH ORGANIZATION. Global tuberculosis report 2018[A/OL]. Geneva: WHO, 2018.

[23] WORLD HEALTH ORGANIZATION. WHO Meeting Report of a Technical Expert Consultation: Non-inferiority analysis of Xpert MTB/RIF Ultra compared to Xpert MTB/RIF[A/OL]. Geneva: WHO, 2017. License: CC BY-NC-SA 3.0 IGO.

[24] SABI I, RACHOW A, RACHOW A, et al. Xpert MTB/RIF Ultra assay for the diagnosis of pulmonary tuberculosis in children: a multicentre comparative accuracy study[A/OL]. J Infect, 2018, 77(4): 321-327.

[25] WORLD HEALTH ORGANIZATION. Use of Liquid TB Culture and Drug Susceptibility Testing (DST) inLow and Medium Income Settings[A/OL]. Geneva: WHO /HTM /TB, 2007.03.

[26] WORLD HEALTH ORGANIZATION. WHO treatment guidelines for drug-resistant tuberculosis[A/OL]. Geneva: WHO, 2016.

[27] WORLD HEALTH ORGANIZATION. WHO consolidated guidelines on drug-resistant tuberculosis treatment[A/OL]. Geneva: WHO, 2019. Licence: CC BY-NC-SA 3.0 IGO.

[28] WORLD HEALTH ORGANIZATION. The use of loop-mediated isothermal amplification (TB-LAMP) for the diagnosis of pulmonary tuberculosis: policy guidance[A/OL]. Geneva: WHO, 2016.

[29] SUN L, QI X, LIU F, et al. A Test for more accurate diagnosis of pulmonary Tuberculosis[J]. Pediatrics, 2019, 144(5): e20190262.

第十二章
老年结核病

随着社会经济的不断发展，人均寿命不断延长，为老龄化社会提供了物质基础。结核病是一种感染性疾病，肺结核又是其中的传染性疾病，人类普遍易感，感染人群中仅5%～10%发病。人体的免疫功能伴随着年龄的增长逐步衰退，结核病的发病率随之上升。2010年我国第五次全国结核病流行病学调查结果显示，发病高峰位于75岁以上的人群，提示高龄是结核病发病的危险因素之一。

老年结核病（tuberculosis in the elderly）在临床表现上往往不同于其他年龄段的患者，症状不典型，肺结核的影像不典型者居多，给临床诊断带来了诸多困难，同时，由于老年人的器官功能衰退，在抗结核治疗的不良反应发生率上也较其他年龄段显著增多，因此，在抗结核治疗上，需要特别关注不良反应发生，在化学方案的制定上需要密切考虑老年人的特点。本章针对老年人肺结核和肺外结核的临床特点、诊断和治疗进行详述。

第一节　老年肺结核

一、概述

结核病目前是我国乃至全球面临严重的公共卫生问题和社会问题。人口老龄化是全球普遍的一个议题，在世界范围内我国是老年人口基数最多的国家之一。自2000年以后我国已进入老龄化社会，2010年第六次人口普查结果显示，年龄在60岁及以上老年人的比例达13.3%，已超过1.776亿，其中65岁及以上老龄人口的达8.87%。随着人口老龄化进程不断加快，老年结核病比例也相应增加。我国老年结核病是指年龄≥60岁老年人罹患的结核病，包括由内源性"复燃"和/或外源性再感染的机制而发病的初治结核病和既往已患结核病治愈后再次复发或复治以及迁延不愈，伴发病多的慢性结核病。由于老年患者具有患病率较高，临床症状不典型，发现较晚，各脏器功能不同程度的减退，治疗依从性差，治疗期间管理难度大，治疗转归较差等特点，导致老年结核病成为结核病控制工作中的严重挑战。2006年WHO在"遏制结核病策略"中强调将结核病防治服务和患者关怀覆盖到最边缘、最贫困和最脆弱的高危人群，其中包括老年患者，以促进实现全球结核病控制目标。我国政府在《全国结核病防治规划（2011—2015年）》指出，要有针对性地对重点人群开展结核病筛查工作，尽早发现肺结核患者，达到及时治愈，减少和消灭结核病的传播具有极其重要的意义。

我国前四次（1979 年、1984/1985 年、1990 年和 2000 年）全国结核病流行病学抽样调查显示，结核病患病率高峰年龄分别为 65 岁、70 岁及 75 岁年龄组，患病率每十年向后推移 5 岁。而 2010 年的第五次全国结核病流行病学调查（简称流调）结果仍显示，结核病患病率高峰年龄为 75 ~ 79 岁（1 541/10 万），显著高于全国平均水平（459/10 万），年龄 60 岁及以上老年肺结核占 48.8%，活动性肺结核患病率是其他年龄人群的 3.29（95%CI：2.95 ~ 3.67）倍。同时北京某结核病专科医院调查发现自 1961—1970 年、1971—1980 年、1981—1990 年、1991—2000 年及 2001—2010 年期间，住院结核病患者中老年人的比例分别为 2.7%、5.6%、9.6%、24.5% 及 31.0%，呈逐年增加趋势。

人口学家将老年人按年龄分成 3 种类型，即 60 ~ 69 岁为低龄老年人，70 ~ 79 岁为中龄老人，80 岁以上称为高龄老人（the elderly）。我国在 20 世纪 80 年代初期经过系统研究制定了针对成人肺结核标准短程化疗方案（简称短化），70 岁以下的低龄老年肺结核也包括其中。短化在我国已开展有 30 多年了，当年短化的研究对象，选例年龄上限分别有 60 ~ 70 岁，即在 70 岁以后老年肺结核短化在我国没有系统的多中心大样本研究。而全国肺结核 2010 年流调显示，老年肺结核高峰年龄也超过了 70 岁，其中涂阳和菌阳肺结核 75 ~ 80 岁达到高峰，目前已到了不得不重视地步。全国这部分老年肺结核患者多处于自由化阶段 [有部分短化（2HREZ/4HR）或有部分"经验化"如"HE"或"个体化"，其中包含针对老年人群特殊情况不合理治疗；没有真正实施经验化或个体化治疗，是因为经验化和个体化一般需要多年的实践经验积累，而新加入本专业的医生确实经验所限或缺乏参照标准，导致治疗的不良后果有多种：①轻者依从性差停药或治疗成功率减低；②重者因使用抗结核药物发生严重不良反应甚至致死；③有些患者虽然坚持治疗，但由于方案不合理造成耐药。

综上所述，从老年肺结核患者发病年龄的进展、老年患者生理特点的特殊性，依从性低和治疗难度加大，缺乏年龄 ≥ 70 岁大样本多中心老年肺结核化疗研究和验证，至今没有固定统一的标准化方案，提示我们重视和研究老年肺结核治疗刻不容缓。

二、老年肺结核诊断与鉴别诊断

（一）老年肺结核诊断

老年肺结核诊断标准和分型同成人肺结核诊断标准和分型，老年患者肺结核分 5 型，每一类型诊断标准参见肺结核诊断章节相关内容。老年肺结核由于发病隐匿，临床表现缺乏特异性，症状和体征往往不典型，容易长期误诊为慢性气管炎、慢性阻塞性肺炎和肺癌等肺部疾病。特别是痰结核分枝杆菌病原学阴性时，则更易延误诊治。目前老年肺结核诊断也主张综合诊断。

1. 临床表现特点

（1）症状：老年肺结核典型的结核中毒症状少见，起病隐匿是其特点。常见主要症状为慢性间断咳嗽、咳痰、盗汗、疲乏、食欲不振、消瘦或间断午后低热等，也可个别老年患者已发生肺不张而无任何症状，在健康体检时发现。

（2）体征：胸部虽未见活动性病灶，可有间断反复长期低热，在无合并肺部感染时，肺部听诊多无明显异常。

2. 肺部影像特点

（1）胸部 X 线检查：老年肺结核患者可成一侧或双侧以上中肺野为主，斑片，结节，空洞纤维条索乃至钙化灶典型的多形态改变；还并发支气管扩张，胸膜增厚，代偿性肺气肿表现。但根据各家统计分析，老年患者不典型表现较多见，中下肺野病变空洞的发生率呈显著高于非老年组。有些还有表现为孤立的，不规则的肿块，多发结节，肺不张，乃至大片实变影等。有研究者比较 119 例年龄 ≥ 65 岁和 207 例年龄 ≤ 60 岁两组肺结核的影像学表现，中下野病变者各占 22.7% 和 10.6%，肿块样病变各占 14.3% 和 2.4%。此外，值得关注的是与胸部 CT 的比较。胸部 X 线检查存在着隐蔽区，如被遮挡的隐蔽的较小病灶和极少量的胸腔积液等在胸片显示不清楚，容易漏诊。较难分辨清楚病灶的边缘特征和病灶内密度等特点、早期纵隔淋巴结肿大及液化情况等，不做增强扫描也难以显示病灶特征性改变，故容易误诊。

（2）胸部 CT 影像：老年肺结核肺内病变表现多不典型，症状与肺内病变的损害程度不相符，如中叶肺不张等活动性肺结核病变，可无症状。或与原有肺部其他疾病混存在一起，难以分辨，如仅表现为支气管扩张症，但可查出合并有耐多药肺结核或非结核分枝杆菌肺病；或结核病变周围合并有病灶周围炎；或结核病变与肿瘤病灶在肺内同一病灶内或分开共存现象等。结核的播散病变少，有不典型孤立块状影像。肺内的病变发生部位可不在肺结核的好发部位，可以中下肺叶为主，或表现双肺病变分布广泛等特点。或病灶显示为孤立的厚壁空洞或有液平，如肺脓肿影像，而实际上是肺结核或肺癌。因此，胸部疾病的影像离不开病原学的检测。即同病异影和异病同影的现状。

（3）正电子发射计算机断层显像（positron emission tomography，PET）：是一种无创性的生理性放射性核素体内分布的断层显像技术。18-氟代脱氧葡萄糖（^{18}F-FDG）是一种临床最常用的糖代谢类显像剂，所不同的是采用 ^{18}F 作为示踪原子。由于 ^{18}F-FDG 不是肿瘤的特异性示踪剂，虽然 ^{18}F-FDG-PET 对肺癌的诊断具有重要的参考价值，其灵敏度相对较高，但也存在一定比例的假阳性，常见于炎性病变，如活动性肺结核、嗜酸性肉芽肿、肺炎、炎性假瘤等，与不典型肺癌难以区分。

3. 痰液检查

老年患者在留取痰标本时应尤为注意，在结核病合并病灶周围炎时，痰查抗酸菌检查可为阴性，当炎症消退时，结核病灶显露出来再次痰抗酸菌检查可为阳性。高龄体弱长期卧床或合并脑血栓、老年痴呆者等，多不能配合留痰。此时需要借助吸痰管人工在患者口咽部吸痰，方可获得痰标本。

（1）痰涂片检查：对涂片抗酸菌阳性的痰标本，还需要进一步鉴别是否为耐药肺结核，是否为非结核分枝杆菌肺病，是否是少见的奴卡氏菌肺病等。

（2）痰结核分枝杆菌快速培养（Bactec MGIT 960）：检测如果阳性，取培养物在做 DNA 测序检测，鉴别是否为 NTM 及类型；痰罗氏培养加菌种鉴定加药敏试验检测，这两种检测方法均耗时长（2～3 个月），对肺结核诊断可确诊。

（3）痰分子生物学检测（GenoType MTBDR plus，简称 HAIN 和 Xpert MTB/RIF）：可快速（2～24 小时）检测痰标本是否有结核分枝杆菌基因，异烟肼和/或利福平等耐药基因；可快速诊断不同程度的耐药情况，如耐多药（MDR）、广泛耐药（XDR）和利福平耐药等类型的耐药肺结核。如果痰涂片阳性，而该检测（痰分子生物学）为阴性，可间接提示非结核分枝杆菌感染可能。

WHO 和我国新的肺结核诊断标准把分子生物学检测方法也作为结核病确诊的标准。结核病病原学分子生物学诊断技术是以临床标本为检测对象，结核分枝杆菌相关基因为诊断标志物，完成对标本中是否含有 MTB 核酸或耐药基因的一系列检测方法，弥补了因 MTB 生长缓慢对检测周期的影响，同时对实验室生物安全要求低于多种传统的细菌学诊断方法。近年来，分子诊断技术日趋成熟，出现了一批敏感性高、特异性好，同时兼具高度自动化等诸多优点的诊断方法。

4. 其他辅助检查

（1）血常规：结核患者血常规一般正常，当白细胞总数或中性粒细胞升高时，要注意有其他感染存在。

（2）血沉：可正常或轻、中度升高，个别结核病合并其他病的患者血沉可明显升高。特别注意血沉明显持续增快有许多疾病可引起，最常见如贫血、炎症、风湿免疫性疾病和恶性肿瘤等。一般结核性血沉增快，随着抗结核治疗的好转而逐渐恢复正常。血沉增快对结核病特异性诊断意义不大。

（3）结核菌素皮肤试验（tuberculin skin test，TST）：随着年龄的增长，老年患者的免疫功能在逐渐下降，结核菌素皮肤试验阴性率在增高，参考价值也在逐渐降低。有报告老年人 PPD 反应高峰可延迟至 96 ~ 120 小时。也有报告年龄 > 70 岁 TST 阳性率为 15%，年龄 > 90 岁降至 3%。即使阳性或强阳性也不能凭此确诊结核病，因为有假阳性可能，或曾经有过结核感染，而并不代表着此次的结核病的患病。

PPD 皮试的助强效应（boosting effect）是指做 PPD 皮试时，有时第一次试验可为可疑阳性或阴性反应，隔 1 ~ 2 周后再做同样剂量皮试，则出现阳性或强阳性反应，这种现象称为助强效应。其实机体早已被结核分枝杆菌抗原致敏，但由于多重原因，免疫反应减弱，故第一次试验为可疑阳性或阴性反应，但第一次 PPD 试验（抗原注入）可使消弱的免疫活性细胞激活，增强"回忆"反应，所以第二次抗原注入（复试），可引起阳性或强阳性反应。此种现象在老年患者中更明显。曾有报道，对 223 例 65 岁以上的老年人，每周一次 PPD 皮试，并连续观察 4 次的 PPD 皮试结果，助强效应在逐渐升高，分别为第 1 次阳性率 29%、第 2 次 43%、第 3 次 53% 和第 4 次 57%。年龄 ≥ 85 岁者阳性率也由 19% 增至 57%。有作者主张助强效应阳性的标准为第二次皮肤硬结直径 ≥ 10mm 及较第一次皮试反应直径增加 6mm 以上。

（4）γ-干扰素释放试验（IGRA）：是应用于潜伏感染诊断和辅助诊断结核病的诊断技术。有两种检测方法：①用酶联免疫吸附法检测 T 淋巴细胞分泌 γ-干扰素浓度水平（Quantiferon-TB，QFT）和②用酶联免疫斑点法计数分泌 γ-干扰素细胞数量（T-STOT.TB），两种方法检测结果相近。有报道检查阴性预测值高于阳性预测值。临床中仍不能准确区分结核潜伏感染、活动性肺结核和非活动性肺结核，临床所见老年肺结核患者有痰结核分枝杆菌阳性而 T-STOT.TB 阴性者。但 IGRA 对结核性浆膜腔积液（胸腔积液、腹腔积液和心包积液）可能会有一定的参考价值，对结核潜伏感染的检测要优于 PPD 皮试。日本学者 Kobashi 等曾在 2005 年 4 月至 2007 年 6 月期间对 30 例老年活动性肺结核患者和 100 例年轻活动性肺结核患者进行研究，采用 QFT-2G 检测与结核菌素皮试（TST）对比分析结果显示，30 例老年活动性结核病患者中，TST 阳性率为 27%，QFT-2G 阳性率为

77%；100 例年轻活动性肺结核患者中，TST 阳性率为 70%，QFT-2G 阳性率为 87%，提示老年人和年轻患者的 TST 阳性率有显著性差异（$P = 0.012$）。结论：外周血淋巴细胞计数 QFT-2G 试验诊断老年患者肺结核感染可能比 TST 更有效。

（5）抗结核抗体的检测：因受多种因素（年龄、合并基础疾病或肺内病变大小及免疫功能不同等）的影响阳性率不高，且参考价值需要结合患者实际情况综合分析和考虑。因此，老年肺结核诊断，目前靠免疫学检测意义低于年轻人。Kobashi 等曾比较 TST 与 Quanti FERON-2G 对老年活动性肺结核的诊断意义，发现后者（Quanti FERON-2G）敏感性明显高于前者（TST），还发现活动性结核病阳性率显著高于治愈者，其阳性率各为 83% 和 34%。近年 Bac 等还比较了 Quanti FERON-TB Gold In-Tube（QFT-GIT）和 T-SPOT.TB 与年龄的相关变化，小于 29 岁组和大于 70 岁组存在着差异，多因素分析前者 QFT-GIT 与年龄显著相关。另外，非结核分枝杆菌（NTM）病患者 QFT-2G 试验阳性率为 52%，其原因可能是 NTM 具有常见的结核分枝杆菌特异性某种抗原有关。

5. 诊断性抗感染治疗 临床上对于暂时不能区分是肺结核还是肺部其他细菌感染的疑似肺结核患者，常借助抗感染诊断性治疗的方法帮助排除肺部感染性疾病的诊断。肺部感染性疾病最常见的是细菌性、支原体、衣原体、军团菌等感染，为排除非结核性肺部感染，除了在诊断性抗感染治疗前，尽可能进行相应病原学检查外，常需选用适当的抗感染药物试验性治疗。可按社区获得性肺炎常见致病菌选用 β-内酰胺类、新大环内酯类进行抗感染治疗。疗程一般为 1～2 周，如果胸部 X 线片有空洞，以及具有组织坏死征象时，需适当延长抗感染的治疗时间。

诊断性抗感染治疗药物选择：原则上不应选择氟喹诺酮类、氨基糖苷、美罗培南、伊米配能、阿莫西林克拉维酸钾和利奈唑胺等具有明显的抗结核活性药物。在得到感染病原和药敏结果后，应参考先前的治疗效果，继续应用或换用敏感药物。选药要有明确指征，不仅要有适应证，还要详细询问药物过敏史，排除禁忌证。联合用药时要排除因药物之间相互作用可能引起不良反应的药物。在治疗期间仍应继续查找该疾病的证据。对病情进展较快或病变严重者，应尽快建议住院诊治，避免延误。对无明显症状者停用抗感染药物后 2 周，再复查胸部 CT。诊断性抗感染治疗后须有评估。治疗无效，并排除恶性疾病等，可作为肺结核诊断的佐证。

6. 诊断性抗结核治疗 是指未获得病原学及组织病理学证据，临床又怀疑肺结核而不能排除，且在患者不宜做或不愿接受有创性检查时而采取的一种试验性治疗措施。治疗原则：①不应选具有抗结核活性同时兼有抗其他致病菌感染的广谱抗生素，如氟喹诺酮类抗生素和氨基糖苷类抗生素等；②治疗方案仍宜坚持联合治疗且对诊断性抗结核药物治疗无禁忌证，对诊断性抗结核治疗结果判定宜客观、全面综合分析和评价。

老年患者伴有基础疾病更增加了诊断的复杂性。因此，要拓宽诊断思路，在怀疑结核病的同时，还要兼顾其他常见病和多发病的共存性与鉴别诊断，以免诊断延误或诊断错误，给患者造成不必要的损失。

（二）老年肺结核鉴别诊断

病原学阴性肺结核排除类似的其他疾病是关键，参考试验性治疗效果或取病理组织检查方可诊断。在这个过程中，痰或病理组织中检出结核分枝杆菌是确诊肺结核的金标准。根据原卫生部发布的《肺结核诊断》（WS 288—2017）标准，把肺结核分为 5 种类型：原发性肺结核、血行播散性肺结核、继发性肺结核、气管和支气管结核、结核性胸膜炎。每一种类型的结核病均有病原学阴性肺结核存在（即疑似肺结核），用现有的诊断技术（无创性检查方法）找不到病原学和/或组织病理学证据者，不能满足临床确诊所需，均要与相类似疾病进行鉴别，以防误诊和误治。

1. 原发性肺结核鉴别诊断　原发性肺结核是指结核分枝杆菌首次侵入肺内而发病的临床类型。90%~95% 的原发性肺结核感染不易识别，仅产生结核菌素皮内试验（PPD 皮试）阳性或隐匿或静止性感染。初期感染后可在一侧或两侧的肺尖留下结节性瘢痕，称为 Simon 灶，这是后期活动性结核病最常见的发源地。入侵结核分枝杆菌多种植于肺上叶下部和下叶上部近胸膜处生长、繁殖、致病、形成以渗出性病变为主的原发灶，且病变沿淋巴管蔓延至相应的肺门和/或纵隔淋巴结，即肺内的原发灶、淋巴管炎和肺门淋巴结炎三部分组成的典型哑铃样的原发综合征（primary complex），在临床上多见于儿童，老年患者较少见，老年患者可有肺门和/或纵隔淋巴结结核伴肺不张。因此老年患者主要需与淋巴系统肿瘤、支气管肺癌、结节病等其他引起纵隔淋巴结肿大疾病相鉴别。

（1）恶性淋巴瘤（包括肺门纵隔霍奇金病和非霍奇金淋巴瘤）

1）临床表现特点：常有反复高热，体温可达 39℃多呈周期性发热，发展比较迅速。可伴有干咳、食欲不振、消瘦和贫血等全身症状。症状发展迅速，很快出现上腔静脉和气管受压的症状，并可同时伴有锁骨上、腋下、腹股沟等浅表淋巴结肿大和肝脾肿大等。

2）胸片和胸 CT 增强扫描特征：可分别显示单侧肺门、双侧肺门（不对称性）和纵隔内多组淋巴结肿大，肿大淋巴结可融合成块，其内密度多均匀，边界多清晰、一般无钙化，可呈波浪状或贝壳样或平滑的轮廓。肿大淋巴结多位于前纵隔，有时肺内浸润，也可侵犯胸膜，出现胸腔积液。

PPD 皮试多为阴性，血嗜酸性粒细胞可增高。

3）确诊：肿大淋巴结活检，病理诊断可确诊。

（2）中心型肺癌：中心型肺癌好发于较大气道或段以上支气管的肺部肿瘤。

1）临床表现：刺激性干咳或间断性咳嗽，间断咳血丝痰多见，抗炎治疗效果不明显，或时好时坏，或咯血。

一般无发热，可有消瘦，部分患者可伴有胸痛或呼吸困难，发热多为肿瘤或狭窄支气管所致的阻塞性肺炎。

2）胸部 X 线：早期可表现肺内无异常，或可见肺门纵隔影增宽乃至肺门肿块，中晚期可表现支气管内新生物，支气管狭窄。或癌瘤致支气管阻塞则出现阻塞性肺不张，癌瘤向支气管外蔓延，形成肺门区肿块，右上叶肺癌可出现典型的横"S"征。隐蔽在心脏后面的肺癌，胸片和胸部透视不易被发现，容易漏诊，需要做胸部 CT 和支气管镜检查才能发现。

3）胸部 CT 增强扫描：可见肺门肿块影，支气管不同形态狭窄、阻塞或阻塞性肺不张，肿瘤呈不同程度强化，肿大淋巴结密度多均匀，边缘毛糙，有时有分叶表现。肺门、纵隔淋巴结转移性肿大，有时可见其他肺叶内微小结节的转移灶，并显示侵犯支气管和血管状况，CT 多平面重建可清楚显示肿瘤侵犯纵隔的状况。

4）痰脱落细胞检查：查到癌细胞可确诊。肿瘤标记物 CEA 可阴性。

5）纤维支气管镜检查：呈肿瘤特征（结节状突起，菜花样或管内压迫等），新生物活检或刷检病理学找到癌细胞可确诊。

（3）结节病：是一种原因尚未明确、多器官受累的肉芽肿性疾病，其特征为病变部位T细胞和单核巨噬细胞积聚、活化和非干酪性类上皮肉芽肿代替正常组织结构。肺脏和纵隔淋巴结受累最常见，占比超过90%。老年肺结节病临床较少见。

1）临床表现：2/3患者无症状，偶然发现。有症状者主要表现为干咳、乏力、低热、胸闷等，但无特异性。

2）胸片：可见肺门和纵隔淋巴结呈对称性或单侧肿大的影像，但肿大的淋巴结内是否有液化、坏死等特点，胸片往往显示不清，容易误诊。

胸部X线表现文献有多种分期方法，本文采用的五期分法，原发性肺结核需要与结节病Ⅱ期鉴别。

Ⅰ期——X线片无异常；

Ⅱ期——肺门淋巴结肿大或伴有纵隔淋巴结肿大，肺部无异常；

Ⅲ期——肺部弥漫性病变，同时有肺门淋巴结肿大；

Ⅳ期——肺部弥漫性病变，不伴肺门淋巴结肿大；

Ⅴ期——肺纤维化。

3）胸CT：双侧肺门和纵隔淋巴结对称性肿大，也有单侧肺门淋巴结肿大，一般无融合倾向，境界清而呈现圆形或马铃薯形，其内多无钙化和溶解，增强扫描常无明显增强。较少并发胸腔积液。薄层CT扫描有助于观察肺部病变。

4）其他检查

PPD皮试多为阴性或弱阳性；Kveim皮试可阳性；可有高钙血症、高尿钙症；碱性磷酸酶增高。血清血管紧张素转换酶（ACE）测定，50%～75%活动期患者血液和肺泡灌洗液ACE水平升高，晚期水平正常，约有10%的ACE升高为假阳性。通过对肿大淋巴结进行病理组织学检查可确诊。

（4）白血病：淋巴细胞白血病可引起双侧肺门淋巴结、纵隔和支气管旁淋巴结肿大。

1）临床表现：进行性贫血、发热、肝脾肿大等。

2）胸部X线：仅可见肺门和纵隔淋巴结肿大的迹象，肿大的淋巴结的超微结构显示不清楚。

3）胸部CT：双侧肺门淋巴结肿大，常为对称性，纵隔和支气管旁的也可受累。可合并肺实质浸润和胸腔积液。

4）其他检查：PPD皮试多为阴性。骨髓细胞学检查或浅表淋巴结活检可确诊。

（5）支气管类癌：支气管类癌、腺样囊性癌（圆柱瘤）和黏液表皮样癌原归属于支气管腺瘤，是来源于气管、支气管上皮及腺体有恶性倾向的肿瘤，现已废弃"支气管腺瘤"这一名称。支气管类癌的瘤细胞内可含有神经分泌颗粒，可分泌具有激素及生物活性物质等，因此部分类癌患者除有呼吸系统症状外，可伴有类癌综合征：皮肤潮红、腹泻、哮喘、心动过速等。

支气管类癌多发于较大气管，瘤体突出于支气管腔内。可出现单侧肺门增大。局部肺组织可有反复感染性病变，患者可有咳嗽、咳痰症状，可以不发热。

1）胸部X线：肺门或肺内孤立性结节，类圆形，密度均匀，可见钙化。

2）胸部CT：有时可以间接发现患侧支气管内可疑有占位病变，或可向气管内外生长。可伴有支气管阻塞征象（阻塞性肺炎、肺不张）。CT增强显著均匀强化，随访观察病变体积变化不大。

3）其他检查：支气管镜下可见瘤状结节，活组织病理检查有助于诊断。

（6）肺门淋巴结结核肿大引起的肺不张：以单侧肺门淋巴结结核性肿大，肿大的肺门淋巴结结核可以破入同侧的一个肺叶，引起一叶肺的阻塞性肺不张（如左上叶、下叶或右侧中叶肺不张），患者也可以没有结核的中毒症状或仅仅是健康体检发现，气管镜可表现为患肺叶的支气管狭窄，在找不到结核分枝杆菌的病原学依据时，容易误诊为肿瘤引起的肺不张。临床所见导致肺不张的原因众多，如肺门纵隔淋巴结结核、支气管结核、中心性肺癌、支气管异物、支气管结石乃至支气管内黏痰堵塞等，均可能是肺不张的病因；大量胸腔积液可导致压缩性肺不张。

结核性肺不张与癌性肺不张的鉴别：慢性结核性肺不张有体积缩小，而癌性肺不张常伴有阻塞性肺炎体积常无明显缩小，甚至体积增大，叶间裂饱满呈肺叶膨隆等。胸CT及气管支气管三维重建有利于发现肿物，支气管狭窄阻塞等改变。

部分患者肺门淋巴结结核肿大引起的肺不张，伴有阻塞性炎症，可表现为高热，呈弛张热，有效抗炎治疗后阻塞性炎症好转，体温正常，此时再查痰可发现结核分枝杆菌病原学阳性依据。

1）胸部X线：仅显示肺不张特征，肺门淋巴结可显示不清楚。

2）胸CT特征：肺门淋巴结肿大和肺不张特征。肺门淋巴结肿大在有结核特征时易诊断，肺门淋巴结肿大不典型时，需要对肿大的淋巴结进行活检，可协助确诊。

3）其他检查：PPD皮试和γ-干扰素释放试验无论阴性或阳性仅作为诊断的参考，不能确诊。

（7）其他疾病：临床还要排除其他少见纵隔淋巴结和肺门淋巴结肿大疾病，如：前、后纵隔肿瘤（胸内甲状腺、胸腺瘤、畸胎瘤、神经纤维瘤）、食管囊肿、嗜酸性肉芽肿、传染性单核细胞增多症和支原体肺炎等。

2. 血行播散性肺结核鉴别诊断　急性血行播散性肺结核（即急性粟粒型肺结核），早期血播的结核病变在肺的间质中，尚未进入肺泡，此时痰菌多为阴性，需要与引起粟粒型阴影的肺部疾病（或相类似的肺内弥漫性疾病）进行鉴别。主要与肺癌、胸内结节病、尘肺病、肺炎和肺部真菌感染等鉴别。

（1）弥漫型细支气管肺泡细胞癌：

1）临床表现：干咳为主、早期痰少，晚期痰可以增多，可呈白色透明状黏痰，早期胸闷和气促不明显，在试验性抗结核治疗期间胸闷和气促逐渐明显并加重。一般不发热，可有消瘦。当肺内病变明显时胸部体征可有典型的呼吸三凹征。

2）胸片：双肺粟粒状阴影。

3）胸部CT：肺内弥漫性大小不等粟粒状影，在粟粒状结节影之间有网状阴影，多以中下肺野和内带为主，"三均匀"分布不典型。晚期可见纵隔淋巴结肿大。

4）痰脱落细胞检查：应多次检查，可提高检出阳性率。

5）纤维支气管镜检查：呈肿瘤特征（结节状突起，菜花样或管内压迫等），新生物活检或刷检病理组织学或支气管灌洗液找到癌细胞可确诊。

6）经皮肺穿刺活检可确诊。

（2）粟粒型肺转移癌：肺内粟粒型肺转移癌者少见，国内文献报告和临床所见，原发癌部位在胃或肝。粟粒型肺转移癌影像易被误诊为血行播散性肺结核。因大量癌细胞广泛转移，引起两肺广泛性小点状阴影，与血行播散性肺结核相似，但较结核粟粒结节大（直径 4 ~ 8mm），且有增大倾向。密度也较高，边缘不整齐，大小分布不如粟粒型血行播散性肺结核均匀，肺门和纵隔淋巴结也可增大。

肺内粟粒型肺转移癌临床表现体温多正常，随着病情进展可有胸闷和气短，临床上可见呼吸三凹征，而血行播散性肺结核多有发热，也有个别老年患者不发热，胸闷和气短相对少见。

肺内粟粒型肺转移癌，除了查找原发癌的存在，支气管灌洗液可协助找到癌细胞。必要时经皮肺活检可确诊。

（3）胸内结节病（结节病Ⅲ期和Ⅳ期）：胸内结节病的Ⅲ期和Ⅳ期，肺内可呈弥漫性小斑点状阴影，需要与双肺粟粒状结核阴影鉴别。

1）临床表现：症状轻微或无明显症状，或仅有干咳，不发热，个别患者有胸闷和气短。

2）胸片：可显示肺内弥漫性斑点状阴影，以中肺野为著，早期通常不伴有小叶间隔增厚，随着病灶的融合可见小叶间隔呈光滑均匀性增厚，可表现为肺纹理增多，也可伴有肺门淋巴结肿大。

3）胸部 CT：结节病约有 25% 的患者在肺野内出现播散性小斑点状影，结节以中肺野分布相对较多，往往弥漫性结节状阴影可伴肺内可呈网状影，"三均匀"分布不明显，可有两侧肺门淋巴结肿大。

4）纤维支气管镜检查：气管镜下以黏膜充血最为常见，部分支气管受累，可有黏膜糜烂或正常、外压狭窄、腔内肿物等，选择有病变部位活检，对结节病诊断具有重要诊断价值。支气管肺泡灌洗液检查以淋巴细胞为主，可作为诊断结节病活动性的参考。

5）血清血管紧张素转换酶（ACE）：部分患者活动期可升高，可协助诊断。

6）肺功能检查：可见限制性通气障碍，肺顺应性降低，弥散功能障碍。

结节病活动期，血清免疫球蛋白增高、高血钙症、高尿钙症、碱性磷酸酶增高等对诊断亦有一定帮助。

皮肤病变、浅表淋巴结活检病理表现为非干酪性肉芽肿，结合临床和 X 线特点可做出初步诊断，确诊需要肺活检的病理诊断。

（4）尘肺病：严重危害呼吸功能与劳动能力的职业病。粉尘接触史是尘肺病诊断的重要依据。

1）临床表现：咳嗽、干咳为主，胸闷、无发热。

2）胸部 X 线：双中下（Ⅰ期）及双上中下（Ⅱ期）肺野的内中带较密集的网状及小结节影，双肺门阴影增大，肺纹理扭曲变形，肺门淋巴结可呈蛋壳样钙化。随着病情发展，双肺弥漫性细网状结构及多发点状结节影增多、增大、融合及代偿性肺气肿。部分较轻的患者肺内可有弥漫性斑点状阴影，以中下肺野为著。

3）胸部 CT：以中下肺野分布为主的点状阴影。

外周血白细胞多正常。

排除结核和肿瘤等类似疾病，由职业病专业机构或具备职业病诊断资质医生可根据病史和影像等诊断。

（5）支气管肺炎（小叶性肺炎）

1）临床表现：以发热、咳嗽、无痰或少痰、胸闷为主要表现。

2）胸部 X 线：双肺可有弥漫性粟粒阴影。

3）胸部 CT：双肺可有弥漫性粟粒阴影，其中有一类型的肺部改变呈弥漫性小结节状阴影，境界不清，可相互融合，有时也可呈"三均匀"分布特点，需要与急性血行播散性肺结核鉴别。

细菌性支气管肺炎外周血白细胞可升高，抗炎治疗有效，肺内病变 1～2 周可吸收；病毒性（如巨细胞病毒）肺炎外周血白细胞可正常或下降，淋巴细胞数下降。血清病毒 IgM 抗体阳性提示为近期感染。

（6）弥漫性肺真菌病：肺真菌的感染方式可有原发性感染和条件性致病两种，一般多发生在免疫力低下白细胞减少的患者，多有免疫力低下的诱因。如患有免疫力低下的基础疾病或应用免疫抑制剂或反复、长期应用广谱抗生素治疗史的患者。胸部影像有多样表现，有斑片状、实变影、小结节阴影和空洞阴影。也有少部分患者肺内呈弥漫性粟粒样病灶。

1）临床表现：发热、咳嗽、痰少、胸闷，全身症状较结核病明显。

2）胸部 X 线：双肺内弥漫性粟粒状阴影。

3）胸部 CT：①肺白色念珠菌病的胸部 CT 增强扫描特征：可在肺内形成弥漫性粟粒状病灶，其病灶分布以中下肺野多，边缘模糊，可相互融合成较大的结节，可有两侧肺门淋巴结肿大；②肺粟粒样隐球菌病合并隐球菌性脑膜炎病例亦有报道，较多见于免疫功能低下者，其中有老年患者；③播散性组织胞浆菌病的胸 CT 增强扫描特征：双肺可表现粟粒型结节，呈均匀分布，其病变的大小、形态、密度与粟粒型肺结核相似。

组织胞浆菌病是一种组织胞浆菌引起的疾病，是一种罕见的深部真菌感染性疾病。因吸入被鸟和蝙蝠粪便污染的泥土或尘埃中的真菌孢子而感染。有密切接触鸽等禽类或疫区生活史或 HIV 感染者。临床以反复发热为主要表现，影像表现为双肺弥漫性病变或伴有肝脾肿大、腹膜后淋巴结增大及环形强化、肾上腺肿块。病理切片可见肉芽肿样结构和坏死组织。病理过碘酸染色可见染成紫色的真菌成簇聚集。临床经常规抗炎或抗结核治疗无效时应考虑到本病的可能。

（7）其他少见肺粟粒型阴影疾病的鉴别：继发性含铁血黄素沉着症、病毒性肺炎、依氏肺孢子菌肺炎、肺泡蛋白沉着症、肺泡微石症、恶性网织细胞增多症和结节性动脉周围炎等肺部疾病。

3. 继发性肺结核鉴别诊断　继发性肺结核多见于成年人，是成人肺结核最常见类型。继发性肺结核胸部影像有多种表现。发现越早，菌阴肺结核所占比例越高，因此继发性肺结核不同类型的影像需要与相类似影像的疾病进行鉴别，主要包括常见肺部感染性疾病、非感染性疾病和少见疾病。

（1）肺结核球鉴别：肺结核球多数患者无结核中毒症状，无发热。特别是孤立的肺结核球，往往通过体检发现。肺结核球特点：常边缘清晰，但部分边缘有粗毛刺，部分患者有卫星灶或子灶。球内密度多不均匀。需要与肺错构瘤、炎性假瘤、球形肺炎、肺癌、神经纤维瘤和肺真菌感染进行鉴别。

磁共振的检查多不能区分结核、肺癌和炎症，对胸部病变性质的良恶性诊断特异性不高。必要时可行 CT 指引下的肺活检乃至微创开胸探查。

（2）肺部空洞性阴影鉴别：临床上较多感染性疾病和非感染性疾病都可以在病灶内出现坏死，坏死物排出后形成不同形态的空洞，如肺脓肿、肺炎、肺癌、真菌和寄生虫等疾病均可以合并空洞，需要与肺结核空洞鉴别，鉴别要点：从症状、体征、胸部影像学特征、血常规、血沉、痰菌、细胞学、病理学或特殊的病原学检测以及试验性抗炎或诊断性抗结核治疗效果评价（评价时间 6 周左右为宜）等方面分析。必要时针对病原学阴性的空洞病变经支气管镜和经皮针吸肺活检。

（3）肺部斑片状阴影鉴别：临床上有较多斑片状阴影常见类似肺结核的斑片状阴影，易导致误诊和误治的可能，如不同类型肺部感染性疾病（细菌、真菌和其他菌）、肺炎型肺癌和合并肺隔离症的感染、肺隐球菌病等需要与肺结核斑片影相鉴别，鉴别要点：检查项目和试验性治疗方法基本同上。必要时做胸部 CT 的增强扫描。观察有无纵隔淋巴结增大或肺的血管与病变组织的关系。怀疑肺隐球菌病可以检测隐球菌抗原等相关的特异性检查。

（4）结核干酪性肺炎与大叶性肺炎鉴别：老年干酪性肺炎少见，肺结核干酪性肺炎型与大叶性肺炎较好鉴别，两病均可高热，临床症状重和影像有相似之处，因此需要鉴别。抗炎后反复痰检，前者痰一般多能查到抗酸菌，比较好确诊。后者由于医疗条件的改善等多种因素，现在临床已明显少见，发病率减低，临床不难鉴别。

（5）非结核分枝杆菌肺病鉴别：老年患者在有支气管扩张时，并易合并非结核分枝杆菌感染，由于其对多种抗结核药品耐药，标准一线抗结核治疗往往效果不佳，一般通过痰结核分枝杆菌培养和菌种鉴定或培养物 DNA 测序可诊断。非结核分枝杆菌肺病最常见影像表现为上叶空洞型，或结节影，或支气管扩张型，也可呈增殖性病变或肺实变，需重点鉴别。也可发生于年轻人，但更好发于老年人或合并糖尿病患者。

（6）其他感染性疾病鉴别：奴卡菌的病原菌以星形奴卡菌和巴西奴卡菌多见，病原菌多由外伤进入皮肤或经呼吸道、消化道进入人体，然后局限于某一器官或组织，或经血液循环播散至脑、肾或其他器官。肺奴卡菌病应注意与各型肺结核鉴别，肺奴卡菌病可急性或亚急性起病，呈小叶或大叶性肺炎。转为慢性者，可有肺结核表现，初期干咳、无痰，继有黏脓痰，痰可带血，如形成空洞，则可咯血，常伴发热、盗汗、胸痛、消瘦等症，体温达 38～40℃，波及胸膜可有增厚，胸腔积液或脓胸，穿破胸壁成窦道，也可波及腹腔内脏而致血源播散。

胸部 X 线表现多种多样，无特异性，如肺段或肺叶浸润性病变，厚壁空洞，坏死性肺炎，大叶性肺炎，单发或多发性肺脓肿，孤立性或多发性结节。抗结核治疗无效。奴卡氏菌可以通过取痰、脓液、脑脊液、组织块等先经消化，再离心集菌制片做直接镜检，革兰氏染色可见细长、弯曲有分支的菌丝，抗酸菌检测也可为部分弱阳性。必要时通过病理组织取材接种于不含抗生素的培养基中，在有氧条件下培养，根据菌落特征，结合生理特征进行鉴别。

（7）其他非感染性疾病鉴别

1）肺出血肾炎综合征（goodpastures syndrome）：目前已公认肾脏发病原理为抗基底膜抗体型肾炎的免疫反应过程。由于某些发病因素原发性损伤肺泡间隔和肺毛细血管基膜，后者刺激机体产生抗肺基膜抗体，在补体等作用下引起肺泡一系列免疫反应。由于肺泡壁基膜和肾小球基底膜间存在交叉抗原，故内源性抗肺基膜抗体又能和肾小球基底膜起免疫反应，损伤肾小球。患者可表现反复呼吸道感染，反复小量咯血，不发热，无结核中毒症状。①胸部 X 线：肺内可多发球状和结节阴影，肺尖及近膈肌处清晰，常一侧较重。结核相关检查多为阴性。②肾脏表现：尿常规早期有红细胞，病变进展可有蛋白尿、红细胞及管型；肾功能减退进展速度不一，有的患者可在 1～2 天内呈现急性肾功能衰竭，大多数在数周至数月内发展至尿毒症，少数演变较慢。③血清学检查：抗肾小球基膜抗体效价均增高而其他自身抗体均阴性，个别病例有免疫球蛋白增高。④诊断：根据反复咯血、血尿、X 线征象及痰中含铁血黄素细胞阳性即可作出诊断。

　　2）肉芽肿性血管炎（granulomatosis with polyangiitis，GPA）：既往称为韦格纳肉芽肿（Wegener's granulomatosis，WG），是一种坏死性肉芽肿性血管炎，属自身免疫性疾病。该病可累及上、下呼吸道和肾脏，产生明显的临床表现。上呼吸道开始，超过 90% 患者有鼻咽部症状，包括鼻血、流涕、鼻窦炎、咽痛、声嘶；肺部症状为咳嗽、血痰、咯血、胸痛；全身症状为发热、乏力、贫血、白细胞增多，肾脏方面可有蛋白尿、血尿、全身浮肿、尿毒症等。一般老年患者较少见。①胸部 X 线：一侧或双侧单发或多发圆形致密影，轮廓清晰，也可模糊，易于形成厚壁空洞，内壁不光滑，"多发、多形态、多变"是其特征性变化。可有肺门淋巴结肿大及少量胸液。②病理组织学检查具有诊断意义。③血清抗中性粒细胞胞浆抗体 ANCA 分胞浆型（cANCA）和核周型（pANCA）两种，其检查有辅助诊断意义。

　　（8）继发性肺结核有时还需与肺内少见疾病鉴别，如含液支气管肺囊肿、肺动静脉瘘、类风湿结节、肺内血肿、孤立性矽肺融合结节、肺梗死、圆形肺不张、肺放线菌病、细菌或真菌性肺炎（新型隐球菌性、变应性曲菌病和白色念珠菌）、吸入性肺炎和局限性胸膜间皮细胞瘤等。

　　4. 气管支气管结核鉴别　气管支气管结核需要与多种相似的疾病鉴别，否则易误诊误治，如支气管肺癌、支气管哮喘、气管异物、支气管炎症、支气管类癌和支气管淀粉样变等，还要与耐多药支气管结核鉴别。

　　气管和支气管病变特征：共同点均是咳嗽、咳痰，有时痰带血丝或咯血。在支气管肺癌、支气管炎症（细菌和真菌）、良性支气管腺瘤、支气管类癌和支气管淀粉样变时可以没有结核相关依据和结核中毒症状，部分患者可并发肺不张，气管镜检多可见到气管或支气管黏膜充血、水肿，或黏膜伴有结节、肉芽、菜花样改变，或溃疡，或支气管僵硬，或气管、支气管狭窄等，经支气管镜局部取活检或刷检进行组织病理学检查可协助确诊。

　　耐多药支气管结核病，有时肺内病变相对较轻，普通胸片显示气管和支气管改变常显示不清楚，易被忽略，经一线抗结核药物治疗无效仍有咳嗽和咳痰，导致支气管狭窄，甚至肺不张。警惕耐多药支气管结核，应完善各种检查。注意询问耐药结核病接触史，气管镜活检及结核分枝杆菌的药敏试验可帮助诊断。

　　5. 结核性胸膜炎的鉴别

　　（1）干性结核性胸膜炎鉴别：老年患者少见，多表现为患侧不同程度胸痛，伴有或不伴有发热、刺激性干咳。胸部 B 超可见极少量胸腔积液。需要与细菌性炎症、原发胸膜肿瘤患者和转移性恶性胸腔积液鉴别。胸部 CT 可提供更多信息，如为细菌性或结核性，则抗炎或抗结核治疗有效好转。典型的恶性间皮瘤，患侧胸膜特点为胸膜增厚，呈凹凸不平或呈波浪状改变等。对诊断不明的患者通过胸腔镜或胸膜针吸活检可确诊。

（2）结核性渗出性胸膜炎鉴别：在胸腔积液内很难找到结核病的病原菌依据，首先要鉴别渗出液与漏出液，老年患者结核性胸膜炎虽然较少见，但仍可见，尤其并发心源性因素的老年患者常难鉴别。同时需要与癌性胸腔积液、胸膜间皮细胞瘤、恶性淋巴瘤、肺炎旁渗液、风湿免疫性疾病、甲状腺功能减低、肺栓塞、Meig's 综合征、胸膜放线菌病、乳糜性胸腔积液、胆固醇性胸膜炎、低蛋白血症等鉴别，其中胸腔积液的渗出液与漏出液鉴别要点，见胸腔积液鉴别诊断章节相关内容。

诊断过程中需注意：①耐药性结核性胸膜炎一线抗结核治疗效果不佳，常需要胸膜活检协助诊断；②包裹性胸膜炎也可以是恶性，而非结核性胸膜炎的结局；③恶性淋巴瘤引起的胸腔积液，用激素会暂时使胸腔积液吸收，而掩盖病情，延误恶性淋巴瘤诊断；④胸腔积液 ADA ≥ 45U/L，多数为结核性胸腔积液，但需结合其各项指标综合分析，有报道风湿免疫性疾病、恶性淋巴瘤所致的胸腔积液 ADA 也可增高。

（3）结核性脓胸的鉴别：需与化脓性胸膜炎、胆固醇性胸膜炎、乳糜胸、胸膜间皮瘤和恶性胸腔积液等鉴别，鉴别要点见胸腔积液章节相关内容。

总之，老年肺结核患者一般缺乏特征性临床表现，仅凭肺部 X 线影像学特征难以确诊，一部分患者的肺结核为不典型的影像表现或异病同影。在试验性治疗期间仍要不放松反复多次痰检，因为随着抗炎后的病灶周围炎吸收好转，结核病灶会显露出来，此时痰结核分枝杆菌的检查可以由阴性转为阳性。在诊断性治疗中，还要不断排除其他类似影像的疾病进行综合评价和诊断。这种试验性或诊断性抗结核治疗需要时间限定，评价时间以 4～6 周为宜。部分患者临床表现复杂多样，有时还需要注意有无并存疾病，以防漏诊。因此对肺结核病诊断应主张综合分析，必要时应行肺组织活检协助确诊。近年来开展多种血和胸腔积液抗结核抗体、T-SPOT.TB 检测和 γ-干扰素释放试验等，因受多项因素干扰即使阳性，也不能明确诊断，仅供诊断时参考。另外，近年原发耐药患者有增多，NTM 发现增多，要注意排查，选择合理治疗方案及时治愈。

三、老年肺结核治疗

（一）老年结核病患者生理特点和治疗原则

老年人生理功能减退，表现在老年各器官的实质趋于减少或萎缩，如胃肠道黏膜萎缩，药物主动吸收过程减弱，起效延迟；肝血流量及肝酶活性等减低对药物代谢能力下降；肾小球滤过、肾小管分泌与肾小管再吸收也会降低或减少，容易使经过肾脏排泄为主的药物在体内蓄积；血浆蛋白如白蛋白减少，致游离药物多，使药效增加，以至用药安全幅度变窄。此外，老年患者机体隐藏着不确定的因素较多，致个体差异大，如同龄老人的药物剂量可相差数倍之多，且老人各脏器功能又处于临界水平等。早年国外 Walubo 等针对老年人抗结核药物的相关研究的报道：INH、RFP、PZA 在老年人比青年人更多表现不良反应。在 INH 代谢中，肼的产生与 INH 毒力有关，在老年组口服 INH 后，肼的浓度高于年轻人（$P < 0.05$）。老年人对抗结核药物更敏感，更易发生肝损害。近年 Mach 等报道：对不同龄的大鼠观察异烟肼药代动力学及肝毒性的影响的研究，发现老年动物毒性中间体

乙酰肼和肼的浓度高于幼龄动物（$P < 0.05$）；老年异烟肼治疗组小鼠微囊脂肪变性增加，是与老龄动物肝细胞色素 P4502E1 活性降低有关。Lee 等作者研究了 207 例年龄 < 64 岁（非老年组）和 119 例年龄 > 65 岁（老年组）两组肺结核患者，其不良反应发生率：老年组为 40.7%，非老年组为 18.5%，两组比较具有统计学意义（$P < 0.05$）。与结核相关死亡率：老年组为 11.1%，非老年组为 1.3%，两组比较也具有统计学意义（$P < 0.05$）。因此，对待老年肺结核这组特殊人群的治疗，需在我国标准短化方案的指导下，可能潜在的风险会加大，需要全面、认真、客观地系统研究和评价，方可科学和客观地制定出符合老年人生理特点、不良反应小和依从性好的合理方案。

老年肺结核治疗原则必须遵循早期、联合、规律、适量、全程原则，同时必须熟悉老年期生理、解剖改变所引起药代动力学与药效学特点。掌握老年人用药安全窗在逐步地缩小，70 岁和 90 岁老人的联合用药方案是不能相同的。因为高龄患者是易发生肝损害最常见高危因素之一，因而选药应按最大疗效和最小不良反应为原则，首选不良反应小的杀菌剂。由于老年患者生理特点所决定其病变修复慢，且所选择的治疗药物不如年轻人强，因此疗程应适当延长。由于我国现有抗结核药品中，可供老年患者治疗药物品种中不良反应小的药物不多，是他们的生理特点所决定，各种不良反应限制了多种药品对老年患者的应用，因此对他们治疗要考虑一次选足相对安全的药品，发挥其最大疗效。一次彻底治愈，不留后患。最终目的解决排菌，达到治愈。

首都医科大学附属北京胸科医院曾在 1997 年至 2007 年，先后曾对老年肺结核进行过小样本的研究，从老年或接近老年肺结核抗结核药代动力学，老年肺结核含吡嗪酰胺与含左氧氟沙星方案对照研究，不良反应比较以及针对高龄肺结核近期疗效的观察与评价，获得和积累了一定的临床诊治经验，在制定老年肺结核化疗上具有一定的临床参考价值。近年又有国内外多篇报道老年肺结核治疗观察，其中李波等作者报道了初治涂阳老年人肺结核化疗新方案疗效评价，该研究采用前瞻性研究与回顾性研究相结合方法，观察 2014 年 1 月 1 日至 2016 年 8 月 31 日在北京市 14 个结核病定点医疗机构，初治涂阳老年肺结核患者共 302 例，观察组和对照组方案分别为 6L$_2$（利福喷丁每周两次）-H（异烟肼）-E（乙胺丁醇）-Lfx（左氧氟沙星）和标准化疗方案 2R（利福平）-H-E-Z（吡嗪酰胺）/4R-H。观察组治疗成功（治愈 + 完成疗程）率为 90.5%，高于对照组治疗成功率 77.4%（$P = 0.021$）。观察组不良反应发生率 46.0%）明显低于对照组不良反应发生率 65.3%（$P = 0.005$）。该文结论为含 L 及 Lfx 的治疗方案与标准化疗方案比较，初治涂阳老年肺结核患者能较好地坚持完成疗程并获得良好的治疗效果。来自美国西雅图的研究资料显示，在肺结核治疗转归中，年龄在 65 ~ 74 岁肝损害占 42.9%，吡嗪酰胺（PZA）年龄 ≥ 75 岁更容易引起不良事件，PZA 不论年龄，被认为对 50% 以上的不良事件负责。同样是老年结核病患者，同样是对 PZA 观察，日本一项前瞻性随机开放研究 PZA 治疗老年肺结核安全性，结果与我国和美国的不良反应结局不同，该研究选择 80 岁以上老年肺结核患者随机分组（两组基线相当），药物剂量为常规剂量，观察组和对照组方案分别为 2HRE/7HR（45 例）和 2HREZ/4HR（44 例），在含有 PZA 组（2HREZ/4HR）的痰菌阴转时间显著缩短（43.6 天和 30.2 天），差异有统计学意义，但两组因肝损伤停药无统计学意义，该研究结论是包括 PZA 在内的方案对于老年肺结核患者似乎是安全的。但我们要结合人种和药品质量等综合考虑。

（二）老年结核病治疗方法探讨

1. 按年龄分层治疗 首都医科大学附属北京胸科医院通过对低龄和中龄以及高龄肺结核患者服药的初步研究观察和探索以及临床经验提示：老年肺结核需要针对老年不同的年龄段，根据患者的具体情况科学地制定不同的化疗方案，即化疗方案可因年龄段（即增龄）不同而异。

（1）低龄老人（60～69岁）：初治肺结核可采用我国推荐的标准化疗方案：2HREZ/4～7HR，在强化期1～2周查一次肝肾功能和血常规，有不适症状，即使症状轻微，如恶心、厌食或乏力等要及时复查。PZA从小剂量试加，如果患者不能接受PZA和RFP，可将PZA改为Lfx（0.4～0.5g/d），RFP改为RFT（利福喷丁或缩写符号L）0.45g/每周两次（周二和周五各一次），使不良反应降低，可提高治疗的依从性。

（2）中龄老人（70～79岁）：一般选3～4种药物组成的治疗方案为宜（一般不宜包含PZA，但对个别需要者应从小剂量试加）。参考方案：HL$_2$E（和/或Lfx）。注意Lfx和EMB应根据患者体重等具体情况必要时采取适当减量，因为70岁老人肾小球数量是40岁的一半，经过肾脏排泄的药物必要时适当减量，如：Lfx（0.3～0.4g/d）和EMB（0.5～0.75g/d）。

（3）高龄老人（80岁以上）：选2～3种药的治疗方案为宜。必要时剂量可采取适当减量，可根据年龄选剂量安全范围的低界。如L$_2$可选（0.3g/d或0.45g/d，每周两次）。Mfx（莫西沙星）和PZA不宜。前者（Mfx）特别是90岁以上患者长期应用个别患者易出现菌群失调或心脏病患者出现心律失常，后者（PZA）可出现肝损害等。参考方案：H L$_2$ E。

2. 根据伴发症及严重程度不同采取相应治疗策略 根据合并不同疾病，结合抗结核药品代谢途径和药品不良反应适合采取个体化治疗策略。同时还要结合患者的年龄决定选择几种药品。

（1）合并肝脏疾病：常包括病毒性肝炎、酒精肝和脂肪肝等，在肾功能正常情况下，以选主要经过肾脏排泄的药品为主，一般公认肝毒性大的药品如：Pto（丙硫异烟胺）、PZA和PAS（对氨基水杨酸）要慎用或禁用。选药参考顺序：EMB，Lfx，H/Pa（对氨基水杨酸异烟肼或帕司烟肼）和/或L等。对耐药等体弱患者必要时从常规量的半量试加，如：国外文献报道MDR-TB老年患者，如果没有条件做二线抗结核药敏试验，可以酌情选择耐药相对低的药物如Pto和Cm（卷曲霉素），而作者认为此方法要慎重，因为Pto肝毒性较大，Cm对肾有损害。最近2018年WHO发布耐多药分组，考虑提到注射剂不良反应，疗效和依从性等问题，提出注射剂使用已明确限制。但我国当前尚没有新药替代，因此需要结合患者实际情况综合考虑，但老年患者不宜。

（2）合并肾脏疾病：在肝功能正常情况下，以选主要经过肝脏代谢药为主，主要经过肾脏排泄的药品要适当减量，公认肾毒性和耳毒性大的药品如：注射剂Sm（链霉素），Am（阿米卡星），Km（卡那霉素），Cm避免使用。Lfx和EMB经过肾脏排谢应适当减量。必要时采取隔日应用。选药参考顺序：H/Pa，L，Lfx和/或EMB。

（3）白细胞和血小板低下：逐一试加对白细胞和血小板影响小的药品。动态观察白细胞和血小板，注意排查有无合并血液系统疾患，慢性肝病和脾功能亢进等。使白细胞维持在3.0×10^9/L，血小板5.0×10^9/L以上。试药顺序：H/Pa，EMB或L等，对低龄老人PZA从半量试加。同时加口服升白药和升血小板药可以起到一定的辅助治疗作用。如合并血液病，必要时请血液科协助保驾治疗。

（4）贫血或营养不良：首先必须同时采取积极饮食治疗的措施纠正贫血和营养不良。因为营养不良患者更容易发生药物不良反应。同时注意药物剂量的选择应从低剂量试加。

（5）合并糖尿病：注意有无糖尿病并发症，如糖尿病眼病、肾病和末梢神经炎等。要求空腹和餐后血糖控制在正常或接近正常水平，可根据病情和糖尿病并发症的发生情况选择药物，对无明确糖尿病并发症的低龄老人在强化期可考虑选 EMB 或 PZA。但要密切监测药物的不良反应。总疗程应适当延长至少 1 年。

3. 其他

（1）因病情不同而异：如合并气管或支气管结核等，必要时可在全身给药的基础上同时配合局部雾化给药，以减少不良反应，提高药物的局部浓度。

（2）因初复治不同而异：应首先筛查有无耐药。初治或复治非耐药肺结核，可根据不同年龄段选择药物种数，耐药肺结核，则根据耐药品种和程度及患者情况选药。

（3）因耐药与否而异：根据药敏来选择患者可接受的敏感药，因患者为老年按年轻患者接受至少 4～5 种有效药物不宜办到，会降低老年患者治疗的依从性，因此对老年耐药患者根据患者年龄和身体状况要求至少接受 3～4 种敏感药的杀菌药为主，个体化治疗为宜。并应告知老年患者和家属治疗方案的获益和损害，特别是注射剂、丙硫异烟胺和吡嗪酰胺等抗结核药物不良反应。

（4）因患者个体差异不同而异，要注意选择药品的使用剂量，必要时监测血药浓度对剂量做适当调整。

（5）老年肺结核还可能多合并其他系统疾病并同时服用其他药品，即服药品种多。某些药品与抗结核药物之间存在相互作用，如：利福平可加快硝苯地平，华法林，激素等药品的代谢，降低和缩短其作用。应引起注意。

（6）老年结核病的治疗和监测的注意事项：INH 慢代谢型患者，可出现常规剂量 0.3g/d，四肢末梢神经炎，表现为脚麻，视力减退等，必要时可测 INH 血药浓度给予剂量调整。可适当减量和加强监测。

选 EMB 常规剂量 0.75g/d，可出现视物模糊，因此对中高龄患者给予 0.5g/d，应定期监测视野和眼底，可及时发现视神经炎，停药后多可恢复正常。

选 RFP 出现急性不良反应较为少见，多发生在特异质患者，如血小板骤降、急性溶血和急性肾衰等。临床观察显示，利福喷丁（L）的不良反应发生率较低。

选用 PZA 主要关注肝肾功能检测，至少每 2 周监测一次，与国外文献观点相符。可及时发现药物性肝损害，及时救治，避免更严重的肝损害发生。

由于某些患者有严重的肝损害发生时可无症状。因此，观察细、监测频、早干预是确保老年结核病治疗安全的原则。

（三）抗结核药物与老年病常用药物的相互作用

老年结核病患者往往伴发其他疾病，应注意药物间可能发生相互作用，如利福平为肝酶诱导剂，可加速某些药物灭活，如磺脲类降糖药、苯妥英钠、强心苷、心得安、糖皮质激素、茶碱、华法林、唑类抗真菌药、硝苯地平等，从而影响基础疾病及合并症的治疗；又如利福平与乙酰基酚合用，使肝毒性相加，可出现药物性肝损害，应予以注意和重视。抗结核药与其他药物相互作用见表 2-12-1。

表 2-12-1　抗结核药（A）与其他药物（B）相互作用

A	B	相互作用
氨基糖苷类	乙醚、甲氧氟烷、镁盐（注射）	神经肌肉阻滞作用加强，有引起呼吸麻痹的风险，避免并用（Ⅷ）
	呋喃苯胺酸、利尿酸	B 有一定的耳毒性，与 A 并用耳毒性显著加强（Ⅷ）
	抗组胺（H1）药	B 可掩盖 A 的耳毒性，应予警惕
	右旋糖酐	肾毒性可加强
	地高辛	口服 A 可使 B 的肠道吸收减少
	氟尿嘧啶	口服 A 可使 B 的肠道吸收减少
	青霉素 G	对肠球菌、草绿色链球菌有一定的协同作用；革兰氏阴性杆菌可能降效，并用可加重肾损害，有理化配伍禁忌
	青霉素类	在体外互相灭活，不可置同一容器中给药
异烟肼	利血平	B 加快去甲肾上腺素的释放，A 阻挠去甲肾上腺素的破坏，使体液中的去甲肾上腺素浓度升高，可出现血压升高
	去甲肾上腺素	B 的正常代谢受阻抑，血压异常升高（Ⅳ）
	苯妥英钠	A 对其他酶系也有一定的抑制作用，可使 B 的代谢减慢，作用增强，也可能造成中毒（Ⅳ）
	巴比妥类	A 对其他酶系也有一定的抑制作用，B 的代谢可能受阻，而效应增强（Ⅸ）
	肼苯哒嗪	B 与乙酰化酶的结合力强，阻挠 A 的代谢灭活，可出现蓄积中毒（Ⅳ）
	口服降糖药	A 对肝酶系的干扰使甲苯磺丁脲和氯磺丙脲的代谢受阻，而加强效应（Ⅳ）
	对氨基水杨酸钠	有防止耐药菌发生的作用，B 抑制 A 乙酰化而增强作用（Ⅳ）
	链霉素、氨硫脲	有防止耐药菌发生的作用，提高治疗效果
	维生素 B6	B 可对抗 A 的急性中毒，B6 影响 A 的疗效，在一般情况下，A 应用不需用 B6 常规配合
	抗酸药	A 的吸收减少，疗效降低
	乙醇（嗜酒者）	A 的代谢加速，疗效降低（Ⅴ）
利福平	安定	B 代谢加速而降效（Ⅴ）
	美沙酮	B 的镇痛作用减弱（Ⅴ）
	美西律	B 的代谢加速而降效
	异烟肼	有防止耐药菌发生的作用，但肝毒性增大，个别可发生肝坏死
	对氨基水杨酸	B 使 A 游离血浓度升高，因而代谢加速，尚有认为 B 抑制 A 的吸收，两者配合使用不当，可使敏感菌产生耐药性
	氨硫脲、皮质激素、口服避孕药、普萘洛尔、甲苯磺丁脲、口服抗凝药、氨苯砜、优甲乐	B 代谢加速，药效降低（Ⅴ）

续表

A	B	相互作用
利福平	洋地黄类	同上,须适当加量才能维持原效
	苯巴比妥	互相促进代谢,两者均加速代谢而减效(Ⅴ)
	丙磺舒	竞争肝中受体,A 的代谢减缓(Ⅳ)
	四环素	对某些细菌有协同作用,B 的代谢加速(Ⅴ)
	乙酰基酚	肝毒性相加
	氟喹诺酮类	萘啶酸和诺氟沙星(氟哌酸)的作用消失。氧氟沙星(氟嗪酸)和环丙沙星(环内氟哌酸)的抗菌效能降低
	环孢霉素 A,他克莫司(FK506)	B 的代谢加速(Ⅴ)
	利伐沙班	利福平可降低利伐沙班 AUC50%
对氨基水杨酸	普鲁卡因	A 的制菌效能降低(Ⅸ)
	乙酰水杨酸	在排泌与血浆蛋白结合方面相互干扰,二者均可显示毒性,但消除也加速
	丙磺舒	减少 A 的尿排泄,可致中毒(Ⅶ)
	苯海拉明	竞争肠道吸收,A 血浓度降低,避免同服
卷曲霉素	氨基糖苷类、多黏菌素类	并用时,耳毒性、肾毒性均增强

注:1. 上表列举了抗结核药品与一些常见药品的相互作用。

2. 联合用药栏中分 A、B 两栏,即 A 药与 B 药同时并用(包括同时或先后,通过相同途径或不同途径给予 A、B 两种或两类药)。

3. 相互作用栏包括合用后药品作用(包括疗效和不良反应)所起的变化。本栏说明后附有括号,其中的数字表示所发生的相互作用类型:

(Ⅰ)促进胃肠蠕动引起的相互作用;

(Ⅱ)减弱胃肠蠕动引起的直接相互作用;

(Ⅲ)竞争血浆蛋白;

(Ⅳ)酶抑作用;

(Ⅴ)酶促作用;

(Ⅵ)尿液 pH 改变而引起药品重吸收变化;

(Ⅶ)竞争排泄;

(Ⅷ)协同或相加;

(Ⅸ)拮抗。

此外,尚有一些不属于以上九类或作用机制不够明确的相互作用。

血药浓度监测是合理、有效和精准抗结核治疗,是理想的个体化治疗方法,即抗结核药物的血药浓度达标,是药物在患者体内达到安全和有效浓度范围内。目前我国部分结核病医疗机构有条件针对患者的具体情况,开展抗结核药物的血药浓度监测。可采取简易的监测方法,测每种抗结核药物的血药峰浓度和 / 或谷浓度。如 Cs(环丝氨酸)根据患者体重给药,体重 < 50kg,Cs 0.25g,2 次 /d;体重≥ 50kg,Cs0.25g,3 次 /d。早晨服 Cs 0.25g 后,2 小时测 Cs 血峰浓度的正常范围为 20 ~ 35μg/ml,高于此范围要适当减量,低于此范

围应适当加量。检测药物剂量在安全有效的范围内为宜。每一种抗结核药均有安全有效的范围界限，但药物浓度监测不能替代临床判断，虽然其是一个有用的工具；对复杂临床病例，尚需要进行更多的研究。根据监测的每种药品安全有效的参考范围，结合患者自身情况，适当调整其所服药物至安全有效的合理剂量内，真正达到精准的个体化治疗。

（四）老年肺结核对症治疗与护理

对症治疗不仅是一般的简单化痰、止咳等处理。需要注意和警惕是否患者自身内部存在隐蔽的疾病所致。如某些抗结核药品也具有广谱抗生素作用，长期联合应用，特别合并其他致病菌感染，再反复应用广谱抗生素，更容易使老年患者继发霉菌感染或肠道菌群紊乱等。针对患者反复继发非特异性炎症，必要时，可给予老年患者免疫支持治疗，时间不宜过长，见好为止。

老年肺结核治疗是临床上遇见的较为棘手问题，其难度不亚于 MDR-TB 的治疗。国外对不同年龄组（年龄 < 65 岁与年龄 ≥ 65 岁，年龄 65 ~ 79 岁与年龄 > 80 岁）结核病回顾性队列分析，结果显示：随年龄增加治愈率在显著降低，而结核病死亡率在显著增加（$P < 0.001$）。大于 65 岁者服用抗结核药，肝损害风险会增加。这些均提示了老年结核病治疗难度大，如果不能治愈，将会持续威胁着我们的子孙后代健康，对结核病控制将产生不利影响。

（五）老年结核病治疗期间管理

我国缺乏服药监管，治疗失败风险也随之增加是目前急待解决的实际问题，提示老年肺结核有效管理迫在眉睫。

目前，老年结核病治疗方案仍是国家统一的标准化疗方案，但是老年患者由于其本身的特殊性，往往呈现出菌阳率高、死亡率高、治愈率低的特点，因此在保证患者安全的前提下，根据患者自身特点适当更改化疗方案是必要的。但现实中多数老年人依从性差，加上药物不良反应发生率较高，常常不愿接受规律化疗。因此，应加大患者服药期间全程管理力度，预防及应对发生不良反应的能力，确保患者有良好服药依从性。加大相关经费投入，在老年结核病等相关领域中开展流行病学及临床队列研究等工作，探索出适合老年肺结核患者最佳用药方案、治疗及管理模式。

各级政府也需要加大经费投入，提高对老年结核病危害性的认识，进一步加强老年结核病防治宣传教育工作，提高大众知晓率；加强机构间合作，加大对医务工作者进行老年结核病防治相关培训；各级政府把老年结核病筛查纳入老年人健康管理的项目内容，加强主动筛查；支持抗结核新型药物的研发；出台更好的结核病诊疗费用报销政策，完善老年结核病患者的保障体系，进一步减轻老年患者经济负担。通过上述努力，必将对实现"终止结核病目标"起到有利的促进作用。

（高微微　马　艳）

参考文献

[1]　中华人民共和国国务院人口普查办公室，中华人民共和国国家统计局人口和就业统计司 . 中国 2010 年人口普查资料 [M]. 北京：中国统计出版社，2012.

[2] 全国第五次结核病流行病学抽样调查技术指导组，全国第五次结核病流行病学抽样调查办公室.2010 年全国第五次结核病流行病学抽样调查报告全国结核病流行病学抽样调查报告 [J]. 中国防痨杂志,2012,34(8):485-508.

[3] 李艳静，高微微，常占平，等.肺结核合并糖尿病对抗结核药物血药浓度的影响 [J]. 中国防痨杂志,2012,34(1):23-25.

[4] 高微微.老年肺结核患者治疗问题探讨 [J]. 中华结核和呼吸杂志,2014,37(10): 732-733.

[5] 高微微，唐神结.关注特殊人群结核病的诊治 [J]. 结核病与肺部健康杂志,2017,6(1):3-5.

[6] 中华医学会结核病学分会临床检验专业委员会.结核病病原学分子诊断专家共识 [J]. 中华结核和呼吸杂志，2018,9(41):688-695.

[7] 马艳，高微微.老年结核病防治现状与展望 [J]. 结核病与肺部健康杂志,2018,7(3):161-166.

[8] 李波，曹文利，裴宁，等.初治涂阳老年人肺结核化疗的疗效评价.中华老年医学杂志，2019,38(3): 237-241.

[9] CHINO H, HAGIWARA E, SEKINE A, et al. Compliance rate of standard treatment regimen and optimal dose of Anti-tuberculosis drugs in late elderly patients with pulmonary tuberculosis[J].Kekkaku, 2016,91(5):495-502.

[10] NCUBE R T,TAKARINDA KC,ZISHIRI C,et al.Age-stratified tuberculosis treatment outcomes in Zimbabwe:are we paying attention to the most vulnerable? [J] Public Health Action, 2017 ,7(3):212-217.

[11] HU Y,XU L,HE Y L,et al.Prevalence and molecular characterization of second-line drugs resistance among multidrug-resistant mycobacterium tuberculosis isolates in Southwest of China[J]. Biomed Res Int,2017(2017):4563826.

[12] NCUBE R T, TAKARINDA K C, ZISHIRI C, et al. Age-stratified tuberculosis treatment outcomes in Zimbabwe:are we paying attention to the most vulnerable?[J] Public Health Action, 2017, 7(3): 212-217.

[13] COFFMAN J, KAPATA C P, MARAIS B J, et al. Tuberculosis among older adults in Zambia: burden and characteristics among a neglected group[J]. BMC Public Health, 2017,17(1):804.

[14] BAE W, PARK K V,SONG E Y, et al.Comparisorr of the Sensitvity of QuantiFERON-TB Gold In-Tube and T-SPOT.TB accdig to patient age[J].PLoS One, 2016,11(b):e0156917

[15] MACH J , HUIZER-PAJKOS A, SARAH J. Mitchell SJ, et al. The effect of ageing on isoniazid pharmacokinetics and hepatotoxicity in Fischer 344 rats[J]. Fundam Clin Pharmacol, 2016,30(1) 23-34.

[16] WORLD HEALTH ORGANIZATION. Rapid Communication:Key changes to treatment of multidrug- and rifampicin-resistant tuberculosis (MDR/RR-TB) [A/OL]. WHO/CDS/TB/2018.18.Geneva:World Health Organization,2018.

[17] HAGIWARA E , SUIDO Y , ASAOKA M,et al.Safety of pyrazinamide-including regimen in late elderly patients with pulmonary tuberculosis:A prospective randomized open-label study[J]. J Infect Chemother, 2019(25):1026-1030.

第二节　常见肺外结核

一、概述

肺外结核（extrepulmonary tuberculosis，EPTB）指结核分枝杆菌感染肺部之外的器官和系统引发的疾病，占结核病患者的 10%～20%。一般在初始感染后 1～2 年内发生结核病，但也可推迟至数年或数十年后发生。原发性结核可发生在任何年龄及除牙齿、头发和指甲以外任何器官（最常见于肺尖部，也可发生于肾、长骨、脊椎、淋巴结和其他部位），如果患者感染后抵抗力尚好，结核病灶则呈潜伏状态或在局部形成小的钙化灶；如果患者感染后抵抗力降低，则可在任何器官发生有临床表现的结核病，如临床多数患者常发生在糖尿病血糖不控制后、处于应激状态期、长期服用糖皮质激素或其他免疫抑制剂后、胃大部切除术后、尘肺病、HIV 感染后、青少年或 70 岁以上的老年人，激活的频度似乎不受原发性感染钙化瘢痕（Ghon 灶）的影响，也不受肺门淋巴结残留钙化的影响。有可能受不同器官潜伏病灶活化的影响。

关于老年肺外结核病，目前尚缺乏较为完整的流行病学数据。自 1997 年以来，WHO 每年发布全球结核病控制报告，但是并无老年肺外结核的相关数据。我国 2005 年启用了"结核病管理信息系统"中的"结核病专报系统"，收集登记管理的结核病患者信息和规划活动信息，但也未对包括分年龄段肺外结核患者要求登记。因此全球乃至我国老年肺外结核的真正疾病负担尚不清楚。此外，老年肺外结核病其临床特点症状不典型，其隐蔽性强，容易漏诊或误诊。每一种类型的肺外结核病均有可能包含老年患者，在临床时常遇见老年肺外结核病有脑结核伴脑出血、结核性心包炎、颈部的淋巴结核、消化系统结核病、妇科结核或找不到活动性结核病灶而长期间断反复低热者的结核病，还有极少见口腔结核病等。结核菌素皮试（TST）阳性或 γ 干扰素释放试验（IGRA）阳性的潜伏感染者，在肺内找不到活动性病灶者，不能完全排除可能有活动性肺外结核的可能。因为现有的诊断技术的限制，还不能达到精准的发现早期的肺外结核病变部位。老年肺外结核如何才能做到早发现，以免延误，只有提高对该病的认识和警觉性。因为它不像肺结核通过胸部 X 线检查可以直接观察到病变影像，可以没有任何症状即主动发现患者。而绝大多数的肺外结核病所不同的是待患者有了明显症状时才能被发现，如头痛或头晕发现结核性脑膜炎，腹痛发现肠结核，胸闷气短发现结核性心包炎等。肺外结核诊断较难，不仅要做好鉴别诊断，也要在没有病原学依据的支持下，抗结核治疗有效直至治愈，才能确定诊断。因此老年肺外结核病早期发现需要临床医生的警惕性和注意辨别。

二、常见肺外结核诊断与鉴别诊断

老年常见肺外结核病有多种类型，可涉及各个器官和系统，诊断方法基本同年轻人和老年肺结核，但肺外结核病诊断与支气管镜检查和经皮肺穿刺无关。肺外结核病标本获取困难，有些即使获取了标本，也常遇到标本质量不确定、病理表现不典型、细菌学阳性率低等难题，因而早期肺外结核确诊率往往也较低。

（一）常见肺外结核的诊断

按照循证医学和精准医学，要注意寻找支持肺外结核病依据或证据。同时要排除相类似的疾病，主张综合分析和考虑。

1. 关注患者胸部 X 影像表现 因为结核病是传染病，感染途径多是通过呼吸道飞沫吸入肺内，肺脏多是结核分枝杆菌感染的第一站，即患者的肺脏往往是第一受累器官，结核分枝杆菌可以通过肺脏再进一步侵犯而到达其他脏器。相关研究报道原发结核感染时，可有隐性的菌血症，其中大多数不引发进行性病变，可在其他脏器形成隐性的结核原发病灶。如果患者此时（隐性菌血症）抵抗力好，结核分枝杆菌则可以潜伏下来而处于休眠状态或在局部形成钙化灶或硬结灶等（就像我们临床所见无症状肝、脾、肾等脏器的多发结核钙化灶），而肺脏的结核病也会变成钙化或陈旧性肺结核或陈旧性胸膜炎。如果患者发生其他疾病或免疫防御机制受损时（如 HIV 感染、老年和糖尿病等）致抵抗力降低，陈旧的肺结核有可能复燃，成为临床所见的继发性肺结核，但也有可能肺脏陈旧病灶不复燃，而其他部位结核病灶复燃，如临床所见的纵隔淋巴结核伴结核性心包炎，肺内则仅有少许陈旧性肺结核，还有由于患者本身的原发疾病需要长期使用糖皮质激素引发结核性脑膜炎时，而肺部仅表现在肺尖有陈旧性肺结核或肺内孤立的结核钙化灶或陈旧性结核性胸膜炎等。因此，观察肺内有无陈旧性结核病灶，对肺外结核诊断有一定的参考意义。

2. 客观评价 TST 和 IGRA 在老年肺外结核病诊断价值 TST 和 IGRA 在老年肺外的诊断价值体现在：①结核潜伏感染；②老年患者既往无肺结核病史，而肺内存在陈旧性肺结核灶或陈旧性胸膜炎等；③有结核病治疗史患者；④活动性结核病；⑤某些非结核分枝杆菌感染。在抵抗力没有明显降低时，TST 和 IGRA 均可以阳性或假阳性。如果患者抵抗力降低，即使有活动性结核病，TST 和 IGRA 也可以为阴性。因此，TST 和 IGRA 这两项指标，其参考价值不如年轻人和儿童。对老年患者必要时可做 PPD 皮试的助强效应，可较准确判断 PPD 皮试的结果（详见老年肺结核诊断章节的其他辅助诊断）。此外有相关研究对不同部位肺外结核 T-SPOT.TB 分层分析发现，不同部位肺外结核的 T-SPOT.TB 阳性检出率有一定差异，其中淋巴结核 T-SPOT.TB 阳性检出率最高，达 98.73%，并指出肺外结核 T-SPOT.TB 也存在一定的假阳性和假阴性。

3. 注意老年患者临床表现特征 对于老年肺外结核而言，在不清楚肺外结核病变隐匿在何部位时，TST 和 IGRA 即使阳性或阴性，也不能确定或排除结核病诊断，这时患者的临床症状就显得尤为重要，包括间断不规律头痛或头晕，有时可伴有间断低热（体温37.5℃左右）或没有明显发热，这些不典型表现可能是结核性脑膜炎的早期征兆。还有间断不规律低热几个月伴有轻度乏力，无典型的结核中毒症状，胸部 CT 显示双肺尖仅有少许条索影，为陈旧性结核病灶，抗细菌感染治疗无效，PPD 皮试 5mm×6mm，无水疱等，最后给予抗结核诊断性治疗低热和乏力缓解，精神好转。老年患者结核症状不典型是其特点之一。相关文献报道了以不明原因发热为首发表现的 23 例肺外结核临床分析。23例患者中泌尿系统结核、淋巴结结核和结核性心包积液各 3 例（各占 13.0%），腰椎结核2 例（8.7%），还有肠结核、腹膜结核、结核性脑膜脑炎、髋关节结核、女性盆腔结核、肾结核、胸壁结核各 1 例（各占 4.3%），肺外结核感染部位不明 5 例（21.7%）。其中包含了老年患者，年龄中位数 51 岁，最大年龄 75 岁。另有研究报道泌尿系统结核 232 例，老年患者占 62.5%。由于肺外结核发病隐匿，症状多不典型，患病部位较难发现，因此诊断具有一定难度。必要时结合诊断性或试验性抗结核治疗，并同时排除其他类似疾病，综合分析和评价近期治疗效果，在治疗中还要不断观察和随访治疗结果，直至治愈，方能间接推断或确诊肺外结核病。

4. 肺外结核病检查方法

（1）B 超检查：患者发热，午后低热为主，肺内看不见活动性病灶，可根据患者不适的部位，有选择地用 B 超探查，如浅表淋巴结有无肿大，胸部手术的伤口周围有无脓肿，双侧腰大肌或髂窝有无脓肿，腹腔和盆腔有无积液，肾脏大小，肝、胆、胰腺和肾上腺等脏器有无异常等。B 超若无异常，必要时可考虑 CT 增强扫描或磁共振检查，可更准确帮助发现病变部位。

（2）浆膜腔积液检查：结核性浆膜腔积液含结核分枝杆菌量少，检出率较低，有研究报道对结核性浆膜腔积液确诊难度较大，尽管如此，仍要积极寻找浆膜腔积液中结核分枝杆菌病原学证据，常规查积液的抗酸染色涂片、结核分枝杆菌快速培养、结核分枝杆菌罗氏培养和菌种鉴定和药敏试验、结核分枝杆菌 XpertMTB/RIF 等分子生物学检测以及 γ 干扰素释放试验（IGRA）和抗结核抗体等检测。此外，有研究表明胸腔积液、腹液及心包液 T-SPOT.TB- 检测敏感度分别为 88.9%、94.4% 及 100%。IGRA 对浆膜腔积液诊断有一定的参考意义。

（3）磁共振成像（MRI）：是一种高于 CT 扫描数倍的软组织分辨能力强的体层摄影术，可以敏感地检出组织成分中水含量的变化，同时可以任意做直接的多方向体层摄影，三维成像，甚至可以得到空间，波谱分布的四维图像，特别对常见肺外结核病，如在中枢神经系统、心包、骨关节、脊膜脊髓、腹腔、生殖系统，少见部位结核，如眼眶、喉等结核诊断和鉴别诊断中具有重要价值。MRI 扫描较 CT 扫描图像清晰，轴面、矢状面和冠状面扫描图像对病变累及范围显示得更清楚。可为临床诊断及疗效评估提供可靠依据。脑磁共振成像检测，颅底池狭窄、闭塞以及脑膜强化是结核性脑膜炎的特征性表现，比脑 CT 增强扫描更清晰，可发现脑 CT 增强扫描检测不到的病变。此外，磁共振成像可分辨心包增厚以及有无缩窄存在，增强后，增厚的心包壁层与脏层呈双轨样均匀增强（因心包脏层、壁层纤维性肥大所致）为特征。

（4）PET-CT：显像体内病变 18-氟代脱氧葡萄糖（18F-FDG）摄取情况，18F-FDG-PET 对肺癌的诊断具有重要参考价值，SUV 值多大于 2.5，双时相显像摄取逐步增多。同时也可发现体内的其他部位的结核病灶，但 SUV 多小于 2.5，尽管有时也大于 2.5，双时相显像摄取逐渐下降或保持不变。在临床实际应用上，常遇见肿瘤、炎症、结核和肉芽肿性疾病等，通过该项检查还是难于鉴别的，但其优势之一是可以发现无症状的病变部位。为发现肺外结核病提供参考。

（5）腹腔镜或肠镜的检查：对老年患者有大便性状的改变或有腹痛者或消瘦等，腹腔镜检查对肠结核诊断意义很大，可以发现肠壁的改变、狭窄、肠管僵硬、缩短变形、粘连扭曲，同时亦可直观腹膜和肠系膜的改变。组织活检可发现结核病理改变。也可以通过内镜镜检查及活检，可帮助良、恶性病变的鉴别诊断。

（6）泌尿系统、生殖系统检查：肾结核 CT 的影像学特点有以下几方面：①患肾体积增大，内可有多发低密度区，对侧肾有无结核的侵犯等；②可伴有患肾的肾盂积水；③患侧的输尿管可伴有管壁厚薄不均的特点。24 小时尿沉渣检测抗酸菌阳性、结核分枝杆菌培养和菌种鉴定为结核分枝杆菌复合群可确诊。注意肾结核有无耐药问题，对尿液做 Xpert MTB/RIF 等分子生物学检测，可提高阳性检出率，早期确诊肾结核并筛查有无利福平耐药。必要时行膀胱镜检查，有助于膀胱结核的诊断。

（7）血结核分枝杆菌培养：对不明原因的高热患者，反复抗炎治疗无效，胸部 CT 肺内无活动性病变，必要时可做血结核分枝杆菌快速培养（Bactec MGIT 960），发现结核性菌血症患者。

5. 肺外结核病诊断性治疗适应证 为确诊是否为老年肺外结核，特别是不能确定肺外结核的病变发生部位（长期间断低热）或不接受患病部位经皮针吸活检的患者，在不能排除细菌感染时，可以先行采取诊断性抗感染治疗，在评价无效时，必要时可以采用诊断性抗结核治疗，方法如下：

（1）诊断性抗感染治疗适应证：疑似肺外结核病，但在不能排除炎症时，例如颈部淋巴结肿大，也可能是其他致病菌所致的淋巴结炎症。临床上有部分医生对患者诊断性抗感染治疗时选用莫西沙星或左氧氟沙星，此类药物可以暂时掩盖结核病症状，误认为是普通炎症的好转，但并不利于结核病诊断，反复单药应用喹诺酮类药物还会造成该类药物的耐药，若确诊结核将导致不能应用此药。因此诊断性抗感染治疗选用头孢类抗生素或阿奇霉素等无兼有明确抗结核活性药物，即对结核病无确切疗效抗生素为宜。治疗疗程 7 天左右，停药至少 2 周观察并评价。

（2）试验性或诊断性抗结核治疗适应证：具有疑似结核病症状，同时伴有：① PPD 阳性；②γ-干扰素检测阳性；③抗结核抗体阳性；④排除其他疾病。这 4 项中至少符合 1 项即可启动试验性抗结核治疗。选药以不能给患者造成损害为原则，方案不宜过强，不选抗结核兼有抗其他感染的药物，如喹诺酮类药物（左氧氟沙星、莫西沙星和加替沙星）或美罗培南或阿莫西林克拉维酸钾或阿米卡星等。对老年特别是高龄患者，不宜选吡嗪酰胺和注射剂（Sm 和 Km 等），因为吡嗪酰胺和注射剂的不良反应较大，可造成老年患者不可逆的药物损害，甚至致命。一般可选异烟肼、利福喷丁和乙胺丁醇，疗效评价在治疗后 6 周左右为宜。若有效则症状和体征好转和 / 或局部病变好转；无效则症状、体征和 / 或局部病变无变化，甚至加重，此时需要重新审视诊断是否存在问题。

通过以上的诊断思路、诊断步骤和试验性或诊断性治疗等无创性检查或诊断性治疗评价后，仍不能确诊者，必要时需要多学科会诊或针对病变部位在 CT 定位（或 B 超定位）下经皮活检，明确诊断，以防误诊误治。

（二）肺外结核鉴别诊断要点

老年常见肺外结核鉴别诊断，基本与成人肺外结核病各个章节的鉴别诊断相同。老年患者病情多隐蔽，特点症状多不明显，更需要与其他疾病鉴别，但类似的报道例数较少。

1. 与感染性疾病鉴别 多与细菌感染，如布鲁氏杆菌、奴卡氏菌或非结核分枝杆菌（NTM）等少见菌引起的炎症鉴别；与真菌感染，如隐球菌、放线菌等引起感染；还要与其他病原微生物等所致的感染性疾病鉴别，如病毒或寄生虫等所致的感染。每种肺外疾病鉴别详见各种肺外结核与感染性疾病的鉴别诊断。

鉴别要点：①根据症状、体征特点、流行病学史、基础疾病史、既往结核病治疗史、是否应用免疫抑制药物等进行综合分析。②诊断结核病要有支持依据，如结核分枝杆菌病原学依据（不同组织标本的抗酸菌涂片、结核分枝杆菌培养和结核分枝杆菌分子生物学检测），对无既往结核病史患者可参考 PPD 皮试、γ-干扰素检查和抗结核抗体检测等，并参考胸部 CT 影像。③有针对性对不同部位的相关病原菌、抗原和抗体和特异性检测，排除或寻找其他病原菌可能性。如血液隐球菌荚膜抗原或布鲁氏杆菌虎红玻片凝集试验等特异性检测。④疑似结核病时，同时缺乏其他病原学依据时，肝肾功能和血常规正常可诊断抗结核治疗 6 周左右评价是否有效，前提不能造成药物性损害。⑤如有肺外明确部位的病灶，但缺乏病原学依据，不能确诊时，在行无创性检查和诊断性治疗仍不能确诊者，则建议微创性检查，以协助确诊。

2. **与恶性肿瘤鉴别**　多与肺外恶性肿瘤，如心包肉瘤、肠道肿瘤、泌尿系统肿瘤、骨肿瘤和脑肿瘤等鉴别，鉴别要点如下：结核中毒症状不明显；支持结核依据不多，如 PPD 皮试、γ-干扰素检查和抗结核抗体检测等多为阴性；肿瘤标记物可以阳性，协助诊断；部分患者血沉明显增快，乳酸脱氢酶明显升高，试验性抗结核或抗炎后血沉变化不明显或继续增快和乳酸脱氢酶明显升高无下降，在排除风湿免疫性疾病及引起血沉和乳酸脱氢酶升高的疾病，间接提示有无恶性疾病的可能性；对病变部位微创活检，病理检查，可以协助明确诊断。

3. **与 NTM 所致肺外疾病鉴别**　NTM 也可以发生在肺外，属于除结核分枝杆菌以外的其他分枝杆菌引起人类的感染性疾病，这些细菌的毒力均比结核分枝杆菌小，宿主局部或全身防御的缺陷通常是发病的先决条件。相关研究报道鸟分枝杆菌可引起心包炎。近年 NTM 肺外感染有增多趋势，特别是老年患者，抵抗力降低，更容易患此病，临床上可见 NTM 皮肤病，NTM 淋巴结病和播散性 NTM 病，因为标本抗酸染色阳性，极易与结核病相混淆，因此是老年患者鉴别重点。鉴别病变组织或穿刺物做结核分枝杆菌培养，对培养物进行 DNA 测序，即可做出诊断。NTM 需要分清不同的菌种，以便评估结合患者情况决定治疗方案。

（三）常见肺外结核鉴别诊断

1. **结核性脑膜炎**　成人结核性脑膜炎（简称"结脑"）的 CSF 改变与新型隐球菌性脑膜炎（隐脑）、脑囊虫、病毒性脑膜炎（病脑）、颅内肿瘤、弓形虫脑炎、广州管圆线虫病、布鲁氏杆菌脑膜炎和 NTM 等相似，容易误诊和误治，导致患者残疾或死亡。因此结脑要做到早诊早治，早期鉴别诊断是重点。

患者流行病学史在鉴别诊断时很重要，如布鲁杆菌性脑膜炎，多有羊接触史（养羊或买羊肉等，多为山西和内蒙古等地方病）。如广州管圆线虫病，发病前患者有进食未煮熟的淡水虾、蟹、鱼肉史或与狗密切接触史或进食生蔬菜史。

腺苷脱氨酶（ADA）是与机体细胞免疫有密切关系的核酸代谢酶，与 T 淋巴细胞增殖、分化密切相关。CFS 中 ADA 升高，可作为结脑早期诊断参考指标。但注意，任何疾病引起 CFS 淋巴细胞比例占优势的或血性 CFS，ADA 均可不同程度升高。此外结脑分型中，如仅有脑结核不合并脑膜炎，ADA 也可以正常，具体见表 2-12-2。

表 2-12-2　结核性脑膜炎与其他常见脑膜炎鉴别要点

病名	结核性脑膜炎	新型隐球菌性脑膜炎	猪囊虫性脑膜炎	病毒性脑炎	脑肿瘤	弓形虫脑炎	广州管圆线虫病	布鲁杆菌性脑膜炎	非结核分枝杆菌脑膜炎
病原体	结核分枝杆菌	新型隐球菌	囊虫	病毒	肿瘤细胞	弓形虫	广州管圆线虫	布鲁氏杆菌	非结核分枝杆菌
发病诱因	有使用免疫抑制剂等史和/或抵抗力降低	接触鸽子等和/或抵抗力降低	食用未灭菌食物如米猪肉	抵抗力降低	不清楚	有不洁饮食	有不洁饮食	接触病畜(羊或牛)	抵抗力降低
起病	多呈亚急性	多缓慢可呈亚急性	急性或进行性加重	多急骤	多慢性	多呈亚急性	多急骤	多亚急性	多呈亚急性
发热	较早,间断低热以后多不规则	早期不明显以后多见	38℃左右	高热	多无发热	38℃左右	38℃左右	可高热	可发热
脑神经受损	外展神经受累多见,脉络膜见结核结节	视神经病变多见,视乳头水肿多见	视乳头水肿及视力听力减退等	脑组织坏死,脑呈低密度改变	以外展神经为主	局灶性或弥漫性脑损害	第二、三、四、六和七对脑神经损害征	类似结脑,腰椎和脊髓也可受累	类似结脑
CSF 细胞数	轻、中度增多 ≥500 个 /mm³	轻、中度增多 200 个 /mm³ 以下多见	10 ~ 100 个	10 ~ 2 000 个增高	正常或轻度增多	稍有增高,以淋巴细胞为主	白细胞数升高,大部分为淋巴细胞,嗜酸性粒细胞增多	增多,大部分为淋巴细胞	轻、中度增多
CSF 糖	正常或轻中度降低	早期轻度减少晚期明显减少	大多正常个别略低	正常或偏低	正常或减低	正常或下降	糖多在正常范围	减少	正常或轻中度降低
CSF 蛋白质	中重度增加	轻、中度	增高	20 ~ 100mg/dl	明显增高有蛋白细胞分离现象	增高	蛋白质正常或升高	增加	增高

续表

病名	结核性脑膜炎	新型隐球菌性脑膜炎	猪囊虫性脑膜炎	病毒性脑炎	脑肿瘤	弓形虫脑炎	广州管圆线虫病	布鲁杆菌性脑膜炎	非结核分枝杆菌脑膜炎
CSF氯化物	减低	减低	减低	正常	正常	正常	氯化物多在正常范围	正常或稍低	可减低
CFS抗酸菌涂片	可阳性,但阳性率很低	阴性	阴性	阴性	阴性	阴性	阴性	阴性	可阳性
CFS结核分枝杆菌液体培养	可阳性,但阳性率很低	阴性	阴性	阴性	阴性	阴性	阴性	阴性	可阳性,须做DNA测序
CFS TB分子生物学	可阳性	阴性	阴性	阴性	阴性	阴性	阴性	阴性	阴性
血或CFS特异性抗体抗原	抗结核抗体阳性	隐球菌荚膜抗原阳性	血,CSF囊虫补体结合试验阳性	病毒抗体阳性	癌细胞阳性	弓形虫DNA和抗原、抗体阳性	血清特异性抗体阳性	该菌凝集反应和补体结合试验阳性	可假阳性
CFS ADA	可升高,阳性	可疑阳性或阴性	阴性	可疑阳性或阴性	阴性	阴性	阴性	阴性	—
强的松+抗结核治疗	有效	无效或加重	无效	可能有效激素作用	无效	无效	无效	无效或疗效不明显	无效或疗效不明显

2. 结核性心包炎　结核性心包炎与心肌炎、充血性心肌病、风湿性心包炎、病毒感染、化脓性心包炎、慢性细菌性心包炎、真菌心包炎、甲状腺功能减退症、红斑狼疮和NTM感染等相类似疾病鉴别，见表 2-12-3 和表 2-12-4。

表 2-12-3　结核性心包炎与其他常见心包炎鉴别要点

类别	结核性心包炎	风湿性心包炎	化脓性心包炎	非特异性心包炎
病史	常伴结核病灶，或与其他浆膜腔结核同时存在	起病前 1～2 周常有上呼吸道感染，伴其他风湿病的表现，为全心炎的一部分	常有原发的感染病灶，伴明显的毒血症表现	起病前 1～2 周常有上呼吸道感染，起病多急骤，可复发
发热	低热或常不显著	多数为不规则的轻度或中度发热	高热	持续发热，为稽留热或弛张热
胸痛	常无	常有	常有	常极为剧烈
心包摩擦音	少有	常有	常有	明显，出现早
心脏杂音	无	常伴有显著杂音	无	无
抗链"O"滴定度	正常	常增高	正常或增高	正常或增高
白细胞计数	正常或轻度增高	中度增高	明显增高	正常或增高
血普通细菌培养	阴性	阴性	可阳性	阴性
心包渗液量	一般少量或中等量	较少	较多	较少～中等量
积液性质	可为血性	多为草黄色	脓性	草黄色或血性
细胞分类	淋巴细胞较多	中性粒细胞占多数	中性粒细胞占多数	淋巴细胞占多数
ADA 活性	≥ 30U/L	< 30U/L	< 30U/L	< 30U/L
病原学	有时找到结核分枝杆菌	无	能找到化脓性细菌	无
胸部 CT	心包壁层增厚，可有钙化	心包增厚不明显，无钙化	心包增厚不明显	心包增厚不明显，无钙化
治疗	抗结核治疗	抗风湿病治疗	抗生素治疗	肾上腺皮质激素治疗

表 2-12-4　结核性缩窄性心包炎与心肌病鉴别要点

鉴别项目	结核性缩窄性心包炎	心肌病
疲劳和呼吸困难	逐渐发生，后期明显	一开始就明显
吸气时颈静脉怒张	有	无
心尖搏动	常不明显	常扪及
奇脉	常有	无
二尖瓣与三尖瓣关闭不全杂音	常无	常有

续表

鉴别项目	结核性缩窄性心包炎	心肌病
舒张期心音	在第二心音之后较早出现，较响，为舒张早期额外音（心包叩击音）	在第二心音之后较迟出现，较轻，为第三心音，常可听到第四心音
胸部 X 线	心脏轻度增大，可见心包钙化	心脏常明显增大，无心包钙化，限制型者可有心内膜钙化
心电图	QRS 波群低电压和广泛性 T 波改变，可有心房纤颤或提示左房肥大的 P 波改变	可有 QRS 波群低电压和 T 波改变，有时出现异常 Q 波，常有房室和心室内传导阻滞（特别是左束支传导阻滞）和心室肥大劳损，也可有心房纤颤
胸部 CT	心包增厚或伴有心包钙化	心包正常

（1）结核性缩窄性心包炎并发腹腔积液时应与下列疾病作鉴别：

1）肝硬化腹水：腹腔积液为漏出液，可伴有脾大，血小板降低，蜘蛛痣，有乙肝病史或酗酒史等。无颈静脉怒张、周围静脉压升高和双下肢水肿等体循环淤血表现，胸部 CT 无心包积液和心包增厚特征。

2）结核性腹膜炎伴腹腔积液：腹腔积液为渗出液，无伴发肝结核时，肝脏不大，肝功能正常。腹腔积液检测 γ-干扰素的检测、T-SPOT.TB、抗结核抗体和 ADA 等如升高则有助于结核病诊断，腹腔积液找到结核分枝杆菌或结核分枝杆菌分子生物学诊断阳性可确诊。如结核性腹腔积液与结核性心包积液共存，为结核性多浆膜腔积液。如腹腔积液为漏出液，则可能为结核性缩窄性心包炎所致，此时的腹腔积液是体循环淤血的体征之一。

（2）结核性心包积液与恶性肿瘤心包积液的鉴别

1）积液性质：两者均为渗出液，均可为血性心包积液。结核性多有结核中毒症状，而肿瘤多无发热。

2）积液增长速度：结核较慢，肿瘤较快。

3）积液 B 超观察：结核性心包壁层有增厚或心包腔内有纤维素样渗出物，肿瘤少见或无。

4）积液检查：结核分枝杆菌快速培养或 γ-干扰素检测或结核分枝杆菌 PCR-定量检测或结核分枝杆菌分子检测或抗结核抗体检测等，以及心包积液检查细胞学和肿瘤标记物等有助于诊断。

5）心电图：同时具备两项 ST-T 改变和 QRS 波低电压，对诊断结核性心包炎有一定的参考价值。

6）胸部 CT 特征：结核性心包积液可显示心包壁层有不规则增厚，肿瘤较少见。

7）诊断性抗结核治疗：结核性心包积液治疗有效则表现结核中毒症状的好转，增厚的心包逐渐变薄，心包积液逐渐减少可协助诊断。但耐多药结核性心包积液、恶性肿瘤心包积液和其他原因的心包积液则治疗无效。

（3）结核性缩窄性心包炎与布加氏综合征（Budd-Chiari syndrome，BCS）鉴别：临床可见结核性缩窄性心包炎误诊为布加氏综合征的病例。布加氏综合征是由于各种原因所致肝静脉和邻近的下腔静脉狭窄闭塞，肝静脉和下腔静脉血液回流障碍，男性发病率高。

腹腔积液和肝大是最常见临床征象，常伴有下肢水肿、下肢溃疡、色素沉着，甚至下肢静脉曲张等。鉴别两者关键看心包膜壁层的厚度和结核病的相关检查等，布加氏综合征心包膜壁层的厚度应正常。结核性心包炎伴心包积液中γ-干扰素的检测阳性有重要的诊断参考价值。

3. 肠结核　常与溃疡性结肠炎、克罗恩病、结肠癌、肠恶性淋巴癌、阿米巴肠炎等疾病鉴别。

（1）溃疡性结肠炎：本病与肠结核临床表现相似容易混淆。溃疡性结肠炎疼痛较轻，以脐周右下腹为主。病变主要在直肠和乙状结肠等右半结肠。有报道显示溃疡性结肠炎几乎都侵犯直肠。主要依靠 X 线检查和纤维结肠镜做出诊断。其肠黏膜表现为弥漫性炎症，可见充血、水肿和灶性出血。但无结核性环型溃疡和瘢痕狭窄。溃疡性结肠炎主要是直肠的变形。

（2）克罗恩病（Crohn's disease）：克罗恩病与肠结核临床表现及病理改变十分相似，常造成误诊。北京协和医院资料显示 Crohn's 病 60 例术前误诊为肠结核 39 例占 65%。反之 53 例肠结核术前误诊为 Crohn's 病者 18 例占 33.9%。肠结核女性多见，而克罗恩病男性占优势。克罗恩病的平均病程长于肠结核。两者的主要区别：

1）肠结核患者常并发肺结核。

2）克罗恩病患者肠出血相对多见。肠道内外瘘形成和肛门直肠周围病变是克罗恩病较为特征性的表现。不完全肠梗阻、肠瘘、器官脓肿等 Crohn's 病也比肠结核更为多见。

3）Crohn's 病病程长、系统抗结核治疗无效。

4）肠结核与 Crohn's 病都以回盲部和升结肠最常见。X 线检查肠结核多见回盲部肠段的缩短而 Crohn's 病少见。内镜检查肠结核多见环形溃疡而 Crohn 病多见纵性溃疡。

5）肠结核组织活检，病理特征有肠壁或肠淋巴结干酪样坏死性肉芽肿或结核分枝杆菌，黏膜下层变窄或闭缩。克罗恩病的病理学特征有非干酪样肉芽肿、黏膜下层增宽、裂隙样溃疡和淋巴细胞聚集。

6）抗结核试验性治疗后 6 周左右评价，评价方法为除了症状好转外，还需复查结肠镜，显示肠结核病变部位有吸收好转，观察治疗效果直至治愈。

（3）结肠癌：结肠癌多数患者发病年龄较高，无结核病中毒症状；可有便秘表现，腹泻不明显，而临床上近期有消瘦，可有便潜血阳性（或柏油便），可伴不同程度贫血等，全身症状早期不明显，仅有乏力，常误认为贫血所致。晚期乏力和腹胀等较严重。个别患者以腹块为主要发现。无肠外结核证据。早期肿块可以活动，无明显压痛、质地硬、表面不光滑常发生肠梗阻。X 线检查造影有充盈缺损，肠腔狭窄，黏膜破坏，累及范围较局限。不侵犯回肠。血肿瘤标记物可升高以助鉴别。纤维结肠镜取活检和手术探察为主要确诊手段。

（4）肠恶性淋巴癌：一般状况迅速恶化，腹块出现较早。常见潜在淋巴结肿大和肝脾肿大，胸内的淋巴结也可肿大。当抗结核药物治疗无效，纤维结肠镜检查活检可以确诊，有时需剖腹探查明确诊断。

（5）其他肠炎（耶尔森菌肠炎、阿米巴病、血吸虫病、慢性细菌性痢疾等）：耶尔森菌常侵犯回肠末端，肠壁增厚。阿米巴病、血吸虫病、慢性细菌性痢疾要根据流行病学史和感染史，做相应特异性检查，寻找相关证据。

4. 结核性腹膜炎

（1）腹腔积液鉴别：结核性腹膜炎腹腔积液型与其他疾病引起腹腔积液相鉴别，如心脏病、肾病、肝硬化及营养不良低蛋白症等。特别是肝硬化腹腔积液注意渗出液和漏出液的区别。同时也应与急性化脓性腹膜炎鉴别。对于腹腔囊肿、腹后壁巨大脓肿、巨结肠症，原发性甲状腺功能低下也应注意区别。如果是肝静脉阻塞综合征引起的腹腔积液又合并结核性腹膜炎其诊断较比困难，常需借助结核相关特异性检查帮助诊断。结核相关特异的检查项目同胸腔积液，如结核分枝杆菌快速培养或 γ-干扰素检测或结核分枝杆菌 PCR-定量检测或结核分枝杆菌分子生物学检测或抗结核抗体检测等。

肿瘤也可引起恶性腹腔积液，在诊断性抗结核治疗的同时，要密切观察腹腔积液产生量变化，积极寻找肿瘤证据，腹腔积液查找癌细胞，肿瘤标记物等有助于诊断。

（2）腹部肿块伴腹腔积液鉴别：结核性腹膜炎粘连型和干酪型常有腹部包块，须与腹腔肿瘤相鉴别，特别是淋巴瘤，该病也常有发热、腹痛、腹泻、腹腔积液和腹块。但病情进行性恶化，肿块增长迅速。腹腔积液常为血性，腹腔积液中多可发现癌细胞。右下腹肿块常需与阑尾周围脓肿区别，天津结核病院 1990—2001 年间 88 例病理诊断腹腔结核中，11 例为阑尾炎手术切除时发现腹腔结核，均合并结核性腹膜炎或包裹积液。

（3）女性患者应与卵巢囊肿相鉴别：良性卵巢囊肿多发生在 20～50 岁女性，恶性者多发生在高龄女性。良性卵巢囊肿生长缓慢，可以形成巨大肿块以假黏液性囊腺瘤和浆液性囊腺瘤最常见，肿瘤上缘界限清楚、触诊时可有囊性感和波动感，叩诊正中为实音，双侧为鼓音，与腹腔积液移动性浊音不同。卵巢囊肿无结核病中毒症状，抗结核药物治疗无效，腹部增强 CT 检查两者有明显不同的征象。可对肿块针吸活检病理检查协助确诊。

麦格综合征（Meigs' syndrome）指卵巢原发良性肿瘤合并胸腹水，切除肿瘤后胸腹水消失而不再复发的一组临床综合征。在临床上偶见，可发生于中老年患者，早期常被误诊为结核性胸膜炎或结核性腹膜炎。最长误诊长达 6 个月，对此类患者抗结核试验性治疗无效时，应注意盆腔有无占位性病变的检查。

（4）发热、腹痛、腹胀、腹泻鉴别：以发热、腹痛、腹胀、腹泻为主的急性病例应与急腹症相鉴别，多数被误诊为阑尾炎、胃肠炎、急性肝炎和伤寒等。

5. 淋巴结核

淋巴结核可以分浅表淋巴结核和深部淋巴结核，如颈部淋巴结核和腋窝淋巴结核等为常见浅表淋巴结核，纵隔淋巴结核和肠系膜淋巴结核等为深部淋巴结。浅表淋巴结核常与淋巴结炎、恶性肿瘤、非结核分枝杆菌病、结节病、淋巴结囊肿等相鉴别。

鉴别方法：尽快明确最佳诊断方法，首选经皮针吸活检病理检查，诊断明确后再抗结核治疗。目前病理诊断除了帮助诊断恶性肿瘤、结节病或结核病外，还能进一步协助诊断非结核分枝杆菌病等。免疫组织化学法是病理学诊断中常用的检测手段之一，近年在结核应用较多。研究发现结核分枝杆菌特异抗原的抗体用于免疫组织化学检查，可以提高结核病病理学诊断的敏感性，优于抗酸染色和核酸扩增检测。

肠系膜淋巴结核老年患者少见，慢性起病，有腹痛、腹胀、腹泻与便秘交替，又有结核中毒症状。如患者有明确的结核病接触史、颈部淋巴结或肺门淋巴结病变、腹部 CT 增强扫描淋巴结显示特征性表现则支持诊断。本病多系全身结核病的一部分，常和肠结核、结核性腹膜炎、盆腔结核同时存在。诊断时还需注意排除腹腔肿瘤所致淋巴结肿大，应注意与霍奇金病、转移瘤相鉴别，后两者腹部 CT 增强扫描淋巴结也可显示环形强化，但钙化少见。注意寻找腹外证据和原发病灶，必要时行腹腔镜检查以明确诊断。

三、肺外结核病治疗

老年肺外结核的治疗原则同肺结核，既要遵循结核病治疗的十字方针（早期、规律、全程、联合、适量），同时也要顾及老年患者年龄生理特征和各脏器功能情况，根据年龄适合分层治疗，药物选择和治疗方案基本同老年肺结核治疗方案，在一线方案基础上根据患者肝肾功能和血尿常规等做适当调整，肺外结核治疗疗程应适当延长至少 12 个月。

耐多药老年肺外结核病少见，治疗方案同老年肺结核，选 3～4 种敏感的、患者可接受的抗结核药物，以杀菌药为主，宜采取个体化治疗方法。应告知老年患者和家属治疗方案的获益和风险，特别是注射剂型、丙硫异烟胺和吡嗪酰胺等抗结核药物不良反应。

（一）抗结核药物治疗

老年肺外结核，根据发生部位不同和各个脏器功能的不同，抗结核治疗有其特点。

1. 结核性脑膜炎 是结核分枝杆菌所侵犯人体中枢神经系统的重要器官。治疗延误会导致患者死亡率或致残率增加。因此在高度怀疑结脑时，应启动抗结核治疗，在抗结核试验性治疗的同时继续排查其他类似疾病。治疗方案以一线药物为主，IHN 可比常规剂量略大，一般为 0.4～0.5g/d（结合患者体重、肝功能和血常规等情况），必要时可配合椎管注药。激素应用采取个体化，在控制高颅压后，即可逐渐减激素，不宜长期应用。结核性脑膜炎脑脊液一般很难查到结核分枝杆菌，因此在试验性治疗期间继续排除隐球菌性脑膜炎、耐药结脑、NTM、布氏杆菌病和其他疾病等。为防止并发症（包括脑疝、高颅压、脑积水和失明），应早期卧床休息，结脑的早期卧床休息与药物治疗同样重要。在卧床期间要注意防止血栓发生。

2. 结核性心包炎 也是结核分枝杆菌所侵犯人体的重要器官。若结核菌素皮试阳性和／或 γ-干扰素检测阳性再加上临床体征与结核性心包炎相符，即使尚未明确诊断，也应开始抗结核试验性治疗。因为延误诊治会导致结核病进展，结核分枝杆菌侵犯心脏会造成患者的猝死。为防止误治也应在试验性治疗的同时，对心包积液继续送检结核分枝杆菌培养和药敏试验，Xpert MTB/RIF 和细胞学等相关检查。注意筛查结核性心包炎有无耐多药存在，还有排除复杂性布鲁氏菌病和 NTM 等疾病。在对患者制定治疗方案时，应注意休息和少食多餐很重要，以不增加心脏负担为度，休养期间不适合锻炼身体和不适合多运动；抗结核药物选择在常规抗结核治疗的基础上适当调整药物，以患者可接受而不良反应小的有效方案为宜，早期适当增加激素短期治疗，以防心包发生缩窄。

3. 肠结核治疗

（1）饮食治疗：肠结核饮食治疗有其特殊性，不同程度肠梗阻的患者饮食治疗有特别要求，如忽略则肠梗阻可反复发生，临床所见肠结核治疗过程中凡出现肠梗阻者，绝大多数与不注意饮食密切相关。

（2）不全性肠梗阻饮食治疗：应先从流食开始，如流食能顺利通过狭窄肠腔，无腹痛，可再试少渣半流食，如仍能顺利通过狭窄肠腔，无腹痛，则要维持至少 2 个月或更长时间，因为增殖性肠结核，在药物治疗至少 2 个月，增厚的肠壁在有效的抗结核治疗下方可有病变逐渐吸收，这样少量的软性饮食通过才不会受阻。如瘢痕狭窄的肠腔，少食多餐，少渣半流食饮食，维持至少 1 年，临床上仍有治疗 1 年时，因为饮食不注意而再次发生肠梗阻者。

（3）完全性肠梗阻治疗，应禁食和禁水，持续胃肠减压和局部灌肠，同时采取静脉营养支持治疗等。待完全性肠梗阻缓解后，饮食治疗也要循序渐进，遵循先流食后半流食的原则，基本同不全性肠梗阻饮食治疗。

（4）肠结核局部治疗

1）药物局部治疗，可选择口服康复新液和维生素 B_2，对治疗肠结核溃疡型可能具有一定的辅助作用。

2）必要时可适当配合口服胃肠动力药，促进肠蠕动，防止局部增厚狭窄的肠腔因食物的滞留而引起肠梗阻。

3）在不全性肠梗阻时，只有口服剂型的抗结核药品如一线抗结核药：乙胺丁醇片等应研碎口服，利福喷丁胶囊去除胶囊，有利于药物吸收并防止引起梗阻。

（5）全身对症治疗，如患者合并营养不良、贫血、电解质紊乱等，应积极纠正并发症。

（6）抗结核药物治疗。治疗原则同老年肺结核病根据年龄分层治疗。在完全性肠梗阻时，可采取抗结核药物静脉给药方式治疗。

（7）手术治疗：老年患者要慎重，评估老年患者的心肺功能情况，权衡手术对老年患者的利弊。如发生肠道大出血、反复肠梗阻或肠瘘久治不愈者，内科保守治疗无效，可采取手术切除局部病变的肠管等，术前术后应同时进行有效抗结核治疗。

肠结核治疗的注意事项，除有效联合规律足疗程抗结核治疗、定期检测抗结核药品的不良反应外，注意如明确为牛型结核分枝杆菌引起的肠结核，吡嗪酰胺治疗无效，应不选用。另一重点就是饮食治疗，少食多餐，少渣半流食，根据患者病情选择饮食治疗时间，宜延长。

4. 结核性腹膜炎治疗

（1）一般治疗，改善饮食，适当加强营养，纠正低蛋白血症，卧床休息，对症治疗结核中毒症状。

（2）抗结核治疗，结核性腹膜炎选用一线抗结核药物，根据病情适当增减联合治疗。其疗程至少 12 个月。

（3）腹腔积液治疗，腹腔积液过多引起一系列临床症状，应分次穿刺抽液，抽液后必要时可注入抗结核药物异烟肼和地塞米松，目的促进腹腔积液吸收、减少粘连。

（4）糖皮质激素应用，在结核性腹膜炎不作为常规应用。对临床中毒症状明显者的大量腹腔积液可暂时用皮质激素，能改善症状，加速腹腔积液吸收，减轻浆膜腔内的纤维化和粘连等不良反应。但必须同时在有效的抗结核药物下方可应用。激素可适量短期应用，对同时合并糖尿病，有激素使用禁忌证者不用。对于慢性腹膜炎临床结核中毒症状不明显，特别是并有肠结核时，皮质激素不宜应用。

（5）外科治疗，结核性腹膜炎一般不需要手术，积极有效抗结核治疗和充分休息即可。局限性包裹性化脓性腹膜炎抗生素和抗结核治疗无好转可考虑外科手术治疗。

5. 淋巴结核治疗　在全身抗结核治疗的基础上，对浅表淋巴结结核已出现淋巴结红肿、软化或破溃时，可局部配合抽脓和注入抗结核药，如异烟肼等。全身抗结核治疗要持续至少1年，并定期B超探查比较肿大的淋巴结缩小情况。

（二）其他辅助治疗和护理

1. 免疫治疗 大多数老年患者免疫功能低下，合并其他严重感染时，可间断静脉输注丙种免疫球蛋白，提高患者的非特异免疫力，目前众多的"免疫调节剂"，仅可暂时提高非特异免疫力，对提高结核特异性免疫依据不足。针对结核病的杀菌关键靠有效的抗结核药物，免疫治疗目前仅起辅助作用，免疫过强也可致不良反应发生。目前的免疫治疗结核病尚不能缩短抗结核治疗疗程，对肺外结核病尚无研究和报道。

2. 中药治疗 祖国医学认为"肺结核"是由正气不足，"痨虫"（结核分枝杆菌）浸入肺脏所引起。其病理演变开始为肺阴亏耗，继而发展至阴虚火旺或气阴两虚，病及脾肾。本病病理重点主要在于阴虚，治疗应以扶正抗痨，补肺养阴为原则。对老年体弱患者建议请中医会诊进行脾胃调理，使其食欲和体重的增加，可提高患者的抗病能力，利于结核病病灶的修复。

3. 其他辅助治疗 老年患者常伴有贫血、营养不良和低蛋白血症等，进食极少，必要时下胃管给予辅助营养支持治疗，也能改善老年患者的预后。

4. 老年肺外结核护理不容忽视，包括心理支持、服药管理、饮食和起居等，每个环节均很重要。每种病的护理均具有其特点，针对性强，如肠结核和结核性脑膜炎护理要求侧重不同。肠结核护理，为预防肠梗阻对饮食有特殊要求；结脑护理，需要卧床休息，还要避免发生血栓等。完善的、系统性的、有针对性的护理，可以使患者起死回生。具体的护理措施详见护理学的相关内容。

（三）抗结核药物不良反应监测

老年肺外结核治疗疗程至少1年，长于普通肺结核，老年各脏器功能往往在正常的临界点，易发生药物性器官损害，如肝损害、高尿酸血症、末梢神经炎、视神经损害、白细胞减低和血小板减低等。因此，监测肝功能、肾功能、血常规和视野等要比年轻患者频率高，开始每1～2周监测1次，之后根据患者接受药物情况而定，可逐渐放宽至3～4周监测1次，有不适时，如恶心、乏力或腹胀等较前明显则随时查。早发现早处理不良反应，可使患者预后良好。

（高微微）

参考文献

[1] 陈效友. 结核病诊断新进展 [M]. 北京：北京科学出版社，2017.

[2] 胡品津，谢灿茂. 内科疾病鉴别诊断学 [M]. 北京：人民卫生出版社，2014.

[3] 何权瀛. 临床上试验性抗结核治疗中存在的一些问题及对策 [J]. 临床内科杂志，2015,32(11):788-789.

[4] 盛璐，丁杰，王育新，等. 老年人口腔黏膜1例及分析 [J]. 中华老年口腔医学杂志，2015,13(5):285-286.

[5] 石苗，王超，黄光伟，等. 以不明原因发热为首发表现的肺外结核23例临床分析 [J]. 疑难病杂志，2018,17(3):303-306.

[6] 张文宏. 复杂性布氏菌病临床诊治亟待重视 [J]. 中华内科杂志，2017, 56(10):721-722.

[7]　沈瑶杰,刘伟,金嘉琳,等.综合性医院非结核分枝杆菌临床分离株菌种分布特征分析 [J]. 中华内科杂志,2017,35(10):580-584.

[8]　李红,郝晓晖.肺结核合并肺外结核 242 例临床分析 [J]. 同济大学学报 (医学版),2016,37(6):69-73.

[9]　刘晓清.γ-干扰素释放试验体液 (浆膜腔积液和脑脊液) 检测诊断结核病的临床应用 [J]. 中国防痨杂志,2015,37(7):728-731.

[10]　吕岩,陈步东.肺外结核磁共振成像的诊断及研究进展 [J]. 中国防痨杂志,2017,39(6):654-658.

[11]　孙雯雯,肖和平,吴福蓉,等.结核感染 T 细胞斑点试验在临床诊断为肺外结核患者中的价值评价 [J]. 中国防痨杂志,2015,37(7): 384-789.

[12]　HUANG H J, REN Z Z, DAI Y N, et al. Old age and hydrocephalus are associated with poor prognosis in patients with tuberculous meningitis[J]. Medicine(Baltimore), 2017,96(26):e7370.

[13]　MULDERS-MANDERS C,SIMON A,BLEEK-ROVERS C.Fever of unknown Origin[J].Clinical Medicine,2015,15(3):280-284.

[14]　WORLD HEALTH ORGANIZATION. Rapid Communication: Key changes to treatment of multidrug- and rifampicin-resistant tuberculosis (MDR/RR-TB) [A/OL]. WHO/CDS/TB/2018.18.Geneva:World Health Organization,2018.

[15]　KETATA W, REKIK W K, AYADI H,et al. Extrapulmonary tuberculosis[J].Rev Pneumol Clin,2015,71(2-3):83-92.

第十三章
肺结核的中医中药治疗

中医学是"以中医药理论与实践经验为主体，研究人类生命活动中健康与疾病转化规律及其预防、诊断、治疗、康复和保健的综合性科学"，至今已有数千年历史。中医学对于结核病（中医称之为"痨病"）的认识可以追溯到2000多年前。公元14世纪前叶元代葛可久著《十药神书》，为我国现存第一部肺结核治疗专著，标志着中医药防治结核病逐步形成理论体系框架。近现代研究显示，通过中医药辨证论治联合抗结核化疗方案，在提高治愈率、促进病灶吸收和空洞闭合、改善临床症状及生存质量、减少/减轻抗结核药物毒副反应、提高方案耐受性等方面具有独特优势。部分无适宜西药可用患者单纯中医药治疗可显现出综合治疗效果，可有效弥补西医化疗方案的不足。因此，中医中药在抗结核治疗中的特点和优势必须引起更多的重视和肯定。本章节中主要介绍了肺结核的中医历史沿革、病因病机、治则治法、证型、常用复方及中药等内容。

第一节　中医证治方药

传统中医认为肺结核是一种传染性慢性虚损性疾病，病变主要在肺，因患者正气虚弱无法抵御外邪，感染痨虫而致。发病多呈慢性过程，逐渐加重，亦偶有急性起病，很快恶化者。临床以咳嗽、咯血、潮热、盗汗为主要症状，随病程进展逐渐出现消瘦、食欲不振、午后发热、两颧发红、口干多饮、盗汗、失眠、乏力气短等气阴两虚表现，后期因肺脾肾三脏受损，阴阳两虚，可见形寒肢冷、五更泄泻、男子滑精、女子经闭等症，甚至出现危候。

一、历史沿革

我国传统中医药对肺结核的认识与防治已有2000余年的历史。古代医籍对本病的命名大致可分为两类：一类是以其传染性定名，如尸注、虫疰、传尸、鬼疰等；一类是以症状特点定名，如骨蒸、劳嗽、劳瘵、瘵疾、伏连等。早在《内经》中就有对肺结核的描述，如《素问》记载："大骨枯槁，大肉陷下，胸中气满，喘息不便，内痛引肩项，身热，脱肉破……肩髓内消。"《灵枢》云："咳，脱形，身热，脉小以疾"，均生动描述了肺结核的主症及其慢性消耗表现。汉代张仲景所著的《金匮要略》记载了"肠鸣""马刀""挟瘿"等由肺结核引起的合并症。至东汉，华佗《中藏经》已认识到肺结核的传染性，认为

"人之血气衰弱，脏腑虚羸，……，或因酒食而遇，或问病吊丧而得……，中此病死之气，染而为疾。"唐代王焘《外台秘要》中则进一步描述了肺结核的危害："传尸之候，……莫问老少男女，皆有斯疾……，不解疗者，乃至灭门"。到唐宋明清时期，肺结核的病位、病因病机和治疗原则已经明确。唐代孙思邈《千金要方》把"尸注"列入肺脏病篇，明确指出病位在肺。宋代许叔微《普济本事方》提出肺结核病因是"肺虫"，认为"肺虫居肺叶之内，蚀人肺系，故成瘵疾，咯血声嘶"。元代朱丹溪《丹溪心法》倡"痨瘵主乎阴虚"之说，确立了滋阴降火的治疗大法。葛可久《十药神书》收载治痨十方，是我国现存的第一部肺结核专著。明代虞抟《医学正传》正式提出"杀虫"和"补虚"作为肺结核的两大治疗原则。

近现代中医药学者通过临床及基础研究不断加深了对肺结核的认识。中医证候的横断面研究表明，本病病位在肺，病机特点以虚为主（阴虚、气虚），兼有实邪夹杂（火、血瘀、痰等）。阴虚是肺结核的基本病机，具体可分为阴虚火旺证、气阴两虚证、肺阴亏虚证、阴阳两虚证、肺脾两虚证、肺肾阴虚证、阴虚内热证等众多证型。大量临床研究证实，中药复方、中成药以及其他中医特色疗法治疗肺结核有确切疗效，且多数与西医化疗方案联合使用。体内、体外研究表明中药抗结核具有抑菌/杀菌、免疫调控的双重效应特点。水车前、猫爪草、苦参碱、黄连素等在体外等均被证实有抑制结核分枝杆菌生长的作用。黄芩苷、人参皂苷、白藜芦醇、丹酚酸B、苦参碱、槲皮素、姜黄素等被证实可通过抗炎、诱导细胞自噬、促进细胞凋亡等途径来发挥免疫调控效应。中药及复方的多组分、多靶点和整体协同的特点使抗结核中药及复方展现出了较好的临床应用前景。

二、病因病机认识

肺结核致病因素不外乎内外两端。外因系"痨虫"感染，内因为正气虚弱。两者往往互为因果。痨虫是发病的原因，正虚是发病的基础。正气旺盛，即使感染痨虫后，也未必发病，正气不足，则感染后易于发病。同时，病情的轻重与内在正气的强弱也有重要关系。另一方面，痨虫感染是发病的必备条件，痨虫既是耗伤人体气血的直接原因，同时是决定病变发展规律、区别于它病的特殊因素。痨虫蚀肺，耗伤气阴，日久可致阴虚火旺，或气阴两伤，甚至阴损及阳。

（一）病因

痨虫感染。"痨虫"之说源于14世纪前叶《肘后备急方·治尸注鬼注方》，后世有称"瘵虫""肺虫"等。《三因极一病证方论·痨瘵诸证》："诸证虽曰不同，其根多有虫"。《医学正传》："其侍奉亲密之人，或同气连枝之属，熏陶日久，受其恶气，多遭传染。"明确指出瘵虫传染是形成本病不可缺少的因素。该认识直到1882年发现结核分枝杆菌才被证实。

正气虚弱无法抵御痨虫感染，可由多种原因引起。

1. 禀赋不足　由于先天素质不强，小儿发育未充，"痨虫"入侵致病。如唐《外台秘要·灸骨蒸法图》指出："婴孺之流，传注更苦"。明代王纶《名医指掌》说："小儿之劳，得之母胎"。

2. 酒色劳倦　酒色过度，耗损精血，正虚受感，如《古今医统》所云："凡人平素保养元气，爱惜精血，瘵不可得而传，惟夫纵欲多淫，苦不自觉，精血内耗，邪气外乘"。劳倦太过，忧思伤脾，脾虚肺弱，瘵虫入侵，如清·沈芊绿《杂病源流犀烛·虚损痨瘵》指出"思虑过度，郁热熏蒸胸中，因而生热，而成痨瘵"。

3. 病后失调　大病或久病失调致正气不足（如麻疹、哮喘等）；外感咳嗽，经久不愈；胎产之后失于调养（如产后劳）等，正虚受感。

4. 营养不良　生活贫困，营养不充，体虚不能抗邪而致感受瘵虫。如明代绮石《理虚元鉴·虚证有六因》指出"或贫贱而籽迫难堪，皆能乱人情志，伤人气血"。

（二）病机

本病的病位主要在肺，可累及脾肾，甚则传遍五脏。《证治汇补·传尸痨》指出"虽分五脏见症，然皆统归于肺"。在病变发展过程中，与脾肾两脏关系密切，也可涉及心、肝，甚至传遍五脏，故有"其邪展转，乘于五脏"之说。在病理性质方面，以阴虚为主，并可导致气阴两虚，甚则阴损及阳。《朱丹溪心法》提出"劳瘵主于阴虚"。《医门法律·虚劳门》认为"阴虚者，十常八九，阳虚者，十之一二"。具体说来，由于病情有轻重之分，病变发展阶段不同，涉及脏器不一，因此病理也有转化演变，初起肺体受损，肺阴受耗，肺失滋润，表现肺阴亏损之候，继则肺肾同病，兼及心肝，而致阴虚火旺；或因肺脾同病，导致气阴两伤，后期肺脾肾三脏交亏，阴损及阳，可趋于阴阳两虚的严重局面。

目前耐药肺结核是临床诊疗的难点。近10年来，依托国家重大科技专项课题实施，相关团队开展中医证候多中心横断面调查后发现：①耐药肺结核以气虚、阴虚为主要证候特征，其病理特点是阴虚、气虚并存，虚证更加明显，与"痨瘵主乎阴虚"有一定差异，病变脏腑主要涉及肺、脾、肾三脏。②耐药肺结核主要有4种证型：肺肾气阴两虚证、肺气亏虚证、肺脾气虚证和阴虚火旺证。耐药肺结核患者多经历初治/复治抗结核化疗方案失败，而中医认为化疗药物秉暴烈、峻烈之性，有杀伐戕残之力，易大伤元气，耗损气血津液。初期以阴虚为主，病程日久则阴虚致气虚，后期发展为阴阳两虚，病情难以逆转，精气耗亡。

三、辨证要点

肺结核应围绕咳嗽、咳血、潮热、盗汗及身体消瘦等主症及其他兼症舌脉进行辨证。辨证一般按病理属性，结合脏腑病机进行分证。区别阴虚、阴虚火旺、气虚的不同，掌握肺与脾、肾的关系。

1. 辨病位　本病常见咳嗽、咳痰、咳血、胸痛等症状，病变脏器主要在肺；若兼纳少、腹胀、便溏、肢倦，则病及于脾；如有腰酸膝软、遗精、五更泄泻、女子经闭等症，病及于肾；见心烦易怒、失眠、心悸，则病及心肝。

2. 辨阴阳气血的亏虚　肺结核临床表现以咳嗽、咳血、潮热、盗汗、舌红、脉细数为主，病变"主乎阴虚"；病变日久出现咳嗽无力，气短声低，自汗怕冷，舌质转淡，属阴伤及气，气阴两伤；若进一步发展，兼有喘息少气，血色暗淡，形寒肢冷，脉虚大无力，则属气虚及阳，阴阳两虚。

3. 辨夹火、夹痰、夹瘀　本病若发热明显，午后更著，骨蒸颧红，五心烦热，心烦口渴，苔黄脉数，表明阴虚火旺；痰吐黄稠量多，为兼夹痰热；咳嗽痰多，稀薄色白，或起泡沫，为湿痰、寒痰；如见唇紫心慌，女子经闭，舌质紫暗，为病久，血脉瘀滞。

4. **辨脉**　痨病之脉，属虚者多。《金匮要略》在虚痨篇中指出"脉大为痨，极虚亦为痨"；《医学汇补》说"痨脉或弦或大，大而无力为阳虚，甚者脉细，弦而无力为阴虚，甚者脉数"，指出了肺结核脉诊的辨证方法；《理虚元鉴》提出"脉来缓者为虚，软微弱皆虚也……又微而数者为虚热，微而缓滑者为虚痰"，对肺结核脉诊作出概括性叙述，深具指导意义。

四、治疗原则

补虚培元、抗痨杀虫为治疗肺结核的基本原则。补虚培元，旨在增强正气，以提高抗病能力，促进疾病的康复。就病理性质而言，补虚以滋阴为主，若合并气虚、阳虚者，则当同时兼顾益气、温阳；就脏腑而言，补虚重在补肺，并注意脏腑整体关系，同时补益脾肾。抗痨杀虫，旨在针对本病的特异病因进行治疗。正如《医学正传·劳极》所说："治之之法，一则杀其虫，以绝其根本；一则补虚，以复其真元"。另外，仍须适时结合清火、祛痰、止血等法进行治疗。

五、分证论治

（一）肺阴亏损

1. **症状**　干咳、咳声短促，或咳少量黏痰，或痰中带有血丝、色鲜红，胸部隐隐闷痛，午后自觉手足心热，或见少量盗汗，皮肤干灼，口干咽燥，疲倦乏力，纳食不香，苔薄白、边尖红，脉细数。

2. **证候分析**　阴虚肺燥，肺失滋润，故见干咳少痰，手足心热，口干咽燥；肺伤络损则见痰中带有血丝，胸部隐痛。

3. **治法**　滋阴润肺，杀虫止咳。

4. **方药**　月华丸加减。

本方是治肺结核的基本方，具有补虚抗痨，滋阴镇咳，化痰止血之功。方中北沙参、麦冬、天冬、生地黄、熟地黄滋阴润肺；百部、獭肝、川贝润肺止嗽，兼能杀虫；桑叶、白菊花清肺止咳；阿胶、三七止血和营；茯苓、山药健脾补气，以资生化之源。

若咳嗽频繁而痰少质黏者，加百合、杏仁、炙枇杷叶以润肺化痰止咳。痰中带血丝较多者，加白及、仙鹤草、白茅根、蛤粉炒阿胶等和络止血。若潮热骨蒸甚者，酌加银柴胡、地骨皮、功劳叶、青蒿等以清虚热。

（二）阴虚火旺

1. **证候特点**　呛咳气急，潮热、盗汗、颧红，呛咳不爽、痰血、咽干、口渴，五心烦热，失眠，急躁易怒，或胸胁掣痛，男子遗精，女子月经不调，形体日益消瘦，舌干而红，苔薄黄而剥，脉细数。

2. **治法**　滋阴降火。

3. **方药**　百合固金汤合秦艽鳖甲散加减。

前方用生熟地黄、玄参、麦冬、生甘草滋阴润肺生津；川贝母、桔梗、赤芍、当归清热和血。但该方清热除蒸之力不足，故合入后方鳖甲、地骨皮、青蒿、知母、秦艽、银柴胡等药。

若火旺较甚，热势明显升高者，增入黄芩、胡黄连等以苦寒坚阴清热；痰热蕴肺，咳嗽痰黏色黄，酌加金荞麦、天花粉、连翘、海蛤壳、鱼腥草等以清热化痰；咯血较著者，加丹皮、黑山栀、贯众炭、白及、紫珠草、醋制大黄等，或配合十灰丸以凉血止血；血色紫黯成块，伴有胸胁刺痛者，加参三七、血余炭、花蕊石、广郁金等以化瘀和络止血；盗汗较著，加糯稻根、乌梅、麻黄根、碧桃干、浮小麦、煅龙牡等养阴止汗；咳呛而声音嘶哑者，合诃子、射干、血余炭、蜂蜜等润肺肾而通声音。

（三）气阴耗伤

1. 症状 咳嗽无力，气短声低，咳痰清稀色白、量较多、偶或夹血，或咯血，血色淡红，午后潮热，伴有畏风、怕冷，自汗与盗汗可并见，纳少神疲，便溏，面色㿠白，颧红，舌质光淡、边有齿印，苔薄，脉细弱而数。

2. 治法 益气养阴。

3. 方药 保真汤加减或三参养肺汤加减。

保真汤方中党参、黄芪、白术、茯苓、甘草补肺益脾，培土生金；天冬、麦冬、生地黄、熟地黄、当归、白芍以育阴养营，填补精血；地骨皮、黄柏、知母、柴胡、莲心以滋阴清热；厚朴、陈皮理气运脾。并可加白及、百部以补肺杀虫。

三参养肺汤由太子参、玄参、沙参、黄芪皮、车前草、胡颓叶、海蛤壳、海藻、款冬花、黄芩、苍耳子和地龙组成。全方润肺与止咳平喘化痰相结合，标本兼顾。方中太子参益气清补，功似人参而力薄，配沙参、玄参以助其益气养阴之力；黄芪皮益气固表；车前草、海藻、海蛤壳利水化痰；胡颓叶、款冬花润肺止咳；苍耳子祛风通窍抗过敏；地龙宣肺平喘。可配合芩部丹滋阴润肺，清肺杀虫。

咳嗽痰稀，可加紫菀、款冬花、苏子温润止嗽。夹有湿痰症状者，可加半夏、陈皮以燥湿化痰。咯血量多者可酌加花蕊石、蒲黄、仙鹤草、三七配合补气药以止血摄血。如纳少腹胀，大便溏薄等脾虚症状明显者，酌加扁豆、薏苡仁、莲子肉、山药等甘淡健脾。慎用地黄、阿胶、麦冬等滋腻之品，以免妨碍脾之健运，必要时可佐陈皮、麦芽等以助脾运。

（四）痰火热盛

1. 症状 痰多色黄质黏稠，或伴发热、胸痛、咯血，舌红或绛、少津、苔黄腻、脉滑数。该证型多伴有急性感染存在。

2. 治法 清热解毒，化痰散结。

3. 主方 三草片、芩部丹。

三草片由夏枯草、鱼腥草和鹿衔草组成。鱼腥草清肺排脓，利水通淋，是治疗肺热脓痰的要药。夏枯草善泄肝胆郁火，可清肝火，消痰结，用于肝气郁结，久而化火的痰火结聚证；鹿衔草有清热化痰，止咳止血，补肺肾的作用。方中三草均为清热解毒药物，可泻肝肺实热。芩部丹由黄芩、百部、丹参组成，功专滋阴润肺，清肺杀虫。

（五）阳虚挟湿

1. 症状 咳痰短气、畏寒自汗、疲乏胸闷、面色㿠白、口干不欲饮，舌质淡、苔薄白或白腻、脉沉弱或细滑。此型患者多病程较长，病情较重，有脏腑虚衰的表现。

2. 治法 温阳补肾祛湿。

3. **方药** 保肺汤、芩部丹加减。

保肺汤由补骨脂、菟丝子、杜仲、川断、熟地黄、当归、覆盆子、胡桃肉和甘草组成。方中以补骨脂、菟丝子、杜仲、川断、熟地黄、覆盆子、胡桃肉均为补肾纳气药，性温热；当归活血祛瘀，改善肺循环；其中补骨脂是一味攻补兼治之药，还能够缓解支气管平滑肌痉挛。再合芩部丹滋阴润肺，清肺杀虫。

（六）阴阳两虚

1. **症状** 咳逆喘息少气，咳痰色白有沫，或夹血丝、血色暗淡，潮热，自汗，盗汗，声嘶或失音，面浮肢肿，心慌，唇紫，肢冷，形寒，或见五更泄泻，口舌生糜，大肉尽脱，男子遗精阳痿，女子经闭，苔黄而剥，舌质光淡隐紫，少津，脉微细而数，或虚大无力。

2. **治法** 滋阴补阳。

3. **方药** 补天大造丸加减。

本方用人参、黄芪、白术、茯苓、山药补益肺脾之气；地黄、当归、枸杞、芍药、龟板培补阴精；鹿角、紫河车助真阳而填精气；枣仁、远志敛阴止汗，宁心安神。

若肾虚气逆喘息者，配胡桃仁、冬虫夏草、诃子、蛤蚧、五味子、钟乳石摄纳肾气；心慌者加龙骨、丹参、茯神镇心安神；五更泄泻，配煨肉蔻、补骨脂补火暖土，并去地黄、阿胶等滋腻碍脾药物。

六、预防调护

本病防重于治，注重避免"痨虫"感染，摄生增强正气。肺结核患者应隔离治疗或少到公共场所去，其衣被等应煮沸消毒后清洗，痰液等排泄物应消毒处理。探视患者应戴口罩，气虚、饥饿、劳倦等身体状况欠佳时忌探视患者或吊丧，必要时身佩安息香，或用雄黄擦鼻。青少年的有效预防方法是预防接种灭活卡介苗。平素重视摄生，注意饮食起居，避免酒色劳倦，防止正虚邪入，适当进行体育锻炼，增强正气。

患病后既需要耐心接受规范的中西医结合治疗方案，更应重视摄生调护。需注意饮食起居，禁烟酒及辛辣燥热食物，慎房事，怡情志，适当进行太极拳、体操、散步等锻炼，以增强体质，促进疾病康复。注意咳嗽、咳血、潮热、盗汗等病情的观察，及时就医调整治疗方案。

第二节 常用中药复方及单味中药

一、中医经典方剂

（一）月华丸，《医学心悟》

1. **组成** 天冬、生地黄、麦冬、熟地黄、山药、百部、沙参、川贝母、阿胶、茯苓、獭肝、三七。

2. **功效** 滋阴保肺，消痰止咳。

3. **用途**　用于肺阴亏损型肺结核。

（二）百合固金汤，《医方集解》

1. **组成**　熟地黄、生地黄、归身、白芍、甘草、桔梗、玄参、贝母、麦冬、百合。

2. **功效**　滋养肺肾，止咳化痰。

3. **用途**　肺肾阴亏，虚火上炎证型肺结核。

（三）秦艽鳖甲散，《太平惠民和剂局方》

1. **组成**　地骨皮、知母、青蒿、乌梅、鳖甲、柴胡、秦艽、当归。

2. **功效**　滋阴养血，清热除蒸。

3. **用途**　用于肺结核见虚劳阴亏血虚，骨蒸壮热，肌肉消瘦，唇红颊赤，困倦盗汗等症。

（四）补天大造丸，《医学碎金录》

1. **组成**　紫河车，怀生地黄、麦门冬、天门冬、杜仲、怀熟地黄、牛膝、当归、小茴香、川黄柏、白术、枸杞子、五味子、陈皮、干姜、侧柏叶。

2. **功效**　滋养元气，延年益寿，壮阳元，滋坎水。

3. **用途**　治疗阴阳两虚型肺结核。

（五）保真汤，《十药神书》

1. **组成**　当归、人参、生地黄、熟地黄、白术、黄芪、赤茯苓、白茯苓、天门冬、麦门冬、赤芍药、白芍药、知母、黄柏、五味子、柴胡、地骨皮、甘草、陈皮、厚朴。

2. **功效**　补虚除热。

3. **用途**　治疗气阴两虚型肺结核。

（六）莲心散，《医方大成》

1. **组成**　人参、白茯苓、莲肉、白术、甘草（炒）、扁豆（炒）、薏苡仁（微炒）、桔梗、葛根、黄芪、当归、桑白皮、半夏、百合、干姜、山药、五味子、木香、丁香、杏仁、白芷、神曲。

2. **功效**　养心健脾。

3. **用途**　治疗肺结核见心虚脾弱，盗汗遗精等症。

（七）十灰散，《十药神书》

1. **组成**　大蓟、小蓟、荷叶、侧柏叶、茅根、茜根、山栀、大黄、牡丹皮、棕榈皮。

2. **功效**　凉血止血。

3. **用途**　临床常用于治疗肺结核、支气管扩张咯血上或者消化道出血等属血热妄行者。

（八）保和汤，《修月鲁般经》

1. **组成**　知母、贝母、天门冬、麦门冬、款冬花、天花粉、薏苡仁、五味子、粉草、兜铃、紫菀、百合、桔梗、阿胶、当归、地黄、紫苏、薄荷。

2. **功效**　止嗽宁肺。

3. **用途**　用于治疗肺结核久嗽，肺燥成痿者。

（九）琼玉膏，《洪氏集验方》

1. **组成**　人参、茯苓、生地黄、白蜜。

2. **功效**　滋阴润肺，益气补脾。

3. **用途** 治肺结核干咳，咽燥咯血。

（十）拯阴理劳汤，《医宗必读》

1. **组成** 人参、麦冬、五味、当归、白芍、生地黄、龟板、女贞、薏苡、橘红、丹皮、莲子、百合、炙草。

2. **功效** 滋阴润肺，益肾补虚。

3. **用途** 治阴虚烦躁，咳痰倦怠、潮热盗汗。

二、现代中医经验方

此部分摘录国家传染病科技重大专项（2008—2020年）项目支撑课题团队已公布的部分中药复方药物，作为近年来中药复方研究的代表。

（一）上海中医药大学附属龙华医院团队

1. 芩部丹（肺一号）

（1）组成：百部、黄芩、丹参。

（2）功效：清泻肺火，活血化瘀。

（3）用途：用于初治肺结核和难治性肺结核，可以缓解潮热、盗汗等中毒症状，促使痰菌转阴和病灶吸收。

2. 三草片（肺二号）

（1）组成：鹿衔草、鱼腥草、夏枯草。

（2）功效：清肺消痈排脓。

（3）用途：与芩部丹合用治疗难治性肺结核，尤其适用于肺结核伴有继发感染或合并支气管扩张，有助于空洞闭合和痰菌阴转。也可用于机化性肺炎，肺痈，肺热痰多。

3. 雪花冲剂（肺三号）

（1）组成：六月雪、白花蛇舌草、七叶一枝花。

（2）功效：清热凉血。

（3）用途：用于肺结核合并咯血，可有效缓解潮热、咯血等诸症。也可用于肺热咳嗽，咽喉肿痛。

4. 复方功劳叶针剂（肺四号）

（1）组成：功劳叶、一见喜。

（2）功效：清热凉血。

（3）用途：用于肺结核辅助治疗，可以有效缓解肺结核中毒症状，有助于痰菌阴转和空洞闭合。

5. 八宝养肺汤

（1）组成：玄参、南沙参、北沙参、麦冬、黄芩、百部、丹参、夏枯草。

（2）功效：养阴清肺。

（3）用途：用于肺阴虚型肺结核的辅助治疗，可有助于改善肺结核患者免疫功能，缓解症状，减少复发。

6. 保肺片

（1）组成：补骨脂、胡桃肉、菟丝子、杜仲、川断、熟地黄、覆盆子、当归、甘草。

（2）功效：补益肺肾。

（3）用途：用于肺肾两虚型肺结核辅助治疗，可以有效改善患者症状并减少复发。

（二）吉林省中医药科学院团队

1. 肺阴虚证 1 号

（1）组成：北沙参、麦冬、百合、百部、生地黄、川贝、黄精、山药、白及、茯苓、当归、桔梗。

（2）功效：益气养阴。

（3）用途：用于治疗肺阴虚型肺结核患者。

2. 阴虚火旺 2 号

（1）组成：黄芩、地骨皮、十大功劳叶、侧柏叶。

（2）功效：清热泻火、滋阴解毒。

（3）用途：与肺阴虚证 1 号联合治疗阴虚火旺型肺结核患者。

3. 气阴两虚 3 号

（1）组成：生黄芪、太子参、五味子、浮小麦。

（2）功效：益气生津。

（3）用途：与肺阴虚证 1 号联合治疗阴虚兼气虚显著的肺结核患者。

（三）长沙市中心医院团队

1. 抗痨汤

（1）组成：黄芪、百合、白及、百部、黄精、麦冬、生地黄、黄芩、丹参、太子参、玄参、五味子、沙参、阿胶。

（2）功效：滋阴润肺、健脾补肾、扶正固本、抗杀痨虫。

（3）用途：治疗阴虚肺热型肺结核。

2. 益肺通络方

（1）组成：黄精、白及、太子参、百部、矮地茶、款冬花、紫花地丁、大蓟、天门冬、鳖甲、丝瓜络。

（2）功效：补气养阴活血化瘀。

（3）用途：治疗气阴两虚夹瘀型肺结核。

3. 芩部通络方

（1）组成：黄芩、百部、丹参、桃仁、生地黄、丝瓜络、山栀子、麦冬、玄参、白及。

（2）功效：清热滋阴，活血通络。

（3）用途：治疗阴虚火旺夹瘀型肺结核。

三、单味中药

1. 大蒜 大蒜素是从大蒜中提取的有效成分。刘金伟等开展的大蒜素对结核分枝杆菌的体外抑菌实验表明，高浓度的大蒜素对结核分枝杆菌有较强的杀菌、抑菌作用，其机制可能是大蒜素抑制结核分枝杆菌蛋白质合成以及抑制细菌旋转酶而使 DNA 复制受阻、降解。

2. 猫爪草 猫爪草常用于治疗肺结核、咽喉炎、肿瘤、颈淋巴结结核等。蓝剑等观察了猫爪草水煎剂联合标准抗结核方案治疗 252 例颈淋巴结结核（CTL）患者的临床疗效，结果发现：与对照组相比，治疗组（猫爪草水煎剂联合标准抗结核方案）在淋巴结开始缩小时间、痊愈率、淋巴结血供类型等指标上有一定效果，同时对 $CD4^+$、$CD4^+/CD8^+$ 比值和 NK 细胞水平等免疫功能指标有显著改善作用。田菲菲等发现猫爪草的生药粉末、煎剂及醇提液对强毒人型结核分枝杆菌 $H_{37}Rv$ 均有抑制作用，并发现猫爪草水提液可抑制耐药性结核分枝杆菌生长。

3. **黄连** 匡铁吉等研究表明，黄连 1 : 4 000 浓度对结核分枝杆菌有抑菌作用，并随浓度高低而表现出不同的活性：高浓度时（100μg/ml）有杀菌作用，中浓度（60μg/ml）起有抑菌作用，低浓度（30μg/ml）时仅对结核分枝杆菌早期生长有微弱抑制作用，而 3μg/ml 黄连素对结核分枝杆菌生长反而有促进作用。

4. **苦参** 苦参碱是从中药苦参中分离出的单体生物碱。李洪敏等实验表明苦参碱能抑制结核分枝杆菌生长。陈充抒等的实验也提示，苦参碱对结核分枝杆菌有一定的抑制作用，且最低抑菌浓度为（minimum inhibitory concentration，MIC）为 10mg/L。

5. **姜黄** 研究显示姜黄中提取的姜黄素有助于治疗耐药结核病。Bai 等研究显示姜黄素可诱导巨噬细胞发挥抑 / 杀结核分枝杆菌的作用。机制可能是姜黄素拟制了细胞核转录因子（nuclear transcription factor-κB，NF-κB），从而诱导被感染巨噬细胞的凋亡和自噬。姜黄素不易产生耐药性，有望成为新的有效抗结核药物，但具体疗效及机制仍然有待进一步明确。

6. **狼毒** 赵奎君等观察了狼毒大戟的甲醇、醋酸乙酯、水、氯仿、石油醚 5 种提取物的体外抑菌效果，发现 5 种提取物均有不同程度的抑菌作用，其中以石油醚提取物抑菌效果最强。进一步研究发现，4 种单体成分对耐药型和非耐药型结核分枝杆菌均有显著的抑制作用，其中狼毒乙素的作用最显著；6 个提取组分中，乙醚、醋酸乙酯提取物对非耐药型和耐药型结核分枝杆菌有不同程度的抑制作用，醋酸乙酯提取物作用最强。

7. **山豆根** 为防己科多年生藤本植物蝙蝠葛的根茎，具有清热解毒、利咽消肿止痛的功效。申慧亭等研究发现，在体外抗结核分枝杆菌的试验中山豆根有明显的抗菌活性，将其浓缩液用结核分枝杆菌培养基稀释 10 倍，结核分枝杆菌仍不能生长，具有较强的抗菌功效。

8. **黄芩** 肖红侠等人采用改良罗氏药敏绝对浓度法对 107 株结核分枝杆菌进行黄芩苷体外抑菌试验，结果发现 6mg/ml 黄芩苷具有较强的体外抗结核分枝杆菌作用。其机制可能包括黄芩苷上调 Toll 样受体 2（toll-like receptor-2，TLR2）、髓样分化因子（myeloid differentiation factor 88，MyD88）和调控巨噬细胞 NF-κB 和 Toll 样受体 4（toll-like receptor-4，TLR4）的表达。

9. **白头翁** 王淑英等研究发现，空白对照组菌落生长情况正常，白头翁提取物组（1 : 10 ~ 1 : 20）均对新鲜结核分枝杆菌和速生菌生长有抑制作用，其中白头翁提取物 1 : 10 组多药耐药菌株到培养终止期（40d）仍无细菌生长。结果表明一定浓度的白头翁提取物在体外有抗结核分枝杆菌的作用，初步推测白头翁正丁醇提取物是主要效应成分。路西明等采用白头翁治疗 52 例淋巴结核患者，发现白头翁有助于缩小淋巴结核和提高治愈率。但其明确疗效仍然需要更多循证证据支持。

10. **夏枯草** 闫晓霞发现，"山菠菜夏枯草水煎剂""夏枯草水煎剂""硬毛夏枯草水煎剂"3 种夏枯草煎液均对结核分枝杆菌有抑制作用，其中以"硬毛夏枯草水煎剂"对 $H_{37}Rv$ 菌株抑菌效果最好。郑姗等发现，贵州夏枯草中提取的伞形花内酯-7-O-β-D-葡萄糖苷 Ⅱ、3,4-二羟基苯甲酸甲酯Ⅲ、对羟基苯甲酸Ⅳ具有抗结核活性。

第三节 中医辨治常用药物

本部分总结了结核病中医辨证论治常选用的中药，主要包括清热药、止血药、活血化瘀药、化痰药、止咳平喘药、补虚药、止汗药共计 7 类，以供临床辨证组方参考应用。

一、清热药

（一）石膏

【性味归经】苦、甘，寒。归肺、胃经。

【功效】生用：清热泻火，除烦止渴；煅用：敛疮生肌，收湿，止血。

【主治】肺热喘咳证。本品辛寒入肺经，善清肺经实热，配止咳平喘之麻黄、杏仁等，可治肺热喘咳、发热口渴者，如麻杏石甘汤（《伤寒论》）。

【用法用量】生石膏煎服，15～60g，宜先煎。煅石膏适量外用，研末撒敷患处。

【使用注意】脾胃虚寒及阴虚内热者忌用。

（二）知母

【性味归经】苦、甘，寒。归肺、胃、肾经。

【功效】清热泻火，生津润燥。

【主治】①肺热燥咳。本品主入肺经而长于泻肺热、润肺燥，用治肺热燥咳，常配贝母用，如二母散（《证治准绳》）；本品味苦甘而性寒质润，苦寒能清热泻火除烦，甘寒质润能生津润燥止渴，善治外感热病。②骨蒸潮热。本品兼入肾经而能滋肾阴、泻肾火、退骨蒸，用治阴虚火旺所致骨蒸潮热、盗汗、心烦者，常配黄柏、生地黄等药，如知柏地黄丸（《医宗金鉴》）。

【用法用量】煎服，6～12g。

【使用注意】本品性寒质润，有滑肠作用，故脾虚便溏者不宜用。

（三）天花粉

【性味归经】甘、微苦，微寒。归肺、胃经。

【功效】清热泻火，生津止渴，消肿排脓。

【主治】肺热燥咳。本品既能泻火以清肺热，又能生津以润肺燥，用治燥热伤肺，干咳少痰、痰中带血等肺热燥咳证，可配天门冬、麦门冬、生地黄等药用，如滋燥饮（《杂病源流犀烛》）；取本品生津润燥之功，配人参用治燥热伤肺，气阴两伤之咳喘咯血，如参花散（《万病回春》）。

【用法用量】煎服，10～15g。

【使用注意】不宜乌头类药材同用。

（四）鸭跖草

【性味归经】甘、淡，寒。归肺、胃、小肠经。

【功效】清热泻火，解毒，利水消肿。

【主治】①高热烦渴，咽喉肿痛。本品清热泻火力强，治热入气分高热烦渴，可配石膏、知母、芦根等用。用于热毒咽喉肿痛，常配板蓝根、玄参等药用。②用于痈疮疔毒，可配紫花地丁、野菊花等药用。

【用法用量】煎服，15～30g。鲜品60～90g。

【使用注意】脾胃虚弱者，用量宜少。

（五）栀子

【性味归经】苦，寒。归心、肺、三焦经。

【功效】泻火除烦，清热利湿，凉血解毒。焦栀子：凉血止血。

【主治】血热吐衄。本品功能清热凉血，可用治血热妄行之吐血、衄血等证，常配白茅根、大黄、侧柏叶等药用，如十灰散（《十药神书》）。

【用法用量】煎服，5～10g。外用生品适量，研末调敷。

【使用注意】本品苦寒伤胃，脾虚便溏者不宜用。

（六）黄芩

【性味归经】苦，寒。归肺、胆、脾、胃、大肠、小肠经。

【功效】清热燥湿，泻火解毒，止血。

【主治】肺热咳嗽、高热烦渴。本品主入肺经，善清泻肺火及上焦实热，用治肺热壅遏所致咳嗽痰稠，可单用，如清金丸（《丹溪心法》）；若配苦杏仁、桑白皮、苏子，可治肺热咳嗽气喘，如清肺汤（《万病回春》）；若配法半夏，可治肺热咳嗽痰多，如黄芩半夏丸（《袖珍方大全》）。

【用法用量】煎服，3～10g。清热多生用，清上焦热可酒炙用，止血可炒炭用。

【使用注意】本品苦寒伤胃，脾胃虚寒者不宜用。

（七）苦参

【性味归经】苦，寒。归心、肝、胃、大肠、膀胱经。

【功效】清热燥湿，杀虫，利尿。

【主治】①湿热泻痢、便血、黄疸。本品苦寒，入胃、大肠经，功能清热燥湿而治胃肠湿热所致泄泻、痢疾，可单用，如《仁存堂经验方》以本品制丸服，治血痢不止；或配木香用，如香参丸（《奇方类编》）；治湿热便血、痔漏出血，可配生地黄用，如苦参地黄丸（《外科大成》）；若治湿热蕴蒸之黄疸，可配龙胆、牛胆汁等用，如《补缺肘后方》治谷疸方。②湿热小便不利。本品既能清热，又能利尿，可用治湿热蕴结之小便不利、灼热涩痛，常配石韦、车前子、栀子等药用。

【用法用量】煎服，5～10g。外用适量。

【使用注意】脾胃虚寒者忌用，反藜芦。

（八）连翘

【性味归经】苦，微寒，归肺、心、小肠经。

【功效】清热解毒，消肿散结，疏散风热。

【主治】痈肿疮毒，瘰疬痰核。本品苦寒，主入心经，既能清心火，解疮毒，又能消散痈肿结聚，故有"疮家圣药"之称。用治痈肿疮毒，常与金银花、蒲公英、野菊花等解毒消肿之品同用，若疮痈红肿未溃，常与穿山甲、皂角刺配伍，如加减消毒饮（《外科真铨》）；若疮疡脓出、红肿溃烂，常与牡丹皮、天花粉同用，如连翘解毒汤（《疡医大全》）；用治痰火郁结，瘰疬痰核，常与夏枯草、浙贝母、玄参、牡蛎等同用，共奏清肝散结，化痰消肿之效。

【用法用量】煎服，6～15g。

【使用注意】脾胃虚寒及气虚脓清者不宜用。

（九）青黛

【性味归经】咸，寒。归肝、肺经。

【功效】清热解毒，凉血消斑，清肝泻火，定惊。

【主治】咳嗽胸痛，痰中带血。本品咸寒，主清肝火，又泻肺热，且能凉血止血。故主治肝火犯肺，咳嗽胸痛，痰中带血，常与海蛤粉同用，如黛蛤散（《卫生鸿宝》）。若肺热咳嗽，痰黄而稠者，可配海浮石、瓜蒌仁、川贝母等同用，如青黛海石丸（《证因脉治》）。

【用法用量】内服1.5～3g，本品难溶于水，一般作散剂冲服，或入丸剂服用。外用适量。

【使用注意】胃寒者慎用。

（十）鱼腥草

【性味归经】辛，微寒。归肺经。

【功效】清热解毒，消痈排脓，利尿通淋。

【主治】肺热咳嗽。本品寒能泄降，辛以散结，主入肺经，以清解肺热见长。用治痰热壅肺，胸痛，咳吐脓血，常与桔梗、芦根、瓜蒌等药同用；若用治肺热咳嗽，痰黄气急，常与黄芩、贝母、知母等药同用。

【用法用量】煎服，15～25g。鲜品用量加倍，水煎或捣汁服。外用适量，捣敷或煎汤熏洗患处。

【使用注意】本品含挥发油，不宜久煎。虚寒证及阴性疮疡忌服。

（十一）金荞麦

【性味归经】微辛、涩，凉。归肺经。

【功效】清热解毒，排脓祛瘀。

【主治】肺热咳嗽，咽喉肿痛。本品辛凉，既可清热解毒，又善排脓祛瘀，并能清肺化痰，故以治疗肺痈咳痰浓稠腥臭或咳吐脓血为其所长，可单用，或与鱼腥草、金银花、芦根等配伍应用；若治肺热咳嗽，可与天花粉、矮地茶、射干等同用。若与射干、山豆根同用，可用治咽喉肿痛。

此外，本品尚有健脾消食之功，与茯苓、麦芽等同用，可用治腹胀食少，疳积消瘦等症。

【用法用量】煎服，15～45g。亦可用水或黄酒隔水密闭炖服。

（十二）射干

【性味归经】苦，寒。归肺经。

【功效】清热解毒，消痰，利咽。

【主治】咽喉肿痛，痰盛咳喘。本品苦寒泄降，清热解毒，主入肺经，有清肺泻火，利咽消肿之功，为治咽喉肿痛常用之品。主治热毒痰火郁结，咽喉肿痛，可单用，如射干汤（《圣济总录》）；或与升麻、甘草等同用。本品善清肺火，降气消痰，以平喘止咳。常与桑白皮、马兜铃、桔梗等药同用，治疗肺热咳喘，痰多而黄；若与麻黄、细辛、生姜、半夏等药配伍，则可治疗寒痰咳喘，痰多清稀，如射干麻黄汤（《金匮要略》）。

【用法用量】煎服，3～9g。

【使用注意】本品苦寒，脾虚便溏者不宜用。孕妇忌用或慎用。

（十三）生地黄

【性味归经】甘、苦，寒。归心、肝、肾经。

【功效】清热凉血，养阴生津。

【主治】阴虚内热，骨蒸劳热。本品甘寒养阴，苦寒泄热，入肾经而滋阴降火，养阴津而泄伏热。治阴虚内热，潮热骨蒸，可配知母、地骨皮用，如地黄膏（《古今医统》）；若配青蒿、鳖甲、知母等用，可治温病后期，余热未尽，阴津已伤，邪伏阴分，症见夜热早凉、舌红脉数者，如青蒿鳖甲汤（《温病条辨》）。

【用法用量】煎服，10～15g。鲜品用量加倍，或以鲜品捣汁入药。

【使用注意】脾虚湿滞，腹满便溏者不宜用。

（十四）玄参

【性味归经】甘、苦、咸，微寒。归肺、胃、肾经。

【功效】清热凉血，泻火解毒，滋阴。

【主治】热病伤阴，津伤便秘，骨蒸劳嗽。本品甘寒质润，功能清热生津、滋阴润燥，可治热病伤阴，津伤便秘，常配生地黄、麦冬用，如增液汤（《温病条辨》）；治肺肾阴虚，骨蒸劳嗽，可配百合、生地黄、贝母等药用，如百合固金汤（《慎斋遗书》）。

【用法用量】煎服，10～15g。

【使用注意】脾胃虚寒，食少便溏者不宜用，反藜芦。

（十五）牡丹皮

【性味归经】苦、甘，微寒。归心、肝、肾经。

【功效】清热凉血，活血祛瘀。

【主治】温病伤阴，阴虚发热，夜热早凉、无汗骨蒸。本品性味苦辛寒，入血分而善于清透阴分伏热，为治无汗骨蒸之要药，常配鳖甲、知母、生地黄等药用，如青蒿鳖甲汤（《温病条辨》）。

【用法用量】煎服，6～12g。清热凉血宜生用，活血祛瘀宜酒炙用。

【使用注意】血虚有寒、月经过多及孕妇不宜用。

（十六）白薇

【性味归经】苦、咸，寒。归胃、肝、肾经。

【功效】清热凉血，利尿通淋，解毒疗疮。

【主治】阴虚发热，产后虚热。本品苦寒，善入血分，有清热凉血，益阴除热之功。若治热病后期，余邪未尽，夜热早凉，或阴虚发热，骨蒸潮热，常与地骨皮、知母、青蒿等同用；若治产后血虚发热，低热不退及昏厥等症，可与当归、人参、甘草同用，共收养血益阴、清热除蒸之效，如白薇汤（《全生指迷方》）。本品既能退虚热，又能清实热，与生地黄、玄参等清热凉血药同用，还可用治温邪入营，高热烦渴，神昏舌绛等。

【用法用量】煎服，4.5～9g。

【使用注意】脾胃虚寒、食少便溏者不宜服用。

（十七）地骨皮

【性味归经】甘，寒。归肺、肝、肾经。

【功效】凉血除蒸，清肺降火。

【主治】阴虚发热，盗汗骨蒸；肺热咳嗽，血热出血证。本品甘寒清润，能清肝肾之虚热，除有汗之骨蒸，为退虚热、疗骨蒸之佳品，常与知母、鳖甲、银柴胡等配伍，治疗阴虚发热，如地骨皮汤（《圣济总录》）；若用治盗汗骨蒸、肌瘦潮热，常与秦艽、鳖甲配伍，如秦艽鳖甲散（《卫生宝鉴》）。亦善清泄肺热，除肺中伏火，则清肃之令自行，故多用治肺火郁结，气逆不降，咳嗽气喘，皮肤蒸热等症。本品甘寒入血分，能清热、凉血、止血，常用治血热妄行的吐血、衄血、尿血等。《经验广集》单用本品加酒煎服，亦可配白茅根、侧柏叶等凉血止血药治之。

【用法用量】煎服，9~15g。

【使用注意】外感风寒发热及脾虚便溏者不宜用。

（十八）银柴胡

【性味归经】甘，微寒。归肝、胃经。

【功效】清虚热，除疳热。

【主治】阴虚发热。本品甘寒益阴，清热凉血，退热而不苦泄，理阴而不升腾，为退虚热除骨蒸之常用药。用于阴虚发热，骨蒸劳热，潮热盗汗，多与地骨皮、青蒿、鳖甲同用，如清骨散（《证治准绳》）。

【用法用量】煎服，3~9g。

【使用注意】外感风寒，血虚无热者忌用。

（十九）胡黄连

【性味归经】苦，寒。归肝、胃、大肠经。

【功效】退虚热，除疳热，清湿热。

【主治】骨蒸潮热。本品性寒，入心肝二经血分，有退虚热，除骨蒸，凉血清热之功。治阴虚劳热骨蒸，常与银柴胡、地骨皮等同用，如清骨散（《证治准绳》）。

【用法用量】煎服，1.5~9g。

【使用注意】脾胃虚寒者慎用。

二、止血药

（一）侧柏叶

【性味归经】苦、涩，寒。归肺、肝、脾经。

【功效】凉血止血，化痰止咳，生发乌发。

【主治】血热出血证，肺热咳嗽。本品苦涩性寒，善清血热，兼能收敛止血，为治各种出血病证之要药，尤以血热者为宜。若治血热妄行之吐血、衄血，常与荷叶、地黄、艾叶同用，均取鲜品捣汁服之，如四生丸（《校注妇人大全良方》）；治尿血、血淋，配蒲黄、小蓟、白茅根；治肠风、痔血或血痢，配槐花、地榆；治崩漏下血，多与芍药同用。本品苦能泄降，寒能清热，长于清肺热，化痰止咳。适用于肺热咳喘，痰稠难咯者，可单味运用，或配伍贝母、制半夏等同用。

【用法用量】煎服，10～15g。外用适量。止血多炒炭用，化痰止咳宜生用。

（二）白茅根

【性味归经】甘，寒。归肺、胃、膀胱经。

【功效】凉血止血，清热利尿，清肺胃热。

【主治】

血热出血证，肺热咳喘。本品味甘性寒入血分，能清血分之热而凉血止血，可用治多种血热出血之证，且单用有效，或配伍其他凉血止血药同用。能清肺热而止咳用治肺热咳喘，常配桑白皮同用，如如神汤（《太平圣惠方》）。

【用法用量】煎服，15～30g，鲜品加倍，以鲜品为佳，可捣汁服。多生用，止血亦可炒炭用。

（三）三七

【性味归经】甘、微苦，温。归肝、胃经。

【功效】化瘀止血，活血定痛。

【主治】出血证。本品味甘微苦性温，入肝经血分，功善止血，又能化瘀生新，有止血不留瘀，化瘀不伤正的特点，对人体内外各种出血，无论有无瘀滞，均可应用，尤以有瘀滞者为宜。单味内服外用均有良效。如《濒湖集简方》治吐血、衄血、崩漏，单用本品，米汤调服；若治咳血、吐血、衄血及二便下血，可与花蕊石、血余炭合用，如化血丹（《医学衷中参西录》）；治各种外伤出血，可单用本品研末外掺，或配龙骨、血竭、象皮等同用，如七宝散（《本草纲目拾遗》）。

【用法用量】多研末吞服，1～1.5g；煎服，3～10g，亦入丸、散。外用适量，研末外掺或调敷。

【使用注意】孕妇慎用。

（四）花蕊石

【性味归经】酸、涩，平。归肝经。

【功效】化瘀止血。

【主治】出血证。本品味酸涩，性平，既能收敛止血，又能化瘀行血，适用于吐血、咯血、外伤出血等兼有瘀滞的各种出血之证。若治瘀滞吐血，可单用本品煅为细末，用酒或醋，与童便和服，如花蕊石散（《十药神书》）；治咯血，可与白及、血余炭等合用，如花蕊石白及散（《经验方》）；治外伤出血，既可单味研末外敷，也可配硫黄，共研末外掺伤口，如花蕊石散（《太平惠民和剂局方》）。

【用法用量】煎服，10～15g；研末吞服，每次1～1.5g，包煎。外用适量，研末外掺或调敷。

【使用注意】孕妇忌用。

（五）白及

【性味归经】苦、甘、涩，寒。归肺、胃、肝经。

【功效】收敛止血，消肿生肌。

【主治】出血证。本品质黏味涩，为收敛止血之要药，可用治体内外诸出血证。因其主入肺、胃经，故临床尤多用于肺胃出血之证。如验方独圣散，治诸内出血证，用单味研末，糯米汤调服；若治咯血，可配伍枇杷叶、阿胶等，如白及枇杷丸（《证治准绳》）；用治吐血，可与茜草、生地黄、丹皮、牛膝等煎服，如白及汤（《古今医彻》）；用治衄血，可以本品为末，童便调服，如白及散（《素问病机气宜保命集》）；也可以白及末冷水调，用纸花贴鼻窍中，如白及膏（《朱氏集验方》）。用治外伤或金创伤出血，可单味研末外掺或水调外敷，如《本草汇言》治刀斧损伤，出血不止，以之研末，外掺；《普济方》治金疮血不止，以之与白蔹、黄芩、龙骨等研细末，掺疮口上。

【用法用量】煎服，3～10g；大剂量可用至30g；亦可入丸、散剂，每次用2～5g；研末吞服，每次1.5～3g。外用适量。

【使用注意】不宜于乌头类药材同用。

（六）仙鹤草

【性味归经】苦、涩，平。归心、肝经。

【功效】收敛止血，止痢，截疟，补虚。

【主治】出血证；脱力劳伤。本品味涩收敛，功能收敛止血，广泛用于全身各部的出血之证。因其药性平和，大凡出血病证，无论寒热虚实，皆可应用。如治血热妄行之出血证，可配生地黄、侧柏叶、牡丹皮等凉血止血药同用；本品有补虚、强壮的作用，可用治劳力过度所致的脱力劳伤，症见神疲乏力、面色萎黄而纳食正常者，常与大枣同煮，食枣饮汁；若气血亏虚，神疲乏力、头晕目眩者，可与党参、熟地黄、龙眼肉等同用。

【用法用量】煎服，3～10g；大剂量可用至30～60g。外用适量。

（七）紫珠

【性味归经】苦、涩，凉。归肝、肺、胃经。

【功效】凉血收敛止血，清热解毒。

【主治】出血证。本品味苦涩而性凉，既能收敛止血，又能凉血止血，适用于各种内外伤出血，尤多用于肺胃出血之证。可单独应用，也可配其他止血药物同用。如治咯血、衄血、呕血，可与大蓟、白及等同用；治尿血、血淋，可与小蓟、白茅根等同用；治便血、痔血，可与地榆、槐花等同用；治外伤出血，可单用捣敷或味末敷掺，或以纱布浸紫珠液覆盖压迫局部。

【用法用量】煎服，10～15g；研末1.5～3g。外用适量。

（八）血余炭

为人发制成的炭化物。各地均有。收集头发，除去杂质，用碱水洗去油垢，清水漂净，晒干，焖煅成炭用。

【性味归经】苦，平。归肝、胃经。

【功效】收敛止血，化瘀利尿。

【主治】出血证。发乃血之余，故可入血，并以炭入药，故有收涩止血之功，且能消瘀，有止血而不留瘀的特点，可用于各种出血之证，尤多用于咳血、衄血、吐血、血淋、尿血等出血病证。既可内服，也可外用。如《梅师集验方》治鼻出血，《中藏经》治齿衄，《证治要诀》治肌衄等，皆以本品外用。若治咳血、吐血，常与花蕊石、三七同用，如化血丹（《医学衷中参西录》）。

【用法用量】煎服，6～10g；研末服1.5～3g。外用适量。

（九）藕节

【性味归经】甘、涩，平。归肝、肺、胃经。

【功效】收敛止血。

【主治】出血证。本品味涩收敛，既能收敛止血，又兼能化瘀，有止血而不留瘀的特点，可用于各种出血之证，对吐血、咳血、咯血等上部出血病证尤为多用。可单用，如《药性论》治吐血不止，《本草纲目》治衄血不止，均以鲜藕捣汁饮。本品药性平和，单用力薄，常入复方中使用。若治咳血、咯血，可与阿胶、白及、枇杷叶等同用，如白及枇杷丸（《证治准绳》）；治血淋、尿血，常配小蓟、通草、滑石等同用，如小蓟饮子（《重订济生方》）。

【用法用量】煎服，10～15g，大剂量可用至30g；鲜品30～60g，捣汁饮用。亦可入丸、散剂。

三、活血化瘀药

（一）丹参

【性味归经】苦，微寒。归心、心包、肝经。

【功效】活血调经，祛瘀止痛，凉血消痈，除烦安神。

【主治】血瘀心痛、脘腹疼痛、癥瘕积聚、跌打损伤及风湿痹证。本品善能通行血脉，祛瘀止痛，广泛应用于各种瘀血病证。本品入心经，既可清热凉血，又可除烦安神，既能活血又能养血以安神定志。用于热病邪入心营之烦躁不寐，甚或神昏，可配伍生地黄、玄参、黄连、竹叶等；用于血不养心之失眠、心悸，常与生地黄、酸枣仁、柏子仁等同用，如天王补心丹（《摄生秘剖》）。

【用法用量】煎服，5～15g。活血化瘀宜酒炙用。

【使用注意】反藜芦。孕妇慎用。

（二）桃仁

【性味归经】苦、甘，平。有小毒。归心、肝、大肠经。

【功效】活血祛瘀，润肠通便，止咳平喘。

【主治】肺痈、咳嗽气喘。本品味苦，能降肺气，有止咳平喘之功，治咳嗽气喘，既可单用煮粥食用，又常与杏仁同用，如双仁丸（《圣济总录》）。取本品活血祛瘀以消痈，配清热解毒药，常用治肺痈等证。治肺痈可配苇茎，冬瓜仁等药用，如苇茎汤（《备急千金要方》）。

【用法用量】煎服，5～10g，捣碎用；桃仁霜入汤剂宜包煎。

【使用注意】孕妇忌用。便溏者慎用。本品有毒，不可过量。

四、化痰药

（一）半夏

【性味归经】辛，温。有毒。归脾、胃、肺经。

【功效】燥湿化痰，降逆止呕，消痞散结；外用消肿止痛。

【主治】湿痰，寒痰证。本品味辛性温而燥，为燥湿化痰，温化寒痰之要药。尤善治脏腑之湿痰。治痰湿壅滞之咳嗽声重，痰白质稀者，常配陈皮、茯苓同用，如二陈汤

（《太平惠民和剂局方》）；湿痰上犯清阳之头痛、眩晕，甚则呕吐痰涎者，则配天麻、白术以化痰息风，如半夏白术天麻汤（《古今医鉴》）。痰饮内盛，胃气失和而夜寐不安者，配秫米以化痰和胃安神。

【用法用量】煎服，3～10g，一般宜制过用。炮制品中有姜半夏、法半夏等，其中姜半夏长于降逆止呕，法半夏长于燥湿且温性较弱，半夏曲则有化痰消食之功，竹沥半夏，能清化热痰，主治热痰、风痰之证。外用适量。

【使用注意】不宜于乌头类药材同用。其性温燥，阴虚燥咳，血证，热痰，燥痰应慎用。

（二）白芥子

【性味归经】辛，温。归肺、胃经。

【功效】温肺化痰，利气，散结消肿。

【主治】寒痰喘咳，悬饮。本品辛温，能散肺寒，利气机，通经络，化寒痰，逐水饮。治寒痰壅肺，咳喘胸闷，痰多难咯，配苏子、莱菔子，如三子养亲汤（《韩氏医通》）；若悬饮咳喘胸满胁痛者，可配甘遂、大戟等以豁痰逐饮，如控涎丹（《三因方》）。若冷哮日久，可配细辛、甘遂、麝香等研末，于夏令外敷肺俞、膏盲等穴，或以10%白芥子注射液在肺俞、膻中、定喘等穴行穴位注射。

【用法用量】煎服，3～6g。外用适量，研末调敷，或作发泡用。

【使用注意】本品辛温走散，耗气伤阴，久咳肺虚及阴虚火旺者忌用；消化道溃疡、出血者及皮肤过敏者忌用。用量不宜过大。

（三）旋覆花

【性味】苦、辛、咸，微温。归肺、胃经。

【功效】降气行水化痰，降逆止呕。

【主治】咳喘痰多，痰饮蓄结，胸膈痞满。本品苦降辛开，降气化痰而平喘咳，消痰行水而除痞满。治寒痰咳喘，常配苏子、半夏；若属痰热者，则须配桑白皮、瓜蒌以清热化痰；若顽痰胶结，胸中满闷者，则配海浮石、海蛤壳等以化痰软坚。

【用法用量】煎服，3～10g；布包。

【使用注意】阴虚劳嗽，津伤燥咳者忌用；又因本品有绒毛，易刺激咽喉作痒而致呛咳呕吐，故须布包入煎。

（四）白前

【性味归经】辛、苦，微温。归肺经。

【功效】降气化痰。

【主治】咳嗽痰多，气喘。本品性微温而不燥烈，长于祛痰，降肺气以平咳喘。无论属寒属热，外感内伤，新嗽久咳均可用之，尤以痰湿或寒痰阻肺，肺气失降者为宜。治外感风寒咳嗽，咳痰不爽者，配荆芥、桔梗等宣肺解表之品，如止嗽散（《医学心悟》）；若咳喘浮肿，喉中痰鸣，不能平卧，则配紫菀、半夏、大戟等以逐饮平喘，如白前汤（《深师方》）；配清泻肺热之桑白皮、葶苈子等同用，可治内伤肺热咳喘，如白前丸（《圣济总录》）；若与益气润肺之黄芪、沙参等配伍，可治疗久咳肺气阴两虚者。

【用法用量】煎服，3～10g；或入丸、散。

（五）猫爪草

【性味归经】甘、辛，微温。归肝、肺经。

【功效】化痰散结，解毒消肿。

【主治】瘰疬痰核。本品味辛以散，能化痰浊，消郁结，宜于痰火郁结之瘰疬痰核，内服外用均可，多配伍夏枯草、玄参、僵蚕等药用。

【用法用量】煎汤，9~15g。外用适量，捣敷或研末调敷。

（六）川贝母

【性味归经】苦、甘，微寒。归肺、心经。

【功效】清热化痰，润肺止咳，散结消肿。

【主治】虚劳咳嗽，肺热燥咳。本品性寒味微苦，能清泄肺热化痰，又味甘质润能润肺止咳，尤宜于内伤久咳、燥痰、热痰之证。治肺阴虚劳嗽，久咳有痰者，常配沙参、麦冬等以养阴润肺化痰止咳；治肺热、肺燥咳嗽，常配知母以清肺润燥，化痰止咳，如二母散（《急救仙方》）。

【用法用量】煎服，3~10g；研末服1~2g。

【使用注意】不宜与乌头类药材同用。脾胃虚寒及有湿痰者不宜用。

（七）浙贝母

【性味归经】苦，寒。归肺、心经。

【功效】清热化痰，散结消痈。

【主治】风热、痰热咳嗽。本品功似川贝母而偏苦泄，长于清化热痰，降泄肺气。多用于治风热咳嗽及痰热郁肺之咳嗽，前者常配桑叶、牛蒡子同用，后者多配瓜蒌、知母等。

【用法用量】煎服，3~10g。

【使用注意】同川贝母。

（八）瓜蒌

【性味归经】甘、微苦，寒。归肺、胃、大肠经。

【功效】清热化痰，宽胸散结，润肠通便。

【主治】痰热咳喘。本品甘寒而润，善清肺热，润肺燥而化热痰、燥痰。用治痰热阻肺，咳嗽痰黄，质稠难咯，胸膈痞满者，可配黄芩、胆南星、枳实等，如清气化痰丸（《医方考》）。若治燥热伤肺，干咳无痰或痰少质黏，咯吐不利者，则配川贝母、天花粉、桔梗等。

【用法用量】煎服，全瓜蒌10~20g。瓜蒌皮6~12g，瓜蒌仁10~15g打碎入煎。

【使用注意】本品甘寒而滑，脾虚便溏者及寒痰、湿痰证忌用。不宜与乌头类药材同用。

（九）竹茹

【性味归经】甘，微寒。归肺、胃经。

【功效】清热化痰，除烦止呕。

【主治】痰热、肺热咳嗽，痰热心烦不寐。竹茹甘寒性润，善清化热痰。治肺热咳嗽，痰黄稠者，常配瓜蒌、桑白皮等同用；治痰火内扰，胸闷痰多，心烦不寐者，常配枳实、半夏、茯苓，如温胆汤（《备急千金要方》）。此外，本品还有凉血止血作用，可用于吐血、衄血、崩漏等。

【用法用量】煎服，6~10g。生用清化痰热，姜汁炙用止呕。

（十）竹沥

【性味归经】甘，寒。归心、肺、肝经。

【功效】清热豁痰，定惊利窍。

【主治】痰热咳喘。本品性寒滑利，祛痰力强。治痰热咳喘，痰稠难咯，顽痰胶结者最宜。常配半夏、黄芩等，如竹沥达痰丸（《沈氏尊生书》）。

【用法用量】内服 30～50g，冲服。本品不能久藏，但可熬膏瓶贮，称竹沥膏；近年用安瓿瓶密封装置，可以久藏。

【使用注意】本品性寒滑，对寒痰及便溏者忌用。

（十一）前胡

【性味归经】苦、辛，微寒。归肺经。

【功效】降气化痰，疏散风热。

【主治】痰热咳喘。本品辛散苦降，性寒清热，宜于痰热壅肺，肺失宣降之咳喘胸满，咳痰黄稠量多，常配杏仁、桑白皮、贝母等药，如前胡散（《太平圣惠方》）；因本品寒性不大，亦可用于湿痰、寒痰证，常与白前相须为用。

【用法用量】煎服，6～10g；或入丸、散。

（十二）桔梗

【性味归经】苦、辛，平。归肺经。

【功效】宣肺，祛痰，利咽，排脓。

【主治】咳嗽痰多，胸闷不畅；咽喉肿痛，失音；肺痈吐脓。本品辛散苦泄，宣开肺气，祛痰，无论寒热皆可应用。风寒者，配紫苏、杏仁，如杏苏散（《温病条辨》）；风热者，配桑叶、菊花、杏仁，如桑菊饮（《温病条辨》）；若治痰滞胸痞，常配枳壳用。本品能宣肺泄邪以利咽开音。凡外邪犯肺，咽痛失音者，常配甘草、牛蒡子等用，如桔梗汤（《金匮要略》）及加味甘桔汤（《医学心悟》）。治咽喉肿痛，热毒盛者，可配射干、马勃、板蓝根等以清热解毒利咽。本品性散上行，能利肺气以排壅肺之脓痰。治肺痈咳嗽胸痛。咳痰腥臭者，可配甘草用之，如桔梗汤（《金匮要略》）；临床上可再配鱼腥草、冬瓜仁等以加强清肺排脓之效。

【用法用量】煎服，3～10g；或入丸、散。

【使用注意】本品性升散，凡气机上逆，呕吐、呛咳、眩晕、阴虚火旺咳血等不宜用，胃、十二指肠溃疡者慎服。用量过大易致恶心呕吐。

（十三）海藻

【性味归经】咸，寒。归肝、肾经。

【功效】消痰软坚，利水消肿。

【主治】瘿瘤、瘰疬。本品咸能软坚，消痰散结。治瘿瘤，常配昆布、贝母等药用，如海藻玉壶汤（《外科正宗》）；治瘰疬，常与夏枯草、玄参、连翘等同用，如内消瘰疬丸（《疡医大全》）。

【用法用量】煎服，10～15g。

【使用注意】传统认为反甘草。但临床也每有配伍同用者。

（十四）海蛤壳

【性味归经】咸，寒。归肺、胃经。

【功效】清肺化痰，软坚散结。

【主治】肺热，痰热咳喘。本品能清肺热而化痰清火，用治热痰咳喘，痰稠色黄，常与瓜蒌仁、海浮石等同用；治痰火内郁，灼伤肺络之胸胁疼痛咯吐痰血，常配青黛同用，即黛蛤散（《卫生鸿宝》）。

【用法用量】煎服，10～15g；蛤粉宜包煎。

（十五）海浮石

【性味归经】咸，寒。归肺、肾经。

【功效】清肺化痰，软坚散结，利尿通淋。

【主治】痰热咳喘。本品寒能清肺降火，咸能软坚化痰。治痰热壅肺，咳喘咳痰黄稠者，常配瓜蒌、贝母、胆星等同用，如清膈煎（《景岳全书》）；若肝火灼肺，久咳痰中带血者，可配青黛、山栀、瓜蒌等药用，以泻肝清肺，化痰止血，如咳血方（《丹溪心法》）。

【用法用量】煎服，10～15g。打碎先煎。

五、止咳平喘药

（一）苦杏仁

【性味归经】苦，微温。有小毒。归肺、大肠经。

【功效】止咳平喘，润肠通便。

【主治】咳嗽气喘。本品主入肺经，味苦降泄，肃降兼宣发肺气而能止咳平喘，为治咳喘之要药，随证配伍可治多种咳喘病证。如风寒咳喘，胸闷气逆，配麻黄、甘草，以散风寒宣肺平喘，如三拗汤（《伤寒论》）；若风热咳嗽，发热汗出，配桑叶、菊花，以散风热宣肺止咳，如桑菊饮（《温病条辨》）；若燥热咳嗽，痰少难咯，配桑叶、贝母、沙参，以清肺润燥止咳，如桑杏汤（《温病条辨》）、清燥救肺汤（《医门法律》）；肺热咳喘，配石膏等以清肺泄热宣肺平喘，如麻杏石甘汤（《伤寒论》）。

【用法用量】煎服，3～10g，宜打碎入煎，或入丸、散。

【使用注意】阴虚咳喘及大便溏泻者忌用。本品有小毒，用量不宜过大；婴儿慎用。

（二）紫苏子

【性味归经】辛，温。归肺，大肠经。

【功效】降气化痰，止咳平喘，润肠通便。

【主治】咳喘痰多。本品性主降，长于降肺气，化痰涎，气降痰消则咳喘自平。用治痰壅气逆，咳嗽气喘，痰多胸痞，甚则不能平卧之证，常配白芥子、莱菔子，如三子养亲汤（《韩氏医通》）。若上盛下虚之久咳痰喘，则配肉桂、当归、厚朴等温肾化痰下气之品，如《太平惠民和剂局方》苏子降气汤。

【用法用量】煎服，5～10g；煮粥食或入丸、散。

【使用注意】阴虚喘咳及脾虚便溏者慎用。

（三）百部

【性味归经】甘、苦，微温。归肺经。

【功效】润肺止咳，杀虫灭虱。

【主治】新久咳嗽，百日咳，肺结核咳嗽。本品甘润苦降，微温不燥，功专润肺止咳，无论外感、内伤、暴咳、久嗽，皆可用之。可单用或配伍应用。治风寒咳嗽，配荆芥、桔梗、紫菀等，如止嗽散（《医学心悟》）；久咳不已，气阴两虚者，则配黄芪、沙参、麦冬等，如百部汤（《本草汇言》）；治肺结核咳嗽，阴虚者，常配沙参、麦冬、川贝母等。

【用法用量】煎服，5～15g。外用适量。久咳虚嗽宜蜜炙用。

（四）紫菀

【性味归经】苦、辛、甘，微温。归肺经。

【功效】润肺化痰止咳。

【主治】咳嗽有痰。本品甘润苦泄，性温而不热，质润而不燥，长于润肺下气，开肺郁，化痰浊而止咳。对咳嗽之证，无论外感、内伤，病程长短，寒热虚实，皆可用之。如风寒犯肺，咳嗽咽痒，咳痰不爽，配荆芥、桔梗、百部等，如止嗽散（《医学心悟》）；若治阴虚劳嗽，痰中带血，则配阿胶、贝母等以养阴润肺，化痰止嗽，如王海藏紫菀汤。

此外，本品还可用于肺痈、胸痹及小便不通等证，盖取其开宣肺气之力。

【用法用量】煎服，5～10g。外感暴咳生用，肺虚久咳蜜炙用。

（五）款冬花

【性味归经】辛、微苦，温。归肺经。

【功效】润肺下气，止咳化痰。

【主治】咳喘。本品辛温而润，治咳喘无论寒热虚实，皆可随证配伍。咳嗽偏寒，可与干姜、紫菀、五味子同用，如款冬煎（《备急千金要方》）。治肺热咳喘，则配知母、桑叶、川贝母同用，如款冬花汤（《圣济总录》）；若配人参、黄芪，可治肺气虚弱，咳嗽不已；若治阴虚燥咳，则配沙参、麦冬；喘咳日久痰中带血，常配百合同用，如百花膏（《济生方》）；肺痈咳吐脓痰者，也可配桔梗、苡仁等同用，如款花汤（《疮疡经验全书》）。

【用法用量】煎服，5～10g。外感暴咳宜生用，内伤久咳宜炙用。

（六）枇杷叶

【性味归经】苦，微寒。归肺、胃经。

【功效】清肺止咳，降逆止呕。

【主治】肺热咳嗽，气逆喘急。本品味苦能降，性寒能清，具有清降肺气之功。可单用制膏服用，或与黄芩、桑白皮、栀子等同用，如枇杷清肺饮（《医宗金鉴》）；治燥热咳喘，咳痰不爽，口干舌红者，宜与宣燥润肺之品桑叶、麦冬、阿胶等同，如清燥救肺汤（《医门法律》）。

【用法用量】煎服，5～10g，止咳宜炙用，止呕宜生用。

（七）桑白皮

【性味归经】甘，寒。归肺经。

【功效】泻肺平喘，利水消肿。

【主治】肺热咳喘。本品性甘寒性降，主入肺经，能清泻肺火兼泻肺中水气而平喘。治肺热咳喘，常配地骨皮同用，如泻白散（《小儿药证直诀》）；若水饮停肺，胀满喘急，可配麻黄、杏仁、葶苈子等宣肺逐饮之药同用；治肺虚有热而咳喘气短、潮热、盗汗者，也可与人参、五味子、熟地黄等补益药配伍，如补肺汤（《永类钤方》）。

【用法用量】煎服，5～15g。泻肺利水，平肝清火宜生用；肺虚咳嗽宜蜜炙用。

（八）葶苈子

【性味归经】苦、辛，大寒。归肺、膀胱经。

【功效】泻肺平喘，利水消肿。

【主治】痰涎壅盛，喘息不得平卧。本品苦降辛散，性寒清热，专泻肺中水饮及痰火而平喘咳。常佐大枣以缓其性，如葶苈大枣泻肺汤（《金匮要略》）。还常配苏子、桑白皮、杏仁等共用。

【用法用量】煎服，5～10g；研末服，3～6g。

（九）胡颓子叶

【性味归经】酸，微温，归肺经。

【功效】平喘止咳，止血，解毒。

【主治】咳喘；咯血，吐血及外伤出血。本品味酸性温，可温肺敛肺，下气，长于平喘，临床多用治慢性喘息及哮喘虚寒型。单味煎汤或研末服有效，或配其他化痰止咳平喘药同用，也制成片剂及注射液使用。本品具良好的收敛止血作用，内服可治咯血及吐血。鲜品外用又可治外伤出血。

【用法用量】煎汤，9～15g；或研末。外用，适量捣敷，或煎水熏洗。

六、补虚药

（一）补气药

1. 人参

【性味归经】甘、微苦，平。归肺、脾、心经。

【功效】大补元气，补脾益肺，生津，安神益智。

【主治】①元气虚脱证。本品能大补元气，复脉固脱，为拯危救脱要药。适用于因大汗、大泻、大失血或大病、久病所致元气虚极欲脱，气短神疲，脉微欲绝的重危证候。单用有效，如独参汤（《景岳全书》）。若气虚欲脱兼见汗出，四肢逆冷者，应与回阳救逆之附子同用，以补气固脱与回阳救逆，如参附汤（《正体类要》）。若气虚欲脱兼见汗出身暖，渴喜冷饮，舌红干燥者，本品兼能生津，常与麦冬、五味子配伍，以补气养阴，敛汗固脱，如生脉散（《内外伤辨惑论》）。②肺脾心肾气虚证。本品为补肺要药，可改善短气喘促，懒言声微等肺气虚衰症状。治肺气咳喘、痰多者，常与五味子、苏子、杏仁等药同用，如补肺汤（《备急千金要方》）。

本品亦为补脾要药，可改善倦怠乏力，食少便溏等脾气虚衰症状。因脾虚不运常兼湿滞，故常与白术、茯苓等健脾利湿药配伍，如四君子汤（《太平惠民和剂局方》）。若脾气虚弱，不能统血，导致长期失血者，本品又能补气以摄血，常与黄芪、白术等补中益气之品配伍，如归脾汤（《济生方》）。若脾气虚衰，气虚不能生血，以致气血两虚者，本品还能补气以生血，可与当归、熟地黄等药配伍，如八珍汤（《正体类要》）。

本品又能补益心气，可改善心悸怔忡，胸闷气短，脉虚等心气虚衰症状，并能安神益智，治疗失眠多梦，健忘。常与酸枣仁、柏子仁等药配伍，如天王补心丹（《摄生秘剖》）。

本品还有补益肾气作用，不仅可用于肾不纳气的短气虚喘，还可用于肾虚阳痿。治虚喘，常与蛤蚧、五味子、胡桃等药同用。治肾阳虚衰，肾精亏虚之阳痿，则常与鹿茸等补肾阳、益肾精之品配伍。

【用法用量】煎服，3～19g；挽救虚脱可用 15～30g，宜文火另煎分次兑服；野山参研末吞服，每次 2g，日服 2 次。

【使用注意】不宜与藜芦同用。

2. 西洋参

【性味归经】甘、微苦，凉。归肺、心、肾、脾经。

【功效】补气养阴，清热生津。

【主治】①气阴两伤证。本品亦能补益元气，但作用弱于人参；其药性偏凉，兼能清火养阴生津。适用于热病或大汗、大泻、大失血，耗伤元气及阴津所致神疲乏力，气短息促，自汗热黏，心烦口渴，尿短赤涩，大便干结，舌燥，脉细数无力等证。常与麦冬、五味子等养阴生津，敛汗之品同用。②肺气虚及肺阴虚证。本品能补肺气，兼能养肺阴、清肺火，适用于火热耗伤肺脏气阴所致短气喘促，咳嗽痰少，或痰中带血等症。可与养阴润肺的玉竹、麦冬，清热化痰止咳之川贝母等品同用。

此外，本品还能补心气，益脾气，并兼能养心阴，滋脾阴。治疗气阴两虚之心悸心痛，失眠多梦。可与补心气之甘草，养心阴、清心热之麦冬、生地黄等品同用。治疗脾气阴两虚之纳呆食滞，口渴思饮。可与健脾消食之太子参、山药、神曲、谷芽等品同用。肾阴不足之证亦可选用。

【用法用量】另煎兑服，3～6g。

【使用注意】据《药典》记载，本品不宜与藜芦同用。

3. 党参

【性味归经】甘，平。归脾、肺经。

【功效】补脾肺气，补血，生津。

【主治】①脾肺气虚证。本品性味甘平，主归脾肺二经，以补脾肺之气为主要作用。用于中气不足的体虚倦怠，食少便溏等症，常与补气健脾除湿的白术、茯苓等同用；对肺气亏虚的咳嗽气促，语声低弱等症，可与黄芪、蛤蚧等品同用，以补益肺气，止咳定喘。其补益脾肺之功与人参相似而力较弱，临床常用以代替古方中的人参，用以治疗脾肺气虚的轻证。②气血两虚证。本品既能补气，又能补血，常用于气虚不能生血，或血虚无以化气，而见面色苍白或萎黄，乏力，头晕，心悸等症的气血两虚证。常配伍黄芪、白术、当归、熟地黄等品，以增强其补气补血效果。③气津两伤证。本品对热伤气津之气短口渴，亦有补气生津作用，适用于气津两伤的轻证，宜与麦冬、五味子等养阴生津之品同用。

【用法用量】煎服，9～30g。

【使用注意】据《药典》记载，本品不宜与藜芦同用。

4. 太子参

【性味归经】甘、微苦、平。归脾、肺经。

【功效】补气健脾，生津润肺。

【主治】用于脾肺气阴两虚证。本品能补脾肺之气，兼能养阴生津，其性略偏寒凉，属补气药中的清补之品。宜用于热病之后，气阴两亏，倦怠自汗，饮食减少，口干少津，而不宜温补者。因其作用平和，多入复方作病后调补之药。治疗脾气虚弱、胃阴不足所致食少倦怠，口干舌燥，宜与山药、石斛等益脾气、养胃阴之品同用；本品亦可用于心气与心阴两虚所致心悸不眠，虚热汗多，宜与五味子、酸枣仁等养心安神敛汗之品同用。

【用法用量】煎服，9～30g。

5. 黄芪

【性味归经】甘，微温。归脾、肺经。

【功效】健脾补中，升阳举陷，益卫固表，利尿，托毒生肌。

【主治】①脾气虚证。本品甘温，善入脾胃，为补中益气要药。脾气虚弱，倦怠乏力，食少便溏者，可单用熬膏服，或与党参、白术等补气健脾药配伍。因其能升阳举陷，故长于治疗脾虚中气下陷之久泻脱肛，内脏下垂。常与人参、升麻、柴胡等品同用，如补中益气汤（《脾胃论》）。若脾虚水湿失运，以致浮肿尿少者，本品既能补脾益气，又能利尿消肿，标本兼治，为治气虚水肿之要药，常与白术、茯苓等利水消肿之品配伍。本品又能补气生血，治血虚证亦常与补血药配伍，如当归补血汤（《兰室秘藏》）以之与当归同用。对脾虚不能统血所致失血证，本品尚可补气以摄血，常与人参、白术等品同用，如归脾汤（《济生方》）。对脾虚不能布津之消渴，本品能补气生津，促进津液的生成与输布而有止渴之效，常与天花粉、葛根等品同用，如玉液汤（《医学衷中参西录》）。②肺气虚证。本品入肺又能补益肺气，可用于肺气虚弱，咳喘日久，气短神疲者，常与紫菀、款冬花、杏仁等祛痰止咳平喘之品配伍。③气虚自汗证。脾肺气虚之人往往卫气不固，表虚自汗。本品能补脾肺之气，益卫固表，常与牡蛎、麻黄根等止汗之品同用，如牡蛎散（《和剂局》）。若因卫气不固，表虚自汗而易感风邪者，宜与白术、防风等品同用，如玉屏风散（《丹溪心法》）。

【用法用量】煎服，9～30g。蜜炙可增强其补中益气作用。

6. 白术

【性味归经】甘、苦，温。归脾、胃经。

【功效】健脾益气，燥湿利尿，止汗，安胎。

【主治】①脾气虚证。本品甘苦性温，主归脾胃经，以健脾、燥湿为主要作用，被前人誉之为"脾脏补气健脾第一要药"。脾主运化因脾气不足，运化失健，往往水湿内生，引起食少、便溏或泄泻、痰饮、水肿、带下诸证。本品既长于补气以复脾之健运，又能燥湿、利尿以除湿邪。治脾虚有湿，食少便溏或泄泻，常与人参、茯苓等品同用，如四君子汤（《太平惠民和剂局方》）。脾虚中阳不振，痰饮内停者，宜与温阳化气、利水渗湿之品配伍，如苓桂术甘汤（《金匮要略》）。对脾虚水肿，本品可与茯苓、桂枝等药同用。脾虚湿浊下注，带下清稀者，可与健脾燥湿之品同用。②气虚自汗。本品对于脾气虚弱，卫气不固，表虚自汗者，其作用与黄芪相似而力稍逊，亦能补脾益气，固表止汗。《备急千金要方》单用本品治汗出不止。脾肺气虚，卫气不固，表虚自汗，易感风邪者，宜与黄芪、防风等补益脾肺、祛风之品配伍，以固表御邪，如玉屏风散（《丹溪心法》）。

【用法用量】煎服，6～12g。炒用可增强补气健脾止泻作用。

（二）补阳药

1. 紫河车

【性味归经】甘、咸，温。归肺、肝、肾经。

【功效】补肾益精，养血益气。

【主治】肺肾两虚之咳喘。可以本品补肺气，益肾精，纳气平喘，单用有效，亦可与补肺益肾，止咳平喘药配人参、蛤蚧、冬虫夏草、胡桃肉、五味子等同用。

【用法用量】研末装胶囊服，1.5～3g，也可入丸、散。

2. 淫羊藿

【性味归经】辛、甘，温。归肾、肝经。

【功效】补肾壮阳，祛风除湿。

【主治】肾阳虚衰，阳痿尿频，腰膝无力。本品辛甘性温燥烈，长于补肾壮阳，单用有效，亦可与其他补肾壮阳药同用。单用本品浸酒服，以益丈夫兴阳，理腰膝冷痛，如淫羊藿酒（《食医心镜》）；与肉苁蓉、巴戟天、杜仲等同用，治肾虚阳痿遗精等，如填精补髓丹（《丹溪心法》）。

此外，现代用于肾阳虚之喘咳及妇女更年期高血压，有较好疗效。

【用法用量】煎服，3～15g。

【使用注意】阴虚火旺者不宜用。

3. 巴戟天

【性味归经】辛、甘，微温。归肾、肝经。

【功效】补肾助阳，祛风除湿

【主治】肾阳虚阳痿；腰膝酸软无力。本品补肾助阳，甘润不燥。治虚羸阳道不举，以巴戟天、牛膝浸酒服（《备急千金要方》）；治肾虚骨痿，腰膝酸软，如金刚丸（《张氏医通》）；或配羌活、杜仲、五加皮等同用治风冷腰胯疼痛、行步不利，如巴戟丸（《太平圣惠方》）。

【用法用量】水煎服，5～15g。

【使用注意】阴虚火旺及有热者不宜用。

4. 杜仲

【性味归经】甘，温。归肝、肾经。

【功效】补肝肾，强筋骨，安胎。

【主治】肾虚腰痛及各种腰痛。以其补肝肾、强筋骨，肾虚腰痛尤宜。其他腰痛用之，均有扶正固本之效。常与胡桃肉、补骨脂同用治肾虚腰痛或足膝痿弱，如青娥丸（《太平惠民和剂局方》）；与独活、寄生、细辛等同用，治风湿腰痛冷重，如独活寄生汤（《千金方》）；与川芎、桂心、丹参等同用，治疗外伤腰痛，如杜仲散（《太平圣惠方》）；与当归、川芎、芍药等同用治疗妇女经期腰痛；与鹿茸、山萸肉、菟丝子等同用，治疗肾虚阳痿，精冷不固，小便频数，如十补丸（《鲍氏验方》）。

【用法用量】煎服，10～15g。

【使用注意】炒用破坏其胶质有利于有效成分煎出，故比生用效果好。本品为温补之品，阴虚火旺者慎用。

5. 肉苁蓉

【性味归经】甘、咸，温。归肾、大肠经。

【功效】补肾助阳，润肠通便。

【主治】肾阳亏虚，精血不足之阳痿早泄、宫冷不孕、腰膝酸痛、痿软无力。本品味甘能补，甘温助阳，质润滋养，咸以入肾，为补肾阳，益精血之良药。常配伍菟丝子、川断、杜仲同用，治男子五劳七伤，阳痿不起，小便余沥，如肉苁蓉丸（《医心方》）；亦可与杜仲、巴戟肉、紫河车等同用，治肾虚骨痿，不能起动，如金刚丸（《张氏医通》）。

【用法用量】煎服，10～15g。

【使用注意】本品能助阳、滑肠，故阴虚火旺及大便泄泻者不宜用。肠胃实热、大便秘结亦不宜用。

6. 补骨脂

【性味归经】苦、辛，温。归肾、脾经。

【功效】补肾壮阳，固精缩尿，温脾止泻，纳气平喘。

【主治】肾不纳气，虚寒喘咳。本品补肾助阳，纳气平喘，多配伍胡桃肉、蜂蜜等，可治虚寒性喘咳，如治喘方（《医方论》）；或配人参、木香等治疗虚喘痨嗽（《是斋医方》）。

【用法用量】煎服，5～15g。

【使用注意】本品性质温燥，能伤阴助火，故阴虚火旺及大便秘结者忌用。

7. 菟丝子

【性味归经】辛、甘，平。归肾、肝、脾经。

【功效】补肾益精，养肝明目，止泻安胎。

【主治】①肾虚腰痛、阳痿遗精、尿频及宫冷不孕。本品辛以润燥，甘以补虚，为平补阴阳之品，功能补肾阳、益肾精以固精缩尿。如菟丝子、炒杜仲等分，合山药为丸，治腰痛（《百一选方》）；与枸杞子、覆盆子、车前子同用，治阳痿遗精，如五子衍宗丸（《丹溪心法》）；与桑螵蛸、肉苁蓉、鹿茸等同用，治小便过多或失禁，如菟丝子丸（《世医得效方》）；与茯苓、石莲子同用，治遗精、白浊、尿有余沥，如茯苓丸（《太平惠民和剂局方》）。②肝肾不足，目暗不明。本品滋补肝肾益精养血而明目，常与熟地黄、车前子同用，如驻景丸（《太平惠民和剂局方》）；又《备急千金要方》明目益精长志倍力，久服长生耐老方，配远志、茯苓、人参、当归等。③脾肾阳虚，便溏泄泻。本品能补肾益脾止泻，如治脾虚便溏，与人参、白术、补骨脂为丸服（《方脉正宗》）；与枸杞子、山药、茯苓、莲子同用，治脾肾虚泄泻，如菟丝子丸（《沈氏尊生书》）。

【用法用量】煎服，10～20g。

【使用注意】本品为平补之药，但偏补阳，阴虚火旺，大便燥结、小便短赤者不宜用。

8. 沙苑子

【性味归经】甘，温。归肝、肾经。

【功效】补肾固精。

【主治】肾虚腰痛、阳痿遗精、遗尿尿频、白带过多。本品甘温补益，兼具涩性，似菟丝子平补肝肾而以收涩见长。常以本品补肾固精缩尿，单用有效，如《外台秘要》即单以本品治肾虚腰痛；也可与莲子、莲须、芡实等同用，治遗精遗尿带下，如金锁固精丸（《医方集解》）。

【用法用量】煎服，10～20g。

【使用注意】本品为温补固涩之品，阴虚火旺及小便不利者忌服。

9. 蛤蚧

【性味归经】咸，平。归肺、肾经。

【功效】补肺益肾，纳气平喘，助阳益精。

【主治】肺虚咳嗽、肾虚作喘、虚劳喘咳。本品兼入肺肾二经，长于补肺气、助肾阳、定喘咳，为治多种虚证喘咳之佳品。常与贝母、紫菀、杏仁等同用，治虚劳咳嗽，如蛤蚧丸（《太平圣惠方》）；或与人参、贝母、杏仁等同用，治肺肾虚喘，如人参蛤蚧散（《卫生宝鉴》）。

【用法用量】煎服，5～10g；研末每次1～2g，日3次；浸酒服用1～2对。

【使用注意】风寒或实热咳喘忌服。

10. 核桃仁

【性味归经】甘，温。归肾、肺、大肠经。

【功效】补肾温肺。

【主治】肺肾不足之虚寒喘咳及肺虚久咳、气喘。本品长于补肺肾、定喘咳，常与人参、生姜同用，治疗肺肾不足，肾不纳气所致的虚喘证，如人参胡桃汤（《济生方》）；《本草纲目》治久嗽不止，以人参、胡桃、杏仁同用为丸服。

【用法用量】煎服，10～30g。

【使用注意】阴虚火旺、痰热咳嗽及便溏者不宜用。

11. 冬虫夏草

【性味归经】甘，温。归肾、肺经。

【功效】补肾益肺，止血化痰。

【主治】久咳虚喘、劳嗽痰血。本品甘平，为平补肺肾之佳品，功能补肾益肺、止血化痰、止咳平喘，尤为劳嗽痰血多用。可单用，或与沙参、川贝母、阿胶、生地黄、麦冬等同用。若肺肾两虚，摄纳无权，气虚作喘者，可与人参、黄芪、胡桃肉等同用。

此外，还可用于病后体虚不复或自汗畏寒，可以本品与鸡、鸭、猪肉等炖服，有补肾固本，补肺益卫之功。

【用法用量】煎服，5～15g。也可入丸、散。

【使用注意】有表邪者不宜用。

（三）补血药

1. 当归

【性味归经】甘、辛，温。归肝、心、脾经。

【功效】补血调经. 活血止痛，润肠通便。

【主治】血虚诸证。本品甘温质润，长于补血，为补血之圣药。若气血两虚，常配黄芪、人参补气生血，如当归补血汤（《兰室秘藏》）、人参养荣汤（《温疫论》）；若血虚萎黄、心悸失眠，常与熟地黄、白芍、川芎配伍，如四物汤（《太平惠民和剂局方》）。

【用法用量】煎服，5～15g。

【使用注意】湿盛中满、大便泄泻者忌服。

2. 熟地黄

【性味归经】甘，微温。归肝、肾经。

【功效】补血养阴，填精益髓。

【主治】血虚诸证；肝肾阴虚诸证。本品甘温质润，补阴益精以生血，为养血补虚之要药。常与当归、白芍、川芎同用，治疗血虚萎黄，眩晕，心悸，失眠及月经不调、崩中漏下等，如四物汤（《太平惠民和剂局方》）；若心血虚心悸怔忡，可与远志、酸枣仁等安神药同用；若崩漏下血而致血虚血寒、少腹冷痛者，可与阿胶、艾叶等补血止血、温经散寒药同用，如胶艾汤（《金匮要略》）。本品质润入肾，善滋补肾阴，填精益髓，为补肾阴之要药。古人谓之"大补五脏真阴""大补真水"。常与山药、山茱萸等同用，治疗肝肾阴虚，腰膝酸软、遗精、盗汗、耳鸣、耳聋及消渴等，可补肝肾，益精髓，如六味地黄丸（《小儿药证直诀》）；亦可与知母、黄柏、龟甲等同用治疗阴虚骨蒸潮热，如大补阴丸（《丹溪心法》）。本品益精血、乌须发，常与何首乌、牛膝、菟丝子等配伍，治精血亏虚须发早白，如七宝美髯丹（《医方集解》）；本品补精益髓、强筋壮骨，也可配龟甲、锁阳、狗脊等，治疗肝肾不足，五迟五软，如虎潜丸（《医方集解》）。

【用法用量】煎服，10～30g。

3. 白芍

【性味归经】苦、酸，微寒。归肝、脾经。

【功效】养血敛阴，柔肝止痛，平抑肝阳。

【主治】①肝血亏虚及血虚月经不调。本品味酸，收敛肝阴以养血，常与熟地黄、当归等同用，用治肝血亏虚，面色苍白，眩晕心悸，或月经不调，崩中漏下，如四物汤（《太平惠民和剂局方》）。若血虚有热，月经不调，可配伍黄芩、黄柏、续断等药，如保阴煎（《景岳全书》）；若崩漏，可与阿胶、艾叶等同用。②肝脾不和之胸胁脘腹疼痛或四肢挛急疼痛。本品酸敛肝阴，养血柔肝而止痛，常配柴胡、当归、白芍等，治疗血虚肝郁，胁肋疼痛，如逍遥散（《太平惠民和剂局方》）；也可以本品调肝理脾，柔肝止痛，与白术、防风、陈皮同用；治疗脾虚肝旺，腹痛泄泻，如痛泻要方（《景岳全书》）；若与木香、黄连等同用，可治疗痢疾腹痛，如芍药汤（《素问·病机气宜保命集》）；若阴血虚筋脉失养而致手足挛急作痛，常配甘草缓急止痛，即芍药甘草汤（《伤寒论》）。

此外，本品敛阴，有止汗之功。若外感风寒，营卫不和之汗出恶风，可敛阴和营，与温经通阳的桂枝等用，以调和营卫，如桂枝汤（《伤寒论》）；至于阴虚盗汗，则须与龙骨、牡蛎、浮小麦等同用，可收敛阴止汗的功效。

【用法用量】煎服，5～15g；大剂量15～30g。

4. 阿胶

【性味归经】甘，平。归肺、肝、肾经。

【功效】补血，滋阴，润肺，止血。

【主治】①血虚证。本品为血肉有情之品，甘平质润，为补血要药，多用治血虚诸证。而尤以治疗出血而致血虚为佳。可单用本品即效。亦常配熟地黄、当归、芍药等同用，如阿胶四物汤（《杂病源流犀烛》）；若与桂枝、甘草、人参等同用，可治气虚血少之心动悸、脉结代，如炙甘草汤（《伤寒论》）。②出血证。本品味甘质黏，为止血要药。可单味炒黄为末服，治疗妊娠尿血（《太平圣惠方》）；治阴虚血热吐衄，常配伍蒲黄、生地黄等药，如（《千金翼方》）；治肺破嗽血，配人参、天冬、白及等药，如阿胶散（《仁斋直指方》）；也可与熟地黄、当归、芍药等同用，治血虚血寒妇人崩漏下血等，如胶艾汤（《金匮要略》）；若配白术、灶心土、附子等同用，可治脾气虚寒便血或吐血等证，如黄土汤（《金匮要略》）。③肺阴虚燥咳。本品滋阴润肺，常配马兜铃、牛蒡子、杏仁等同用治疗肺热阴虚，燥咳痰少，咽喉干燥，痰中带血，如补肺阿胶汤（《小儿药证直诀》）；也可与桑叶、杏仁、麦冬等同用，治疗燥邪伤肺，干咳无痰，心烦口渴，鼻燥咽干等，如清燥救肺汤（《医门法律》）。

【用法用量】5～15g。入汤剂宜烊化冲服。

【使用注意】本品黏腻，有碍消化。脾胃虚弱者慎用。

（四）补阴药

1. 北沙参

【性味归经】甘、微苦，微寒。归肺、胃经。

【功效】养阴清肺。

【主治】肺阴虚证。本品甘润而偏于苦寒，能补肺阴，兼能清肺热，适用于阴虚肺燥有热之干咳少痰、咳血或咽干音哑等证。常与相似的养阴、润肺、清肺及止咳、平喘、利咽之麦冬、南沙参、杏仁、桑叶、玄参等药同用。

【用法用量】煎服，4.5～9g。

【使用注意】《本草从新》谓北沙参"反藜芦"，《中华人民共和国药典》（2020年版）亦认为北沙参"不宜与藜芦同用"，应加以注意。

2. 南沙参

【性味归经】甘，微寒。归肺、胃经。

【功效】养阴清肺，补气，化痰。

【主治】肺阴虚证。本品甘润而微寒，能补肺阴、润肺燥，兼能清肺热。亦适用于阴虚肺燥有热之干咳痰少、咳血或咽干音哑等症。其润肺清肺之力均略逊于北沙参。但对肺燥痰粘，咳痰不利者，因兼有一定的祛痰的作用，可促进排痰；对气阴两伤者，还略能补脾肺之气，可气阴两补。常与北沙参、麦冬、杏仁等润肺清肺及对症之品配伍。

【用法用量】煎服，9～15g。

【使用注意】反藜芦。

3. 百合

【性味归经】甘，微寒。归肺、心、胃经。

【功效】养阴润肺，清心安神。

【主治】肺阴虚证。本品微寒，作用平和，能补肺阴，兼能清肺热。润肺清肺之力虽不及北沙参、麦冬等药，但兼有一定的止咳祛痰作用。用于阴虚肺燥有热之干咳少痰、咳血或咽干音哑等症，常与生地黄、玄参、桔梗、川贝母等清肺、祛痰药同用，如百合固金汤（《慎斋遗书》）。

【用法用量】煎服，6～12g。蜜炙可增加润肺作用。

4. 麦冬

【性味归经】甘、微苦，微寒。归胃、肺、心经。

【功效】养阴生津，润肺清心。

【主治】肺阴虚证。本品又善养肺阴，清肺热，适用于阴虚肺燥有热的鼻燥咽干，干咳痰少、咳血，咽痛音哑等症常与阿胶、石膏、桑叶、枇杷叶等品同用，如清燥救肺汤（《医门法律》）。

【用法用量】煎服，6～12g。

5. 天冬

【性味归经】甘、苦，寒。归肺、肾、胃经。

【功效】养阴润燥，清肺生津。

【主治】①肺阴虚证。本品甘润苦寒之性较强，其养肺阴，清肺热的作用强于麦冬、玉竹等同类药物。适用于阴虚肺燥有热之干咳痰少、咳血、咽痛音哑等症。对咳嗽咳痰不利者，兼能止咳祛痰。治肺阴不足，燥热内盛之证，常与麦冬、沙参、川贝母等药同用。②肾阴虚证。本品能滋肾阴，兼能降虚火，适宜于肾阴亏虚之眩晕、耳鸣、腰膝酸痛及阴虚火旺之骨蒸潮热，内热消渴等证。肾阴亏虚，眩晕耳鸣，腰膝酸痛者，常与熟地黄、枸杞子、牛膝等滋肾益精、强筋健骨之品同用。阴虚火旺，骨蒸潮热者，宜与滋阴降火之生地黄、麦冬、知母、黄柏等品同用。治肾阴久亏，内热消渴证，可与生地黄、山药、女贞子等滋阴补肾之品同用。肺肾阴虚之咳嗽咯血，可与生地黄、玄参、川贝母等滋阴清肺、凉血止咳药同用。

【用法用量】煎服，6~12g。

【使用注意】本品甘寒滋腻之性较强，脾虚泄泻、痰湿内盛者忌用。

6. 玉竹

【性味归经】甘，微寒。归肺、胃经。

【功效】养阴润燥、生津止渴。

【主治】肺阴虚证。本品药性甘润，能养肺阴，微寒之品，并略能清肺热。适用于阴虚肺燥有热的干咳少痰、咳血、声音嘶哑等症，常与沙参、麦冬、桑叶等品同用，如沙参麦冬汤（《温病条辨》）。治阴虚火炎、咳血、咽干、失音，可与麦冬、地黄、贝母等品同用。

又因本品滋阴而不碍邪，与疏散风热之薄荷、淡豆豉等品同用，治阴虚之体感受风温及冬温咳嗽、咽干痰结等症，可使发汗而不伤阴，滋阴而不留邪，如加减葳蕤汤（《重订通俗伤寒论》）。

此外，本品还能养心阴，亦略能清心热，还可用于热伤心阴之烦热多汗、惊悸等证，宜与麦冬、酸枣仁等清热养阴安神之品配伍。

【用法用量】煎服，6~12g。

7. 黄精

【性味归经】甘，平。归脾、肺、肾经。

【功效】补气养阴，润肺益肾。

【主治】阴虚肺燥，干咳少痰及肺肾阴虚的劳咳久咳。本品甘平，能养肺阴，益肺气。治疗肺金气阴两伤之干咳少痰，多与沙参、川贝母等药同用。因本品不仅能补益肺肾之阴，而且能补益脾气脾阴，有补土生金、补后天以养先天之效。亦宜用于肺肾阴虚之劳嗽久咳。因作用缓和，可单用熬膏久服。亦可与熟地黄、百部等滋养肺肾、化痰止咳之品同用。

【用法用量】煎服，9~15g。

8. 龟甲

【性味归经】甘，寒。归肾、肝、心经。

【功效】滋阴，潜阳，益肾健骨，养血补心。

【主治】①肝肾阴虚所至的阴虚阳亢、阴虚内热、阴虚风动证。本品长于滋补肾阴，兼能滋养肝阴，故适用于肝肾阴虚而引起上述诸证。对阴虚阳亢头目眩晕之证，本品兼能潜阳，常与天冬、白芍、牡蛎等品同用，如镇肝息风汤（《医学衷中参西录》）。治阴虚内热，骨蒸潮热，盗汗遗精者，常与滋阴降火之熟地黄、知母、黄柏等品同用，如大补阴丸（《丹溪心法》）。本品性寒，兼退虚热，治阴虚风动，神倦瘈疭者，宜与阿胶、鳖甲、生地黄等品同用，如大定风珠（《温病条辨》）。②肾虚筋骨痿弱。本品长于滋肾养肝，又能健骨，故多用于肾虚之筋骨不健，腰膝酸软，步履乏力及小儿鸡胸、龟背、囟门不合诸症，常与熟地黄、知母、黄柏、锁阳等品同用，如虎潜丸（《丹溪心法》）。小儿脾肾不足，阴血亏虚，发育不良，出现鸡胸、龟背者，宜与紫河车、鹿茸、山药、当归等补脾益肾、益精养血之品同用。③阴血亏虚之惊悸、失眠、健忘。本品入于心肾，又可以养血补心，安神定志，适用于阴血不足，心肾失养之惊悸、失眠、健忘，常与石菖蒲、远志、龙骨等品同用，如孔子大圣知枕中方（现简称枕中丹）（《备急千金要方》）。

【用法用量】煎服，9～24g。宜先煎。本品经砂炒醋淬后，有效成分更容易煎出；并除去腥气，便于制剂。

9. 鳖甲

【性味归经】甘、咸，寒。归肝、肾经。

【功效】滋阴潜阳，退热除蒸，软坚散结。

【主治】肝肾阴虚证。本品亦能滋养肝肾之阴，适用于肝肾阴虚所致阴虚内热、阴虚风动、阴虚阳亢诸证。对阴虚内热证，本品滋养之力不及龟甲，但长于退虚热、除骨蒸，故尤为临床多用。治疗温病后期，阴液耗伤，邪伏阴分，夜热早凉，热退无汗者，常与丹皮、生地黄、青蒿等品同用，如青蒿鳖甲汤（《温病条辨》）。治疗阴血亏虚，骨蒸潮热者，常与秦艽、地骨皮等品同用。主治阴虚风动，手足瘈疭者，常与阿胶、生地黄、麦冬等品同用。

【用法用量】煎服，9～24g。宜先煎。本品经砂炒醋淬后，有效成分更容易煎出；其可去其腥气，易于粉碎，方便制剂。

七、止汗药

（一）麻黄根

【性味归经】甘、微涩，平。归肺经。

【功效】固表止汗。

【主治】自汗、盗汗。本品甘平性涩，入肺经而能行肌表、实卫气、固腠理、闭毛窍，为敛肺固表止汗之要药。治气虚自汗，常与黄芪、牡蛎同用，如牡蛎散（《太平惠民和剂局方》）。治阴虚盗汗，常与熟地黄、当归等同用，如当归六黄汤（《兰室秘藏》）。治产后虚汗不止，常与当归、黄芪等配伍，如麻黄根散（《太平圣惠方》）。

此外，本品外用配伍牡蛎共研细末，扑于身上，可治各种虚汗证。

【用法用量】煎服，3～9g。外用适量。

【使用注意】有表邪者，忌用。

（二）浮小麦

【性味归经】甘，凉。归心经。

【功效】固表止汗，益气，除热。

【主治】①自汗，盗汗。本品甘凉入心，能益心气、敛心液；轻浮走表，能实腠理、固皮毛、为养心敛液，固表止汗之佳品。凡自汗、盗汗者，均可应用。可单用炒焦研末，米汤调服。治气虚自汗者，可与黄芪、煅牡蛎、麻黄根等同用，如牡蛎散（《太平惠民和剂局方》）；治阴虚盗汗者，可与五味子、麦冬、地骨皮等药同用。②骨蒸劳热。本品甘凉并济，能益气阴，除虚热。治阴虚发热、骨蒸劳热等证，常与玄参、麦冬、生地黄、地骨皮等药同用。

【用法用量】煎服，15~30g；研末服，3~5g。

【使用注意】表邪汗出者忌用。

（三）糯稻根须

【性味归经】甘，平。归心、肝经。

【功效】固表止汗，益胃生津，退虚热。

【主治】①自汗，盗汗。本品甘平质轻，能固表止汗，且有益胃生津之功。用于各种虚汗兼有口渴者尤宜。治气虚自汗，可单用煎服；或配伍黄芪、党参、白术、浮小麦等药同用。治阴虚盗汗，可与生地黄、地骨皮、麻黄根等药同用。②虚热不退，骨蒸潮热。本品能退虚热，益胃津。常用于病后阴虚口渴，虚热不退及骨蒸潮热者，可与沙参、麦冬、地骨皮等药同用。

【用法用量】煎服，15~30g。

（四）五味子

【性味归经】酸、甘，温。归肺、心、肾经。

【功效】收敛固涩，益气生津，补肾宁心。

【主治】①久咳虚喘。本品味酸收敛，甘温而润，能上敛肺气，下滋肾阴，为治疗久咳虚喘之要药。治肺虚久咳，可与罂粟壳同用，如五味子丸（《卫生家宝》）；治肺肾两虚喘咳，常与山茱萸、熟地黄、山药等同用，如都气丸（《医宗己任编》）；本品长于敛肺止咳，配伍麻黄、细辛、干姜等，可用于寒饮咳喘证，如小青龙汤（《伤寒论》）。②自汗，盗汗。本品五味俱全，以酸为主，善能敛肺止汗。治自汗、盗汗者，可与麻黄根、牡蛎等同用。

【用法用量】煎服，3~6g；研末服，1~3g。

【使用注意】凡表邪未解，内有实热，咳嗽初起，麻疹初期，均不宜用。

（五）五倍子

【性味归经】酸、涩，寒。归肺、大肠、肾经。

【功效】敛肺降火、止咳止汗，涩肠止泻，固精止遗，收敛止血，收湿敛疮。

【主治】①咳嗽，咯血。本品酸涩收敛，性寒清降，入于肺经，既能敛肺止咳，又能清肺降火，适用于久咳及肺热咳嗽。因本品又能止血，故尤宜用于咳嗽咯血者。治肺虚久咳，常与五味子、罂粟壳等药同用；治肺热痰嗽，可与瓜蒌、黄芩、贝母等药同用。治热灼肺络咳嗽咯血，常与藕节、白及等药同用。②自汗，盗汗。本品功能敛肺止汗。治自汗、盗汗，可单用研末，与荞面等分作饼，煨熟食之；或研末水调敷肚脐处。

【用法用量】煎服，3~9g；入丸、散服，每次1~1.5g。外用适量。研末外敷或煎汤熏洗。

【使用注意】湿热泻痢者忌用。

（张惠勇　鹿振辉　陆城华）

参考文献

[1] 高学敏.中药学[M].北京:中国中医药出版社,2007.

[2] 刘金伟,王金河,仲斌.大蒜素对结核分枝杆菌体外抑菌效果观察[J].人民军医,2001,44(4):236-237.

[3] 陈志,梁建琴,王金河,等.联用大蒜素注射液治疗肺结核临床疗效及对血清炎性因子的影响[J].西南国防医药,2007,17(04):414-416.

[4] 蓝剑,张胜男,曾显声,等.猫爪草水煎剂联合标准抗结核方案治疗颈淋巴结结核疗效观察[J].海南医学,2018,29(21):2993-2996.

[5] 田菲菲,蒋继志,沈凤英,等.126种中草药提取物对两种植物病原菌的抑菌活性[J].华北农学报,2006,21(S1):131-134.

[6] 匡铁吉,董梅,宋萍,等.黄连素对结核分枝杆菌的体外抑菌作用[J].中国中药杂志,2001,26(12):867-868.

[7] 李洪敏,冯端浩,曹晶,等.中药苦参碱对结核杆菌的抑制作用[J].解放军药学学报,2002,18(6):383-385.

[8] 赵奎君,刘锁兰,李洪敏.狼毒大戟中不同组分和成分抗结核杆菌作用的研究[J].中国药师,2007,10(11):1063-1065.

[9] 赵奎君,杨隽,张蒲芝.5种狼毒大戟提取物对结核杆菌抗菌作用的比较[J].时珍国医国药,2000,11(7):589-590.

[10] 肖红侠,张喜霞,邵世峰,等.黄芩苷对结核分枝杆菌抑菌作用的研究[J].临床检验杂志,2017,35(04):291-292.

[11] 吴燕燕,王易,王莉新.黄芩苷对结核分枝杆菌作用下TLR2-MyD88信号通路的影响[J].中国免疫学杂志,2011,27(08):714-717.

[12] 赵丰权,戴建义,李君桦,等.黄芩苷体内抑制结核分枝杆菌的机制研究[J].预防医学,2019,31(10):998-1000,1006.

[13] 王淑英,王晓兰,刘萌萌.白头翁提取物体外抗结核杆菌作用的实验研究[J].时珍国医国药.2011,22(12):2965-2966.

[14] 路西明,王建刚,王建军,等.中药白头翁治疗淋巴结核52例[J].北京中医药大学学报,1995,18(03):74.

[15] 闫晓霞.三种夏枯草对结核分枝杆菌的药物敏感性研究[J].长治医学院学报,2007,21(1):9-10.

[16] 郑姗,梁光义,潘卫东.贵州夏枯草的抗结核化学成分研究[J].中国民族医药杂志,2016,22(04):44-46.

[17] SWEET L, SCHOREY J S. Glycopeptidolipids from Mycobacterium avium promote macrophage activation in a TLR2 and MyD88 dependent manner[J]. J Leukoc Biol,2006,80(2):415-423.

[18] TEIXEIRA-COELHO M, CRUZ A, CARMONA J, et al. TLrR2 deficiency by compromising p19(IL-23) expression limits Th17 cell responses to Mycobacterium tuberculosis[J].Int Immunol,2011,23(2):89-96.

[19] BAI X, OBERLEY-DEEGAN R E, BAI A, et al. Curcumin enhances human macrophage control of Mycobacterium tuberculosis infection[J]. Respirology, 2016,21(5):951-957.

第十四章
结核病合并症

结核病系结核分枝杆菌感染，绝大多数患者（90%～95%）处于免疫平衡状态，存在结核分枝杆菌感染的证据，但无任何临床症状和影像学表现的结核潜伏感染状态。但随着时间延长，机体免疫状态发生变化，这种平衡被打破，可出现活动性结核病。因而可以认为，结核病的发病与机体的免疫状态息息相关。

当机体患有引起免疫功能下调的疾病，如糖尿病、HIV 感染、肿瘤、自身免疫疾病需要激素或 / 和免疫抑制剂治疗以及尘肺病等，原来处于结核潜伏感染状态的机体，可能因免疫功能下降，不能继续对抗，引起活动性结核病。本章针对常见的几种结核病合并症的临床特点、影像学特征、诊断及治疗进行分述。

第一节　肺结核合并糖尿病

一、概述

糖尿病（diabetes mellitus，DM）是一种严重威胁人类健康和生命的慢性疾病，其患病率、致残率、病死率和总体健康危害程度已居非传染病的第三位，并且发病率在全球呈快速上升趋势。根据国际糖尿病联盟（international diabetes federation，IDF）统计，2017年全球糖尿病患病人数达 4.25 亿，较 2015 年多 1 000 万人，其中 3/4 来自中低收入国家，2017 年全球 20～79 岁人群中约 400 万人死于糖尿病，另有 3.52 亿糖耐量异常患者，预计到 2030 年全球糖尿病患者可达 5.52 亿。近年来随着社会生活水平的提高及生活方式的转变，我国糖尿病的发病呈显著上升趋势，糖尿病患病率增加了十几倍。从 1980 年的低于 1%、1994 年的 2.5%、2000—2001 年的 5.5%、2007 年的 9.7%，增加至 2010 年的11.6%。据 IDF 的年报，中国是全球糖尿病患者最多的国家，2015 年的患病人数达到了1.09 亿。

结核病（tuberculosis，TB）仍然是世界上 10 大致死性疾病之一。2018 年，全球估算结核病死亡数约为 124 万，新发结核病患者约 1 000 万，其中有 100 万人同时患有结核和糖尿病（TB-DM）。在目前的情况下，全球中 TB-DM 合并症患者数量甚至高于 TB-HIV 患者数量，需引起高度重视。中国是世界上结核病负担最严重的国家之一，包括耐多药结核病（multidrug-resistant tuberculosis，MDR-TB）以及不断增长的糖尿病患者。2020 年 10 月

14 日，WHO 正式发布了最新的全球结核病年度报告，报告显示，2019 年中国新发患者数约占全球的 8.4%，约 83.3 万，结核病死亡人数为 3.1 万；而且中国糖尿病负担严重，超过 1 亿人患有糖尿病。糖尿病的流行对结核病的控制产生了严重不良影响。近十年来随着全球糖尿病患者的增多，尤其是发展中国家糖尿病和肺结核的发病率将同步增长，糖尿病和肺结核患者之间的关系受到关注。为此，2011 年 WHO 和国际结核病和肺部健康联盟（international union against tuberculosis and lung disease，IUATLD）共同出台了《肺结核与糖尿病防控协作框架》，呼吁各国的政策制定者和医务工作人员进行临床及相关的研究工作，为控制双重疾病的疫情提供高质量的证据。2015 年世界糖尿病基金会（world diabetes foundation，WDF）和 Union 在印度尼西亚的巴厘岛共同举办高峰论坛，并发表了《巴厘岛宣言》，承诺将来促进对双重疾病的相关行动，控制两病共流行的疫情。

二、流行病学

国内外多项研究表明，糖尿病是肺结核发病的独立危险因素，糖尿病患者感染肺结核的危险性是普通人群 3～38 倍。在全世界结核病患者中，15% 合并糖尿病，其中 40% 的患者来自印度和中国。不同的研究人群和研究结果显示 5%～30% 的肺结核患者同时罹患糖尿病。例如 2011 年在孟加拉国进行的一项前瞻性研究，对 17 344 名糖尿病患者进行肺结核筛查，发现糖尿病患者中确诊结核病的发生率是普通人群（213.33/10 万）的两倍。在中国，筛查后的糖尿病合并结核病的发病率是普通人群（774/10 万）的 4～8 倍。在韩国进行的一项大型前瞻性的研究，对 331 601 名糖尿病患者随访 3 年，结核病发病率为每 10 万人中有 180 人。而在尼泊尔，一项小型横断面研究显示：100 名糖尿病患者中有 8 名涂阳肺结核患者。在巴基斯坦进行的一项回顾性研究发现，糖尿病患者的结核病发病率为 11.9%，是非糖尿病患者的 10 倍（1.7%，$P < 0.05$）。

结核病是否增加糖尿病的发病危险尚无定论，但结核病患者中并发糖尿病的比率有逐年增高的趋势。印度 2000 年结核病患者中糖尿病患病率为 14.8%，涂阳患者中糖尿病患病率达 20.2%。成都市 2004 年结核病合并糖尿病的发病率为 2.08%；上海市新登记结核病患者并发糖尿病的比率，从 1992 年的 0.7/10 万上升至 1997 年的 2.1/10 万，年递增率达 24.6%。

总之，全球范围糖尿病发病率的增长将带动肺结核发病率的增长，尤其是在发展中国家，这种双重疾病负担对卫生系统来说是一个日益严重的挑战。

三、肺结核与糖尿病的关系

在过去二十年里，大家开始关注结核病和糖尿病之间的联系，从理论上讲，糖尿病和结核病可能在很多层面上可以相互影响，比如糖尿病患者比非糖尿病患者更容易患肺结核，糖尿病患者导致潜伏结核感染的风险增加，但证据仍然很薄弱。结核感染在糖尿病患者中的进展速度可能比非糖尿病的患者快，这些都提示糖尿病与肺结核存在相互关联，但糖尿病患者对结核病易感性的机制尚不完全明确。这些机制可能与外部因素（如血糖控制不佳）和内部因素（如胰岛素抵抗、遗传易感性）等有关。

（一）血糖的控制水平

一项为期 5 年的调查记录发展中地区糖尿病患者血糖变化，入选 11 799 例患者，其中 5 888 例是亚洲人，结果显示只有 20% ~ 30% 的患者达到了 HbA1c < 7% 的目标值。1998 年 Diabcare-Asia 的项目对来自孟加拉国、中国、印度、印度尼西亚、马来西亚、菲律宾、新加坡、韩国、斯里兰卡、泰国和越南等的 24 317 名糖尿病患者进行了横断面调查，发现 55% 的患者糖化血红蛋白含量超过 8%。亚洲人群血糖控制不佳是结核病的一个潜在重要危险因素。

2008 年 Restrepo 及其同事进行了首次研究，其中发现持续性高血糖可能在改变糖尿病患者对结核分枝杆菌的免疫反应中起关键作用。研究表明，不良的糖尿病控制（如 HbA1c 水平所示）与来自结核分枝杆菌的纯化蛋白衍生物刺激的先天和细胞因子应答反应差异有关，从而促进进展为活动性结核病。2008 年另一项研究显示：在香港招募 4 690 名老年糖尿病患者，HbA1c 值较高（> 7%）的患者存在活动性结核病的风险，比 HbA1c < 7% 的患者相比高 3 倍（$HR = 3.11$；$95\%CI$：$1.63 ~ 5.92$，$P < 0.01$）。2016 年一项在中国台湾进行的 123 546 人的队列研究发现，在 4.6 年的中位随访期内，血糖控制不良的糖尿病组与非糖尿病组相比具有显著增高的结核病风险（调整后 $HR = 2.21$；$95\% CI$：$1.63 ~ 2.99$，$P < 0.01$）。以上研究表明血糖控制欠佳是结核病的重要危险因素，积极控制血糖以减少糖尿病合并肺结核的发生。

（二）胰岛素抵抗

亚洲人群中胰岛素抵抗的高度流行可能导致该人群对结核病的易感性。众所周知，结核病影响胰岛素的产生，并影响胰岛素敏感性。虽然有几项研究表明胰岛素在结核分枝杆菌的细胞代谢和吞噬过程中发挥作用，但关于胰岛素抵抗是活动性结核病的潜在危险因素的认识却很少。Chao 等人研究了糖尿病患者对结核病易感性的免疫学机制。他们测量了抵抗素水平，是由免疫细胞产生的一种蛋白质，在人类能引起胰岛素抵抗并抑制白细胞中活性氧（reactive oxygen species，ROS）的产生。研究发现，与轻症结核病和健康对照组相比，严重结核病和糖尿病患者中血清抵抗素水平显著升高。他们推测血清抵抗素的升高抑制了分枝杆菌诱导的免疫反应，导致了细菌生长的无效控制。在 Mao 等人的报道中，作者假设胰岛素抵抗状态下巨噬细胞的功能变化可能增加活动性结核病的风险。他们的假设是建立在研究的基础上，研究表明胰岛素信号可能在调节巨噬细胞中的碳水化合物代谢、氧化还原活性和吞噬能力方面发挥作用，而巨噬细胞是抵御结核分枝杆菌侵袭的第一道防线。

据报道，在亚洲印第安人的儿童和青少年中也有胰岛素抵抗。通常情况下，胰岛素抵抗与内脏皮下脂肪含量相关。然而，即使在非肥胖的情况下，也可以看到胰岛素抵抗的特征，如高胰岛素血症和高甘油三酯血症。在 2007 年 Chandalia 等人的研究中，南亚血统的年轻男性虽然腹膜内脂肪没有增加，但与白人男性不同，他们仍然有胰岛素抵抗。这些发现表明，这些人群中胰岛素抵抗的机制与白人不同。需要更多的研究来发现这些机制并揭示胰岛素抵抗在结核病发病机制中的作用。

（三）基因

有研究显示：即使长期不生活在出生国，亚洲或印度人群中结核病患者比其他人群表现出更高的糖尿病患病率。2005 年一项对英格兰 4 个种族的研究发现，3 461 例新发肺结核病例中，384 例（11.1%）合并糖尿病，其中亚洲和亚洲裔患者（55%）受两种疾病的影响最大，黑人和白人的比例几乎相同（22% 和 23%）。大约 1/3 新诊断结核病的亚洲人将患有糖尿病。同样 Suwanpimolkul 等从 2005 年到 2012 年在旧金山的一个结核病诊所收集了信息，招募了 791 名结核病患者，其中 29.2% 在美国出生，26.7% 在亚洲，11% 在墨西哥，其余 33.1% 来自其他国家。经校正的结核病患者中糖尿病的患病率为 15.9%。其中 26.7% 的患者为亚裔（中国和菲律宾），非美国人感染这两种疾病的比例最高。这些数据表明，这些地区的人对 TB-DM 合并症特别敏感，这可能与基因构成有关，也可能与幼儿时期有关。虽然亚洲人 TB-DM 高患病率易感性的可能遗传基础尚不清楚，但亚洲人易患胰岛素抵抗和糖尿病的遗传原因可能在一定程度上解释了这一人群中 TB-DM 更普遍的原因。2006 年 Radha 等人研究了过氧化物酶体增殖激活受体（PPAR）γPro12Ala 多态性（已知对糖尿病有保护作用）在白种人、南亚移民人群和居住在印度的同质南亚人群中的流行情况。在所有 3 个种群中，作者观察到类似 *12Ala* 等位基因的流行情况。然而，糖尿病白种人的这种等位基因频率明显低于非糖尿病白种人，南亚糖尿病患者和非糖尿病人群的 *12Ala* 等位基因患病率几乎相同。这一发现表明，PPAR γPro12Ala 多态性在白种人中对糖尿病有保护作用，但在南亚人中则不然。2007 年 Chang 等人在中国人群中发现了一种新的与 2 型糖尿病相关的风险转录因子 7-like 2（TCF7L2）的遗传变异，不同于在欧洲血统人群中观察到的变异。需要进一步的研究来发现这些特定于亚洲人群的遗传多态性是否是造成糖尿病和胰岛素抵抗率升高的原因，从而导致该群体对结核病的易感性更高。

（四）年龄

在亚洲国家，特别是在中国和印度，由于年轻糖尿病患者的患病率迅速增加导致了 TB-DM 的高发病率。在印度南部，2000—2006 年 44 岁以下人群的糖尿病患病率增加了 10.7%。来自中国的数据显示，1994—2000 年 35～44 岁年龄组的成年人糖尿病患病率增加了 88%，这可能与饮食习惯迅速改变、体育活动减少、工作时间延长和睡眠时间减少有关。虽然数据并不确定，但已经表明 DM 和 TB 关系在年轻人中更为突出。一项对 13 项糖尿病与活动性结核病相关的观察性研究荟萃分析发现，有 2 项研究提出了年龄结构特征的 *RRs*（风险比）。结果显示，40 岁以下人群中 DM 和 TB 的相关性更强，且随 40 岁以上年龄组的年龄增长而降低 *RR*（趋势性 $P_{Kim} = 0.014$，$P_{Ponce-de-Leon} = 0.184$）。然而，由于其他一些研究发现 TB-DM 共病在 40 年以上的患者中更为常见，因此年龄与糖尿病的关系目前还没有明确结论。WHO 报道 50 岁以上人群两病并发率高达 56.8%。

（五）结核病对糖尿病的影响

结核病是否影响糖代谢、机体组织对胰岛素的敏感性以及胰岛功能，尚无定论。结核病药物可能通过药物相互作用干扰糖尿病的治疗，糖尿病也可能干扰某些抗结核药物的活性。在活动性结核病患者中，糖尿病可能通过延迟微生物反应的时间、降低有利结果的可能性、增加复发或死亡的风险，从而对结核病治疗结果产生不利影响。糖尿病也可能加速耐药结核病的出现，尤其是耐多药结核病，尽管目前证据有限。已报道的有：异烟肼可干扰正常糖代谢，使血糖升高，并加重末梢神经炎。磺脲类及噻唑烷二酮类（thiazolidinediones，TZDs）通过肝脏的细胞色素 P450 系列酶在肝脏代谢，利福平是 P450 酶的诱导剂，利福平可促进肝微粒体酶对甲苯磺丁脲等磺胺类药物的代谢活性，缩短半衰期，从而降低降糖效果。也有报道显示，吡嗪酰胺可使糖尿病难以控制。氟喹诺酮类尤其是加替沙星会引起糖代谢紊乱。

四、临床表现

（一）症状

糖尿病并发肺结核和单纯肺结核相比，临床表现方面有一定的差别。多数的研究提出糖尿病并发结核病起病较急，病情发展迅速，呼吸道症状发生的频率较单纯结核病高 1.7倍。早年报道表明，糖尿病合并肺结核的患者预后不佳，但目前两种疾病诊断、治疗水平均有提高，预后也有所改善。预后主要取决于糖尿病的及时诊断和血糖控制、肺结核的早期发现与治疗，因此，早期诊断极为重要，需要密切观察病情，寻找两病的诊断线索。

1. 糖尿病患者出现明显的体重下降、疲乏无力、发热及咳嗽、咯血等呼吸道症状，需要警惕肺结核，要及时行胸部影像学检查。即使糖尿病患者无上述症状，也推荐定期胸部 X 线检查。病情稳定的糖尿病患者，当发生无任何理由解释其血糖、尿糖波动者，也需要进一步查找原因。

2. 起病急、肺部病变以炎性渗出为主伴空洞、且病变发展迅速，类似急性肺脓肿、急性肺炎。

3. 食欲明显增加，皮肤疖肿、会阴瘙痒。

4. 痰菌的阳性率高，糖尿病结核病的初始痰检阳性率是单纯肺结核的 5 倍，多数研究认为糖尿病是影响肺结核涂片、痰培养阳性持续时间的独立危险因素，它能使痰菌转阴的时间延长。无论是糖尿病或糖尿病合并肺结核患者，利福平在体内的最大血药浓度均显著低于单纯肺结核患者。尽管糖尿病并发结核病的复发较单纯肺结核更多见，但目前尚未有明确的证据支持糖尿病是肺结核复发的高危因素。

（二）体征

肺结核合并糖尿病患者的肺部由于干酪性肺炎和空洞发生率较高，因此肺部听诊可闻及细湿啰音。若出现大面积干酪性肺炎可伴有肺实变体征，如语颤增强，叩诊呈实音或浊音，听诊闻及支气管呼吸音。当形成巨大空洞时，叩诊呈过清音或鼓音，听诊闻及空洞性呼吸音。

（三）影像学检查

与单纯结核病相比，肺结核合并糖尿病时，中下肺野、肺门病变较多见。有作者认为可能与纵隔、陈旧淋巴结结和病变活动引起支气管淋巴瘘乃至播散有关。肺结核合并糖尿病患者影像多呈大片状密度增高影，呈浸润型改变，范围广，常侵犯多个肺野，表现为干酪性肺炎的患者较多。空洞性病灶发生率亦高，可表现为厚壁空洞、薄壁空洞及无壁空洞。此外，糖尿病患者的肺内病变部位与单纯结核病患者的结核病灶多位于两肺上叶后段和下叶背段不同，表现为双下肺的病灶较多，且与血糖水平相关。Perez-Guzman 等对比分析了 192 例糖尿病并发肺结核及 130 例单纯肺结核病患者胸部 X 线表现，结果显示，并发糖尿病组不典型的胸部 X 线表现显著多于对照组，上肺野病变发生频率显著低于对照组，分别为 17% 与 56%；下肺野病变发生率高于对照组，分别为 19% 与 7%；且糖尿病组空洞形成、多发性空洞及下肺野空洞发生率显著高于对照组，空洞形成率分别为 82%

与 59%。尹洪云等的数据显示，空腹血糖超过 10mmol/L 以上，肺部干酪性病变发生率明显增高。北京胸科医院孔忠顺等研究表明，随 HbA1c 含量的增加，肺部干酪性病变、多发空洞性病变、发虫蚀性病变的发生率呈递增趋势，纤维增殖性病变的发生率呈递减趋势。

五、实验室检查

（一）病原学检查

直接镜检法是通过标本中直接找到抗酸杆菌，标本来源可以是：痰液、超声雾化导痰、下呼吸道采样、支气管冲洗液、支气管肺泡灌洗液（BALF）、肺及支气管活检标本。分离培养法灵敏度高于涂片镜检法，可直接获得菌落并进行菌种鉴定和药敏检测，分离培养法采用改良罗氏和 BACTEC 法，前者所需时间较长，一般需培养 4~8 周。后者阳性率更高，而且检测时间可缩短 2~4 周。

随着分子生物学诊断技术的不断发展，基因诊断也取得了重大突破。研究结果显示分子生物学技术可获得比涂片镜检明显高的阳性率和略高于培养的阳性率，且省时快速，成为结核病病原学诊断的重要参考依据，例如 Xpert MTB/RIF 的检测，可在 2 小时获得结果，其敏感性可达 90% 上，特异性在 95% 以上，有数据显示，所有菌阳患者中，通过使用 Xpert MTB/RIF 检出的比例从 26% 上升到 90%，不仅可用于快速结核病诊断，同时也可快速筛查利福平的耐药诊断。2010 年 WHO 首次推荐使用 Xpert MTB/RIF 应用于耐药高危人群及 HIV/TB 感染的高风险人群的早期检测。

大量研究结果显示，TB 合并 DM 的患者痰菌阳性率，包括涂片阳性率和培养阳性率均较单纯肺结核患者高，尤其是血糖控制不理想的患者。根据国内的报道，合并糖尿病的肺结核病患者的痰涂片阳性率为 50%~78.4%，远高于单纯肺结核患者，说明双重疾病的患者更具有传染性。由于痰涂片检查阳性是确诊肺结核的重要依据，而且所需费用较低，技术要求不高，因此在糖尿病患者中进行痰涂片的筛查有利于结核病的早期诊断和早期干预。

（二）免疫学检测

有研究结果显示，轻中度糖尿病合并肺结核患者 PPD 的阳性率或阳性程度要高于单纯肺结核患者，重度糖尿病合并肺结核患者容易出现假阴性。但也有研究结果表明，无论是结核菌素皮试（TST）还是 γ-干扰素释放试验（IGRA），糖尿病合并结核患者的阳性率与单纯结核病患者相比并无显著差异，但是 IGRA 的敏感性低于 TST，特异性要高于 TST。WHO 及欧美多国结核诊疗指南均推荐 γ-干扰素释放试验作为结核分枝杆菌感染测试。2014 年 10 月《中华结核和呼吸杂志》发表 "γ-干扰素释放试验在中国应用建议" 强调，在我国 IGRA 不能确诊或排除结核病，对于缺少细菌学诊断依据的活动性结核病（如菌阴肺结核），可在常规诊断依据的基础上起到补充或辅助诊断的作用。

根据李媛媛等研究结果显示血 T-SPOT.TB、PPD、血抗结核抗体、痰涂片在糖尿病合并肺结核中的敏感性分别为 96.77%、38.71%、52.23%、20.97%，血抗结核抗体的特异性与 T-SPOT.TB 基本一致，但它的敏感性低，说明在糖尿病合并肺结核中血 T-SPOT.TB 的诊断价值明显高于其他检查。血 T-SPOT.TB 的阳性预测值为 93.75%，阴性预测值为

92.86%，说明在肺部疾病的鉴别诊断中血 T-SPOT.TB 的阳性结果的参考价值与阴性结果的参考价值基本一样，尤其是血 T-SPOT.TB 阴性预测值明显高于 PPD、血抗结核抗体、痰涂片的阴性预测值，说明 T-SPOT.TB 阴性结果对于排除肺结核有较大的帮助。高鸣的研究 ELISPOT 试验对糖尿病合并结核（菌阳＋菌阴）诊断的敏感性和特异性分别为 83.6% 和 98.0%，而 PPD 的敏感性和特异性分别为 83.1% 和 33.3%；而且血糖控制较差的人和血糖控制较好的人群比较，ELISPOT 试验和 PPD 试验诊断的敏感性、特异性、阳性预测值和阴性预测值并没有显著性差异。

（三）病理学诊断

病理学改变表现为上皮细胞样肉芽肿性炎，光学显微镜下可见大小不等和数量不同的坏死性和非坏死性的肉芽肿。肉芽肿是由上皮样细胞结节融合而成。典型的结核病变由融合的上皮样细胞结节组成，中心为干酪样坏死，周边可见朗格汉斯多核巨细胞，外层为淋巴细胞浸润和增生的纤维结缔组织。证明结核性病变，需要在病变区找到病原菌。利用多聚酶链反应（PCR）技术能对石蜡包埋组织中结核分枝杆菌 DNA 进行检测并与其他抗酸杆菌相鉴别。对一些陈旧性结核病变，仅有凝固性坏死和纤维化病变，在抗酸染色未找到结核分枝杆菌情况下，应用 PCR 对结核分枝杆菌 DNA 检测，敏感性和特异性高，对于确定诊断有较好帮助。

（四）糖尿病相关检查

1. 血糖和口服糖耐量检测　血糖升高是诊断糖尿病的主要依据，也是判断糖尿病病情和控制状况的主要指标，血糖值反映的是即时血糖水平。诊断糖尿病时必须使用静脉血浆，而随访血糖时可使用便携式血糖仪测定指尖血糖。

当血糖高于正常但未达到 DM 诊断标准时可进行 OGTT，是在无摄入任何热量 8 小时后，清晨空腹进行，成人口服 75g 无水葡萄糖，溶于 250～300ml 水中，5～10 分钟内饮完，2 小时后测静脉血糖。

我国资料显示，仅查空腹血糖，糖尿病的漏诊率较高，理想的调查是同时检查空腹血糖及 OGTT 后 2h 血糖，OGTT 其他时间点血糖不作为诊断标准。

2. HbA1c　正常人的 HbA1c 占血红蛋白总量的 3%～6%，血糖控制不佳者 HbA1c 升高，并与血糖升高的程度和持续时间相关，HbA1c 反映患者 8～12 周平均血糖水平，不能反映及时血糖水平及血糖波动情况，也不能确定是否有低血糖。

3. 胰岛 B 细胞功能检查　胰岛素分泌缺陷和／或靶组织对胰岛素敏感性降低是糖尿病发病的重要病理生理机制。正确检测及评价胰岛 B 细胞功能，对于糖尿病的早期诊断、病情评估、早期干预、疗效评价及疾病预后具有极其重要的意义。检测胰岛 B 细胞功能有很多方法，包括胰岛素脉冲样分泌模式的检测和胰岛 β 细胞分泌刺激试验（葡萄糖刺激试验和非葡萄糖刺激试验），此外，还可通过分析胰岛 B 细胞分泌的其他肽类来判断其功能，如 C 肽、胰岛素原等。

（1）胰岛素脉冲式分泌：可分为快速脉冲分泌波动及慢速分泌波动。快速脉冲分泌异常是 2 型糖尿病患者 B 细胞功能缺陷的早期标志。糖尿病及其高风险人群中胰岛素脉冲式分泌异常的出现常早于 1 相胰岛素分泌异常，故可用于检出糖尿病易感者潜在的细胞功能缺陷，亦可用于观察糖尿病者 B 细胞功能的变化及治疗后功能的变化。

（2）葡萄糖刺激试验：正常人胰岛 B 细胞对葡萄糖反应迅速，血糖升高后数秒至数分即可观察到胰岛素水平的增高，采用葡萄糖刺激法可观察胰岛素早期分泌功能。其主要方法有：

1）高葡萄糖钳夹试验：通过输注外源性葡萄糖，使血糖快速升高并维持在相对平稳的高糖水平，以刺激内源性胰岛素分泌，可观察到胰岛素双相分泌。高糖钳夹试验是检测 B 细胞功能的金标准，但受胰岛素抵抗影响，所评估的是胰岛素分泌量，而非真正 B 细胞功能；而且方法复杂，技术要求高，临床普遍开展困难，仅用于科研。

2）静脉注射葡萄糖耐量试验：即一次性静脉注射葡萄糖，在注射后 3h 内观察血糖和胰岛素的变化，亦可观察到胰岛素双相分泌。

上述两种方法在糖尿病前期或称糖调节受损（impaired glucose regulation，IGR）或早期糖尿病患者可见到胰岛素 1 相分泌消失，甚至在糖耐量正常阶段已发生变化，故可发现潜在的 B 细胞功能减退。

3）口服葡萄糖耐量试验联合胰岛素释放试验：这是临床常用的筛查糖尿病的方法。通常以早期胰岛素分泌指数（糖负荷后 30min 胰岛素和葡萄糖净增值的比值，$\Delta I_{30}/G_{30}$）代表早期相分泌，以胰岛素曲线下面积（AUC-1）代表 2 相分泌。

4）血清 C 肽释放试验：C 肽值评估 B 细胞功能常用于以胰岛素治疗的糖尿病患者，其值不受外源性胰岛素影响，故外周血中 C 肽能较稳定、全面地反映 B 细胞分泌胰岛素功能。

六、诊断

（一）结核病的诊断

按照 2017 年《结核病分类》（WS 196—2017），结核病分为以下三类：①结核分枝杆菌潜伏感染者。②活动性肺结核，指具有结核病相关的临床症状和体征，结核分枝杆菌病原学、病理学、影像学等检查有活动性结核的证据。活动性结核按照病变部位、病原学检查结果、耐药状况、治疗史分类。③非活动性结核病。

肺结核的诊断以病原学（包括细菌学、分子生物学）检查为主，结合流行病史、临床表现、胸部影像、相关的辅助检查及鉴别诊断等，进行综合分析做出诊断。以病原学、病理学结果作为确诊依据。

（二）糖尿病的诊断和分型

1. 糖尿病的诊断　糖尿病的临床诊断应依据静脉血浆血糖而不是毛细血管血糖检测结果。若无特殊提示，文中所提到的血糖均为静脉血浆葡萄糖水平值。目前国际通用的诊断标准和分类是 WHO（1999 年）标准（表 2-14-1）。2011 年 WHO 建议在条件具备的国家和地区采用 HbA1c 诊断糖尿病，诊断切点为 HbA1c ≥ 6.5%。我国 2010 年开始进行"中国糖化血红蛋白教育计划"，随后国家食品药品监督管理局发布了《糖化血红蛋白分析仪》的行业标准，原国家卫生和计划生育委员会临床检验中心发布了《糖化血红蛋白实验室检测指南》，并实行了国家临床检验中心组织的室间质量评价计划，我国的 HbA1c 检测标准化程度逐步提高，但各地区差别仍较大。因此，2017 年《中国 2 型糖尿病防治指南》推荐，对于采用标准化检测方法并有严格质量控制的医院，可以开展用 HbA1c 作为糖尿病诊断及诊断标准的探索研究。

表 2-14-1　糖尿病的诊断标准

	诊断标准	静脉血浆葡萄糖 / (mmol·L^{-1})
1	典型糖尿病症状(烦渴多饮、多尿、多食、不明原因的体重下降)加上随机血糖或加上	≥ 11.1
2	空腹血糖或加上	≥ 7.0
3	葡萄糖负荷后 2h 血糖无典型糖尿病症状者,需改日复查确认	≥ 11.1

注:空腹状态指至少 8h 没有进食热量;随机血糖指不考虑上次用餐时间,一天中任意时间的血糖,不能用来诊断空腹血糖异常或糖耐量异常。

2. 糖尿病的分型（表 2-14-2）

表 2-14-2　糖尿病病因学分型（WHO1999 年的分型体系）

一、1 型糖尿病
1. 免疫介导性
2. 特发性
二、2 型糖尿病
三、特殊类型糖尿病
1. 胰岛　β 细胞功能遗传性缺陷:第 12 号染色体,肝细胞核因子 -1α(HNF-1α)基因突变(MODY3);第 7 号染色体,葡萄糖激酶(GCK)基因突变(MODY2);第 20 号染色体,肝细胞核因子 -4α(HNF-4α)基因突变(MODY1);线粒体 DNA 突变;其他
2. 胰岛素作用遗传性缺陷　A 型胰岛素抵抗;矮妖精貌综合征(leprechaunism);Rabson-Mendenhall 综合征;脂肪萎缩性糖尿病;其他
3. 胰腺外分泌疾病　胰腺炎、创伤 / 胰腺切除术后、胰腺肿瘤、胰腺囊性纤维化、血色病、纤维钙化性胰腺病及其他
4. 内分泌疾病　肢端肥大症、库欣综合征、胰高糖素瘤、嗜铬细胞瘤、甲状腺功能亢进症、生长抑素瘤、醛固酮瘤及其他
5. 药物或化学品所致的糖尿病　Vacor(N-3 吡啶甲基 N-P 硝基苯尿素)、喷他脒、烟酸、糖皮质激素、甲状腺激素、二氮嗪、β-肾上腺素能激动剂、噻嗪类利尿剂、苯妥英钠、γ-干扰素及其他
6. 感染　先天性风疹、巨细胞病毒感染及其他
7. 不常见的免疫介导性糖尿病　僵人(stiff-man)综合征、胰岛素自身免疫综合征、胰岛素受体抗体及其他
8. 其他与糖尿病相关的遗传综合征　Down 综合征、Klinefelter 综合征、Turner 综合征、Wolfram 综合征、Friedreich 共济失调、Hun-tington 舞蹈病、Laurence-Moon-Beidel 综合征、强直性肌营养不良、卟啉病、Prader-Willi 综合征及其他
四、妊娠糖尿病

注:MODY:青少年的成人起病型糖尿病。

七、治疗

（一）糖尿病的治疗

由于 2 型糖尿病占糖尿病患者中的多数，而且其治疗方案远较 1 型糖尿病复杂，因此本节中的糖尿病治疗主要针对 2 型糖尿病。2 型糖尿病合理的治疗策略应该是综合性的，

包括降血糖、降血压、调节血脂、抗血小板、控制体重和改善生活方式等，降糖治疗包括控制饮食、合理运动、血糖监测、糖尿病教育和应用降糖药物等综合性治疗措施。2 型糖尿病理想的综合控制目标视患者的年龄、合并症、并发症等不同而异（表 2-14-3），治疗未能达标不应视为治疗失败，控制指标的任何改善对患者都将有益，将会降低相关危险因素引发并发症的风险。制定 2 型糖尿病患者综合调控目标的首要原则是个体化，应根据患者的年龄、病程、预期寿命、并发症或合并症、病情严重程度等进行综合考虑。

表 2-14-3　中国 2 型糖尿病综合控制目标

指标	目标值
血糖 /(mmol·L^{-1})	
空腹	4.4 ~ 7.0
非空腹	10.0
糖化血红蛋白 /%	< 7.0
血压 /mmHg	< 130/80
总胆固醇 /(mmol·L^{-1})	< 4.5
高密度脂蛋白胆固醇 /(mmol·L^{-1})	
男性	> 1.0
女性	> 1.3
甘油三酯 /(mmol·L^{-1})	< 1.7
低密度脂蛋白胆固醇 /(mmol·L^{-1})	
未合并冠心病	< 2.6
合并冠心病	< 1.8
体重指数 /(kg·m^{-2})	< 24.0

HbA1c 是反映长期血糖控制水平的主要指标之一。对大多数非妊娠成年 2 型糖尿病患者而言，合理的 HbA1c 控制目标为 < 7%。更严格的 HbA1c 控制目标（如 < 6.5%，甚或尽可能接近正常）适合于病程较短、预期寿命较长、无并发症、未合并心血管疾病的 2 型糖尿病患者，其前提是无低血糖或其他不良反应。在治疗调整中，可将 HbA1c ≥ 7% 作为 2 型糖尿病启动临床治疗或需要调整治疗方案的重要判断标准。表 2-14-4 列举了 HbA1c 浓度与平均血糖水平之间的关系。

表 2-14-4　HbA1c　浓度与平均血糖水平之间的关系

HbA1c/%	平均血浆葡萄糖水平 [单位:mmol/L（mg/dl）]
6	7.0（126）
7	8.6（154）
8	10.2（183）

续表

HbA1c/%	平均血浆葡萄糖水平 [单位：mmol/L（mg/dl）]
9	11.8（212）
10	13.4（240）
11	14.9（269）
12	16.5（298）

1. 医学营养治疗 医学营养治疗是糖尿病的基础治疗手段，包括对患者进行个体化营养评估、营养诊断、制定相应营养干预计划，并在一定时期内实施及监测。

（1）能量：糖尿病前期或糖尿病患者应当接受个体化能量平衡计划，目标是既要达到或维持理想体重，又要满足不同情况下营养需求。超重或肥胖的糖尿病患者，应减轻体重，不推荐 2 型糖尿病患者长期接受极低能量（< 800kcal/d）的营养治疗。

（2）脂肪

1）膳食中由脂肪提供的能量不超过饮食总能量的 30%。

2）饱和脂肪酸摄入量不应超过饮食总能量的 7%，尽量减少反式脂肪酸摄入。单不饱和脂肪酸是较好的膳食脂肪来源，在总脂肪摄入中的供能比宜达到 10%～20%。多不饱和脂肪酸摄入不宜超过总能量摄入的 10%。

3）食物中胆固醇摄入量 < 300mg/d。

（3）碳水化合物

1）膳食中碳水化合物所提供的能量应占总能量的 50%～60%。对碳水化合物的数量、质量的体验是血糖控制的关键环节。

2）糖尿病患者适量摄入糖醇和非营养性甜味剂是安全的。但是过多蔗糖分解后生成的果糖或添加过量果糖易致甘油三酯合成增多，使体脂积聚。

3）每日定时进餐，尽量保持碳水化合物均匀分配。

（4）蛋白质

1）肾功能正常的糖尿病患者，蛋白质的摄入量可占供能比的 15%～20%，保证优质蛋白质比例超过 1/3。

2）推荐蛋白摄入量约 0.8g/（kg·d），过高的蛋白摄入 [如 > 1.3g/（kg·d）] 与蛋白尿升高、肾功能下降、心血管及死亡风险增加有关，低于 0.8g/（kg·d）的蛋白摄入并不能延缓糖尿病肾病进展，已开始透析患者蛋白摄入量可适当增加。蛋白质来源应以优质动物蛋白为主，必要时可补充复方 α-酮酸制剂。

3）单纯摄入蛋白质不易引起血糖升高，但可能增加胰岛素分泌反应。

（5）糖尿病合并肺结核的营养治疗：结核病是一种慢性消耗性疾病，患者常有体重减轻、营养不良的表现，因此，应给予高热量、高蛋白质、高维生素、适量矿物质和微量元素的平衡膳食。糖尿病饮食原则是合理的控制热能，适当地放宽饮食限制，合理增加热能供给，同时增加蛋白质的摄入量，以满足肺结核治疗的营养需求。肺结核合并糖尿病患者每日热能供应 30～40kal/kg，蛋白质可提高至 20%，每人每日 1.5～2.0g/kg，其中优质蛋白（主要是鱼、肉、蛋、奶类）占蛋白质总量的 1/2～2/3，碳水化合物占 55%～60%，脂肪占 25%～30%。

2. 运动治疗   运动锻炼在 2 型糖尿病患者的综合管理中占重要地位。成年 2 型糖尿病患者每周至少 150min（如每周运动 5d，每次 30min）中等强度（50%～70% 最大心率，运动时有点用力，心跳和呼吸加快但不急促）的有氧运动。研究发现，即使一次进行短时的体育运动（如 10min），累计 30min/d，也是有益的。中等强度的体育运动包括快走、打太极拳、骑车、乒乓球、羽毛球和高尔夫球。较大强度运动包括快节奏舞蹈、有氧健身操、慢跑、游泳、骑车上坡、足球、篮球等。运动项目要与患者年龄、病情及身体承受能力相适应，并定期评估，适时调整运动计划。空腹血糖 > 16.7mmol/L、反复低血糖或血糖波动较大、有糖尿病酮症等急性代谢并发症、合并急性感染（重症肺结核或肺结核大咯血、严重肺部感染等）、增殖性视网膜病变、严重肾病、严重心脑血管疾病（不稳定型心绞痛、严重心律失常、一过性脑缺血发作）等情况下禁忌运动，病情控制稳定后方可逐步恢复运动。

3. 药物治疗   生活方式干预是糖尿病治疗的基础，如血糖控制不达标（HbA1c ≥ 7.0%）则进入药物治疗。

（1）口服降糖治疗：口服降糖药可分为主要以促进胰岛素分泌为主要作用的药物（磺脲类、格列奈类、二肽基肽酶Ⅳ抑制剂）和通过其他机制降低血糖的药物（双胍类、噻唑烷二酮类、α-糖苷酶抑制剂、SGLT2 抑制剂）等。

1）二甲双胍：双胍类药物的主要药理作用是通过减少肝脏葡萄糖的输出和改善外周胰岛素抵抗而降低血糖。许多国家和国际组织制定的糖尿病诊治指南中推荐二甲双胍作为 2 型糖尿病患者控制高血糖的一线用药和药物联合中的基本用药。二甲双胍可以使 HbA1c 下降 1%～1.5%，并可减轻体重。在我国 2 型糖尿病患者中开展的临床研究显示，二甲双胍可使 HbA1c 下降 0.7%～1.0%。在 500～2 000mg/d 剂量范围之间，二甲双胍疗效呈现剂量依赖效应。单独使用二甲双胍不导致低血糖，但二甲双胍与胰岛素或胰岛素促泌剂联合使用时可增加低血糖发生的风险。二甲双胍的主要不良反应为胃肠道反应。从小剂量开始并逐渐加量是减少其不良反应的有效方法。双胍类药物禁用于肾功能不全、肝功能不全、严重感染、缺氧或接受大手术的患者。正在服用二甲双胍者当 eGFR 在 $45～59ml \cdot min^{-1} \cdot (1.73m^2)^{-1}$ 之间时不需停用，可以适当减量继续使用。造影检查如使用碘化对比剂时，应暂时停用二甲双胍。

2）磺脲类药物：属于胰岛素促泌剂，主要药理作用是通过刺激胰岛 B 细胞分泌胰岛素，增加体内的胰岛素水平而降低血糖。临床试验显示，磺脲类药物可使 HbA1c 下降 1%～1.5%，是目前许多国家和国际组织制定的糖尿病诊治指南中推荐的控制 2 型糖尿病患者高血糖的主要用药。目前在我国上市的磺脲类药物主要为格列本脲、格列美脲、格列齐特、格列吡嗪和格列喹酮。磺脲类药物如果使用不当可导致低血糖，特别是在老年患者和肝、肾功能不全者；还可导致体重增加。患者依从性差时，建议每天只需服用 1 次的磺脲类药物。肾功能轻度不全的患者，宜选择格列喹酮。

3）噻唑烷二酮类（thiazolidinediones，TZDs）：主要通过增加靶细胞对胰岛素作用的敏感性而降低血糖。目前在我国上市的 TZDs 主要有罗格列酮和吡格列酮。临床试验显示，TZDs 可使 HbA1c 下降 1%～1.5%，TZDs 单独使用时不导致低血糖，但与胰岛素或胰岛素促泌剂联合使用时可增加低血糖发生的风险。体重增加和水肿是 TZDs 的常见副作用。TZDs 的使用与骨折和心力衰竭风险增加相关。有心力衰竭（纽约心脏学会心功能分级Ⅱ级以上）、活动性肝病或转氨酶升高超过正常上限 2.5 倍及严重骨质疏松和有骨折病史的患者应禁用本类药物。

4）格列奈类药物：为非磺脲类胰岛素促泌剂，本类药物主要通过刺激胰岛素的早时相分泌而降低餐后血糖，可使 HbA1c 下降 0.5%~1.5%。我国上市的有瑞格列奈、那格列奈和米格列奈。此类药物需在餐前即刻服用，可单独使用或与其他降糖药联合应用（磺脲类除外）。格列奈类药物的常见副作用是低血糖和体重增加，但低血糖的风险和程度较磺脲类药物轻。格列奈类药物可以在肾功能不全的患者中使用。在我国新诊断的 2 型糖尿病人群中，瑞格列奈与二甲双胍联合治疗较单用瑞格列奈可更显著地降低 HbA1c，但低血糖的风险显著增加。

5）α-糖苷酶抑制剂：通过抑制碳水化合物在小肠上部的吸收而降低餐后血糖。适用于以碳水化合物为主要食物成分和餐后血糖升高的患者。国内上市的 α-糖苷酶抑制剂有阿卡波糖、伏格列波糖和米格列醇。包括中国人在内的 2 型糖尿病人群中开展的临床研究的系统评价显示：在初诊的糖尿病患者中每天服用 300mg 阿卡波糖的降糖疗效与每天服用 1 500mg 二甲双胍的疗效相当；在初诊的糖尿病患者中阿卡波糖的降糖疗效与 DPP-4 抑制剂（维格列汀）相当；在二甲双胍治疗的基础上阿卡波糖的降糖疗效与 DPP-4 抑制剂（沙格列汀）相当。α-糖苷酶抑制剂可与双胍类、磺脲类、TZDs 或胰岛素联合使用。在中国冠心病伴 IGT 患者中的研究显示，阿卡波糖能减少 IGT 向糖尿病转变的风险。

α-糖苷酶抑制剂的常见不良反应为胃肠道反应如腹胀、排气等，单独服用本类药物通常不会发生低血糖，合用 α-糖苷酶抑制剂的患者如果出现低血糖，治疗时需使用葡萄糖或蜂蜜，而食用蔗糖或淀粉类食物纠正低血糖的效果差。

6）二肽基肽酶Ⅳ（DPP-T-4）抑制剂：通过抑制 DPP-T-4 而减少胰高血糖素样肽 1（GLP-1）在体内的失活，使内源性 GLP-1 的水平升高。GLP-1 以葡萄糖浓度依赖的方式增强胰岛素分泌，抑制胰高血糖素分泌。目前在国内上市的 DPP-T 抑制剂有西格列汀、沙格列汀、维格列汀、利格列汀和阿格列汀。在我国 2 型糖尿病患者中的临床研究结果显示 DPP-4 抑制剂的降糖疗效（减去安慰剂效应后）为：可降低 HbA1c 0.4%~0.9%。单独使用 DPP-4 抑制剂不增加低血糖发生的风险，DPP-4 抑制剂对体重的作用为中性或轻度增加。

（2）SGLT2 抑制剂：SGLT2 抑制剂通过抑制肾脏肾小管中负责从尿液中重吸收葡萄糖的 SGLT2 降低肾糖阈，促进尿葡萄糖排泄，从而达到降低血液循环中葡萄糖水平的作用。SGLT2 抑制剂降低 HbA1c 幅度为 0.5%~1.0%；减轻体重 1.5~3.5kg，降低收缩压 3~5mmHg。SGLT2 抑制剂与其他口服降糖药物比较，其降糖疗效与二甲双胍相当。SGLT2 抑制剂单独使用时不增加低血糖发生的风险，联合胰岛素或磺脲类药物时，可增加低血糖发生风险。SGLT2 抑制剂在中度肾功能不全的患者可以减量使用。在重度肾功能不全患者中因降糖效果显著下降不建议使用。SGLT2 抑制剂的常见不良反应为生殖泌尿道感染，罕见的不良反应包括酮症酸中毒（主要发生在 1 型糖尿病患者）。可能的不良反应包括急性肾损伤（罕见）、骨折风险（罕见）和足趾截肢（见于卡格列净）。目前在我国被批准临床使用的 SGLT2 抑制剂为达格列净、恩格列净和卡格列净。

（3）GLP-1 受体激动剂：GLP-1 受体激动剂通过激动 GLP-1 受体而发挥降低血糖的作用。GLP-1 受体激动剂以葡萄糖浓度依赖的方式增强胰岛素分泌、抑制胰高血糖素分泌，并能延缓胃排空，通过中枢性的食欲抑制来减少进食量。目前国内上市的 GLP-1 受体激动剂为艾塞那肽和利拉鲁肽，均需皮下注射。GLP-1 受体激动剂可有效降低血糖，并有显著降低体重和改善 TG、血压和体重的作用。单独使用 GLP-1 受体激动剂不明显增加低血糖发生的风险。多项临床研究结果显示，GLP-1 受体激动剂在一种口服降糖药（二甲双胍、磺脲类）治疗失效后加用时疗效优于活性对照药物。GLP-1 受体激动剂的常见副作用为胃肠道症状（如恶心、呕吐等），主要见于初始治疗时，副作用可随治疗时间延长逐渐减轻。

（4）胰岛素

1）胰岛素的起始治疗：①1 型糖尿病患者在发病时就需要胰岛素治疗，且需终身胰岛素替代治疗；②新发病 2 型糖尿病患者如有明显的高血糖症状、发生酮症或酮症酸中毒，可首选胰岛素治疗。待血糖得到良好控制和症状得到显著缓解后再根据病情确定后续的治疗方案；③新诊断糖尿病患者分型困难，与 1 型糖尿病难以鉴别时，可首选胰岛素治疗。待血糖得到良好控制、症状得到显著缓解、确定分型后再根据分型和具体病情制定后续的治疗方案；④2 型糖尿病患者在生活方式和口服降糖药联合治疗的基础上，若血糖仍未达到控制目标，即可开始口服降糖药和胰岛素的联合治疗；⑤在糖尿病病程中（包括新诊断的 2 型糖尿病），出现无明显诱因的体重显著下降时，应该尽早使用胰岛素治疗；⑥根据患者具体情况，可选用基础胰岛素或预混胰岛素起始胰岛素治疗。

目前临床常用胰岛素及其作用特点见表 2-14-5。

表 2-14-5　常用胰岛素及其作用特点

胰岛素制剂	起效时间 /min	峰值时间 /h	作用持续时间 /h
短效胰岛素（RI）	15 ~ 60	2 ~ 4	5 ~ 8
速效胰岛素类似物（门冬胰岛素）	10 ~ 15	1 ~ 2	4 ~ 6
速效胰岛素类似物（赖脯胰岛素）	10 ~ 15	1.0 ~ 1.5	4 ~ 5
速效胰岛素类似物（谷赖胰岛素）	10 ~ 15	1 ~ 2	4 ~ 6
中效胰岛素（NPH）	2.5 ~ 3.0	5 ~ 7	13 ~ 16
长效胰岛素（PZI）	3 ~ 4	8 ~ 10	长达 20
长效胰岛素类似物（甘精胰岛素）	2 ~ 3	无峰	长达 30
长效胰岛素类似物（地特胰岛素）	3 ~ 4	3 ~ 14	长达 24
预混胰岛素（HI30R，HI70/30）	0.5	2 ~ 12	14 ~ 24
预混胰岛素（50R）	0.5	2 ~ 3	10 ~ 24
预混胰岛素类似物（预混门冬胰岛素 30）	0.17 ~ 0.33	1 ~ 4	14 ~ 24
预混胰岛素类似物（预混赖脯胰岛素 25）	0.25	0.50 ~ 1.17	16 ~ 24
预混胰岛素类似物（预混赖脯胰岛素 50，预混门冬胰岛素 50）	0.25	0.50 ~ 1.17	16 ~ 24

2）胰岛素的起始治疗中基础胰岛素的使用：①基础胰岛素包括中效人胰岛素和长效胰岛素类似物。当仅使用基础胰岛素治疗时，保留原有口服降糖药物，不必停用胰岛素促泌剂。②使用方法：继续口服降糖药治疗，联合中效人胰岛素或长效胰岛素类似物睡前注

射。起始剂量为 0.2 ~ 0.3U/（kg·d）。根据患者空腹血糖水平调整胰岛素用量，通常每 3 ~ 5 天调整 1 次，根据血糖水平每次调整 1 ~ 4U 直至空腹血糖达标。③如 3 个月后空腹血糖控制理想但 HbA1c 不达标，应考虑调整胰岛素治疗方案。

3）起始治疗中预混胰岛素的使用：①预混胰岛素包括预混人胰岛素和预混胰岛素类似物。根据患者的血糖水平，可选择每日 1 ~ 2 次的注射方案。当 HbA1c 比较高时，使用每日 2 次注射方案。②每日 1 次预混胰岛素：起始的胰岛素剂量一般为 0.2U/（kg·d），晚餐前注射。根据患者空腹血糖水平调整胰岛素用量，通常每 3 ~ 5 天调整 1 次，根据血糖水平每次调整 1 ~ 4U 直至空腹血糖达标。③每日 2 次预混胰岛素：起始的胰岛素剂量一般为 0.2 ~ 0.4U/（kg·d），按 1 : 1 的比例分配到早餐前和晚餐前。根据患者空腹血糖水平调整胰岛素用量，通常每 3 ~ 5 天调整 1 次，根据血糖水平每次调整 1 ~ 4U 直至空腹血糖达标。④1 型糖尿病在蜜月期阶段，可短期使用预混胰岛素每日 2 ~ 3 次注射。预混胰岛素不宜用于 1 型糖尿病的长期血糖控制。

4）胰岛素的多次治疗：多次皮下注射胰岛素在胰岛素起始治疗的基础上，经过充分的剂量调整，如患者的血糖水平仍未达标或出现反复的低血糖，需进一步优化治疗方案。可以采用餐时 + 基础胰岛素（2 ~ 4 次 /d）或 2 ~ 3 次 /d 预混胰岛素进行胰岛素强化治疗。使用方法如下：①餐时 + 基础胰岛素：根据睡前和餐前血糖的水平分别调整睡前和餐前胰岛素用量，每 3 ~ 5 天调整 1 次，根据血糖水平每次调整的剂量为 1 ~ 4U，直至血糖达标。开始使用餐时 + 基础胰岛素方案时，可在基础胰岛素的基础上采用仅在一餐前（如主餐）加用餐时胰岛素的方案。之后根据血糖的控制情况决定是否在其他餐前加用餐时胰岛素。②每日 2 ~ 3 次预混胰岛素（预混人胰岛素每日 2 次，预混胰岛素类似物每日 2 ~ 3 次）：根据睡前和三餐前血糖水平进行胰岛素剂量调整，每 3 ~ 5 天调整 1 次，直到血糖达标。

5）持续皮下胰岛素输注（CS Ⅱ）：CS Ⅱ是胰岛素强化治疗的一种形式，需要使用胰岛素泵来实施治疗。经 CS Ⅱ给入的胰岛素在体内的药代动力学特征更接近生理性胰岛素分泌模式。与多次皮下注射胰岛素的强化胰岛素治疗方法相比，CS Ⅱ治疗与低血糖发生的风险减少相关。在胰岛素泵中只能使用短效胰岛素或速效胰岛素类似物。

CS Ⅱ的主要适用人群：①1 型糖尿病患者；②计划受孕和已孕的糖尿病妇女或需要胰岛素治疗的妊娠糖尿病患者；③需要胰岛素强化治疗的 2 型糖尿病患者。

6）短期胰岛素强化治疗方案：对于 HbA1c ≥ 9.0% 或空腹血糖 ≥ 11.1mmol/L 伴明显高血糖症状的新诊断 2 型糖尿病患者可实施短期胰岛素强化治疗，治疗时间在 2 周至 3 个月为宜，治疗目标为空腹血糖 4.4 ~ 7.0mmol/L，非空腹血糖 < 10.0mmol/L，可暂时不以 HbA1c 达标作为治疗目标。胰岛素强化治疗时应同时对患者进行医学营养及运动治疗，并加强对糖尿病患者的教育。胰岛素强化治疗方案包括基础 - 餐食胰岛素治疗方案（多次皮下注射胰岛素或 CSII）或预混胰岛素每天注射 2 次或 3 次的方案。具体使用方法如下：①多次皮下注射胰岛素：基础 + 餐时胰岛素每日 1 ~ 3 次注射。血糖监测方案需每周至少 3 天，每天 3 ~ 4 点血糖监测。根据睡前和三餐前血糖水平分别调整睡前和三餐前的胰岛素用量，每 3 ~ 5 天调整 1 次，根据血糖水平每次调整的剂量为 1 ~ 4U，直到血糖达标。②每日 2 ~ 3 次预混胰岛素（预混人胰岛素每日 2 次，预混胰岛素类似物每日 2 ~ 3 次）：血糖监测方案需每周至少 3 天，每天 3 ~ 4 点血糖监测。根据睡前和餐前血糖水平进行胰岛素剂量调整，每 3 ~ 5 天调整 1 次，根据血糖水平每次调整的剂量为 1 ~ 4U，直到血糖

达标。③ CSII：血糖监测方案需每周至少 3d，每天 5 ~ 7 点血糖监测。根据血糖水平调整剂量直至血糖达标。

对于短期胰岛素强化治疗未能诱导缓解的患者，是否继续使用胰岛素治疗或改用其他药物治疗，应由糖尿病专科医师根据患者的具体情况来确定。对治疗达标且临床缓解者，可定期（如 3 个月）随访监测；当血糖再次升高，即空腹血糖 ≥ 7.0mmol/L 或餐后 2h 血糖 ≥ 10.0mmol/L 的患者重新起始药物治疗。

7）血糖监测：血糖监测是糖尿病管理中的重要组成部分，其结果有助于评估糖尿病患者糖代谢紊乱的程度，制定合理的降糖方案，反映降糖治疗的效果并指导治疗方案的调整：①毛细血管血糖监测包括患者自我血糖监测（self-monitoring of blood glucose，SMBG）及在医院进行的床边快速血糖检测，是糖尿病综合管理和教育的组成部分，建议所有糖尿病患者均需进行 SMBG。SMBG 的频率应根据患者病情的实际需要来决定，兼顾有效性和便利性。例如每天轮换进行餐前和餐后 2h 的配对血糖监测，能够改善患者的 HbA1c 水平，且不影响生活质量。② HbA1c：HbA1c 在临床上已作为评估长期血糖控制状况的金标准，也是临床决定是否需要调整治疗的重要依据。标准的 HbA1c 检测方法的正常参考值为 4% ~ 6%，在治疗之初建议每 3 个月检测 1 次，一旦达到治疗目标可每 6 个月检查一次。对于患有贫血和血红蛋白异常疾病的患者，HbA1c 的检测结果是不可靠的。③糖化血清白蛋白（glycosylated serum，GA）：能反映糖尿病患者检测前 2 ~ 3 周的平均血糖水平，其正常参考值为 11% ~ 17%。GA 对短期内血糖变化比 HbA1c 敏感，是评价患者短期糖代谢控制情况的良好指标，尤其是对于糖尿病患者治疗方案调整后的疗效评价。④连续血糖监测（continuous glucose monitoring，CGM）：是指通过葡萄糖传感器监测皮下组织间液的葡萄糖浓度变化的技术，可以提供更全面的血糖信息，了解血糖波动的特点，为糖尿病个体化治疗提供依据。

4. 糖尿病合并结核病的治疗 糖尿病患者三大代谢障碍导致肝脏受损，转化维生素 A 功能下降，免疫力降低，出现微循环障碍。导致机体抵抗力下降，为结核分枝杆菌感染提供了有利条件。而结核病的中毒症状使胰脏的内分泌功能下降，加重糖尿病的代谢紊乱，两者们相互影响，使结核病难以控制。并且胰岛素与结核病药物之间无明显的相互作用，因此糖尿病合并肺结核应该首选胰岛素皮下注射作为主要治疗方式。

初治结核病使用一线抗结核药物，强化期使用异烟肼、利福平、吡嗪酰胺和乙胺丁醇四联治疗，巩固期使用异烟肼和利福平二联治疗。复治结核病应根据药物敏感性结果选用一线或者二线抗结核药物，如果无条件进行药物敏感性检测、患者又不符合耐多药高危条件或者在药物敏感试验（drug susceptibility testing，DST）结果检出之前，可采用我国的标准复治方案，即在强化期使用异烟肼、利福平、吡嗪酰胺、乙胺丁醇和链霉素，在巩固期使用异烟肼、利福平和乙胺丁醇。耐药结核病的方案可参照 WHO 发布 2020 版耐药结核病治疗指南。

多项研究已表明，糖尿病增加了肺结核患者的不良预后，合并糖尿病是肺结核持续的涂片阳性的危险因素，同时也是治疗失败的危险因素。强化期结束时痰涂片阴转是重要的早期治疗成功的重要预测指标，初治涂阳肺结核合并糖尿病的研究发现，糖尿病合并肺结核患者痰菌阴转时间延长，强化期结束痰菌不阴转的机会是非糖尿病患者的 2.44 倍。另一项在日本进行的研究发现，初治肺结核合并糖尿病患者 6 个月疗程较 9 个月疗程复发率高。治疗 2 个月痰菌仍阳性也是复发的危险因素。疗程 > 40 周或阴转后继续治疗 6 个月复发率减少，建议治疗 2 个月痰培养仍阳性者疗程应大于 9 个月。另一项国外研究表明，糖尿病合并肺结核患者异烟肼和利福平的血药浓度低于非糖尿病结核病患者，建议增加药物剂量以提高疗效。针对我国合并糖尿病的初治肺结核治疗疗效进行的 Meta 分析结果显示：短程化疗方案对于合并糖尿病的结核病患者治疗成功率低于非糖尿病患者。2013 年在我国广州进行的一项研究显示，1 589 例结核病患者中，合并糖尿病者占 12%，强化期结束时仍有 21.7% 涂片阳性。治疗失败率（10.3%）明显较非糖尿病组（2.3%）高，对肺结核合并糖尿病患者的短程治疗方案提出质疑。另外，资料显示，糖尿病合并初治肺结核患者应用标准短化方案治疗较非糖尿病患者痰菌阴转时间延长，治疗失败率（7.01%）高于非糖尿病患者（2.50%），建议延长治疗疗程。虽然大多数研究支持延长疗程治疗，但是也有研究显示，良好的血糖控制能有效地提高机体的免疫功能，是肺结核合并糖尿病治疗的关键。若血糖控制好，则肺结核病灶吸收、空洞闭合、痰菌阴转与单纯肺结核疗效无明显差异。WHO 结核病合并糖尿病治疗和控制合作框架曾指出，目前仍然没有延长治疗疗程的可靠数据。因此目前关于疗程尚未取得统一认识。

八、结核病和糖尿病的双向筛查

2009—2012 年中国结核病合并糖尿病人群的双向筛查研究发现，在结核病患者中筛查糖尿病和在糖尿病患者中筛查结核病均具有重要意义。因此，此项技术在综合医院和社区等的推广可大大提高结核病的检出率，达到结核病的早期诊断和早期治疗，一方面减少结核病在社区的传播机会，同时，抓住糖尿病合并结核病的最佳治疗时机，以期达到最佳的治疗效果。

（王 隽 初乃惠）

参考文献

[1] 中华医学会糖尿病学分会 . 中国 2 型糖尿病防治指南 (2017 年版)[J]. 中华糖尿病杂志 ,2018,10(1):4-67.

[2] 高鸣 , 谭耀驹 , 覃红娟 , 等 . 酶联免疫斑点试验在糖尿病并发肺结核诊断中的应用价值 [J]. 现代医院 ,2015,15(12):92-94,97.

[3] 陈竺 . 慢病防治，任重道远 [J]. 中华内分泌代谢杂志 ,2015,31(10):837-838.

[4] WHO. Global report on diabetes 2016. Geneva: World Health Organization，Geneva.

[5] WANG J Y, LEE M C, SHU C C, et al. Optimal Duration of Anti-TB Treatment in Patients With Diabetes Nine or Six Months? [J] CHEST, 2015,147(2):520-528.

[6] WHO. Global tuberculosis report 2019. World Health Organization，Geneva.

[7] ZHEN C L，HU M H，GAO F. Diabetes and pulmonary tuberculosis：a global overview with special focus on the situation in Asian countries with high TB-DM burden[J]. Glob Health Action, 2017,10(1):1-11.

[8] XU Y,WANG L,HE J,et al. Prevalence and control of diabetes in Chinese adults[J]. JAMA,2013,310(9):948-959.

[9] LÖNNROTH K,ROGLIC G,HARRIES A D. Improving tuberculosis prevention and care through addressing the global diabetes epidemic: from evidence to policy and practice[J]. Lancet Diabetes Endocrinol,2014,2(9):730-739.

[10] HARRIES A D, SATYANARAYANA S, KUMAR A M, et al. Epidemiology and interaction of diabetes mellitus and tuberculosis and challenges for care：a review[J]. Public Health Action ,2013,3(Suppl 1):S3-S9.

[11] WORKNEH M H,BJUNE G A,YIMER S A. Prevalence and associated factors of diabetes mellitus among tuberculosis patients in South-Eastern Amhara Region，Ethiopia： a cross sectional study[J]. PLoS One,2016,11(1):e0147621.

[12] THE INTERNATIONAL UNION AGAINST TUBERCULOSIS AND LUNG DISEASE , WHO. Collaborative framework for care and control of tuberculosis and diabetes[EB/OL]. WHO/HTM/TB/2011.15

[13] KAPUR A, HARRIES A D, LÖNNROTH K, et al. Diabetes and tuberculosis co-epidemic： the Bali Declaration[J]. Lancet Diabetes Endocrinol, 2016,4(1):8-10.

[14] LEE P H, FU H, LAI T C, et al. Glycemic control and the risk of tuberculosis：a cohort study[J]. Plos Med,2016,13(8):e1002072.

[15] CHAO W C,YEN C L,WU Y H,et al. Increased resistin may suppress reactive oxygen species production and inflammasome activation in type 2 diabetic patients with pulmonary tuberculosis infection[J]. Microbes Infect, 2015,17(3):195-204.

[16] SULLIVAN T,BEN AMOR Y. The co-management of tuberculosis and diabetes： challenges and opportunities in the developing world[J]. PLoS Med,2012,9(7):e1001269.

[17] SALINDRI AD, KIPIANI M, KEMPKER R R,et a1.Diabetes reduces the rate of sputum culture conversion in patients with newly diagnosed multidrug-resistant tuberculosis[J]. Open Forum Infect Dis,2016,3(3):l26.

[18] MEENAKSHI P, RAMYA S, LAVANYA J,et a1.Effect of IFN-e，IL-12 and IL-10 cytokine production and mRNA expression in tuberculosis patients with diabetes mellitus and their household contacts[J]. Cytokine,2016(81):127-136.

第二节　结核病合并自身免疫病

一、概述

自身免疫病（autoimmune disease，AID）是指以自身免疫应答反应导致组织器官损伤和相应功能障碍为主要发病机制的一类疾病，确切病因尚未明确。目前被公认的 AID 至少有 30 多种。根据自身免疫反应对组织器官造成损伤的范围，通常将 AID 划分为"器官特异性"和"全身性"。如发生于结缔组织的类风湿关节炎（rheumatoid arthritis，RA）、系统性红斑狼疮（systemic lupus erythematosus，SLE）等；发生于神经肌肉组织的多发性硬化症、重症肌无力等；发生于内分泌系统的原发性肾上腺皮质萎缩、慢性甲状腺炎等；

发生于泌尿系统的自身免疫性肾小球肾炎、肺肾出血综合征等；发生于血液系统的自身免疫性溶血性贫血、特发性血小板减少性紫癜等。但有时发生交叉重叠现象，临床上也可见到自身免疫病患者可同时伴发一种以上的 AID。

AID 的确切病因尚未明确，治疗措施中通常需要长时间使用免疫抑制剂（immunosuppressant）、糖皮质激素（corticosteroids）或生物制剂，造成免疫功能抑制，免疫系统防御机制降低，使其特异和非特异免疫功能均降低，易出现各种机会性感染，包括结核感染。

由于结核分枝杆菌（mycobacterium tuberculosis，MTB）本身并不产生内、外毒素，也不产生侵袭性酶类，MTB 感染后发生结核病主要是由机体自身免疫应答介导的。因此，其发病机制与自身免疫病存在一定的相似性。AID 患者是 MTB 的易感人群，是由于 AID 导致的机体免疫功能紊乱（immune dysfunction）以及治疗药物可能诱发结核潜伏感染（latent tuberculosis infection，LTBI）或陈旧结核的活动。发病以继发性肺结核为主，其次为血行播散性肺结核和肺外结核，且其患病率和死亡率高于普通人群。值得关注的是，近年来越来越多的临床研究发现，AID 患者中 TB 的发生率明显高于正常人群。同样，TB 患者并发 AID 的概率也显著上调，而且 AID 的发生也会促进 TB 的发生和发展。Ramagopalan 等开展的一项历时 12 年的调查研究发现，因 AID 住院的患者 TB 发生率显著高于因其他疾病住院的患者。其中 Goodpasture 综合征、系统性红斑狼疮和多发性肌炎等常见 AID 患者发生 TB 的风险概率均在正常人群的 8 倍以上，提示 AID 能显著提高 MTB 的感染概率或促进 TB 的发生。相关研究提示 TB 与 AID 之间可能存在某些紧密的相互作用。而对这种相互关系发生的先后顺序仍存在着一定争议。

对于 AID 促进 MTB 感染及诱发潜伏感染者 TB 活动的机制，相关研究提示至少存在以下几种可能。首先，由于 TB 的保护性免疫主要是 T 细胞，尤其是 CD4$^+$T 细胞和 MTB 特异性 CTL 细胞介导的细胞免疫（cellular immune），他们的数量和功能对于 MTB 感染的控制至关重要。而 AID 患者本身存在免疫系统的异常，其中包括 T 细胞的功能缺陷。同时，AID 患者组织局部往往存在自身应答性 CTL 细胞和中性粒细胞的浸润，这些细胞对自身组织的损伤可能是肉芽肿组织中潜伏的 MTB 活化和播散的重要因素。其次，多数 AID 临床主要应用糖皮质激素、免疫抑制剂和细胞因子受体拮抗剂（cytokine receptor antagonist）等生物制剂进行治疗，而长期应用糖皮质激素和免疫抑制剂会导致机体免疫系统的功能受抑，降低机体的防御能力，显著提高 MTB 感染的风险。而且，细胞因子受体拮抗剂等生物制剂的使用也是 TB 发生风险增加的因素之一。如 TNF-α 是效应性 Th1 细胞所产生的细胞因子，不仅可通过自身的直接作用，还可通过诱导 IL-1 等其他细胞因子的产生，共同参与 AID 的发病。临床上常使用 TNF 受体抑制剂如英夫利昔单抗、阿达木单抗等治疗 AID。由于 TNF-α 是参与 TB 保护性免疫的主要效应细胞因子之一，这些生物制剂的使用无疑也会导致机体对 MTB 的易感性增加。目前全球约四分之一人口存在 LTBI，如此大的感染基数使得 AID 治疗过程中 TB 的发生率受到普遍关注，尤其在结核病高负担国家和地区。如有研究报道，在使用泼尼松的 AID 患者中，如果每天用量超过 20mg，机体的防御能力下降，结核病发病概率明显增加。本章节我们主要阐述 AID 患者发生结核病的诊断、治疗及预防。

二、结核病合并自身免疫病的诊断

（一）临床表现

结核病是一种全身性疾病，可发生于身体的任何组织和器官（除牙齿、毛发、指/趾甲外）。在 AID 合并结核的患者中，活动性结核以继发性肺结核为主，肺外结核和血行播散性肺结核亦不少见，其表现不典型。AID 患者本身常常多系统受累，有多系统的临床表现，除了全身症状（发热、乏力、全身不适等），不同的 AID 患者还有特异性的症状。如类风湿患者出现晨僵、多发对称的关节痛，部分出现腕关节特征性的"天鹅颈"样的表现及关节功能障碍。系统性红斑狼疮患者可出现面颊部蝶形红斑，也可出现关节肌肉痛及神经系统表现（狼疮脑病），可表现为头痛、意识障碍、情绪障碍等。系统性红斑狼疮累及肺部可出现咳嗽，活动后气短等症状。AID 患者激素和免疫抑制剂的长期使用常导致结核病的临床表现不典型。因此，当患者出现发热、体重下降、关节疼痛、皮肤软组织红肿、头痛等非特异性临床症状时，往往很难鉴别是疾病本身还是合并结核感染所致。AID 患者在合并肺结核时可有如下症状：全身症状以发热较常见，可以是 AID 治疗过程中再次发热，或发热加重。还可出现明显乏力和盗汗，多伴有体重下降。呼吸道症状包括咳嗽、咳痰、气促、胸闷，偶有咯血。合并结核性脑膜炎时，可出现头痛、呕吐、意识障碍、癫痫发作，甚至昏迷。如果出现其他部位结核病可有相应临床表现，如淋巴结肿大、疼痛，出现腰椎病变时伴有腰腿痛及活动受限。肺部病变较广泛时可有相应体征，有明显空洞或并发支气管扩张症时可闻及中小水泡音。肺外结核表现为患病相应部位的症状和体征。在临床工作中，当 AID 患者出现结节红斑、血管炎等表现，除了常规考虑 AID 活动的可能，还要考虑结核感染引起变态反应的可能，应常规行结核病的相关检查。

AID 患者治疗过程中由于激素及免疫抑制剂的使用，抑制、干扰、掩盖了结核病的症状和体征，使其临床表现隐匿而不典型。故当临床遇到 AID 患者考虑疾病活动而加强治疗却效果欠佳者，要考虑到结核病的可能。部分 AID 往往合并肺部感染和/或肺部浸润，需与肺结核鉴别。如系统性红斑狼疮是一种发生于结缔组织的系统性疾病，其 30%~50% 累及肺及胸膜，在临床工作中易将系统性红斑狼疮合并结核病误诊为系统性红斑狼疮的肺部表现。对伴有不明原因发热、盗汗、乏力、咳痰、咯血、呼吸困难、肺部浸润、淋巴结肿大、胸腔积液、腹腔积液时，普通抗生素及大剂量激素治疗无效者，应高度怀疑合并结核病的可能。

由于疾病本身和免疫抑制剂的应用，AID 患者还可以出现无反应性结核病，这是一种严重的网状内皮系统结核病，亦称结核性败血症。患者的肝、脾、淋巴结、骨髓以及肺、肾、中枢神经系统病理上呈现严重的干酪性坏死，临床表现持续高热、骨髓抑制或类白血病反应。但结核相应症状和 X 线表现不明显或缺如，以致诊断困难，病死率高。

（二）实验室检查

1. 病原学检测 详见"第二章 结核病的诊断及诊断技术第四节 结核病细菌学诊断"相关内容。

对可疑肺结核的患者要积极送病原学检测，可反复留痰，必要时气管镜刷检、灌洗。对于可疑肺外结核的患者，要收集相关的体液、组织送检（如浆膜腔积液、脓液、尿液等）。但结核病合并自身免疫病患者病原学阳性率较低。荧光染色显微镜检测抗酸杆菌阳性率高于直接涂片法。应该注意的是抗酸杆菌阳性只能说明抗酸杆菌存在，不能区分是结核分枝杆菌还是非结核分枝杆菌。由于我国非结核分枝杆菌肺病发病逐年增多，对于高度可疑非结核分枝杆菌感染或抗结核治疗效果差的抗酸杆菌阳性患者需进一步行菌种鉴定。分离培养法灵敏度高于涂片镜检法，可直接获得菌落，便于与非结核分枝杆菌鉴别。BACTEC960 法采用液体培养基、连续荧光探测技术直接测定伴随分枝杆菌生长所引起的 O_2 浓度变化以监测培养管内分枝杆菌生长状态。分枝杆菌快速培养阳性标本检出时间平均为 9 天，比传统培养方法提高 10.77%。

2. 免疫学检测 详见"第二章结核病的诊断及诊断技术第五节结核病免疫学诊断"相关内容。

3. 分子生物学检测 详见"第二章结核病的诊断及诊断技术第六节结核病分子生物学诊断"相关内容。

4. 组织病理和分子病理检测 详见"第二章结核病的诊断及诊断技术第七节结核病病理学诊断"相关内容。

（三）肺结核的影像表现

详见"第二章结核病的诊断及诊断技术第二节肺结核影像诊断"相关内容。

（四）诊断

结核病合并 AID 的诊断要对二者综合考虑。

1. AID 诊断 AID 包括 30 多种疾病，临床常见的 AID 有相应的诊断要点、指南或共识，需要根据相应的诊断要点明确诊断。如《系统性硬化病诊断和治疗指南》中指出诊断标准包括以下条件：

（1）主要条件：近端皮肤硬化，手指及掌指（跖趾）关节近端皮肤增厚、紧绷、肿胀。这种改变可累及整个肢体、面部、颈部和躯干（胸、腹部）。

（2）次要条件：①指硬化：上述皮肤改变仅限手指；②指尖凹陷性瘢痕或指垫消失：由于缺血导致指尖凹陷性瘢痕或指垫消失；③双肺基底部纤维化：在立位胸部 X 线片上，可见条状或结节状致密影，以双肺底为著，也可呈弥漫斑点或蜂窝状肺，但应除外原发性肺病所引起的这种改变。具备主要条件或 2 条及以上次要条件者，可诊为系统性硬化病（systemic sclerosing disease）。雷诺现象、多发性关节炎或关节痛、食管蠕动异常、皮肤活检示胶原纤维肿胀和纤维化，血清抗核抗体、抗 Scl-70 抗体和抗着丝点抗体阳性均有助于诊断。

系统性红斑狼疮目前普遍采用美国风湿病学会 1997 年推荐的 SLE 分类标准，该分类标准的 11 项中（①颊部红斑；②盘状红斑；③光过敏；④口腔溃疡；⑤关节炎；⑥浆膜炎；⑦肾脏病变；⑧神经病变；⑨血液学疾病；⑩免疫学异常；⑪抗核抗体），符合 4 项或 4 项以上者，除外感染、肿瘤和其他结缔组织病后，可诊断 SLE，其敏感性和特异性分别为 95% 和 85%。需强调的是，患者病情的初始阶段或许不具备分类标准中的 4 项，随着病情的进展可陆续出现相应的表现，因此临床要密切监测。11 项分类标准中，免疫学异常和高滴度抗核抗体更具有诊断意义。一旦患者免疫学异常，即使临床诊断不够条件，也应密切随访，以便尽早作出诊断和及时治疗：①明确诊断；②评估 SLE 疾病严重程度和活动性；③拟订 SLE 常规治疗方案；④处理难控制的病例；⑤抢救 SLE 危重症；⑥处理或防治药物不良反应；⑦处理 SLE 患者面对的特殊情况。

AID 需要由风湿免疫专科医师根据相关指南和专家共识，结合患者检查结果来作出诊断和判断病情的严重程度。AID 患者在治疗前需要明确是否存在 LTBI 或陈旧结核病。由于其治疗需要长期使用糖皮质激素及免疫抑制剂，应定期进行胸片或肺部 CT 检查和临床随访，利于早期发现结核病。

2. 肺结核诊断　详见"第二章　结核病的诊断及诊断技术第八节肺结核诊断要点"相关内容。

三、结核病合并自身免疫病的治疗

结核病合并 AID 的患者要两病兼治，因为两种病变共存既要应用糖皮质激素和 / 或免疫抑制剂和 / 或生物制剂治疗 AID，同时还要抗结核药物治疗结核病。我们要考虑到两病并存的相互影响和药物的相互作用。针对 AID 的治疗药物用量要适当，以免加重结核病病情，因两病并存抗结核治疗的疗程要适当延长。

（一）结核病合并自身免疫病的化学治疗

结核病的治疗依然遵循早期、联合、足量、规律、全程的原则，抗结核治疗方案可按照标准方案进行，必要时可根据患者病情、耐受情况及肝肾功能等调整治疗方案。但此类患者机体免疫功能低下，半年的短程化疗不适用于结核病合并 AID 的患者，用药方式建议每日用药，不使用间歇疗法。

1. 自身免疫病的化学治疗　虽然近年来 AID 治疗有了较大进展，但有循证医学证据的研究仍然很少。患者皮肤受累范围及程度和内脏器官受累的情况决定其预后。早期治疗的目的在于阻止新的皮肤和脏器受累，而晚期治疗的目的在于改善已有的症状。治疗措施包括抗炎及免疫调节治疗、针对血管病变的治疗及抗纤维化治疗三个方面。一般以对症治疗及控制病情进展为主。治疗方案和药物剂量应注意个体化的原则，并注意观察药物的不良反应。目前的治疗主要依靠糖皮质激素和免疫抑制剂。近年来随着对 AID 分子机制的深入了解，新的治疗策略不断被提出，包括TNF受体抑制剂、基因治疗、表观遗传干预、小分子 TLR 抑制剂、抗炎症因子抗体、B 细胞清除、干细胞和调节性 T 细胞自体回输、树突状细胞疫苗等。具体治疗方案参考相应指南或共识。

2. 结核病的化学治疗　详见"第四章结核病的化学治疗第二节结核病化学治疗方案"相关内容。

3. AID 合并结核病治疗的注意要点

（1）AID 合并结核病的化疗方案与单纯结核病相同，但因 AID 患者多有肾脏受累，治疗结核病时应尽量避免使用氨基糖苷类对肾功能影响大的药物。疗程建议适当延长。文献报道 AID 合并结核病的治疗疗程 9 ~ 24 个月不等。对于合并多系统结核病或结核性脑膜炎疗程应延长至 18 ~ 24 个月，以减少复发机会。应严格掌握糖皮质激素使用指征、剂量及疗程。根据痰检结果和具体病情变化对部分患者采用个体化治疗是必要的，对于痰菌阴转慢的患者，在除外耐药的前提下，可适当延长强化期。6 个月的短程化疗不适用于AID 合并结核的化疗。国内外有学者主张疗程应延长至 12 个月或以上。

（2）对多耐药或耐多药患者，根据药敏结果和既往用药史，制定合理的治疗方案。药物的选择和疗程依据 2018 年《耐多药结核病和利福平耐药结核病治疗指南》和 2019 年《耐药结核病治疗指南》及《中国结核病预防控制工作技术规范》（2020 版）。

（3）两病同治还要考虑药物的相互作用。例如利福平可以诱导肝微粒体酶活性，使浓度曲线下面积减少 40%～60%，从而导致糖皮质激素的药效减弱 50% 左右。如果在应用含利福平方案抗结核治疗的 AID 患者，糖皮质激素用量不足，可能导致 AID 病情恶化。有学者提出在含利福平方案抗结核治疗的活动性 AID 患者，需要提高皮质激素 2～3 倍的剂量。而利福布丁对肝脏药物代谢酶影响较小，必要时可替代利福平。

（4）抗结核治疗过程中要考虑抗结核药可能引起的不良反应，以及可能对 AID 的影响。比如吡嗪酰胺和乙胺丁醇可能引起关节痛，可能会加重类风湿性关节炎和红斑狼疮患者的关节痛症状。两病共存时，联合用药会使患者症状加重并可能增加药物不良反应，需密切监测血、尿常规及肝肾功能，对不良反应的监测要比单纯的一种病变更频繁、细致。部分抗结核药物如异烟肼、环丝氨酸、喹诺酮类药物可能会引起精神症状或神经系统不良反应，当患者出现精神症状、癫痫发作或类精神病反应时，需要鉴别是药物作用还是免疫性疾病累及神经系统，如狼疮性脑病，或血管炎性脑病。

（二）预防性化学治疗

AID 患者为结核病的高风险人群，尤其疾病处于活动期正接受大剂量糖皮质激素或免疫抑制剂治疗的患者。WHO 在 2014 年 11 月 20 日发布了作为"终止结核病战略"重要组成部分的《结核潜伏感染管理指南》，提出了对高风险结核潜伏感染（LTBI）人群开展检测、治疗和管理的建议。WHO 强烈建议在人类免疫缺陷病毒（HIV）感染人群、与肺结核患者密切接触的成人和儿童、开始接受抗肿瘤坏死因子（TNF）治疗等患者中开展LTBI 的系统检测和治疗。Ma 等报道对 SLE 患者中的具有结核病高风险人群（结核病史、结核病密切接触史、PPD 强阳性、高血糖）应用异烟肼或者异烟肼联合乙胺丁醇预防性抗结核治疗 1 年，患者在观察期内均无结核病发生。而未采取预防性抗结核治疗的患者组，结核病发生率 11.43%，提示对于 AID 患者中的高风险人群，预防性抗结核治疗可有效防治结核病的发生。有研究者提出对于所有 AID 患者，在制订治疗方案前均应进行 MTB 感染的检测，对于存在 LTBI 的患者，在条件允许的前提下应首先进行至少 4 周的 TB 预防性治疗后再开始 AID 的治疗。

2020 年 WHO《结核预防性治疗指南》对 LTBI 的预防性治疗，推荐了 5 种方案。基于研究证据，指南强烈推荐以下可选方案用于 LTBI 预防性治疗。① 6 个月或 9 个月的异烟肼（6/9 INH），每日用药；② 3 个月的异烟肼和利福喷丁（3INH+RFT），每周用药；③ 3～4 个月的异烟肼和利福平（3～4INH+RFP），每日用药；④ 4 个月的利福平（4RFP），每日用药；⑤ 1 个月的异烟肼和利福喷丁（1INH+RFT），每日用药。预防治疗方案与2014 年《指南》比较有所改变，增加了 1INH+RFT 方案。2019 年一项随机、开放、对照研究证明 1 个月的异烟肼 + 利福喷丁，每日用药，预防治疗效果不劣于 9INH 方案，但短程方案的有效保护期是否能够达到和长程方案同样的效果仍不得而知。我国 2013 年发布了"肿瘤坏死因子拮抗剂应用中结核病预防与管理专家共识"，该共识在借鉴国外指南并根据我国结核病流行病学资料的实际情况，结合风湿免疫科、结核科专家的临床经验制定。共识建议对准备接受 TNF 拮抗剂治疗的患者均应在用药前进行结核筛查，其中对LTBI 或存在陈旧结核病但未经过规律抗结核治疗的患者进行预防性抗结核治疗，治疗方案建议较其他人群的预防性治疗方案强，包括：①异烟肼 0.3g 和利福平 0.45g，1 次 /d，维持 6 个月；②异烟肼 0.6g 和利福平 0.6g，每周 2 次，连续治疗 6 个月；③在接受预防性抗结核治疗至少 4 周后，可开始使用 TNF 拮抗剂治疗。西班牙一项针对需要进行 TNF 拮抗剂治疗的患者的回顾性研究结果显示，在 LTBI 患者中未完成 9 个月异烟肼预防性治疗组，观察期内结核病发病率比完成组高出 7 倍。美国一项类似研究显示，类风湿关节炎患者在接受戈利木单抗治疗的同时，给予 LTBI 患者异烟肼预防性抗结核治疗，317 例 LTBI 患者中，观察期内均未发生活动性结核病。

（韩喜琴　初乃惠）

参考文献

[1] 林果为 . 实用内科学 [M]. 北京：人民卫生出版社 ,2017.

[2] 左晓霞 . 结缔组织疾病患者结核感染的研究现状与思考 [J]. 中华风湿病学杂志，2009,13(10):657-659.

[3] 中华医学会结核病学分会 . γ- 干扰素释放试验在中国应用的建议 [J]. 中华结核和呼吸杂志 ,2014, 37(10):744-747.

[4] 谭毅刚 , 李嫣红 , 温文沛 , 等 . 免疫抑制患者继发结核病 71 例临床分析 [J]. 实用医学杂志，2011, 26(15):2799-2781.

[5] 英夫利昔单抗治疗前结核预防与管理专家建议组 . 英夫利昔单抗治疗前结核预防与管理专家建议 [J]. 中华内科杂志 ,2009,48(11):980-982.

[6] 中华医学会风湿病学分会 . 系统性硬化病诊断及治疗指南 [J]. 中华风湿病学杂志，2011,15(4):256-259.

[7] 中华医学会风湿病学分会 . 系统性红斑狼疮诊断及治疗指南 [J]. 中华风湿病学杂志，2010,14(5):342-346.

[8] LIN Y C, LIANG S J, LIU Y H, et al. Tuberculosis as a risk factor for systemic lupus erythematosus results of a nationwide study in Taiwan[J]. Rheumatol Int, 2012, 32(6): 1669-1673.

[9] RAMAGOPALAN S V, GOLDACRE R, SKINGSLEY A, et al. Associations between selected immune - mediated diseases and tuberculosis:record-linkage studies[J].BMC Medicine, 2013(11):97.

[10] DANZA A, RUIZ IRASTORZA G. Infection risk in systemic lupus erythematosus patients: susceptibility factors and preventive strategies[J]. Lupus, 2013, 22(12)：1286-1294.

[11] REDELMAN-SIDI G, SEPKOWITZ K A. IFN-γ release assays in the diagnosis of latent tuberculosis infection among immunocompromised adults[J]. Am J Respir Crit Care Med, 2013, 188(4): 422-431.

[12] MELATH S, ISMAJLI M, SMITH R, et al. Screening for latent TB in patients with rheumatic disorders prior to biologic agents in a "high-risk" TB population: comparison of two interferon gamma release assays[J].Rheumatol Int, 2014, 34(1): 149-150.

[13] SINGANAYAGAM A, MANALAN K, SRIDHAR S, et al. Evaluation of screening methods for identification of patients with chronic rheumatological disease requiring tuberculosis chemoprophylaxis prior to commencement of TNF-α antagonist therapy[J].Thorax, 2013, 68(10): 955-961.

[14] DUBULA T, MODY G M. Spectrum of infections and outcome among hospitalized South Africans with systemic lupus erythematosus[J]. Clin Rheumatol, 2015, 34(3):4794-4788.

[15] WHO . Guidelines on the management of latent tuberculosis infection[A/OL]. 2018. http:// www. who. int/

tb/ publications/ ltbi_document_page/ en/.

[16] STERLING T R,VILLARINO M E, BORISOV A S, et al. Three months of rifapentine and isoniazid for latent tuberculosis infection[J]. N Engl J Med, 2011, 365(23): 2155-2166.

[17] DUARTE R, CARVALHO A, CORREIA A. Two-month regimen of isoniazid，rifampin and pirazinamid for latent tuberculosis infection[J]. Public Health, 2012, 126(9): 760-762.

[18] GOMEZ-REINO J J,CARMONA L, DESCALZO M A. Risk of tuberculosis in patients treated with tumor necrosis factor antagonists due to incomplete prevention of reactivation of latent infection[J]. Arthritis Rheum, 2007, 57(5): 756-761.

[19] HSIA EC,CUSH J J,MATTESON E L. Comprehensive tuberculosis screening program in patients with inflammatory arthritides treated with golimumab，a human anti—tumor necrosis factor antibody，in phase Ⅲ cIinical trials[J].Arthritis Care Res (Hobokcn), 2013, 65(2): 309-313.

[20] JICK S S,LIEBERMAN E S,RAHMAN M U, et al. Glucocortlcoid use,other associated factors, and the risk of tuberculosis[J]. Arthritis Rheum, 2006, 55(1): 19-26.

[21] TAM L S,LI E K,WONG S M, et al.Risk factors and clinical features for tuberculosis among patients with systemic lupus erythematosus in Hong Kong[J].Scand J Rheumatol, 2002, 31(5): 296-300.

第三节　肺结核合并肺尘埃沉着病

肺结核（pulmonary tuberculosis）与肺尘埃沉着病（简称尘肺病，pneumonoconiosis）是两种不同性质的肺部疾病，在病因、发病机制、病理改变、X线征象及转归等方面完全不同。但两种病的并存率极高，一旦并存，并非是两者简单的相加，而是发生了质的变化，构成一种能够相互促进恶化、有传染性的肺部疾病。不论是先患尘肺病而后并发肺结核，还是已有结核病灶（活动性）而后确诊为尘肺病，统称为尘肺结核。

一、概念

（一）基本概念

尘肺病广义上分为职业性尘肺病和非职业性尘肺病。职业性尘肺病是在职业活动中长期吸入不同致病性的生产性粉尘并在肺内潴留而引起的以肺组织弥漫性纤维化为主的一组职业性肺部疾病的统称，按我国《职业病分类和目录》，主要包括矽肺、煤工尘肺病、石墨尘肺病、炭黑尘肺病、石棉肺、滑石尘肺病、水泥尘肺病、云母尘肺病、陶工尘肺病、铝尘肺病、电焊工尘肺病、铸工尘肺病12种（除外开放性条款）。非职业性尘肺病是经常生活、学习在有致病性粉尘的环境中，长期吸入致病性粉尘而引起肺组织弥漫性纤维化为主的病理性改变所致的疾病，如生活在类沙漠环境的敏感人群，易患此病。本章节所述的尘肺病皆指职业性尘肺病。

（二）尘肺结核的表达形式

尘肺结核有两种表达形式，即尘肺病并发肺结核和尘肺结核。前者所指是两病并存，肺结核是尘肺病的一种合并症，其病理基础是尘肺病与结核呈分离表现，尘肺病变和结核病变并存，并保持各自的特征；后者是指两病无法严格分开，两者的共同存在构成了一个独立的病变类型，其病理基础是尘肺病与结核呈结合型表现，尘肺病变和结核病变相互结合融为一体，并失去各自的特点。两种诊断形式都有道理和依据，为了简便实用，可将两种诊断形式统称为尘肺病合并肺结核或尘肺结核。

尘肺病合并的肺结核系指活动性肺结核，如渗出、增殖、干酪、空洞形成、支气管或血行播散等，而病变纤维化、硬结、钙化者，不作合并肺结核定论。但对结核病的深入研究发现，凡未经过系统正规化疗的结核纤维硬结灶，不能视为结核稳定期或自愈，在某种特定的条件下，如机体免疫功能抑制或损伤；长期使用免疫制药物和细胞毒性药物；糖尿病、肿瘤等疾病时，结核可重新活动。当患者步入老年后，一些看似稳定、自愈的病灶也可再次活动。判断结核病活动与否，不能单凭 X 线胸片改变，而应结合临床表现和全面综合客观检查作为判断依据。

（三）我国尘肺病结核的流行病学

自 2010 年以来每年报告尘肺病新发病例数均突破 2 万例，2014—2016 年连续 3 年分别达到 26 873 例、26 081 例和 28 088 例；尘肺病新发病例占当年职业病新发病例总数的比例连续 7 年均接近 90%，近 7 年中新发病例共计 178 613 例。新发尘肺病例主要是矽肺和煤工尘肺病，占总数的 90%～95%。截至 2016 年，我国累计报告职业病病例 924 631 例，其中尘肺病 831 342 例，占比 89.91%。仅从全国尘肺病流行病学调查资料和 2016 年职业病报告资料看，1950—1986 年全国累计发生尘肺病例数为 393 797 例，而 1987—2016 年新发尘肺病例 437 545 例，年均新发病例数约为前者的 1.5 倍。关于尘肺结核的流行情况，从四次全国流行病学调查的肺结核患病率与尘肺病合并结核患病率进行比较，尘肺病人群结核患病率要远高于相同年代的普通人群肺结核患病率的水平，两者相比，最高为 41 倍，最低为 4.6 倍，且近些年来似有反弹的趋势。我国尘肺病流行病学调查显示，尘肺病患者死因构成为：呼吸系统并发症 / 合并症（51.8%），其中主要是肺结核和气胸；心血管疾病（19.9%），主要是慢性肺心病。上述疾病是尘肺病快速进展和死亡的重要原因，其中矽肺合并肺结核最常见，其次是煤工尘肺病合并肺结核。尘肺病患者已被 WHO 列为肺结核高危人群。据统计，叁期矽肺合并肺结核的比例高达 40%，结核死亡占矽肺死因的 34.25%。因此，及时正确诊断和治疗各种并发症 / 合并症，是抢救患者生命、改善病情、延长寿命、提高患者生命质量的重要保障。尘肺病是以肺部纤维化为主的全身性疾病，尘肺病的发生破坏了结核的获得性免疫形成，容易使机体已感染而没有发病的潜在结核分枝杆菌或肺内无活动的陈旧性结核病灶重新复燃活动。尘肺病患者并发结核时，煤矽结节大量出现，迅速融合，发生大片干酪性坏死，巨大空洞形成，治疗困难，甚至终身排菌。同时肺内亦出现其他类型的急进性病变，肺功能急剧恶化，寿命缩短。而未并发结核的单纯尘肺病患者，则一般能达到健康年龄的平均水平。多年来流行病学调查和临床实践表明，尘肺病的主要并发症是肺结核，它是患尘肺病矿工丧失劳动能力和死亡的主要原因之一。从流行病学观点分析，尘肺结核是尘肺病防治工作中一项非常艰巨的任务，因此必须加强防治和管理。

（四）尘肺结核的发病机制

尘肺病罹患肺结核已为国内外学者公认，尘肺病合并结核的发病机制至今尚未完全阐述清楚，综合现有的资料，其发病机制可能有以下几点。

1. 粉尘可增加结核分枝杆菌的毒力　早在 1913 年 Cesa-Bianchi、1924 年 Gardner 和

1962 年 Brose 等通过动物实验已证实，吸入二氧化硅粉尘的豚鼠在接种结核分枝杆菌后，其结核病变明显加重。1916 年 Cross 报道，结核菌素或结核分枝杆菌进入矽肺患者体内，使细胞反应增强，并导致矽肺病变加重。1983 年 Viglani 和 Pernis 认为结核分枝杆菌具有佐剂作用，二氧化硅和结核分枝杆菌可互为抗原，相互促进病情进展。

2. **尘肺病的发生破坏了适应性免疫** 如前所述，肺结核是由细胞免疫所控制的疾病，其效应细胞是巨噬细胞，反应细胞是 T 淋巴细胞。由于煤矽尘对巨噬细胞具有细胞毒作用，滞留在肺组织内的煤矽尘使大量巨噬细胞变性、坏死和崩解，肺泡巨噬细胞数量减少；滞留在肺组织中的煤尘需大量巨噬细胞吞噬清除，使肺泡巨噬细胞的功能下降，因此使入侵的结核分枝杆菌得不到及时吞噬、消化和清除；由巨噬细胞递呈抗原、诱导细胞免疫的功能降低，同时尘肺病患者血液中 T 淋巴细胞数量也减少。

3. **尘肺病使肺部血液循环和淋巴循环系统受阻影响抗病能力** 尘肺病患者肺部弥漫性纤维化病变，使肺部毛细血管床和淋巴系统受到严重破坏，血管壁增厚、变形、血管腔变窄，甚至闭塞造成肺部血液循环不良，血液供应减少，局部肺组织缺血，削弱了肺组织对结核分枝杆菌的抵抗力。肺内淋巴系统纤维化，淋巴道阻塞、破坏，使原本为免疫来源的淋巴系统不能抵抗入侵的结核分枝杆菌。

4. **尘肺病患者全身抵抗力下降** 尘肺病是以肺部弥漫性纤维化为主的全身性疾病，患者全身抵抗力明显下降，容易使机体原已感染而没有发病的潜在结核分枝杆菌或肺内已无活动性的陈旧性结核灶，重新复燃活动。

（五）尘肺病与结核的关系

1. **尘肺病易并发肺结核** 1986 年全国尘肺病流行病学调查研究资料统计表明，各种尘肺病与肺结核并发率为 15.2%。1995 年国内报道尘肺病并发结核率壹期 33.9%，贰期 47.9%，叁期 84.8%。结核是由细胞免疫控制的疾病，其效应细胞是巨噬细胞。巨噬细胞在吞噬结核分枝杆菌、加工、处理抗原和传递抗原等方面具有重要作用。实验和人体研究证明，有矽尘存在时，结核分枝杆菌繁殖快，并由于矽尘长期不断地作用于肺巨噬细胞使之大量崩解、坏死，因而对结核分枝杆菌的吞噬相应的降低，从而使结核病灶不易局限而处于活动、进展状态。T 淋巴细胞是结核免疫的反应细胞，只有在 T 细胞数量足够、功能正常的情况下，再遇到结核抗原物质，才能释放各种淋巴因子，介导一系列免疫反应，起到歼灭结核分枝杆菌，抑制结核病发生和发展的作用。矽肺患者外周血 T 淋巴细胞减少，其转化功能下降，又为其易感染结核提供了第二个有利条件。佐剂是一种具有加强抗原作用、增强机体免疫反应的物质，结核分枝杆菌和矽尘都具有佐剂作用，二氧化硅具有持久性佐剂作用，在矽尘佐剂作用下，必然会使结核病变态反应增强，促使结核病发展。

2. **肺结核加速尘肺病进展** 肺巨噬细胞在尘肺病发展中起非常重要的作用，是粉尘作用的主要靶细胞。自 Heppelston 等研究发现石英粉尘诱导的巨噬细胞可分泌成纤维因子以来，现已证明肺泡巨噬细胞在矽肺纤维化不同时期可分泌多种细胞因子，能诱导胶原的合成。李万德用卡介苗（减毒活的结核分枝杆菌）活化肺巨噬细胞，对二氧化硅粉尘反应进行系统研究表明，活化的巨噬细胞对二氧化硅吞噬最迅速，细胞自身溶酶体释放、崩解、死亡最快，从而释放多种致纤维化因子，加速尘肺病进展。当尘肺病合并结核时，结核分枝杆菌的佐剂作用，加速了尘肺病变的发展。实验表明，即使存在细小的结核病灶也可使鼠身上已有的矽肺结节病变更加发展。肺结核促进尘肺结节的融合和肺纤维化过程加速，从而构成 X 线表现的矽肺结核团块影，促进矽肺进展。

3. 尘肺结核抗结核治疗效果差 结核病治疗已进入化疗时代，对单纯肺结核患者，如果能够坚持有规律的化疗，治疗成功率可达 95% 以上，痰菌消灭可达到百分之百，复发率可以降到 0.5% 左右。然而尘肺结核属难治性结核，尘肺病患者由于矽尘对肺脏的损害，使其防御功能降低；淋巴系统的尘源性增生、闭锁使结核的吸收、消散不佳；煤矽尘与结核分枝杆菌互为佐剂使尘肺结核迅速发展；肺部纤维增生，血管床破坏，造成肺循环不良，使抗结核药物不易在结核灶内达到有效的杀菌浓度，结核分枝杆菌长期在低血药浓度刺激下向 B、C 群转化增多，只有延长治疗时间才能杀死这部分细菌，因此有研究者建议尘肺结核患者应终身使用抗结核药。20 世纪 60—70 年代同一类型结核病变合并尘肺病的治疗有效率为 30%，没有尘肺病的达到 78%；80 年代自从利福平开始在临床应用以来，使矽肺结核得到良好控制，然而近年来多有报道矽肺结核的耐药性大大高于单纯肺结核。2000 年洪晓平报道对 100 株结核分枝杆菌的耐药情况分析，矽肺结核和单纯结核的耐药率分别为 95.2% 和 54.1%。2014 年孔冬青等报道对 223 例煤工尘肺结核患者临床分析，抗结核药物总耐药率为 42.60%，耐药患者中初治占 26.32%、复治占 73.68%。

4. 尘肺结核的生存状况 尘肺结核病灶早期为浸润型病变，其特点比单纯结核的浸润型病灶易进展、扩大或液化后出现空洞。肺结核促进尘肺结节的融合和肺纤维化进展，形成尘肺结核团块，当各种尘肺结核病灶范围超过肺的一半以上，构成尘肺结核毁损型时，是晚期尘肺结核的表现，预后很差。从流行病学的观点看，尘肺结核易出现空洞，并随尘肺分期升高合并空洞率增加，尘肺结核空洞长期迁延不愈，甚至持续排菌，成为危害周围环境中尘肺病患者和健康人群的传染源。尘肺结核并发症多，主要的并发症为呼吸道感染、气胸、肺心病、咯血窒息和呼吸衰竭。尘肺病合并结核后加速患者死亡，目前仍是构成尘肺病患者死因的主要原因之一。2006 年张连英报道 868 例死亡煤工尘肺患者，其中并发肺结核 217 例；国内韩向午等经 Cox 模型分析某矿务局 4 715 例尘肺病中累积合并结核 1 354 例的预后，尘肺结核生存率 10 年为 73.73%，20 年为 40.01%，30 年为 23.69%，各时期生存率皆显著低于单纯尘肺病的生存率。

二、肺结核合并尘肺病的诊断

（一）尘肺结核的病理

1. 尘肺病病理组织学特点 各类尘肺病的病理改变，虽因接触粉尘种类、性质、粉尘粒子的分散度、粉尘浓度、接触粉尘的时间和个体免疫类型的不同而有所差异，但各类尘肺病的基本病理特征大致相似。各类尘肺病的病理改变概括为：尘肺病基本病理共性改变，如矽结节形成、尘性肺间质纤维化、块状纤维化、尘性胸膜病变、肺门淋巴结改变、尘性肺气肿等，加上各类尘肺病自身的病理特征，如煤工尘肺病的煤矽结节、煤斑、煤尘灶、小叶中心性肺气肿等所构成的复合性病理变化。这是各类尘肺病能共用一个诊断标准的原因。尘肺病病理改变是尘肺病 X 线影像学的基础，共性可提供尘肺病定性诊断，个性可提供尘肺病类别诊断。

2. 尘肺结核的基本病理改变 尘肺结核病理组织学特点可归纳为由尘肺病的病理改

变、结核的病理改变和尘肺结核融合性病理改变三种成分的病理改变联合构成。

（1）尘肺结核结节：它不是尘肺结节和结核结节的重叠，而是粉尘与结核分枝杆菌联合作用形成的，比单纯尘肺结节大，直径多大于 5mm（最大可到 10mm），为圆形或椭圆形，境界清楚，灰黑，中央经常可察见不规则灰白色干酪坏死区。镜下观察，中央部发生干酪样坏死，其间混有游离的煤尘。在干酪样坏死物质之中或近旁有时可见残存不完整矽结节样排列的胶原纤维。整个结节的周边部围绕较厚的结缔组织，每发生玻璃样变性，外边还可见大量煤尘细胞沉着。有时在干酪样坏死周边某处可见少许形成不良的结核肉芽组织和少数上皮样细胞，偶见吞噬煤尘的不典型的朗格汉斯细胞，但多数情况是观察不到结核肉芽组织。有时可见煤矽结节或煤尘纤维灶中央发生干酪样坏死，苏木素 - 伊红染色切片呈粉染颗粒状，煤尘游离存在坏死之边缘，无组织反应，胶原纤维包裹层尚未形成。另外，还可察见煤矽结节旁边出现结核结节，二者融合发生干酪样坏死，进而演化成尘肺结核结节。其中央具有结核病特有的干酪样坏死，又有外围尘性纤维化的包绕，兼有结核及煤矽尘所致病变的形态特点，故命名为煤矽结核结节，它是煤工尘肺结核主要病理表现。

（2）尘肺结核团块：其一是煤矽结核结节在肺部局限区域内数量增多，密集靠拢，互相融合成块。融合块可单独由煤矽结核结节构成，亦可由煤矽结核结节、煤矽结节或煤尘共同构成；其二为比较密集的煤矽结核结节借助增生的结缔组织、萎陷的肺组织、结核性病变组织等将其联合形成块状病变。融合块相应部位的胸膜常肥厚粘连，经常致胸腔闭锁。肉眼观察肺内形成边缘不整、形状不规则的块状病变。体积在 2.0cm×1.0cm×1.0cm以上，大者可占一个肺叶之大部，并可通过粘连的胸膜与另一叶之融合块共同构成巨大融合块。切面上可见多数较大的煤矽结核结节互相靠拢融合。灰黑色结节中央由灰白色干酪性坏死区，形成黑白相间的外观，每个结节周围均有纤维增生，故结节的轮廓清楚。

（3）尘肺结核空洞：多在团块的基础上发生凝固性和干酪性坏死，坏死物经支气管排出后形成空洞，空洞可由大小不等的洞腔相互贯通形成巨大空洞。外形极不规则，内壁多不光滑呈凹凸不平如虫蚀样或溶洞状，洞壁厚薄相差悬殊，腔内附着干酪坏死物。镜检洞壁由内到外可见坏死物、肉芽组织和纤维膜三层结构，极易查到结核分枝杆菌。

（4）尘肺结核胸膜病变：少数尘肺病可单独出现结核性胸膜炎，以渗出型居多。多数尘肺结核性胸膜病变与肺内病变相关联，在肺内病变的相应胸膜呈现明显增厚或纤维闭锁性胸膜炎。

（5）尘肺结核肺门淋巴结肿大：切面呈灰黑色、质韧，可见灰黑色小结节和白色钙化点。镜检可见粉尘沉着、尘性纤维化、尘肺结节、结核结节和尘性结核结节并存。

3. 尘肺结核的基本病理分型

（1）尘肺结核分离型：尘肺病并发结核时，肺内尘肺性病变和结核病变可以是互不干扰，各自单独存在，为分离型。所谓分离型是指尘肺病变和结核病变两者保持各自病变特征，外观上两种病变可明显区分，其结核的病理改变与单纯肺结核相似，即渗出、增殖和变性三种病变，其尘肺病的病理改变与单纯尘肺病相似。分离型尘肺结核一般都发生在早、中期。

（2）尘肺结核结合型：尘肺性病变和结核性病变互相结合，形成一种特有的既不像尘结节也不像结核结节的灶状病灶，即煤矽结核结节结合型。多数情况是结核结节、尘肺结节和煤矽结核结节同时存在，再加上其他尘肺性病变及结核性病变，构成复杂的病理改变。

（二）尘肺结核的诊断分型

尘肺病合并肺结核时可出现常见的肺结核症状，如低热、乏力、盗汗、咳嗽等，晚期尘肺病合并肺结核的比例明显增加，特别是叁期矽肺。由于合并肺结核可能促进肺纤维化的进展，临床快速出现呼吸困难、呼吸衰竭，病情进展很快。

1. **浸润型尘肺结核型** 此型是在壹期、贰期尘肺病基础上发生浸润性结核改变，或叁期尘肺病发生与团块分离的浸润性结核病变。X线特征与单纯肺结核的浸润无太大区别，病变以渗出、干酪为主，X线胸片可见两肺上中部密度不均的小片状模糊阴影，此型须与尘肺病早期融合和非特异性炎症相区别，在尘肺结核中所占比率较大，多属尘肺病感染结核的早期，病情相对较轻，痰检菌阳性率低。如能及早识别确诊，及时正规抗结核治疗，预后较好。一旦延误诊断或治疗不当，可造成结核扩散、播散、空洞形成乃至演变成毁损肺，痰菌持续阳性、临床症状加重、并发症出现，并增多，治疗困难，预后较差。

2. **团块型尘肺结核型** 此型是叁期尘肺病的X线胸片表现，属尘肺结核结合型，病理上尘肺病改变和结核改变交织在一起，难以区分彼此，临床上称为尘肺结核团块。尘肺结核团块在X线表现上缺乏单纯尘肺团块的分布规律和特征。结核可促进和加速尘肺病变融合，尘肺融合病变又起到保护结核的作用，两者相互促进恶化，给诊断和治疗都带来困难。单纯尘肺团块，多见于两上肺外侧，呈对称"八字"形分布，有一定规律，密度均匀，境界清楚，周边气肿带明显，团块有平行侧胸壁扩展的趋势和向肺门与纵隔收缩的倾向，很少见到空洞和钙化灶，无肺门引流征和相应部位的胸膜改变，发展较为缓慢，亦可长期没有变化。发生在中下肺区的尘肺团块也多具有上述特征。尘肺结核团块X线特征却恰恰与此相反，发展比较快，团块范围大，不对称，邻近胸膜增厚明显，同侧的肋膈角消失，与肺门有引流带，其发展为横向增大，不与后肋垂直。这型病变易干酪坏死而出现巨型空洞。

3. **空洞型尘肺结核型** 各期尘肺结核均可出现空洞，其X线特点为空洞大，可单发也可多发，空洞的同侧或对侧常伴有支气管播散灶，空洞侧局部胸膜增厚，痰结核分枝杆菌阳性率高。尘肺结核团块容易发生中性、凝固性和破坏性坏死，出现空洞。此种空洞与单纯肺结核的空洞有着完全不同的特征和形态，外观多为溶岩样无壁空洞或不规则厚壁空洞。洞小者可有多个洞彼此相通或重叠，大洞可占据一个肺叶，几乎见不到薄壁或张力性空洞。空洞液平浅或缺如，治疗后缩小闭合较慢，有时终身留存。常伴有支气管播散病灶，相应部位的胸膜多增厚粘连，临床症状顽固，结核中毒症状明显，易继发细菌感染或真菌感染，常有持续而顽固的咯血、大咯血。但气胸发生率不高，治疗效果差，易转成慢性过程，病程迁延，导致顽固性呼吸衰竭、肺心病，预后差。

4. **毁损型尘肺结核型** 毁损型尘肺结核型是尘肺结核最严重的类型，亦是尘肺结核的晚期表现。各期尘肺病合并肺结核后，反复治疗失败均可演变为此型。毁损病变系指在尘肺病变的基础上，X线胸片同时存在浸润、干酪坏死、空洞播散、增殖硬化、广泛胸膜病变等结核病损，且病损范围超过肺的一半以上即为毁损型，有时病变范围占据单侧三个肺区或双侧四个肺区。此型病程长，临床症状多且严重、合并症多、肺功能极差且多以混合性肺功能障碍为主，血氧分压持续在低水平，痰菌阳性率高，发生耐药率高，疗效差。

毁损一旦形成，患者生活不能自理，长期卧床，呈重度营养不良，恶液质体质，慢性呼吸衰竭，需要终身氧疗。该型尘肺结核多死于继发感染、休克、大咯血或痰窒息、顽固性气胸、肺心病难治性心衰、心律失常、肺性脑病和多器官系统衰竭。

5. 尘肺结核血行播散型 此型尘肺结核临床较少见，结核是在尘肺病的基础上发生以血行为主的全身播散。肺部可表现为急性粟粒型肺结核、亚急性或慢性血播结核、多发性结核性小脓肿。诊断多需与患者过去的胸片进行对比分析，如 X 线胸片在短期内呈现结节阴影明显增多、增大，且不光滑、锐利，呈不均匀样阴影，急性粟粒样改变多缺少"三均匀"特点。当结核结节数量较多时，可将原尘肺结节遮盖，使尘肺病影像暂时"消失"，但肺尖区和肋膈角处的结节及双膈影模糊或伴有少量积液是尘肺病所没有的，此点有助于鉴别。亚急性或慢性血行播散时，病灶从肺的上部往下分布，呈上密下疏，结节上大下小，质地呈上高下低，新老病灶混杂，使影像极不均匀，亦可见结节融合成小斑片状或大结节影。此型若能及时诊断，通过正规有效地抗结核治疗，临床症状多能明显好转，肺部 X 线所见结节阴影吸收较快，并逐步恢复到原来尘肺病变形态影像，一般预后较好。

6. 尘肺结核胸膜炎型 此型主要指病因为结核性渗出性胸膜炎，不包括胸膜增厚，粘连或钙化。尘肺结核发生结核性胸膜炎有两种机制，一种是肺内未发现结核病变而发生的胸膜炎，称为原发性胸膜炎；另一种是肺内先有结核病变而后发生的胸膜炎，称为继发性胸膜炎。尘肺结核胸膜炎型属前者，临床比较少见，并以单侧和渗出性居多。此型 X 线征象与单纯结核性胸膜炎相同，诊断多无困难，但应视为活动性结核而加以治疗，多数疗效和预后良好，极少数患者因诊断延误和治疗不当，演变成结核性脓胸，治疗困难，预后较差。

尘肺结核分型是人为划分的，在具体病例中有时两种类型病变可同时存在，则以两者中占优势者为主，因此有一定的相对性。通过分型可便于早期识别及临床诊断，同时也便于不同类型病变分别采用不同防治对策，这对患者的诊治、管理和预后分析有积极作用。

（三）菌阴性尘肺结核的诊断

痰结核分枝杆菌阳性对尘肺结核确诊诊断显而易见，痰细菌学阴性（菌阴）对尘肺结核诊断就相对复杂。菌阴性肺结核在肺结核患者中占有很大的比例，并在诊断、治疗和管理中更具有复杂性。尘肺结核痰结核分枝杆菌阳性率比单纯肺结核低，其主要原因是尘肺结核病理变化复杂，肺间质纤维化和支气管纤维化造成支气管不通畅，影响结核干酪样物质的引流，痰菌不易排出；在病理上表现为结合型的尘肺结核，其结核病理被包裹在纤维化和大块融合团块中，不与气管相通；L 型结核分枝杆菌感染的患者痰检测，需要特殊培养条件才能发现 L 型结核分枝杆菌，因而易被误判。到目前为止，国内尚无诊断尘肺菌阴性肺结核的统一诊断标准，尘肺病并发菌阴性肺结核的诊断标准基本与菌阴性单纯肺结核相同。但尘肺病并发肺结核在临床症状、X 线胸片又有其特殊性。

1. 菌阴尘肺结核的概念和诊断标准 痰菌阴性尘肺结核是指由常规细菌学检验方法未能从患者痰标本中检查到结核分枝杆菌的存在，但经非细菌学手段而临床诊断为尘肺结核病。

诊断标准：①典型肺结核的临床症状和胸部 X 线、CT 表现；②抗结核治疗有效；③临床排除其他非结核疾病；④ TB-PPD（5IU）强阳性，血清抗结核抗体阳性；⑤结核 γ-干扰素释放试验阳性；⑥肺部组织病理证实结核病变。

具备①~④中3项或⑤~⑥中任何1项即可临床诊断。

2. 菌阴性尘肺结核的诊断方法

（1）典型肺结核的临床症状：临床症状：全身表现发热，可呈午后潮热、不规则低热、持续性中度以上发热，热型常无规律，偶见间断性发热，抗生素治疗无效，单纯退热治疗体温不能被持久控制，发热程度多与结核病情有关；乏力，周身不适，伴虚弱感和多关节酸痛，盗汗，多发生在子夜或入睡后，重症汗液湿冷滑腻，偶可见大汗如珠；厌食，开始为纳减，重症时缺乏食欲且无饥饿感，临床可见消瘦和贫血。呼吸道症状包括非活动性气短及呼吸困难；较顽固的痉挛性阵咳；痰量多、黏稠，不易咳出；当咳大量墨汁样稠痰时，常提示肺组织发生坏死并形成空洞。咯血症状约占本病的70%，比单纯尘肺病发生率高、顽固且严重，大咯血窒息是本病的急症。两肺上部及肩胛间区可闻及捻发音及细湿啰音常是结核的征兆。

尘肺结核反复发生呼吸道及肺部感染，慢性肺炎比单纯尘肺病多。气胸及纵隔气肿、慢性肺源性心脏病、慢性呼吸功能不全导致水和电解质异常、低氧血症、呼吸衰竭及肺性脑病等并发症发生率也比单纯尘肺病高。

（2）胸部X线表现：尘肺结核的X线应用是最广泛的，尤其质量优良、系列的X线胸片对诊断菌阴性尘肺结核仍是目前基层医院的重要手段。首先是通过不同位置的X线观察确定病灶部位；第二是仔细观察分析病灶特征，包括形态、边缘、密度、周围情况及与周围组织的关系等；第三是必要的动态观察，特别是对渗出性病变，需与炎症鉴别。尘肺结核在X线表现上有结核和尘肺病各自的特点，比单纯肺结核诊断更具有复杂性。在痰菌阴性、动态的胸部X线可发现如下：

1）X线表现时提示尘肺病合并活动性结核，于一侧或两侧肺尖或锁骨下区，出现不对称的小片状或斑片状密度不均阴影或较模糊的纤维条索影，上肺区迅速出现浸润病灶。

2）不对称的大片状密度不均匀阴影，与肺门有引流征象，同侧肺门增大并上提，纵隔、气管可向病侧移位。

3）团块呈多型性，密度极不均匀，边缘轮廓不清，外侧胸壁有广泛胸膜增厚粘连，使相应肋间隙变窄，缺乏向心性收缩。动态观察，团块多平行后肋骨向四周发展，无周边气肿带，并可见小斑片状或结节样卫星病灶。动态胸片上可见在原已确诊为结核灶的相应部位形成团块，或尘肺融合团块短期内发生空洞并伴有支气管内播散灶。

4）肺内出现单发大熔岩状无壁或厚壁空洞，无液平线或有液平线，局限在一个肺区内的多发并相互贯通的小空洞，周围有浸润结节阴影，使相应肺区密度增高。

5）单纯尘肺病的小结节阴影，在短期内迅速增大增多，边缘变得不锐利光滑并且模糊，在肺尖区和肋膈角处原来没有结节的地方出现小结节影，正常肺纹理多被遮盖，结合临床有高热等中毒症状，常是结核血行播散型征象。

6）出现结核性胸腔积液X线征象。

7）肺部出现的异常阴影，经规律抗结核治疗，胸片病变显示好转者。

（3）胸部CT特征：目前CT已成为某些X线诊断有困难的菌阴结核患者的重要补充手段，其在尘肺结核诊断中的价值如下：

1）检出X线不能发现的小病灶，尤其是X线盲区的病灶，如心后区、脊柱旁、后肋膈角和肺门阴影重叠的病变。

2）当尘肺病存在广泛的胸膜肥厚、胸膜钙化时，能准确显出肺内结核病变。

3）检出 X 线不能发现的空洞，准确显示空洞特征。

4）增强扫描可鉴别球形肺结核与肺癌、尘肺结核融合团块。

5）高分辨率 CT 可显示早期（2 周内）粟粒型肺结核。

（4）诊断性抗结核治疗：对高度怀疑尘肺结核但又没有确切依据者，必要时可进行抗结核药物试验治疗，根据患者对治疗的反应而协助诊断。试验性治疗期间应注意以下事项：

1）紧密观察病情的动态变化，包括体温、症状、体征及胸片的变化。

2）从理论上说，试验性治疗时应避免选用 SM、AK、RFP、喹诺酮类等具有抗菌作用的药物，以免获得一时的疗效而将隐蔽性深部感染误认为结核病。但实践中难以避免，应根据具体情况予以分析。

3）为防止耐药产生，应联合用药。

4）应注意观察药物的毒副反应，包括药物热。

5）诊断性抗结核治疗一般 3～6 个月，X 线胸片（或胸部 CT）与治疗前胸片（或胸部 CT）比较，病灶明显吸收或消失。

（5）临床排除非结核性疾病：尘肺结核的 X 线形态复杂，在临床实践中需鉴别的主要有单纯尘肺病、肺癌和肺部慢性炎症等病变。如尘肺病的早期融合和慢性炎症与尘肺合并浸润型肺结核的鉴别；贰期尘肺病广泛分布的类圆形阴影与尘肺病合并血行播散型肺结核、支气管肺癌的鉴别；尘肺空洞与尘肺结核融合团块内空洞的鉴别；叁期尘肺病大阴影，中央型、周围型肺癌与尘肺结核融合团块鉴别等。

（6）纤维支气管镜检查、肺组织病理证实结核病变：肺活体组织检查有多种多样的形式，包括浅表淋巴结活检、经胸壁或经支气管镜的肺活检、胸膜活检及开胸肺活检，可为诊断不明确的病例提供可靠的组织学和细菌学证据。除了结核病组织学特点外，组织切片中的抗酸杆菌检查也十分重要。常用的染色方法有抗酸染色法、分枝杆菌的多克隆抗体或单克隆抗体进行免疫组织化学染色法；冰冻组织、石蜡组织也可采用核酸探针技术进行原位杂交。

（7）其他检查：如 TB-PPD（5IU）试验强阳性，TB-PPD 可用于临床活动性结核病的诊断，也适用于肺结核与肺癌、肺部炎症及尘肺病的鉴别诊断。血清 γ 干扰素体外释放试验阳性；或结核分枝杆菌抗体阳性；分子生物学方法检测结核分枝杆菌核酸有若干种方法，其中 Xpert MTB/RIF 检测技术是目前 WHO 唯一推荐的快速检测结核感染的方法，对排菌量少及易被常规细菌学诊断为菌阴肺结核的 L 型结核分枝杆菌的早期诊断有重要价值。

另外，不能忽视结核分枝杆菌 L 型的检查。结核分枝杆菌在体内外受物理、化学（药物）以及机体免疫因素的作用，易发生变异，形成 L 型结核分枝杆菌。L 型结核分枝杆菌因缺乏细胞染色的抗酸物质，而且形态呈多形性、变化不定，常规抗酸染色不能发现，培养不易生长，在菌阴性肺结核中 L 型菌阳性发生率约占 29.47%。叶松等对 126 例尘肺结核患者痰标本中结核分枝杆菌 L 型阳性检出率为 50.79%，而结核分枝杆菌的阳性率只有 14.29%，对 102 例单纯煤工尘肺病患者痰标本进行检测，结核分枝杆菌均为阴性，但结核分枝杆菌 L 型有 8 例阳性。说明临床上如果对煤工尘肺结核患者只进行结核分枝杆菌检查，而忽视其结核分枝杆菌 L 型检查，容易发生漏诊或误诊。

三、肺结核合并尘肺病的治疗

尘肺病合并肺结核抗结核治疗的原则和药物与单纯肺结核基本一样，但尘肺病合并肺结核的抗结核治疗效果远差于单纯肺结核，其原因主要有两个方面：一方面，尘肺病纤维化致使肺小血管狭窄甚至闭塞，药物不易渗入结核病灶有关；另一方面，尘肺结核患者免疫功能低下，巨噬细胞受损，免疫与化疗的协同作用削弱也是一个重要原因。因此，应该更加重视早期、适量、联合、规律、全程的化疗原则。

（一）尘肺结核的抗结核治疗

1. 化学治疗

（1）化学治疗要考虑下列因素：

1）根据尘肺病不同期别和结核病灶在肺野分布情况：由于壹期尘肺病与叁期尘肺病在病理改变、X 线表现、临床过程等多方面差异较大，叁期尘肺病合并结核在治疗上远远困难于壹期尘肺病合并结核，所以有学者建议尘肺结核的治疗要分为不同的疗程。如壹～贰期尘肺病，其结核病灶 < 1 个肺野，用 12 个月方案；壹～贰期尘肺病结核，其病灶在 2～3 个肺野或叁期尘肺病其结核病灶 < 2 个肺野，用 18 个月方案；叁期尘肺病，其结核病灶 > 2 个肺野，以及壹～贰期尘肺病，结核病灶 > 3 个肺野，用 24 个月方案。其结果是 18 个月方案更适用于壹～贰期尘肺病结核病患者，24 个月方案则适用于叁期尘肺病结核患者。

2）依据是否是初治、复治或难治的情况。

3）依据痰菌是否阳性的情况，全国冶金防痨协作组曾分别针对菌阴和菌阳尘肺病结核，提出不同的化疗方案；如菌阴初治给予 3HRZE（S）/6HR 方案，菌阳初治给予 3HRZE（S）/6HRE 方案；菌阴复治则给予 3HRZE（S）/9HR，菌阳复治给予 3HRZE（S）/3HRE/6HR 方案。

4）根据痰菌耐药情况选择方案。

5）依据尘肺病期别及个体因素确定抗结核疗程，尘肺病结核不适宜短程化疗，其疗程不能少于 9～12 个月。

（2）化学治疗方案：推荐的初治方案：强化治疗 3～4 个月，异烟肼 H、利福平 R、乙胺丁醇 E、吡嗪酰胺 Z（加或不加链霉素 S）联用，异烟肼 H、利福平 R、乙胺丁醇 E 巩固治疗 9～15 个月，总疗程 12～18 个月。复治方案：尽量选用敏感药物，强化期不少于 5 种药物，巩固期 3～4 种药物，强化期以 3～6 个月为宜，总疗程为 18～24 个月（叁期患者建议 24 个月）。

1）初治尘肺病结核：壹期尘肺病合并菌阴初治结核可以选用 2～3HRZE（S）/6～9HRE；壹期尘肺病合并菌阳初治结核可选用 3HRZE（S）/9HRE；贰期尘肺病合并菌阴初治结核类似于壹期尘肺病结核的 2～3HRZE（S）/6～9HRE 方案，只不过在疗程上可以适当再延长 2～6 个月；贰期尘肺病合并菌阳初治结核可选用壹期尘肺病合并菌阳初治结核的 3HRZE（S）/9HRE 方案，根据病情可以适当延长疗程至 18 个月；叁期尘肺病合并菌阴初治结核，该类患者可在 6HRZE（S）/6HRE/6HR 方案的基础上，根据病情可适当增加疗程至 24 个月；叁期尘肺病合并菌阳初治结核应采用 24 个月的方案，即 6HRZE（S）/6HRE/12HR，也可根据病情适当增减 2～6 个月的疗程。

2）复治尘肺病结核：壹期尘肺病合并菌阴复治结核可给予 6HRZE（V）/6 HRE（V）/6～12HR 方案，并可依据既往用药史酌情替换抗结核药。壹期尘肺病合并菌阳复治结核可给予 6HRZE（V）/6 HRE（V）/12HR 方案，并应依据既往用药史或药物敏感试验结果增减抗结核药。贰期尘肺病合并菌阴复治结核与壹期尘肺病合并菌阴复治结核的方案相似；即在 6HRZE（V）/6 HRE（V）/6～12HR 方案的基础上适当延长。贰期尘肺病合并菌阳复治结核在壹期尘肺病合并菌阳复治结核方案 6HRZE（V）/6 HRE（V）/12HR 的基础上，依据既往用药史或药物敏感试验结果增减抗结核药，或适当延长疗程。叁期尘肺病合并菌阴复治结核应选用不少于 24 个月的方案，如 6HRZE（V）/6 HRE（V）/12HR，并可根据结核病灶的范围或临床过程适当延长疗程，以及依据既往用药史酌情替换抗结核药。叁期尘肺病合并菌阳复治结核可在 6HRZE（V）/9HRE（V）/9～15HR 方案的基础上，依据既往用药史或药物敏感试验结果增减抗结核药，疗程不少于 24 个月甚至更长。

3）耐多药尘肺病结核方案：耐多药尘肺病结核方案的选择与《耐药结核病化学治疗指南》中的原则相同，疗程不少于 30 个月或更长。可供参考的方案有：

$6～9PaL_3ZEAm_3/9～12PaL_3ZE/9～12PaL_3E$；

$6～9PaL_3ZLfxAm/9～12PaL_3ZLfx/9～12PaL_3V$；

$9PaL_3ZMfxE/12PaL_3ZMfx/12～15PaL_3ZMfx$；

$9PaL_3ZMfxpto/12PaL_3ZMfx/12～15PaL_3ZMfx$ 等。

还应依据既往用药史或药物敏感试验结果增减抗结核药，选择适合患者的个体化方案。

2. 免疫治疗 从结核病免疫病原学研究来看，结核病病变组织的延缓性坏死是结核病恶化乃至死亡的直接原因，故结核病也是机体免疫紊乱的后果。常规抗结核化疗并不能直接纠正已经启动的免疫病原性异常免疫反应，使结核分枝杆菌致病后的异常免疫能回复到正常的保护性免疫，对成功的化疗是至关重要的。因而，在有效的抗结核化疗基础上，对免疫缺陷严重的尘肺病患者辅以免疫增强剂或免疫调节剂以纠正紊乱的免疫状态或改善低下的免疫功能是十分必要的。

（1）微生物制剂：如母牛分枝杆菌（M.vaccae）疫苗、草分枝杆菌（M. Phlei）疫苗，可每周 1 次，深部肌内注射，少数患者有一过性发热、局都反应和轻度皮疹。

（2）生物制剂：有胸腺肽、免疫核糖核酸（immuneRNA，iRNA）、转移因子（transfer factor，TF）、干扰素（interferon）等能增强机体细胞免疫能力和对机体免疫反应起调节作用。

（3）中草药：如人参、黄芩、黄连、党参、白术、黄芪、灵芝、白花蛇舌草、猴菇菌、刺五加等，能刺激单核吞噬细胞吞噬功能、提高细胞免疫或促进淋巴细胞转化、促进抗体生成及延长其持续时间等作用。

（二）尘肺病及并发症的治疗

尘肺病的病理改变是肺组织弥漫性纤维化，可导致肺组织结构严重破坏并进一步损害肺功能。到目前为止，国内外均没有针对尘肺病肺纤维化有效的治疗药物和措施，且理论上肺组织已经形成的纤维化是不可逆转的，因此尘肺病目前仍是一个没有医疗终结的疾病。大量临床实践证明，基本的临床干预措施，如预防呼吸道感染并积极治疗、改变不良的生活习惯等均能明显地延缓肺纤维化的快速发展；尘肺病并发症是尘肺病情恶化和死亡的主要原因，及时诊断和治疗各种尘肺病并发症，能显著地改变病程的转归和预后。故对尘肺病的治疗首先要有正确的认识，即通过全面的健康管理，改变不良的生活习惯和改善日常生活环境，积极预防和治疗并发症，积极进行康复治疗和训练，尘肺病患者基本可以保持正常的生活质量和相对健全的社会活动能力。

1. 抗肺纤维化的药物治疗 其主要作用环节是防止粉尘在肺内沉积，增加肺的廓清功能；降低粉尘对细胞的毒性；保护肺泡巨噬细胞，防止生物膜破坏；抑制成纤维细胞形成胶原；抑制免疫反应；分解已形成尘性病灶中的胶原蛋白、多糖及脂蛋白；抑制白细胞对肺组织的损伤和纤维化等。主要药物有克矽平、磷酸喹哌、磷酸羟基喹哌、汉防己甲素、矽肺宁、黄根片、千金藤素片、矽宁、矽复康、克矽风药酒等。

2. 并发症、合并症的治疗 尘肺病是慢性进行性职业病。在较长的病程中常合并其他疾病，不仅会使尘肺病患者的病情恶化，加重患者痛苦，直接影响预后，而且还是尘肺病人的主要死因。肺结核、呼吸功能不全和非特异性肺部感染是尘肺病的三大合并症，也是常见的死亡原因。尘肺病的合并症与单纯的疾病在预防、诊断、治疗、预后等方面不同，有各自的特点和规律。从预防医学角度分析，积极治疗和控制尘肺病的各种合并症属于三级预防中的第三级预防，可有效减缓病情进展、恶化，减轻患者痛苦，延长患者生命。

（三）综合、支持治疗

氧疗、食疗（或营养支持）、对症及康复等综合治疗方式对控制患者的病情发展也十分重要。

1. 氧疗 尘肺病结核患者多伴有缺氧临床表现，氧疗是通过增加吸入氧浓度，从而提高肺泡内氧分压，提高动脉血氧分压和血氧饱和度，增加可利用氧的方法，合理的氧疗还能减轻呼吸作功和降低缺氧性肺动脉高压，减轻右心负荷。

（1）氧疗指征

1）尘肺病结核患者静息呼吸室内空气时，$PaO_2 < 7.3kPa$ 或 $SaO_2 < 88\%$，伴或不伴高碳酸血症。

2）PaO_2 在 7.3kPa 和 8.0kPa 之间，伴有充血性心力衰竭或继发性红细胞增多症（血细胞比容 > 55%）。

（2）氧疗方法

1）导管（或鼻塞）给氧：鼻导管和鼻塞用具简单，价廉方便，是临床最常用的针对轻中度低氧血症患者的给氧方法。吸入氧浓度与吸氧流量、患者通气量和吸呼气时间比有关，推算增加 1L 氧流量可提高 4% 吸氧浓度。鼻导管或鼻塞吸氧缺点是吸氧浓度不稳定，吸氧流量较高时，干燥氧气致鼻黏膜和痰液干燥。

2）面罩给氧：面罩给氧浓度稳定，可提供中等氧浓度，一般适用于需要较高氧浓度的患者。简单面罩给氧适用于无 CO_2 潴留的明显低氧血症的患者；储气囊面罩适用于严重低氧血症伴通气过度呼吸性碱中毒的患者；可调式面罩（Venturi 面罩）吸氧浓度不受通气量影响，可以准确控制，适用于低氧血症伴高碳酸血症的患者。面罩给氧缺点是使用时不方便咳痰、进食和说话。

2. 营养支持治疗 尘肺病结核是消耗性疾病，多数存在混合型营养不良，会降低机体免疫功能，呼吸肌无力和疲劳等，因此，应给予合理的膳食，特别是高蛋白、高脂肪、低碳水化合物，以及适量多种维生素和微量元素饮食，必要时给予鼻饲或静脉高营养治疗。

3. 对症治疗 尘肺病结核患者临床表现以咳嗽、咳痰、胸闷、气喘为主，应予以药物治疗，药物治疗主要包括平喘、化痰和止咳的相关药物。平喘药物有短效 β_2 受体激动剂（SABA）、长效 β_2 受体激动剂（LABA）、氨茶碱、二羟丙茶碱、多索茶碱、异丙托溴铵、噻托溴铵等。祛痰治疗主要有蛋白分解酶制剂、多糖纤维分解剂（溴己新、氨溴索）、二硫键裂解剂（N-乙酰半胱氨酸、羧甲司坦）、新型黏痰溶解剂及化痰中药。镇咳治疗，镇咳药有中枢性和外周性两大类，前者通过直接抑制延髓咳嗽中枢而发挥作用，适用于干咳患者；后者通过抑制咳嗽反射感受器以及效应器而发挥作用。主要有可待因、右美沙芬、那可丁以及镇咳中药。

四、预后和预防

尘肺病合并肺结核在严格监护下治疗，是可以控制并治愈的。但其耐药发生率高，疗效差，故尘肺病合并肺结核的病死率高，主要死因是感染的结核恶化、咯血窒息、气胸、呼吸衰竭。尘肺病结核是一个慢性、进展性疾病。患者肺功能逐渐下降，且受各种并发症/合并症的影响，病情会逐渐加重，死亡风险日益增加。对于病情严重的终末期尘肺病结核患者，当积极治疗患者已不再获益时，姑息治疗和临终关怀是治疗的重要组成。采取姑息治疗，应与患者及家人进行充分的交流沟通，告知可能发生的各种危急情况及相应的治疗措施和经济负担。姑息治疗主要是缓解症状，减轻痛苦，改善生活质量。预期生存时间仅几天至几周的危重患者应予以临终关怀，强化医疗护理，减轻症状，减少痛苦，尽最大努力维护患者的生命尊严。2015 年 WHO 在《隐匿性结核感染的指南》中，将尘肺病患者列为高危人群，并建议进行预防性治疗。推荐预防性治疗方案：异烟肼单药 5mg/（kg·d），最大剂量 300mg/d，6～9 个月；异烟肼 5mg/（kg·d），最大剂量 300mg/d，联合利福平 10mg/（kg·d），最大剂量 600mg/d，3～4 个月。

（孔冬青）

参考文献

[1] 王穆兰，刚葆琪. 现代劳动卫生学 [M]. 北京：人民卫生出版社,1994.

[2] 王莹，顾祖维，孙胜年，等. 现代职业病学 [M]. 北京：人民卫生出版社，1996.

[3] 马玙，朱莉贞，潘毓萱. 结核病 [M]. 北京：人民卫生出版社,2006.

[4] 马骏. 实用尘肺病临床学 [M]. 北京：煤炭工业出版社,2007.

[5] 高微微，李琦，高孟秋，等. 特殊人群结核病治疗 [M]. 北京：科学出版社,2011.

[6] 唐神结，高文. 临床结核病学 [M]. 北京：人民卫生出版社,2011.

[7] 张麒，邓雄良，姜杰. 煤工肺尘埃沉着症机体免疫水平分析 [J]. 中华劳动卫生职业病杂志,

1996,2:96-98.

[8] 孔冬青,陈东进,张满刚,等.223 例住院煤工尘肺结核患者耐药情况分析 [J].中国防痨杂志,2013,35(10):823-826.

[9] 中华人民共和国国家卫生和计划生育委员会.职业健康监护技术:GBZ188—2014[S].北京:中华人民共和国国家卫生和计划生育委员会,2014.

[10] 中华人民共和国国家卫生和计划生育委员会.,职业性尘肺病的诊断:GBZ 70—2015[S].北京:中华人民共和国国家卫生和计划生育委员会,2015.

[11] 国家安全监管总局.关于 2016 年职业病防治工作情况的通报 [EB/OL].[2018-03-20].http//www.china-safety.org/gongwengonggao/show-28062.html.

[12] 中华预防医学会劳动卫生与职业病分会职业性肺部疾病学组.尘肺病治疗中国专家共识 (2018 年版)[J].环境与职业医学,2018,35(8):677-689.

[13] WORD HEALTH ORGANIZATION. Guidelines on the management of latent tuberculosis infection[EB/OL].GENEVA:WHO,2015.

第四节 肺结核合并艾滋病

一、概述

自 1980 年以来,由于人类免疫缺陷病毒(human immunodeficiency virus,HIV)感染流行导致结核病(mycobacterium tuberculosis,MTB)疫情逐年上升。据 WHO《2019 年全球结核病报告》显示:2018 年,全球结核病新发病例数为 1 000 万例,其中 HIV 阳性者 86 万,约占 9%,在 HIV 感染阳性者中,25 万人死于结核病。而我国作为全球 30 个结核病及 TB/HIV 高负担国家之一,形势亦不容乐观。据 WHO 估计,2018 年我国新增 86.6 万例结核病患者,发病率 61/10 万;TB/HIV 新增 18 000 例,死亡人数 2 400 例。

结核病是 HIV 感染者和获得性免疫缺陷综合征(acquired immune deficiency syndrome,AIDS)患者常见的机会性感染,同时也是 HIV 感染者和 AIDS 患者死亡的首要原因。HIV 感染是目前已知的促使从结核潜伏感染发展成为活动性结核病风险的首要因素,HIV 阳性的活动性结核病患者或患有活动性结核的 HIV 感染者称为结核分枝杆菌合并 HIV 感染者。据文献报道,HIV 阳性人群与 HIV 阴性人群相比,患结核病的风险高 20 倍(预估区间 17 ~ 30 倍)。TB/HIV 合并感染者病情复杂、治疗难度大,早期诊断,及时、有效、合理地进行抗结核治疗(anti-tuberculosis therapy,ATT)和高效抗逆转录病毒治疗(highly active antiretroviral therapy,HAART)是降低病死率、改善患者生活质量的关键。

二、肺结核合并艾滋病的诊断

(一)临床表现

肺结核合并 HIV 感染时,临床表现常不典型,故易被漏诊、误诊。TB/HIV 的临床表现取决于患者免疫抑制的程度，与 HIV 阴性者相比具有以下特点：在 CD_4^+T 淋巴细胞计数 > 200 个 /µl 的 HIV 感染者中，肺结核的临床表现通常与 HIV 阴性者类似，但体重减轻和发热更为常见，咳嗽和咯血相对少见，可能与 HIV 感染者较少出现空洞和支气管黏膜刺激症有关。此外，若 HIV 感染者已经接受抗病毒治疗，肺结核可能呈亚临床表现甚至无症状。而免疫功能低下时（CD_4^+T 淋巴细胞计数 < 200 个 /µl），常合并肺外结核。

（二）影像学表现

肺结核合并 HIV 感染者影像学表现主要取决于 HIV 相关免疫缺陷的程度。

1. HIV 感染早期免疫抑制不严重时，影像学表现与单纯肺结核类似。详见"第二章结核病的诊断及诊断技术第二节肺结核影像诊断"相关内容。

2. TB/HIV 常见影像学特点

（1）双肺弥漫性粟粒样病变多见。

（2）病变广泛，可侵及多个部位，中下肺野病变多见，上叶尖后段病变较少。

（3）空洞较少见。

（4）可伴有纵隔淋巴结肿大，肺门淋巴结肿大较少见。

（5）也可呈弥漫性间质浸润。

（6）常伴有胸、腹、心包腔积液。

3. HIV 感染晚期因免疫功能极度低下，结核结节和肉芽肿形成不良或缺乏，影像学可无异常表现。

（三）实验室检查

1. **一般检查**　血红蛋白、红细胞、白细胞、血小板可有不同程度降低，尿蛋白常阳性，血清转氨酶升高，肾功能异常等。

2. **免疫学检查**

（1）细胞免疫：CD_4^+T 淋巴细胞是 HIV 感染的主要靶细胞，HIV 感染后可出现进行性减少，CD_4^+/CD_8^+T 淋巴细胞比值倒置，细胞免疫受损。

（2）结核抗体检测：既不能取代痰涂片查抗酸杆菌，也不能作为附加检查用于排除结核病，WHO 不推荐使用。

（3）结核抗原检测：尿液中可检测阿拉伯甘露聚糖脂（lipoarabinomannan，LAM），LAM 阳性提示可能有 MTB 感染，在 CD_4^+T 淋巴细胞计数低（< 50 个 /µl）的 HIV 感染者中表现最佳（总灵敏度 39% ~ 66.7%），对所有 CD_4^+T 淋巴细胞计数水平特异性均大于 98%。在临床上，使用尿液作为一种合适且易于采集的标本进行研究是一个新的进步。此外，可联用尿液 LAM 与 Xpert MTB/RIF 诊断成人 TB/HIV 感染、联用尿液 LAM 与粪便 Xpert MTB/RIF 诊断儿童 TB/HIV，适合在结核病高负担国家推广，可提高诊断效率，同时方便易行。

（4）结核菌素皮肤试验（tuberculin skin test，TST）：大部分 HIV 感染患者因免疫缺陷导致 TST 阴性，故 TST 对 TB/HIV 患者敏感性低。

（5）γ-干扰素释放试验（interferon gamma release assays，IGRA）：可用于 LTBI 诊断，T-SPOT.TB 诊断 TB/HIV 的灵敏度和特异性分别为 37.1% 和 88.7%，提示在免疫功能高度抑制的 HIV 感染者中，不推荐 T-SPOT.TB 检测活动性结核病。

3. 病原学检测

（1）结核病

1）细菌学检查：TB/HIV 患者痰抗酸染色和痰结核分枝杆菌培养的阳性率取决于 HIV 患者免疫受损的程度，重度免疫受损的 HIV 患者痰检阳性率降低，因此常有痰涂片阴性的 TB/HIV 患者延误结核病的诊断及治疗。

2）分子生物学检测：Xpert MTB/RIF 检测法在 TB/HIV 患者具有重要的诊断价值；WHO 推荐用于肺结核合并艾滋病高风险人群的早期检测。荟萃分析提示其总体灵敏度和特异度分别可达 0.88 和 0.98，但在 HIV 感染者中的敏感性较低（80%），可能因为 TB/HIV 患者痰涂片阴性率较高。另外，此法在儿童中敏感性较低（65%～76%），但特异性较高（99%～100%），有助于增加儿童 TB/HIV 病例确诊率。英国艾滋病协会（British HIV association，BHIVA）报道新型的 Xpert MTB/RIF Ultra 在 HIV 感染者中的应用较 Xpert MTB/RIF 灵敏度更高，但特异性较低，WHO 推荐可用于痰液和部分肺外结核标本。

目前尚有恒（等）温扩增技术（loop-mediated isothermal amplification，LAMP）在 TB/HIV 患者中的应用研究。在 HIV 感染者中，TB-LAMP 的总敏感性和特异性分别为 52.3% 和 97.1%；在涂片阴性的 HIV 感染者中分别为 24.4% 和 98.6%。在 TB/HIV 高发的经济条件有限的地区中，LAMP 在 HIV 阳性的可疑肺结核患者中诊断效果优于涂片。2016 年 WHO 推荐 LAMP 作为痰涂片的替代方法，用于疑似结核病的诊断，在经济条件有限的地区可作为成人痰涂片的后续检测。

目前还有其他多种快速诊断技术和自动化系统，例如重组分枝杆菌噬菌体、使用 TK 培养基的比色培养系统等，这些技术和方法的引入提高了从临床样品中分离分枝杆菌的灵敏度，并且大大降低了培养阳性所需的时间（9～10 天），TB/HIV 患者可更快地实施循证治疗，减少结核病诊断和治疗的延误。

（2）艾滋病

1）抗体检测

HIV-1/2 抗体检测是 HIV 感染诊断的金标准，包括筛查试验和补充试验。

2）分子生物学检测：① HIV 核酸检测：HIV 感染后，血浆中可迅速检测出病毒 RNA，方法包括逆转录 PCR（RT-PCR）、核酸序列依赖性扩增技术（NASBA）和实时荧光定量 PCR 扩增技术（real-time PCR）。结果阴性，见于未感染个体、HAART 成功的患者或自身可有效抑制病毒复制的部分 HIV 感染者；结果阳性，可结合流行病学史、临床症状及抗体初筛结果做出判断。② HIV 耐药检测：包括基因型和表型检测，可为选择和更换治疗方案提供指导，目前国内外多以基因型检测为主。适用于 HAART 后病毒载量下降不理想时、抗病毒治疗失败需要改变治疗方案时或进行 HAART 前。

4. 组织病理学检查

结核病的典型病理改变为上皮样细胞肉芽肿伴或不伴 Langhans 巨细胞、干酪样坏死和抗酸杆菌，它的病理学诊断基于在病理组织或细胞团上（例如淋巴结抽吸物）行 Ziehl-Neelsen 染色查找抗酸杆菌，若发现巨噬细胞肉芽肿可作为补充性证据。HIV 感染者结核病病理学改变与其免疫状态有关，随着免疫抑制程度的加重，典型结核性肉芽肿可表现为形成不良甚至完全缺乏，故病理学检查可不典型。

（四）诊断和鉴别诊断

肺结核合并艾滋病的诊断原则与普通肺结核患者相同，以细菌学实验室为主，结合胸部影像学、流行病学和临床表现、必要的辅助检查及鉴别诊断，进行综合分析作出。

1. 活动性肺结核患者诊断流程　活动性肺结核合并 HIV 感染患者诊断流程可参照 WHO 推荐的结核病症状筛查方法，分为成人及青少年 HIV 感染者的结核症状筛查方法（具体方法见图 2-14-1，症状包括咳嗽、发热、盗汗和体重减轻）及婴幼儿 HIV 感染者的结核病症状筛查方法（具体方法见图 2-14-2，症状包括体重增长缓慢、发热、咳嗽和结核病患者接触史）。

在成人及青少年 HIV 感染者中，结核病症状筛查方法对接受 HAART 的 HIV 感染者的敏感性为 51.0%，特异性为 70.7%，胸部影像学的敏感性更高（84.6%），但特异性较低（29.8%）；对未接受 HAART 的 HIV 感染者敏感性为 89.3%，特异性为 27.2%。

在幼儿群体中，结核病症状筛查方法的研究数据暂缺乏，目前仅有一个研究报道，在小于 12 岁的 176 名住院患儿中，结核病症状筛查活动性结核的敏感性为 100%，特异性为 4.3%。

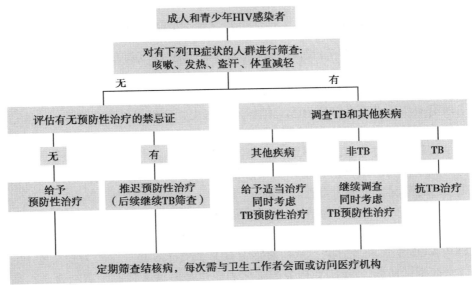

图 2-14-1　成人及青少年 HIV 感染者的结核病症状筛查方法

成人及青少年 HIV 感染者的结核病筛查方法：

（1）应评估每个成人和青少年 HIV 感染者是否可以接受 HAART。在有条件的环境下都应优先考虑实施减少 MTB 传播的感染控制措施。

（2）如果有条件可行胸部 X 线摄影检查，特别是接受 HAART 的 HIV 感染者，但不需将患者分为结核病群体和非结核病群体。在 HIV 感染率及 TB/HIV 感染率较高（如 > 10%）的地区，应考虑增加其他灵敏度较高的检查筛查。

（3）结核病预防性治疗的禁忌证：活动性肝炎（急性或慢性）、频繁及重度饮酒、外周神经症状。既往结核病史和怀孕不作为启动预防性治疗的禁忌证。LTBI 检测不是启动预防性治疗的必要条件，但在可行的情况下可作为筛查的一部分。

（4）Xpert MTB/RIF 应作为结核病的初始诊断检测。

（5）完成活动性结核病的治疗后，继续定期随诊，了解有无复发或再感染。

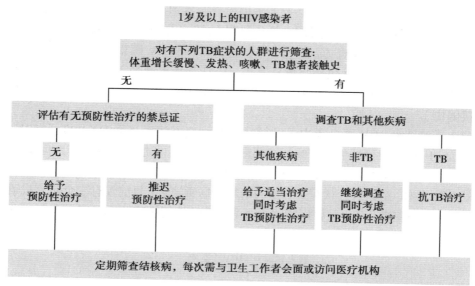

图 2-14-2　婴幼儿 HIV 感染者的结核病症状筛查方法

婴幼儿 HIV 感染者的结核病筛查方法：

（1）所有 < 1 岁的婴儿如果有家庭结核病接触史，应接受预防性治疗。

（2）体重增长缓慢参照儿童体格发育 Z 评分。

（3）结核病预防性治疗的禁忌证包括：活动性肝炎（急性或慢性）和外周神经症状。既往结核病史不作为启动预防性治疗的禁忌证。LTBI 检测不是启动预防性治疗的必要条件，但在可行的情况下可作为筛查的一部分。

（4）Xpert MTB/RIF 应作为结核病的初始诊断检测。

（5）完成活动性结核病的治疗后，继续定期随诊了解有无复发或再感染。

2. HIV/AIDS 的诊断及分期　从初始感染 HIV 到终末期是一个较为漫长复杂的过程，在这一过程的不同阶段，与 HIV 相关的临床表现也是多种多样的，需结合流行病学史、临床表现和实验室检查等进行综合分析。根据感染后临床表现及症状、体征，HIV 感染的全过程可分为急性期、无症状期和艾滋病期。

（1）成人、青少年及 18 个月龄以上儿童，符合下列一项者即可诊断：① HIV 抗体筛查试验阳性和 HIV 补充试验阳性；② HIV 分离试验阳性。

（2）18 个月龄及以下儿童，符合下列一项者即可诊断：①为 HIV 感染母亲所生和 HIV 分离试验结果阳性；②为 HIV 感染母亲所生和两次 HIV 核酸检测均为阳性（第二次检测需在出生 4 周后进行）；③有医源性暴露史，HIV 分离试验结果阳性或两次 HIV 核酸检测均为阳性。

（3）急性期的诊断标准：患者近期内有流行病学史或急性 HIV 感染综合征，HIV 抗体筛查试验阳性和 HIV 补充试验阳性。

（4）无症状期的诊断标准：有流行病学史，结合 HIV 抗体阳性即可诊断。对无明确流行病学史但符合实验室诊断标准的也可诊断。

（5）艾滋病期的诊断标准

1）成人及 15 岁（含 15 岁）以上青少年，HIV 感染同时符合下述各项中的任何一项，即可诊断为艾滋病，而 CD4$^+$T 淋巴细胞数 < 200 个 /μl，也可诊断为艾滋病：①不明原因的持续不规则发热 38℃以上，超过 1 个月；②腹泻（大便次数多于 3 次 /d），超过 1 个月；③ 6 个月之内体重下降 10% 以上；④反复发作的口腔真菌感染；⑤反复发作的单纯疱疹病毒感染或带状疱疹病毒感染；⑥肺孢子菌肺炎（PCP）；⑦反复发生的细菌性肺炎；⑧活动性结核病或 NTM 病；⑨深部真菌感染；⑩中枢神经系统占位性病变；⑪中青年人出现痴呆；⑫活动性巨细胞病毒感染；⑬弓形虫脑病；⑭马尔尼菲篮状菌病；⑮反复发生的败血症；⑯皮肤黏膜或内脏的卡波西肉瘤、淋巴瘤。

2）15 岁以下儿童，符合下列一项者即可诊断：① HIV 感染和 CD4$^+$T 淋巴细胞百分比 < 25%（< 12 月龄），或 < 20%（12 ~ 36 月龄），或 < 15%（37 ~ 60 月龄），或 CD4$^+$T 淋巴细胞计数 < 200 个 /μl（5 ~ 14 岁）；② HIV 感染并伴有至少一种儿童艾滋病指征性疾病。

3. 肺结核合并艾滋病的鉴别诊断

（1）非结核分枝杆菌感染：在 HIV 感染者中 NTM 多达 30% ~ 40%，其中主要为鸟 - 胞内分枝杆菌复合体（mycobacterium avium complex，MAC）。临床症状同肺结核相似，但全身播散性病变更为常见，可累及多脏器，表现为贫血、肝脾肿大及全身淋巴结肿大。HIV 合并 NTM 常见影像表现为两侧肺弥漫性网织结节浸润、小结节及与肺结核相似的局灶性或广泛性的肺泡实变及空洞影，但粟粒型病变不多见，有时可见淋巴结增大和胸腔积液。NTM 确诊有赖于从血液、淋巴结、骨髓以及其他无菌组织或体液中培养出 NTM，并通过 DNA 探针、高效液相色谱法或生化反应进行菌种鉴定；胶体金法可用于临床非结核分枝杆菌的初步鉴定；PCR 加基因测序的方法可对临床分离的常见分枝杆菌进行鉴定；粪便或活检组织的抗酸染色涂片与分枝杆菌培养以及影像学检查等可协助诊断。

（2）真菌感染：HIV 感染者临床上常见合并假丝酵母菌感染和新型隐球菌感染，除此之外在南方或潮湿多雨地区马尔尼菲篮状菌也较常见，诊断依靠临床表现或感染部位培养、病理发现病原体。血或脑脊液隐球菌乳胶凝集实验可辅助诊断新型隐球菌感染，隐球菌脑膜炎临床主要表现包括发热、渐进性头痛、精神和神经症状，颅内压增高往往比较常见，头痛、恶心、呕吐较激烈，临床表现常与结核性脑膜炎难以鉴别，可行脑脊液检查以确诊。新型隐球菌肺炎临床表现为非特异性，胸部影像学检查通常较复杂，与结核病不易鉴别，可行痰、支气管灌洗液培养、病理学检查等以确诊。马尔尼菲篮状菌病主要发生于 CD4$^+$T 淋巴细胞计数 < 50 个 /μl 的患者，表现为发热、贫血、咳嗽、皮疹、全身淋巴结肿大及肝脾肿大，脐凹样皮疹具有辅助诊断意义，确诊依靠血液、骨髓及其他无菌体液中培养出马尔尼菲篮状菌。

（3）肺孢子菌肺炎（pneumocystiscariniipneumonia，PCP）：亚急性起病，呼吸困难逐渐加重伴有发热、干咳、胸闷，严重者发生呼吸窘迫。肺部阳性体征少或可闻及少量散在的干湿啰音，体征与疾病症状的严重程度往往不成比例。胸部 X 线检查可见双肺从肺门开始的弥漫性网状结节样间质浸润，肺部 CT 示双肺磨玻璃状改变，13% ~ 18% 的患者同时合并细菌或分枝杆菌感染，肺部影像学可有相应表现。血气分析提示低氧血症，严重病例动脉血氧分压明显降低，常在 8.0kPa 以下。确诊依靠病原学检查如痰液或支气管肺泡灌洗液或肺组织活检等发现肺孢子菌的包囊或滋养体。

（4）巨细胞病毒肺炎：巨细胞病毒肺炎临床表现为发热、咳嗽、呼吸困难，X线胸片表现为间质性改变，巨细胞病毒肺炎的诊断较为困难，主要依靠临床症状、影像学改变（常见双肺多发片状或弥漫分布的磨玻璃影，可出现多发性微小结节、气腔样实变等，也可见小叶间隔增厚、少量胸腔积液、胸膜增厚等，一般无肺门及纵隔淋巴结肿大）及病理结果（肺组织或细胞中见巨细胞病毒包涵体），同时需排除其他常见肺炎。

其他鉴别诊断还包括：结节病，诺卡氏菌病，利什曼病，对局部肿瘤的肉芽肿反应，常见变异性免疫缺陷综合征，血管炎综合征，自身免疫疾病和革兰氏阴性菌感染（例如布鲁氏菌病和类鼻疽病）等。

三、肺结核合并艾滋病的治疗

（一）抗结核治疗方案及疗程

肺结核合并艾滋病患者的抗结核治疗原则与未合并艾滋病患者一致。美国卫生与人类服务部（Department of Health and Human Service，DHHS）更新的《2018年HIV感染的成人及青少年应用抗逆转录病毒药物治疗指南》及BHIVA制定的《2018年成人艾滋病毒感染者结核病管理指南》中均首要指出：针对TB/HIV患者建议全程采用每日服药的DOT治疗策略而不主张采取间歇治疗，并强调直视督导服药原则。治疗过程中应注意抗结核药物与抗病毒药物之间的相互作用及配伍禁忌。同时考虑TB/HIV患者还具有血液和体液传染的风险，为减少医务人员感染的风险，均不建议使用注射剂抗结核治疗。

1. 敏感肺结核合并HIV感染患者的方案、剂量及疗程

（1）方案：对于HIV阳性的敏感肺结核患者，应及早进行抗结核治疗。根据中华医学会2017年制定的《HIV合并结核分枝杆菌诊治专家共识》中指出：敏感的TB/HIV患者同HIV阴性者抗结核治疗一样，首选一线四联初治方案：异烟肼＋利福平（利福布丁）＋吡嗪酰胺＋乙胺丁醇，以此四联疗法强化治疗2个月，然后再用利福平（利福布丁）和异烟肼继续巩固期治疗4个月。美国疾病控制与预防中心（Centers for Disease Control and Prevention，CDC）更新的《HIV-1感染的成人及青少年机会性感染的预防与治疗指南》的推荐与中国共识一致。但欧洲艾滋病协会（European AIDS Clinical Society，EACS）发布的《指南9.1版》指出也可采用强化期不包含乙胺丁醇的三联疗法。

利福霉素在一线抗结核药物治疗中具有核心地位。因利福喷丁每周2次给药可能会显著提高HIV感染者的耐药结核病风险，故不用于HIV相关结核病患者。而利福平与常用抗HIV药物，即蛋白酶抑制剂（PIs）和非核苷类逆转录酶抑制剂（NNRTIs）之间存在相互作用（对肝脏P450酶系统的诱导作用而导致药物代谢发生改变）。临床常以利福布汀替代利福平组成抗结核方案。Schmaltz等人在巴西国家传染病研究所进行了一项前瞻性队列研究，对比102例使用利福平和28例使用利福布汀的TB/HIV患者在疗效、不良反应及病毒学转换等方面的差异，结果提示接受利福平与接受利福布汀治疗的患者的治愈率、不良反应的中断率、免疫重建炎症综合征发生率和死亡率均相似（$P > 0.05$），但在免疫功能恢复及病毒血清学转换方面，使用利福布汀组较差（$P < 0.001$）。然而该项研究中，利福布汀组人数较少且均已接受了HAART治疗，可能会影响组间比较结果；同时两组抗病

毒方案并未按照研究规定严格控制，也造成了一定的结果偏倚。综上，临床工作中对于未启动 HAART 的 TB/HIV 患者，可予利福平为基础的一线抗结核治疗方案，已经启动 HAART 的 TB/HIV 患者，应根据患者抗病毒方案调整应用利福平或利福布丁使用。

（2）剂量：HIV 阳性的敏感肺结核患者使用一线抗结核药物的剂量与 HIV 阴性的肺结核患者剂量一致。

（3）疗程：在疗程方面，各大协会指南的推荐有所差异，目前也尚无关于 TB/HIV 患者疗程的 RCT 研究，故临床实际工作中强调需以患者结核临床症状是否改善、结核分枝杆菌培养结果为主要判断点。

DHHS 指南对于普通肺结核的建议疗程为 6 个月，但对在抗结核治疗 2 个月后结核分枝杆菌痰培养结果仍为阳性的肺结核，应延长疗程至 9 个月。特殊部位结核病总疗程的建议：中枢神经系统结核病，推荐疗程为 9 ~ 12 个月；骨 / 关节结核病，疗程 6 ~ 9 个月；对其他部位的肺外结核病，疗程一般为 6 个月。临床实践中还需根据具体患者的治疗应答情况作适当调整。

中国专家共识与 DHHS 指南关于普通肺结核、中枢神经系统及骨关节结核推荐疗程一致，对普通肺结核患者提及：抗结核治疗反应延迟（即在抗结核治疗 2 个月后仍有结核病相关临床表现或者 MTB 培养仍为阳性）或胸片上出现空洞的结核病或强化期未能使用 PZA 的患者，疗程均应延长至 9 个月。

EACS 9.1 版指南建议，对中枢神经系统结核病或血行播散性结核病的疗程为 9 ~ 12 个月，骨 / 关节结核，疗程 9 个月；对其他部位的肺外结核病，疗程一般为 6 ~ 9 个月。

也有相关 Meta 分析发现：对于初治敏感 TB/HIV 患者，使用 8 个月的利福霉素治疗成功率更高，复发率也较使用 6 个月的患者低，但亟待更多权威的随机对照临床试验去证实。

（4）疑似初治肺结核的 HIV 阳性患者：对于临床表现和相关检测尤其是影像学结果高度怀疑肺结核的 HIV 感染者，可在相关标本采集送检后尽快开始抗结核治疗，方案及剂量参照敏感肺结核。同时根据痰分枝杆菌菌型鉴定结果进行调整，不推荐同时进行常规抗 MTB 和 NTM 治疗，但若临床高度怀疑存在 NTM 感染，可在抗结核治疗的同时加用抗 NTM 的药物，再根据治疗反应及菌型鉴定结果进行调整。

2. 初治治疗失败、复发及耐药肺结核合并 HIV 感染患者的方案、剂量及疗程

（1）治疗失败及复发的肺结核合并 HIV 阳性患者：参照 BHIVA 制定的《2018 年成人艾滋病毒感染者结核病管理指南》中定义。①治疗失败：抗结核治疗 5 个月及以上，痰抗酸杆菌涂片或分枝杆菌培养仍为阳性者；②复发：以前接受过结核病治疗并治愈或最近一次治疗中完成疗程的患者，而现在被诊断为结核病复发（复发或再次感染引起的结核病发作）。耐药结核病的定义参照 WHO 耐药结核病指南。

对于 HIV 感染者，抗结核治疗失败和复发的主要原因是欠合理的抗结核方案或未坚持抗结核治疗，其他可能的因素包括药物耐药性或药物不耐受、使用间歇性抗结核治疗方案、抗结核药物吸收不良、对结核治疗反应的生物学变异以及菌株的异质性耐药或再次感染。HAART 可以降低 HIV 阳性个体获得性利福霉素耐药导致治疗失败的风险，这可能与及时诊断 HIV 感染和启动 HAART，从而保护免疫功能有关。一旦患者确定为治疗失败或复发，尽力取得病原学诊断，将结核分枝杆菌分离株送药敏试验，进行利福平耐药分子快速检测。若患者耐药，则参照耐药肺结核方案制定原则。但需注意一项基本原则，禁止在治疗失败的方案中单一加用新的抗结核药物。

（2）耐药肺结核合并 HIV 阳性患者：对于耐药肺结核合并 HIV 感染患者，各大指南推荐的方案大同小异，但均强调严格遵守直视下督导服药的原则。且国外指南多以本地区或本国患者耐药状况、国家经济状况为出发点，而中国在耐药分布、国情等方面均有所不同，故临床医生制定方案时，先结合本地区耐药流行情况，同时需考虑患者是否有家族耐药结核病患者接触史、抗结核病治疗史、药敏结果及抗病毒方案，采取个体化的治疗方案。

1）单耐异烟肼的 TB/HIV 患者：根据 WHO《2020 年结核病整合指南模块 4：耐药结核病治疗》意见，推荐使用利福平（或利福布丁）＋乙胺丁醇＋吡嗪酰胺＋左氧氟沙星治疗 6 个月。但也有报道发现，对于未接受 HAART 的 TB/HIV 患者来说，接受 6 个月的 REZLfx 抗结核治疗，结核病复发率高于接受 9 个月的抗结核治疗者。

2）利福平耐药、耐多药和泛耐药的 TB/HIV 患者：RR-TB、MDR-TB 及 XDR-TB 合并 HIV 阳性的患者，抗结核方案及疗程与未合并 HIV 阳性的耐药肺结核患者一致，但需考虑抗结核药物与抗病毒药物的相互作用，制定个体化方案。

3）WHO 公告的短程耐多药方案：随着多种抗结核新药疗效等的临床证据日渐充足，耐多药肺结核的方案选择也更多，全程口服治疗有利于提高治疗的依从性。WHO 2018 公告推荐了新的耐多药结核病的长程和短程治疗方案，并对 HIV 感染患者使用短程治疗方案 [4～6Am（Cm）-Mfx（Lfx）-Pto-Cfz-Z-H^{高剂量}-E/5Mfx（Lfx）-Cfz-Z-E] 作出了明确规定：HIV 感染患者只有在单纯肺结核时方可使用短程治疗方案治疗。同时强调药物相互作用导致的潜在重叠的或附加的毒性反应。而 WHO 在《2020 年结核病整合指南模块 4：耐药结核病治疗》推荐的全程口服短程 MDR/RR-TB 治疗方案（6 个月 BDQ+4～6 Lfx/Mfx-Cfz-Z-E-H^{高剂量}-Pto/5 Lfx/Mfx-Cfz-Z-E）中说明：现有证据并未发现该方案对 HIV 阳性的耐多药结核病患者疗效存在差异，但是值得关注潜在的药物之间的相互作用或重叠毒性反应。例如，依非韦伦与贝达喹啉的相互作用。

3. 糖皮质激素在 TB/HIV 患者中的应用　美国 CDC、中国专家共识及 BHIVA 指南均建议，对结核性脑膜炎（tuberculous meningitis，TBM）、结核性心包炎或中重度免疫重建炎性综合征患者，可以使用糖皮质激素治疗，对减少结核分枝杆菌的免疫／炎症反应有协助作用。关于结核性脑膜炎患者的 RCT 显示，在诱导期间接受辅助地塞米松治疗的患者中，死亡率降低了 31%。目前尚缺乏剂量的对照研究，中国专家共识推荐剂量，结核性脑膜炎：静脉注射地塞米松治疗 2～4 周 0.3～0.4mg/（kg·d），后每周减量 0.1mg/（kg·d），直至 0.1mg/（kg·d），之后改为 4mg/d，再按照每周减少 1mg/d，总疗程为 12 周。结核性心包炎：口服泼尼松 60mg/d 治疗，每周减少 10mg/d，总疗程为 6 周。

目前尚无研究比较不同剂量和疗程的激素对 HIV 阳性和 HIV 阴性 TBM 患者的疗效和不良反应的差异。一项关于此研究的随机、双盲、安慰剂对照的多中心Ⅲ期试验正在越南和印度尼西亚进行中，预计 2021 年结束，可以为我们提供最佳剂量和疗程的循证医学依据。

（二）TB/HIV 者的抗病毒治疗

1. HAART 时机的选择　WHO 建议：所有合并结核病的 HIV 感染者无论 CD$_4^+$T 淋巴细胞计数水平均应尽快接受 HAART。一般在开始抗结核治疗的前 8 周内尽快启动

HAART；对于免疫功能严重低下者（CD_4^+T 淋巴细胞 < 50 个 /μl）应在抗结核治疗 2 周内待病情稳定或者抗结核治疗耐受性良好后启动 HAART。BHIVA 提出，结核病患者接受 HAART 的时间取决于 HIV 感染者免疫缺陷的程度，HAART 能够显著改善患者的生存率，降低死亡率，但可能存在较大发生 IRIS 风险的概率。对于 CD_4^+T 淋巴细胞介于 50 ~ 200 个 /μl 的患者是 2 ~ 4 周还是 8 ~ 12 周启动目前仍有争议，根据现有临床试验数据显示在抗结核治疗强化期结束（8 周）相对安全。HIV 感染孕妇合并活动性结核病，为了母亲健康和阻断 HIV 母婴传播，HAART 也应尽早进行。如合并耐药结核病（RR-TB、MDR-TB、XDR-TB），在确定结核分枝杆菌耐药使用二线抗结核药物后 2 ~ 4 周内开始抗病毒治疗。结核性脑膜炎患者开始 HAART 时间的目前尚无研究涉及，临床经验有限，我国专家共识建议抗结核治疗 4 周内启动 HAART，但对于 CD_4^+T 淋巴细胞严重低下者仍要慎重抉择。

关于 HAART 治疗期间被诊断为结核病的患者，需注意以下两个方面，首先要排查药物的相互作用或潜在的重叠毒性反应；其次要考虑结核病是否与 HAART 治疗失败有关，如果确定 HAART 治疗失败，应暂继续目前的 HAART 治疗方案，并在 ATT 启动后 2 ~ 8 周内调整为二线 HAART 治疗。

2. 抗病毒治疗方案　目前国际上共有 6 大类 30 多种药物（包括复合制剂），分别为核苷类逆转录酶抑制剂（NRTIs）、非核苷类逆转录酶抑制剂（NNRTIs）、蛋白酶抑制剂（PIs）、整合酶抑制剂（INSTIs）、融合酶抑制剂（FIs）及趋化因子 CCR5 受体抑制剂。国内的抗逆转录病毒治疗药物有 NRTI、NNRTIs、PIs、INSTIs，以及 FIs5 大类（包含复合制剂）。目前我国常用的免费 HAART 方案为：替诺福韦（TDF）+ 拉米夫定（3TC）+ 依非韦伦（EFV）；齐多夫定（AZT）+3TC+EFV。尽量不选择含奈韦拉平（NVP）的方案，也可根据情况选择 TDF/ 恩曲他滨（FTC）、整合酶抑制剂、利匹韦林等尚未列入免费目录的抗病毒药物。

（三）抗结核药物与抗病毒药物的相互作用

多种抗结核药物与抗逆转录病毒药物之间存在着相互作用，其中最突出的是利福霉素类药物，而其他常用抗结核药物与抗病毒药物之间也具有潜在毒性反应，参照 BHIVA 指南意见、查阅利物浦大学 HIV 药物相互作用网站及 PubMed 相关文献，现将抗结核药物与常用抗病毒药物相互作用归纳见表 2-14-6 及表 2-14-7 所示。

表 2-14-6　一线抗结核药物与抗病毒药物的相关作用

抗病毒药物	异烟肼	乙胺丁醇	吡嗪酰胺	利福布丁	利福平	备注
abacavir 阿巴卡韦	+	+	+	+	*	利福平增加了葡糖醛酸化作用,阿巴卡韦暴露量轻微减少,剂量无须调整
atazanavir 阿扎那韦	+	+	+	*	x	利福平减少阿扎那韦 80% 的暴露量；利福布丁减量至 150mg/ 次,一周三次
efavirenz 依非韦伦	+	+	+	*	*	利福平剂量不变；利福布丁 450 ~ 600mg/d,但需谨慎评估

续表

抗病毒药物	异烟肼	乙胺丁醇	吡嗪酰胺	利福布丁	利福平	备注
elvitegravir/c 埃替拉韦 / 考比司他	+	+	+	*	x	考比司他与利福布丁如需联用,利福布丁剂量调整为150mg/ 次,一周三次
emtricitabine 恩曲他滨	+	+	+	+	+	
lamivudine 拉米夫定	+	+	+	+	+	
lopinavir/r 洛匹那韦 / 利托那韦	+	+	+	*	x	利福布丁剂量调整为 150mg/ 次,一周三次
nevirapine 奈韦拉平	+	+	+	*	x	与利福布丁合用剂量不变
raltegravir 拉替拉韦	+	+	+	+	*	与利福平联用时,拉替拉韦剂量增至 800mg/ 次,一天两次
rilpivirine 利匹韦林	+	+	+	x	x	
tenofovir 替诺福韦	+	+	+	+	+	
zidovudine 齐多夫定	+	+	+	+	*	利福平增加齐多夫定的清除率,减少 47% 的血浆暴露量
maraviroc 马拉维罗	+	+	+	*	*	与利福平合用时马拉韦罗的剂量调整为每天 600mg/ 次,一天两次;与利福布丁合用剂量不调整
darunavir/r 达芦那韦 / 利托那韦	+	+	+	+	x	利福布丁剂量调整至 150mg/ 次,一周三次

注:* 表示两药具有潜在反应,需严密监测;x 表示配伍禁忌;+ 表示可以联用。

表 2-14-7　二线抗结核药物与抗病毒药物的相关作用

抗病毒药物	氟喹诺酮类	阿米卡星	环丝氨酸	贝达喹啉	利奈唑胺	氯法齐明	对氨基水杨酸	丙硫异烟胺	德拉马尼	备注
abacavir 阿巴卡韦	+	+	+	+	+	+	+	+	+	
atazanavir 阿扎那韦	*	+	+	*	+	*	+	+	*	阿扎那韦与四种药物联用可能导致 Q-T 间期延长
efavirenz 依非韦伦	与 Lfx + 与 Mfx*	+	+	*	*	+	+	*	±	依非韦伦可能会降低 Mfx 及 Bdq 血清暴露量;同时依非韦伦与德拉马尼联用精神症状不良反应发生率较高

续表

抗病毒药物	氟喹诺酮类	阿米卡星	环丝氨酸	贝达喹啉	利奈唑胺	氯法齐明	对氨基水杨酸	丙硫异烟胺	德拉马尼	备注
elvitegravir/c 埃替拉韦/考比司他	+	+	+	*	+	+	±	*	*	增加血清 Bdq 暴露量,警惕不良反应发生;与 Dlm 联用可能会导致 Q-T 间期延长;与 PAS 联用可能会影响 PAS 代谢
emtricitabine 恩曲他滨	+	+	+	+	+	+	*	+	+	恩曲他滨与 PAS 合用可能会导致相互竞争性抑制肾清除率,引起血药浓度升高
lamivudine 拉米夫定	与 Lfx± 与 Mfx+	*	+	+	+	+	±	+	+	体外数据显示 Lfx 抑制 OCT2(organiccation transporter 2,有机阳离子转运体 2),可能增加 3TC 的浓度;PAS 和 3TC 主要在肾内消除,可能通过竞争肾转运蛋白,导致两种药物浓度的增加
lopinavir/r 洛匹那韦/利托那韦	*	+	+	*	+	*	+	+	*	与带 * 四种药物合用可能会诱导 Q-T 间期延长,除非利大于弊,但必须严密监测心电图
nevirapine 奈韦拉平	+	+	+	+	+	+	+	+	+	
raltegravir 拉替拉韦	+	+	+	+	+	+	+	+	+	
rilpivirine 利匹韦林	与 Lfx + 与 Mfx±	+	+	±	+	±	+	+	±	可能会导致 Q-T 间期延长。
Tenofovir 替诺福韦	+	*	+	+	+	+	±	+	+	与 Am 联用可能叠加肾毒性反应;与 PAS 联用可能竞争性抑制肾脏代谢,引起血药浓度升高
zidovudine 齐多夫定	+	+	+	+	+	+	+	+	+	
maraviroc 马拉维罗	+	+	+	+	+	+	+	+	+	
darunavir/r 达芦那韦/利托那韦	+	+	+	*	+	±	+	+	*	中度至重度 CYP3A4 抑制剂,可能增加 Bdq、Dlm 暴露;与 PAS 在理论上不存在竞争性肾脏代谢,但仍应严密监测

注:* 表示慎用,两药具有潜在相互作用;± 表示具有潜在较弱的相互作用,联用需严密监测;+ 表示可以联用,但证据等级较低(尚无临床研究,基于两药代谢和清除率,尚无配伍禁忌)。

关于二线抗结核药物与抗病毒药物的相互作用，相关研究报道较少，证据等级较低。表 2-14-7 归纳为可以联用的，均基于两药作用机制、代谢通路等理论基础，且目前尚无研究报道提示存在相互作用。但在临床应用中，仍需严密监测，警惕不良反应的发生。

（四）不良反应及其处理

药物的不良反应在 TB/HIV 患者中很常见，尤其是在同时服用抗结核药物和抗逆转录病毒药物过程中。研究报道 TB/HIV 患者发生严重不良反应的危险因素包括：抗结核治疗过程新启动 HAART 4 周内、CD_4^+T 淋巴细胞 < 100 个 /μl。据文献统计，TB/HIV 者发生不良反应发生率由高到低依次为：胃肠道反应（包括恶心、呕吐、体重下降、腹痛等）、肝功能损害、神经系统症状、听力下降、肾功能损害、过敏反应；较罕见的有报告下肢深静脉血栓、败血症、流产、自杀、神经阻滞剂恶性综合征等。一旦患者发生不良反应，应首先对症处理后密切观察，再根据情况调整，但一线抗结核药物不可随意停用换成二线抗结核药物。常见抗结核药物和抗病毒药物发生不良反应情况如表 2-14-8 所示。

表 2-14-8　抗病毒药物及抗结核药物常见的不良反应

不良反应名称	可能涉及的抗结核药物	可能涉及的抗病毒药物
胃肠道反应	RFP、INH、PZA、PAS、Pto/Eto、Cfz、Lzd	齐多夫定、去羟肌苷、蛋白酶抑制剂、替诺福韦、洛匹那韦 / 利托那韦、达芦那韦 / 考比司他、拉替拉韦
肝功能损伤	RFP、INH、PZA、PAS、Pto/Eto、FQs 较为常见，其他药物也有可能引起	奈韦拉平、依非韦伦、蛋白酶抑制剂、司他夫定、洛匹那韦 / 利托那韦、拉替拉韦、多替拉韦
周围神经病变	INH、Pto/Eto、Cs、Lzd	司他夫定、去羟肌苷
神经、精神症状	Cs、Pto/Eto、FQs、INH	依非韦伦、拉替拉韦、利匹韦林、多替拉韦
肾损伤	Am、Sm、Km、Cm	替诺福韦
过敏反应	RFP、INH、PZA、Pto/Eto、Sm、FQs、PAS、Cfz	奈韦拉平、依非韦伦、阿巴卡韦、达芦那韦 / 考比司他、多替拉韦
骨髓抑制	Lzd、Rfb、RFP、INH	齐多夫定、拉米夫定
心脏传导异常	Bdq、Dlm、Cfz、FQs	蛋白酶抑制剂
胰腺炎	Lzd	司他夫定、去羟肌苷
酸中毒	Lzd	齐多夫定、去羟肌苷、替诺福韦
甲状腺功能减退	Pto/Eto、PAS	
肌腱炎	FQs	

（五）结核相关免疫重建炎症综合征

TB-IRIS 是 HIV 相关结核病治疗早期常见并发症，一般认为源于重建的免疫系统在病变部位形成的针对结核分枝杆菌抗原的炎性反应，表现为局部或全身过度炎性反应。TB-IRIS 分为矛盾型 TB-IRIS（paradoxical TB-IRIS）和暴露型 TB-IRIS（unmasking TB-IRIS）。矛盾型 TB-IRIS 发生率为 8% ~ 43%，死亡率为 3.2%，HAART 1 ~ 4 周发生，持续 2 ~ 3 个月，个别病例持续数月至 1 年以上时间。危险因素包括 CD_4^+T 淋巴细胞 <

100 个 /μl，CD_4^+T 淋巴细胞回升过快，HIV 病毒载量下降过快，播散性结核病或肺外结核病，启动 HAART 过早（特别结核病治疗 4 周内）。矛盾型 TB-IRIS 大多自限，少数可危及生命，包括结核性脑脓肿、结核性脑膜炎、大量心包积液所致心脏压塞、呼吸衰竭、淋巴结肿大引起的气道梗阻及脾破裂。播散性结核病所致的肝脏 TB-IRIS 常见，可出现肝脏肿大及一系列消化道症状，有时很难与 DILI 鉴别。暴露型 IRIS 是指亚临床未识别的结核感染在启动 HAART 后新出现结核病表现，临床上相对少见。

根据中国专家共识、美国 CDC 及 BHIVA 指南意见综合 TB-IRIS 诊断的参考标准如下所示：①艾滋病患者是在接受 HAART 后，结核病的临床症状出现了明显恶化或出现新病灶；②临床症状加重与新的机会性感染、HIV 相关肿瘤、药物不良（过敏）反应、耐药或抗结核治疗失败无关；③ HAART 后 HIV 载量下降和 / 或 CD_4^+T 淋巴细胞计数增加。

TB-IRIS 最常出现的临床表现是发热和新出现的淋巴结肿大。淋巴结肿大区域皮肤反复发生炎症反应，多呈"暗红色"，也可以自行破溃。也有文献报道，还可能出现新的病灶或原有肺部病变恶化，如胸腔和心包积液、腹水、腰大肌脓肿、皮肤损伤和新的中枢神经系统结核瘤，亦可表现为累及肝脏，发生肉芽肿性肝炎和胆汁瘀积性肝功能紊乱，这些与 DILI 难以区分。有研究表明，体内 IL-6 和 C 反应蛋白水平升高能够一定程度地预测 TB-IRIS 的发生，从而及早采取免疫干预预防其发生；HAART 治疗前血浆 CC 类趋化因子配体 2（CCL2）的水平可能可以作为 TB-IRIS 的生物学标志物，有研究提示 HAART 治疗前 CCL2 越低，发生 TB-IRIS 的风险越大。

对于 TB-IRIS 的管理也是复杂的，取决于患者的临床状况、病变部位和广泛程度。关键是早期诊断、鉴别药物不良反应和新的机会性感染。轻度的 IRIS 具有自限性，可使用非甾体类解热镇痛药物，如布洛芬进行治疗，无须调整抗病毒和抗结核治疗方案；对重度 IRIS 患者则可能需要皮质类固醇控制症状。目前推荐的泼尼松或甲基强的松龙的使用量为 1 ~ 1.5mg/（kg·d），在 1 ~ 2 周后逐渐减少，在 6 ~ 12 周将激素逐渐减量直至停用。但最佳有效剂量尚无共识。有研究发现，对于已服用利福平 2 周或更长时间的患者，肝脏对皮质类固醇代谢会逐渐增加，使皮质类固醇有效减少 33% ~ 50%，那么机体就需要更长时间服用类固醇激素，一旦减量，IRIS 容易复发且需要更高剂量的类固醇激素治疗，从而导致机体代谢反应及严重感染风险亦会相应增高，如局部和全身性病毒感染（巨细胞病毒视网膜炎或卡波西肉瘤）。

TB-IRIS 的预防可以通过积极治疗机会性感染、适当推迟 HAART 或使用免疫调节剂，预防或抑制导致免疫病理反应的免疫应答。有研究报道，启动 ART 前 4 周内使用泼尼松龙使 IRIS 发生率降低 30%，耐受性良好，无过多机会性感染或恶性肿瘤，但仍需大范围的临床数据证实。

（吴桂辉 黄 涛 陈 晴）

参考文献

[1] 中华医学会结核病学分会，耐多药结核病短程治疗中国专家共识编写组.耐多药结核病短程治疗中国专家共识 [J]. 中华结核和呼吸杂志,2019,42(1)：5-8.

[2] 中华医学会感染病学分会艾滋病丙型肝炎学组，中国疾病预防控制中心 . 中国艾滋病诊疗指南 (2018 版)[J]. 协和医学杂志 ,2019,10 (1)：41-63.

[3] 中华医学会结核病学分会临床检验专业委员会 . 结核病病原学分子诊断专家共识 [J]. 中华结核和呼吸杂志 , 2018,41 (9)：688-695.

[4] 中华医学会感染病学分会艾滋病学组，中华医学会热带病与寄生虫学分会艾滋病学组 . HIV 合并结核分枝杆菌感染诊治专家共识 [J]. 中华临床感染病杂志 , 2017,10 (2)：81-90.

[5] 中华医学会结核病学分会，结核病病理学诊断专家共识编写组 . 中国结核病病理学诊断专家共识 [J]. 中华结核和呼吸杂志 , 2017,40 (6)：419-425.

[6] WHO CONSOLIDATED GUIDELINES ON TUBERCULOSIS. Module 4: treatment - drug-resistant tuberculosis treatment. Geneva: World Health Organization; 2020.

[7] WORLD HEALTH ORGANIZATION. Global tuberculosis report 2019.Gevena: World Health Organization, 2019.

[8] PANEL ON OPPORTUNISTIC INFECTIONS IN HIV-INFECTED ADULTS AND ADOLESCENTS. Guidelines for the prevention and treatment of opportunistic infections in HIV-infected adults and adolescents[EB/OL].[2018-11-07].http://aidsinfo.nih.gov/contentfiles/lvguidelines/adult_oi.pdf.

[9] DHHS PANEL ON ANTIRETROVIRAL GUIDELINES FOR ADULTS AND ADOLESCENTS. Guidelines for the use of antiretroviral agents in adults and adolescents living with HIV [EB/OL]. [2018-11-07]. http ://www.aidsinfo.nih.gov/ContentFiles/AdultandAdolescentGL.pdf.

[10] EUROPEAN AIDS CLINICAL SOCIETY. Guidelines, version 9.1[EB/OL]. [2018-11-07].www. eacsociety.org/files/2018_guidelines-9.1-english.pdf.

[11] MEINTJES G, LAWN D, SCANO F, et al.Tuberculosis-associated immune reconstitution inflammatory syndrome: case definitions for use in resource-limited settings[J]. Lancet Infect Dis, 2008,8(8): 516-523.

[12] WORLD HEALTH ORGANIZATION. Latent tuberculosis infection. [EB/OL]. https://www.who.int/tb/publications/2018/latent-tuberculosis-infection/en/.

[13] SCHMALTZ C, DEMITTO F, SANTANNA F M, et al.Tuberculosis-HIV treatment with rifampicin or rifabutin: are the outcomes different? [J].MemInstOswaldo Cruz,2019(114):e180420.

[14] DJIMEU E W, HEARD A C. Treatment of HIV among tuberculosis patients: A replication study of timing of antiretroviral therapy for HIV-1-associated tuberculosis[J]. PLoS ONE,2019, 14(2):e0210327.

[15] HARRIES A D, KUMAR A M. Challenges and Progress with Diagnosing Pulmonary Tuberculosis in Low-and Middle-Income Countries[J]. Diagnostics, 2018, 8(4):78.

[16] GUPTAWRIGHT A, CORBETT E L, VAN OOSTERHOUT J J, et al.Rapid urine-based screening for tuberculosis in HIV-positive patients admitted to hospital in Africa (STAMP): a pragmatic, multicentre, parallel-group, double-blind, randomised controlled trial[J]. The Lancet, 2018, 392(10144): 292-301.

[17] LA COURSE S M, PAVLINAC P B, CRANMER L M, et al. Stool Xpert MTB/RIF and urine lipoarabinomannan for the diagnosis of tuberculosis in hospitalized HIV-infected children[J]. Aids, 2018, 32(1): 69-78.

[18] NAKIYINGI L, NAKANWAGI P, BRIGGS J, et al. Performance of loop-mediated isothermal amplification assay in the diagnosis of pulmonary tuberculosis in a high prevalence TB/HIV rural setting in Uganda[J]. BMC infectious diseases, 2018, 18(1): 87.

[19] WYNDHAMTHOMAS C, DIRIX V, GOFFARD JC, et al. 2018 Belgian guidelines for the screening for latent tuberculosis in HIV-infected patients[J]. Acta Clinica Belgica, 2019,74(4):242-251.

[20] DIXIT A, SHARIFF R, GANDHAM S, et al. Recurrent Pneumocystis Pneumonia with Uncommon Radiographic Presentation[J]. Cureus, 2018, 10(1):e2125.

[21] MEINTJES G, STEK C, BLUMENTHAL L, et al.Prednisone for the Prevention of Paradoxical Tuberculosis-Associated IRIS[J].N Engl J Med,2018,379(20):1915-1925.

[22] ZUNZA M, GRAY D, YOUNG T, et al. Isoniazid for preventing tuberculosis in HIV-infected children[J]. Cochrane Database Syst Rev,2017, 29(8):CD006418.

[23] PANDIE M, WIESNER L, MCILLERON H, et al. Drug-drug interactions between bedaquiline and the antiretroviralslopinavir/ritonavir and nevirapine in HIV-infected patients with drug-resistant TB[J]. J Antimicrob Chemother, 2016,71(4):1037-1040.

[24] STERLING T R, SCOTT N A, MIRO J M, et al. Three months of weekly rifapentine and isoniazid for treatment of Mycobacterium tuberculosis infection in HIV-coinfected persons[J]. AIDS,2016 ,30(10): 1607-1615.

[25] GRAY E L, GOLDBERG H F. Baseline abnormal liver function tests are more important than age in the development of isoniazid-induced hepatoxicity for patients receiving preventive therapy for latent tuberculosis infection[J]. Intern Med J, 2016(46): 281-287.

[26] COELHO L, VELOSOV G, GRINSZTEJN B, et al. Trends in overall opportunistic illnesses, Pneumocystis carinii pneumonia, cerebral toxoplasmosis and Mycobacteriumavium complex incidence rates over the 30 years of the HIV epidemic: a systematic review[J]. Brazilian Journal of Infectious Diseases, 2014, 18(2): 196-210.

[27] PULLAR N D, STEINUM H, BRUUN J N, et al. HIV patients with latent tuberculosis living in a low-endemic country do not develop active disease during a 2 year follow-up; a Norwegian prospective multicenter study[J]. BMC Infect Dis,2014(14): 667.

[28] LAWN S D, KERKHOFF A D, VOGT M, et al. Diagnostic accuracy of a low-cost, urine antigen, point-of-care screening assay for HIV-associated pulmonary tuberculosis before antiretroviral therapy: a descriptive study[J]. The Lancet infectious diseases, 2012, 12(3): 201-209.

[29] SAMANDARI T, AGIZEW T, NYIRENDA S, et al. 6-month versus 36-month isoniazid preventive treatment for tuberculosis in adults with HIV infection in Botswana: a randomised，double-blind, placebo-controlled trial[J]. Lancet, 2011,377(9777): 1588-1598.

第五节　肺结核合并妊娠

一、概述

在世界范围内，5亿~8亿女性被感染了结核分枝杆菌，其中每年有320万例发展成活动性肺结核，至少21.6万例是在妊娠期间。结核病是育龄期妇女（15~44岁）死亡的主要原因之一，如果不及时治疗，也是妊娠并发症死亡和婴儿死亡的常见原因。妊娠妇女患肺结核症状特异性不强，有些症状如乏力、厌食等与妊娠期一些生理反应极其相似，可导致少数患者诊断延误。

结核病合并妊娠（tuberculosis and pregnancy）一般有两种情况：一是结核病在先，在结核病治疗期间发生妊娠；二是妊娠在先，在妊娠期间发现结核病。临床上后者较前者更多见。结核病和妊娠同时发现者较少见。由于每一种新药上市之前临床试验的观察对象一般常规排除了孕妇，致使国内外妊娠期间服用抗结核药的安全性数据缺乏。为了母婴安全和新生儿健康，医患双方必须密切配合、权衡利弊。特别是在结核病治疗期间发生妊娠的患者，胎儿处于发育成形过程中，孕妇在不知情的情况下，接受了早期禁用的抗结核药品，有可能导致胎儿发育缺陷，医生应懂得并掌握结核病合并妊娠的处理原则。

二、肺结核合并妊娠的流行情况

结核病合并妊娠在临床常有发生，以肺结核最多见。据早年文献报道我国孕妇结核病发病率为 2%～7%，近年有报道为 5.77%。孕妇合并耐药结核病患病率尚不十分清楚，国内外仅有少数报道。

三、结核病合并妊娠临床表现

（一）症状、体征

结核病合并妊娠的症状和体征是结核症状和体征加妊娠反应，但往往并不同步出现，如果先妊娠则可妊娠反应在先，结核症状在后；若先有结核，后发生妊娠，则结核症状在先，妊娠反应在后。应该注意育龄期妇女在结核病治疗期间发生恶心、呕吐、乏力、食欲不振等胃肠道反应和月经不规律、闭经等异常，在不能用药物解释的情况下，要想到有无合并妊娠的可能。

（二）影像学检查

结核病合并妊娠者在行胸部 X 线检查时注意对宫内胚胎及胎儿的保护，要在腹部放置遮护物后进行。一般胸部 X 线检查在妊娠 12 周后为宜，胸部 CT 检查在妊娠 28 周后为宜，MRI 检查被认为对孕妇及胎儿无辐射损害，可用于临床诊断，但国内外均不推荐作为首选检查，更不推荐使用造影剂。

（三）辅助检查

1. **血常规**　一般正常，当白细胞总数或中性粒细胞升高时，注意是否有其他感染存在。

2. **血沉**　可正常或轻中度升高，个别结核病严重者可明显升高。需注意有许多疾病都可导致血沉增快，最常见如贫血、炎症或结缔组织疾病等，但明显升高者要注意排除恶性病变及其他疾病等。血沉增快对结核病特异性诊断意义不大。

3. **结核菌素皮肤试验（PPD 皮试）**　既往认为，即使阳性或强阳性也不能凭此诊断结核病，它仅作为诊断结核病的一个辅助参考条件，因为有假阳性可能，或曾经有过结核感染，而并不代表着此次结核患病。PPD 阴性也不能排查结核病，它与结核病的严重程度、营养状况以及免疫功能低下等密切相关。现今，该试验中度阳性及强阳性已在我国卫生行业标准肺结核诊断中作为参考依据。

4. 痰检　经典的痰罗氏培养加菌种鉴定检查结核分枝杆菌阳性是确诊结核病的金标准，但需要 2 个月才能获得检测结果。Bactec MGIT 960 结核分枝杆菌快速培养法需要 43 天报结果，也存在约 10% 的非结核分枝杆菌的问题，需要用培养物进一步做 DNA 测序鉴定。目前采用的分子诊断技术 GenoType MTB DR plus 简称 HAIN 和 Xpert MTB/RIF 的检测，可在 2 小时和 24 小时获得结果，用于结核病快速诊断，同时也可快速筛查异烟肼和利福平或利福平是否耐药。对抗酸杆菌涂片阳性者，HAIN 和 Xpert MTB/RIF 的检测阴性者间接提示为 NTM，但它们受所检测基因数量等因素的影响存在一定的检测局限性，因此 HAIN 和 Xpert MTB/RIF 检测阴性也不能排除结核病。据文献报道，HAIN 和 Xpert MTB/RIF 检测分别与培养法一致率为 80%～90%，最高达到 98.5%。

5. 免疫学检查　抗结核抗体检测是血清多种结核特异性抗原和抗体的联合检测法，阳性率受个体免疫背景、高菌负荷、病变程度等影响，阳性率不高，且参考价值需要结合患者实际情况综合分析和考虑。T-STOT.TB 检查，也受患者免疫功能等多种因素的影响，不能准确区分结核感染与结核患病，如：治愈的结核病、复发的结核病和陈旧结核病等也均可表现为阳性，因此也需结合患者具体情况分析和判断。

6. 结核病病理学诊断　免疫组织化学法是病理学诊断中常用的检测手段之一。近年研究发现，用免疫组织化学技术检测结核分枝杆菌特异抗原及抗体可以提高结核病病理学诊断的敏感性，特异性达 100%，敏感性达 95% 以上，明显优于抗酸染色和核酸扩增试验。

四、肺结核诊断

肺结核的临床诊断目前仍为综合诊断过程，根据相应的临床症状、体征、胸部影像学、痰结核分枝杆菌（结核分枝杆菌学和分子生物学）、免疫学检测等、排除与结核病相类似的疾病（异病同影等）、必要时还要参考诊断性抗结核治疗效果综合分析。痰找到结核分枝杆菌是肺结核病诊断的金标准（详见肺结核诊断标准）。

五、妊娠诊断

尿妊娠试验和子宫 B 超可协助确诊。

六、妊娠、结核病、胎儿及抗结核药品间的相互关系和影响

（一）妊娠对肺结核的影响

1. 妊娠对肺结核的正面影响　随着胎儿在母亲体内的逐渐增大，膈肌逐渐上升，对母亲肺结核的影响是暂时有利的，相当于一种自然短期的"类似气腹"治疗作用，使肺逐渐而缓慢地自然发生萎陷，有利于肺结核空洞"暂时"闭合，有利于肺结核大咯血的治疗。但是，采用气腹治疗肺结核空洞，除了应用有效的抗结核药品外，配合气腹持续有效的（抬高膈肌）治疗时间应至少在 1 年以上（一般最好 2 年），才能使抬高的横膈保持对

肺结核空洞的持续压迫，使空洞闭合成功。然而妊娠使横膈顶抬高是短暂的，只能有效地维持膈顶抬高最长 3 个月（即妊娠的 7~9 月），随着胎儿降生，膈肌迅速复位，对母亲的肺结核立即产生不利影响。肺结核空洞可能不仅没有达到闭合反而复张，肺内空洞和病变因腹部的迅速"解压"，使肺脏氧分压迅速升高，有利于结核分枝杆菌生长繁殖，加之产后母亲疲劳等多种诱因，活动性肺结核的病情多会加重。临床表现为患者发热、咯血、结核中毒症状加重，胸部影像学显示肺内病变较前有增多。

2. 妊娠合并肺结核患者采取人工流产对孕妇的影响　所谓"人工"是人为通过外力或药品终止孕妇妊娠的生理现象，属于非正常的人为生理干预，对母亲产生绝对的负面影响。人工流产不仅能造成患者身体内分泌紊乱、免疫力减低和精神上的打击，而且还会带来失血，致使孕妇肺结核病情加重，甚至因结核分枝杆菌血行播散致患者死亡。

比较而言，妊娠对孕妇肺结核的正面影响要小于负面影响，负面影响远远抵消了其正面影响。基于此点，育龄期的妇女患结核病后应采取有效的避孕措施，准备受孕的妇女应早期筛查结核病。

（二）妊娠合并结核病对胎儿影响

妊娠合并结核病对胎儿除药品所致的不安全因素之外，尚有结核病本身对胎儿和新生儿不利的影响，能造成新生儿先天性结核病。感染可发生在妊娠的全过程。产前通过脐静脉可感染胎盘，胎儿宫内吸入羊水可致感染。产程中胎儿出生时吸入污染物而感染。产后母亲排菌（痰涂阳患者）可传染婴儿造成婴儿获得性感染，药品也可从乳汁少量排出对婴儿不利。

如果孕妇合并结核病未治疗、延迟治疗、病情严重和治疗效果差则可致母婴死亡或婴儿出生低体重和早产等不良后果。墨西哥对 25 个患者的队列研究发现，妇女在妊娠晚期开始治疗（在第二个 3 个月期间或者其后）比在妊娠早期治疗的对照组及未感染孕妇的对照组，发生并发症比率都要高，包括产科并发症、早产和新生儿并发症。

（三）抗结核药品对胎儿的影响

1979 年美国食品和药品管理局（FDA）根据药品对动物和人类所具有不同程度的致畸危险，将其分为 A、B、C、D、X 5 类。A 类药品安全，经临床对照研究，无法证实药品在早期妊娠对胎儿的危害作用，所以对胎儿的伤害性最小。B 类药品比较安全，经动物实验研究未见对胎儿的危害，无临床对照实验，没有得到对孕妇早期有害的证据。C 类药品仅在动物实验研究时证明有杀胚胎或对胎仔致畸，然而未在人类研究证实。只能在充分权衡药品对孕妇的好处、胎儿潜在的风险情况下谨慎使用。D 类药品足够证据表明对胎儿有危害性，只有在孕妇有生命威胁或者其他药品均无效的严重情况下使用。X 类药品对胎儿有明显致畸作用，妊娠期禁忌使用。这种老的分类法在此后的 30 多年临床实践中，越发暴露出许多缺点和不足。FDA 在 2014 年 12 月 4 日提出，在怀孕和哺乳期实施新的规则要求（2015 年 6 月生效），新规定是基于提高育龄、怀孕和／或母乳喂养安全性和减少风险，从孕妇用药暴露认证、风险概述、临床考量和支持数据等方面细致评估，比原有的分类更具可靠性和科学性。现今，国外大量循证医学证据表明，一线抗结核药（异烟肼、利福平、乙胺丁醇、吡嗪酰胺）在孕早期（前 3 个月）应用是安全的。

抗结核药物的用药剂量可能受多种因素影响使得国外和国内存有差异，我们的临床经验是，国产药应按国内药品说明书的剂量应用为宜，但个别较安全的抗结核药，必要时可根据患者具体情况或根据相关专家共识适当调整剂量，如左氧氟沙星可用到 0.6g/d 左右。以下按照国内抗结核治疗习惯分别介绍孕妇使用抗结核药品的注意事项和建议剂量等。

1. 一线抗结核药物

（1）异烟肼（INH）：是最常用的抗结核药品，对结核分枝杆菌有较强抗菌活性，能渗入人体细胞内，是细胞内外的杀菌药物。INH 具有分子量低，且其血浆蛋白结合率接近零，几乎全部为游离型，故较易透过胎盘，脐血 / 母血药物浓度比值为 0.62 ~ 0.73。有作者对 4 900 名孕期接受 INH 治疗的结核病孕妇回顾性分析发现，胎儿畸形率为 0.7% ~ 2.3%，较群体中的畸形率未见增加。越来越多资料显示 INH 对胎儿无明显致畸效果，妊娠中应用 INH 安全有效，可作为治疗妊娠结核病的首选药物。美国胸科学会也建议妊娠合并肺结核患者可应用 INH。INH 在肝内经乙酰化而失活，其代谢产物单乙酰肼具有肝毒性。有资料报道，孕产妇使用 INH 后暴发型肝炎发生率增加 2.5 倍，死亡率增加 4 倍，孕期或产后使用 INH 者应在用药前、用药过程中每月常规检查肝功能，可疑有肝损害症状应加强监测。如果较正常上限值升高接近 1 倍应予警惕，必要时随时停药。此外，还要注意 INH 的其他不良反应，曾有报道孕妇应用 INH 后其新生儿容易发生出血性疾病，但未获共识。INH 能经乳汁排泄，母乳 / 母血药物浓度比值可达 1.0，美国儿科学会认为母亲使用本品时可继续哺乳，但鉴于 INH 具有肝毒性和神经毒性，应对乳儿定期检查是否出现肝炎和外周性神经炎。INH 成人常规剂量 300mg/d。

（2）利福平（RFP）：抗结核分枝杆菌作用强，能进入人体细胞内，消灭并吞噬细胞内结核分枝杆菌，是细胞内外杀菌药物。RFP 水溶性经口服后在胃肠道内能很好吸收。本品能透过胎盘入胎儿体内。妊娠晚期应用本品，脐血 / 母血药物浓度比值为 0.12 ~ 0.33。动物实验发现，对怀孕小鼠和大鼠应用 RFP 剂量 > 150mg/kg 时，胎仔可出现脊柱裂和腭裂，而对孕兔进行的相同试验中则未见有致畸作用。有文献报道在 204 例使用 RFP 的孕妇中，其新生儿存在畸形者只占 4.4%，并不高于群体中的畸形发生率。目前未能证实 RFP 对人类有致畸作用，国外多数学者认为 RFP 在妊娠内可以应用。有报道在近临产期应用 RFP 可能增加新生儿出血病的发生率，必要时可对新生儿使用维生素 K$_1$ 作预防。RFP 能经乳汁排泄，母乳 / 母血药物浓度比值为 0.2。乳儿通过母乳摄入的药物剂量约为母亲用量的 0.05%。美国儿科学会认为母亲应用本品可继续哺乳。国产 RFP 成人根据体重常规剂量 450 ~ 600mg/d。

利福喷丁（RFT 或 L）和利福平同是利福类药物，是一类药，前者强于后者，前者是长效药物，每周两次给药，临床上利福平耐药利福喷丁也耐药，一般是完全交叉耐药。一项妊娠合并结核潜伏感染的对照研究中，分别采取异烟肼和异烟肼联合利福喷丁试验性预防性治疗，结果显示无胎儿意外死亡或先天性异常，这些数据在评估利福喷丁对孕妇的影响时为临床医生提供了参考。

（3）乙胺丁醇（EMB）：EMB 抗结核作用效力弱，为抑菌药。本品常与 INH、RFP 联合治疗活动性结核病。EMB 能通过胎盘，脐血 / 母血药物浓度比值为 0.75。也有报道 EMB 透过胎盘，胎儿血浓度约为母亲血浓度的 30%。有资料显示，在 638 名新生儿中母亲在妊娠期曾应用 EMB，其先天性畸形的发生率仅为 2.2%，未超过群体畸形的发生率。视神经炎是 EMB 重要的毒性反应，当每日用量达 15mg/kg 时，其发生率不及 1%。国外报道，已有作者对怀孕 3 个月、孕期用过 EMB 治疗、因特殊情况必须中止妊娠的妇女的胎儿进行了视神经及其他器官检查，未发现发育障碍。目前认为本品对人类无致畸作用，无孕妇使用本品致胎儿发生视神经炎的报道。根据报道和临床治疗经验认为，应用此药较为安全。EMB 能经乳汁排泄，母乳 / 母血药物浓度比值为 1.0，应用 EMB 能否哺乳有两种不同的观点。美国儿科学会认为母亲应用本品时可继续哺乳。国内有学者提出，哺乳期妇女用此药时宜停止哺乳，因为幼儿不易监测视力变化，但此提法没有循证医学证据。国产 EMB 成人根据体重常规剂量为 500 ~ 750mg/d。WHO 采购的进口 EMB 成人根据体重常规剂量为 800 ~ 1 600mg/d。

（4）吡嗪酰胺（PZA）：分子量小，易透过血脑屏障，能渗入人体细胞内，为细胞内杀菌药。口服后可经胃肠道迅速吸收。既往多数学者认为孕妇应用本品对胎儿安全性的研究尚不充分。由于 PZA 有较高肝毒性，每日口服剂量达 3g 时，约 15% 患者出现肝损害，用时需密切监测肝肾功能，故有学者提出孕妇不宜应用本品，只有对 INH 和 RFP 耐药者才可使用。目前国外一些结核病防治机构及首都医科大学附属北京胸科医院临床个体化对孕妇结核病的经验治疗，常规使用 PZA 未见任何不良后果。早年世卫组织也建议怀孕期可应用标准短化方案 2HREZ/4HR。PZA 能少量从乳汁分泌。乳儿通过母乳摄入的药物剂量（按体重计算）约为母亲用量的 0.3%。但 PZA 在体内的半衰期较长，达 9 小时，估计药物在新生儿体内的半衰期有可能延长，故母亲应用 PZA 时谨慎哺乳。国产 PZA 成人根据体重常规剂量为 1 500mg/d，WHO 采购的进口 PZA 成人根据体重常规剂量为 1 750 ~ 2 000mg/d。应用国产 PZA 应按国产药品说明书的剂量使用，因为该药肝毒性较大不宜超剂量使用。

（5）水杨酸异烟肼片（Pa）：是 INH 和 PAS 的化合物，临床应用于成人结核病，杀菌作用同 INH，Pa 9 片 / 日的最小剂量比 INH 0.3g/d 常规剂量对肝功能的影响可能更小，而治疗效果前者似优于后者，但没有严格对照的相关研究报道。每片 Pa 含 INH 47.3mg，含 PAS 52.7mg。抗结核作用机制：对氨基水杨酸与异烟肼同用时，前者可阻止后者的乙酰化作用，从而增加异烟肼在组织中的浓度，可提高异烟肼抗结核活性。故此药应属于一线抗结核药物。对妊娠和哺乳患者目前尚无应用此药的经验。

2. 注射用抗结核药物

（1）链霉素（Sm）：Sm 常和其他抗结核药合用治疗结核病，为细胞外杀菌药。肌内注射 SM 后能迅速通过胎盘，脐血 / 母血药物浓度比值通常 < 0.5。本品对胎儿无致畸作用，但耳毒性是此药的最大障碍。大量临床研究证实，孕期使用 Sm 可引起 17% 的胎儿产生听神经损害，造成前庭损伤甚至失聪。因此，有学者提出除危及生命的结核病例，且无其他药物替代时方可使用。然而有人认为这种毒性作用主要与剂量及用法有关，如能间歇用药，每周 2 ~ 3 次，或每天 0.75g，则对胎儿影响不大。早在 20 年前 Raussmusen 对妊娠中用过 Sm 治疗的孕妇所生婴儿追踪观察，在婴儿长到 5 ~ 12 岁时进行听力检查，36 例中有听力障碍者 5 例，其中 3 例证实为中耳炎所致，另 1 例为噪声引起，仅 1 例在 6 000 ~ 8 000 分贝时有所下降，系因使用双氢链霉素引起，故认为怀孕过程中使用 Sm 对胎儿听力影响少。但 Sm 对听神经有特殊的损害作用，能导致耳聋，亦无异议，考虑到 20 年前抗结核药品匮乏、检测和监测听力手段落后、国内外药品质量存有较大差异等情况，当时的观点已不能适应当今社会的发展，随着社会的进步，人们追求生活水平和生活质量的提高，药品所致的耳聋要绝对避免，建议妊娠全过程禁用 Sm。Sm 能从乳汁分

泌，母乳 / 母血药物浓度比值为 0.5 ～ 1.0。由于 Sm 口服后极少吸收，因此，有学者提出母亲用 Sm 治疗并哺乳对乳儿基本无碍。但事实表明，Sm 家族易感特异质者小剂量即可造成第 8 对脑神经损害，引起前庭功能障碍和听觉丧失且呈永久性或进行性，故此类药物属于妊娠结核病患者的禁忌用药，并且不宜哺乳。Sm 皮试阴性，根据体重常规剂量为 750mg/d，肌注，必要时可减为每周 3 次肌内注射（周一、周三和周五或周二、周四和周六）。

（2）卡那霉素（Km）和阿米卡星（Am）：是杀菌药物，两药完全交叉耐药，治疗时只能选其一；且均具有肾毒性和耳毒性，前者大于后者。Km 容易通过胎盘。根据对 391 名妇女在孕期接受 Km 的回顾性研究资料发现，其新生儿中发生耳聋者达 2.3%。由于已知 Km 和 Sm 对第八对脑神经的毒性作用，因此推断 Am 可能存在潜在毒性。故在妊娠期不选（禁用）此类药物（氨基糖苷类药物）。Km 较少经乳汁分泌，并且口服氨基糖苷类药物经胃肠道吸收不佳，可能母乳喂养婴儿不会出现全身毒性反应，但在一些婴儿可出现正常状态肠道菌群的改变应以注意。哺乳期妇女应用此类药应暂停授乳。Am 国产药根据体重常规剂量 400mg/d，国外应用 Am 剂量常大于 400mg/d。Km 国产和进口药剂量基本相同，Km 和 Am 进口药成人根据体重常规剂量 750 ～ 1 000mg/d。

（3）卷曲霉素（Cm）：是杀菌药物，化学结构不同于氨基糖苷类，但抗菌机制类似。与氨基糖苷类有部分交叉耐药性。具有肾毒性和耳毒性，发生率分别为 36% 和 11%，略低于氨基糖苷类药物。Cm 可引起严重低钾血症，因此除了检测肾功能和听力外，还要注意监测电解质。妊娠期间应用本品的安全性观察，目前国外临床资料仅有个案报道是可以用的，若特需孕妇则根据病情权衡利弊谨慎选择。本品是否经乳汁分泌不详。母亲应用本品时谨慎哺乳。国产 Cm 一般每日剂量 750mg，肌内注射或静脉点滴。WHO 采购的进口药根据体重常规剂量 750 ～ 1 000mg/d，肌内注射。

3. **氟喹诺酮类药（FQ）**　氧氟沙星（Ofx）、左氧氟沙星（Lfx）、莫西沙星（Mfx）、加替沙星（Gfx）均具有抗结核分枝杆菌和抗部分非结核分枝杆菌活性。Ofx 和 Lfx 一般剂量达不到杀菌，而 Mfx 和 Gfx 是杀菌药。多种动物实验中 FQ 显示对未成熟关节软骨（骺关节复合物）的毒性作用，特别是 FQ 对新生或幼小动物骺增生板也有影响，而成年软骨关节无相应的反应。病理改变显示幼龄动物的关节软骨出现水疱、裂隙、侵蚀、软骨细胞聚集及关节非炎性渗出，从而影响软骨发育，使生长受到抑制。一些系统的动物研究数据显示，FQ 有中断大鼠长骨生长的现象。故此推测此类药物有可能对儿童及未融合骨骺的青少年产生软骨毒性而影响生长发育。但国外早在 1997 年，包括 7 000 多名长期使用 FQ 的儿童在内的广泛审查表明，动物中存在的毒性问题并没有转化为对人类儿童的毒性。此后，所有在结核病和其他慢性疾病中使用 FQ 的儿童研究证实，儿童没有严重的关节病或其他严重毒性。目前国外有证据表明，即使是大剂量的氟喹诺酮类药物，以及治疗耐多药结核病（MDR-TB）所需的较长时间，即使在 5 岁以下的儿童中，也被认为是安全和耐受性良好的。国内也有少数个体化治疗耐药结核病儿童，长期使用了 FQ，未发现其相关的不良反应。FQ 是治疗成人、所有年龄的儿童和孕妇的耐药方案所需的关键药物，目前国外多家机构 [WHO、哈佛大学协会、美国疾病预防控制中心（结核病管理和儿童咨询中心）、欧洲呼吸学会和从事耐药结核病和儿童工作的主要科学机构和专家] 均建议在孕妇或儿童结核病治疗需要时使用 FQ。FQ 羊水的药物浓度与母亲血液浓度之比为 0.67，以高浓度排泄至乳汁，其浓度接近血药浓度，对服药母亲哺乳婴儿可能存在不良反应，故应谨慎哺乳。国产 Ofx 成人根据体重常规剂量 600 ~ 800mg/d，Lfx 成人常规剂量 400 ~ 600mg/d。WHO 采购的进口 Lfx 成人根据体重常规剂量 750mg/d。Mfx 常规剂量 400mg/d 口服，可引起 Q-T 间期延长，有心脏病患者或服用心脏病的药物时 Mfx 应慎用。Gfx 成人 400mg/d 口服，有报道 Gfx 可引起个别患者血糖异常（包括症状性低血糖症和高血糖症），特别是糖尿病者更容易发生，应注意监测血糖。

4. 二线抗结核药物

（1）对氨水杨酸（PAS）：是抗结核抑菌药。有报道在怀孕前 3 个月接触 PAS 后导致婴儿先天性缺陷。但也有报道认为 PAS 在妊娠期使用尚属安全。PAS 少量通过乳汁分泌，是母亲血浆浓度的 1/70。哺乳期应用此药可继续哺乳。国内外成人根据体重一般常规剂量 8g/d，口服或静脉滴注。

（2）乙（丙）硫异烟胺 Eto（Pto）：它们均是抗结核弱杀菌药。动物实验研究显示 Eto 有致畸作用。Eto 在人类研究还显示，在早孕期间使用后，中枢神经系统缺陷增加。但早年也有报道应用此药是安全的，但例数都不多常为少数个案报道。此类药物胃肠道反应明显，会加剧妊娠期的恶心、呕吐。由于此类药物毒性较大，因此建议妊娠患者尽可能避免使用此类药物，除非在耐多药选择有效药物不足时可以考虑。母亲口服此类药并喂养婴儿时，应注意监测母婴的不良反应。国产 Pto 成人最大剂量每日 600mg。WHO 采购的进口 Pto 药最大剂量每日 1 000mg，一般根据患者的体重进口药常规剂量 500 ~ 750mg/d。应用国产 Pto 应按国产药品说明书的剂量使用，因为该药肝毒性较大所以剂量不宜超量。

（3）环丝氨酸（Cs）：为广谱抗生素，对革兰氏阳性及阴性菌作用较微，而对结核分枝杆菌的作用相对较强，是抗结核抑菌药。适用于治疗活动性肺结核和肺外结核，一般用在耐多药结核病。本品应与其他有效药物合用，注意中毒剂量和治疗剂量接近。Cs 较多引起中枢神经系统毒性（包括神经和精神两方面改变），有癫痫史、抑郁、严重焦虑及精神病者均应禁用 Cs。目前国外临床有应用资料报道孕妇应用本品对胎儿未发生不良反应。美国胸科学会建议妊娠期避免应用。除非在耐多药选择有效药物不足时要权衡利弊可以考虑。本品能少量乳汁分泌。母亲每日摄入量中的 0.6% 由乳汁排出。美国儿科学会认为母亲应用本品可继续哺乳。哺乳时同时补充婴儿维生素 B_6。WHO 采购的进口 Cs 一般成人根据体重常规剂量 500 ~ 750mg/d。

5. 其他抗结核药物

（1）利奈唑胺（Lzd）：对结核分枝杆菌有杀菌作用。对其他耐药球菌等亦有抗菌活性，为广谱抗生素。近年观察到此药可引起临床上耐多药肺结核患者严重贫血，失明和活动障碍等。不作为抗结核治疗的常规用药，一般用在耐多药结核病。对胎儿安全性目前尚无资料。在实验动物中 Lzd 可从乳汁分泌，在哺乳期妇女中尚缺乏资料。哺乳期妇女用此药时宜暂停授乳。Lzd 常规安全剂量扔在研究探索，目前是 300mg 每日一次或 600mg 隔日一次，口服或滴注。如果出现严重不良反应停用，同服维生素 B_6。

（2）氯法齐明（Cfz）：为杀菌药物。动物研究表明有致畸性（延迟胎儿的颅骨骨化）。在体外对结核分枝杆菌有抗菌作用。主要不良反应为光敏反应，皮肤黏膜红染，甚至为黑色。不作为抗结核治疗的常规用药，只有在 MDR-TB、XDR-TB 和 RR-TB 时才考虑应用。Cfz 可通过血胎屏障并可从乳汁分泌。不建议哺乳期用此药。成人根据体重常规剂量为 50~100mg/d 口服。WHO 采购的进口药最大剂量可用 300mg/d，4~6 周可减为 100mg。

（3）克拉霉素（Clr）：对结核分枝杆菌和鸟分枝杆菌有抑制作用，是抑菌药物。不作为抗结核治疗的常规用药。此药在动物胚胎中浓度为人血清的 2~17 倍，在孕妇缺乏可以使用的安全性资料，但也未见对人有致畸性的报道。只有在 XDR 时，要权衡利弊谨慎考虑应用。哺乳期妇女目前无资料用此药时应谨慎授乳。成人根据体重常规剂量为 250~500mg，每日两次口服。

（4）阿莫西林/克拉维酸（Amx/Clv）：体外实验对结核分枝杆菌有抑制作用，是抑菌药物。不作为抗结核治疗的常规用药。动物实验显示对实验鼠于受精前及妊娠 7d 时给予阿莫西林/克拉维酸 400mg/d 或 1 200mg/d，未见胎儿发生不良反应。给予实验猪阿莫西林 + 克拉维酸 600mg/kg，12~42d，也未见胎儿发生不良反应。一项 6 935 例有关畸形儿的病例对照研究中，妊娠期应用阿莫西林 + 克拉维酸的致畸优势比（OR）为 1.4，即危险性未上升。其他临床试验表明，孕妇在妊娠前 3 个月或妊娠各期单独应用阿莫西林 + 克拉维酸或与氨苄西林、丙磺舒合用，新生儿的先天性畸形发生率均未升高。而一项包括 4 826 例孕妇的随机试验表明，妊娠前 3 个月应用阿莫西林 + 克拉维酸与婴儿坏死性小肠 - 结肠炎有关。总之，在孕妇中尚缺乏足够的临床资料，因此妊娠期仅在有明确用药指征时权衡利弊后方可考虑是否应用。阿莫西林能够分泌入乳汁，克拉维酸是否能分泌至人乳目前无资料。哺乳期妇女用此药时应谨慎授乳。Amx/Clv 625mg（含 Amx 500mg/ 含 Clv 125mg）每日 3 次。耐药结核病患者的剂量尚未确定。

（5）贝达喹啉（Bdq）：通过靶向抑制结核分枝杆菌 ATP 合成酶的活性，干扰结核分枝杆菌的能量 ATP 合成，进而发挥杀菌作用。对分枝杆菌（原核细胞）的 ATP 合成酶具有高度选择性，仅轻微影响哺乳类动物（真核细胞）的 ATP 合成。与食物同服，暴露量可增加约两倍血浆蛋白结合率高（> 99%）。有效 $t_{1/2}$ 为 24 小时，终末清除半衰期长，约为 5.5 个月。原型贝达喹啉的肾脏排泄量不大（< 0.001%），由于贝达喹啉与血浆蛋白结合率高，因此不太可能通过血液透析或腹膜透析将其从血浆中显著地去除。黑人患者的贝达喹啉全身暴露量（AUC）下降 34%，在 24 周贝达喹啉治疗后，不同人种患者的缓解率相当。动物生殖研究未发现贝达喹啉损伤胎儿的证据。目前在南非对怀孕妇女最新观察报道，该药没有致畸性和严重不良反应。

（6）德拉马尼（Dlm）：有 Q-T 间期延长，可有低钾、镁钙、高尿酸等不良反应，尚无对人类生育能力、孕妇及胎儿安全的临床数据。需要新药进一步观察。

以上药品，注射剂氨基糖苷类抗结核药品有 Sm、Km、Am，是有明确询证医学证据禁用的，目前一线口服药（HREZ）和二线抗结核药（Lfx、Pto、PAS、Cs、Cfz、Lzd、Mfx 和 Bdq 等）除了药物本身的不良反应，没有发现对孕妇体内胎儿有致畸性。国外资料证据认为在妊娠期是安全可用的。

七、妊娠期间发现结核病的处理

近年来大多数国际组织均建议一旦确认活动性结核病，应立即开始治疗，且妊娠和非妊娠妇女的肺结核和肺外结核采用相同的抗结核治疗方案，推荐应用 2HRZE/4~7HR，必

要时给予维生素 B_1，以防周围神经病变；禁用链霉素等氨基糖苷类药物；关于妊娠期服用二线抗结核药物的安全性，国外已有孕妇合并耐多药肺结核治疗的病例报道，应用二线抗结核药未发生与药物相关的致畸性；妊娠期间患有结核病同时感染 HIV 者治疗复杂，治疗方案和药物剂量需适当调整。

我们的经验是开始抗结核治疗前，医生要告知患者和患者的亲属抗结核药物的不良反应和对胎儿的安全性的影响，一线和部分二线抗结核药对动物实验是有致畸性，但目前在人类没有发现，国外孕妇合并结核病治疗资料显示安全和有效，患者和亲属应必须参与权衡利弊知情同意，并签署同意书。

1. 对不耐药的肺结核患者，治疗前肝肾功能和血尿常规检查要求正常，无慢性肝炎（乙肝、丙肝等）、肾炎、癫痫、痛风、精神疾病等其他病史，可选用一线药品 INH、EMB、RFP 和 PZA，注意抗结核药最好逐一试药，保肝药根据情况而定（一般不选引起水钠潴留的保肝药物）。观察所加药物有无皮疹、药物热，监测肝肾功能和血常规。特别谨慎特异质体质患者，必要时为防止利福平特异质反应，可将利福平改为利福喷丁从小剂量试加。

2. 对于病情较重患者，如血行播散性肺结核、结核性脑膜炎、结核性胸膜炎伴胸腔积液或肺内病变广泛及严重，应予充分抗结核治疗，待结核中毒症状得到改善（一般在抗结核至少 4 周）后可听从妇产科的检查意见，权衡是否择期终止妊娠，尽可能避免患者因为人工流产所造成孕妇结核病的播散。

3. 治疗的注意事项

（1）疗程：对于因药物不良反应无法接受 2HRZE/4～7HR 抗结核治疗方案者，所选药品作用偏弱、加之产后横膈迅速下降、机体免疫力下降等多种因素影响致使孕妇产后病情恶化，建议至少 1 年的长程化疗为宜。

（2）保肝和辅助药品的选择：在结核病的治疗中，保肝药品仅仅起辅助治疗作用，其品种众多也有其各种不良反应，妊娠期能不用的治疗结核病的辅助治疗药品尽可能不用，避免不良反应的发生。

（3）药品不良反应监测：妊娠期间要密切监测药品不良反应，强化期可每 2 周左右查肝肾功能和血常规，出现不适症状随时复查。如无不良反应，可放松至每 3 周左右监测一次。临床所见抗结核药所致的不良反应与发现和停药早晚有直接关系。出现不良反应不宜观察时间长，应及时干预。这里所谓的干预，不是仅仅增加保肝药品而关键是停用引起不良反应的可疑药品，在搞不清楚是何种药品引发不良反应时应全部停用。同时注意禁食鱼、虾等食物。

（4）终止妊娠：孕妇服用的所用药品不能说绝对安全可靠，且每个人的个体差异不同。是否终止妊娠，何时终止妊娠及终止妊娠的方法还需咨询妇产科医生，听从或参考他们的意见。一般认为以下情况可考虑终止妊娠：肺结核进展期病变广泛同时合并有肺外结核，特别是肾、肝、骨结核，结核性心包炎，结核性脑膜炎，病情重需长期治疗者；耐多药或广泛耐药肺结核患者，耐药较重，需要用注射剂等对胎儿有明确损害的药品；结核病伴心、肝、肾功能不全，不能耐受妊娠、自然分娩及剖宫产术；严重妊娠反应经治疗无效者；肺结核合并反复咯血者；糖尿病孕妇合并结核病病情较重者。孕早期终止妊娠可选择对母亲安全性大，出血少的药物流产，而最好不选择刮宫术。有资料报道，应用米非司酮合并米索前列醇终止肺结核患者的早期妊娠（附 12 例报告），均完全流产者，未发生不良反应。

八、结核病治疗期间发生妊娠的处理

在结核病治疗期间，育龄期患者全程应该避孕，充分重视闭经问题。临床上虽然存在重症患者数月闭经后月经恢复情况，但无妊娠反应的结核病治疗期间妊娠亦不少见。医生应告知女性育龄期结核病患者避孕的利弊关系，如出现闭经或早期出现妊娠的可疑迹象，应立即进行尿妊免试验和盆腔超声波检查，做到早期发现和早期治疗，把对患者的损失降到最低。临床上意外妊娠并不罕见，曾有 1 年 3 次行人工流产致肺结核病情反复恶化的死亡病例，教训惨痛。

九、妊娠合并耐药结核病的治疗

妊娠合并耐药结核病很少见。目前比较公认孕妇对二线抗结核药品安全数据少，治疗耐多药结核病经验有限。WHO 的意见，妊娠不是活动性耐药结核病治疗的禁忌，但治疗会对母亲和胎儿造成的风险，强烈建议进行耐药结核病治疗的女性避孕。

近年我国耐药结核病化学治疗指南和我国结核病的培训教材等均对氟喹诺酮药（FQ）和丙硫异烟胺（Pto）存有顾虑，但此二药已应用多年未见对孕妇有致畸性报道，相反已有报道此二药在妊娠期安全可用。美国报道 7 例 MDR 合并妊娠，应用二线抗结核药治疗，其中 1 例最早的抗结核治疗开始于妊娠 8 周，所用药品：5 例患者使用 Cs、Amx/Clv 和氟喹诺酮（环丙沙星、氧氟沙星和司帕沙星的一种），3 例患者使用 PZA、PAS、Cfz 和 Eto（或 Pto），2 例使用 INH、RFP 和 Cm 等，均进行个体化治疗，1 例治疗失败，菌阳，行肺叶手术切除后死亡，产后 7 例婴儿均健康，未发现与抗结核药相关的毒性反应。近年有关妊娠合并耐多药肺结核研究结果亦有报道，提及在南非夸祖鲁纳塔尔省对 MDR/RR-TB 孕妇进行回顾性队列研究，观察 2013 年 1 月 1 日至 2017 年 12 月 31 日间，在妊娠期用含贝达喹啉（Bdq）等药对妊娠和婴儿的治疗后结局。该研究对象孕期接受二线结核病治疗至少两周共 108 名患者纳入本次研究队列，在研究期间初期均采取住院接受个体化治疗，其中含准广泛耐药结核病（Pre-XDR-TB）和 XDR-TB 患者占 23%，合并 HIV 感染 81%。胎儿暴露于任一二线抗结核药物的中位时间为 118 天。研究结果得出孕妇用 Bdq 等抗结核药治疗 MDR/RR-TB 转归与非妊娠成人相当的结论，没有发现致畸和严重不良反应；由于治疗期间合并多种二线抗结核药其中包括吡嗪酰胺、特立齐酮（TRD）、莫西沙星（Mfx）、高剂量异烟肼（INH-h）、乙胺丁醇、氯法齐明（Cfz）、左氧氟沙星（Lfx）等和部分患者并用抗 HIV 感染的抗逆转录病毒治疗的药物（包括替诺福韦，恩曲他滨和依非韦伦等），也给了我们额外收获，即提示了合并这些用药的安全性。其中关键在怀孕 3 个月内，这些药也没有发现致畸和严重不良反应，但例数较少需要我们今后要不断继续观察和验证。该项研究药物中有可能含有少数或极少数个例患者应用了卡那霉素或阿米卡星，文内提到"大多数患者是用其他药物替代了此药"，而并不是全部替代。虽然没有报道婴儿出生后有先天性失聪（听力障碍）的毒性反应，但此点我们绝对不能掉以轻心，因为氨基糖苷类药品对儿童致聋 14%～17%。我们不能凭侥幸心理使用，必须严格按照要求规范用药。对孕妇禁用氨基糖苷类抗结核药。需要注意的是 Bdq 药物说明书提到，与不同人种相比黑人患者的 Bdq 全身暴露量（AUC）下降 34%，但在 24 周 Bdq 治疗后不同人种患者的缓解率相当。黑色人种孕妇服此药没有报道对心电图 Q-T 间期影响，是否因实际用量小而对心电图 Q-T 间期影响小？这需要我们今后进一步关注和证实。此外，国外文献还报道，妊娠期间使用过二线药品个体化治疗 6 个婴儿的长期追踪，6 个婴儿在胎儿时期从第一轮 3 个月开始到第二和第三轮 3 个月有 4 例分别使用 FQ、Cs 和 Amx/Clv，有 3 例使用 PZA，有 2 例使用 PAS、Cm、Eto 等。追踪评价每个儿童（平均年龄 3.7 岁），没有证据表明在儿童后期生长发育中出现毒性作用。国外另有一篇报道，孕妇使用一线和二线抗结核药（氨基糖酐类除外），病例组与对照组比较无致畸作用。

根据耐多药治疗原则，应至少选择有效 4 种敏感药（应以杀菌药为主），全程不选氨基糖苷类注射剂。如应用 Cs，要评估患者的精神状况以及有无精神系统异常的家族史，有条件应作 Cs 的血药浓度监测，必要时加用维生素 B_6。

十、结核病母亲产后哺乳及治疗问题

美国儿科学会及国内业内人士较为一致地认为对乳儿安全性较大的药品有：INH、RFP、PAS 和 Cs。目前多数学者主张，肺结核母亲产后服药期间暂停哺乳，新生儿与有病的母亲隔离，人工喂养婴儿。原因为多数抗结核药品能从乳汁分泌，这些药品的潜在不良反应对婴儿不利、产后母亲需要充分的休息和避免母婴之间传播。也有不同的观点认为，母亲不传染，抗结核药品通过乳汁很少，不会对婴儿构成威胁，应鼓励母乳喂养，即在服药前哺乳。我们的经验认为根据母亲所患结核病的严重程度以及用药情况综合考虑决定是否哺乳。

无论耐药和非耐药产后均应立即给产妇加腹带至少 1 周，以防横膈迅速下降引起肺结核恶化，同时产后立即加强抗结核治疗，产后的抗结核药品治疗应按照耐多药结核病的治疗原则选至少 4 种有效敏感的药物，如可选 Lfx（Mfx）、Am（Cm）、PZA、Pto、PAS 和/或 Cs 等。Am（Cm）至少使用 6 个月，总疗程根据患者病情和选药情况而确定疗程的长短。抗结核治疗监测项目见耐多药结核病治疗监测。

以上有关抗结核药品的资料分析或实验研究等，出自不同人种和国家，国内外存在不同的意见和观点，要客观地考虑到国内外同一药品在质量上可能会存在差异，在人种上也可能存在不同，其研究所得结论可能会受到多种因素的干扰，现有资料或依据仍无法对孕妇所用的每一种抗结核药品做出十分肯定或否定的回答。因此，国内以及美国儿科学会的意见只能作为参考，并会随着新研究和观察结果的出现及时予以修正。

十一、预防与控制

鉴于我国结核病感染率高、患病率高的流行特点，以及预防胜于治疗的最佳策略，凡育龄期妇女计划妊娠者，应进行结核病的常规筛查。盆腔结核的症状隐蔽，体征不明显，极易误诊，应予充分重视，对多年不孕症者，准备行体外受精和胚胎移植术（IVF ET）的患者，应先仔细筛查有无结核分枝杆菌感染和结核病（输卵管结核最常见），以避免体外受精和胚胎移植术（IVF ET）后，发生急性血行播散性肺结核和结核性脑膜炎等而危及孕妇和胎儿生命，国内已有报道个例死亡的教训。这些患者均发生在体外胚胎移植前，没有很好地筛查有无潜伏结核感染及器官患病。

结核筛查方法有 PPD、胸部 CT、γ-干扰素释放试验（IGRA）和必要时宫腔镜病理检查等。对 PPD 强阳性或 γ-干扰素释放试验（IGRA）阳性，既往未患过结核病者，经检查体内无明确活动性病变的潜伏结核感染者，必要时给予预防性抗结核治疗后再妊娠，疗程 6～9 个月。对女性育龄期新发活动性病变者，应提早告知避孕的必要性和重要性，先正规抗结核治疗并治愈后再妊娠。对结核病合并过早闭经者（非生理性闭经）应常规进行妇科检查，避免结核病治疗期间发生妊娠。对孕期接受抗结核治疗者在抗结核治疗监测的同时，亦应监测胎儿。在妊娠 28 周前对胎儿进行全方位检查，发现畸形及早制定治疗方案或终止妊娠。孕 10～13 周和 15～18 周做血清学筛查，有助于发现染色体异常、神经管缺陷或某些结构畸形的可疑异常胎儿。孕 18～24 周行超声波筛查，可发现无脑儿、唇颚裂等多种畸形，以便尽早启动应对策略。感染 HIV 的婴儿和患免疫缺陷的婴儿不推荐接种卡介苗，因为有播散性卡介菌病的风险。

综上所述，一线抗结核药物（HREZ）的使用被英国胸科协会、国际结核病和肺病联合会以及 WHO 认为对母亲和婴儿都是安全的。但全程禁用氨基糖苷类药（Sm、Km、Am 和 Cm）。如果特殊情况需终止妊娠，要在充分抗结核治疗基础上择期安排。

（陈燕琴　高微微）

参考文献

[1] 初乃惠，高微微. 结核病合并相关疾病 [M]. 北京：北京科学技术出版社, 2017.

[2] 高微微，李琦，高孟秋，等. 特殊人群结核病治疗 [M]. 北京：科学出版社, 2011.

[3] 金松，吴小军. 妊娠合并结核临床诊治的决策 [J]. 医学与哲学, 2013,34(11)：75-79.

[4] 曹孟，王新宇，张文宏. 妊娠合并结核性脑膜炎一例 [J]. 中华传染病杂志, 2016,34(1): 55-56.

[5] 韩丹，段琼红，陈梓，等. 妊娠耐多药结核病化学治疗进展 [J]. 中国防痨杂志, 2014,36(2):126-130.

[6] 陈燕琴，高微微. 结核病早期妊娠药物流产 12 例分析 [J]. 北京医学, 2012,34(12):1047-1050.

[7] 张彦玲，朱艳霞，杨玉杰，等. 潜伏性结核菌感染对女性生育力及早期妊娠结局的影响 [J]. 河北医科大学学报, 2015,36(10):1201-1203.

[8] ZUMLA A, BATES M, MWABA P. The neglected global burden of tuberculosis in pregnancy[J].Lancet Glob Health, 2014, 2(12):e675-676.

[9] GUPTA A, MATHAD J S, ABDEL-RAHMAN S M, et al.Toward Earlier Inclusion of Pregnant and Postpartum Women in Tuberculosis Drug Trials: Consensus Statements From an International Expert Panel[J]. Clin Infect Dis, 2016,62(6):761-769.

[10] SUGARMAN J, COLVIN C, MORAN AC, et al. Tuberculosis in pregnancy: an estimate of the global burden of disease[J]. Lancet Glob Health, 2014(2):e710-e716.

[11] COMMITTEE ON OBSTETRIC PRACTICE. Committee opinion No.723: guidelines for diagnostic

imagining during pregnancy and lactation[J]. Obstet Gynecol, 2017, 130(4):e210-e216.

[12] WORLD HEALTH ORGANIZATION. Guidelines for the programmatic management of drug-resistant tuberculosis[EB/OL]. Geneva：World Health Organization，2011.

[13] WORLD HEALTH ORGANIZATION. Global tuberculosis report 2015[EB/OL]. Geneva：World Health Organization，2015.

第十五章
抗结核药物不良反应及处理

第一节　概述

　　药物不良反应（adverse drug reactions，ADR）系指正常剂量的药物用于预防、诊断、治疗疾病或调节生理功能时出现的有害的、与用药目的无关的反应。该定义排除有意的或意外的过量用药及用药不当引起的反应。药物进入人体后除了达到用药的目的外，由于药物结构、代谢的复杂性，药物除起到期望的治疗作用外，也不可避免的会引起与治疗目的无关的反应，如过敏反应、毒性反应、致畸、致突变等反应，为患者带来除原发疾病以外的伤害，随着药物研发技术的进步，高效、低毒，直至精准的靶向药物的出现，替代了原有不良反应较大的药物，例如新型大环内酯类药物克拉霉素及阿奇霉素的问世，替代了红霉素，但是药物的不良反应仍不能杜绝。药物不良反应有些是可以预见的，如副作用、毒性作用、致畸等，但有些不良反应与机体的特异质相关，是不可预见的，如过敏反应。虽然不良反应是药物治疗过程中难以避免的，医生选择药物治疗时，在考虑有效性的同时，应顾及药物可能带给患者的不良反应，权衡利弊，尽可能将药物不良反应带给患者的伤害减少到最低。

　　结核病化疗原则是"早期、联合、规律、适量、全程"，为避免耐药结核病的产生及彻底治愈结核病，结核病的治疗需要多药联合，治疗时间需要足够长。治疗相对简单的初治敏感肺结核的治疗方案在强化期要 4 种药物联合应用，巩固期至少包括 2 种抗结核药物，疗程 6 个月，而耐多药结核病的治疗方案要求 5～6 种药物联合应用，治疗时间长达 9～20 个月，对于广泛耐药结核病的治疗则需要更长时间，因此在治疗过程中药物不良反应比较常见，及时识别、妥善处理药物不良反应，是保证抗结核治疗能够顺利进行、取得治愈的前提。

第二节　抗结核药物不良反应的识别

　　各种抗结核药物的不良反应不尽相同，临床医生应该熟知各种抗结核药物的不良反应的临床表现，一旦患者在治疗过程中出现不适，医生需要及时甄别是否由药物引起。这里仅介绍抗结核治疗过程中常见不良反应及可能相关的药物。

一、抗结核药物常见不良反应

1. **胃肠道反应**　恶心、呕吐、食欲不振是抗结核治疗过程中最多见的胃肠道不良反应，所有药物均可以引起，以利福平、吡嗪酰胺、丙硫异烟胺、对氨基水杨酸钠多见，一般发生在抗结核治疗早期，主要是药物刺激胃肠道黏膜，产生不适，一般随着抗结核治疗的继续，结核病相关症状得到有效控制，胃肠道适应药物后，症状可减轻或消失。

2. **肝功能损害** 抗结核药物引起的肝损伤有两种机制，一种是药物对肝脏的直接毒性，如异烟肼、利福平、吡嗪酰胺、丙硫异烟胺、对氨基水杨酸钠均具有肝脏毒性，可引起单纯转氨酶升高或同时伴有胆红素升高；另一种是机体对抗结核药物过敏产生的免疫损伤累及肝脏，因此无论何种药物，当其出现过敏反应时，均可引起肝脏损伤，导致转氨酶升高，甚至急性肝衰竭，危及生命。

3. **肾脏损害** 抗结核药物中链霉素、卡那霉素、阿米卡星、卷曲霉素、利福平、乙胺丁醇具有肾毒性，可引起肾小管损伤及间质肾炎，表现为尿蛋白阳性，血肌酐、尿素氮水平升高，尤其在老年患者及有肾脏基础疾病的患者，如糖尿病肾病者更易发生肾脏损害。

4. **血液系统不良反应** 有些抗结核药物尤其是利福类药物可以引起白细胞、血小板减少，以白细胞减少多见，程度可由轻度到重度，极少情况下出现急性溶血性贫血；利奈唑胺可引起全血（白细胞、红细胞及血小板）减少，尤其在老年患者中比较常见。

5. **电解质紊乱** 卷曲霉素可以引起严重电解质紊乱，为低钾、低氯及代谢性碱中毒，患者表现为疲乏无力；患者服用抗结核药物后出现严重胃肠道反应时如剧烈呕吐、腹泻也可引起电解质紊乱。

6. **神经、精神系统不良反应** 异烟肼、丙硫异烟胺、利奈唑胺可引起末梢神经炎，尤其是在糖尿病患者中出现概率较高；氨基糖苷类药物可引起头晕、耳鸣、听力下降，个别患者可出现失聪；乙胺丁醇、利奈唑胺可导致视神经损伤；异烟肼、氟喹诺酮、德拉马尼可引起失眠、头痛；异烟肼、丙硫异烟胺、环丝氨酸、德拉马尼可引起抑郁、自杀倾向、暴力倾向；异烟肼还可导致兴奋、精神分裂，与阿片类药物同用可引起中毒性脑病，出现谵妄等症状。

7. **骨骼、肌肉、关节不良反应** 吡嗪酰胺可导致尿酸排泄障碍，引起关节酸痛等痛风样表现；氟喹诺酮可引起肌腱酸痛，严重者可导致肌腱断裂；在儿童，氟喹诺酮可能会影响骨骼发育。

8. **心脏毒性** 主要是 Q-T 间期延长，贝达喹啉及德拉马尼可引起 Q-T 间期延长，在其上市的说明书中均以黑框警告的方式提醒使用者注意；其次莫西沙星及氯法齐明也可引起 Q-T 间期延长。

9. **皮肤不良反应** 氯法齐明可引起皮肤、黏膜红染，呈粉红色、棕色、甚至黑色，着色程度与剂量、疗程成正比，70%～80% 使用氯法齐明的患者还可出现皮肤鱼鳞病样改变；氟喹诺酮类药物可导致光毒性反应，主要表现为在光照皮肤处出现红肿、发热、瘙痒、疱疹等症状。

10. **过敏反应** 所有抗结核药物均可能引起过敏反应，其表现也多种多样，可有过敏性休克、喉头水肿、皮疹、剥脱性皮炎、药物热；过敏反应可能为单一器官损伤，也可能表现为多脏器损伤，如肝、肾功能损害。

二、抗结核药物不良反应的识别方法

1. **时间顺序是诊断药物不良反应的重要依据**　在服用抗结核药物前应该详尽记录患者既往疾病史、体格检查所见、完善血、尿常规及肝、肾功能等化验检查，服药后出现不适时，需要根据临床表现进行相关检查，并与服药前基线检查结果比对，需要仔细甄别出现的临床症状与抗结核药物、基础疾病、其他伴随药物甚至饮食、环境的相关性，初步判定所出现的临床症状与抗结核药物的相关性，即肯定无关、可能无关、可能有关、肯定有关或无法判断。

2. **除激发试验（dechallenge）和再激发试验（rechallenge）**　在用药过程中出现药品不良反应，停药后反应消退，就增强了对药品引起不良反应的怀疑，此法称为除激发试验，判断不良反应和该药可能有关；再激发试验（rechallenge）是用来证实某些药品存在时可激发疾病（不良反应），当去除该药品时疾病（不良反应）即消失或恢复正常。具体做法是在某药品停用、不良反应消失后，再给予该药试验剂量，能可靠地发现引起相同不良反应的症状重现，由此可判断该药物与该不良反应肯定相关。一般临床上不主动去做再激发试验，往往是在逐一试用药物的过程中偶然遇见。

第三节　抗结核药物不良反应的处理

一、抗结核药物不良反应的预防和监测

为避免抗结核药物不良反应对患者造成的伤害，针对抗结核药物的特点，采取适当预防手段，可以有效降低不良反应的发生频率及程度。

1. **服药前评估**　制定合理、安全的化疗方案。抗结核治疗前需要详尽了解患者既往病史、合并用药状况、基线化验结果，化疗方案的制定应结合患者的结核病病情、避免选用有禁忌证或与原有药物不良反应有叠加或可能加重原有疾病的药物，如肝硬化失代偿期的患者不宜选用肝损害风险较高的吡嗪酰胺、丙硫异烟胺，原有抑郁症、精神分裂症或癫痫患者禁用异烟肼、丙硫异烟胺、环丝氨酸。

2. **向患者宣传教育**　向患者详细讲解抗结核药物治疗过程中可能出现的不良反应的临床表现，一旦出现疑似不良反应，应及时就诊。

3. **治疗过程中的监测**　鉴于抗结核药物出现肝、肾功能及血液系统损害的概率较高，除在抗结核治疗之前进行基线检测外，治疗后一旦出现相关症状，及时复查；对于无症状者进行主动监测，每月至少复查一次肝、肾功能及血常规，使用卷曲霉素者需要监测电解质，使用贝达喹啉及德拉马尼者需要监测心电图，观察 Q-T 间期；用药早期及高危人群要增加监测频率。对于治疗方案中含有环丝氨酸等易引起精神障碍药物的患者，接诊医生除完成客观的安全性化验检查外，尚需要仔细观察患者的精神状态，必要时进行量表评估及向患者家属等了解患者的情绪变化。

二、抗结核药物不良反应的处理原则

1. **去除诱因** 临床用药过程中，一旦发现不良反应，应即刻去除一切可能引起不良反应的因素，包括立即停用所有正在服用的药物（患者既往长期服用的、赖以维持正常生理功能的药物除外，例如心功能不全患者应用的强心苷类药物、利尿药，糖尿病患者的降糖药物等）及可能引起过敏的食物等。

2. **实验室检查** 不论出现何种不良反应，都应及时复查肝功能、肾功能、电解质、血常规、尿常规，以便及时发现不良反应所波及到的器官、系统。

3. **肾上腺皮质皮质激素治疗** 根据反应的轻重程度适时选用肾上腺皮质激素。由于肾上腺皮质激素具有阻断抗原抗体复合物形成，抑制肥大细胞释放组织胺，降低细胞膜通透性，减少过敏介质形成的作用，其强大的抗炎及免疫抑制作用在保护机体细胞免受抗结核药物所致的超敏反应及毒性反应的破坏起到了积极的作用。肾上腺皮质激素的应用方法：原则是早期、足量、短程。鉴于患者的原发病为结核病，故肾上腺皮质激素的疗程不宜过长，以早期大剂量冲击疗法为主。早期：即当发现严重的不良反应发生时即刻应用；足量：首剂以甲强龙 40～160mg，或地塞米松 5～10mg 静脉点滴或静冲，或根据病情酌情应用；短程：冲击剂量视情况应用 1～3 天，病情好转后逐渐减量，肾上腺皮质激素持续应用 1～2 周，不应超过 3 周。

4. **抗组胺药的应用** H_1 受体阻断药与组胺竞争靶细胞上的 H_1 受体而发挥抗组胺作用，其主要药理作用为：①抑制血管渗出和减少组织水肿；②抑制平滑肌收缩，从而拮抗组胺引起的支气管、胃肠道等平滑肌收缩以及毛细血管扩张和通透性增加；③抗胆碱、止痛、麻醉作用。用法：苯海拉明 20mg/ 次，肌内注射，1～2 次 /d；25～50mg/ 次，3 次 /d，口服。盐酸异丙嗪 12.5～25mg/ 次，3 次 /d，口服；25～50mg/ 次，肌肉或静脉注射。马来酸氯苯那敏 4～8mg/ 次，3 次 /d，口服。

5. **解毒** 应用特异性解毒药物对抗药物的毒性反应，如原方案中含有异烟肼，则应选用大剂量维生素 B_6 来解救 INH 中毒；由吡嗪酰胺引起的尿酸升高可以应用别嘌呤醇、丙磺舒或苯溴马隆等药物促进尿酸排泄；肝损伤可以应用水飞蓟类制剂、甘草类制剂、还原型谷胱甘肽、硫普罗宁、双环醇等解毒治疗。

6. **补液** 补充液量，促进排泄。根据患者心、肺、肾功能状况，要适量增加静脉补液量，促进药物排泄，尽可能降低损害药物的血药浓度。静脉补液时注意液体出入量及水、电解质平衡，严防发生心功能不全、肺水肿。

三、各种不良反应的处理办法

1. **恶心、呕吐、食欲不振** 首先判断是否与食物有关，其次鉴别是否与疾病有关，如合并结核性脑膜炎导致的高颅压所致的呕吐、合并肠结核所致的肠梗阻导致的恶心、呕吐；对于轻度恶心、呕吐，可以调整服药时间以改善症状，如空腹服药改为睡前服药，餐前服药改为餐后服药，顿服改为分服。如症状仍不缓解，可加用止吐药品如甲氧氯普胺治疗。重症者可改用静脉注射治疗或调整方案。

2. **肾功能损害** 抗结核药品引起的肾损害多为急性间质性肾炎和急性肾小管坏死，

前者多见，后者少见但易引起急性肾功能衰竭。易引起间质性肾炎的抗结核药品有利福平、乙胺丁醇，易引起急性肾小管坏死的常见药品为氨基糖苷类抗生素如卡那霉素和丁胺卡那霉素。在抗结核治疗过程中应密切监测肾功能。

首先一旦判断患者出现由抗结核药品引起肾功能损害，或者不明原因的肾功能损害，应及时停用上述可能对肾功能有影响的药品。对于严重患者或停药后进行性加重的患者，应进一步检查如肾活检，获得组织病理学诊断依据，从而指导进一步的治疗。

一般认为对于药品引起的急性间质性肾炎，糖皮质激素治疗有一定价值。常用泼尼松 1mg/（kg·d），2～6 周，最初两周无效可加用环磷酰胺 2mg/（kg·d）；有效者可逐渐减量。疗程通常不超过 2～4 个月，个别可达 1 年，6 周无效则应停药。严重患者可用甲基泼尼松龙。肾脏间质改变通常在适当治疗后能部分或完全恢复，但诊断前病程长短和肾功能受损程度、间质浸润和纤维化情况及治疗及时与否均影响恢复的时间和程度。

对于急性肾小管坏死的治疗，虽然动物模型中发现小剂量多巴胺、甘露醇、袢利尿剂、钙通道阻滞剂和多种多肽生长因子能防治和促进肾小管恢复的作用，但在临床上都未取得肯定的效果，对于急性肾小管坏死的治疗仍以对症治疗和防止并发症为主。

对出现急性肾功能衰竭的患者行血液透析或腹膜透析，可以维持水、电解质、酸碱平衡，防止肾脏进一步受损，促进肾功能恢复，为其他治疗创造条件。

紧急透析指征：①急性肺水肿或充血性心力衰竭；②严重高钾血症，血钾在 6.5mmol/L 以上，或心电图出现明显异位心律，伴 QRS 波增宽。

一般透析指征：①少尿或无尿 2 日以上。②已出现尿毒症症状如呕吐、神志淡漠、烦躁或嗜睡。③高分解代谢状态。④出现体液潴留现象。⑤血 pH 在 7.25 以下，实际碳酸氢根低于 15mmol/L 以下或二氧化碳结合力在 13mmol/L 以下。⑥尿素氮 $\geq$ 17.8mmol/L，除外肾外因素引起，或血清肌酐 $\geq$ 442μmol/L。⑦对非少尿患者出现体液过多、球结膜水肿、心脏奔马律或中心静脉压高于正常；血钾 5.5mmol/L 以上，心电图已有高钾图形等任何一种情况，亦应透析治疗。

3. 血液系统损害处理　多种抗结核药品如利福类、利奈唑胺对骨髓造血系统有影响，因此在应用抗结核药品治疗时应监测骨髓造血功能，同时向患者宣教骨髓造血系统出现异常时的临床症状（如牙龈出血、皮肤出现淤血、瘀斑、血尿、无力、睑结膜苍白等），一旦发现相应症状及时就诊复查血常规。血常规检查与治疗前对比出现异常时，在排除其他诱因的情况下，应考虑为药品不良反应所致。根据损害程度，给予不同处理。

（1）粒系细胞减少

1）白细胞 3～4×10^9/L：可维持原治疗方案，在严密监测下继续抗结核治疗（每周复查一次或两次血常规）。

2）白细胞 2～3×10^9/L：停用利福类及氟喹诺酮类药品，并应用升白细胞药品，如利血生 20mg，1 日 3 次，口服，每周复查一次血常规。

3）白细胞 < 2×10^9/L：停用所有可能引起骨髓抑制的药品，积极给予升白细胞治疗，如利血生等，每周复查两次血常规。

4）白细胞 < 1×10^9/L：停用所有结核药品，并给予集落刺激因子。皮下注射集落刺激因子 2μg/kg（或 50μg/m^2），每日 1 次。如皮下注射有困难，可改为静脉滴注，成人 5μg/kg（或 100μg/m^2），儿童 2μg/kg（或 100μg/m^2）。

当白细胞恢复至 4×10^9/L，且中性白细胞恢复至 2×10^9/L 以上时才可逐步恢复抗结核治疗，尽量避免使用可能引起骨髓抑制的药品。

（2）血小板减少

1）血小板 $80 \sim 100 \times 10^9$/L：可维持原治疗方案，在严密监测下继续抗结核治疗（每周复查一次或两次血常规）。

2）血小板 $50 \sim 80 \times 10^9$/L：停用利福类药品，并应用升血小板药品。

3）血小板 $< 50 \times 10^9$/L：应停用所有可能引起血小板减少的药品。

4）血小板 $< 30 \times 10^9$/L 以下：应密切监测出、凝血时间。有出血倾向时，应及时给予输注血小板或新鲜全血。

（3）贫血：血红蛋白很少受药品影响，一旦发生溶血性贫血时可危及患者的生命安全。有些结核病患者尤其是重症结核病患者在抗结核治疗前由于结核分枝杆菌毒素的作用，或因食欲不振长期处于营养不良状态，存在不同程度的贫血，因此观察血红蛋白的变化应与患者治疗前水平或前次复查结果比较，当血红蛋白较前下降 30g/L 时，在排除其他原因引起的血红蛋白下降后，应该考虑为抗结核药品引起的骨髓抑制或溶血，应停用利福类药品。

当出现严重造血功能障碍时须注意并发症的预防。如血小板减少时注意预防出血，粒细胞减少时注意预防感染，必要时可以少量输新鲜血或成分血，以尽快达到缓解症状。如出现血红蛋白尿时、需给予大量液体，保证有足够量的尿液排出，并使尿呈碱性，注意电解质平衡。

4. 过敏反应的处理　抗结核药品引起的过敏反应多种多样，常见的为皮肤瘙痒、皮疹和药物热。有时过敏反应波及全身多个系统，肝、肾功能及血液系统的损害有时也为过敏反应所致。过敏反应轻者无须特殊处理，重者则可威胁患者的生命。过敏反应对患者所致损害的大小与是否在发生后第一时间给予正确处理密切相关。因此临床医生应时刻警惕药品所致的过敏反应，熟练掌握过敏反应的处理原则。

（1）停用致敏药品或可疑药品：一旦诊断为药品过敏反应后，应尽可能立即停用致敏药品，对于尚不能明确致敏药品的患者，也应停用一切可疑药品。

（2）过敏反应轻者，停用引起过敏的药品后症状迅速消失，无须任何治疗。

（3）过敏反应严重或持久者可给与相应的药品治疗，如钙制剂、维生素 C、抗组织胺类药品。

（4）对特别严重的过敏反应，已经或即将对患者重要器官产生严重的功能损害，甚至威胁患者生命安全时可以在严密监测下应用肾上腺皮质激素。

（5）出现喉头水肿时可以出现窒息而危及生命，应及时行气管切开术。

（6）出现过敏性休克时应立即皮下或肌内注射肾上腺素 $1 : 1\,000$（1mg/ml）$0.5 \sim 1$ml，或采用肾上腺素静脉滴注，$2 \sim 4\mu g$/min，总量 $100 \sim 500\mu g$。但要注意室性心律失常与心肌缺血。对于低血压者应采取扩容及升压药品，如去甲肾上腺素、间羟胺、多巴胺等，也可加用葡萄糖酸钙。对于出现酸中毒的患者应用碳酸氢钠治疗。

（7）脱敏疗法：对于病情需要，而又没有替代药品的情况下，可以采用脱敏疗法逐渐加用致敏药品。脱敏疗法是采用非常小量的致敏抗原，一般在微克水平，以后逐渐增加剂量直至达到治疗需要量为止。脱敏疗法应在备有监护与急救设备的病房中进行，脱敏治疗成功后中断应用，如需继续用药，则必须重新进行脱敏。

5. 精神症状 患者在应用抗结核药品的过程中出现精神症状，应停用异烟肼、环丝氨酸等可以引起精神症状的药品。一般情况下停药后症状逐渐缓解，严重者需加用抗抑郁或躁狂的药品。

6. 末梢神经炎 可补充 B 族维生素、腺苷钴胺等对症治疗。是否停用抗结核药品可根据患者耐受程度及结核病严重程度综合考虑决定。

7. 吡嗪酰胺所致尿酸增高、关节疼痛 别嘌呤醇、苯溴马隆等增加尿酸排泄等对症处理，严重者需停药，停药后症状可自行缓解。

8. 氟喹诺酮类致肌肉、肌腱疼痛 因可引起肌腱断裂，故一旦出现肌肉、肌腱疼痛需停药，严重者可以非甾体类解热镇痛药如芬必得等对症治疗。

9. 听力减退或致聋 应用链霉素或丁胺卡那霉素抗结核治疗时应密切监测患者的听力。高频听力常先受累，停用药品后听力减退仍可能进行性加重。持续耳鸣和耳部饱满感有时为听力减退的先兆症状，如立即停药，症状可望缓解。听力减退的高危人群包括家族中有因氨基糖苷类药品致听力减退的家族史者、儿童、老年患者、肾脏损害者及中耳炎患者。对此类患者需严密监测。当患者不能正确表达听力状况时（如幼童、昏迷患者），避免应用氨基糖苷类药品。可用 B 族维生素，腺苷钴胺及六味地黄丸等对症治疗。

10. 视神经损害 主要由乙胺丁醇、异烟肼、利奈唑胺引起。多表现为视物模糊、视野缩小。糖尿病患者为视神经损害的高危人群，应慎用或禁用乙胺丁醇。患者在抗结核治疗的过程中一旦出现视力下降，应首先停用乙胺丁醇，利奈唑胺，应用神经营养药品。

四、抗结核药物再用药原则

经停药及对症治疗后，不良反应消退，需要制定新的治疗方案，继续完成抗结核治疗疗程，新方案的制定需要结合患者的结核病情、不良反应的程度，选用适当的抗结核药物，在保证安全的条件下，制定合理的治疗方案。

1. 由于抗结核治疗为多种药物联合应用，首先仔细分析患者发生不良反应的临床表现，评估不良反应与药物的相关性，尽可能准确判断引起不良反应的具体药物；结合化验检查结果，分析不良反应为超敏反应还是毒性反应，判断不良反应发生的程度。

2. 避免选用同类已经确定引起严重不良反应的药物。如对利福平过敏则不应该再选用利福喷丁，如因利福平毒性反应引起的转氨酶轻到中度增高则可改用利福喷丁；应用异烟肼出现严重精神症状后，不应再选用丙硫异烟胺、环丝氨酸。

3. 根据不良反应表现，合理选用替代药物，肝脏曾出现不良反应的患者，在肝功能指标恢复正常后应该考虑选用对氨基水杨酸异烟肼取代异烟肼；利福喷丁取代利福平，利福喷丁可每周一次给药；以氟喹诺酮类取代吡嗪酰胺；根据年龄及肾脏功能情况选用乙胺丁醇、氨基糖苷类。

4. 加药顺序从引起不良反应可能性小的药物加起，逐一加起，每种药物之间应间隔3～5天，试药期间避免进食易过敏食物。

患者试用药物应住院观察为宜，严密观察病情变化，每周查肝肾功能、血尿常规。对既往曾经出现严重过敏反应的患者，在试用药物时应有应急预案，严密监测下试用药。

第四节 抗结核药物性肝损伤

在我国抗结核药物引起肝损伤是较常见的不良反应，常导致抗结核治疗中断。抗结核药物引起的肝损伤有两种机制，一种是药物对肝脏的直接毒性，如异烟肼、利福平、吡嗪酰胺、丙硫异烟胺、对氨基水杨酸钠均具有肝脏毒性，可引起单纯转氨酶升高或同时伴有胆红素升高；另一种是机体对抗结核药物过敏产生的免疫损伤累及肝脏，因此无论何种药物，当其出现过敏反应时，均可引起肝脏损伤，导致转氨酶升高，甚至急性肝衰竭，危及生命。当存在肝脏基础疾病时如病毒性肝炎、酒精性肝硬化等情况下，抗结核治疗过程中更易发生肝脏的损伤。在设计抗结核治疗方案时需要根据患者的肝脏基础情况选择抗结核药物，在治疗中需要主动监测肝功能，对于肝损害高危人群，需要进行预防性保肝治疗。

一、肝损伤的预防及监测

抗结核治疗前评估患者肝脏状态：根据肝功能状态、结核病病情，设计治疗方案。对于肝功能处于失代偿期的患者，避免选用肝脏损伤风险较大的药物如吡嗪酰胺、丙硫异烟胺、利福平；对于抗结核治疗前已经存在肝功能异常的患者，建议在保肝治疗下，肝功能恢复正常后开始抗结核治疗；对于可能发生药物性肝损害的高危人群，建议应用适当的保肝药物，以保证抗结核治疗的顺利进行。

患者服用抗结核药物后应定期监测肝功能，一般情况下在服用抗结核药物前、服药后2周、4周分别检查肝功能，以后每4周检查一次。对有食欲不振、恶心、呕吐、厌油腻，肝区疼痛或黄染时应及时复查肝功能，尤其对可能发生药物性肝损害的高危人群（慢性活动性病毒性肝炎、酒精中毒性肝炎、脂肪肝、各种原因引起的肝硬化、高龄、严重营养不良）更应密切监测，增加检测频率，一旦发现肝功能受损，根据肝损害的严重程度，作出相应的处理。

二、肝损伤分级及临床对策

1. **肝功能异常**　40U/L ＜ ALT ≤ 80U/L，患者无相关症状和体征；可在保肝治疗、严密监测下继续原抗结核治疗方案。

2. **轻度肝损伤**　40U/L ＜ ALT ≤ 120U/L，或 38μmol/L ＜ TBIL ≤ 57μmol/L；间隔2周以上2次检测 ALT ＞ 40U/L（正常值上限），或 TBIL ＞ 19μmol/L（正常值上限）；患者无症状或仅有轻微症状；暂时停用严重影响肝功能的药物，如吡嗪酰胺、丙硫异烟胺。

3. **中度肝损伤**　120U/L ＜ ALT ≤ 200U/L，或 57μmol/L ＜ TBIL ≤ 95μmol/L；或80U/L ＜ ALT ≤ 120U/L 和 TBIL ＞ 38μmol/L（或伴有肝损伤症状和体征）；停用严重影响肝功能的药物，如吡嗪酰胺、丙硫异烟胺。

4. **重度肝损伤**　ALT ＞ 200U/L（正常值上限5倍），或 TBIL ＞ 95μmol/L（正常值上限5倍），患者出现明显肝损伤症状和体征；停用所有抗结核药物，积极保肝治疗。

5. **肝衰竭**　符合以下条件者为临床诊断急性肝衰竭。

急性起病，2 周内出现Ⅱ度及以上肝性脑病并有以下表现者：①患者极度乏力，有明显厌食、腹胀、恶心、呕吐等严重消化道症状；②短期内黄疸进行性加深；③出血倾向明显，血浆凝血酶原活动度（PTA）≤ 40%，且排除其他原因；④肝脏进行性缩小。

一旦判断患者出现肝衰竭，需要停用所有抗结核治疗，积极救治，必要时行人工肝替代治疗或肝移植。

三、保肝治疗措施

1. **去除病因**　停用一切可导致肝脏损伤的药物。

2. **加速肝细胞解毒**　针对药物对肝细胞产生损伤的机制，应用解毒，保护肝细胞的药物治疗。

3. **促进黄疸的消退**　如患者同时出现黄疸，则应积极促进黄疸的消退，防止因胆汁瘀积造成的肝细胞进一步缺氧性坏死，必要时可短期应用肾上腺糖皮质激素，起到消炎、利胆的作用。

4. **药物治疗**　治疗方案中含有 INH，可应用大剂量的维生素 B₆ 来解救。用法是维生素 B₆100mg 加入 10% 葡萄糖溶液中静脉输入，一日一次。

5. **对症处理**　积极处理腹胀，肝细胞受损后，消化酶分泌减少，患者可出现不同程度的腹胀，腹胀后加重了肠道有毒物质经肝肠循环进入肝脏，致使肝细胞再次受损。可补充消化酶、增强胃肠蠕动、酸化结肠，如用乳酶生、西沙必利、乳果糖等药物治疗。

6. **改善一般状态**　补充足够的液量和热量、维生素；补充蛋白质、支链氨基酸、必要电解质。

（高孟秋）

参考文献

[1] 李健，王修齐，杨桂仙.药物性消化系统疾病 [M].北京：科学出版社,2001.

[2] 徐叔云.临床药理学 [M].2 版.北京：人民卫生出版社,2002.

[3] 严碧涯，端木宏谨.结核病学 [M].北京：北京出版社,2003.

[4] 孙定人，齐平，靳颖华.药物不良反应 [M].3 版.北京：人民卫生出版社,2003.

[5] 陈新谦，金有豫，汤光.新编药物学 [M].北京：人民卫生出版社,2004.

[6] 王黎霞.抗结核药品使用手册 [M].北京：中国协和医科大学出版社,2008.

[7] 肖东楼，赵明刚，王宇.中国结核病防治规划实施工作指南(2008 年版) [M].北京：中国协和医科大学出版社，2008.

[8] 肖东楼，马玙，朱莉贞.抗结核药品不良反应诊疗手册 [M].北京：人民卫生出版社,2009.

[9] 高微微，李琦，高孟秋，等.特殊人群结核病治疗 [M].北京：科学出版社,2011.

[10] 唐神结，高文.临床结核病学 [M].北京：人民卫生出版社,2011.

[11] 王宇.耐多药肺结核防治管理工作方案 [M].北京：军事医学科学出版社,2012.

[12] 高孟秋，朱莉贞.抗结核药物致严重肝功能损害救治体会 [J].中国防痨杂志,1997,19(2):85-86.

[13] 中华医学会结核病学分会. 抗结核药所致药物性肝损伤诊断与处理专家建议 [J]. 中华结核和呼吸杂志, 2013, 36(10):732-736.

[14] 中华医学会感染病学分会肝衰竭与人工肝学组, 中华医学会肝病学分会重型肝病与人工肝学组. 肝衰竭诊治指南 (2012 年版) [J]. 实用肝脏病杂志,2013,16(3):210-216

[15] 中华医学会结核病学分会, 抗结核新药贝达喹啉临床应用专家共识编写组. 抗结核新药贝达喹啉临床应用专家共识 [J]. 中华结核和呼吸杂志,2018,41(6):461-466.

[16] 中华医学会结核病学分会, 利奈唑胺抗结核治疗专家共识编写组. 利奈唑胺抗结核治疗专家共识 [J]. 中华结核和呼吸杂志, 2018, 41(1):14-19.

[17] WORLD HEALTH ORGANIZATION.The use of bedaquiline in the treatment of multidrug-resistant tuberculosisInterim policy guidance[EB/OL]. Switzerland: Geneva, 2013. Available from: https://apps.who.int/iris/handle/10665/84879.

[18] WORLD HEALTH ORGANIZATION. Policy implementation package for new TB drug introduction[EB/OL]. Switzerland: Geneva.2014. Available from: https://www.who.int/tb/PIPnewTBdrugs.pdf.

第十六章
非结核分枝杆菌病

非结核分枝杆菌（nontuberculous mycobacteria，NTM）是指除结核分枝杆菌复合群及麻风分枝杆菌以外的其他分枝杆菌。近年来，由 NTM 引起的感染人数呈逐渐上升的趋势，日益引起国内外的关注。

非结核分枝杆菌（NTM）迄今为止已鉴定出 240 种和 24 个亚种，在自然环境中广泛存在，主要分布在水和土壤中，其中仅少数菌种可使人和动物致病。作为一种条件致病菌，非结核分枝杆菌感染人体常见于肺部、皮肤及软组织、淋巴结等，还可引发脑膜炎、骨关节感染甚至血源性播散，也有一些导管相关感染和医源性感染报道。但也要注意，非结核分枝杆菌也可能暂时或长期定植于呼吸道内而不发病，给诊治带来一定困难。

一、细菌分类

非结核分枝杆菌归纳于放线菌门下的分枝杆菌属，菌型细长略弯曲，生长时会有分枝或丝状体，天然具有生长相对缓慢、抵抗力强等特性，菌体的细胞壁较厚，富含脂质—分枝菌酸，与致病性、抵抗力密切相关。NTM 引起的疾病大都是慢性起病，并伴有以肉芽肿为主的病理改变。因富含脂质的外膜具有疏水性决定了其可形成气溶胶，可表面黏附，也可形成生物膜，在消毒环境（如饮用水中）可持续存在，具有抗消毒剂和对抗生素耐药的特性。

传统的 Runyon 分类法将 NTM 分为光产色菌（photochromogens）、暗产色菌（scotochromogens）、不产色菌（non-photochromogens）和快速生长分枝杆菌（rapidly growing mycobacteria，RGM）4 类；也可将 NTM 简单分为快生长（rapid growing mycobacteria，RGM）和慢生长分枝杆菌（slowly growing mycobacteria，SGM），对临床用药的选择可提供有益信息。随着近年来分子诊断技术的发展，如使用基因芯片等技术，可在数小时内得到分枝杆菌的菌型鉴定及药物敏感性结果，与传统表型药物敏感性鉴定方法的结果符合率高，对于临床诊断和药物选择有很大的指导意义。

二、致病机制

NTM 通过呼吸道、胃肠道、皮肤等途径侵入人体后，其致病过程与结核病相仿。感染初始，中性粒细胞捕捉并杀灭大部分 NTM。剩下的 NTM 被巨噬细胞吞噬并在巨噬细胞内生长繁殖，在溶酶体酶的作用下部分 NTM 被溶解，其抗原产物及其菌体成分被运送至局部的淋巴结，在此通过一系列途径激活多种效应细胞，释放多种细胞因子（cytokines，CKs），最终产生了 CD4$^+$T 淋巴细胞等介导的免疫反应（cell-mediated immunity，CMI）和迟发型变态反应（delayed-type hypersensitivity，DTH）。在 NTM 感染的同时，局部可迅速产生辅助性 T 淋巴细胞分泌的细胞因子。Th1 型细胞因子主要激活单核 - 巨噬细胞，增强其灭杀 NTM 的活力，从而在抗 NTM 感染中起到保护性免疫应答作用。而 Th2 型细胞因子抑制 Th1 型细胞因子（如 IFN-γ）的产生，降低巨噬细胞杀灭 NTM 的能力，从而削弱机体的免疫应答。Th1 型 /Th2 型细胞因子的动态平衡是机体有效控制 NTM 感染的根本保证，这一平衡一旦被打破，将导致 NTM 病的发生与发展。不少前炎症细胞因子参与 NTM 感染免疫发病过程，NTM 感染的炎症反应程度与这些细胞因子有关，其中包括 IL-6、IL-8、IL-1β、肿瘤坏死因子 α（tumor necrosis factor-α，TNF-α）等。IL-6 既往被认为是一种 Th2 型细胞因子。但目前认为，IL-6 是一种对多种靶细胞产生多种影响的多效性细胞因子，IL-6 可促进 T 细胞和 B 细胞的分化与增殖，参与早期炎症反应。IL-8 是一种强有力的中性粒细胞趋化因子，NTM 及其细胞成分刺激巨噬细胞，上调 IL-8 基因表达，促进其分泌；而 IL-4、IL-10 等可使单核细胞分泌 IL-8 减少。TNF-α 可激活其他细胞因子如 IL-18、IL-1β，从而吸引炎症细胞聚集到病变局部。TNF-α 可上调黏附分子（如 ICAM-I）表达，增加同型和异型细胞间黏附作用；促进巨噬细胞活化、增强其吞噬作用；参与肉芽肿形成，从而在抗 NTM 感染中起保护作用。然而，TNF-α 也可导致组织坏死、空洞形成。IL-1β 是由单核巨噬细胞产生的一种前炎症细胞因子，可导致全身症状如发热等，促进空洞形成；同时亦可增强巨噬细胞杀菌作用。sTNF-R 是自分泌和旁分泌调节系统的一种成分，可减轻循环中 TNF-α 导致的副作用。sTNF-R 以及 IL-1 RA 的产生不足或消除增多是导致这种失衡的主要因素。此外，粒细胞巨噬细胞集落刺激因子（granulocyte-macrophage colony stimulating factor，GM-CSF）、β- 转化生长因子（transforming growth factor-β，TGF-β）等在 NTM 感染免疫发病中也起着重要作用。

三、流行病学

一般认为，NTM 并不在人与人之间直接传播，环境是人体感染 NTM 的主要来源。NTM 病的感染途径主要为直接接触感染，如外伤后局部分枝杆菌感染，多见于渔民等；吸入感染，如吸入含有 NTM 的气溶胶可引起肺部分枝杆菌感染；淋巴 - 血行播散，如获得性免疫缺陷综合征（简称艾滋病）或严重的细胞免疫缺陷者，局部感染灶可通过淋巴 - 血行途径导致全身播散性 NTM 病；也有医源性 NTM 感染的报道，主要因为医疗器械消毒不彻底。近年来我国报道了多起因注射器、导管消毒不彻底导致人体感染的医源性分枝杆菌感染病例。虽然目前仍没有人与人、动物与人之间传播的直接证据，但作为一种机会感染的细菌，NTM 在支气管扩张等慢性肺部疾病中的存在越来越引起人们的重视。NTM 患者长期排菌，理论上也存在感染他人可能，目前已有数篇文献报道了罕见的少量患者感染了相同的 NTM 菌株的病例，值得重视和研究。

近年来，国内外 NTM 感染人数均呈逐渐上升的趋势，特别是近数十年来更为明显。来自美国的数据估计 NTM 培养阳性率目前介于 1.4 ～ 6.6 例 /10 万人。英国最近的数据表明肺部 NTM 培养阳性率由 2007 年的 4.0 例 /10 万人，升至 2012 年的 6.1 例 /10 万人。我国的结核病流行病学调查资料显示，NTM 分离率由 1979 年的 4.3% 上升至 2000 年的 11.1%，2010 年更是达到 22.9%。非结核分枝杆菌病发病率表现出较大的南北地域差异，总体上南部地区的发病率高于北方。我国数据报道广东为 19.3%，福建为 10.2%，上海为 5.9%，山东为 1.37%。Prevots 报道了不同地区 NTM 的分布差异，NTM 发病的病例在科罗拉多州为 1.4 例 /10 万人，加利福尼亚南部为 6.7 例 /10 万人，显示很大的地域分布差异。菌种分布各地亦有所不同，Cassidy 报告美国俄勒冈 NTM 菌种分布为鸟 - 胞内分枝杆菌复合群占 87.5%、脓肿分枝杆菌和龟分枝杆菌占 6%、其他分枝杆菌占 3.8%。Prevots 报道南加州鸟 - 胞内分枝杆菌复合群 80.1%、龟分枝杆菌和脓肿分枝杆菌 12.1%、偶发分枝杆菌 5.6%、堪萨斯分枝杆菌（5.5%）。北京有报道 2008 年至 2011 年分布数据为：胞内分枝杆菌 40%、脓肿分枝杆菌 29%、偶发分枝杆菌 8%、戈登分枝杆菌 8%、堪萨斯分枝杆菌 7%、鸟分枝杆菌 5%。上海近年分枝杆菌培养阳性患者中 NTM 分离率为 5.9%，而 2012 年为 8.5%，较 2008 年的 3% 明显上升；菌型依次为：堪萨斯分枝杆菌（45.0%），胞内分枝杆菌（20.8%）和龟 - 脓肿分枝杆菌复合群（14.9%）。台湾 NTM 临床分离株主要为鸟 - 胞内分枝杆菌复合群（35.3%）以及脓肿分枝杆菌（21.1%）。张洁等对北京地区 NTM 菌种分布及耐药情况的分析显示，用 16SrRNA 基因测序进行鉴定，菌种为 13 种，其中胞内分枝杆菌占 39.2%（51/130），堪萨斯分枝杆菌占 37.7%（49/130），鸟分枝杆菌占 6.9%（9/130），脓肿分枝杆菌占 5.4%（7/130），偶然分枝杆菌占 3.0%（4/130），戈登分枝杆菌占 1.5%（2/130），蟾蜍分枝杆菌占 1.5%；同时比例法药敏试验结果显示，NTM 菌株对异烟肼和对氨基水杨酸的耐药性最高，耐药率达 98.0%（95/97），其他依次为链霉素 94.8%（92/97）、卷曲霉素 81.4%（79/97）、阿米卡星 69.1%（67/97）、左氧氟沙星 56.7%（55/97）、利福平 54.6%（53/97）、丙硫异烟胺 51.5%（50/97）、乙胺丁醇 50.5%（49/97），因此认为北京地区 NTM 分离菌种以胞内分枝杆菌和堪萨斯分枝杆菌为主，NTM 分离阳性者中以男性居多，NTM 对常用的抗结核药物均具有较高的耐药性。

　　NTM 病发病与年龄、性别、人种均有密切关系。随着年龄的进一步增大，NTM 发病上升。Cassidy 报告估计俄勒冈 2005—2006 年发病率为 5.6/10 万人，但在 50 岁以上人群中增加至 15.5/10 万人，并且女性高于男性（59%），老年人发病率更高，且鸟 - 胞内分枝杆菌复合群更多见。Prevots DR 发现 60 岁以上人群近年来发病率明显上升，由 19.6 例 /10 万人（1994—1996 年）升至 26.7 例 /10 万人（2004—2006 年）。最近的 2 个使用美国国家数据库的研究，Adjemian 发现，在 65 岁以上人群中，年发病率由平均 20 例 /10 万人升至 47 例 /10 万人，在美国西部和东南部的发病率最高，男女发病率均随年龄增加而增加，女性较男性更多 40%。人种间的分布也有差异，美国数据显示 90% 的病例为白种人，亚洲人及太平洋岛民有大约两倍的 NTM 病发生风险，黑人为一半的发生风险。

　　NTM 发病与合并慢性呼吸系统疾病以及免疫系统受损也密切相关。囊性纤维化与 NTM 的关系最为突出，2002 年美国多中心横断面调查结果显示，囊性纤维化患者中 NTM 的患病率为 13%。Qvist 等报道 2000—2012 年瑞典、挪威和丹麦的患病率为 11%，且逐年增加。以色列 2002 年囊性纤维化患者中 NTM 的检出率为 0，而 2011 年的检出率升至 8.7%。NTM 肺病可导致囊性纤维化患者肺功能下降，是死亡的危险因素之一，与未感染 NTM 的患者比较，NTM 感染者死亡的相对危险度为 1.23。文献报道在支气管扩张症（非囊性纤维化）患者中 NTM 的分离率为 0% ~ 40%。支气管扩张患者是 NTM 感染的最常见人群，合并支气管扩张的 NTM 患者停药后转阳的可能性高，甚至可达 48%，且再感染的比例也较高，甚至可能很难获得真正意义上的治愈。同时 NTM 引起肺部感染后也可导致支气管扩张发生。Claire Andréjak 的研究表明，COPD 增加 NTM 肺病风险 16.5 倍，COPD 患者中使用糖皮质激素吸入治疗者，NTM 患病比值比为 29.1（95% *CI*：13.3 ~ 63.8），而无糖皮质激素吸入者仅为 7.6（95% *CI*：3.4 ~ 16.8），并且风险与吸入激素剂量相关。作者认为慢性呼吸系统疾病，尤其是 COPD 与吸入糖皮质激素治疗，是发生 NTM 肺病重要的危险因素。研究发现肿瘤坏死因子拮抗剂的使用与 NTM 发病密切相关，使用肿瘤坏死因子拮抗剂治疗者 NTM 病发病率由基础人群的 4.1 例 /10 万人升至 105 例 /10 万人。美国 MedWatch 的数据显示 1999—2006 年使用肿瘤坏死因子拮抗剂治疗的 239 例患者，40% 的病例可能有 NTM 肺病，52 例检测到鸟 - 胞内分枝杆菌复合群，而鸟 - 胞内分枝杆菌复合群在肺部较肺外更为常见，该类患者肺外 NTM 感染以快速生长的分枝杆菌为主。有报道东南亚国家 HIV 阳性患者中，NTM 发病较结核病更多，而菌型分布以堪萨斯分枝杆菌为主。邓晓军等人调查发现在合并艾滋病的患者中，痰分枝杆菌培养阳性的患者中 NTM 比例达到 41.7%，远高于正常患者的 4.1%，并且与 CD4$^+$ 计数有明显的相关性，随 CD4$^+$ 水平的下降而上升。我国艾滋病诊疗指南指出艾滋病合并鸟分枝杆菌感染常见于艾滋病感染晚期，并且常引起播散性分枝杆菌病，鉴于我国目前艾滋病已由高危人群开始向一般人群扩散，即将面临艾滋病发病高峰期，艾滋病合并 NTM 的问题尤其应当重视。

四、临床表现

（一）NTM 肺病

NTM 肺病是最常见的 NTM 疾病，其临床症状、体征与肺结核病极为相似，缺乏特征性表现，但低热消瘦等全身中毒症状较肺结核轻。主要表现为咳嗽、咳痰、咯血、胸痛等呼吸道症状，也有乏力消瘦等全身症状。患者的临床表现差别较大，症状轻重不等，甚至有的患者没有明显症状，由体检发现；多数患者发病较缓慢。由于很多患者合并基础肺病，因此容易被误认为是原有疾病的急性加重，如支气管扩张、COPD 等。

（二）淋巴结炎

NTM 淋巴结炎多见于儿童，常见为上颈部和颌下淋巴结，耳周、腹股沟和腋下淋巴结也可受累，单侧多见，双侧少见，NTM 淋巴结炎也是儿童中最常见的 NTM 病。大多数患者无全身症状和体征，仅有局部淋巴结受累的表现，与淋巴结结核相比较为类似，可有轻度压痛，累及的淋巴结肿大、质韧、粘连成串，可形成纤维化、钙化，亦可迅速软化、溃破形成慢性窦道。可同时合并 NTM 肺病或者仅单纯淋巴结炎。

（三）皮肤、骨关节和软组织病

主要表现为感染局部的结节、脓肿、皮肤破溃和慢性窦道形成，多数有外伤史或者手术史。海分枝杆菌导致的皮肤感染，皮损表现为四肢的丘疹，主要位于肘部、膝盖、足部和手部，逐渐发展为表浅的溃疡并形成瘢痕，多数病变为孤立存在，在沿海居民或渔民中多见，有被鱼、虾刺扎伤史，或者因清洗鱼缸受伤（鱼缸肉芽肿）。溃疡分枝杆菌造成的皮损是缓慢进展的皮肤和皮下组织的坏死，形成边界不清的扇形溃疡，被称之为 buruli 溃病，在儿童和青年人中多见，并常形成四肢瘢痕，严重时甚至导致肢体残疾。外伤或医院感染的皮肤软组织的 NTM 病常由快速生长 NTM 引起，尤其是后者。由于院内消毒不严格，可能导致手术切口、注射部位、静脉置管周围或者针灸等创口的皮肤和皮下软组织感染。常表现为切口迁延不愈，或者病灶周围形成局部脓肿并向周围或深部组织扩散，严重者会形成大面积的皮下脓肿，导致发热、消瘦等全身症状。

（四）播散性 NTM 病

播散性 NTM 病主要见于免疫功能受损患者，最多见于 HIV 感染者，在器官移植、长期应用皮质类固醇和白血病等免疫功能受损者中也可发生。导致播散性病变的主要菌种有鸟 - 胞内分枝杆菌、堪萨斯分枝杆菌、脓肿分枝杆菌、嗜血分枝杆菌等。病菌可侵犯淋巴结、皮肤软组织、骨骼、肝脏、胃肠道、心内膜、心包和脑膜脑实质等几乎全身所有脏器。

临床表现多样，多表现为慢性或亚急性进展、迁延不愈、此起彼消的组织破坏。全身症状有持续性或间歇性发热、进行性的体重减轻、盗汗。发生淋巴结病变表现为淋巴结肿大和化脓，甚至破溃；皮肤软组织病变表现为多发性结节或脓肿；骨骼病变表现为骨关节肿胀、疼痛、活动障碍等，骨骼和周边软组织可坏死、脓肿形成；胃肠道症状表现为轻度或持续腹痛、反复腹泻和消化不良、腹部压痛及肝脾肿大等；心包侵犯表现为心包膜增厚缩窄、心包积液，心脏压塞导致胸闷、气促、胸腔腹腔积液等；脑膜脑炎者表现为头痛、头晕、恶心、呕吐，甚至意识障碍、精神异常等。

五、实验室检查

（一）病原学检查及菌种鉴定

1. 病原学检查

（1）涂片镜检法：分枝杆菌检查仍采用齐 - 内抗酸染色法，但有些患者因痰液黏稠，部分菌体被包裹，涂片时常造成菌体染色和镜检困难，容易出现误检和漏检；而荧光镜检法是将齐 - 内抗酸染色法的复红改为金胺类，在淡蓝色背景下，抗酸杆菌成红色，其他细菌和细胞呈蓝色。具有操作简便、更易于观察、受检面积大、阳性率高、效率高等优点。荧光镜检法的阳性率一般高于齐 - 内抗酸染色法，故在实际工作中常将这两种方法结合，既可提高阳性率避免假阴性，又可提高工作效率。但涂片检查法不能区分结核分枝杆菌和非结核分枝杆菌，对诊断的参考价值有限。

（2）分离培养法：包括固体和液体培养基培养。固体培养基有罗氏培养基和琼脂培养基，如 Middlebrook 7H10、7H11 培养基；常用的液体培养技术为 Bactec 960 方法。在固体培养基上，根据生长速度和产生色素可以分为 4 组：光产色菌、暗产色菌、不产色菌及快速生长菌，因此某些 NTM 菌株的菌落形态和颜色与结核分枝杆菌不同，但是尚需进一步的鉴定。

2. 菌种鉴定

（1）传统方法：生化试验法和多种鉴别培养基培养。生化试验法鉴别 NTM 菌种由于步骤烦琐，耗时长，已不常规开展。传统的生化试验法中最基本的分枝杆菌菌群鉴定的方法仍常用，主要有以下几种：

1）对硝基苯甲酸（PNB）生长试验：结核分枝杆菌复合群在含有 PNB 的培养基中生

长受到抑制；大多数 NTM 菌种对一定浓度的 PNB 有耐受性，而结核分枝杆菌复合群在 PNB 培养基上不生长。

2）28℃生长试验：结核分枝杆菌复合群在 28℃的孵育环境中不能生长；而大部分 NTM 可以生长。试验方法：罗氏培养基接种菌株，1 支置于 28℃环境孵育，1 支置于 37℃孵育，每周观察 1 次结果，同时记录培养基上菌落生长情况直至孵育 4 周。快速生长的非结核分枝杆菌 1 周左右可见菌落；缓慢生长的分枝杆菌 4 周可报告结果，而结核分枝杆菌复合群在 28℃不生长。

3）耐热触酶试验：多数 NTM 经 68℃处理一定时间后，其过氧化氢酶仍保持活性，可分解过氧化氢。试剂包括：磷酸盐缓冲液（PBS，无菌），30%H_2O_2（过氧化氢），10% 聚山梨醇-80（Tween-80）水溶液（121℃灭菌 10min，4℃保存，2 周内使用）。试验方法为取在罗氏培养基上生长旺盛的菌落约 5mg，在装有 1.5ml PBS 的试管中研磨成悬液；68℃水浴 20min，取出后立即冷却；缓慢加入等量混合的 30%H_2O_2 和 10% 聚山梨醇-80（Tween-80）水溶液。结果判定：有持续小气泡产生的为阳性；10～20min 仍无气泡产生的为阴性；空白试剂对照管无气泡产生。

4）MPT64 抗原检测法：MPT64 抗原是结核分枝杆菌在液体培养基中生长时主要分泌的蛋白之一，NTM 培养滤液中多不存在，由此可作初步菌种鉴定。已有多种相关商业检测试剂上市，多采用免疫层析法检测培养滤液中 MPT4 抗原是否存在，具有操作简单、用时短等优点。

（2）分子生物学方法：NTM 分子生物学技术可快速、敏感、特异地对 NTM 进行菌种确定，其中包括聚合酶链反应（PCR）技术、PCR-直接测序法、PCR-限制性片段长度多态性（RFLP）技术、PCR-单链构象多态性分析（SSCP）技术、PCR-核酸探针技术、基因芯片技术、结核分枝杆菌多位点数目可变串联重复序列（MIRU-VNTR）技术等。目前用于 NTM 分类鉴定的靶基因主要包括 16S rRNA、16～23S rRNA、IS6110、*oxyR-ahpC*、*rpoB*、*hsp65* 等，目前国内外已有多种菌型鉴定试剂盒上市。

1）PCR-直接测序法：PCR-直接测序法是对特定的核苷酸靶序列进行扩增，通过分析同源 DNA 序列组成差异，可鉴定细菌至种水平，是目前菌种鉴定的"金标准"。可用于菌种鉴定的 DNA 序列既要求在不同的菌种间具有较高的序列保守性，实现应用通用引物对不同菌种目标序列的扩增，又要求不同菌种的同源序列具有一定水平的差异，以实现鉴别区分的目的。目前最常用的同源序列有 16S DNA、ITS、*rpoB* 和 *hsp65* 的编码基因。应用单一的 DNA 同源序列进行菌种鉴定可能存在分辨力不足，一些亲缘关系相近的分枝杆菌无法被准确鉴别，如 16S DNA 在分枝杆菌属不同菌种间序列相似性为 94.3%～100%，但由于目前其相关数据库最为完整，因此推荐常规使用。其他如 ITS、*hsp65* 和 *rpoB* 基因鉴别能力相对较高，建议选择至少一种与 16S DNA 平行使用，以提高菌种鉴定的分辨能力。

2）PCR-RFLP 技术：PCR-RFLP 是在 PCR 和 DNA 序列分析基础上产生的技术，是一种常见的微生物鉴定与分型方法。用相同的限制性内切酶消化不同微生物的 DNA 扩增片段后，经琼脂糖凝胶电泳可得到特征性的限制性片段谱带，通过对电泳图谱的分析可对病原体进行鉴定与分型。该法结合了 PCR 的快速灵敏与 RFLP 的准确、特异的优点，而且成本低廉、结果稳定、操作简单，结合软件可分析更为复杂的 DNA 电泳图谱。常用于

PCR-RFLP 法确定分枝杆菌的种特异性保守序列有 IS6110、16S rRNA 基因、16 ~ 23S rRNA ITS 区、*hsp65* 基因、*rpoB* 基因等。

万彦彬等以 *rpoB* 为靶基因设计分枝杆菌属特异性通用引物，用限制性内切酶 Msp I 对 PCR 产物进行酶切，对酶切结果进行聚类分析，建立鉴定分枝杆菌的 PCR-RFLP 方法，结果具有良好的通用性和特异性，该 PCR-RFLP 法鉴定 98 株分枝杆菌的结果与传统鉴定法完全一致，其灵敏度、特异度和准确度均为 100%。Kim 等采用双重 PCR 的方法，以 *rpoB* 基因为靶基因设计引物，分别扩增结核分枝杆菌（MTB）和 NTM 的 235bp 和 136bp 的基因片段，对 44 株分枝杆菌参考株和 379 株临床分离株进行检测，并进一步对 186 株 NTM 选用限制性内切酶 Msp I、Hae III 进行酶切鉴定和序列测定；结果表明，该方法可以准确、快速对 MTB 和 NTM 进行鉴别，敏感性和特异性均为 100%，并能将 NTM 鉴定至种的水平。

编码热休克蛋白 hsp65 基因保守性较强，存在于所有分枝杆菌中，以 *hsp65* 基因作为 PCR 扩增的靶基因结合产物直接测序可以很好地将 NTM 鉴定到种，克服了因扩增产物长度不够而难以正确鉴定 NTM 种及亚种的缺陷。Kim 等以 *hsp65* 基因作为靶基因，采用双重 PCR 结合限制性酶切及测序分析鉴别 MTB 和 NTM，能将 NTM 鉴定到种及亚种水平，并具有很好的敏感性和特异性。Shojaei 等采用 hsp65 PCR-RFLP、16S rRNA 测序结合传统细菌培养的方法对 67 株临床分离的 NTM 进行菌种鉴定。PCR 扩增 644bp 的 *hsp65* 基因序列，并用限制性内切酶 Ava II、Hph I、Hpa III 分别进行酶切鉴定，该方法可以对 NTM 的流行情况及菌种分布特点进行监测，有利于 NTM 病的防控及早期诊断。

3）PCR-核酸探针技术：PCR-核酸探针是 PCR 与 DNA 探针技术相结合对分枝杆菌进行鉴定的方法，所用探针多为寡核苷酸探针，杂交方法有斑点杂交法、反向斑点杂交法以及微杂交法等。原理是利用带探针标记（如 32P 同位素等）的分枝杆菌特异的基因序列，来识别与之互补的特异基因序列，从而进行鉴定。通常情况下，单核苷酸多态性位点的选择主要考虑能对临床最常见 NTM 进行鉴别的位点。因此，用于菌种鉴定的商业试剂盒一般能够解决主要的临床需求，但对于临床较为少见的菌种或是需要进一步区分亚种来指导临床时，还需借助其他方法进行鉴定。分枝杆菌菌株鉴定基因检测试剂盒采用 PCR-反向点杂交法，根据 16S rRNA 序列设计出 23 种菌种特的寡核苷酸探针，与生物素标记的 PCR 扩增产物进行杂交，通过膜条特定位置显色与否判断探针是否与该 DNA 片段杂交，可以鉴定临床上 23 种常见的致病性分枝杆菌。INNO-LiPA 分枝杆菌菌种鉴定试剂盒可鉴定 16 种分枝杆菌菌种。

4）基因芯片技术：基因芯片法是指将大量核酸分子以预先设计的方式固定在载体上，检测带标记的待测样品 DNA，与传统检测方法相比，具有检测时间短、通量高等优点，是一种大规模分析遗传差异的新方法。Park 等基于 ITS 序列建立了寡核苷酸微阵列芯片法对分枝杆菌进行菌种鉴定，采用 1 个属特异性探针和 20 个种特异性探针进行杂交，可以对结核分枝杆菌、鸟分枝杆菌、胞内分枝杆菌等 20 种分枝杆菌进行快速、准确的鉴定。对 46 株分枝杆菌参考株、149 株临床分离株和 155 份临床标本进行寡核苷酸芯片检测，整个检测程序（包括 DNA 提取、PCR 扩增、DNA 杂交及扫描分析）可在 4.5h 内完成，结果表明该方法适用于常规实验室从临床分离株及临床标本中鉴定分枝杆菌，具有快速、准确的特点。目前商品化的分枝杆菌菌种鉴定试剂盒 DNA 微阵列芯片法可以快速检测 17 种临床常见分枝杆菌，将常规的检测时间大大缩短，在 6h 内即可得到结果。

（3）色谱法：其理论基础是不同菌种的 NTM 具有其独特的细胞成分，通过色谱法检测这些成分来进行菌种鉴定，例如通过气相色谱（gas-liqid chromatography）分离并分析细胞中脂肪酸的指纹图谱或峰的数量、位置、高度；或通过高效液相色谱法（high-performance liquid chromatography，HPLC）直接检测分枝杆菌细胞壁分枝菌酸和对细菌染色体的 GC% 进行检测。

（二）药物敏感性检测方法

1. 传统的耐药表型检测 "非结核分枝杆菌病实验室诊断专家共识（2016）"中指出，对一些推荐的 NTM 菌种药敏试验方法和药物临界浓度仍有待临床充分地评价和调整。对没有推荐意见的菌种进行药敏试验时，常规做法是慢生长分枝杆菌多参照 MTB 选取临界药物浓度，而快生长分枝杆菌多参照普通细菌选取临界药物浓度。分枝杆菌不同菌种对药物的耐药临界浓度可能存在明显差异，而且 NTM 感染的治疗方案和疗效与 NTM 菌种密切相关，只有同一菌种不同菌株对药物的敏感性存在分化时，才有必要开展药敏试验。目前我国 NTM 表型耐药检测结果的可靠性及稳定性与临床疗效的相关性等方面的研究数据较少，仍需进一步探索。

2. 分子生物学方法 研究发现，NTM 菌株对某些药物的耐药性与特定耐药基因的突变有关。如编码 23S rRNA 的 *rrl* 基因突变与对大环内酯类耐药性有关，16S RNA 基因（ITS）突变与脓肿分枝杆菌、龟分枝杆菌对阿米卡星耐药相关；*rpo*B 基因突变与堪萨斯对利福平耐药相关。但目前研究仍有限，有待于更深入的研究。

（三）影像学检查

NTM 的影像学与肺结核类似，但也具有其特征性改变。主要特点包括：①肺内单发或者多发的薄壁空洞，以胸膜下为主；②肺部病变以多种形态混杂存在，可有结节影、斑片及小斑片样实变影、空洞（特别是薄壁空洞）影、支气管扩张、树芽征、磨玻璃影、线状及纤维条索影、胸膜肥厚粘连等表现；③病灶部位除了上叶尖后段和下叶背段等类似结核病好发部位外，更多见右中叶和左舌叶的多发小结节影（小叶中央结节）；④胸膜渗出、单发球形病灶相对少见。

六、病理改变

NTM 病的病理所见与结核病很难鉴别，主要区别在于 NTM 病因机体组织反应较弱，干酪样坏死较少。NTM 肺病的病理改变是以淋巴细胞、巨噬细胞浸润和干酪样坏死为主的渗出性反应，以类上皮细胞、朗格汉斯细胞性肉芽肿形成为主的增殖性反应以及与浸润相关细胞消退伴有肉芽肿相关的细胞萎缩和胶原纤维增生为主的硬化性反应等 3 种病理组织变化。此外，该病尚可发生非坏死性组织细胞反应、中性粒细胞浸润、嗜酸性粒细胞增多等，有的缺乏类上皮细胞反应，肺部病变为肉芽肿性，有类上皮细胞和淋巴细胞聚集成结节病灶，但不如结核病的结节典型。肺内亦可见坏死和空洞形成，可单个或多发，侵及两肺，多位于胸膜下，以薄壁空洞为多见，洞内坏死层较厚且较稀软，与肺结核空洞有所不同。NTM 病亦可全身播散，在多处骨骼可见到抗酸杆菌和几乎全由中性粒细胞形成的病变，肺内则呈弥漫性小分散灶。

NTM 最常累及淋巴结是上颈部和下颌下淋巴结，单侧多见，双侧少见。耳部、腹股沟、腋下淋巴结也可受累。淋巴结病早期形成以淋巴细胞、类上皮细胞、朗汉斯巨细胞为主的肉芽肿，累及的淋巴结粘连成串，肿大、质韧，可形成纤维化、钙化，也可迅速干酪样坏死及软化、破溃形成慢性窦道。

皮肤 NTM 病变最易侵犯真皮和皮下脂肪组织，其次为深层肌肉组织。病变早期为急性炎症反应和渗出，随后可见硬结、脓肿和窦道形成。病理改变包括渗出、增生和坏死性病变，新旧病灶常在同一病例交替存在，其主要病理表现为肉芽肿性病变和非特异性慢性化脓性炎症。肉芽肿有 3 种表现形态，包括：①化脓性结核样肉芽肿：其中央为大量中性粒细胞、脓细胞聚集形成的小脓肿，周围见类上皮细胞、朗格汉斯巨细胞增生，在其外周有淋巴细胞浸润，形成境界清楚的化脓性结核样肉芽肿，此为皮肤病变较典型的病理改变；②不典型结核样肉芽肿：表现为朗格汉斯巨细胞、类上皮细胞聚集成堆，周围多无明显淋巴细胞围绕，中央无脓肿，无坏死，形成境界清楚或不太清楚的小结节病灶，常出现在病变早期，多数伴有慢性化脓性炎症的背景，需仔细观察才能识别；③结核样肉芽肿：由类上皮细胞和朗格汉斯巨细胞组成，周围有单核细胞、淋巴细胞及成纤维细胞包绕，此与结核病难以鉴别。非特异性慢性化脓性炎症，表现为大量中性粒细胞、脓细胞、浆细胞、嗜酸性细胞和组织细胞浸润，以及毛细血管增生、炎性肉芽组织形成，大多见灶性脓肿，脓肿大小不一，微小脓肿仅在显微镜下才可识别。病灶中可见表皮角化过度，棘层细胞肥厚，表皮假上皮瘤样增生等继发性病变。受累组织中可见新旧病灶交替出现，最后病灶纤维化愈合。

播散性 NTM 病可侵犯全身脏器，最常受累的器官是肝脏、淋巴结和胃肠道，肺、骨髓、心脏和肾脏也可累及。肉眼可见肝脏、脾脏和淋巴结肿大，其上可有柠檬色肉芽肿，小肠、心脏和肾脏均可有灶性肉芽肿。镜下可见受累器官弥漫性肉芽肿，肉芽肿边缘模糊，由具有特征性纹状组织细胞所组成，这些组织细胞经苏木素-伊红染色为淡蓝色，低倍镜下可见细胞内含有杆菌，经 Ziehl-Neelson 染色证实为分枝杆菌。仅少数患者表现为由纤维化、坏死及类上皮细胞组成的典型肉芽肿结节。播散性 NTM 病肠道感染组织学改变酷似 Whipple's 病，应注意鉴别。肉眼见小肠黏膜成红斑样损害，组织学表现为固有层内大量泡沫状巨噬细胞浸润，这些巨噬细胞内含 PAS（过碘酸锡夫氏）染色阳性菌体，与 Whipple's 病相同，但进一步抗酸染色发现巨噬细胞内所含有的杆菌为分枝杆菌。仅少数患者表现为由纤维化、坏死及类上皮细胞组成的典型肉芽肿结节。

七、诊断

（一）诊断思路

诊断首先应从获取最基本的临床证据开始，例如患者具有既往肺病史及相应症状，尤其是慢性起病、缓慢进展的特性。辅助检查包括高分辨率胸部 CT（HRCT）和微生物学检查，包括多次的痰培养和使用防污染技术通过气管镜取得患者深部痰液的微生物学检查等。如患者出现以下情况，需高度怀疑 NTM 病可能：①老年患者，合并有基础肺病，病灶广泛，但全身中毒症状不显著；②抗结核治疗后无论影像学还是细菌学改善均不明显或极缓慢；③右肺中叶或左肺舌叶为主的支气管扩张和小叶中央结节及树芽征；④抗结核药物的敏感试验结果为原发性耐药、耐多药甚至广泛耐药；⑤影像学符合结核改变，痰涂片抗酸杆菌阳性，但是 PPD 试验阴性或弱阳性，或者 γ-干扰素释放试验阴性。对于可疑患者应及时进行分枝杆菌培养和菌种鉴定。

美国胸科协会指南中对诊断标准进行规范，原则是：①痰样本 2 次以上培养阳性；②气管镜标本 1 次以上阳性；③活组织标本病理支持，合并痰样本或气管镜样本 1 次阳性。同时也应符合临床症状、影像学特点。必须指出的是，这一诊断标准的制订来自对常见的致病性 NTM 包括 MAC、堪萨斯分枝杆菌和脓肿分枝杆菌的诊治经验，但并非完全适用于所有分枝杆菌病的诊断，尤其是一些低致病性的 NTM。例如有专家认为，痰培养鉴定为蟾蜍分枝杆菌，无论有多少次阳性，都应被认为是定植；又如戈登分枝杆菌，猿猴分枝杆菌很少具有致病性，痰样本中分离出这两种菌株并不一定意味着发病。临床医生必须对致病菌的习性非常熟悉，也应该了解环境中可能存在的非致病性 NTM 的特性，从而做出更科学和准确的诊断，避免漏诊误诊和过度治疗。

在多个指南中均强调仅有一次痰培养阳性结果并不能确诊，这是因为 NTM 在自然环境中的广泛存在，需要排除污染或者呼吸道的定植。所以诊断应该综合多个方面，充分考虑临床的相关性。支气管镜无菌毛刷或灌洗液的培养阳性有助于诊断。痰涂片或培养的荷菌量，临床表现和 / 或影像学病灶进展都有助于诊断。2 份以上的痰培养阳性诊断的准确率显著增高，日本的学者研究发现，2 次以上痰培养 MAC 阳性患者中，98% 有病情进展的临床表现。如果连续 3 个月痰送检均为 NTM 培养阳性，则污染或一过性定植的可能几乎为零。

但同时，如果怀疑为 NTM 感染而反复培养未取得阳性结果，应考虑更换培养基或调整温度和时间，以及进行分子生物学检测，以鉴别菌种。

（二）诊断标准

1. NTM 感染　同时具备以下两项条件者可诊断为 NTM 感染：① NTM 皮肤试验阳性；②缺乏组织、器官受到 NTM 侵犯的依据。

2. 疑似 NTM 病　符合以下标准之一者，即可考虑为疑似 NTM 病：①痰抗酸杆菌检查阳性而临床表现与肺结核不相符者；②痰液显微镜检查发现菌体异常的分枝杆菌；③标本中分枝杆菌培养阳性，但其菌落形态和生长情况与结核分枝杆菌复合群有异；④接受正规抗结核治疗无效而反复排菌的患者，且肺部病灶以支气管扩张、多发性小结节、薄壁空洞为主；⑤经支气管卫生净化处理后痰分枝杆菌不能阴转者；⑥有免疫缺陷但已除外肺结核的肺病患者；⑦医源性或非医源性软组织损伤或外科术后伤口长期不愈而找不到原因者。具备以上条件之一，即可考虑为疑似 NTM 病。

3. NTM 病

（1）NTM 肺病：根据我国指南及专家共识，对 NTM 肺病的诊断标准为具有呼吸系统症状和 / 或全身症状，经胸部影像学检查发现有空洞性阴影、多灶性支气管扩张及多发性小结节病变等，已排除其他疾病，在确保标本无外源性污染的前提下，符合以下条件之一者可做出 NTM 肺病的诊断：

1）痰 NTM 培养 2 次均为同一致病菌。

2）BALF 中 NTM 培养阳性 1 次，阳性度为 ++ 以上。

3）支气管肺泡灌洗液（BALF）中 NTM 培养阳性 1 次，抗酸杆菌涂片阳性度为 ++

以上。

4）经支气管镜或其他途径的肺活组织检查，发现分枝杆菌病的组织病理学特征性改变（肉芽肿性炎症或抗酸染色阳性），并且 NTM 培养阳性。

5）肺活组织检查发现分枝杆菌病的组织病理学特征性改变（肉芽肿性炎症或抗酸染色阳性），并且痰标本和 / 或 BALF 中 NTM 培养阳性 ≥ 1 次。

（2）肺外 NTM 病：肺外 NTM 病的诊断需要具有局部和 / 或全身性症状，经相关检查发现有病变，并排除其他疾病，有相应的病理学表现，在确保标本无外源性污染的前提下，病变部位组织中 NTM 培养阳性，即可做出肺外 NTM 病的诊断。

（3）播散性 NTM 病：具有相关的临床症状，经相关检查发现有肺或肺外组织与器官病变，血培养 NTM 阳性，和 / 或骨髓、肝脏、胸内或腹内淋巴结穿刺物培养 NTM 阳性。

八、治疗

（一）原则

由于大多数 NTM 菌株对常用的抗分枝杆菌药物耐药严重，一般治疗疗程较长，临床治疗效果多不确切，也应考虑治疗所需费用及可能出现的不良反应，临床医生在开始抗分枝杆菌治疗前应充分考虑。对于症状较轻微，胸部影像学表现为病灶较局限，经过动态随访变化不明显，或药敏试验结果为广泛高度耐药，仅依靠目前的药物估计难以取得理想疗效，或耐受性较差的高龄 NTM 肺病患者可不给予抗分枝杆菌治疗。

1. 不同 NTM 菌种耐药模式差异较大，不同的 NTM 病用药及方案也各不相同，因此治疗前进行菌种鉴定及药物敏感试验十分重要。

2. 尽管目前资料尚难以确定药敏试验结果与临床效果的相关性，但制定 NTM 病的治疗方案时，仍应尽可能参考药敏试验结果和用药史，至少选择 4 种有效的药物联合治疗；治疗疗程应视菌种而定，一般推荐在 NTM 培养结果阴转后 12 个月方可停药。

3. 快生长型非结核分枝杆菌以及瘰疬分枝杆菌病、海分枝杆菌病和溃疡分枝杆菌导致的肺外病变，必要时应给予外科手术治疗。

4. 不建议对疑似 NTM 肺病患者进行试验性治疗。

5. 对 NTM 肺病患者应谨慎采用外科手术治疗。

6. 合并 HIV 感染和艾滋病的患者，应避免使用利福平。

（二）治疗方案

目前用于临床的利福类如利福布汀、利福喷丁，氟喹诺酮类药物，新大环内酯类如克拉霉素、罗红霉素、阿奇霉素，头霉素类的头孢西丁、头孢美唑，以及碳青霉烯类的亚胺培南 / 西司他丁等，均表现出较好的抗 NTM 作用。一些老一代抗生素对 NTM 也具有一定的活性，如磺胺类中的磺胺甲恶唑及复方磺胺甲恶唑，四环素类的多西环素（又称强力霉素）和米诺环素，氨基糖苷类的妥布霉素和阿米卡星等。近年一些对 NTM 病有效的新一代抗生素，如贝达喹啉、德拉马尼和利奈唑胺等已有临床应用，但这些药物在 NTM 病的治疗中应谨慎选用，严格防止滥用。

1. 缓慢生长 NTM 病

（1）鸟 - 胞内分枝杆菌复合群病（MAC 病）：MAC 病是 NTM 病中最为常见类型，

大环内酯类药物是治疗 MAC 病疗效确切的一类，因此 MAC 病的治疗中必须包含克拉霉素或阿奇霉素，但大环内酯类药物单独给药极易产生耐药性，联合应用药物可降低大环内酯类药物治疗过程中的耐药率。治疗的总疗程一般为 18～24 个月。组成方案时应考虑疾病的严重程度和患者的耐受性。

1）肺部有结节性病灶或支气管扩张及不能耐受每日治疗者推荐方案：每周 3 次用药，药物组成包括克拉霉素 1 000mg（或阿奇霉素 500～600mg）、利福平 600mg 和乙胺丁醇 25mg/kg。

2）肺部表现为纤维空洞或有严重的结节性病灶及支气管扩张症者推荐方案：包括克拉霉素 500～1 000mg（体重＜50kg，500mg）或阿奇霉素 250～300mg、利福平 450～600mg（体重＜50kg，450mg）和乙胺丁醇 15mg/kg。建议每日用药。在治疗开始 2～3 个月可考虑使用阿米卡星或链霉素，每周 3 次。药物治疗持续至痰培养连续阴性后 10～12 个月。

3）播散性肺部病变者推荐方案：每日用药。药物包括克拉霉素 1 000mg/d 或阿奇霉素 250～300mg/d、利福布丁 300mg/d 和乙胺丁醇 15mg/（kg·d）。播散性病变合并获得性免疫缺陷综合征（艾滋病）患者，应持续抗分枝杆菌治疗直至其免疫功能恢复后 1 年，甚至终身服药。

4）大环内酯类药物耐药者推荐方案：药物包括阿米卡星或链霉素、异烟肼、利福布丁，或利福平和乙胺丁醇，推荐每日用药。

MAC 相关过敏性肺炎（热浴盆肺病）目前尚无统一的治疗方案，最重要的是立即脱离可能的致敏原（如热水浴盆），如出现呼吸衰竭或严重临床症状者可对症处理，轻症患者可不采用药物治疗，患者多预后良好。

对于局限于单侧肺部病灶，经过内科治疗效果不佳，或对大环内酯类药物耐药，以及出现咯血等并发症时，推荐采用外科手术治疗，术后痰分枝杆菌培养结果阴转 1 年后可以停药。

MAC 病的治愈率比较低，应针对患者情况及临床资料详细分析治疗失败的可能原因，是大环内酯类药物耐药，还是治疗依从性差（可能因药物的不良反应中断治疗，临床较为常见），还是可能血药浓度不足等，并根据情况制定治疗方案。对于 MAC 病的治疗进展的国内外研究报道较多，一些新的对分枝杆菌有效的药物，如利奈唑胺、莫西沙星、贝达喹啉、氯法齐明、替加环素等应用于 MAC 病治疗取得了一定疗效，但仍需积累更多的经验，仍应慎用于 MAC 病的治疗。

（2）堪萨斯分枝杆菌病：发病率仅次于 MAC 病。体外实验结果表明，绝大多数堪萨斯分枝杆菌对利福平敏感，对异烟肼、乙胺丁醇和链霉素中度敏感，大环内酯类药物和莫西沙星等也有良好的抗菌活性，临床治疗效果较好。

1）利福平敏感者推荐方案：每日用药。药物组成包括利福平 10mg/kg（最大量 600mg）、异烟肼 5mg/kg（最大量为 300mg）、乙胺丁醇 15mg/kg（最初 2 个月可用至每日 25mg/kg），疗程至痰培养结果阴转后 12 个月。治疗中任一药物不能耐受时改用克拉霉素替代。

2）利福平耐药者推荐方案：每日用药。药物组成原则以体外药敏试验为基础，药物组成包括克拉霉素或阿奇霉素、莫西沙星、氯法齐明或利奈唑胺，以及乙胺丁醇，疗程至痰培养结果阴转后至少 12 个月。

合并艾滋病者接受 HAART 治疗时，用克拉霉素取代利福平；若为艾滋病合并播散性堪萨斯分枝杆菌病的治疗方案同播散性鸟 - 胞内分枝杆菌复合群病。

（3）海分枝杆菌病：海分枝杆菌是引起 NTM 皮肤病的主要菌种，是"游泳池肉芽肿"或"鱼缸肉芽肿"的重要原因。体外药敏试验结果显示，海分枝杆菌对利福平、利福布丁和乙胺丁醇敏感，对链霉素中度敏感，对异烟肼和吡嗪酰胺耐药，对克拉霉素、磺胺类药物较敏感，对强力霉素和米诺环素中度敏感。

推荐方案：每日用药。药物组成包括利福平或利福布丁、乙胺丁醇和克拉霉素治疗，疗程 4 ~ 6 个月。疗效不佳者可采用外科手术清创治疗。

（4）瘰疬分枝杆菌病：瘰疬分枝杆菌可引起儿童淋巴结病、播散性瘰疬分枝杆菌病、肺病、皮肤和软组织病。药敏试验结果显示瘰疬分枝杆菌是 NTM 中耐药性较强的菌种之一。

推荐方案：每日用药。药物组成包括氯法齐明、克拉霉素或阿奇霉素、环丙沙星和乙胺丁醇等，疗程 18 ~ 24 个月。对局部病变可采取外科手术清除。

（5）溃疡分枝杆菌病：溃疡分枝杆菌可引起皮肤软组织以及骨坏死性病变，组织学称之为布鲁里溃疡（Buruli ulcer），溃疡分枝杆菌病已成为威胁人类健康的重要公共卫生问题。

推荐方案：每日用药。药物组成需包括克拉霉素和利福平。对于疗效不佳者可辅以外科手术清创治疗及皮肤移植。

（6）蟾分枝杆菌病：蟾分枝杆菌在加拿大及欧洲的英国等国家是引起 NTM 病的第 2 位常见病原菌。蟾分枝杆菌广泛存在于水、土壤、自来水系统和淋浴喷头，主要引起肺病，也可引起医院内脊髓病变、皮肤软组织病变和骨关节病。

推荐方案：每日用药。药物组成包括克拉霉素或阿奇霉素、利福布丁或利福平、莫西沙星或利奈唑胺以及乙胺丁醇；重症患者在治疗开始 3 个月应用阿米卡星肌内注射、静脉滴注或雾化吸入。疗程至痰培养结果阴转后 12 个月。对于药物疗效不佳的肺病者在肺功能允许的情况下可考虑外科手术治疗。

（7）玛尔摩分枝杆菌病：在北欧，玛尔摩分枝杆菌是仅次于 MAC，位于引起 NTM 病的第 2 位常见病原菌。玛尔摩分枝杆菌常引起肺病和淋巴结病，也可导致播散性和肺外玛尔摩分枝杆菌病。玛尔摩分枝杆菌的药敏试验结果差异较大，且与临床疗效的相关性不强。

推荐方案：每日用药。药物组成包括克拉霉素、利福平、乙胺丁醇和异烟肼，必要时可加用氟喹诺酮类药物，疗程至痰培养结果阴转后 12 个月。

2. 快速生长 NTM 病　脓肿分枝杆菌、龟分枝杆菌、偶发分枝杆菌均为快速生长 NTM，对传统抗结核药物高度耐药，但对某些抗生素敏感。

（1）脓肿分枝杆菌病：在美国，脓肿分枝杆菌是引起 NTM 肺病的第 3 种常见病原菌，占快速生长 NTM 肺病的 80%。脓肿分枝杆菌也是引起皮肤、软组织和骨病的主要病原菌。体外药敏试验结果显示，脓肿分枝杆菌对克拉霉素、阿米卡星和头孢西丁敏感，对利奈唑胺、替加环素、亚胺培南和氯法齐明等中度敏感。

推荐方案：克拉霉素敏感或诱导型大环内酯类耐药患者：①初始阶段：阿米卡星、替加环素、亚胺培南 / 西司他丁、克拉霉素或阿奇霉素（若以上注射类药物不能使用时，可选用头孢西丁），使用至少 1 个月以上，可延长至 3~6 个月。②延续阶段：阿米卡星（雾化吸入）、克拉霉素或阿奇霉素、利奈唑胺、米诺环素、环丙沙星或莫西沙星、利福布丁或氯法齐明或复方新诺明口服，疗程持续至痰培养阴转后至少 1 年。大环内酯类高度耐药患者：①初始阶段：阿米卡星、替加环素、亚胺培南 / 西司他丁、头孢西丁使用至少 1 个月以上，可延长至 3~6 个月。②延续阶段：阿米卡星（雾化吸入）、利奈唑胺、米诺环素、环丙沙星或莫西沙星、利福布丁或氯法齐明或复方新诺明口服，疗程持续至痰培养阴转后至少 1 年。对于肺部病变局限且可耐受手术的患者，可同时采用外科手术治疗，以提高治愈率。推荐每日用药。

皮肤、软组织和骨病者推荐方案：每日用药。对于病灶广泛、脓肿形成及药物疗效不佳者，可采用外科清创术或异物清除处理。脓肿分枝杆菌肺病治疗疗程需痰菌转阴后至少 12 个月。

（2）龟分枝杆菌病：龟分枝杆菌常引起皮肤、软组织和骨病，对免疫功能受损患者可引起播散性龟分枝杆菌病，龟分枝杆菌肺病较为少见。龟分枝杆菌分离株对妥布霉素、克拉霉素、利奈唑胺和伊米配能敏感，对阿米卡星、氯法齐明、强力霉素和氟喹诺酮类药物中度敏感，对头孢西丁耐药。

推荐方案：肺病者：①初始阶段：阿米卡星、替加环素、亚胺培南 / 西司他丁、克拉霉素或阿奇霉素，使用至少 1 个月以上，可延长至 3~6 个月。②延续阶段：阿米卡星（雾化吸入）、克拉霉素或阿奇霉素、利奈唑胺、环丙沙星或莫西沙星、氯法齐明，疗程持续至痰培养阴转后至少 1 年。

皮肤、软组织和骨病者根据体外药敏试验结果，选择至少采用 2 种敏感药物，推荐方案：阿米卡星（静脉滴注或雾化吸入）、亚胺培南 / 西司他丁、替加环素、克拉霉素或阿奇霉素，疗程至少 4 个月，骨病患者多种药物联合治疗至少 6 个月。对于病灶广泛、脓肿形成及药物治疗效果不佳者，可积极采用外科清创术或异物清除处理。

肺病者推荐包括克拉霉素加 1 种敏感药物，每日用药至痰培养结果阴转后 12 个月。

（3）偶发分枝杆菌病：偶发分枝杆菌常引起皮肤、软组织和骨病，偶发分枝杆菌肺病较为少见，但在慢性胃食管反流患者中却较为常见。偶发分枝杆菌在快速生长分枝杆菌中对抗结核药物最敏感，对大环内酯类、氟喹诺酮类、利福平或利福布丁、磺胺类、米诺环素、强力霉素、头孢西丁、伊米配能和阿米卡星等均敏感。

肺病者推荐方案：①初始阶段：阿米卡星、替加环素、亚胺培南 / 西司他丁、克拉霉素，使用至少 1 个月以上，可延长至 3~6 个月。②延续阶段：阿米卡星（雾化吸入）、克拉霉素、环丙沙星或莫西沙星、米诺环素、复方新诺明，疗程持续至痰培养阴转后至少 1 年。对于局限于单侧肺部病灶以及可以耐受手术者，经过内科治疗效果不佳可行外科手术治疗，术后继续抗 NTM 治疗直至痰分枝杆菌培养阴转至少 1 年后可以停药。

皮肤、软组织和骨病者推荐方案：阿米卡星（静脉滴注或雾化吸入）、亚胺培南 / 西司他丁、替加环素、克拉霉素（克拉霉素耐药可选用环丙沙星或米诺环素、或复方新诺明），每日用药，疗程至少 4 个月，骨病患者的疗程至少 6 个月。对于病灶广泛、脓肿形成及药物疗效不佳者，可积极采用外科清创术或异物清除处理。

（刘一典　沙　巍）

参考文献

[1] 中华医学会结核病学分会. 非结核分枝杆菌病实验室诊断专家共识 [J]. 中华结核和呼吸杂志, 2016, 39(6):438-443.

[2] 中华医学会结核病学分会. 非结核分枝杆菌病诊断与治疗专家共识 [J]. 中华结核和呼吸杂志, 2012, 35(8):572-580.

[3] 中华医学会感染病学分会艾滋病学组. 艾滋病诊疗指南 (2011 版)[J]. 中华临床感染病杂志, 2011, 04(6): 321-330.

[4] 沙巍, 肖和平. 再议非结核分枝杆菌的危害性 [J]. 中华结核和呼吸杂志, 2018(2):83-85.

[5] 徐金富, 季晓彬, 范莉超, 等. 支气管扩张症患者合并非结核分枝杆菌肺部感染的临床分析 [J]. 中华结核和呼吸杂志, 2014, 37(4):301-302.

[6] 段鸿飞, 梁倩, 初乃惠, 等. 胞内分枝杆菌临床分离株对大环内酯类和利奈唑胺的药物敏感性研究 [J]. 中华结核和呼吸杂志, 2014, 37(4): 266-269.

[7] 张洁, 苏建荣, 丁北川, 等. 北京地区非结核分枝杆菌菌种分布及耐药性研究 [J]. 中华结核和呼吸杂志, 2017, 40(3):210-214.

[8] 唐神结, 顾瑾. 肺外非结核分枝杆菌病的临床诊治特点 [J]. 中华结核和呼吸杂志, 2018(1): 6-9.

[9] 沙巍. 重视非结核分枝杆菌病的规范化诊治 [J]. 中国防痨杂志, 2017,39(3):217-219.

[10] GRIFFITH D E, AKSAMIT T, BROWN-ELLIOTT B A, et al. ATS Mycobacterial Diseases Subcommittee; American Thoracic Society; Infectious Disease Society of America. An official ATS/IDSA statement: diagnosis, treatment, and prevention of nontuberculous mycobacterial diseases[J]. Am J Respir Crit Care Med,2007,175(4):367-416.

[11] HAWORTH C S, BANKS J, CAPSTICK T, et al. British Thoracic Society guidelines for the management of non-tuberculous mycobacterial pulmonary disease (NTM-PD) [J]. Thorax,2017,72(Suppl 2):ii1-ii64.

[12] BROWN-ELLIOTT B A, PHILLEY J V. Rapidly Growing Mycobacteria[J]. Microbiol Spectr, 2017,5(1). doi: 10.1128/microbiolspec.

[13] PANG H, LI G, ZHAO X, et al. Drug Susceptibility Testing of 31 Antimicrobial Agents on Rapidly Growing Mycobacteria Isolates from China[J]. Biomed Res Int, 2015(2015):419392.

[14] PHILLEY J V, GRIFFITH D E. Treatment of slowly growing mycobacteria[J]. Clin Chest Med, 2015,36(1):79-90.

[15] KASPERBAUER S H, GROOTE M A. The treatment of rapidly growing mycobacterialinfections[J]. Clin Chest Med, 2015,36(1):67-78.

[16] BROWN-ELLIOTT B A, PHILLEY J V. Rapidly Growing Mycobacteria[J]. Microbiol Spectr, 2017,5(1): 1128.

第三篇

预防篇

第一章
中国结核病防治策略

中国的结核病控制工作，与医学尤其是预防医学的发展密切相关，中国正在"预防为主"思想的指导下，逐步健全公共卫生体系；同时，结核病控制工作也与中国社会和经济的全面发展密切相关。在此基础上，国家不断加强结核病控制体系的建设，并大幅增加对该领域的各项投入。总之，在各方的努力下，中国的结核病控制工作已取得了长足的进步，并正处在一个快速、稳定发展的黄金时期。

一、中国结核病防治工作的成就和疫情现状

经过多年的努力，尤其是在过去 10 余年全面实施现代结核病（tuberculosis，TB）控制策略期间，我国的结核病防治工作取得了明显成就。与 1990 年相比，我国传染性结核病患病率下降 50% 以上，结核病死亡率下降 80%，发病率年均下降幅度达到 3.4%，结核病疾病负担得以减轻。

尽管如此，我国仍然是全球 30 个结核病流行严重的国家之一，也是全球耐药结核病（drug-resistant tuberculosis，DR-TB）高负担国家之一。每年新发耐多药结核病患者 5.2 万例。2021 年 WHO 估算我国结核病发病人数为 84.2 万，占全球年发病总人数的 8.5%，居全球第二位。结核病专报系统数据显示，大多数肺结核患者是贫困人群，我国 83% 的肺结核患者家庭收入在当地人均收入之下，结核病仍然是因病致贫和因病返贫的疾病。

二、中国结核病防治策略演变

1978 年 5 月 25 日—6 月 6 日，卫生部在广西柳州召开了第一次全国结核病防治工作会议；1978 年 10 月 11 日，国务院转发了卫生部《关于结核病防治工作会议的报告》（国发〔1978〕210 号文件），这是新中国建立以来首次由国务院发布有关结核病防治工作的文件，成为结核病防治工作复兴的重要标志。《关于结核病防治工作会议的报告》明确提出必须加强五个方面的工作，首要的工作是加强领导，建立和健全结核病防治网，省、地、县三级建立结核病防治专业机构，调配专业人员，迅速开展工作。"柳州会议"和国发〔1978〕210 号文件被公认为我国结核病防治工作振兴的标志。

（一）不同时期的结核病控制策略及实施效果

1.《1981—1990 年全国结核病防治规划》期间　为确保结核病防治工作的顺利开

展，卫生部以 1979 年全国结核病流行病学调查结果为依据，制定了《1981—1990 年全国结核病防治工作规划》（以下简称《规划》），并于 1982 年下发了我国第一个全国性的结核病防治规划。这是我国第一个由政府发布的结核病防治十年规划，融入了国际上结核病防治的新观念、新策略，有效地指导了全国的结核病防治工作，逐渐形成了具有中国特色的结核病防治策略，为 20 世纪 90 年代推行现代结核病制定策略奠定了良好的基础。

（1）规划目标：《规划》提出到 1990 年达到以下目标：以 1979 年流行病学调查结果为基点，到 1990 年肺结核患病率降低 30%～50%，即从 717/10 万下降到 400/10 万；涂阳患病率由 187/10 万下降到 130/10 万。

（2）防治策略和措施：《规划》中明确要求建立健全各级结核病防治机构，逐步形成省、地（市）、县三级结核病防治网；建立全国统一的患者登记报告卡，做好肺结核病例登记、报告、转诊工作；加强患者发现和治疗管理；做好卡介苗接种工作；加强宣传。

为了达到《规划》目标，采取了一系列有效措施。在原卫生部的大力推动下，全国各地结核病防治机构迅速发展。到 1984 年年底，全国 2 806 个地（市）和县（区），建立结核病防治专业机构 1 515 个，其中省级 28 个，地（市）级 172 个，县级 533 个，有专业技术人员 3 万多名。同时，还建立了全国统一的患者登记报告卡，规范了结核病患者的登记和报告，到 1985 年全国建立了统一的结核病年报制度。《规划》对卡介苗接种工作的组织领导、分工、接种方法、接种对象和效果考核等方面提出全面要求，使卡介苗接种工作按照标准实施。同时，在北京、天津和上海三个直辖市率先探索直接面视短程化疗（directly observed treatment short course，DOTS）。

（3）实施效果：1990 年进行的第三次全国结核病流行病学抽样调查结果显示，全国肺结核患病率为 523/10 万，涂阳患病率为 134/10 万。1979—1990 年，肺结核患病率年均递降率为 2.8%，涂阳患病率年均递降率为 3.0%。全国结核病死亡率为 21/10 万，肺结核死亡率为 19/10 万。

2.《1991—2000 年全国结核病防治规划》期间 经过第一个十年规划的努力和各种策略的试运行，为后续打下了坚实的基础，建立了结核病防治机构，进行了 DOTS 摸索。根据 1990 年全国结核病流行病学抽样调查结果，结合当时我国结核病防治工作状况，卫生部于 1991 年下发了第二个全国性的结核病防治规划——《1991—2000 年全国结核病防治规划》。在这个规划期间，中国开始逐步推行 WHO 倡导的现代结核病控制策略（DOTS 策略）。

（1）规划目标：以 1990 年疫情为基础，到 2000 年各省（自治区、直辖市）的涂阳患病率平均下降 50%，涂阳患病率下降至 70/10 万以下。

（2）防治策略和措施：《规划》中重点强调加强组织领导和法制管理。主要措施包括：①加强结核病防治工作的组织领导和管理；规定《结核病防治管理办法》是结核病防治工作的法规；加强结核病防治机构建设；多方筹资，落实防治经费。②落实防治技术措施，包括进一步完善疫情报告制度；重点发现传染源，实行统一的短程化疗方案；加强查痰工作；加强卡介苗接种的质量，加强培训、宣教、科研、药品管理工作。③项目实施。

在上述策略的指导下，我国政府采取了一系列措施加强结核病控制工作。其中重要的举措是实施"世界银行贷款传染病与地方病控制项目"（结核病控制部分）（简称"卫 V 项目"）和"卫生部加强和促进结核病控制项目"。

实施卫 V 项目，推行现代结核病控制策略，是一项具有里程碑式重要历史意义的举措。项目明确规定了结核病患者发现、治疗与管理的实施方法：采用因症就诊方法，具有肺结核可疑症状者接受免费检查；为痰涂片阳性（结合胸部 X 线片）患者、痰涂片阴性经临床和胸部 X 线检查有明显空洞或粟粒型肺结核的新发患者提供免费治疗；原则上采用全程督导管理；对化疗管理的执行人按质量控制要求定期发放管理费。同时，采用初诊患者登记本、实验室登记本和结核病患者登记本记录就诊者和结核病患者信息及痰检结果；患者发现、治疗结果和其他项目活动的季报由县级上报并逐级报到中央级，连续监控项目的实施；上级对下级实施项目督导和质量控制；对各级参与项目的医务工作者进行全面培训；在探索抗结核药品持续不间断供应方面进行尝试。

1993 年，卫生部在卫 V 项目省之外的省份开展卫生部加强和促进结核病控制项目。该项目的目的包括：①协调社会各方面力量参与结核病控制工作；②依靠政府及卫生主管部门增加结核病防治投入；③通过项目管理促进结核病防治工作规范化及科学管理；④巩固结核病防治机构，稳定专业队伍，提高专业技术水平和组织管理能力；⑤促进《中华人民共和国传染病防治法》和《结核病防治管理办法》的贯彻实施；⑥按照"收、减、免"原则，妥善解决部分经济困难传染源患者的正规治疗；⑦抓好典型，积累经验，以点带面推动本地区结核病防治工作的深入开展；⑧首批试点县率先达到《规划》目标。

（3）实施效果：尽管两大项目取得很大成就，但 2000 年全国第四次结核病流行病学抽样调查结果显示，当时我国的结核病控制情况并不十分乐观，涂阳肺结核的患病率为 122/10 万，疫情仍然十分严重，没有实现《全国结核病防治规划（1991—2000 年）》下降到 70/10 万的目标。

3. 《2001—2010 年全国结核病防治规划》期间　第二个十年规划期间，我国部分省逐步推行现代结核病控制策略，取得了一定的成绩。根据 2000 年全国结核病流行病学抽样调查结果，结合当时我国结核病防治工作状况，国务院印发了第三个全国性的结核病防治规划——《全国结核病防治规划（2001—2010 年）》。在这个规划期间，我国全面推行 WHO 倡导的现代结核病控制策略。

（1）规划目标：《规划》以"建立政府领导、多部门合作和全社会参与的结核病防治可持续发展机制"为总体目标；要求到 2005 年，全国以县（市）为单位，实施现代结核病控制策略的覆盖率达到 90%，到 2010 年达到 95% 以上；到 2005 年，全国传染性肺结核患者治疗人数达到 200 万人，到 2010 年达到 400 万人。

（2）防治策略和措施：《规划》的指导原则为：政府负责、部门合作、社会参与，共同做好结核病防治工作；实行分类指导，对西部地区和贫困人群给予重点帮助；坚持"预防为主，防治结合"的方针，积极发现和治疗传染性肺结核患者；全面实施现代结核病控制策略，落实肺结核患者的归口管理和督导治疗；实行肺结核治疗费用"收、减、免"政策；对没有支付能力的传染性肺结核患者实行免费治疗。

《规划》明确了我国结核病防治工作的组织保障和具体措施，要求地方各级人民政府加强对结核病防治工作的领导，把结核病防治工作纳入当地国民经济和社会发展规划，并给予必要的人力、物力和财力投入，并且根据我国当时的实际情况提出 7 项具体措施：加强结核病防治能力建设，健全服务体系；积极发现和治疗肺结核患者；完善结核病报告信息系统；加强人员培训，提高业务素质；加强宣传教育，增进全民结核病防治意识；加强应用性研究；加强国际间的交流与合作。

2001—2010 年我国结核病防治的主要任务是全面推行 DOTS 策略。我国采用以政府经费为中心，利用国际项目经费作为有益补充的方式，并采取了以国家结核病规划为中心、遏制结核病流行为最高宗旨的一系列有效对策和行动。

我国在实施现代结核病控制策略的地区实行为初诊肺结核可疑症状者或疑似肺结核患者免费进行胸部 X 线和痰涂片检查，对基层医疗卫生机构医务人员实行报病奖励。从 2001 年开始，对涂阳肺结核患者和重症初治涂阴肺结核患者（空洞及粟粒型）提供免费抗结核药物治疗，并为提供全程督导化疗的督导管理人员提供相应的管理费。从 2005 年 10 月开始，国家对初治涂阴肺结核患者实行免费治疗政策，同时也为全程管理初治涂阴肺结核患者的人员提供相应的管理费。

（3）实施效果：截至 2005 年全国 DOTS 覆盖率达到 100%，病人发现率超过 70%，新涂阳肺结核患者的治愈率在 90% 以上。2010 年全国第五次结核病流行病学抽样调查结果显示，我国 15 岁及以上人群肺结核的患病率由 2000 年的 466/10 万降到 2010 年的 459/10 万，其中传染性肺结核患病率下降尤为明显，由 2000 年的 169/10 万下降到 2010 年的 66/10 万，10 年降幅约为 61%，年递降率约为 9%。

（二）支持性保障措施

1. 开展实施性研究　为统筹不同经费来源的结核病实施性研究工作的开展，成立了中国结核病实施性研究管理委员会，制定了《中国结核病实施性研究管理办法》，确定了结核病实施性研究的优先领域。同时，成立了中国结核病实施性研究伦理委员会，负责我国结核病实施性研究课题伦理方面的评审和监督。

世行贷款 / 英国赠款（WB/DFID）中国结核病控制项目实施性研究和中国全球基金结核病项目实施性研究课题在全国范围内进行了课题招标和评审工作，优先领域覆盖 DOTS 质量研究、TB/HIV 双重感染、耐药结核病研究、PPM-DOTS、社会学评价和新型农村合作医疗模式探索等。部分研究成果已经应用到我国结核病防治实际工作中。如结核病防治机构与综合医院合作对提高肺结核患者发现的研究以及 TB/HIV 控制的成果都已经应用到结核病防治实际工作中。

为贯彻落实《国家中长期科学和技术发展规划纲要（2006—2020 年）》精神，提升我国重大传染病防治能力，降低重大传染病的发病率和病死率，自 2008 年开始，国家投资较大资金组织实施"艾滋病和病毒性肝炎等重大传染病防治"科技重大专项。"十一五"期间结核病招标的优先领域为：结核病分子标识和诊断技术及产品的研究，结核病流行模式和免疫保护机制、疫苗及预防策略的研究，及耐药、多重感染及肺外结核病诊断新技术、治疗新制剂和方案等研究。

2. 应对三大挑战的试点　流动人口结核病防治、耐多药结核病防治和结核分枝杆菌与艾滋病病毒双重感染防治是目前我国结核病防治工作面临的三大挑战。

流动人口结核病防治工作已经得到国家和各级政府的高度重视，从 2007 年开始，全国各地流动人口的结核病防治经费已被纳入全国带有经费预算的工作计划中。2009 年 4 月 1 日起，《全国跨区域肺结核患者管理程序（试行）》已在全国试行。

2005 年 11 月卫生部制定并下发了《全国结核菌艾滋病病毒双重感染防治工作框架》。截至 2009 年年底，结核分枝杆菌与艾滋病病毒双重感染防治工作已在全国 14 个省 66 个地（市）的 134 个县（区）开展了试点工作。

我国自 2006 年全球基金结核病项目开始试点耐多药结核病防治项目，截至 2012 年年底，耐多药结核病防治工作已在全国 12 个省 41 个地（市）开展了试点工作。

3. 加强监控与评价　2002 年起，逐步在全国实行结核病统计季报制度。2003 年非典型病原体肺炎流行之后，启用了基于互联网的传染病个案直报和纵向到底、横向到边广覆盖的传染病网络直报系统。利用该系统转诊和追踪患者，并能加强与综合医院的合作。研究显示，非结核病防治机构网络报告的涂阳肺结核患者约占全国涂阳肺结核患者发现总数的 30%。2005 年 1 月，在传染病网络直报的基础上，启动了全球最大的结核病管理信息系统，建立了所有已发现患者的个案信息库，实现了由纸质报表向电子报表的转换。2007—2008 年，对该系统进行了优化升级，新系统于 2009 年 3 月 8 日在全国正式上线运行。为了进一步加强耐多药肺结核患者治疗管理和疫情监测工作，2010 年 4 月在经优化后的结核病管理信息系统中增加了耐多药肺结核子系统。

原卫生部高度重视结核病防治督导工作，组织了联合督导、专家督导和行政督导。中国疾病预防控制中心结核病预防控制中心组织了大量的技术督导，组织编写了《督导员工作手册》。通过不断实践，我国的督导工作结合我国国情，逐步形成了一套《规划》督导模式。

三、存在的问题

目前我国结核病防治工作实施的策略是现代结核病控制策略，采取以发现并治疗肺结核患者、控制传染源为主的技术手段，治愈肺结核患者，切断传播途径，减少新病例的产生。随着结核病控制工作的不断进展，现行的结核病诊断、治疗管理等技术比较陈旧，已经不适应当前结核病控制工作的需要，制约了结核病控制工作的发展。在结核病患者发现、治疗和管理的各环节以及监测系统、药品管理、健康教育、预防性治疗、感染控制和科学研究等方面的现状和存在问题主要包括以下几方面：

（一）患者发现和治疗管理

1. 患者发现　目前采用以被动发现为主、主动发现为辅的患者发现策略。被动发现是患者因症状主动到结核病防治机构进行检查和诊断，此类患者占 2011 年登记患者的 42.4%；此外还有一部分患者首先到非结核病防治机构就诊，通过转诊和追踪的方式到结核病防治机构，2011 年总体到位率已达 93.5%，此类患者占 2011 年登记患者的 51.6%。主动发现工作涉及以下领域：涂阳患者密切接触者症状筛查、艾滋病病毒感染者症状筛查、学生入学体检、羁押人群入监体检和年度体检、部分务工人员体检等。

目前，大部分县（区）级结核病防治机构提供的医疗服务水平有限，仅能为患者提供痰涂片和胸部 X 线检查，且采用痰涂片显微镜检查技术开展结核病实验室检测，仅有北京、上海、天津和少部分发达地市开展了痰分枝杆菌培养工作。

存在的主要问题包括：

（1）患者发现策略

1）患者未就诊比例高。2010 年第五次全国流行病学调查结果显示，在确诊的肺结核患者中，无肺结核可疑症状者占 43.1%，而有症状者未就诊比例高达 53.2%，这一现状可造成大量患者未及时就诊，从而未获得及时的诊断和治疗服务。其主要原因在于公众的结核病防治健康意识薄弱，有症状自感病轻或认为没必要而未就诊者占 76%，结核病防治核心信息知晓率仅为 57% 也印证了这一点。

2）诊断服务可及性不足。流行病学调查结果显示，82.8% 的肺结核患者家庭人均年收入低于当地平均水平，农民患者和老年患者的低收入家庭比例更高，经济困难造成 18.2% 的可疑症状者未就诊；另外，交通不便、老年人无人陪同就诊等也是可疑症状者未就诊的主要原因。

3）患者延迟就诊时间较长。据部分地区统计，患者的就诊延迟从 2001 年的 100 天下降到 2010 年的 58 天。尽管改善比较明显，但目前延迟的时间还较长。结果导致结核分枝杆菌的传播和患者治疗难度加大。

4）重点人群防治不足。虽然我国从 2005 年开始已经出台政策对所有涂阳肺结核患者的家庭密切接触者进行筛查，但实施效果有限，对全国肺结核患者发现的贡献率为 0.6%，与发达国家的贡献率 3%～10% 差距较大，且仅限于症状筛查；对于一些证据确凿的危险因素，如老龄和糖尿病等，尚未将其纳入结核病防治规划，未开展针对具有这些危险因素的重点人群的主动干预工作；在 HIV 感染者中进行结核病筛查的工作也仅仅在试点地区开展，尚未全面、广泛地开展。

（2）结核病诊断技术和水平

1）接诊的医务人员能力偏低。流行病学调查结果显示，有症状就诊的肺结核患者接受结核病相关检查的比例不足 80%，接受痰检查的比例不足 25%，仅 35.8% 可疑症状者就诊时被诊断为结核病。说明基层医务人员尤其是村医，以及非结核病防治机构的医务人员不能早期识别结核病症状，技术水平还有待提高。

2）现有痰涂片显微镜检查技术敏感度和特异度不高，耗时费力，不仅影响肺结核患者的检出水平，而且影响检测人员的积极性。

3）开展耐多药结核病诊疗工作的地区覆盖面严重不足。规划终评结果显示，47% 的地（市）级和 81% 的县（区）级结核病实验室尚不具备开展 MTB 分离培养的能力，绝大多数地（市）级结核病防治机构不具备开展耐多药结核病诊治的条件和能力。目前，耐多药肺结核患者发现工作虽覆盖了全国 29 个省（自治区、直辖市），但仅覆盖了 22% 的地（市），且采用的是传统药敏试验，诊断周期长达 2～3 个月，造成患者不能及时确诊、接受规范化的治疗管理服务，造成疾病传播风险增大。

2. 患者的治疗管理

对于确诊的肺结核患者，初治患者采用 6 个月的化疗方案，复治患者采用 8 个月的化疗方案，耐多药患者采用 24 个月的化疗方案，广泛耐药患者采用 30 个月的化疗方案。目前，我国涂阳肺结核患者的治愈率已经达到 85% 以上，由于疗程较长，患者依从性较差，全程督导化疗又难以全面实施，致使治疗失败和耐药率处于较高水平。

存在的主要问题包括：

（1）肺结核尤其是耐多药肺结核治疗疗程长，不良反应多，患者坚持完成疗程有一定困难，治愈和完成治疗的患者比例很低，容易造成耐药结核病甚至是广泛耐药结核病（extensivel drug resistant tuberculosis，XDR-TB）的发生。

（2）患者治疗依从性差，尤其是在山区等交通不便地区以及流动人口等特殊人群，现行的直接面视下督导化疗（directly observed treatment，DOT）实际执行状况不佳。流行病学调查结果显示，25.3% 的患者由于多种原因导致漏服药和中断治疗，同样会加重耐药结核病的产生。

（3）目前对患者治疗管理有削弱迹象，相当一部分患者处于自服药状态，加之基层综合医疗机构医务人员缺乏抗结核药物不良反应的识别和处理能力，影响了患者对治疗的依从性，降低了抗结核治疗效果，情况十分危险。

（4）肺尘埃沉着症患者发生肺结核的比例较高，目前缺乏患者管理的合作机制。

（二）结核病管理信息系统

目前，我国的传染病网络直报系统已经 100% 覆盖县级及以上疾病预防控制机构，98% 的县级及以上医疗机构，94% 的乡镇医疗卫生机构。2012 年前 5 个月，平均每天报告各类传染病报告卡 25 615 张，其中肺结核 5 913 张。基本上实现了网络覆盖和疫情报告横向到边、纵向到底的覆盖水平。

按照传染病防治法的要求，肺结核患者在诊断后 24 小时内进行网络报告；未实行网络直报的机构则在 24 小时内寄送出传染病报告卡至当地县级疾病预防控制机构。县级疾病预防控制机构收到无网络直报条件责任报告单位报送的传染病报告卡后，应在 2 小时内进行网络直报。

2004 年全国传染病网络直报系统的建立，实现了对传染病疫情的实时监控，各地结核病防治机构可以及时掌握辖区内的结核病疫情报告情况。2005 年全国正式启用了结核病专报系统，实现了规划管理结核病患者的网络化管理，各级结核病防治机构可以及时了解辖区内结核病患者的登记、治疗管理情况，及时发现结核病防治工作中可能存在的问题。随着结核病防治工作的不断深入，监测对象从活动性肺结核患者扩大到 TB/HIV 双重感染患者以及耐多药患者，同时还增加了职业、患者的流动性等相关因素的监测。

存在的主要问题包括：

（1）目前结核病专报系统仅覆盖结核病防治机构和定点医疗机构，前往广大的非定点医疗机构就诊的结核病患者信息难以捕获。

（2）对流动人口、TB/HIV 双重感染患者、耐多药患者、羁押人群等特殊人群监测还不能满足未来结核病防治工作的需要，病原学监测、危险因素监测，如硅沉着病、糖尿病患者的监测还未系统开展。

（3）监测资料的完整性和准确性还有待提高。结核病填报监测资料的及时性、完整性和准确性与国家规划的要求还存在一定差距，结核病防治专业机构监测工作质量的自查和外部督导检查还应形成常态机制，结核病监测纳入常规结核病防治规划督导还未形成工作机制。

（4）部分结核病防治机构对监测资料的分析和利用仍然不足，没有充分掌握监测信息的分析方法，分析结果不能进行科学合理的解释，分析结果的利用不充分。此外，部分县区级结核病防治机构由于人员少，工作负荷大，没有精力对收集的监测资料进行系统整理和分析，不能为当地政府和卫生行政部门制定政策和策略提供证据。

（5）与其他信息系统的共享不足，如 HIS 系统、实验室网络系统等。不能直接使用第一手资料，基层人员重复录入现象严重，影响了数据的及时性和一致性。

（三）抗结核药品的管理

存在的主要问题包括：

（1）缺乏市场激励和投资，40多年来几乎没有专门治疗结核病的新药诞生。近年来，国际上对抗结核新药的研究取得了许多进展，国内因缺乏有效的验证、评估平台，只是被动参与部分临床试验工作。

（2）目前主要的抗结核药物我国均有厂家生产，但部分抗结核药物，如对氨基水杨酸钠片等由于需求量小、市场定价低廉，厂家生产积极性不高，采购困难。另外，抗结核药物尤其是二线抗结核药物品种多，生产厂家多，但规模均较小，上市药物价格差异较大，质量参差不齐。

（3）国家食品药品监督管理局每年会组织在全国范围内对临床常用药物进行药物质量评价性抽验，但因为各种因素的限制，抽验很难覆盖所有的药物品种，目前没有对上市抗结核药物进行定期抽检的制度。

（4）抗结核药物的使用过程中，卫生行政部门、疾控机构、医疗机构、患者各自扮演着重要的角色。目前缺乏对治疗行为的监管机制，部分医务人员亟待更新治疗理念。另外，由于基层综合医疗机构医务人员缺乏抗结核药物不良反应的识别和处理能力，导致患者对治疗的依从性差，降低了抗结核治疗效果。

（四）健康教育

为了提高公众对结核病防治知识的知晓率，按照规划要求，各级结核病防治机构均开展了大量的健康促进和健康教育工作，国家级机构聘请了10余位结核病防治宣传大使，开发了中国结核病防控健康教育资源库，倡导利用各种社会化媒体及传统媒体开展健康教育活动，同时在各省级建立了一支健康促进骨干队伍，通过连续的培训使其工作技能得到不断提高。各级结核病防治机构每年围绕"3·24"世界防治结核病日开展大量的主题宣传活动，并与教育、铁路、司法、广电、妇联、各类非政府组织等开展多种多样的部门合作，不断扩大健康教育的范围，并使宣传教育工作更具有针对性。

存在的主要问题包括：

（1）健康教育经费不足，部分省份健康教育预算不能全额用于相关活动。

（2）大众健康教育主要依靠每年的"3·24"活动开展，且活动的针对性不足，公众核心信息的知晓率未达到规划目标要求，多部门合作也受经费不足影响，难以广泛深入开展。

（3）公众健康教育理念和行为转化的支持性环境尚不成熟。

（4）缺乏对健康教育效果的评估。

（五）预防性治疗

国际上，结核病低流行国家开展了药物预防性治疗工作，主要在低疫情地区和HIV感染人群中开展。《中国结核病规划实施工作指南》要求在有条件的地区，对已感染了结核分枝杆菌，尚未患活动性结核病的HIV感染者或艾滋病患者应开展结核病预防性治疗，以降低其发展成为活动性结核病的风险。我国已在部分地区开展了HIV/AIDS人群结核病患者发现和预防性治疗试点工作，同时，对新生入学体检进行结核分枝杆菌感染筛查，对部分潜伏感染者开展了预防性用药的工作。

预防性治疗工作面临诸多困难：

（1）潜伏感染的诊断：目前，我国对潜伏感染的检测手段仍采用结核菌素皮肤试验（tuberculin skin test，TST），其所用抗原制剂为结核分枝杆菌纯蛋白衍化物（purified protein derivative，PPD）0.1ml（5TU，1/2 000）皮内注射（通常在前臂掌侧），在48～72小时后测量局部硬结直径以判定感染状态。这一方法诊断特异度低，不能区分真性结核分枝杆菌感染和卡介苗（BCG）接种诱导的反应，对近期免疫受抑制的患者灵敏度不足，获得诊断结果所需时间也较长，这些缺陷均使该方法在潜伏感染诊断应用中受到限制。

近年来快速发展起来的免疫学诊断技术——以T细胞为基础的γ-干扰素释放试验（interferon gamma release assays，IGRA），包括QuantiFERON-TB Gold（QFT）试验和T-SPOT TB试验，特异度高于PPD，且在HIV感染者中具有更高的灵敏度，短时间内可获得检测结果，可重复抽血检测，具有较好的应用价值。

由我国自主研发的免疫学诊断试剂——新型结核菌素皮肤试验（creation tuberculosis skin test，C-TST），是以重组结核分枝杆菌融合蛋白（EC）作为免疫原检测结核分枝杆菌感染的新诊断方法，获得国家食品药品监督管理局批准上市的Ⅰ类新药证书，该方法为WHO推荐的新的皮肤试验方法。

（2）预防性服药工作的组织管理：该项工作需要良好的组织管理措施，由结核病防治机构组织其他相关机构，如学生红十字会、校医院等共同开展，实施前和实施中要进行大量宣传和解释工作，须治疗管理、定期取药、观察不良反应、记录治疗和发病情况，投入大量的人力和时间。目前，最常用、安全且便宜的药品是异烟肼，服药疗程为9个月，时间长，感染者坚持用药和管理均存在困难。已开展的试点工作表明，部分地区在实际工作中存在不同程度的困难，使该项工作很难坚持下去。

（3）预防性服药的不良反应：在北京大学生中进行的预防性治疗试点治疗方案为3L2H2，结果显示不良反应的发生率为3.3%，包括严重胃肠不适、肝功能异常、皮疹、中枢神经反应、血小板下降、头晕、胸闷、药物热等，1%进行预防性服药的感染者因不良反应而停药。

（4）预防性服药的保护率：研究表明，无论采用何种预防性治疗方案，均可使感染者在近期内的结核病发病率下降，但其远期效果不显著，保护效果随时间的延长逐渐消失，在2.5年后，进行预防性服药的人群结核病发病率与安慰剂对照组接近。当然，预防效果和远期效果与当地结核病疫情有关，一般结核病高疫情国家远期预防效果较差。

近年来全球开展多项结核潜伏感染的免疫预防研究。注射用母牛分枝杆菌生物制剂，获得国家药品注册证书，用于结核潜伏感染人群的预防性治疗，减少感染者发病。大规模临床试验显示，全程注射6次，每次剂量为1.0ml，含母牛分枝杆菌菌体蛋白22.5g，保护率达到54.7%，不良反应发生率为0.6%。

（六）感染控制

近年来，我国在结核病感染控制方面做了一些工作，先后编写了《中国结核感染预防控制手册》和《中国结核感染控制标准操作程序》，开展了一系列培训和调查研究，在一些项目地区（全球基金、中盖项目、达米恩项目等）和部分发达省份已开展了一些结核病感染控制工作。但是，我国结核病感染控制工作与其他结核病高负担国家一样仍处于起步阶段，基础比较薄弱，大多数地区还未开展规范的结核病感染控制工作。

存在的主要问题包括：

（1）缺乏专门针对结核病感染控制的政策支撑。

（2）大部分地区，特别是基层机构缺乏专职或兼职结核病感染控制人员。

（3）大部分地区缺少最基本的结核病感染控制经费。

（4）一些医疗卫生机构建筑设计和功能分区不符合结核病感染控制标准。

（5）结核病诊治场所缺乏有效通风条件。

（6）结核病诊治场所没有合理配备紫外线灯并缺乏必要的维护。

（7）医务人员缺乏结核病感染控制有关知识。

（8）大部分医疗卫生机构未配备适宜的医务人员个人防护用品。

（9）大多数结核病患者不注意咳嗽礼仪。

（10）大部分医疗卫生机构未给疑似结核病患者和结核病患者提供医用外科口罩。

（七）科学研究

在结核病科学研究方面，已利用国家科技重大专项、国际合作项目等经费支持，在结核病分子标识和诊断技术及产品、结核病流行模式和免疫保护机制、疫苗及预防策略、耐药和多重感染及肺外结核病治疗新剂型和方案，以及现代结核病控制策略质量、结核分枝杆菌/艾滋病病毒双重感染、耐药结核病、医防合作和社会评价等方面开展了深入研究。但由于既往国家对结核病科学研究经费投入不足，许多结核病重点科技问题尚未完全深入开展研究，结核病基础研究薄弱，高尖科技人才缺乏，科研院所研究成果未及时、有效集成，结核病研究的产学研用合作机制不健全，使我国结核病控制面临较多难点、重点科技问题，结核病防治领域的关键问题仍未取得突破。

存在的主要问题包括：

（1）结核病流行病学研究还有待加强，人群水平的真实流行状况尚不能直接从结核病专报系统中获得，掌握结核病流行现状主要是通过每10年组织全国性的结核病流行病学抽样和定期组织的结核病耐药性基线调查来实现；另外，病原体及其致病性等相关研究也亟待加强。

（2）在预防结核分枝杆菌感染方面，新疫苗研发工作未取得突破性进展。

（3）结核病新诊断技术和产品研发还有待加强，可供国家规划采用的结核病快速检测技术很少，使患者不能获得及时准确的诊断。

（4）抗结核药品种类少，国产药品质量不高，因不良反应中断治疗的患者所占比例较高，新药和新剂型的研究没有取得明显成效，近50年无新的抗结核药品问世。

（5）缺乏结核分枝杆菌感染者预防性服药相关的系统、大样本研究，不能为预防性治疗工作的开展提供科学依据。

（6）新技术、新方法的评估验证工作机制尚未完全建立，适宜的技术和方法未能及时得到推广应用。

四、应对措施

针对我国结核病控制的现况和关键环节中存在的技术问题，提出如下建议：

（一）提高患者发现水平，切实做好患者治疗管理

1. 缩短延迟就诊时间

（1）加强公众的结核病防治知识健康教育。

（2）加强对村级医生培训，提高主动搜寻可疑症状者的工作。

（3）加强对医疗机构呼吸科医生的培训，提高对结核病的警觉性。

（4）解决贫困人群就诊的交通费和伙食补贴。

2. 缩短确诊时间

（1）引进快速诊断技术，提高检出率和缩短诊断时间。

（2）加速扩展耐多药肺结核患者发现工作的覆盖面，引用快速诊断技术，缩短诊断周期。

（3）加强结核病快速、敏感、特异的新诊断工具的研发与评价。

3. 完善主动发现策略

（1）完善已经实施的高危人群主动发现策略，提高涂阳患者密切接触者和艾滋病病毒感染者的筛查方式与质量。

（2）增加主动发现策略内容。将糖尿病患者、老年人结核病筛查工作列入结核病防治规划，结合国家基本公共卫生服务项目中的老年人常规体检工作和糖尿病患者社区管理工作，发现肺结核可疑症状者并进行集中推荐。

（3）对吸烟、酗酒、贫困和营养不良等人群需要进一步研究和探讨主动发现的费用和效益。

4. 完善患者治疗方案，特别是复治患者治疗方案。加强患者治疗管理，根据患者的具体情况，因地制宜地采取适合患者和当地情况的管理模式，提高患者治疗依从性，进而提高治愈率。

5. 在部分地区，尤其是交通不便的偏远山区采用新的患者管理工具如电子药盒、手机等开展患者管理工作。

6. 卫生行政部门加强对乡村医生的管理，增加患者督导治疗管理费，加强对乡村医生的培训，提高乡村医生参加结核病防治工作的积极性。

7. 将规范化的耐多药肺结核诊疗工作纳入国家规划，加速扩大耐药工作实施覆盖面，并有相应的政策、经费和人员配套支持。

8. 建立肺尘埃沉着症合并结核病患者管理的合作机制。

（二）进一步完善结核病管理信息系统，增强信息的真实性和可靠性

1. 建立一套可靠、准确的结核病监测系统，实现不同级别、不同区域的信息共享，对实施和评价结核病防治规划至关重要。

"十二五"结核病防治规划中已经明确提出"定点医疗机构负责对肺结核患者进行诊断、治疗和登记"，因此，结核病监测系统建设应该立足这一前提进行改造升级，即在与传染病网络直报系统实时数据交换的基础上，增加与医院信息系统信息交换和共享。此外，再逐步扩展与其他卫生信息系统的数据共享，如艾滋病综合防治系统、死因登记系统、居民健康档案等。

2. 建立健全信息真实性、准确性，定期抽查复核制度，各级监测系统质量控制部门每季度抽查重点省、地、县资料，除与原始资料核对外，同时对随机抽取的应追踪人员或患者病案进行电话或上门回访，对信息真实性和准确性进行精确记录并形成分析报告。

3. 利用全国疾病监测点信息、慢性病监测信息、全国营养调查等外部数据资料，对结核病监测系统的敏感性、真实性等进行交叉核对评价，必要时开展漏报率调查。

（三）建立抗结核药品管理机制，制定药品使用技术规范

1. 加强国内抗结核药品研发能力，建立抗结核药品新药临床应用评估机制。

2. 保证需求量小的抗结核药品定点生产，同时保证药品质量，如对氨基水杨酸钠片剂。建立抗结核药品新药注册的快速通道，缩短临床急需的抗结核药品新剂型注册时间，如对氨基水杨酸钠颗粒剂等。

3. 协助国内抗结核药品生产企业通过 WHO-PQ 认证，提高抗结核药品生产质量。

4. 建立对上市后抗结核药品定期抽检的制度，抽检对象应包括药品批发企业、结核病防治机构、结核病专科医院和定点医院等。对于采购数量小的药品，采取国家集中招标、分级付款的方式。

5. 组织制定《抗结核药品临床应用指导意见》，规范各级医疗机构抗结核药品的使用。

（四）强化健康教育投入和合作，开发效果评估体系

1. 加大各级健康教育的经费投入，切实落实相关费用的专款专用。

2. 强化结核病防治宣传大使的作用，通过尽可能多地邀请宣传大使参加重大活动，发挥其社会倡导作用。

3. 加强省级健康促进骨干的技能培训，提升其开展健康教育活动的综合能力。

4. 加大多部门合作，扩大结核病防治健康教育的工作领域和人群覆盖。

5. 开发及推广各级健康教育的效果评估体系。

（五）逐步扩大预防性治疗试点覆盖面，采用新手段开展检测

在艾滋病高疫情地区和部分地区高校中进行预防性服药试点工作，采用 γ- 干扰素释放试验作为检测潜伏感染的手段，对感染者进行预防性治疗并观察长期效果。

（六）出台感染控制政策，落实各环节控制措施

1. 国家出台结核病感染控制相关政策，要求各级医疗机构按照《中国结核感染预防控制手册》和《中国结核感染控制标准操作程序》的要求开展结核病感染控制工作，并配套设备、经费和人员的支持，加强结核病感染控制的培训和督导。

2. 促进出台结核病患者尤其是耐药结核病患者管理的法律法规，包括旅行限制和隔离治疗等。

3. 在医疗机构为结核病患者和疑似结核病患者免费提供外科口罩。

4. 对从事结核病相关工作的医务人员进行感染控制培训，对公众加强传染病防治的宣传教育，强化个人防护意识。

（七）整合资源开展结核病研究，提高结核病防治人员科研能力

1. 加强人群和病原体水平的结核病流行病学研究，掌握我国主要流行株及其致病性和变迁，为利用常规监测系统获得人群真实患病率提供依据。

2. 加强结核病新疫苗、新诊断技术、新药和新剂型的研发，建立新技术筛选、验证评估和推广应用的机制和平台，形成产学研用联盟。

3. 加强有关结核病感染控制新技术、新产品的研发。

4. 借助科技重大专项和其他项目及基金支持，对结核病控制工作中遇到的阻碍和延缓结核病控制实施效果的各种问题进行探索研究，将相关研究成果及时转化并应用于结核病防治实际工作中，提高防治工作的水平。

总之，在结核病控制工作取得巨大成就的同时，仍然要看到我国结核病控制工作任务的艰巨性和长期性。结核病控制技术策略要适应结核病控制工作的不断进展和结核病疫情形势的变化，结核病控制技术策略必须符合实情、国情才能做到有效地控制结核病。

（成诗明 刘二勇）

参考文献

[1] WORLD HEALTH ORGANIZATION. Global Tuberculosis Report 2021[R/OL]. 2021. https://www.who.int/publications/i/item/9789240037021.

[2] 中华人民共和国国家卫生健康委员会. 中国结核病预防控制工作技术规范 (2020 年版)[EB/OL]. (2020-04-14) [2020-12-07]. https://www.sohu.com/a/387919909_771405.

第二章
结核病流行病学

第一节　结核病流行病学概述

结核病是一种古老的疾病，结核病流行病学在许多方面都有其独特的特点，掌握结核病的流行病学对制定结核病防控策略和措施以及评估结核病防控效果具有重要的意义。

一、结核病流行病学的定义

流行病学是在人类与疾病斗争过程中逐渐发展起来的既古老又年轻的学科。它是从以传染病为主的研究内容发展起来的，目前已扩大到全面的疾病和健康状态，是研究人群中疾病与健康状况的分布及其影响因素，并研究防治疾病及促进健康策略和措施的科学。

结核病是由结核分枝杆菌（MTB）感染引起的慢性传染病，可累及全身多个脏器，其中以肺结核最为常见。结核病流行病学属于流行病学中的一个病种流行病学，是研究结核病在人群中发生、发展和分布规律以及制定预防、控制和消灭结核病的策略和措施的学科。

二、结核病流行病学发展

结核病流行病学过去主要针对结核病的感染与发病及其影响因素，所以早期的结核病流行病学基本上属于临床流行病学范畴。随着现代流行病学的发展，分子流行病学和理论流行病学等研究方法相继出现，结核病流行病学也有了长足的发展。

在过去的100多年中，不仅一些伟大的流行病学思想有助于对结核病的理解，而且结核病领域的相关研究也有助于推动结核病流行病学方法向前发展，结核病研究仍然是全球传染病流行病学的基石。比如弗罗斯特创立了"指示病例"的概念，并将其与"续发率"的概念相结合，使得指示病例被排除在与暴露家庭成员相关的风险计算之外。目前指示病例的概念被广泛应用于流行曲线的制定；弗罗斯特还开展了一项队列研究，创立了"出生队列"的概念。该研究的结果目前广为人知：在高传播环境下年龄和结核病死亡率之间的关联表现为婴儿和儿童（0～4岁）的发病风险最高，青少年发病风险较低，接着20～29岁的青年阶段是发病风险第二高峰期。该项研究结果适用于其他潜伏期较长的传染病，同样也适用于在暴露水平上存在长期趋势的任何疾病以及暴露和疾病之间存在较长潜伏期的疾病，该方法为混杂变量的调整奠定了早期基础。1947年，英国医学研究委员会为评估链霉素的疗效而开展了随机对照试验。该试验首次使用了随机分配研究对象的方法，保证了组间的高度可比性。该试验为现代流行病学方法对新药物和其他疗法进行明确的评价做了铺垫。1957年，乔治·康斯托克进行了一项异烟肼预防性治疗的研究，该研究是首批社区随机对照试验之一。该研究以家庭为单位将研究对象随机分配到安慰剂组或异烟肼预防性治疗组，提供了迄今为止在群体水平提供药物预防性治疗的质量最高的证据。20世纪70年代，科迪兹等研究了评估卡介苗疗效的14项临床试验和12项病例对照研究。这些研究的研究对象和研究结果数据差异较大，科迪兹等使用了随机效应模型和亚组分析的方法，这两种方法为日后Meta分析的使用奠定了基础。

三、结核病流行病学主要指标

为准确了解结核病流行病学情况及其变化趋势，需采用多种指标从结核病感染、发生、发展和死亡的各个环节整体评估流行状况。

（一）结核分枝杆菌潜伏感染率

结核分枝杆菌潜伏感染率指一定地区、一定人群在一定时间已感染结核分枝杆菌者的比例。

$$结核分枝杆菌潜伏感染率 /\% = \frac{结核分枝杆菌感染人数}{接受结核分枝杆菌感染筛查人数} \times 100\%$$

结核分枝杆菌潜伏感染率用以说明人群已感染结核分枝杆菌的程度，是一个静态指标。人群基础结核分枝杆菌感染率较高，则结核病发病率、患病率很难较快下降。在高危人群如老年人、矿工、监狱群体、HIV感染者、糖尿病患者中进行感染率专题调查，具有重要公共卫生意义，可协助估测未来结核病发病疾病负担。在特殊人群如学生或结核病患者密切接触者中进行感染率调查，可有助于确定是否须采取疫苗接种、预防性治疗等干预措施。间隔一定时间重复进行感染率调查，可用于评估结核病传播控制效果，尤其是儿童感染率下降更能证实控制措施的有效性。

结核分枝杆菌潜伏感染率的获得需要开展专题调查，如全国结核病流行病学抽样调查中感染率调查，学校结核病疫情调查中密切接触者感染率调查等。过去常使用结核菌素皮肤试验作为检测手段，近年来也可采取γ-干扰素释放试验作为检测手段。近年来的研究常使用结核分枝杆菌潜伏感染率代表人群感染结核分枝杆菌的程度。

（二）发病率

发病率指一定地区、一定人群，在一定时间内（通常为一年）新发生结核病患者的人数，通常以十万分率表示。

$$发病率 /(1 \cdot 100\,000^{-1}) = \frac{观察期内新发生活动性肺结核患者数}{观察期内总人口数} \times \frac{100\,000}{10\,万}$$

发病率是反映结核病对人群健康影响大小的基本指标，其变化可以评估结核病防治措施的效果，也可用于了解不同特征人群的发病情况。由于直接调查发病率需进行前瞻性调查，较为费时费力，多数情况下可通过患病率、报告发病率、登记率和病死率等推算。但在特殊人群如羁押人群、学生中进行直接发病率监测仍较有意义。

发病率的获得需要开展专题调查或根据传染病报告系统获得发病率的估测。如获得耐药肺结核发病情况，通常还需通过专题调查或常规检测获得新发病的初治、复治肺结核患者的耐药率，以此为基础推算一定地区、人群、时间内的耐药肺结核发病数据。

（三）患病率

患病率是指一定地区、一定人群在一定时间内患活动性肺结核的人数，通常以十万分率表示。

$$患病率 / （1 \cdot 100\ 000^{-1}） = \frac{已知活动性患者数 + 本次新检出活动性患者数}{调查地区的受检人数} \times \frac{100\ 000}{10\ 万}$$

结核病是一种病程较长的慢性疾病，使用患病率可全面反映疾病负担及流行状况，为医疗设施规划、估计医院床位周转、卫生设施以及人力的需要量、医疗费用的投入提供科学依据。患病率也可通过一定方法推算，如使用发病率、平均患病时长等估算。

患病率的获得需要开展专题调查（全国结核病流行病学抽样调查）或根据发病率获得估测数据。如需获得耐药肺结核患病情况，还需通过专题调查或常规检测获得现患肺结核患者的耐药率，以此为基础推算耐药肺结核患病数据。

（四）死亡率

死亡率是指一定地区、一定人群在一定时间内因结核病死亡的人数，通常多用十万分率表示。

$$死亡率 / （1 \cdot 100\ 000^{-1}） = \frac{某期间内因结核病死亡总人数}{某地区年平均人口数} \times \frac{100\ 000}{10\ 万}$$

结核病死亡率可提供因结核病死亡人数在人群、时间、地区上的变化信息，反映一个地区不同时期结核病流行状况对人群健康状况的影响和综合评价结核病相关卫生保健工作的水平，为该地区结核病控制工作尤其是治疗方面的需求和规划提供科学依据。

死亡率的获得需要开展专题调查或来源于全国死因监测点公布数据。

（五）病死率

病死率是指一定地区、一定人群在一定时间内患结核病的全部患者中因该病死亡所占的比例。

$$病死率 /\% = \frac{某时期内因结核病死亡人数}{同期患结核病的人数} \times 100\%$$

病死率表示结核病患者的死亡概率，因此可以反映疾病的严重程度和医疗水平，是评价结核病患者治疗转归结局的重要指标之一。

病死率可来源于结核病管理信息报告系统中队列治疗转归统计、专题调查、全国死因监测点公布数据。

（六）耐药率

耐药率是指在病原学阳性肺结核患者中，对某种一线或二线抗结核药物耐药的病例数占检测病例数的比例。

$$耐药率 /\% = \frac{对某种抗结核药物耐药的病例数}{接受耐药检测的病原学阳性肺结核患者数} \times 100\%$$

本指标多用来评价某地区耐药结核病的严重程度，对个体患者而言，也是在尚未得到耐药检测结果之前，决定采取一线或二线化疗药物治疗的重要参考，用于设计治疗方式和制定化疗方案。此外，复治患者耐药率是评价获得性耐多药的重要指标，可反映初治肺结核患者治疗管理的规范化程度。除单独药物耐药率外，耐多药率（指患者至少同时对异烟肼、利福平耐药的病例数占检测病例数的比例）是一个对结核病控制更有意义的指标。

耐药率来源于专题调查（如全国结核病流行病学抽样调查、全国耐药基线调查）或常规监测（全国结核病耐药监测）。

（张　慧　夏愔愔）

第二节　结核病流行的生物学环节

结核病在人群中发生、传播、蔓延及转归的过程形成了结核病的流行过程。与其他传染病相同，结核病的流行也需要具备三个基本要素，即传染源、传播途径和易感人群。当这三个要素同时存在时，就会出现结核病在人群中的传播蔓延。另外，结核病还受外界自然因素和社会因素的影响，这些因素通过促进或抑制流行过程中的各个环节，增强或阻断结核病在人群中的流行。

一、传染源

结核分枝杆菌（MTB）是结核病的病原菌。结核病的传染源是排菌的肺结核患者。当其咳嗽、打喷嚏或大声说话时，肺内 MTB 随呼吸道分泌物排出到空气中，被健康人吸入后发生感染，形成潜伏病灶或发生结核病。一名传染源每年能传染 10～15 人。细菌病理学研究证明，结核病并非一发病就具有传染性，排出 MTB 只是结核病进展过程中的一个特定阶段，只有在病变组织破坏，病灶与外界相通才能排出 MTB。结核病传染源主要传染危险期是开始治疗之前，尤其是未被发现的排菌者。传染源是构成结核病传播流行三个环节中的主要环节，有效的治疗可以迅速减少或者消除患者的传染性，因此治疗是消灭传染源强有力的武器。控制结核病，首先要消灭传染源。

结核病是人畜共患病。许多哺乳动物如牛、猪、猫、狗、鹿、猴等都可以罹患结核病。人和这些动物经常接触，既可将自身的结核病传播给所饲养的动物，也可被患有结核病的动物所传染。

二、传播途径

呼吸道传播是肺结核的主要传播途径，飞沫传播为最常见的方式。飞沫核 < 10μm 时可被吸入呼吸道，健康人可因吸入患者咳嗽、打喷嚏时喷出的带菌飞沫而受到感染。传播的次要途径是经消化道进入体内，饮用未经消毒的带有牛型结核分枝杆菌的牛乳可能引起肠道感染。少量、毒力弱的 MTB 多能被人体免疫防御机制杀灭，只有受到大量、毒力强的 MTB 侵袭而机体免疫力降低时才会导致发病。

（一）飞沫

飞沫传播指人在咳嗽、打喷嚏或说话时向空气中排出大量的飞沫，直径 > 100μm 的飞沫随即落地，大量较小的飞沫在空气中悬浮，水分蒸发后成为悬浮于空气中的微滴核，直径为 1～10μm 的飞沫核在空气中可较长时间悬浮，并可扩散至数米外。

1862 年巴斯德证明空气中存在活的微生物。1882 年柯赫发现了活的结核分枝杆菌。19 世纪末 Conle 证实结核病可以由尘埃传播。1897 年和 1921 年 Flugge 又证实肺结核患者咳嗽时可以从呼吸道排出微滴核，而吸入微滴核是传播此病的主要方式。1910 年 Chapin 创立许多传染病多由空气传播的学说，但认为结核病是一个例外。1934 年 Well 提出，肺结核患者咳嗽排出的飞沫核含有 MTB，飞沫核进入健康人体的呼吸道即可引起 MTB 感染。此时离传染源越远飞沫越少，其数量与距离的平方成反比，因此距传染源越远者吸入含有 MTB 飞沫的机会越少。

（二）再生气溶胶

历史上曾认为结核病的呼吸道传播主要是尘埃传播，在微滴核传染理论被确认后，认为只有微滴核才能传播 MTB，尘埃中的菌块随空气飘落、干燥形成单个细菌，在日光直接或间接照射下活力降低，难以使人体被感染，或即使感染人体，其形成的病变也较轻，易于自愈或治愈。1990 年王忠仁等研究证明 MTB 不仅通过微滴核传播，而且可以通过再生气溶胶传播，MTB 可随尘埃飞扬在空气中，被人们吸入后也可以发生感染和发病。曾有报道，北京街道地面上每 100 口痰标本中有 1 份能找到 MTB，南京街道和电影院地面痰中 MTB 检出率为 4%～6%。火车站地面痰内 MTB 检出率为 3%～5%。

（三）消化道

结核病的消化道传播多由饮用未经消毒的含牛型结核分枝杆菌的牛乳引起，人消化道对结核分枝杆菌有较强抵抗力，结核分枝杆菌进入胃内，已被胃酸杀灭，但若大量结核分枝杆菌进入，则有可能病感染。

三、易感人群

人群普遍易感。特别是未经过 MTB 自然感染，也未接种过卡介苗者。即便接种了卡介苗，仍无法阻止 MTB 的入侵和继发性肺结核的发生。因此，人群普遍易感。

MTB 进入人体后可在体内繁殖，繁殖周期为 10～20 小时，1 条结核分枝杆菌在体内繁殖 1 周可达 128 条菌，繁殖 20 天将超过 100 万条菌，体内的大量 MTB 将使人体患病，引起机体免疫与变态反应。

入侵机体的 MTB 数量、毒力以及人体免疫系统完整性、变态反应强弱等决定了人体感染 MTB 后是否发病。人体免疫系统缺陷、细菌量大毒力强时，结核病易于发生、恶化；反之，仅仅感染，不易发病。即使发病亦较轻，易治愈。机体变态反应的强弱对继发性结核病的影响很大。变态反应强时容易发生干酪样坏死和空洞等病变。一般感染者一生中发病的机会为 5%～10%，且感染后 1～2 年发病机会较高。

（张 慧）

第三节　结核病流行病学特征

一、全球结核病流行病学特点

（一）结核分枝杆菌潜伏感染率

结核潜伏感染（latent tuberculosis infection，LTBI）是宿主对 MTB 抗原不断刺激产生持续的免疫应答，但临床表现上却没有活动性结核病的证据，通常 LTBI 代表体内存在 MTB，但仍未出现明显的结核病症状。在某些情况下，MTB 可以一生持续感染而不发病。

检测 LTBI 没有固定的金标准。结核菌素皮肤试验（TST）、重组结核分枝杆菌融合蛋白（EC）皮肤试验（C-TST）或 γ-干扰素释放试验（IGRA）都可用于检测 LTBI。

结核菌素皮肤试验（TST）是应用结核菌素进行皮肤试验测定人体对 MTB 是否有变态反应的一种试验。用于试验的结核菌素是 MTB 的蛋白成分，共有两种：一种是将 MTB 培养液浓缩后的粗制品，称为旧结核菌素（即 OT），以此制品作皮试又称 OT 试验；另一种是 MTB 培养物的纯化制品，称为纯蛋白衍化物（即 PPD）。OT 是通过甘油提取的 MTB。PPD 是一种从滤液中消毒得到的沉淀的非种属特异性分子。结核菌素试验由罗伯特·科赫在 1890 年第一次描述。取规定剂量的结核菌素进行皮内注射，并在 48～72 小时后观察结果，记录硬结横径（毫米数）× 纵径（毫米数），如有水疱、硬结、坏死和淋巴结炎时，应做记录。若无硬结或硬结平均直径 < 5mm，判定为 TST 阴性反应，提示没有 MTB 感染。若硬结平均直径为 5mm 或 5mm 以上判定为阳性，≥ 15mm 或局部有水疱、出血、坏死及淋巴管炎均为强阳性，对临床诊断有意义。以上 TST 阳性反应仅表示 MTB 感染，并不一定患病。

新型结核菌素皮肤试验（C-TST）的原理，是采用重组结核分枝杆菌融合蛋白（EC）作为免疫原检测机体是否受 MTB 感染。EC 系由高效表达结核分枝杆菌 *esat6-cfp10* 基因的大肠杆菌，经发酵、分离和纯化后获得的重组结核杆菌融合蛋白制成。ESAT6 仅存在于致病性分枝杆菌中，所有卡介苗菌株及绝大部分环境分枝杆菌基因组均失去该基因。CFP-10 蛋白可强烈诱导 50%～90% 的结核病患者外周血单核细胞产生增殖反应，并分泌大量 IFN-γ，诱导 T 细胞释放 IFN-γ，诱发迟发型超敏反应。因此，C-TST 具有操作简单、灵敏性和特异性高的特点，其结果不受卡介苗接种和 MTB 感染的影响，是诊断结核潜伏感染、菌阴肺结核和肺外结核辅助诊断的一项新的检查方法。

IGRA 是近年来采用酶联免疫吸附试验（ELISA）或酶联免疫斑点试验（ELISPOT）定量检测受检者全血或外周血单个核细胞对 MTB 特异性抗原的 γ-干扰素（IFN-γ）的释放反应，用于结核分枝杆菌潜伏感染的诊断。IFN-γ 为 Thl 细胞分泌的一种细胞因子，不但能反映机体 Thl 细胞免疫情况，还与体内 MTB 的抗原含量密切相关。被 MTB 抗原致敏的 T 细胞再遇到同类抗原时能产生高水平的 IFN-γ，因此被用于结核潜伏感染的诊断。

根据 Houben RM 等发表的基于模型统计的全球 LTBI 负担评估结果，估计全球结核潜伏感染患者达到 17 亿人，感染率约为 23%。东南亚、西太平洋和非洲地区是 LTBI 高负担地区，占全球感染总人数的 80% 左右。

（二）肺结核发病率

1. **发病率的估算方法**　结核病年发病率是指每年新发的结核病患者人数占当年全人口的比例，包括肺结核和肺外结核。新发结核病患者包括初次发病诊断的新结核病患者，以及既往治愈后又复发的患者。

直接调查发病率需要非常大的样本量，调查成本高，各国均不采用。根据 2020 年全球结核病报告（Global Tuberculosis Report 2020），WHO 目前估算各国结核病发病率的方法分为四种：

（1）结核病流行病学（患病率）调查。发病率用患病率调查结果和估计的疾病病程估算，该方法适用于 29 个国家，其中 28 个国家有全国性调查数据，印度则是一个州的调查数据。这 29 个国家的发病人数占全球 2019 年估算发病人数的 66%。

（2）在高收入国家利用漏报水平对登记病例数进行调整。该方法用于 139 个国家：包括除了德国、荷兰和英国外所有高收入国家，以及选入的中高等收入但低漏报水平的国家，包括巴西和俄罗斯。这 139 个国家的发病人数占全球 2019 年估算发病人数的 6%。

（3）根据国家级病例存量研究的结果获得。该方法用于 8 个国家：中国、埃及、德国、印度尼西亚、伊拉克、荷兰、英国和也门。这些国家的发病人数占全球 2019 年估算发病人数的 17%。

（4）以登记病例数据为基线，通过专家研讨确定病例发现差距的水平（漏报、过诊和漏诊等）进行调整。该方法用于 39 个国家，这些国家的发病人数占全球 2019 年估算发病人数的 11%。

这四种方法中，第四种最不被推荐，只有在其他三种方法不能获得时才使用。WHO 建议应尽可能通过常规监测和调查直接估算发病率，而不是间接依靠建模和专家意见估算。WHO 对中国结核病发病率的估算方法属于第三种，即根据我国监测系统报告的新患者登记率及通过全国病例存量研究获得的结核病管理信息系统漏登率来进行计算，即发病率 = 新患者登记率 /（1 - 漏登率）。

2020 年，由于新冠肺炎疫情全球大流行，WHO 认为各国结核病监测数据可能会受到一定影响，因此在传统的四种发病率估算方法之外，为安哥拉、孟加拉国、巴西、中国、印度、印度尼西亚、肯尼亚、缅甸、巴基斯坦、秘鲁、菲律宾、俄罗斯联邦、南非、乌干达、乌克兰和越南这 16 个国家使用了传染病动态模型（dynamic models）以估算发病率（选择这 16 个国家的原因是因为其 2020 年登记病例数下降占全球下降数的 94%）。模型拟合仍主要基于各国报告的登记数据，加入了公立 / 私营、TB/HIV 双重感染、敏感 / 耐药以及新冠肺炎疫情对诊断、发现和治疗管理等服务中断情况作为参数，采用贝叶斯自适应马尔科夫链蒙特卡洛方法进行校准。

2. **全球结核病发病现状**　2020 年，全球估算有 987 万结核病发病病例（95%CI：888 万 ~1 090 万），估算发病率为 127/10 万（95%*CI*：114/10 万 ~140/10 万）。大多数结核病病例发生在 WHO 东南亚区（43%）、非洲区（25%）和西太平洋区（18%）；东地中海区（8.3%）、美洲区（3.0%）和欧洲区（2.3%）病例所占比例较小。

各国结核病流行的严重程度差异较大。30 个结核病高负担国家发病数占全球所有估算发病病例的 86%，其中 8 个国家占全球总数的 2/3：印度（26%）、中国（8.5%）、印度尼西亚（8.4%）、菲律宾（6.0%）、巴基斯坦（5.8%）、尼日利亚（4.6%）、孟加拉国

（3.6%）和南非（3.3%）。2020 年，57 个国家的结核病发病率低于 10/10 万，大多数分布在美洲区和欧洲区，少数分布在东地中海和西太平洋区。30 个结核病高负担国家中的大多数国家发病率在 150/10 万 ~ 400/10 万，其中中非、朝鲜、加蓬、莱索托、菲律宾和南非等国家的发病率高于 500/10 万。在所有结核病新发病例中，合并 HIV 感染者占 8%，成年男性患者占 56%，成年女性患者占 33%，儿童患者占 11%。

3. **全球 2015—2020 年结核病发病变化趋势**　总体来说，全球结核病发病的绝对数和发病率均在缓慢下降。2015—2020 年全球结核病发病率累计下降 11%，仅略高于 2020 年终止结核病策略里程碑的一半（20%）。30 个结核病高负担国家中有 6 个已达到 2020 年的里程碑目标（埃塞俄比亚、肯尼亚、缅甸、纳米比亚、南非和坦桑尼亚联合共和国）。

4. **2016—2020 年结核病高负担国家名单**　自 1998 年至 2015 年，高负担国家（HBC）一直是全球结核病领域被广泛使用的概念。从 2015 年开始，WHO 开始使用结核病、TB/HIV 双重感染、耐多药结核病三个高负担国家名单。每份名单含 30 个国家，包括 20 个绝对患者数最多的国家，加上另外 10 个发病率最高且患病人数超过 1 万例或 TB/HIV 双重感染、耐多药结核病患病人数超过 1 000 例的国家。名单内的国家覆盖了 87% ~ 92% 的全球结核病负担，主要来自患病人数前 20 位的国家。三份名单共含 48 个国家，其中 14 个国家同时在三份名单中，具体名单详见图 3-2-1。

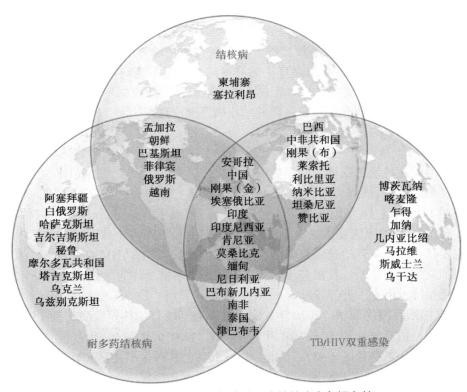

图 3-2-1　2016—2020 年全球 3 个结核病高负担名单

（三）肺结核患病率

全球肺结核患病率特征　肺结核患病率除通过流行病学调查直接获得外，还可以通过发病率与疾病病程相乘获得，1997 年全球肺结核患病率约为 277/10 万，各个 WHO 分区患病率详见表 3-2-1。

表 3-2-1　1997 年全球及 WHO 分区肺结核患病情况

地区	患病率 /10^{-5}
全球	277
非洲区（African，AFR）	384
美洲区（Americas，AMR）	72
东地中海区（Eastern Mediterranean，EMR）	258
欧洲区（European，EUR）	73
东南亚区（South-East Asia，SEAR）	524
西太区（Western Pacific，WPR）	230

2012 年全球估计有 1 200 万例肺结核患者，患病率约为 169/10 万，与 1990 年相比，患病率下降 37%。

在联合国千年发展目标（Millennium Development Goals，MDGs）中，2015 年结核病患病率较 1990 年的基础上下降一半。根据 WHO 测算，2014 年约有 1 300 万例肺结核患者，患病率约为 174/10 万，与 1990 年相比，全球患病率下降了 42%，其中美洲区、东南亚区以及西太区下降已经达到或超过 50%，详见表 3-2-2。

表 3-2-2　全球、WHO 分区以及高负担国家患病情况

地区　　　　国家	患病率 /10^{-5}	95% 可信区间 /10^{-5}	是否达到 MDGs 目标
全球	174	158 ~ 190	几乎达标
非洲区（African，AFR）	330	288 ~ 375	未达标
美洲区（Americas，AMR）	36	28 ~ 45	达标
东地中海区（Eastern Mediterranean，EMR）	160	139 ~ 183	未达标
欧洲区（European，EUR）	48	36 ~ 61	未达标
东南亚区（South-East Asia，SEAR）	286	233 ~ 343	达标
西太区（Western Pacific，WPR）	116	104 ~ 128	达标
22 个高负担国家	227	203 ~ 253	

地区	国家	患病率/ 10⁻⁵	95% 可信区间/ 10⁻⁵	是否达到 MDGs 目标
非洲区	刚果（金）	532	282 ~ 859	未达标
	埃塞俄比亚	200	161 ~ 243	达标
	肯尼亚	266	142 ~ 427	未达标
	莫桑比克	554	295 ~ 893	未达标
	尼日利亚	330	253 ~ 417	未达标
	南非	696	390 ~ 1 090	未达标
	乌干达	159	87–253	达标
	坦桑尼亚	528	215 ~ 979	未达标
	辛巴威	292	158 ~ 465	未达标
美洲区	巴西	52	25 ~ 89	达标
东地中海区	阿富汗	340	178 ~ 555	未达标
	巴基斯坦	341	285 ~ 402	未达标
	俄罗斯	109	49 ~ 192	未达标
东南亚区	孟加拉国	404	211 ~ 659	未达标
	印度	195	131 ~ 271	达标
	印度尼西亚	647	513 ~ 797	未达标
	缅甸	457	352 ~ 575	达标
	泰国	236	161 ~ 326	未达标
西太区	柬埔寨	668	565 ~ 780	达标
	中国	89	78 ~ 102	达标
	菲律宾	417	367 ~ 471	达标
	越南	198	83 ~ 362	达标

数据来源：《全球结核病报告 2015》。

联合国在 2015—2030 年可持续发展目标中未将患病率作为考核评价指标，此后 WHO 未对全球肺结核患病情况进行测算，只是对已经开展流行病学调查的国家进行了患病率测算，具体开展流行病学调查的国家见图 3-2-2。

2000	中国			
2001				
2002	柬埔寨			
2003	马来西亚			
2004	印度尼西亚			
2005	厄立特里亚			
2006	泰国			
2007	菲律宾	越南		
2008	孟加拉国			
2009	缅甸			
2010	中国			
2011	柬埔寨	埃塞俄比亚	老挝	巴基斯坦
2012	冈比亚	尼日利亚	卢旺达	坦桑尼亚	泰国
2013	加纳	马拉维	苏丹	
2014	印度尼西亚	赞比亚	津巴布韦	
2015	孟加拉	肯尼亚	蒙古	乌干达
2016	朝鲜	菲律宾		
2017	莫桑比克	缅甸	纳米比亚	南非	越南
2018	尼泊尔	斯威士兰		
2019	莱索托			
2020	印度			
2021	博茨瓦纳			

图 3-2-2　全球开展结核病流行病学调查的情况

（四）结核病死亡率

1. 全球结核病死亡数据估算方法　按照《国际疾病分类（第十版）》（ICD-10），HIV阴性结核病患者的死亡属于结核病死亡，HIV阳性的 TB/HIV 双重感染患者死亡则属于HIV 死亡。

WHO 每年估算的全球结核病死亡数据多基于各国的生命登记系统（Vital Register System）或者抽样生命登记系统（如中国的死因监测系统）数据，另外有部分国家使用美国华盛顿大学卫生计量与评估研究所（IHME）公布的全球疾病负担（GBD）模型估算数据。

2. 全球结核病死亡现状和变化趋势　WHO 2019 年公布的全球死因别数据表明，结核病是单一传染病的首位死亡原因，也是全球第 13 大死因。受新冠肺炎疫情的影响，预计 2020 年结核病作为单一传染病的死亡原因将降至第 2 位。

全球 HIV 阴性人群的结核病死亡绝对数一直呈现下降趋势。但在 2020 年，全球 HIV 阴性人群结核病死亡数从 2019 年的 121 万增加到 128 万（95%CI：121 万~136 万），死亡率由 16/10 万上升到 17/10 万（95%CI：16/10 万~18/10 万），这是自 2005 年以来结核病死亡数首次出现增加，其原因可能是新冠肺炎流行期间，基本结核病诊断和治疗服务的提供和使用受到影响和中断。2020 年全球结核病病死率为 15%，高于 2019 年的 14%。30 个结核病高负担国家中的大多数国家结核病死亡人数都有所增加，只有 6 个国家在 2015—2020 年间实现了终止结核病策略 35% 的下降目标，分别是肯尼亚、莫桑比克、缅甸、塞拉利昂、坦桑尼亚和越南。

二、我国结核病流行病学特征

（一）结核分枝杆菌潜伏感染率

我国最新关于结核潜伏感染的研究是利用 2013 年在我国江苏省丹阳市、甘肃省龙溪市、河南省中牟县、湖南省湘潭市开展的多中心基于 IGRA 检测结果的流行病学调查数据，以全国各县（区）的肺结核报告发病率作为辅助变量，采用小样本空间统计推断模型进行估算。估算结果显示，我国 5 岁及以上人群结核分枝杆菌潜伏感染率为 18.1%（95%CI：13.7% ~ 22.4%），男性结核分枝杆菌潜伏感染率高于女性并随着年龄的增加而升高。

（二）结核病发病率

1. 估算发病率 中国既往没有直接在国家层面上进行过自己的发病率估算，而是进行了 5 次全国结核病流行病学调查，以患病率作为衡量国家和地区结核病疫情水平的标准。但是由于流行病学调查的高成本和实施层面上的难度，很难经常性地开展，获取数据的及时性和方便性较差。

通过结核病监测系统（我国结核病管理信息系统）直接估算结核病的发病水平，是全球结核病监测的共同目标，也是现在较多发达国家采用的方法，WHO 目前也在使用该方法估算中国的发病水平。但是，2017 年，中国开展了全国性的肺结核漏登调查，获得 2015 年的肺结核漏登率为 8.23%。

2. 肺结核报告发病率 除 WHO 每年为中国估算的发病率之外，我国卫生行政部门在疫情公布以及疾控部门在日常防治工作中也常常使用传染病网络直报系统中报告的肺结核发病数据来近似描述肺结核的疾病负担。

1996 年，原卫生部下发了《关于进一步加强全国结核病防治工作的通知》，肺结核被列为乙类传染病进行报告管理，因此从 1997 年开始全国有了比较系统的结核病疫情报告。

（1）2020 年肺结核报告发病率分布特点

1）地区分布：全国报告发病率居前 5 位的省份依次为西藏（150.13/10 万）、新疆（109.89/10 万）、贵州（96.54/10 万）、青海（93.85/10 万）和海南（83.38/10 万）；报告发病率居前 5 位的县（区）依次为青海省果洛藏族自治州玛多县（632.32/10 万）、青海省玉树藏族自治州曲麻莱县（632.19/10 万）、四川省甘孜藏族自治州稻城县（515.28/10 万）、四川省甘孜藏族自治州石渠县（501.65/10 万）和四川省甘孜藏族自治州理塘县（439.64/10 万）。

2）时间分布：与 2019 年比，2020 年各月报告发病率均呈现不同程度的下降，详见

图 3-2-3。肺结核是慢性传染病，通常发病缓慢，病情隐匿，患者可能延迟数周或数月就诊，从而导致报告时间与发病时间存在一定的差异。由于月报告发病率通常为次年对上一年度各月份报告患者数按发病时间进行统计，例如，年初 1 月份发病的患者在 1—12 月间就诊报告均将纳入统计，而年底 12 月份发病的患者，则只有在当月就诊时才纳入统计，受这些因素影响，月报告发病率通常呈逐月下降趋势。此外受就诊行为的影响，春节期间的报告发病率也会出现短暂下降。2020 年由于新冠肺炎疫情影响，1—3 月份报告发病率均较 2019 年有较大下降，疫情平稳后，4—5 月报告发病率出现上升，并从 6 月份恢复逐月下降的趋势。

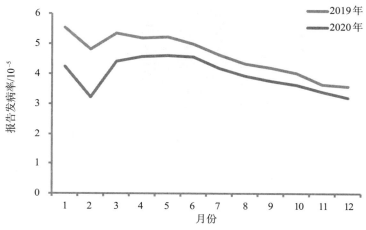

图 3-2-3 2019—2020 年全国报告肺结核发病率月分布

3）人群分布：2020 年肺结核报告发病数中男性 458 272 例，女性 212 266 例，男女性别比为 2.16∶1。男性和女性的报告发病率分别为 63.90/10 万和 30.91/10 万。男性报告发病率在 35 岁后随年龄增长而上升，75 岁以上年龄组报告发病率最高，为 165.57/10 万。女性报告发病率峰值同样出现在 75 岁以上年龄组，为 60.35/10 万，详见图 3-2-4。

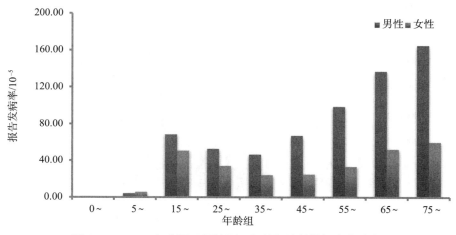

图 3-2-4 2020 年全国不同性别、年龄组肺结核报告发病率

职业分布：以农民（58.87%）、家务及待业（15.11%）、学生（6.64%）、离退人员（5.49%）和工人（3.68%）为主，共占总报告病例数的89.79%，详见图3-2-5。

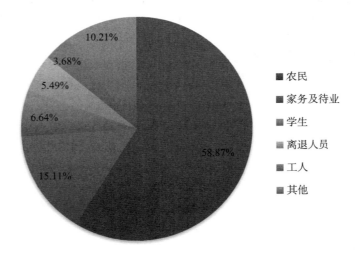

图 3-2-5　2020 年全国肺结核报告发病数职业构成

（2）1997—2020 年全国肺结核报告发病变化趋势：1996 年，卫生部下发了《关于进一步加强全国结核病防治工作的通知》，肺结核被列为乙类传染病进行报告管理，因此从1997 年开始全国有了比较系统的结核病疫情报告。1997—2005 年全国肺结核报告发病率呈上升趋势，其中 1997—2002 年肺结核报告发病率呈现小幅上升，2003 年之后随着DOTS 策略的快速扩展和防治工作力度的加强，肺结核报告发病率出现了明显上升，2005年达到高峰，之后有所下降；2007 年后肺结核报告发病率呈逐年下降趋势；受新冠肺炎疫情等多种因素影响，2020 年报告发病率下降幅度较大，详见图3-2-6。

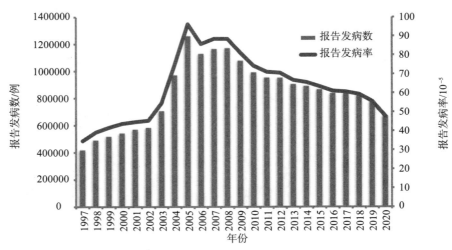

图 3-2-6　1997—2020 年全国肺结核报告发病数及发病率变化趋势

（三）肺结核患病率

全国结核病的患病水平只有通过流行病学抽样调查才能获得。我国于 1979 年、1984/1985 年、1990 年、2000 年和 2010 年先后开展了 5 次全国性的结核病流行病学抽样调查，数据具有可比性的有 4 次：1979 年、1990 年、2000 年和 2010 年，本书主要从 1990 年开始描述。

1. **患病现状** 根据 2010 年流行病学调查结果，全国活动性、涂阳和菌阳肺结核患病率分别为 459/10 万、66/10 万和 119/10 万。据此估算，2010 年全国 15 岁及以上人群中有活动性肺结核患者 499 万，涂阳肺结核患者 72 万，菌阳肺结核患者 129 万，见表 3-2-3。

表 3-2-3 不同类型肺结核患病情况

患者分类	患者数	患病率及 95% 可信区间 /10⁻⁵	估算患者数及 95% 可信区间 /1 万
活动性肺结核	1 310	459（433,484）	499（471,527）
涂阳肺结核	188	66（53,79）	72（58,86）
菌阳肺结核	347	119（103,135）	129（112,147）

2. **患病趋势** 根据三次全国流行病学调查报告，1990 年、2000 年和 2010 年全国活动性肺结核患病率分别为 523/10 万、367/10 万和 459/10 万，详见表 3-2-4，因三次流行病学调查方法不同，因此结果无法直接进行比较。

表 3-2-4 全国三次流行病学调查肺结核患病情况

患者分类	患病率 */10⁻⁵		
	1990 年	2000 年	2010 年
活动性肺结核	523	367	459
涂阳肺结核	134	122	66
菌阳肺结核	177	160	119

*：直接调查的患病率，未经校正。

对 2000 年和 2010 年二次流行病学调查结果进行校正后比较，与 2000 年相比，2010 年全国活动性、涂阳和菌阳肺结核患病率均呈下降趋势。其中活动性肺结核患病率年递降率为 0.2%，涂阳肺结核患病率年递降率为 9.0%，菌阳肺结核患病率年递降率为 5.8%，详见表 3-2-5。

表 3-2-5 2000—2010 年肺结核患病情况

患者分类	患病率 /10⁻⁵		2000—2010 年下降幅度 /%	2000—2010 年年递降率 /%
	2000 年	2010 年		
活动性肺结核	466	459	1.5	0.2

续表

患者分类	患病率 /10⁻⁵		2000—2010 年下降幅度 /%	2000—2010 年年递降率 /%
	2000 年	2010 年		
涂阳肺结核	169	66	60.9	9.0
菌阳肺结核	216	119	44.9	5.8

（四）结核病死亡率

由于肺结核属于慢性传染病，患者治疗时间长，部分患者返家后死亡，医疗机构无法直接监测其因结核病死亡，因此无论是传染病网络直报系统中的报告死亡率还是结核病管理信息系统中的病死率均无法代表结核病的人群死亡情况。据全国结核病流行病学调查中的死亡回顾调查结果显示，1984—1999 年我国肺结核死亡率呈不断下降趋势。其中 1983/1984 年肺结核死亡率为 31.0/10 万，1989 年为 19.1/10 万，1999 年为 8.8/10 万。1984—1999 年肺结核死亡率下降了 71.6%，年递降率为 8.1%。自 2011 年起，开始使用具有抽样代表性的全国死因监测系统数据，漏报率调整后的结核病死亡率由 2011 年的 3.39/10 万下降到 2019 年的 2.34/10 万。

1. **概况**　2011—2017 年，结核病报告死亡率由 3.01/10 万降到 2.18/10 万。2011 年和 2012 年因结核病死亡患者在传染病和寄生虫病死因顺位中占据首位，2013—2019 年占第二位，详见表 3-2-6。

表 3-2-6　2011—2019 年结核病报告死亡数、死亡率及死因顺位

年份	监测人口数	监测点数	报告死亡人数	报告死亡率 /10⁻⁵	调整死亡率 ** /10⁻⁵	传染病和寄生虫病中死因顺位
2011 年 *	77 396 478	161	2 332	3.01	3.39	1
2012 年 *	77 215 997	161	2 312	2.99	3.04	1
2013 年	227 236 284	605	5 765	2.54	3.05	2
2014 年	253 610 895	605	5 885	2.32	2.79	2
2015 年	257 571 377	605	6 024	2.34	2.81	2
2016 年	264 772 868	605	6 134	2.32	2.79	2
2017 年	271 135 671	605	5 905	2.18	2.62	2
2018 年	272 254 849	605	5 958	2.19	2.47	2
2019 年	276 873 145	605	5 767	2.08	2.34	2

　*2008 年至 2012 年所采取的数据来自全国疾病监测系统收集的结核报告死亡数据，2013 年至 2019 年采用的数据来自调整后的全国死因监测系统收集的结核病报告死亡数据。

　** 全国死因监测系统由中国疾病预防控制中心慢性非传染性疾病预防控制中心负责进行质量监控，每三年开展一次漏报调查。2011—2019 年度的调整死亡率根据每年的报告死亡率结合漏报率进行调整。

2. **三间分布**

（1）区域分布：2011—2019 年结核病报告死亡率东部地区始终保持在较低水平（2019

年为 1.50/10 万）；中部地区总体呈下降趋势，但 2019 年报告死亡率略（1.72/10 万）高于 2018 年；西部地区 2012—2014 年有明显下降，随后略上升，到 2019 年开始下降，且较 2018 年有较大下降幅度。各地区之间，东部报告死亡率最低，西部报告死亡率最高，详见图 3-2-7。

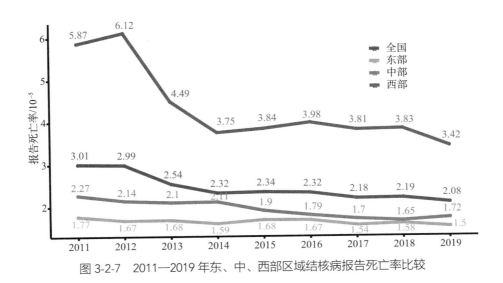

图 3-2-7　2011—2019 年东、中、西部区域结核病报告死亡率比较

（2）城乡分布：2011—2019 年，我国农村结核病报告死亡率均明显高于城市。城市 2019 年结核病报告死亡率（1.79/10 万）略高于 2018 年，而农村 2019 年报告死亡率（2.24/10 万）低于 2018 年，详见图 3-2-8。

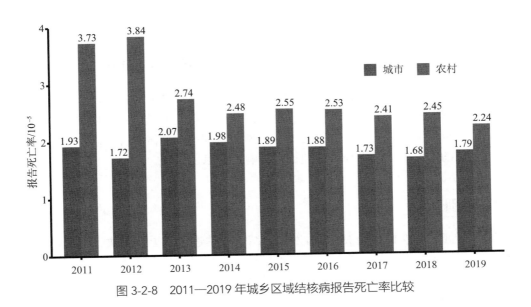

图 3-2-8　2011—2019 年城乡区域结核病报告死亡率比较

（3）人群分布

1）年龄分布：2011—2019年结核病报告死亡率均呈现随年龄增加而升高的趋势，老年人群结核病报告死亡率明显高于青壮年人群，25岁及以下年龄组报告死亡率基本平稳，30岁以后有所上升，而55岁以后快速升高，详见图3-2-9。

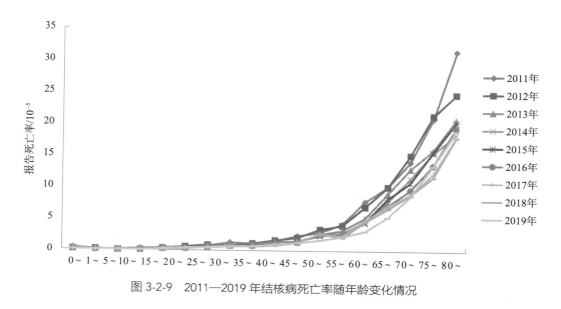

图3-2-9 2011—2019年结核病死亡率随年龄变化情况

2）性别分布：2011—2019年男性结核病报告死亡率均明显高于女性。2019年男性、女性结核病报告死亡率分别为3.14/10万、0.99/10万；报告总死亡人数5767例，其中男性4412例（占76.50%），女性1355例（占23.50%），男女性别比为3.26∶1。

（黄　飞　李　涛　赵　飞）

第四节　结核病发病的主要影响因素

结核病的发生是结核分枝杆菌（MTB）和宿主之间复杂相互作用的结果，感染与否或感染后是否发病受多种因素影响。目前，已知的与尚待证实的结核病发病相关因素涵盖了遗传因素、免疫因素、行为因素、接触史、环境因素和社会经济状况等多个方面。作者仅就结核病发病的主要生物学影响因素和行为影响因素综述如下。

一、性别

尽管有研究表明女性感染MTB后发展为结核病的进程较男性更快，但无论是前瞻性研究还是常规结核病登记报告均显示男性的结核病发病风险显著高于女性。印度结核病研究中心于1968年在印度南部农村地区28万自然人群中开展了一项历时15年的随访，研究发现在调整了年龄因素后，与女性相比，男性发生结核病的调整相对危险度为3.0（95%CI：2.7～3.2），且在各个年龄组均呈现相同趋势。在中国农村人群中进行的病例对照研究结果也显示，女性是肺结核发生的保护因素。

男性较女性有更高的结核病发病风险，可以从生物（生理学）和社会学两个角度解释。从生物（生理学）角度来说，不同性别人群的免疫反应有差异，雌性激素对免疫系统有益，而雄激素具有免疫抑制性。从社会学角度来说，主要可归因于男女分工不同，男性社会活动更为广泛，导致其具有更高的暴露风险；同时，男性更易具有包括吸烟和酗酒在内的不良生活习惯，重体力劳动者也多为男性，这些因素增加了男性暴露后感染和感染后发病的概率。

二、年龄

已有明确证据表明，随着年龄的增长，结核病的发病风险显著升高。印度结核病研究中心的队列研究结果显示，在调整了性别因素后，结核病发病风险随年龄增长呈线性升高的趋势，与 0 ~ 4 岁组相比，各年龄组的调整相对危险度（RR）从 1.7 上升至 10.8。其原因可能是随年龄增长，免疫功能趋于衰退，同时，酗酒和吸烟以及负性生活事件发生的概率也更大；此外，基础疾病（继发感染）的发病概率也随年龄增长而上升，这也在一定程度上增加了结核病的发病风险。

同时也有研究证实，0 ~ 4 岁和青春期也是肺结核发病的高发年龄。在波多黎各对 82 269 名结核菌素皮肤试验（TST）阳性的儿童进行长达 20 年的随访研究发现，婴幼儿的发病率最高，其次是 16 ~ 20 岁组。儿童感染 MTB 往往是近期感染，由于其免疫系统发育尚不完善，更易进展为结核病。而青春期主要为学生人群，卡介苗保护力随年龄增长减退，同时学习强度大，当学习紧张、营养不良、缺乏锻炼等内外因素共同影响时，易患结核病。

三、遗传因素

感染人群中仅有 1/10 的人发病，提示个体差异可能与结核病易感性相关。Stead 等进行的经典流行病学研究首先证实了遗传因素在结核病发病中的作用。该研究发现，在 25 000 名结核菌素试验阴性、生活环境和生活方式非常相似的疗养院人群中，黑人的 MTB 感染率是白人的 2 倍多，认为结核病遗传易感性在不同人种中存在差异。此外，有关双生子方面的研究发现，同卵双生子同时或先后发生结核病的概率远远大于异卵双生子，说明即使在同一种族内，遗传因素也是影响结核病易感性的主要因素。

四、HIV 感染

大量研究显示，HIV 感染是结核病发病的明确危险因素。与 HIV 阴性者相比，HIV 阳性者发生肺结核的相对危险度（RR）为 26.7（95% CI：20 ~ 35）。尽管 MTB 与 HIV 双重感染在各个国家和地区发生率不尽相同，但各地 HIV 感染者和 / 或 AIDS 患者中的肺结核发病率均高于当地普通人群。在 HIV 高流行地区，HIV 感染可增加结核病发病。坦桑尼亚利用国家监测数据进行的研究显示，在 HIV 流行率达到 10% 的地区，40% 的涂阳肺结核患者发病可归因于 HIV 感染。

HIV 感染使结核病发病风险升高的机制主要是：HIV 具有破坏人体免疫系统的能力，可使循环系统中 CD4$^+$ 细胞功能降低，细胞因子 IL-2、IFN-α 生成减少，导致细胞对 MTB 抗原应答能力严重受限，尤其是使巨噬细胞抑制 MTB 生长的能力下降，造成 MTB 感染。另一个重要原因是免疫缺陷可导致机体病灶内处于休眠状态的 MTB 复燃，或机体再次受 MTB 感染后形成新的感染灶，也可迅速发展为结核病。

五、营养不良

结核病和一系列营养素缺乏有关，包括蛋白质 - 热量不足，维生素 A、维生素 D、维生素 C、维生素 E 和锌、硒缺乏等。然而，这些证据多来自横断面研究，因果推断依据较差。营养与结核病关联的队列研究多以体质指数（body mass index，BMI）作为衡量营养状态的指标。2010 年发表的一篇包含 6 项队列研究的系统综述显示，在 BMI 处于正常范围（18.5 ~ 30kg/m^2）时，结核病发病率与 BMI 之间具有高度一致的线性关系，BMI 每降低一个单位，结核病的发病风险增加 13.8%（95%CI：13.4% ~ 14.2%）；但该研究同时也指出，BMI 处于极大值或极小值时这一规律是否适用，还需要更多的研究来证实。

营养不良导致结核病发病的危险增加，其机制为微量元素和常量元素缺乏对细胞介导的免疫反应产生了负面影响，使其消灭 MTB 的能力下降。有研究发现，脂肪组织可抑制 MTB 复制，这在一定程度上间接说明了高 BMI 可降低结核病发病的风险。

六、糖尿病

同结核病一样，糖尿病也是一个重要的全球性公共卫生问题。结核病发病与糖尿病的关系目前已明确，糖尿病患者发生肺结核的风险比非糖尿病患者高 3 倍，且与血糖水平存在剂量 - 反应关系，即血糖控制越差，肺结核的发病风险越高。一项对 13 个观察性研究的系统综述研究表明，糖尿病能够增加活动性肺结核的发病风险，采用随机效应模型获得其中 3 个队列研究的合并相对危险度为 3.11（95%CI：2.27 ~ 4.26）。

糖尿病可造成宿主免疫系统受损，直接破坏对抗 MTB 增殖的固有性免疫应答和适应性免疫应答，最终导致结核病的发生。糖尿病患者血糖控制不佳，体内蛋白质合成减少、分解加快，蛋白质呈进行性消耗状态，导致免疫球蛋白、补体等减少，细胞免疫和体液免疫功能下降；另外，糖尿病患者全身组织、血液、尿液中葡萄糖含量均增高，长期营养不良、低蛋白血症、酸中毒等可损伤患者的防御机制，诱发 MTB 和其他细菌的感染，并增加发病的概率。

七、硅沉着病

硅沉着病易并发结核病，硅沉着病患者是结核病的高危人群。暴露于硅尘的工人，无论是否患有硅沉着病，其发生结核病的风险都会增加；另外，硅沉着病患者发展为结核病患者的风险是健康对照者的 2.8 ~ 39 倍，且相对危险度的大小取决于硅沉着病的严重程度。对我国多个矿山 1984 年 10 月—2002 年 12 月的 2 298 例硅沉着病患者的结核病患病状况调查显示，一期硅沉着病患者中合并结核病者占 14.6%，二期硅沉着病患者中合并结核病者占 29%，三期硅沉着病患者中则占 45.4%。

二氧化硅可损坏肺部的免疫反应，反复暴露于二氧化硅可引起巨噬细胞凋亡，从而削弱其吞噬和杀灭 MTB 的能力。另外一个发现是，硅沉着病患者的支气管肺泡灌洗液出现高水平的表面活性蛋白 A，它允许分枝杆菌在不触动细胞毒性反应的情况下进入肺泡巨噬细胞，通过激活巨噬细胞，抑制活性氮介质的形成，而活性氮介质在消灭分枝杆菌的过程中扮演重要的角色。由于硅沉着病患者抵抗力降低，细胞免疫功能低下，易受 MTB 感染；长期咳嗽、支气管纤毛破坏、分泌物堆积、呼吸道防御功能减退，为 MTB 入侵创造了有利条件；肺间质广泛纤维化，造成血液淋巴循环障碍，降低肺组织对 MTB 的防御能力。

八、吸烟

大量研究结果显示，吸烟是结核病发病的一个独立危险因素，不受酗酒和其他社会经济因素的影响。与从不吸烟者相比，吸烟者的结核病发病风险为 2.6（95%CI：2.1 ~ 3.4），而被动吸烟者的发病风险为 3.4（95% CI：2.0 ~ 5.5），但也有研究者认为，被动吸烟与肺结核发病的关系还需要更多的研究来证实。在我国人群中开展的病例对照研究结果也显示，调整其他混杂因素后，吸烟者的发病风险提高 2 倍。

关于吸烟增加肺结核发病风险的机制，有研究认为主要是通过烟草中的烟碱、尼古丁等有害物质吸入肺部、产生复杂作用而引起。烟碱能导致吸烟者肺部巨噬细胞分泌的 TNF-α 失去作用，从而使其更容易从潜伏感染进展为结核病患者。其他可能的机制包括免疫反应减弱、CD4$^+$ 细胞 T 淋巴细胞减少、巨噬细胞免疫反应缺陷和气道纤毛的机械清除功能破坏等。

九、酗酒

酗酒是肺结核发病和再感染的一个明确危险因素。早在 20 世纪 60 年代，一项病例对照研究就得出了酒精使用与结核病发病之间存在剂量 - 反应关系的结论。一项由 WHO 遏制结核部多名专家进行的、覆盖 3 个队列研究和 18 个病例对照研究的系统综述研究表明，酗酒（每天酒精摄入 > 40g）或临床诊断为酒精成瘾的人群中，活动性肺结核发病风险升高 2 倍。

酗酒导致肺结核高发，可能的原因是酒精削弱了人体免疫系统，从而增加了感染的风险，并通过酒精对免疫系统的直接毒效应而增加了发病的风险。动物研究提示，长期的或急性的酒精消耗直接损伤了细胞介导的免疫反应和巨噬细胞的功能；也可间接通过微量和常量元素的缺乏，或其他酒精相关的功能紊乱或失调，诸如恶性肿瘤和抑郁等，增加发病风险。

除上述因素外，还有多种因素可引起结核病的发病和传播，与传染性肺结核患者密切接触是结核病发生的必要条件，居住拥挤、通风不良等是造成结核病传播的重要因素。另外，贫穷、受教育程度低、使用免疫抑制剂等因素也可增高结核病的发病风险。

（成 君 张灿有 张 慧）

第五节 结核病流行病学抽样调查

结核病流行病学抽样调查主要是为了获得患病率。肺结核患病率是指某个调查时点一定人群中所有的现患肺结核患者所占的比例，包括新发现和既往诊断在治的肺结核患者。肺结核患病率流行病学抽样调查是以人群为基础，运用一定的抽样方法选取部分样本人群，采用标准化的诊断手段发现所有的现患病例，以反映某地区某时点人群患病情况的一种横断面调查方法。它可用于获得较准确的患病率、评估疾病负担、了解结核病疫情发展变化趋势等。

肺结核流行病学抽样调查的核心结果是可获得具有区域代表性的肺结核患病率。根据调查内容的不同，可获得活动性肺结核患病率、涂阳肺结核患病率、菌阳肺结核患病率等。根据患病率调查结果，结合人口总数，可估算出国家的肺结核患病人数负担。通过对调查当地各种亚人群肺结核患病率的分析，可用于识别患病的高危人群和高流行区域。如有既往的患病率调查结果，则可进行纵向比较，反映不同时间肺结核患病率变化态势，高危人群和流行区域变化情况，也可用于评价两次调查间隔期间结核病防控措施的实施效果。这些对评估结核病疫情流行状况，有针对性地制定国家结核病防治规划具有极其重要的意义。

患病率流行病学抽样调查一般在普通人群中进行，由于其采用主动发现的形式，较结核病监测登记系统中被动发现的患者更能反映结核病患者的总体情况。患病率抽样调查通常涉及大样本，具有区域代表性，因此各国在患病率抽样调查当中也常伴随进行一些其他专题调查，如社会经济学调查、结核病防治知识知晓率调查、感染率调查、死亡率调查等。

具有国家代表性的肺结核患病率抽样调查通常需要抽取大样本人群，耗费大量人力、物力和财力，组织实施均较困难。因此，在患病率已降到较低水平且患者发现、登记工作较完善的发达国家，目前常使用结核病监测资料代替患病率调查。但对于结核病高负担国家，尤其是部分患者发现工作不足，尚不能全面反映结核病疫情情况的国家，患病率调查仍是一种不可或缺的重要方法。

一、国际上流行病学抽样调查的做法

20世纪50年代以来，亚洲的日本、韩国等国家相继开展了多次结核病患病率抽样调查，为了解本国结核病疫情现状，制定结核病防控策略起到了重要作用。日本和韩国分别在组织了5次和7次全国结核病流行病学抽样调查后，确认了本国结核病疫情下降迅速，可实行以常规监测代替流行病学调查的疫情监测方法，因此，不再组织开展新的全国范围内的流行病学抽样调查。2000年以后，在WHO等国际组织的协助支持下，越来越多发展中国家开展国家级的患病率调查或制订了流行病学调查计划，如越南、菲律宾等国均进行了新的流行病学调查。越南的流行病学调查结果发现其患病率为 WHO 估计值的 1.6 倍，该次流行病学调查对其加强本国结核病防治力度起到很大的促进作用。2005 年，厄立特里亚组织了非洲地区第一个国家级的结核病患病率调查，调查结果表明患病率低于 WHO 估计值，其调查方法成本极低，为其他资源有限的国家进行患病率调查提供可借鉴的经验。

二、我国历次流行病学抽样调查方法及结果

自 1979 年开始，我国先后进行了 5 次全国结核病流行病学抽样调查，主要目的是获得有全国代表性的结核病患病率。历次的流行病学调查结果对了解我国结核病疫情现状和变化趋势、评价结核病防治规划的实施效果，制定新的结核病防控策略和措施等方面发挥了重大作用。

1. **1979 年第一次全国结核病流行病学抽样调查** 第一次全国结核病流行病学抽样调查采取分层不等比例整群随机抽样方法。全国的抽样调查点有 888 个。检查的主要方法是收集受检者性别、年龄、结核病接触史和结核病史等一般资料；对调查点 15 岁以下的儿童和部分没有开展卡介苗接种调查点的全人群开展 PPD 皮试；对 15 岁及以上人群和 PPD 阳性的儿童进行胸部 X 线透视，对透视发现异常阴影者拍摄后前位胸部 X 线片；胸部 X 线有可疑病变者，连续留痰 2 次作厚涂片法或集菌法进行结核分枝杆菌检查。调查显示全国活动性肺结核患病率为 717/10 万，涂阳患病率为 187/10 万。15 岁以下儿童感染率为 0.85%。

这是我国首次在全国 29 个省（自治区、直辖市）按照统一调查计划、实施方案和实施细则的要求、方法、标准和步骤开展的结核病流行病学抽样调查，为全国和各省提供了结核病疫情基线资料。

2. **1984—1985 年第二次全国结核病流行病学调查** 为评价 1979 年以来结核病防治措施的效果，了解全国结核病流行变化趋势，1984 年进行第二次全国结核病流行病学抽样调查，参与调查的有 22 个省（自治区、直辖市），也采取整群随机抽样的方法，抽样调查点 749 个。调查内容与 1979 年相比，增加了结核病死亡率回顾性调查、痰结核分枝杆菌培养、菌种鉴定、卡介苗接种史和瘢痕检查等内容。

调查显示全国活动性肺结核患病率为 550/10 万，涂阳患病率为 156/10 万，与 1979 年相比，活动性肺结核患病率年递减率为 4.7%，涂阳肺结核患病率年递减率为 3.2%。结核病死亡率为 35/10 万，肺结核死亡率为 31/10 万。

3. **1990 年第三次全国结核病流行病学调查** 1990 年，全国进行第三次结核病流行病学抽样调查。本次调查设计、调查内容和检查方法与前两次基本一致，继续采取分层整群随机抽样方法。全国调查点数 928 个，增加了结核病社会情况、非结核分枝杆菌感染状况两个新的调查内容。

调查显示全国肺结核患病率为 523/10 万，涂阳患病率为 134/10 万。结核病死亡率为 21/10 万，肺结核死亡率为 19/10 万。

4. **2000 年第四次全国结核病流行病学调查** 2010 年，全国开展了第四次结核病流行病学抽样调查。本次调查共抽取了 257 个调查点。调查方法、调查内容、检查方法与

1984—1985 年基本相同，另外增加了结核分枝杆菌抗结核药物敏感试验的内容。检查方法调整为对胸透异常及有可疑肺结核症状者收集 3 个痰标本进行痰涂片检查和痰结核分枝杆菌培养，对培养阳性者进行菌型鉴定和抗结核药物敏感性试验。

调查显示肺结核患病率为 367/10 万，涂阳患病率为 122/10 万。结核病死亡率为 9.8/10 万，肺结核死亡率为 8.8/10 万。

5. 2010 年全国第五次结核病流行病学调查　2010 年开展全国第五次结核病流行病学抽样调查。本次流行病学调查采用分层整群等比例随机抽样的方法，抽取的国家级流行病学调查点 176 个。调查对象调整为抽样人群中 ≥ 15 岁（出生日期在 1995 年 12 月 31 日之前）的常住人口。调查内容中增加了结核病知晓率。检查方法调整为对所有调查对象进行胸部 X 线检查，对所有有痰的胸部 X 线检查异常者和肺结核可疑症状者进行 3 次痰涂片和 2 次痰培养检查。

调查显示全国活动性肺结核、涂阳肺结核、菌阳肺结核的患病率分别为 459/10 万、66/10 万和 119/10 万。与 2000 年比，活动性肺结核、涂阳肺结核和菌阳肺结核患病率分别下降了 1.1%、60.9% 和 44.9%，年递降率分别为 0.1%、9.0% 和 5.8%。

全国四次主要流行病学调查的抽样方法、检查方法和调查内容和结果详见表 3-2-7。

表 3-2-7　1979—2010 年四次全国结核病流行病学调查方法和结果 *

项目	1979 年	1990 年	2000 年	2010 年
抽样时全国人口数	960 979 560	1 133 682 501	1 214 980 875	1 314 476 400
抽样方法	分层整群不等比例随机抽样	分层整群不等比例随机抽样	分层整群等比例随机抽样	分层整群等比例随机抽样
抽样比例	1：718	1：787	1：3 152	1：4 967
调查点数	888	928	257	176
平均每点调查人数 / 人	1 507	820 ~ 2 492	1 628	1 437
实际调查人数 / 万	130	146	36	25
检查方法	(1)3 月龄至 15 岁儿童开展结核菌素试验；PPD 阳性儿童开展胸透；胸透异常者同时拍摄胸部 X 线和收集 2 痰标本进行涂片检查 (2) 年满 15 岁开展胸透；胸透异常者同时拍摄胸部 X 线和收集 2 份痰标本进行涂片检查	(1)3 月龄至 15 岁儿童开展结核菌素试验；PPD 阳性儿童开展胸透；胸透异常者同时拍摄胸部 X 线和收集 2 份痰标本进行涂片和培养检查 (2) 年满 15 岁开展胸透；胸透异常者同时拍摄胸片和收集 2 份痰标本进行涂片和培养检查	(1)3 月龄至 15 岁儿童做结核菌素试验；PPD 阳性儿童开展胸透；胸透异常者及肺结核可疑症状者均应拍摄胸片，并收集 3 份痰标本进行涂片和培养检查 (2) 年满 15 岁应开展胸透；胸透异常者及肺结核可疑症状者同时拍摄胸片和收集 3 份痰标本进行涂片和培养检查	年满 15 岁拍摄胸片；胸片异常者、肺结核可疑症状者及无法拍摄胸片者收集 3 份痰标本进行涂片和培养检查

项目	1979 年	1990 年	2000 年	2010 年
调查内容	(1)肺结核患病情况 (2)结核病感染情况 (3)几项主要防治措施落实情况(患者发现、治疗情况和卡介苗接种)	(1)肺结核患病情况 (2)结核病感染情况 (3)结核病死亡情况 (4)防治措施落实情况(患者发现、治疗管理、耐药性测定) (5)结核病社会调查 (6)非典型分枝杆菌感染调查	(1)肺结核患病情况 (2)结核病感染情况 (3)结核病死亡情况 (4)防治措施落实情况(患者发现、治疗管理、卡介苗接种) (5)肺结核患者社会经济状况 (6)结核分枝杆菌耐药情况 (7)非结核分枝杆菌感染和耐药情况	(1)肺结核患病情况 (2)结核分枝杆菌野生株的菌种鉴定及耐药情况 (3)结核病防治措施评价 (4)肺结核患者社会经济状况 (5)公众结核病知识知晓率
调查的主要疫情指标	(1)全国各省(自治区、直辖市)肺结核感染率、患病率 (2)全国加权患病率	(1)全国各省(自治区、直辖市)肺结核感染率、患病率、死亡率 (2)全国加权患病率	全国肺结核感染率、患病率、死亡率	全国肺结核加权患病率
调查主要结果	全国活动性肺结核患病率为717/10万,涂阳患病率为187/10万,15岁以下儿童感染率为0.85%	全国肺结核患病率为523/10万,涂阳患病率为134/10万,结核病死亡率为21/10万,肺结核死亡率为19/10万	肺结核患病率为367/10万,涂阳患病率为122/10万。结核病死亡率为9.8/10万,肺结核死亡率为8.8/10万	全国活动性肺结核、涂阳肺结核、菌阳肺结核的患病率分别为459/10万、66/10万和119/10万

* 1984—1985 年进行的第二次全国结核病流行病学调查,部分省未完成调查工作,不在此介绍。

我国自 1979 年开始,共进行了五次全国结核病流行病学抽样调查,前三次是有省(区、市)代表性的抽样调查,既可获得全国结核病患病率资料,又能获得各省(区、市)结核病患病率资料。后两次全国结核病流行病学抽样调查,在抽样设计中,仅选择有国家代表性的流行病学调查点进行调查,也有若干省(区、市)自行增加调查点,开展了本省(区、市)调查。在历次流行病学调查中,我国根据疫情特点和实际需求,不断改进抽样调查的设计、调查内容、检查方法、组织实施以及资料分析方法,积累了丰富的调查工作经验。

三、结语

结核病患病率流行病学调查是以人群为基础,采用标准化的诊断措施发现患者,用以反映某地区某时点人群患病情况的一种横断面调查方法。具有国家代表性的患病率调查通常需要调查大样本人群,需耗费大量人力物力,且组织实施均较困难。因此,在结核病疫情水平较低且患者发现、登记工作较完善的发达国家,常利用结核病监测资料代替患病率调查。但对于结核病高负担国家,尤其是部分患者发现工作不足,尚不能全面反映结核病疫情水平的国家,患病率调查仍是不可或缺的。随着结核病疫情的下降,开展结核病流行病学调查需要投入的资金和组织的难度更大。最优方案是不断完善结核病疫情登记制度,利用健全的结核病登记资料间接反映患病率状况。

我国自 1979 年开始，共进行了五次全国结核病流行病学抽样调查，前三次既有全国代表性，也有省（市）代表性。后两次全国结核病流行病学抽样调查，在抽样设计中仅选择有国家代表性监测点进行调查，也有若干省（市）自行增加调查点，开展本省（市）调查。在历次流行病学调查中，中国根据疫情情况、诊断和实验室检测技术进展，以及防控工作实际，不断改进调查的设计、调查项目、检查方法，积累了丰富的调查经验。对于仍需开展患病率调查的其他结核病高负担国家，我国较少投入、较大产出的调查方案，保证被调查者 95% 以上受检率的组织实施方案，以及现场检查工作流程等均具有一定的借鉴意义。

（陈　伟）

第六节　结核病分子流行病学

结核病最常见的形式是肺结核，其传播途径主要是通过排菌患者咳嗽、咳痰、打喷嚏时将带有结核分枝杆菌的飞沫散播于空气中形成气溶胶，被健康人吸入后可在体内建立感染。感染人群中约 5% 会在短时间内发展成为活动性结核病患者，而约 95% 的感染者会进入长期的潜伏状态，在这部分人中约 5% 会在几年至几十年后从潜伏感染状态发展成为活动性结核病。由于结核病的空气传播、发病的不确定性以及菌株形态差异小等原因，传统流行病学方法很难研究结核分枝杆菌在人群中的传播，长期以来对结核病传播规律的认识相当有限。

20 世纪 90 年代随着分子生物学的发展和应用，能够从基因水平上区别不同的结核分枝杆菌临床菌株，结核病的分子流行病学应运而生。结核病的分子流行病学是利用基因型分型方法结合传统流行病学方法研究结核病传播规律的科学，其研究结核分枝杆菌传播的基本理论假设为：由同一株结核分枝杆菌传播导致的感染者，如果在短期内（1~3 年）内发病，患者体内的结核分枝杆菌具有相同的基因型，即基因型成簇；如果感染者经过较长时间的潜伏期（> 3 年）后发病，患者体内的结核分枝杆菌基因型将会产生变异，基因型与传染源不同。根据这个理论假设，可以区别患者之间是否存在传播关系，如在同一地区发现基因型成簇病例，提示这些患者近期由同一结核分枝杆菌传播导致发病；如果患者的结核分枝杆菌具有不同基因型，提示相互之间没有传播关系或是久远传播导致的。

分子流行病学的应用使人们对结核病的传播规律有了全新的认识，纠正了很多过去的错误或误解，为制定有针对性的结核病控制策略提供了理论依据和指导。目前，我国是全球结核病高负担国家之一，在未来较长一段时间内，我国结核病疫情仍然不容乐观。因此，利用分子流行病学研究方法阐明结核病在我国的流行规律对控制结核病尤为重要。本节将简要介绍分子流行病学的研究方法，并概述国内外结核病分子流行病学方面的研究进展。

一、结核分枝杆菌基因型分析方法及其特点

结核分枝杆菌基因型分型技术从 20 世纪 90 年代起不断发展，早期常用的方法是

IS6110-RFLP，后来出现了 Spoligotyping 和 MIRU-VNTR，近年逐渐发展与应用二代全基因组测序技术。

（一）IS6110-RFLP

PLIKAYTIS 等 1993 年将插入片段 6110（insertion sequence 6110，IS6110）限制性酶切片段长度多态性（restriction fragment length polymorphism，RFLP）应用于结核分枝杆菌基因型分型。利用该插入序列在不同临床菌株中的插入位置和拷贝数的差异可以达到区别不同临床菌株的目的。该方法分辨力高，曾是国际公认的结核分枝杆菌基因型分型的标准方法。但由于操作复杂，DNA 样本数量和质量要求高，结果分析困难以及不同实验室的结果难以比较等问题，目前很少应用。

（二）Spoligotyping

1997 年，KAMERBEEK 等建立了间隔区寡核苷酸分型法（spacer oligonucleotide typing，Spoligotyping）。结核分枝杆菌复合群基因组中包含特异的、长度约 36bp 的直接重复（direct repeating，DR）序列，重复序列之间存在 35～41bp 的间隔序列，不同重复序列之间的间隔序列不同。利用不同结核分枝杆菌基因组特异区域的 DNA 间隔子序列的数目差异可以区别不同的临床菌株。该方法对 DNA 样本的数量和质量要求低，数字化结果有利于实验室之间结果比较。但该方法的分辨力较低，特别是对我国广泛流行的北京基因型菌株的分辨率太低，不适合对我国结核分枝杆菌进行临床基因型分析。目前有全球收集的结核分枝杆菌临床菌株 Spoligotyping 数据库。

（三）VNTR

结核分枝杆菌基因组中存在与真核生物基因组中相似的小卫星区域，即在基因组非编码区中存在多个长度在 50～110bp 的串联重复序列（variable numbers of tandem repeates，VNTR），利用不同临床菌株在每个 VNTR 位点的重复数差异可以达到区别临床菌株的目的。由于 VNTR 分型方法对 DNA 样本数量和质量要求较低，且操作简单方便，而其分辨率高、数字化的结果方便实验室之间比较，使该方法得到广泛应用，逐渐代替 IS6110-RFLP 成为结核分枝杆菌基因型分型的金标准，目前有全球临床菌株的 VNTR 数据库。

不同地区临床菌株遗传差异较大，因此同样的 VNTR 位点在不同地区其分辨率有较大差异。如在国际普遍使用的 24 位点 VNTR 分型方案在北京型菌株广泛分布的地区其分辨率就大大降低。因此，Supply 等在标准 24 位点分型方案的基础上提出增加 4 个高变位点（VNTR 1982、3232、3820 与 4120），即（24+4）位点的 VNTR 分型方案。罗涛等进一步优化并建立了（9+3）位点组合的分型方案，其分辨率与（24+4）位点方案相当，但位点数少、工作量小，更易于推广。建议利用 9 个位点初步鉴定临床菌株的基因型，对其成簇的菌株进一步用 3 个高变位点进行区分，判断是否为相同基因型菌株，建议作为我国结核分枝杆菌基因型分型的推荐方案在全国应用。

（四）全基因组测序

随着二代测序技术的不断进步，测序成本大幅降低，使从全基因组水平区别不同临床菌株成为可能。全基因组数据可以更准确地鉴定基因型相同的成簇病例，同时通过差异单核苷酸多态性（single nucleotide polymorphism，SNP）分析可以判断各菌株发生的先后顺序，推断结核分枝杆菌的传播方向。

尽管有少数报道直接用痰样或其他组织样本进行测序，但目前主要还是利用培养阳性的菌株 DNA 样本测序。目前由于全基因组测序成本与测序样本量相关，样本越多成本越低。同时，测序数据分析需要一定生物信息学基础，步骤比较繁复，缺乏统一的标准，这些因素限制了全基因组序列分析的广泛应用。相信未来测序技术发展可以实现低通量低成本，使全基因组序列基因型分析成为临床诊断和分子流行病学研究的常用方法。目前国内已经建立了免费的线上结核分枝杆菌全基因组序列分析平台（http：//samtb.szmbzx.com/index），大大降低了测序数据分析的难度。

二、结核病分子流行病学应用

（一）结核病的近期传播与内源性复燃

根据结核病患者感染结核分枝杆菌到发病的时间长短，新发结核病至少包含两种形式：一是"近期传播"，即感染后 2～3 年内发病；二是感染后进入较长（如 5 年以上）的潜伏期后再发病称为"内源性复燃"。区别患者产生的原因对结核病控制具有重要意义，如近期传播严重的地区需要加强患者的发现和传播控制；内源性复燃为主的地区则侧重对患者的规范性治疗和管理。随着结核分枝杆菌基因型分析方法的建立与发展，通过连续收集一个地区全部培养阳性结核病患者菌株，进行基因型分析，可以得到代表近期传播的簇病例，所有患者中簇病例的比例可用于估计该人群中结核分枝杆菌的近期传播率。如在旧金山和纽约地区，近期传播所致病例占全部病例的 35%～40%，杨崇广等在中国五个区县连续 4 年收集当地全部的临床菌株，经过基因分型后发现平均 31.0% 的结核病患者菌株基因型成簇，提示为近期传播所致。

基因型分析不仅能鉴定近期传播导致的患者，而且还能鉴定导致近期传播的高危人群和传播场所。研究发现欧美国家近期传播主要集中在 HIV 感染者、吸毒者、无家可归者等高危人群，酒吧、医院、监狱和吸毒者聚集区等是传播发生的高危场所，如 20 世纪 90 年代中期在英格兰一个小镇连续发生 8 例肺结核病例，调查发现病例经常前往一家酒吧，直至 2013 年又发生了 13 例患者的菌株基因型一致，其中 5 例与这家酒吧相关，另外 3 例通过另一家酒吧相联系。

国内的研究尚未发现明确的近期传播高危人群。对于传播发生的场所，也没有找到很明确的地点，研究发现有些传播可能发生在学校和社区公共场所，但缺乏直接的流行病学联系，成簇病例的居住地常常比较集中，住在同一社区或邻近的街道，如杨崇广等调查成簇病例发现部分病例常去同一社区活动中心、棋牌室等。

菌株基因型成簇只是提示患者可能存在相互传播的关系，但要确认这种传播关系，还需要流行病学的调查结果支持。目前研究发现，无论是高负担国家或低负担国家，簇病例中有流行病学联系的比例都较低。如美国 20 世纪 90 年代一项前瞻性研究显示，84 例 DNA 指纹图谱一致的簇病例中仅 20 例（24%）有近期接触的证据；德国 1997—2015 年的研究显示，成簇患者中仅 37% 具有流行病学联系；中国一项基于人群的分子流行病学研究显示，成簇病例中 27% 具有确定或可能的流行病学联系。导致基因型成簇但没有发现流行病学联系的原因可能主要有：第一，传统的分型方法分辨率较低，过高估计了成簇水平。采用全基因组测序分型方法提高了成簇的准确性，成簇患者之间有流行病学联系的比例明显增加，如在上海耐多药成簇病例中，有流行病学联系的比例达到 69%；荷兰成簇患者中该比例也由 31% 上升到 57%。第二，结核分枝杆菌的传播可能并不需要长时间接触，只是偶然接触就可以导致感染。第三，流行病学调查困难，如传播发生时间久远；涉及患者个人隐私，难以获得准确、全面的信息。

（二）结核病的暴发

结核病暴发通常指小范围、短期内发生的聚集性病例，尤其是学校、工厂、监狱等人口聚集的场所。基因型分型技术可以为判断提供科学依据，即准确判断暴发是否由同一菌株导致，而不仅仅是依据发病时间和似是而非的流行病学联系。如英国 GARDY 等对社区内 2006—2008 年发现的培养阳性的 36 例患者临床菌株进行全基因组序列分析，结果显示该社区同时存在两个独立的暴发事件，分别包含 13 例与 19 例成簇患者。目前学校结核病受到社会的关注，判断学校结核病暴发时更应慎重，应该只将具有相同基因型成簇病例判断为暴发；而菌株基因型不同则属于散发。上海市对 2 起学校聚集性疫情的 3 株与 5 株菌株进行 VNTR 分型，其分型结果一致，确定为暴发事件。2017 年北方某高中发生 12 例耐多药结核病暴发，其中 9 例病例培养阳性，其临床菌株基因型一致，确认是同一菌株引起的暴发事件。

（三）结核病复发与外源性再感染

结核病复发（recurrent patients）指已治愈的患者再次发病。其再次发病原因有两种可能：一是前次未完全治愈，原来的结核分枝杆菌复苏引起的再次发病，称为"复发"（relapse）；二是前次治愈后，患者重新感染了新的结核分枝杆菌而引起发病，称为"外源性再感染"（exogenous reinfection）。准确鉴定复发患者的发病原因对正确评估治疗方案和新药具有重要意义。如果是由原来菌株复苏引起的复发，需要认真研讨治疗方案和新药的效果；但如果是外源性再感染，则与治疗方案和评估的新药无关，提示当地结核病传播比较严重。但很遗憾，长期以来缺乏科学手段区分这两种情况，目前可通过比对前后两次发病时临床菌株的基因型，若基因型相同，则为"复发"，基因型不同则为"外源性再感染"。

沈国妙等研究表明，上海市复治结核病患者中由外源性再感染导致的比例达到42% ~ 68%，且随着年龄增加，这一比例逐步降低。南非地区这一比例高达 77%。即使在发病率较低的国家中外源性再感染的比例仍然较高，如 20 世纪 90 年代西班牙的一项研究对 5 年间共 18 例患者的前后菌株进行基因型比对，发现其中 8 例（44%）患者二次发病是由不同菌株再感染导致。PAREEK M 的一篇综述纳入了 16 个利用基因分型分析复发原因的研究，结果显示低发病率地区复治患者的外源性再感染比例均在 30% 以下。

真正"复发"的患者是由于前次治疗不完全，耐药产生的风险增加，而"外源性再感染"患者的耐药与前次病程无关，仅依靠治疗史或前次药敏结果进行用药治疗是相当危险的策略。利用基因型分析，复治患者产生耐药的原因得以区分，从而可以更科学地指导临床用药。对有治疗史的耐药患者，一般认为其耐药是在治疗过程中产生的。但李霞等发现，上海地区有治疗史的耐药患者中，59% ~ 84% 的耐药是由于感染耐药菌株导致的。

（四）实验室污染的鉴定

目前结核病诊断的金标准为结核分枝杆菌培养阳性，而一旦在标本采集、处理等过程中发生污染，产生"假阳性"则可能影响临床诊断和治疗。利用基因分型技术发现同时有多株菌株的基因型相同时，则应高度怀疑实验室污染。美国疾控中心规定，在患者无明显临床症状或胸部 X 线无肺结核特征性表征，而其痰标本培养阳性，且其基因分型结果与其他菌株样本相同，若这两份样本是在同一实验室同一天处理，或其痰标本是同一地点相近时间内（1 ~ 3 天）采集的，则认为是交叉污染导致的假阳性。

Burman 发现，数据显示实验室交叉污染导致培养"假阳性"比较普遍，在 93% 的研究中均出现不同程度的实验室交叉污染。尽管应用的分型方法不一，各研究检测交叉污染或假阳性的比例相差不大，为 0.1% ~ 3.5%。台湾大学附属医院对每日与每批次的阳性样本数及阳性率进行日常记录与监测，当结核分枝杆菌的阳性数超过参考值上限时怀疑实验室交叉污染，利用该方法对半年内 13 批次培养阳性样本进行基因分型，发现其中 38.5% 为交叉污染导致的假阳性。古巴国家结核病参比实验室对同一天处理而阳性率异常的全部菌株进行基因分型，发现 10 株菌株中 8 株基因型完全一致，怀疑交叉污染；同时对患者重新采集痰标本进行培养，仅 1 例仍然阳性且基因型一致，确定为污染源。

实验室交叉污染的检测与鉴定不仅对患者个人有极其重要的临床意义，同时分子流行病学研究中也应重视该问题，忽视交叉污染引起的成簇现象将高估该地区的近期传播水平，错误引导公共卫生对结核病暴发的干预。

（五）我国结核病分子流行病学研究现状

结核病分子流行病学在我国的应用从 20 世纪 90 年代就已开始，虽然涉及的面比较广，但系统性不太强，除前面章节已经介绍的工作外，主要还在以下几方面做了一些工作。

1. 农村地区结核病的近期传播 国内以人群为基础的分子流行病学研究尚有限，徐彪等收集华东两县一年的耐药菌株，利用 12 位点 VNTR 与 IS6110 进行分型，发现成簇率达 23%；王伟炳等在一年半的时间内收集我国东部地区 6 个区县的菌株，得到成簇率仅为 15%；Lu 等在东部省份江苏省的 30 个乡镇，连续收集了 3 个月的菌株，近期传播率为 27%；广西壮族自治区对 30 个耐药检测点采集的全年菌株进行 12 位点 VNTR 分型，得到成簇率 41%。由于研究设计、研究时间和采用分型方法各不相同，这些研究所得到的近期传播率很难相互比较，且由于样本收集时间较短，成簇率也较难代表该地区的近期传播水平。

以散发病例或医院样本为研究对象的调查常常不能代表当地菌株的情况，故而计算成簇率也难以反映该地区的传播水平。如李妍等从陕西省 10 个地市收集到 89 株耐药菌株进行基因分型，成簇率仅 4.5%。WANG 等从北京市一家定点医院收集 115 株结核分枝杆菌利用 28 位点 VNTR 分型估计成簇率为 17.4%。

总的来说，国内基于人群的结核病分子流行病学研究尚有以下几方面亟待完善。结核病分子流行病学研究要求在较长的时间内尽可能完整地收集研究现场的结核病临床菌株，任何影响样本收集、导致病例纳入不全的因素都可能导致近期传播率的低估，包括研究时长、患者发现率、菌阳患者的比例等，其中发现患者对近期传播率影响很大，目前全国大多数地区还没有对所有疑似患者进行痰培养工作，这将漏诊菌阳患者及其临床菌株。研究的时长也很重要，由于结核病的发病特点，一般 3 年以上的持续性研究是很有必要的，研究时间如果较短，很多近期传播的病例还未发病，导致低估近期传播率。

2. 结核病在密切接触者中的传播 结核病患者的密切接触者是结核病最主要的易感人群，国内密切接触者中活动性肺结核的检出率为 1.7% ~ 5.8%。密接者的年龄、接触程度及指示患者的排菌量均影响其发病。但是密接者的发病可能不是由其家人或其他已知的指示病例传播所致。要回答这个问题，需收集指示病例及其发病密接的临床菌株，进行基因型分析，基因型相同则确认传播关系。亢玲玲等对遵义市 9 例密接患者的菌株进行基因型比对，发现仅 1 例基因型与指示患者相同；江琦等利用全基因组分析发现，24 例患者的密接及其指示病例家庭密接中仅 60% 是由其报告的指示病例传播导致，其余病例的基因型不同，怀疑来自于社区未知的传染源，而非家庭密接中确认传播的比例为 22%。

3. **学科交叉的应用** 分子流行病学是传统流行病学与 20 世纪 90 年代兴起的分子生物学技术相结合的产物，而在新时代对结核病传播的研究也不会止步于此，更多的研究领域不断交叉，带来了新的思路与研究方法。空间流行病学对结核病患者进行空间定位，或利用 GPS 技术进行实时追踪，将空间自相关分析所确定的热点区域与基因分型所确定的成簇鉴定相结合，可进一步分析与明确传播发生的场所，更有效地指导传播阻断的公共卫生干预。杨崇广等对上海市松江区连续 7 年的结核病患者进行空间分析，发现流动人口与本地人口发病的聚集性地点差异，提示须利用不同的针对性干预手段来阻断传播。另外，基于传染病动力学理论建立结核病传播模型，对结核病传播的发生进行定性研究，对不同干预手段的效果进行数据模拟及定量预测，可鉴定影响传播的关键因素并提出合理有效的干预策略。国内这类研究尚少，还需要不断研究与创新，利用多种手段、多学科的交流，对结核病的流行规律进行更深入的探索。

三、结语与展望

结核病分子流行病学从 20 世纪 90 年代发展到今天已经有 30 多年的历史，使人们对结核病的传播有了很多全新的认识，为结核病的预防控制提供了科学依据和指导。随着全基因组测序技术的发展应用，比分子流行病学更具优势的结核病基因组流行病学（genomic epidemiology of tuberculosis）应运而生，基于全基因组高分辨率分型方法，可以更好地认识结核病的传播规律，为制定有针对性的有效的防控策略提供理论依据。应该看到，过去 30 多年分子流行病学研究主体还是在欧美发达国家，揭示的传播规律更多适合结核病低负担国家。由于在结核病高负担国家的研究较少，其研究成果对这些国家结核病防控策略的影响还较小。我国开展结核病分子流行病学研究已有近 20 年的历史，但取得的成绩还很有限。我国是全球结核病第二高负担国家，但同时也是全球第二大经济体，经济实力雄厚。应该抓住机遇，增加经费投入，在全国建立多个结核病流行病学研究现场，开展长期的前瞻性结核病基因组流行病学研究，阐明结核病传播的特点，特别是传播发生的高危人群和场所；同时将研究现场建成结核病控制示范区，以控制传播为关键，加强患者的主动发现，注重社区感染控制，将新技术及新策略在研究现场探索实施，以近期传播率作为评价控制措施有效性的指标，努力在短期内降低结核病的近期传播，为全国结核病控制提供示范，同时为其他结核病高负担国家的防控提供借鉴。我国有能力也有义务为实现全球消除结核病的宏大目标做出应有的贡献。

（江 琦 高 谦）

第七节 结核病数学模型及应用

一、结核病数学模型概述

结核病数学模型是指利用数学语言描述结核病发病、传播和暴发的各种特征、特征数量变化、特征之间依存关系的一种数学结构。从广义理解，数学模型抽象数学中的各种概念、公式和理论；从狭义理解，数学模型专指反映特定问题、特定事物的数学关系结构。

自20世纪60年代起，国外就开展了结核病动力学模型研究，并将研究成果运用到公共卫生防控工作。实践证明，结核病数学模型研究结合现场工作，对最大限度利用各种卫生资源，有针对性地制定适合不同传播规律和不同人群的结核病防治策略和干预措施，提高结核病防控策略实施的有效性，以及开展结核病的监测、预防、预警服务均具有理论指导价值。

传统的结核病模型主要是均匀混合传染病动力学模型，其特点是将人群看作均匀混合的，即所有个体之间的相互接触是等可能的，一般模型结构见图3-2-10。

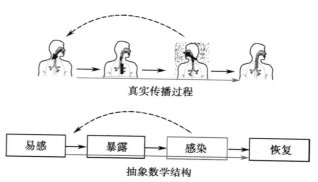

真实传播过程

抽象数学结构

图3-2-10 结核病模型各类人群相互关系

模型方程为：

$$\frac{dS}{dt} = \Lambda - \beta cS\frac{I}{N} - \mu S$$

$$\frac{dE}{dt} = \beta cS\frac{I}{N} - (\mu + k + r_1)E + \beta' cR\frac{I}{N}$$

$$\frac{dI}{dt} = kE - (\mu + d - r_2)I$$

$$\frac{dR}{dt} = r_1 E + r_2 I - \beta' cR\frac{I}{N} - \mu R$$

$$N = S + E + I + R$$

在以上公式中，S是易感者数量，E是潜伏感染者数量，I是发病者数量，R是恢复者数量，Λ是补充率；β和β'是S被感染的概率；c是接触率；k是E的发病率；r_1和r_2分别是E和I的治疗率；d是致死率；μ是自然死亡率。

结核病均匀混合确定性动力学模型忽略了人群的局部接触方式，事实上人与人的接触过程不可能是一个均匀碰撞的过程，不同人在单位时间接触的人数、接触人的危险度也是不同的。如果把人和人之间的接触认为是社会网络，那么群体水平的结核病流行实际上就是疾病在社会接触网络的传播过程。社会接触网络是由节点与连接两个节点之间的一些边组成，其中节点代表真实系统中不同的目标（个体或区域），边表示目标之间的关系。假设将人群按照单位时间内接触次数进行分组，用 N_k 表示单位时间内有 k 次接触的人群总数，S_k 和 I_k 分别表示 N_k 中易感者和染病者数量，度分布为 $p_k = N_k/N$，不考虑出生与死亡，在度不相关的网络中，类似均匀混合传染病动力学模型，可建立 SIS 网络传染病动力学模型如下：

$$\frac{dS}{dt} = \mu I - \lambda \Sigma k S_k \frac{\Sigma k I_k}{\Sigma k N_k}$$

$$\frac{dI}{dt} = \lambda \Sigma k S_k \frac{\Sigma k I_k}{\Sigma k N_k} - \mu I$$

由模型可见，对于度不相关情形，传染项主要考虑易感者节点或发病者节点连接总边数占整个网络总边数的比例，因此，网络动力学模型更接近真实传播。但目前的网络模型研究依然存在以下三个问题：①模型假设总人口保持不变；②现有模型主要由统计物理学家提出，研究缺乏动力学理论的深入分析和证明，如系统稳定性、分支和最终疾病负担的数学表达；③针对具体传染性疾病建立的网络传染病模型不多，更缺少结合具体疾病的数据对模型参数估计与优化。

二、结核病的数学特征

（一）有效接触率

传染病发生模式一般包括散发、暴发和流行（包括大流行）。散发是指疾病无规律的发生，病例发生的时间和空间没有显著性关联；暴发是指在一定时间内，尤其在短时间内集中出现大量病例；流行是指某地区的发病率在很长一段时间内保持稳定。传染病流行有三个基本环节：传染源、传播途径和易感人群，其中传染源与易感人群发生有效接触导致疾病发生、传播和流行。

（二）再生数

传染病控制的目的是要控制系统的基本再生数小于或者等于 1，即每个病人有效传播的人数小于 1，这样才能保证疾病在人群内消失。对一个均匀稳定人群，传染病的基本再生数是一个常数，但是如果人群构成复杂，变化较大，例如近年我国快速城市化和接近 2.5 亿的流动人口，传染病的流行模式发生改变，基本再生数可能是一个实变函数。

流动人口使得原本清晰的区域景观特征变得模糊并相互作用耦合到一起，使原本简单的社会关系网络变得复杂，使结核病传染源变得隐蔽而难以发现，使结核病防控策略的实施时间和范围尺度难以掌握。将结核病在不同地区耦合传播机制抽象成数学模型，即不同地区结核病传播构成一个子系统（看作网络的节点系统），因为人口的流动，这些动态的子系统相互作用组成一个具有耦合动态的复杂网络系统（混合动态系统）。对每个子系统的干扰，都会波及若干其他子系统甚至整个系统（图 3-2-11）。从理论上讲，只有当复杂网络系统的无病平衡点趋于全局渐近稳

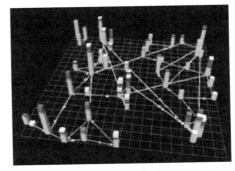

图 3-2-11 MDR-TB 景观网络系统

定时，结核病才能逐渐被彻底消灭。

三、结核病数学模型的类型

（一）发病模型

分类树模型可用于多种疾病的预测，卡方自动交互检测法（Chi-squared automatic interaction detector，CHAID）和分类与回归树（classification and regression trees，CRT）是最常用的分类树方法，其基本原理是根据给定的目标变量和经过筛选的预测变量对样本进行最优拆分，按照卡方显著性进行判断分组，不断生成父节点和子节点，最后程序根据设定的树状水平数判断疾病发生概率。CAI 等基于问卷调查收集的研究对象暴露信息，利用分类树模型建立了一个耐多药结核病发病风险模型。该模型共有 3 层 9 个节点，终末节点 5 个，共筛选出 4 个解释变量，分别为家庭经济困难、结核病接触史、吸烟史和其他慢性呼吸系统疾病。使用分类树模型 Risk 统计量对模型进行检验，模型对耐多药结核病（multidrug-resistant tuberculosis，MDR-TB）发病的预测正确率为 84.0%。模型结果表明应重点关注家庭经济困难以及患有其他慢性呼吸系统疾病的人群，加大与结核病患者有密切接触者的筛查，控制吸烟将有助于预防和控制人群中耐多药结核病的发病。

（二）传播模型

1. 考虑不同群体结核病发病特征的模型

（1）考虑年龄结构的结核病模型：不同年龄段群体感染结核分枝杆菌后发病率有显著性差异，ZHAO 等为了探索不同年龄段的发病模式对结核病传播的影响，构建了一个具有年龄结构的结核病模型。S_1 代表青年群体，S_2 代表中年群体，S_3 代表老年群体（图 3-2-12）。

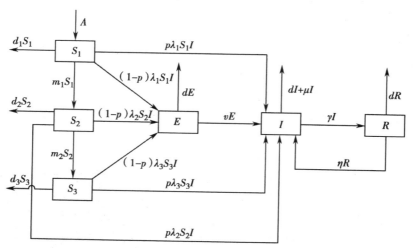

图 3-2-12　考虑年龄结构的结核病传播模型

A 为人口年出生率，m_1、m_2 分别为青年易感群体向中年易感群体、中年易感群体向老年易感群体的转化率，λ_1、λ_2、λ_3 分别是三个年龄组对应的发病率，p 是快进展期患者的比例，v 是潜伏感染者重新激活率，d_1、d_2、d_3 分别为三类人群的死亡率，d 为自然死亡率，

μ 是因病死亡率，γ 为恢复率，η 为治愈者的复发率。

通过 2005—2016 年中国人口普查数据和结合报告数据对模型进行数值模拟，求得基本再生数 $R_0 = 1.7858$。三类人群对结核病的传播有不同的影响，提高老年群体的结核病治愈率和降低老年群体之间的结核病传播率对结核病的控制具有至关重要的作用。

（2）具有变化潜伏期的结核病模型：根据结核病易感者在接触结核分枝杆菌后的发病时间，可将其分为无潜伏期、短潜伏期、长潜伏期。在 FENG 等把潜伏期分为短潜伏期和长潜伏期模型的基础上，HUO 等构建了一个包括短潜伏期、长潜伏期和无潜伏期直接患病的结核病模型。$S(t)$、$E_1(t)$、$E_2(t)$、$I(t)$、$R(t)$ 分别为易感者、短潜伏期感染者、长潜伏期感染者、发病者、治愈者的数量。通过构造 Liapunov 函数，利用 LaSalle 不变集原理证明了模型平衡点的全局稳定性。具体模型见图 3-2-13。

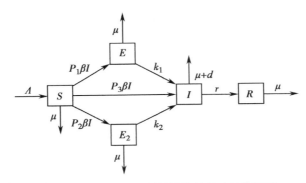

图 3-2-13　考虑变化潜伏期的结核病传播模型

Λ 是人口的自然补充率，μ 是自然出生率，d 为因病死亡率，β 为感染率，k_1、k_2 分别表示短潜伏期感染者和长潜伏期感染者转化为发病者的速度，r 为感染者的治愈率，ρ_1、ρ_2、ρ_3 分别表示易感者和发病者进行有效接触后，进展为短潜伏期、长潜伏期和感染者的比例，$\rho_1 + \rho_2 + \rho_3 = 1$。

RONG 等在考虑快慢进程的基础上，建立了一个同时考虑快慢进程和预防性治疗的结核病模型，预防性治疗主要包括两类，一是对易感者进行疫苗接种，二是对携带病菌的潜伏感染者进行化学药物治疗。依据结核病的传播机制，将总人口分为四大类：易感者类 S、潜伏感染者类 E、发病者类 I、治愈者类 R（包括发病后通过正规治疗痊愈的个体和预防性治疗的个体），模型流程图见图 3-2-14，d 为肺结核导致的死亡率，γ 为经过正规治疗后的痊愈率，p 为疫苗接种成功率，β 表示有效接触率，f 代表易感者被感染和治愈者再次被感染后未发病进入潜伏期的比例（慢进展），$1-f$ 代表快进展患者的比例，潜伏感染者内源性感染发病率 k。

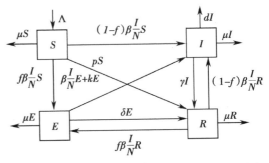

图 3-2-14　考虑快慢进展和预防性治疗的结核病传播模型

模型基本再生数 $R_0 = \dfrac{fk\beta + (1-f)b\beta}{ab}$ （$a = \mu + \gamma + d$，$b = \mu + \delta + k$），无病平衡点 E_0 （$\dfrac{\Lambda}{u}$，

0,0）始终存在并且当 $R_0 < 1$ 时无病平衡点局部渐近稳定。R_0 中的 $\dfrac{fk\beta}{ab}$ 表示一个发病者进入均为易感者的人群中，在其患病期内通过有效接触的易感者经过平均潜伏期发展为发病者的人数，$\dfrac{(1-f)\beta}{a}$ 表示没有经过潜伏期直接发病的人数。

2. 包含结核病控制策略的模型

（1）饱和治疗的离散结核病模型：公共卫生部门所收集的传染病数据多以年、月为单位的离散数据，且离散模型具有容易理解、动力学形态丰富等优势，相关的研究也在逐渐增多。CAO 等对离散型传染病模型进行探索，构建了一个具有饱和治疗的离散结核病模型。

模型方程：

$$\begin{cases} S(t+1) = S(t) + \Lambda - \dfrac{\beta S(t)I(t)}{(1+\omega I(t))N(t)} - \mu S(t) + \dfrac{bE(t)}{1+cE(t)} + \gamma I(t) \\ E(t+1) = E(t) + \dfrac{\beta S(t)I(t)}{(1+\omega I(t))N(t)} - (\mu + \alpha)E(t) - \dfrac{bE(t)}{1+cE(t)} \\ I(t+1) = I(t) + \alpha E(t) - \mu I(t) - \gamma I(t) \end{cases}$$

Λ 为单位时间的人口输入数，单位时间内易感者个体进展为感染者的比例是 $\dfrac{\beta I}{1+\omega I}$ （$\omega \geq 0$），β 表示传染率。治疗感染者能够降低结核病的发病率，但随着结核病患者的数量增加，并没有足够的医疗资源为所有感染者提供治疗，因此模型中取 $\dfrac{1}{1+cE}$ （$c \geq 0$）反映感染者数量增加时接受治疗人数也随之上升的情况，治疗人数不会超过该地区的最大承担值。

模型再生数为 $R_0 = \dfrac{\alpha\beta}{(\mu + \alpha + b)(\mu + \gamma)}$，$\dfrac{1}{\mu + \gamma}$ 为感染者的平均患病周期；$\dfrac{\beta}{\mu + \gamma}$ 为患病期内一个患病者平均产生的新的感染者；$\dfrac{\alpha}{\mu + \alpha + b}$ 为潜伏感染者通过自然发病变为患病者的比例。同时该研究发现，对潜伏感染者实行饱和治疗会引起会后分支，即不充分的治疗可能会在 $R_0 < 1$ 的情况下导致地方性流行。

（2）具有隔离措施的结核病模型：采取隔离措施对结核病的预防和控制具有至关重要的作用，但考虑到隔离措施相关因素的研究尚不多，DU 等构建了一个具有隔离措施的 SEIQT 肺结核传播模型（图 3-2-15）。模型将总人口分为五个仓室：易感者类（S）、潜伏者类（E）、患病者类（I）、隔离者类（Q）和治愈者类（T），总人口 $N = S + E + I + Q + T$。d_1 为患病者因病死亡率，d_2 为隔离者因病死亡率。c 为易感者感染后进入潜伏期的比例，$1 - c$ 为易感者感染后快速发病的比例。模型采用双线性发生率 βSI。k 为潜伏者进展为发病状态的比例，r 为治愈率，ε 为隔离者治愈率，δ 为患病者被隔离的比例。

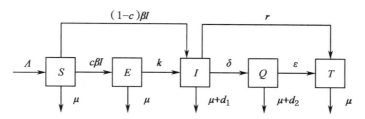

图 3-2-15 考虑隔离措施的结核病传播模型

基本再生数 $R_0 = \dfrac{\beta\Lambda[k+\mu(1-c)]}{\mu(\mu+k)(\mu+d_1+\delta+r)}$；当 $R_0 < 1$ 时，无病平衡点全局渐近稳定；$R_0 > 1$ 时，无病平衡点不稳定，地方病平衡点全局渐近稳定。有效接触率 β、患者治疗率 r、患者隔离率 δ、死亡率 d_1 均对基本再生数产生影响，因此要对这些方面采取有效措施才能控制结核病的地区性流行。

3. 考虑环境因素对结核病传播产生影响的模型

（1）具有一般接触率的结核病模型：大部分结核病模型的研究中，接触率往往不是模型研究中的重点，但接触率作为描述疾病传播方式的参数在模型中至关重要。MCCALLUM 等研究表明，使用双线性发生率描述病毒的传播规律并不是特别准确，使用标准发生率会更加恰当。Samuel Bowong 等构建了一般接触率和快慢进展潜伏期的结核病模型（图 3-2-16）。在此基础上，DANG 等构建了一个具有一般接触率和耐药结核病的传播模型。S、E_i、I_i 分别为易感者、潜伏感染者和发病者，$i = 1$ 代表感染非耐药结核分枝杆菌，$i = 2$ 表示感染耐药结核分枝杆菌。当易感者与发病者接触的感染速度为 $\beta i(N)I_i$，传播系数 $\beta i(N)$ 是关于总人口 N 的非负 C2 函数。r_1 为非耐药潜伏感染者的药物预防速度，r_2 为对非耐药发病者的治疗速度。假设 E_1 由于没有接受有效治疗而变成 I_1 的时间服从指数分布，平均等待时间为 $1/k_1$，$k_1(1-r_1)$ 为 E_1 到 I_1 的传播速度。p 为接受有效治疗后变为 E_1 的比例，$1 - P$ 则为没有接受有效治疗变为 E_2 的比例，其他参数含义同其他模型。

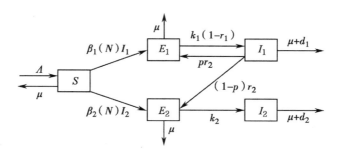

图 3-2-16 具有一般接触率和耐药性结核病的传播模型

（2）考虑环境污染的肺结核动力学模型：悬浮于空气中的结核分枝杆菌可以存活 9 小时以上；黏附在空气尘埃颗粒中的结核分枝杆菌可以维持其传染性 8～10 天；干燥的痰内结核分枝杆菌可以存活 6～8 个月。因此，考虑环境因素对结核分枝杆菌的繁殖、传播对结核病的控制具有重要意义。Wei 等构建了一个考虑间接传染（即接触环境中结核分枝杆菌而感染）的肺结核传播动力学模型，与传统的 SEIR 模型不同，该模型加入了环境中结核分枝杆菌情况 H（图 3-2-17）。S、E、I、R 分别为易感者、潜伏感染者、感染者和恢复者。H 为环境中的结核分枝杆菌，易感者接触环境中的结核分枝杆菌可被传染；α 为感染者病死率；β_1 表示潜伏感染者因外源性感染发病的概率；β_2 为恢复者再感染的概率；μ_1 为结核分枝杆菌的自然死亡率，ε 为潜伏感染者内源性发病的概率，γ 表示治愈率，θ 表示感染者单位时间结核分枝杆菌的释放率，θ_1 表示易感者通过接触环境中结核分枝杆菌间接致病的概率。

模型方程为：

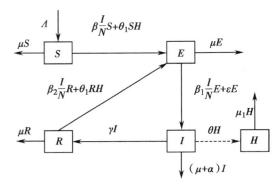

图 3-2-17　考虑环境污染的肺结核传播模型

模型基本再生数 $R_0 = \dfrac{\varepsilon\beta}{\delta\omega} + \dfrac{\Lambda\varepsilon\theta\theta_1}{\mu\mu_1\delta\omega}$，感染者 $I=0$，模型的无病平衡点为 P_0（$\dfrac{\Lambda}{\mu}$，0,0,0）。当基本再生数 $R_0 < 1$ 时，系统在 P_0 处局部渐近稳定；当基本再生数 $R_0 > 1$ 时，系统在 P_0 处不稳定。但该研究在分析模型的渐近性时，只考虑患病者对易感者和恢复者传染率相同的情况，对二者不同的情况没有进一步研究。

（三）网络模型（个体 + 群体）

受流动人口、流动人口结核病和相关环境数据获取的完整性限制，国际上关于流动人口结核病相关模型的研究相对较少，更难以充分开展基于人口流动的结核病网络模型和尺度效应的研究。2006 年，在全球基金项目支持下，我国才开始对部分地区的流动人口结核病和耐药结核病进行监测。2009 年，国家正式启动全国流动人口结核病监测工作，同年卫生部第一次在全国 5 省开展流动人口监测项目，目前已经扩展到全国 31 个省（自治区、直辖市）。这些数据的积累，为更详细研究我国 MDR-TB 和结核病的传播规律，优化结核病防控措施奠定了基础。因此，开展由流动人口耦合的 MDR-TB 网络动力学模型研究，不仅能更真实地反映 MDR-TB 的实际演变过程，了解我国 MDR-TB 和结核病疾病负担，优化防控措施的尺度，同时还能补充和丰富我国网络传染病动力学模型的研究内容和理论。

对该网络结核病动力学模型最主要的动态分析是"系统稳定性"，即寻求在人口任意演变或流动情况下，结核病消失或保持稳定的条件。目前对复杂网络模型的稳定性研究主要有两种方法：公共 Lyapunov 函数法和代数方法。作为代数方法的代表，Stanford 等在 1979 年提出基于子系统矩阵特征值和奇异值的稳定性判据，尽管所得代数判据简洁且可验证，但均为充分性判据或必要性判据，不能完全证明系统稳定性。相反，1990 年开始发展的公共 Lyapunov 函数法，因其普适性和非保守性成为研究混合系统稳定性的主流方法。所谓公共 Lyapunov 函数是指所有子系统共同的 Lyapunov 函数，但进一步研究发现，利用公共 Lyapunov 函数法研究混合动态系统稳定性实质困难是相关判据算法意义上不可验证，表明公共 Lyapunov 函数法也无法应用于判断复杂网络模型的稳定性。鉴于混合动态系统渐近稳定的充要条件是其子系统矩阵在所有范数下诱导的极小公共矩阵测度为负，研究拟根据该结核病模型，从算法上（近似）求出一个矩阵集在所有范数下诱导的极小公共矩阵测度，用以判断景观网络系统的渐近稳定性，并试推广应用于其他混合动态系统。

四、结核病数学模型应用案例：某省结核疫情预测和防控策略评估

（一）模型构建

根据结核病的传播特点，构建传染病动力学模型。将总人群（P）分为 6 类：易感者（S）、潜伏者（E）、耐多药肺结核患者（I_1）、非耐多药肺结核患者（I_2）、非传染性结核病患者（N）和治愈者（R），模型中 $P = S+E+I_1+I_2+N+R$。模型假设涂阳肺结核患者通过接触传播，涂阴肺结核、肺外结核病及结核性胸膜炎不具有传染性，并假设不考虑人口流动等种群动力学因素。模型流程见图 3-2-18。

其中 β_1、β_2 分别表示耐多药肺结核患者和非耐多药肺结核患者的传染率，v_1、v_2、v_3 分别表示潜伏期患者向耐多药肺结核、非耐多药肺结核和非传染性结核病的进展率，k 表示总结核病患者中传染性结核的比例，ρ_1 表示传染性结核病中耐多药患者的比例，ρ_2 表示结核病的获得性耐多药率，ω_1、ω_2、ω_3 分别表示耐多药肺结核、非耐多药肺结核和非传染性结核病的治疗成功率，μ_1、μ_2、μ_3 分别表示耐多药肺结核、非耐多药肺结核和非传染性结核病的死亡率，μ 表示易感者、潜伏感染者和恢复者的死亡率。

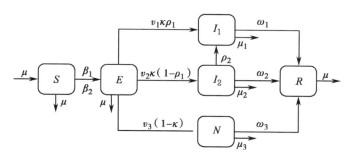

图 3-2-18 结核病动力学模型流程图

（二）模型基本再生数

$$\mathcal{R}_0 = \left(\frac{v_1 k \rho_1}{ab} + \frac{\rho_2 v_2 k (1-\rho_1)}{abc} \right) \beta_1 S_0 + \frac{v_2 k (1-\rho_1)}{ac} \beta_2 S_0$$

对于本模型结核病患者分为耐多药肺结核患者、非耐多药肺结核患者和非传染

性结核病患者三类。由于第三类不传染，所以基本再生数 $\mathcal{R}_0$ 是 $\left(\dfrac{v_1\kappa\rho_1}{ab}+\dfrac{\rho_2v_2k(1-\rho_1)}{abc}\right)\beta_1S_0$

和 $\dfrac{v_2k(1-\rho_1)}{ac}\beta_2S_0$ 两项之和，分别代表耐多药肺结核患者 I_1 和非耐多药肺结核患者 I_2

两类人群的传播情况，其中非耐多药患者会按一定的获得性耐多药率 ρ_2 向耐多药患者进

行转化，即获得性耐多药。对于 $\dfrac{v_1\kappa\rho_1}{ab}\beta_1S_0$，$\beta_1S_0$ 表示在全部为易感者的人群中，单位时

间内 1 例耐多药肺结核患者传染并进入潜伏感染状态 E 的人数，$\dfrac{v_1\kappa\rho_1}{ab}$ 则表示在潜伏感

染状态 E 存活下来并进入耐多药肺结核状态 I_1 的比例，$\dfrac{1}{b}$ 表示整个耐多药肺结核患者的

病程。对于 $\dfrac{v_2k(1-\rho_1)}{ac}\beta_2S_0$，$\beta_2S_0$ 表示在全部为易感者的人群中，单位时间内 1 例非耐多

药肺结核患者传染并进入潜伏感染状态 E 的人数，$\dfrac{v_1\kappa\rho_1}{ab}$ 则表示在潜伏感染状态 E 存活

下来并进入非耐多药肺结核状态 I_2 的比例，$\dfrac{1}{b}$ 表示整个非耐多药肺结核患者的病程。

$\dfrac{\rho_2v_2k(1-\rho_1)}{abc}\beta_1S_0$ 表示 $E\rightarrow I_2\rightarrow I_1$ 的过程，β_1S_0 表示在全部为易感者的人群中，单位时

间内 1 例耐多药患者传染并进入感染状态 E 的人数，$\dfrac{v_2k(1-\rho_1)}{a}$ 表示在感染状态 E 存活下来

并进入非耐多药肺结核状态 I_2 的比例，$\dfrac{1}{c}$ 表示整个非耐多药肺结核患者的病程，在 $\dfrac{1}{c}$ 病程

中这些非耐多药肺结核患者又以 ρ_2 的获得性耐药率进入 I_1，并在 I_1 的病程 $\dfrac{1}{b}$ 内进行传染。

（三）模型稳定性分析

由模型可得无病平衡点为 $A=(S_0,0,0,0,0,0)$，无病平衡点在 A' 的雅克比矩阵为：

$$J\big|_{A'}=\begin{bmatrix}0 & \mu & \mu-\beta_1S_0 & \mu-\beta_2S_0 & \mu & \mu\\ 0 & -a & \beta_1S_0 & \beta_2S_0 & 0 & 0\\ 0 & v_1\kappa\rho_1 & -b & \rho_2 & 0 & 0\\ 0 & v_2k(1-\rho_1) & 0 & -c & 0 & 0\\ 0 & v_3(1-\kappa) & 0 & 0 & -d & 0\\ 0 & 0 & \omega_1 & \omega_2 & \omega_3 & -\mu\end{bmatrix}$$

由 $|\lambda I-J|=0$ 可得特征多项式 $\lambda(\lambda+\mu)(\lambda+d)P(\lambda)=0$，其中 $P(\lambda)=\lambda^3+a_1\lambda^2+a_2\lambda+a_3$，

这里

$$a_1=a+b+c$$
$$a_2=ab+bc+ac-v_2k(1-\rho_1)\beta_2S_0+v_1\kappa\rho_1\beta_1S_0$$
$$a_3=abc-v_2k(1-\rho_1)S_0(\beta_2b+\beta_1\rho_2)-\beta_1S_0v_1\kappa\rho_1c$$

从特征多项式可知 $\lambda_1=0$，$\lambda_2=-\mu$，$\lambda_3=-d$，根据霍尔维兹判据（Routh-Hurwitz criterion），当 $P(\lambda)=0$ 的系数 $a_1>0$，$a_2>0$，$a_3>0$，并且 $a_1a_2>a_3$ 时，$P(\lambda)=0$ 有负实部的根，从而证明无病平衡点是局部稳定的。当 $\mathcal{R}_0<1$ 时，可以验证 $a_1>0$，$a_2>0$，$a_3>0$，并且 $a_1a_2>a_3$ 是显然成立的，故可以证明 A' 局部稳定。

（四）MDR-TB 和 TB 发病趋势预测

根据模型预测 2009—2050 年某省耐多药结核病发病趋势。2009 年某省耐多药肺结核

发病率为 4.5/10 万，在目前结核病防控策略下，至 2025 年耐多药肺结核疫情控制有一定进展，耐多药肺结核发病率降至 2.3/10 万。至 2035 年，预测显示显示某省耐多药肺结核疫情控制进展缓慢，发病率仅降至 1.8/10 万，而至 2050 年发病率仅降至 1.3/10 万。此预测结果提示，某省耐多药肺结核疫情控制进展缓慢，远不能达到 2050 年消灭结核病的全球目标。为验证模型的准确性，利用某省耐药监测数据和结核病发病率报告数据对模型进行拟合，空心圆圈表示实际数据，实线表示模型预测数据。模型对某省实际耐多药肺结核数据拟合效果较为准确，详见图 3-2-19。

根据模型预测 2009—2050 年某省结核病发病趋势与某省结核病疫情控制的 WHO"终结结核病策略"目标完成情况。2009 年某省结核病报告发病率为 74.9/10 万，在目前结核病防控策略下，至 2025 年，某省结核疫情控制效果较好，报告发病率下降至 45.8/10 万，可以完成 WHO 发布的 2025 年结核病控制目标（发病率 < 55/10 万）。而至 2035 年，模型预测显示某省结核疫情控制进展较慢，报告发病率缓慢下降到 36.7/10 万，与 WHO 发布的 2035 年终止结核病疫情的阶段性目标相差甚多（年均发病率 < 10/10 万）。与上述结果相类似，至 2050 年，某省疫情控制进展缓慢，结核病报告发病率仅下降至 26.5/10 万。此预测结果显示，某省结核病疫情控制进展缓慢，远不能达到 WHO 发布的 2050 年消灭结核病的全球目标（年均发病率 < 1/10 万），详见图 3-2-20 和图 3-2-21。

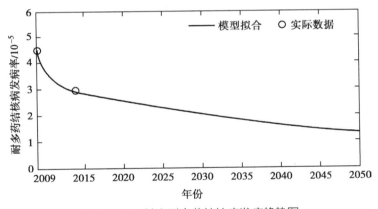

图 3-2-19　某省耐多药结核病发病趋势图

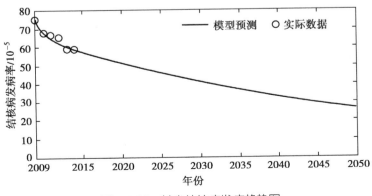

图 3-2-20　某省结核病发病趋势图

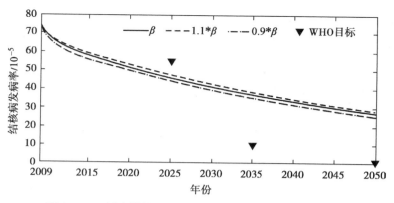

图 3-2-21　某省结核病疫情控制的 WHO 目标完成情况图

（五）MDR-TB 和 TB 防控策略评估

根据 2009—2050 年四种干预措施对某省结核病疫情防控的预测效果，至 2020 年，四种干预措施中，降低传染率的防控效果最佳，而 2020 年后，治疗结核潜伏感染的防控效果超过降低传染率。至 2050 年，治疗结核潜伏感染的防控效果优于降低传染率，优于提高治疗成功率，优于加强耐药控制。短期内，降低传染率和提高治疗成功率防控效果显著，降低传染率也有较好的长期防控效果，而治疗结核潜伏感染的干预措施在长期防控效果上更加显著。加强耐药控制对总结核病疫情的长期和远期效果均不显著。根据疫情控制效果总体评价，降低传染率可在短期大幅控制结核病发病率，而治疗结核潜伏感染的防控措施远期控制效果显著，详见图 3-2-22。

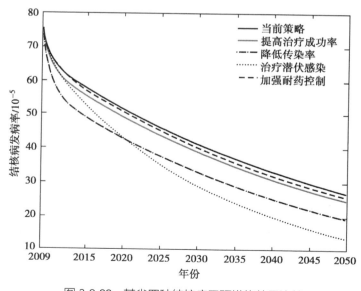

图 3-2-22　某省四种结核病干预措施效果比较

表 3-2-8 显示了采用不同干预措施幅度的效果。在仅提高 10% 干预措施幅度时，治疗结核潜伏感染对结核病疫情的控制效果（7.28%）优于降低传染率（5.96%），优于提高治

疗成功率（5.43%），优于加强耐药控制（0.75%）。随着干预措施幅度增加，治疗成功率幅度每提高10%，疫情控制增强程度逐渐降低，当治疗成功率幅度提高至50%时，疫情控制增强效果减低至0.29%。而治疗结核潜伏感染幅度每提高10%，疫情控制增强程度逐渐增加，当治疗结核潜伏感染幅度增至50%时，疫情控制增强效果增加至20.08%。降低传染率幅度每提高10%，疫情控制增强程度仅轻微增加（5.96%~6.57%），而加强耐药控制幅度每提高10%，疫情控制增强幅度降低（0.75%~0.66%）。总体来看，四种干预措施中，降低传染率和治疗结核潜伏感染两个策略对总体结核病疫情控制效果较为显著，提高治疗成功率仅短期防控效果明显，加强耐药控制对控制总结核病疫情作用最小。

表 3-2-8　结核病干预措施的防控效果分析

防控策略	增强幅度/%	估计2050年发病率	结核病疫情变化程度/%	防控策略	增强幅度/%	估计2050年发病率	结核病疫情变化程度/%
提高治疗成功率	0	26.51	—	治疗潜伏感染	0	26.51	—
	10	25.07	5.43		10	24.58	7.28
	20	24.73	1.36		20	22.37	8.99
	30	24.62	0.44		30	19.82	11.40
	40	24.52	0.41		40	16.88	14.83
	50	24.45	0.29		50	13.49	20.08
降低传染率	0	26.51	—	加强耐药控制	0	26.51	—
	10	24.93	5.96		10	26.31	0.75
	20	23.41	6.10		20	26.12	0.72
	30	21.94	6.28		30	25.93	0.73
	40	20.54	6.38		40	25.75	0.69
	50	19.19	6.57		50	25.58	0.66

注：结核病疫情变化程度/%：结核病控制策略幅度每增加10%，至2050年结核病患病数减少的变化百分比。

五、小结

模型的效果主要由两方面因素共同决定，一方面是模型本身是否能够真实模拟结核病的实际情况；另一方面是输入模型的数据质量，两者缺一不可。如果模型结构不能反映结核病的实际发展规律，基于模型的一切研究都没有意义；同理，如果数据质量不过关，再好的模型也不能得到可靠的结果。因此，在利用数学模型进行结核病疫情预测时，必须强调利用"优质数据"结合"合理模型"，才能对模型输出结果进行保证。在未来的研究中，研究者们能够更多地借助"大数据""医疗设备物联网"等技术，甚至是"互联网舆情""互联网搜索指数"等获取更多能够实时更新的参数，将这些来源途径广、及时性高的参数不断输入模型，使模型运行、预测结果有更高的容错性、及时性和准确性。在实际的结核病疫情防控过程中，只从结核病动力学模型的角度评价各类防控策略的效果是不足的，希望未来有更多的学者参与到结核病防控的相关研究中，从传染病动力学模型、卫生经济学评价、成本 - 效益分析甚至是现场实施情况来更加全面评估各类防控措施的效果，优选结核病防控措施，助力我国实现 WHO 2035 年终止结核病流行的目标。

（贾忠伟）

参考文献

[1] HOUBEN R M, DODD PJ. The global burden of latent tuberculosis infection: a re-estimation using mathematical modelling[J]. PLoS Med, 2016,13(10):e1002152.

[2] WORLD HEALTH ORGANIZATION. Global tuberculosis report 2020[EB/OL]. Geneva,Switzerland: WHO. 2020. https://www.who.int/tb/publications/.

[3] GAO L, LU W, BAI L, et al. Latent tuberculosis infection in rural China : baseline results of a population-based , multicentre , prospective cohort study[J]. 2015,15(3):310-319.

[4] 全国结核病流行病学抽样调查技术指导组 . 2000 年全国结核病流行病学抽样调查报告 [J]. 中国防痨杂志 , 2002, 24(2):65-66.

[5] 全国第五次结核病流行病学抽样调查技术指导组 . 2010 年全国第五次结核病流行病学抽样调查报告 [J]. 中国防痨杂志 , 2012, 34(8):485-508.

[6] 中国疾病预防控制中心 . 2018 年中国传染病监测报告 [M]. 北京：人民卫生出版社 , 2019.

[7] 中国疾病预防控制中心 . 全国疾病监测系统死因监测数据集（中国死因监测数据集）2011 [M]. 北京：人民卫生出版社，2013.

[8] 中国疾病预防控制中心 . 全国疾病监测系统死因监测数据集（中国死因监测数据集）2012 [M]. 北京：人民卫生出版社，2013.

[9] 中国疾病预防控制中心 . 全国疾病监测系统死因监测数据集（中国死因监测数据集）2013 [M]. 北京：科学普及出版社，2015.

[10] 中国疾病预防控制中心 . 全国疾病监测系统死因监测数据集（中国死因监测数据集）2014 [M]. 北京：科学普及出版社，2015.

[11] 中国疾病预防控制中心 . 全国疾病监测系统死因监测数据集（中国死因监测数据集）2015 [M]. 北京：科学普及出版社，2016.

[12] 中国疾病预防控制中心 . 全国疾病监测系统死因监测数据集（中国死因监测数据集）2016 [M]. 北京：中国科学技术出版社，2017.

[13] 中国疾病预防控制中心 . 全国疾病监测系统死因监测数据集（中国死因监测数据集）2017[M]. 北京：中国科学技术出版社，2018.

[14] WORLD HEALTH ORGANIZATION. Department of Gender, Women and Health. Gender in Tuberculosis Research[EB/OL]. 2005.

[15] RADHAKRISHNA S, FRIEDEN TR, SUBRAMANI R, et al. Association of initial tuberculin sensitivity, age and sex with the incidence of tuberculosis in South India: a 15-year follow-up[J]. Int J Tuberc Lung Dis, 2003, 7(11): 1083-1091.

[16] 张传芳 , 张贻瑞 , 陈天柱 , 等 . 湖南省湘潭县农村地区肺结核发病情况及影响因素分析 [J]. 中国防痨

杂志, 2012, 34(11) : 731-735.

[17] CUTOLO M, SULLI A, CAPELLINO S, et al. Sex hormones influence on the immune system: basic and clinical aspects in autoimmunity[J]. Lupus, 2004, 13(9):635-638.

[18] LISA J N, EILEEN S, CHARLES D W, et al. Epidemiology of childhood tuberculosis in the United States, 1993-2001 : the need for continued vigilance[J]. Pediatrics, 2004, 114(2) : 333-341.

[19] LIENHARDT C, SILLAH J, FIELDING K, et al. Risk Factors for Tuberculosis Infection in Children in Contact With Infectious Tuberculosis Cases in The Gambia, West Africa[J]. Pediatric, 2003, 111(5): e608-e614.

[20] STEAD WW, SENNER JW, REDDICK WT, et al. Racial differences in susceptibility to infection by mycobcterium tuberculosis[J]. N Engl J Med, 1990, 322: 422-427.

[21] KORENROMP E L, SCANO F, WILLIAMS B G, et al. Effects of human immunodeficiency virus infection on recurrence of tuberculosis after rifampin-based treatment: an analytical review[J] . Clin Infect Dis, 2003, 37(1):101-112.

[22] CEGIELSKI P, MCMURRAY D N. The relationship between malnutrition and tuberculosis: evidence from studies in humans and experimental animals[J]. Int J Tuberc Lung Dis, 2004(8):286-298.

[23] KIM S J, HONG Y P, LEW W J, et al. Incidence of pulmonary tuberculosis among diabetics[J]. Tubercle Lung Dis, 1995(76): 529-533.

[24] JEON C Y, MURRAY M B. Diabetes Mellitus Increases the Risk of Active Tuberculosis: A Systematic Review of 13 Observational Studies[J]. PLoS Med, 2008, 5(7): 1091-1101.

[25] 武晓燕, 高增林, 谷秀梅, 等. 铀矿工硅沉着病合并结核情况的调查 [J]. 辐射防护通讯, 2006, 26(6):10-12.

[26] MICHAEL N B, Asheena K, Madhukar P, et al. Risk of Tuberculosis from Exposure to Tobacco Smoke: A Systematic Review and Meta-analysis[J]. Arch Intern Med, 2007, 167(4): 335-342.

[27] LIN H H, EZZATI M, MURRAY M. Tobacco Smoke, Indoor Air Pollution and Tuberculosis: A Systematic Review and Meta-Analysis[J]. PLoS Med, 2007, 4(1): e20, 173-189.

[28] JÜRGEN R, ANDRIV V S, MANUELA G N, et al. The association between alcohol use, alcohol use disorders and tuberculosis (TB). A systematic review[J]. BMC Public Health, 2009(9): 450.

[29] PRINCE M, PATEL V, SAXENA S, et al. No health without mental health[J]. Lancet, 2007(370): 859-877.

[30] 卫生部 .1979 年全国结核病流行病学抽样调查汇编 [M]. 中华人民共和国卫生部，1981.

[31] 卫生部 .1984/85 全国结核病流行病学抽样调查资料汇编 [M]. 中华人民共和国卫生部，1988.

[32] 全国结核病流行病学抽样调查技术指导组 . 第三次全国结核病流行病学抽样调查报告 [J]. 中华结核和呼吸杂志，1992(2):69-71.

[33] ALLAND D, KALKUT G E, MOSS A R, et al. Transmission of tuberculosis in New York City. An analysis by DNA fingerprinting and conventional epidemiologic methods[J]. N Engl J Med 1994，330(24): 1710-1716.

[34] ANDERSON LF, TAMNE S, BROWN T, et al. Transmission of multidrug-resistant tuberculosis in the UK: a cross-sectional molecular and epidemiological study of clustering and contact tracing[J]. The Lancet Infectious Diseases , 2014，14(5): 406-415.

[35] ARANAZ A, LIEBANA E, MATEOS A, et al. Spacer oligonucleotide typing of Mycobacterium bovis

strains from cattle and other animals: a tool for studying epidemiology of tuberculosis [J]. J Clin Microbiol, 1996, 34(11): 2734-2740.

[36] BARNES P F, CAVE M D. Molecular epidemiology of tuberculosis [J]. N Engl J Med, 2003, 349(12): 1149-1156.

[37] BRYANT J M, HARRIS S R, PARKHILL J, et al. Whole-genome sequencing to establish relapse or re-infection with Mycobacterium tuberculosis: a retrospective observational study [J]. Lancet Respir Med, 2013, 1(10): 786-792.

[38] BURMAN W J, REVES R R. Review of false-positive cultures for Mycobacterium tuberculosis and recommendations for avoiding unnecessary treatment [J]. Clin Infect Dis, 2000, 31(6): 1390-1395.

[39] CAMINERO J A, PENA M J, CAMPOS-HERRERO M I, et al. Exogenous reinfection with tuberculosis on a European island with a moderate incidence of disease [J]. Am J Respir Crit Care Med, 2001, 163(3 Pt 1):717-720.

[40] CDC. Misdiagnoses of tuberculosis resulting from laboratory cross-contamination of Mycobacterium tuberculosis cultures, New Jersey, 1998 [J]. MMWR Morbidity and mortality weekly report, 2000, 49(19): 413.

[41] CHEN W, XIA Y, LI X, et al. A tuberculosis outbreak among senior high school students in China in 2011 [J]. J Int Med Res , 2012, 40(5): 1830-1839.

[42] COHEN T, VAN HELDEN P D, WILSON D, et al. Mixed-strain Mycobacterium tuberculosis infections and the implications for tuberculosis treatment and control [J]. Clin Microbiol Rev, 2012, 25(4): 708-719.

[43] COLE ST, BROSCH R, PARKHILL J, et al. Deciphering the biology of Mycobacterium tuberculosis from the complete genome sequence [J]. Nature, 1998, 393(6685): 537-544.

[44] DE BOER A S, KREMER K, BORGDORFF M W, et al. Genetic heterogeneity in Mycobacterium tuberculosis isolates reflected in IS6110 restriction fragment length polymorphism patterns as low-intensity bands [J]. J Clin Microbiol, 2000, 38(12): 4478-4484.

[45] DJELOUADJI Z, OREHEK J, DRANCOURT M. Rapid detection of laboratory cross-contamination with Mycobacterium tuberculosis using multispacer sequence typing [J]. BMC Microbiol, 2009, 9(1):1-5.

[46] EI P W, AUNG W W, LEE J S, et al. Molecular Strain Typing of Mycobacterium tuberculosis: a Review of Frequently Used Methods [J]. Journal of Korean medical science, 2016, 31(11): 1673-1683.

[47] ELDHOLM V, NORHEIM G, VON DER LIPPE B, et al. Evolution of extensively drug-resistant Mycobacterium tuberculosis from a susceptible ancestor in a single patient [J]. Genome Biol, 2014, 15(11): 490.

[48] FANG R, LI X, LI J, et al. Mixed infections of Mycobacterium tuberculosis in tuberculosis patients in Shanghai, China [J]. Tuberculosis (Edinb), 2008, 88(5): 469-473.

[49] GAN M, LIU Q, YANG C, et al. Deep Whole-Genome Sequencing to Detect Mixed Infection of Mycobacterium tuberculosis [J]. PloS One, 2016, 1(7): e0159029.

[50] GARDY J L, JOHNSTON J C, HO SUI S J, et al. Whole-genome sequencing and social-network analysis of a tuberculosis outbreak [J]. N Engl J Med, 2011, 364(8): 730-739.

[51] GODOY P, ALSEDA M, FALGUERA M. A highly transmissible tuberculosis outbreak: the importance of bars[J]. Epidemiol Infect, 2017, 145(16): 3407-3504.

[52] GUERRA-ASSUNCAO J A, HOUBEN RMG, CRAMPIN A C, et al. Recurrence due to Relapse or Reinfection with Mycobacterium tuberculosis: A Whole-Genome Sequencing Approach in a Large, Population-Based Cohort with a High HIV Infection Prevalence and Active Follow-up [J]. J Infect Dis, 2015, 211(7): 1154-1163.

[53] HANEKOM M, STREICHER E M, VAN DE BERG D, et al. Population structure of mixed Mycobacterium tuberculosis infection is strain genotype and culture medium dependent [J]. PLoS One, 2013, 8(7): e70178.

[54] HINGLEY-WILSON S M. Metagenomic analysis of tuberculosis: current limitations [J]. N Engl J Med, 2013, 369(16): 1572.

[55] HOFMANN-THIEL S, VAN INGEN J, FELDMANN K, et al. Mechanisms of heteroresistance to isoniazid and rifampin of Mycobacterium tuberculosis in Tashkent, Uzbekistan [J]. Eur Respir J, 2009, 33(2): 368-374.

[56] HU Y, JIANG W L, ZHAO Q, et al. The combined application of multiple genotyping methods in identifying genotypes of Mycobacterium tuberculosis strain circulating in rural China [J]. Zhonghua Jie He He Hu Xi Za Zhi, 2009, 32(8): 576-580.

[57] HUANG S F, SU W J, DOU H Y, et al. Association of Mycobacterium tuberculosis genotypes and clinical and epidemiological features:A multi-center study in Taiwan [J]. Infection, Genetics and Evolution, 2012, 12(1): 28-37.

[58] HUANG Y, ZHONG J, ZHANG Y, et al. Outbreak of tuberculosis in a high school in Zhejiang, China [J]. Zhonghua Liu Xing Bing Xue Za Zhi, 2015, 36(2): 172-175.

[59] JASMER R M, ROEMER M, HAMILTON J, et al. A prospective, multicenter study of laboratory cross-contamination of Mycobacterium tuberculosis cultures [J]. Emerging infectious diseases, 2002, 8(11): 1260-1263.

[60] JEFFREYS A J, MACLEOD A, TAMAKI K, et al. Minisatellite repeat coding as a digital approach to DNA typing [J]. Nature, 1991, 354(6350): 204-209.

[61] JOHNSON M G, LINDSEY P H, HARVEY C F, et al. Recognizing laboratory cross-contamination: two false-positive cultures of Mycobacterium tuberculosis:Oklahoma, 2011 [J]. Chest, 2013, 144(1): 319-322.

[62] KAMERBEEK J, SCHOULS L, KOLK A, et al. Simultaneous detection and strain differentiation of Mycobacterium tuberculosis for diagnosis and epidemiology [J]. J Clin Microbiol, 1997, 35(4): 907-914.

[63] KATO-MAEDA M, SMALL P M. How molecular epidemiology has changed what we know about tuberculosis [J]. West J Med, 2000, 172(4): 256-259.

[64] KOSER C U, BRYANT J M, BECQ J, et al. Whole-genome sequencing for rapid susceptibility testing of M. tuberculosis [J]. N Engl J Med, 2013, 369(3): 290-292.

[65] LALOR M K, CASALI N, WALKER T M, et al. The use of whole-genome sequencing in cluster investigation of a multidrug-resistant tuberculosis outbreak [J]. European Respiratory Journal, 2018, 51(6): 1702313.

[66] LAMBERT M L, HASKER E, VAN DEUN A, et al. Recurrence in tuberculosis: relapse or reinfection? [J] Lancet Infect Dis，2003，3(5):282-287.

[67] LEE M R, CHUNG K P, CHEN W T, et al. Epidemiologic surveillance to detect false-positive Mycobacterium tuberculosis cultures [J]. Diagnostic microbiology and infectious disease, 2012, 73(4): 343-349.

[68] LI X, ZHANG Y, SHEN X, et al. Transmission of drug-resistant tuberculosis among treated patients in Shanghai, China [J]. J Infect Dis，2007，195(6): 864-869.

[69] LU W, LU B, LIU Q, et al. Genotypes of Mycobacterium tuberculosis isolates in rural China: using MIRU-VNTR and spoligotyping methods [J]. Scand J Infect Dis，2014，46(2): 98-106.

[70] LUO T, YANG C, PANG Y, et al. Development of a hierarchical variable-number tandem repeat typing scheme for Mycobacterium tuberculosis in China [J]. PLoS One，2014，9(2): e89726.

[71] LUZZATI R, MIGLIORI G B, ZIGNOL M, et al. Children under 5 years are at risk for tuberculosis after occasional contact with highly contagious patients: outbreak from a smear-positive healthcare worker [J]. Eur Respir J, 2017, 50 (5):1701414.

[72] MA MJ, YANG Y, WANG H B, et al. Transmissibility of tuberculosis among school contacts: an outbreak investigation in a boarding middle school, China [J]. Infect Genet Evol，2015(32): 148-155.

[73] MARTIN A, HERRANZ M, LIROLA M M, et al. Optimized molecular resolution of cross-contamination alerts in clinical mycobacteriology laboratories [J]. BMC Microbiology，2008，8(1): 30.

[74] MARTINEZ R M R, SARDIÑA A M, GARCIA L G, et al. Cross-contamination of Mycobacterium tuberculosis at the National Reference Laboratory of Tuberculosis of Cuba [J]. Rev Cubana Med Trop，2016，68 (2): 148-156.

[75] MCLVOR A, KOORNHOF H, KANA B D. Relapse, re-infection and mixed infections in tuberculosis disease [J]. Pathogens and Disease, 2017, 75(3): ftx020.

[76] NIVIN B, DRISCOLL J, GLASER T, et al. Use of spoligotype analysis to detect laboratory cross-contamination [J]. Infection Control & Hospital Epidemiology, 2000, 21(08): 525-527.

[77] NIVIN B, FUJIWARA P I, HANNIFIN J, et al. Cross-contamination with Mycobacterium tuberculosis: an epidemiological and laboratory investigation [J]. Infection Control & Hospital Epidemiology, 1998, 19(07): 500-503.

[78] OCHERETINA O, SHEN L, ESCUYER V E, et al. Whole genome sequencing investigation of a tuberculosis outbreak in Port-au-Prince, Haiti caused by a strain with a "low-level" rpoB mutation L511P - insights into a mechanism of resistance escalation [J]. PLoS One, 2015, 10(6): e0129207.

[79] PANG Y, ZHOU Y, WANG S, et al. Prevalence and risk factors of mixed Mycobacterium tuberculosis complex infections in China [J]. J Infect, 2015, 71(2): 231-237.

[80] PENG Y, YANG C, LI X, et al. Multiple samples improve the sensitivity for detection of mixed Mycobacterium Infections [J]. Tuberculosis (Edinb), 2013, 93(5): 548-550.

[81] PLAZZOTTA G, COHEN T, COLIJN C. Magnitude and sources of bias in the detection of mixed strain M. tuberculosis infection [J]. J Theor Biol, 2015(368):67-73.

[82] PLIKAYTIS B B, CRAWFORD J T, WOODLEY C L, et al. Rapid, amplification-based fingerprinting of Mycobacterium tuberculosis [J]. J Gen Microbiol, 1993, 139(7): 1537-1542.

[83] ROSSER A, MARX F M, PAREEK M. Recurrent tuberculosis in the pre-elimination era [J]. Int J Tuberc Lung Dis，2018，22(2):139-150.

[84] SAELENS J W, LAU-BONILLA D, MOLLER A, et al. Whole genome sequencing identifies circulating Beijing-lineage Mycobacterium tuberculosis strains in Guatemala and an associated urban outbreak [J]. Tuberculosis (Edinb), 2015, 95(6): 810-816.

[85] SHEN G, XUE Z, SHEN X, et al. The study recurrent tuberculosis and exogenous reinfection, Shanghai, China [J]. Emerg Infect Dis，2006，12(11): 1776-1778.

[86] SHEN X, YANG C, WU J, et al. Recurrent tuberculosis in an urban area in China: Relapse or exogenous reinfection? [J] Tuberculosis (Edinb)，2017(103): 97-104.

[87] SHIN S S, MODONGO C, BAIK Y, et al. Mixed Mycobacterium tuberculosis-strain infections are associated with poor treatment outcomes among patients with newly diagnosed tuberculosis, independent of pretreatment heteroresistance [J]. J Infect Dis, 2018, 218(12):1974-1982.

[88] SMALL P M, HOPEWELL P C, SINGH S P, et al. The epidemiology of tuberculosis in San Francisco. A population-based study using conventional and molecular methods [J]. N Engl J Med，1994，330(24): 1703-1709.

[89] SUPPLY P, MAZARS E, LESJEAN S, et al. Variable human minisatellite-like regions in the Mycobacterium tuberculosis genome [J]. Mol Microbiol, 2000, 36(3): 762-771.

[90] SUPPLY P, ALLIX C, LESJEAN S, et al. Proposal for standardization of optimized mycobacterial interspersed repetitive unit-variable-number tandem repeat typing of Mycobacterium tuberculosis [J]. J Clin Microbiol, 2006, 44(12): 4498-4510.

[91] SURIE D, FANE O, FINLAY A, et al. Molecular, spatial, and field epidemiology suggesting TB transmission in community, not hospital, Gaborone, Botswana [J]. Emerg Infect Dis，2017(23): 487-490.

[92] THEISEN A, REICHEL C, RUSCH-GERDES S, et al. Mixed-strain infection with a drug-sensitive and multidrug-resistant strain of Mycobacterium tuberculosis [J]. Lancet, 1995, 345(8963): 1512.

[93] TOROK M E, REUTER S, BRYANT J, et al. Rapid whole-genome sequencing for investigation of a suspected tuberculosis outbreak [J]. J Clin Microbiol, 2013, 51(2): 611-614.

[94] VAN RIE A, VICTOR T C, RICHARDSON M, et al. Reinfection and mixed infection cause changing Mycobacterium tuberculosis drug-resistance patterns [J]. Am J Respir Crit Care Med, 2005, 172(5): 636-642.

[95] VERVER S, WARREN R M, BEYERS N, et al. Rate of reinfection tuberculosis after successful treatment is higher than rate of new tuberculosis [J]. Am J Respir Crit Care Med，2005，171(12):1430-1435.

[96] WALKER T M, CROOK D W, PETO T E A, et al. Whole-genome sequencing identifies nosocomial transmission of extra-pulmonary M. tuberculosis [J]. QJM, 2016,109(12):819-820.

[97] WALKER T M, IP C L, HARRELL R H, et al. Whole-genome sequencing to delineate Mycobacterium tuberculosis outbreaks: a retrospective observational study [J]. Lancet Infect Dis, 2013, 13(2):137-146.

[98] WANG J Y, LEE L N, LAI H C, et al. Prediction of the tuberculosis reinfection proportion from the local incidence [J]. J Infect Dis, 2007，196(2):281-288.

[99] WANG W, MATHEMA B, HU Y, et al Role of casual contacts in the recent transmission of tuberculosis in settings with high disease burden [J]. Clin Microbiol Infect，2014，20(11): 1140-1145.

[100] WARREN R M, VICTOR T C, RICHARDSON M, et al. Reinfection and mixed infection cause changing Mycobacterium tuberculosis drug-resistance patterns [J]. Am J Respir Crit Care Med, 2005, 172(5): 610-614.

[101] WU XG, PANG Y, SONG Y H, et al. Implications of a school outbreak of multidrug-resistant tuberculosis in Northern China [J]. Epidemiol Infect ,2018, 146(5): 584-588.

[102] YAN J J, JOU R, KO W C, et al. The use of variable-number tandem-repeat mycobacterial interspersed repetitive unit typing to identify laboratory cross-contamination with Mycobacterium tuberculosis [J]. Diagn Microbiol Infect Dis, 2005, 52(1): 21-28.

[103] YANG C, SHEN X, PENG Y, et al. Transmission of Mycobacterium tuberculosis in China: a population-based molecular epidemiologic study [J]. Clin Infect Dis,2015, 61(2): 219-227.

[104] YANG C, LUO T, SHEN X, et al. Transmission of multidrug-resistant Mycobacterium tuberculosis in Shanghai, China: a retrospective observational study using whole-genome sequencing and epidemiological investigation [J]. Lancet Infect Dis ,2017,17(3): 275-284.

[105] YANG C, LU L, WARREN J L, et al. Internal migration and transmission dynamics of tuberculosis in Shanghai, China: an epidemiological, spatial, genomic analysis [J]. Lancet Infect Dis，2018, 18(7):788-795.

[106] ZETOLA N M, MODONGO C, MOONAN P K, et al. Clinical outcomes among persons with pulmonary tuberculosis caused by Mycobacterium tuberculosis isolates with phenotypic heterogeneity in results of drug-susceptibility tests [J]. J Infect Dis, 2014, 16, 209(11): 1754-1763.

[107] ZHANG S, LI X, ZHANG T, et al. The experiences of high school students with pulmonary tuberculosis in China: a qualitative study [J]. BMC Infect Dis,2016,16(1): 758.

[108] 陈文明，周庆荣，王晓萌，等 . 空间流行病学与分子流行病学结合分析在结核病研究中的应用进展 [J]. 中华流行病学杂志, 2016, 37(12): 1683-1686.

[109] 亢玲玲，司壮丽，王建华，等 . 肺结核患者与密切接触者的分子流行病学研究 [J]. 牡丹江医学院学报, 2014, 35(4): 121-124.

[110] 李静，江渊，唐利红，等 . 上海市某高级中学学生结核病疫情的分子流行病学分析 [J]. 中国防痨杂志, 2017, 39(5): 506-510.

[111] 李向群，陈静，饶立歆，等 . 上海市学校结核病聚集性疫情分析 [J]. 中国防痨杂志, 2017, 39(7): 723-727.

[112] 李妍，刘海灿，杨健，等 . VNTR 在陕西省耐药结核分枝杆菌基因分型中的研究 [J]. 临床肺科杂志, 2018, 23(8): 1498-1501.

[113] 罗丹，蓝兰，赵锦明，等 . 结核分枝杆菌可变数目串联重复序列基因型成簇特征分析 [J]. 中华传染病杂志, 2016, 34(8): 490-493.

[114] 吕冰，POURCELC, 刘敬华，等 . 结核分枝杆菌多位点可变数目串联重复序列分型方法标准化操作程序的建立 [J]. 中华流行病学杂志, 2008, 29(9): 919-924.

[115] 王毅 . 复杂网络上疾病传播的建模及其动力学 [D]. 南京：东南大学, 2016.

[116] 张金慧 . 肺结核传播模型的定性分析及数据模拟 [D]. 武汉：华中师范大学, 2014.

[117] 张天豪，成诗明，陈伟，等 . 涂阳肺结核患者家庭密切接触者筛查研究 [J]. 中国防痨杂志, 2010, 32(11): 736-739.

[118] 钟倩红，吴智龙，郭翠弟 . 活动性肺结核密切接触者发病影响因素的 Meta 分析 [J]. 中国防痨杂志, 2016, 38(3): 222-227.

[119] CHOI S, JUNG E. Optimal Tuberculosis Prevention and Control Strategy from a Mathematical Model Based on Real Data[J]. BULLETIN OF MATHEMATICAL BIOLOGY, 2014,76(7):1566-1589.

[120] 蔡晓楠，张丹丹，严亚琼，等 . 应用分类树模型构建耐多药结核病发病风险模型 [J]. 中华疾病控制杂

志, 2016(01):91-95.

[121] ZHAO Y, LI M, YUAN S. Analysis of Transmission and Control of Tuberculosis in Mainland China, 2005-2016, Based on the Age-Structure Mathematical Model[J]. INTERNATIONAL JOURNAL OF ENVIRONMENTAL RESEARCH AND PUBLIC HEALTH, 2017,14(10) :1192.

[122] 霍海峰, 党帅军. 具有变化潜伏期的结核病模型稳定性分析 [J]. 兰州理工大学学报, 2011(03):133-137.

[123] 荣韶虹. 考虑预防性治疗的肺结核动力学模型研究 [D]. 北京:华北电力大学, 2013.

[124] CAO H, ZHOU Y. The Dynamics of a SEIS Model with Saturation Treatment Rate[J]. Mathematics in Practice and Theory, 2014,44(18):209-216.

[125] 杜葵. 两类肺结核动力学模型的性质分析 [D]. 武汉:华中师范大学, 2015.

[126] MCCALLUM H, BARLOW N, HONE J. How should pathogen transmission be modelled?[J]. TRENDS IN ECOLOGY & EVOLUTION, 2001,16(6):295-300.

[127] BOWONG S, TEWA J J. Global analysis of a dynamical model for transmission of tuberculosis with a general contact rate[J]. COMMUNICATIONS IN NONLINEAR SCIENCE AND NUMERICAL SIMULATION, 2010,15(11):3621-3631.

[128] 党帅军. 两类结核病模型的全局稳定性分析 [D]. 兰州:兰州理工大学, 2011.

[129] 位晓艳. 考虑环境污染的肺结核动力学模型研究 [D]. 北京:华北电力大学, 2017.

[130] PENG Y, CHEN S, ZHANG L, et al. Multidrug-resistant Tuberculosis Burden among the New Tuberculosis Patients in Zhejiang Province: An Observational Study, 2009-2013[J]. CHINESE MEDICAL JOURNAL, 2017,130(17):2021-2026.

第三章
结核分枝杆菌潜伏感染者筛查及抗结核预防性治疗

结核潜伏感染（LTBI）如不进行预防性治疗，有 5%～10% 会发展成活动性结核病，LTBI 筛查已被证实是防止结核病发生的一项非常有效的措施，开展 LTBI 筛查，对结核发病高危人群进行抗结核预防性治疗可以有效地降低发病的风险，许多中、高收入国家已将其作为控制结核病的一项重要措施。

第一节 结核分枝杆菌潜伏感染者筛查及预防治疗研究进展

一、结核分枝杆菌潜伏感染机制

人体首次感染结核分枝杆菌，多见于儿童。从未感染结核分枝杆菌的时候，人体对结核分枝杆菌没有特异性免疫力，也无过敏性，结核分枝杆菌着床之后便自由繁殖，即为原发感染，在结核分枝杆菌入侵的部位出现炎性病变，称为原发灶。原发灶往往因病灶较小，不易被影像学检查发现。在宿主特异性免疫的作用下，结核分枝杆菌的繁殖被控制，通过杀菌机制使结核分枝杆菌数量明显减少，控制了结核分枝杆菌在体内的播散，最终使体内大部分结核分枝杆菌被消灭，人体的原发感染绝大多数不经治疗自行痊愈，一般没有症状，也不影响生长、发育及正常生活。人体对结核分枝杆菌产生的免疫力虽然较强，但尚不完善，免疫力使机体能杀死大部分结核分枝杆菌，但不能完全消灭，一小部分没有被消灭的结核分枝杆菌在人体一些器官的潜伏灶内残存。纤维包裹的坏死干酪灶中央部位被认为是结核分枝杆菌存在的主要场所。因为低氧、低 pH 的环境使结核分枝杆菌难以增殖，同时宿主的免疫机制也抑制其增殖，此时结核分枝杆菌多数处于静止休眠状态，细菌与宿主处于共存状态，宿主的免疫力与结核分枝杆菌的相互作用处于相对平衡，结核分枝杆菌持续存活，但临床上并不引起发病。一旦人体某个时期因各种原因免疫力下降时，潜伏灶内的残存结核分枝杆菌可以重新生长繁殖成为继发结核病的根源。

《结核病分类标准》（WS 196—2017）将结核分枝杆菌潜伏感染定义为：机体内感染了结核分枝杆菌，但没有发生临床结核病，没有临床细菌学或影像学方面活动结核的证据。

二、结核分枝杆菌潜伏感染筛查

2014年WHO发布了《结核潜伏感染管理指南》(简称《指南》),《指南》就高危人群、潜伏感染的筛查手段、预防性治疗方案及治疗的监测评价等进行了全面阐述。

1. 结核分枝杆菌潜伏感染筛查对象　全球近1/3的人感染过结核分枝杆菌,对如此庞大的人群均进行LTBI的筛查和预防治疗是不现实的。不仅花费巨大,管理困难,还要承担严重药物不良反应的风险。《指南》推荐容易发展为活动性结核病并能够从预防性治疗中获益的以下高风险人群进行LTBI的检测和预防性治疗:

(1)由于各种临床或其他因素造成免疫功能低下的人群,包括合并HIV感染者、接受免疫抑制剂治疗的患者、透析、器官移植、硅沉着病患者等。

(2)有可能暴露于活动性结核病患者的人群,包括成人及儿童的结核病密切接触者、囚犯、医务工作者、结核病高疫情地区的移民、流浪者等。

由于结核病疫情及国情的差别,目前各国结核病控制策略不尽相同,建议结核病发病率低于100/10万的高及中高收入国家,对所有合并HIV感染、成人及儿童的结核病密切接触者、接受免疫抑制剂治疗的患者,以及透析、器官移植、硅沉着病患者进行LTBI的筛查,资源许可的情况下推荐对囚犯、医务工作者、结核病高疫情地区的移民、流浪者、药物滥用者进行LTBI的筛查,但不建议常规对糖尿病、酗酒、吸烟、低体质量人群进行LTBI的筛查与治疗,除非合并前两种情况。

资源有限或中低收入国家推荐仅对HIV感染者及<5岁的家庭密切接触者进行LTBI的筛查及治疗。

2. 结核分枝杆菌潜伏感染筛查方法　《指南》推荐对高危人群采用症状、影像学及结核菌素皮肤试验(TST)、新型结核菌素皮肤试验(C-TST)或γ-干扰素释放试验(IGRA)进行筛查和检测。

(1)症状及影像学筛查:症状筛查主要包括询问受试者是否有咳嗽、发热、咯血、胸痛、乏力、盗汗、气短、体质量减轻等结核病可疑症状;如果存在上述症状,需要先进行结核病或其他疾病的排查,对无症状的受试者,可直接进行TST或IGRA的检查,阳性者需要进行胸部影像学检查,影像学异常则继续进行结核病或其他疾病的排查,只有影像学正常者方可进行预防性治疗。

(2)结核分枝杆菌潜伏感染的检测方法:TST是检测LTBI的经典方法,经济简便,是一种成熟的检测方法;但特异度和敏感度受多种因素的影响,可出现假阳性或假阴性结果,引起假阳性的常见因素为卡介苗(BCG)接种及非结核分枝杆菌(nontuberculous mycobacteria, NTM)感染;而当受试者为6~8周内发生的结核分枝杆菌感染,合并病毒或细菌感染、慢性肾衰竭、低蛋白血症、免疫抑制、营养不良、老年人等则会出现假阴性结果,另外TST还存在费时(需要48~72小时)、需要受试者回访、皮试操作和结果解释存在主观依赖性等缺点。

C-TST是一种新的结核潜伏感染检测方法,因其免疫学高效表达的ESAT6-CFP10,在卡介苗菌株及绝大多数分枝杆菌中缺如,检测结果有较好的敏感性和特异性。进行皮肤试验后48~72小时检查红晕和硬结的大小,直径≥5mm为阳性,以红晕或硬结大者为标准。

IGAR为近年新发展起来的检测方法,主要原理是受到结核分枝杆菌抗原刺激致敏的

T 细胞再次遇到同类抗原时可产生 γ-干扰素，通过检测全血或分离自全血的单核细胞在结核分枝杆菌特异性抗原刺激下产生的 γ-干扰素，可以判断受试者是否为结核分枝杆菌感染。IGRA 应用的特异性抗原主要为早期分泌的抗原靶蛋白 6（ESAT-6）和培养滤液蛋白 10（culture filtrate protein-10，CFP-10），这两种抗原主要存在于结核分枝杆菌复合群，而在卡介苗和大多数 NTM 中缺失，因此 IGRA 的特异度较高。IGRA 的优点是不受 BCG 接种的影响，试验结果可在 24 小时之内获得，耗时短，并不因助强效应受到影响，可反复进行，受主观因素的影响相对较小；主要的缺点是价格昂贵，不适合大规模的人群筛查。

不同国家和地区对 LTBI 检测方法存在差异，WHO 对 γ-干扰素释放试验在中低收入国家的使用情况进行了系统评估，在此基础上于 2011 年颁布了《中低收入国家 γ-干扰素释放试验应用指南》，指南中指出 γ-干扰素释放试验的敏感度和特异度与结核菌素试验比较，并未显示出明显的优势，加之 γ-干扰素释放试验的方法复杂且成本高，在中低收入国家不推荐用 γ-干扰素释放试验替代结核菌素试验作为大规模健康人群中结核病的筛查。美国结核潜伏感染管理指南中指出，对于那些不大可能复诊确定结核菌素试验结果的人群（如无家可归者）及卡介苗接种者应选用 γ-干扰素释放试验，结核菌素试验更适用于 5 岁以下儿童，除此以外的其他人群均可采用结核菌素试验或 γ-干扰素释放试验进行检测。印度《结核病控制技术操作指南（2016 版）》指出，结核菌素试验可以辅助诊断儿童结核病。与结核菌素试验相比，γ-干扰素释放试验在结核病诊断方面优势并不是很明显，鉴于印度为结核病高负担国家，不推荐 γ-干扰素释放试验用于结核病的诊断。

三、结核分枝杆菌潜伏感染抗结核预防治疗

1. **抗结核预防治疗机制** 大多数被感染者在结核分枝杆菌的刺激下产生特异性免疫力，结核分枝杆菌繁殖被控制，多数结核分枝杆菌被杀死，未被杀死的少数结核分枝杆菌在体内一些器官中残存下来，细菌和宿主处于共存状态，称为潜伏感染。一旦人体因某种原因免疫力下降，潜伏的结核分枝杆菌重新繁殖而成为继发性肺结核的重要根源。抗结核药物对积极繁殖的结核分枝杆菌具有很好的杀菌作用，其次是对缓慢代谢的结核分枝杆菌有效，而完全静止的结核分枝杆菌对目前的抗结核药物显示表型耐药，药物不可能将潜伏的结核分枝杆菌全部杀死。

因此预防性化疗对新感染者和长期潜伏感染者有发病高危因素时具有重要意义，可以减少发病的概率。但因为尚不能将体内潜伏的细菌全部清除，所以难以达到使感染者完全不发病的预防效果。

2. **抗结核预防治疗意义** 多年来，美国、法国、丹麦等国家先后有多项以异烟肼药物预防结核病的对照性研究，前后总结了共约 90 万人年的治疗效果，结果表明可以减少约 60% 的结核病发病。在一些经济发达国家应用异烟肼药物预防作为防治结核病的技术政策之一，已推行近 40 余年。

在 2.8 万例结核菌素试验反应阳性、伴肺部纤维性结核病灶的 5 年对照随访研究中，12 周、24 周、52 周异烟肼药物治疗组和安慰剂对照组的 5 年内涂阳肺结核发病率，分别为 11.3‰、5.0‰、3.6‰ 和 14.3‰。12 周、24 周、52 周预防用药组的结核病发病分别减少 21.0%、65.0% 和 75.0%。表明 52 周异烟肼药物治疗对减少结核病发病疗效最明显。我

国学者王娟2006年对2 547名PPD筛查强阳性且胸部X线正常的入学新生，每周2次口服利福喷丁加异烟肼，连续3个月进行预防性抗结核治疗观察发现，服药组发生结核病2例，年发病率51.12/10万，对照组发生结核病10例，年发病率268.17/10万，两组比较有统计学意义。

　　HIV感染人体后，破坏CD4淋巴细胞，导致机体免疫和功能降低，从而增加了人体感染结核分枝杆菌概率，并加快了体内原有结核潜伏感染发展成为活动性结核病的进程。在许多结核病和艾滋病高负担国家进行的研究表明，异烟肼的预防性治疗同样可以降低HIV/AIDS患者由结核潜伏感染发展为活动性肺结核的危险。2004年一项包括11个对照试验，涉及乌干达、肯尼亚、赞比亚、西班牙以及美国、巴西、海地和墨西哥多国研究的8 130例HIV感染者的荟萃分析显示，与安慰剂组对比，HIV/AIDS患者使用异烟肼预防性治疗可使活动性结核病的发病率降低42%，尤其对结核菌素皮肤试验（TST）阳性的患者效果最明显，使结核病的发病率降低60%。

　　由此可见，HIV/AIDS患者中的结核分枝杆菌潜伏感染者是结核病预防性治疗的最佳对象。然而，由于HIV/AIDS患者免疫功能水平较低，常规的结核病诊断技术，如痰涂片、胸部X线检查以及结核病菌素试验在HIV/AIDS患者感染的情况下敏感性都有所下降，不能作为可靠的诊断活动性结核病的依据。2010年发表在新英格兰医学杂志上的在柬埔寨、泰国和越南进行的一项前瞻性的关于在HIV/AIDS患者中诊断活动性结核病流程的研究显示，HIV阳性患者（限于成人，无论CD4$^+$淋巴细胞为多少，是否应用抗逆转录病毒治疗或者是否怀孕）在过去4周内如果没有发热、咳嗽、体重下降、长期（大于3周）盗汗，便可以排除活动性肺结核，予以异烟肼预防性治疗。此研究的HIV/AIDS人群中结核分枝杆菌的感染率达到15%，而排除活动性结核病标准的阴性预测值高达97%。该方法与仅依靠慢性咳嗽排除活动性结核病的方法相比，可以减少83%的假阴性，与依靠痰涂片检查和胸部X线检查的典型表现排除活动性结核病的方法相比，可以减少1/2以上的假阴性，大大降低了需要进行胸部X线检查和痰涂片检查的人数。综合以上研究，WHO和联合国艾滋病规划署（the Joint United Nations Programme on HIV/AIDS，UNAIDS）也推荐将异烟肼的预防性治疗纳入艾滋病病毒感染者和艾滋病患者系列关怀的一部分。2010年WHO强调推荐对所有HIV/AIDS患者中除外活动性结核病可能性的结核病患者都给予异烟肼预防性治疗。

　　3. 抗结核预防治疗方案　　目前对预防性治疗的疗程，采用异烟肼标准预防化疗方案还是包括利福平（rifampicin，RFP）在内的多药联合短程化学预防方案等还存在争议。《指南》推荐了5种预防性治疗方案，分别为：6个月的异烟肼、9个月的异烟肼、3个月每周1次的异烟肼+利福喷丁、3~4个月的利福平及3~4个月的异烟肼+利福平。异烟肼是LTBI预防性治疗的经典用药，美国胸科学会早在1965年即将其推荐为LTBI的治疗用药，大量的研究也肯定了其保护效果。例如，国际防痨和肺部疾病联合会在东欧实施的28 000人参与的一项异烟肼预防性治疗研究显示：3个月疗程的保护率为31%，6个月疗程的保护率为69%，12个月疗程的保护率为93%。说明异烟肼应用时间越长，保护率越高，但由于服药时间越长，不良反应越多，而且依从性及完成率越差，所以短程方案的研究应运而生。其中包括3个月的利福平方案、2个月的利福平+吡嗪酰胺方案、3个月的异烟肼+利福平方案。由于2个月的利福平+吡嗪酰胺方案能造成严重的3~4级肝损伤，而且发生率很高，目前此方案已弃用。其余短疗程方案保护效果和单用异烟肼相似，其中最受关注的是 2011 年 Sterling 等进行的研究，表明 3 个月每周 1 次的异烟肼＋利福喷丁方案保护率与 9 个月的异烟肼方案保护率差异无统计学意义，但是完成率更高（82.1% 和 69%，$P < 0.001$）。《指南》指出上述 5 种预防性治疗方案的保护效果无明显差异，但多数研究表明每周 1 次的异烟肼＋利福喷丁方案及 3 个月的利福平方案发生不良反应的概率更低；另外从治疗者的依从性考虑，3 个月每周 1 次的异烟肼＋利福喷丁方案更胜一筹，但强调应用此方案进行治疗时需要严格的直接面视下服药（DOT）。HIV 感染者在进行抗逆转录病毒治疗时，《指南》明确指出不建议应用包含利福平或利福喷丁的预防性治疗方案。对耐多药结核病密切接触者的预防治疗，由于研究证据有限，《指南》未进行具体预防性治疗方案的推荐。

4. 抗结核预防治疗风险 异烟肼抗结核预防治疗（isoniazid preventive treatment, IPT）是在 HIV/AIDS 患者中预防结核病的重要的公共卫生干预措施，自 1998 年由 WHO 和 UNAIDS 提出，已成为艾滋病综合管理策略的重要组成部分，并被列入 WHO 的一系列指南和建议方案。然而，这一干预措施的实施却非常缓慢，在 2013 年，全球仅有 21% 的国家以及结核病／艾滋病高负担国家中的 14 个国家报告了为艾滋病病毒携带者提供异烟肼预防性疗法。

主要原因之一是出于对单药异烟肼可能会造成异烟肼耐药的担心。1970 年 Ferebee 等的一篇综述阐述了自 1952 年异烟肼问世以来，没有证据显示单药使用异烟肼可以导致异烟肼耐药的产生。近期也有学者就异烟肼预防性治疗对耐药的产生问题进行系统回顾。在对 1951—2006 年 19 项针对单药异烟肼预防原发结核病的研究回顾结果显示，虽然异烟肼预防性治疗对异烟肼耐药的产生无统计学意义，但不能完全除外异烟肼使用对于耐药产生的风险，该结论对 HIV 阳性和阴性人群没有显著差别。由此提示，在开始异烟肼预防性治疗之前，排除活动性结核病非常重要，因为一旦患者本身患有活动性结核病，仅是没有被检测出来而盲目地进行了单药异烟肼预防性治疗，随后产生异烟肼耐药将不可避免。

然而，过分担心耐药的产生而拒绝使用异烟肼预防性治疗也是不恰当的，尤其对 HIV 阳性患者，异烟肼预防性治疗无疑是一个疗效良好、安全又廉价降低结核病相关发病和死亡的干预方式。因此在结核病防治工作执行过程中，如何正确使用异烟肼预防性治疗，如何有效排除活动性结核病，需要根据当地公共卫生资源配置和医疗水平进行具体分析。

关于结核病化学预防不良反应的发生，国外多项研究发现，在单用异烟肼方案、单用利福平方案、异烟肼和利福平联合方案中，单用异烟肼方案的不良反应发生率最低。有两项美国的报道称在治疗过程中经过密切随访和检测，异烟肼相关肝毒性的发生率仅为 0.1%～0.3%，没有发生 1 例死亡事件。除了肝毒性，异烟肼还可以引起周围神经炎、贫血、中性粒细胞减少等不良反应。但这些不良反应的发生率与肝毒性相比较低。患者往往同时还伴有其他健康问题，例如酗酒、营养不良、怀孕等。这些不良反应也可以通过适当的体格检查和实验室检测发现，并应予以及时治疗。例如，周围神经炎如果能早期发现或提前予以维生素 B_6，可以缓解和预防该不良反应的发生和发展。

2011—2014 年中国疾病预防控制中心组织湖南、安徽、四川 3 省的试点研究发现，约 1 000 例 HIV/AIDS 接受每日服用 300mg、疗程 6 个月的异烟肼预防性治疗，不良反应发生率约为 3%，均为轻到中度不良反应，患者无须特殊处理。

四、结核分枝杆菌潜伏感染免疫预防治疗

卡介苗是人类第一个结核病免疫预防疫苗。卡介苗是由减毒牛型结核分枝杆菌悬浮液制成的活菌苗，接种后可增强巨噬细胞活性，加强巨噬细胞杀灭细菌的能力，活化淋巴细胞，增强机体抵抗力。卡介苗用于新生儿、婴幼儿接种，可有效降低儿童重症结核病和结核性脑膜炎发生。然而，卡介苗对结核潜伏感染没有保护作用。为此，全球开展多项结核潜伏感染免疫预防研究，对结核分枝杆菌潜伏感染人群进行免疫预防干预，以减少结核病发病。目前，我国自主研发的注射用母牛分枝杆菌（$M.Vaccae$）制剂已获国家药品注册证书，用于潜伏感染人群的预防性治疗。

1. **母牛分枝杆菌的免疫原性和免疫调节机制**　$M.Vaccae$ 是从母牛乳腺中分离培养后收集的菌体经高温均质、灭活后加入稳定剂冻干制成，主要有效成分为母牛分枝杆菌菌体蛋白；辅料成分包括谷氨酸钠、蔗糖、氯化钠、磷酸二氢钾、磷酸氢二钠等。性状为白色疏松状粉末，复溶后为澄明液体。因其含丰富的分枝杆菌所共有的 I 型抗原，与结核分枝杆菌、卡介苗具有相似的抗原性和免疫原性，故可介导保护性免疫。临床研究还显示注射用母牛分枝杆菌能激活 T 淋巴细胞，提高 $CD4^+$ 的水平，促进其分泌白细胞介素-1 和白细胞介素-2，提高细胞免疫水平，增强机体免疫力，辅助提高化疗药物对结核分枝杆菌的杀菌和抑菌能力，并有利于机体的康复。

$M.Vaccae$ 是一种双向免疫调节剂，具有双向免疫调节，增强吞噬、杀菌能力，提高机体的细胞免疫功能和抗感染能力。既能介导并增强保护性免疫应答，又能抑制变态应，抑制或减轻病理损伤，从而发挥双向免疫调节作用。

2. **结核潜伏感染免疫预防有效性**　在 10 000 例结核潜伏感染人群中，间隔 2 周给药 1 次，全程给药 6 次，给药组肺结核发病率显著低于安慰剂组，保护效力达 54.7%（95% CI: 29.8% ~ 70.8%），显示了 $M.Vaccae$ 预防结核潜伏感染者发生结核病有效好的保护效力。$M.Vaccae$ 对结核病联合治疗有效。临床研究显示初治、复治和难治肺结核患者中接受本品 6 个月的联合治疗后，试验组肺结核患者治疗后 CD3 及 CD4 较治疗前升高、CD8 较治疗前降低、CD4/CD8 比值显著升高。

国内完成的一项随机、对照的 II 期临床试验中，共入组 568 例 18 ~ 65 岁经痰结核分枝杆菌检查阳性（直接涂片或集菌法或培养法，连续 3 次至少 1 次阳性）确诊的初治、复治或难治活动性肺结核患者，结果显示母牛分枝杆菌能提高机体的细胞免疫功能，对结核病患者有显著的免疫治疗作用，缩短 2 个月的化疗疗程。

3. **免疫预防治疗对象**　免疫预防治疗对象与化学预防治疗对象基本相同。用于 15 ~ 65 岁结核分枝杆菌潜伏感染人群，预防潜伏感染人群发生肺结核。对无法使用化疗药物进行预防性治疗的患者（过敏或肝损伤等），可选择母牛分枝杆菌作为预防性干预手段。

注射用母牛分枝杆菌生物制剂可作为联合用药，用于结核病化疗的辅助治疗。多项临床研究表明，使用母牛分枝杆菌能改善初治肺结核、复治肺结核和耐药肺结核患者的细胞免疫功能，加快痰菌阴转、病灶吸收及空洞缩小关闭的速度，缩短短程化疗疗程，不良反应少且较轻微，复发率低，提高治疗效果。联合母牛分枝杆菌治疗的肺结核患者，其涂片阴转率、培养阴转率在短时间内可得到明显提高，并且病灶吸收好转速度及空洞缩小关闭速度明显加快，细胞免疫功能显著改善，并具有肝毒性副作用小的优点。

4. 使用方法　母牛分枝杆菌的规格：复溶后 1.0ml/瓶。剂量：每 1 次人用剂量 1.0ml，含母牛分枝杆菌菌体蛋白 22.5μg。用法：启开本品西林瓶的铝塑组合盖，用 1.0ml 灭菌注射用水稀释，摇匀后，臀部肌肉深部注射。用量：预防结核分枝杆菌潜伏感染人群发生肺结核，推荐每次给药 1 瓶，间隔 2 周给药 1 次，共给药 6 次。结核病化疗的联合治疗：肺结核患者化疗一周后，可联合使用本品，每隔 2～3 周给药 1 次，每次 1 瓶。初治肺结核疗程 6 个月，复治及难治性肺结核患者可酌情延长或遵医嘱。

第二节　结核分枝杆菌潜伏感染筛查

一、结核分枝杆菌潜伏感染筛查对象

根据 WHO 2015 年的估算，我国肺结核发病率为 68/10 万。结合目前我国结核病发病率以及可利用资源情况，建议主要对以下人员进行结核潜伏感染的筛查：

1. 与病原学阳性肺结核患者有密切接触的 5 岁以下儿童；
2. 与活动性肺结核密切接触的大、中、小学生及集体单位的青年职工；
3. 艾滋病病毒感染者及艾滋病患者；
4. 由于脏器移植、类风湿等免疫性疾患需长期使用免疫抑制剂者；
5. 其他人群，包括：①对新进入高感染环境者（如医生、卫生保健人员特别是结核病防治机构的人员）应进行 PPD 试验及随访；②成人患有增加结核病发病危险性疾病，如糖尿病、肺尘埃沉着症、慢性营养不良和胃肠手术后等，儿童新患麻疹或百日咳 PPD 试验阳性应预防治疗。

其中 1～4 为重点筛查对象。

二、结核分枝杆菌潜伏感染筛查流程

1. 结核病可疑症状筛查　咳嗽、咳痰 ≥ 2 周，或痰中带血或咯血为肺结核可疑症状。低龄儿童肺结核还可表现发育迟缓。涂阳肺结核患者的密切接触者中 5 岁及以下儿童，症状筛查阴性且排除服药禁忌者可考虑纳入预防治疗。

对随访的或新确诊的 HIV/AIDS 每次随访时进行结核病可疑症状问卷筛查及必要的体格检查。筛查内容包括：咳嗽、咳痰持续 2 周以上，反复咳出的痰中带血，反复发热持续 2 周以上，夜间经常出汗，无法解释的体重明显下降，经常容易疲劳或呼吸短促，淋巴结肿大等。

2. 结核菌素试验或新型结核菌素皮肤试验及其他结核病相关检查　结核病可疑症状筛查阳性者进行结核菌素或新型结核菌素皮肤试验及其他结核病相关检查（痰结核分枝杆菌检查、胸部 X 线检查），除外活动性结核病且排除服药禁忌者可考虑纳入预防治疗。

三、结核分枝杆菌潜伏感染检测

由于目前判断 LTBI 的方法敏感性、特异性及实施受各种因素影响，诊断 LTBI 尚缺乏金标准。目前常用检测方法包括结核菌素试验或新型结核菌素皮肤试验及 γ- 干扰素释放试验。

1. **结核菌素试验**　结核菌素是结核分枝杆菌蛋白质制成的一种特异性反应原，已被感染的机体受到结核菌素刺激时，使免疫记忆细胞迅速活化为效应细胞，释放一系列淋巴因子，这一阶段称为反应阶段；在淋巴因子的综合作用下，结核菌素注射局部淋巴细胞和单核细胞浸润积聚形成硬结，该阶段为效应阶段。反应阶段需 6 小时以上，效应阶段则更长。整个反应时间为 48～72 小时，因此结核菌素反应为"迟发型变态反应"。

结核菌素试验（TST）所需费用较少、操作简单易行，是目前判断 LTBI 的主要方法。结核菌素纯蛋白衍化物（PPD）与旧的结核菌素相比，具有纯度高、灵敏度高、全身反应较少等优点，临床上诊断结核分枝杆菌感染的结核菌素试验目前通常采用 PPD。

（1）结核菌素制剂：目前在我国注册上市的 PPD 产品有人型结核分枝杆菌纯蛋白衍化物（TB-PPD）及卡介菌纯蛋白衍化物（BCG-PPD），常用的有 20 IU/ml 及 50 IU/ml 两种规格（表 3-3-1）。

表 3-3-1　我国市场供应的 PPD 制剂规格

制品种类	规格	皮内注射剂量
人型结核分枝杆菌纯蛋白衍化物（TB-PPD）	20 IU/ml，1ml/ 支	0.1ml（2 IU）/ 人次
	50 IU/ml，1ml/ 支	0.1ml（5 IU）/ 人次
卡介菌纯蛋白衍化物（BCG-PPD）	50 IU/ml，1ml/ 支	0.1ml（5 IU）/ 人次

（2）结核菌素试验操作方法：在左前臂掌侧前 1/3 中央皮内注射 0.1mlPPD，以局部出现 5～7mm 的圆形橘皮样皮丘为宜。

（3）查验反应：72 小时（48～72 小时）检查反应，以局部皮下硬结直径为准。

硬结平均直径＜ 5mm 或无反应者为阴性。

阳性反应（+）：硬结平均直径≥ 5mm 者为阳性。5mm ≤硬结平均直径＜ 10mm 为一般阳性；10mm ≤硬结平均直径＜ 15mm 为中度阳性；硬结平均直径≥ 15mm 或局部出现双圈、水疱、坏死及淋巴管炎者为强阳性。

（4）结核菌素试验的假阴性反应

1）变态反应前期：从结核分枝杆菌感染到产生过敏反应约需一个多月时间，在过敏反应前期，结核菌素试验无反应。

2）免疫系统受干扰：急性传染病，如百日咳、麻疹、白喉等，可使原有过敏反应暂时受到抑制，呈阴性反应。

3）免疫功能低下：重症结核病、肿瘤、结节病、艾滋病等结核菌素反应可降低或无反应。但随着病情好转，结核菌素试验又可呈阳性反应。

4）结核菌素试剂失效或接种方法错误，也可出现结核菌素试验阴性。

（5）结核菌素试验异常反应的处理

1）结核菌素试验后的一般反应如局部红肿、硬结，无需处理，几天后即可自行消退。

2）局部发生水疱、溃疡、坏死及淋巴管炎等强烈反应时，处理方法如下：

小水疱：保持皮肤干燥。

大水疱：用消毒的空针将水疱内液体抽出，用消毒纱布包扎，以免污染。

溃疡或坏死：保持皮肤干燥。

淋巴管炎：可采取热敷。

3）在试验过程中，个别受试者会出现头晕、心慌、面白、出冷汗的症状，甚至突然失去知觉，称为晕针。此时应立即起针，让其躺下，头部放低，松解领扣及腰带，保持安静，注意保暖，可同时针刺或掐压人中、合谷、足三里等穴位。稍好转后可饮温水或糖水，一般无需特殊处理，短时间内即可恢复正常。如数分钟后未恢复正常，可皮下注射1/1 000 肾上腺素，10 岁左右儿童 0.3～0.5ml，幼儿酌减。

4）预防晕厥：加强宣教，消除精神紧张；接种前做好健康询问与检诊工作。空腹、劳累、体质衰弱、易发生晕厥现象者，需特别加以注意。

2. 新型结核菌素皮肤试验 新型结核菌素皮肤试验（creation tuberculin skin test，C-TST）的原理，是采用重组结核分枝杆菌融合蛋白（EC）作为免疫原，检测机体是否被结核分枝杆菌感染。结核分枝杆菌融合蛋白（EC）系由高效表达结核分枝杆菌 *esat6-cfp10* 基因的大肠杆菌，经发酵、分离和纯化后获得的重组结核杆菌融合蛋白制成。ESAT-6 蛋白不仅存在于早期培养滤液中，还存在于细胞浆和细胞壁。基因和蛋白水平研究表明，ESAT-6 仅存在于致病性分枝杆菌中，所有卡介苗（BCG）菌株及大部分环境分枝杆菌基因组均丢失相关基因，不表达 ESAT-6，到目前为止，该蛋白与其他微生物的已知蛋白无明显同源性，具有分枝杆菌的特异功能。C-TST 具有操作简单、敏感性和特异性高的特点，检测结果不受卡介苗接种和非结核分枝杆菌感染的影响，是结核潜伏感染和菌阴肺结核、肺外结核病诊断的新技术。因不受 BCG 接种的影响，对儿童结核病诊断更具有重要意义。该方法是我国自主研发的新诊断技术，得到 WHO 的高度关注，纳入 LTBI 检测技术皮肤试验方法。

（1）制剂成分：主要成分为重组结核杆菌融合蛋白（EC），含适宜稳定剂，不含抗生素。每 1ml 含 50U EC 的稀释制剂。辅料成分包括磷酸氢二钠、磷酸二氢钾、氯化钠、苯酚、聚山梨酯 80。

（2）产品规格：重组结核杆菌融合蛋白（EC）呈无色澄明液体，无不溶物或杂质；产品规格有 3 种：每瓶 0.3ml、0.5ml 和 1.0ml。该制剂为皮内注射，每 1 次人用注射剂量为 0.1ml，含 5U EC。

（3）适用对象：适用于人群结核分枝杆菌感染的诊断；病原性阴性肺结核的临床辅助诊断；皮试结果不受卡介苗（BCG）接种和非结核分枝杆菌感染的影响，对儿童结核病诊断具有更好的诊断价值。

（4）禁忌证：在进行结核分枝杆菌融合蛋白（EC）皮肤试验前，注意询问和观察是否有禁忌证。

1）患急性传染病（如麻疹、百日咳、流行性感冒、肺炎等）、急性结膜炎、急性中耳炎；

2）有多种药物过敏反应史、癔症史者；

3）患全身性皮肤病者；

4）临床医生判定暂不适合进行 EC 皮肤试验的其他情况。

（5）C-TST 为皮内注射。每人每次注射量为 0.1ml（5U）；于注射后 48~72 小时检查注射部位反应。

（6）查验反应：查验反应时间精确到小时，结果包括红晕、硬结大小（记录横径和纵径），皮肤强反应需要分别记录水疱、溃疡、坏死、淋巴管炎等。

（7）结果判断：C-TST 以红晕或硬结平均直径为判断标准。C-TST 反应平均直径（横径与纵径之和除以 2）≥ 5mm 为阳性反应，无论 C-TST 反应平均直径大小，凡有水疱、坏死、淋巴管炎者均属强阳性反应。

（8）结果意义

1）C-TST 阳性：单纯 C-TST 阳性，表明机体已被结核分枝杆菌感染。如果经胸部 X 线检查无异常或无结核病变，无身体其他部位结核的临床证据，可考虑为结核潜伏感染（LTBI）。

2）C-TST 阴性：①表明人体未被结核分枝杆菌自然感染；②感染时间短，机体免疫及变态反应尚未形成；③严重感染、使用免疫抑制剂、免疫缺陷人群，可能减弱 C-TST 的反应性。

（9）C-TST 不良反应的处理：C-TST 不良反应主要表现以注射部位瘙痒和注射部位疼痛为主，一般无需处理可自行好转。注射部位引起的强阳性反应，必要时进行处理。

1）全身不良反应

发热、乏力、头痛：根据重组结核杆菌融合蛋白（EC）临床试验结果，发热、乏力、头痛为本品使用常见不良反应。C-TST 后出现发热首先要与其他引起发热的疾病鉴别，如确为 C-TST 所致，轻度发热无需特殊处理，休息后自然消退；中重度发热者，须进行对症治疗，并做好观察，直到发热改善。乏力、头痛者适当休息并进行医学观察，一般可自行缓解，中重度发热者会引起乏力、头痛，随发热减退症状将减轻。当症状持续无法缓解时需及时就医。

过敏反应：过敏反应可表现为全身皮肤瘙痒，部分患者可出现皮疹，极少数患者出现过敏性休克。全身皮肤瘙痒和皮疹可服用抗组胺药对症处理。如果发生过敏性休克，需要按照过敏性休克处置程序及时处理，必要时皮下注射 0.1% 肾上腺素 0.5~1.0ml。

2）局部不良反应：C-TST 后出现一般阳性反应的局部红晕、硬结无需处理，几天后即可自行消退。局部出现水疱、溃疡、坏死及淋巴管炎等强烈反应时，应进行适当处理。

水疱：小水疱时保持局部清洁、干燥，避免抓挠；注射部位出现大水疱，用消毒的空针将水疱内液体抽出，保持局部清洁，用消毒纱布包扎，避免污染。

溃疡或坏死：保持局部清洁，涂外用地塞米松（0.05%）或肤轻松软膏（0.025%），并覆盖无菌纱布，以防感染。

淋巴管炎：患肢限制活动，早期可采取热敷，缓解症状。

病灶反应：对病原学阴性肺结核患者进行诊断和鉴别诊断使用 C-TST 后，个别患者肺部病灶周围毛细血管扩张，通透性增加，浸润渗出增多，发生反应性病灶周围炎。这种情况一般不必特殊处理，随诊观察，一周内病灶周围炎多可自行消退。

注射部位瘙痒和疼痛：发生注射部位瘙痒者，可进行对症处理，预防感染，告诫患者勿抓、挠，或用 0.5% 碘伏棉签擦拭。发生注射部位疼痛者，一般不必特殊处理，随诊观察，一周内多可自行消退。

3. γ-干扰素释放试验　γ-干扰素释放试验是检测结核分枝杆菌特异性抗原刺激 T 细胞产生的 γ-干扰素，以判断是否存在结核分枝杆菌感染。目前最常用的检测方法有两种：一种是基于酶联免疫吸附试验，检测全血 γ-干扰素水平；另一种是基于酶联免疫斑点技术，检测结核分枝杆菌特异性效应 T 细胞斑点数。

γ-干扰素释放试验是通过人体效应 T 细胞是否被结核分枝杆菌特异性抗原激活分泌 γ-干扰素，而间接地判断机体内是否存在结核分枝杆菌感染。γ-干扰素释放试验阳性说明存在结核分枝杆菌感染，临床上可用于 LTBI 诊断。酶联免疫斑点数越高或 γ-干扰素水平越高，结核分枝杆菌感染的可能性越大。此外，机体反应存在较大的个体差异，受机体免疫状况的影响，γ-干扰素释放试验阴性并不能排除结核潜伏感染的可能性。

四、结核分枝杆菌潜伏感染判断

1. 在排除卡介苗接种和非结核分枝杆菌干扰时，PPD 反应硬结直径 ≥ 5mm 应视为已被结核分枝杆菌感染。

2. 在卡介苗接种地区和 / 或非结核分枝杆菌感染地区以 PPD 反应硬结直径 ≥ 10mm 为结核分枝杆菌感染标准。

3. 在卡介苗接种地区和 / 或非结核分枝杆菌流行地区，对 HIV 阳性、接受免疫抑制剂超过 1 个月和与涂片阳性肺结核患者有密切接触的未接种卡介苗的 5 岁以下儿童 PPD 反应硬结直径 ≥ 5mm 应视为感染。

4. 新型结核菌素皮肤试验阳性说明存在结核分枝杆菌感染，临床上可用于 LTBI 的诊断。

5. γ-干扰素释放试验阳性说明存在结核分枝杆菌感染，临床上可用于 LTBI 的诊断。

第三节　结核分枝杆菌潜伏感染者抗结核预防治疗

抗结核预防治疗主要实施对象是已被结核分枝杆菌感染的人群中结核病发病高危险者，尚未被感染者仅在处于被严重感染和发病可能的环境时，特殊情况下才予抗结核预防性治疗并只在治疗期间有保护作用。

一、抗结核预防治疗对象

目前我国推荐以下对象进行抗结核预防性治疗：

1. 与病原学阳性肺结核患者有密切接触的 PPD 反应硬结直径 ≥ 5mm 的 5 岁以下儿童；

2. 与活动性肺结核患者密切接触的结核菌素试验反应硬结 ≥ 15mm 或呈强阳性的小学、初中、高中、大学学生。

3. 艾滋病病毒感染者及艾滋病患者中结核分枝杆菌潜伏感染者。

4. 其他人群包括：①结核菌素试验新近由阴性转为阳性儿童（除外复强反应）或 2 年内 PPD 反应硬结直径增加 ≥ 10mm 者；②结核菌素试验阳性，需使用糖皮质激素或其他免疫抑制剂 > 1 个月者；③对新进入高感染环境者（如医生、卫生保健人员特别是结核病防治机构的人员）应进行 PPD 试验及随访，如发现反应硬结直径 ≥ 15mm 或有水疱者应予预防性化疗；④成人患有增加结核病发病危险性疾病，如糖尿病、肺尘埃沉着症、慢性营养不良和胃肠手术后等 PPD 反应硬结直径 ≥ 15mm 或水疱，儿童新患麻疹或百日咳 PPD 试验阳性应化学预防。

1 ~ 3 为重点推荐对象。

二、抗结核预防治疗方案

1. **单用异烟肼方案**　多个对照研究显示，单用异烟肼（isoniazid，INH，H）预防性治疗可降低结核病发病概率 60% ~ 70%。国际防痨联合会对完成疗程者的统计结果显示，12 个月疗程保护率达 93%，6 个月疗程为 68%，3 个月疗程为 32%。因为疗程越长完成率越低，考虑服药依从性、不良反应和费用效益因素等不同情况，国际上推荐异烟肼预防性治疗疗程为 6 ~ 12 个月。

推荐 6 个月单独服用异烟肼方案为抗结核化学预防首选方案。

（1）剂量与服法：单用异烟肼预防性治疗剂量为成人每日 300mg 顿服，儿童每日 10mg/kg，不超过 300mg 顿服。疗程 6 ~ 9 个月。

（2）注意事项

1）异烟肼不良反应较低，常见无症状的血清转氨酶一过性轻度增高，发生率为 10% ~ 20%，不影响继续用药，异烟肼肝损害随年龄增长而增加，儿童、青少年少见。如肝功能异常并有症状或转氨酶超过 3 倍正常值上限，应停药，进行保肝处理。

2）异烟肼治疗结核病已有数十年之久，感染异烟肼耐药菌株机会增多，影响效果。采用异烟肼进行预防性治疗主要适用于异烟肼原发耐药率低的地区（ < 10%），依从性良好者和不适合使用利福平或利福喷丁者。

3）如果预防性治疗患者存在未被发现的少数活动性病灶，单用异烟肼容易发生耐药。

2. **异烟肼、利福喷丁联合间歇方案**　利福喷丁（rifapentine，RFT，L）是 20 世纪末期推出的一种新型半合成利福霉素类抗生素，对结核分枝杆菌有较好的抗菌活性，在已发生感染尚无活动性病灶的人群中使用，可以杀灭处于半休眠状态的结核分枝杆菌，减少复发、缩短疗程、提高结核病治疗效果。由于利福喷丁具有长效作用和间歇用药的特点，短程间歇方案更方便服药及治疗管理，有利于提高依从性。

（1）剂量与服法

异烟肼剂量：体重 ≥ 50kg 者 600mg/ 次，< 50kg 者 500mg/ 次，儿童每次不超过 300mg（10 ~ 15mg/kg），每周 2 次间歇服用。

利福喷丁剂量：体重 ≥ 50kg 者 600mg/ 次，< 50kg 者 450mg/ 次，5 岁以上儿童推荐每次用药剂量 10 ~ 20mg/kg，最大不能超过 450mg。每周 2 次与异烟肼同时服用。疗程 3 个月。

（2）注意事项：本方案主要适用成人，由于利福喷丁无儿童剂量规定，上述推荐用药剂量可在实践中参考使用。

3. **异烟肼、利福平联合方案** 通过缩短疗程的短程化学预防方案研究证实异烟肼加利福平（RFP，R）3 个月与 4 个月利福平和 6 个月异烟肼方案有同等效果，同时有利于防止耐药性发生，可提高依从性。

（1）剂量与服法

异烟肼剂量：成人每日 300mg，儿童每日 10mg/kg。

利福平剂量：成人体重 ≥ 50kg 者 600mg/ 次，< 50kg 者 450mg/ 次。儿童每日 10mg/kg。疗程为 3 个月。

（2）注意事项

1）本方案适用于各个年龄组的高危对象。

2）可用于存在或可能存在异烟肼或利福平耐药肺结核患者密切接触者的预防性治疗。

4. **单用利福平方案** 作为一种杀菌剂，利福平因其短时间的代谢活性加强了对分枝杆菌亚群的杀菌作用而明显缩短了结核病化疗的疗程。单用利福平方案主要用于不宜用异烟肼的人群。

（1）剂量与服法

剂量：成人体重 ≥ 50kg 者 600mg/ 次，< 50kg 者 450mg/ 次。儿童每日 10mg/kg，最大剂量 450mg，空腹顿服。

单用利福平预防性治疗的疗程为 4 个月。

（2）注意事项

1）可能存在少数未被发现的活动性病灶者，单用利福平有产生耐药性的风险。

2）主要适用于不宜用异烟肼和长期用药依从性差人群。

三、抗结核预防治疗实施流程

为了使化学预防的实施尽可能达到准确、无误和顺利，获得预期预防实施的最佳效果和目的，同时也为了最大限度避免和减少耐药性的产生，必须严格遵循以下要求。

1. **排除活动性结核病** 首先必须通过询问的方法，了解患者有无结核病中毒症状和 / 或不同系统的相关可疑症状，并询问患者既往有无肺结核密切接触史或与耐药肺结核患者密切接触史。全面体格检查、影像学检查，必要时须进一步检查、排除全身任何部位的隐蔽的活动性结核病变。

常规排除程序如下：

（1）症状筛查：所有需要接受抗结核预防治疗人群，在服药前都须进行结核病相关症状筛查。如果没有发现咳嗽、发热、体重下降或夜间盗汗等结核病疑似症状，患活动性结核病概率较小。

如果发现有咳嗽、发热、体重下降或夜间盗汗等结核病疑似症状，应考虑可能有活动性结核病，应进行结核病和其他疾病的评估。

1）具有间断性不规则低热、盗汗和乏力、咳嗽、咳痰或刺激性干咳、胸背部不适、咯血或痰中带血等结核病可疑症状者，为排除呼吸系统结核病，可行胸部 X 线和痰结核分枝杆菌病原学检查。必要时可行纤维支气管镜检查，以除外单纯气管、支气管结核等。

2）女性患者如有月经不规律或月经周期延长，须排除妇科结核病，可行盆腔 B 超检查，必要时可行盆腔 CT 以排除盆腔积液、卵巢和输卵管等妇科结核病。

3）具有消瘦伴腹泻便秘交替出现等腹部症状者，应排除消化系统结核，可行腹部 B 超探查，了解有无腹腔积液等；必要时可选腹部 CT 增强扫描或磁共振检查，可显示腹腔肿大淋巴结以及肝、脾和胰腺等实体脏器有无异常病变；怀疑有肠结核时，应行结肠镜检查协助肠结核的诊断。

4）具有间断头痛、恶心、呕吐或肢体活动受限、麻木等症状者，应注意排除结核性脑膜炎、脑结核和结核性脊髓炎等，必要时可进行脑或脊髓的磁共振检查。

5）具有腰痛、尿频、尿急、反复泌尿系统感染者，应排除泌尿系结核，行肾脏 B 超、24 小时尿集菌（抗酸染色）检查，必要时，进行尿结核分枝杆菌培养。

6）其他：怀疑脊柱、骨关节病变、浅表淋巴结肿大、心包病变等，应进行相应部位检查和辅助检查。

（2）全面体格检查：肺结核早期或病灶较轻，体征常不明显。体格检查是肺外结核病筛查的重要手段，尤其是对症状不典型或症状较轻的肺外结核病患者。结合肺外结核病的常见部位，体检应有重点，浅表淋巴结、胸部及腹部、四肢关节、脊柱是重点部位。

如果体检异常，应进一步检查除外活动性结核病，如：

1）浅表淋巴结肿大：询问肿大时间，查看是否有红肿、触痛，其他部位体检是否异常，必要时活组织病理检查确诊。

2）肺部异常呼吸音、叩诊异常：胸部影像学检查、胸部 B 超检查，除外肺及胸膜病变。

3）腹部压痛及揉面感：腹腔及盆腔 B 超、影像学检查进一步诊断。

4）四肢关节活动障碍：骨关节影像学检查进一步诊断。

5）脊柱压痛、活动障碍：脊柱影像学检查，辅助诊断。

（3）胸部影像学检查：咳嗽、咳痰、低热、乏力、盗汗、消瘦是结核病的常见症状。出现这些症状者，应考虑可能罹患结核病，应进行结核病相关检查。但近年受老年结核病患者增加及其他因素影响，症状不典型病例或无疑似症状病例逐年增多，2010 年全国第五次结核病流行病学调查发现有 30% ~ 40% 患者无结核病疑似症状，如果仅靠症状筛查有可能遗漏部分患者。肺结核是最常见的结核病类型，占结核病患者 80%，胸部 X 线是发现肺部病灶敏感方法之一。所有接受抗结核预防性治疗的人群，服药前均应进行胸部 X 线检查，除外结核疑似病变（胸部 X 线发现结核疑似病变，应做进一步检查除外活动性肺结核）。国外一项研究也发现，症状筛查加胸部影像学检查，可以使结核病判断标准的敏感性从 79% 提高到 91%。

2. 除外化学预防禁忌，选择适宜服药方案　接受抗结核化学预防人群，在服药前应进行全面评估。医务人员应仔细询问患者既往疾病史，用药史、药物过敏史，结核病接触史（是否有耐多药结核病患者接触史）；进行血常规、肝功能、肾功能检查，除外用药禁忌，依据评估结果选择适宜抗结核预防治疗方案。

有下列情况之一不适宜接受抗结核预防治疗：

（1）正在接受活动性病毒性肝炎治疗或伴血谷氨酸 - 丙酮酸转氨酶（ALT）升高者。

（2）过敏体质患者，或身体正处于变态反应期者。

（3）癫痫患者、精神病患者，或正在接受抗精神病药物治疗者。

（4）有明确与耐多药（MDR）或广泛耐药（XDR）肺结核患者密切接触史，并近期感染，PPD 强阳性者。

（5）血液系统疾病，血小板 $< 50 \times 10^9/L$ 者，白细胞 $< 3.0 \times 10^9/L$ 者。

（6）服药前已知依从性差，不能坚持规定疗程者。

（7）曾间断不规律抗结核预防治疗 > 1 个月者。

（8）PPD 强阳性，但既往患结核病，完成规范抗结核病治疗 5 年内者，无需接受抗结核预防治疗。

3. 服药期间的管理 在进行预防性治疗时，为了防止不规律用药产生耐药性和减少抗结核药物不良反应发生，应有监督管理措施。保证服药者的依从性并能顺利完成疗程，应采取的监管措施如下：

（1）应执行督导服药管理（可由家人、学校或社区人员进行服药督导）。

（2）每月取药时对患者进行结核病健康知识的宣教。

（3）对所有接受抗结核预防治疗者进行登记，详见表 3-3-2。

表 3-3-2 结核病预防性治疗登记本

登记日期	登记号	姓名	性别	年龄	现住址	预防性治疗方案	开始治疗日期	完成疗程日期	是否规律治疗	转为患者日期	经诊医生

4. 不良反应观察与处理 根据所用药品的不同，不良反应观察和监测具有针对性。一般使用一线口服药物多为 H 或 R 或 H+L（R），不使用注射剂。

预防性治疗前，须检查肝、肾功能和血常规，3 项化验指标正常方可治疗（有条件时最好包括乙肝 5 项和丙肝抗体以便决定化学预防方案的选择，是否需增加监测频率，或加强保肝治疗等）。以后每两个月常规查肝功能和血常规，如患者有近期出现的恶心、乏力和皮疹等不适症状，应立即就诊。

（1）不同方案的不良反应观察与处理：单用 H 方案预防时，绝大多数患者可接受，无不良反应表现。仅极少数患者有恶心或失眠。有肝脏基础疾病及老年患者，可发生肝损害。极少数患者可有过敏反应。

单用 R 方案预防时，主要不良反应表现为：恶心、呕吐或腹泻，白细胞和血小板减低，严重者可发生 R 所致的急性溶血（Ⅱ型变态反应），但发生率极低。极少数患者出现肝肾和血液系统损害。大多数患者可接受。

如用 H+R 或 H+L 方案预防时，除 H 的不良反应外，应注意 R 或 L 的不良反应。一般认为 L 的不良反应低于 R。

不良反应处理方法：由于抗结核预防治疗方案简单，联合用药品种少且疗程短。因此，药品不良反应发生率较低，安全性较高。患者出现肝损害时需注意排除一些非抗结核药品导致的肝损害，应详细追问病史，确定肝损害的原因，解除诱因是最主要的治疗措施。

（2）处理程序

1）轻微肝异常：单项 ALT < 80U/L，可暂不停用预防性治疗药物，加强保肝治疗的同时，排除肝脏基础疾病、感冒或服用其他致肝损害的药品（如红霉素、乙酰氨基酚等），密切监测肝功能。

2）如 ALT 继续升高 ≥ 80U/L，胆红素（TBIL）也同时升高超过正常值上限 2 倍，则停用引起肝损害的抗结核药品，给予保肝治疗，避免进食油腻食物，短期（5~7 天）复查肝功能。

3）由抗结核药品所致的全身变态反应，可同时伴随肝损害。此时应停用所有抗结核药品，给予抗变态反应治疗同时加用保肝药。

4）白细胞 > 3.0×10^9/L、血小板正常，可在应用口服生白药（利血生、沙酐醇等）的同时，继续原方案治疗，但要密切观察血常规的变化。白细胞为 $2.0 \times 10^9 \sim 3.0 \times 10^9$/L、血小板较前明显降低（如从正常降至 $50 \times 10^9 \sim 70 \times 10^9$/L），应谨慎，立即停用利福类药品，给予升白细胞药、维生素等辅助治疗。密切动态观察血常规，必要时调整治疗方案。白细胞 < 2.0×10^9/L 或血小板较前继续降低 < 30×10^9/L，病情严重，暂停所有抗结核药品，卧床休息、防止内脏出血，静脉给予生白药、重组人粒细胞集落刺激因子治疗，必要时建议患者到血液科作骨髓穿刺检查等，排除血液系统疾患。

5）出现癫痫发作时立即停用 H，注意保护患者头部免受意外伤害，移开患者附近可能会导致伤害的物品如暖壶；在口腔内放置不会吞下的软物，以防患者舌头被自己无意咬伤，观察至患者癫痫发作停止。待癫痫症状缓解检查颅内有无病变，并给予抗癫痫治疗，药物可选卡马西平和丙戊酸钠等。

6）患者抗结核预防治疗期间出现不良反应导致停药者，不建议再重复用药。

5. 停药指征

（1）任何方案出现药品毒性反应、变态反应等原则上应停止抗结核预防治疗。

（2）患者因各种原因不规律服药或不能完成整个疗程的预防治疗。

（3）化学性预防期间发现身体任何部位的活动性结核病灶（根据患者发病部位选择标准抗结核化疗方案）。

（4）完成规定的抗结核预防治疗疗程者。

（周 林）

参考文献

[1] 中华人民共和国国家卫生健康委员会.结核病分类标准：WS 196—2017[S/OL]. (2017-11-09). http://www.nhc.gov.cn/wjw/s9491/201712.

[2] WORLD HEALTH ORGANIZATION. Guidelines on the management of latent tuberculosis infection[EB/OL]. Geneva：World Health Organization，2015.

[3] 裴宁，卢水华.WHO《潜伏性结核感染管理指南》要点解析及我国研究现状 [J]. 中国防痨杂志，2015，7（37）：736-739.

[4] 辛田田，黎友伦.结核潜伏感染诊断方法新进展与临床应用 [J]. 中国人兽共患病学报,2013,29(4)：403-407.

[5] 王黎霞，成诗明，周林，等.结核病化学预防及预防接种手册 [M]. 北京：人民卫生出版社，2012.

第四章
结核病病原学诊断

第一节 结核病的细菌学诊断

结核分枝杆菌感染是结核病的致病因子与确诊依据，在临床患者样本中寻找结核分枝杆菌是实验室检测的主要内容。理想的细菌学诊断技术应具有快速、特异、敏感、准确、简便和价格低廉的特点，是近百年来技术研究的方向。

一、涂片染色镜检

（一）理论依据

结核分枝杆菌复合群（M. tuberculosis-complex，MTC）包括人结核分枝杆菌、牛分枝杆菌、非洲分枝杆菌、田鼠分枝杆菌、卡介苗（减毒牛分枝杆菌）和最近才列入的 1967 年发现的肯尼迪分枝杆菌。

Koch 1882 年采用含美蓝复合染液对结核分枝杆菌进行染色，显微镜下看到的是蓝色细菌，他指出染色不成功的原因是染色液需要空气氨碱化，之后 Ehrlich 发现结核分枝杆菌着色的抗酸洗脱特性和经过 Ziehl 和 Neelsen 对其加以修改促使了至今常用的抗酸染色法的诞生。抗酸染色特性是指细菌被苯胺染料染色后，能够对酸、醇或含酸醇的脱色显示耐受，保持着色持久的特性。分枝杆菌一般用齐 - 内（Ziehl-Neelsen）抗酸染色法，以 5% 苯酚加温染色后可以染上，但用 3% 盐酸乙醇不易脱色。若再加用美蓝复染，结核分枝杆菌能抵抗酸酒精脱色，则分枝杆菌呈红色，而其他细菌和背景中的物质为蓝色。

结核分枝杆菌细胞壁的分枝菌酸与胞壁含量较高的脂质是抗酸染色的基础。脂质约占干重的 60%，有大量分枝菌酸（mycolic acid）包围在肽聚糖层的外面。抗酸性染色阳性是分枝杆菌属特有的，只是对染色结果的一种表述，而不是结核分枝杆菌鉴定的绝对指征，只能作为初步提示。棒菌属、诺卡菌属、玫瑰红球菌属和部分细菌孢子也有抗酸染色特性，只是程度各异，其染色基础也依赖于各自的棒状杆菌分枝菌酸和诺卡分枝菌酸。

当分枝菌酸发生变化时，抗酸染色特性也随之发生变化，其并不是稳定不变的。如胞壁损伤、人工培养物或陈旧培养物在缺乏甘油和某些糖苷成分的情况下，抗酸染色性会减弱甚至消失。体内外的青霉素、环丝氨酸或溶菌酶诱导可影响结核分枝杆菌细胞壁中肽聚糖的合成，而异烟肼可影响分枝菌酸的合成，巨噬细胞吞噬结核分枝杆菌后在溶菌酶的作用可破坏肽聚糖，这些因素都会导致结核分枝杆菌变为 L 型，导致抗酸染色呈现阴性。在

917

干酪性病灶和冷脓肿的样本菌体也呈现抗酸染色减弱或消失，这在肺内外结核分枝杆菌感染标本中很常见。

认识结核分枝杆菌的多形态十分重要，其菌体直或略微弯曲，直径 $0.3 \sim 0.6\mu m$，长 $1 \sim 4\mu m$，单个排列，不同种可呈现丝状、球状、串珠状等多形性，有分枝生长倾向，牛分枝杆菌则比较粗短。结核分枝杆菌聚集呈同轴向平行索状生长，有研究者将此特征作为快速鉴定的依据，但新的研究显示其他类型的分枝杆菌也存在索状生长形态。

微生物具有多样性特征，结核分枝杆菌形态通常被分为杆菌相、球菌相、颗粒相和滤过相等。杆菌相是常见而且典型的，伴随长度、弯曲度和串球状的各异。病灶中的结核分枝杆菌如临床痰标本或患病淋巴结中常可观察到更为修长、弯曲和多种串珠样、颗粒样、球样形态，在巨噬细胞内也可观察到其呈明显索状生长。球菌相一般被视为细胞壁发育不全或缺陷球样，如诺卡氏菌样变异型和 L- 型细胞壁缺陷型，后者可在抗结核药物和血清诱导下产生。目前从临床样本中分离出 L- 型结核分枝杆菌的患者多有病程迁延。颗粒相又称为莫赫颗粒，是由 Much 于 1907 年在结核性冷脓肿、浆液性渗出液、淋巴结和痰标本中检出的 Much-Weiss 染色阳性颗粒，一般认为其是结核分枝杆菌非抗酸性的"非细胞相"。滤过相是可以通过细菌滤膜的颗粒，Khoomenko 于 1991 年证实其存在，这种超小型菌体体积约为正常菌体的 1/20，外壳致密，蛋白含量低，能长期存在于宿主体内，有研究显示滤过相在患者体内的百分比可随着化疗时间延长而升高，化疗可增加形态多样性出现的概率。

在临床标本中，一般以标准的杆菌相作为阳性诊断依据。不典型相则需要其他方法辅助，对抗酸染色特性减弱或消失的标本需要慎重对待。

涂片染色镜检是诊断结核病的第一个步骤，对样本的浓度要求较高，通常含菌量在 $5\,000 \sim 10\,000/ml$ 才可检出阳性，故灵敏度不高。如痰液的含菌量大于 $30\,000/ml$，用齐 - 内抗酸染色法检查 300 视野，阳性率可大于 90%。

（二）痰样本采集与处理

临床收集的痰样本合格与否直接决定痰菌检出率的阳性与否，取痰者需要认识到样本质量对诊断的重要性。

1. 采集对象　一类是因出现临床症状就诊或因可疑肺结核而转诊的患者，均应作痰涂片镜检。二类是对已确诊、登记、治疗的肺结核患者，在化疗期间定期复查痰菌作疗效考核，包括：①疗程满 2 个月、5 个月、6 个月的初治涂阳患者，疗程满 2 个月、5 个月、8 个月的复治涂阳患者，各查痰一次。②疗程满 2 个月时初、复治涂阳患者痰菌仍显示阳性者，应在治疗满 3 个月时增加 1 次查痰。复治涂阳患者若于治疗满 5 个月时痰菌仍阳性，则在满 7 个月时增加 1 次查痰。③确诊、登记的涂阴肺结核患者应在登记后满 2 个月和 6 个月时行痰菌复查。

2. 采集要求

（1）数量与时间：初诊患者最好应采 3 份痰标本：夜间痰、清晨痰和即时痰。无夜间痰时则在取清晨痰后 $2 \sim 3$ 小时再采 1 份痰标本；或者采集 2 份即时痰。对于正在治疗中或复诊随访的患者按期每次送检 2 份痰样本（清晨痰和夜间痰）。行细胞学检验时以上午 9—10 点痰为佳。若进行漂浮或浓缩集菌检查应采集 $12 \sim 24$ 小时内的痰样本。

（2）痰标本采集：痰样本最好为深咳痰，不能为唾液。门诊患者可采集即时痰（即患者就诊时咳出的痰液）。清晨痰是患者清晨深咳出的痰液。夜间痰是患者就诊前夜间咳出的痰液。合格痰标本应为脓样、干酪样或脓性黏液样，痰量 3 ~ 5ml。痰标本应由检验人员或专人验收，不合格标本须嘱重新采集送检。若获得合格标本有难度，仍应对其进行细菌学检查，同时注明标本的性状，以便作分析结果的参考。研究显示高渗盐水雾化引痰可有助于获得满意标本。支气管灌洗和纤维支气管镜检查可以在临床需要确诊而多次涂片镜检为阴性时使用，但需注意的是支气管镜有可能因灭菌不彻底而导致假阳性和交叉感染的发生。痰标本最好采用国家参比实验室推荐的国际通用痰瓶作为容器，也可使用 4cm×4cm×2cm 的塑料或涂蜡纸密封盒。应将患者姓名、编号（门诊序号或患者登记号）及日期在留痰容器上注明。添加少量石炭酸可有助于测定 24 小时痰量或观察分层情况时容器内的防腐。若为进行细菌培养的标本，需注意无菌采集，使用无菌水先行漱口，可减少口腔内正常菌的污染。用过的标本应进行灭菌以防止痰液污染。增加样本数量可提高阳性检出率，有报告指出多份样本阳性检出率可达 60% ~ 70%，而单份样本阳性率只有 30% ~ 40%。

采集痰样本的方法可以影响结核阳性反应，不同性别有所差异。2007 年 6 月第 9 期《柳叶刀》研究表明，在许多低收入国家，女性的结核阳性反应率低于男性可能与痰样本的采集方法不同相关。作者以巴基斯坦拉瓦尔品第为研究中心，将 1 494 名疑似结核病的女性患者和 1 561 名男性患者随机分成两组：指导组和非指导组。指导组在采集痰样本时接受适当的咳痰指导。与非指导组的女性相比，前者检出结核阳性的可能性增加 63%。女性结核的阳性涂片率从 8% 上升至接受咳痰指导后的 13%。相反，接受咳痰指导的男性患者涂片阳性反应和样本质量则未受到显著影响。

3. 样本运送与保存　尽快送检所取样本是首要的，最好在 4℃送检实验室。送检时，县（市、区）结核病防治所（科）医师应填写检验单。填写项目包括：①实验的序号：将初诊患者的 3 份样本和随后每次检查的痰样本采用同一实验序号进行编号。②痰标本的来源：初诊患者采用门诊序号，并以门诊登记本为依据；随访的患者登记号则以患者登记本为依据。③痰标本的性质，按照脓性痰、干酪痰、血性痰、脓性黏液痰和大量稀水样痰进行分类登记。④患者姓名、地址、登记号（或门诊序号）、送检日期（或初诊日期）、送检原因（初诊患者或随访患者）。无法马上进行分离培养的标本置于 4℃下存放，防止痰液干涸或污染。将化验单与痰标本分别置入不同容器中，外送上一级实验室的痰标本应仔细核对痰标本容器上的标注并保证其与化验单一致。痰容器应使用专用结核分枝杆菌痰标本冰盒运送，或用纸张和塑料袋封装扎牢，按顺序置入包装袋内。盒外注明勿倒置标记。当距离较远时，添加等体积十六烷吡啶嗡氯化物有助于防腐，采用双套管包装，标记直立放置，痰标本容器注意密封，切勿倒置并防止痰液外溢。

4. 收到的痰标本后，实验室检验人员应认真对其进行核对并确认痰标本合格。按顺序编号进行检查和登记，对不合格痰标本要求重送。

5. 处理　处理废弃痰标本及污染物：①高压蒸汽灭菌痰盒和废弃标本等污染物后方可丢弃或清洗，严禁随意不经灭菌处理。②把采用焚烧处理的痰盒等污染物置于焚烧炉内进行彻底焚化。焚化不彻底或进行暴露焚烧都是有危害的。③痰检工作面消毒：可将痰标本置于搪瓷盘中，痰涂片操作在操作柜中进行。

（三）涂片、染色和镜检

1. 涂片

（1）直接涂片法：直接挑取痰液，可用竹签或接种环等挑取脓性或呈干酪样部分痰液

0.05～0.1ml，置于载玻片正面右侧 2/3 处，然后均匀涂抹成 10mm×20mm 的卵圆形膜状。标本实验编号书写于玻片背面左端 1/3 处。自然干燥，使用火焰固定 2～3 次。

直接涂片出现的问题往往由于痰液的黏稠、抗酸杆菌分布不均，制片一般不厚，限制了抗酸杆菌被涂到玻片上的机会和数量，且难以避免与其共存的杂菌和细胞，导致背景杂乱，互相有可能遮掩而造成漏检，致检出率不高。涂片前痰标本应进行充分液化和稀释，浓缩涂片和培养，否则结果可由于沉渣和上清液中少菌或无菌误判。

有报道使用 ASK 痰前处理液有助于加快对痰液中的黏液、上皮细胞、白细胞及杂菌等成分进行溶解，使镜检的背景呈现清晰，视野洁净，抗酸杆菌更易发现。通过离心后，整份标本的所有抗酸杆菌均可以集于管底并浓缩在玻片上，均匀分布使阳性标本的发现率得到提高。

（2）离心浓缩法：将液化后的痰液用灭菌蒸馏水或者磷酸盐缓冲液稀释，置于离心机内，以 3 000rpm 离心 15～30 分钟。弃去上清液，余液混匀后涂片。自然干燥，使用火焰固定 2～3 次。

（3）漂浮集菌法：①普通处理的集菌法：取 3～5ml 24 小时痰标本，加入 20ml 1g/L 氢氧化钠溶液，置入高压蒸汽锅，经 103.43Pa 高压灭菌 20～25 分钟（或煮 30 分钟），然后取出、冷却，随后加二甲苯（此后的步骤同以下甲醛次氯酸钠处理集菌法）。②甲醛次氯酸钠处理集菌法：取 3～5ml 24 小时痰标本加入玻璃瓶中，添加等量的 20g/L 甲醛次氯酸钠溶液，瓶口加用玻璃纸加塞，振荡摇匀后静置 10 分钟，打开瓶塞和玻璃纸，加入 1ml 二甲苯加塞，使用振荡器或手摇振荡 10 分钟，加蒸馏水至瓶口而不外溢，静置 10～15 分钟，把已编好号的洁净载玻片盖于瓶口上，静置 15～20 分钟，则悬浮于瓶口平面上的含菌油膜全部被吸附于玻片上，而后取下载玻片并迅速将载玻片翻转，使浸膜向上，或使用接种环采集瓶口液面物涂抹于载玻片上，自然干燥，火焰烘干固定后进行抗酸染色镜检。研究显示普通处理集菌法在 $1.0×10^3$/ml 以上时才可见（+），而甲醛次氯酸钠处理集菌法在 $0.5×10^3$/ml 时即可见（+），其液化痰标本的效果较氢氧化钠和氨水更佳。

涂片操作完成后，高压蒸汽灭菌使用过的盘与废弃物等，用 3% 石炭酸或其他可靠的消毒液擦拭操作台面，再用紫外线照射 30 分钟灭菌（距离 1m）。

2. 染色

（1）传统齐 - 内（Ziehl-Neelsen）抗酸染色法：齐 - 内染色法使用 0.5% 或 0.8%（厚涂片法）碱性苯酚复红染液。涂片行自然干燥，火焰固定 2～3 次。染色分冷染色法和热染色法，前法不加热玻片而需提高复红浓度和延长染色时间，后法制片加染色剂，覆盖痰膜，微火加热至出现蒸汽，离开火焰，保持染色时间 5 分钟（勿使玻片上染液干掉），或在痰膜上覆盖一滤纸片再加染色液进行热染色。脱色前去掉滤纸，水洗染色液。由痰膜边缘滴加 5% 盐酸乙醇覆盖痰膜，脱色 3 分钟至红色不可见。水洗脱色液。滴加复染液，直接痰涂片复染 30 分钟，集菌痰涂片复染 1～3 分钟，水洗去复染液，自然干燥。

（2）改良齐 - 内抗酸染色法

1）标本处理：干酪痰、血痰或脓痰直接进行涂片。若为黏液痰或稀水痰则加 1～2 倍 1.8% 碳酸钠水溶液，混匀后用 121℃高压灭菌 15 分钟，冷却，再置入离心管以 3 000 转离心 15 分钟，倾去上清留取沉淀。

2）涂片：载玻片要求干燥、清洁、无油污、无划痕，使用 95% 乙醇擦拭进行脱脂，用酒精灯火焰于玻片正面右侧 2/3 处加热 5 秒，用竹签折断端挑取 0.05～0.10ml 痰液或沉渣，均匀涂抹于加热过的玻片上，形成 1cm×2cm 状。竹签挑取弃去多余的痰液，涂片与干燥可同时进行，涂片厚薄程度以能透过涂片看清报纸上的字最为适宜，于酒精灯火焰上快速扫过 3 次，固定。

3）制片：①初染：将一片小滤纸放在固定过的结核分枝杆菌痰标本涂片上，滴几滴石炭酸复红染液使其盖满整个痰膜，用酒精灯火焰高处把标本片进行缓慢加热至液体出现蒸汽（不可煮沸），离开火焰，染色 3 分钟，稍冷却玻片，补充染液（防止干燥或玻片断裂），保持染色 3～5 分钟，冷却，取走滤纸片，用水洗净染色液，轻甩干。②脱色：从痰膜边缘加 5% 盐酸乙醇液直至覆盖整个痰膜，第 1 次 1 分钟，轻晃玻片至无红色液体流下，经背面进行流水冲洗，第 2 次加脱色剂 5 分钟，经背面进行流水冲洗，甩干，脱色完全。③复染：于涂片上滴加 0.3% 亚甲蓝液，复染 1 分钟，经背面进行流水冲洗，沥去水分，于 37℃烤箱干燥 3～5 分钟，或用吸水纸印干，或进行自然干燥。

方法评价：①传统冷染色法在涂片前不对玻片进行加热，易导致痰液不易黏附于玻片上，难涂抹均匀。改良法建议先加热玻片 5 秒，停留 5 秒，然后再涂片，先行加热干燥的玻片能使痰液易于附着且均匀涂抹开，涂片大小厚薄适宜，且缩短了制片完成的干燥时间。②传统法通常将标本涂好 1 份后再涂另 1 份，全部涂好后自然干燥 30 分钟，所需时间较长，例如将 10 份标本涂抹干燥完成至少需要 1 小时。改良法建议涂开 1 份标本后可暂时放一旁进行干燥，竹签放片子上，待涂毕最后 1 份再返回至第 1 份，依此类推，制 10 份标本边涂抹边干燥只费时 30 分钟。③传统法染色通常需时 5 分钟，染色时间较长，着色较深，如果痰液中含有食物残渣，着色时间过长可导致脱色不够彻底，可能影响镜检。改良法建议染色为 3 分钟，染色后的抗酸杆菌着色良好，底色显示较清晰，减少了脱色次数，缩短了时间。④传统法加脱色剂后每次保持 1 分钟，反复至痰膜无可视红色，次数较多，试剂用量较大。改良法建议加脱色剂第 1 次 1 分钟，第 2 次 5 分钟，便完全脱色，脱色不仅有效且节省试剂用量，操作得到简化。⑤传统法复染时间 30 秒，时间短则着色浅，若片子稍薄则有可能无着色。改良法建议复染保持 1 分钟，可呈现蓝色或淡蓝色，背景更清晰，与抗酸杆菌的红色对比更明显，镜检效果良好。⑥传统法制片完成后自然干燥，夏季需时 15 分钟以上，冬季则可能需时 1.5 小时，达不到临床痰检报告及时快速的需求。改良法建议制片完成后以 37℃烤箱行干燥，只需 3～5 分钟，干燥费时缩短了 10 倍。以上改良的操作能较大缩短整个检验完成时间，例如 10 份标本不做前处理可 1 小时内出报告，涂片、制片过程更易于控制，制成的玻片质量佳，镜检效果良好。对于除干酪痰、血痰、脓痰和黏液痰合格样本外"无痰"病例及有来自可能检出抗酸杆菌的大排菌量的病例的水样痰样本不应轻易放弃，应给予检测并要求其正确咳痰后重新送检，以减少漏检阳性病例。行沉淀集菌法可浓缩痰液，痰液经由高温消毒后抗酸杆菌可完全释放集中在试管底部，将约 5ml 的痰液所含结核分枝杆菌的大部分浓缩至 0.1ml，提高了痰中抗酸杆菌检出的灵敏度，尤其是含菌量在 1～8 条 /300 视野到 1～9 条 /10 视野之间的阳性率可明显提高。

（3）荧光染色法

1）配制荧光染色液：金胺"O"1g 溶于 100ml 95% 乙醇，加 900ml 5% 石炭酸液后混匀。脱色剂：3% 盐酸酒精。复染剂：高锰酸钾 0.5g 溶于蒸馏水 100ml 制成。

2）将痰液涂片：以荧光染色液行染色 10 分钟，水洗，以 3% 盐酸酒精行脱色 1~2 分钟，直至无黄色，水洗，滴加复染剂 1~2 分钟，水洗，晾干待检。

齐 - 内抗酸染色法与荧光染色法比较：传统齐 - 内抗酸染色操作繁琐且染色加热过程可产生气溶胶，技术能力要求较高，100× 油镜视野较小，镜检时间过长可使检验人员疲劳，涂片中细菌含量较少则不易发现。研究显示荧光染色和抗酸染色阳性率差异主要集中在（+）样本（含菌量较少的痰液），这对病变轻且排菌量少的肺结核病例诊断有重要意义，荧光染色法可明显提高阳性检测率，有助于临床诊断。荧光染色镜检在暗色背景下发出黄绿色荧光，醒目清晰，容易观察，使用 40× 物镜视野大，加快了镜检速度，适用于大批量标本的检测。

3. 镜检与报告

（1）齐 - 内抗酸染色法镜检：用双目光学显微镜（目镜 10×，油镜 100×）镜检，在淡蓝色背景下，抗酸杆菌呈红色，其他细菌和细胞呈蓝色。

按下列标准报告镜检结果：

抗酸杆菌阴性（−）：连续观察 300 个不同视野，未发现抗酸杆菌。

报告抗酸杆菌菌数：1~8 条 /300 视野。

抗酸杆菌阳性（+）：3~9 条 /100 视野。

抗酸杆菌阳性（++）：1~9 条 /10 视野。

抗酸杆菌阳性（+++）：1~9 条 / 每视野。

抗酸杆菌阳性（++++）：≥ 10 条 / 每视野。

集菌涂片结果，按"发现抗酸染色阳性细菌"或"未发现抗酸染色阳性细菌"报告。

（2）荧光法：在荧光显微镜下，暗色背景中的抗酸菌呈现黄绿色或橙色。40× 物镜观察菌体形态，20× 物镜下扫视全痰膜横向和纵向，计数。

镜检结果按下列标准报告：

荧光染色抗酸杆菌阴性（−）：镜检 50 个视野内未发现抗酸杆菌。

荧光染色抗酸杆菌阳性（报告抗酸菌数）：1~9 条 /50 视野。

荧光染色抗酸杆菌（+）：10~99 条 /50 视野。

荧光染色抗酸杆菌（++）：1~9 条 / 每视野。

荧光染色抗酸杆菌（+++）：10~99 条 / 每视野。

荧光染色抗酸杆菌阳性（++++）：≥ 100 条 / 每视野。

4. 注意事项与质控 抗酸染色法镜检注意事项：染色过程要单片进行防止交叉污染。每张载玻片只能涂抹 1 份标本，禁止涂抹 2 份或以上标本，防止染色过程菌体发生脱落而引起结果不准确。用过的玻片需彻底清洗干净方可再次使用，避免抗酸菌残留于玻片。切勿使用染色缸。吸水滤纸 1 片 1 张，严禁反复使用。镜检每检查 1 份样本均须擦拭油镜头。用于滴加香柏油的玻璃棒或竹签严禁触碰到玻片。结核分枝杆菌脱色时间长至 10~20 分钟不被脱色；而非抗酸菌则易脱色，延长脱色时间能对此进行鉴别，故抗酸色的脱色时间宁长勿短。先将待检的结核分枝杆菌样本高压灭菌再行涂片染色可避免实验室感染，增加安全性且不影响实验结果（此法用于大规模实验）。

荧光染色镜检的注意事项：荧光染色后涂片镜检过程最好在 24 小时内完成，若需隔夜则应 4℃下保存并次日完成镜检，否则荧光减退可能造成阳性结果缺失及漏检；荧光素染色液需于棕色瓶中置暗处存放，时间不超过 2 周；若遇到菌体在 40× 暗色背景下难以区别的抗酸杆菌，应转至 100× 油镜下确认。

（四）临床评价

涂片染色镜检是世界范围内结核病检查中使用最广泛的技术，被 WHO 推荐在发展中国家结核病控制中使用。此法设备简便，对经济不发达的地区易于检出作为主要传染源的涂阳病例。其局限性主要包括：大量涂片阴性患者不易被发现，有可能发展成为涂阳患者；现代分子指印技术证明涂阴患者由于密切接触和免疫抑制，其传染性不可忽视；此法无种特异性；灵敏度差，并受痰样本数和病情的影响。通常活动性肺结核涂片阳性率仅 40%～50%。

抗酸性是分枝杆菌复合群或种特异性性状，不是结核分枝杆菌的独有性状，临床将抗酸性等同于结核分枝杆菌的做法是凭经验产生的，是不全面的。除技术污染外，地区非结核分枝杆菌和 HIV 流行也对抗酸染色特异性产生制约。有不少报道指出，曾在临床结核病患者体内分离的野生株中发现 4% 左右的非结核分枝杆菌。因此，临床诊断时除了涂阳还应结合临床表现综合判断。HIV 感染者易感鸟分枝杆菌群等非结核分枝杆菌，因此痰涂片抗酸特异性、阳性和阴性预期值均明显降低，导致诊治延误。

另外，非杆菌态的异型结核分枝杆菌如 L 型、颗粒型等也不在常规涂片镜检阳性之列。

我国有关菌阴肺结核患者的诊断标准为：初诊患者直接涂片 3 次痰菌阴性为涂阴，2 次培养阴性为培阴，1 次涂片阴性和 1 次培养阴性为菌阴。PCR 扩增检查结果可对涂阳标本复合群和种水平予以直接支持。

二、分枝杆菌分离培养

（一）理论依据

Robert Koch 是世界病原细菌学的奠基人和开拓者。他把研究传染病的重点放在纯菌培养上，几次细心观察使 Koch 获得了灵感，摒弃了原有方法，转向新的实验方向，从液体培养基和土豆纯菌培养改进为后来用肉汤和其他动物成分制成的凝固透明动物胶制成细菌培养的简单易行且可靠的固体培养基，现代细菌学由此取得一大进步。1881 年 Koch 创立了固体培养基划线分离纯种法。1881 年 8 月，其在伦敦展示了肺结核细菌的培养基。

培养法的灵敏度较涂片镜检法更高，阳性痰样本检测浓度为 100 条 /ml。这是由结核分枝杆菌的生长特性决定的，即生长速度很缓慢的单细胞胞内兼性寄生菌，14～18 小时才分裂 1 次；具有的疏水性外层使营养物质不易被吸收是生长缓慢的原因之一，其具有由简单无机物合成自身所需全部结构成分的酶系统，可在合成培养基中生长。临床分离培养物可进行结核分枝杆菌复合群和种的鉴定，并通过药物敏感性测定提供被检患者诊断的细菌学依据。

培养法在试管内培养结核分枝杆菌，但是生长缓慢是结核分枝杆菌的特性，是由一系列遗传基因决定的。医学界致力于快速培养的研究，但只有部分大菌量样本能达到 2 周诊断的时间要求。在液体培养基中结核分枝杆菌的生长速度因株而异，倍增时间为 15～20 小时。单菌在固体培养基中形成 1mm 菌落的时间约为 4 周。在化疗时代，临床分离株尤其是耐药株原代生长尤为缓慢。我国的规程已将临床原代培养结束观察报告最后阴性结果的时间制定为 8 周。此时间也受标本中菌含量多少、营养要求不同的影响。在临床上，由于临床样本含菌量不固定，通常测定多例样本并以其在某段时间内的阳性率进行判定。20世纪末，采用微量检测如生长代谢中释放的二氧化碳或氧的消耗进行快速检测。

目前采用的临床分离培养基补充了多种有机物成分，以缩短调整期长度与提高增长速度和丰度。用于临床样本分离原代培养物的培养基有：以鸡卵为支持剂及补充营养物和无机盐基础液组成的罗氏培养基和小川培养基，以琼脂为支持剂的 Middl brook 7H10 琼脂培养基和 7H9 及 7H12 的合成液体培养基等。由于宿主体内的实际环境为缺氧性，使用5% ~ 10% 的二氧化碳大气可能刺激结核分枝杆菌原代培养物的初期生长。

涂阳而培阴的现象在临床细菌学上很突出，所报道的比例不一。对此的认识目前尚局限于正常抗酸染色和正常形态的菌体，而对于非杆菌形态了解甚少。持留菌可能是培阴的原因之一，其在试管中的生长需要唤醒机制。我国已制定结核分枝杆菌培养国家标准和相应的标准化培养管、离心机、培养基、蒸汽灭菌凝固箱等设备。

（二）痰样本前处理

由于临床痰样本中含有坏死组织，内含各种糖蛋白等包裹着结核分枝杆菌，而且其他各种微生物与之共存，故对痰样本进行预处理以去除这些干扰物是非常必要的。分枝杆菌有较其他细菌强的抗弱酸弱碱和表面活性剂的能力，因此可使用一些稀无机酸、稀碱和某些脱污剂作为处理液，杀灭杂菌和水解糖蛋白，如 2% ~ 4% 的硫酸、2% ~ 4% 氢氧化钠溶液、N-乙酰半胱氨酸表面活性剂等。

《肺结核诊断标准》（WS 288—2008）中规定的前处理方法，包括简单法和中和离心法。

（1）简单法（用于酸性罗氏培养基）

消化液 4% 氢氧化钠：取 4g 氢氧化钠溶于 80ml 蒸馏水，待全部溶解后加蒸馏水至100ml。

处理方法：取痰标本，视标本性状加入 1 ~ 2 倍体积的 4% 氢氧化钠于痰瓶中，拧紧螺旋盖，涡旋振荡器振荡 1 分钟，使痰液充分匀化，室温放置。自加入氢氧化钠消化液起，整个处理时间应在 15 ~ 20 分钟。

（2）中和离心法（用于改良罗氏培养基）

消化液 N-乙酰-L-半胱氨酸（NALC）-NaOH：50ml 8% NaOH 与 50ml 2.94% 枸橼酸钠混合，临用前加入 0.5g N-乙酰-L-半胱氨酸混匀。

处理方法：取痰标本置于 50ml 离心管中，加入等量的消化液，拧紧螺旋盖，涡旋振荡器振荡 1 分钟，使痰液充分匀化，室温放置 20 分钟后，加入磷酸盐缓冲液（pH = 6.8，0.067mol/L）至 50ml，3 000g 离心 20 分钟，弃上清，加入 1 ~ 2ml 磷酸盐缓冲液（pH = 6.8，0.067mol/L），混悬。

各实验室可以自行选择最适合的方法、作用浓度和反应时间等，通过预处理减少样本内分枝杆菌的损失，提高培阳率。如处理不当，有可能导致 50% ~ 90% 的死亡。掌握最佳的临界反应浓度和时间是重要的，处理完后立刻接种或中和处理。前处理残留的污染问题一般通过在罗氏培养基中添加孔雀绿，在 7H12 中添加 1 种或多种抗生素来解决，使分离培养能够成功。在这个过程中，消灭污染菌和损伤分枝杆菌同时存在。分离培养污染率高于 5%，提示前处理不足，若其低于 2%，则提示前处理过度。在前处理后，对缓冲性强的培养基如罗氏可直接进行接种，缓冲能力弱的培养基如琼脂培养基和液体培养基，则应先进行酸碱中和或大量中性磷酸盐缓冲液中和，稀释后离心收集沉渣接种，以此提高培阳率。

（三）培养方法

1. 培养基种类

（1）按性状分类

1）固体培养基罗氏（Lownstein-Jensen，L-J）培养基最具代表性，其余有小川辰次（Tatsujiogawa）鸡蛋培养基和 Middle brook 7H10、7H11 等琼脂培养基等。固体培养基的优势在于可直接观察菌落的形态并做细菌鉴别，故而适用于临床标本的分离培养、鉴别、保存菌种及对抗结核药敏试验测定等方面，不足之处是结核分枝杆菌生长速度较缓慢。改良罗氏培养基（Lowestein-Jensen medium）现在临床实验室最多用，其优势有价廉、制作方法简便和易于观察菌落形态等。

2）液体培养基以苏通（Sauton）培养基、Middle brook 7H9 等液体培养基为多见。结核分枝杆菌在液体培养基中的优势为其接触营养成分的面积更为广泛，故而在液体中生长的速度相对固体培养基较快，菌体主要生长在液体表面，当搅动时可下沉至管底部，由此可获得大量结核分枝杆菌。不足之处在于临床标本的收集、采样、运输不够简便；菌落形态无法由肉眼观察出来；培养基受到污染的机会增多，结核分枝杆菌的生长易受影响，受到污染后与结核分枝杆菌鉴别困难，需要经涂片染色镜检来判断是否有结核分枝杆菌生长。改良的苏通半流体琼脂培养基为一种人工综合培养基，兼具了以上培养基的优点，具有透明的呈半流体状态的基质，生长的结核分枝杆菌能以白色颗粒状菌落悬浮于培养基中段，因此易于观察。

3）固液双向培养基有国外应用较早的 Septi-Check 痰涂片抗酸杆菌（acid-fast bacilli，AFB）双相培养基，设计为 BD 专利式封闭式固液双相一体化。液相为 Middle brook 7H9 分枝杆菌专用增菌培养基，有利于分枝杆菌迅速繁殖，固相有 3 种固体平面：Middle brook 7H11 和改良的 L-J 培养基可及时分离纯化增菌肉汤内的分枝杆菌，从而获得单个菌落，而巧克力琼脂有助于早期发现污染菌，减少耗费的时间。以液相培养基作基础可利于结核分枝杆菌较快生长，故效率较高。国内有利用平菇浸出液为基础的平菇双相培养基，其中添加了小牛血清、琼脂等成分配制而成，依据琼脂不同的量来制成液相、固相培养基，优势为成本低，制备简单，适合基层使用，具备一定研究价值。

（2）按成分分类：主要有分别以鸡卵和琼脂为基础，加上血液、椰汁、平菇液等不同营养成分以促进结核分枝杆菌快速生长配制而成的各种培养基。

1）以鸡卵为基础的培养基有 L-J 培养基、Ogawa 培养基、丙酮酸钠培养基和丙酮酸钠细胞色素 C 培养基等。这些培养基中关键成分是鸡卵液，在制备时需考查鸡卵液的新鲜程度及营养成分是否有损耗。

罗氏 L-J 培养基：为最经典培养基，其主要成分有天门冬素、KH_2PO_4、$MgSO_4 \cdot 7H_2O$、枸橼酸镁、甘油、鸡卵液等，使用血清凝固器对其进行凝固，为满足长时间培养的需要，应保证培养基中存在一定的凝固水。依成分种类及剂量区别分为酸性和碱性 L-J 培养基。若把 L-J 培养基中 KH_2PO_4 的量从 2.4g 增至 14g，即为酸性 L-J 培养基，若 KH_2PO_4 的量 2.4g 增加至 K_2HPO_4 3.6g，即为碱性 L-J 培养基。L-J 培养基制备简单，通常用于分枝杆菌的初次分离培养、传代培养、菌落观察、保存菌种、药物敏感性测定及菌种鉴定等。进行分枝杆菌分离培养时，酸性 L-J 培养基和碱性 L-J 培养基标本分别用碱和酸进行处理。改良罗氏培养基的成分则主要有基础液、谷氨酸钠、KH_2PO_4、硫酸镁、枸橼酸镁、甘油、蒸馏水、全卵液、2% 孔雀绿水溶液。中性改良罗氏培养基基础物质有天门冬素、KH_2PO_4、硫酸镁、柠檬酸镁、丙三醇和水分，基础物质仍为鸡卵液，主要成分的作用是为细菌的生长繁殖提供无机盐、碳源、氮源和水分，而镁、钾元素能调节菌体渗透压，保持分枝杆菌细胞膜通透性良好。卵黄中的磷、磷脂和一些盐类是营养物质，卵白可以中和脂肪酸的毒性并起到缓冲作用。KH_2PO_4 作为缓冲剂调节培养基的 pH 值。孔雀绿的作用是抑制标本中一部分杂菌的生长，但并不能完全抑制所有普通细菌的生长，对于结核分枝杆菌培养仍存在一定的干扰。改良罗氏培养基目前已经广泛应用，其缺点是培养时间过长，通常需 4～6 周才能作出报告，故常常不能满足临床快速诊断和治疗的需要，仅作为其他快速诊断的参照和结核分枝杆菌诊断的标准。

我国有许多实验室依罗氏培养基自行改进配制，依据结核分枝杆菌特性加入促生长因子来缩短培养时间。如最优的促生长剂植物血凝素（PHA），能改变细胞膜通透性，促进 RNA 及蛋白质合成，促进 RNA 聚合酶加速合成，从而促进细菌生长。烟酸衍生物 3-羧甲基吡啶或吡啶 3-羧醛能被分枝杆菌转化成烟酸及其降解产物而促进结核分枝杆菌生长。吐温-80 可使细菌呈现分散均匀地生长。某些无机盐类和微量元素、有机物、氨基酸等生长因子在基础成分中的添加也能满足结核分枝杆菌生长的需要。5.0% 的 CO_2 环境有促进结核分枝杆菌增殖作用。研究发现结核分枝杆菌在新型改良罗氏快速培养基上比在改良罗氏培养基上生长所需时间明显缩短（$P=0.001$），能缩短近 1 周以上。不同耐药型结核分枝杆菌的生长所需时间也不同，对抗结核药物全敏感的菌株生长所需时间相对更长，其在改良罗氏培养基上结核分枝杆菌生长不良或一般，而在新型改良罗氏快速培养基上生长快速且菌落茂盛，易于结核分枝杆菌生长的初级判别。

Ogawa 培养基：成分少，没有天门冬素，因此成本比 L-J 培养基更低，主要成分含谷氨酸钠、KH_2PO_4、甘油、鸡卵液等，能通过调整 KH_2PO_4 及谷氨酸钠的量制备成改良培养基（modified ogawa），此培养基的用途与 L-J 培养基相同。由于其经济型的特别，非常适合发展中国家开展使用。

丙酮酸钠培养基：为 L-J 培养基中加入丙酮酸钠而减去甘油成分制备而成，主要应用于在标本中分离牛型分枝杆菌或作为本菌的传种及保存。丙酮酸钠细胞色素 C 培养基是在 Ogawa 培养基基础上杨乐荫等用 0.1% 丙酮酸钠代替甘油，并加入 2.5% 葡萄糖液及细胞色素 C 制成。丙酮酸钠培养基与 Ogawa 培养基进行临床标本比较，显示前者培养的培阳率更高，具有相当的优越性。

2）以琼脂为基础的培养基主要有苏通（Sauton）培养基 Middle brook 7H9、7H10、7H11、7H12，匡氏培养基 Proskauer 培养基和 Beck 琼脂培养基等，其主要成分为无机盐类和一系列的有机化合物等成分。琼脂主要起到赋形剂的作用，根据调整琼脂不同的量，在能制备成不同性状的培养基的同时，少量存在于液体培养基中的琼脂更有利于结核分枝杆菌在中层形成菌落而易于观察。

Sauton 培养基：以天门冬素、K_2HPO_4、$MgSO_4 \cdot 7H_2O$、柠檬酸、枸橼酸铁铵、甘油等为主要成分，依据是否加入琼脂及加入琼脂不同的量，制备成液体培养基或半固体培养基（也称改良苏通半流体培养基）等。此培养基的制备不需特殊设备，经由高压灭菌法即可处理培养基，操作简单，主要应用于培养牛型分枝杆菌、生产卡介苗及研究中草药对结核分枝杆菌的作用等。

Middle brook 系列培养基：国外最常用于结核分枝杆菌研究和诊断目的的培养基之一，其成分的最大特点为成分种类多、配制复杂，但培养所耗费时间短，故而越来越受到国内外学者的重视，其中 7H9、7H12 为液体培养基，7H10、7H11 为固体培养基。在培养基中加入了标记 ^{14}C 的棕榈酸，在分枝杆菌生长时利用培养基中的标记 ^{14}C 来产生具放射性的 $^{14}CO_2$，然后通过 BACTEC TB 460 监测系统检测 $^{14}CO_2$ 的含量，敏感度很高。Middle brook 系列培养基主要应用在分枝杆菌培养及药物敏感性的测定。

Proskauer 培养基和 Beck 琼脂培养基：优势为使用简便，缺点为菌落形状不典型，呈现有扁平状或露滴状，一般表面光滑。

（3）按目的分类：以上述培养基为基础，一些特定物质可依不同研究目的制备成分别用于快速培养、鉴别、药敏等各种用途的培养基，以满足临床需要。

1）用于快速培养：以 Becton Diskinson（BD）公司研制的全自动培养系统系列与 Organon Teknika 公司研制的培养系统为代表。其余还有 Difco 公司的 ESP 系统、生物梅里埃公司的 VITAL 系统等。这些系统的优势在于和现代先进的仪器设备、技术相结合，具有高的检测灵敏度，耗时短，缺点为相应的价位明显偏高。20 世纪 70 年代末，由 BD 公司研制的早期 BACTEC 460^{TM} TB 培养系统成为全球第一台专业的全自动分枝杆菌培养鉴定仪。此系统的培养基以 Middle brook 7H12 为基础，在其中特别添加含有标记 ^{14}C 的棕榈酸，因此此法又名放射同位素液体培养法。但其具有突出的技术缺陷，即探针空刺开放性检测和存在的废弃物可能造成放射性环境污染等，随后公司推出的 BACTEC 9000MB 及 BACTEC MGIT 960 全自动快速分枝杆菌培养鉴定药敏系统对此加以改善，无放射性污染，使分枝杆菌快速、安全、无放射性检测真正得到实现。BACTEC MGIT 960 培养基以 Middle brook 7H9 为基础，含有配方良好的 BBL PANTA TM 抗菌剂和 OADC 营养剂，分枝杆菌生长指示剂使用了一种荧光物质，故此又名分枝杆菌生长指示管法（mycobacteria gro www.51lunwen.com wth indicator tube，MGIT），此为目前全球最快的分枝杆菌培养、鉴定、药敏系统。通过应用研究显示，其对结核分枝杆菌的阳性检出耗时平均为 14.4 天，最快的可达 10 天。对多种标本来源的各种分枝杆菌检测均适用。MB/BacT 分枝杆菌培养系统由 Organon Teknika 公司开发，在结核分枝杆菌培养中应用了血液培养中判断细菌生长的 pH 指示剂。其原理为通过化学感受器监测结核分枝杆菌代谢中产生的 CO_2 浓度的变化，从而引起酸碱度的变化致 pH 指示剂颜色产生改变，再通过发光光度计来检测其颜色变化程度。此法平均检测时间能比 LJ 培养基缩短 2 周。该系统采用的也是 Middle brook 7H9 液体培养基，当信号显示阳性时需进一步取培养液涂片和鉴定确认。Difco 公司 ESP 系统则为能连续监测细菌的生长全自动血培养系统，其优势特点为无放射性，在检测时间上与 BACTEC TB 460 比较无显著性差异，可以互相替代。Williams-Bouyer N 等将 ESP 与 BACTEC MGIT 960 进行了详细比较，报告前者的整体检测时间较后者稍长，对戈登分枝杆菌监测率高。其作为一种液体培养基，最好和固体培养基进行联合使用，不应作为单一的独立系统应用。我国许多学者结合国内具体情况，利用血液、椰汁、植物激素、平菇液、豆浸液等不同营养成分，自行配制了各种不同的快速培养基。有用平菇制备的平菇双相培养基、豆浸液培养基和植物激素培养基等。

2）用于选择：相比于生长缓慢和营养要求高的结核分枝杆菌，其他的微生物显得更易于生长繁殖，因此在培养基中往往需添加抑菌成分。如罗氏培养基中含有的微量孔雀绿成分，其抑制杂菌生长的同时又促进了结核分枝杆菌的生长。Gynft 把孔雀绿的浓度加以提高，并加入青霉素、萘啶酸制作成具有选择性的改良罗氏培养基。在 Middle brook 7H10、Middle brook 7H11 的基础上添加多黏菌素 B、羧苄西林、两性霉素 B 和三甲氧苄氨嘧啶则可制成结核菌素的选择培养基，此主要目的为减少污染率且提高阳性率。

3）用于鉴别：以对硝基苯甲酸和 TCH（噻吩 -2- 羧酸肼）鉴别培养基为代表。在制备 L-J 培养基的同时加入二甲基甲酰胺或丙二醇可制成 PNB 培养基，若加入噻吩 -2- 羧酸则制成 TCH 培养基。此种培养基应用在结核分枝杆菌、牛分枝杆菌和非结核性分枝杆菌的初步鉴定。

4）用于药敏：由我国自行研制的匡氏培养基在结核分枝杆菌快速药敏试验中具备优良的应用价值。虽然 BD 公司的产品具备快速检测结核分枝杆菌的特性及在药敏试验上的优势，但早期培养系统的放射性和新系统的高污染率问题，而传统的含药罗氏培养基则存在抗结核药物易受热失活和蛋白质吸附这两个主要问题尚未解决，相比之下，匡氏培养基的优点在于不存在高蛋白组分对药物的吸附反应，也无可能因加热后凝固面导致药物失活等问题，故而在药敏试验上优越性显著。其主要成分为无机盐、维生素、琼脂、甘油和小牛血清等。研究显示药敏试验出报告时间比罗氏培养基提早平均 29 天，大部分的药敏结果可在 3 周内报告，有利于结核病的临床治疗过程的指导。BACTEC 系列培养系统、ESP 系统等都可用于药敏试验，一些液体培养基（苏通培养基和胆固醇液体培养）可用于中草药对结核分枝杆菌抑菌试验。

5）用于 L 型细菌的培养：L 型结核分枝杆菌的营养需求与原菌基本相同，但通常需加入一定的渗透压稳定剂及血清。国外主要应用的 L 型结核分枝杆菌培养基有巯基醋酸盐培养基、PPLO 琼脂、VSY 肉汤和高桥的胰腺大豆蛋白陈琼脂培养基（TSA-I）等。国内庄玉辉等已成功应用改良 TSA-L 培养基进行 L 型菌培养。有报道安徽蚌埠医学院的 L 型液体培养基（代号 92-3TBL）可于培养 15 天后取沉渣镜检。

在结核分枝杆菌的培养研究过程中出现过许多培养基，新研制的培养基固然缩短了培养时间，亦存在多种问题，选择应用时仍需仔细考虑。如仅想使用单一种培养基而达到多种目的非常困难，故许多实验室往往需同时使用几种培养基进行互补以适应临床或科研的需要。

2. 简单法（Petroff 法）培养操作　此法在世界范围内广泛使用。在标本中加入等体积的 4% 氢氧化钠，使其最终浓度为 2%，震荡混匀，反应 15 分钟后直接接种在酸性罗氏培养基上。此方法简单、价廉、性能稳定。

（1）酸性罗氏培养基制备

1）成分：谷氨酸钠（纯度 95% 以上）7.2g，KH_2PO_4 2.4g，$MgSO_4 \cdot 7H_2O$ 0.24g，枸橼酸镁 0.6g，丙三醇 12ml，蒸馏水 600ml，马铃薯淀粉 30g，2% 孔雀绿水溶液 20ml 新鲜鸡卵液 1 000ml。

2）制备方法：消毒清洁桌面，量取 600ml 蒸馏水，添加无机盐、谷氨酸钠和丙三醇，溶解后加入马铃薯淀粉混匀，行沸水浴煮沸 30～60 分钟使其呈现糊状（防止凝块），冷却后制成基础液。用肥皂水洗净新鲜的鸡卵表面，将其浸入 70% 乙醇消毒液 20～30 分钟，取出擦干后开口，收取鸡卵液于灭菌容器内，控制新鲜度，搅匀，用无菌棉纱布过滤制成鸡卵液。混匀 600ml 基础液与 1 000ml 鲜鸡卵液，加入 20ml 2% 孔雀绿水溶液，缓缓混匀以防止出现气泡，分装入容量为 25ml 的无菌塑料培养管，液量为 6～8ml 每管，搁置架上时维持一定倾斜度，专用的蒸汽凝固灭菌器或血清凝固器内放置 1～2 层为宜，斜面高度为试管 2/3，85℃ 1 小时；也可将培养基装入经 121℃ 高压灭菌的中试管（18mm×150mm），每管液量约 7ml，斜置于蒸汽凝固灭菌器或血清凝固器内加温消毒。新制成的培养基标准为色泽鲜艳，表面光滑无气泡，具备一定韧性及酸碱缓冲能力。此过程中的注意事项为：各成分量取必须准确；制备过程的所有物品需经高压灭菌处理；分装应符合要求，若量多或量少都可能对结核分枝杆菌的生长造成影响，斜置摆放应控制好斜面高度；勿必控制好凝固器的温度与时间，否则会对培养基的灭菌和培养基中营养成分的质量产生影响，当试管温度达室温时应旋紧螺旋盖，否则冷凝过程可产生过多的水。

3）保存：37℃下 24 小时无菌试验后，将培养基密封直立，最好置于塑料袋或容器内，标记接种效期，置于 4℃冰箱避光保存，使用期限为 2 个月。

（2）标记培养基：把酸性罗氏培养基从冷藏室取出后，放置至平衡室温，检查污染情况，如培养基已变成黄色或蓝色，与蓝绿色或黄绿色有明显区别时，应视为污染弃去。在斜面的背面标记患者姓名、实验序号、接种日期，每份痰标本接种 2 支培养基。

（3）前处理

1）痰标本采用碱处理，于生物安全柜中把 1～2ml 痰标本放入前处理管中，视其黏稠度加入等体积 4% NaOH 或几倍的 2% NaOH，旋紧螺旋盖，在涡旋震荡器上震荡 30～60 秒，使标本得到充分液化，置于生物安全柜内试管架上室温静置 15 分钟，整个处理过程一般不超过 30 分钟。

2）其他标本如脑脊液、胸腹水、胃液、气管洗涤液类无杂菌的标本可直接进行 3 000rpm 离心 30 分钟取 0.1ml 沉淀行接种。尿液、脓液、伤口分泌物等污染标本需同痰标本一样进行前处理。

（4）接种：弃去培养管内过多冷凝水，用无菌吸管吸取痰标本，均匀接种到培养基斜面上，每支培养基接种 2 滴（0.1～0.15ml）。将培养基放在斜面放置架上使培养基斜面水平朝上。

（5）孵育：与放置架一起把培养基放入恒温培养箱内，（36±1）℃孵育 24 小时，拧紧螺旋盖或塞紧试管的胶塞，直立放置继续（36±1）℃孵育。

（6）登记与报告：接种第 3 天和第 7 天观察培养情况，此后每周观察 1 次，直到第 8 周末。每次观察结果需要记录在培养结果记录本上，若出现培养阳性则随时进行结果报告。

（7）结果报告

无菌落生长：报告分枝杆菌培养阴性。

菌落生长不及斜面面积 1/4：报告实际菌落数。

菌落占斜面面积 1/4：报告（＋）。

菌落占斜面面积 1/2：报告（＋＋）。

菌落占斜面面积 3/4：报告（＋＋＋）。

菌落布满培养基斜面：报告（＋＋＋＋）。

3. **注意事项** 培养过程中需要注意防止涂片标本交叉感染，注意以下事项：

（1）标本较多时，如果已知涂片结果，应将涂片阴性和阳性标本分开，避免交叉污染。

（2）将所使用的试剂进行分装，避免试剂污染导致假阳性。

（3）同一时间只打开一份标本或一支培养管。

（4）离心或震荡后，静置标本5分钟后再打开，防止产生气溶胶。

（5）培训操作人员的操作技能。

（6）有条件的地区应对可疑的分离菌株进行分型。

（四）质量控制

培养基制备质量控制内容包括颜色、质地、湿度、匀质性、无菌性和敏感性。同一批培养基颜色不同可能由于混匀不足或存在金属沉渣，颜色为过深绿色为孔雀绿过量或pH过低，黄色则示孔雀绿质量不好或pH过高，温度过高会引起培养基颜色变浅。质地液化或易碎，可能由于凝固温度过低。底部留存过多冷凝水示螺旋盖拧紧过早或培养基成分不标准。培养基中出现小泡可能由于凝固温度过高，块状出现表明匀质性差。新制备的一批培养基需要进行无菌试验，36℃孵育2天应无细菌生长。

前处理操作可直接影响细菌培养的阳性率，如加入过量2% NaOH量，标本就被稀释；若太少则导致不完全消化而易发生污染，这两项误操作均有可能引起培养阳性率出现降低，故视痰标本的黏稠程度来适当增或减碱液的加入量非常重要。当遇标本数量较多时应采取分批处理。严格的无菌操作、接种量足量，恒定的培养温度是接种步骤的关键。对分枝杆菌生长情况进行观察时，若发现非分枝杆菌生长应报告培养污染，并重新送检。要提高培养的阳性率意味着要控制污染率，使其被控制在2%以下，若污染率高则可能原因为培养基灭菌不佳、存在污染或标本前处理操作不当等，对于不当无菌接种操作的出现应给予原因分析，采取措施以保证培养质量。每批培养应接种标准菌株（H 37Rv）10^{-3}mg/ml 菌悬液，4周内出现菌落生长为合格。

（五）临床评价

结核病患者的诊断和治疗、结核分枝杆菌的耐药检测都离不开分枝杆菌培养检查，其较涂片镜检敏感性、高特异性强，对涂阴肺结核、结核病/艾滋病双重感染患者的诊断起着重要的作用。在基层实验室得到普遍推广和应用，并有可能在未来成为判断患者治疗效果的方法。通过分枝杆菌培养所获得的分离菌株可用于药物敏感性试验，对制定合理的化疗方案、提高患者治愈率及减少耐药结核病的发生和传播具有重要意义，觉得在地区推广。在基层实验室广泛使用的简单法分枝杆菌培养，是经国际防痨及肺部疾病联盟推荐的成熟检查方法，简单易行，严格按照标准化操作流程操作后，能使涂阳培阴率和污染率降低至规定要求。综上，分枝杆菌分离培养是一项实用的常规结核病临床诊断法。

三、分枝杆菌快速培养法

为了打破传统改良罗氏培养基所需时间过长的局限，医学界一直不断努力于"快速培养"的研究，以期适应临床诊断的需要。有不少自制培养基通过添加各种营养成分在一定程度上缩短了调整期生长度，提高了生长丰度，但结核分枝杆菌生长缓慢的特性本质是由遗传属性即一系列遗传因子所决定的，故人们把研究方向由促进其快速生长转向快速检出，以观测到细菌的早期生长来帮助诊断。

（一）检测分枝杆菌的代谢

1. **BACTEC 460 系统** 1977 年 Middlebrook 等介绍了使用具有放射性的 ^{14}C 棕榈酸作底物的 7H12 培养基，专用于检测结核分枝杆菌及其他分枝杆菌（BACTEC 法），JOHNSTON 实验室公司（TOWSON，MD）随后推出了 BACTEC 460 TB 全自动分枝杆菌培养鉴定仪，实现了结核分枝杆菌快速分离。目前此仪器已在世界范围内广泛应用，进行血液、脑脊液、胸腔积液及其他无菌体液中细菌的专门快检。其主要原理为测定分枝杆菌的代谢产物，于 7H12 或 12B 培养瓶中加入放射性 ^{14}C 棕榈酸产物后，将经过处理的检测标本接种于上，若有分枝杆菌存在，则分枝杆菌代谢利用 ^{14}C 标记底物产生的 $^{14}CO_2$ 能被检测到，测定其气体量进行换算。操作方法：经由自动传送系统把待测培养瓶移至检测位置，一支针头将气体抽送至电离室进行放射活性检测，以生长指数 GI 表示。BACTEC 460 TB 初代分离标本阳性报告所需时间平均为 9.7 天，快速生长菌（在 7 天以内生长出来的非结核分枝杆菌）需要 3 天，阳性报告快速灵敏，不足是对于有放射性的废弃物处理起来有困难。目前，部分发达国家和我国的部分城市对其禁止使用，而该系统供应紧缺的配套试剂也对其继续使用产生制约。

2. **BACTEC MGIT960 系统** BACTEC MGIT960 全自动快速分枝杆菌培养鉴定药敏仪运用荧光增强原理，其荧光指示剂对培养管内氧气浓度高度敏感，被包埋于 MGIT 培养管底部，从而培养管内的氧气浓度能直接被感应。当分枝杆菌在培养管内生长时，氧气出现消耗，则二极管激发荧光显示剂发出荧光，每隔 60 分钟，内荧光强度记忆探测器会对培养管内荧光的强度变化进行测定，若荧光强度出现加速度变化，系统将以生长单位 GU（Growth Unit）形式报告该标本阳性，且直接打印出结果。对于阳性的培养管可以随即取出，进行涂片和抗酸染色，判断是否为分枝杆菌，并可分离菌种，制备菌悬液，第二次接种于预先配制好的含药物敏感试验所需的标准浓度药物之 MGIT 培养管（含 OADC）和空白对照 MGIT（含 OADC）培养管，再置入仪器内培养，以分枝杆菌的生长对比情况来判断药物的敏感性如何。由 NAP、PNB 及 TCH 的药敏实验结果可作出分枝杆菌菌种的初步鉴定。对阳性标本进行涂片后如确认为分枝杆菌则发出报告。

BACTEC MGIT960 快速培养操作：根据痰标本的性状加入相当于其体积 1~2 倍的 4% NaOH，在涡漩振荡器上混匀 2~3 分钟，以加入 4% NaOH 溶液为始于室温下静置 15~20 分钟待标本消化处理。随后移入 50ml 离心管，加入 0.1M 无菌的 pH 6.8 磷酸盐缓冲液直至 50ml 后旋紧封盖，3 000 转低温离心 15 分钟。缓慢倾去上清液，加入 0.1mol/L 无菌 pH = 6.8 磷酸盐缓冲液 1~2ml 进行混匀。在杂菌抑制剂 PANTA 试剂瓶中倒入营养添加剂 Growth Supplement，使其充分溶解并混匀后加至 MGIT 7ml 液体培养管，每管液量为 0.8ml，从中吸取 0.5ml 的样本加入至 MGIT 7ml 液体培养管里开始培养。培养管内荧光强度由荧光强度记忆探测器每隔 60 分钟进行测定并以生长指数 G I 值来报告结果。

BACTEC MGIT960 系统的优势：①设计先进：其采用 BACTEC™ 系列的连续荧光探测技术十分灵敏，能直接测定由于分枝杆菌生长而消耗的 O_2 浓度的变化，进而监测到培养管内分枝杆菌的生长情况。②阳性检出耗时短：被认为目前最快的分枝杆菌培养、鉴定、药敏系统，原因之一可能由于 MGIT960 培养基中所含的营养成分较全面及配制较合理。与改良 L-J 培养基比较，分别观察比较接种后的第 3 与第 7 天的结果和随后每周 1 次的情况，由于 BACTEC MGIT960 能每隔 60 分钟自动测定培养管内荧光强度，仪器会自动发出报警提示有阳性菌株的出现，故菌落的生长情况就无须人工来定时观察，尽早发现阳性菌株就更为简便快捷。阴性报告时间与传统 L-J 罗氏培养法规定的 56 天相比，减少为 42 天，因此使诊断与治疗时间大为缩短，其对分枝杆菌的快速培养阳性检出耗时平均为 9 天，而对鉴定、药敏试验时间平均为 4 天。对链霉素（STR）、异烟肼（INH）、利福平（RFP）和乙胺丁醇（ethambutol，EMB，E）全耐药菌株的阳性报告时间较其他耐药菌株更早。③阳性检出率高：与传统培养方法相比，提高了 10%，与 BACTEC 460 相比则提高了 4.97%。④适用标本广：适用于来自痰、胸腹腔积液、体液、脑积水、脑脊液、组织块状标本和其他非血液标本。⑤内置质控系统全自动：系统具有内置的每小时自动校正的定标管。BACTEC MGIT 960 全自动分枝杆菌快速培养鉴定药敏仪还可用于药效学的动态基础研究，从而大大减轻了工作人员的工作负担，并有助于操作安全性的提高。

BACTEC960 的不足：其配备的培养基、营养添加剂、杂菌抑制剂均为国外进口，故价格高昂。关于系统的污染率，则说法各异，有报道称污染率与传统改良 L-J 培养或无显著性差异，另一方面也有资料称 BACTEC960 的污染率为 2.3%，相比 L-J 法 6.5% 的污染率有显著差异。如能对此系统进行更规范的操作，降低其污染率，对进口耗材转为国内自行研制开发和改进培养基，则能更好地降低实验成本，使 BACTEC960 培养法能在基层结核病防控机构也有良好的应用前景。

3. Bact/ALERT 3D

（1）原理：假定测试样品中存在微生物，当其在培养基中代谢消耗基质时，会产生 CO_2。置于每个标本瓶底部的传感器随之发生变色，由蓝绿色变浅。发光二极管（LED）将光线投射到传感器上，使用一个光电探测器来测量反射光。产生的 CO_2 量与被反射的光成比例增长。故通过比较产生 CO_2 的量值与标本瓶中初始的 CO_2 水平能判断出结果。如下情况可对样品确定为阳性：CO_2 产生的速率持续增加，初始 CO_2 含量高，和 / 或 CO_2 生成速率异常高。对 BacT/ALERT MP 标本瓶中的生长，亦能视所产生的微量 CO_2 或 CO_2 缓慢持续的变化状态，对样本报告为阳性。若处于理想条件下，超过规定的时间后 CO_2 水平仍无明显变化则系统会自动报告样本为阴性。

（2）操作

1）前处理：采用 N- 乙酰 -L 半胱氨酸 - 氢氧化钠法（NALC-NaOH），临用前新鲜配制的消化液所需成分为 50ml 的 4% 氢氧化钠、50ml 的 2.94% 柠檬酸钠、0.5g 的 N- 乙酰 -L 半胱氨酸。用吸管从痰液干酪样部分（或胸腔积液、肺泡灌洗液、混浊的脑脊液离心后取沉淀物）吸取 2ml 加于 50ml 容量的无菌尖底离心管内，再注入等量的消化液，置入旋涡混匀器上 15 ~ 20 秒，使样本混匀至液化，在室温下静置 15 分钟，随后加入 50ml 无菌的 pH = 6.8 PBS 缓冲液至刻度，平衡、封盖，颠倒混匀，3 000g 15 分钟离心。倾去上清液，将 1.5ml 的 pH = 6.8 PBS 加入沉淀中，充分混匀使其成为悬浮液。

2）上机方法：按 BacT/ALERT 3D 的主菜单（Main Screen）上的加瓶键进入加瓶屏幕（load bottles screen）。手持培养瓶将其放在条码扫描区扫描。读取条码后，加瓶屏幕显示培养瓶条码区，其余信息可不必录入。空余瓶位的箱体绿色的指示灯随之闪亮，打开箱体，可见空余瓶位指示灯闪亮，此时把培养瓶放入任意的有亮灯的瓶位，此信息可被系统自动记忆。培养瓶条码区空白时，则继续加入其余培养瓶。箱体的配置为：用于 MP 瓶培养检测的 A 箱和 B 箱，用于放置药敏试验需使用的 MP 瓶的 C 箱，用于放置接种血液样本的 MB 和 SA 培养瓶的 D 箱。

3）阳性报告：仪器通过屏幕显示黄色对阳性培养瓶进行自动报警，阳性瓶的数量显示在培养瓶的计数框内。按阳性瓶的取出键，在主菜单（main screen）上进入取瓶屏幕（unload bottles screen）。绿色指示灯闪亮示箱体内有阳性瓶，打开箱体，即可发现阳性瓶指示灯闪亮。取出阳性瓶，稍稍晃动，于光亮处对培养液进行观察。若培养液的性状表现为澄清而透明，则需放回原位，继续进行培养。若培养液性状表现为浑浊，一般考虑为被污染；若发现内有明显的颗粒悬浮，则视为分枝杆菌生长。以上两种情况均需取出培养瓶，混匀，抽取培养液进行涂片，抗酸染色法确认。取出阳性瓶后，则培养瓶计数框内的阳性瓶数量相应减少，阳性瓶取完后计数为零。对培养阳性出现的日期在登记本上进行登记。

（3）评价：BacT/ALERT 3D 的特点有新培养瓶可随机放置，对培养瓶的种类能即时进行分辨；具备临界值判断功能，对阳性标本能即时检测；当操作者有不规范操作时，系统可对其发出提示；对阴性瓶能批量进行移除，无单个扫描的步骤，全程行未知瓶的侦测，节省了处理错误和未知瓶上消耗的时间，加快了工作进度；操作无侵入性，监测连续；灵敏度较高，广泛适用于多种细菌检测，检测时间缩短。图文指令简便，只需简单操作即可完成全部数据管理，对所有检测位连续检测的功能可确保实验结果能被及时报告，48 小时内可报告 90% 的阳性结果，与传统的 L-J 法比较，最短培养时间达 6 天，最长为 22 天，低假阳性率，阳性分离率较高、污染小，更安全，自动化程度较高，能达到现代化检验医学的要求，不失为较理想的分枝杆菌快速培养法。值得在有条件的实验室进行推广应用。

4. ESP 培养系统 Ⅱ

（1）原理：系统对需氧菌 12 分钟、厌氧菌 24 分钟行持续监测，由于细菌在生长代谢过程中消耗氧气，产生二氧化碳、氢气和氮气，培养瓶内的压力就随之发生改变，系统采用的为气压传感技术，经由压力传感器，随时检测到瓶内新变化，如细菌生长就会发出报警提示。系统使用的培养基为改良 Middle brook 7H9 液体培养基。

（2）操作

1）临床血标本采集和处理：无菌法采集血标本（成人 5～10ml/ 瓶，儿童 1～3ml/ 瓶），加入 ESP 需氧菌的专用瓶。

2）痰标本采集和处理：痰液标本各 1ml，分别加入 2～3ml 的 2%～4% NaOH 液，充分振荡，放置 10～20 分钟离心、弃去上清液，加入 PBS 缓冲液进行中和，离心、弃去上清液，再加入 1ml 缓冲液混匀，加入 Myco 培养瓶，并添加 1ml Myco GS 助长剂与 0.5mlMyco AS 抗生素。痰标本同时作结核分枝杆菌常规培养。

3）处理阳性培养瓶：仪器提示阳性时及时将标本转种血琼脂、巧克力（CO_2 环境）和麦康凯平皿，35℃条件下培养 18～24 小时。对每一阳性培养瓶行涂片、革兰氏染色与直接药敏试验，将涂片结果通知临床以作为血培养一级报告；培养次日将直接药敏结果通知临床医生以作二级报告；对分离出的菌落进行生化鉴定和药敏试验，经 18～24 小时培养后，作出最终报告（即三级报告）。Myco 报警提示阳性时，取培养液涂片、抗酸染色、镜检。

4）处理阴性培养瓶：若培养监测5天仍未显示阳性，作无菌生长报告。用无菌注射器抽取血瓶肉汤转种血琼脂和巧克力平皿，培养18～24小时，如出现细菌生长，进行鉴定并补发报告。

5）判断假阳性与假阴性：当报警提示有菌生长却分离不到细菌时即为假阳性；5天未显示报警但转种后能分离出细菌的即为假阴性。

（3）临床评价

1）阳性检出率和检出时间：分枝杆菌初代分离率为63.9%，与BACTEC MGIT960系统报道的71.2%无显著差异。阳性检出时间最短为4.74天，最长为30.93天，平均15.9天，比常规LJ培养法快2～3倍，较BACTEC MGIT960系统的13.1天稍慢。

2）假阳性：报道提示为2.7%，比BACTEC MGIT960系统的0.7%高。假阳性的出现可能受痰标本处理操作中杂菌杀灭不完全的影响。对痰结核标本的消化处理并同时行普通细菌培养可排除假阳性。停电也可成为假阳性的原因之一，有条件者应使用不间断电源降低假阳性发生率。

（二）显微镜观察

1. 基于显微镜观察的药敏试验技术

（1）原理：基于显微镜观察的药敏试验技术（microscopic observation drug susceptibility assay，MODS）为近年建立的新技术。Caviedes于2000年发现结核分枝杆菌在液体培养基中生长速度较固体培养基快，且会有特征性索状结构形成为基础，而该特征结构能通过显微镜直接观察，以此确认结核分枝杆菌的生长及对药物的敏感性。

（2）操作：将2ml痰标本加入15ml离心管，添加等体积NaOH-NALC溶液，盖紧后涡旋震荡20秒，混匀使溶液附着整个管壁与盖，静置消化15～20分钟使其得到充分液化。添加磷酸盐缓冲液（pH=6.8）进行中和，3 000g离心15分钟，弃上清液。用2ml 7H9-OADC-PANTA重悬离心沉淀，加入1ml重悬液，混匀。将重悬标本接种至无菌24孔细胞培养板，密封入塑料袋，置37℃温箱内培养。从孵育后第3天行倒置显微镜观察（10倍目镜×40倍物镜），每天观察1次；如可观察到特征性索状结构，提示有MTB生长。观察到的早期结核分枝杆菌生长类似弯曲的绳索。若21天仍未见结核分枝杆菌生长则视为阴性。如孔内混浊，提示污染菌过度生长。

（3）评价：此法直接用显微镜观察培养物中的分枝杆菌，条件简单，仅需离心机、孵育箱和显微镜就能进行，相对其他如MGIT 960系统需昂贵仪器的方法，更为适用于经济不发达而医疗资源有限的地区。研究发现在菌液浓度为$3×10^3$ CFU/ml时，运用MODS技术检测判读结果的时间为7天；另有4种NTM的标准株（草分枝杆菌、堪萨斯分枝杆菌、龟分枝杆菌、海分枝杆菌）也可能在液体培养基中被观察到索状结构的生长性状，则在镜下要与之区分MTB形成的特征索状结构就较困难；以对硝基苯甲酸800μg/ml、噻吩-2-羧酸肼2.5μg/ml为检测条件，有助于提高检测的正确率；临床分离株检测结果表明，该法与传统罗氏培养和鉴定法结果符合率为97.0%，美国伯明翰阿拉巴马大学Arias报告MODS检测MTB的敏感性、特异性分别为97.5%、94.40%。出现阳性结果的时间中位数为5～10天，平均7天，较L-J法的平均21天短了许多，而与MGIT 960系统的平均8天相似。综上，MODS技术检测MTB与传统罗氏培养和鉴定法结果符合率较高，且具有快速、操作简便、价廉等优点，适合MTB快速检测。

2. 薄层琼脂法

（1）原理：薄层琼脂法是一种新型的低成本结核病诊断方法（thin-layer agar，TLA），其使用的是固体培养基，也用显微镜来观察早期生长的结核分枝杆菌菌落。阳性检测出的时间为 9～10 天，并可依据镜下能观察到的结核分枝杆菌特征杆状表型进行初步鉴定。使用的培养基为 Middle brook 7H11 培养基和含有 PNB 的 Middle brook 7H11 培养基平板。鉴别时要观察这两种培养基上的菌落生长情况：结核分枝杆菌在前者上生长而在后者上受抑制。此法也应用于快速药敏试验。

（2）操作

1）临床标本前处理使用氢氧化钠和 N-乙酰-L-半胱氨酸处理，标准方法离心。

2）将 0.1ml 沉淀涂抹接种在 60mm×15mm 米氏 Middle brook 7H11 薄层琼脂培养板上，培养板含 50mg/L 哌拉西林、20mg/L 两性霉素 B 和甲氧苄啶、100mg/L 油酸-白蛋白-葡萄糖-过氧化氢（OADC）。

3）接种完成后 TLA 板用封口膜封闭，并置于 CO_2 孵育箱内 36℃培养。

4）在接种 48 小时后用普通显微镜 100 倍视野观察培养板一次，检查是否存在污染，之后观察 2 次/周，持续 6 周。依据菌落出现和特征形态行初步鉴定。

5）如出现阳性，比较观察 7H11 培养基上生长的菌落是否在 7H11+PNB 培养基上也有生长。

6）对生长出的菌落进行齐-内染色确认。

（3）药敏试验：用四象限培养皿，在每个象限配制 5ml 7H11 琼脂培养基。将其中一象限作为对照（growth control，GC），其余三象限分别含 1μg/ml RMP、2.0μg/ml 氧氟沙星（ofloxacin，Ofx）、6μg/ml Km。首先用不同浓度的已知耐药谱的菌株对 TLA 法进行标化，然后从新鲜标本培养基刮取菌落并经过悬于灭菌去离子水中后调至与麦氏 1 号管（McFarland No.1）相同浊度，进行 1∶100 或 1∶50 稀释（菌液浓度高有利于避免假敏感结果）。每象限接种 10μl 菌液。用封口膜封闭培养皿，置于 5% CO_2 孵育箱内 37℃培养。每周使用常规 10× 显微镜物镜观察，持续 21 天。若生长对照象限出现阳性，而含药象限出现菌落生长，则定义耐药；反之与对照象限相比，含药象限没有菌落生长则定义敏感。

（4）评价：TLA 是实现早期诊断的快捷技术，其优势在于对实验室要求不高，仅需要一般的标准设备、标准显微镜和简单的培训。有 Schaberg 研究报告使用昂贵的 CO_2 孵育箱与否仅使检测结果时间相差一天。TLA 与其他液体培养基相比，潜在气溶胶危险减小，且不像 MGIT 一样费用昂贵且无法观察到菌落形态。用四象限培养皿能节省成本且缩短 MTB 耐药的检测时间，直接使用痰标本进行 TLA 可以避免药敏前培养需要 2 周时间的分离步骤，从而节约了时间提高效率。L-J 或 7H11 培养基的传统方法，常需要 1～2 个月才能获得结果。TLA 的平均生长时间涂阴和涂阳标本分别为 7 天和 11.5 天，与其他快速培养系统相比结果类似或更好。有研究评价 TLA 方法直接应用于痰标本检测对 RFP 和 INH 的药物敏感性和特异性均为 100%。对于涂阳标本的耐药检出时间为 11 天。

（三）变色液体培养基

1. 原理　分枝杆菌变色液体培养基为营养丰富的选择培养基，内含抑制杂菌生长的多种抗生素。改良米氏 7H9 培养基、促生长添加剂（加速结核分枝杆菌生长的血清、复合维生素）、抗生素混合物 PANT（多黏菌素 B、两性霉素 B、萘啶酸、甲氧苄氨嘧啶）和氧化还原显示器（与显色有关），在国外已广泛应用。近几年国产的变色液体培养基已投入应用，其主要成分有磷酸盐缓冲液、谷氨酸钠、多种维生素、多种微量元素、甘油、马血清、变色剂以及甲氧苄氨嘧啶、氨苄青霉素多黏菌素 B、两性霉素 B 和萘啶酸等多种抗生素。显色原理为：当分枝杆菌在液体培养基中生长时，通过氧化还原系统，培养基中含有的氧化还原指示剂四唑鎓盐就被还原，显示粉红色、红色或紫色的不溶于水的甲臢，在细胞表面呈现出来，能用肉眼直接观察菌落的变色。取培养液涂片、染色镜检。阳性结果报告时间与阳性检出率和 BACTEC TB 460 相当。

2. **操作** 培养：采用 2～4 倍体积 4% NaOH 消化痰标本 20 分钟，以 5 000～10 000rpm 离心 10 分钟，用 pH=6.8 磷酸盐缓冲液对沉淀进行洗涤 2 次，加入上述缓冲液 1ml 混悬沉淀，各取 0.5ml，分别接种于变色液体培养基，37℃下培养。每天观察 1 次，2 周后隔天观察 1 次，若培养基变紫红色或有紫红颗粒沉淀则作涂片抗酸染色，证实有分枝杆菌时发出培养阳性报告。

3. **评价** 变色液体培养基总阳性率与 L-J 培养基总阳性率相比无显著性差异。变色液体培养基细菌生长周期平均为 13 天，较 L-J 培养基的 26 天缩短了一半。比较两种培养基接种 15 天时的培养阳性率，变色液体培养基的 83.6% 比 L-J 培养基的 21.5% 明显提高，提示变色液体培养基上的分枝杆菌生长速度更快，检出耗时明显较 L-J 培养基短，操作简便，经济实用，不需特殊仪器，但有报告污染率略高于 L-J 培养基，可能与痰标本前处理及洗涤沉淀中尚未严格掌握无菌操作程序有关。此外，变色液体培养基的结果判断具有主观性，变色时间亦持续较短，仅 2～3 天，随后紫红色即有可能消失，提示及时地观察结果很重要，在选择稳定性强的指示剂上或有待进一步探索与改进。变色培养基还可进行耐药性的检测，具有基层临床推广的价值。

（四）其他新快速检测法

1. **新鲜椰汁与马血清为基础成为液体培养基** Vasanthor 等 1998 年曾采用新鲜椰子汁混合马血浆为基础成分制成培养基，培养出结核分枝杆菌仅需 6 天。国内有医院报告对其加以改进后的类似培养基，使用新鲜椰子汁、马血清和甘油来制备新型液体培养基来培养结核分枝杆菌，比较其所需培养时间，新型液体培养基培养耗时平均为（9.66±3.14）天，而 L-J 培养基培养耗时平均为（27.56±7.74）天，前者平均提前了 17.9 天，明显缩短了培养时间，可及时为临床提供细菌学依据，这可能与培养基中的椰子汁含较丰富的氨基酸、矿物质及维生素等促细菌生长因素有关。检测操作需注意加强空气消毒及无菌操作，避免污染影响检测结果。另外，国内金法祥、孙小军等也仿效以上方法采用新鲜人血浆代替马血浆研制成的液体培养基，报告最快 5 天培养出结核分枝杆菌。

2. **固液双相培养基** 结核分枝杆菌通常在鸡蛋或血清琼脂等固体培养基上的生长表现缓慢，原因之一可能为标本经酸或碱进行前处理，直接接种在培养基后，至少需 2～3 天方可缓冲达到 pH=7.2 左右。另外，结核分枝杆菌的细胞无法高效率地吸收营养成分也导致细菌对数生长期的延滞。而细菌细胞在液相培养基内时，完全浸泡在营养成分中，有利于新陈代谢的对数生长期提前。但液体培养基培养出的阳性菌落表现为白色颗粒状，使鉴别菌落特性产生困难，相反，固相培养基上生长的菌落则更典型而容易判断，有利于进行药敏试验菌落的挑选。相比之下，分枝杆菌的固液双向培养基则具前二者优点互补之势，其以改良 L-J 培养基为基础，加入 4ml 的 7H9 液相培养基（约至斜面一半处），pH

为 6.5 ~ 6.7 接种氢氧化钠与痰的混合液，使 pH 升高至 7.0 ~ 7.2。双相培养基中的液相部分能实现快速培养，而固相部分则可使分枝杆菌菌落典型化，这就是双相培养基的特点。

有关结核分枝杆菌于固液双相培养基上生长情况的实验显示，$H_{37}Rv$ 10^{-1} mg/ml 菌液在液相培养基接种后的第 3 天，培养基中段出现略微浑浊，出现 5 ~ 8 个白色颗粒状菌落。第 5 天菌落则达到 15 ~ 20 个，8 天时培养基中段表现为乳白状混浊，转动试管进行观察，可看到无数菌落。与之相对比的固相培养基则为第 6 天始有明显小菌落产生，于第 9 天可布满整个斜面。菌落稍显粗糙，此点与改良罗氏培养基上的菌落表现相同。在固液双相培养基上的结核分枝杆菌平均生长耗时 14.4 天，较改良罗氏培养的 23.5 天平均生长快了 9.1 天。固液双相培养基生长的结束时间为 30 天，与传统罗氏培养基规定的 8 周相比，结核分枝杆菌的培养时间缩短了 1 个月。

固液双相培养基使用磷酸盐缓冲液调节 pH 为 6.5 ~ 6.7，痰标本经由 2% 氢氧化钠液处理后不必中和、不需离心，可直接接种，操作更为简便，并能使固相培养基上生长的菌落表现典型，挑取容易，对于药敏实验菌悬液的定量制作有利。传统的含药罗氏培养基存在两个尚未解决的主要问题：抗结核药物受热失活、蛋白质可发生吸附，与之相比，固液双相培养基不存在高蛋白组分对药物的吸附，也没有因加热凝固会导致药物失活的问题，故在药敏试验上显现较大优越性。固液双相培养基的污染率与改良罗氏培养基相比并无显著差异。改良罗氏培养基内的微量孔雀绿对杂菌的生长有抑制作用，同时可促进结核分枝杆菌的生长。固液双相培养基的固相培养基中的结核分枝杆菌生长较液相稍慢，但优于罗氏培养基。使用固液双相培养基进行的药敏实验，使报告的平均天数（11.7 天）比改良罗氏培养基的药敏实验平均报告天数（20.5 天）提前了 8.8 天。2 周内即可报告多数药敏结果，对结核病的临床治疗具重要指导作用。应用固液双相培养基培养结核分枝杆菌及进行药敏实验的成本和改良罗氏培养基差不多，价格却远低于液体培养基。其菌型鉴定应用 PNB 固液双相培养基，利用 10 天即可达到结核分枝杆菌初筛的目的。

总的评价为，固液双相培养基能刺激结核分枝杆菌的生长，尤其因为价格低廉，制备方便，操作简单，对我国广大基层医院和结核病院来说具有较高应用价值。

3. 硝酸盐还原实验 硝酸盐还原酶试验（nitrate Reductase Assay，NRA）原理：结核分枝杆菌代谢过程中会将硝酸盐分解为亚硝酸盐及氮氧化合物，而亚硝酸盐能与显色剂反应呈现浅红色、紫红色、深紫红色。加入的锌粉能防止氮氧化合物所导致的假阴性，从显色与否即可判断有无结核分枝杆菌的生长。Affolabi 等利用 NRA 技术直接检测痰涂片中的结核分枝杆菌取得了比较满意的结果。

Gupta M 等对药敏实验进行报道称 NRA 法于第 7 天时能观察到结果的达 84.78%，第 10 天能达 98.91%，至 14 天即可全部观察出结果。试验操作为：将临床新分离分枝杆菌及标准菌株经与标准麦氏比浊管比浊后配成 1mg/ml 的菌悬液，取部分 1mg/ml 的菌悬液用盐水稀释至 10 ~ 2mg/ml，在 1 支含硝酸钾的改良罗氏培养基加入 0.1ml 盐水作为空白对照管，在 3 支含硝酸钾的改良罗氏培养基中（不含药）分别加入 10 ~ 2mg/ml 的菌悬液 0.1ml 为对照管，在其他含硝酸钾的含药改良罗氏培养基中分别加入 1mg/ml 的菌悬液 0.1ml，37℃ 培养 7 天，取空白对照管一支加入 0.5ml 显色剂，出现红色为阳性。若加入试剂后无颜色反应，可能是：①硝酸盐没有被还原，试验阴性；②硝酸盐被还原为氨和氮等其他产物而导致假阴性结果，这时应在试管内加入少许锌粉，如出现红色则表明试验确实为阴性。若仍不产生红色，表示试验为假阴性。当空白对照管阴性时取 1 支对照管，加入显色剂，如阳性则向其他含药管各加 0.5ml 显色剂，阳性结果，表明耐药；阴性结果，表明对药物敏感如对照管阴性，则继续培养到第 10 天、第 14 天并重复以上操作。

类似研究表明 NRA 法的耐药性检测对 RFP、INH、SM、EMB 这四种一线药物的检测灵敏度分别为 96.83%、97.22%、94.11%、88.89%；特异度为 92.59%、85.0%、87.80%、96.43%；符合率为 93.48%、96.74%、91.30%、93.48%。

对 NRA 法总的评价是廉价、快速、操作简便、耗时短，不失为快速检测结核分枝杆菌药敏的方法，但仍需通过改进实验室方法降低假阴性与假阳性，进一步提高准确度。

4. 氧化还原指示剂比色测定 氧化还原指示剂比色测定（colorimetric redox-indicator assay）又称比色法。检测原理：于液体培养基中使用各种不同浓度的抗结核药物和氧化还原指示剂，加入标本后孵育一定时间，以指示剂颜色的改变来判断标本中是否有耐药 MTB 的存在，若指示剂有还原反应出现，提示 MTB 生长，该菌株在此药物浓度下对此种药物耐药。常用指示剂有 XTT、MTT、刃天青和阿拉马蓝等。此法不需特殊仪器，成本低，回报结果平均 10 天，灵敏度为 91%，特异性较弱为 71%，如有杂菌污染可出现假阳性。

5. 噬菌体生物扩增法

（1）原理：噬菌体生物扩增法（phage amplif ied biolog ically assay，PhaB）已被用于结核分枝杆菌的快速检测及药敏试验。此方法利用分枝杆菌噬菌体 D29 对缓慢生长的结核分枝杆菌及快速生长的耻垢分枝杆菌的亲噬性，使用杀毒剂灭活未进入菌体内的噬菌体，让已进入菌体内的噬菌体在其中大量增殖而最终使菌体裂解，则观察到琼脂平板上会出现透明状噬菌斑，由于噬菌斑的数量与待检标本中结核分枝杆菌的含量成正比，故可因此推算出标本中结核分枝杆菌的含量。行药敏实验时在培养基内加入抗结核药物，由于药物对结核分枝杆菌有抑制作用，噬菌体就无法进入菌体，噬菌斑便不能形成，以此判断为敏感；反之若有噬菌斑形成，则判断为耐药菌株。

（2）操作

前处理：将临床标本用 NALC–NaOH 进行处理，以去除污染，采用 15ml PhageTek MB Medi Plus 进行冲洗，37℃条件下过夜。（菌液不必去污染，行药敏试验时添加相应药物，SM、RFP 孵育 24 小时，INH 孵育 48 小时，使终浓度分别为 SM 1μg/ml、RFP 2μg/ml、INH 0.1μg/ml）。

感染噬菌体：向临床样本中加入噬菌体（Actiphage）100μl，37℃条件下孵育 1 小时。

清除结核病患者体外游离噬菌体：向临床样本中加入强效病毒剂（Virusol）100μl，充分震荡后静置 5 分钟。

中和：向临床样本中加 5ml Medium plus，静置片刻。

表达：向临床样本中加帮助细胞（Helper cell）1ml，倒入瓶皿中，加入 5ml 融化的琼胶（50～60℃），旋转混匀，静置，37℃条件下过夜。

结果判定：0～19 个菌斑为阴性，提示标本中无活结核分枝杆菌；20 或更多菌斑为阳性，提示标本中有活的结核分枝杆菌（药敏结果判定：药敏培养基菌斑数小于 20 或药敏培养基菌斑数 / 对照培养基菌斑数小于 10%，判定为敏感；药敏培养基菌斑数 / 对照培养基菌斑数大于 50%，判定为耐药；10%～50% 判定为可疑）。

（3）评价：目前，国外还用该法测定一线药物的敏感性。据 Wilson 等报道，该法对

INH 耐药株的检出率达 88.2%，与常规药敏试验符合率超过 95%。2005 年起，国内已有医院将此纳入新的结核检测项目进行临床应用。何成彦等对 116 例结核患者的胸腔积液标本进行检测，结果显示其敏感度为 79.3%，而肖国琼等对 150 份标本进行检测，结果显示其阳性率仅为 63.3%，与季瑞云等研究的 63.7% 相同，较李洪敏等研究的 86.5% 阳性率低。其优点是能区分死菌和活菌，耗时短，1～2 天便能观察结果。噬菌体的裂解作用能在实验过程中杀死结核分枝杆菌，保护了操作人员，无须特殊仪器，成本低廉，易于在实验室推广。应用噬菌体法检测铜绿假单胞菌、肺炎双球菌、金黄色葡萄球菌、大肠杆菌这 4 种呼吸道常见细菌均为阴性。但噬菌体 D29 除了感染缓慢生长的 MTB，对另外少数几种快速生长分枝杆菌也能感染，故该法特异性不高；且判定结果还受标本中 MTB 含量多少的影响，这两点不足限制了其于痰涂片标本中的直接应用。

四、分子药敏试验

分子生物学技术的发展也促进了对 MTB 耐药分子水平上的机制研究，许多耐药基因的直接检测已成为现今研究的热点。编码 MTBRNA 聚合酶亚基的 *rpoB* 的突变使酶活性发生了改变，无法和利福平进行结合，故表现对利福平产生耐药。*rpoB* 的突变存在于 86% 的临床分离 MTB 耐药株。临床最常选用的抗结核药为异烟肼和利福平，研究显示约有 90% 的 MTB 在对利福平耐药的同时也会发生异烟肼耐药，故可通过检测 *rpoB* 的突变作为 MDR-MTB 的筛查。*katG* 和 *inhA* 调控区域的突变则与高、低水平异烟肼的耐药机制有密切关系，各国对此报道其突变率为 50%～90%，提示种族及地区差异的存在。相比之下，MTB 对其他药物发生耐药的可能性则低一些，在分子药敏实验上表现并不突出。

多种检测耐药 MTB 突变基因的分子药物敏感实验依据以上基础理论研究建立，不必进行培养，能对各种标本行直接检测，又称为直接药敏实验。

（一）聚合酶链反应 - 限制性片段长度多态性分析

聚合酶链反应 - 限制性片段长度多态性（polymerase chain reaction-restriction fragment length polymor phism，PCR-RFLP）通过检测 DNA 于限制性内切酶切割后形成的特定 DNA 片段的大小来进行基因是否有突变的判断。此法的缺陷为仅能视已知突变位点来选择限制性内切酶，故现多应用于 *katG315* 及 *embB306* 的突变检测。进行 PCR-RFLP 分析时，样品以高纯度的为佳，样品所需的用量较大，多态性水平与限制性内切酶的种类和数量紧密相关，操作步骤繁琐、工作量大、成本高，限制了其对临床样本的耐药性检测的应用。

（二）DNA 测序

此法为检测基因突变的金标准，常用作其他方法的辅助验证实验，对分析数量较大的临床标本不适用。

（三）PCR-单链构象多态性分析

单链 DNA 于低温条件下会呈现出由内部分子相互作用形成的二级结构，单个碱基突变就可引起 DNA 于非变性凝胶内的迁移率发生改变。相关的 163 株耐砒磷酰胺 MTB 检测报告显示 PCR-单链构象多态性（PCR-singlestr and conformational polymor phism，PCR-SSCP）的灵敏度与特异度分别为 85%、96%。PCR–SSCP 只适用于检测基因是否存在突变，不能阐明突变的原因，仍要经过 DNA 测序来进一步证实。Negi 等以 PCR–SSCP 报道与利福平耐

药相关的 *rpoB* 突变位点最多发生于第 516、526 及 531 位密码子，为设计以检测耐药基因点突变为基础的分子药敏实验研究提供了进一步线索。

（四）线性探针技术

线性探针技术（line probe assay，LiPA）利用数个寡核苷酸探针对耐药相关的基因进行扩增。Hain Lifescience 生产的 Genotype M TBDR 和 Genotype MT BDRplus 正是依据此原理建立，其能检测 rpoB、katG 和 inhA 的突变，进而预测菌株对利福平和异烟肼耐药的可能性。基因突变存在复杂性，此法需使用多种寡核苷酸探针，操作较复杂，费用昂贵，故限制了其在基层实验室的开展。

（五）DNA 芯片技术

此技术自动化操作，同时检测多种 MTB 耐药基因具备快速性与特异性，不足之处在于费用过高。

（六）评价

分子生物学近年得到了快速发展，对结核病诊断与治疗的认识不断更新，检测手段也随之有了新发展，分子药敏实验的不足在于其往往操作繁琐、对于痰标本涂阴培阳的检测灵敏度上较低。综上，使分子药敏实验的操作步骤进一步简化，提高其灵敏度和特异度成为该技术的发展方向。和传统 MTB 药敏实验比较，分子药敏实验不必进行活菌培养，则生物安全性较高，实验快速，汇报结果只需 1 ~ 2 天，对制定合理治疗方案的指导及预防耐药 MTB 的流行传染有重要意义。

五、分枝杆菌菌种鉴定

（一）PNB、TCH 鉴别培养基鉴定

1. 对硝基苯甲酸（PNB）培养基：在 L-J 培养基中加入用二甲基甲酰胺溶解制备成的 50mg/ml 的 100 倍母液 PNB，其终浓度为 0.5mg/ml，分装、凝固。

2. 噻吩 -2- 羧酸肼（TCH）培养基：用无菌蒸馏水溶解 TCH 成 0.5mg/ml 母液，按 1：100 加入罗氏培养基中制备培养基，TCH 于培养基内终浓度为 5μg/ml，分装、凝固。

3. 接种：行药敏实验同时各接种 PNB、TCH 培养基 1 支，菌液浓度为 10^{-3}mg/ml，每支接种量为 0.1ml。

4. 观察结果与记录：观察同药敏记录，结果记录见表 3-4-1。

表 3-4-1 观察结果与记录

	PNB	TCH	L-J
结核分枝杆菌	−	+	+
牛分枝杆菌	−	−	+
非结核分枝杆菌	+	+	+

（二）培养特性

1. 生长速度：于改良罗氏培养基上接种原始分离株的次级培养物 10^{-2}mg/ml 菌液

0.1ml，分别于 37℃、45℃、28℃下进行孵育，若 1 周内有菌落生长则判定为快速生长分枝杆菌，1 周后生长的判定为缓慢生长分枝杆菌。

2. 色素产生：在两支改良罗氏培养基上接种分离菌株，用锡纸或黑纸包将其中一支缠住密封遮光，另一支则不遮，随后一同置 37℃下进行孵育。发现不遮光的培养基有菌落生长时，则打开遮光的一支进行观察。如有色素产生则为暗产色菌，若无色素可见，则开启试管塞，用 100 瓦钨灯泡距离 50cm 行照射 2 ~ 3 小时，持续 37℃孵育 3 天，每日观察 1 次，如有色素产生则判定为光产色菌。如无论光照或黑暗与不均不产生色素的菌落判定为不产色菌。

（三）生化试验

1. 耐热触酶试验方法：使用在 L-J 培养基生长 3 ~ 4 周菌落，磨菌比浊制备 10mg/ml 菌悬液，取 0.5ml，加入 $1/15mol/ml$ PBS 1.0ml，置 68℃下进行水浴 20 分钟，冷却，慢慢滴加 30% H_2O_2 和 10% tween-80 液等量混 0.5ml。结果判定：阳性为持续有小气泡产生，阴性为 10 ~ 20 分钟仍有气泡产生。空白试剂对照无气泡产生。对照菌株：堪萨斯分枝杆菌为阳性，结核分枝杆菌为阴性。

2. 硝酸盐还原试验：使用在改良罗氏培养基生长 3 ~ 4 周菌落，磨菌比浊制备 10mg/ml 菌悬液，取 0.5ml，加入硝酸盐溶液内，置 37℃下进行水浴 2 小时，取出，每管加 2 倍稀释的浓 HCl 液各 1 滴。随后加入 0.2% 氨基苯磺胺水溶液与 0.1% N-萘乙烯二胺盐酸盐水溶液各 2 滴。结果判定：阳性为 1 分钟呈红色者，阴性为无色者。空白试剂对照无色。对照菌株：结核分枝杆菌为强阳性，牛分枝杆菌为阴性。

3. tween-80 水解试验：使用在改良罗氏培养基生长 3 ~ 4 的菌落，磨菌比浊制备 10mg/ml 菌悬液，取 0.5ml，加入中性红溶液中，置 37℃下孵育 10 天，第 3 天、5 天、10 天观察颜色变化。结果判定：阳性为菌液由琥珀色变为紫红色，阴性为不变色。空白试剂对照不变色。对照菌株：堪萨斯分枝杆菌为阳性，瘰疬分枝杆菌为阴性。

4. 尿素酶试验：使用生长在改良罗氏培养基 3 ~ 4 周的菌落，磨菌比浊制备 10mg/ml 菌悬液，取 0.5ml，加入尿素溶液内，每管加 0.1% 酚红各 1 滴，置 37℃下进行孵育 3 天，观察结果。结果判定：阳性为菌液呈现红色，阴性为不变色。空白试剂对照不变色。对照菌株：结核分枝杆菌呈阳性，蟾蜍分枝杆菌呈阴性。

5. 芳香硫酸酯酶试验：使用生长在改良罗氏培养基 3 ~ 4 周的菌落，磨菌比浊制备 20 ~ 40mg/ml 菌悬液，取 2 支二硫酚酞三钾盐溶液，各加 0.5ml 菌悬液，37℃孵育，3 天和 10 天各取 1 支，加 0.5ml 的 10.6% Na_2CO_3 水溶液，观察颜色的变化。结果判定：阳性为菌液呈现紫红色，阴性为不变色。空白试剂对照不变色。对照菌株：偶然分枝杆菌呈阳性，结核分枝杆菌呈阴性。

6. 铁离子吸收试验：使用生长在改良罗氏培养基 3 ~ 4 周的菌落，磨菌比浊制备 1.0mg/ml 菌悬液，取 0.1ml 接种于改良罗氏培养基，将管内冷凝水于接种前吸弃，在培养基底部加入 4% 枸橼酸铁铵水溶液，在管塞上插针头以便通气，置 37℃下进行孵育 3 周，每周观察一次。结果判定：阳性为菌落呈铁锈色者，阴性为不变色。对照菌株：偶然分枝杆菌呈阳性，龟分枝杆菌呈阴性。

7. 亚碲酸盐还原试验：使用生长在改良罗氏培养基 3 ~ 4 周的菌落，磨菌比浊制备 1mg/ml 菌悬液，取 0.1ml，接种在 0.5% 苏通琼脂培养基，置 37℃下进行孵育 7 天，加亚碲酸钾液 2 滴，再孵育 3 天，观察结果。结果判定：阳性为有黑色或深棕色沉淀物出现，阴性为无沉淀物出现，空白试剂对照无变化。对照菌株：胞内分枝杆菌为阳性，次要分枝杆菌为阴性。

8. 烟酸试验：使用生长在改良罗氏培养基 3～4 周的菌株 1 支，加沸水 2ml 于培养基斜面，振荡 5～10 次，平放台上静置 5～10 分钟。取 0.8ml 浸提上清液。分别放 0.4ml 入两支小试管内，各加 0.1ml 的 3% 联苯胺乙醇溶液，其中一管再加 0.1ml 的 10% 溴化氰溶液，观察菌液变化。结果判定：阳性为加 10% 溴化氰溶液管内的菌液有红色或桃红色沉淀出现，阴性为白色沉淀出现。空白试剂对照不变色。对照菌株：结核分枝杆菌者为阳性，牛分枝杆菌为阴性。说明：阳性结果仅当烟酸含量为 2μg 以上时才出现，因此菌株菌落要求需大于 50 个，否则可能产生假阴性；若溴化氰液发生沉淀，于使用前置于室温中，待溶解后再行使用；对 INH 高度耐药结核分枝杆菌的结果可能出现假阴性；试验完毕后在试管中加等量 4% NaOH 液，需 24 小时后才能使溴化氰毒性消除。

（四）鉴别培养基

1. 5% NaCl 培养基：将 0.1ml 的 10^{-2}mg/ml 菌悬液接种在 5% NaCl 培养基上，置 37℃ 孵育，每周观察 1 次直至第 4 周，使用改良罗氏培养基作对照。结果判定：阳性为对照管及试管均有菌落生长，阴性为只有对照管生长菌落。快速生长分枝杆菌不产色菌中龟分枝杆菌龟亚种为阴性。

2. 苦味酸培养基：在苦味酸培养基斜面接种 0.1ml 的 1～2mg/ml 菌液，37℃ 孵育 2 周。结果判定：有菌落生长为快速生长菌，龟分枝杆菌亚种不生长，龟分枝杆菌脓肿亚种可生长，二者依此进行鉴别。

3. 谷氨酸钠葡萄糖琼脂培养基：取 0.1ml 的 1mg/ml 菌悬液接种于斜面上，同时接种改良罗氏培养基作对照，37℃ 孵育 3 周，进行结果观察。结果判定：胞内分枝杆菌生长，鸟分枝杆菌不生长。

4. 麦康凯琼脂生长试验：在麦康凯琼脂培养基平板上接种被试菌株，不含 NaCl，5～11 天时观察生长情况，平皿置于铺湿纱布的有盖容器中。结果判定：阳性为菌落生长，并经涂片抗酸染色为抗酸性者，阴性为无菌落生长或非抗酸性菌者。偶然分枝杆菌及龟分枝杆菌为阳性，千田、塞内加尔、耻垢等非产色快速生长分枝杆菌为阴性。

（五）结果判断

1. 光产色分枝杆菌鉴定表见表 3-4-2。

表 3-4-2　光产色分枝杆菌鉴定表

	37℃生长	缓慢生长	光产色	耐热触媒试验	硝酸盐还原试验	尿素酶试验	tween-80 水解试验
堪萨斯分枝杆菌	+	+	黄	+	+	+	+
海分枝杆菌	+	+	黄	+	−	+	+
猿猴分枝杆菌	+	+	黄	+	−	+	−

2. 暗产色分枝杆菌鉴定表见表 3-4-3。

表 3-4-3 暗产色分枝杆菌鉴定表

	37℃生长	缓慢生长	暗产色	耐热触媒试验	硝酸盐还原试验	尿素酶试验	tween-80 水解试验
瘰疬分枝杆菌	+	+	橙	+	−	+	−
戈登分枝杆菌	+	+	橙	+	−	+	−
苏加分枝杆菌	+		橙	+	+	+	±

3. 不产色分枝杆菌鉴定表见表 3-4-4。

表 3-4-4 不产色分枝杆菌鉴定表

	37℃生长	缓慢生长	色素产生	耐热触媒试验	硝酸盐还原试验	尿素酶试验	tween-80 水解试验	芳香硫酸酯酶试验
鸟胞内分枝杆菌	+	+	−	+	−	−		±
蟾蜍分枝杆菌	+	+	±	+	−			+
溃疡分枝杆菌	+	+	−	+	−			+
土地分枝杆菌	+	+	−	±		+		+
胃分枝杆菌	+	+	−	−	−	+		

4. 快速生长分枝杆菌鉴定表见表 3-4-5。

表 3-4-5 快速生长分枝杆菌鉴定表

	37℃生长	快速生长	色素产生	耐热触媒试验	硝酸盐还原试验	芳香硫酸酯酶试验	5%NaCl 生长	铁离子吸收试验
偶然分枝杆菌	+	+	−	+	+	+	+	+
龟亚种分枝杆菌	+	+	−	+	−	+	+	−
脓肿亚种分枝杆菌	+	+	−	+		+	+	−
耻垢分枝杆菌	+	+	−	+	+	+	+	+
草分枝杆菌	+	+	+	+	+	−	+	+
母牛分枝杆菌	+	+	+	+	+	+	+	+

六、结核分枝杆菌 L 型的检测方法

（一）分枝杆菌 L 型的生物学特性

分枝杆菌 L 型（mycobacterial L-forms）是药物诱导、免疫因子作用过程和其生活周期中，菌体发生细胞壁部分或全部丢失而导致细胞壁出现缺陷的一型（cell wall-deficient bacteria，CWDB）。研究显示结核病患者体内分枝杆菌存在的 L 型形式与结核病恶化和复发有紧密关系。分枝杆菌 L 型仅保留了原菌的一部分生物学特性和致病性，与原菌相比有较大的差异。细胞壁缺陷使分枝杆菌 L 型拥有可塑性及滤过性，形态也由典型的抗酸分枝杆状改变为镜检形态下观察到的抗酸或非抗酸的圆球体（coccoid forms）、巨型体（large body）、丝状体（filamentous forms）、原生小体或棒状体等。抗酸染色时可呈现红色、紫色或淡红色。结核分枝杆菌原菌的细胞壁拥有两层结构，内层是较厚的肽聚糖层，外层是分枝菌酸 - 阿拉伯半乳聚糖。当这两层细胞壁发生一定程度的缺失后，就出现形态多样、染色多变的分枝杆菌 L 型。在罗氏培养基上分枝杆菌 L 型表现为不易生长。索状因子（海藻糖-6,6′ 二分枝菌酸）的存在可能与涂片时常观察到的抗酸颗粒呈串珠状或长丝成团状有关。

　　青霉素、环丝氨酸或溶菌酶均能对分枝杆菌细胞壁中肽聚糖的合成产生影响。异烟肼则影响菌体壁分枝菌酸的合成。以上因素都有可能诱导分枝杆菌发生变异成为 L 型菌。分枝杆菌原菌和 L 型分枝杆菌还能在动物体内或组织细胞内互相转化。研究报道，经过腹腔或鼻腔的途径感染豚鼠，自感染第 2 周后就可发现 L 型菌，第 8 周时其数量最高。原菌型与 L 型菌落数呈现此消彼长的趋势。随着感染时间的推移，L 型的细胞壁破坏愈加严重使得多形性呈现得也愈来愈明显，细胞质电子密度发生降低，菌体内部结构不清。在巨噬细胞内多见 L 型菌。

（二）分枝杆菌 L 型的致病性

　　由于 L 型结核分枝杆菌对药物常不敏感，为其长期在病灶中的潜伏提供了条件，在适宜环境下，L 型菌又能返祖，恢复为典型原菌，致病力也得到恢复，成为结核病恶化与复发的根本原因。Dorozhkova 等报道，对处于加重和复发期间持续存留空洞的肺结核患者，能持续分离出 L 型结核分枝杆菌的达到 46.6%，在体外培养的 L 型回复子（L-form revertants）与复发患者体内分离到的结核分枝杆菌具备相同的生物学特性。研究显示，活动性肺结核患者痰样本阳性检出率达 64.7%，其中 86.3% 和 42.7% 能分离出典型杆菌及 L 型菌。报告证明了 L 型菌为潜在活性因子，临床医学检查和预防性治疗应随之进一步进行加强。有回复倾向的 L 型，又称不稳定的 L 型（unstablemycobacterial L forms），已被认为是结核病复发的高危因子。

　　Bobchenok 等认为，对临床样本培养时，同时进行典型菌和 L 型的培养有助于提高培养阳性率，针对 L 型结核分枝杆菌的临床检查对明确感染的性质、发展及选择正确有效的治疗策略和疗效评价、预后判定、纠正预防措施都有重要意义。现行结核病常规检测报道阳性率只达到 30% 左右，另约 70% 为菌阴病例，肺外结核病的阳性结果更低。其中结核分枝杆菌 L 型阳性率占菌阴肺结核标本的 20.0%～29.4%。故检测 L 型结核分枝杆菌对结核病诊断具重要意义。

　　分枝杆菌 L 型所致的临床特征表现也失去了原菌的典型病变特征，而以间质性炎症或"无反应性结核"为主，病程进展慢性化，预后更差。近年新发现垂直感染、克罗恩病、多种肿瘤等也与分枝杆菌 L 型有关。慢性肉芽肿性结节病患者体内标本应用血培养、组织 PCR 及原位杂交等方法有助于检测到高比例 L 型菌或分枝杆菌的 DNA，提示二者具密切关系。

（三）分枝杆菌 L 型的检测方法

1. 涂片染色　由于分枝杆菌 L 型对染料具备比原菌更强的抗染力，操作时需要加强抗酸染色，如 IK 抗酸染色。抗酸染色：① Ziehl-Neelsen 抗酸染色法：染色结果可呈现不同的鲜红、紫红、紫色或淡红色等。L 型多成簇，有可能与少量原菌共存。检查时需注意区别 L 型与非微生物结构（各种染料沉渣等）；如长丝中发现巨型体或圆球体，则可和其他纤维鉴别。② IK（Intensified Kinyoun's）或改良 IK 抗酸染色：加苯酚品红液，于湿盒中置室温下 12～24 小时，或 37℃下 3 小时，随后用细水冲洗。结果观察可见抗酸菌巨型体、圆球体呈现亮红色。切片中抗酸菌 L 型多聚集成堆并于巨噬细胞胞浆内常见。③ FFCT 三联染色法（Fite-Faraco-Czaplews-ki-Triple acid-fast stain）：用过碘酸或 Oil-xylol 覆盖玻片，加热至出现蒸汽保持 2 分钟；细水冲洗；FFCT 染液室温染 30 分钟；0.2% H_2SO_4 脱色；用美蓝复染。④ Almenoff 氏染色法：第一液中加入 5% 碳酸氢钠液 0.1ml，染色 5 分钟；3% 盐酸酒糟脱色，用 0.05% 米塔尼尔黄进行复染 1 分钟，镜检。若采用荧光染色法，则与一般结核分枝杆菌原菌的荧光染色操作相同。

2. 分枝杆菌 L 型培养 常规应用高渗培养基进行分离，但对于等渗培养基，生理性等渗 L 型（physiological isoton-ic L-forms）或细胞膜代偿性增厚的 L 型也能在其中生长。对利福平依赖的分枝杆菌在不含利福平的培养基上呈现 L 型生长。标本或培养物分别接种于 92-3TBL 培养基、0.25mg/ml PNB 培养基和 2.5μg/ml T_2H 培养基各 1 管，对菌型进行初步判定。

（1）固体培养基培养法：分枝杆菌 L 型可呈煎蛋状（L 型）、颗粒状（G 型）、丝状（F 型）、不典型的微小菌落等，与野生株（wild type）明显不同。以改良 TSA-L 固体培养基为例，平板上最初以十几个到数十个球状体组成的颗粒状（G 型）幼小菌落呈现。随着培养时间的增加，典型的"油煎蛋"状菌落数量逐渐增多，偶见丝状菌落出现，对菌落可进行涂片抗酸染色镜检。

（2）液体培养基培养法：结核分枝杆菌 L 型在 92-3 TB-L 等液体培养基中多呈现沉淀生长，取沉淀物涂片镜检就能进行鉴定。

（3）血液中分枝杆菌 L 型的培养：①溶血离心培养法：肺结核患者体内病灶的结核分枝杆菌 L 型能进入血液循环，或侵入其致敏的细胞、红细胞，或免疫黏附在细胞膜上。检测血液中的分枝杆菌或 L 型菌可通过使红细胞裂解并离心富集即可。② VSY 培养法：在 20ml 培养基上接种抗凝血；混匀，36℃进行培养；取生长物 10ml 移入另一试管，加 0.1ml 二甲苯，震摇 5 分钟；垂直静置 10 分钟；取上层进行涂片。

3. 分枝杆菌 L 型确认方法

（1）回复法（返祖试验法）：次第转种渗透压较低的培养基能使分枝杆菌 L 型回复为细菌型，可作菌种鉴定。利福平依赖结核分枝杆菌 L 型转种至含利福平的培养基进行回复，也可以通过动物返祖法回复。大部分的稳定株仍需用另法鉴定。

（2）生化反应与菌种直接鉴定：采用 API 20E 生化板对 15 例肺结核血培养物生化反应的研究发现，分枝杆菌 L 型与链球菌属、葡萄球菌属、埃希菌属的 L 型菌差别较大。耐热触酶试验可以初步鉴别液体培养的沉淀物（涂片镜检 10～50 个 / 每视野）中的结核分枝杆菌与非结核分枝杆菌 L 型。

（3）多聚酰胺梯度凝胶电泳：L 型结节病血分枝杆菌培养上清液可观察到两条大分子量的蛋白质带，而结核病的同一区带则呈现缺如或染色淡，两者的电泳区带均较铜绿假单胞菌等的 L 型菌更明显。

（4）电子显微镜：①扫描电镜：结核分枝杆菌原菌呈现菌体完整光滑的杆状，而L型菌为多形性，有时可现扭曲状。②透射电镜：可看到结核分枝杆菌L型细胞壁的缺失状，菌体内电子密度比较低，可见大小不等出芽；结节病的血源性分枝杆菌L型内观察到的小体大小相对一致，而结核病患者观察不到小体。

（5）免疫学方法：常用的有免疫酶染色及免疫荧光法。免疫荧光法操作：用甲醇液行固定3分钟；待其干后用0.01mol/L pH = 7.6的PBS湿润；加0.01mol/L pH = 7.6的PBS稀释的鼠抗H_{37}Rv单抗，37℃湿盒孵育持续30分钟；用冷PBS轻洗掉未结合抗体；加入FITC标记的羊抗鼠IgG，置37℃黑湿盒中20分钟；洗掉未结合物，加入甘油/PBS（10ml甘油+1ml pH = 9.0 PBS）；盖上盖玻片，使用荧光显微镜进行检查。

（6）基因诊断技术鉴定：Vishnevskaia等报告用PCR鉴定肺外结核的临床非呼吸道标本分离的分枝杆菌L型时有85%（51/60）呈现阳性。对分枝杆菌L型进行分离及应用PCR对其检测能明显提高肺外结核病诊断效率。另一方面，PCR结果可能由于增厚的细胞膜及结核分枝杆菌L型的稳定型DNA不便提取而导致假阴性结果。此外还可应用原位杂交、基因芯片等其他分子生物学方法进行检测。

4. 分枝杆菌L型药物敏感试验　研究报道，诱导的分枝杆菌L型对利福平、乙胺丁醇和异烟肼等药物不敏感，对链霉素、大环内酯类、四环素类、氨基糖苷类、氯霉素类、喹诺酮类的敏感性却明显提高。治疗时应选用L型菌敏感的药物。Michailova等研究发现在电镜下，链霉素及异烟肼耐药突变株大部分以不典型颗粒状的L型形状为主，故可认为细胞壁缺陷的L相为耐药突变株在体内存活的可能原因之一。Mel'nikoava等对27例肺外结核病患者活检及外科标本中分离的29株L型结核分枝杆菌研究显示，*rpoB*基因突变率高达89.7%，分枝杆菌菌群表现不均一性。

（四）存在问题及未来展望

微生物表型的改变总是与遗传性改变同时出现，分枝杆菌L型特别是稳定分枝杆菌L型的规律尚需大量工作来证实。临床中可见分枝杆菌L型阳性的患者或存在明显咯血、咳痰、低热等及病程迁延表现，或痰液中多次分枝杆菌L型阳性而临床无症状，或症状表现不典型，尚需进一步探索机制。分枝杆菌L型和结核病恶化、复发，作为流行病学慢性传染源的基础研究不多，耐药分枝杆菌L型如何在人群中传播，其对结核病防治效果有何影响也需要深入研究。《中华结核和呼吸杂志》编辑委员会制定的《结核分枝杆菌L型的检测方法（试行）》标准也有待进一步完善。

第二节　结核病的免疫学诊断方法

结核病仍是我国所有传染病中危害最大的一种。高特异性和高敏感性的结核病早期检测技术及试剂，对结核病的早期诊断、及时隔离和治疗，有效切断传播途径，降低结核病的发病率和死亡率至关重要。然而，目前结核病的诊断有多种方法，但都存在一定的缺陷：①痰培养是结核病诊断的金标准，但周期长，培养成功率只有80%左右；②痰涂片方法虽然简单易行，但阳性率低，易造成漏检；③结核菌素试验简便易行，但PPD含多种蛋白成分，与多种分枝杆菌存在交叉反应，而且需要3～4天后才能观察结果；④ PCR和核酸杂交方法虽然敏感性较高，但程序复杂易出现假阳性，不适于基层推广应用；⑤新近兴起的 ELISPOT-TB 检测技术可以早期特异性检测致病性结核分枝杆菌特异 T 淋巴细胞，但需要分离与培养 PBMC，同样不适于基层推广应用；⑥血清学抗体免疫检测技术简便、快速，又有较高的敏感性和特异性，对结核病的诊断与鉴别具有重要参考价值，尤其适合大规模筛查；⑦血清学抗原检测技术能够实现早期检测，且技术简便快捷，但由于高特异性抗体较难获得，目前尚缺乏结核抗原的检测试剂。

一、结核菌素皮肤试验

结核菌素皮肤试验简称结核菌素试验。此方法应用结核菌素对机体进行测定，观察能否引发皮肤迟发型超敏反应，以此判定人体对结核分枝杆菌有无免疫力，进而判断受试者是否曾经感染过结核分枝杆菌。结核菌素试验为诊断结核分枝杆菌感染的特异方法，对结核病的流行病学调查、卡介苗接种、筛查预防对象、临床诊断与鉴别诊断等都有重要意义。

（一）结核菌素的种类

1. 旧结核菌素（old tuberculin skin reaction test，OT） 是将培养于甘油肉汤中的结核分枝杆菌液经加热过滤而得到的浓缩滤液。

2. 结核分枝杆菌纯蛋白衍化物（PPD） 仅留下具有免疫活性的结核蛋白，而去掉其他非特异性物质，为 OT 浓缩滤液的沉淀物。与 OT 比较，PPD 拥有更稳定的效价，更高的特异性，目前全国都以应用 PPD 开展结核菌素试验。尽管这种方法全球通用，但由于 PPD 含有许多分枝杆菌种类（包括致病性分枝杆菌、环境分枝杆菌和 BCG）所共有的抗原分子，因此 PPD 诊断结核病的特异性差，不能准确区分 PPD 实验结果阳性是 BCG 接种、接触环境中多种非结核分枝杆菌后的致敏还是真正的结核分枝杆菌感染所致。

（二）结核菌素试验的方法

1. 结核菌素皮内试验 又称 Mantoux 试验。

操作步骤：①选择左前臂掌侧前 1/3 的无瘢痕处为试验部位，如近期曾做过该试验，第 2 次应选择第 1 次注射处的斜上方 3～4cm。②准备 1ml 注射器，配 4～5 号针头，吸取 PPD，排净空气，消毒皮肤。左手紧绷受试者的皮肤，右手持注射器使针斜面与注射器刻度朝上，针头方向稍向下施压，平行皮肤浅刺入皮下，使针头的斜面全部进入皮肤后始轻轻推注，注入 0.1ml（5 个结核菌素单位），此时受试者的皮肤会呈现一个 6～10mm 圆形凸泡，然后拔出针头，勿按压。

注意事项：①酒精消毒皮肤需等酒精挥发干后再行注射。②注入药液剂量需准确，注射器和针头注意防止空气进入。③如发生药液漏出或不慎刺入过深，则应离开原部位重新再注射。④对注射时间、部位与 PPD 的批号进行记录。

结果：72 小时内观察试验反应。判断标准以硬结直径为准。测量时以硬结的直径 [（横径＋纵径）/2] 为准，不能将红晕的大小作为判断的标准。硬结是特异性变态反应，而红晕则为非特异性反应。一般情况下，硬结与红晕大小是相同的。若硬结明显即直接用尺进行测量；如果硬结并不清楚或强反应下可见红晕大于硬结，应用食指触摸边缘标记纵横长度进行测量，计算平均直径，以 mm 为记录单位。阴性判定：注射部位无硬结或硬结平均直径 < 5mm。阳性判定：硬结平均直径 ≥ 5mm。5～9mm 为一般阳性；10～19mm

为中度阳性；≥ 20mm（接种者 3 岁以下，硬结平均直径 ≥ 15mm）为强阳性；直径 < 20mm 但出现水疱、坏死、淋巴管炎等均为强阳性。

阴性的意义：①未被结核分枝杆菌感染。②某些情况下无法排除结核分枝杆菌感染，如变态反应前期；急性传染病、发热、正在使用免疫抑制剂等；重症结核病、慢性消耗性疾病、肿瘤、艾滋病、高龄等免疫功能低下时。

阳性的意义：一般阳性与中度阳性提示：①正患结核病；②已感染结核分枝杆菌但未发病；③接种卡介苗导致变态反应产生；④ 3 岁内未接种卡介苗者，体内有结核病灶。强阳性提示：①正患结核病；②感染结核分枝杆菌但尚未发病；强阳性人群结核病的发病率高，在发病前即可先行预防性治疗。

2. 划痕分级试验　又称 Pirguet 试验，为使用一系列较稀浓度的 OT，如 1%、10%、50%、100% 系列或 1%、5%、10%、25% 系列进行的试验。对 100% 结核菌素试验阳性仅提示曾感染过结核分枝杆菌，对 25% 结核菌素试验阳性提示有结核病灶存在，但无法区分皮肤结核和肺结核。皮肤结核对低浓度结核菌素试验的阳性率高，而非皮肤结核患者阳性率低。

3. 斑贴试验　用 50% 的结核菌素进行斑贴试验，其结果判断和一般斑贴试验判断方法相同。①局部反应：48 ~ 72 小时内观察结果：（ － ）局部无红晕硬肿；（ ± ）红晕及硬肿 < 0.5cm；（＋）红晕及硬肿直径为 0.5 ~ 0.9cm；（＋＋）红晕及硬肿直径为 1.0 ~ 1.9cm；（＋＋＋）红晕及硬肿直径大于 2.0cm；（＋＋＋＋）除有红晕及硬肿外，还有疱疹和坏死。②病灶反应：局部病灶及皮肤恶化。③全身反应：可有头痛、发热、疲倦、食欲减退及肌痛等症状。

（三）注意事项

1. 如患者处于强烈的结核变态反应中，如疱疹性结膜炎、结节性红斑或一过性多发性结核过敏性关节炎等，最好使用 1 IU 结核菌素行 PPD 试验，以防止局部过度反应和其他可能的病灶反应。注射前应询问受试者以前是否做过该试验，如有则问清时间、部位，以免诱发促进反应。

2. 注射量与皮肤的关系　皮内注射 0.1ml 液体时形成的丘疹直径为 6 ~ 10mm，儿童（平均 7mm）较成人小，成年女性（平均 8mm）小于成年男性（平均 9mm）。个体差异会对反应产生影响，因此不宜将丘疹大小作为衡量注射量的指标。

3. 注射的深度　观察因皮肤不同深度的注射所出现不同反应的区别，结核菌素反应直径不因深度表现差别。深注射与浅注射相比，前者分散度大。若注射过深达皮下，结核菌素迅速被吸收，出现的反应就小。因此应注意行浅层皮内注射。

二、重组结核分枝杆菌融合蛋白（EC）皮肤试验

目前，国外已研制成功的新型结核分枝杆菌感染皮肤试验试剂包括丹麦的 C-Tb、俄罗斯的 Diaskintest。2020 年 4 月我国研发上市的重组结核分枝杆菌融合蛋白（EC），获得国家食品药品监督管理局批准上市的 1 类新药证书。该皮肤试验也称新型结核菌素皮肤试验（C-TST）。结核分枝杆菌融合蛋白（EC）系由高效表达结核分枝杆菌 *esat6-cfp10* 基因的大肠杆菌，经发酵、分离和纯化后获得重组结核分枝杆菌融合蛋白制成。ESAT-6 蛋白

不仅存在于早期培养滤液中，还存在于细胞浆和细胞壁，基因和蛋白水平研究表明，*esat-6* 仅存在于致病性分枝杆菌中，所有卡介苗（BCG）菌株及绝大部分环境分枝杆菌基因组均缺失该基因，不表达 ESAT-6。到目前为止，该蛋白与其他微生物的已知蛋白无明显同源性，具有分枝杆菌的特异功能。CFP-10 蛋白可强烈诱导 50%～90% 的结核病患者外周血单核细胞产生增殖反应并分泌大量 IFN-γ，诱导 T 细胞释放 IFN-γ、诱发 DTH 反应，而接种 BCG 的健康人对该抗原反应水平低。人 T 细胞对 ESAT-6 蛋白或 / 和 ESAT-6 与 CFP-10 蛋白联合抗原的反应对检测结核分枝杆菌感染是敏感的、特异的。

C-TST 反应原理是迟发型过敏反应，即 IV 型变态反应。C-TST 可检测机体是否感染过结核分枝杆菌。感染过结核分枝杆菌的机体，会产生相应的致敏 T 淋巴细胞，具有对结核分枝杆菌的识别能力。当再次感染结核分枝杆菌或注入微量重组结核分枝杆菌融合蛋白（EC）时，致敏 T 淋巴细胞受相同抗原再次刺激会释放多种可溶性淋巴因子，导致血管通透性增加，巨噬细胞在局部集聚、浸润。48～72 小时内局部出现红晕、红肿硬结反应。若受试者未感染过结核分枝杆菌，则注射局部无红晕、红肿硬结等变态反应发生。C-TST 具有操作简单、敏感性和特异性高的特点，其检测结果不受 BCG 接种和非结核分枝杆菌感染的影响，是结核潜伏感染和菌阴肺结核诊断的新技术。因不受 BCG 接种的影响，对儿童结核病诊断具有更重要的意义。该方法是我国自主研发的新诊断技术，受到 WHO 的高度关注，被纳入 LTBI 检测技术皮肤试验方法。

1. 适用对象

（1）适用于结核分枝杆菌感染的诊断。推荐用于 6 月龄及以上婴儿、儿童及 65 周岁以下成人。

（2）病原性阴性肺结核的临床辅助诊断。

（3）皮试结果不受 BCG 接种和非结核分枝杆菌感染的影响，对儿童结核病具有更好的诊断价值。

2. 结果判断

（1）判断标准：C-TST 以红晕或硬结平均直径大者为判断标准。反应平均直径 ≥ 5mm 为阳性反应。无论 C-TST 反应平均直径大小，凡有水疱、坏死、淋巴管炎者均属强阳性反应。

（2）结果判读意义：单纯 C-TST 阳性，表明机体已被结核分枝杆菌感染。C-TST 阴性表明：①人体被结核分枝杆菌自然感染；②感染时间短，机体免疫及变态反应尚未形成；③严重感染、使用免疫抑制剂、免疫缺陷人群，可能减弱 C-TST 的反应性。

三、结核抗体测定

一般认为机体抵抗结核分枝杆菌感染的主要机制是细胞免疫。近年研究发现，结核病患者体内的细胞免疫功能会被不同程度抑制，T 淋巴细胞亚群出现异常，体液免疫相对亢进。研究提示肺结核患者外周血 CIM、CD8$^+$ T 细胞免疫和 IgG、IgM 和 IgA 抗体免疫有关，在结核病患者体内能检测特异性结核抗体。

（一）结核抗体检测类型

结核分枝杆菌感染机体，患者血清中有特异性抗体 IgG、IgM 和 IgA 生成，采用酶联免疫吸附试验测定抗结核特异性 IgG、IgM 和 IgA 抗体对结核病有辅助诊断价值。目前常用的结核抗体检测主要为 IgG 抗体，但发现有相当部分 IgG 抗体检测阴性的结核病患者样本 IgM 和/或 IgA 抗体检测为阳性，且 IgM 和 IgA 抗体检测亦存在一定互补性，这表明 IgG、IgM 和 IgA 抗体联合检测可提高检测的灵敏度。

德国 IBL 公司已有商品化的结核抗体 IgM 或 IgA ELISA 试剂。国内王国华等在克隆表达多表位结核分枝杆菌表位抗原的基础上，建立了检测血清结核抗体 IgM 酶联免疫试剂，并评价了结核抗体 IgM 早期诊断的价值。实验结果表明，建立的结核抗体 IgM 检测试剂敏感性为 43.13%，特异性为 95.7%，有意义的是 10 例结核抗体 IgG 阴性样品，结核抗体 IgM 检测为强阳性，表明结核病患者体内存在抗体异质性，针对相同抗原或不同抗原可能产生不同类型的抗体。另外，随着结核病病程不同，体液免疫出现 IgG、IgM 和 IgA 的时间不同。因此，对不同患者和不同病程，应联合检测 IgG、IgM 和 IgA。抗结核抗体 IgA 和 IgM 的检测在结核病诊断中同样具有重要意义，但必须结合临床症状、X 线、涂片、培养等指标进行综合分析，有很好的临床价值。

目前市场销售的经国家食品药品监督管理局批准的结核分枝杆菌抗体酶联检测试剂，均采用间接酶联免疫吸附方法，因采用包被的抗原不同，每个产品的检测敏感性和特异性差别较大，检出率为 40%～80%。金标准快速检测结核分枝杆菌抗体试剂，采用 LAM（脂阿拉伯甘露聚糖）抗原生产的 TB.DOT 试剂。英国 OMEGA 诊断试剂公司的结核抗体检测试剂，采用结核分枝杆菌分泌性蛋白抗原 38kD/16kD 抗原。法国 VEDA. LAB 的 TB–CHECK-1 采用纯化 BCG（卡介苗）蛋白。国产伊利康结核抗体 IgG 酶联免疫试剂盒应用 PPD 抗原。研究显示 LAM–IgG、38kD/16kD IgG、BCG-IgG 和 PPD–IgG 的敏感性分别为 74.5%、70.9%、80.0% 和 83.6%；特异性分别为 91.0%、99.0%、93.0% 和 84.0%；LAM、38kD/16kD、BCG 和 PPD 4 种抗原检测特异性结核抗体对肺结核诊断的敏感性无显著差异，但特异性存在非常显著的差异，其中 38kD/16kD 特异性最高，PPD 最低。

采用 PPD 抗原检测血清中结核抗体无法区分活动性结核病与陈旧性结核病。治疗后结核抗体虽有下降，但持续 9～12 个月，可否根据其滴度的消长变化判断结核病活动性仍需进一步研究。国产结核抗体试剂盒多数采用 PPD 抗原为靶抗原，其主要的缺点是假阳性较多，但成本低廉，检测方法多样，包括 ELISA、免疫金标法等。

脂阿拉伯甘露聚糖（LAM）是分枝杆菌细胞壁的重要组分，为属特异性抗原，具有较强的免疫原性和免疫调节功能，可刺激机体产生相应的抗体，是结核病血清学诊断应用较广的抗原。有关 LAM 抗原的应用报道很多，Chan 等在活动性肺结核患者中 LAM 抗体的敏感性为 93%，特异性为 100%。Antunes 等用美国生产的 MycoDot TM 试剂盒检测活动性肺结核患者的敏感性为 63.10%，特异性为 92.14%，认为检测 LAM 抗体是一项有效的结核病辅助诊断方法。LAM 结核抗体检测不受卡介苗接种影响。

将结核分枝杆菌特异性抗原联合或者几种特异蛋白融合成多聚蛋白复合物用于检测能提高诊断能力，不影响诊断特异性，比单一抗原具有更高的敏感性。有研究采用结核分枝杆菌 7 种特异性抗原联合检测结核抗体，与常规的免疫检测试剂相比，其特异性和敏感性有了显著提高，可以在发展中国家推广使用，用于大规模结核抗体筛查。

（二）检测方法

结核抗体的检测是结核病诊断试剂研发人员不断努力的方向。20 世纪 70 年代首先使用 ELISA 技术检测结核抗体，如今从方法学上可分为 ELISA 法、免疫色谱法（DIGFA）、免疫胶体金渗滤法、蛋白芯片技术等。

1. **酶联免疫吸附试验**　酶联免疫吸附试验（enzyme linked-immunosorbent assay, ELISA）自 1976 年 Nassau 等首次用 PPD（结核菌素纯蛋白衍化物）作抗原检测结核病患者血清中的结核抗体开始，已发展成为目前结核抗体测定与研究报道最多的试验方法。ELISA 基于免疫学反应，将抗原、抗体的特异性反应与酶对底物的高效催化作用相结合，具有较高的敏感性。ELISA 分为双抗体夹心法、双抗原夹心法、间接法、竞争法等。

目前最常用的间接法结核抗体检测试剂，其原理为利用样品中待测抗体与连接至固相载体的抗原相结合形成抗原 - 抗体复合物，再使用酶标二抗（受检抗体的抗体，如羊抗人 IgG 抗体）和固相免疫复合物中的抗体结合形成固相抗原 - 受检抗体 - 酶标二抗复合物，加入酶底物进行测定，通过观察显色的不同程度确定待测抗体含量。

ELISA 结核抗体检测用于结核病临床患者辅助诊断及流行病学调查，不得作为确诊或排除的唯一依据。ELISA 检测结核病患者抗体尚不能严格区分是近期感染、既往感染，还是隐性感染，不能作为疗效评价的依据。但活动性肺结核抗结核抗体阳性率明显高于既往结核分枝杆菌感染者，两组之间阳性率具有显著差异，说明血清结核抗体检测对于鉴别活动性肺结核和既往结核分枝杆菌感染具有辅助诊断价值。

2. **免疫斑点技术**　免疫斑点渗滤试验（dot immuno-gold filtration assay, DIGFA）是免疫斑点结合试验（dot immunobiding assay, DIBA）中的一种，1982 年由 Hawkes 等在免疫印迹技术基础上改良发展而来。20 世纪 90 年代应用于结核病血清学诊断。在 DIGFA 基础上发展起来的斑点免疫层析试验（dot immunochromatographic assay, DICA）是只需一个试剂进行一步就能完成检测反应的新技术。此法反应物和 DIGFA 大部分相同，仅在硝酸纤维素膜下加了吸水性强的垫为渗滤装置。在加入抗原或抗体后，迅速加入与之相对应的抗体或抗原，再加金标记第二抗体。渗滤装置使反应增快，显色反应迅速出现。所有反应物均固定在一狭条的微孔膜上，制成单一试剂形式。反应利用膜的毛细管作用进行。与斑点免疫渗滤测定法不同的是不用加底物液，直接由红色胶体金探针显色，显色鲜艳使背景更清晰，该法试验时间约 15 分钟，阳性结果可见膜上出现红色斑点，否则为阴性，可在室温下保存。由于该法极为简便、快速，引起了极大关注。DIGFA 较 ELISA 虽有很大改进，但仍需用 2 ~ 3 个试剂和 4 步操作，且敏感性与特异性仍不够高。

3. **免疫胶体金技术**　免疫胶体金技术（immune colloidal gold technique）以胶体金作为示踪标志物，应用于抗原抗体检测反应。胶体金为氯金酸（$HAuCl_4$）经还原剂如白磷、抗坏血酸（维生素 C）、枸橼酸钠、鞣酸等作用后聚成的特定大小金颗粒，由于静电作用，处于稳定的胶体状态，故称胶体金。在弱碱环境下，胶体金带负电荷，可与蛋白质分子的正电荷基团形成牢固的静电结合，蛋白质的生物特性不受影响。

胶体金检测基本原理为利用微孔滤膜作载体，用胶体金颗粒标记已知的抗原或抗体，包被于膜上，加入临床样本后，滤膜的毛细管作用能使其中的抗体或抗原与膜上包被的相应抗原或抗体结合，经过金颗粒聚集形成的显色进行检测。

4. **结核抗体检测蛋白芯片**　目前主要结核抗体蛋白芯片抗原靶点有 3 种和 4 种，王海波等应用 3 种结核抗原建立结核分枝杆菌抗体检测蛋白芯片，并与 ELISA 进行比较，敏感性和特异性分别为 69.9% 和 84.9%。

将 7 种结核分枝杆菌优势表位抗原，即 38kD、ESAT-6、CFP10、MPT64、Mtb8、Mtb8.4 和 Mtb16.3 点于修饰的基片上，制备可检测 7 种结核抗体的多靶点蛋白微阵列，建立免疫金银染色检测系统的可视化结核抗体检测芯片。使用该芯片对 48 例临床结核病患者血液样品进行检测，并与"金标准"痰涂片（48 例）和痰培养（其中的 29 例）检测结果进行比较，对 30 名献血员血液样品进行检测，结果可视化抗体检测蛋白芯片的敏感性分别为 98.5% 和 96.6%，而痰涂片和痰培养的敏感性分别为 35.4% 和 48.3%；可视化抗体检测蛋白芯片的特异性为 93.3%。建立的结核分枝杆菌可视化抗体检测蛋白芯片检测敏感性显著高于痰涂片和痰培养，可用于结核病的临床辅助诊断，提高痰涂片和痰培养假阴性的检出率。

检测结核分枝杆菌的芯片基本原理为：以微孔滤膜或特制玻片为载体，把纯化结核分枝杆菌多种抗原利用微阵列技术分别固相在一张膜片或特制玻片上，经抗原抗体反应后，加入显色系统，再利用芯片阅读仪与专门的软件分析显色后的芯片，由不同的抗原点阵灰度值对多种抗原与抗体同步检测。

5. 结核抗体免疫检测用抗原的选择 提高结核抗体检测试剂敏感性、特异性的关键在于抗原选择，血清学诊断的理想抗原应具有种特异性和强免疫原性。随着结核分枝杆菌的全基因组序列得以测定，单克隆抗体、分子生物学、蛋白质组学和比较基因组学等技术不断发展，多种纯化和特异性诊断抗原已可获得。目前较受关注的抗原如下：

（1）脂阿拉伯甘露聚糖（LAM）抗原：作为属特异性抗原的脂阿拉伯甘露聚糖是分枝杆菌细胞壁的重要组成，拥有较强免疫原性与免疫调节功能，能刺激机体促进相应抗体产生，故可作为结核病血清学诊断抗原，应用较广泛。相关应用的报道较多，Antunes 等报道美国利用 LAM 抗原生产的 MycoDot TM 试剂盒对活动性肺结核患者的检测敏感性为 63.0%、特异性为 92.4%，提示 LAM 抗体检测为一项结核病辅助诊断的有效方法。

（2）A60（antigen 60）抗原：自牛分枝杆菌胞浆内提取，为一种大分子的脂质蛋白和多糖的复合抗原。Wu 等报道用 ELISA 法对 178 例活动性肺结核患者与 151 例其他疾病患者血清 A60 IgG 进行检测，以受试者工作特性曲线（ROC）261.2 单位为截切值（cutoff point），其敏感性与特异性分别为 49.4% 和 79.5%，研究提示对胸部 X 线片异常的患者可结合 A60 IgG 阳性检测进行肺结核的临床诊断。

（3）结核分枝杆菌糖脂（TBGL）抗原：结核分枝杆菌糖脂抗原为具有菌属特异性的位于分枝杆菌细胞壁上的糖脂类物质。近年研究显示糖脂类抗原在结核病诊断上有较大优势。Maekura 等建立了糖脂类抗原抗体快速检测方法，临床评价结果：对痰涂片阴性活动性肺结核的灵敏度为 56.8%，对痰培养阴性活动性肺结核的灵敏度为 51.2%。若 TBGL 和核酸扩增方法（NAA）进行联合检测，检出率较单独使用任一种方法均有提高。Tiwari 等以脂质体颗粒为载体，将纯化 TBGL 抗原和结核病患者血清中的 TBGL 抗体结合后形成的蓝色凝集颗粒辅助诊断活动性结核病，报道其敏感性、特异性分别为 94%、98.3%。该方法只需 4 分钟、成本不高，可对活动性肺结核患者、卡介苗免疫接种者与健康人群进行鉴别，适用于大规模人群肺结核筛查。

（4）38kDa 蛋白：38kDa 蛋白仅在分枝杆菌复合体中表达，定位于质膜上的磷酸盐转运蛋白。BCG 菌株合成 38kDa 蛋白的量较结核分枝杆菌少很多，仅为后者的 1/10。38kDa 蛋白作为分泌蛋白，能刺激 T 细胞与 B 细胞免疫反应，普遍用于结核病血清学试验。英国公司的 OMEGA 结核抗体定量检测 Myco G、A、M 试剂盒联合应用了 38kDa 与脂多糖（LPS）抗原，TB Complex Plus 试剂盒则选用 38kDa 与 16kDa 抗原。Butt 等对 OMEGA 试剂盒评价显示，联合应用具有种特异性的 TB Complex Plus 和有属特异性的 Myco M 有助于获得最佳检测效果，诊断肺结核的敏感性与特异性分别为 87% 和 93%。38kDa 虽然对活动性肺结核诊断很有效，但与大肠埃希菌同源蛋白存在 30% 以上的交叉，因此对于不同人群，灵敏度会产生较大波动，尤其对涂片阴性且合并 HIV 感染的结核病患者，检测效果较差。

（5）Ag85：Ag85 复合体具有较强的细胞免疫和体液免疫活性，是分枝杆菌的分泌性蛋白，分子量在 30～32kDa。分枝杆菌的所有菌株都能分泌 Ag85。结核分枝杆菌 Ag85 包括了至少 3 种蛋白即 Ag85A、Ag85B 和 Ag85C，其中主要起免疫作用的为 Ag85A 与 Ag85B。前者具有分枝菌酸转移酶活性，于分枝杆菌细胞壁合成最后阶段发挥必要作用，还能与人纤连蛋白相结合，辅助结核分枝杆菌对宿主细胞的侵入。Ag85 具备发展成结核病血清学诊断抗原的潜力。Ag85 抗体平均水平在活动性结核病患者血清中较其他分枝杆菌疾病患者或健康对照者高出 50～150 倍，因此检测血液循环中的 Ag85 抗体有助于诊断活动性结核病。Kashyap 等用间接 ELISA 法对疑似结核性脑膜炎患者进行检测，89% 患者脑脊液样本中存在 Ag85 抗体，提示 Ag85 抗体检测可能成为早期诊断及确诊结核性脑膜炎更灵敏的选择。

（6）ESAT-6 和 CFP10：ESAT-6 即为 6kDa 早期的分泌性抗原靶，从结核分枝杆菌短期培养滤液中分离，经纯化后获得，为低分子量分泌性蛋白，拥有较强细胞免疫活性，在抗结核感染的免疫记忆应答过程中发挥重要作用。ESAT-6 只存在于致病性分枝杆菌中，包括人型结核分枝杆菌、牛型结核分枝杆菌、非洲分枝杆菌及苏尔加分枝杆菌、海水分枝杆菌和堪萨斯分枝杆菌等非典型分枝杆菌，在 BCG 菌株及其他非致病性分枝杆菌上则缺失 ESAT-6。CFP-10 即培养滤液蛋白 10，与 ESAT-6 位于同一基因簇上，两者分布相同，都为 RD1 区编码。由于这两种蛋白可刺激机体产生特异性 IgG，成为有潜力的结核病血清学诊断候选抗原。

（7）U1 蛋白：U1 蛋白（Urine Protein 1）为 Mukherjee 等收集结核分枝杆菌 $H_{37}Rv$ 株静脉感染 C57BL/6 小鼠早期（10～14 天）尿液中分离得到的结核抗原，经氨基酸测序鉴定后，克隆表达获得可溶性重组蛋白，分子量约 16.8kDa。以 ELISA 法检测肺结核患者血清中 U1 抗体，显示其敏感性为 60%，对合并 HIV 感染的结核病患者进行检测的敏感性为 87%，健康人血清则不与 U1 蛋白发生反应。联合应用 U1 蛋白与 MTB81 检测合并 HIV 感染的结核病患者，敏感性达 93.6%。对 12 名 HIV 感染的非结核患者进行检测发现，其中 9 名患者血清中无 U1 抗体，另 3 名患者 U1 抗体水平位于 ELISA 法检测临界点。以上结果提示 U1 抗体检测能提高结核病尤其合并 HIV 感染的结核病血清学诊断敏感性。

（8）TB-SA 抗原：是近年检测血清结核抗体比较新的一种抗原，用纯化的结核分枝杆菌分泌型 TB-SA 蛋白抗原包被微孔板，采用间接酶联免疫法测定样本中的 TB-SA 结核抗体。国内学者王海英等检测活动性肺结核患者血清 TB-SA IgG 显示其敏感度和特异度分别为 67.8% 和 76.6%，洪峰等在大规模人群筛查中应用 TB-SA 对 18 382 名大学新生进行结核抗体检测中发现，其敏感度为 70.3%，特异度高达 96.5%。TB-SA 是结核分枝杆菌分泌到细菌体外的特异性蛋白，仅存在于致病性分枝杆菌中，而其他微生物中均不存在，因此理论上有较高的特异性，对普通人群进行大样本筛查的结果可能较临床上非结核病患者的检测结果有所差异，在诊断中仍需密切结合临床，避免误诊，并可考虑通过联合检测提高敏感度。

（9）其他抗原：Weldingh 等在大肠埃希菌中克隆表达了 4 种超抗原，即 Mtb9.7、Mtb15.3、Mtb16.3 及 Mtb51，对痰涂片阳性与涂片阴性结核病患者进行检测，灵敏度为 36%～93%，特异性则超过 97%，Mtb16.3 表现突出有效，Mtb16.3 与 Mtb9.7 联合检测合并 HIV 感染的结核病患者，敏感性超过 85%。Bahk 等用基因重组表达 *Rv3369* 与 *Rv3874* 两个基因，进行抗原检测时发现其对结核病患者的敏感性分别为 60% 和 74%，特异性分别为 96% 和 97%，提示其为具备应用价值的结核病血清学诊断抗原。其他抗原如 MPT64、P90、Mtb4 等，曾进行相关的快速血清学检测研究，但大部分抗原的诊断灵敏度未达到临床要求。

6. 结核抗体检测的主要临床适应证

（1）肺内及肺外活动性结核病的诊断。

（2）涂片、培养阴性但伴随临床症状。

（3）癌症等其他肺部疾病鉴别诊断。

（4）结核病化疗过程的动态观察。

（5）正常人群体检。

（6）艾滋病病毒混合感染的诊断。

活动性结核病患者体内存在细胞免疫减低而体液免疫亢进，血液及其他体液中结核抗体（主要是 IgG）表现为升高，故应用 ELISA 检测结核抗体有助于结核病的诊断。

7. 结核抗体假阴性的影响因素

（1）感染时间短，尚未形成 IgG 抗体。

（2）免疫损害者，指原发免疫缺陷性疾病及接受放、化疗和免疫抑制药物治疗者。

（3）极度免疫功能低下者，如老年患者或重度营养不良婴幼儿。

（4）艾滋病合并结核病者，如艾滋病合并结核病者会出现结核抗体检测阴性。

（5）糖尿病合并肺结核。研究显示 2 型糖尿病合并肺结核患者的痰涂片抗酸杆菌可表现阳性结果，但结核抗体检测显示阴性。即使结核抗体阳性也不能确诊活动性肺结核，仍应结合临床症状体征和其他辅助检查，如同时查胸部 X 线片、肺部 CT 等，若排除活动性肺结核，则给予积极的抗感染治疗使其康复。

近年来，大多数研究都集中在体外生长的结核分枝杆菌外分泌蛋白上，而且一些蛋白已经被克隆并且评价了其血清学诊断价值。几种不同的重组结核分枝杆菌分泌蛋白研究表明，其免疫识别在不同的患者之间是随机变化的，没有一种绝对的抗原或一组抗原能被所有患者或大多数患者识别。目前尚无任何一种用于 ELISA 抗体检测的抗原灵敏度达到 100%，不同患者需用不同的抗原检测抗体。这表明结核病患者的抗体反应不完全相同，要求设计一个由多种抗原组成的鸡尾酒式的结核病血清学诊断试验。具有灵敏度高和特异性强的结核病血清学诊断试剂要求由多种抗原的混合体构成。今后的研究方向是筛选各种特异性强、灵敏度高的抗原组成混合抗原，研制结核病血清学诊断试剂。有很多研究者已经完成或正在进行这方面的研究，相信在不久的将来研究成果可以应用于临床，服务于结核病患者。

四、结核抗原测定

结核抗体检测技术简便、快速，但相比结核抗原检测"窗口期"较长，无法实现真正意义上的早期检测。血清学抗原检测技术能够实现早期检测且技术简便快捷，但由于高特异性抗体较难获得，目前尚缺乏高敏感性和特异性的结核抗原检测试剂。然而致病性结核分枝杆菌特异分泌性抗原的存在使早期检测抗原并区分感染与 BCG 免疫成为可能。

自 1998 年致病性结核分枝杆菌菌株 $H_{37}Rv$ 全基因组测序结果公布后，很多研究团队都将兴趣集中于寻找致病性结核分枝杆菌特异性抗原。目前已经明确，总共 16 个 RD 区域在全部或部分卡介苗菌株中缺失，其中 RD1 区在所有卡介苗菌株中缺失，但存在于其他结核分枝杆菌复合群中。另一方面，RD1 区编码重要的早期分泌性抗原，有利于进行体液免疫学抗原检测。因此，通过制备特异性识别致病性结核分枝杆菌早期分泌抗原的特异性抗体，建立早期检测抗原的技术，可早期诊断结核病并区分致病性结核分枝杆菌感染与 BCG 免疫。

（一）结核分枝杆菌特异性抗原检测的技术方法

1. 凝集试验（agglutination test） Krambovitis 等于 1984 年首次报道了胶乳凝集试验在结核病诊断中的应用。通过纯化兔抗结核分枝杆菌胞膜抗原免疫球蛋白致敏乳胶颗粒，检测脑脊液，观测凝集发生与否诊断结核性脑膜炎。Cambiaso 等通过将牛分枝杆菌抗体 F(ab')₂ 连接乳胶颗粒，对组织液标本中的结核抗原进行检测，较大地提高了检测敏感性。Chandramuki 等应用反向间接血凝试验对结核性脑膜炎 CSF 中结核抗原检测进行了探索。

2. 酶联免疫吸附试验 1983 年 Sada 等首次建立了双抗体夹心 ELISA 方法（sELISA）检测 CSF 中结核抗原，取得了较为理想的结果。基本原理：将抗结核分枝杆菌特异抗体（单抗或多抗）包被酶联微孔板，加入待测样品，如样品中存在结核抗原，形成抗体 - 抗原结合物，再加入标记的抗结核分枝杆菌单抗或多抗，形成抗体 - 抗原 - 标记抗体复合物，经酶底物显色，酶联仪测定结果。国内外众多学者应用不同形式的 ELISA 方法对结核分枝杆菌特异性抗原检测进行了探索。与凝集试验相比，ELISA 检测结果的敏感性和特异性都有一定提高。

3. 免疫斑点技术 免疫斑点（dot immunobinding assay，Dot-Iba）是 20 世纪 80 年代中期发展起来的固相标记免疫测定技术。其技术原理接近 ELISA 方法，只是将抗原包被于固相的硝酸纤维素膜上，通过相应的抗体特异性吸附、洗涤，最后应用酶标二抗检测。与 ELISA 法相比，Dot-Iba 操作更简单，所需试剂少，结果肉眼即可判读，检测结果还可长时间保存，无需特殊设备，易于普及和推广。Sumi 等于 1999 年应用 Dot-Iba 技术对结核性脑膜炎患者 CSF 中的结核分枝杆菌抗原进行了研究。

4. 免疫金标技术（immunogold labelling techique） 该技术是 20 世纪 80 年代中后期发展的一种新型免疫学标记和检测技术，目前在医学检验中的应用主要是免疫金标层析法和免疫金标渗滤法。免疫金标技术是在 Dot-Iba 检测原理的基础上进一步发展，应用胶体金标记替代了酶标记，利用金颗粒具有高电子密度的特性，当标记物在相应配体处大量聚集时，肉眼即可见红色或粉红色斑点，因而可以用于定性或半定量检测。与 ELISA 和 Dot-Iba 技术相比，其操作更简便、快速，可将常规 ELISA 检测所需的操作时间由 2 ~ 4

小时缩短至 5～15 分钟，且检测的敏感性和特异性保持不变。Stavri 于 2003 年首先应用 DIGFA 技术检测了结核病患者血清和痰液中的结核抗原。

（二）结核抗原检测的样品类型及对检测结果的影响

1. 结核分枝杆菌能分泌特异性抗原蛋白渗透至人的体液，包括痰液、血液、胸腔积液、腹腔积液、脑脊液、尿液等，故通过体液能检测到结核抗原。研究报道 ELISA 法测定血清结核抗原的线性范围为 0.625～5μg/ml；阴性与阳性标本重复率分别为 100%、95%；特异性为 96%；在结核抗体阴性患者中，进展期菌阳、菌阴肺结核与肺外结核抗原检出的阳性率分别为 50%、71.8% 和 60%。

2. 结核分枝杆菌在结核免疫反应的效应细胞单核（巨噬）细胞中寄生，故于活动期结核性脑膜炎患者的脑脊液单核（巨噬）细胞内能检测到结核分枝杆菌抗原。疾病早期便可在脑脊液单核细胞内检测到结核抗原，多次检测均显示阳性，当病情好转时，阳性细胞可逐渐减少。脑脊液结核抗原测定敏感性为 72.6%～86.4%，特异性为 85.1%～94.2%，提示可将其作为结核性脑膜炎的辅助诊断方法之一。但在胸腔积液等蛋白含量较高或细胞成分过多的临床标本中，结核分枝杆菌抗原的检测比脑脊液更困难，检测结果不理想。

3. 痰标本的结核抗原检测技术也存在不少问题。由于痰液呈不均匀的黏胶样半流性液体，很难准确测定。结核抗原虽有早期诊断价值，但高活性的特异性结核抗体制备困难，因而限制了该法的应用。

五、细胞因子检测

细胞因子（cytokine，CK）是由细胞分泌，影响细胞生物学行为、造血免疫功能和炎症反应的一类物质（抗体、补体除外）。结核病在免疫学上可定义为与免疫反应密切联系的免疫紊乱性疾病。结核分枝杆菌感染机体后，淋巴细胞、巨噬细胞在肺内感染部位蓄积，细胞因子 IFN-γ、TNF-α 和趋化性细胞因子及其受体对形成结核结节及细胞介导的免疫反应起非常重要的作用。随着细胞和分子免疫学的进展，有关细胞因子在结核病免疫发病中的作用有了广泛而深入的研究。这些细胞因子有 TNF-α、白细胞介素（IL）和干扰素（IFN）等。

（一）肿瘤坏死因子 -α 在肺结核中的表达

TNF-α 参与了结核病的发病过程，与结核病产生的炎症反应程度有关，为重要的前炎症因子和免疫调节因子。国内外研究报道表明，结核病活动期患者血清 TNF-α 水平较健康对照组明显升高。He 等研究报道痰培养阳性患者的外周血 TNF-α 和 IL-10 的水平也远高于健康对照组。研究显示将活动性肺结核患者治疗前血清 TNF-α 及 IL-4 水平与非活动性肺结核和健康人进行比较，发现活动性与非活动性肺结核患者血清 TNF-α 和 IL-4 水平均较正常对照组升高并有显著差异，活动性肺结核患者的血清 TNF-α 和 IL-4 水平亦较非活动性肺结核患者要高。另有报道活动性肺结核组和静止期组患者血清中，活动性肺结核组 TNF-α 水平高于静止期组，而这两者都高于健康对照组，血清 TNF-α 水平增高是病灶局部聚集大量巨噬细胞活化后大量释放 TNF-α 的结果，另一方面血液中过量 TNF-α 也能反作用于局部病灶，使疾病更易播散。故检测血清 TNF-α 可对肺结核病情变化及活动性进行判断。

许两琳、孙集思等采用双抗体夹心 ELISA 法测定结核性胸膜炎及癌性胸腔积液中的 TNF-α 水平时发现，两组差异有统计学意义（ $P < 0.01$ ），两项研究显示结核性胸腔积液诊断敏感度分别为 80.5%、85.3%，特异度分别为 82.4%、83.3%。巨噬细胞在结核性胸腔积液中十分活跃，结核分枝杆菌细胞壁的蛋白 - 肽多糖复合物和阿拉伯聚糖酯刺激胸腔积液单核细胞，释放肿瘤坏死因子。胸腔积液中的 TNF-α 浓度可反映胸腔炎症的不同状态，并有助于鉴别诊断结核性胸腔积液。

张欣等研究发现，肺尘埃沉着症结核病患者血清 TNF-α 浓度明显低于健康对照组，差异具显著性（ $P < 0.01$ ），随着肺尘埃沉着症的进展，TNF-α 浓度逐渐降低。可能的原因为患者处于粉尘的长期刺激下，肺泡巨噬细胞发生凋亡，TNF-α 分泌逐渐减少，机体免疫功能不断下降导致结核病的发病。

TNF 是控制结核分枝杆菌感染的重要前炎症细胞因子，其抗结核作用是其他细胞因子无法替代的，但也有研究报道利用 TNF-α 制剂进行治疗可能增加患者患结核病的风险。

（二）可溶性白细胞介素-2 受体（sIL-2R）在肺结核中的表达

人体抗结核免疫以细胞免疫为主，细胞免疫因子 sIL-2R 在人体免疫应答过程中具有重要调节作用。其在结核病灶以及人体全身内调节 IL-2 水平，使 Th1 型 CK 产生减少，Th1/Th2 平衡失调，引起人体对结核分枝杆菌的防御能力下降，故 sIL-2R 水平与机体免疫状态及疾病严重程度有紧密联系。活化淋巴细胞在膜表面表达 mIL-2R 的同时，也会释放 sIL-2R。sIL-2R 可作为单个核细胞活化定量的敏感指标，并有助于肺结核病情的判断。研究报道，结核病活动期患者血清中 sIL-2R 水平明显较健康对照组高。Tabata 等报道纵隔癌合并肺结核患者经过抗结核治疗后，原本显著增高的 sIL-2R 水平明显下降。Fujiwara 等报道结核性胸腔积液中 sIL-2R 水平显著增高，经抗结核治疗后，sIL-2R 水平亦发生明显下降。梁翠铭等对 42 例正常人群以及 89 例肺结核患者（包括结核性胸膜炎患者）的血清 sIL-2R 水平进行检测比较，发现肺结核及结核性胸膜炎患者血清 sIL-2R 明显高于正常对照组（ $P < 0.01$ ），与病程长短无关。汗慧芸等对 35 例正常人、44 例肺结核患者和 25 例肺结核恢复期患者进行 sIL-2R 水平检测，结果显示正常人与病患组有显著性差异，正常人与恢复组患者有差异。sIL-2R 在患者血清和胸腔积液中的水平提高，在部分肺结核患者脑脊液中的含量也有增加，梁翠铭等对 21 例结核性脑膜炎患者的血清及脑脊液中的 sIL-2R 浓度进行了测定，发现健康人血清及脑脊液中的 sIL-2R 水平均较低，结核病患者 sIL-2R 水平明显升高。进展期的肺结核患者 sIL-2R 大量升高，提示结核分枝杆菌可刺激机体内和肺组织的 T 淋巴细胞激活而释放大量的 sIL-2R，当患者病情有所好转时，血清中 sIL-2R 水平随之降低，可见 sIL-2R 水平与肺结核严重程度和预后有关。在结核病治疗过程中全程检测血清 sIL-2R 水平可监测疾病动态，以血清 sIL-2R 水平评价结核病的发展及预后。利用 sIL-2R 治疗和预防结核病的研究不多，仍需进一步探索。

细胞因子免疫学检测的优点是特异性强、操作简便，但灵敏度仍有限，且不能完全反映其活性水平。常用的检测方法有 ELISA、RIA 及免疫印迹法。因细胞因子大多为 5～20kDa 的小分子蛋白，且多数细胞因子的 ELISA 试剂盒可测至 5～10ng/L，已接近生理浓度，也达到 RIA 法的灵敏水平，故目前国外公司多推出 ELISA 法细胞因子检测试剂盒。

（三）质量控制与注意事项

1. 以 ELISA 法检测细胞因子首先要了解所测细胞因子的性质、存在形式和部位，才能正确进行标本选择、掌握收集时间、防止污染及减少干扰，获得满意结果。

2. 取样品后立即置于 4℃保存有助于降低污染影响。

第三节　结核病分子生物学检测

分子生物学方法以其简便、快速、特异性高的特点成为结核分枝杆菌检测研究的热点。国内外大量研究证明 PCR 检测结核分枝杆菌敏感性达到 100%。目前结核病分子生物学检测方法主要有 DNA 探针技术、PCR 测序、PCR 定性检测、双重实时荧光 PCR 技术和 TaqMan 探针技术及等温扩增（LAMP）等技术。

一、分子生物学分枝杆菌菌种鉴定方法

（一）DNA 探针技术

DNA 探针技术应用于临床重要的分枝杆菌如鸟分枝杆菌、细胞内分枝杆菌、鸟分枝杆菌群、堪萨斯分枝杆菌和戈氏分枝杆菌等的鉴定已有一段时间。其原理是：提取细菌的 rRNA 与具有种特异性的用吖啶酯标记的 DNA 探针进行杂交，结果通过发光计测得。培养后，鉴定到种仅需 2 小时。由于方法简单、快速、敏感、特异性强且不需要特殊设备，临床已得到广泛应用。如 DNA 探针结合到 BACTEC 或其他液体培养系统可缩短分枝杆菌的鉴定时间，但该法不能用于所有致病分枝杆菌的鉴定。

（二）PCR 测序

PCR 测序是分枝杆菌鉴定的金标准。用属特异性引物 PCR 扩增分枝杆菌 DNA，然后测扩增子的序列，与参考序列相比较就可得到鉴定结果。仅需一个测序反应就可得到确定的结果，许多分枝杆菌就是用该法确定。目前常用的靶基因是由 16S rRNA 拷贝而成，该基因分恒定区和可变区，对细菌分类是理想的靶基因。16S rRNA 是从许多分枝杆菌测序而得到的，基于该基因的鉴定法在临床实验室得到广泛的评价。16S rRNA 两个超变区为大多数分枝杆菌的鉴定提供了可能。但是，该法不能对结核分枝杆菌鉴定到型。但堪萨斯分枝杆菌与非致病性的胃分枝杆菌 16S rRNA 有相同的序列；海水分枝杆菌与溃疡分枝杆菌的区别还需要测 16S rRNA 其他区。基于该目的，还有些基因可作为靶基因，如编码 32-kDa 蛋白的基因、65-kDa 热休克蛋白的基因及 16S-23S rRNA 间的转录间隔序列，这些基因序列的多样性为临床对除结核分枝杆菌群外的分枝杆菌鉴定提供了可能，也为堪萨斯分枝杆菌和胃分枝杆菌的区分提供了可能。由于编码 65-kDa 热休克蛋白基因在种群间存在多样性，因此可用于一些分枝杆菌的鉴定。

（三）双重实时荧光 PCR 技术和 TaqMan 探针技术

利用结核分枝杆菌和分枝杆菌特异性的核酸序列，联合双重实时荧光 PCR 技术与 TaqMan 探针技术检测分枝杆菌。分别针对结核分枝杆菌和分枝杆菌的特异性序列进行引物和探针设计，2 个探针分别标记不同荧光物质。当反应体系中有目的基因存在时，随着 PCR 反应的进行显现荧光释放。检测不同通道的荧光信号便能得到结果。

（四）PCR-限制性片段长度多态性（PCR-RFLP）法

PCR-RFLP 菌种鉴定法应用分枝杆菌属特异性引物对标本中分枝杆菌 6Sku 蛋白编码基因、16S 或 16-23S rDNA 作扩增，再用不同的限制性内切酶消化扩增片段，经电泳分析酶切图谱鉴定菌种。目前只能对部分菌种作鉴定，重复性不理想。祖燕、张国龙等报道了以 DR 为基础的 Spoligo typing DNA 指纹方法，按"SPOLIGO TYPING"合成 43 种特异的 DR 间隔区短核苷酸序列，依次将其按顺序固化于 Bio-dyneC 膜，根据膜的大小固化数十排，同时完成多个临床标本 Spoligotyping 鉴定。然后用新鲜配制的 16% EDAC（Sigma 公司）溶液把已固化的生物膜激活，把生物膜置于 Miniblotter MN45 中。PCR 扩增结核分枝杆菌基因组 DNA 上的重复元件 DR 之间的序列，引物为 DRa：5′-GGTTTTGGGTCTGACGAC-3′、DRb：5′-CCGAGAGGGGACGGAAAC-3′，DRa 5′ 末端标记生物素。把 PCR 产物固定于 Miniblotter MN45 中的 BiodyneC 膜上，能增强化学发光试剂盒的杂交、显色，获得结核分枝杆菌 Spoligotyping 的 DNA 指纹图谱。

（五）PCR-单链构象多态性分析（PCR SSCP）初步鉴定法

PCR-SSCP 技术目前已得到广泛应用，其依据单链 DNA 构象的差别，能快速灵敏地检测基因变异。原理为：16S rRNA 123～275 位核苷酸为分枝杆菌属高度变异的区域，利用不同种分枝杆菌 DNA 单链的空间构象不同所致的电泳片段迁移率不同，从而得到不同的图谱进行分子菌种的鉴定。此法可鉴别 MT 复合群和 NTM，NTM 菌种之间的鉴别仍处于探索中。

（六）PCR-基因芯片法

基因芯片技术把大量核酸分子以预设的方式固定于载体，再检测带标记的标本 DNA，可进行大规模遗传差异分析。目前有实验室利用分枝杆菌 16S rRNA 或 *rpoB* 基因某些位置上的分枝杆菌属或种特异核苷酸变化，以杂交测序进行分枝杆菌菌种鉴定。

二、结核分枝杆菌 PCR 检测的质量控制

目前，结核分枝杆菌 PCR 检测试剂盒按照其扩增和检测原理可分为两大类：一类是扩增产物经杂交后利用 ELISA 原理进行检测，此类试剂盒中都应具有防止扩增产物污染的试剂和相关操作步骤；另一类采用荧光物质标记的引物或探针在扩增管中直接进行扩增和检测，由于此类试剂盒一般使用特殊扩增仪，在相对封闭的环境中连续完成扩增和检测过程，故一部分此类试剂无须额外防止扩增产物污染的试剂和相应操作步骤。

PCR 技术在分子生物学领域已得到广泛应用，并日益增多地用来研究微生物的发病机制和流行病学等方面的科学问题。该技术可用于结核病早期或少量结核分枝杆菌感染的检测以及对结核病暴发的监测。通过从临床标本中提取 DNA，扩增一个病原特异性序列，用标记的寡核苷酸探针检测该扩增的序列，临床标本理论上可以检出单个微生物图。对痰标本涂片阳性的患者，应用 PCR 技术，从分枝杆菌属的其他种类中区分结核分枝杆菌可达到 95% 的敏感性和特异性。

由于 PCR 实验方法的特点，进行 PCR 检测的实验室必须建立并遵守相应质量控制规章制度。相应规章制度应至少包括下列内容：

1. 完成 PCR 检测实验的操作人员必须经过专门培训。

2. PCR 检测实验室必须制定处理有害试剂和预防污染的条例,并根据实验过程划分工作内容相对单一的操作区域。

3. 必须选用具备国家药品监督管理局颁发生产文号的检测试剂盒;同时生产厂商提供操作的技术培训和指导。

4. 使用的试剂盒必须在有效期内;检测实验记录中必须包括试剂盒的生产批号。

5. 进行检测的相应标本必须符合试剂盒说明书中列举的种类和质量标准。

6. 每次实验必须设立阴性、阳性和空白对照,严格按照试剂盒说明书提供的操作步骤完成检测,如果相应对照样本检测结果出现问题,必须重新进行实验并分析记录引起问题的可能原因。

7. 对结果检测值处于无效区和灰区的样本必须进行全过程的重复检测并根据重复检测值报告结果。

8. 检测实验使用后的废弃物、废弃试剂必须按照操作区域分别集中,并经 121℃、30 分钟蒸汽灭菌后方可丢弃。

9. 检测实验使用的各种仪器必须符合相应规定。

三、分子生物学检测方法的评价

分子生物学的发展使 PCR 限制性片段长度多态性分析、PCR 核酸杂交、直接核酸测序技术等为分枝杆菌的分类、鉴定提供了新途径。研究报道双重实时荧光 PCR 和 TaqMan 探针技术,只需几小时即可在 1 支管内同时完成临床样本的 MTB/NTM 分枝杆菌核酸检测,特异性较好,污染少,可作为临床分枝杆菌常规检测、流行病学 NTM 调查和分布状况研究的辅助检测方法。肺结核中有 40%~60% 为菌阴肺结核,此类患者如不予治疗,可有近一半比例发展为涂阳肺结核而成为新传染源。若遇到病灶排菌量少或处于排菌间歇期,荧光 PCR 则无法检测到样本的分枝杆菌核酸。故菌阴肺结核的检测应联合其他方法进行确诊。

有研究报道应用一对 PCR 引物和荧光双标记探针的检测灵敏度为 10 个 MTB/ml,反应管在 PCR 循环结束后无须开盖;可对可疑结核病患者的痰标本结核分枝杆菌核酸定性检测,辅助诊断结核病。

PCR 结果的精确性在各研究实验室之间具有显著不同,但是,如果解决了最佳样本处理、扩增检测方法和污染物及抑制剂的消除等技术问题,一致性肯定能提高。目前,虽然 PCR 技术在检测结核分枝杆菌时存在一定的差异性,但在一些干扰结果精确性的因素消除之后,对结核分枝杆菌的早期检测和 MDR 结核病的直接检测效果会更好,同时认为,对新暴露的人群经 PCR 检测结果阳性,但结核菌素试验和结核分枝杆菌培养阴性的情况下,对其 NPV 的预期研究较有价值。

参考文献

[1]　KRAMBOVITIS E, MCILLMURRAY M B, LOCK P E, et al. Rapid diagnosis of tuberculous meningitis

by latex part icle agglutination[J]. Lancet, 1984, 11 (8414):1229-1231.

[2] CAMBIASO C L, Van VOOREN J P, FARBER C M. Immunological detection of mycobacterial antigens in infected fluids, cells and tissues by latex agglutination Animal model and clinical application.[J] J Immunol Methods, 1990, 129(1):9-14.

[3] CHANDRAMUKI A, ALLEN P R, KEEN M, et al. Detection of mycobacterial antigen and ant ibodies in the cerebrospinal fluid of patients with tuberculous meningitis[J]. J Med Microbiol, 1985, 20(2):239-247.

[4] SADA E, RUIZ-PALACIOS G M, LPEZ-VIDAL Y, et al.Detection of mycobacterial antigens in cerebrospinal fluid of patients with tuberculous meningitis by enzyme-linked immunosorbent assay[J]. Lancet, 1983, 11(8351):651-652.

[5] SUMI M G, MATHAI A, SARADA C, et al. Rapid diagnosis of tuberculous meningitis by a dot immunobinding assay to detect mycobacterial antigen in cerebrospinal fluid specimens[J]. J Clin Microbiol, 1999, 37(12):3925-3927.

[6] STAVRI H, MOLDOVAN O, MIHALTANM F, et al. Rapid dot sputum and serum assay in pulmonary tuberculosis[J]. J Microbiol Methods, 2003(52):285-296.

[7] 冯晓燕, TAM A W, 陈堃, 等. 结核分枝杆菌4种抗原的基因克隆、表达、纯化和抗原性初步检测 [J]. 生物技术通讯, 2006(17):865-867.

[8] 宋晓国, 冯晓燕, 张贺秋, 等. 结核分枝杆菌抗原优势肽段融合抗原 38kD-ESAT6-CFP10 的构建与抗原性初步检测 [J]. 中国实验诊断学, 2009(13):285-288.

[9] 吴柳, 杨晶. 老年性慢性阻塞性肺病患者不同排痰方法的应用比较 [J]. 现代护理, 2006(5):401-402.

[10] 中国疾病预防控制中心. 中国结核病防治规划实施工作指南 [M]. 北京: 中国协和医科大学出版社, 2008: 3-4.

[11] 中国防痨协会基础专业委员会. 结核病诊断实验室检验规程 [M]. 北京: 中国教育文化出版社, 2006:13-29.

[12] 杨秀军. 抗酸杆菌两种染色方法的比较 [J]. 黔江民族医专学报, 2008, 21(001):6-7.

[13] 尚美, 刘冠, 赵立平, 等. 发光二极管荧光显微镜实验室诊断效果评价 [J]. 中国防痨杂志, 2010, 32(5):275-278.

[14] MARTIN A, CUBILLOS-RUIZ A, GROLL A V, et al. Nitrate reductase assay for the rapid detection of pyrazinamide resistance in Mycobacterium tuberculosis using nicotinamide[J]. J Antimicrob Chemother,2008, 61(1):123-127.

[15] 张勇棋. 临床标本结核菌涂片检查的质量控制 [J]. 现代检验医学杂志, 2005(6):82.

[16] 陈军, 王飞, 任易, 等. Bact/ALERT 3D 系统与罗氏培养基分离分枝杆菌的比较 [J]. 中国防痨杂志, 2007, 29(2):151-153.

[17] 曹智忠, 梁燕琼, 张志坚. MB/B act 系统分枝杆菌培养时间的研究 [J]. 中国防痨杂志, 2007, 29(004): 372-373.

[18] MOORE D A, EVANS C A, GILMAN R H, et al. Microscopic observation drug su sceptibility assay for the diagnosis of TB[J]. N Engl J Med, 2006, 355(15):1539-1550.

[19] 金文国, 胡忠义. 显微镜观察药物敏感性检测技术及其在结核病诊断和耐药性检测中的应用 [J]. 中华预防医学杂志,2008, 42(042):134-136.

[20] SHIFERAW G, WOLDEAMANUEL Y, GEBEYEHU M, et al. Evaluation of microscopic observation

drug susceptibility assay for detection of multidrug-resistant Mycobacterium tuberculosis[J]. JClin Microbiol, 2007, 45(4):1093-1097.

[21] CAWS M , HA D T, TOROK E , et al. Evaluation of the MODS culture technique for the diagnosis of tuberculous meningitis[J]. PLoS ONE, 2007, 2(11):e1173.

第五章
肺结核患者发现

结核病患者发现是结核病控制工作中的一项重要措施，也是结核病防治机构重要的工作之一。要实现 2035 年终止结核病流行的目标，首先必须控制传染源，而控制传染源必须要先发现传染源，可见患者发现工作极其重要。发现患者是治疗的基础，只有诊断明确，治疗才可以有的放矢。

第一节　患者发现的意义

患者发现是指采用问诊、影像学检查、实验室检查以及其他检查方法，及时准确地将新发生的结核病患者从健康人群中发现出来。患者发现的目的是把患者筛选出来，从而获得及时有效的治疗，消除传染源，降低结核病传播和流行。因此，患者发现不能仅局限在发现患者，筛选发现患者是手段，真正的目的是要将发现的患者有效治愈。因此，患者发现和患者治疗紧密联系，不可分割。在不断加强发现能力，提高患者发现水平的同时，需要保证足够的治疗能力，确保所有发现的患者能够得到及时治疗。

一、全球结核病患者发现策略的演变

WHO 不同年代的结核病控制策略都将结核病患者发现作为防控工作中的一项关键措施。20 世纪 70—80 年代由国际防痨和肺部疾病联盟的 Karel Styblo 提出现代结核病控制（DOTS）策略，1995 年 WHO 把 DOTS 策略作为全球结核病控制策略，并提出与"有效控制结核病框架"组成一致的 DOTS 策略 5 要素。其中提出"对所有肺结核可疑症状者使用显微镜涂片检查发现传染性肺结核患者"这一重要的患者发现手段。经过多年在各国试点推广的经验表明，DOTS 策略可以最大限度地发现传染源，几乎可以治愈所有新发现的结核病患者；患者无须住院治疗，治疗费用低。WHO 宣布 DOTS 策略是遏制结核病传播的最符合成本效益的控制策略。我国自 1991 年引入 DOTS 策略，到 2005 年 DOTS 覆盖率达到 100%，涂阳发现率达到了 85% 以上。2006 年 3 月 17 日，为大幅度降低全球结核病负担，实现联合国千年发展目标（Milenium Development Goals，MDGs），WHO 和全球遏制结核病伙伴提出了新的遏制结核病控制策略。该策略致力于如何继续加强结核病控制活动，同时也解决应对 MTB 与 HIV 合并感染及耐多药结核病的扩散问题。其核心是 DOTS 策略，对 DOTS 策略的实施及其公平性和质量方面的制约做出反应，目的是确保所

有结核病患者均能获得诊断和治疗，在遏制结核病策略中将原有的"使用显微镜涂片检查发现患者"改为推荐"采用细菌学方法发现患者"，该策略强调了痰培养在患者发现特别是耐多药结核病患者发现中的重要性。2014 年 5 月在日内瓦召开的第 67 届世界卫生大会上，与会所有成员国一致通过了 WHO 提出的"终止结核病策略"的愿景、目标和该策略的指标、里程碑和任务。从 2016 年起，人类从控制结核病流行的 MDGs 时代，进入了终止结核病流行的可持续发展目标（Sustainable Development Goals，SDGs）时代。终止结核病策略有四项基本原则和三大支柱，其中，支柱一的"以患者为中心的一体化的关怀与预防"中"结核病早期诊断，包括药敏检测的普遍可及和高危人群的系统筛查"作为一项重要的患者发现相关措施被提及。由此可见，在全球结核病控制策略中，患者发现始终是最关键、最核心的要素，并且全球结核病控制重点的转变，逐步由单一的痰涂片扩展到细菌学和分子生物学检查，从而实现结核病的早期、准确发现。

二、我国结核病患者发现策略

随着全球结核病控制策略的不断演变，我国结核病控制策略也随着时代变化逐步发生变化。在总结我国实现遏制结核病策略的经验基础上，基于全球终止结核病策略，我国提出了新的结核病控制策略，2017 年 2 月国务院下发的《十三五结核病防治规划》中强调多途径发现患者，通过加大就诊人群中患者发现力度、开展重点人群主动筛查、积极推广耐多药快速检测技术、尽早发现耐药患者等一系列策略措施加强患者发现工作。

第二节　发现对象

一般人群在感染结核分枝杆菌后，可能出现各种各样的临床症状，但这些症状很多并非结核病所特有。尽管如此，将结核病可疑症状作为筛选患者的指征，还是相当有效的。为了多发现传染性肺结核患者，必须识别人群中结核病可疑症状者。大量研究分析证明，80% 以上的肺结核患者出现过肺结核可疑症状。

一、肺结核常见症状

不同类型结核病患者临床症状多种多样，但有共同之处。识别结核病症状在结核病早期发现、诊断和治疗中具有重要意义。

（一）肺结核局部症状

肺结核的基本病变有炎性渗出、增生和坏死。咳嗽、咳痰 ≥ 2 周，咯血或血痰是肺结核的主要局部症状。

（二）肺结核的全身症状

肺结核的全身症状主要包括胸闷、胸痛、低热、盗汗、乏力、食欲减退、消瘦、女性月经失调等，甚至出现性格改变、结节性红斑、血细胞减少等症状。相当一部分结核病患者早期可无明显症状，有些患者甚至因发热、咳嗽、咳痰症状被误诊为感冒。

二、肺结核可疑症状者

对肺结核可疑症状者定义的描述随着我国结核病防治工作的推进也不断发生变化，《中国结核病防治规划实施工作指南（2002 年版）》（以下简称《2002 版指南》）将咳嗽、咳痰 ≥ 3 周、咯血或血痰视为肺结核的主要可疑症状。随着患者发现工作的不断深入，为了进一步加强结核病患者发现，最大限度减少疾病的传播，《中国结核病防治规划实施工作指南（2008 年版）》（以下简称《2008 版指南》）将咳嗽、咳痰 ≥ 2 周、咯血或血痰视为肺结核的主要症状，具有以上任何一项症状者为肺结核可疑症状者。在未来一段时间内，将继续采用该可疑症状者的定义。

三、发现对象

结核病主要包括肺结核和肺外结核两大类，肺结核又可根据排菌量的多少和根据细菌学检查结果分为病原学阳性和病原学阴性。

随着结核病检测手段的不断升级，肺结核发现的重点对象也在不断扩展。《2002 版指南》和《2008 版指南》均规定肺结核的主要发现对象是活动性肺结核患者，其中涂阳肺结核患者为主要发现对象。《中国结核病预防控制工作规范（2018 版）》规定肺结核的主要发现对象是活动性肺结核，其中病原学阳性肺结核患者是发现的主要对象。病原学阳性是指通过痰涂片 / 培养 / 分子生物学诊断等确定为病原学阳性的肺结核患者（指示病例，包括初治和复治患者）。随着耐多药结核病挑战日益凸显，在病原学阳性肺结核患者中发现耐药结核病患者已经并将持续作为肺结核发现的主要对象。

患者发现的主要目的是发现传染病，控制传染源，因此，一直以来我国患者发现对象的重点始终围绕具有传染性的患者。肺结核患者中传染性最大的是涂阳患者，即其痰涂片经过抗酸染色后，在显微镜下可以见到抗酸杆菌。这类患者排菌量较大，每毫升痰液内至少含有 1 000 个结核分枝杆菌，如果 1ml 痰液中含 1 000～10 000 个结核分枝杆菌，痰涂片检查的阳性率为 40%～50%；如果 1ml 痰液中含结核分枝杆菌＜ 1 000 个，痰涂片检查的阳性率极低，仅为 4%。痰内结核分枝杆菌含量极少时，只有通过结核分枝杆菌培养才可能发现结核分枝杆菌。痰涂片检查阳性患者痰内含有大量结核分枝杆菌，其传染性最强，每年可能传染 10～20 人；若痰涂片检查阴性、培养阳性，则说明患者咳出的痰内仅含有少量结核分枝杆菌，这类患者的传染性相当于涂阳患者的 1/5，与涂片阴性、培养阴性的患者类似，每年仅传染 2～4 人。

值得强调的是，尽管患者发现的重点是病原学阳性，尤其是涂阳的肺结核患者，但绝不能放松对涂阴结核病患者的发现和治疗工作，一方面涂阴结核病也具有传染性，只是传染性较小；另一方面如果涂阴结核病患者得不到及时、有效的治疗，也可能进一步转化为涂阳患者。随着国家经济进一步发展，结核病防治工作进一步深入，所有的活动性结核病患者都是需要关注的对象。

第三节　发现方式

采用被动和主动等方式多途径发现肺结核患者，实现患者早发现和早治疗，以减少结核分枝杆菌在人群中的传播。结核病可以累及人体的各个脏器，但唯有痰菌阳性的肺结核具有传染性。为防止结核病在人群中的传播和蔓延，必须尽早、尽快发现人群中具有传染性的肺结核患者，并尽早给予有效治疗，有效地控制结核病的传播。

一、肺结核发现方式

肺结核发现方式主要分为两大类，即被动发现和主动发现。

（一）被动发现

主要是因症就诊发现患者，这是一种较常见的患者发现手段，即在人群中开展广泛的社会动员和宣传教育，让其了解肺结核病经常出现的症状，如咳嗽、咳痰2周以上或有咯血症状者，主动到医院就诊，接受相关检查，做到早发现、早诊断、早治疗。这种发现手段低，是值得推广的方法。根据患者来源途径，被动发现主要包括以下几种方式：

1. 因症就诊　指患者因肺结核可疑症状直接到结核病定点医疗机构就诊。医疗卫生机构对就诊的肺结核可疑症状者应及时进行结核病相关检查，对发现的肺结核或疑似肺结核患者开展结核病防治知识的宣传教育，使其了解及时诊治的重要性，并转诊到结核病定点医疗机构。没有条件开展结核病相关检查的机构，应当将肺结核可疑症状者推介至结核病定点医疗机构。结核病定点医疗机构要对所有前来就诊的肺结核可疑症状者进行结核病相关检查，以及时、准确地做出诊断。

疾病预防控制机构要对转诊未到位的患者开展追踪，组织基层医疗卫生机构督促并尽力确保患者到结核病定点医疗机构进行及时诊治。

2. 推介　指基层医疗卫生机构将肺结核可疑症状者推荐到结核病定点医疗机构就诊。基层医疗卫生机构的医生要询问前来就诊的患者，是否有咳嗽、咳痰、咯血、血痰、发热、盗汗、胸痛或不明原因消瘦等肺结核可疑症状，以及症状出现和持续的时间。要将肺结核可疑症状者推荐到上级机构进行诊疗，并在1周内电话随访，了解其是否已前去就诊，督促未就诊者及时就诊检查。

3. 转诊　指患者出现肺结核可疑症状后到医疗卫生机构（包括结核病定点医疗机构非结核科和非结核病定点医疗机构）就诊，经胸部X线或痰菌检查等诊断为肺结核或疑似肺结核后，医生将嘱患者到结核病定点医疗机构结核科就诊。

（1）定点医疗机构内部转诊：非结核门诊应将发现的肺结核或疑似肺结核患者诊断结果填写至门诊工作日志，填写传染病报告卡并报告给防保科，将疑似肺结核患者（危急重症患者除外）转诊至结核科，如果患者因各种原因不能到结核科，请在留存的转诊单上注明。

因其他疾病住院或需要鉴别诊断住院的患者在确诊肺结核后，填写传染病报告卡，并报告给防保科，同时通知结核科门诊医生进行登记。所有出院的肺结核患者，出院时转诊到结核科进行后续治疗，如果患者因各种原因不能到结核科就诊，请在留存的转诊单上注明。

结核科门诊对转诊（含院内和院外转诊）的患者进行诊断，及时订正传染病报告信息管理系统（即大疫情网络直报系统）中传染病报告卡信息。将所有确诊的活动性肺结核患者信息进行登记并且录入结核病管理信息系统。

（2）非定点医疗机构转诊：非定点医疗机构对于发现的疑似肺结核患者，需要在24小时内完成大疫情网络直报，并将患者转诊至定点医疗机构。

4. 追踪　指对已进行疫情报告但未到结核病定点医疗机构就诊的肺结核和疑似肺结核患者，疾病预防控制机构组织基层医疗卫生机构对患者开展追踪，督促其到结核病定点医疗机构进行诊治。

（二）主动发现

由医疗保健单位或卫生主管部门组织社区或厂矿企业等人群接受与肺结核有关的医学检查，以发现肺结核患者，称主动发现，包括普查和重点人群筛查。

1. 普查　是对某地区或某集团全部人群无选择地进行肺结核病检查，如对学校、机关、厂矿、部队和街道、农村社区人群开展的肺结核检查。通过普查可以发现人群中的现患肺结核患者，掌握普查时点人群的患病率水平。如果在同一人群进行间隔一定时期（如1年、5年或10年）的连续检查，可获得发病率和患病率发展趋势等指标。但普查耗费的人力、物力和财力较大，必须考虑成本/效益。在疫情严重地区或有结核病暴发流行的人群中，开展一次小范围的普查，可以把已发生的肺结核患者在较短时间内全部筛查出来，给予规范化治疗，不失为一种有效的发现手段。我国为了掌握结核病流行情况，1979年以来，先后开展过5次全国结核病流行病学调查，即采用整群抽样调查方法，对调查人群进行有关肺结核的检查，从而了解和掌握结核病疫情及其趋势，为国家制定结核病控制规划提供科学依据。

2. 主动筛查　即对患结核病或发生结核病可能性较大的人群进行筛查，将受检人数减少到最低限度，提高患者的检出率，以达到事半功倍的效果。发现和确诊的肺结核患者，给予正规抗结核药物治疗。但这类手段不能经常采用，只能在间隔一定时限（至少1年以上）后再重复一次，不宜多次重复。疾病预防控制机构组织结核病定点医疗机构和基层医疗卫生机构对辖区内病原学阳性肺结核患者的密切接触者、HIV感染者和AIDS患者等高危人群开展结核病筛查。各地可根据实际情况，将寄宿制学校学生、监管场所被监管人员、集中居住的农民工、部分疫情高发县区居民等纳入筛查范围。

3. 健康体检　对部分与人群经常接触的特殊从业者进行定期体检，如炊事人员、幼教人员、服务性行业的从业人员。开展健康体检的各级各类医疗卫生机构要将在体检过程中发现的肺结核或疑似肺结核患者及时转诊至结核病定点医疗机构进行诊治。

二、国际结核病发现方式的演变

国际患者发现方式总的发展趋势是由普查向重点检查发展，20世纪70年代，美国、荷兰、瑞典、丹麦、加拿大等欧美国家反复多年开展普查，但随着结核病疫情的下降，普查检出率逐步降低，因此，很多国家逐步采用因症就诊的方式取代普查。1970年捷克、挪威、加拿大、荷兰四国得到WHO和IUAT的支持，开展患者发现方面的研究，研究表明在一个国家或地区开展普查只能发现10%～15%新发患者，而绝大多数的患者是通过因症就诊发现的。美国在 1976 年也宣布停止全面开展 X 线普查和集体检查（检出率约为 2/ 万），与此同时，印度也有报告，有症状者的被动发现更有效。

三、我国结核病发现方式演变

我国自 2002 年主要采用因症就诊、转诊和因症推荐为主的患者发现方式，要求各级结核病防治专业机构在认真做好因症就诊患者发现的同时，加强医疗保健单位患者的归口管理，有计划地采用因症推荐方式主动开展患者发现。其中因症推荐包括集中推荐和日常推荐两种形式。此外，密切接触者检查和健康体检也是患者发现的重要方式。

随着患者发现工作的进一步深入，在被动发现的基础上，我国逐步探索主动发现策略，建议对病原学阳性肺结核患者的密切接触者、人类免疫缺陷病毒（HIV）感染者和艾滋病（AIDS）患者、65 岁及以上老年人和糖尿病患者等开展结核病主动筛查。随着结核病防治工作的进一步深入，可逐步扩大主动筛查的范围。

1. **病原学阳性肺结核患者密切接触者**　指与新登记的病原学阳性肺结核患者在其确诊前 3 个月至开始治疗后 14 天直接接触的人员。根据密切接触者的身份、接触类型和接触时间的不同，分为家庭内密切接触者和家庭外密切接触者。家庭内密切接触者，指在病原学阳性病例确诊前 3 个月至开始治疗后 14 天，与其在同一住宅居住达到或超过 7 天的人员（既包括使用共同卧室，也包括仅使用共同的起居室而不使用共同卧室）。家庭外密切接触者，指在病原学阳性病例确诊前 3 个月至开始治疗后 14 天，与其同班级、同车间、同办公室或同宿舍等在聚集场所密切接触，或在其他封闭空间直接接触连续 8 小时及以上或累计 40 小时及以上的人员。对首次检查排除了结核病诊断的密切接触者，基层医疗卫生机构在首次筛查后半年、1 年时，应分别再对密切接触者进行症状筛查，发现有肺结核症状者立即转诊至定点医疗机构接受结核病检查。

2. **老年人**　主要针对辖区内 65 岁及以上老年人进行结核病主动筛查。这项工作可结合老年人健康体检开展，采用面对面肺结核可疑症状筛查、胸部 X 线检查和影像学检查的方式。具有高危因素（如既往结核病患者、低体重营养不良者、免疫抑制剂使用者等）的老年人尤其要进行胸部影像学检查。如发现胸部 X 线异常，要将其转诊至结核病定点医疗机构进行结核病检查。

3. **糖尿病患者**　目前，可结合基本公共卫生服务工作对辖区内确诊的糖尿病患者进行结核病主动筛查。基层医疗卫生机构在对糖尿病患者进行季度随访时，应开展肺结核可疑症状筛查和健康教育。对发现的肺结核可疑症状者，将其推介至结核病定点医疗机构进行结核病检查。有条件的基层医疗卫生机构，除了每季度症状筛查外，还可对具有高危因素（如既往结核病患者、低体重营养不良者 / 超重者、血糖控制不佳者等）的糖尿病患者每年进行 1 次的胸部影像学检查。如发现胸部 X 线异常，要将其转诊至结核病定点医疗机构进行结核病检查。

4. **人类免疫缺陷病毒（HIV）感染者和艾滋病（AIDS）患者**

（1）在结核病患者中发现艾滋病患者：在艾滋病中、高流行地区，定点医疗机构应采用"医务人员主动提供 HIV 检测与咨询（即 PITC）"的方式，为新登记的各型结核病患者（除外既往已明确知晓为 HIV 感染者）提供 HIV 抗体检测，并作为常规检测项目。

PITC 基本要素包括：检测前告知、实验室检测和检测后咨询。

（2）在 HIV 感染者和艾滋病患者中发现结核病患者：艾滋病防治相关机构应对新报告的 HIV 感染者和艾滋病患者，无论其有无结核病可疑症状均要对其进行结核病检查；对随访的 HIV 感染者和艾滋病患者，每年至少进行一次结核病检查；对随访的 HIV 感染者和艾滋病患者进行常规的结核病可疑症状问卷筛查，症状筛查阳性时进行结核病检查。如艾滋病防治相关机构自身不具备结核病检查能力，须转介到定点医疗机构进行结核病检查。

第四节　发现程序与方法

对于就诊的初诊患者，要首先进行问诊，填写初诊登记本，并根据就诊对象的不同，同时开展胸部影像学检查、结核病实验室检查和其他相关检查，开具相关的检查申请单。

一、问诊

（一）结核病症状询问

结核分枝杆菌感染后最早出现的就是症状，虽然结核病的症状是非特异的，但作为筛选患者的指征还是相当有效的。2010 年全国第五次结核病流行病学抽样调查显示，确诊的 1 301 例活动性肺结核患者中，56.9% 的患者有肺结核症状；有症状的患者中，最常见的肺结核症状是咳嗽、咳痰，此比例达到了 88.0%。由此可见，关于症状的问诊是十分必要的。对初诊患者要详细询问其是否有咳嗽、咳痰、咯血、胸痛、发热、乏力、食欲减退和盗汗等肺结核可疑症状及出现和持续时间。

（二）结核病接触史询问

结核病发病的前提就是与结核病传染源接触并受其感染，有接触史者发病率高于无接触史者。因此，结核病密切接触史对于结核病的发现具有十分重要的意义。对就诊的结核病患者应该详细询问、记录其接触的结核病患者的病情、涂片、培养、治疗方案等情况。有研究表明，涂阳患者的家庭接触者更有可能被检出肺结核。

（三）结核菌素反应

结核菌素反应对结核病筛查极为重要，因此对初诊患者应该询问其结核菌素反应情况，结核菌素阳转者比已阳性者发病率高，已阳性者比未感染者发病率高。

（四）询问既往史

详细询问患者既往抗结核治疗史和诊疗经过，如是否患过结核病，是否已在其他地区登记，曾经接受过何种抗结核药物治疗，用药时间以及疗程结束后的治疗转归等内容。这些既往史对于确定患者诊断分类、选择化疗方案、推测耐药情况和判断预后十分有用。

二、肺结核相关检查

（一）免疫学检查

1. 结核菌素试验　结核菌素通常指旧结核菌素（OT）和结核菌素纯蛋白衍化物（PPD），后者是将旧结核菌素过滤后再用硫酸铵加以沉淀而获得的纯度较高的结核分枝杆菌分泌性蛋白质。常用于结核病流行病学调查、结核分枝杆菌感染情况监测、卡介苗接种前试验、结核病辅助诊断等方面。结核菌素皮肤试验是测定是否感染结核分枝杆菌的一种传统方法，目前虽然结核菌素试验在测定结核分枝杆菌感染上的灵敏性和特异性不能达到100%，但结核菌素阳性表明已被结核分枝杆菌感染，只有感染结核分枝杆菌才可能发生结核病，正因为如此，结核菌素试验广泛用于结核病患者发现，从而缩小检查范围。此外，结核菌素试验对于儿童结核病筛查具有重要意义。

（1）结核菌素试验的反应：结核菌素试验（结素试验）的皮肤反应是迟发型超敏反应，其特征是皮试 24 小时后皮肤反应渐达高峰，出现红肿、硬结。

（2）结核菌素反应的判断与分类：结核菌素试验采用皮内法（mantoux 法），这是国际通用的标准结核菌素试验方法，并作为其他试验方法的最后鉴定标准。结核菌素试验在阳性、可疑和阴性反应之间没有精确、科学的分界线，因此对具体情况应进行具体分析。

（3）结核菌素试验对象：婴幼儿接种 BCG 后判断是否成功的方法为接种后 12 周做结核菌素试验，皮肤反应阳性即认为接种成功。结核病的诊断，特别是儿童结核病的诊断，结核菌素试验可以作为诊断方法之一。结核分枝杆菌感染率的调查和监测需要通过标准结核菌素试验来进行。

2. 新型结核菌素皮肤试验（C-TST） C～TST 是一种新的结核潜伏感染检测方法，因其免疫学高效表达的 ESAT6-CFP10，在卡介苗菌株及绝大多数分枝杆菌中缺如，检测结果有较好的敏感性和特异性。进行皮肤试验后 48～72 小时检查红晕和硬结的大小，直径≥ 5mm 为阳性，以红晕或硬结大者为标准。

3. 结核抗体检测 常用的方法有酶联免疫吸附试验（enzyme-linkedimmuno sorbent assay，ELISA）和蛋白芯片技术。

4. γ-干扰素释放试验（TB-IGRA） γ-干扰素释放试验敏感度及特异性高，假阴性率和假阳性率低。缺点如下：

（1）需要专门的检测器材。

（2）阳性结果仅提示存在结核分枝杆菌感染，不能作为诊断活动性肺结核的依据。

（3）不适用于对怀疑感染结核分枝杆菌的长期服用免疫抑制剂或自身免疫功能低下的患者进行检测。

（二）影像学检查

肺结核的诊断虽然致力于病原菌的检查，但包括空洞型肺结核在内的所有肺结核病例，其痰菌阳性检出率不超过 50%。由于肺部组织含有大量气体，在 X 线检查时可形成良好的自然对比，即使很小的病变亦可获得清晰的图像，因此在肺结核的诊断与鉴别诊断中影像学检查具有重要价值。随着科学技术的进一步发展，影像医学在临床诊断中的地位越发重要。

1. X 线检查 X 线检查在肺结核筛选诊断上有重要意义，肺部 X 线异常者最终确诊为肺结核的比例非常高，病变在 1cm 以上者都可发现。早在 1923 年瑞士在军队中开始采用透视法进行患者发现，1936 年间接摄影用于患者发现，开辟了发现患者的广阔前景。

用透视法筛查比较经济、简便，可以立即出结果。透视可随意转动患者，能检出骨骼下病变阴影，但无影像记录，无法进行前后动态对比。而且受操作者技术熟练程度和经验的影响较大，操作者和被检查者受辐射的量都比较大。

X线直接摄影用于筛选诊断成本比较大。间接摄影能保存永久性记录，速度快，方法简便。但只有平面像，需要放大阅读，容易出现过诊的情况，年龄较小的儿童不易配合。

电子计算机X线摄影（computed radiography，CR）可以获得多层次影像信息，可对影像资料进行数字化管理，可清楚显示纵隔旁、肋膈窦及心影后处的病变，可显示气管、主支气管及其内腔的状况，有利于显示肺结核病灶的内部结构，如病灶内的钙化、空洞，可重点显示感兴趣区的影像信息，如病灶放大、对比观察等。

2. CT检查　电子计算机体层摄影（computed tomography，CT）不仅可以超薄层扫描获得清晰的横断面影像，而且可以获得真正的三维立体图像，避免了影像的相互重叠，有利于发现胸部隐蔽部位的病变；可清楚显示各型肺结核不同时期的病变特点，如有无空洞、少量积液、发现平片上不易诊断的病灶周围炎等；可更清楚地显示肺门及纵隔淋巴结结核性肿大环状强化特点，有助于与肿瘤性淋巴结肿大鉴别；可显示早期血行播散性粟粒结节影像；可显示包裹性脓胸的脓腔及增厚胸膜的状况；可显示结核性支气管狭窄、扩张；可评价肺结核的活动性，确定是否需要进行抗结核治疗或肺结核经抗结核治疗达到疗程后是否可以停药；有助于胸部疾病的CT定位穿刺活体组织检查及定位引流等介入性诊疗技术的应用。

相比CT检查，虽然普通胸部X线具有密度分辨率低、有影像重叠、难以显示微小病灶等主要缺陷，但胸部X线具有设备简单、操作简便、检查费用低、照射剂量低于CT、便于推广和普查的优点，具有较好的诊断价值。特别是在经济欠发达地区，胸部X线或胸部透视在基层医疗机构仍是肺结核诊断中最基本、最主要的影像学检查手段。

（三）细菌学检测

痰结核分枝杆菌检查对确定诊断和发现传染源具有决定性意义。目前常用的痰菌检查方法主要包括痰涂片、痰培养和药敏试验等。

1. 痰涂片抗酸杆菌镜检

（1）痰涂片抗酸杆菌（acid-fast bacilli，AFB）镜检方法：痰涂片抗酸染色是我国使用了100多年的结核病诊断方法，通常需要留取三份痰标本从而提高检出的阳性率。有研究表明，三份痰标本痰涂片阳性检出率能够达到90%以上，两份痰能够达到80%以上，一份痰的阳性检出率只有60%～70%。

痰涂片抗酸杆菌（AFB）镜检主要包括齐-内染色和荧光染色两种方法。荧光染色较传统抗酸染色能够提高阳性检出率，减轻实验室工作人员的负担。国内外众多研究结果显示：荧光染色法的敏感度及特异度较镜检法高，且具有价格易于接受、可操作性强等优点，未来有望在基层广泛推广。

（2）痰涂片抗酸杆菌（AFB）镜检意义：由于结核分枝杆菌生长缓慢，培养结果需要几个星期，而分子生物学成本较高，因此痰涂片抗酸染色镜检在早期诊断结核病方面尤为重要。另外，由于痰涂片染色是很多发展中国家仅有的结核病实验室诊断手段，因此，痰涂片检查是现代结核病控制策略中发现传染性肺结核患者的主要方法，其意义包括：

1）发现传染性肺结核患者：控制结核病流行以发现和控制传染源为主。痰涂片检查是发现传染性肺结核患者最简单、有效的方法。痰涂片AFB阳性的肺结核患者是结核病的主要传染源。

2）评价传染性肺结核的化疗效果：抗结核病化疗方案是根据抗结核病药物的作用机

制和结核分枝杆菌的生物学特征而制定的。在对传染性肺结核患者治疗效果的评价中，以 AFB 细菌学检查结果为依据。

3）为结核病疫情的流行病学统计服务：由于传染性结核病在流行病学中有着特殊的意义，因此，在反映某一国家或地区结核病疫情严重程度的指标中，涂阳患病率、涂阳发病率被更多关注。

（3）痰涂片抗酸杆菌（AFB）镜检诊断结核病的局限性：痰涂片抗酸杆菌镜检结果的真阳性率与痰液样本的性状、取样时间、送检次数、镜检视野数等高度相关，通常痰涂片抗酸杆菌镜检发现结核病分枝杆菌的灵敏度比较低，在实验室条件和人力资源较好的地区能够达到 30% 左右，而有的地区仅为 10% ~ 20%，一方面是技术本身的问题，另一方面也存在操作人员责任心的问题。可以通过各种方法提高灵敏度，比如 LED 荧光显微镜可提高 5% 左右的阳性检出率，液基夹层杯检测技术可以提高 5% ~ 10% 的阳性检出率。

2. 分枝杆菌分离培养　分枝杆菌分离培养检查法是结核病确诊最可靠的方法，是获得纯培养物进行菌种鉴定、药物敏感性试验以及其他生物学研究的基础。痰培养主要包括传统的酸性罗氏培养和液体培养技术。

分枝杆菌液体培养是使用分枝杆菌快速培养仪，通过测定细菌生长代谢检测分枝杆菌生长情况的方法。由于应用营养丰富的液体培养基，并且检测仪能连续监测，故提高了从标本中分离分枝杆菌的敏感性，进而缩短报告结果的时间，通常 5 ~ 7 天可以出报告，分离培养阳性率高于固体培养 10%。尽管如此，液体培养在推广使用也存在瓶颈，一方面液体培养的污染率相对较高，有研究显示通常为 5.6% ~ 9.3%，高于传统培养；此外液体培养设备昂贵，检测试剂主要靠进口，尽管液体培养时间较传统培养缩短，但仍需要较长时间。

3. 噬菌体生物扩增法（PHAB）　PHAB 通过观测琼脂平板上的噬菌斑来判断标本有无活的结核分枝杆菌，具有检测周期短、无须培养、对检测人员及设备要求低等优点，是一项适合在欠发达地区推广的检测技术。研究显示该法虽具有特异性高的优点，但存在敏感度低且多变的明显缺陷。若能通过改良进一步提高敏感度，该方法将有非常乐观的推广前景。

4. 分子生物学检测

（1）分子生物学检测方法：分子生物学检测技术迄今已经有 20 多年的发展历程，检测方法主要可以分为两大类，一是 DNA 扩增技术，二是 RNA 扩增技术。

DNA 扩增技术在判断是否为活动性结核病上存在很大差异。因为结核病患者普遍是潜伏感染，而很多潜伏感染者并没有发病，通过 DNA 扩增技术检测结核病病原学的方法，通常几条或者十几条结核分枝杆菌是否就能显示阳性结果，这给肺结核的临床诊断带来了困扰。

RNA 扩增技术只有感染的结核分枝杆菌在人体内生长繁殖时，才能检测到阳性结果，检测的灵敏度为 10 ~ 100 条结核分枝杆菌，因此，这个诊断对于临床医生诊断疾病提供了很好的参考依据。

（2）分子生物学检测特点：分子生物学检测方法具有操作时间短，标本无须培养且敏感、特异度较高等优点，被广泛应用于实验室研究及临床筛查。缺点包括标本易污染、对检验人员素质要求高、试剂对人体有害、有较高的假阳性率等。曾有报道，分子生物学技术在结核分枝杆菌检出率上（65.1%）高于涂片抗酸染色（40.2%）和 BACTEC960（培养仪 960）培养（63.5%）。同时，在检测结核分枝杆菌耐药性方面，分子生物学技术也颇具优势。Mikhailovich 等用基因芯片检测结核分枝杆菌 *rpoB* 基因的点突变和基因重排判定结核分枝杆菌对利福平的耐药性，在利福平耐药菌株中检出 30 个 DNA 突变体（约占所有耐药模式的 95%），检测时间缩短到 1.5 个小时，大大提高了检测效率。未来基因检测向高通量、集成化、自动化的方向发展，势必能为肺结核患者的诊断带来前所未有的革新。

三、肺结核诊断

（一）诊断原则

肺结核的诊断是以病原学（包括细菌学和分子生物学）检查为主，结合流行病学史、临床表现、胸部影像、相关的辅助检查及鉴别诊断等，进行综合分析做出诊断。以病原学、病理学结果作为确诊依据。儿童肺结核的诊断除痰液病原学检查外，还要重视胃液病原学检查。

（二）诊断标准

肺结核指发生在肺组织、气管、支气管和胸膜的结核病变。按照《肺结核诊断标准》（WS 288—2017），肺结核分疑似病例、临床诊断病例和确诊病例。

（三）病原学阴性肺结核诊断要点

1. 所有活动性肺结核患者必须要进行痰结核分枝杆菌病原学检查，应重视痰标本质量，必要时转诊患者或将标本送有条件的医院进一步检测。

2. 每个县（区）须成立病原学阴性肺结核诊断小组，负责辖区内病原学阴性肺结核诊断工作。诊断小组至少应由 3 名及以上医师组成，其中应包括结核科、检验科和放射科医生。

3. 对暂时不能确诊而疑似炎症的患者，可进行诊断性抗感染治疗（一般观察 2 周）或使用其他检查方法进一步确诊。诊断性抗感染治疗不应选择喹诺酮类、氨基糖苷类等具有明显抗结核活性的药品。

4. 暂时不能确诊而怀疑为活动性肺结核的患者，可使用利福平敏感治疗方案进行诊断性抗结核治疗 2 个月，再做进一步确诊。

5. 县（区）级病原学阴性肺结核诊断小组难以诊断的病例，建议患者到上级相关医院进一步检查诊断。

6. 定点医疗机构每月组织病原学阴性肺结核诊断小组，对所有在治的病原学阴性肺结核病例讨论，对过诊、误诊的患者及时更正。

（四）肺结核分类

肺结核可按不同的分类方法进行分类。

1. **按病变部位** 分为原发性肺结核、血行播散性肺结核、继发性肺结核、气管及支气管结核和结核性胸膜炎。

2. **按病原学检查结果** 分为病原学阳性、病原学阴性和未痰检肺结核。病原学阳性包括痰涂片阳性、培养阳性或分子生物学阳性。

3. **按耐药状况** 分为非耐药结核病和耐药结核病两大类。耐药结核病又分为单耐药结核病、多耐药结核病（polydrug-resistant tuberculosis，PDR-TB）、耐多药结核病、广泛耐药结核病和利福平耐药结核病（rifampicin-resistant tuberculosis，RR-TB）等。

4. **按治疗史**　分为初治结核病和复治结核病。

（五）诊断流程

肺结核患者检查和诊断流程见图 3-5-1。

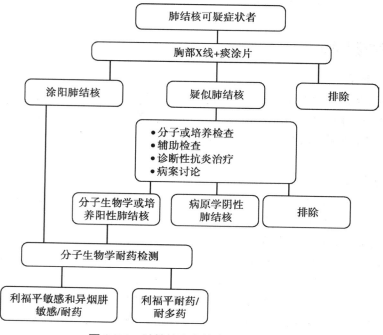

图 3-5-1　肺结核患者检查和诊断流程

第五节　疫情报告

按照《中华人民共和国传染病防治法》乙类传染病报告的要求进行报告。

一、责任报告单位及报告人

各级各类医疗卫生机构为责任报告单位；其执行职务的人员、乡村医生、个体开业医生均为责任疫情报告人。

二、报告对象

乙类传染病中的肺结核患者（包括确诊病例、临床诊断病例）和疑似肺结核患者均为病例报告对象。患者为学生或幼托儿童须填报其所在学校/幼托机构全称及班级名称。

三、报告时限

凡诊断肺结核或疑似肺结核病例后，实行网络直报的责任报告单位应于 24 小时内进行网络报告；不具备网络直报条件的责任报告单位要及时向属地乡镇卫生院、城市社区卫生服务中心或县级疾病预防控制机构报告，并于 24 小时内寄送出传染病报告卡至代报单位，由其进行代报。

四、订正与查重

医疗卫生机构发生报告病例诊断变更、已报告病例因该病死亡或填卡错误时，应由该医疗卫生机构及时进行订正报告，同时，应每日对报告信息进行查重，并对重复报告信息进行删除。县（区）级疾病预防控制机构对报告的病例进行追踪调查，发现传染病报告卡信息有误或排除病例时应当在 24 小时内订正。

（徐彩红　李　雪）

参考文献

[1] 张颖，王黎霞，何广学. 结核病学 [M]. 兰州：兰州大学出版社，2009.

[2] DANIELS T M. The history of tuberculosis [J]. Respir Med, 2006, 100(11): 1862-1870.

[3] 屠德华，万利亚，王黎霞. 现代结核病控制理论与实践 [M]. 北京：军事医学科学出版社, 2013.

[4] 谢惠安，阳国泰，林善梓，等. 现代结核病学 [M]. 北京：人民卫生出版社，2000.

[5] WORLD HEALTH ORGANIZATION. Framework for effective tuberculosis control. WHO/TB/94.179. Geneva:WHO,1994.

[6] WORLD HEALTH ORGANIZATION. Tuberculosis Control The DOTS Strategy. WHO/TB/97.228. Geneva:WHO,1997.

[7] World Health Organization. Stop TB Strategy[EB/OL]. 2006. http://whqlibdoc. WHO.int/hq/2006/ WHO-HTM-STB-2006.368-eng.pdf.ed.

[8] 王陇德. 结核病防治 [M]. 北京：中国协和医科大学出版社，2004.

[9] 王宇. 全国第五次结核病流行病学抽样调查资料汇编 [M]. 北京：军事医学科学出版社，2011.

[10] 彭卫生，王英年，肖成志. 新编结核病学 [M]. 北京：中国医药科技出版社，1994.

[11] ARNADOTTIR T, RIEDER H L, TREBUCQ A, et al. Guidelines for conducting tuberculin skin test surveys in high prevalence countries [J]. Tubercle Lung Dis, 1996, 77(suppl):1-20.

[12] STANFORD J L. The use of a sonicate preparation of mycobacterium tuberculosis(New tuberculin) in the assessment of BCG Vaccination [J]. Tubercle, 1983, 64(3): 275-282.

[13] MIKHAILOVICH V M, LAPA S A, GRYADUNOV D A, et al. Detection of rifampicin-resistant Mycobacterium tuberculosis strains by hybridizationand polymerase chain reaction on a specialized TB-microchip [J]. Bull ExpBiol Med, 2001, 131(1): 94-98.

[14] 梁冰，刘美玉，欧阳彩虹，等. 208 例肺结核患者结核菌素皮肤试验和结核抗体检测结果分析 [J].

国际医药卫生导报，2010，16(14):1746-1748.

[15] STEINGART K R, DENDUKURI N, HENRY M, et al. Performance of purifiedantigens for serodiagnosis of pulmonary tuberculosis: a meta-analysis［J］. Clin Vaccine Immunol，2009，16(2): 260-276.

[16] RAQIB R, MONDAL D, KARIM M A, et al. Detection of antibodiessecreted from circulating Mycobacterium tuberculosis-specific plasmacells in the diagnosis of pediatric tuberculosis［J］. Clin VaccineImmunol，2009，16(4): 521-527.

[17] CHEN J, WANG S, ZHANG Y, et al. Rv1985c, a promising novel antigenfor diagnosis of tuberculosis infection from BCG-vaccinatedcontrols［J］. BMC Infect Dis，2010(10): 273.

[18] 车南颖，丁志鑫，王伟，等. 结核分枝杆菌特异基因 MPT64-RV1985C 融合蛋白的免疫诊断价值研究［J］. 北京医学，2012，34(9): 796-800.

[19] SHAMSUZZAMAN A K, AKHTER S, SHAMSUZZAMAN S M, et al. Comparisonbetween ELISA and ICT-MycoDot in adult pulmonary tuberculosis［J］. Mymensingh Med J，2006，15(1): 33-39.

[20] MEENA L S, GOEL S, SHARMA S K, et al. Comparative study of threedifferent mycobacterial antigens with a novel lipopolysaccharideantigen for the serodiagnosis of tuberculosis［J］. J Clin Lab Anal，2002，16(3): 151-155.

[21] CAOILI J C, MAYOROVA A, SIKES D, et al. Evaluation of the TB-Biochipoligonucleotide microarray system for rapid detection of rifampinresistance in Mycobacterium tuberculosis［J］. J ClinMicrobiol, 2006,44(7): 2378-2381.

[22] 杨晓燕，吕绍敏，岳晨莉，等. 结核杆菌蛋白芯片检测对肺结核的诊断价值［J］. 中国误诊学杂志，2012,12(7): 1564.

[23] 贺蕊霞. 结核杆菌蛋白芯片检测对活动性肺结核的诊断［J］. 中国医药指南，2011，9(35): 404-405.

[24] 米琳. 蛋白芯片技术与涂片染色技术检测结核分枝杆菌的探讨［J］. 实用医技杂志，2012，19(6): 617-618.

[25] TOMIZAKI K Y, USUI K, MIHARA H. Protein-detecting microarrays:current accomplishments and requirements［J］. Chembiochem，2005，6(5): 782-799.

[26] 高纯，喻霞云，林德华，等. 应用微阵列酶联免疫法检测胃癌患者肿瘤标志物［J］. 广东医学，2011，32(9): 1182-1184.

[27] SCHLUGER N W, BURZYNSKI J. Recent advances in testing forlatent TB［J］. Chest，2010，138(6): 1456-1463.

[28] LALVANI A, PAREEK M. Interferon gamma release assays: principles andpractice[J]. Enferm Infecc Microbiol Clin, 2010, 28(4): 245-252.

[29] LALVANI A. Diagnosing tuberculosis infection in the 21st century: newtools to tackle an old enemy［J］. Chest, 2007, 131(6): 1898-1906.

[30] MEIER T, EULENBRUCH H P, WRIGHTON-SMITH P, et al. Sensitivity of anew commercial enzyme-linked immunospot assay(T SPOT-TB) fordiagnosis of tuberculosis in clinical practice［J］. Eur J ClinMicrobiolInfect Dis, 2005, 24(8): 529-536.

[31] KIM S H, CHOI S J, KIM H B, et al. Diagnostic usefulness of a T-cellbased assay for extrapulmonary tuberculosis［J］. Arch Intern Med, 2007, 167(20): 2255-2259.

[32] PAI M, ZWERLING A, MENZIES D. Systematic review: T-cell-basedassays for the diagnosis of latent tuberculosis infection: an update［J］. Ann Intern Med, 2008, 149(3): 177-184.

[33] 张周洋, 甘桂芬. 肺结核实验室诊断技术的研究进展与应用价值评估 [J]. 世界最新医学信息文摘, 2017, 17(61): 66.

[34] 王健, 刘欣. γ- 干扰素释放试验 (TB-IGRA) 在结核性胸膜炎诊断中的应用 [J]. 实用医药杂志, 2015, (09): 815-816.

[35] 中华医学会结核病学分会. 肺结核诊断和治疗指南 [J]. 中华结核和呼吸杂志, 2001（2）: 70-71.

[36] 张淑萍, 杨健, 蔡洪贺. 高分辨 CT 在肺结核诊断和鉴别诊断的价值 [J]. 医学影像学杂志, 2003（10）: 759-760.

[37] 曹洪梅. 肺结核的影像学检查 [J]. 中国城乡企业卫生, 2014(6): 23-25.

[38] YEH J J, CHEN S C,TENG W B, et al. Identifying the most infectious lesions in pulmonary tuberculosis by high- resolution multi-detector computed tomography[J]. Eur Radiol, 2010, 20(9): 2135-2145.

[39] 查期, 张宏, 方筠, 等. 活动性肺结核的影像诊断价值探讨 [J]. 中国国境卫生检疫杂志, 2013, 36(5): 293-295.

[40] 彭荣, 乐军, 金瑞, 等. 脂阿拉伯甘露聚糖的提纯及其对肺结核的诊断价值［J］. 中国防痨杂志, 2011, 33(3): 149-152.

[41] 刘洁, 李苏利. 肺结核实验室诊断的研究进展 [J]. 医学综述, 2013, 9(18): 3353-3356.

[42] 甘兵, 张天托. 噬菌体生物扩增法在快速检测结核分枝杆菌中的应用 [J]. 国际呼吸杂志, 2006, 26(9): 701-703.

[43] 毛文捷, 邹盛华, 张丽水, 等. 实时荧光定量聚合酶链反应在肺结核诊断中的应用［J］. 检验医学与临床, 2012, 9(18): 2273-2274.

第六章
肺结核患者的治疗管理

第一节 概述

一、肺结核患者治疗管理的目的和意义

（一）目的

　　肺结核患者的治疗管理是结核病控制策略中一项非常重要的内容。肺结核患者治疗成功的关键在于合理的化疗方案以及有效的治疗管理。有效的治疗管理以保证患者完成全疗程和提高治疗依从性，提高治愈率，实现减少对周围人群的感染，减少耐药结核病患者的产生，最终降低结核病的感染、患病、发病和死亡。

（二）意义

　　1. **加快痰菌阴转速度，减少结核分枝杆菌的传播**　传染性肺结核患者接受抗结核药物治疗后，肺部病灶中的结核分枝杆菌被杀灭，传染性减小以至消失；有效治疗后患者症状减轻，咳嗽减少，患者排菌减少；患者咳出的飞沫内也含有一定浓度的药物，当飞沫水分蒸发形成微滴核时，药物相对浓缩，结核分枝杆菌在微滴核内活力减弱或消失，其传染性也随之降低或消失。1976 年 Yeager 报告对痰菌阳性患者在化疗前后进行结核分枝杆菌培养的定量分析，化疗 2 周后减少至 5%，4 周后减少至 0.25%，化疗后结核分枝杆菌呈对数减少以至消失，大大降低了传染性。因此，对患者进行督导服药，尽早杀灭病灶中的结核分枝杆菌，改善症状，减少对周围人群的传播具有重要的意义。

　　2. **提高规则治疗率，减少耐药的发生**　耐药产生的临床因素也是诱导细菌发生染色体突变、产生耐药的主要因素。到目前为止，普遍认为结核病患者治疗不充分可造成耐药菌株选择性生长而成为优势菌株，最终导致耐药结核病的发生。我国 2007—2008 年开展的全国结核病耐药性基线调查报告指出，治疗管理不规范和患者对治疗的依从性不良是我国耐药结核病产生的主要原因。因此，对患者进行全程治疗管理，保证患者治疗的依从性，是减少耐药结核病发生的最有效措施。

　　3. **密切观察和及时处理不良反应，保证完成全部疗程**　任何抗结核药品的应用都或多或少地存在一些不良反应，只是在不同人群发生概率和表现程度不同而已。在肺结核患者治疗管理过程中，密切观察不良反应，及时有效应对，是保证患者治疗顺应性的有效措施。因此，管理服药的医护人员要掌握每个抗结核药品的不良反应表现及处理原则，使结

核病的化疗能顺利进行。同时也要对患者进行常见不良反应的教育，嘱咐患者发现后及时与医生沟通，不得随意停药。如果药物不良反应轻微，可予对症采取措施，在继续抗结核治疗的同时密切观察并检测不良反应；严重不良反应应积极治疗，必要时调整治疗药物，但要严格掌握由于药物引发不良反应所致的更换抗结核药或中断治疗的指征。总之，密切观察不良反应和妥善处理，是确保患者治疗依从性的重要措施。

4. 减少后遗症和死亡，提高生命质量　肺结核患者诊断后及早进行有效治疗和管理是减少因结核病引发的后遗症和死亡病例的最有效手段。如果肺结核患者确诊后不能及时有效治疗和管理，增加了耐药、死亡和遗留后遗症的风险。这些后遗症导致患者肺部受到极大损害，这种损害很有可能是不可逆的。后遗症包括肺纤维化、肺空洞、肺不张、支气管扩张和肺心病等。遗留后遗症的患者肺功能丧失，给患者造成极大的痛苦和伤害。因此，肺结核患者诊断后及早进行有效治疗和管理，可以大幅度减少因结核病引发的后遗症和死亡病例，提高患者的生命质量。

二、肺结核患者治疗管理的发展

肺结核患者治疗管理非常重要，但是也随着不同历史时期结核病控制策略的变化和各种研究的进展发生了很大的变化。

（一）住院治疗

在结核病化学治疗问世之前，住院疗养治疗是主要的治疗管理方式。结核病疗养院起源于乔治·博丁顿（G.Bodington）1840年结核病疗养治疗的观点，西方国家以建立疗养院作为对抗结核病的主要武器。这项策略延续了一个多世纪，直到20世纪50年代以前。我国医界也深受以疗养院疗养治疗为主的影响，从19世纪末到20世纪初，我国一些大城市陆续建立了一批痨病疗养院（室）。1935年11月对全国21所痨病疗养院的综合性调查显示，我国早年建立的痨病疗养机构可分为两类：一类是独立的痨病疗养院；另一类是综合性医院下设的疗养院或科室。后者中不少是由西方国家在华教会组织创办的医疗机构。庐山牯岭中华普仁医院是迄今为止已知的最早（1890年）专设痨病床位的医疗机构。继之，广州中山博济医院、北京普仁医院、上海东南医院等疗养院相继建成。各疗养院住院患者每月住院费由数十元至数百元不等。如此昂贵的费用，只有富商大户、上层官员、富贵人家或外侨等少数痨病患者才能负担得起，对于占人口大多数的普通百姓而言是高不可及的。当时医院工友的月薪才五元钱，穷人一旦患痨病如要住院疗养谈何容易。

随着团体肺部健康检查的增多，发现的肺结核患者越来越多，需要治疗的患者也越来越多。当时，结核病医院、疗养院的床位极其有限。此时，"单位自办疗养所（室）"发挥了重要作用。"集体自办疗养室"的主张是1948年由上海吴绍青教授为解决上海交通大学学生结核病患者隔离、治疗、休养问题而首先提出来的，之后在全国推广。1958年统计，全国厂矿、机关、学校等团体举办的自办疗养所有15 000张左右结核病病床。自办疗养室是在当时疗养院床位紧张的情况下我国自创的结核病治疗方式，为缓解当时治疗难的矛盾发挥了巨大作用，也为以后不住院治疗的发展奠定了基础。随着结核病医院、结核病防治所的不断建立，尤其是不住院治疗推广以后，单位自办疗养室逐渐完成了历史使命。

（二）不住院治疗管理

肺结核不住院治疗是指患者在医务人员指导和督导下，在门诊或家庭完成规定的治疗方案和疗程。通过有计划和有组织的科学管理，保证患者完成全部疗程，提高患者的治疗依从性。当前，不住院治疗仍然是控制结核病的有效措施之一。

1987 年英国医生 Philip 在爱丁堡首先探索了对肺结核患者进行家访，指导家庭疗养和隔离，取得了很好的效果。此种方法在欧美推广，开展了肺结核患者的不住院治疗。1957 年第 14 届国际防痨联合会提出了探讨肺结核患者不住院的策略。20 世纪 60 年代初期，WHO 在印度马德拉斯开展了不住院治疗的研究，住院治疗与不住院治疗在痰菌阴转率和复发率没有差别，家庭接触者的感染率和发病率也没有明显区别，证明肺结核患者不住院治疗是可行的。

我国从 19 世纪 70 年代起开始探索不住院治疗。北京市从 1978 年初开始，在顺义区和大兴区进行了农村实施不住院化疗的科学研究。研究结果显示初治涂阳患者坚持一年用药率达到 85% 以上。上海市于 1981—1982 年开始实行肺结核患者不住院化疗研究，并取得了良好效果，规则服药率为 91%，以后在全市区、县推广。1992 年起在 13 个省（自治区、直辖市）实施的"世界银行贷款中国结核病控制项目"和 1993 年起在河南等 15 个省（自治区）实施的"卫生部加强与促进结核病控制项目"全面实施了肺结核患者不住院治疗管理，新涂阳肺结核患者治愈率达到 90% 以上。从 2001 年起到现在，全国全面实施了肺结核患者不住院治疗管理，肺结核患者的成功治疗率均达到 90% 以上。

三、肺结核患者治疗管理的方式

在不同时期由于技术发展水平的不同，结核病控制策略和手段不同，对患者的管理方式也随之不同。1978 年北京市实施了全面监督下的治疗管理方式，上海创建了全程管理的治疗管理方式，1992 年世界银行贷款项目综合了两种方法的优点，提出了全程督导、全程管理和强化期督导三种类型。

（一）全程督导管理

1978 年北京结核病控制研究所张立兴教授对农村不住院肺结核患者开展全面监督化学疗法研究。首先在北京两个县对新发现肺结核患者采用全程监督不住院间歇化疗的实施性研究。试点研究的目的是检验所制定措施的适宜性、可行性、可接受性和有效性。在试点中要强调 DOT 是指在全程治疗中，每次用药均在医务人员直接面视下进行；如果患者未按时服药，应采取补救措施，如电话询问或家庭访视等，设法在 24 小时内补上用药，以保证患者规律用药。通过试点研究发现这种治疗具有很好的可接受性和实际可行性，达到很高的坚持治疗率和痰菌阴转率。从 1979 年起，全程监督不住院间歇化疗作为标准的治疗管理形式逐步在北京 18 个区县推行实施，至 1992 覆盖率达到 98%，痰菌阴转率在 95% 以上，新排菌患者治愈率达 94%，治疗失败率仅为 2.5%。

1983 年出版的《结核病防治工作手册》在"管理方法"中明确提出第一种方法为"全面督导化疗"。全面督导化疗定义为："治疗过程中，患者每次服药，要在医务人员的直接观察下进行，药品由医务人员管理""居住集中，交通方便的地区，通常在强化阶段采用此法较为适宜"。《结核病防治工作手册》1991 年 9 月经卫生部卫生防疫司再次审定后出版，进一步明确全面督导化疗要求，"在治疗全过程中（包括强化期和继续期）患者每次用药均在医务人员直接观察下进行""由医务人员同患者协商督导地点。患者可以在卫生室用药，药品由医务人员管理。在家中治疗的患者，则由医务人员按方案要求定时送药到家，督导患者服药。"

1991年12月世界银行贷款中国结核病控制项目工作手册明确规定，对免费化疗的涂阳患者原则上应采用全程督导化疗。全程督导化疗即在治疗全过程中（包括强化期和继续期），患者每次用药均在医务人员直接面视下进行，药品由医务人员管理。全程督导化疗在世界银行贷款中国结核病控制项目13个省（自治区、直辖市）和卫生部加强与促进结核病控制项目的河南等15个省（自治区）的部分地区推行。据《中国结核病控制典范——世界银行贷款传染病与地方病控制项目结核病控制部分终期评价报告》称："据报告统计，实施全程督导化疗的涂阳患者为90.1%，实施强化期督导化疗的涂阳患者占8.3%。"

卫生部疾病控制司2002年3月出版的《中国结核病防治规划实施工作指南》规定，对免费治疗的患者应采用全程督导化疗，全程督导化疗由此推向全国各地，成为我国结核患者的主要管理方式。《全国结核病防治规划（2001—2010年）中期评估报告》显示，2002—2005年登记的涂阳患者中，实施全程督导化疗的平均为87.2%，强化期督导化疗的为9.5%。提出"全程督导管理实施工作难度大，全程督导实施工作质量有待进一步提高，督导方法也有待进一步探讨"。

卫生部疾病控制局、医改司、中国疾病预防控制中心于2009年7月出版的《中国结核病防治规划实施工作指南（2008年版）》将"全程督导化疗"定义修订为"指在肺结核患者的治疗全过程中，患者的每次用药均在督导人员直接面视下进行"，督导人员包括家庭成员。

（二）全程管理

在北京逐步推行全程督导管理取得明显效果的同时，以上海为代表的其他省市也在不断完善另一种结核病患者的有效管理模式——全程化疗管理。其实施规程是：化疗前患者要接受门诊医生的宣教；定期到门诊复诊、取药，强化期每两周或一个月取药一次；结核病防治机构的医生定期家庭访视、核查患者的剩余药量、抽检尿液（或观察尿色）；对未按期到门诊复查取药的患者，县结核病防治所应及时采取措施，务必在3~5天内追回患者来门诊复查，以保证患者规律用药、完成疗程。20世纪90年代上海市发展了这一全程管理规程，将家庭督导员督导化疗列为全程管理的重要内容之一。家庭督导员由村医选定，要求具有一定文化知识，患者的父母、子女或其他亲属作为家庭督导员。家庭督导员的职责为：必须接受医生的初次宣教或培训；了解患者服用抗结核药品剂型、剂量和用法以及可能出现的不良反应；保管患者的药品；面视患者每次服药，患者服药后及时填写治疗卡，督促患者定期取药、查痰。通过严格按照实施规程的全程化疗管理，能够获得较好的化疗效果。20世纪70年代以来，上海实施全程管理化疗，全市结核病疫情控制取得了明显效果。1990年全国第三次结核病流行病学调查结果显示，上海市结核病疫情下降速度位居全国30个省（自治区、直辖市）的第二位。1992年卫生部结核病控制中心和浙江省结核病研究所共同开展了"初治涂阳患者全程管理和全程督导短化实施性对照研究"，采用全程间歇短化方案：$2H_3R_3Z_3E_3/4H_3R_3$。结果显示，全程管理组和全程督导组患者的中断用药率分别为0.12%和0.16%；痰菌阴转率分别为98.9%和96.9%（$P > 0.05$）。说明规范化的全程管理可以获得与全程督导同样的效果。

1983 年 8 月内部出版的《结核病防治工作手册》将全程管理化疗列为管理方法之一："患者整个疗程为家庭治疗，指定家人或邻居中专人负责督促服药，每日观察患者是否按时服药，并记录服药卡"，并要求县、乡、村医生定期访视，县级每月 1 次，乡级每月 1~2 次，村级每周 1~2 次，核对药品数量，抽查尿液。

多年来，上述表述方式基本不变。主要用于涂片阴性的肺结核患者，以及在交通不便或缺少医务人员的地区，涂阳患者的管理也不排除由接受过培训的志愿督导员、家庭成员进行化疗督导。

1991 年 12 月世界银行贷款中国结核病控制项目工作手册明确规定，"对免费涂阴患者可采用全程管理方式"。卫生部疾病控制司 2002 年 3 月出版的《中国结核病防治规划实施工作指南》和卫生部疾病控制局、医改司、中国疾病预防控制中心 2009 年 7 月出版的《中国结核病防治规划实施工作指南（2008 年版）》都推荐对涂阴患者使用全程管理的办法。

（三）强化期督导管理

强化期督导管理指患者的治疗在强化期（一般为 2~3 个月）采取直接面视下的督导化疗管理，继续期采取全程管理。涂片阳性肺结核患者当全程督导确实存在困难时，应力争做到强化期督导管理，继续期全程管理。

四、肺结核患者管理的应用原则

（一）实行属地化管理

肺结核患者诊断后，原则上由患者现住址所在地结核病定点医疗机构进行治疗管理。患者现住址所在地结核病定点医疗机构医生负责制定治疗方案，提供抗结核药品和治疗期间的随访检查。患者现住址所在地基层医疗卫生机构的医务人员按照规定要求对患者进行结核病的健康管理。如果患者因各种原因移动到其他地区居住，应实施跨区域管理程序。

（二）结核病专科医院实施治疗与管理一体化

在结核病专科医院门诊诊断和住院治疗的肺结核患者，门诊确诊后或出院后，结核病专科医院要将患者转回居住地结核病定点医疗机构继续接受抗结核治疗。患者若坚持在结核病专科医院继续接受门诊治疗，专科医院要进行全程治疗管理：按照国家结核病防治工作规范的要求，对患者进行登记并建立病案；要设立专门的科室，固定专职人员进行管理。对未能定期随访取药和查痰的患者，则要进行追踪，确保患者完成全部疗程。

（三）对现住地改变的患者实施跨区域管理

跨区域肺结核患者是指已经登记的肺结核患者在治疗过程中，由某一个县（区）转到另一个县（区），不能在原登记县（区）级定点医疗机构继续接受治疗管理的肺结核患者。对于跨区域肺结核患者，要对其实施跨区域管理，包括转出患者管理和转入患者的管理。

1. 转出患者的管理

（1）转出患者：县（区）级定点医疗机构与需转出患者或其家属联系，了解患者转入地的详细地址和联系方式，将转入地相关机构（疾控机构和定点医疗机构）的地址和联系方式提供给患者或其家属，开具转出单并嘱咐患者携带前往转入地接受后续的治疗管理。

同时要在"结核病管理信息系统"中完成"患者转出登记页面"相关内容的填写。

根据患者既往的取药情况，给患者携带从转出至到位于转入地定点医疗机构期间所需的抗结核药品，避免患者在此期间中断治疗。患者携带的抗结核药品最多不能超过1个月。

（2）联系转入地疾控机构：转出地县（区）级疾控机构如在3周内未能从"结核病管理信息系统"中查看到或未收到转入地疾控机构有关患者到位情况的反馈信息，应联系患者转入地疾控机构，了解患者在转入地的追踪情况。

（3）记录转出后信息：县（区）级定点医疗机构要将患者的转出时间、到位情况和转入地后续的治疗管理等信息，记录在患者的门诊病案上。患者的随访治疗转归信息分为以下两种情况：

1）转出后未中断治疗或中断治疗＜2个月的患者：根据转入地县（区）疾控机构反馈的随访检查结果记录其治疗转归信息。

2）转出后在2个月内未追访到或转出后中断治疗≥2个月的患者，转出地将其治疗转归结果记录为"失访"。

2. 转入患者的管理

（1）转入患者的界定：转入地县（区）级定点医疗机构的门诊医生在接诊时应界定前来就诊的患者是否为转入患者。转入患者包括：

1）经询问已在其他地区登记未完成治疗的患者；

2）携带"肺结核患者转出单"前来就诊的患者；

3）在"结核病管理信息系统"上查看到转出信息的患者；

4）转出地请求协助追访的就诊患者。

（2）转入患者的追访：转入地县（区）级疾控机构在"结核病管理信息系统"上看到患者的转入信息、收到患者转出单或收到转出地请求协助追访患者的信息后，要在2周内对患者进行追访。同时，在追访结束后的1周内，要将追访结果填写在"结核病管理信息系统"的"患者到位反馈单"上。

（3）转入患者的治疗与管理：转入地的县（区）级疾控机构和定点医疗机构要负责所有转入并到位患者的后续治疗与管理工作，并做好相关记录。对于转出后中断治疗≥2个月的患者，则要重新登记，并建立病案。

（4）转入患者治疗管理信息反馈：转入地县（区）级定点医疗机构要将转入患者后续的治疗管理信息（如2/3、5、6/8月末痰检结果等）录入"结核病管理信息系统"，转出地可通过"结核病管理信息系统"查看该患者在转入地的后续治疗管理情况。

第二节　肺结核患者管理工作职责及任务

按照《结核病防治管理办法（2013版）》要求，对肺结核患者的管理是项重要工作。防治服务体系中的各个机构要各司其职、相互配合、互为补充，做好患者管理的无缝衔接。

一、疾病预防控制机构

1. 指导县区定点医院开展患者的管理工作，包括治疗前的宣教、治疗管理的告知、相关信息的传递、对接、资料共享等。

2. 指导乡镇卫生院（社区卫生服务中心）、村卫生室（社区卫生服务站）和厂矿、企事业单位医务室的医护人员做好信息资料对接，开展对患者的治疗管理工作。

3. 定期对县区定点医院、乡镇卫生院（社区卫生服务中心）、村卫生室（社区卫生服务站）和厂矿、企事业单位医务室的医护人员和肺结核患者进行督导访视。

4. 对经定点医院追访仍未到位的患者进行督促和追踪。

5. 对肺结核患者的治疗效果进行考核、分析和评价。

二、定点医疗机构

1. 执行统一的标准化治疗方案，为肺结核患者提供规范化诊疗服务。

2. 对患者做好有关治疗的健康教育，使每一位患者了解治疗及管理的注意事项。

3. 给患者发放《肺结核患者治疗管理本》，与其签订治疗知情同意书。

4. 通过电话、结核病管理信息系统或书面等形式，通知疾病预防控制机构或患者居住地的基层医疗卫生机构落实患者治疗管理相关事宜。

5. 对未按时随访的患者，首先进行追访；若3日内仍未到位，则通知疾病预防控制机构协助追踪。

6. 录入患者随访治疗及跨区域管理等信息。

三、基层医疗机构

1. 接到上级专业机构的通知后，应于72小时内对患者进行第一次入户随访，并落实患者的治疗管理工作。

2. 每次督导患者服药后，按要求记录服药情况。

3. 定期对患者进行随访评估。若患者未按医嘱服药，要查明原因并采取相应措施；对出现药物不良反应、并发症或合并症的患者，要立即转诊，2周内随访。

4. 提醒并督促患者按时到定点医疗机构进行复诊，协助其收集痰标本。

5. 患者停止治疗后，对其进行结案评估，并将归档材料上报至县（区）级结核病定点医疗机构。

第三节　肺结核患者健康服务管理规范

自2015年起，结核病患者健康管理纳入了国家基本公共卫生服务项目。基层医疗卫生机构为患者健康管理服务的实施主体。

一、工作内容

（一）筛查及推介转诊

对辖区内前来就诊的居民或患者，如发现有慢性咳嗽、咳痰 ≥ 2 周，咯血、血痰，或发热、盗汗、胸痛，或不明原因消瘦等肺结核可疑症状者，在鉴别诊断的基础上，填写"双向转诊单"。推荐其到结核病定点医疗机构进行结核病检查。1 周内进行电话随访，看是否前去就诊，督促其及时就医。

（二）第一次入户随访

在接到上级关于落实患者治疗管理的通知后，基层医疗卫生机构要在 72 小时内访视患者，并填写肺结核患者第一次入户随访记录表。具体工作包括：

1. 确定服药管理方式 如果患者未采用"智能工具辅助管理"方式进行服药管理，则要与患者协商确定管理方式，可以是医务人员管理，也可为家庭成员或志愿者管理。

2. 开展居住环境评估 对患者居住环境进行评估，告诉患者及家属做好防护工作，防止传染。

3. 开展健康教育 对患者及家属进行结核病防治知识宣传教育。健康教育内容主要包括肺结核治疗疗程及规律服药的重要性、个人防护和治疗期间取药查痰相关要求等。

4. 开展密切接触者症状筛查和随访观察 对每例病原学阳性肺结核患者开展密切接触者症状筛查、追踪和随访观察。

在第一次入户随访的过程中，医生必须要访视到患者本人，访视地点可以在患者家中、基层卫生机构的门诊或其他患者便于前往的场所，填写"肺结核患者第一次入户随访记录表"。若 72 小时内两次访视均未见到患者，基层医生要向上级专业机构报告。

（三）督导服药

在患者服药日，由督导人员（医务人员、家庭成员、志愿者等）对患者进行直接面视下的督导服药，并在"肺结核患者服药记录卡"上记录服药情况，同时提醒患者定期复查。

（四）随访评估

1. 基层医生对患者的随访 基层医生要定期对居家服药患者进行随访评估，了解患者症状改善、服药依从性和不良反应等情况，并对患者进行相应的干预，以提高患者的服药依从性。随访频次如下：

（1）由医务人员管理的患者，基层医生每月至少 1 次随访评估。

（2）由非医务人员和智能工具辅助管理的患者，基层医生要在患者治疗强化期内每 10 天随访 1 次，继续期内每月随访 1 次。

每次随访都要填写"肺结核患者随访服务记录表"。

2. 患者前往定点医疗机构的随访复查 当患者随访复查时，定点医疗机构医生要询问患者的服药情况，核实患者剩余药量，评估患者服药依从性，有无漏药或错服；询问患者是否有药物不良反应，并根据情况采取相应措施；评估患者心理及社会支持的情况；完成定期的临床评估和实验室检查，并将相关信息填写在门诊病案中。同时根据漏服药次数，调整患者的管理方式：若患者 1 个月内漏服药 6 次以上，要对患者进行"加强管理"，即根据患者漏服药具体情况制定有针对性的加强管理方案并通知基层管理医生。

（五）结案评估

当患者停止抗结核治疗，县（区）级结核病定点医疗机构要及时将停止治疗的相关信息告知基层医疗卫生机构和疾控机构，由基层医疗卫生机构对患者进行结案评估，包括：

1. 对患者全程服药管理情况进行评估，填报"肺结核患者随访服务记录表"，并与"肺结核患者第一次入户随访记录表"一起归档。

2. 收集"肺结核患者服药记录卡"，与全程服药管理评估结果共同上报至县（区）级定点医疗机构。

县（区）级结核病定点医疗机构根据基层医疗卫生机构上报的信息，对患者的治疗管理情况综合判定，并将患者的治疗管理方式和服药率等信息记录在门诊病案上。

二、考核要求

对结核病健康管理服务项目的考核有两项主要指标，具体为：

1. 肺结核患者管理率 = 已管理的肺结核患者人数 / 辖区同期内经上级定点医疗机构确诊并通知基层医疗卫生机构管理的肺结核患者人数 ×100%。

2. 肺结核患者规则服药率 = 实际规则服药的肺结核患者人数 / 同期辖区内已停止治疗的肺结核患者人数 ×100%。

规则服药：在整个疗程中，患者在规定的服药时间实际服药次数占应服药次数的90%以上。

第四节　新型结核病患者管理模式

1962年，直接面视下督导治疗（DOT）的患者管理模式在印度金奈（原马德拉斯）实施。直到纽约出现耐多药肺结核，DOT才被广泛应用。作为1993年联邦政策之一，终止结核病咨询委员会（ACET）将DOT作为关怀标准。一项在纽约市开展的DOT与未督导治疗的比较研究表明，DOT明显降低原发性耐药、获得性耐药和复发的发生率。

实施DOT使结核病防治取得了巨大成效，但在实际实施的过程中，尤其在资源有限的国家和地区仍存在诸多问题，如医务人员数量不足、患者居住地距离结核病防治机构较远、交通不便利、经济负担较重、对结核病防治知识理解不够及某些原因导致忘记服药等，使DOT的落实面临困难，以至于无法实现真正的DOT。为此，为解决DOT在实际实施过程中面临的问题，新的国际标准不再坚持要求对所有患者实施DOT，而是要求医务人员在实施正确治疗方案的基础上，可根据患者依从性选择合适的管理方式。因此在患者治疗管理过程中，新医疗技术的应用对提高患者治疗依从性是十分必要的。

在过去的几年，随着一些监控和改善患者依从性的新技术的发展，希望这些技术能够替代标准的DOT，作为对日益增加的自我管理患者依从性的辅助，以及作为提示和促进提供不同关怀的机制。网络时代的来临和移动终端设备的凸显，加速了通信网络与互联网的深度融合，使移动互联网得到了飞速发展和广泛普及。由于移动技术（智能手机、便携设备）具有容易携带、方便沟通等特点，一定程度上克服了一些传统通信方法的障碍，如通过短信提醒或其他有用的程序克服了交通不便、医务人员短缺及社会歧视等弊端。WHO 2017 年更新的药物敏感性结核病治疗和患者关怀指南中，专门说明了国家规划可以使用数字服药监测器作为一种适当的依从性干预方式。

移动医疗干预措施可以解决一些影响治疗依从性的问题。首先，在中低收入国家，每 100 人中有 87 人使用移动电话，而且数量还在不断增长，移动医疗可以避免由 DOT 导致的远途，并提高偏远地区患者的依从性。其次，移动医疗会提高资源匮乏地区和极度缺乏训练有素医疗专业人员地区的卫生系统效率。此外，移动医疗还可以通过促进提供资金和非资金激励的新颖而复杂的方式来解决患者不依从治疗的重要因素。移动平台还可以帮助克服激励交付的一些后勤挑战。来自肯尼亚、马拉维和赞比亚的实例表明，有效的电子转账方案是可行的，消除了前往银行或偏远地区的需求，潜在扩大了激励计划的覆盖面，降低了激励提供的成本，并使这一过程更具可持续性。最后，实证研究支持了移动医疗改善依从性的前景。最近的一项研究首次在这一领域进行了大规模而严格的试验，发现由服药监测器发出的电子提醒可以提高结核病治疗的依从性。各种较小的、概念验证性的研究已经确定了使用其他形式的移动医疗干预方式治疗结核病的潜在益处。

一、国外新模式

国际上常用的移动医疗主要分为 5 种形式，其中手机短信服务（short message service，SMS）、服药事件监控系统（medication event monitoring systems，MEMS）和可视下督导服药（video observed therapy，VOT）3 种形式已经大规模应用于结核病患者每日治疗管理。

（一）手机短信服务（SMS）

SMS 由卫生保健提供者和患者定期通信使用。这种交换可以是单向的（例如，定期发送给患者的自动短信），也可以是双向的（例如，患者通过发送另一条短信或打电话来回应短信）。通过给结核病患者发送短信提醒服药，一定程度上解决了交通不便、医务人员短缺等问题的障碍，从而提高了患者的治疗依从性。目前，手机短信提醒患者服务的相关研究大部分在结核病疫情较重及资源有限的国家和地区进行。利用手机短信督导肺结核患者服药的优势包括：操作简便，可节省患者及督导员大量时间，患者接受度较高；每日向患者发一条提醒短信，可使患者对医生的信任度增加，提高治疗的依从性；医务人员通过接收回复短信，评价患者的治疗依从性；有利于保护患者隐私。

短信干预措施研究已经在几个资源丰富和资源匮乏的地区开展，并且可能会推动许多结核病关怀领域的移动医疗干预措施。然而，到目前为止还没有扩大到国家使用此技术的范例，也没有国家制定相关政策。在无法使用智能手机、互联网或网络数据的国家，短信可能是唯一广泛使用的方式。但是，即使在互联网数据服务广泛可用的地方，由于脆弱人群缺乏更先进的通讯手段，短信仍然是脆弱人群唯一可行的选择。

在许多国家，结核病关怀往往没有完全纳入初级卫生保健、特殊关怀或私立部门，因此结核病规划有机会根据结核病关怀的具体需求调整 SMS 和其他数字干预措施。尽管如此，艾滋病病毒感染和糖尿病等常见并发症可能需要与其他采用数字技术的工作协调一致。此外，还可能需要将结核病发现和既往病史数据链接或发送到区域 / 中央数据库。

Person 等在美国的一项研究发现，因为交通不便及忘记服药导致没有按时服药的患者分别占 34.2% 及 39.5%；65% 的患者认为手机短信提醒督促服药是可以接受的，88% 的患者认为短信提醒服务对病情有帮助。Iribarren 等在阿根廷的研究表明，手机 SMS 督促服药不仅可行，而且提高了患者的治疗依从性。

2011 年巴基斯坦卡拉奇市进行了一项每天接收和回复文字短信提醒的研究，30 例参与者中有 28 例坚持了 31 天，2 例参与者在第 7 天和 25 天退出。研究期间发送的 1 776 条提醒短信中有 491 条被回复，所有参与者中平均回复率为 57%。491 条回复信息中，5% 是第一次提醒前回复，45% 在第一次提醒后回复，34% 在第二次提醒后回复，15% 在第三次提醒后回复。2 例患者（7%）每天回复，3 例患者（10%）在研究过程中从未回复。平均回复率从前 10 天的 62% 下降到最后 10 天的 49%。

SIMpill 由手机和带客户识别模块的药瓶组成（TheSIMpill@medication adherence system）。在不同的生产商间 SIMpill 的设计也不同。一个设计为带电子信息卡（subscriber identity module，SIM 卡）的小药瓶（英国伦敦制造），当打开药瓶时 SIM 卡会将该药瓶的身份信息识别码以短信形式发送到中央服务器。中央服务器接收传入的短信并存储数据；如果未在指定的时间内收到短信，中央服务器会通过电话联系患者，提醒患者服药。如果患者未接电话，服务器会联系一位督导员对患者进行访视。2006 年 7 月至 2007 年 4 月，在南非开普敦市 3 个诊所 155 例结核病患者中进行的 SIMpill 试点研究的结果表明，患者使用 SIMpill 10 个月，治疗依从性稳定在 86% ~ 92%，治疗成功率为 94%。

另一个设计为基于治疗依从性支持系统（medication adherence system，MAS）的手机短信。标准药瓶或药片罩板包装上有个发射器，患者每次打开药瓶或从包装板上取出药片时发射器会向基于互联网的短信息系统发送短信（南非开普敦制造）。从 DOTS-SIMpill 和单纯 DOTS 的患者控制成本来看，2005 年在南非北开普省 Betty Gaetsewe 诊所接受 6 个月一线抗结核药物治疗的 90 例新涂阳肺结核患者（包括 DOTS-SIMpill 管理 18 例和单纯 DOTS 管理 72 例）中进行了一项研究，该研究结果表明，DOTS-SIMpill 管理增加了 MAS 的发送费用和 MAS 系统的运营费用，但没有住院费，减少了药费、实验室检查和医务人员费用。在 DOTS-SIMpill 管理下每例患者的平均费用（706 美元）低于单纯 DOTS（914 美元）；DOTS-SIMpill 管理患者的痰菌阴转率为 83.3%，高于单纯 DOTS 管理的 43.1%；治愈率为 100.0%，高于单纯 DOTS 的 34.7%。

由 CompuTainer 开发的 SIMmed 是 SIMpill 在南非的直接竞争对手，它是一种具有相同效果、更便宜的产品。患者服药后按下手机上的快速拨号按钮，该号码拨打到一个服务器，服务器记录服药事件。如果患者没有打电话，服务器将通过短信提醒患者或联系护理人员。SIMmed 第一次试验在南非卡雅利沙开展，患者服药依从性高于 90%。

X out TB（短信结合经济激励检测异烟肼的代谢产物，SMS messaging combine with economic incentives to detect the metabolites of isoniazid）是一个基于 SMS 系统结合经济激励来提高治疗依从性的方法。肺结核患者每天服药后，将尿液滴在诊断滤纸上，以检测一线抗结核药物异烟肼代谢物并形成代码。患者通过短信将代码发送并存储在服务器上。根据月底统计的正确答案（正确的编码）的合计数向患者发放奖金。在尼加拉瓜开展的第一次临床试验中，患者每个月会收到 2 美元的手机话费。另一个在巴基斯坦进行的 X out TB 研究中，与到诊所进行 DOT 相比，患者更愿意选择 X out TB。

（二）服药事件监控系统（MEMS）

MEMS 旨在为患者提供更大的服药灵活性；使患者按处方服药并补充提醒和指导；编制患者特定用药史，以开展咨询和差异化治疗。目前可用的 MEMS 可分为两类：电子药盒和包在透明包装的胶囊。

MEMS 电子药盒由自动化电子设备组成，主要由容纳药物的容器和监测取药情况的内部装置构成，可以提醒患者按时服药。同时，新的电子药盒除了记录药盒本身的使用情况，还能通过移动电话提醒患者，或者在一天或更长时间内没有打开药盒时向医务人员发出警报。一些研究关注 MEMS 给药的准确性，MEMS 设备的开启与患者实际服药的相关性，以及患者和医务人员对 MEMS 的接受度。此外，一项大规模（4 500 名患者）整群随机试验结果显示：与常规治疗管理相比，MEMS 能够显著减少服药不依从性的发生，但对治疗效果的影响尚不明确。另一项随机试验在治疗后 6 个月、12 个月和 18 个月对 3 000 名患者进行随访，以评估 MEMS 对健康结果的影响，包括成本效益分析。

MEMS 胶囊是一种较新的变体，将每板抗结核药物装入一个定制的信封中，将电话号码隐藏在药物后面，患者只有拿出药后才能看到电话号码。患者需要每天免费拨打这些号码，向接收端提供患者的用药史，从而评价依从性。患者每天都会收到一系列的提醒（通过短信和自动呼叫）。未按时服药会触发短信通知医务人员，医务人员通过亲自上门或电话提供咨询服务。网上可生成实时的依从性报告。项目试点结果显示超过 90% 的服药报告是正确的，同时患者倾向于选择一个远程医疗服务提供者以保护隐私。该系统的主要原型是 99DOTS，正在印度不同的结核病/艾滋病和药物敏感结核病治疗点（例如孟买的公立机构）大规模实施。99DOTS 的可行性及患者和医务人员对其接受性是主要在比哈尔邦开展的小规模评估的内容。印度国家结核病研究所正在进行一项研究，评估 99DOTS 形成的用药史的可接受性和准确性，并对孟买和钦奈的 825 名患者尿中异烟肼进行随机检测。此外，将在印度的私立机构和公立机构开展 99DOTS 和自己服用固定剂量复合制剂对依从性和最终治疗结果的影响进行评估。此项目不仅为患者提供方便，同时也为医务人员提供了方便，使医务人员更加关注依从性差的患者。

与数字医疗的其他领域一样，用于结核病治疗的 MEMS 是近年来迅速发展的领域。运行 MEMS 的技术已经多样化，包括装有电子监控设备的药盒，以及像 99DOTS 这样的其他方法。MEMS 对依从性影响的证据越来越多。MEMS 技术目前正在结核病患者数最多的国家大规模实施，以支持完成终止结核病的目标。MEMS 在不同患者群体中的使用经验将为在其他低收入和结核病高负担的地区使用提供宝贵的信息。

（三）视频督导服药

患者使用智能手机记录自己每次服药的视频，医护人员可以同步（视频会议）或不同步（转发）查看视频，并给予指导。其他系统如自动 DOT 软件，可以通过面部识别和动作监测软件代替人类观察。

通过远程视频通信提供医疗服务可以减少频繁的医疗保健访视带来的不便，也可以降低传染给其他人的风险，从而为患者和医务人员节约资源。虽然早期的解决方案设想使用固定电话连接视频电话，但配备免费和/或定制视频通信软件的互联网智能手机和平板电脑增加了实时（同步）和记录（异步）交互的选项。在两个高收入地区开展的两项视频督导服药（video-supported treatment for TB，VOT）观察性研究表明，该技术可以产生与面对面 DOT 相似的结果。在伦敦和摩尔多瓦共和国开展的两个随机对照试验分别招募了约 100 名和 200 名结核病患者，预计将在短期内公布研究结果，其他研究正在进行中。考虑到 VOT 的潜在好处，需要进行一些研究评估 VOT 与实际护理标准（通常是自我管理治疗）的优劣，并评估 VOT 在不同人群亚组（特别是少女和妇女）和各种高疾病负担及资源有限的地理环境中的可接受性。

目前，VOT 只能在提供互联网连接的特定场所使用。在白俄罗斯等中等收入国家，该项技术可以覆盖大部分地区。而且，与互联网上运行的社交媒体一样，当患者跨越国界时，同步和不同步的 VOT 仍然可以使用。

1. 可视 DOT 系统　在美国圣地亚哥和墨西哥蒂华纳开展的一项试点研究应用可视 DOT（VDOT）系统，医务人员通过视频督导患者服药。参与研究的患者使用研究提供的智能手机录制自己每次服药视频。DOT 工作人员通过安全网站观看上传的视频，并记录是否按剂量服药。VDOT 系统包括一个智能手机应用程序，用于安全录制、传输和存储视频；以及 DOT 工作者用来查看和记录每一个事件的基于网络的客户端管理系统。每天都有短信提醒发送到参与者的手机上，一个是在服药之前，另一个是在预期的视频没有收到之后。智能手机应用程序通过蜂窝网络或 WiFi 网络自动将加密的、有时间 / 日期记载的视频发送到安全服务器。如果服务器不可用，视频将保留在手机上，直到恢复连接。为了保密，视频不能在手机上观看，视频发送后会被自动删除。美国圣地亚哥的患者治疗依从性为 93%，墨西哥蒂华纳患者治疗依从性为 96%；与传统的 DOT 方式比较，92% 的患者更愿意接受 VDOT 督导方式，89% 患者从不或极少在录制和上传视频时出现问题，100% 的患者愿意把 VDOT 方式推荐给其他患者。本研究表明，VDOT 无论在资源有限国家还是富裕国家均是可行的，并且具有较高的可接受性。VDOT 模式可以同时减轻患者和医务人员的负担，使医务人员有更多的时间为依从性差的患者提供支持。

白俄罗斯于 2016 年在首都明斯克市进行了小规模试点研究后，在全国范围内推广该项技术。研究中 97% 的视频是高质量的，并且没有手机丢失或被患者交易（6 部手机需要保修）。截至 2017 年 9 月，已有 61 例患者获得最终治疗结果（96% 治疗成功，2% 死亡，2% 失访），170 例患者仍在治疗中。虽然研究结果令人鼓舞，但 VDOT 仅适用于接受治疗的结核病患者中的一小部分（5%）。

2. 自动 DOT 软件　自动 DOT 利用面部识别软件，通过智能手机或药片确定患者服药依从性，也称为人工智能辅助督导服药。这项技术可以作为应用程序下载到任何移动设备。与传统的 DOT 不同，该平台允许少量的医务工作者精确、远程监控大量的患者群体，同时增加患者的隐私和便利性。与 VDOT 不同，该软件不需要人工审查。该应用程序有多种语言，可以用于跟踪不同共发病的多种药物。药物依从性数据被自动传输到一个中央仪表板上，医务工作者可以实时获得患者服药依从性数据。自动 DOT 平台旨在适应患者的行为。不当的管理或可疑的行为会引起医护人员的警觉，可以立即有效地进行干预。研究结果表明，即使在有挑战性的患者人群中，该技术也能提高并维持较高水平的依从性。根据依从性对患者进行早期分类，从而更有效地利用有限的资源，更深入地干预和接触最容易出现依从性差的高危人群，防止中断治疗。

VOT 与 DOT 一样，可以直接看到患者服药全过程，能获得治疗依从性直接证据。同时 VOT 又优于 DOT，不需要每次服药时医患双方直接见面，在节省医患双方大量时间和提高工作效率的同时，也避免患者为了服药必须外出而对周围人群传播结核分枝杆菌的风险。同时 VOT 的这一优势，也明显优于医务人员拨打电话提醒、自动电话提醒、短信提醒、SIMmed（手机自动记录）、SIMpill（电子药瓶＋手机）、电子药盒等只能获得治疗依从性间接证据的患者管理方法。

二、我国模式探索结果

（一）手机短信提醒

中国国家卫生健康委员会‑比尔及梅琳达·盖茨基金会结核病防治合作项目，简称"中盖结核病项目"，在黑龙江省、江苏省等地进行了手机模式管理患者研究。手机管理系统由中盖结核病项目建立，系统在患者确定治疗方案后，会以短信的形式给乡村医生发送治疗通知。患者按手机提醒的时间服药并用手机回复"1"或"空白"。若患者在应服药的 24 小时之内未反馈服药信息，手机管理系统会自动发送短信告知乡村医生。乡村医生在收到短信的当日到患者家进行访视，确认患者服药后，使用患者手机反馈服药短信。江苏省南通市对 100 例结核病患者使用手机短信管理后，2 个月强化期末其规律服药率达 94%，按时复诊率达 92%；6 个月疗程结束后规律服药率为 84.0%，按时复诊率为 81.0%，均明显高于常规 DOT 督导组。

温州市和宜都市的研究结果表明，使用电话或手机短信督导的患者治疗依从性高于常规随访者。同济大学附属上海市肺科医院对 150 例出院患者定期发送短信，提醒患者按时服药、按时复诊检查、饮食指导，并给予心理咨询和鼓励、健康教育，以及药物不良反应的处理方法，患者的治疗依从性达 88.0%（132/150），明显高于对照组（患者按出院指导自行服药、复诊、控制饮食）的 68.0%（102/150）。

在重庆市部分区县结核病患者中进行的一项调查结果显示，接受问卷调查的 1 248 例患者中，91.1% 的患者或家属拥有手机，914 例（80.4%）能够接收短信，81% 的被调查者对短信提醒系统干预表示赞成。

（二）手机闹铃提醒

在广东省高州市有研究人员采用手机闹铃提醒患者服药时间、复诊时间的方法来提高结核病患者的治疗依从性。在开始治疗前，先了解患者生活作息、工作时间，以及平常是否有随身携带手机的习惯等，与患者共同制定闹铃提醒时间、药品存放地点；通过门诊复诊时统计剩余药物数量的方法评估患者规律服药情况，与按时复查联合在一起评价患者治疗依从性。该研究使用的手机闹铃在实际生活中易于应用，患者并不是单纯机械地听从医务人员交代的服药时间和复诊时间，而是积极主动地参与到服药管理当中，并在不影响日常生活及工作的基础上最大限度提高服药的依从性。研究表明，利用手机闹铃提醒服药的方法能有效提高肺结核患者服药的依从性，使用方便，操作简单，使用手机的患者均会设置闹铃。

（三）VOT

2017 年 1 月 1 日起，深圳市龙华区在原有电子网络督导管理基础上，采用《关爱 TB 结核病患者信息管理系统》（简称"信息管理系统"），通过手机应用程序（APP）与微信公众号，对新登记治疗管理的肺结核患者探索采用手机视频录制服药过程替代在社区卫生服务中心医生面视下服药，即开展互联网＋手机视频督导的方法。该系统具有患者服药管理、访视管理、复诊管理及数据统计4个核心功能。①服药管理：系统中可设置用药方案、服药时间、复查时间等提醒信息，患者可自行修改提醒时间；提醒信息通过微信公众号推送到患者手机微信。患者服药时录制服药视频并将服药信息上传到系统（不上传视频，只上传服药信息）。患者上传服药数据后该日期为绿色，未上传为红色，督导员可以通过颜色了解患者每日服药情况。患者未按时上传信息，则在设定时间3小时后系统会再次给患者推送服药提醒信息，同时推送到督导员手机APP上。②访视管理：在系统中可设定患者访视计划，系统按计划对三级督导员及患者发送访视提醒。访视后督导员在APP中填入访视记录。如发现患者未按时上传服药信息，督导员可自行增加访视计划。③复诊管理：系统可设置患者复诊计划（并注明是否需带痰），计划复诊前1天系统会提醒患者和督导员。复诊后，医生可通过系统向患者及其督导员发送患者复诊情况及医嘱。如患者未按时复诊，系统将自动向患者及其督导员连续发送3天（每天1次）复诊提醒。④数据统计：系统可实时统计本辖区结核病患者的数量、服药、访视、复诊等管理情况。

本研究采用前瞻性队列研究方法，以深圳市龙华区慢性病防治中心2017年1月1日至2017年4月30日登记治疗的肺结核患者为研究对象。该方法实施4个月取得了一定的效果，81.3%的患者愿意接受VOT督导，其中76.5%的患者服药信息能通过系统获得。20～39岁、女性、汉族及复治患者对VOT督导显示了更高的依从性。

（四）移动终端应用程序

中华医学会结核病学分会、中国疾病预防控制中心结核病防治临床中心、首都医科大学附属北京胸科医院与合作伙伴联合开发了专业人员使用的结核医生APP，以及患者和普通人群使用的结核助手APP，初步实现了患者督导管理功能。没有智能手机、无法直接使用APP的患者，可以通过其家属智能手机安装APP与电子药盒相连接，实时反馈服药信息。

1. 新增患者督导管理的建立　医疗机构和结核病防治机构新发现的患者安装APP并且激活应用后，其对应居住地的督导医生以及结核病防治所都会收到新增患者的提醒，这是进行患者督导管理的基础。

2. 患者督导管理的设置　在医疗机构就诊的患者，其就诊及处方信息通过医院信息系统（hospitalinformation system，HIS）导入APP后台，APP根据这些信息自动设置患者服药、复诊、复查提醒；在结核病防治所就诊的患者，相应信息可以通过医生设置或导入，也可以自己设置。患者通过APP提交服药信息，系统立刻自动记录；患者的服药反馈一旦滞后，系统将会自动提醒患者服药；如果自动提醒无效，系统将提醒其督导医生，督导医生通过电话与患者直接联系，减少或杜绝漏服现象。电子化的服药登记卡根据患者的直接反馈自动生成，具有高度的实时性和真实性。

3. 具有资讯传播、科普宣传和健康教育的功能　使用APP的患者可以通过APP进行相互交流，建立相应的患者社区，发挥同伴教育的功能；还可以通过APP提交对结核病防治工作的意见和建议，从而以各种方式提高患者的治疗依从性。

该程序具有服药提醒、随访提醒、患者咨询及健康教育功能，且已在全国多个地方进行试点应用，并展现出良好的效果。该APP不仅实现了患者与医务人员的无缝连接，更为监测、帮助患者服药提供了科学的手段。

（五）电子药盒技术

2009 年，中国卫生部 - 盖茨基金会结核病防治合作项目开始在内蒙古、黑龙江、江苏、河南、重庆和湖南 6 个省（直辖市）试点应用电子药盒。2011 年，中国疾控中心与北京大学通过比对结核病患者的电子药盒取药记录和作为金标准的尿液中抗结核药物残留物检测结果，验证了电子药盒取药记录与肺结核患者服药行为呈高度一致性。对黑龙江、江苏、湖南、重庆项目地区 4 000 多例患者开展的随机对照试验显示，与全国结核病控制规划标准关怀相比，使用服药监控器提醒患者服药可以提高治疗依从性。电子药盒有望成为监测和促进患者服药的辅助工具。

2016 年在中国农村地区开展的为期三周的短期试验表明，在结核病治疗中使用 MERM 与结核病患者和医务人员的高使用性能、可接受性和满意度相关。患者认为 MERM 很容易使用，提高了治疗依从性和服药体验，从而提高了他们和家人的生活质量。医务人员认为使用 MERM 减少了工作量，提高了工作满意度。

移动医疗突破了传统医疗服务在时间和空间上的限制，加强了医务人员之间和医患之间的信息沟通，有效减少了患者急诊和住院的概率，从而降低了总体治疗费用、减轻了患者的心理压力、提高了患者的治疗依从性。因此，移动医疗可在肺结核患者的临床治疗过程中发挥重要作用。

第五节　肺结核患者治疗管理效果与评价

肺结核患者管理的效果评价主要是对患者管理的过程以及最终的治疗结果（即治疗转归）进行评价考核。

一、治疗转归

（一）治愈

病原学阳性患者完成规定的疗程，在治疗最后 1 个月末以及上一次的痰涂片或痰培养结果为阴性。

（二）完成治疗

病原学阴性患者完成规定的疗程，疗程末痰涂片或痰培养结果阴性或未痰检。病原学阳性患者完成规定的疗程，疗程结束时无痰检结果，但最近一次痰涂片或痰培养结果为阴性。

成功治疗包括治愈和完成治疗。

（三）治疗失败

痰涂片或痰培养在治疗的第 5 个月末或疗程结束时结果为阳性。

（四）死亡

在开始治疗之前或治疗过程中由于任何原因导致死亡，分为结核死亡和非结核死亡。

结核死亡：活动性肺结核患者因结核病变进展或并发咯血、自发性气胸、肺心病、全身衰竭或肺外结核等原因死亡。

非结核死亡：结核病患者因结核病以外的原因死亡。

（五）失访

没有开始治疗或治疗中断连续 2 个月或以上。

（六）其他

除以上 5 类之外的转归。

因"不良反应"而停止抗结核治疗的患者，其治疗转归应归为失访；因"诊断变更或转入利福平耐药治疗"而停止治疗的患者，不进行治疗转归分析，应从转归队列中剔除，其中"转入利福平耐药治疗"的患者，要分析其耐药治疗转归。

二、评价指标

1. 肺结核患者接受治疗率

定义： 指某一地区、在一定期间内，接受治疗的肺结核患者占登记肺结核患者的比例。

公式： $接受治疗率/\% = \dfrac{接受治疗的肺结核患者数}{肺结核患者登记数} \times 100\%$

指标评价： 评价登记的肺结核患者接受治疗的情况。该指标反映了当地肺结核患者治疗工作的开展情况。

资料来源： 常规信息报告。

收集频度： 实时。

适用级别： 国家、省、地（市）、县（区）。

2. 初治肺结核患者标准治疗方案使用率

定义： 指在某一地区、一定期间内，登记的初治肺结核患者中初始方案采用标准治疗方案的患者比例。

公式： $\dfrac{初治肺结核患者标准}{治疗方案使用率/\%} = \dfrac{初始方案采用标准治疗方案的患者数}{初治肺结核患者总数} \times 100\%$

指标评价： 用来评价登记肺结核患者标准治疗方案的使用情况。国家规划已明确规定了肺结核患者的标准治疗方案，只有接受标准治疗方案的患者才能作为上述公式中的分子。该指标反映了当地肺结核患者治疗工作的规范开展情况。

资料来源： 常规信息报告。

收集频度： 实时。

适用级别： 国家、省、地（市）、县（区）。

3. 病原学阳性患者 2 个月末、3 个月末痰菌阴性率

定义： 指在某一地区、一定期间内，病原学阳性患者治疗至 2 个月末、3 个月末时痰涂片或痰培养阴性的肺结核患者占登记病原学阳性肺结核患者的比例。

公式： $2 个月末痰菌阴性率/\% = \dfrac{2 个月末累计痰菌阴性患者数}{病原学阳性患者登记数} \times 100\%$

$$3 个月末痰菌阴性率\% = \dfrac{3 个月末累计痰菌阴性患者数}{病原学阳性患者登记数} \times 100\%$$

指标评价： 了解某地区登记的初（复）治病原学阳性患者治疗第 2 个月（或第 3 个月）

末痰菌阴性的情况，以此评价结核病患者的治疗与管理情况。初（复）治患者在治疗第 2 月末时痰菌阴转，一般都可以获得治愈，反之治愈的机会小。初、复治肺结核患者分别进行统计。

资料来源： 常规信息报告。

收集频度： 实时。

适用级别： 国家、省、地（市）、县（区）。

4. 病原学阳性患者治愈率

定义： 指在某一地区、一定期间内治愈的病原学阳性肺结核患者数占登记的病原学阳性肺结核患者数的百分比。初、复治肺结核患者分别进行统计。

公式： $治愈率/\% = \dfrac{治愈的病原学阳性患者数}{病原学阳性患者登记数} \times 100\%$

指标评价： 治愈率是评价结核病患者治疗效果与管理质量的重要指标，也是评价一个国家的结核病防治规划实施质量和效果的重要指标。

资料来源： 结核病管理信息系统。

收集频度： 实时。

适用级别： 国家、省、地（市）、县（区）。

5. 病原学阴性肺结核患者完成治疗率

定义： 指在某一地区、一定期间内完成治疗的病原学阴性肺结核患者数占登记病原学阴性肺结核患者数的百分比。

公式： $完成治疗率/\% = \dfrac{完成治疗的病原学阴性患者数}{病原学阴性患者登记数} \times 100\%$

指标评价： 病原学阴性患者完成治疗率反映了病原学阴性患者接受规则治疗的总体效果。

资料来源： 结核病管理信息系统。

收集频度： 实时。

适用级别： 国家、省、地（市）、县（区）。

6. 肺结核患者成功治疗率

定义： 指在某一地区、一定期间内治愈和完成治疗的肺结核患者数占登记肺结核患者数的百分比。

公式： $治疗成功率/\% = \dfrac{治愈和完成治疗的肺结核患者数}{肺结核患者登记数} \times 100\%$

指标评价： 肺结核患者成功治疗率反映了肺结核患者接受治疗的总体效果。

资料来源： 结核病管理信息系统。

收集频度： 实时。

适用级别： 国家、省、地（市）、县（区）。

7. 患者规则服药率

定义： 指某一地区、一定期间内规则服药的患者数占同期辖区内已停止治疗的肺结核患者数的百分比。

规则服药： 在整个疗程中，患者在规定的服药时间实际服药次数占应服药次数的 90%

以上。

公式：规则服药率（总体）/% = $\dfrac{\text{按照要求规则服药的肺结核患者数}}{\text{同期辖区内已停止治疗的肺结核患者数}} \times 100\%$

指标评价：患者规则服药率的高低可以间接反映出患者规范管理水平。

资料来源：专题调查。

收集频度：每年。

适用级别：国家、省、地（市）、县（区）。

8. 肺结核患者管理率

定义：指基层医疗卫生机构管理的肺结核患者数占应管理肺结核患者数（接到上级专业机构通知需要管理的患者数）的比例。

管理：指辖区内确诊的患者中，具有第一次入户随访记录。

公式：患者管理率 /% = $\dfrac{\text{已管理的肺结核患者数}}{\text{应管理的肺结核患者数}} \times 100\%$

指标评价：患者规范管理率的高低可以间接反映出患者规范管理水平。

资料来源：专题调查。

收集频度：每年。

适用级别：国家、省、地（市）、县（区）。

（刘小秋　姜世闻　胡冬梅）

参考文献

[1] PERSON A K, BLAIN M I, JIANG H, et al. Text messaging for enhancement of testing and treatment for tuberculosis, human immunodeficiency virus, and syphilis: a survey of attitudes toward cellular phones and heahhcare[J]. Telemed J E Health, 2011, 17(3): 189-195.

[2] Iribarren S, Beck S, Pearce P F, et al. TextTB: a mixed method pilot study evaluating acceptance, feasibility, and exploring initial efficacy of a text messaging intervention to support TB treatment adherence[J]. Tuberc Res Treat, 2013(2013): 349394.

[3] Mohammed S, Siddiqi O, All O, et al. User engagement with and attitudes towards an interactive SMS reminder system for patients with tuberculosis[J]. J Telemed Telecare, 2012, 18(7): 404-408.

[4] Barclay E. Text messages could hasten tuberculosis drug compliance[J]. Lancet, 2009, 373(9657): 15-16.

[5] Broomhead S. Mars L Retrospective return on investment analysis of an electronic treatment adherence device piloted in the Northern Cape Province[J]. Telemed J E Health, 2012, 18(1): 24-31.

[6] Garfein R S, Collins K, Munoz F, et al. Feasibility of tuberculosis treatment monitoring by video directly observed therapy: a binational pilot study[J]. Int J Tuberc Lung Dis, 2015, 19(9): 1057-1064.

[7] Story A, Garfein R S, Hayward A, et al. Monitoring therapy compliance of tuberculosis patients by using video-enabled electronic devices[J]. Emerg Infect Dis, 2016, 22(3): 538-540.

[8] Chuck C, Robinson E, Macaraig M, et al. Enhancing management of tuberculosis treatment with video directly observed therapy in New York City[J]. Int J Tuberc Lung Dis, 2016, 20(5): 588-593.

[9] Wade V A, Karnon J, Eliott J A, et al. Home videophones improve direct observation in tuberculosis treatment: a mixed methods evaluation[J]. PLoS One, 2012, 7(11): e50155.

[10] Liu X, Lewis J J, Zhang H, et al. Effectiveness of electronic reminders to improve medication adherence in tuberculosis patients: a cluster-randomized trial[J]. PLoS Med, 2015, 12(9): e1001876.

[11] Liu X, Blaschke T, Thomas B, et al. Usability of a medication event reminder monitor system (MERM) by providers and patients to improve adherence in the management of tuberculosis[J]. Int J Environ Res Public Health, 2017, 14(10): e1115.

[12] 陆峰, 徐红, 符剑. 应用手机短信管理肺结核患者依从性调查与分析 [J]. 中国防痨杂志, 2012, 34(10): 651-654.

[13] 施乐君, 金积满. 电话或手机短信随访对提高肺结核患者抗结核治疗疗效的作用 [J]. 中国现代医生, 2013, 51(1): 119-120, 122.

[14] 龚清, 肖忠义, 李家芹. 手机在结核病患者治疗管理中的应用 [J]. 医学信息, 2016, 29(32): 95-96.

[15] 肖力, 黄亚菊. 短信随访对提高肺结核病人依从性和治愈率的研究 [J]. 护士进修杂志, 2014, 29(24): 2289-2291.

[16] 苏雪梅, 龚兰娟, 陈锦玲. 利用手机闹铃提高肺结核患者服药依从性的临床研究 [J]. 吉林医学, 2013, 34(24): 5039.

[17] 房宏霞, 秦玉宝, 刘昌伟, 等. 互联网＋手机视频督导在结核病患者治疗管理应用情况的初步分析 [J]. 中国防痨杂志, 2017, 39(7): 684-688.

[18] 李蕾, 刘琴, 王宏, 等. 短信提醒系统提高结核患者治疗依从性的可行性研究 [J]. 中国循证医学杂志, 2011, 11(6): 631-635.

[19] 房宏霞, 谢艳光, 秦玉宝, 等. 手机在结核病患者治疗管理中的应用 [J]. 中国防痨杂志, 2015, 37(9): 966-970.

[20] 杜建, 刘宇红, 马淑玉, 等. 以移动互联网技术加强结核病患者督导管理 [J]. 结核病与肺部健康杂志, 2016, 5(1): 23-26.

[21] 刘宇红, 杜建, 唐神结, 等. 信息化与结核病防治 [J]. 结核病与肺部健康杂志, 2016, 5(1): 12-13.

[22] 彭红, 陆伟, 竺丽梅, 等. 江苏省肺结核患者电子药盒的取药记录与实际服药的一致性研究 [J]. 江苏预防医学, 2013, 24(1): 13-16.

[23] 桓世彤, 陈崚, 刘小秋, 等. 电子药盒取药记录监测肺结核患者服药行为的可行性评估 [J]. 中国防痨杂志, 2012, 34(7): 419-424.

第七章
结核病监测

第一节 结核病监测的定义

结核病监测是现代结核病控制策略的重要组成部分。通过一定的组织体系，连续、系统地收集、整理、分析和利用有关信息，掌握和评价结核病问题的大小、程度、特点和变化趋势，以及控制策略和实施的效果，从而为修正和调整控制策略及措施提供科学依据。

结核病监测的要点：

1. 要求建立监测组织系统；

2. 要求科学、系统、连续地广泛收集、整理、分析和利用相关信息；

3. 监测内容主要包括结核病问题的大小、特点和变化趋势，控制策略和措施的效果，并做出科学评价；

4. 监测目的是对改善和调整策略及措施提出建议。

第二节 结核病监测的历史沿革

结核病控制工作包括制定防治对策、采取防治措施和监测。监测的目的是评价现行防治对策的正确性和防治措施的有效性，从而修订防治对策，改进防治措施，以达到控制结核病的目的。

一、结核病监测的诞生与发展

丹麦 1953 年建立了中心登记制度，掌握全国的结核病问题，并据此对防治策略及其效果进行评价和开展深入的流行病学研究，是结核病领域监测工作的先驱。

挪威也于 1962 年建立了中心登记制度，开始了实质上的监测。

20 世纪 60 年代中期，首先由荷兰防痨协会前主席 J. Meijer 提出"如何用有效的方法测量一个国家结核病疫情下降的动态变化"并与荷兰专家小组进行讨论，其后，WHO 前总干事 H. Mahler 和当时国际防痨联合会（IUAT）主席 J. Holm 对此很感兴趣，组织了一些国家共同进行研究，在欧洲各国相继开始了结核病监测。

为把结核病监测更有组织、有计划地进行，有必要对实施方法进行正式研究。为适应这一形式的需要，WHO 和 IUAT 得到了前捷克斯洛伐克、挪威、加拿大和荷兰四国的支持，于 1968 年在荷兰海牙组建了结核病监测研究组（Tuberculosis Surveillance Research Unit，TSRU），并确定进行三个方面的研究：

1. 在结核病减少的国家预测结核病问题的大小与变化的最合适的流行病学指标；

2. 合适的患者发现方式；

3. 开发诊断与治疗的监测方法。

TSRU 现在已由最初参加的四国发展到瑞典、法国、日本、芬兰、德国、瑞士、阿尔及利亚、韩国、坦桑尼亚和中国等 14 个国家。

TSRU 建立 50 年来，在以 K. Styblo 为首的研究者的努力下，在荷兰及各成员国范围内做了大量工作，取得主要成果有：

1. 突破传统的结核病分类、分型，从流行病学角度提出一种重要病例分类：即新发病例 [又分为传染性（涂阳与培阳）与非传染性]、复发病例、慢性病例。

2. 提出年感染危险率作为测定结核病流行病学趋势的指标，并开发设计了年感染危险率的计算公式，现已被各国公认为是测定流行病学趋势的最佳指标。

3. 推出年感染率与感染发病率间的比例关系，从而为准确估算发病率，为各国制定国家结核病防治规划提供方法上的便利。

4. 研究结核病自然史，从个体到群体的量化、从感染到发病、从发病到痊愈到死亡的危险性，首先将队列分析方法导入结核病流行病学研究领域。

5. 阐明人类结核病发病以内源性复燃为主，外源性再感染只在特殊、个别条件下产生。

6. 预测疾病的发展趋势、疫情严重程度的方法，包括 HIV 对结核病的影响。

7. 发现并提出结核病流行的自然递减率，以及患者发现和治疗对干扰传染环节的作用。

二、中国结核病监测的诞生与发展

我国在 1982 年通过翻译"结核病监测"引进结核病监测技术，经过引进、消化、筹组过程，1986 年组织了 19 个省（自治区、直辖市）中 48 个县（区）系统地开展结核病监测工作试点。

1991 年卫生部发布《结核病防治管理办法》，以立法形式确定结核病的报告和登记。

1993 年起卫生部结核病监测点并入全国结核病监测协调组，在更大的试点范围内监测结核病疫情和防治工作进展。截至 1995 年监测覆盖 24 个省（自治区、直辖市）72 个县（区）的 4 320.8 万人口。

1986—1995 年全国结核病监测试点已实施 10 年，活动性肺结核登记率由 76.3/10 万下降至 26.3/10 万，新登记率由 51.3/10 万下降至 45.4/10 万，分别下降了 65.5% 与 11.5%。儿童结核性脑膜炎的发病率由 1986 年的 1.2/10 万降至 1995 年的 0.3/10 万，下降了 75%。肺结核死亡率由 1986 年的 7.7/10 万下降至 1995 年 4.3/10 万，下降 44.2%。新登记涂阳肺结核治愈率从 81.9% 上升为 92.9%，控制措施加强，疫情明显好转，传染源控制效果从 19.6% 提高到 32.9%，说明我国结核病监测试点工作取得明显效果，为由部分监测试点县过渡到全面开展监测创造了有利条件。

我国结核病监测组织系统始于 1982 年 2 月在上海召开的"全国结核病防治工作报表座谈会"，与登记报告系统相结合，并在登记报告系统的基础上建立。

建立登记报告系统的必要性：

1. 1979 年全国结核病流行病学调查第一次获取了全国结核病流行资料之后，还需要掌握常年的、经常的动态疫情资料。

2. 落实 1981—1990 年全国结核病防治规划要求建立全国统一的登记报告制度。

3. 落实国家统计局批准的（82）卫防字 34 号文件颁布的卫统 14 表 1（略）、卫统 14 表 2（略）两项国家报表。

1982 年我国已初步建成结核病防治系统，因此登记报告系统就结合全国结核病防治组织系统，也就是监测工作的组织系统。原卫生部结核病控制中心是国家级登记报告中心，又是监测中心；各省（自治区、直辖市）结核病防治所是省级登记报告中心，又是监测中心；各县、区、旗结核病防治所是县区级登记报告中心，又是监测中心；县、区、旗结核病防治所是初级登记报告单位，是进行结核病监测的基础。

1991 年实施世界银行贷款中国传染病与地方病控制项目（结核病控制部分），项目采用了全新的结核病登记报告信息系统。该登记报告系统的基础资料为三个登记本（门诊患者登记本、结核病患者登记本和实验室登记本），信息量丰富、全面，不仅能够记录较为详细的患者发现及治疗管理工作的个案资料，而且便于资料之间的核对，确保资料的准确性。采用分县区的季报代替了既往的汇总年报，缩短了报告间隔，提高了时效，并可实现对县区级的监测，及时发现防治工作的薄弱环节。

2002 年中国疾病预防控制中心结核病预防控制中心成立，将结核病监测作为中心的基础性、优先发展领域。为了加强结核病登记报告和监测工作，着手研究将传染病报告、监测工作与结核病登记报告、监测工作加以整合完善，建立统一的报告监测系统。

三、现代结核病信息监测系统

（一）传染病疫情报告系统

传染病报告系统收集的是各级各类医疗卫生机构诊断报告的肺结核患者信息。1989 年 9 月 1 日起施行的《中华人民共和国传染病防治法》将肺结核列为丙类传染病，要求在 24 小时内向属地卫生防疫机构报出传染病报告卡。1996 年卫生部下发《关于进一步加强全国结核病防治工作的通知》，将肺结核列为乙类传染病管理。2004 年新修订《中华人民共和国传染病防治法》正式将肺结核列为乙类传染病。

2004 年，为了提高传染病疫情报告的时效性，全国启用了传染病网络直报系统，对传染病疫情实时实行监控。传染病网络直报系统报告的是各级各类医疗卫生机构诊断发现的肺结核或疑似肺结核患者信息，报告的肺结核病例根据诊断结果分为疑似病例、临床诊断病例和确诊病例，其中临床和确诊病例根据痰菌实验室检查结果又分为：涂阳、仅培阳、菌阴和未痰检四种类型。利用传染病网络直报系统可以实时了解肺结核的报告发病和死亡信息。

（二）结核病专病监测系统

为及时了解结核病防治机构患者登记和治疗管理情况，1982 年结核病防治机构开始使用国家统计局统一的全国活动性肺结核患者报表。1984 年全国开始实行统一的登记年报表制度。1992 年全国 13 个省实施"世界银行贷款中国传染病与地方病控制项目"，简称卫 V 项目，项目省开始实行建立完整的结核病患者登记、治疗管理季报制度。2002 年全国统一开始以县为单位使用结核病控制工作季报表。利用年报和季报的监测信息，可了解 DOTS 策略下结核病患者的发现和治疗管理情况，评价结核病防治规划的实施效果。

2005 年，全国正式启用在网络直报系统基础上开发设计的结核病管理信息系统，简称"结核病专报系统"，覆盖所有的结核病防治机构和部分结核病专科医院。系统主要收集登记管理的结核病患者信息和规划活动信息，实现了结核病患者个案信息的网络电子化管理，能够实时了解和评价各地结核病患者发现、治疗管理和规划活动进展情况。2007—2009 年对结核病专报系统进行了优化升级，主要收集国家规划需要的核心信息，同时还扩展了流动人口、TB/HIV 和耐多药患者信息的收集，并加强了系统的统计分析和产出功能。

第三节　结核病监测的主要数据来源和内容

目前，我国常规应用的结核病疫情监测信息主要来源于传染病报告信息管理系统（IDRS，又称"网络直报系统"或"大疫情"，以下简称"大疫情"）、结核病管理信息系统（TBIMS，以下简称"结核病专报"）和死因监测系统（DSP）。

一、传染病报告信息管理系统与肺结核疫情报告

2004 年 1 月，卫生部启用了全国性的传染病网络直报系统，全国所有的医疗卫生机构可以通过该系统实时、在线报告 37 种法定报告传染病（后增加至 39 种），肺结核属于乙类报告传染病。

结核病报告实行属地化管理，首诊负责制。报告卡由首诊医生或其他执行职务的人员负责填写。现场调查时发现的结核病病例，由属地医疗机构诊断并报告。责任报告单位和责任报告人发现结核病患者或疑似患者时，应于 24 小时内进行网络报告。不具备网络直报条件的医疗机构及时向属地县级疾病预防控制机构的结核病管理部门报告，并于 24 小时内寄送出传染病 / 结核病报告卡至代报单位。

大疫情报告的肺结核相关内容包括：患者一般信息、发病信息和诊断信息；诊断结果分为疑似病例、临床诊断病例和确诊病例，其中临床和确诊病例根据痰菌实验室检查结果又分为涂阳、仅培阳、菌阴、未痰检和利福平耐药 5 种类型。结核性胸膜炎作为"其他法定管理以及重点监测传染病"单独报告。

大疫情在县级及以上医疗卫生机构的覆盖率达到了 95% 以上，乡镇卫生院等县级及以下医疗卫生机构的覆盖率也达到 85% 以上，且覆盖率还在逐步增高。通过该系统能获得全国和各地区实时报告的肺结核发病数据和变化趋势。

二、结核病管理信息系统与结核病登记管理

（一）结核病登记管理制度

我国目前实行肺结核患者归口管理政策，各级各类医疗卫生机构对其诊断发现的肺结核或疑似肺结核患者进行实时报告，同时将其转诊到当地的结核病定点医疗机构。结核病定点医疗机构每天浏览大疫情中报告的传染病报告卡，并了解其他医疗卫生机构报告了多少肺结核患者/疑似患者以及多少已经到本机构就诊。

到达定点医疗机构就诊的患者，如果确诊肺结核则在结核病专报系统中建立结核病专报病案；如果排除肺结核，则该患者传染病报告卡会被排除。对于未到位的患者，定点医疗机构和属地疾控机构将通过不同的方式进行追踪，如电话追踪、乡村督导员追踪等。其中一部分被成功追踪到定点医疗机构并进行定诊；一部分由于多种不同的原因而无法追踪到位，如患者死亡、拒绝就诊等；还有一部分患者由于地址不详或其他原因无法进行追踪。

一些肺结核患者/疑似患者会直接到定点医疗机构就诊。如果这些患者被确诊为肺结核，则定点医疗机构会直接将其信息录入结核病专报系统中并建立专报病案，与此同时，结核病专报系统会通过数据交换在大疫情中自动生成一张肺结核传染病报告卡（图 3-7-1）。

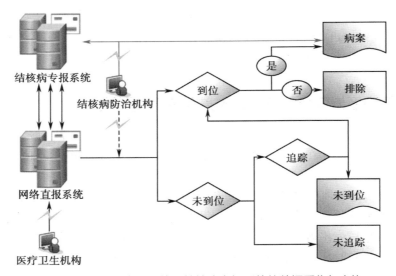

图 3-7-1　网络直报系统和结核病专报系统的数据采集与交换

（二）结核病专报系统

结核病专报系统在全国所有结核病防治机构推行使用，包括疾病预防控制中心、结核病定点医疗机构和部分结核病专科医院，所有结核病防治机构发现的结核病患者，均可以通过网络实时录入专报系统。系统主要收集结核病定点医疗机构诊断发现的所有结核病患者信息和规划活动信息，通过该系统能获得不同时间、不同地区肺结核患者的就诊、登记情况，结核分枝杆菌实验室检查情况，不同类型肺结核患者的治疗转归，综合性医疗机构肺结核患者转诊追踪情况，流动人口肺结核患者的转入和转出，耐多药肺结核患者的筛查

和登记治疗，TB/HIV 双重感染的检查和登记，各种结核病防治规划活动的开展情况等。

结核病专报系统共包括 14 个模块（图 3-7-2），从功能上可以分为四类：数据收集、分析产出、质量评价和系统管理（图 3-7-3），不同级别和用户间由于权限和职责不同模块略有差异。

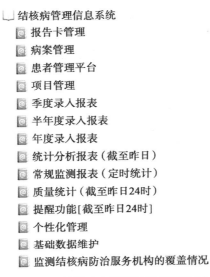

图 3-7-2 结核病专报系统功能模块树

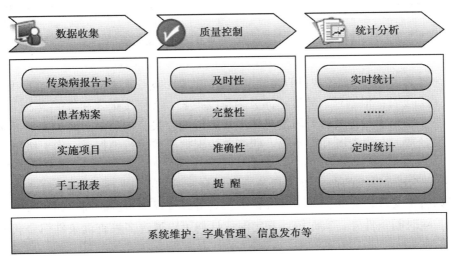

图 3-7-3 结核病专报系统功能模块

1. **数据收集** 数据收集包括 6 个模块，分别为报告卡管理、病案管理、患者管理平台和手工报表（包括季度 / 半年度 / 年度报表）。这些信息需要由承担结核病防治的不同单位根据职能录入。

（1）报告卡管理：主要包括报告卡浏览审核和追踪信息管理。

该模块主要实现的功能是对非结核病防治机构传染病网络直报系统报告的肺结核卡片

的浏览和审核订正，并根据患者的追踪到位情况完成患者的排除或收治操作。

（2）病案管理：主要包括普通病案的登记和管理、耐药检查对象和耐药患者病案的登记管理以及患者转入转出的管理。

该模块的主要功能是实现普通结核病患者和耐药患者的诊疗信息管理。病案内容基于相关的规划指南要求，包括患者的基本信息、诊断信息（诊断日期、实验室检查等）、治疗信息（用药方案、开始和结束治疗时间等）、随访信息（检查时间和结果、取药时间等）以及转归信息。普通病案、耐药检查对象和耐药患者病案间的数据可以进行推送，确保患者信息的关联，以方便进行诊疗管理。同时，该模块还可以满足不同地域和机构间的转诊需求，详见图 3-7-4。

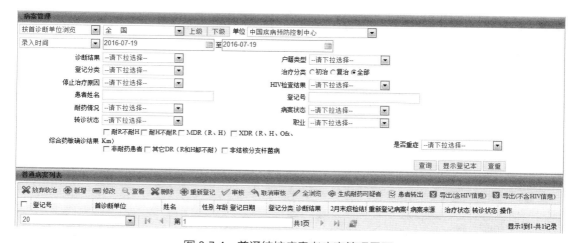

图 3-7-4 普通结核病患者病案管理界面

（3）患者管理平台：该模块目前为试点模块，主要面向患者诊疗过程中的随访服药管理。

（4）手工报表：根据录入频度不同分为季度报表、半年度报表和年度报表。

该模块主要完成对各级各类防治机构工作数据的收集，如药品、实验室、健康教育、督导培训、经费、人力资源和设备等。职能单位根据要求进行填报后，由上级单位进行确认审核。

2. **分析产出** 系统的产出报表目前分为两种，分别是实时统计和定时统计。在实时统计中可以自定义统计时间；在定时统计中，只可以选择固定的时间，如月份、季度、半年和年度。除时间条件外，实时统计和定时统计均可以通过多种查询条件组合获取相应的个案统计信息。

统计产出的内容主要包括患者的转诊追踪、登记分类、治疗转归、实验室检查、TB/HIV双重感染、耐多药和转入转出情况。

3. **质量评价** 质量评价模块包括对录入数据的评价（质量统计）和事件提醒两个模块。通过这一部分可以了解录入数据的质量，如及时性、完整性和准确性，并且可以显示存在问题的记录并进行修改。提醒模块能够提醒下次检查的时间，或系统中填写不完整的信息记录（图 3-7-5）。

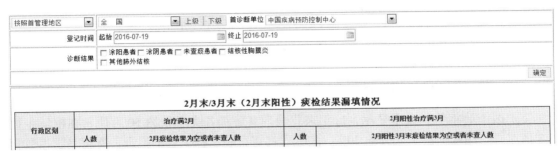

图 3-7-5 2 个月、3 个月末痰检结果漏填情况统计

4. 系统管理 系统管理包括项目管理、个性化管理、基础数据维护和机构覆盖情况 4 个模块，主要完成系统维护和参数设置功能。

三、死因监测系统与结核病死亡

（一）我国结核病死亡数据

我国结核病年度死亡数据可以通过三种数据来源获得：大疫情的肺结核报告死亡数据、结核病专报的结核病登记死亡数据和死因监测系统的结核病报告死亡数据。其中大疫情的肺结核报告死亡数据和结核病专报系统中每年登记的患者中转归结局为死亡的患者数据，由于系统监测信息收集的局限性，一般不用于表示因结核病导致的死亡情况。

中国疾病预防控制中心慢性非常传染性疾病预防控制中心每年通过死因监测系统获得结核病的报告死亡数据（绝对数和每十万人的人群死亡率），经过漏报调整后生成调整死亡率。卫生行政部门和疾控中心每年发布或通报使用的结核病死亡数据均来源于该系统。

2011 年，WHO 结核病疫情监测组与中国召开工作组会，确认中国虽然没有完整的生命登记系统（VR），但是现有的死因监测系统可以认为是一个科学、有代表性的抽样生命登记系统。因此，在每年的全球结核病报告中，也使用中国提供的死因监测系统数据为中国估算结核病死亡情况（绝对数和每十万人的人群死亡率）。

（二）死因监测系统

全国疾病监测系统原包括全国 31 个省（自治区、直辖市）的 161 个监测点，监测人口达 7 700 多万，占全国人口的 6%。2013 年，由国家卫生计生委员会牵头，将原卫生部死因登记系统、全国疾病监测系统等死因报告系统进行整合，建立了全国死因监测系统（DSP 系统）。整合后，监测点数量扩大到 605 个，其中城市监测点 207 个、农村监测点 398 个，监测人口超过 3 亿，覆盖全国人口的 24%。DSP 系统是通过概率抽样方法在全国范围内抽取监测点，所获取的数据可以代表全国特征。死因监测系统每三年开展一次漏报调查，各年度的调整死亡率由每年的报告死亡率结合漏报率进行调整。

第四节　特殊人群的结核病监测

一、学校结核病疫情监测

《中国统计年鉴》数据显示，近年来我国现有各级各类学校约50万所，在校学生数2.5亿左右，约占全国总人口的20%。随着农村寄宿制学校工程的推进，寄宿制学生数量增多，目前全国绝大多数中小学校均有寄宿制条件。在各类课外补习培训机构和职业培训机构就读的学生也在增加。从结核病发病情况看，学生肺结核报告发病率约为全人群报告发病率的1/3，整体呈下降趋势。其中，学生肺结核患者报告发病数占总报告发病数的4%～6%。青少年处于青春发育期，机体免疫功能不健全，卡介苗的保护作用下降，同时学业压力大，作息不规律，身体抵抗力下降，容易发病。校园内人群密集，一旦存在传染源，容易造成传播。因此建立完善的医疗机构、学校、疾病预防控制机构疫情监测和信息反馈网络，实现结核病疫情信息实时共享，将有利于及时发现患者，有效降低学校结核病疫情。

2010年原卫生部会同教育部制定发布的《学校结核病防控工作规范（试行）》要求加强学校结核病疫情的主动监测。县（区）级疾病预防控制机构要利用传染病网络直报系统和结核病专报系统开展学校结核病疫情的主动监测，分析学校结核病发生、流行趋势，并将分析结果及时向同级卫生和教育行政部门反馈。2017年原卫生计生委和教育部在修订《学校结核病防控工作规范（2017版）》中要求进一步加强疫情监测。各级疾病预防控制机构要开展学校肺结核疫情的主动监测、舆情监测和汇总分析。目前，开展的学校结核病监测工作如下：

（一）通过国家疾病信息系统进行监测

1. 传染病报告信息管理系统和结核病管理信息系统　传染病报告信息管理系统（又称"传染病网络直报系统"）收集各级各类医疗卫生机构诊断发现的肺结核或疑似肺结核患者传染病报告卡信息，其中人群分类分为托幼儿童、学生和教师等。结核病管理信息系统（又称"结核病专报系统"）收集各级结核病防治机构登记的确诊结核病患者的个案信息，其中职业分为托幼儿童、学生和教师等。

通过浏览辖区内报告的职业为幼托儿童、学生或教职员工及年龄在24岁及以下的其他职业肺结核患者信息，及时核实和追踪，必要时开展现场调查和后续处置。

定期对辖区内职业为学生或教职员工的肺结核患者信息进行汇总，按不同学校进行分别汇总，查找有无同一学校报告的多个患者信息。

2. 传染病自动预警信息系统　传染病自动预警信息系统是基于传染病网络直报基础上，通过采用数学算法，及时、持续地对法定报告传染病监测数据进行自动分析计算，并借助现代通讯手段将探测到的疾病异常增加或聚集信号及时发送给所在县（区）疾病预防控制机构监测人员，并实现预警信号响应结果的报告与查看功能。

该系统对年龄为"3～24岁"和人群分类为"幼托儿童""学生""教师"的肺结核报告病例进行单病例（临床诊断病例和实验室确诊病例）预警。预警信号以手机短信的方式发送至患者现住址所在地的县（区）级疾病预防控制机构。

3. 突发公共卫生事件管理信息系统 突发公共卫生事件管理信息系统是以多类国家法定突发公共卫生事件报告为基础的管理信息系统，用于重大传染病疫情、群体性不明原因疾病、食物中毒、职业中毒、农药中毒、其他化学中毒事件、环境卫生事件、免疫接种事件、医院内感染、放射性卫生事件及其他公共卫生事件的综合监测。实现县（区）级疾控机构直接以事件为单位对突发公共卫生事件进行网上报告、确认、上报、审批、预警等功能，满足四级疾控机构对突发公共卫生事件连续、系统动态监测。

一所学校在同一学期内发生 10 例及以上有流行病学关联的结核病病例，或出现结核病死亡病例时，学校所在地的县级卫生健康委员会根据现场调查和公共卫生风险评估结果，判断为突发公共卫生事件的需在突发公共卫生事件管理信息系统进行报告。

（二）通过媒体报道、舆论信息进行监测

以学校结核病突发事件的关键词和标签词作为边界词，如"肺结核""学校""瞒报""休学"等关键词。利用搜索引擎（如百度、奇虎、搜搜等）和新闻报道、媒体报道等线索；或利用舆情软件定向收集舆情信息，应用数据挖掘、分词聚类、语义分析、情感分析等人工智能技术，以及强大的数据库存储和运算能力，实现动态对全网舆情自动化采集和信息分类。

（三）通过其他方式进行监测

近年来我国报告了多起学校结核病突发公共卫生事件，造成了一定的社会影响，学校结核病防控工作逐步得到各级政府的重视，各地纷纷加强学校结核病疫情监测。重庆市自主开发了《重庆市学校结核病防治信息管理系统》，并在全市范围内使用，以监测和处置为核心，从疫情监测、报告卡管理、学校人群病案管理及疫情处置、学校体检全过程进行信息化管理，借力"互联网＋"信息技术，在线实时提醒。通过信息主动推送，转变工作模式，由被动接收到主动发现，极大地提高了信息准确性、及时性，助推学校结核病防控工作。

二、结核病与艾滋病双重感染

（一）在结核病患者中开展艾滋病病毒感染的监测

在结核病患者中开展艾滋病病毒感染的监测有三种方法：定期（专题）调查、哨点调查和日常医疗服务数据收集。

1. 在艾滋病低流行地区或既往没有结核病患者 HIV 感染状况资料的地区，建议采取定期（专题）调查的监测方法，即在调查地区选择有代表性的结核病患者，通过采集患者的血标本开展横断面 HIV 感染率调查，可以获得调查地区结核病患者中艾滋病病毒感染率；为了解调查地区结核病患者 HIV 感染率的变化，可以每隔 2 ~ 3 年重复进行一次专题调查。

2. 在艾滋病高流行地区，建议采用哨点监测的方法，即选择特定的地点作为有代表性的哨点，在该地区对预先确定的一定数量的样本人群即确诊的结核病患者常规监测艾滋病病毒的感染率。实际检测的样本量应能代表哨点人群，同时估计的哨点人群应能代表结核病患者群。一般来说，哨点监测获得的结果不能代表全国总体情况，可以用 2 ~ 3 年重复专题调查的数据进行校正。

3. 来自日常医疗服务的数据，应建立在对所有结核病患者开展艾滋病病毒常规检测报告的基础上，建立完善的 TB/HIV 监测报告系统。结核病防治机构应按规定时限和要求将结核病患者 HIV 抗体检测结果及 TB/HIV 双重感染患者的结核病治疗相关信息录入结核病管理信息系统，并通过结核病防治和艾滋病防治机构的密切合作，实现监测信息共享。

（二）在 HIV/AIDS 中筛查和监测结核病

根据《全国结核分枝杆菌 / 艾滋病病毒双重感染防治工作实施方案（试行）》要求，艾滋病防治机构应对新发现的以及定期随访的 HIV/AIDS 进行结核病可疑症状问卷筛查，并将问卷筛查阳性者转介到属地结核病防治机构进行检查。同时应按规定时限和要求将 TB/HIV 双重感染患者相关信息录入艾滋病综合防治信息系统；向结核病防治机构提供与 TB/HIV 双重感染有关的艾滋病信息。

三、耐药结核病

结核病的耐药性监测是了解和评估结核病防治工作的重要手段。通过结核病耐药性调查可以掌握耐药结核病的流行现状及趋势，为制定、完善和评价国家结核病防治规划提供科学依据。2002 年以来，全球已有 97 个国家开展了全国性耐药结核病调查。从 1994 年开始，WHO/ 国际防痨和肺部疾病联盟（International union against tuberculosis and lung disease，IUATLD）实施了全球结核病耐药监测项目，截至 2007 年已收集了 81 个国家或地区的耐药结核病疫情数据，并于 2008 年出版了第四次调查报告。

新中国成立以来，原卫生部组织的全国结核病流行病学抽样调查中，1984/85 年、1990 年和 2000 年的三次流行病学调查都分析了耐药结核病的流行情况。这些结果虽然在一定程度上反映了我国结核病耐药性的情况，但抽样设计的样本量侧重于结核病患病率的代表性，致使其耐药性数据与全国实际的结核病耐药水平存在一定偏差。

自 1996 年起，我国开始实施 WHO 和 IUATLD 全球结核病耐药监测（DRS）项目，按照 WHO 推荐的标准化抽样、病例选择、实验室检测、统计分析方法，监测实施调查地区的结核分枝杆菌耐药情况。由于该项目是以省（自治区、直辖市）为单位开展的，且不同省份开展此项目的时间跨度较大，故其结果仅能代表该地区当时的耐药情况，无法估计全国的耐药水平。

为了解我国结核病耐药性的流行现状，分析耐药性产生的影响因素，并为动态监测结核病耐药性的变化趋势提供基线资料，卫生部于 2007—2008 年组织开展了全国结核病耐药性基线调查工作。本次调查是我国首次全国性的结核病耐药性调查，共抽取全国 31 个省（自治区、直辖市）的 70 个县（区）作为调查点，覆盖人口约 4 700 万人。

四、流动人口结核病

2006 年 6 月 15 日，吴仪副总理在全国结核病防治工作电视电话会议上强调，要高度重视流动人口的结核病防治工作。2006 年下发的《全国结核病防治规划（2001—2010 年）2006—2010 年实施计划》中，明确规定流动人口中肺结核可疑者及患者的诊断及治疗，享受和户籍人口同等的救助政策。

2006 年 10 月 1 日，我国开始实施第五轮中国全球基金结核病流动人口项目，项目致力于在项目地区为流动人口肺结核患者提供免费的结核病控制服务，以及提高项目地区流动人口肺结核患者的发现率和治愈率。项目的成功实施为我国流动人口结核病控制模式做出了积极的探索，形成了行之有效的流动人口结核病控制策略和模式。

为了应对肺结核患者在治疗管理过程中可能发生居住地改变的情况，同时保证患者完成不间断且规范的全程治疗，2009 年 4 月 1 日中国疾病预防控制中心下发了《全国跨区域肺结核患者管理程序（试行）》，完善和规范了流动人口结核病患者的转诊追踪和治疗管理工作，流动人口结核病防治工作有了很大进展。

中国疾病预防控制中心结核病预防控制中心自 2007 年 6 月起对境外卫生机构通报的入境肺结核患者 / 密切接触者的信息进行登记管理。为了进一步规范境外肺结核疫情信息管理工作，中国疾病预防控制中心于 2008 年印发了《境外肺结核疫情信息管理工作方案》，从而保证了境外卫生机构通报的入境肺结核患者和密切接触者的信息得到及时、准确的传递和处理，肺结核疫情得到有效处置。

五、儿童结核病

WHO 的儿童结核病定义为 0～14 岁的全结核患者，既包括肺结核，也包括肺外结核。据 WHO 估算，全球儿童结核病发病约占每年全部结核病发病的 10%。这一假设推论具体到每个国家可能并不完全符合实际情况，各个国家的卡介苗接种策略、登记报告要求、经济和医疗服务水平甚至人口年龄结构都有可能影响其真实的儿童结核病疫情。如全球范围内 0～14 岁的儿童占比约为 26%，而中国 2016 年儿童的占比仅为 16.7%。

儿童结核病诊断要基于接触史、临床症状和相关检查等证据全面评估，而儿童结核病中的肺外结核比例明显高于成人，结核性脑膜炎（结脑）是结核病中最严重的肺外结核病类型。从住院儿童结核病数据分析，儿童肺外结核占全部儿童结核病患者的 20%～30%。根据我国传染病防控的有关要求，肺外结核不属于强制报告的法定传染病范畴，医疗机构诊治的儿童肺外结核多未报告。另一方面，儿童肺结核缺乏典型的症状和体征，易误诊为呼吸道感染疾病或其他疾病，加之儿童往往无法正确描述自己的病情，为正确诊断带来困难，也造成了儿童结核病报告和登记管理的困难。2017 年全国报告肺结核患者 835 193 例，其中 0～14 岁儿童肺结核患者 7 037 例，约占 0.8%。基于以上情况，应进一步完善儿童结核病登记报告制度，探讨儿童结核病监测体系，以促进儿童结核病患者的发现和诊疗管理。

六、老年人和糖尿病

老年人和糖尿病患者同样是肺结核发病的高危人群。随着人民物质生活水平的提高和医疗水平的不断改善，我国逐渐进入深度老龄化社会，国家统计局发布的数据显示，2016 年我国 65 岁及以上老年人口已达到 1.5 亿，占总人口的 10.8%。2013 年在全国范围内开展的一项纳入 17 万例调查对象的糖尿病患病率抽样调查结果显示，我国糖尿病的患病率高达 10.9%。对老年人和糖尿病患者开展肺结核系统筛查对我国实现终止结核病流行的宏伟目标意义重大。

《"十三五"全国结核病防治规划》中明确要求，疾病预防控制机构、定点医疗机构和基层医疗卫生机构要相互配合，做好对 65 岁以上老年人、糖尿病患者等结核病重点人群的主动筛查工作。2017—2018 年，国家卫生计生委组织在全国开展结核病分级诊疗和综合防治服务模式试点工作，要求各试点地区对老年人和糖尿病患者主动开展症状筛查，且筛查率要达到 90%。此外，以王黎霞研究员为代表开展的"十二五"国家科技重大专项"结核病发病与干预模式研究"在全国东、中、西部十个省份探索了对老年人开展结核病主动筛查对当地结核病发病率的长期影响，为我国制定老年人系统筛查策略提供了重要科学依据。中国疾病预防控制中心学者也探索了同我国基本公共卫生服务项目中老年人年度体检相结合开展结核病主动筛查的可行性和可接受性，为各地因地制宜开展老年人筛查提供了新的选择。我国学者分别在糖尿病门诊和社区中开展了针对糖尿病患者的结核病主动筛查研究。上述在老年人和糖尿病患者中开展的主动筛查研究，均获得较高的收益，提示了良好的可行性。

中国疾病预防控制中心负责的结核病管理信息系统可以通过限制年龄实现对老年人登记患病的监测及统计分析，通过"合并症"中是否勾选了"糖尿病"来了解肺结核患者中糖尿病患者所占的比例，但合并症不是必选项。目前，该系统尚未针对老年人和糖尿病患者主动筛查开展监测工作。

七、羁押人群等其他特殊人群的结核病监测

其他国家的相关调查数据显示：无论高收入国家还是低收入国家，监狱人群的结核病患病率和发病率、结核分枝杆菌感染率和新发感染率均显著高于一般人群。监管场所由于过度拥挤、通风不良及卫生状况相对较差等造成羁押人群居住环境差，加之营养状况不良，监管场所的卫生服务不佳甚至缺乏，使监管场所成为结核病发病的高危场所。

WHO 和国际红十字会自 1998 年发布《监狱结核病防控指南》，在过去的二十年修订了 2 次。在 WHO 2013 年发布的《活动性结核病系统筛查原则和推荐》中，也将监狱作为聚集场所推荐为潜在的结核病主动筛查点。

司法部和原卫生部于 2004 年发布了《全国劳教场所结核病预防与控制实施办法》，对劳教场所中的结核病患者发现和治疗管理进行了明确规定，在部分省份的结核病防治常规工作以及部分项目中，开展了监狱结核病防治工作。

借助全球基金项目的支持，中国疾病预防控制中心于 2010 年 7 月—2016 年 6 月在全国 8 个省的 198 个监狱开展了司法系统结核病防治试点项目。

2021 年，中国防痨协会和中国疾病预防控制中心结核病预防控制中心联合出版了《监管场所结核病技术指南》，重点介绍了全球和我国结核病疫情情况以及监管场所结核病流行特点、结核病防治策略发展与对策，提出了监管场所结核病防治相关机构的职责和任务，介绍了监管场所结核病防治工作的主要技术内容，如结核病患者的筛查、检查方法、诊断、规范性治疗和管理、疫情报告、健康教育及结核分枝杆菌感染预防与控制等，将对我国监管场所结核病防治工作起到有力的指导作用，并具有较强的权威性和专业性。

第五节　结核病监测信息的利用与评价

一、常用监测指标

指标的选择应考虑以下因素：

（1）基于规划的目的、目标选择；

（2）指标的可用性，即能够反映想要了解领域的变化或进展；

（3）数据收集所需费用及实际操作的可行性；

（4）不同时间、地域间的可比性；

（5）适用于不同级别的指标。

目前确定的结核病防治规划监控与评价指标共有 92 个。使用者应结合当地实际，合理选取指标，对结核病防治规划进行监控和评价，详见表 3-7-1。

表 3-7-1　结核病防治规划监控与评价指标

领域	内容	指标	适用级别				频度	编号
			国家	省	地/市	县/区		
投入	政府承诺	带经费的年度实施方案制定率	√	√	√	√	每年	2.1.1
		结核病防治专项经费到位数	√	√	√	√	每年	2.2.1
		人均结核病防治专项经费	√	√	√	√	每年	2.2.2
		专项经费使用率	√	√	√	√	根据各级督导频度确定	2.2.3
		人员配备数	√	√	√	√	每年	2.3.1
	实验室	县(区)级具备痰培养检查能力的实验室所占比例	√	√	√	√		4.2.4
		地(市)级具备传统药敏试验能力的实验室所占比例	√	√	√			4.3.1
		地(市)级具备结核病分子生物学诊断能力的实验室所占比例	√	√	√			4.3.2
		县(区)级具备结核病分子生物学诊断能力的实验室所占比例	√	√	√	√		4.3.3
	医疗保障	医疗保险覆盖率	√	√	√	√	每年	14.1.1
		结核病患者家庭灾难性支出比例	√	√			每年	14.2.1

续表

领域	内容	指标	适用级别				频度	编号
			国家	省	地/市	县/区		
过程	诊断服务	病原学阴性肺结核患者诊断小组组建率	√	√	√	√		3.8.1
		病原学阴性肺结核规范诊断流程执行率	√	√	√	√		3.8.2
		肺结核患者平均诊断时间/天	√	√	√	√		3.9.1
		痰涂片检查的盲法复检覆盖率	√	√	√		国家级每年1次；省级每半年1次；地市级每季度1次	4.1.1
		痰标本合格率	√	√	√	√	国家级每年1次，省级、地市级每季度1次	4.1.2
		痰涂片检查不合格实验室的比例		√	√		每季度	4.1.3
		初诊患者痰涂片阳性检出率	√	√	√	√	每季度	4.1.4
		涂阳培阴率	√	√	√	√	每季度	4.2.1
		涂阴培阳率	√	√	√	√	每季度	4.2.2
		培养污染率	√	√	√	√	每季度	4.2.3
		病原学阳性患者利福平耐药筛查率	√	√	√		实时	6.1.1
		耐药高危人群利福平耐药筛查率	√	√	√	√		6.1.2
		利福平耐药肺结核患者广泛耐药筛查率	√	√	√			6.1.3
		建立肺结核可疑症状者双向转诊机制的县（区）比例						13.1.2
	药品供应	缺货率	√	√	√	√	每季度	10.1.1
		过期或破损率	√	√	√	√	每季度	10.1.2
		账物相符率	√	√	√	√	根据各级督导频度确定	10.1.3
		以县（市）为单位抗结核固定剂量复合制剂使用覆盖率	√	√			每季度	10.2.1
	登记、报告	报告信息及时率	√	√	√	√	根据各级督导频度确定	9.1.1
		报告信息完整率	√	√	√	√		9.1.2
	培训	新入职人员接受培训率	√	√	√	√	每季度	11.3.1
	督导	督导次数	√	√	√	√	每季度	11.2.1

领域	内容	指标	适用级别				频度	编号
			国家	省	地/市	县/区		
产出	患者发现	肺结核患者登记率	√	√	√	√	实时	3.1.1
		病原学阳性肺结核患者登记率	√	√	√	√	每季度	3.1.2
		新发肺结核患者病原学阳性率	√	√	√	√		3.2.1
		肺结核患者病原学阳性率	√	√	√	√		3.2.2
		初诊患者数占全人口比例	√	√	√	√	每季度	3.3.1
		复治患者占全部肺结核患者的比例	√	√	√	√		3.4.1
		15 岁以下肺结核患者占登记肺结核患者总数的比例	√	√	√	√		3.4.2
		65 岁及以上肺结核患者占登记肺结核患者总数的比例	√	√	√	√		3.4.3
		单纯性结核性胸膜炎占登记肺结核患者总数的比例	√	√	√	√		3.4.4
		气管、支气管结核占登记肺结核患者总数的比例	√	√	√	√		3.4.5
		病原学阳性肺结核患者的密切接触者接受症状筛查率	√	√	√	√		3.5.1
		病原学阳性肺结核患者有症状的密切接触者接受 X 线检查率	√	√	√	√	每季度	3.5.2
		病原学阳性肺结核患者密切接触者家属筛查率	√	√	√	√	每季度	3.5.3
		有症状密切接触者家属检查率	√	√	√	√	每季度	3.5.4
		初诊患者痰涂片检查率	√	√	√	√	每季度	3.6.1
		初诊患者分子生物学检查率	√	√	√	√		3.6.2
		涂阴肺结核患者的痰培养率/分子生物学检查率	√	√	√	√	每季度	3.6.3
		不同登记分类肺结核患者利福平耐药检出率	√	√	√	√		6.2.1
	报告转诊	医疗机构患者报告率	√	√	√	√	根据各级督导频度确定	3.7.1
		报告肺结核患者和疑似肺结核患者的总体到位率	√		√	√	实时	3.7.2
		利福平耐药肺结核患者到位率	√	√	√	√	实时	3.7.3

领域	内容	指标	适用级别				频度	编号
			国家	省	地/市	县/区		
产出	结核病/艾滋病筛查	艾滋病病毒感染者和艾滋病患者的结核病可疑症状筛查率	√	√	√	√		7.1.1
		艾滋病病毒感染者和艾滋病患者接受结核病检查的比例	√	√	√	√		7.1.2
		新登记结核病患者接受艾滋病病毒抗体检测的比例	√	√	√	√		7.2.1
	重点人群筛查	新生入学体检结核病筛查率	√	√	√	√		12.1.1
		重点人群结核病症状筛查率	√	√	√	√		12.1.2
		有症状的重点人群结核病检查率	√	√	√	√		12.1.3
	预防性服药开展	重点预防对象接受预防性服药的比例	√	√	√	√		12.2.1
	患者治疗与管理	非利福平耐药病原学阳性患者2个月、3个月末痰菌阴转率	√	√	√	√	实时	5.1.1
		非利福平耐药肺结核患者接受治疗率	√	√	√	√	每季度	5.1.2
		非利福平耐药患者标准方案的使用率	√	√	√	√		5.1.3
		患者规则随访查痰率	√	√	√	√		5.1.4
		患者规则服药率	√	√	√	√	根据实际需要	5.3.1
		肺结核患者规范管理率	√	√	√	√		5.3.2
		利福平耐药肺结核患者接受治疗率	√	√	√	√		6.3.1
		广泛耐药肺结核患者接受治疗率	√	√	√	√		6.3.2
		利福平耐药肺结核患者6个月痰涂片或痰培养阴转率	√	√	√			6.4.1
		利福平耐药肺结核患者治愈率	√	√				6.4.2
		利福平耐药肺结核患者治疗成功率	√	√				6.4.3
		HIV阳性肺结核病者接受抗结核治疗率	√	√	√	√	每季度、每年	7.3.1
		HIV阳性肺结核病患者接受抗病毒治疗率	√	√	√	√	每年	7.3.2
		HIV阳性的涂阳肺结核患者抗结核治疗治愈率	√	√	√	√		7.3.3
		HIV阳性的涂阴肺结核患者抗结核治疗完成率	√	√	√	√		7.3.4

领域	内容	指标	适用级别				频度	编号
			国家	省	地/市	县/区		
产出	患者治疗与管理	TB/HIV 双重感染患者同时接受抗结核和抗病毒治疗人数的比例	√	√	√	√	每年	7.4.1
		非户籍患者占当地登记患者的比例	√	√	√	√	实时	8.1.1
		非户籍肺结核患者治疗成功率	√	√	√	√		8.1.2
		跨区域肺结核患者到位信息反馈率	√	√	√	√	实时	8.2.1
		跨区域肺结核患者到位率	√	√	√	√	实时	8.2.2
		跨区域肺结核患者转出比例	√	√	√	√		8.2.3
		非利福平耐药肺结核患者在县(区)级定点医疗机构接受治疗的比例	√	√	√	√		13.1.1
	健康教育	公众结核病防治核心知识知晓率	√	√			每 5 年 1 次	11.1.1
	登记报告	病案记录与结核病管理信息系统信息的一致率		√	√	√	根据各级督导频度确定	9.1.3
	培训	结核病防治专业人员年度接受培训率	√	√	√			11.3.2
结果	治疗转归	非利福平耐药病原学阳性患者治愈率	√	√	√	√	实时	5.2.1
		病原学阴性肺结核患者完成疗程率	√	√	√	√	实时	5.2.2
		非利福平耐药肺结核患者治疗成功率	√	√	√	√	实时	5.2.3
效果	结核病发病	肺结核发病率	√	√			5 ~ 10 年	1.1.1
		肺结核报告发病率	√	√			5 ~ 10 年	1.1.2
	结核病死亡	结核病死亡率	√	√			5 ~ 10 年	1.1.3

二、监测信息的分析和利用

结核病监测资料的分析利用是结核病监测工作的重要内容，通过结核病监测资料的分析利用，可以评价结核病防治实施工作的质量与效果、了解结核病流行变化规律和趋势，为制定结核病防治策略和措施提供依据。因此，各级疾病预防控制机构（结核病防治机构）要加强对监测资料的分析和利用。

（一）监测资料利用的需求分析

不同级别疾病预防控制机构（结核病防治机构）对监测资料分析利用的需求不同。

1. **县区级疾病预防控制机构（结核病防治机构）**　县区级疾病预防控制机构（结核病防治机构）具体负责省、地市制定的结核病防治规划的落实，利用的是县区级辖区范围内的监测资料，因此分析重点是结核病防治工作的具体开展情况，包括门诊肺结核患者的登记、报告和录入情况，确诊患者的治疗管理情况，涂阳肺结核患者密切接触者的检查情况，综合性医疗机构发现患者的追踪情况，乡医、村医的培训，乡镇卫生院和村卫生室防治工作的督导检查，健康教育材料的制作和发放情况，确诊患者药品的具体发放和管理等。

2. **市级疾病预防控制机构（结核病防治机构）**　市级主要负责全市结核病防治规划的技术支持和防治措施的落实情况。分析重点是了解全市患者发现和治疗管理工作进展，相关的规划活动开展情况，包括督导、药品管理、培训、健康教育、实验室质控等。

3. **省级疾病预防控制机构（结核病防治机构）**　省级主要负责全省结核病防治规划的技术支持和防治措施的落实情况。分析重点是了解全省患者发现和治疗管理工作进展，相关的规划活动开展情况，包括督导、药品、培训、健康教育、实验室质控等。

4. **综合性医疗机构**　综合性医疗机构在结核病防治工作中主要承担就诊患者的诊断、疫情登记报告和转诊工作，因此分析重点是疫情登记报告转诊制度的建立，承担疫情登记报告科室和人员的职责分工，内部定期工作检查制度，疫情报告工作的培训，信息登记报告工作和录入工作的质量，每月开展肺结核疫情登记、报告和转诊工作的自查及检查结果的通报及反馈情况等。

5. **卫生行政部门**　卫生行政部门主要负责结核病防治规划的政策、经费及人力资源配置等，因此应重点分析结核病防治工作计划的制订，结核病防治经费纳入地方财政预算情况，结核病防治专项经费的到位和使用情况，结核病防治人力资源的配置情况，发现并治疗管理的患者情况，新涂阳患者的治愈水平等。

（二）结核病监测资料分析利用的内容

监测资料的分析利用依赖于准确可靠地收集结核病疫情监测资料，监测资料主要来源于根据国家结核病防治规划对监测工作的要求建立的监测系统，包括疾病监测信息报告管理系统和结核病信息管理系统，各种手工统计报表包括季度报表、半年度报表和年度报表，以及为了特定监测目的开展的专题流行病学调查，如2007年开展的全国耐药性结核病基线调查，2010年全国结核病流行病学抽样调查等。对监测资料进行分析利用前，首先要对监测资料的质量开展评价，主要评价监测资料的完整性、准确性和及时性等；其次分析疾病登记报告水平的变化是否由监测系统的改变以及国家监测制度的改变所导致；最后根据监测目的对收集的监测资料进行分析利用。

1. **了解结核病的流行特征及趋势，确定防治工作重点**　利用收集的监测资料，分析结核病的时间分布、地区分布和人群分布是监测资料分析利用的重要方面。由于结核病是慢性传染病，时间分布最常分析月份、季度和年度的变化，了解结核病登记报告的时间变化规律，分析有无时间聚集性；但在发生结核病聚集性疫情或突发公共卫生事件时，需要对发生疫情地区收集的调查资料进行日报分析，以及时了解疫情的发生发展过程和流行态势，为疫情控制提供依据。地区分布可以从全国东部、中部和西部，不同省份、不同地市、不同县区等维度进行分析，了解结核病的地区分布特征，如果发现某些地区发病率较高，则对这些地区开展专题督导或调研，详细了解监测系统登记报告方面的问题与患者发现的各环节。人群分布主要从患者的性别、年龄、职业、民族、文化程度、流动性等方面分析，了解结核病的高发人群，进而分析导致这些人群感染发病较高的影响因素，为采取有针对性的干预措施提供依据。

2. **了解结核病防治工作进展情况，评价防治效果**　2001—2010年全国结核病防治的主要策略是通过全面实施现代结核病控制策略，积极发现和治疗传染性肺结核患者。因此通过对监测资料的分析，可以及时了解全国各地DOTS覆盖、患者发现和治疗管理等方面的进展情况。DOTS覆盖分为地区覆盖和人口覆盖，地区覆盖通常以县（区）为单位进行分析，主要了解DOTS覆盖县区的扩展速度，与规划目标之间的差距，为提高县区扩展速度和覆盖面提供依据。患者发现主要从活动性肺结核、涂阳肺结核的登记水平，活动性肺结核患者中涂阳、涂阴和未查痰患者的比例，涂阳患者的初、复治水平，涂阴患者中重症涂阴的比例，初治涂阳患者中新涂阳比例，复治涂阳患者中复发患者的比例，新涂阳患者的登记水平等方面进行分析，一方面了解结核病工作的开展情况，另一方面了解结核病疫情情况。患者的治疗管理主要从涂阳患者的治愈率尤其是新涂阳患者的治愈率，涂阴患者的完成治疗率来分析，此外，还通过了解治疗覆盖率、患者治疗的依从性、肺结核患者的系统管理率、药物不良反应的发生率等分析治疗过程中存在的问题和工作进展情况。

结核病监测资料是评价结核病防治规划实施效果的重要资料来源。《全国结核病防治规划（2001—2010年）》终期评估的内容主要分为目标/指标的完成情况，肺结核患者发现、治疗和管理情况，各项保障措施和技术措施的落实情况，以及应对三大挑战等试点工作的开展情况，其中目标/指标的完成情况，肺结核患者发现、治疗和管理情况的资料主要来源于"结核病管理信息系统"，评估的主要指标为DOTS策略的覆盖情况、发现的传染性肺结核患者情况，以及初治和复治涂阳患者的治愈率等。通过评估，全国于2005年以县区为单位全部实施了现代结核病控制策略；十年间全国共发现活动性肺结核患者829万例，其中涂阳肺结核患者450万例；2001—2009年，全国登记的初治涂阳患者治愈率一直保持在90%以上，平均为92.1%；复治涂阳患者的治愈率平均为84.0%。十年来我国结核病控制工作取得了阶段性成果，实现了规划的终期目标。

3. **发现工作薄弱环节，为调整结核病防治策略和措施提供依据**　通过分析结核病监测资料，发现每年登记报告的肺结核患者始终位居甲、乙类传染病前两位，而且西部和中部地区比东部高，农村比城市高，因此国家将结核病列入重大传染病加强重点防控。2010年全国结核病流行病学调查资料显示，活动性肺结核患病率下降较缓慢，涂阳患病率明显下降；地区间发展不平衡，乡村地区患病率高于城镇，西部地区患病率高于中部和东部地区；活动性肺结核患者中无症状比例增加。因此建议进一步强化和完善各项防治政策，落实各项防治措施，提高防治工作的质量，进一步降低结核病的感染、患病和死亡，切实降低结核病的负担。《全国结核病防治规划（2001—2010年）》终期评估结果显示，尽管实现了规划的终期目标，取得了巨大的社会效益和经济效益，但我国结核病疫情依然严重，尤其是中西部和农村地区结核病防治工作形势较严峻，结核病防治服务体系还不能满足未来结核病防治工作的需要等，因此，建议提高对结核病防治工作重要性的认识，逐步稳妥推行中国结核病控制策略，切实降低结核病对人民群众身体健康的影响。

4. 发现结核病监测工作中存在的问题，改进监测工作质量 通过对监测资料的分析，可以了解监测系统的覆盖面、监测系统的收集内容是否满足国家和项目管理的要求，监测系统的运行方式是否能够适应国家信息系统建设的整体发展规划需求，从而为进一步完善优化监测系统提供依据。

疾病监测信息系统主要采用未及时报告率、未及时审核率、重卡率、区县零缺报率和综合指数等评价指标体系评价传染病网络直报质量。及时性主要从报告及时性和审核及时性两方面进行分析；准确性主要从重复报告、报告卡报告信息错误（发病日期、诊断日期、报告日期、死亡日期之间的逻辑关系，年龄和职业不匹配）、病例诊断信息的准确性（不同诊断类型病例所占比例）等方面分析；完整性主要从 15 岁以下儿童家长姓名的填报率、填卡医生的填报率、工作单位的填报率等方面进行分析。通过对传染病网络报告质量的评价，可以分析了解传染病报告和信息系统建设中存在的问题，为进一步完善传染病疫情报告提供依据。

结核病信息管理系统的质量评价主要从及时性和完整性两方面评价监测信息的报告工作质量。及时性主要包括病案信息录入的及时性，随访痰检信息录入的及时性；完整性主要包括传染病报告卡追踪信息的完整率，治疗前检查信息的漏填率，随访和疗程结束时痰检信息的漏填率，疗程结束时信息的漏填率，手工录入报表的完整率；准确性主要通过病案核心信息与专报录入信息的一致率来评价。各级结核病防治机构可以通过结核病信息管理系统的质量评价模块对监测资料的收集质量进行分析，及时掌控结核病信息管理系统的录入质量，包括传染病报告卡追踪信息的完整性、患者病案信息的完整性和及时性、季度录入报表的完整性和及时性。

（杜 昕 李 涛 成 君 李 雪）

参考文献

[1] 王陇德.结核病防治 [M].北京：中国协和医科大学出版社,2004: 393.

[2] 戴志澄,肖东楼,万利亚.中国防痨史 [M]. 北京：人民卫生出版社,2014:142

[3] 中华人民共和国卫生部.卫生部办公厅关于印发《全国结核菌 / 艾滋病病毒双重感染防治工作实施方案（试行）》的通知：卫办疾控发〔2010〕126 号 [A/OL]. (2010-08-03). http://www.gov.cn/zwgk/2010-08/03/content_1670021.htm.

[4] 成诗明,周林,赖钰基.结核菌艾滋病双重感染防控策略应用研究 [M].北京：人民卫生出版社,2015.

[5] UNITED NATIONS, DEPARTMENT OF ECONOMIC AND SOCIAL AFFAIRS, POPULATION DIVISION. World Population Prospects: The 2017 Revision[EB/OL]. 2017. https://esa.un.org /unpd/wpp.

[6] 中华人民共和国国家统计局.中国统计年鉴 2017[M/OL].北京：中国统计出版社,2017. http://www.stats.gov.cn/tjsj/ndsj/2017/indexch.htm.

[7] 成诗明.儿童结核病防治策略的发展与展望 [J].中国防痨杂志,2014(12): 1003-1007.

[8] 中华人民共和国卫生部.全国结核病耐药性基线调查报告[M].北京:人民卫生出版社,2010.

[9] 陈明亭,李仁忠,阮云洲,等.全球基金耐多药结核病控制项目在中国——成就与经验[M].北京:人民卫生出版社,2015.

[10] 张慧,徐彩红,刘小秋.结核病防治规划监测与评价指标手册[M].北京:人民卫生出版社,2020.

第八章
学校结核病防控

　　我国是30个结核病高负担国家之一，结核病的传染源大量存在，随着年龄的增长，环境中的结核分枝杆菌暴露风险也逐步增加。学生是结核病发病的重点人群之一，校园内人群密集，青春期学生免疫功能不稳定，卡介苗的保护效力降低，在学习负担重等因素影响下，一旦感染结核分枝杆菌，容易发展为活动性结核病。近年来，我国结核病疫情呈逐年下降的趋势，但学校结核病聚集性疫情却呈上升趋势。本章将从学校结核病流行概况、学校结核病日常防控、学校结核病散发疫情的处置和学校结核病突发公共卫生事件的规范处置四个方面阐述学校结核病防治工作。

第一节　概述

一、学校结核病流行概况

（一）儿童结核病流行状况

　　结核病已成为威胁人类健康的全球性重大公共卫生问题。据WHO最新报告显示，2019年全球新发结核病约1 000万例，因结核病死亡140万例，结核病已成为传染病首位死因。我国是30个结核病高负担国家之一，病例数占全球总数的9%，仅次于印度、印度尼西亚，居全球第三位。2019年全球新发结核病患者中近12%为15岁以下的儿童，24岁以下人群新发结核病人数占比超过20%（图3-8-1）。在所有年龄组结核病死亡患者中，15岁以下儿童占比16%（表3-8-1，表3-8-2），由于未能得到正

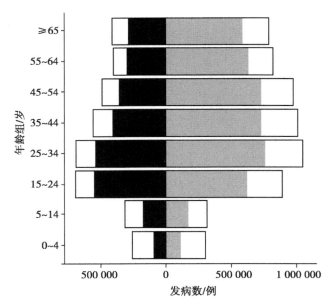

图3-8-1　2019年全球各年龄组估算结核病发病数

注：女性黑色，男性灰色。

确诊断和及时治疗，许多儿童死于结核病，儿童结核病的控制工作与理想目标相差甚远，儿童结核病的防治已被长期忽略。一方面，学生是一个特殊的群体，人群数目庞大，既包含了大部分 15 岁以下的儿童，也包含了部分青少年和成年人，相互之间接触较为密切，一旦发生结核病疫情，易造成暴发流行；另一方面，学生是正在成长的年轻一代，由于免疫系统发育尚未成熟，与其他群体相比，学生群体中潜伏感染人群发展为活动性肺结核的可能性更大，比例可高达 16%～43%。近年来有关各类学校结核病暴发流行的情况常有报道，不仅影响教师和学生的身心健康，还扰乱学校正常的教学秩序，造成严重的社会影响。

表 3-8-1　2019 年 HIV 阴性状态下儿童和成人估算结核病的死亡人数

单位：千人

WHO 区域	总计		男性 0～14 岁		女性 0～14 岁		男性 ≥ 15 岁		女性 ≥ 15 岁	
	死亡数	95% 置信区间	死亡数	95% 置信区间	死亡数	95% 置信区间	死亡数	95% 置信区间	死亡数	95% 置信区间
非洲	377	312～488	32	23～41	28	20～35	201	144～259	116	83～149
美洲	17	17～18	0.57	0.53～0.61	0.47	0.44～0.51	11	10～12	5.4	5.1～5.8
地中海东部	76	65～87	7.3	5.5～9.2	6.4	4.8～8.0	35	29～44	28	20～33
欧洲	20	20～21	0.4	0.39～0.42	0.35	0.34～0.36	14	14～15	7.2	5.3～5.8
亚洲东南部地区	632	593～671	52	47～57	45	40～49	334	301～367	199	181～221
西太平洋地区	85	78～91	12	10～14	10	9.0～12	42	36～48	25	17～23
全球	1 210	1 130～1 290	104	93～115	90	80～99	638	570～705	387	335～415

表 3-8-2　2019 年 HIV 阳性状态下儿童和成人估算结核病的死亡人数

单位：千人

WHO 区域	总计		男性 0～14 岁		女性 0～14 岁		男性 ≥ 15 岁		女性 ≥ 15 岁	
	死亡人数	95% 置信区间	死亡人数	95% 置信区间	死亡人数	95% 置信区间	死亡人数	95% 置信区间	死亡人数	95% 置信区间
非洲	169	139～203	18	12～23	15	10～20	70	47～92	67	45～88
美洲	5.9	5.2～6.6	0.08	0.07～0.09	0.07	0.06～0.08	4.5	3.8～5.1	1.3	1.1～1.5
地中海东部	2.7	2.0～3.6	0.14	0.08～0.20	0.12	0.07～0.17	1.8	1.1～2.6	0.63	0.37～0.90
欧洲	4.2	3.1～5.4	0.01	<0.01～0.02	0.01	<0.01～0.014	3.2	2.1～4.3	0.98	0.64～1.3

WHO 区域	总计		男性 0～14 岁		女性 0～14 岁		男性 ≥ 15 岁		女性 ≥ 15 岁	
	死亡人数	95% 置信区间	死亡人数	95% 置信区间	死亡人数	95% 置信区间	死亡人数	95% 置信区间	死亡人数	95% 置信区间
亚洲东南部地区	20	15～26	1.1	0.67～1.5	0.94	0.58～1.3	13	8.0～18	4.9	3.0～6.8
西太平洋地球	6.3	5.2～7.5	0.16	0.13～0.20	0.14	0.11～0.17	5.0	3.9～6.1	0.98	0.77～1.2
全球	208	177～242	19	14～24	17	12～21	97	72～122	76	56～95

（二）我国学生结核病流行概况

2008—2018 年我国结核病专报网络分别报告肺结核患者 1 169 540 例、1 076 938 例、991 350 例、953 275 例、951 508 例、904 434 例、889 381 例、864 015 例、836 236 例、835 193 例和 823 342 例，其中学生分别占 5.63（65 815/1 169 540）、5.56%（59 831/1 076 938）、4.94%（48 961/991 350）、4.36%（41 608/953 275）、4.12%（39 198/951 508）、4.10%（37 040/904 434）、4.03%（35 881/889 381）、3.97%（34 260/864 015）、4.32%（36 094/836 236）、4.87%（40 656/835 193）和 5.86%（48 289/823 342）。学生所占比例稳定在 4%～5%。2008—2015 年报告的肺结核患者中学生所占比例呈总体下降趋势，但 2016—2018 年报告的肺结核患者中学生所占比例有上升的趋势（图 3-8-2）。2016 年结核病专报网络信息显示，就诊中全国自报职业为学生的仅为 3.4 万人，但结核病患者年龄在 6～19 岁的人数为 5 万人，年龄在 20～24 岁的患者人数为 7.5 万人，学生结核病的疫情有可能被低估。

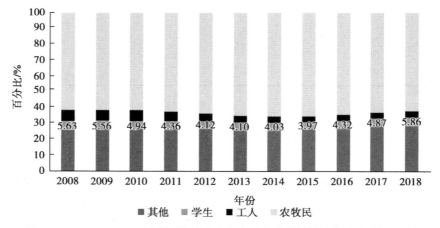

图 3-8-2　2008—2018 年我国结核病患者中学生占总结核病患病人群的比例

2010—2018 年，我国学生结核病患者报告发病率分别为 20.77/10 万、18.79/10 万、16.63/10 万、15.50/10 万、14.90/10 万、13.30/10 万、13.92/10 万、15.47/10 万和 17.97/10 万；涂阳报告发病率分别为 6.28/10 万、5.33/10 万、3.85/10 万、3.21/10 万、3.07/10 万、2.30/10 万、2.40/10 万、2.64/10 万和 2.99/10 万。2010—2018 年我国报告的学生肺结核发病率和涂阳发病率整体呈下降趋势，学生结核病患者报告发病率低于全人群结核病报告发病率（图 3-8-3）。

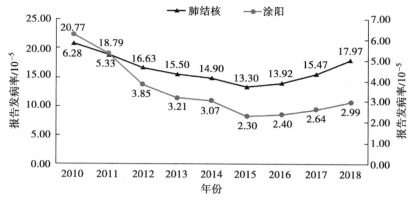

图 3-8-3　2010—2018 年全国学生肺结核报告发病率

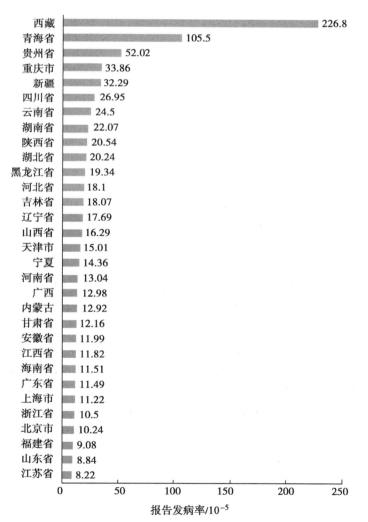

图 3-8-4　2018 年全国学生肺结核报告发病率排名

2018 年我国学生肺结核报告发病率前五位的省（自治区、直辖市）分别是：西藏自治区、青海省、贵州省、重庆市和新疆维吾尔自治区，其中西藏自治区、青海省及贵州省的报告发病率排在前三位，与其全人群结核病发病率高有关。报告结核病发病人数前五位的省（自治区、直辖市）分别为贵州省、四川省、河南省、湖南省和河北省，其中河南省、河北省学生结核病报告发病人数较高，主要是由于人口基数大、学生人群基数大（图 3-8-4、图 3-8-5）。

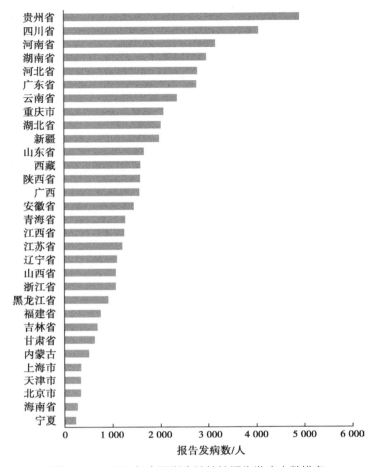

图 3-8-5　2018 年全国学生肺结核报告发病人数排名

　　不同季度报告的学生肺结核患者中，第二季度报告患者人数最多，所占比例较高为
30.43% ~ 32.38%，与全国肺结核发病时间分布特征相一致。主要可能与每年的 4 ~ 6 月份
为高考体检的月份有关，很多学生结核病患者在体检中被发现。

　　肺结核报告发病率男性高于女性，男女性别比为 2.19∶1。在男性人群中，0 ~ 14 岁组
报告发病率较低，15 岁组报告发病率快速上升至 56.76/10 万，并在 15 ~ 49 岁期间保持相
对稳定，50 岁后报告发病率再次快速上升，50 ~ 54 岁出现一个小高峰，达到 97.57/10 万，
之后略有下降，在 65 ~ 69 岁组达到最高峰，为 140.64/10 万，并维持在较高水平。2018 年
报告的不同性别肺结核病例中，15 岁以下儿童占 0.92%，15 ~ 60 岁人群占 63.96%，60 岁
以上老年人占 35.12%（图 3-8-6）。

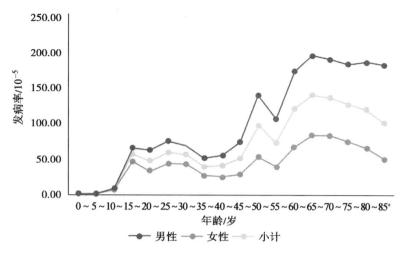

图 3-8-6　2018 年不同性别人群各年龄组肺结核的报告发病率

2017 年我国传染病网络直报系统报告学生肺结核患者 40 656 人，16～18 岁组（高中阶段）所占比例最高，占报告总人数的 42.7%，其次为 19～22 岁组（大学阶段），占报告总数的 31.9%，13～15 岁组（初中阶段）学生占报告总人数的 15.6%（图 3-8-7）。

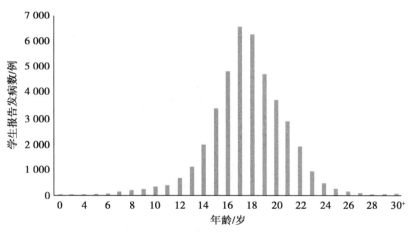

图 3-8-7　全国 2017 年学生肺结核患者年龄分布图

（三）国外学生结核病流行概况

国外针对学生结核病流行情况的研究较少。2001—2010 年，美国 5～17 岁学生结核发病人数从 151 人下降到 83 人，学生结核病患者数总体呈下降趋势，学生结核病发病人数占总发病人数的 5% 左右，与我国相似（图 3-8-8）。

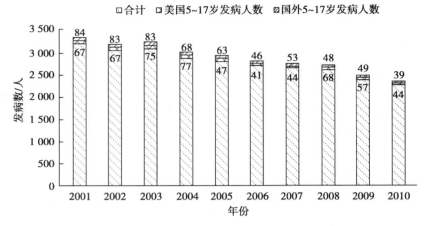

图 3-8-8　2001—2010 年美国学生结核病发病人数变化

　　国外的多个研究发现，年龄对结核病从暴露到发病来说是一个重要的影响因素。对于成年人来说，90% 感染结核分枝杆菌的成年人终身都不发病，只有 10% 的成年人会出现结核分枝杆菌复燃，最终发展成活动性结核病。但是对于年龄比较小的儿童来说，尤其是 1 岁以下的婴儿，如果不加干预，其中 20% 的儿童会发展成播散性结核病，如结核性脑膜炎或粟粒型结核病（图 3-8-9）。青少年潜伏感染者进展为活动性结核的危险也很高，这些学生人群需要特别注意预防结核病的发生。学生群体中潜伏感染发展为活动性肺结核的可能性比全人群要更大，感染结核分枝杆菌后，在 12 岁之后结核病发病率不断增加，19 岁达到发病高峰，然后发病率逐渐下降，24 岁达到成人的稳定水平。

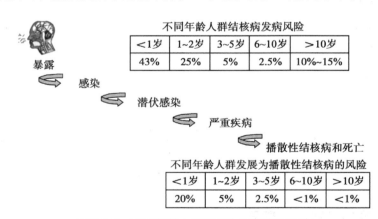

图 3-8-9　不同年龄人群发展为结核病的风险

　　2013 年，美国得克萨斯州 15 ~ 24 岁人群结核病年发病率为 3.8/10 万，是美国全人群结核病年发病率的 1.7 倍。其中休斯顿市 15 ~ 24 岁人群的发病率是美国全人群发病率的 3 倍。

　　在美国，18 岁以下人群占总发病人群的 5% ~ 6%。其中在美国出生的人群中，13 ~ 17 岁青少年占 18 岁以下人群结核病患者的 19%；在国外出生的人群中，13 ~ 17 岁的青少年占 18 岁以下人群结核病患者的 52%。巴西的一项大型调查结果显示，37% 的儿童结核病患者年龄为 11～15 岁。

二、学校结核病公共卫生事件

（一）相关定义

结核病暴发通常定义为在某一特定时期内某一特定空间或人群中结核病患者超过预期，并且这些患者间有近期传播的证据。美国疾病控制中心认为，具备以下条件之一均可称之为结核病暴发：①在接触者调查中发现 2 例或 2 例以上结核病患者。②在 1 年内发生 2 例或 2 例以上具有流行病学关联的患者。我国《学校结核病防控工作规范（2017 版）》中定义一所学校在同一学期内发生 10 例及以上有流行病学关联的结核病病例，或出现结核病死亡病例时，学校所在地的县级卫生行政部门应当根据现场调查和公共卫生风险评估结果，判断是否构成突发公共卫生事件。

（二）发生趋势

近年来，学校结核病疫情的防控形势日趋严峻，结核病聚集性疫情时有发生。即使是在结核病低发病率的国家，如英国、意大利、法国和美国也都有学校结核病暴发疫情。在国内，也发生了多起学校结核病聚集性疫情，如 2016 年浙江省某高中出现学校结核病暴发，411 名学生中筛查出 25 名结核病患者，其患病率达到 6 082.73/10 万；2010 年 10 月到 2011 年 4 月，山西省古交市某职业高中发生结核病暴发疫情，共筛查出 45 例肺结核患者，学生占比 15.68%，其中，某科学班患病人数比例高达 52.1%；2006 年山东某师范院校 1 个月内确诊 7 例肺结核患者；贵州省某高校 2006 年 1 月至 2007 年 10 月发生肺结核暴发流行，患病率高达 31 370/10 万。

虽然全人群及学生人群的结核病发病率呈整体下降的趋势，但全国学校结核病突发公共卫生事件呈上升态势。2006—2018 年，我国报告了 95 起学校突发公共卫生事件（图 3-8-10）。2017 年全国 16 个省通过突发公共卫生事件报告系统和其他途径，共报告学校突发公共卫生事件 21 起，其中 13 起发生在高中/中专，均为寄宿制；5 起发生在大学，2 起发生在培训学校，1 起发生在初中。疫情分布于我国东部、中部、西部，东部高达 10 起。疫情发现的方式有因症就诊、密切接触者筛查、师生体检和高考体检，因症就诊和密切接触者筛查是发现患者的主要方式。

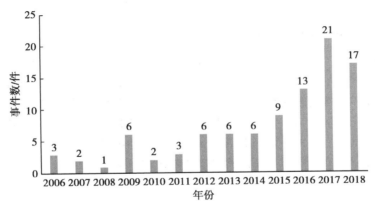

图 3-8-10　2006—2018 年全国学校结核病突发公共卫生事件

（三）特点

我国学校结核病突发公共卫生事件有以下特点：

1. **疫情以高中居多，尤其以高三学生为主**　2016 年发生在高中的 9 起疫情中有 7 起为高三学生，严重影响学生升学，易造成不良的社会影响。

2. **学校结核病突发公共卫生事件以菌阴肺结核患者为主**　多数疫情中仅有 1～3 例菌阳患者，最多的一起疫情也仅有 6 名菌阳患者。

3. **异地上学的学生好发**　东部低疫情地区的学生聚集性疫情中很多发生在外来人口学生中。

（四）学校结核病聚集性疫情升高的原因

学生是结核病的易感人群之一，人口密度大，相互接触较为密切，且学生结核病早期症状不典型，体征不明显，甚至无自觉症状，容易忽略。一旦发生结核病疫情，极易造成暴发流行。学校聚集性疫情升高的原因：

1. **学生结核病患者的基数较大**　肺结核报告发病数和死亡数仍然位居学生甲、乙类法定报告传染病的前列。每年全国有 4 万～6 万名学生结核病患者，学校结核病的传染源是大量存在的。

2. **学生学习和居住高度集中、教室和宿舍拥挤、通风等制度未很好执行**　南非的一项调查结果显示，青少年在校 80% 的时间都是在室内度过的，这种封闭的环境更容易引起结核病的传播。

3. **学生户外运动较少，而且缺乏体育锻炼，致使体质较弱、抵抗力较差**　在一些贫困、偏远地区，由于经济条件较差，使得正处于快速生长发育阶段的中小学生营养摄入不足；还有部分学生缺乏正确的营养观念，养成不良的饮食习惯，这些都会导致营养摄入不足或不均衡，抵抗力下降。

4. **疫苗保护效率的减弱或消失**　卡介苗的保护年限一般为 10～15 年，这可能与 15 岁以后学生肺结核患者人数急剧上升有一定的关系。

5. **学生患者更容易发生结核病的诊断延误**　学生结核病防治知识欠缺，发病后症状不典型，与普通感冒症状类似，通常按感冒进行治疗，延误了就诊；学生为了不耽误学业，自行购药治疗，延误诊断；学生确诊后，为了不影响高考或中考，故意向班主任或校医隐瞒病情，带病坚持上课，从而导致在同一班级或宿舍持续传播。

三、学校结核病的防治策略

学校结核病防控工作需要建立政府领导、部门合作、以学校为主体、全社会参与的可持续性机制。应当遵循预防为主、常备不懈的方针，以学校的日常防控为主，防范于未然；以病例管理和密切接触者筛查为主要防控措施，及时处置散发疫情，严防结核病在校园内传播；一旦发生学校结核病突发公共卫生事件，要贯彻统一领导、分级负责、反应及时、措施果断的原则，最大限度降低事件的危害，防治疫情进一步蔓延。整体防治策略分为常规防控、散发疫情防控及突发公共卫生事件防控（图 3-8-11）。

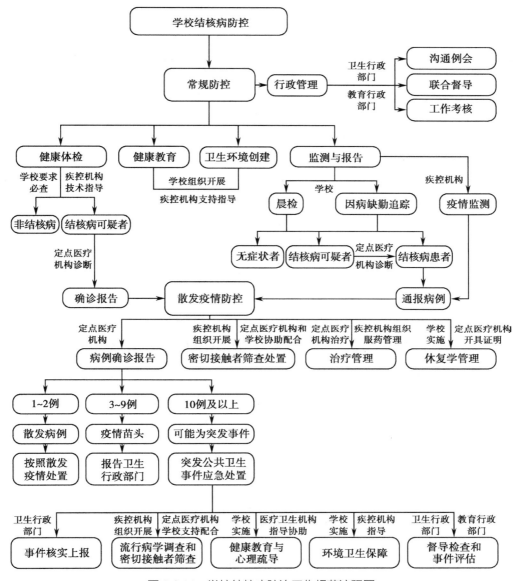

图 3-8-11　学校结核病防治工作规范流程图

（一）做好日常防控措施

学校作为结核病防控的主体，应建立学校结核病防控工作责任制，明确校长、班主任、校医和学校相关部门的责任；将结核病检查项目纳入新生入学体检和教职员工体检的必查项目，建立学生和教职员工的健康体检档案；定期对师生开展结核病防控知识健康教育；明确肺结核疫情报告人，对校医等有关人员进行结核病防控知识培训，提高对结核病的识别能力；开展晨检、因病缺勤病因追查及登记，搞好环境卫生等。

疾病预防控制机构指导学校落实各项防控措施，及时向卫生行政部门和学校通报辖区内结核病疫情信息，协助学校开展结核病防控的健康教育。

（二）及时处理散发疫情

疾病预防控制机构发现或接到学校等单位报告的学生结核病患者，应立即向病例所在学校通报情况，并按规范开展学校结核病疫情的现场调查处置，包括落实肺结核患者治疗管理和隔离，对患者进行个案调查，开展接触者筛查、预防性治疗等一系列措施，防止疫情蔓延。结核病定点医疗机构负责学校肺结核患者的诊断、登记、治疗和随访检查，基层医疗卫生机构负责肺结核患者居家治疗期间的督导管理。学校协助疾病预防控制机构完成各项调查处置工作，并严格按照要求对患者进行休、复学管理。

（三）规范处置突发公共卫生事件

一旦发生学校结核病突发公共卫生事件，应当遵循边调查、边控制、边完善的原则，严格按照《突发公共卫生事件应急条例》及相关预案的要求进行处置，在当地政府的统一领导下，卫生和教育行政部门强化联防联控，保障人员、经费、物资配备，建立完善应急处置预案和应急处置队伍，第一时间进行现场调查处置，及时研判疫情风险，确认事件后及时上报，并规范开展各项应急处置工作，最大限度减轻事件的危害和影响。

（陆　伟　竺丽梅　刘　巧）

第二节　学校结核病的日常防控

学校结核病常规防控工作是预防学校结核病疫情发生的基础，对降低学校结核病疫情发生风险具有重要作用。卫生和教育行政部门应当依法履行相应职责，遵循属地管理原则，建立联防联控工作计划，定期召开部门间沟通协调会，制订日常防控工作计划，督促各项防控措施的落实，组织开展学校结核病防控工作督导检查。

一、健康体检

健康体检是指通过医学手段和方法对受检者进行身体检查，了解受检者健康状况、早期发现疾病线索和健康隐患的诊疗行为，健康体检为健康教育及健康干预提供依据及方向。结核病是慢性传染病，发现和治愈肺结核患者是控制结核病流行最有效的措施，在获得较高治愈率前提下，要加大患者发现力度。《中国结核病预防控制工作技术规范（2020年版）》明确提出要采用被动和主动等方式多途径发现肺结核患者，实现患者早发现和早治疗，以减少结核分枝杆菌在人群中的传播。在校学生上学期间的健康检查属于预防性健康检查，是发现结核病患者的一种主动、高效的方式，开展大规模健康检查时，不应忽视对结核病的筛查。在《中共中央关于加强青少年体育增强青少年体质的意见》《学校卫生工作条例》《国家学校体育卫生条件试行基本标准》等规范性文件的基础上，《中小学生健康体检管理办法》将结核菌素试验列为学生体检必检项目。目前我国尚未出台大学生健康体检的规范性文件，日本法律规定大学生每年须进行健康体检。德国于19世纪末建立了规范的新生入学体检制度以防止传染病的校园传播，美国 *The Whole School*，*Whole Community*，*Whole Child*（*WSCC*）项目明确提出要确保每一位学生健康地进入校园。

为把好结核病校园防控关口，防止结核病在校园传播，各级各类学校应按照有关规定将肺结核检查项目作为年度健康体检、新生入学体检、中高考毕业体检和教职工常规体检的必查项目。应建立学生和教职员工的健康档案，记录并保存体检结果。高校应按有关要求及时向教育行政部门报送有关信息。体检机构应具备相应的资质和技术力量，并经学校或校区所在地卫生行政部门认可，结核病相关检查结果异常的师生信息应及时反馈学校，由学校告知并督促学生（或家长）到当地结核病定点医疗机构检查确诊并跟踪了解诊断结果，疑似或确诊肺结核患者信息应及时上报疾病预防控制中心。疾病预防控制机构为学校师生健康体检提供技术支持和指导。

新生入学和教职员工常规体检结核病检查方案

1. 幼儿园、小学及非寄宿制初中入园（入学）新生体检应询问肺结核密切接触史和肺结核可疑症状，对有肺结核密切接触史者开展结核菌素皮肤试验（或γ-干扰素释放试验）。

2. 高中和寄宿制初中的入学新生应当进行肺结核可疑症状筛查和结核菌素皮肤试验（或γ-干扰素释放试验）；对肺结核可疑症状者和结核菌素皮肤试验强阳性者（或γ-干扰素释放试验阳性者）需要进行胸部X线检查。

3. 大学入学新生采用肺结核可疑症状筛查和胸部X线检查，重点地区和重点学校也可同时开展结核菌素皮肤试验（或γ-干扰素释放试验）。

4. 教职员工健康体检中应包括胸部X线检查。

5. 肺结核可疑症状者、结核菌素皮肤试验或新型结核菌素皮肤试验强阳性者、γ-干扰素释放试验阳性者或胸部X线检查异常者须到结核病定点医疗机构接受进一步检查。

二、健康教育

健康教育发展由来已久，苏联、欧洲于20世纪初即强调健康教育事业的重要性并成立相应国家健康教育机构，20世纪70年代以来健康教育在全世界迅速发展。健康教育是旨在帮助对象人群或个体改善健康相关行为的系统的社会活动，促使人群或个体自觉采纳有利于健康的行为和生活方式，从而避免或减少暴露危险因素，帮助实现疾病预防、治疗康复及提高健康水平的目的。健康教育是卫生事业发展的战略措施，是实现初级卫生保健的基础，是一项低收入、高产出、高效益的保健措施，是提高公民健康素养的重要渠道。学校健康教育在校园健康知识传播、健康技能发展和学生选择健康生活方式方面发挥着重要的作用。

健康教育是学校结核病防控的重要策略之一，积极良好的结核病认知水平可以影响态度和行为，降低对结核病患者的歧视，增强结核病的自我防控意识，提高结核病患者的治疗依从性从而改善治疗结局。学生作为特殊群体，如果对结核病防治知识了解少，自我保护意识差，出现肺结核可疑症状后未早期、及时就诊，或被诊断为肺结核后未及时向学校报告，极易导致结核病在学校内传播流行甚至发生公共卫生事件。因此，同时对教师和学生开展结核病健康教育，对防治学校结核病疫情发生非常重要。

《学校卫生工作条例》明确指出要对学生进行健康教育，培养学生良好的卫生习惯，加强传染病预防。通过开展学校结核病防治健康教育有关活动，普及结核病防治知识，促进有关信念和行为的改变，动员校园共同参与、提升结核病防治素养，预防结核病在校园内的传播和流行。

学校应通过健康教育课、主题班会、专题讲座以及校园内各类传统宣传媒介或新媒体等形式，向学生和教职员工广泛宣传结核病防治核心信息、基础知识和良好卫生习惯等，提高师生对结核病的认识水平，增强自我防护意识，改变不良习惯、保持健康行为并减少对结核病患者的歧视。中小学校和托幼机构要以主题宣传教育或家长课堂、致家长的一封信等形式开展结核病防控相关健康教育，每学年不少于1学时。普通高等学校、中等职业技术学校应将结核病防治知识健康教育列入学生入学教育内容。学校应结合呼吸道重点传染病防控等工作，强化学校结核病防治知识的健康教育和宣传。疾病预防控制机构应为学校提供技术支持和指导。

学校结核病健康教育宣传核心知识

1. 肺结核是长期严重危害人民群众身体健康的慢性传染病。
2. 肺结核主要通过呼吸道传播，人人都有可能被感染。
3. 咳嗽、咳痰2周以上，应当怀疑得了肺结核，要及时就诊。
4. 不随地吐痰，咳嗽、打喷嚏时掩口鼻，戴口罩可以减少肺结核的传播。
5. 经过规范全程治疗，绝大多数患者可以治愈，还可避免传染他人。
6. 出现肺结核可疑症状或被诊断为肺结核后，应当主动向学校报告，不隐瞒病情、不带病上课。
7. 养成勤开窗通风的习惯。
8. 保证充足的睡眠，合理膳食，加强体育锻炼，提高抵御疾病的能力。

三、学校环境卫生

学校环境卫生与学生的健康密切相关，我国《国家学校体育卫生条件试行基本标准》对中小学校教室、课桌椅、黑板、教室采光照明和教室微小气候的卫生基本标准提出了详细要求，《农村寄宿制学校生活卫生设施建设与管理规范》重点规范了饮用水设施、宿舍、食堂、浴室、厕所、垃圾和污水设施等学校生活卫生设施的建设与管理。美国在20世纪80年代 *Coordinated School Health*（*CSH*）项目中即强调学校环境的重要性，在此基础上，*The Whole School*，*Whole Community*，*Whole Child*（*WSCC*）项目进一步细化了学校环境卫生的工作框架，并出台了系列指南，通过对计划及管理措施、人员参与及培训、环境清洁与保养、室内空气及消除病虫害等模块条目评分，确定并强化学校环境卫生工作中的薄弱环节。

结核分枝杆菌是引起人类结核病的主要病原体，其生存能力强，在室温和阴暗处的干燥痰内可存活6~8个月，黏附于飞扬的空气尘埃中可保持传染性8~10天。结核分枝杆菌对光线和射线敏感，阳光直射2~7小时或紫外线灯可有效灭菌。当结核病患者咳嗽、打喷嚏、吐痰或仅大声说话时，在空气中产生大量含菌飞沫，这些飞沫可在空气中停留数小时，如果健康人在这段时间内吸入这些带菌飞沫，就会发生结核病的传播，感染风险与空气中飞沫浓度、空气流通不畅、暴露时间成正比。

学校作为人群高度聚集场所，师生在相对密闭环境下长时间密切接触为结核分枝杆菌的传播提供了条件，为防止结核病在校园的传播流行，各级各类学校应按照各项学校卫生的规范和标准要求，保障学生学习和生活的人均使用面积，维护良好的学校卫生环境，在校园内开展环境清扫保洁，消除卫生死角，加强对教室、宿舍、图书馆（阅览室）、食堂等人群聚集学习和生活场所的室内通风换气及环境消毒，预防结核病在校园内的播散。

四、监测与报告

疾病监测是长期、连续、系统收集并分析疾病动态分布和影响因素资料，形成有用信息并及时反馈，为制定决策、评价实施和调整疾病有关政策，采取干预措施提供基础资料。美国、英国、意大利等国家于 20 世纪初即引入监测的概念，并开始法定传染病报告。20 世纪 40 年代美国开始系统的疾病监测工作，20 世纪 70 年代后各国广泛开展监测工作。

学校人群密集，环境相对密闭，容易发生传染病播散甚至突发公共卫生事件，风险的早期识别对及时采取措施，防止传染病流行意义重大，学校常规的疫情监测能够在传染病发生的早期遏制其势头，降低人群发病风险。监测是传染病防控的基石，我国传染病防治法明确规定对三类 40 种传染病进行监测报告。我国于 20 世纪 50 年代建立了传染病疫情报告系统，并于 2003 年传染性非典型性肺炎疫情后进一步完善了疾病监测系统，传染病暴发的预警能力显著提高。结核病作为我国乙类法定报告传染病，其疫情监测工作已具有几十年的历史。

症状监测是疾病监测的重要手段，使用临床诊断前的一些健康指征来及时发现潜在传染病暴发风险，连续收集健康相关信息，通过分析研判为进一步的卫生决策提供依据。晨检和学校缺勤缺课监测作为症状监测的关键措施，对学校传染病暴发具有极大的预警潜能。我国台湾省台北于 2010 年建立了覆盖幼儿园至大学的学校传染病综合监测系统，由老师或保健老师每天报告症状监测结果及缺勤缺课情况。美国建立了覆盖全国的症状监测体系以提高应对疾病暴发能力，保护美国民众安全与健康，其中包括学校症状监测数据的收集与交换。此外，加拿大、英国、柬埔寨等国家也均使用症状监测预警学校传染病暴发。美国、加拿大和英国更是最早使用学校缺勤缺课系统识别应对传染病的国家。

为及早识别传染病风险，防止结核病在校园内传播，我国相关规范要求学校要落实晨检及缺勤缺课追访等症状监测措施，建立健全校内各相关部门之间、学校与家长之间、学校与疾病预防控制机构之间，以及学校与教育行政部门之间的信息沟通和联系机制，并明确具体联系人和联系方式，早发现和报告学校结核病疫情。

（一）晨检和健康巡检

建立健全学校 - 班级肺结核可疑症状监测网络，托幼机构、中小学校应由班主任或班级卫生员落实晨检工作，重点了解每名学生是否有咳嗽、咳痰、咯血或血痰、发热、盗汗等肺结核可疑症状，并记录登记。发现肺结核可疑症状者应当及时报告学校卫生（保健）室或校医院，由校医务人员督促其或家长及时到结核病定点医疗机构就诊，追踪和了解诊断结果并做好记录。

（二）因病缺勤缺课病因追查及登记

班主任（或辅导员）及班干部应及时了解因病缺勤缺课学生的患病情况和可能原因，第一时间掌握学生诊断情况、收集医院出具的诊断证明，杜绝虚报、瞒报或带病上课。如怀疑为肺结核，应及时报告学校卫生（保健）室或校医院，由学校卫生（保健）老师或校医追踪了解学生的诊断和治疗情况，并做好登记和报告。

（三）高校结核病可疑患者报告

高校应建立结核病可疑患者报告制度，明确学生、院系辅导员和校医院对结核病可疑患者的逐级报告流程和报告方式，做好相关培训和宣传，并保护个人隐私。校医院无法排除肺结核的，应及时转诊至所在区结核病定点医疗机构进行进一步检查，及时追踪了解诊断和治疗情况，并做好登记和报告。

（四）病例报告

学校发现的肺结核疑似病例或确诊病例，按照《学校和托幼机构传染病疫情报告工作规范（试行）》的要求，由学校疫情报告人立即向学校负责人、属地疾病预防控制机构和教育行政部门报告。

（五）主动监测

各级疾病预防控制机构要开展学校肺结核疫情的主动监测、舆情监测和汇总分析。对监测发现的学生（或教职员工）肺结核或疑似肺结核病例报告信息，应当及时组织人员进行调查核实，将结果反馈给学校。

（沈　鑫　陈　静　肖　筱）

第三节　学校结核病散发疫情的处置

流行病学描述疾病流行强度常用散发、暴发、流行和大流行表示。散发指疾病的发病率呈历年的一般水平，各病例在发病时间和地点上无明显联系，表现为散在发生。在确定散发疫情时多与当地近三年该病的发病率进行比较，散发疫情是指该疾病当年发病率未明显超过既往平均水平。

学校结核病散发疫情指在学校内发现活动性结核病病例（包括实验室确诊病例和临床诊断病例），但尚未构成结核病突发公共卫生事件。各级卫生和教育行政部门要共同做好结核病散发疫情的处置工作，协调解决疫情应对和处置工作中出现的问题，确保各项防控措施的有效落实。各相关单位和机构应当在强化各项常规预防控制措施的同时，采取以病例管理和密切接触者筛查为主的防控措施，严防结核病在校园内传播蔓延。

一、学校结核病疫情的主动监测

学校和所在地县（区）级疾病预防控制机构均要将学校结核病疫情的主动监测作为重要的日常工作之一。

（一）学校及托幼机构

各类学校及托儿机构要切实执行日常晨检、因病缺勤追踪、学生入学体检、毕业生体检和教职员工常规体检等结核病监测工作，可早发现、早隔离、早治疗肺结核患者，有效预防结核病校内传播。

1. 晨检工作　通过咳嗽、咳痰等可疑肺结核症状询问，了解学生中是否有结核病可疑症状者并做好登记。对所发现的肺结核可疑症状者，及时报告学校医院（校卫生所或医务室）相关负责人，并及时督促患病学生前往定点医院进行进一步检查。

2. **因病缺勤（课）追查及登记**　班主任（辅导员）要及时了解并登记因病缺课学生的患病情况和可能原因，收集医院出具的诊断证明，杜绝虚报、瞒报或带病上课，排查疑似肺结核患者。

3. **病例报告**　学校医院（卫生所或医务所）医务人员对全校学生和教职员工中发现的结核病疑似或确诊病例，应按照《学校及托幼机构传染病疫情报告工作规范（试行）》要求，由学校立即向属地疾病控制机构和教育部门报告。

4. **病例访视**　高校医院（卫生所或医务所）医务人员和班主任对已经转诊到定点医疗机构的结核病疑似或活动性肺结核病例要开展转诊到位和定期访视，以了解患病学生和教职员工的诊疗结果和康复情况。

（二）疾病预防控制机构

学校所在县（区）级疾病预防控制机构应常规主动监测各类学校及托幼机构结核病报告发病情况，在学校发生结核病散发疫情时，指导学校采取以病例管理和密切接触者筛查为主的防控措施。

1. 系统收集和分析近3年来辖区内学生肺结核报告发病现况及其变化趋势。

2. 指定专人每日浏览《传染病报告信息管理系统》和《结核病管理信息系统》，仔细审核辖区内各医疗机构传染病报告病例中肺结核和疑似肺结核病例的报告信息，重点审核职业栏为"学生"和"教职员工"的肺结核病例及疑似病例的信息，包括其学校（或工作单位）、联系电话以及家庭住址等。凡发现医疗机构报告的学生肺结核或疑似肺结核病例信息后，及时开展信息核实工作。对年龄为学龄段而职业不是"学生"的肺结核患者和疑似患者，要进一步跟踪核实身份。如果发现学生肺结核或疑似肺结核患者的信息不全或不准确，应及时在《传染病报告信息管理系统》和《结核病管理信息系统》中予以订正。

3. 对审核通过的确诊肺结核学生（或教职员工），要及时做好疫源追踪、流行病学调查和密切接触者筛查工作，防止疫情蔓延。

4. 同一学校同一学期发现2例及以下患者，疾病预防控制机构应当及时向患者所在学校反馈；发现3例及以上有流行病学关联的患者时，应当向同级卫生行政部门、上级疾病预防控制机构和学校报告反馈。

5. 同一学校同一学期发生10例及以上有流行病学关联的结核病病例，或出现结核病死亡病例时，应向同级卫生行政部门报告，以便根据现场调查和公共卫生风险评估结果，判断是否构成突发公共卫生事件。如研判为突发公共卫生事件，要按照《国家突发公共卫生事件应急预案》等规定，确定事件级别。卫生行政部门要在事件确认后2小时内向上级卫生行政部门和同级政府报告，并告知同级教育行政部门。应当在政府的领导下，严格按照《突发公共卫生事件应急条例》及相关预案的要求，积极开展应急处置工作，落实各项应急响应措施，最大限度减轻疫情的危害和影响。

二、学校肺结核患者的诊断与报告

（一）病例诊断

1. 要严格按照《肺结核诊断标准》（WS 288—2017）和《结核病分类》（WS 196—

2017）进行结核病的诊断和鉴别诊断，包括结核分枝杆菌潜伏感染者、结核病疑似病例、临床诊断病例和确诊病例。

2. 病原学依据是确诊肺结核的"金标准"。学生肺结核患者诊断尤其需要重视病原学检查，除了传统痰涂片和痰培养检查外，应积极使用分子生物学技术，以缩短诊断时间，提高病原学阳性率。对于无咳嗽咳痰的患者，一方面可使用超声雾化吸入等辅助手段诱痰，另一方面应综合考虑病情需要，合理使用支气管肺泡灌洗术（bronohoalveolarlavage，BAL）采集灌洗液，以尽可能获得病原学依据来进行诊断。

3. 对于无病原学阳性结果的疑似学生肺结核患者，应先给予抗感染治疗，根据抗感染治疗疗效和相关检查结果进行综合判定以明确肺结核诊断。

（二）病例报告

各级各类医疗卫生机构诊断的肺结核患者（包括确诊病例、临床诊断病例）和疑似肺结核患者均为病例报告对象。肺结核或疑似肺结核病例诊断后，均应在 24 小时内进行网络直报疫情信息。

1. 对学生（或教职员工）疑似病例和活动性肺结核病例应详细询问其所在班级（或岗位）、联系电话等并准确填报《传染病报告信息管理系统》，尽早开展流行病学调查和现场处置。

2. 对确诊病例和临床诊断病例要及时填报《结核病管理信息系统》。

3. 对肺结核疑似病例可先经 2 周抗感染治疗，但抗感染治疗不应选择喹诺酮类、氨基糖苷类等具有抗结核活性的药品。此类患者在抗感染治疗期间不填报《结核病管理信息系统》，需根据抗感染治疗和相应的检查结果明确结核病的诊断或排除，并在《传染病报告信息管理系统》予以订正。

4. 对经抗感染治疗仍不能排除活动性肺结核者，可进行诊断性抗结核治疗，推荐使用初治活动性肺结核治疗方案 1～2 个月。此类患者应按活动性肺结核进行结核病疫情报告和登记，如最终排除肺结核，则在《传染病报告信息管理系统》和《结核病管理信息系统》予以订正。

三、学校肺结核患者的治疗和管理

活动性肺结核患者一经诊断，应及时给予合理的抗结核化学治疗（简称"化疗"），以尽快消除传染性，阻断传播和治愈患者。对学校结核病患者实施有效的治疗管理是治疗成败的关键。

（一）结核病定点医疗机构

1. 为学校活动性肺结核患者提供规范抗结核治疗，并为结核分枝杆菌潜伏感染学生提供抗结核预防性治疗，并做好治疗登记报告。

2. 在治疗前应对学生患者及其家长进行结核病健康教育。一般时限不少于 10 分钟，目的是使学生患者和家长了解结核病的基本防治知识和患者的病情，提高防护意识，遵循医嘱，积极配合治疗。此外须告知患者尽量不与他人同居，保持居室通风，佩戴口罩，不随地吐痰，咳嗽打喷嚏时要掩住口鼻等，遵守"咳嗽礼仪"，以避免传播给他人等。

3. 做好学校结核病患者抗结核药物不良反应的监测和处置。在患者接受化疗前要了解其药物过敏史和肝肾疾病史，向学生患者及其家长说明抗结核药物可能出现的不良反应，嘱咐一旦出现不良反应要及时报告医生并随诊。

4. 做好学校结核病患者的随访复查和病程记录。

（二）疾病预防控制机构

所有活动性肺结核患者均是治疗管理对象，其中以病原学阳性患者为重点治疗管理对象。

1. 疾病控制部门在学校结核病患者诊断后 24 小时内通知学校该学生是否需要休学，告知学校患病休学学生必须凭复学证明方可复学。

2. 对休学在家的学生结核病患者，疾病控制部门要组织落实其治疗期间的规范管理，指导家长督促患者规范治疗和复查。

3. 对在校边学习边治疗的患者，疾病控制部门要与学校共同组织落实治疗期间的规范管理，并指导校医或班主任督促患者按时服药和定期复查。

4. 对休学回原籍治疗的学生患者，疾病控制部门应及时与学生原籍地疾控机构取得联络并做好患者信息的"迁出"手续，以便患者及时"迁入"原籍地后继续接受规范化的治疗和管理。

（三）学校及托幼机构

1. 学校医院（医务室）和班主任要密切追踪学生（教职员工）疑似病例和活动性肺结核病例的转诊到位情况以及定点医疗机构对患者的最后诊断结果。

2. 对休学在家的学生结核病患者要定期访视，以了解患者病情和治疗情况，督促患者的规范治疗和复查。

3. 对不需要休学的学生患者，学校应与所在地疾病预防控制机构共同落实治疗期间的规范管理，关注患者在校期间的生活、学习和治疗。校医或班主任要督导患者按时服药和定期复查，以确保患者接受规律治疗和早日康复。

四、休复学管理

（一）休学管理

对符合下列情况之一的学生病例，结核病定点医疗机构应当开具休学诊断证明（盖公章）。学校根据休学诊断证明对患病学生采取休学管理。

1. 病原学阳性肺结核患者（包括痰涂片阳性和痰培养阳性，或分子生物学检测阳性）。

2. 胸部 X 线检查显示肺部病灶范围广泛（双肺病变累计超过一个肺野），或伴有空洞和 / 或大片干酪状坏死病灶、粟粒型肺结核的菌阴肺结核患者。

3. 具有明显的肺结核症状者（主要是咳嗽、咳痰等）。

4. 因其他情况结核病定点医疗机构建议休学者。

（二）复学管理

学生患者经过规范治疗病情好转，结核病定点医疗机构根据下列条件可开具复学诊断证明，建议复学，并注明后续治疗管理措施和要求。学校凭复学诊断证明为学生办理复学手续并督促学生落实后续治疗管理措施。

1. 菌阳肺结核患者以及重症菌阴肺结核患者（包括有空洞／大片干酪状坏死病灶／粟粒型肺结核等）经过规范治疗完成全疗程，初治、复治、耐多药患者分别达到其治愈或治疗成功的标准。

2. 菌阴肺结核患者经过 2 个月的规范治疗后，症状减轻或消失，胸部影像学检查病灶明显吸收，后续 2 次痰涂片检查均阴性，同时至少一次痰培养检查为阴性，且每次痰涂片检查的间隔时间至少满 1 个月，总休学时间至少 4 个月。

3. 教职员工肺结核患者的休、复工（课）管理，可参照学生休、复学管理要求执行。

五、确诊患者个案调查

对活动性肺结核患者尤其是病原学阳性的传染性肺结核患者开展详细的个案流行病学调查，是结核病现场流行病学调查的主要环节之一，旨在确定与其密切接触的人员范围，以便下一步对密切接触者进行结核病筛查。

（一）个案调查对象
已确诊的活动性肺结核病例，包括临床诊断病例和确诊病例。

（二）个案调查的内容
个案调查的主要内容包括：患者的基本情况、发病和诊疗经过、诊断和治疗情况、发病后的学习和生活情况、主要活动范围和目前的健康状态等（详见附件 1《肺结核流行病学个案调查表》）。

六、密切接触者筛查

（一）筛查对象
肺结核病例的密切接触者是指与肺结核病例直接接触的人员，主要包括同班师生、同宿舍同学。如果同班、同宿舍同学中发现了 1 例活动性肺结核患者，则要对该病例同班、同宿舍的同学进行筛查；如果在筛查中新发现了 1 例及以上肺结核病例，需将密切接触者筛查范围扩大至与患者同一教学楼层和宿舍楼层的师生；另外，也要对与患者密切接触的家庭成员进行筛查。

（二）筛查方法
对密切接触者进行筛查时，一般采用症状筛查发现肺结核可疑症状者（咳嗽、咳痰 2 周及以上，咯血或血痰者）；采取免疫学（结核菌素试验、新型结核菌素皮肤试验和 γ-干扰素释放试验）方法发现结核潜伏感染者；采用症状筛查、胸部影像学检查和病原学检查发现活动性肺结核患者。

1. 对 15 岁及以上的密切接触者，必须同时进行症状筛查、结核菌素皮肤试验和胸部影像学检查，以便早期发现感染者和肺结核患者。

2. 对 15 岁以下的密切接触者，应当先进行肺结核症状筛查和结核菌素皮肤试验，对肺结核可疑症状者以及结核菌素皮肤试验强阳性者开展胸部影像学检查。

3. 对肺结核可疑症状者、结核菌素皮肤试验强阳性者、胸部影像学异常者应当收集 3 份痰标本进行痰涂片和痰培养检查，培养阳性菌株进行菌种鉴定和药物敏感性试验。

结核菌素试验是全球和我国发现结核潜伏感染者的传统方法，所需费用较低、操作简单易行。但其敏感性、特异性受多种因素的影响，包括易受卡介苗接种、非结核分枝杆菌和结核分枝杆菌交叉抗原的影响而出现假阳性，并受 HIV 感染和自身免疫力低下等因素而出现假阴性。此外，由于结核菌素试验注射后需 72 小时查验反应，部分密切接触者依从性差而导致无法完成结核菌素试验检测结果查验。γ-干扰素释放试验是一种已在发达国家广泛使用的结核潜伏感染检测方法，由于其检测结核分枝杆菌特异性抗原刺激 T 细胞产生的 γ-干扰素，因此其特异度和灵敏度均优于结核菌素试验，但其价格较昂贵。无论结核菌素试验还是γ-干扰素释放试验，都是 WHO 和我国推荐使用的结核潜伏感染检测方法。

在进行学校密切接触者活动性肺结核筛查时，要严格按照《肺结核诊断标准》（WS 288—2017）和《结核病分类》（WS 196—2017）进行结核病的诊断和鉴别诊断。

胸部影像学检查包括胸部 X 线检查和胸部 CT 检查，以胸部 X 线检查为主。由于胸部 X 线检查对微小病灶以及隐蔽部位病变检出存在一定难度，胸部 CT 检查就成为胸部 X 线检查的重要补充措施。对密切接触者中有结核病症状或胸部影像学检查异常者进行病原学检测，以及时发现病变较轻的活动性肺结核患者。

上述密切接触者筛查同样适用于新生入学体检、教职员工健康体检和部分省市结核病高流行地区学生健康体检。

（三）筛查后处理

1. 属地结核病定点医疗机构要将筛查发现的疑似肺结核患者转到进一步检查确诊。

2. 要对密切接触者加强卫生宣教和随访观察。随访观察期间一旦出现肺结核可疑症状，应当及时到结核病定点医疗机构就诊检查。

3. 对筛查发现的胸部 X 线检查结果未见异常并且排除活动性肺结核，但结核菌素试验强阳性的密切接触者，在其知情、自愿的基础上可对其进行预防性服药干预；拒绝接受预防性服药干预者应在首次筛查后 3 个月末、6 个月末、12 个月末到结核病定点医疗机构各进行一次胸部 X 线检查。

4. 属地疾控部门一旦发现学校活动性肺结核诊断病例，要及时组织开展病例所在学校师生密切接触者的筛查工作。

5. 病例所在学校应积极配合筛查工作，密切关注与病例同班级、同宿舍学生及授课教师的健康状况，宣传并要求学生进行自我观察，一旦出现咳嗽、咳痰等肺结核可疑症状，应及时到定点医疗机构就诊。

6. 定点医疗机构对前来检查的密切接触者进行筛查后，填写《肺结核患者密切接触者筛查情况一览表》（详见附件 2）。

七、潜伏感染者的预防性治疗

在排除活动性肺结核的情况下，对结核潜伏感染者进行预防性治疗是减少结核病潜伏感染者发病的有效途径，也是学校控制结核病疫情的一项重要措施。对学生潜伏感染者预防性服药的治疗管理，学校要在疾控机构指导下，指定专人（校医、辅导员或班主任）督促服药对象按时服药、按期接受随访复查，做好记录；定点医疗机构在服药对象每次配药及随访复查时，应对其进行结核病健康知识宣教；对不规律服药或未完成全疗程服药的对象，应在首次筛查后 3 个月末、6 个月末和 12 个月末随访胸部 X 线检查。

八、学校结核病感染控制

结核病感染控制主要由组织管理和三种控制措施组成。三种控制措施包括管理措施、环境和工程控制及个人防护。组织管理主要包括制定相关政策、计划，评估感染风险，实施监控与评价等，为三种控制措施有效实施提供保障。

（一）管理措施

学校结核病感染控制管理措施是通过采取一系列的干预措施，降低患者感染他人的风险。

1. 肺结核患者的早发现、早诊断 为达到学校肺结核患者的早发现和早诊断，一方面通过学校结核病疫情主动监测如日常晨检、因病缺勤追踪、学生入学体检、毕业生体检和教职员工每年常规体检等措施，以尽早发现结核病可疑症状者；另一方面是对学校肺结核病例的密切接触者筛查，以尽早发现潜伏感染者和活动性肺结核患者。学生结核病患者早发现、早诊断，可缩短患病学生与同学和老师在学校密切接触的时间，从而降低密切接触者的感染风险。

2. 肺结核患者的早分开、早隔离 对确诊的传染性肺结核患者应迅速隔离，避免与师生和其他易感人群密切接触。对咳嗽、咳痰等症状明显的菌阴肺结核患者也应采取隔离措施。另外，患者休学治疗也是降低结核病在师生中传播风险的隔离措施。

3. 肺结核患者的早治疗 对学校肺结核患者尽早予以正确治疗，能使患者咳嗽咳痰等症状得到有效改善，特别是传染性肺结核患者的痰菌迅速阴转，缩短传染期，从而降低患者在治疗过程中感染他人的风险。

4. 肺结核患者的咳嗽礼仪教育 应对结核病患者和结核病可疑症状者进行咳嗽礼仪宣传教育，内容包括咳嗽、咳痰、打喷嚏时避免正对他人；咳嗽时用手帕或纸巾、衣袖遮捂口鼻，并将带有痰液的手帕或纸巾进行焚烧处理；使用带盖的痰盂等。使其掌握预防结核分枝杆菌传播的简单措施，降低飞沫核传播的风险。

（二）环境和工程控制

室内空气中的微生物主要来源为飞沫，人在深呼吸、说话、打喷嚏时，会将寄生于口腔、咽喉部位的微生物以飞沫的形式散布到空气中，随着人在室内的活动，悬浮于空气中的微生物污染空气，特别是室内有呼吸道疾病患者时，在室内空气中可查找到相应的病原菌。学校结核病感染控制的环境和工程控制措施主要包括通风和消毒。一般教室、校舍等公共场所的空间相对密闭，空气流通较少。对结核病患者隔离治疗后，应对患者所在的教室、宿舍采取以下措施：

1. 通风 通风是将新鲜的室外空气或经过滤处理的室内空气排入室内或密封环境内，与室内污染空气混合，并随气流排出此空间，以提高室内空气质量的过程。通风稀释了室内可吸入感染性微滴核的浓度，能达到降低结核分枝杆菌空气传播的目的。通风的类型包括自然通风（开窗通风）、机械通风（如电风扇、排气扇和中央空调）、自然机械混合通风和温度控制通风（冬季热温空调、加热器等）四种。

定时开窗通风换气是降低室内微生物密度的有效方法。研究证实，在室内空气与外界流通的状况下，开窗通风最初 30 分钟内微生物可减少 77.3%～79.3%，75 分钟内可减少 96.4%～99.5%，140 分钟后则基本查不到细菌，说明通风换气是十分简便且行之有效的净化室内空气的方法。教室和宿舍的通风根据实际情况，可采取自然通风、机械通风或混合通风等方式。通风量和通风方向是评估通风效果的 2 个因素。无论天气如何，每天均应定时开窗通风，最佳时间为上午 9 时、下午 3 时左右，至少通风一次，每次通风时间不小于 70 分钟。通风方向应背离师生活动所处的位置，将气体从教室（宿舍）的后面排放到室外，而不是排放到师生活动场所。

此外，加强教室、宿舍、图书馆等人群聚集场所的通风换气，保持室内空气流通的同时，要做好校园环境的清扫保洁，消除卫生死角。

2. 消毒　根据杀菌原理，空气消毒可以分为物理消毒和化学消毒。物理消毒包括紫外线灯照射、静电吸附和空气过滤等方法。化学消毒主要包括用消毒剂熏蒸，如过氧乙酸熏蒸或喷雾，或用含氯消毒剂、过氧乙酸进行超低容量喷雾消毒等。

教室和宿舍常用的消毒方法如下：

（1）紫外线照射消毒：在医疗卫生机构感染控制人员的指导下，对通风不良的教室和宿舍采用紫外线灯照射消毒，在每天室内无人时开灯消毒不少于 30 分钟。

（2）过氧乙酸消毒：一般用于传染源已经隔离治疗或病情好转不再具备传染性时进行的消毒（终末消毒）。0.5% 的过氧乙酸溶液对物品浸泡消毒，5 分钟可杀灭结核分枝杆菌；0.2%～0.4% 的过氧乙酸溶液对污物表面、地面喷洒消毒，30～60 分钟达到消毒要求；0.5% 的过氧乙酸溶液密闭门窗熏蒸 2 小时后开窗通风，能达到空气消毒的效果。

不建议每日使用化学消毒剂（含氯消毒剂、过氧乙酸、戊二醛、二氧化氯等）进行空气消毒。

（3）采用太阳光照射也是杀灭结核分枝杆菌的有效方法。将患者的被褥、衣物、书籍等用品放在太阳下暴晒 3～4 小时，也可达到杀菌效果。

（三）个人防护

在学校结核病感染控制工作中，做好个人防护是降低结核分枝杆菌感染风险的有效措施之一。不同人群防护如下：

1. 学生肺结核可疑症状者或肺结核患者，特别是传染性肺结核患者，应佩戴医用外科口罩，以阻止患者将结核分枝杆菌传播给其他师生和家人。

2. 密切接触者应尽快与传染期的患者分开，督促患者及时住院隔离治疗。在患者住院期间也要尽量少到医院探视，若必须探视患者时，应佩戴医用防护口罩。此外，要积极到定点医疗机构接受结核病筛查，如果发现已受到结核分枝杆菌感染，要及时预防性治疗，以防止结核病发生。

3. 全校师生要掌握结核病防治核心知识，养成良好的卫生习惯，不随地吐痰，咳嗽、打喷嚏时要掩住口鼻，不要对着他人。进入结核病传染高风险区时，要佩戴医用防护口罩，并尽量缩短停留时间。

（白丽琼）

附件 1

肺结核流行病学个案调查表

国标码□□□□□□   病例编码□□□□

1. 一般情况

1.1 姓名：_____电话：_____

1.2 性别：（1）男   （2）女

1.3 出生日期：_____年_____月_____日（年龄：_____岁）

1.4 职业：（1）学生   （2）教师   （3）其他（_____）

1.5 文化程度：（1）学龄前儿童   （2）小学   （3）初中   （4）高中或中专
     （5）本科或大专   （6）研究生   （7）博士   （8）文盲   （9）其他_____

1.6 学校：_____
     专业：_____
     年级：_____
     班级：_____
     班级人数：_____人

1.7 宿舍：_____栋_____室
     居住人数：_____人
     宿舍面积：_____平方米
     宿舍通风：（1）不开窗通风   （2）不定时开窗通风   （3）每日开窗通风
     宿舍环境卫生：_____（1）好   （2）一般   （3）差

1.8 学生家庭住址：_____
     家庭居住面积：_____平方米
     居住人数：_____人
     家庭通风：（1）不开窗通风   （2）不定时开窗通风   （3）每日开窗通风
     家庭环境卫生：_____（1）好   （2）一般   （3）差

2. 发病及诊疗情况

2.1 首次就诊原因：（1）因症就诊   （2）体检发现异常   （3）接触者筛查
     （4）其他_____

2.2 是否有症状：（1）有   （2）无
     首次症状出现时间：_____年_____月_____日

2.3 首次症状：（1）咳嗽   （2）咳痰   （3）咯血或血痰   （4）胸痛
     （5）胸闷或气短   （6）低热   （7）盗汗   （8）乏力   （9）食欲减退
     （10）消瘦   （11）其他（_____）

2.4 首次症状自我感觉严重程度：（1）轻   （2）中   （3）重

2.5 诊疗经过

就诊次序	就诊日期 （年月日）	就诊主要原因	就诊单位	诊断结果	治疗情况
1					
2					
3					

2.6 结核菌素试验（PPD）结果：_____（mm）×_____（mm）

　　试验日期：_____年_____月_____日

2.7 胸部 X 线检查异常情况

　　左（1）有（若有，请标明，上，中，下）　（2）无

　　右（1）有（若有，请标明，上，中，下）　（2）无

　　空洞（1）有　（2）无

　　粟粒（1）有　（2）无

2.8 痰菌实验室检查结果

　　痰涂片结果：（1）阴性　（2）阳性　（3）已查，等待结果　（4）未查

　　培养结果：（1）阴性　（2）阳性　（3）污染　（4）已查，等待结果　（5）未查

　　药敏结果：利福平：（1）耐药　（2）敏感　（3）污染　（4）未做

　　　　　　　异烟肼：（1）耐药　（2）敏感　（3）污染　（4）未做

　　　　　　　乙胺丁醇：（1）耐药　（2）敏感　（3）污染　（4）未做

　　　　　　　吡嗪酰胺：（1）耐药　（2）敏感　（3）污染　（4）未做

　　　　　　　乙链霉素：（1）耐药　（2）敏感　（3）污染　（4）未做

　　菌型鉴定结果：（1）人型　（2）牛型　（3）非结核分枝杆菌　（4）其他

2.9 诊断分型：（1）Ⅰ型　（2）Ⅱ型　（3）Ⅲ型　（4）Ⅳ型　（5）Ⅴ型

3. 确诊和治疗情况

3.1 确诊日期：_____年_____月_____日

3.2 网络直报时间：_____年_____月_____日

3.3 确诊医疗机构：_____

3.4 诊断结果：_____

3.5 是否已接受抗结核治疗：（1）是（2）否

　　始治时间：_____年_____月_____日

　　治疗方案：_____

　　取药地点：_____

3.6 治疗管理方式：（1）休学住院治疗　（2）休学居家治疗　（3）未休学在校治疗

3.7 确诊后是否休学：（1）是　（2）否

　　如是，休学开始日期：_____年_____月_____日

　　是否向学校办理病休手续：（1）是　（2）否

3.8 是否已在结核病防治机构登记：（1）是　（2）否

3.9 登记日期：_____年_____月_____日

3.10 登记分类：（1）新患者 （2）复发 （3）返回 （4）初治失败 （5）其他

4. 既往病史和接触史

4.1 既往结核病史：（1）有（时间：_____年） （2）无

4.2 有无并发症：（1）慢性肝病史 （2）慢性肾病史 （3）糖尿病史（4）硅沉着病
（5）其他_____ （6）无

4.3 吸烟史：（1）现在吸（_____支/天） （2）以前吸（_____支/天），现在不吸
（3）从不吸

4.4 卡介苗接种史：（1）有 （2）无

4.5 发病前，家庭成员有无结核病患者？（1）有 （2）无
若有，患者姓名或身份_____，
是否与患者密切接触？（1）是 （2）否

4.6 发病前，同班级有无结核病患者？（1）有 （2）无
若有，患者姓名_____，
是否与患者密切接触？（1）是 （2）否

4.7 发病前，同宿舍有无结核病患者？（1）有 （2）无
若有，患者姓名_____，
是否与患者密切接触？（1）是 （2）否

5. 营养和其他健康状况

5.1 营养状况：（1）好 （2）一般 （3）差

5.2 睡眠状况：（1）好 （2）一般 （3）差
熬夜频次：（1）每天熬夜 （2）每周1次 （3）每月1次 （4）偶尔 （5）从不

5.3 学习压力：（1）大 （2）一般 （3）小
平均每周课时：_____课时（通常以45分钟为1课时）

5.4 生活压力：（1）大 （2）一般 （3）小
平均月生活费：_____元

5.5 工作压力：（1）大 （2）一般 （3）小

5.6 锻炼身体：（1）经常 （2）偶尔 （3）几乎不

6. 发病后的活动范围

6.1 上课教室是否固定：（1）是 （2）否
上课座位是否固定：（1）是 （2）否

6.2 患者从发病至确诊前的上课地点

教室	起始时间	终止时间	同教室学生人数	同楼层教室学生人数

绘出班级座位及教室分布图：

6.3 宿舍更换频次：（1）从不更换　（2）每年1次　（3）每学期1次

6.4 患者从发病至确诊前的宿舍

宿舍	起始时间	终止时间	同宿舍学生人数	同楼层宿舍学生人数

绘出宿舍分布图：

6.5 患者从发病至确诊前的居住地点（家庭）

家庭地址	起始时间	终止时间	同家庭成员数	房间数	房间分配

绘出家庭分布图：

调查时间：_____年_____月　　　　　　　　调查单位：

调查者：

附件2

肺结核患者密切接触者筛查情况一览表

姓名	性别	年龄	现住址	与病例的关系①	联系方式	接触地点②	接触方式③	检查时间	肺结核症状						PPD检查		胸部X线检查结果	结核病病原学检查			筛查结果					
									咳嗽咳痰	咯血	发热	胸痛	乏力盗汗	其他	平均直径/mm	未做		病原学阳性	病原学阴性	未查	活动性肺结核			疑似肺结核	结核潜伏感染	其他
																					病原学阳性	病原学阴性	未查痰			

①与病例的关系：同学、师生、同事、家属、室友、其他等；②接触地点：教室、宿舍、食堂、图书馆、办公室、其他等；③接触方式：同教室、同宿舍、同家庭、同办公室等。

第四节　学校结核病突发公共卫生事件的规范处置

学校结核病突发公共卫生事件严重影响当地学生的身体健康和学校的正常教学、生活秩序。疫情发生后，若能及时科学地进行处置，可降低疫情影响和危害，维持社会和谐稳定。

一、学校结核病突发公共卫生事件定义

突发公共卫生事件是指突然发生，造成或者可能造成社会公众健康严重损害的重大传染病疫情、群体性不明原因疾病、重大食物和职业中毒以及其他严重影响公众健康的事件。

由于结核病是一种慢性传染病，结核分枝杆菌的繁殖慢，感染后到出现免疫应答以及发病的时间较长，所以其与流行性感冒、水痘、手足口等急性传染病不同，一般不会在传染源刚发现后立即出现大量患者。但结核病是呼吸道传播疾病而且人群普遍易感，所以传播很容易实现，尤其是在学校人群拥挤和通风不佳的环境下，传播更容易实现。此外，学生的免疫系统发育不全和不稳定等因素，导致学生感染后的发病概率比一般人群感染后的发病概率高，一般人群感染后一生中有 5%~10% 的发病概率，最高的可以超过 50%。因此，不少学校在首例患者出现后，如果防控不力，在一段时间后就会陆续或集中出现不少患者，造成学生健康受损的学校结核病突发公共卫生事件。

不同的传染病对构成突发公共卫生事件的条件不一样，在《学校结核病防控工作规范（2017 版）》中定义的学校结核病突发公共卫生事件为：一所学校在同一学期内发生 10 例及以上有流行病学关联的结核病病例，或出现结核病死亡病例。

从定义来看，构成学校结核病突发公共卫生事件有几个要素，从覆盖范围看是在一所学校内；从时间跨度看是在一个学期内；从发生频率看是 10 例及以上有流行病学关联或虽然不到 10 例但出现结核病死亡病例，同时满足这几个要素才定义为学校结核病突发公共卫生事件。

此外《学校结核病防控工作规范（2017 版）》还规定，确定学校结核病突发公共卫生事件的部门为县级及以上卫生行政部门，学校所在地的县区级卫生行政部门应当根据现场调查和公共卫生风险评估结果，判断是否构成突发公共卫生事件。县区级以上卫生行政部门也可根据防控工作实际，按照规定工作程序直接确定学校结核病突发公共卫生事件。

二、事件的核实与上报

学校结核病突发公共卫生事件发生后，卫生行政部门应立即会同教育行政部门及时进行初步调查与核实，并组织专家进行风险评估。如确认发生突发公共卫生事件，应当按照《国家突发公共卫生事件应急预案》等规定，确定事件级别并在规定时间内报告。

（一）事件确认与上报

县区级疾病预防控制机构通过疫情监测或筛查处置，经初步现场调查核实，发现某学校结核病疫情达到结核病突发公共卫生事件的标准，则应立即向县区级卫生行政部门进行

报告。

当地卫生行政部门会同教育行政部门及时组织对学校结核病突发公共卫生事件进行调查与核实，并组织相关专家进行评估。如确认构成突发公共卫生事件，应当按照《国家突发公共卫生事件应急预案》等规定，确定事件级别。

根据突发公共卫生事件的性质、危害程度、涉及范围，将突发公共卫生事件划分为特别重大（Ⅰ级）、重大（Ⅱ级）、较大（Ⅲ级）和一般（Ⅳ级）四级。卫生行政部门应当在事件确认后2小时内向上级卫生行政部门和同级政府报告，并告知同级教育行政部门。

疾病预防控制机构同时撰写书面初次报告，于24小时内上报同级卫生行政部门。报告的内容包括：学校基本情况、疫情概况、流行病学特征、已采取的处理措施、初步发生原因、风险评估和下一步建议，格式如下：

（1）前言和概要：概述本次事件的发生和简要经过等。

（2）学校基本情况：主要包括疫情（事件）发生地的单位名称、性质（公办/民办，寄宿制/非寄宿制）、地理位置（城市/农村）、年级班级分布、教职员工和学生数量，建筑布局（教室和宿舍分布、人均使用面积等）、教学及生活环境（通风情况等）、卫生情况，校医配备情况等。

学校结核病日常防控措施落实情况（体检、晨检、因病缺勤的病因追踪等），既往学校结核病发生情况等。

（3）疫情（事件）概况（包括发生发展经过）：主要包括首发病例（班级、宿舍，发现时间，发现方式，症状出现时间，就诊过程，确诊时间，大疫情报告时间等），接触者筛查前的主动就诊，病例发病、就诊、确诊、报告全过程，及后续筛查发现患者的情况（病原学结果）。附诊断和疑似患者个案一览表。

（4）流行病学特征：本次疫情的时间、空间（患者教室、宿舍分布图）、性别、年龄等分布。

（5）已采取（计划采取）的处理措施：针对不同部门开展的工作，分别进行描述，区分已落实工作和计划开展工作。包括：组织领导及经费保障等措施，接触者筛查情况（筛查方式、筛查范围、筛查时间、应筛查人数、实际筛查人数、异常人数、诊断和疑似患者数等），已诊断患者的治疗管理及休复学情况，预防性服药实施情况，健康教育，舆情监测及心理疏导情况，加强晨检、因病缺勤病因追踪及登记情况，校园卫生及消毒执行情况。

（6）疫情发生原因分析：初步判定疫情发生相关因素，重点说明防控薄弱环节。

（7）风险评估和疫情研判：判定疫情未来发展风险。

（8）下一步处置计划：对疫情处置提出下一步计划。

（二）网络报告及其要求

县区级疾病预防控制机构为学校结核病突发公共卫生事件的责任报告单位，各级卫生行政部门负责对突发公共卫生事件相关信息报告工作进行监督和管理，在学校结核病突发公共卫生事件确认后，2小时内通过国家突发公共卫生事件信息报告系统进行网络初次报告，同时启动学校结核病突发公共卫生事件现场流行病学调查和处置程序。

三、应急处置

突发公共卫生事件发生后，卫生行政部门应当组织专家对事件进行综合评估，初步判断突发事件的类型，提出是否启动突发公共卫生事件应急预案的建议。

学校发生结核病突发公共卫生事件后，应在当地政府的领导下，严格按照《学校结核病防控工作规范（2017版）》和《突发公共卫生事件应急条例》及相关文件要求，立即启动相关应急预案，落实各项应急响应措施，规范开展应急处置工作，最大限度减少突发公共卫生事件对学生健康造成的危害，保障师生身心健康和生命安全，保持学校和社会稳定。

在学校结核病突发公共卫生事件现场调查处置过程中，应遵循边调查、边处置、边完善的原则。

（一）建立相关组织

突发公共卫生事件发生后，当地卫生行政部门依照相关规定，在当地政府统一领导下，负责组织、协调突发公共卫生事件应急处置工作，并根据突发公共卫生事件应急处置工作的实际需要，报告当地政府启动突发公共卫生事件应急指挥机构，一般由政府分管领导为组长，成员包括卫生、教育、宣传、公安、食药监、财政等部门相关领导，负责处置工作的组织、指挥和协调。办公室设在卫生行政部门。

同时要成立疫情防控、医疗救治、维稳宣传、后勤保障等相关专业组织。

疫情防控组主要由疾病预防控制机构、定点医疗机构、卫生监督机构等有关专业人员组成，负责疫情调查和处置，监督防控措施的落实。

医疗救治组主要由医疗机构相关专业人员组成，负责结核病患者或疑似患者的诊断和治疗、休复学建议、感染者的预防性服药工作。

维稳宣传组由宣传部、教育、卫生等部门组成，负责学校师生健康教育、安抚和人文关怀、媒体沟通和舆论的正确引导。

后勤保障组由卫生、教育、财政部门组成，负责应急药品试剂物资的供应和防控、医疗救治经费保障。

（二）现场流行病学调查

1. 现场调查前的准备 在现场流行病学调查前必须做好相关准备工作，包括人员准备：组建由流行病学、临床、放射、实验室检测等专业人员组成调查组，必要时可请求上级业务主管部门提供技术援助。同时，要求事件发生学校做好各项准备工作，配合现场调查和应对处置。此外要制定好调查方案，并准备好现场调查处置所需的记录本、现场调查表（现场基本情况调查表、患者个案调查表和密切接触者调查表）、TST皮试用品、采样器材、消杀药品和器械、宣传材料等。

2. 现场调查前的健康教育工作 现场调查前，县区级疾病预防控制机构与学校要密切配合，共同做好事件发生所在地学校的健康教育工作。主要宣传结核病防治的核心信息，向学校师生提供有关结核病防治相关知识、疫情发生和控制的信息，使学生主动配合接受相关调查和检查，消除事件发生学校师生的恐慌心理，维持学校正常的教学和生活秩序。

3. 现场流行病学调查

（1）召开座谈会：调查开始时，一般首先召开座谈会，由教育行政部门、卫生行政部门、学校领导，以及校医、学生、教师代表，疾病预防控制机构、学校卫生机构等有关人员参加，听取事件发生经过和处理过程汇报，了解事件发生和处理过程。

（2）现场基本情况调查：调查事件发生学校的基本情况，包括学校的总体布局，年级（班级）组成及人数，在校学生数、教职员工数、学生来源，教室和宿舍的容量和分布，学校校医的配置、学校传染病常规防治工作的开展情况等；并通过现场走访，实地考察结核病患者所在班级、宿舍、食堂、图书馆、计算机房等公共场所环境卫生情况等。

（3）事件发生情况调查：开展病例主动搜索，逐例核实已发现病例的诊断。按照病例发生的时间顺序整理、汇总确诊和疑似病例的详细个案信息，了解首发病例和后续病例的发病、就诊、诊断和治疗处理过程，分析患者的时间分布、班级及宿舍分布、患病人群特征分布及相互间的流行病联系等，以及当地已采取的处理措施和下一步工作安排等，并对事件的规模和严重程度作出综合判断。

应根据事件发生情况的调查结果，及时撰写相关报告，报告事件的发展过程、势态评估、处置进程、控制措施、事件发生原因等内容。向事件发生所在地的县区级卫生健康行政部门、学校和上一级疾病预防控制机构（结核病定点医疗机构）进行报告。

（4）确诊患者的个案调查：对所有确诊的肺结核患者开展详细个案流行病学调查。调查内容包括：患者的基本情况，发病、就诊和诊疗经过，发病后的主要活动，诊断治疗情况，目前的健康状况等。通过调查活动性肺结核患者尤其是传染性肺结核患者出现症状后的学习、生活经历，确定与其发生密切接触的人员范围及人员名单。

（5）获得接触者名单并开展接触者筛查：将确诊患者流行病学个案调查获得的所有接触者信息填写在肺结核患者密切接触者筛查一览表中，并开展筛查。

（6）开展传染源和传播链的调查：结合流行病学个案调查和密切接触者调查及筛查结果，详细分析首发病例及后续病例在时间、空间分布上的联系，初步判断引起本次事件可能的传染源和传播链。

传染源、传播链的确定要依据实验室 DNA 指纹同源性分析结果。事件发生学校中确诊的活动性肺结核患者必须留取其痰标本，开展涂片、培养、药敏检查，对培养获得的结核分枝杆菌分离株尽可能送有资质的实验室进行菌种鉴定、基因分型和 DNA 指纹同源性分析，判断患者之间是否存在分子流行病学关联。

（三）现场控制措施

1. 加强确诊患者和疑似患者的管理

（1）确诊肺结核患者：对确诊的肺结核患者要及时转诊至属地结核病定点医疗机构进行治疗，建立患者病案记录，按照《中国结核病防治规划实施工作指南》中确定的化疗方案对患者进行规范治疗和全程督导管理。

（2）疑似肺结核患者：疑似肺结核患者要密切进行医学观察，采取各种方法进一步明确诊断，疑似肺结核者一经确诊，应严格按照确诊肺结核患者进行治疗管理。

2. 接触者筛查后的处理 2014 年 11 月 20 日 WHO 发布了《潜伏结核感染管理指南》，建议对高危人群进行结核病筛查和系统治疗，高风险人群主要为两类，一是由于各种临床或其他因素造成免疫功能低下的人群；二是可能暴露于结核病患者的人群，包括成人及儿童结核病密切接触者、羁押人群、卫生工作者、结核病高负担地区的移民、流浪者等。2015 年 WHO 提出终止结核病策略，其中结核潜伏感染者系统性诊断和治疗比例超过

90% 成为策略的一部分重要内容。PPD 试验、C-TST 试验或者 IGRA 试验阴性的高危接触者也需要先进行预防性服药，并在 8~10 周后再进行一次胸部 X 线检查和 PPD 试验，如果试验为阴性则停止预防性服药。根据英国国家临床规范研究所（National Institute for Clinical Excellence，NICE）指导方针要求，来自结核病高负担国家（结核病发病率 >40/10 万）的儿童要全部进行活动性和潜伏结核病的筛查。

我国《学校结核病防控工作规范（2017 版）》对学校结核病突发公共卫生事件处理过程中接触者筛查后的不同结果对象处理要求如下：

（1）单纯 TST 检测强阳性者：应进行预防性治疗，并尽量提高预防性治疗的覆盖面和完成率，以减少续发病例。对于未进行预防性治疗的强阳性者，应加强健康监测和随访观察，在首次筛查后 3 个月末、6 个月末、12 个月末各进行一次胸部 X 线检查，出现肺结核可疑症状及时就医。

（2）TST 检测一般阳性和阴性者：应加强随访观察并开展健康教育，一旦出现肺结核可疑症状要及时就医。对密切接触者中初次筛查结核菌素皮肤试验非强阳性者，应当在 2~3 个月后再次进行结核菌素皮肤试验筛查，以便早期发现初次筛查时仍处于窗口期的新近感染者。

3. **主动监测学生的健康状况**　发生事件的中小学校及托幼机构要加强每日晨检、因病缺勤病因追查及登记工作；高等院校则要建立健全宿舍、班级、院（系）、学生处和校医院等学生健康状况信息收集报送渠道，及时发现疑似肺结核患者或肺结核可疑症状者。

4. **不断强化健康教育工作和心理疏导**　健康教育应贯穿疫情处置整个过程，学校结核病突发公共卫生事件发生后，学校应当在医疗卫生机构的指导和协助下，强化开展全校师生及学生家长结核病防治知识的健康教育和心理疏导工作，及时消除其恐慌心理，稳定情绪，做好人文关怀，维持学校正常的教学和生活秩序。

5. **做好学校的环境卫生工作**　学校要加强环境卫生管理，并在卫生部门的指导下做好相关场所的消毒工作。对确诊患者和疑似患者的痰液进行严格消毒，对患者学习、居住、生活的环境进行消毒，同时加强公共场所如教室、宿舍、图书馆、计算机房等人群密集场所的开窗通风换气，保持空气流通。

（四）事件发生、发展、控制过程的报告

事件发生、发展、控制过程的报告分为初次报告、进程报告、结案报告。

1. **初次报告**　报告内容包括事件名称、初步判定的事件类别和性质、发生地点、发生时间、发病人数、死亡人数、主要的临床症状、可能原因、已采取的措施、报告单位、报告人员及联系方式等。

2. **进程报告**　报告事件的发展与变化、处置进程、事件的诊断和原因或可能因素、势态评估、控制措施等内容。同时，对初次报告的《突发公共卫生事件相关信息报告卡》进行补充和修正。

重大及特别重大突发公共卫生事件至少按日进行进程报告。其他时间根据事件发展和处置情况适时开展进程报告。

3. **结案报告**　事件结束后，应进行结案信息报告。突发公共卫生事件结束后，由相应级别卫生行政部门组织评估，在确认事件终止后 2 周内，对事件的发生和处理情况进行总结，分析其原因和影响因素，并提出今后对类似事件的防范和处置建议。

（五）媒体沟通

学校结核病突发公共卫生事件发生后，常会引起学生、家长、社会和媒体关注，有关部门要按照规定做好信息发布工作，信息发布要及时主动、准确把握，实事求是，正确引导舆论，注重社会效果。

与媒体沟通时一定要注意及时建立采访审批制度，指定对外发言人，如涉及学校、卫生、疾控等多个发言人时，一定做好沟通，保持口径的一致性，并要快速反应、及时发声，及时通报学校结核病疫情防控进展和当地部门已采取的防控措施，满足媒体和公众的信息需求。

此外，随着互联网的普及，公众越来越多通过网络获取疫情信息。相关机构适时举办在线访谈，可以充分调动系统内优质资源，与网民开展在线交流。并注意用好官方网站、微博和微信客户端，可以利用官方微信、微博等渠道对发布的信息进行补充，例如结核病的传播途径、症状等基本知识等，供公众长期随时查看，也为媒体提供了更多的报道素材。

四、应急响应终止和事件总体评估

（一）应急响应终止

通过综合防控措施使学校结核病突发公共卫生事件得到有效控制后，截至到最后 1 例患者被发现为止，事件发生学校连续 3 个月再未出现跟本次事件存在流行病学关联的肺结核患者，经专家组综合判定并报同级卫生行政部门和上级疾病预防控制机构评估批准，可决定本次现场应急处置工作终止。

事件应急处置工作终止后，县区级卫生行政部门应组织评估，在确认事件终止后 2 周内，形成结案报告，报同级人民政府、上级卫生行政部门，并抄送上级业务主管部门。

学校发现的后续患者的治疗、管理工作要纳入常规结核病防治工作。

（二）事件评估

卫生和教育行政部门应当及时了解医疗卫生机构和学校各项应急响应措施的落实情况，对应急处置情况组织开展综合评估，包括事件的危害程度、发展趋势、所采取的措施及效果等。

1. **首例病例发现的及时性** 主要根据病例出现肺结核可疑症状到确诊为肺结核之间的时间，评价是否存在就诊延误、诊断延误，以及医疗机构传染病报告及时性，是否存在漏报。

2. **事件处置的及时性** 主要根据首例病例确诊报告到启动疫情调查处置之间的时间，评价是否在规定时间实施调查核实，并及时开展密切接触者筛查及其他各项措施等。

3. **处置措施是否适当** 包括是否开展了流行病学调查，接触者筛查是否遵循了"密切→一般→偶尔接触"的顺序开展，筛查覆盖率的高低，结核病筛查是否按 15 岁以下和 15 岁及以上不同人群要求进行 TST 筛查和胸部 X 线检查，预防性治疗覆盖率的高低、休复学管理的执行情况等。

4. **处置的结果评价** 事件处置一定时间后，是否发生续发病例以及续发病例的数量，是否发生师生家长不稳定事件，是否发生舆情事件等。

5. 事件的发展趋势 根据相关处置手段和防控措施的落实情况，以及接触者感染情况，分析研判后续病例发生的风险等。

（陆 伟 竺丽梅 刘 巧）

参考文献

[1] 中华人民共和国卫生部 . 卫生部关于印发《健康体检管理暂行规定》的通知：卫医政发〔2009〕77 号 [A/OL]. (2009-08-05). http://www.gov.cn/zwgk/2009-08/21/content_1398269.htm.

[2] 肖东楼，赵明刚，王宇 . 中国结核病防治规划实施工作指南 [M]. 北京：中国协和医科大学出版社，2009.

[3] 中华人民共和国国家卫生健康委员会 . 中国结核病预防控制工作技术规范 (2020 年版)[EB/OL]. (2020-04-14). https://www.sohu.com/a/387919909_771405.

[4] 郭婉如，邝浩斌，GUO W R，等 . 健康检查发现新发肺结核 200 例临床分析 [J]. 临床肺科杂志，2010，15(07):962-963.

[5] 庞学文，兰晓霞，扎拉嘎胡 . 不同发现方式在肺结核病人发现中的作用 [J]. 现代预防医学，2007，34(4): 834-839.

[6] 中共中央国务院 . 关于加强青少年体育增强青少年体质的意见 [EB/OL].(2007-05-07). http://www.gov.cn/jrzg/2007-05/24/content_625025.htm.

[7] 中华人民共和国教育委员会 . 学校卫生工作条例：中华人民共和国国家教育委员会令第 10 号 [EB/OL]. (1990-06-04). http://www.moe.gov.cn/s78/A17/twys_left/moe_943/moe_793/tnull_9866.html.

[8] 教育部，卫生部，财政部 . 国家学校体育卫生条件试行基本标准 [EB/OL].(2008-06-09). http://www.moe.gov.cn/srcsite/A17/moe_938/s3273/200806/t20080612_88635.html.

[9] 教育部，卫生部 . 中小学生健康体检管理办法 [EB/OL].(2008-06-27). http://www.moe.gov.cn/jyb_xxgk/gk_gbgg/moe_0/moe_1964/moe_2431/tnull_39088.html.

[10] WATTJES A, KARATHANA M, KRACKHARDT B, et al. The School Entry Health Examination: A Critical View of History and Status Quo[J]. Gesundheitswesen, 2018, 80(4): 310-316.

[11] LEWALLEN T C, HUNT H, POTTS D W, et al. The Whole School, Whole Community, Whole Child Model: A New Approach for Improving Educational Attainment and Healthy Development for Students[J]. Journal of School Health, 2015, 85(11): 729-739.

[12] 中华人民共和国卫生部 . 结核病防治管理办法：中华人民共和国卫生部令第 92 号 [EB/OL]. (2013-03-24). http://www.gov.cn/gongbao/content/2013/content_2396617.htm.

[13] 上海市卫生和计划生育委员会，上海市教育委员会 . 关于印发《上海市学校结核病防控工作规范 (2018 年版)》通知 [EB/OL].(2018-07-05). http://wsjkw.sh.gov.cn/zdjb-zcwj/20191014/0012-65425.html.

[14] 马骁 . 健康教育学 [M]. 北京：人民卫生出版社，2010.

[15] 王书梅 . 学校健康教育与健康生活方式的建立 [J]. 中国学校卫生，2003, 24(06): 555-556.

[16] 成诗明，周林，赵顺英，等 . 中国儿童结核病防治手册 [M]. 北京：人民卫生出版社，2017.

[17] 教育部，卫生部 . 关于印发《农村寄宿制学校生活卫生设施建设与管理规范》的通知：教体艺〔2011〕5 号 [EB/OL].(2011-08-16). http://www.moe.gov.cn/srcsite/A17/moe_943/moe_948/201108/

t20110816_124983.html.

[18] CDC. School health index:A self-assessment and planning guide-elementary school[EB/OL].2017. https://www.cdc.gov/healthyschools/shi/pdf/Elementary-Total-2017.pdf.

[19] CDC.School health index:A self-assessment and planning guide-middle school/high school[EB/OL]. 2017. https://www.cdc.gov/healthyschools/shi/pdf/Elementary-Total-2017.pdf.

[20] 王黎霞, 成诗明, 何广学, 等. 中国结核感染预防控制手册 [M]. 北京:中国协和医科大学出版社, 2010.

[21] 贾忠伟, 陆祖宏. 结核病种群生物学 [M]. 北京:人民卫生出版社, 2017.

[22] 陈明亭, 杨功焕. 我国疾病监测的历史与发展趋势 [J]. 疾病监测, 2005, 20(03):113-114.

[23] WAGNER M M, TSUI F C, ESPINO J U,et al.The emerging science of very early detection of disease outbreaks[J]. J Public Health Manag Pract, 2001, 7(6): 51-59.

[24] 杜昕, 黄飞, 陈伟, 等. 我国结核病监测工作的发展与改进 [J]. 中国防痨杂志, 2012(12): 757-759.

[25] BUEHLER J W, HOPKINS R S, OVERHAGE J M, et al. Framework for evaluating public health surveillance systems for early detection of outbreaks: recommendations from the CDC Working GrouP〔J〕. MMWR Recomm Rep, 2004, 53(5):1-11.

[26] HENNING K J. What is syndromic surveillance?〔J〕. MMWR Morb Mortal Wkly Rep, 2004, 53(Suppl): 5-11.

[27] KOM C A, DE SERRES G, DOUVILLE F M, et al.School absenteeism as an adjunct surveillance indicator:experience during the second wave of the 2009 H1N1pandemic in Quebec,Canada[J]. PLoS One, 2012, 7(3): e34084.

[28] WENG T C, CHAN T C, LIN H T, et al. Early detection for cases of enterovirus- and influenza-like illness through a newly established school-based syndromic surveillance system in Taipei, January 2010-August 2011[J]. PLoS One, 2015, 10(4): e122865.

[29] CDC. Nationl Syndromic Surveillance Program[EB/OL].2018.https://www.cdc.gov/nssp.

[30] KARA E O, ELLIOT A J, BAGNALL H, et al. Absenteeism in schools during the 2009 influenza A(H1N1) pandemic: a useful tool for early detection of influenza activity in the community?[J]. Epidemiol Infect, 2012, 140(7): 1328-1336.

[31] SASAKI A, HOEN A G, OZONOFF A, et al. Evidence-based tool for triggering school closures during influenza outbreaks, Japan〔J〕. Emerg Infect Dis, 2009, 15(11): 1841-1843.

[32] CHENG C K, CHANNARITH H, COWLING B J. Potential use of school absenteeism record for disease surveillance in developing countries, case study in Cambodia[J]. PLoS One, 2013, 8(10): e76859.

[33] ASHTON R A, KEFYALEW T, BATISSO E, et al. The usefulness of school-based syndromic surveillance for detecting malaria epidemics: experiences from a pilot project in Ethiopia[J]. BMC Public Health, 2016(16): 20.

[34] WHO. Global tuberculosis report 2018 [EB/OL]. 2018. https://www.aidsdatahub.org/sites/default/files/resource/who-global-tb-report-2018.pdf.

[35] ROSEN M J. Chronic Cough Due to Tuberculosis and Other Infections : ACCP Evidence-Based Clinical Practice Guidelines [J]. Chest, 2006, 129(1): 197-201.

[36] JR D A. Macrophage turnover, division and activation within developing, peak and "healed" tuberculous lesions produced in rabbits by BCG [J]. Tuberculosis, 2003, 83(4): 251-260.

[37] PEREZ-VELEZ C M, MARAIS B J. Tuberculosis in children[J]. New England Journal of Medicine, 2012, 367(4): 348-361.

[38] CHIU C M, DO C R, WU J S, et al. Outbreak Investigation and Control Experience of School Tuberculosis in Taipei Region[J]. Epidemiology Bulletin, 2015, 31(20): 177.

[39] 张华君, 张殿春, 周建刚, 等. 宜兴市某职业中学一起结核病聚集性疫情的调查分析 [J]. 环境卫生学杂志, 2017, 01(36): 49-52.

[40] WU X G, PANG Y, SONG Y H, et al. Implications of a school outbreak of multidrug-resistant tuberculosis in Northern China [J]. Epidemiology Infection, 2018, 146(5): 584-588.

[41] 王黎霞, 成诗明, 陈明亭, 等. 2010 年全国第五次结核病流行病学抽样调查报告 [J]. 中国防痨杂志, 2012, 34(8): 485-508.

[42] 任正洪. 2005—2011 年我国肺结核发病的时间流行病学特征及趋势 [J]. 中国卫生统计, 2013, 30(2): 158-161.

[43] SMITH M H. Tuberculosis in children and adolescents [J]. Clinics in Chest Medicine, 1989, 10(3): 381-395.

[44] MARAIS B, GIE R, SCHAAF H, et al. The natural history of childhood intra-thoracic tuberculosis: A critical review of literature from the pre-chemotherapy era [state of the art] [J]. The International Journal of Tuberculosis and Lung Disease, 2004, 8(4): 392-402.

[45] COMSTOCK G W, LIVESAY V T, WOOLPERT S F. The prognosis of a positive tuberculin reaction in childhood and adolescence[J]. American journal of epidemiology, 1974, 99(2): 131-138.

[46] WINSTON C A, MENZIES H J. Pediatric and adolescent tuberculosis in the United States, 2008-2010 [J]. Pediatrics, 2012, 130(6): 1425-1432.

[47] FRANCO R, SANTANA M A, MATOS E, et al. Clinical and radiological analysis of children and adolescents with tuberculosis in Bahia, Brazil[J]. Brazilian Journal of Infectious Diseases, 2003, 7(1): 73-81.

[48] NATIONAL TUBERCULOSIS CONTROLLERS ASSOCIATION, CENTERS FOR DISEASE CONTROL AND PREVENTION. Guidelines for the investigation of contacts of persons with infectious tuberculosis. Recommendations from the National Tuberculosis Controllers Association and CDC [J]. Morbidity & Mortality Weekly Report Recommendations & Reports, 2005, 54(RR-15): 1-47.

[49] 姜洪波, 路希维. 重视学校结核病暴发的应用性研究 [J]. 结核病与肺部健康杂志, 2015, 4(1): 5-8.

[50] ABUBAKAR I, MATTHEWS T, HAEMER D. Assessing an outbreak of tuberculosis in a Primary School, Milan, Italy [J]. Emerg Infect Dis, 2013, 19(3): 485-487.

[51] FACCINI M, CODECASA L R, CICONALI G, et al. Tuberculosis Outbreak in a Primary School, Milan, Italy [J]. Emerging Infectious Diseases, 2013, 19(3): 485-487.

[52] GLOLESI F, BRIGNATZ J, BELLENFANT M. Mycobacterium tuberculosis Beijing outbreak in a school in Massion of rseille, France [J]. Euro Surveill, 2013, 18(2): 20354.

[53] HOME C. Transmission of Mycobacterium tuberculosis in a High School and School-Based Supervision of an Isoniazid-Rifapentine Regimen for Preventing Tuberculosis - Colorado, 2011-2012 [J]. MMWR Morb Mortal Wkly Rep, 2013, 62(39): 805-809.

[54] HUANG Y, ZHONG J, WU Q, et al. Investigation of a large school-based outbreak of tuberculosis infection

in Eastern China [J]. Pediatria Polska, 2016, 91(6): 541-546.

[55] CHEN W, XIA Y, LI X, et al. A tuberculosis outbreak among senior high school students in China in 2011 [J]. Journal of International Medical Research, 2012, 40(5): 1830.

[56] 李源，张峰，高凤华，等. 山东省淄博市 2005—2011 年结核病疫情分析 [J]. 现代预防医学，2014, 41(6): 1130-1134.

[57] 兰美兵，余永莉，张洪武. 贵州省某高校肺结核病暴发的流行病学调查 [J]. 中国现代医生，2009, 47(29): 102-103.

[58] 陈伟，陈秋兰，夏愔愔，等. 2008—2012 年全国学生结核病疫情特征分析 [J]. 中国防痨杂志，2013, 35(12): 948-954.

[59] 吴福玲，马连美，马永红，等. 1992—2005 年 PPD 皮肤试验结果分析 [J]. 中国医院统计，2007, 14(1): 22-24.

[60] WOOD R, RACOW K, BEKKER L G, et al. Indoor Social Networks in a South African Township: Potential Contribution of Location to Tuberculosis Transmission [J]. Plos One, 2012, 7(6): e39246.

[61] 丁虹. 某市高等院校大学生结核病相关知识现况 [J]. 中国学校卫生，2004, 25(5): 588-589.

[62] 莫靖林. 学校结核病疫情防控研究进展及建议 [J]. 中国学校卫生，2017, 38(11): 1749-1752.

[63] 汪雁鹤，龚幼龙. 我国结核病的疫情、原因及其影响因素 [J]. 医学与社会，2003, 16(3): 7-8.

[64] 屠德华. 结核感染的预防性化疗 [J]. 临床药物治疗杂志，2005, 3(2): 32-34.

[65] WORLD HEALTH ORGANIZATION. Guidelines on the management of latent tuberculosis infection[M/OL]. World Health Organization, 2015. https://www.who.int/publications/i/item/9789241548908.

[66] UPLEKAR M, WEIL D, LONNROTH K, et al. WHO's new end TB strategy[J]. The Lancet, 2015, 385(9979): 1799-1801.

[67] WILLIAMS B, PICKARD L, GRANDJEAN L, et al. The need to implement effective new entrant tuberculosis screening in children: evidence from school outbreak[J]. Journal of Public Health, 2016, 38(4): e511-e515.

第九章
结核感染控制

在医疗卫生机构内加强结核病感染控制工作，降低机构内结核分枝杆菌传播风险，可以保护医疗卫生工作者和其他就诊者及其家属，从根源上预防结核病的发生，并避免因结核感染而导致的卫生人力资源损失。

第一节　感染控制的重要性

一、医务人员感染结核分枝杆菌的风险

医务人员是结核分枝杆菌感染和结核病发病的高危人群，系统综述研究显示医务人员结核病分枝杆菌感染率高达37%，是一般人群的2.27倍，发病率为97/10万，是一般人群的2.94倍。我国学者主导开展的医务人员结核潜伏感染率和新发感染率研究发现，使用TST和IGRA检测基层医务人员的潜伏感染率分别高达19.5%和46%，年新发感染率分别为11.4%和19.1%。我国是结核病高负担国家，WHO估计2018年中国约有86.6万新发结核病患者，其中有耐多药或耐利福平结核病患者约6.6万。国内外研究均认为近期传播是耐药结核病播散的重要途径之一。上述研究均凸显了一个重要问题，结核病相关医疗机构内的医务人员、其他就诊者、患者家属面临着较高的结核感染风险，结核病患者也面临院内交叉感染的风险。

结核病专科医院等结核病定点医疗机构由于专门收治结核病疑似患者和结核病患者，因而具有较高的感染风险。但这并不代表其他非结核病定点医疗机构就没有风险，由于患者首次就诊往往选择基层门诊、综合医院，加之结核病症状不特异、诊断周期长等特点，导致较高比例的患者在确诊前已在非结核病定点医疗机构多次就诊。有研究也证实，同一地区的综合医院中医务人员结核感染率甚至高于结核病专科医院。一项系统综述研究发现，同一医疗机构内由于医务人员从事的工作内容不同、工作区域不同，所面临的结核感染风险也不相同，实验室的风险高于结核病房、门诊和急诊，高于普通门诊和病房，而管理部门的风险最低。2007年韩国国家结核病实验室在两百多名工作人员中开展了职业风险评价，发现药敏人员的结核病发病风险分别是培养人员、镜检人员和非实验室工作人员的11.4倍、15.9倍和21.5倍，培养人员和镜检人员的发病风险比非实验室人员风险高，但没有统计学差异。医疗机构应定期开展感染控制风险评估，了解不同区域医务人员的感

染风险，并及时采取有效应对措施。

二、我国医疗卫生机构的结核感染控制现况

我国医疗卫生机构的结核感染控制工作起步较晚，目前尚没有制定专门针对结核感染控制的法规和政策。中国疾病预防控制中心基于 WHO 发布的《医疗卫生机构、人口聚集场所和家庭的结核感染控制政策》编写了《中国结核感染预防控制手册》和《中国结核感染控制标准操作程序》，用于指导医疗卫生机构开展结核感染控制工作。近年来，国家逐渐加大了对医疗卫生机构感染控制工作重视程度，医务人员感染控制意识也在不断提高，但目前我国的结核感染控制工作仍面临着众多挑战，具体如下：①医疗机构缺乏开展结核感染控制的法规和政策依据；②基层医疗卫生机构缺乏专职或兼职从事结核感染控制的人员；③结核感染控制经费严重不足，通风条件和防护措施不能得到有效改善；④机构建筑和设备设施老旧，不能满足结核感染控制的需要；⑤医务人员的结核感染控制知识匮乏，感染控制意识和个人防护意识欠缺。

结核感染控制工作的完善是一项循序渐进的工作，需要多方合力，加大从政策到技术、从资金到人员的投入力度，不断提高、改善我国医疗卫生机构的结核感染控制现状。

第二节 WHO 结核感染控制策略

一、感染控制措施的循证依据

部分地区研究证据表明，干预措施对结核感染控制有价值。研究者在管理控制、环境和工作控制、个人防护等干预措施方面开展了研究，其中部分研究有对照的干预试验。

1. **筛选有结核病症状者和隔离传染性患者** 通过对 2 096 个已发表的研究进行筛选，提取了 15 篇文献的研究数据，其中包括 3 项来自中低收入国家的研究，另有 3 项仅有定性研究资料。所有研究均支持对有结核病症状者进行筛选、对传染性结核病患者进行物理隔离应作为结核感染控制措施，采取这一措施可降低医疗机构内卫生工作者的结核感染率和结核病登记率，并使患者之间的 MDR-TB 传播被彻底消除。

2. **咳嗽礼仪和呼吸道卫生** 通过对 244 个已发表的研究进行筛选，提取了 6 篇文献的研究数据。有些研究提出了呼吸道卫生对降低流行性感冒、百日咳以及其他不同于结核病的传染性疾病传播的影响，结果显示干预后医务人员中出现咳嗽症状的人数明显减少。虽然这些研究和结核病没有直接关联，但从公共卫生角度支持咳嗽礼仪在结核感染控制中将发挥作用。

3. **通风系统** 通过对 5 334 个已发表的研究进行筛选，提取了 9 篇文献的研究数据，其中 3 篇是关于卫生工作者 TST 阳性率的流行病学研究，4 篇为模型研究，2 篇关于通风干预措施的成本。流行病学研究显示通风与 TST 阳性率有关，通风越差，医务人员 TST 阳性率越高。尽管通风对结核感染控制有效的证据质量较低，但这些研究仍表明通风对结核感染控制的有效性。

4. **使用紫外线照射杀菌装置** 通过对 5 334 个已发表的研究进行筛选，提取了 11 篇文献的研究数据，这些文献的研究差异较大，仅 1 篇是流行病学研究，其结果显示，紫外线照射杀菌装置的使用对卫生工作者 TST 阴转率没有明显作用。但 1 项在秘鲁利马市进行的设计良好的动物模型实验显示，与对照组相比，紫外线照射杀菌装置可显著降低豚鼠的结核感染率和发病率，该研究结果最接近于随机对照试验的结果。

5. **使用医用防护口罩** 通过对 5 334 个已发表的研究进行筛选，提取了 13 篇文献的研究数据。其中 3 项横断面设计的流行病学研究显示，使用医用防护口罩后，卫生工作者 TST 阳性率显著降低。1 项研究显示需进行医用防护口罩适合性试验，另有 4 项研究显示医用防护口罩较昂贵、不符合成本效果。尽管研究证据薄弱并且为间接证据，但总体认为医用防护口罩对结核感染控制是有效的。

二、WHO 结核感染控制指南的演变

1999 年 WHO 发布了结核感染控制指南，在近 20 年里陆续发布了补充材料并更新了指南。

1. **资源有限地区医疗卫生机构预防结核病指南** 该指南于 1999 年发布，其主要目标是医疗卫生机构内。在这一指南中，明确提出了结核感染控制的三大措施，包括管理控制、环境控制和个人呼吸防护，同时将实验室生物安全作为一个独立的章节列入其中。

该指南明确提出：管理控制是最重要的、处于第一优先级别的感染控制措施，其主要目的是降低医护人员和患者的结核暴露风险；环境控制措施处于第二优先级别，主要目的是降低空气中的感染性飞沫核浓度；而个人呼吸防护处于最后优先级，其目的是保护医护人员避免其吸入感染性飞沫核。

该指南对推荐的每一种感染控制措施均提出了明确的措施推荐，同时将机构内需开展结核感染风险评估、制订感染控制计划、医护人员培训、健康教育等内容归入管理控制措施部分。

2. **艾滋病关怀与治疗扩展地区的结核感染控制** 2006 年，WHO、美国疾控中心和国际结核病与肺部疾病联盟联合发布了这一附录，作为对 WHO 1999 年版结核感染控制指南的补充。

该附录发布的目的是帮助资源有限地区的医疗卫生机构开展结核感染控制工作管理和降低机构内的结核传播风险，包括给予 HIV 感染者结核病相关诊断、护理、治疗和 / 或支持。该附录同时也适用于高 HIV 感染率的其他聚集场所，如监狱、拘留所、感化中心、戒毒中心等机构。

该附录在 1999 年版指南主要限于医疗卫生机构内感染控制措施的基础上，意在使读者更充分地了解以下内容：为 HIV 感染者或艾滋病患者提供服务的机构内结核病传播风险、降低 HIV/AIDS 相关机构内结核病传播的感染控制措施、通过 HIV 自愿咨询检测保护医护人员并提高其结核病相关知识知晓率、强调在其他聚集场所结核感染控制的重要性、强调耐多药结核病的问题。

3. **WHO 在医疗卫生机构、人口聚集场所和家庭的结核感染控制指南** WHO 于 2009 年发布了该指南，与 1999 年版指南相比，该指南在结核感染控制措施的技术方面没有根

本性的改变，其主要变化点为：①以往的指南主要关注机构，而 2009 年版指南为各个利益方实施合理的结核感染控制提供指导。仍然重点强调医疗卫生机构的结核感染控制措施，同时提出了在国家层面应该做什么、开展哪些组织管理活动，以及如何优先选择结核感染控制措施。②以往的指南仅关注医疗卫生机构，但生活在人群聚集场所（如羁押场所或疗养院等）中的人群、结核病患者的家庭密切接触者的结核病发病风险均超过了一般人群，因此，2009 年版指南还为人群聚集场所和结核病患者家庭内预防结核病传播提供了指导。③在以往的指南中，机构水平的管理活动包含在管理控制措施中。2009 年版指南将机构水平的结核感染控制组织管理活动作为一个独立的部分列出，其主要内容与国家级和省级的组织管理活动相符合，并进一步补充和完善了这些活动。

4. 《世界卫生组织结核感染预防控制指南（2019 更新版）》 WHO 于 2019 年初发布了新的结核感染预防控制指南，替代 2009 年版指南。新指南中的干预措施和 2009 年版指南相比并没有新的内容，但新指南更加侧重将各种方法作为一个干预包，强调实施系统、综合、不同层级的感染控制措施的重要性，从而加强感染控制预防措施，降低结核传播风险。新指南认为感染预防控制的核心要素是感染预防控制的最低标准，应该在不同场所、不同等级的医疗卫生机构实施。

在 2009 年版《世界卫生组织关于在医疗卫生机构、人口聚集场所和家庭的结核感染控制指南》中，WHO 提出了 12 条推荐，其中 1 ~ 6 条推荐为国家级和省级开展的系列结核感染控制组织管理活动，第 7 条推荐为机构水平的组织管理活动，8 ~ 12 条推荐为三大结核感染控制措施。2016 年，WHO 基于 2009 年指南中感染控制组织管理活动的内容，发布了《国家级和医疗卫生机构感染预防控制计划核心要素指南》，指出核心要素是实施感染预防控制计划的最低标准。2019 年指南采用了 2016 年的核心要素，并将 2009 年版指南中的 8 ~ 12 条推荐调整为 7 条推荐，内容一致，仍然分为行政管理控制、环境工程控制和呼吸防护。

三、目前 WHO 的感染控制策略

基于感染控制措施的有效性，WHO 提出：无论是公立机构还是私立机构，所有的医疗卫生机构在诊治结核病患者和疑似结核病患者时，都应当采取相应的结核感染控制措施。但在选择具体措施时，则取决于对机构结核感染风险的评估，主要依据是当地的结核病流行病学、社会经济状况，结核病、HIV 感染、耐多药结核病和广泛耐药结核病的负担。

2019 年版指南中感染预防控制的措施包含两部分内容，第一部分是国家级和医疗卫生机构感染预防控制计划的核心要素；第二部分是基于最新研究证据的 7 条推荐。

（一）感染预防控制计划的核心要素

1. 感染预防控制计划

（1）医疗卫生机构层面：所有医疗卫生机构应制订感染预防控制计划，并有专业的、接受过培训的团队执行该计划，通过实施规范的操作从而预防医疗相关的感染和耐药性；

（2）国家层面：应制订积极独立的感染预防控制计划，包含清晰明确的目标、职责和活动，还应同其他国家级和专业机构相联系。

2. 国家和机构层面的感染预防控制指南 国家和机构层面应制定和实施基于证据的指南，从而减少医疗相关的感染和耐药性。为了保证指南的成功实施，应对相关的医务人员开展教育培训，并监控相关措施的落实。

3. 感染预防控制的教育和培训

（1）医疗卫生机构层面：应对所有的医务人员开展感染预防控制教育，采用以团队和任务为基础的策略，通过包括床边培训和情景模拟培训的方法保证医务人员的参与度，从而减少医疗相关的感染和耐药性。

（2）国家层面：国家感染预防控制计划应将支持医务人员的教育和培训作为其关键职责之一。

4. 医疗相关感染的监测

（1）医疗卫生机构层面：应实施以机构为单位的医疗相关感染监测，指导感染预防控制的干预，及时发现暴发。此外，还应包括耐药性监测，并将结果及时反馈至医务人员和各相关人员。这些监测应通过国家级的网络来实施。

（2）国家层面：应建立国家级医疗相关感染的监测计划和网络，包括及时反馈数据的机制，作为评价的基准。

5. 实施感染预防控制活动的多模式策略

（1）医疗卫生机构层面：医疗卫生机构应采用多模式策略实施感染预防控制活动，以改进实践，减少医疗相关感染和耐药性。

（2）国家层面：国家感染预防控制计划应从国家级和省级层面协调和促进通过多模式策略实施感染预防控制活动。

6. 感染预防控制实践的监控、反馈和控制活动

（1）医疗卫生机构层面：应对感染预防控制的实践活动开展常规监控，并及时反馈给被监控人员和相关人员。

（2）国家层面：应建立国家层面的感染预防控制监控和评估计划，以评估符合感染控制标准的程度、感染控制活动能够按照计划的目的目标实施。在国家层面，手卫生的监控和反馈应考虑一个关键的落实指标。

7. 机构层面的工作负荷、职员配置和床位使用率 应遵守如下原则，以减少医疗相关感染的风险和耐药结核病的传播：①床位使用率不应超过该医疗机构标准的容量；②应根据工作负荷配备充足的医务人员。

8. 在机构水平创建良好的环境、提供相应的感染预防控制材料和设备 通用原则：患者诊疗活动应在干净卫生的环境下进行，帮助预防和控制医疗相关的感染和耐药性。应保证水、环境卫生和个人卫生相关的设施和服务，以及感染预防控制材料和设备的可及性。

（二）2019 年版新指南的 7 条推荐

1. 行政控制（administrative controls）

推荐 1：将结核病可疑症状者或疑似结核病患者或结核病患者及时分诊，从而减少结核分枝杆菌在医务人员（包括社区医务人员）、进入医疗卫生机构内的人员或处于高传播风险场所的其他人员中的传播。

推荐 2：对疑似肺结核患者或传染性肺结核患者采取呼吸分离 / 隔离措施，从而减少结核分枝杆菌在医务人员和进入医疗机构的其他人员中的传播。

推荐3：快速启动结核病患者的有效治疗，从而减少结核分枝杆菌在医务人员、进入医疗卫生机构内的人员或处于高传播风险场所的其他人员中的传播。

推荐4：在疑似肺结核患者或确诊的结核病患者中倡导呼吸卫生（包括咳嗽礼仪），从而减少结核分枝杆菌在医务人员、进入医疗卫生机构内的人员或处于高传播风险场所的其他人员中的传播。

2. 环境控制（environmental controls）

推荐5：推荐使用上层空间紫外线灯杀菌装置，从而减少结核分枝杆菌在医务人员、进入医疗卫生机构内的人员或处于高传播风险场所的其他人员中的传播。

推荐6：推荐使用通风系统（包括自然通风、混合模式通风、机械通风和通过高效空气过滤器的循环风），从而减少结核分枝杆菌在医务人员、进入医疗卫生机构内的人员或处于高传播风险场所的其他人员中的传播。

3. 呼吸防护（respiratory protection）

推荐7：在呼吸防护规划的整体框架下，采用医用防护口罩（颗粒物防护口罩），减少结核分枝杆菌在医务人员、进入医疗卫生机构内的人员或处于高传播风险场所的其他人员中的传播。

第三节 医疗卫生机构结核感染控制工作的组织管理

组织管理活动是管理者为了支持和促进结核感染控制措施在医疗卫生机构内实施、运行、维护和评估所采取的活动，是结核感染控制工作必要和重要的基础。这些活动不仅应在国家、省、地（市）和县（区）级层面开展，在医疗卫生机构内也应开展一系列的活动，以加强机构内结核感染控制工作的组织管理，明确职责，强化结核感染控制专业队伍的能力和水平，将各项结核感染控制措施落到实处。

医疗卫生机构内的结核感染控制组织管理工作主要包括以下几方面内容：

1. 成立结核感染控制工作组织架构，建立健全相关规章制度 医疗卫生机构应将结核感染控制工作整合到本机构感染管理的组织体系之中，并纳入机构的工作计划和目标考核。

成立感染控制工作的组织架构，并建立相应的管理机制。机构内的结核感染控制工作领导应由机构内的高层分管领导担任，以保障结核感染控制工作所需要的预算，并提供足够的资源。成立感染控制委员会，为机构的结核感染控制工作提供技术指导，开展风险评估，制订感染控制计划并督促执行，为员工开展结核感染控制培训，并开展监控和评价工作，以不断提高机构内的感染控制工作质量。同时，还应成立感染控制工作组，具体负责开展日常感染控制工作，落实各项感染控制措施，这些工作组分布在机构内各相关科室，为感染控制委员会提供感染控制措施实施状况的报告。

建立健全结核病防治人员工作制度、接诊制度、卫生管理制度、消毒隔离制度、感染监测制度、废弃物处理制度和个人防护制度，按照生物安全的要求建立健全实验室管理制度、建立实验室标准操作程序，并指定专人负责监督和检查各项管理制度的落实。

2. 开展本机构的结核感染风险评估 结核感染风险评估指细致地检查现有工作中的

各环节、步骤、操作等是否可能导致结核分枝杆菌暴露、结核感染和传播，并评价现有措施是否足以降低或消除这一暴露和传播。不同的机构和同一机构的不同部门之间，结核感染风险存在差异。

结核感染风险与以下因素有关：当地的结核病流行特征及耐药状况、HIV 感染负担；气候特点；社会经济条件；机构性质；机构建筑布局；接诊、收治和管理结核病患者、TB/HIV 双重感染者和耐药结核病患者的情况；患者的确诊时间、在机构内的停留时间等。

对机构及机构内特定区域均须进行结核感染风险评估，其内容包括：统计每年发现的传染性肺结核患者数、传染性肺结核患者的停留时间、是否存在导致空气中结核分枝杆菌浓度上升的因素、现有的结核感染控制措施实施状况等。一般来讲，患者数量多、感染控制措施差的环境，感染风险最高；患者数量相对较少但控制措施差，或患者数量虽多但控制措施完善的环境，感染风险中等；患者数量较少或中等、控制措施完善的环境下，感染风险最小。机构内的高风险区域包括接诊、确诊或疑似结核病患者的诊室、结核病房、放射检查室、实验室开展痰菌检测室、其他生成气溶胶的场所（如留痰室、支气管镜检室、肺部外科手术室、使用高速手术器械的尸检室）等，这些区域都是结核病患者集中、产生高浓度气溶胶、相对密闭的场所，感染风险很高。而行政办公楼、员工生活区以及室外区域是低风险区域。

结核感染风险评估需感染控制委员会和感染控制工作组成员共同开展。

3. 制订并落实本机构的结核感染控制计划　根据机构风险评估的结果，分析机构目前结核感染控制工作中存在的问题、解决的方案、所需的资源和合理的时间期限，并从最容易解决但影响巨大的领域着手，对发现的问题和解决方案进行优先排序，形成书面的结核感染控制计划。

结核感染控制计划需包括以下内容：①明确机构内相关的部门和人员组成，并明确其在结核感染控制工作中的职责；②描述与结核感染控制工作相关的疫情背景信息，包括当地结核病、TB/HIV 双重感染、耐药结核病流行状况等信息；③根据整个机构以及某个或某些特定部门、区域的感染控制评估结果，分析结核感染风险，确定本机构中结核感染危险的区域以及危险级别；④针对机构或某个特定区域，提出拟采取的管理控制、环境和工程控制、个人防护等具体的干预措施，并逐条提出实施该项措施所需要的基本条件、设备、设施和其他相关材料，该项措施的实施周期以及所需要的经费预算；⑤确定机构员工对结核感染控制培训的需求及培训安排，包括培训对象及其数量、培训内容及其时间安排、培训效果评价等；⑥确定对来机构就诊者及其家属开展结核病防治健康教育的形式、频度等；⑦制订对机构结核感染控制措施实施状况、员工结核感染及患病监测的评价工作计划，并明确评价频度和评价指标。监控与评价应由专人负责，根据评价结果及时调整感染控制措施。

4. 开展机构结核感染控制人员培训和健康促进　根据不同部门及人员的工作职责和工作性质开展有针对性的感染控制、职业安全防护的技术培训，培训分为岗前培训和继续培训，对新上岗人员应进行岗前培训，以后每年应进行一次知识更新的培训，培训内容应根据实际情况做适当调整。培训后应有相关培训记录，将培训工作的组织开展情况、培训效果等纳入结核感染控制工作报告之中。

对多种目标人群均需开展健康促进。决策制定者对感染控制工作的支持至关重要，应对其进行领导力开发，为感染控制工作争取经费和其他支持；医疗卫生工作者应提高结核感染控制的知识和认识水平，需对其强调基于循证依据的感染控制措施；结核病患者的家属和探视者应在接触患者时做好防护，应对其进行个人防护方面的宣传。

还需采用多种方式对高度怀疑传染性肺结核的就诊者和肺结核患者进行咳嗽礼仪等的宣传教育，并劝告传染性肺结核患者尽量减少外出，避免乘坐公共交通工具。使其掌握减少结核病传播的简单方法，降低飞沫传播感染他人的可能性。宣传教育内容包括：①咳嗽或打喷嚏时应转头，避免正对他人；②咳嗽或打喷嚏时用手或纸巾遮盖口鼻；③使用带盖的痰盂；④与他人接触时应戴口罩；⑤勤洗手。

5. **开展定期监控与评价** 医疗卫生机构应定期开展自我检查和评估。采用查阅资料、现场观察、现场检测和关键知情人访谈的方式，对机构结核感染控制工作的组织管理、各个控制措施的实施现况进行评价，尤其是高风险区域的通风量和气流流向、紫外线杀菌灯的辐照强度、医护人员医用防护口罩的佩戴情况等。基于评价结果，提出有针对性的改善建议。监控与评价应至少一年进行一次。

6. **对医务工作者开展结核病患病和感染监测** 对结核病定点医疗机构、疾控机构和基层医疗卫生机构的人员每年进行结核病可疑症状筛查和胸部 X 线检查，对具有可疑症状者或胸部 X 线异常者开展痰检。有条件的地区定期开展结核分枝杆菌感染检测和预防性服药。

第四节 结核感染控制措施

结核感染控制措施包括管理措施、环境和工程控制措施及个人防护。

（一）行政控制措施

行政控制措施是结核感染控制的第一道防线，是环境控制和个人防护措施顺利开展的基础和前提。行政控制措施是在诊断治疗传染性肺结核患者过程中，通过采取一系列控制措施防止飞沫核产生，从而降低感染结核分枝杆菌的风险。

行政控制措施主要包括：

1. 对就诊者进行肺结核可疑症状筛查；

2. 尽早将疑似肺结核患者/结核病患者与其他患者分开，尽早就诊；

3. 对结核病患者进行咳嗽礼仪教育；

4. 对医务人员进行培训。

（二）环境控制措施

环境控制措施主要包括医疗建筑布局的合理设计与设置、通风和消毒。采用何种环境控制措施，应依据当地的自然气候及社会经济状况而定。主要的环境控制措施是通风和紫外线照射消毒。根据各地的条件和评估结果，可以考虑使用高效空气过滤器。其他措施（如空气消毒器和化学消毒等）对预防结核病的传播尚无充分的科学依据，可作为一种公共的感染控制措施。

通风是将新鲜的室外空气或经过滤处理的室内空气排放到某一空间，将气体分布到整个空间，同时使部分空气排出此空间，从而稀释此空间可吸入感染性微滴核浓度的过程。在此过程中需要注意两个问题，即通风量和通风方向。

通风量通常以"每小时换气次数（air change per Hour，ACH）"表示（计算公式如下）。当每小时流入房间的空气量与室内容积相同时，为 1 单位 ACH。为了降低结核分枝杆菌空气传播的危险，国际上一般认为至少需要 12 单位 ACH。

$$ACH = \frac{每小时空气进入量或排出量 /m^3}{室内容积 /m^3}$$

通风方向应始终保持从清洁区到污染区。通常将气体从建筑物后面排放到室外，而不是排放到候诊区。通风分为四种类型，即自然通风、机械通风、自然机械混合通风和温度控制。

紫外线能杀灭包括结核分枝杆菌在内的微生物。紫外线灭菌照射可以作为环境控制措施，进行空气消毒或物体表面消毒。由于紫外线照射对皮肤和眼睛有一定伤害作用，因此在使用时应遵循安全原则。

利用紫外线进行空气消毒时，最常用的照射方式有两种：

1. 直接照射法 将紫外线灯悬挂于室内屋顶或使用移动式紫外线灯进行照射消毒，灯管吊装高度距离地面 1.8～2.2m，安装紫外线灯的数量平均 ≥ 1.5W/m³，照射时间 ≥ 30 分钟。这种方法简单、方便，对空间要求不高，便于灯管的监测、维护与更换，但只能在室内无人状态下使用。

2. 间接照射法 将紫外线灯安装到墙壁上较高的位置或悬挂于室内屋顶，然后在固定灯管装置上安装金属挡板，紫外线向上照射，以免辐射到房间内的人员。当气流常规地、有规律地循环时，空气从房间底部到达顶部，暴露于紫外线下，微生物被杀灭，经过杀菌净化的气体再循环到房间底部。此种方法要求室内空气上下循环、流动（建议维持 2～6 单位 ACH），房间有足够的高度。照射时室内人员可以活动，但灯管的维护和更换不方便。

（三）个人防护措施

个人防护是感染预防控制的第三层措施，是行政控制和环境控制的有益补充，是在行政控制和环境控制措施仍不能有效降低飞沫核浓度的情况下，通过采取适当的个人防护以降低特定人群受感染风险的措施。医务人员从事医疗工作应采用正确的防护技术，包括合理使用医用防护口罩、手套、防护服等防护用品，且应根据不同操作要求选用不同种类的防护用品。访视者访视传染期肺结核患者时也需佩戴医用防护口罩。佩戴医用防护口罩者需要定期进行适合度测试。可疑肺结核患者或确诊肺结核患者在就诊时应佩戴医用外科口罩。

第五节　不同场所的感染控制要求与措施

一、门、急诊

（一）要求

尽早识别肺结核可疑症状者；在布局上将可疑症状者与其他就诊者、结核病患者和非肺结核患者分开；通风量 ≥ 12 单位 ACH，设置紫外线照射消毒设备。

（二）措施

1. 二级以上医院应设立感染性疾病科，其门诊应相对独立，设单独出入口，或在门诊区以外的地方单独建立；按区域隔离布局，设专用挂号、收费、取药窗口、诊室、观察室、治疗室、化验室等。无感染性疾病科的医院，应设置呼吸道传染病诊室。

2. 设置预检分诊处，严格执行预检分诊制度。

3. 候诊区通风量≥12 单位 ACH。采用自然通风时，每次通风时间不少于 70 分钟，如果通风不好，可加装机械通风设备。必要时可安装紫外线灯，并可配备高效空气过滤器。

4. 诊室布局合理、通风良好。医务人员处于上风向，患者处于下风向；如通风不良，可加装机械通风设备并尽可能配备消毒装置。排风扇应安装在距离患者近的位置，每小时换气 15 次以上，其中不少于 3 次外部新风。

二、留痰室或诱痰室

（一）要求

通风良好的独立空间，并设置紫外线照射消毒设施。

（二）措施

1. 留痰或诱痰区域应独立并远离其他场所，最好在室外通风良好处。
2. 如设置留痰室或诱痰室，房间面积为 1～2m^2。
3. 通风量≥18 单位 ACH，安装排气扇。
4. 安装紫外线照射装置。

三、病房

（一）要求

在建筑和病区（病房）布局上，将传染性肺结核（尤其是耐多药结核病）患者与其他患者隔离；通风量≥12 单位 ACH，设置紫外线照射消毒设施。

（二）措施

1. **普通病房**　用以安置非传染性结核病患者。

（1）通风量≥12 单位 ACH；

（2）按照《医疗废弃物管理条例》处理医疗废弃物；

（3）严格执行探视制度。

2. **隔离病房**　用以隔离安置疑似传染性肺结核患者或传染性肺结核患者。

（1）严格遵守三区管理，各区之间界线清楚，标识明显；

（2）不同治疗阶段的肺结核患者应分室安置，疑似肺结核患者应单独安置；

（3）同一类型的结核病患者可安置于一室，但病房内两病床之间距离不小于 1.1m；

（4）设单独通往室外的通道或阳台；

（5）应有良好的通风设备，如果通风不充分，应辅助以紫外线杀菌装置，不可使用中央空调进行通风换气；

（6）按照《医疗废物管理条例》处理医疗废弃物；

（7）严格执行探视制度。

3. 负压病房 原则上应将耐多药结核病患者安置在负压病房。如无负压病房，应至少将耐多药结核病患者安置在隔离病房。

四、实验室

根据我国《病原微生物实验室生物安全管理条例》、《实验室生物安全通用要求》（GB 19489—2008）、《人间传染的病原微生物名录》和《医疗机构临床实验室管理办法》的要求执行。

五、其他环境：人群聚集场所、患者家庭等

（一）患者工作环境和公共场所

确诊为传染性肺结核的患者，应及时调离工作岗位。如果怀疑工作环境受到污染，应进行适当消毒。建议采取以下控制措施：

1. 自然通风或机械通风，通风时间 ≥ 70 分钟。

2. 紫外线照射消毒。

3. 对地面、家具及办公用品进行化学消毒。

（二）传染性肺结核患者家庭

建议有条件的患者家庭采取以下措施：

1. 采用自然通风或机械通风方式。自然通风应持续进行，否则应每小时通风 10 分钟以上；可采用紫外线杀菌灯或空气消毒器进行空气消毒。

2. 家庭成员与患者分居室生活。

3. 患者需注意咳嗽礼仪，并佩戴医用外科口罩。

4. 对口鼻分泌物随时消毒，尽可能每天对地面、痰盂、家具表面等进行消毒。

（成 君 张灿有）

参考文献

[1] UDEN L, BARBER E, FORD N, et al. Risk of Tuberculosis Infection and Disease for Health Care Workers: An Updated Meta-Analysis[J]. Open Forum Infect Dis, 2017, 4(3): ofx137.

[2] JOSHI R, REINGOLD A L, MENZIES D, et al. Tuberculosis among health-care workers in low- and middle-income countries: A systematic review[J]. PLoS Medicine, 2006, 3(12): e494.

[3] HE G, LI Y, ZHAO F, et al. The Prevalence and Incidence of Latent Tuberculosis Infection and Its Associated Factors among Village Doctors in China[J]. PLoS One, 2015,10(5): e0124097.

[4] WHO. Global tuberculosis report 2018 [EB/OL]. 2018. https://www.aidsdatahub.org/sites/default/files/

resource/who-global-tb-report-2018.pdf.

[5] YANG C, LUO T, SHEN X, et al. Transmission of multidrug-resistant Mycobacterium tuberculosis in Shanghai, China: a retrospective observational study using whole-genome sequencing and epidemiological investigation[J]. Lancet Infect Dis, 2017,17(3): 275-284.

[6] YANG C, SHEN X, PENG Y, et al. Transmission of Mycobacterium tuberculosis in China: A Population-Based Molecular Epidemiologic Study[J]. Clin Infect Dis, 2015, 61(2): 219-227.

[7] CUTSEM G V, ISAAKIDIS P, FARLEY J, et al. Infection Control for Drug-Resistant Tuberculosis: Early Diagnosis and Treatment Is the Key[J]. Clin Infect Dis, 2016, 62(Suppl 3): S238-S243.

[8] JOSHI R, REINGOLD A L,MENZIES D, et al. Tuberculosisamong health-care workers in low andmiddle-income countries: Asystematic review[J]. PLoS Med,2006,3(12):e494.

[9] KIM S J, LEE S H, KIM I S, et al. Risk of occupational tuberculosis in National Tuberculosis Programme laboratories in Korea[J]. Int J Tuberc Lung Dis, 2007, 11(2):138-142.

[10] ZHAO F, CHENG J, CHENG S, et al. The Current Status and Challenges Regarding TuberculosisInfection Control in Health Care Facilities in China[J]. Biomed Environ Sci, 2015, 28(11): 848-854.

第十章
耐药结核病防治

第一节　耐多药结核病流行病学及控制策略

一、耐药结核病的研究背景

结核病曾被称为"白色瘟疫"。1882年罗伯特·科赫（Robert Koch）发现结核分枝杆菌（MTB）是结核病的病原菌，为结核病控制奠定了细菌学基础。随着对结核分枝杆菌生物学特性的进一步研究，人类陆续发明了链霉素、异烟肼，特别是1965年利福平问世后，人类对结核病控制取得了可喜的成绩，应用以异烟肼、利福平、吡嗪酰胺和乙胺丁醇为基础药物的短程化疗方案治疗初治肺结核取得了95%以上的治愈率，结核病的流行得到了有效控制。但是20世纪80年代后期，结核病在全球范围内出现了卷土重来之势。1993年WHO宣布全球结核病处于"紧急状态"，分析结核病再次流行的原因，耐药菌株的流行是重要原因之一。

二、耐药的基本概念

WHO《肺结核定义和报告框架（2013年修订版）》，对耐药分类定义如下：

1. **单耐药（mono-resistance）**　仅对一种一线抗结核药物耐药。

2. **多耐药（poly-resistance）**　对一种以上一线抗结核病药物耐药（但不同时对异烟肼和利福平耐药）。

3. **耐多药（multidrug-resistance，MDR）**　至少同时对异烟肼和利福平耐药。

4. **准广泛耐药（pre-extensively drug-resistance，Pre-XDR）**　肺结核患者感染的MTB经体外DST证实在耐多药或利福平耐药基础上对一种氟喹诺酮类耐药。

5. **广泛耐药（extensive drug-resistance，XDR）**　肺结核患者感染的MTB经体外DST证实在准广泛耐药肺结核基础上至少对A组的其他一种药物（贝达喹啉、利奈唑胺）耐药。

6. **利福平耐药（rifampicin resistance，RR）**　采用表型或基因型方法检测到对利福平耐药，伴随或不伴随对其他抗结核药物的耐药，包括对利福平的任何耐药，无论是单耐药、耐多药、多耐药还是广泛耐药。

这些类别并不完全相互排斥。例如，利福平耐药结核病同时也包括耐多药结核病和广泛耐药结核病。虽然到目前为止，单耐药和多耐药的定义仅局限于一线药物，但将来可能需要按照患者对氟喹诺酮、二线注射剂和具有可靠药敏试验结果的任何其他抗结核药物的菌株耐药模式来分类。

三、耐药产生的原因

耐药分为原发耐药和获得性耐药。获得性耐药是指由于不正确的药物剂量、药品质量不佳、患者治疗依从性不佳（中断治疗或间歇治疗）、暴露于单药治疗（或相当于单药治疗）、持续给予失败的方案、对失败方案不恰当的调整等原因产生对某种药物的耐药性。2014 年 WHO 发布的《耐药结核病规划管理指南伙伴手册》中总结了以下原因（表 3-10-1）。

表 3-10-1　不正确抗结核治疗的原因

卫生服务提供者	药物	患者
不正确的方案	不正确的供应 / 质量	不正确服药
指南不正确	药物质量差	依从性差（或 DOT 实施差）
未遵循指南	缺少某些药物（库存不足或供应中断）	信息缺乏
没有指南	药物储存条件差	贫困
培训不足	错误的剂量或药物组合	交通不便
缺乏治疗监测		不良反应
结核病控制规划组织不佳或		社会问题
资金不足		消化系统吸收障碍或营养不良
		药物滥用、精神障碍
		HIV 感染、糖尿病

原发耐药是指直接感染耐药菌株而导致的耐药。耐药结核病与药物敏感结核病以同样的方式进行传播，在耐药结核病高流行的社区，感染耐药菌株的风险也会增加。未诊断、未治疗或治疗不当会导致耐药结核病持续高流行，以及社区中感染耐药结核病患者的比例较高。有利于传播结核病的环境因素，如拥挤、通风不良和感染控制措施差的卫生场所或其他人群聚集场所等，也有助于耐药结核病的传播。

四、耐多药结核病疫情

2020 年 WHO 结核病年报中，2019 年全球结核病新患者中利福平耐药比例为 3.3%，复治患者中比例为 18%。新发利福平耐药患者（MDR/RR-TB）46.5 万，最多的 3 个国家依次为印度（27%）、中国（14%）和俄罗斯（8%）。

2019 年我国结核病耐药性监测结果显示，新患者利福平耐药率为 7.1%，复治患者利福平耐药率为 23%。根据 WHO 结核病年报估算的数据，2019 年我国新发利福平耐药患者为 6.5 万人。根据病原学阳性肺结核患者数计算，中国利福平耐药肺结核患者数约为 2.5 万人。

五、耐多药结核病控制策略和干预措施

为应对 MDR-TB 和 XDR-TB 的威胁，在 DOTS 策略的基础上，2006 年 WHO 提出了遏制结核病策略，将应对 MDR-TB、XDR-TB 的挑战纳入其中。同时强调 DOTS 策略五要素仍是结核病控制基石，是预防耐药发生和传播的最有效武器。2008 年，进一步形成了耐药结核病管理的 DOTS 框架，包括持续不变的政府承诺、有质量保证的培养和药敏试验、及时正确诊断耐药结核病、合理的患者发现策略、正确的患者管理下合理使用二线抗结核药物的治疗策略、有质量保证的抗结核药物不间断供应以及标准的登记报告系统。

2015 年全球进入终止结核病时代，耐多药结核病的控制已经成为终止结核病策略的重要内容，并在全球范围内提出了控制结核病的三大支柱策略，包括提供以患者为中心的一体化关怀与预防、提供强有力的政策和支持系统（包括全民健康覆盖、社会保障和针对结核病决定因素的行动）、加强研究和创新。

各级政府须将结核病控制纳入国民经济发展规划，加强政府承诺，增加资金投入，包括专项经费投入、医疗保险政策、基础医疗设施及人力资源建设等。此外，耐药结核病防治技术干预措施还要做到以下几个方面：

（一）早期发现和高质量治疗敏感结核病

高质量的普通敏感结核病控制工作是耐多药结核病控制的基础，因此无论在耐药结核病疫情高或低的地区，早期发现和高质量的治疗敏感结核病是防止其发展为耐药结核病的关键。

（二）早期发现和高质量治疗耐药结核病

早期发现和高质量治疗耐药结核病是防止耐药结核病传播流行的主要措施。

积极推行耐药快速诊断技术，对所有病原学阳性的结核病患者进行耐药筛查，尽早发现更多的耐药结核病患者。

高质量的治疗通过加强疾病预防控制机构、医疗机构及基层医疗卫生机构的合作，不间断提供二线抗结核药品，利用基本公共卫生服务项目，实施规范化治疗、全程服药管理。

（三）感染控制

医疗机构、人群密集（聚集）场所（如监狱、部队、寄宿学校和养老院以及耐药结核病患者家庭）要实施感染控制策略，降低人群中结核病传播风险。

（四）加强卫生系统资源利用及内部监管

加强对一线和二线抗结核病药物的监管，有效提高结核病诊疗定点医疗机构结核病诊疗方案质量和对患者的治疗管理质量，在非结核病诊疗定点医疗机构及药店严格执行禁止销售无处方结核病药品，是减少耐药结核病发生的有效措施。

第二节 耐药结核病患者的发现

一、筛查对象

所有病原学阳性肺结核患者均为耐药筛查对象，以下 5 类耐药高危人群为重点筛查对象：

1. 复治失败 / 慢性排菌患者；
2. 密切接触利福平耐药肺结核患者的病原学阳性患者；
3. 初治失败的患者；
4. 复发、返回和其他复治患者；
5. 治疗 2 个月末痰涂片或培养仍阳性的初治患者。

二、耐药结核病的诊断

根据患者结核分枝杆菌药物敏感性实验室检测结果，并结合患者病史、胸部影像学等进行诊断。实验室诊断流程如下：

（一）分子生物学联合传统培养药敏耐药诊断流程

采用分子生物学耐药检测技术进行耐药检测，如果为利福平耐药，需要判断患者是否为耐药高危人群。通常情况下，耐药高危人群是指利福平耐药率 ≥ 15%，阳性预测值较高，达到 90% 以上。非高危人群是指利福平耐药率 <15%，阳性预测值相对较低。我国的耐药高危人群主要指复治患者，非高危人群指初治患者。如复治患者利福平耐药，直接可判定为利福平耐药。如初治患者利福平耐药，须再取另一份痰标本采用同样的检测方法进行第二次利福平耐药检测，第二次结果若为利福平耐药则判定为利福平耐药，若为利福平敏感或未检测到结核分枝杆菌以及未进行第二次利福平耐药检测，均按利福平敏感处理。

判定为利福平耐药的患者，采用传统培养药敏进行异烟肼和二线抗结核药物药敏试验（包括氟喹诺酮类和二线注射剂），进一步判定是否为单耐利福平、耐多药或广泛耐药。

（二）采用传统培养药敏耐药诊断流程

采用传统培养药敏可进行一线、二线抗结核药物敏感检测，按试验结果判定为异烟肼耐药、利福平耐药、耐多药和广泛耐药等。但检测时间较长，需要 2 ~ 3 个月，对及时进行化疗的指导性受限。

三、登记和追踪

（一）信息登记和结核病管理信息录入

耐药筛查对象的基本信息、耐药检测的结果等信息须由相关机构进行登记，同时要将这些信息录入结核病管理信息系统。

接受治疗的患者，医院要为其建立纸质"利福平耐药肺结核患者病案记录"并将后续相关信息及时录入结核病管理信息系统。

（二）患者追踪

凡确诊为利福平耐药患者均应纳入治疗。定点医院、疾控中心和基层医疗卫生机构应互相配合尽快督促患者到结核病定点医院就诊。

确诊为利福平耐药肺结核后，结核病定点医院通知疾控中心追踪患者后续就诊信息。疾控中心每天登录结核病管理信息系统，及时掌握利福平耐药肺结核患者入院信息，如果患者未及时就诊，需了解未就诊原因并进一步追踪患者，录入结核病管理信息系统。

第三节　利福平耐药结核病的治疗方案

一、治疗方案

治疗方案分长程治疗方案和短程治疗方案，如患者适合短程治疗方案，优先选择短程治疗方案。

（一）长程治疗方案

长程治疗方案是指至少由 4 种有效抗结核药物组成的 18～20 个月治疗方案，分为标准化或个体化治疗方案。

1. 治疗方案制定原则

（1）方案包括所有 A 组药物和至少一种 B 组药物；当 A 组药物只能选用 1～2 种时，则选择所有 B 组药物；当 A 组和 B 组药物不能组成方案时可以添加 C 组药物。

（2）综合考虑患者的既往用药史和药敏试验结果。利福平、异烟肼、氟喹诺酮类以及二线注射剂药敏结果相对可靠，乙胺丁醇、链霉素和其他二线药物敏感性试验的可靠性相对不高，应结合患者的既往用药史、治疗效果等情况制定方案。

（3）口服药物优先于注射剂。

（4）考虑群体耐药性水平、药物耐受性以及潜在的药物间相互作用。

（5）主动监测和合理处置药品不良反应，减少治疗中断的危险性。

2. 推荐治疗方案　以下为推荐治疗方案，如不适用推荐治疗方案，可根据上述治疗方案原则，制定个体化治疗方案（表 3-10-2）。

（1）氟喹诺酮类敏感

推荐治疗方案：6Lfx（Mfx）Bdq Lzd（Cs）Cfz/12Lfx（Mfx）Cfz Lzd（Cs）。

在不能获得 Bdq、Lzd 药物的情况下，且二线注射剂敏感，如果患者不接受短程治疗方案，可推荐治疗方案：6Lfx（Mfx）Cfz Cs Am（Cm）Z（E，Pto）/ 14Lfx（Mfx）Cfz Cs Z（E，Pto）。

（2）氟喹诺酮类耐药

推荐治疗方案：6 Bdq Lzd Cfz Cs/14 Lzd Cfz Cs。

备注：若不具备氟喹诺酮类快速药敏检测能力，采用固体或液体培养，需要等待 2 个月左右时间，可以先按 2Lfx（Mfx）Bdq Lzd Cfz Cs 方案进行治疗。获取药敏结果后，若氟喹诺酮类敏感，调整为 4Lfx（Mfx）Bdq Lzd（Cs）Cfz/12Lfx（Mfx）Cfz Lzd（Cs）方案；若氟喹诺酮类耐药，则调整为 4Bdq Lzd Cfz Cs/12 Lzd Cfz Cs 方案。

表 3-10-2 利福平耐药长程治疗方案药物剂量表

组别	药物（缩写）	剂量（体重分级）		
		< 50kg /(mg·d⁻¹)	≥ 50kg /(mg·d⁻¹)	最大剂量 /(mg·d⁻¹)
A 组	左氧氟沙星（Lfx）/ 莫西沙星（Mfx）*	400 ~ 750/400	500 ~ 1 000/400	1 000/400
	贝达喹啉（Bdq）	400mg/d，前 2 周；之后 200mg 次每周 3 次（周一、三、五），用 22 周		400
	利奈唑胺（Lzd）	300	300 ~ 600	600
B 组	氯法齐明（Cfz）	100	100	100
	环丝氨酸（Cs）	500	750	750
C 组	乙胺丁醇（E）	750	1 000	1 500
	德拉马尼（DLM）	100mg 每日 2 次		
	吡嗪酰胺（Z）	1 500	1 750	2 000
	亚胺培南 - 西司他丁（Ipm-Cln）** 美罗培南（Mpm）**	1 000mg 每日 2 次 1 000mg 每日 2 次		
	阿米卡星（Am） 链霉素（Sm） 卷曲霉素（Cm）***	400 750 750	400 ~ 600 750 750	800 750 750
	丙硫异烟胺（Pto）	600	600 ~ 800	800
	对氨基水杨酸（PAS）	8 000	10 000	12 000

注：* 左氧氟沙星与莫西沙星为同一类药物，组成方案时只能选择一种；** 亚胺培南 - 西司他丁或美罗培南应与阿莫西林 / 克拉维酸（Amx-Clv）（125mg 每日 2 次）合用，视为一种药物；*** 卷曲霉素作为可选的药物。

（二）短程治疗方案

短程方案是固定组合的方案（表 3-10-3）。

1. **治疗方案** 推荐治疗方案：4 ~ 6 Bdq（Am）Lfx（Mfx）Pto Cfz Z H[高剂量]E/5 Lfx（Mfx）Cfz Z E

治疗分强化期和继续期，如果治疗 4 个月末痰培养阳性，强化期可延长到 6 个月；如果治疗 6 个月末痰培养阳性，判定为失败，转入个体治疗方案进行治疗。

2. **适用人群** 未接受或接受短程治疗方案中的二线药物不超过 1 个月，并且对氟喹诺酮类和二线注射剂敏感的利福平耐药患者，同时排除以下情况：

（1）对短程方案中的任何药物不能耐受或存在药物毒性风险（如药物间的相互作用）；

（2）妊娠；

（3）血行播散性结核病、脑膜或中枢神经系统结核病，或合并 HIV 感染的肺外结核病。

表 3-10-3 利福平耐药短程治疗方案药物剂量表

药品名称	体重分级		
	<30kg	30 ~ 50kg	>50kg
左氧氟沙星(Lfx)/(mg·d⁻¹)	500	750	1 000
莫西沙星(Mfx)/(mg·d⁻¹)	400	600	800
氯法齐明(Cfz)/(mg·d⁻¹)	50	100	100
乙胺丁醇(E)/(mg·d⁻¹)	750	750	1 000
吡嗪酰胺(Z)/(mg·d⁻¹)	1 000	1 500	2 000
异烟肼(高剂量)(H)/(mg·d⁻¹)	300	400	600
丙硫异烟胺(Pto)/(mg·d⁻¹)	300	500	700
阿米卡星(Am)/(mg·d⁻¹)	400	400 ~ 600	600 ~ 800
贝达喹啉(Bdq)	前2周200mg/d;之后100mg/次每周3次(周一、三、五),用22周	前2周400mg/d;之后200mg/次每周3次(周一、三、五),用22周	

二、治疗转归的评价

正确判断、评估患者治疗转归,可为患者的继续治疗、管理提供可靠的依据。WHO及我国规划方案要求以实验室痰涂片和结核分枝杆菌培养作为耐多药结核病患者治疗转归判定的主要手段。利福平耐药治疗转归分以下几类:

1. **治愈** 按照国家规定的疗程完成治疗并且无证据显示治疗失败,而且强化期后最少连续3次痰培养阴性,每次至少间隔30天。

2. **完成治疗** 按照国家规定的疗程完成治疗并且无证据显示治疗失败,但强化期后没有达到连续3次痰培养阴性,每次至少间隔30天。

3. **治疗失败** 由于下列原因治疗终止或治疗方案需要永久性更换至少2种抗结核药物:

(1)强化期结束时未出现痰菌阴转;

(2)痰菌阴转后继续期出现细菌学逆转——痰菌转阳;

(3)有证据表明对氟喹诺酮类药物或二线抗结核药物注射剂发生进一步获得性耐药;

(4)药物不良反应。

其中,强化期结束时未出现痰菌阴转,意味着患者未在结核病防治规划规定的强化期最长期限内转为阴性,如果未规定强化期最长期限,建议以8个月为期。

痰菌阴转(conversion)和痰菌转阳(reversion)定义如下:

痰菌阴转:如连续两次间隔至少30天的痰培养为阴性,即认为出现痰菌阴转。在这种情况下,首个培养阴性的标本采集日期即为痰菌阴转日期。

痰菌转阳:在最初痰菌阴转后,如连续两次间隔至少30天的痰培养为阳性,即认为出现痰菌转阳。为定义"治疗失败",仅考虑继续期发现的痰菌转阳。

4. **死亡** 治疗过程中由于任何原因死亡的结核病患者。

5. **失访** 治疗中断连续2个月或以上的结核病患者。

6. **未评估**　登记治疗转归的结核病患者（包括"迁出"到其他治疗机构和治疗转归不详的患者）。

7. **治疗成功**　"治愈"和"完成治疗"患者之和。

第四节　利福平耐药结核病的治疗管理

一、基本原则

1. 确诊并纳入治疗的耐多药结核病患者均为治疗管理对象。
2. 对耐多药结核病患者采取住院与门诊治疗相结合的管理方式。
3. 实施在医务人员或经培训的督导员直接面视下的全程督导治疗（DOT）。
4. 保证高质量二线抗结核药品的不间断供应。
5. 加强健康促进和与患者沟通，保障患者治疗依从性。
6. 在患者的治疗管理过程中，所有参与治疗管理的机构密切配合、各负其责。

二、住院治疗管理

住院期间，医疗机构负责患者治疗方案制定、健康教育、治疗管理、发现和处置药物不良反应等：①结核病临床医生讨论制定患者的化学治疗方案；②主管护士每日督导患者用药，做到送药到手、看服到口，并及时填写"患者治疗服药卡"；③按治疗监测要求对患者进行痰涂片、痰培养、胸部 X 线、肝肾功能、电解质等检查；④监测患者药物不良反应的发生情况，做到及时发现、及时处理；⑤密切关注患者心理健康，对患者进行耐多药肺结核治疗相关的健康教育，特别是坚持完成全疗程治疗与痊愈的关系、常见的药物不良反应和与医生联系的方式等；⑥主管医生在患者出院时向患者开具后续治疗方案、随访复查时间等，并通知疾病预防控制中心落实患者出院后的治疗管理。

三、门诊治疗管理

县（区）级疾控机构接到耐多药结核病患者出院通知后，确定患者出院后门诊治疗管理的场所、督导人员、督导方式等。患者出院后 72 小时内，县（区）级疾控机构与乡医、村医（社区医生）开始第一次入户随访，落实具体治疗管理。患者出院后的治疗管理要纳入基本公共卫生服务项目，按照《结核病健康服务管理规范》的要求进行。

四、患者的关怀服务

建立以疾控机构牵头负责的疾控机构、医院、基层医疗卫生机构"防、治、管"三位一体的综合服务体系，是做好患者关怀服务的基础。明确各方职责，患者住院期间和随访复查由医院负责治疗管理，出院后疾控组织社区或村医落实督导服药，确保"防、治、管"各个环节的无缝衔接。

关怀服务的内容主要包括加强临床医生的培训、提高医生规范化诊疗水平和处理不良反应的能力；培养关怀服务咨询员队伍、开展对患者的健康教育和一对一治疗咨询服务、与患者一起制订康复计划；开展同伴小组活动等情感心理支持服务；对贫困患者给予交通和生活补助等。

（李仁忠　阮云洲　苏　伟）

参考文献

[1]　WORLD HEALTH ORGANIZATION. Global Tuberculosis Report 2019[R/OL]. 2019. https://apps.who.int/iris/handle/10665/329368.

[2]　WORLD HEALTH ORGANIZATION. Rapid communication: key changes to treatment of multidrug-and rifampicin-resistant tuberculosis(MDR/RR-TB)[R/OL]. 2018. https://sso.pmph.com/logon/password.jsp.

[3]　WORLD HEALTH ORGANIZATION. Treatment guidelines for drug-resistant tuberculosis-2016 update[EB/OL]. 2016. https://apps.who.int/iris/bitstream/handle/10665/250125/9789241549639-eng.pdf.

[4]　WORLD HEALTH ORGANIZATION. Definitions and reporting framework for tuberculosis-2013 revision[EB/OL]. 2013. https://apps.who.int/iris/bitstream/handle/10665/79199/9789241505345_eng.pdf.

[5]　WORLD HEALTH ORGANIZATION. Companion Handbook to the WHO 2011 guidelines for the programmaticmanagement of drug-resistant tuberculosis[M]. WHO/HTM/TB/2014.11. Geneva: World Health Organization, 2014.

[6]　王宇. 耐多药肺结核防治管理工作方案 [M]. 北京：军事医学科学出版社, 2012.

[7]　国家卫生计生委办公厅. 关于印发结核病患者健康管理服务规范的通知：国卫办基层函〔2015〕880号 [EB/OL].(2015-10-15). http://www.nhc.gov.cn/jws/s3577/201510/3658751de5ce4d70a4cfe3536b856f44.shtml.

第十一章
TB/HIV 双重感染控制

第一节　TB/HIV 双重感染概况及控制策略

一、结核病

结核病是艾滋病病毒感染者/艾滋病患者（HIV/AIDS）常见的可治愈感染性疾病，也是 HIV/AIDS 最常见的死亡原因。根据 WHO 2017 年全球结核病报告数据，2016 年全球结核病新发病例数为 1 040 万例，其中成人占 90%，男性占 65%，艾滋病病毒携带者占10%。

结核分枝杆菌是人类结核病的主要致病菌，其细胞壁结构非常复杂，具有生长缓慢、可处于休眠状态、兼性寄生、好氧和持留性等特点。

结核分枝杆菌感染取决于结核分枝杆菌数量、毒力、持续时间和宿主肺泡巨噬细胞固有的杀菌能力等。结核分枝杆菌纯蛋白衍化物（purified protein derivative of tuberculin，PPD）皮肤试验阳转，提示机体已感染了结核分枝杆菌。结核病在人群中传播流行包括传染源、传播途径和易感人群三个生物学环节。结核病的病原菌是结核分枝杆菌复合群。痰涂片阳性，并有咳嗽、咳痰的肺结核患者是结核病的主要传染源。经呼吸道传播是结核分枝杆菌最主要的感染途径。影响结核分枝杆菌传播的因素可包括：患者的病情及排菌量、咳嗽频率、排出微滴核的大小、与患者接触的密切程度、环境因素等。易感者包括婴幼儿、青少年、60 岁以上老年人、HIV 感染者及艾滋病患者、糖尿病、长期酗酒者、肝硬化等。结核菌素试验是目前最常用的判定结核分枝杆菌感染的方法，目前常用的结核菌素制剂有人型结核菌素纯蛋白衍化物（TB-PPD）和卡介菌纯蛋白衍化物（BCG-PPD）两种，2020 年我国自主研发的结核分枝杆菌融合蛋白（EC）对结核潜伏感染人群筛查具有很高的敏感性和特导性。

在机体细胞介导的免疫反应形成前，结核分枝杆菌通过淋巴管、肺门、纵隔淋巴结或血液循环系统传播至身体各处，最易受感染的是氧分压较高的部位，感染局部可愈合形成静止的纤维钙化灶，成为再活动的根源。结核病是结核分枝杆菌引起的炎症性疾病，病理组织学上表现为增殖性、渗出性和变质性三种基本反应。结核感染至发病、发展或呈隐匿性潜伏感染与细菌在体内的繁殖及宿主的固有免疫及适应性免疫反应有关，从而呈现不同性质的病理变化、临床表现和不同的结局。

二、艾滋病

艾滋病是一种肆虐全球的病死率极高的慢性传染病，广泛分布于全球 5 大洲 210 多个国家；艾滋病仍然属于一项全球主要公共卫生问题，到目前为止已造成 3 500 多万人死亡。根据 WHO 的数据，到 2016 年底约有 3 670 万艾滋病病毒感染者。2016 年，全球有 180 万新感染者，100 万人死于艾滋病病毒的相关病症。

中国艾滋病流行态势呈现以下五个特点：第一，全国整体呈低流行态势，部分地区病例较为集中；第二，部分人群中艾滋病蔓延势头得到遏制，男男同性性行为人群艾滋病病毒感染率持续上升；第三，性传播为主要传播途径，传播方式复杂，地区差异明显；第四，艾滋病流行危险因素广泛存在，受艾滋病威胁的人群增加；第五，死亡人数呈现稳中有降趋势，存活感染者和患者数缓慢增加。

病原学：HIV 在病毒分类中属反转录病毒科，呈球形，典型 HIV-1 颗粒由核心和包膜组成，核心包括病毒 RNA、核心结构蛋白和病毒复制必需的酶类。病毒的最外层为包膜，嵌有两种特异性蛋白。

HIV 感染与发病机制：① HIV 侵入人体后首先与细胞表面含有 CD4 受体 $CD4^+T$ 淋巴细胞结合，进入细胞进行复制，部分整合于细胞染色体 DNA 中成为潜伏型；②机体细胞免疫和体液免疫对 HIV 的抵抗作用，使感染初期的 HIV 低水平复制；③在其他因素的作用下，潜伏的 HIV 被激活而大量复制，广泛侵入 $CD4^+T$ 淋巴细胞，使 $CD4^+T$ 淋巴细胞、单核巨噬细胞、B 淋巴细胞、$CD8^+T$ 淋巴细胞和 NK 细胞等功能受损，最后导致整体免疫功能缺陷，最终发生一系列顽固性机会感染和肿瘤。

三、TB/HIV 双重感染

结核病是 HIV/AIDS 最常见的机会性感染和最主要的死亡原因，尤其是在发展中国家。艾滋病的流行已经导致结核病疫情的不断攀升。2016 年，估计全球新发结核病患者 630 万例，其中艾滋病病毒感染者占 10%（74% 在非洲）。艾滋病病毒阳性的结核病报告人数为 47.7 万例，其中 85% 患者正在接受抗逆转录病毒治疗；估计当年因结核病死亡的患者约 167.4 万例，其中 37.4 万例为 HIV 阳性。

结核病与艾滋病相互影响，针对结核分枝杆菌感染的细胞介导的免疫反应由 $CD4^+T$ 淋巴细胞和 $CD8^+T$ 淋巴细胞共同参与作用完成。HIV 感染可以从根本上影响负责细胞介导的宿主免疫反应的 $CD4^+T$ 淋巴细胞。当处于结核潜伏的人群感染 HIV 后，结核分枝杆菌和宿主之间的平衡更有利于结核分枝杆菌，从而导致结核分枝杆菌活动。混合感染的患者在结核分枝杆菌感染的部位，如肺和胸腔积液中证实 HIV 复制增加，从而导致艾滋病的病程加速。混合感染者的死亡率是单纯结核病患者的 4 倍。两种疾病互相促进和影响。

四、TB/HIV 双重感染控制策略

（一）WHO 的 TB/HIV 双重感染控制策略

2004 年 WHO 出台了《TB/HIV 联合行动暂行政策》，WHO 建议的 TB/HIV 双重感

防治策略提出了包括 TB/HIV 双重感染防治的 3 大内容和 12 项主要工作，主要内容包括：

1. 建立合作机制

（1）建立 TB/HIV 协调机构，并有效地组织协调开展 TB/HIV 双重感染防治工作。

（2）在结核病患者中开展 HIV 监测。

（3）制订 TB/HIV 联合行动计划。

（4）对 TB/HIV 双重感染防治工作进行监控与评价。

2. 降低艾滋病病毒感染者和患者的结核病负担

（1）在艾滋病病毒感染者和患者中加强结核病发现工作。

（2）在艾滋病病毒感染者和患者中开展异烟肼预防性治疗。

（3）在艾滋病病毒感染者和患者聚集场所及医疗机构确保结核病的感染控制。

3. 降低结核病患者的艾滋病负担

（1）为结核病患者提供 HIV 咨询检测。

（2）对结核病患者进行预防艾滋病的宣传教育。

（3）为感染 HIV 的结核病患者提供复方磺胺甲噁唑治疗。

（4）确保艾滋病合并结核病患者获得艾滋病的关怀和支持服务。

（5）为艾滋病合并结核病患者提供抗病毒治疗。

2008 年 WHO 又着重强调了降低艾滋病病毒感染者和患者结核病负担的 3 项措施，简称"3 个 I"，即：

（1）加强结核病患者的发现（intensified TB case finding，ICF）：对艾滋病病毒感染者和患者，以及 HIV 感染高危人群进行结核病症状和体征的常规筛查，给予尽早诊断和治疗，并对其家庭密切接触者进行同样的筛查、诊断和治疗。

（2）异烟肼预防性治疗（isoniazid preventive therapy，IPT）：对未患活动性结核病的艾滋病病毒感染者给予异烟肼预防性治疗是安全有效的，可以在 48 个月内使结核病风险降低 33%～67%，且对结核菌素皮试阳性患者的效果更加明显。WHO 建议：①在结核分枝杆菌潜伏感染率超过 30% 的地区，对所有未患结核病的艾滋病病毒感染者和患者给予异烟肼预防性治疗；②根据大规模的研究结果显示，对确认已感染结核分枝杆菌或与传染性结核病患者密切接触的未患结核病的艾滋病病毒感染者和患者给予异烟肼预防性治疗，而不考虑当地结核分枝杆菌潜伏感染率。

（3）结核感染控制（infection control，IC）：结核感染控制是预防结核病（特别是耐药结核病）传播的必要措施。在艾滋病病毒感染者和患者易感染结核分枝杆菌的场所（例如医疗卫生服务机构和监管场所等）应采取有效的结核感染控制措施，包括结核感染控制的组织管理和一系列管理措施、环境和工程控制措施以及个人防护措施。

（二）中国的控制策略

依据我国结核病、艾滋病流行现状及工作要求，提出了适合我国国情的控制策略。

1. 加强医防合作，建立结核病和艾滋病防治机构的合作机制，充分依托 TB/HIV 双重感染定点治疗机构，共同开展 TB/HIV 双重感染防治工作。各级成立 TB/HIV 双重感染领导小组，并有效开展工作；各级建立结核病和艾滋病防治机构以及临床专业机构间的合作机制；各级结核病与艾滋病防治机构共同开展 TB/HIV 双重感染患者的发现、治疗管理及信息交流；加强疫情监测、宣传培训和督导工作；对 TB/HIV 双重感染防治工作进行监控与评价。

2. 为新发现和随访中的艾滋病病毒感染者和患者提供结核病问卷筛查和检查服务。主要包括在艾滋病病毒感染者和患者中开展结核病筛查和检查：艾滋病防治机构对新发现的和定期随访的艾滋病病毒感染者和患者进行结核病可疑症状问卷筛查。症状筛查阳性时，进行结核病诊断检查；无论艾滋病病毒感染者和患者有无结核病可疑症状，艾滋病防治机构和其他医疗卫生机构每年至少应为其提供一次结核病诊断检查，包括痰涂片和胸部X 线检查。同时在艾滋病和结核病相关医疗卫生机构确保结核病的感染控制。

3. 为艾滋病高、中流行县（区）新登记的结核病患者提供 HIV 抗体检测服务。在艾滋病中、高流行地区，对所有新登记的结核病患者常规开展 HIV 检测与咨询。

4. 为 TB/HIV 双重感染患者及时提供相应的治疗和随访管理服务。对发现的 TB/HIV双重感染患者，应根据当地的情况确定治疗管理机构。按照《中国结核病防治规划实施工作指南》和《国家免费艾滋病抗病毒药物治疗手册》要求，进行抗结核和抗病毒治疗、管理以及随访复查，并做好患者治疗管理和转归的信息登记报告工作。

第二节　TB/HIV 双重感染的诊断

（一）结核病的诊断

1. **结核病的分类**　为适应我国当前结核病防治工作的需要，2017 年 11 月国家卫生和计划生育委员会发布了新的《结核病分类标准》（WS 196—2017）。新分类标准以结核病的病原学、流行病学特征、临床表现、实验室检测及鉴别诊断等为主要依据进行修订。按照《结核病分类标准》（WS 196—2017）将结核病分为三大类：结核分枝杆菌潜伏感染者、活动性结核病、非活动性结核病。

（1）结核分枝杆菌潜伏感染者：机体内感染了结核分枝杆菌，但没有发生临床结核病。

（2）活动性结核病：按病变部位又可分为肺结核、肺外结核；肺结核按病原学检查结果又可分为涂片阳性肺结核、涂片阴性肺结核、培养阳性肺结核、培养阴性肺结核、分子生物阳性肺结核和未痰检肺结核；按耐药状况又分为非耐药结核病、耐药结核病；按治疗史又分为初治结核病、复治结核病。其中肺结核是指结核病变发生在肺、气管、支气管和胸膜等部位。

（3）非活动性结核病：指无活动性结核病相关临床症状和体征，细菌学检查阴性，影像学检查符合非活动性结核病变。

2. **结核病的诊断**　肺结核的诊断以病原学检查为主，结合流行病学史、胸部影像、相关的辅助检查及鉴别诊断等，综合分析做出诊断。以病原学、病理学结果做为确诊依据。按照《肺结核诊断标准》（WS 288—2017），肺结核又可分疑似病例、确诊病例和临床诊断病例。

（二）HIV/AIDS 的诊断

艾滋病是因感染 HIV 引起人体产生以免疫缺陷为主要特征的慢性综合病症，流行病学资料有一定的参考价值，临床表现特异性不强，须与其他病因引起的类似症状相鉴别，但机会性感染和特殊肿瘤可作为临床分期的指征。按照《艾滋病和艾滋病病毒感染诊断标准》（WS 293—2008），HIV/AIDS 的诊断原则以实验室检测为依据，结合临床表现和流行病学资料综合分析。诊断依据包括：①流行病学史：患有性病或有性病史，有不安全性生活史（包括同性和异性性接触），有共用注射器吸毒史、穿刺或手术史，使用过血液或血液制品，接受过组织或器官移植，有职业暴露史，HIV 感染者或艾滋病患者的配偶或性伴侣，HIV 感染母亲所生子女。②临床表现：急性 HIV 感染综合征，持续性全身性淋巴病，HIV 中后期相关临床表现和疾病。③实验室检测：包括抗体检测、抗原检测、核酸检测。

1. HIV 感染者的诊断标准

（1）成人及 15 岁（含 15 岁）以上青少年符合下列一项者即可诊断：① HIV 抗体确证试验阳性或血液中分离出 HIV 毒株；②有急性 HIV 感染综合征或流行病学史，且不同时间的两次 HIV 核酸检测结果均为阳性。

（2）15 岁以下儿童符合下列一项者即可诊断：①小于 18 个月龄：为 HIV 感染母亲所生，同时 HIV 分离试验结果阳性，或不同时间的两次 HIV 核酸检测均为阳性（第二次检测需在出生 4 周后进行）；②大于 18 个月龄：诊断标准与成人相同。

2. 艾滋病患者的诊断标准　符合下列一项者即可诊断：

（1）成人及 15 岁（含 15 岁）以上青少年：① HIV 感染和 CD4 细胞 < 200/mm^3；② HIV 感染和至少一种成人艾滋病指征性疾病。

（2）15 岁以下儿童：① HIV 感染和 CD4 细胞 < 25%（< 11 月龄），或 < 20%（12 ~ 35 月龄），或 < 15%（36 ~ 59 月龄），或 < 200/mm^3（5 ~ 14 岁）；② HIV 感染和至少伴有一种儿童艾滋病指征性疾病。

（三）TB/HIV 双重感染的诊断

1. HIV/AIDS 患者结核病的实验室诊断　对 TB/HIV 双重感染的患者，进行结核病的病原学诊断存在诸多困难。HIV 阳性的结核病患者呈现以下细菌学特点：细菌学检查阳性率低；非结核分枝杆菌感染发生率高；肺外结核病发生率高；耐药率高。

TB/HIV 双重感染者细菌学的阳性率与患者免疫抑制的程度相关，当免疫抑制程度较轻或中等程度时，患者的病原性阳性率与 HIV 阴性患者的阳性率相仿，但当免疫抑制程度严重时，由于肺部炎症的程度较低，因此细菌学检查阳性的概率也降低。另外，由于依从性的原因，收集 HIV 阳性患者的检测标本常存在困难或标本质量差，也影响了细菌学检查的阳性检出率。鉴于合并 AIDS 的肺结核患者的排菌量相对较低，因此实验室诊断技术的敏感性对于 HIV 阳性的结核病诊断至关重要。TB/HIV 双重感染患者结核病相关实验室诊断除了可以应用传统的涂片培养技术，近些年一些新兴的分枝杆菌检测相关技术，尤其是免疫学和分子生物学诊断技术的应用，大大提高了 TB/HIV 双重感染患者结核病诊断的敏感性和特异性。

针对 HIV 阳性患者，实验室诊断包括结核分枝杆菌潜伏感染的诊断和活动性结核病的诊断。

（1）结核分枝杆菌潜伏感染的诊断：所有 HIV 阳性患者都应该常规进行结核分枝杆菌潜伏感染的筛查。即便通过筛查未发现存在潜伏感染，也建议对存在结核感染风险的 HIV 阳性患者每年进行结核潜伏感染的筛查。所有 HIV 阳性并诊断为存在结核潜伏感染的患者都应该进行进一步影像学检查和临床评估，以除外活动性结核病。对确诊存在结核分枝杆菌感染的 HIV 阳性患者，鉴于此类人群在短期内发生活动性结核病的风险很高，因此可以考虑预防性治疗。

目前诊断结核潜伏感染需要联合应用几项技术。结核菌素皮下试验：对 HIV 阳性患者，使用结核菌素纯蛋白衍化物（PPD）接种后 48～72 小时，若硬结直径 ≥ 5mm，则判断为阳性。应用结核分枝杆菌特异性蛋白刺激的 γ-干扰素释放试验（IGRA）也可用于结核潜伏感染的诊断，由于应用的蛋白为结核分枝杆菌特异性蛋白，因此 IGRA 检测的特异性要优于 PPD 试验。考虑到 HIV 阳性患者发生活动性结核的危险非常高，任何一项目前用于潜伏感染的诊断技术阳性，都应该考虑患者感染了结核分枝杆菌。数据显示 IGRA 与 TST 相比，可靠性和特异性较高（分别为 92%～97% 和 56%～95%），与其他检测手段的一致性较好，发生与 BCG 免疫接种和其他非结核分枝杆菌感染的交叉较少。TST 和 IGRA 对 HIV 相关的免疫抑制患者，都有可能产生假阳性结果，并且随着免疫抑制程度的进展，IGRA 出现假阴性或不确定结果的可能性升高。尽管 TST 在特异性方面差于 IGRA，但鉴于 TST 技术具有简单、廉价的优点，因此对于诊断结核潜伏感染仍然有价值，尤其是在不接种 BCG 疫苗的地区和不发达地区。

（2）活动性肺结核的诊断：诊断活动性肺结核患者，要强化结核分枝杆菌的检查。有呼吸道症状和胸部 X 射线检查异常的 HIV 阳性患者，应该常规要求患者留痰并进行结核分枝杆菌检查，尽量留取晨痰以提高阳性检出率。活动性结核病不能依赖 TST 和 IGRA 进行诊断，因为大约每四个 HIV 阳性的结核病患者中就会有一个是假阴性结果。患者血清中 HIV 感染状态不会影响涂片和培养结果，一般当有空洞存在时，涂片阳性的概率很大。当患者的免疫状态严重受抑制时，肺外结核病灶中留取的标本抗酸杆菌的检出率较 HIV 阴性的患者明显要高。涂片检查阳性表明患者存在分枝杆菌的感染，但鉴于艾滋病患者易于发生非结核分枝杆菌病，因此要注重结核病与非结核分枝杆菌病的鉴别诊断。对 HIV 阳性患者推荐使用核酸扩增技术以提高阳性检出率，并初步确认涂片中的 AFB 是否为结核分枝杆菌。一般涂片阳性，核酸扩增阳性，可以确诊结核病。近年来，分子诊断技术的进步提高了结核病的病原学诊断水平，以 Xpert MTB/RIF 系统为例，大量评估结果显示：无论结核病患者是否合并 HIV 感染，Xpert MTB/RIF 系统都展现出良好的诊断效能，全自动、快速的优势使其适用于各级实验室。因此，分子诊断技术的日益普及，促进了 HIV 感染者中结核病筛查和诊断水平的提高。

考虑到技术投入和生物安全的需求，可能在经济欠发达地区推行分子生物学方法更可行。

脂阿拉伯甘露聚糖（lipoarabinomannan，LAM）抗原检测已经被证实，对 HIV 阳性患者的结核病诊断有重要价值，并且方法简单、快速、特异性高，因此 WHO 已经评估了其用于 HIV 阳性患者的结核病诊断。对侧向流动型尿液 LAM 检测（LF-LAM）相关文献的荟萃分析显示，以细菌学诊断作为对照方法，LF-LAM 对 HIV 阳性结核病患者检测的合并阳性率是 44%（95%CI：31%～60%），合并特异性为 92%（95%CI：83%～96%）。进一步对 HIV 阳性患者的 CD4 细胞计数进行分层分析，发现 CD4 细胞数 >200 个 /μl 的住院结核病患者 LF-LAM 的阳性率为 15%（95%CI：8%～27%）；CD4 细胞数 ≤ 200 个 /μl 的住院结核病患者 LF-LAM 的阳性率提高到 49%（95%CI：34%～66%）；当 CD4 细胞数 ≤ 100 个 /μl 时，阳性率为 56%（95%CI：41%～70%）。依照 CD4 细胞数分组时 LF-LAM 的特异性在不同组间无统计学差异，均高于 90%。以上结果表明，LF-LAM 计数对合并 HIV 感染的结核病患者有很好的诊断价值，并且这种诊断价值随着病情严重程度的增加而增加。2015年，WHO指南制定专家组在分析已有数据的基础上，制定了以下指导意见：①不推荐LF-LAM用于除CD4细胞减少的HIV阳性患者或有重症表现的（具有以下疾病危重表现：呼吸频率>30次/min，体温>39℃，心率>120次/min，无法独立行走）HIV阳性患者以外的结核病诊断；②当CD4细胞数≤100个/μl的HIV阳性患者具有结核病的临床表现时，或当艾滋病患者症状严重时，可以不考虑CD4细胞计数，用LF-LAM进行结核病的诊断；③不推荐LF-LAM用于结核病的筛查。

综合多种因素，对HIV阳性患者进行结核病实验室诊断时有以下建议：

1）所有的HIV阳性患者应常规进行结核病的筛查，确定或排除活动性结核病、结核分枝杆菌的潜伏感染。

2）液体培养的阳性率较罗氏培养基高10%~20%，而且获得结果的时间也较短，所以在条件允许的情况下，建议以液体培养代替固体培养。

3）对HIV阳性患者推荐使用核酸扩增试验技术以提高阳性检出率，并初步确认涂片中的AFB是否为结核分枝杆菌复合群。鉴于Xper MTB/RIF对合并HIV感染的结核病患者诊断的良好表现，推荐应用GeneXpert对HIV阳性患者进行结核病筛查和诊断。

4）TB/HIV双重感染患者中非结核分枝杆菌感染所占比例要远高于普通的结核病患者。非结核分枝杆菌中以鸟分枝杆菌、胞内分枝杆菌最常见，HIV阳性的患者发生播散性感染时很多情况是由鸟分枝杆菌引起的。涂片检查阳性常表明患者存在分枝杆菌的感染，但感染的分枝杆菌并不一定是结核分枝杆菌。有可能的情况下，应常规对HIV阳性患者分离到的分枝杆菌进行菌种鉴定，以确定适当的治疗方案。

5）CD4细胞明显减少的HIV患者有结核病的临床表现，或有危重症表现的HIV阳性患者，推荐使用LF-LAM进行结核病诊断。LF-LAM技术的总体敏感性偏低，但阳性预期值比较高。

2. TB/HIV双重感染的影像学诊断 艾滋病合并肺结核的影像学表现与机体的免疫状态有关系。一般认为在HIV感染早期，$CD4^+T$淋巴细胞无明显减少时，其影像学表现与无免疫功能损害的肺结核相似，可表现为典型肺结核的影像特点。而在HIV感染的中期及后期，即$CD4^+T$淋巴细胞明显减少或极度减少时，机体处于中度及重度的免疫抑制状态，此时多为不典型肺结核的表现并极易合并多重感染。此外，不仅抑制结核分枝杆菌生长的巨噬细胞功能降低，限制病灶发展的朗格汉斯细胞等功能亦明显受到抑制，难以形成结核性肉芽肿等，易于形成肺结核病灶的不典型改变。

HIV/AIDS合并肺结核的影像表现综合分析如下：

大部分继发性肺结核影像表现与正常免疫力患者类似，好发部位仍为双肺上叶尖段、上叶后段及双肺下叶背段。当患者免疫力较低，病变分布在非好发部位的病例增多，渗出性病变增多。

部分病例表现不典型，主要为片状或斑片状阴影，有的伴有播散性改变。在CT上主要表现为段性阴影、融合性阴影及小叶中心性阴影等，部分病例仅凭单纯影像与非特异性炎症鉴别困难。有报道认为，在$CD4^+T$淋巴细胞耗减的同时，特别$CD4^+T$淋巴细胞小于100个/μl时，导致巨噬细胞、自然杀伤细胞、B淋巴细胞等功能极度低下，病变多表现为肺部渗出性改变。

肺门及纵隔淋巴结结核发病率高，CT 平扫密度均匀或见液化区，增强后部分均匀强化（增殖性病变），大部分为环状强化或分隔样强化，中心干酪样坏死不强化，肿大淋巴结易相互融合。

粟粒型肺结核发病率较高。合并胸膜炎、心包炎为常见改变。单侧或双侧胸腔积液，少量至中等量。肺外结核发病率高，如结核性脑膜炎、腹腔脏器结核等。

AIDS 患者容易多型结核病同时发生。因免疫力的降低，继发性肺结核从形态到分布常不典型。常常合并纵隔及肺门淋巴结结核、血行播散性肺结核及肺外结核。

北京地坛医院 2015 年共观察 160 例 AIDS 合并结核病患者，其中肺门及纵隔淋巴结肿大并确诊结核病 81 例，在 AIDS 合并结核病中的发生率为 50.6%。160 例结核病病例中，血行播散性肺结核 53 例，占 33%，其中"三均匀"急性血行播散性肺结核 18 例，占血行播散性肺结核病例的 34%；亚急性血行播散性肺结核 35 例，占血行播散性肺结核的 66%。北京胸科医院统计了 2016 年 5 月就诊的免疫力正常结核病病例 1 415 例，其中胸部淋巴结结核 81 例，占结核病病例的 5.7%。血行播散性结核 47 例，占比 3.2%，其中"三均匀"急性血行播散性肺结核 22 例，占血行播散性肺结核病例的 46.8%，亚急性血行播散性肺结核 25 例，占血行播散性肺结核病例的 53.2%。另有作者认为，AIDS 合并肺结核表现多元化，在影像学上病灶形态多种多样，急性者以粟粒型和渗出性病变为主，发病率分别占 33% 和 49%，大于国外文献报道的 7% 和 46%；而空洞、纤维化及钙化等慢性病例的发生比例明显下降，分别为 11%、11%、2%，较国外报道的 18%、34%、8% 有所降低。艾滋病合并肺结核的病变形态，有别于非艾滋病患者合并肺结核的影像表现，前者以急性发作为主，而后者以继发病变为主。艾滋病合并肺结核的病灶分布多叶多段，任何部位均可发生，弥漫性分布占 44.4%（20/45），累及一个肺段的占 22.2%（10/45）。艾滋病合并肺结核患者病灶变化快，经抗结核治疗后，病灶吸收快或消失；未经治疗的，病灶易融合成团状，或呈弥漫性分布。

Keiper 等比较了 CD4$^+$T 淋巴细胞计数与影像表现的关系，认为 CD4$^+$T 淋巴细胞计数 < 0.2×10^9/L 的 26 例患者中，有 21 例胸部出现不典型的影像表现；而 CD4$^+$T 淋巴细胞 > 0.2×10^9/L 的 9 例中仅有 1 例（$P<0.01$）。胸部出现典型肺结核与不典型肺结核影像表现的患者 CD4$^+$T 淋巴细胞计数平均分别为 0.323×10^9/L 与 0.069×10^9/L（$P<0.01$），进一步证明 CD4$^+$T 淋巴细胞的量值与胸部病灶的特征具有相关性。

当胸部影像出现下述表现时，应考虑为 HIV/AIDS 合并肺结核的可能：

类似于原发性肺结核表现，尤其是粟粒型肺结核，特别是出现迅速融合者，高度提示机体免疫功能低下。有全身播散性结核病征象，尤其是肺内弥漫性浸润性病灶为主者，少有空洞，少见典型的肉芽肿性结节等。常与其他多种病原体如细菌、病毒、真菌及原虫，尤其是肺孢子菌感染同时存在。

有时继发性肺结核表现为两肺多发性片状阴影，同时布满多个肺叶或肺段，均以浸润进展状态为主要表现，病理基础上仍为多发性浸润病灶并有不同程度的增殖性改变或干酪坏死共存，有的呈雪花状弥漫分布，有的呈多叶多段性实变，与非特异性炎症近似。

3. TB/HIV 双重感染诊断特点 HIV 感染的结核病患者，由于细胞免疫功能降低，改变了结核病的临床特征，因此临床表现不典型，肺外结核多发，常见部位是淋巴结，并常常发生全身粟粒结核。临床上有时发生急性结核性心包炎导致的慢性心包皮肤窦道、胸壁寒性脓肿、多发性结核性脓胸、腕或睾丸结核，甚至肠结核引起的急腹症等。

合并肺结核者，早期可无明显症状，随着病变进展，患者可表现咳嗽、咳痰、咳血痰或咯血、盗汗、疲乏、间断或持续午后低热、背部酸痛、食欲缺乏、体重减轻，女性患者可伴有月经失调或闭经，部分患者可有反复发作的上呼吸道症状；儿童还可表现为发育迟缓等。少数患者起病急剧，特别是在急性血行播散性肺结核、干酪性肺炎以及结核性胸膜炎时，多伴有中、高度发热、胸痛和不同程度的呼吸困难等。两病并存时常有以下特点：

（1）HIV 感染早期或 CD4$^+$T 淋巴细胞计数 >300/mm^3 的肺结核病变，与未感染 HIV 者相同；

（2）HIV 阳性及艾滋病患者结核病的发生率明显增高；

（3）结核病症状不典型，艾滋病合并结核病以肺结核多见，常伴肺外结核，尤其以淋巴结结核最多；

（4）当 HIV 感染进展，机体免疫功能受到抑制时，肺结核的胸部 X 线表现不典型，以中下部病变为多，波及双肺或其他器官，纵隔淋巴结肿大较多；

（5）痰结核分枝杆菌检查阳性率低，PPD 多为阴性；

（6）结核病是可以治愈的，但合并 HIV 感染后抗结核治疗的效果较差，不良反应增多。

HIV/AIDS 患者中发生的结核病较其他机会性感染有更大传染性，但抗结核治疗可使其传染性很快消失，所以早期发现，比一般单纯结核病更为重要，结核病常常是 HIV 感染的早期合并症，故 HIV 感染者应是结核病发现工作的重要对象。合并 HIV 感染的结核病患者诊断更加困难，临床上易与肺部和其他系统的感染相混淆，合并 HIV 感染者痰涂片阴性以及肺外结核病更多见，需要结合胸部影像和痰培养等检查提高合并 HIV 感染且痰涂片阴性者的诊断水平。由于 TB/HIV 双重感染患者更易发生耐药，有条件时应对 TB/HIV 双重感染患者进行痰结核分枝杆菌培养，或结合其他分子生物学检查手段，提高耐药结核病患者的发现水平。

第三节 TB/HIV 双重感染的治疗

一、抗结核治疗

患者一经确诊，无论是否合并艾滋病，都要及时进行抗结核治疗。合理治疗是迅速消除传染性、阻断传播的首要措施。

（一）治疗原则

我国抗结核治疗目的在于杀灭结核分枝杆菌，促使病灶愈合，消除症状和防止复发。抗结核治疗遵循"早期、联合、适量、规律、全程"原则。全疗程分为强化期和继续期。

（二）常用抗结核药品

常用的一线和二线抗结核药物有：异烟肼（H）、链霉素（S）、利福平（R）、利福布汀（rifabutin，Rfb）、乙胺丁醇（E）、对氨基水杨酸钠（PAS）、吡嗪酰胺（Z）及丙硫异烟胺（Pto）、卷曲霉素（Cm）、环丝氨酸（Cs）、克拉霉素（clarithromycin，Clr）。

（三）抗结核治疗方案

合并 HIV 感染的结核病患者抗结核治疗疗程与普通结核病相同，使用标准化治疗方案，药物的剂量根据患者体重确定。部分疗效不佳患者可根据具体情况，适当延长疗程。利福布汀较利福平高度亲脂性和较弱的肝色素酶 CYP450 诱导作用，对于需要同时接受抗病毒治疗的患者，可考虑选用利福布汀代替利福平与其他抗结核药品组成治疗方案抗结核治疗。同时，应避免用利福喷丁代替利福平治疗结核病。

1. 初治肺结核（不含结核性胸膜炎）　2HRZE/4HR。

强化期：异烟肼、利福平、吡嗪酰胺、乙胺丁醇每日 1 次，共 2 个月，用药 60 次。

继续期：异烟肼、利福平每日 1 次，共 4 个月，用药 120 次。

全疗程共计 180 次。

注：血行播散性肺结核、气管支气管结核、肺结核合并糖尿病和硅沉着病等患者适当延长疗程至 12 个月；单异烟肼耐药的患者推荐治疗方案为 9RZELfx。

2. 复治肺结核　2HRZES/6HRE 或 3HRZE/6HRE。

强化期：异烟肼、利福平、吡嗪酰胺、乙胺丁醇、链霉素每日 1 次，共 2 个月，用药 60 次。因故不能使用链霉素的肺结核患者，需要延长 1 个月的强化期。

继续期：异烟肼、利福平、乙胺丁醇每日 1 次，共 6 个月，用药 180 次。

全疗程共计 240 次。

注：不能使用链霉素的患者，延长 1 个月的强化期，即 3HRZE/6HRE；单异烟肼耐药的患者推荐治疗方案为 9RZELfx。

3. 结核性胸膜炎　2HRZE/7HRE 或 2HRZE/10HRE。

强化期：异烟肼、利福平、吡嗪酰胺、乙胺丁醇每日 1 次，共 2 个月，用药 60 次。

继续期：异烟肼、利福平、乙胺丁醇每日 1 次，共 7 个月，用药 210 次。重症患者的继续期适当延长 3 月，治疗方案为 10HRE，用药 300 次。

二、抗艾滋病治疗

（一）抗病毒治疗时机

无论感染者的 CD4$^+$T 淋巴细胞计数多少，所有 HIV 感染者均可接受抗病毒治疗。对 TB/HIV 双重感染者应综合考虑病情，依据个体情况决定抗病毒治疗时机。

TB/HIV 双重感染治疗原则：① HIV 感染者合并活动性结核病的抗结核治疗原则与 HIV 阴性的活动性结核病患者相似；②所有 HIV 感染者一旦发现活动性结核病都应立即开始抗结核治疗；③所有 HIV 感染者合并活动性结核病者均应接受抗病毒治疗。

尚未开始抗病毒治疗的活动性结核病患者，一经诊断后立即开始抗结核治疗，在抗结核治疗耐受后尽早启动抗病毒治疗。

如果 HIV 感染者经抗病毒治疗后诊断为活动性结核病，则继续抗病毒治疗，并立即开始抗结核治疗。根据药物之间的配伍禁忌情况，调整抗病毒治疗方案。

（二）治疗方案

无论是单纯 AIDS 患者还是 TB/HIV 双重感染者，抗病毒治疗都是以门诊治疗为主。少数伴有并发症、危急和重症患者，对抗病毒药物严重过敏和 / 或有严重不良反应的患者，可住院观察并予以治疗。

当前我国免费抗病毒治疗方案包含三种抗病毒治疗药物：一线方案由两种核苷类反转录酶抑制剂（NRTI）和一种非核苷类反转录酶抑制剂（NNRTI）组成；二线方案主要由两种核苷类反转录酶抑制剂和一种蛋白酶抑制剂（PI）组成。TB/HIV 双重感染要兼顾二者的治疗，抗病毒治疗方案为：一线推荐方案为 TDF/AZT+3TC+EFV，备选方案为 AZT+3TC+ABC 或 TDF/AZT+3TC+NVP；可能的二线方案为 AZT/TDF+3TC+LPV/r。具体参见《国家免费艾滋病抗病毒药物治疗手册》。

（三）药物相互作用及剂量调整建议

在治疗 TB/HIV 双重感染时，抗结核药物中的利福霉素与抗反转录病毒（ARV）药物中的蛋白酶抑制剂（PI）和非核苷类反转录酶抑制（NNRTI）有相互作用。因此，在联合治疗时，一定要考虑到药物相互作用并适时作出药物调整，注意不要使用利福喷丁代替利福平治疗结核病。

（四）治疗期间的随访检查

对抗病毒治疗的患者需要定期随访，随访内容包括临床评估和实验室检查。开始接受抗病毒治疗的患者应在治疗开始后的第 1 个月内每两周到所在地的抗病毒治疗门诊复诊 1 次，以评估药物不良反应和依从性。如果患者能耐受治疗，可在开始治疗的第 2 个月和第 3 个月分别复诊 1 次。以后的复诊可以按照抗病毒治疗监测时间表进行。如果患者不良反应较严重，应该加强随访，及时发现可能的并发症，以保证治疗依从性。更换方案后应按照初次治疗后随访方案进行随访。临床实践中根据具体情况，在抗病毒治疗随访监测时间表基础上增加随访频率和检测项目。

TB/HIV 双重感染的患者，可能同时使用抗病毒药物和抗结核药物，应兼顾两种疾病的管理原则，注意药物和药物之间的相互作用。

（五）免疫重建炎性综合征

CD4$^+$T 淋巴细胞计数较低的患者，启动抗病毒治疗的前数月有可能因为免疫功能恢复而导致炎症反应增强。患者在抗病毒治疗的前数周或前数月，由于 CD4$^+$T 淋巴细胞计数增高，可能对机会性感染的病原体免疫反应增强，这种情形可以表现为一种新的或更恶化的临床疾病。在开始抗病毒治疗后，患者可能出现以下 2 种类型免疫重建炎症综合征（IRIS）中任意一种：①治疗矛盾反应：在抗病毒治疗开始后出现的与治疗相关的病情 [例如结核病或念珠菌（假丝酵母菌）病] 矛盾性变得更加严重；②暴露型 IRIS：免疫功能恢复后使得原先隐匿的感染出现明显临床表现。IRIS 的临床疾病谱包括发热、淋巴结肿大、肺及中枢神经系统病变、皮疹、急性肝炎或其他机会性感染表现。已经观察到的 IRIS 包括分枝杆菌病（结核病、鸟型分枝杆菌病），病毒性疾病（巨细胞病毒、单纯疱疹病毒、水痘 - 带状疱疹病毒、HBV、HCV、PML），真菌性疾病 [隐球菌、念珠菌（假丝酵母菌）]，肿瘤（卡波西肉瘤、淋巴瘤），多形性皮疹和自身免疫病。

表现为 IRIS 的机会性感染的处理除治疗基本疾病外，还需进行抗感染治疗，如非甾体消炎药（NSAID）或短期应用皮质激素。患者应在指定医院由 HIV 治疗专家进行评估。不要混淆 IRIS 和隐匿的机会性感染，两者的区别在于开始抗病毒治疗后数月内的时间进程不同。

结核性 IRIS 在所有艾滋病合并结核病患者中的发病率为 10% 至超过 1/3。结核性

IRIS 临床特点为在使用抗反转录病毒治疗后，患者原有的结核病症状加重，影像学表现恶化并伴有高热、淋巴结肿大、结核病全身播散甚至出现中枢神经系统感染等。因此，在双重感染治疗过程中，一旦出现上述症状，应立即处理。在抗结核治疗 8 周后再开始抗病毒治疗有助于降低结核性 IRIS 的风险，当 CD4$^+$T 淋巴细胞计数极低或机会性感染严重，则等待抗病毒治疗开始的时间越长，死亡的风险也越大。此时，应根据对先前已存在的结核病进行治疗的次数和临床状况等，由有经验的 HIV 治疗专家作出个性化的治疗决定。对极度虚弱的患者，在抗结核治疗过程中以及病情稳定时，进行抗病毒治疗可能增加 IRIS 的风险，但这种治疗方案对患者也许有益。

三、治疗依从性保障

（一）依从性的定义和重要性

服药的依从性通常定义为"患者对医嘱的执行程度"。服药依从性的定量指标尚无统一标准。若仅以服药量来表示，目前在临床和研究中一般用患者在某时段内的实际服用药量与处方或医嘱规定的药量之比来表示其依从性，但是依从性的概念应该既包含患者是否服用了应该服用的药物，同时还要涵盖服用药物的时间、方法以及是否在治疗过程中按规定进行随访等方面的内容。这些内容对 TB/HIV 双重感染患者管理尤为重要。

良好的依从性是治疗成功的保证。美国的多项研究已经显示，33% ~ 69% 的住院患者都是由于治疗依从性不佳而使病情恶化导致住院，从而加重了人力、物力和财力负担。对于结核病和艾滋病这两种需要长期治疗的慢性传染病，保持良好依从性具有非常大的挑战性。当患者同时感染两种疾病时，良好治疗依从性是延长患者生命的重要保证。

（二）依从性的评估

依从性的评估可分为开始治疗前评估和开始治疗后评估。

开始治疗前评估：往往是预测性的，通过与患者的交谈和进行服药前咨询活动，医务人员根据患者的行为习惯、所处社会环境等因素评估患者的依从性，但是这种评估往往很难做到准确预测哪些患者会有很好的依从性。治疗开始前依从性评估显示可能会出现依从性不良的患者并，但并不意味着一定不能接受抗病毒治疗，患者和医务人员应共同努力采取措施改善可能导致依从性不良的因素，并继续进行依从性评估，直至确定患者能够按照医生的指导进行治疗。

有研究显示，TB/HIV 双重感染的患者更有可能是社会的边缘人群，无论所处的社会环境、拥有的行为习惯，还是经济状况以及害怕受到歧视等社会心理学方面的情况都较单纯结核病患者更为复杂，此时如何准确评估患者服药依从性是医务人员和研究人员面临的挑战。对于从未接受过任何治疗的双重感染患者，首先需要接受抗结核治疗，之后再根据患者的情况决定何时开始抗病毒治疗。WHO 推荐在结核病治疗稳定后尽快开始抗病毒治疗。开始抗病毒治疗前，可以通过评估患者对结核病治疗的依从性为后续抗病毒治疗依从性的评估提供依据。

开始治疗后评估：一般住院患者的依从性较好，患者可以获得医务人员直接督导服药。而对于慢性病患者，更多的治疗模式是门诊治疗。这种情况下用于评估治疗依从性的方法很多，每种方法都有各自的优缺点，根据情况不同使用不同的方法进行评估，目前还没有一种所谓的"金标准"。依从性评估方法包括直接方法和间接方法。直接方法包括直视下督导服药、衡量患者体内药物浓度和测量体内相关生物学指标等；间接方法包括患者问卷/患者自我报告、药片计数、定期取药率、评估患者临床反应、使用电子药盒、衡量生理学指标（例如观察服用利福平患者尿的颜色）、患者日记等。

值得注意的是，在我国 TB/HIV 双重感染的治疗需要涉及结核病防治和艾滋病防治两个部门。虽然结核病防治工作在实施直视下督导服药策略上取得了长足的进步，但是在有些边远地区，由于资源有限，疾控人员服务半径过大，很难做到可持续性的 DOTS，此时家庭督导员所占比重较高。再者艾滋病的抗病毒治疗是一个终身疗法，依从性要求很高（95%），因此有效管理 TB/HIV 双重感染患者挑战很大。医务人员在评估患者治疗依从性时，要多种方法并用，例如有的患者及家属为了能够得到急需的医疗救助而将依从性报告得近乎完美，在这种情况下，医务人员不能仅仅只看表面现象，而应该用一些其他客观的指标进行验证，比如开展抗病毒治疗后免疫学指标是否提高、病毒是否被很好抑制等，这些都可以作为佐证来评估依从性。临床症状和结核分枝杆菌细菌学的改变有时可能会由于免疫重建综合征的作用而不能真正反映依从性，在实际工作中要加以鉴别。

第四节 TB/HIV 双重感染的预防

一、TB/HIV 双重感染的感染控制措施

感染控制措施主要由三部分内容组成：管理层面的控制措施、环境控制措施和个体防护措施。①管理层面的控制措施：主要包括开展本机构结核感染危险性评估；制订 HIV 阳性者结核病感染控制计划；对相关工作人员开展预防结核病感染的培训；对可疑结核病患者和结核病患者开展预防结核病传播的宣传教育。②环境控制措施：主要包括通风和紫外线消毒，降低空气中飞沫的浓度，患者候诊及诊室等场所设计，规定患者的就诊流程和路径。③个体防护措施：主要是个体佩戴合格的口罩，降低自身感染结核分枝杆菌的风险，同时，结核病和艾滋病诊室保持一定距离，及早识别就诊者中的咳嗽患者并给予佩戴口罩、优先就诊或隔离候诊，避免 HIV 阳性者与结核病传染源直接接触。在结核病感染控制具体过程中，三种措施各有侧重，相辅相成。

结核病和艾滋病防治相关机构中控制结核病感染措施一般应包含五个步骤：①筛查结核病可疑症状者：对结核病可疑症状者进行筛查，对出现症状者及时进行检查；②用正确的咳嗽礼仪和方式：应告知结核病可疑症状者和结核病患者正确的咳嗽方式及其重要性，向患者提供纸巾并叮嘱其咳嗽时遮住口鼻，或给患者发口罩，要求其就诊时全程佩戴，不要随意丢弃用过的纸巾或口罩，当缺少口罩和纸巾时，要求患者咳嗽、打喷嚏时用手臂内侧和前臂遮住口鼻；③隔离：候诊医务人员应直接护送传染性结核病患者到隔离候诊区域，隔离候诊区域应高度自然通风；④优先提供相关服务：优先为有结核病可疑症状和确诊传染性结核病的患者提供服务，减少其暴露时间；⑤结核病

检查或转诊：在有条件的机构，立即对结核病可疑症状者进行结核病的检查和诊断，确诊后及时给予抗结核治疗；不具备结核病检查和诊断的机构，应立即将患者转诊到当地结核病防治相关机构，并与结核病防治机构核实患者转诊到位及结核病检查结果的信息。

二、HIV 阳性者易感染结核分枝杆菌的主要场所

1. **HIV 防治相关机构**　包括 HIV 阳性者接受治疗和随访服务的机构，例如当地疾控中心的艾滋病科和定点艾滋病抗病毒治疗门诊。HIV 阳性者经常到艾滋病防治相关机构接受各种服务，患者中多数机体免疫力降低，如果其中有传染性肺结核患者，就很有可能将结核分枝杆菌传播给周围其他的 HIV 阳性者。

2. **结核病防治相关机构**　包括当地结核病诊断治疗机构，例如结核病定点治疗医疗机构和当地 CDC 结核病防治门诊。所有的 HIV 阳性者都应该定期到结核病防治相关机构进行结核病筛查，或怀疑已经罹患活动性结核病的患者也会被转诊到结核病防治机构做进一步的检查和诊断。如果结核病防治机构在接诊转诊的 HIV 阳性者时，未采取保护 HIV 阳性者的措施，可能存在感染结核分枝杆菌的风险。

3. **传染病医院或综合医院感染科**　传染病医院或综合医院感染科往往同时有结核病患者、HIV 阳性者来就诊。HIV 阳性者由于机体免疫力降低，很容易感染结核分枝杆菌。

三、结核病感染控制措施

传染性结核病患者在医疗卫生机构内，如在接诊区域、留痰室、病房、实验室等不同环境咳嗽、打喷嚏等产生的飞沫核，都将使医疗卫生机构具有结核感染的风险。如不采取有效的结核病感染预防控制措施，会导致结核分枝杆菌在医疗卫生机构内传播，造成医务人员的结核感染风险。

医疗卫生机构内感染控制措施：第一，管理层面的控制措施，如对结核感染风险评估，制订 HIV 阳性者中结核感染控制计划，开展培训和宣传教育；第二，环境和工程控制措施，如医疗建筑合理设计和布局，通风和消毒；第三，个人防护。

医务人员在接触传染性肺结核患者特别是耐多药结核病患者，以及进行一些高风险操作时，均应佩戴医用防护口罩。医用防护口罩是一种特殊类型的口罩，具有一定标准的滤过能力，与面部结合更紧密，能更好地覆盖口鼻，阻止传染性结核分枝杆菌飞沫核通过，起到预防和控制感染作用。医务人员在进入实验室、耐多药病房等特殊环境时，应配备个人防护用品，如手套、防护衣、医用防护口罩、鞋套、帽子、护目镜等，具体防护用品可根据操作的不同危险级别或生物安全水平来选择。

四、预防性治疗

（一）结核病预防性治疗

自 1952 年发明异烟肼以来，其在 HIV 阴性成人和儿童结核病预防性治疗的有效性已

得到充分证明，对已经感染结核分枝杆菌但尚未发展成活动性结核病的患者使用异烟肼预防性治疗可以减少体内休眠菌的数量，使其复燃的风险大大降低。同时，预防性治疗也可以有效地防止新的潜伏感染发生。有研究表明，在治疗依从性得到保证的情况下，异烟肼预防活动性结核发病的效力可以高达 90%。

HIV 感染人体后，破坏 $CD4^+T$ 淋巴细胞，导致机体免疫功能降低，从而增加人体感染结核分枝杆菌风险，并加快了体内原有结核潜伏感染发展成为活动性结核病的进程。因此，HIV 阳性者中的结核潜伏感染者是结核病预防性治疗的最佳对象。在结核病和艾滋病高负担国家进行的许多研究表明，异烟肼的预防性治疗同样降低了 HIV 阳性者由结核分枝杆菌潜伏感染发展为活动性肺结核的危险。一项在海地、乌干达、肯尼亚、赞比亚、西班牙、美国、巴西和墨西哥等国进行的 10 个安慰剂对照试验，研究涉及 8 130 名 HIV 感染者。荟萃分析结果显示，与安慰剂组对比，HIV/AIDS 患者使用异烟肼预防性治疗可使活动性结核病的发病率降低 42%，尤其对结核菌素皮肤试验阳性的患者效果最明显，使结核病的发病率降低了 60%。

然而，由于 HIV 阳性者免疫功能水平较低，常规的结核病诊断技术如痰涂片、胸部 X 线以及结核病菌素试验，敏感性都有所下降，不能作为可靠的诊断活动性结核病的依据。新英格兰医学杂志上发表的一项前瞻性研究显示，在柬埔寨、泰国和越南进行的在 HIV 阳性者中诊断活动性结核病流程，HIV 阳性患者在过去 4 周内如果没有发热、咳嗽、体重下降、长期的（大于 3 周）的盗汗，便可以排除活动性结核病。此研究 HIV 阳性人群中结核分枝杆菌的感染率达到 15%，而此排除活动性结核病标准的阴性预测值高达 97%。该方法与仅依靠慢性咳嗽排除活动性结核病的方法相比，可以减少 83% 的假阴性；与依靠显微镜痰检和胸部 X 线典型表现排除活动性结核病的方法相比，可以减少一半以上的假阴性，大大降低了需要进行胸部 X 线和痰涂片检查的人数。

1. **异烟肼预防性服药对象** HIV 阳性者全部满足下列 3 条时，可以考虑开始异烟肼预防性治疗。

（1）目前未报告有咳嗽、发热、体重下降或盗汗等情况。

（2）通过胸部 X 线检查未发现活动性结核病表现。

（3）过去 5 年内未进行过全程足量的抗结核治疗者。

2. **不适宜预防性服药对象** 有严重心、肝、肾等器质性病变或不能耐受预防治疗药物者；血液白细胞 < 2 000/mm³，肝功能（转氨酶和 / 或胆红素）大于正常值上限 2 倍者（血常规和肝功能恢复正常后可以开始预防治疗）；伴有其他机会感染且尚未治愈的患者也不适宜接受异烟肼预防性治疗。

3. **异烟肼预防性治疗的终止** 预防性治疗开始时，未发现结核病变，预防性服药期间或随访期间发现活动性结核病变，则改用标准抗结核治疗方案。预防性服药期间出现严重不良反应患者，如重度肝损害、剥脱性皮炎、精神症状等，须立刻终止服药。

4. **异烟肼预防性服药的方法** WHO 推荐，预防性服药采用的药物是效果肯定、不良反应少、服用方便的异烟肼，成人每日 300mg（儿童按照 10 ~ 15mg/kg，每日最大量不超过 300mg），一次服用，药物预防的疗程为 6 个月到 12 个月。

5. **异烟肼预防性服药过程中的监控和随访** 异烟肼也存在不良反应，轻微的可出现胃肠反应（厌食、恶心、腹痛），周围神经炎；较为严重时可出现肝炎、皮疹。为保证治疗的质量，对接受预防性治疗的 HIV 阳性者需要定期监测治疗的依从性、药物的不良反应，尤其是对同时患有乙肝或丙肝的患者，应密切监测药物的肝毒性；同时需要监测活动性结核病的发生。随访频率建议前 2 个月每月 1 次，待患者能够较好地耐受治疗后，可每2 个月随访 1 次。

（二）复方磺胺甲噁唑预防性治疗

机会性感染是艾滋病患者死亡的主要原因，随着感染 HIV 时间的增加，机体免疫力逐渐下降，HIV 感染者对各种机会性感染的易感性也逐渐增加。预防机会性感染最有效的方法是抗病毒治疗，通过重建免疫系统，提高机体免疫力，达到预防的目的。但由于抗病毒治疗的复杂性及费用等方面的原因，很难让所有适合治疗的患者都得到抗病毒治疗，因此会有相当一部分患者因为各种原因无法接受抗病毒治疗。

与复杂且成本较高的抗病毒治疗相比，很多机会性感染可以使用相对简单、便宜的药物进行有效预防或治疗，其中使用复方磺胺甲噁唑（TMP-SMZ）预防 PCP 就是最具代表性的一种。美国于 1989 年推荐使用复方磺胺甲噁唑预防 PCP，目前这种预防性用药已经被世界各国广泛采用，WHO 和 UNAIDS 也已将其作为对 HIV 感染者和艾滋病患者标准医疗服务的一部分向全球推荐。此外，复方磺胺甲噁唑对其他多种机会性感染，如弓形虫、肺炎球菌、流感嗜血杆菌、非伤寒沙门菌和金黄色葡萄球菌导致的感染性疾病也有一定的预防和治疗作用。

国内研究显示，在我国推广复方磺胺甲噁唑预防 HIV 主要相关机会性感染（OIs）策略，其疗效显著，能降低 AIDS 患者的病死率、OIs 发病率、住院率均约 50%；安全性高，所致不良反应的症状轻、时间短、发生率低，成本低廉，可行性好；但使用中应注意监测其毒副反应和耐药情况。复方磺胺甲噁唑预防是对 HIV 阳性患者开展早期医疗关怀最经济最有效的干预策略，是国家免费艾滋病抗病毒药物治疗的重要配合药物。

1. 预防性用药的方法

（1）成人及青少年：复方磺胺甲噁唑片剂（TMP 80mg/SMZ 400mg），口服，每日 1次，每次 2 片。

（2）儿童 / 婴幼儿：儿童用药的剂量应根据其体重计算。体重小于 12kg 的儿童推荐使用糖浆（每 5ml 含 40mg TMP 和 200mg SMZ），具体剂量见表 3-11-1。

表 3-11-1　儿童 / 婴幼儿复方磺胺甲噁唑预防性治疗的使用方法

体重 /kg	剂量（TMP 4mg/kg+SMZ 20mg/kg）
<5	每日 2.5ml
5 ~ 9.9	每日 5ml
10 ~ 14.9	每日 7.5ml
15 ~ 21.9	每日 10ml 或 1 片
>22	每日 15ml 或 1.5 片

2. 定期随访　在服用复方磺胺甲噁唑进行预防性治疗后，应对患者进行定期随访。

随访频率对于成人患者，建议最初每月 1 次，待患者能够较好地耐受治疗后，可每 3 个月随访 1 次；对于儿童患者，每月均应随访 1 次。随访内容主要包括：①不良反应的监测和处理：复方磺胺甲噁唑最常见的不良反应是药物过敏，多表现为皮疹，一般出现红斑性药疹。在有条件的情况下或出现临床指征时，应每月进行血红蛋白和白细胞计数的检测。其他可能的不良反应还有发热、血氨升高、肝炎、血钾升高和肾功能损伤等。对较轻微的不良反应采取积极的对症处理即可，如皮疹可用抗组胺类药物处理，恶心可用止吐类药物处理，发热可用解热类药物处理，对症处理应在症状出现时就积极开展，而非等到严重需停药时才开展。严重的不良反应应马上停药并及时转诊到有条件的医院进行处理。②依从性督导：在随访中医生应该注意询问患者是否按照医嘱定时定量服药，有无遗漏、忘服及擅自减量的现象。对依从性不佳的患者，应反复进行依从性教育，对同时进行抗病毒治疗的患者更应加强依从性支持和教育工作。

3. **备选方案** 若患者不能耐受复方磺胺甲噁唑，可使用氨苯砜 50mg、每日 2 次或 100mg、每日 1 次作为备选方案。对于 CD4$^+$T 淋巴细胞 <100/mm^3 且弓形虫抗体阳性的患者，应在本方案中增加每周 50mg 乙胺嘧啶（息疟定）和每周 25mg 叶酸。氨苯砜常见的不良反应有恶心、呕吐、贫血、高铁血红蛋白血症、皮疹和发热等。

对 TB/HIV 双重感染患者及时开展有效的抗病毒治疗是降低患者病死率的有效方法。在资源有限的地区，由于各种原因，患者可能不能在抗结核治疗 8 周内及时进行抗病毒治疗，复方磺胺甲噁唑预防性治疗就是较为有效的干预措施，可以帮助患者恢复免疫功能，保持良好的依从性，提高生活质量，延长生命。

（何金戈 刘二勇）

参考文献

[1] 成诗明，王黎霞，陈伟. 结核病现场流行病学肺结核病学［M］. 北京：人民卫生出版社，2016.

[2] 中华人民共和国国家卫生和计划生育委员会. 肺结核诊断：WS 288—2017[S]. 北京：中华人民共和国国家卫生和计划生育委员会，2017.

[3] 中华人民共和国国家卫生和计划生育委员会. 结核病分类：WS 196—2017[S]. 北京：中华人民共和国国家卫生和计划生育委员会，2017.

[4] 成诗明，周林，赖钰基. 结核菌/艾滋病病毒双重感染防治策略应用研究［M］. 北京：人民卫生出版社，2015.

[5] 成诗明，王国治，王黎霞，等. 结核菌素皮肤试验使用指导手册［M］. 北京：人民卫生出版社，2014.

[6] 卫生部. 全国结核菌/艾滋病病毒双重感染防治工作实施方案（试行）[EB/OL]. (2010-08-03). http://www.gov.cn/zwgk/2010-08/03/content_1670021.htm.

[7] WORLD HEALTH ORGANIZATION. Global Tuberculosis Report 2017[R/OL]. http://apps.who.int/iris/bitstream/handle/10665/259366/9789241565516-eng.pdf.

[8] WORLD HEALTH ORGANIZATION. The use of lateral flow urine lipoarabinomannan assay (LF-LAM) for the diagnosis and screening of active tuberculosis in people living with HIV. Policy guidance[EB/OL].

2015. https://apps.who.int/iris/bitstream/handle/10665/193633/9789241509633_eng.pdf.

[9] WORLD HEALTH ORGANIZATION. Policy statement: automated real-time nucleic acid amplification technology for rapid and simultaneous detection of tuberculosis and rifampicin resistance: Xpert MTB/RIF system[EB/OL]. 2011. https://apps.who.int/iris/bitstream/handle/10665/112472/9789241506335_eng.pdf.

[10] MOCROFT A, PHILLIPS A N, GATELL J, et al. Normalisation of CD4 counts in patients with HIV-1 infection and maximum virological suppression who are taking combination antiretroviral therapy: an observational cohort study[J]. Lancet，2007，370(9585): 407-413.

[11] ABDOOL K S, NAIDOO K, GROBLER A, et al. Timing of Initiation of Antiretroviral Drugs during Tuberculosis Therapy[J]. N Engl J Med，2010，362(8): 697-706. http://www.unaids.org/en/data analysis/epidemiology/2009aidsepidemicupdate/.

[12] CHAKAYA J M, MANSOER J R, SCANO F, et al. National scale-up of HIV testing and provision of HIV care to tuberculosis patients in Kenya[J]. Int J Tuberc Lung Dis, 2008, 12(4): 424-429.

[13] NISSAPATORN V, KUPPUSAMY I, SIM B L, et al. Tuberculosis in HIV/AIDS patients: a Malaysian experience[J]. Southeast Asian journal of tropical medicine and public health, 2005, 36(4): 946-953.

[14] AKKSILP S, KARNKAWINPONG O, WATTANAAMORNKIAT W，et al. Antiretroviral therapy during tuberculosis treatment and marked reduction in death rate of HIV-infected patients，Thailand[J]. Emerging infectious disease, 2007, 13(7): 1001-1007.

[15] MANOSUTHI W, CHOTTANAPAND S, THONGYEN S, et al. Survival rate and risk factors of mortality among HIV/tuberculosis-coinfected patients with and without antiretroviral therapy[J]. J Acquir Immune Defic Syndr, 2006, 43(1):42-46.

[16] CAIN K, MCCARTHY K, HEILIG C, et al. An Algorithm for Tuberculosis Screening and Diagnosis in People with HIV[J]. The New England of medicine, 2010, 362(8): 707-716.

[17] MONKONGDEE P, MCCARTHY K, CAIN K P, et al. Yield of acid-fast smear and mycobacterial culture for tuberculosis diagnosis in people with human immunodeficiency virus[J]. Am J Respir Crit Care Med, 2009, 180(9): 903-908.

[18] SOYSAL A, TORUN T, EFE S, et al. Evaluation of cut-off values of interferon-gamma-based assays in the diagnosis of M. tuberculosis infection[J]. Int J Tuberc Lung Dis, 2008, l2(1): 50-56.

[19] KAPLAN J E, BENSON C, HOLMES K K, et al. Guidelines for prevention and treatment of opportunistic infections in HIV-infected adults and adolescents: recommendations from CDC, the National Institutes of Health, and the HIV Medicine Association of the Infectious Diseases Society of America[J]. MMWR Recomm Rep, 2009, 58(RR-4): 1-207.

[20] ZHANG F J, DOU Z H, MAY, et al. Five-year outcomes of the China national free antiretroviral treatment program[J]. Ann Intern Med, 2009, 151(4): 241-251.

[21] WORLD HEALTH ORGANIZATION, UNITED NATIONS PROGRAMME ON HIV/AIDS. Guidance on Provider-Initiated HIV Testing and Counselling in Health Facilities[EB/OL]. 2007. http://www.who.int/hiv/en/.

[22] MA Y, ZHAO D, YU L, et al. Predictors of Virologic Failure in HIV-1-Infected Adults Receiving First-Line Antiretroviral Therapy in 8 Provinces in China[J]. Clinical Infectious Diseases, 2010, 50(2): 264-271.

[23] KHALED N A, ALARCON E, BISSELL K, et al. Isoniazid preventive therapy for people living with

HIV:public health challenges and implmentation issue[J]. International Union Against Tuberculosis and Lung Disease, 2009, 13(8): 927-935.

[24] RAIZADA N, CHAUHAN L S, BABU B S, et al. Linking HIV-infected TB patients to Cotrimoxazole Prophylaxis and Antiretroviral Treatment in India[J]. PLos ONE，2009, 4(6): e5999.

第十二章
结核病健康教育与健康促进

第一节 概述

一、健康教育和健康促进的概念

（一）健康教育的概念

健康教育是通过有组织、有计划、有系统的社会行动，通过教育活动、信息传播和行为干预等手段，帮助个体和群体提高健康知识和健康素养，确立正确的健康观念，树立信心，自觉改变不良和有害的健康行为和行为影响因素，采纳正确的、有益健康的行为习惯和生活方式，从而达到预防控制疾病，促进健康的目的。

健康教育不同于以卫生知识单项传播为主的卫生宣传，它是有组织、有计划、有系统、有明确的目标人群划分和以行为改变为最终目的的一系列社会活动。它的核心问题是促进个体和群体通过知识、信念和行为的变化，改变不健康的行为习惯和生活方式。当然人的行为习惯和生活方式一旦形成，改变是一个艰巨而又复杂的过程，受到非常多的因素影响，所以健康教育活动需要多部门、多学科参与，长期持续不断地进行，健康教育既是一个传播知识、行为干预的过程，同时也是需要动员部门、社区和大众共同参与并以健康为目的开展的一系列社会活动。健康教育活动要以效果评价为最终落脚点，包括在健康教育活动开展之前的需求分析、活动进行中的过程评价以及活动结束后的效果评价。健康教育的计划不应该也不能是健康教育人员的"闭门造车""凭空想象"，而是在对特定目标人群健康问题的影响因素进行明确诊断和评估后制订，在实施过程中要对活动的过程进行持续评估和不断修正，才能保证活动有效顺利开展，达到健康教育活动的目的。

（二）健康促进的概念

"健康促进"一词早在20世纪20年代就被学者提出，直到20世纪末才引起广泛重视，并在全球公共卫生领域产生重大影响。1986年在加拿大渥太华召开的第一届国际健康促进大会上发表的《渥太华宪章》中指出：健康促进是促使人们提高、维护和改善他们自身健康的过程。WHO给健康促进的定义是：健康促进是促进人们维护和提高自身健康的过程，是协调人类与环境之间的战略，规定个人和社会对健康各自所负的责任。有学者认为，健康促进是把健康教育和有关组织、政治和经济干预结合起来，促进行为和环境因素的改善、保护人民健康的综合策略，是运用行政的手段、组织的手段，动员和协调社会各相关部门参与，通过社区、家庭和个人各司其职，履行各自对健康的责任，共同促进和维护健康、控制疾病流行的一种社会行为和社会战略。

2016年11月21日，第九届全球健康促进大会在上海召开，会上通过了《2030可持续发展中的健康促进上海宣言》。宣言指出：只有在实现所有可持续发展目标的过程中开展健康促进，让全社会参与健康发展的进程，才能实现所有年龄段人群的健康生活，增加健康福祉。从《渥太华宪章》发表以来，那些具有变革性、实践性、深远影响、基于证据的健康促进策略为我们提供了指南，这些策略是持久重要的。

健康促进包含五个方面的内容：

1. **建立促进健康的公共政策** 健康促进已经不仅仅是卫生健康部门的工作，也不仅仅是卫生保健的范畴，需要全社会共同努力，各级政府、各个部门和各级组织共同合作，以促进健康为人类发展和社会进步的先决条件，制定有利于健康的公共政策、法律法规，促进人类健康和社会的共同发展。

2. **创造支持性的环境** 人类健康和其自身生存的环境是密不可分的，包括自然环境、社会环境、家庭环境等。通过对环境及环境变化的评估，公共政策的调整和环境的改善，促进人和自然的和谐相处，消除不利因素对人类健康的影响，创造一种有利于健康的安全、舒适、愉悦和幸福的自然环境和人文环境。

3. **强化社区行动** 健康促进更强调社区的作用和社区的积极参与，通过对个人和社区的赋权，调动一切力量，最大化地达到有利于健康的决策和行动。持续不断地认识自己的健康问题，提高自我保健能力，并找出解决健康问题的办法。

4. **发展个人技能** 通过健康教育提高健康知识和健康素养，发展个人技能，使人们能够更好维护自己的健康，自觉对自身生存的环境进行改变，做出更有利于健康的行为。发展个人技能是一个持续不断学习的过程，所带来的效益也是显而易见的。

5. **调整卫生服务方向** 随着社会的发展，工业化、城镇化、人口老龄化以及疾病谱、生态环境、生活方式的改变，给维护和促进健康带来一系列新的挑战，健康政策以原来的治病为中心向以大卫生、大健康为中心的卫生服务模式转变，卫生服务方向必须通过医疗卫生体制改革和功能的变化、卫生服务政策的调整，提高卫生服务的可及性和公平性，以满足日益增长的人民群众对健康的需求。

二、健康教育与健康促进的内涵和意义

健康教育通过教育、传播和干预的手段，促使个体和群体改变不健康和有害的行为和生活方式，建立健康的行为和生活习惯，从而控制疾病和保障健康，是一项有计划、多部门、多学科的社会实践活动，是通过人们相互学习和自我学习取得经验和技能的一项长期过程。健康教育的意义和内涵包括以下方面：

1. **健康教育的目的在于帮助人民建立健康的生活方式** 是以消除或减少不利于健康的行为因素来达到预防疾病、促进健康的目的。健康教育通过信息传播、认知教育和行为干预，帮助个体和群体掌握卫生保健知识和技能，树立健康观念，自愿采纳有利于健康的行为和生活方式。认知行为学表明，知识和行为之间有着重要的联系，但不完全互为因果关系，知识是行为变化的前提，但还和信念、性格、价值观有关，与长期的生存环境及干

扰因素有关。健康教育就是促进把知识转化为行为改变的重要手段。

2. 健康教育能够有效预防慢性非传染性疾病 由于不良行为和生活习惯所导致的慢性非传染性疾病，如高血压、高血脂、糖尿病、冠心病、肥胖、肿瘤等，目前已经成为现代人们最大的健康威胁。WHO调查显示，慢性非传染性疾病发病原因的60%取决于个人的生活方式，虽然还和遗传、医疗条件、社会条件和气候等因素有关，但作为慢性非传染病性疾病形成和发展的主要成因，可以通过行为干预和行为习惯改变来预防、控制或阻断其发展，提高生命质量和降低对生命的直接危害。在生活方式中，不合理膳食、缺少运动、烟草使用和酗酒是慢性肺部感染性疾病的四大主要危险因素。当前和今后相当长时间，对慢性非传染性疾病没有根本的解决办法，更没有有效的预防疫苗，要预防控制慢性非传染性疾病，降低其对健康的伤害程度，只能依靠健康教育。通过广泛的健康教育，帮助公众获取健康知识、树立健康观念、建立健康行为方式，有效预防、控制和减少慢性非传染性疾病的发生。

3. 健康教育是控制传染病的有效手段 传染病的群防群控，需要全社会关注和人人参与，需要对传染病的传播特点、传播规律以及正确的防控措施有一个全面认识和掌握。传染病流行不仅是病原微生物的感染，其传播和流行还与不健康的生活方式和卫生习惯有很大的关系，如性病、艾滋病、乙肝、结核病、手足口病等。在结核病等重大传染病的防控上首先要通过健康教育手段广泛宣传结核病防治知识，认识到结核病的危害，知道如何预防结核病，做到早发现、早治疗。要养成良好的卫生习惯，不随地吐痰。对传染性的结核病患者进行行为干预，减少其对健康人群的威胁，通过健康教育提高患者治疗依从性，消除对结核病患者的歧视等。因此，在传染病防控中，健康教育是重要防治手段之一，也是最符合成本效益的有效措施。

4. 健康教育可以降低社会和家庭医疗成本，减轻经济负担 随着社会经济不断发展，工业化、城镇化、人口老龄化等问题日益凸显，由不良生活方式导致的慢性病、新老传染病等带来的健康问题的危险因素日益增加，给国家、社会和家庭带来沉重的经济负担。单纯提高医疗费用和增加医疗资源、投入医疗设备并不能解决慢性病等公共卫生问题，并且慢性病通常是长期或终身的，是导致医疗负担不断增加的重要因素之一。20世纪60年代美国一味依靠高投入建立社会医疗保障，以至于10年间疾病谱和死亡谱没有发生任何变化。20世纪70—80年代，通过健康教育和健康促进，提倡控烟限酒、合理膳食、开展健身运动等，使全国冠心病、脑血管病死亡率分别下降35%和48%。改变不良的生活方式，进行自我管理，降低慢性病的发病率和死亡率，遏制医疗费用的急剧增长，健康教育是一项最好的办法，并且投入少，效益高。我国实行基本公共卫生服务时，把健康教育作为一项主要内容，健康教育可以创造巨大而持久的社会和经济效益。

5. 健康教育可满足人民群众心理健康的服务需求 心理教育和心理干预是健康教育的组成部分。一方面，随着人民群众经济水平和文化水平的提高，对心理健康的认识和需求越来越高，对健康和幸福的理解不仅仅是身体和物质上的满足。另一方面，社会的发展和变革，传统格局的变化，学习和就业的压力，个体在家庭、组织和社会环境所表现出来的适应性反应和情绪变化，需要通过心理疏导和心理干预来调整，提供健康教育将是适应人民群众不断增长的心理健康服务需求的重要内容。

健康促进的概念不同于健康教育，要比健康教育更为完整，涵盖了健康教育和政策的开发、环境的支持，需要通过广泛的社会动员、倡导和协调来开展，是一项系统的社会工程。健康促进的内涵体现在以下方面：

1. 健康促进的工作主体不仅仅是卫生健康系统和卫生工作人员，而是由政府主导，多部门合作，全社会共同参与的机制，通过履行各自对健康所承担的责任和义务，各司其职，共同努力来实现全民健康的目的。

2. 健康促进涉及的是大健康、大卫生的概念，不仅仅是针对疾病的防治，也不仅仅包含某一类人群或某个时间段的健康问题，而是社会的整体人群和各个层面。

3. 健康促进作用的是影响健康的决定因素和深层因素，包含政策支持、社会因素、行为因素、环境因素、生物因素、文化因素、卫生服务等。

4. 健康促进需要通过广泛的社会动员和政策倡导，协调个体、群体和社会各组织共同参与，促进多学科、多手段、多部门的融合，促进和维护健康。

5. 健康促进强调健康、发展和环境的相互统一，从而促进社会的公平和平等，达到人人享有健康的权利。

三、健康教育和健康促进的关系

目前，健康教育和健康促进理论已经广泛应用，并作为解决人类健康问题和重大公共卫生问题的重要策略之一。二者相互联系、相互交叉，又有各自的工作领域和工作内容。健康促进包含健康教育的内容，但比健康教育更具有社会策略和社会属性，更加宏观，更体现社会功能。健康促进是为解决重大公共卫生问题，改善人民健康采取的社会行动，社会各界需要对某一健康问题形成共识，而采取的统一协调的行动。需要通过社会动员、社会倡导，使社会各界和各个部门各司其职、相互协调、密切合作，才能在健康政策的制定、健康支持环境的建立、医疗卫生服务改善上统一行动，使目标向着有利于人民健康，有利于重大公共卫生问题解决的方向发展。有研究者把教育、政策和服务比喻为健康促进的三条腿，健康促进需要这三条腿才能保持稳定和平衡并站立起来。从学科来说，健康促进甚至不能称为一个专门学科或一个专业领域，更像是一项社会工作。

健康教育是健康促进工作的重要组成部分，立足人们健康行为的改变，通过对健康知识的掌握和健康技能的提高，改变不健康的生活方式和行为习惯，建立健康的行为和生活方式的过程。

在实际工作中，面对重大公共卫生问题和重大疾病的防控，仅仅通过健康教育，提高人们的健康知识水平和确立对健康及疾病的良好态度，改变个体或群体的行为来达到消除疾病，实现全民健康的目的是不可能的。一个健康问题不仅仅是医学问题，而是一个公共卫生问题，更是一个社会问题，需要涉及大的社会环境和多部门协调，上升到社会战略时就需要运用健康促进策略，二者更多是同时应用，相辅相成、相互融合、相互补充，共同发挥作用。

第二节 健康教育的基本理论

一、行为和行为改变理论

人类的健康行为和其他行为一样是一个复杂的过程，受到众多因素影响。健康行为的改变因此也是一个相当复杂的过程。专家学者提出了很多的行为改变理论，其目的就是想通过对健康行为改变规律及影响因素的认识，指导健康教育工作者更好地运用行为改变理论，促进人们健康行为的改变，从而有益于个体和群体的健康。

1. 知识、信念、行为模式

（1）知识：一个认知的过程，是指人们对卫生保健、疾病预防和卫生服务信息的认识和知晓。

（2）信念：指人们对事物、信息、知识、思想、理念认知后的态度和信念，是人在信息感知后产生的一系列内心反应。此处指对健康知识、健康理念、健康价值的接受和态度。

（3）行为：指在获得健康知识并持有了健康信念的动力作用下，发生的有利于健康的行为变化和行为改变（图 3-12-1）。

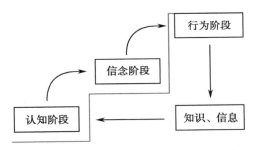

图 3-12-1 行为改变的"知、信、行"模式图

知识、信念和行为之间存在着因果关系，要想行为改变首先必须要获取相关的知识和信息作为前提，要有信念作为支撑动力和行为基础。但有知识不一定会确定信念，即使建立了很好的态度，也不一定要会去改变行为；即使试图去改变行为，在行为发生改变的过程中由于受到众多影响因素的作用，最终很难坚持改变不健康的行为和确立健康的行为。从健康知识的接受，到态度和信念的确立，最后转化为健康行为，是一个漫长而曲折的转变过程，有很多因素可以影响这一过程的顺利转化，任何一个因素都可以导致健康行为形成的失败，健康教育就是在传播知识的基础上利用教育和干预的手段促成个体和群体树立信心、坚定健康的理念和态度，持之以恒地克服生理的、心理的、环境的不利因素的影响，最终改变不健康的行为，建立和确立健康行为方式。

2. 促进行为改变的因素 影响健康行为改变的因素有很多，都会对健康行为的改变产生直接或间接的影响，这个影响可以是长期的，也可能是短时间的，结果的显现也需要经历漫长的过程。通常将影响健康相关行为的因素划分为倾向因素、促成因素和强化因素三类。倾向因素来自个体和群体的内部，包括人的性别、年龄、遗传、健康状况等生物学因素以及教育、性格、价值观、道德观、认知能力、接受的知识、改变行为的态度、信念，以及自我修正、自我约束的能力等，倾向性因素作为内因在行为变化的过程中发挥作用。促成因素是在确定了良好信念和态度后，确定行为改变的基础，是行为改变所需要的外部条件。强化因素是指在发生行为变化和健康行为习惯形成的漫长而曲折的过程中缓慢、隐性并持续发挥作用的因素。改变旧的习惯，建立新的行为模式是一个非常艰难的过程，受到心理的磨砺和外界的诱惑，稍有松懈就可能前功尽弃。在这一过程中需要借助外力的作用，使行为改变朝着有利健康的方向转变并最终得以确立和巩固。这类因素包括政策的、社会的、环境的、家庭的以及人文的支持和关怀等行为干预措施。强化因素和促成因素同时作为外因参与行为改变的过程并发挥作用。一切事物的变化都是由内因起主导作用。要使一个人的行为发生改变，起决定性作用的因素仍然是作为内因的个体本身。当然，作为行为影响因素的外因也很重要，外因可以给行为改变提供条件和基础，并使行为改变得以坚持和最终形成，但外因是通过内因发挥作用的。在这三类因素中，倾向因素先于行为，是产生某种行为的动机、愿望或诱发某行为的因素，促成因素是使某种行为动机和愿望得以实现的因素；强化因素是激励行为维持、发展或发生变化的因素，详见图 3-12-2。

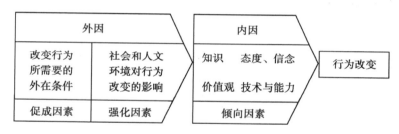

图 3-12-2　行为改变内外因素模式图

二、健康传播理论

传播是一种社会性传递信息的行为，是指个体之间、群体之间以及群体和个体之间交换、传递和表达新闻事实、意见的信息交流过程。

健康传播是传播学的一个分支，是以"人人健康"为出发点，运用各种传播媒介的渠道和方法，以维护和促进人类健康为目的，获取、制作、传递、交流、分享健康信息的过程。健康传播是传播行为在医学领域的应用和深化，并有其独自的特点和规律。健康传播是健康教育与健康促进的重要手段和策略。

（一）传播的分类

按照传播的规律，可将人类的传播活动分为大众传播、人际传播、组织传播、群体传播和自我传播五类。在健康教育工作中应用最多最广泛的是大众传播和人际传播。

1. 大众传播　是职业化传播机构和传播者通过广播、电视、报刊、书籍等传统媒体和网站、APP 及微博、微信等自媒体平台等新媒体和融媒体向社会大众传播信息的过程。

2. 人际传播　是指人与人之间通过面对面的交流或通过网络社交平台、朋友圈、电子邮件、语音视频软件进行信息、情感交流的过程，自媒体和移动媒体的普及打破了大众传播和人际传播的传统概念，实现了一对多、多对多的人际交流和传播。

3. 群体传播　人都生活在一定的群体里，群体活动是人和社会联系的桥梁。群体传播是指在群体（非组织群体）内的传播活动。

4. 组织传播　是以组织为主题的信息传播活动，是组织之间和组织内部成员之间的信息交流。组织传播已经发展成为一个独立的研究领域即公共关系。

5. 自我传播　又称内向传播，是指发生在个体内的一种信息交流活动，是一个人自身对接受外部信息进行处理的心理思维活动过程，相当于"思考"。

（二）传播要素

信息传播活动是一个复杂而又连续的过程，传播活动不仅受到内部各要素的影响，还受到外部环境的制约，更与媒介的选择有很大关系。在传播理论中应用最广的是拉斯韦尔的五因素传播模式（即"5W"模式）和施拉姆双向传播模式，后者在拉斯韦尔模式的基础上增加了具有信息反馈的传播要素，形成一个闭环的循环过程。根据上述模式，把传播要素分为以下几种，并对传播活动产生影响：

1. 传播者　是在传播活动中传播信息的主动发出者，可以是人、机构和组织。卫生健康特别是健康教育工作者是健康知识、健康信息的传播者，应对需要传播的信息进行收集整理，根据不同的传播目的、不同的目标人群对信息进行加工制作，通过相应的传播渠道和载体传播出去，并且要及时收集和处理反馈信息，进行效果评价。

2. 信息　是传播者需要传播的内容。信息必须转化为文字、语言、图片、视频等讯息才能传播出去，讯息是由一组相关的信息符号所构成的一则具体信息，一个完整的、能够被识别和理解的表达。健康信息指一切有关人的健康知识、技术、技能、观念和行为模式，即健康的知、信、行。健康信息要具备科学性、针对性、适用性，信息要有现实指导意义，要通俗易懂，受众容易接受理解。

3. 传播媒介　是讯息传播的方式和渠道。不同的方式和渠道对传播的效果有不同的影响，包括口头传播、平面传播、形象化传播、电子类媒介及综合类传播。在传播活动中，要因人、因时、因地，根据不同的环境条件、目的、需求等情况进行选择。要有时效性、准确性、可及性，针对不同人群采用不同的渠道，保证传播效果的同时进行经济效益分析。

4. 受众　指讯息通过一定的方式和渠道到达并被接受的个体或群体。受众在接受讯息时具有选择性和不确定性，因人而异会呈现不同的状态反应，这与受众的年龄、性格、心理特点、环境因素、动机、利益相关性等多方面因素有关。

5. 效果　任何传播活动都具有一定的目的性，效果是传播对人的认知和行为产生的结果，是指受众在接收讯息后，在知识、心理、信念和行为上带来的改变，通常意味着传播活动在多大程度上实现了传播者的目的和意图。

6. 反馈　是信息的接受者在接收讯息后对传播者的一个反向传播，利用反馈的信息对后续的传播做出相应调整和修正的一个过程。

（三）人际传播和大众传播

1. 人际传播　人际交流是指人与人之间直接进行信息沟通的一类交流活动。这种交流主要通过面对面的语言来完成，也可以通过非语言的肢体动作、表情、信号（包括文字和符号）来完成。随着互联网和自媒体的快速发展和广泛应用，利用互联网和智能手机，通过网站、社交软件、视频语音等平台，进行互动和交流，极大地扩展了人际交流的范围，颠覆了传统的人际交流空间理论，使人际传播更加方便、快捷、低成本并且不受时间、空间和数量的限制。

人际传播可以是个体和个体之间、个体和群体之间，甚至可以通过互联网技术实现多点对多点的直接或间接的交流传播。人际传播是进行说服教育、劝导他人改变态度的良好途径。人际传播在结核病防治健康教育中广泛应用，2006年全国公众结核病防治知识信念行为调查显示，人际传播方式在结核病防治信息传播中覆盖率最高，达到74.7%，传播者主要是乡镇卫生院和社区卫生服务中心医务人员、综合性医疗机构医生、疾病预防控制机构结核病防治专业人员。

人际传播的特点：人际传播是以人际关系的建立为基础的传播，传播者处于主动地位，传播信息更具有目的性和针对性，更能以情感人，受者认同感强、信服度高。双方可以充分地进行信息交换，直接、充分、简单易行，不受时间、空间的限制。交流的信息以个体化信息为主，感情信息、非语言信息在人际传播中占很大比例。相对于大众传播，人际传播的范围较小，信息量较少，时间相对较慢，但随着互联网技术的发展和自媒体的普及，这种界限越来越不明显。

进行人际传播时尊重对方是基础，尽量做到共情、共境，用对方能够听得懂、听得到、听得清的语言和看得明白的肢体语言和表情，多用形象性的比喻来诠释专业知识，做到浅显易记、通俗易懂、科学无歧义。非语言类的肢体语言、表情的运用和在交流中使用辅助材料或道具更有助于受众的接受、理解和信任。交流时要关注对方的感受、体验和反馈，选择对方能够接受的时间、环境、方式，注意倾听的技巧，进行适当的提问会强化传播效果。

2. 大众传播 大众传播是指职业性的传播机构、传播者通过报刊杂志、广播、电视、标语、传单等传统媒体和网站、APP、微博、微信、移动电视等新媒体、多媒体和融媒体向范围更广泛的社会大众传播信息的过程。大众媒体通过知识传播、舆论导向、公众人物示范、社会教育、广告发布等形式公开，迅速、海量地向社会人群提供信息的同时，改变人们的健康观念，引导健康行为和消费。

大众传播的特点：传播者一般是职业化的传播机构和媒体人，并且借助一定的技术手段，控制信息传播的内容和过程。信息是公开的，面向全社会人群，传播速度快、传播范围广、扩散距离远、具有广泛的社会影响。大众传播基本是单向性的，虽然随着新媒体的广泛应用可以实现双向交流和互动，但缺乏及时和充分的信息反馈和交流。

充分利用和发挥大众传播的社会功能为广大人民群众的健康服务，是健康教育和健康促进工作者的一项重要任务，也是社会发展和人民生活水平不断提高后对健康的必然要求。健康传播等关乎国计民生的公益性宣传也是新闻宣传部门和广电出版部门承担的社会职责，特别是面对重大公共卫生问题、重大疾病防治以及全民性健康行动，更需要以大众传播的方式普及健康知识、动员社会参与、传达政府声音、消除社会恐惧。新媒体的发展给健康教育和健康促进工作带来机遇和挑战，面对新的网络生态和关注热点，健康教育工作者要与时俱进、积极探索，利用好新媒体开展大众传播。

（四）影响传播的效果与对策

健康传播是一个复杂的过程，在每一个环节都有许多因素直接或间接地影响传播效果。加强对影响健康传播干扰因素的研究，防止和排除干扰因素的影响，提出相应的对策，才能使传播活动取得好的效果。

1. **健康传播者方面因素**　人人都可以充当健康教育的传播人，但做好健康教育传播工作必须具备相应的专业知识、一定的教育和传播技能，要有一颗公益心和一定的社会责任感。传播者要树立良好的个人形象和职业素养，还要有一定的亲和力和沟通能力，信誉和威望越高，传播效果越好，一个好的医学专家首先应该是一个优秀的健康传播者。同时，健康教育工作者和医学专家要做好健康信息的把关人，特别是现在已经进入老龄化社会，对健康知识的需求日益增加，互联网时代自媒体的普及、海量的健康信息，鱼龙混杂，良莠不齐，健康信息是否科学准确会直接关系到是否把受传者有关的健康知识、信念、行为及生活方式导向错误的结果，可能会对受众的健康造成更多损害，引导错误消费，对人民群众的精神、身体、经济造成更大的影响。

2. **健康信息方面的因素**　健康传播是用健康信息的刺激来传达不同目标人群对健康的需求。信息内容要有科学性、针对性和指导性。多用形象、轻松、积极的信息，内容尽量单一，指向性一致。信息要素要经过设计，符合人的审美和认知心理学的要求，同时还要考虑到民族、民俗和传统习惯。

3. **传播媒介方面的因素**　传播媒介的选择要考虑到目标人群的可及性和适应性，同时也要考虑到使用媒介的经济效益比。随着移动互联网技术和自媒体的日益普及，人们在获取信息的渠道上也在发生改变，健康教育工作者也要与时俱进，不断创新，分析和研究各种媒介终端的受众人群特点和结构，更好地达到传播效果。多种媒介的组合使用，增加媒介的使用频率都可以提高传播效果。

4. **受众者方面的因素**　传播的目的是最终作用于受众，使受众接受信息并愿意为此而发生行为改变，因此受众是传播效果的决定性因素。受众会因年龄、性别、职业、文化程度、民族、宗教信仰、经济状况、社会经验等社会经济文化特征而受到不同影响。受众的身体状况、保健意识、心理因素、个性特质、即时的心理状态以及信息的利益相关性也是重要的影响因素。

5. **环境因素**　环境是指传播活动的自然环境和受众所处的社会环境等。传播活动开展的场所及舒适度、地点及可及性、气候条件、周边干扰因素、场地环境及布置对受众的感官体验等都会对传播效果产生影响。此外，整体社会经济状况、文化条件、风俗习惯、公民道德和健康水平、政府倡导和社区动员能力等社会环境也对传播效果产生作用。

第三节　健康教育的基本方法

一、行为干预的基本方法

对个体和群体不健康行为和有害健康行为进行干预，最终形成健康行为，是健康教育和健康促进工作的重要手段。为了认识和理解行为改变的过程和相应的促成因素，一般把行为改变的步骤分为几个阶段：

第一阶段：准备和沟通阶段。通过沟通和交流，使干预对象加强对促进健康行为和危害健康行为的认识，增加对健康知识的认识和理解。

第二阶段：问题诊断阶段。找出受干预的对象具有哪些不健康的行为，这些行为对健康的危害程度，改变这些不健康的行为会有什么获益，不健康的行为和自身、家庭、社会的利害关系。这个阶段是建立并增强信心和态度的阶段。

第三阶段：行为改变实施阶段。随着信心和信念的确立，鼓励人们采纳健康行为，改变不健康的行为，并付诸实施。

第四阶段：行为改变的持续并巩固阶段。行为改变是一个循序渐进、不断反复的过程，不是一蹴而就的，需要长期坚持。改变的过程中受到种种因素的影响和干扰，需要外界提供技术、心理和环境的支持，不断加强和巩固。

第五阶段：形成和督促阶段。健康行为虽然形成，但需要巩固、不断强化和督促，最终形成行为习惯并持续对健康产生影响。

（一）行为干预的手段

1. 行政干预 行政干预是开展社区或其他团体行为干预的重要干预手段。行政干预通常通过政府机构运行政务手段，对社区或团体的不健康行为进行行政措施干预，比如在控烟行动中行政干预可以表现在以下方面：

（1）提供资源支持；

（2）提供政策支持；

（3）提供人力支持；

（4）创造支持环境。

2. 法规干预 法规具有强制性和指令性特点，以法规条例作为特殊手段，使群体的行为符合社会或社区所提倡的健康规范。如《"十三五"结核病防治规划》要求对传染性的肺结核患者实施住院治疗，要求新生入学必须开展结核病入学体检等。法规干预具有以下特点：

（1）以法规条例的形式约束人们的行为规范；

（2）不符合行为规范的人将受到不同程度的法律制裁；

（3）有专门的执法机构负责监督。

3. 传播（信息）干预 传播是开展干预的主要手段之一。其主要用信息传递的方法干预、影响人们的行为。人们在接收信息后往往受到信息的刺激，在认知改变后也会影响行为。大量、反复的信息传播，可以使人的行为发生改变。正如营销广告所起的作用，长期的、全方位的、连续不断的广告对视觉感官进行冲击，可以激发人们的消费欲。

4. 教育干预 教育干预是较行政干预更专业化，较传播（信息）干预更具有针对性的一种以培训为主要手段的社会教育活动。社会教育的对象是成人群体，一般通过组织学习小组、举办讲学班、专题讲座、参观体验等形式，有针对性地开展教育活动，唤起受教育者的健康意识，改变对健康的态度和行为。健康教育工作者在社会教育及培训中承担着教学、指导和组织的任务，帮助教育对象实现向健康行为的转变。

5. 技能干预 技能是指以操作为主要方式进行活动的能力，技能干预是通过使目标人群掌握自我保健技能来获取健康。技能干预可以针对个体进行，也可以针对群体进行，比如如何正确戴口罩，如何正确洗手，咳嗽、打喷嚏的礼仪，吐痰的正确方法等。

（二）行为干预的类型

1. **个体行为干预** 对个体不健康的行为可以采取健康咨询和个体行为矫正技术，如脱敏疗法、厌恶治疗、示范疗法、强化疗法等。比如在结核病防治工作中对 TB/HIV 双重感染者、被感染的结核病密切接触者进行预防性服药干预治疗。对个体行为的干预必须进行分析，明确行为问题的起源、表现和程度，关注维持不健康行为的社会、自然环境和心理因素，制定干预方法和策略。个体行为矫正是一个持续坚持的过程，在行为改变过程中要关注行为改变者自身的自觉和参与度，不能半途而废。

2. **群体行为干预** 群体行为干预通常以社区和社会群体为基础进行相关健康行为干预，群体行为干预优势是能够到达群体绝大部分个体，引导整个群体某些行为规范的改变，从而促成保护健康的态度、信念和行为的广泛渗透。其特征是群体间具有共同的需求和目标，有相同的规范和行为模式，彼此之间相互影响、相互作用，干预措施便于组织，成员容易拥有归属感。有学者提出团体健康相关行为干预的概念，认为团体是社会群体中特殊的部分。团体是由具有共同特定目标的人群按一定的组织结构和形式组成的，如党团、政府、工会、工厂、学校、公司等。团体与群体相比，具有以下特点：组织严密，章程明确，有较严格的规章制度，成员在团体中有各自的角色分工，既享有相应权益又承担义务。团体干预法是一个以团体决策层为核心，以所有成员的行为目标为导向的一个有组织、有政策和资源保障的干预行动。团体干预多采取综合干预手段，通过开展培训、讲座等活动，向目标人群提供行为改变相关的知识和信息，增加团体成员行为目标的一致性和内驱动力，产生荣誉感和行为动力；通过开展咨询活动，为团体成员提供精神支持和心理辅导等。群体综合干预可加强成员之间的活动和经验交流，提供环境支持，增加行为约束力，评价发现的问题，总结成功经验，比如在预防青少年近视、心理健康等健康教育中经常使用群体行为干预法。

二、健康传播的基本方法

在健康传播特别是人际传播过程中，健康教育工作者不仅要有良好的专业知识、职业道德和奉献精神，还要有一定的传播技巧，吸引目标人群的关注和接受，引起其心理和行为反应，达到健康传播的目的。

（一）基本的沟通技巧

1. **建立关系技巧** 建立良好的人际关系是做好人际传播的第一步，首先要取得别人的信任，使得别人接纳并愿意沟通交流，仪态仪表很重要，要着装整洁、态度诚恳、面带微笑、以礼待人。寻找双方的共同话题，平等对话，拉近双方的距离。最好佩戴能够证明身份和目的的证明，准备一些小礼品有助于引起对方的好感。注意沟通交流的场合和周围环境，要得到受众者的同意和许可后进行，注意保护对方的隐私，充分尊重对方的意愿和忌讳。

2. **说话技巧** 用能够听得懂、听得清、听得进的语言，和蔼可亲的语气去说，注意说话的语速和语调，重点的地方可以停顿、重复、提问和强调以引起对方的重视，帮助对方理解。要内容突出、条理清楚、通俗易懂，尽量少用或不用专业术语，必须要用时一定要解释清楚，一次的信息量不能太多、太杂，便于理解和记忆。说话时一定要和受众者有目光交流，注意对方的情绪反应和心理状态，掌握时间，切勿滔滔不绝。说完以后要进行简单归纳总结，提炼要点，感谢对方的参与并给予适当的鼓励。

3. 倾听技巧 在实施健康教育时及时了解对象存在的问题以及真实的内心表达，倾听是必不可少的。在倾听的过程中要和对象保持舒适的体位，有目光的交流、亲近的表示和回应，集中注意力，克服周围环境的干扰，更不要随便打断对象的说话，不要轻易做出对错的判断，在对象跑题或表达不清时，可以用提问和暗示进行提醒。

4. 提问的技巧 提问是交流中获取信息、加深理解和记忆的重要手段。有技巧的提问可以帮助和鼓励对方放下包袱，从容地表达和交流。在平时的访谈中，很多时候是从提问开始的。提问种类有：①封闭式提问：设计的问题比较具体，只回答是或不是、有或没有，还有不需要描述、简单答复如年龄、地点等基本信息。②开放式提问：问题比较笼统，能诱导交谈者说出自己的感觉、认识、态度和想法。常用怎么样、如何、哪些等。③探索式提问：了解访谈对象存在的问题及问题存在的原因，希望通过提问探究更深层次的问题。一般用为什么方式来提问。④倾向性提问（也称诱导式提问）：把观点包含在问题中，试图引导被提问者沿着提问者设计的思路得到倾向性的答案，如"两个月到了，你应该查痰了吧？""今天抗结核的药吃了吗？"等。在做知晓率调查、了解病情等以调查和收集信息为主的问答中，避免使用诱导式的提问。⑤复核式提问：在提问涉及两个或两个以上的问题时，此类问题尽量少问或不问，常常会导致被提问者顾此失彼，感到困惑，不知道如何回答或不能完整回答。

5. 反馈的技巧 反馈是指对对方表达出来的情感和语言做出及时、恰当的反应，可使谈话进一步深入，给对方激励和指导。反馈可以采用语言或者动作、表情等肢体语言，也可以采用书面等形式反馈。反馈的内容尽量用积极、正面的言行表示赞同和肯定，这种肯定性的反馈会使对方感到愉悦、受到鼓舞而易于接受和采纳。如"你说得对""你说得很棒""好"等。还有否定式的反馈，对对方不正确的语言做出否定的表达，在做否定反馈时要照顾到对方的情绪和现场的气氛，以及心理上的接受能力，要耐心地指出错误所在和正确的方式，而不是彻底否定，如"你说的有道理，但是……""你认为这样会不会更好"。模糊的反馈，现场不对所谈的语言做出正确和错误的评判，不表明自己的态度和立场，反馈的语言也含糊其词，如"哦、啊""是吗"等。

在进行反馈时，首先是认真听取交谈者的说话，之后做出及时的反馈。在反馈时要注意表情和肢体语言的配合，对对方的进步和持有的正确观念和行为多用鼓励、肯定等积极性反馈，态度鲜明，观点明确。纠正对方错误的观点和行为，要委婉、耐心、细致，要注意场合和对方的心理感受。根据目标人群不同文化背景、年龄、性别、宗教信仰等反馈时要区别对待。

（二）健康传播材料的制作

健康传播材料是指在健康教育活动中使用的媒体材料。媒体材料的使用可以提高健康教育活动的效果，最常使用的媒体材料主要有平面印刷材料（如传单、宣传画、折页、小册子、标语等）和视听音像资料（如录音录像制品、动画片、微电影、宣传片、电视广告和文艺类演出等）。随着自媒体、社交软件的普遍使用，针对自媒体开发的宣传页面、表情包、短视频等也不断应用，越来越受到人们的喜爱。

制作传播材料不仅需要耗费人力、物力，制作过程还要遵循一定的内在规律，在设计制作过程中需要健康教育工作者会同文案编剧、广告策划、影像制作、美术设计、工程技术等专业人员共同参与，选择和制作适合的传播材料是健康教育和健康促进工作的重要一环，尽量对原有的传播材料进行充分开发和利用，以节约财力和人力成本。

健康传播材料的制作要以受众目标人群为中心，只有适合目标人群的欣赏习惯、审美情趣、理解和接受能力才容易被接受、被采纳。一般来说健康传播材料的制作遵循以下程序：

1. **需求分析** 不同的目标人群所处的自然环境和社会环境不同，年龄、性别、职业、民族、文化程度、受到疾病的危害程度等都存在很大差异，对健康知识的需求和存在的健康问题也不同，因此在选择和制作传播材料时要对不同目标人群进行细化并对需求进行分析。通过查阅文献、调查分析、小组访谈等形式对受众的特征、需求和存在的问题进行分析，掌握第一手材料，做到心中有数，通过需求分析、确定传播材料的形式和信息内容。

2. **制订计划** 在需求分析的基础上，根据传播的信息内容、需要解决的健康问题、现有的经费、可利用的资源等基本条件来制订计划。计划包括针对目标人群、制作材料种类、制作周期、使用范围、使用方法、发放渠道、经费安排，材料制作过程中的预实验和材料使用的评价等。

3. **形成初稿** 健康教育人员会同相关专业人员经过充分讨论和会商，确定初步方案，设计初稿，初稿的设计是以围绕受众为中心进行不断修改和完善的过程。

4. **预实验** 预实验是指利用问卷调查、重点人群调查、座谈和个人访谈、影视观摩等方法对设计的初稿进行测试，是传播材料最终形成之前，系统收集目标人群对该材料的反应和建议的过程。做好预实验对传播材料的制作和是否能达到预期效果具有重要意义。

5. **定稿、生产和发放** 从预实验中获得的受众意见和建议，健康教育工作人员会同创作团队及有关负责人，充分地进行讨论，对信息文字、配音和画面、配图及设计元素等内容进行重新修改，一般这个过程要经过几轮后方能最终定稿。定稿后按照程序进行招标生产。确定渠道和对象后尽快发放，在发放时要加以说明材料如何使用、目标人群、使用频率、发放数量、接收人和联系人，做好收发登记等信息，以确保能够准确快捷地到达目标人群，并被正确使用。如果能够在材料发放的过程中配以文件和培训加以强调，将有助于更好地发挥传播材料的效果。

6. **监测和评估** 在材料发放和使用过程中，认真做好监测和评估。对材料的内容、设计、质量、发放流程、传播效果和目标人群的认同度等做出评价，总结经验、发现问题，以便于今后健康教育和材料制作工作更好地开展。

（三）健康传播材料的使用

在健康教育活动中针对不同目标人群有针对性地使用健康传播材料有助于吸引受众的注意力，引起参与者的兴趣，提高教育对象对健康知识的理解和记忆，便于再学习以及技能的练习和掌握，也有利于在不同时间、不同场合开展健康教育时传播健康知识的准确性，防止信息在逐层传递过程中的流失和偏差。健康传播材料在使用前，组织者或开发者要进行适当的培训，对材料的发放要求、适合人群、使用方法、注意事项要明确告知，最好在发放时再配上文件或文字说明，以引起使用者的重视。

1. **面向个体的健康传播材料的使用** 一般来说，发放给个体或家庭使用的宣传材料有小册子、健康教育处方、折页、图卡、小礼品、小模型等。

在发放时要加以说明或讲解，告诉被教育者学习和使用材料对健康或预防疾病的重要性，特别是和自己或家庭健康产生的利害关系，以引起足够的注意和重视。适当提示重要内容或关键信息，以使传播受众首先获得健康教育工作人员想要传达的重要信息，如对结核病患者发放小册子时应该告诉他：一定要按照要求定期来检查、擅自停药会对健康产生的危害程度、服药期间出现不良反应时应该怎么办等。对具体的使用或操作要进行示范，使受众能够熟练和准确掌握。如结核病患者的电子药盒、治疗管理卡的填写等。根据受众不同的年龄、性别、民族、教育程度、文化背景等在材料的选择上要有所区别、有所选择，不能一种材料应用于所有目标人群，也不能把针对不同目标人群的材料混用。对患者使用的宣传材料不能发给大众，小学生喜欢卡通漫画类的材料，中学生具有较强的学习能力和自我意识，更喜欢参与类的传播材料等。适当的时候要对材料的使用和效果进行跟踪，了解材料在发放给个人后的反应和产生的影响。

2. 面向群体的健康传播材料的使用　在进行健康主题讲座、培训、小组讨论时经常使用的挂图、展板、幻灯片、模型、视频材料等。

在使用这类材料时要注意以下几点：首先在场所的选择上，要注意安静、舒适，环境不要有干扰和太多分散注意力的影响因素，同时受众人群方便并容易到达；时间要选择多数人都能接受的时间；目标人群的选择要注意背景相近，有利于引起共鸣和价值认同，便于更深入地讨论和交流。在使用这些传播材料的现场，光线明亮，距离适中，能看得见、看得清，互相不能有遮挡。要边展示边讲解，对重点内容加以提醒，设置一些提问或互动，可以活跃气氛，增加印象。对涉及专业名词、概念等不清楚的地方要进行解释。活动结束前对传达的要点和核心信息进行总结。

3. 面向大众的健康传播材料的使用　基层单位、学校、社区及卫生服务中心、公共场所经常需要并使用的材料，如海报、宣传画、宣传栏、横幅、墙体广告画、自媒体材料等。

这类传播材料的使用位置，要设在人流容易交汇和聚集的场所，一定要在大众容易停留和便于驻足阅读的地方，不能放在人流或车流的通道上，画面的中心位置要处于成人视线略高的水平位置，不能太高或太低，光线适中，方便阅读。一般来说这类材料不可能向受众进行讲解或引导，公众会有选择性的接受，因此包含的信息不能太多，画面不能太杂，最主要信息要求非常醒目，次要信息要通过画面设计来进行视觉引导。一种材料不宜张贴过久，定期进行更换，发现有破损或缺失要及时进行修复和补充，保持整洁和新鲜感。

以无线数字技术与移动数字处理技术为主体的移动数字媒体可以运行各种平台软件及相关应用，以文字、图片、视频等方式展示信息和提供信息处理功能的新的传播方式和新的载体不断创新。随着移动互联网速度的不断提升，智能手机已经成为人们社交和获取信息的主要工具，具有媒体互动性强、随时随地全天候、信息获取快、传播快、跨地域传播等特性，同时，以智能手机、平板电脑为代表的移动媒体具有体积小、分量轻、便于携带等优点；易于使用，无需学习就能掌握操作方法；具有应用的可延展性，仍然在不断进步，提升空间大；产品层次丰富，几乎每个人都可以拥有一部自己能消费得起的手机；一对一传播，信息传达具有有效性；传播形式多元化，可以进行用户筛选和智能精准投放等。基于网站、微网、社交软件、朋友圈、APP、微信、微博等传播方式将逐渐超越传统的传播方式并成为主流。健康教育工作者要因势利导、积极探索和利用新媒体技术，实现专业的相互融合，创作出适合在自媒体上使用、受众人群喜闻乐见、方便传播、便于阅读、吸引受众的图片文字、视频、表情包等健康传播材料，提高健康教育的传播效果。

三、培训

（一）培训概述

培训是教育的一种，也是健康教育的一种形式，是对负有健康教育责任的人员和目标人群进行专门内容教育和技能培训的过程。基本公共卫生服务的一项重要内容就是健康教育和健康素养行动，这项工作主要靠健康教育有关人员和基层医疗卫生人员共同努力实施。没有经过专业培训的健康教育工作者不可能掌握相关的健康知识、技能和健康教育的方法，也不能把健康教育计划转化为实际行动，达到促进全民健康的目的。同时，对于特殊的目标人群也需要进行适当培训，使受训者掌握正确的知识、信念、行为，学习掌握某种专门的知识和技能。

1. 培训特点 健康教育培训的对象一般是专兼职健康教育工作者、基层医疗卫生人员和健康教育志愿者，他们都来自工作岗位，具有一定的知识储备、实际工作经验和理解能力，具有明确的学习动机，学习目的性强，同时，培训对象都是成人，也存在一定的思维定式和来自工作、生活上的学习干扰因素。所以，开展这样的培训不同于学生在课堂上以老师为中心传授知识为主的教育方法，健康教育培训更多的是促进教和学两个主体在互动和交流的过程中完成培训任务，达到培训的目的，这也是组织成人培训的一个特点。成人培训具有独立性和自主性，是一个组织有序的过程，其计划性、针对性、实践性很强，目的是对在实际工作中、生活中所需要掌握但又缺少的知识和技能进行专门地知识传授和技能培训，纠正错误的观念和行为。

2. 培训过程 一个培训能够成功举办，达到预期的目的，需要经历多个环节，是需要培训组织者和学习者相互配合，为完成教学任务、实现培训目标进行的一系列有组织、有计划、有目的、有步骤的行动。了解每个环节的内容和特点，有助于教学双方提高培训质量、获得良好的培训效果。

（1）进行培训前的需求评估：一个培训班要不要进行，培训班上需要解决什么问题、最终达到什么目的；学员们对于基本知识和基本技能已经掌握到什么程度，有什么需求和想法；现有的支持条件和师资力量如何等，这些问题在培训开始之前组织者都需要面对和思考。需要进行需求评估，评估根据任务的需求和培训对象的需求两个方面进行，从而确定培训的内容、方法等。培训需求评估可以通过访谈、专题小组讨论、问卷调查、电话、邮件、社交软件沟通等形式来进行。培训要想做到有的放矢，取得满意的效果，除了根据健康教育的任务和健康教育活动自身的需求进行安排，还要走进培训对象的中间，了解他们的需求和现状，可以起到事半功倍的效果。

（2）培训对象：是培训活动的主体，培训目标和教学内容的执行者和实施者，有的时候还要层层培训、层层落实，培训的效果和工作目标的实现主要在于培训对象。所以在选择培训对象时要注意学员的背景相同或相似，符合既定培训目的的一线具体工作人员是工作的直接参与者，人数不要太多，便于培训时能够参与和互动。

（3）制订计划：培训计划是在充分的需求评估基础上，培训组织者和学员之间充分沟通后，为了培训有组织地顺利开展而制订的一个实施计划。这个计划包含培训的背景及需求分析、目的目标、培训对象、培训方式、师资安排、课程设置、教材准备、时间地点、经费预算、后勤保障和培训评估等内容。培训工作及所有的培训参与人员是在计划指导下的团结合作，为了达到培训目标共同开展工作。

（4）实施阶段：培训的实施包括培训前的准备阶段和培训阶段。培训前的准备工作决定着培训能否顺利进行和培训质量的控制。培训前的准备包括时间选择、地点安排、餐饮和住宿落实、师资选择和邀请、教材和教学用品及学习资料等的准备、培训的后勤服务等。培训时的安排包括：学员签到、课程安排、培训主持和助教准备、培训组织者和师资的组织，还要制定必要的课堂纪律和培训须知，以及为培训顺利进行提供实时的后勤保障等。有时为了调节培训的气氛增加培训的效果，组织一些如教学双方的互动游戏，安排实习、实践、参观、实际操作等内容。

（5）培训总结：在培训结束时，组织者为了了解培训的效果，收集学员对培训班的意见和建议，及时对学员就培训内容设置、授课老师评价、培训方法及培训班的安排、培训是否达到目的等进行座谈或问卷调查，以便总结经验、吸取教训，有利于以后更好地开展培训。

（二）参与式培训

参与式培训是在成人培训中大量采用的方法，目的是根据成人的学习特点，采取参与式教学方法让每个受训者尽快融入培训过程中，通过学员与培训老师之间、学员和学员之间的互动式学习，共同完成教学活动。参与式培训是 20 世纪 90 年代引入我国健康教育的新型培训方法实践。目前，在健康教育和健康促进培训工作中，参与式培训已经得到广泛的应用。参与式培训方法很多，最常用的有头脑风暴、角色扮演、案例分析、小讲课、小组讨论，此外还有辩论法、游戏法、技能比赛、模拟训练等多种方法。

成人的参与式培训与学校的教学有明显区别，是为成人培训设计的方法，有助于培训对象理解和掌握新观念、新方法、新技术。参与式培训除了具有培训的计划性、针对性和实用性特点外，更主要的是改变以培训老师为中心的传统，转变为以学员为中心，培训的内容和目标都围绕学员的需求、解决学员实际工作中的问题进行设计开展，充分调动学员的学习兴趣和热情，尊重培训对象的自我意识和想象能力，用成人已有的经验和学习能力进行思考和互相启发。由于受训者最了解自己的需求和能力，利用自己的判断能力纠正错误观念和加深技能的深造，相互影响，获得更好的学习效果。培训对象来自一线，有丰富的实际工作经验和不同的工作背景，共同分享对实际问题的看法、解决问题的方法，共同总结成功的经验，能起到教学相长、共同提高、经验共享的目的。参与式培训营造一种活泼、平等、互动的宽松环境，倡导思想的自由表达，对组织者和培训者的驾驭和掌控能力是一个挑战，不但在教学能力和时间把控上要收放自如，在培训目标的把握上，既能不拘泥于传统观念进行分散思维，还能按照培训计划不跑调偏题，保证在现有时间内完成培训任务。

（三）培训评估

培训评估是指对培训项目、培训过程和效果进行的评估。运用科学的理论、方法和程序，从培训项目中收集数据，并将其与健康教育的需求和目标联系起来，以确定培训项目价值和质量的过程。培训评估不仅可以了解培训是否达到培训计划的目的和要求，了解培训对象在经过本次培训后其知识、技术、能力等方面提高的程度，而且能为决策者提供有关培训项目的综合信息，并做出正确判断，帮助在下一次培训中更好地制订培训计划，优选出最佳的培训方案。通过培训评估和经验总结还可以找出培训需求和结果间存在的差距。

培训评估包括培训前的评估、培训中的评估和培训后的效果评估。培训前通过评估保证培训需求的科学性，确保培训计划与实际需求的合理衔接。帮助实现培训资源的合理配置，保证培训效果测定的科学性。培训中的评估能够保证培训活动按照计划进行，培训执行情况的反馈和培训计划的调整，过程检测和评估有助于培训过程的质量控制和实际效果的把握。培训后的效果评估，又称总结评估，有助于树立结果为本的意识，通过近期和远期效果观察，更好地进行回顾总结，并对后期的培训项目进行前景预测和提供理论依据。

培训评估的流程首先从实施评估的可行性、评估结果对培训工作是否有意义来决定是否开展评估，一旦确定需要对培训进行评估时，须制定评估方案，方案包括评估的目的、意义、评估时间、地点人员、评估的方法和步骤、频次等。然后根据方案进行评估，对评估的信息进行收集、整理、分析，最后撰写完整的评估报告并进行评价和反馈。

第四节　结核病防治的健康教育和健康促进

一、我国结核病防治的健康促进策略

1993 年，WHO 宣布全球结核病进入紧急状态，并号召各国政府和非政府组织行动起来，与结核病危机进行斗争。1995 年 WHO 将每年 3 月 24 日作为世界防治结核病日，以此纪念 1882 年德国微生物学家罗伯特·科赫对结核病病原菌的发现，以提醒公众加深对结核病的认识。2001 年 10 月，第一次经国务院办公厅转发的《全国结核病防治规划（2001—2010）》出台，提出建立政府领导、多部门协作和全社会参与的结核病可持续防治的有效机制。2002 年制定了中国结核病健康促进策略。随着 2005 年结核病控制三大目标的实现，基本 DOTS 的推进，工作领域不断拓展，新型结核病防治模式推行，对结核病健康教育和健康促进工作提出了更高要求。2008 年，国家组织专家针对我国结核病健康教育和健康促进工作中存在的具体问题进行多次研讨，确定了我国 2011—2020 年结核病健康促进策略十二字方针：政策倡导、社会动员、健康教育。

策略的总体目标是通过实施政府倡导、社会动员、健康教育的健康促进策略，加强政府承诺，促进多部门和社区参与，使其承担在结核病防控工作的职责，提高健康教育资源的整合，持续开展结核病健康教育活动，宣传结核病防治政策法规，普及结核病防治基本知识与技能，提高公众结核病防治素养，倡导科学文明卫生习惯，逐步形成政府领导重视、部门各负其责、全社会共同参与的结核病防治局面。

（一）政府倡导

1. 促使政府加强对结核病防治工作的领导，出台有利于结核病防治的法规和政策，保障结核病防治经费的落实，将结核病防治工作、医疗卫生体制改革与医疗保障体系的建立统筹考虑，以保证结核病防治工作可持续发展。

2. 进一步发挥防治重大疾病工作部际联席会议、结核病防治工作领导小组会议的统筹协调作用，促使各部门履行各自在结核病防治工作中的职责和任务。

3. 促成高层领导利用大众媒体和相关重大会议以及"3·24 世界防治结核病日"等契机发挥政府倡导作用。

4. 促成各级政府主持召开结核病防治工作会议，部署结核病防治工作，进行执法检查和实施规划督导，促进各地落实和实施结核病防治规划。

5. 通过党校和各级领导干部会议向领导干部宣传结核病防治形势和任务，汇报相关疫情信息和工作进展，提高其对结核病防治工作的重视程度。

（二）社会动员

促进相关部门、企事业单位、社会团体和有影响力的社会各界人士参与结核病防治工作，承担各自的社会责任，形成多部门合作和全社会参与结核病防治工作的局面。号召开展社区行动和志愿者服务，建立与社会发展、经济基础相适应的结核病控制社会氛围和社区环境。

1. 与宣传、新闻出版广电等部门合作，利用大众媒介，向大众开展结核病防治工作公益宣传，大力普及结核病防治知识。

2. 与教育部门合作，加强学校结核病防治知识宣传教育，将肺结核防治知识纳入中小学健康教育基本内容，组织落实新生入学体检等学校结核病防控措施，创建良好学校卫生环境。在大学院校积极开展结核病防治健康教育和志愿者活动。

3. 与科技部门合作，将结核病防治知识宣传纳入科普宣传工作计划和科普工作内容，利用科技"三下乡"，科技扶贫活动开展结核病健康教育活动。

4. 与公安、司法部门合作，将结核病防治知识纳入监管场所干警和医务人员的岗位培训和教育内容，纳入被监管人员的入监（所）和日常教育内容。与质量监督检验检疫部门、海关部门合作，加强口岸结核病防治知识宣传教育。

5. 与交通运输部门、建筑部门、工矿企业及餐饮服务行业管理机构合作，利用招工和入职体检等机会，加强对务工人员（流动人口）的结核病健康教育。

6. 与妇联、工会、共青团组织及其他有影响力的非政府组织和社会团体的合作，对特定人群开展结核病健康教育。

7. 积极发挥全国结核病防治形象大使和公众人物、媒体领袖的作用，各地邀请知名人士担任结核病防治形象大使，利用其社会影响力参与结核病防治的宣传倡导工作，通过大型宣传活动、在重要会议提交结核病防治提案、发表重要讲话等方式，向社会积极倡导和宣传结核病防治工作。

8. 动员基层社区组织（如居委会/村委会、基层医疗卫生服务机构、驻地机关及事业单位），因地制宜地开展有针对性的社区结核病健康教育工作。

（三）健康教育

将结核病目标人群细分，根据各地各类结核病目标人群的需求和特点，将结核病健康教育与中国公民健康素养行动和基本公共卫生服务、创建卫生城市、推进健康中国建设结合起来，整合健康教育资源，制定健康教育策略，利用健康教育手段，创新健康教育方法，开展有针对性的活动，提高目标人群有关结核病的认知水平，促进其有关结核病的信念和行为的改善。

二、结核病防治健康教育与健康促进活动计划的制订

结核病防治健康教育和健康促进活动计划是以预先设计的拟实现目标为前提，在充分评估防治需求的基础上，针对优先要解决的问题，制订需要开展的系列健康干预活动以及开展这些活动的方法、途径等。

（一）确定目标

目标是健康教育的工作方向，是活动期望达到的结果。目标分为总目标和具体目标。

总目标：一般指健康教育活动宏观、长远、预期达到的愿景，是健康教育工作努力的方向。例如：公众结核病防治核心信息知晓率的提高。

具体目标：指本活动能够解决的问题，是为实现总目标而设计的明确的、可测量的目标。制定具体目标需遵循 SMART 原则，即具体的（S—specific）、可测量的（M—measurable）、可实现的（A—achievable）、可信的（R—relevant）、有时限的（T—time bound）。

具体目标通常包括 3 类：教育目标、行为目标和健康目标。

教育目标：指为实现行为改变所应具备的知识、态度、信念、技能等，是反映健康教育活动近期效果的目标。例如，通过宣传普及，辖区 90% 以上居民都能说出结核病防治的核心信息；对患者开展健康教育，100% 的患者都了解了抗结核药物常见的不良反应、知晓如何去寻求处置。

行为目标：指活动实施后，期望干预对象在健康行为养成上达到的目标，是反映健康教育活动近期或中期效果的目标。如对结核病患者开展治疗依从性教育后，95% 的患者可完成全程规范治疗；对医生开展培训后，100% 的医生在开处方前对患者进行健康教育。

健康目标：指活动实施后，期望干预对象在健康方面可以达到的目标。健康目标是反映健康教育远期效果的目标，如肺结核发病率、死亡率的降低等。如实施 WHO 终止结核病策略，在 2030 年结核病的发病率降到 20/10 万以下。

（二）分析需求

需求评估是制订健康教育计划的基础，分析需求有助于决策者把握干预活动的重点、更有针对性地设计活动；有助于提高计划实施者和目标受众对活动的参与意识；有助于从根本上分析问题和提出科学、合理的解决途径。

结核病健康教育活动的需求分析主要包括：对防治工作中存在重点问题的剖析，明确提出要通过干预活动解决的问题和对这些问题概况的描述，如农村人口结核病的发病居高不下、老年人结核病发病率近年呈现上升趋势、可疑症状者缺乏主动就诊、结核病患者的治疗依从性不高等。

对受众需求的分析，包括不同特征人群对结核病防治知识的认知情况、文明健康行为习惯的养成情况等。受众的另外一项重要需求是对健康信息和相关活动形式的期望，如希望了解哪些信息，有哪些疑惑和亟待解决的问题，喜爱的健康传播形式、方法是什么，希望获取健康信息的渠道以及喜欢参与的健康教育活动形式有哪些等。

（三）确定资源

资源是健康教育活动开展的重要促成因素和基本保障，是对执行干预活动的机构或组织实施能力的判定。

资源分析通常采用 SWOT 分析方法。SWOT 包括对组织内部的优势（strengths）和劣势（weaknesses），以及可能遇到的机遇（opportunities）和外部威胁或挑战（threats），具体在结核病健康教育计划制订时需要考虑：

1. 计划执行机构的基本情况，包括经费来源、承担计划的人员数量及素质、机构的基本设施条件等。

2. 计划执行区域的基本情况，包括政策环境、经济文化水平、风俗民情、卫生资源与设施，以及区域人口数量和构成、受教育的程度、流动人口的比例等。

3. 可联合与协作的机构和人员情况，比如学校、铁路、司法行政、非政府组织等机构，均可在结核病防治的健康教育活动中扮演重要的角色。另外要了解当地的主要媒体，如报纸、杂志、电视、广播，以及网络媒体、新媒体的使用情况等。

（四）制定实施方案

在明确健康教育活动目标，深入开展需求分析、提炼重点干预内容、分析可用资源的基础上，即可制定详细的活动实施方案，明确组织管理和职责分工，以保证计划实施的顺利和质量。

1. 确定目标人群　最常见的分类方法是按目标人群及其目标行为的关系分三级：

一级目标人群：即期望通过计划实施发生行为改变的人群，如提高辖区居民对结核病危害的认识、帮助养成良好的卫生行为习惯，或开展创建无结核病校园活动，提升在校学生对结核病防治知识的认识等。

二级目标人群：对一级目标人群有重要影响的人群，即其言行会对一级目标人群是否采纳行为建议有较大影响。如家校防控结核，学生家长在其中作为二级目标人群的作用；再如对患者服药依从性的健康教育活动中，医生和家属均可承担二级目标人群角色，帮助患者提高治疗管理依从性。

三级目标人群：主要指政策决策者、经费资助者和其他对计划实施有重要影响的人。比如卫生行政部门和医疗保障机构的领导，其对结核病患者诊疗政策的支持和开发起关键作用，是开展健康促进活动重要的目标人群。

2. 确定活动干预策略　干预策略是达到目标的方式、方法和途径，一般分为教育策略、社会策略、环境策略和资源策略。

教育策略：指通过健康信息传播、健康技能培训、健康行为干预等方法，提高目标人群的健康相关知识与技能，促进其行为的改变。如对结核病核心知识的宣传，对患者开展正确佩戴口罩的培训，对公众开展咳嗽、打喷嚏行为礼仪的宣传等。

社会策略：指通过社会倡导，引起全社会关注特定的健康问题，营造良好的社会舆论氛围，引导公众的健康理念和行为。如每年"3·24世界防治结核病日"期间的各类主题宣传活动、百千万志愿者结核病防治知识传播活动等，都有效发挥了政策倡导和社会动员的作用。

环境策略：指通过改善目标人群的生活环境、学习环境和工作环境，为目标人群的意识、态度和行为改变提供支持性环境。如改善大型企事业单位、务工人员、学生等人群密集场所的工作、学习和住宿环境条件，包括必要的环境面积扩充、通风换气设施及使用、日常的防病管理及监测制度的建立和实施等。另外，通过提升医院感染控制管理能力和设施，有效防治医务人员感染结核病等。

资源策略：指在现有条件下最大限度动员、协调、分配和利用各类资源。如结核病的健康教育活动可与其他防病纪念日或健康主题日结合，整合利用资源，可提升受众的兴趣和参与性。

3. 确定活动内容和材料　健康教育活动内容要根据活动的预期目标和要求，人群的知识水平、接受能力来确定。内容要具备科学性、针对性、实用性、通俗性、趣味性等特点。

健康教育材料有印刷材料、视听材料，也可以是自行制作的教学课件等，无论哪种材料，均可使用正式出版发行物，也可自行设计开发。

4. 确定活动日程　日程的设计要按计划要求的工作进程制订，活动日程应包含活动起始日期及期限、活动地点、活动内容、主持或参与人员、活动效果的监测评估等。在制订日程时要充分考虑目标实现的可能性和相关资源的调动及利用、活动间的逻辑组合、应急预案等因素。

5. 确定人员及职责分工　计划的实施需要组织管理机构和执行人员明确分工、各司其职，必要时可制定工作任务书，明确各方工作职责、工作内容、时间安排、质量要求等，便于各部门的良好协作。同时，对执行计划的各类人员，根据其工作性质和承担的任务开展培训，以保证健康教育计划执行的质量。

6. 确定经费预算　根据工作计划测算每项活动的经费开支，汇总活动的整体经费预算。

（五）计划评估

1. 确定评估计划　在活动的设计阶段就需要考虑效果的评估。根据活动目标制定效果评估方案，对评价对象、指标、方法、时间等做出明确规定。

2. 开展形成评价　形成评价是对健康教育项目计划本身的评价，目的是评价计划的科学性和可行性，可通过对关键环节主要参与对象的访谈或预实验的形式来开展。

三、针对不同人群的健康教育

（一）大众目标人群

通过多种方式、多种途径、多种方法普及结核病防治核心知识，提高公众对结核病防治的意识和传染病防治素养。大众目标人群核心信息：①肺结核是长期严重危害健康的慢性传染病；②肺结核主要通过呼吸道传播，人人都有可能被感染；③咳嗽、咳痰2周以上，应怀疑得了肺结核，要及时就诊；④不随地吐痰，咳嗽、打喷嚏时掩口鼻，戴口罩可以减少肺结核的传播；⑤规范全程治疗，绝大多数患者可以治愈，还可避免传染他人。同时要对公众宣传当地实施的优惠诊疗政策。

（二）患者及密切接触者目标人群

结核病防治专业机构应按照《中国结核病预防控制工作技术规范（2020版）》要求，规范结核病患者健康教育工作，对患者及其密切接触者开展诊前健康教育，积极开展筛查，将患者的健康教育贯彻整个治疗、管理的全过程，及时进行卫生行为干预，正确留取痰标本，提高治疗依从性。

（三）医务人员目标人群

各级各类医疗卫生机构要按照《传染病防治法》和《结核病防治管理办法》，依法履行各自在结核病防控工作中承担的责任和义务，发现疑似肺结核病例，依法报告、转诊，落实结核病患者的督导管理，针对不同目标人群开展结核病健康教育。

（四）学生和教师目标人群

对大、中、小学生开展结核病健康教育，开设结核病防治健康教育课程，开展形式多样的健康教育活动。目标人群核心信息：出现肺结核可疑症状或被诊断为肺结核后，应当主动向学校报告，不隐瞒病情、不带病上课；养成勤开窗通风的习惯；保证充足的睡眠，合理膳食，加强体育锻炼，提高抵御疾病的能力。

（五）流动人口目标人群

根据当地流动人口的特点，在流动人口聚居的场所开展结核病防治健康教育，并利用春运等流动人口集中的时机，在车站、码头等场所广泛开展结核病防治健康教育活动。内容除结核病核心信息外，还应包括肺结核诊治及优惠政策不受户籍限制；患者尽量留在居住地完成全程治疗，如必须离开要主动告知主管医生；患者返乡或到新的居住地后，要主动到当地结核病定点医疗机构继续治疗。

四、健康教育相关活动的设计

（一）明确活动目标

活动目标的确定要结合当地结核病防治和宣传教育工作现状，与区域卫生和健康工作的发展有效结合，统筹兼顾对公众开展的健康知识宣传，又要充分考虑当地需要优先突破的领域。根据活动目标确定具体的活动形式、开展地点、参与人员，以及必要的保障措施等。

（二）制定活动方案

根据活动目标制定详细的实施方案，包括活动名称、活动主题、活动组织领导、实施机构和职责分工、主要参加人员、具体活动内容、活动保障、总结评估等。

（三）确定活动形式

活动形式的设计要注意传递信息明确、突出时代特色、立意新颖、突出地方结核病防治特色。除传统的现场活动、举办讲座、知识问答外，在设计上应力求创新突破，积极应用互联网新媒体的传播优势扩大宣传效应；同时积极利用群众喜闻乐见的各类户外活动，如徒步健身、竞技比赛以及大型的体育、娱乐赛事等活动开展宣传；宣传工作还可与当地特有的民俗和宗教活动结合，以提高公众接受程度。

（四）组织活动实施

落实活动方案各环节具体工作流程，包括活动场所报批、多部门参与的提前邀请、活动材料准备、落实主要参与人员的活动项目、媒体提前邀约和通稿撰写、现场活动全程记录等。

（五）总结评估

活动结束后及时开展总结，总结的主要内容包括本次活动的组织领导、具体的实施、取得的效果和经验等，重点在创新和突破、工作建议和下一步设想等方面。同时做好活动原始资料的记录、管理和归档工作。

第五节　健康教育效果评估

评估是健康教育和健康促进工作的重要环节，其目的是评价健康教育计划的科学性和合理性、计划的执行情况、目标的实现及可持续性、能够吸取的经验和不足之处等，为后续工作的开展提供科学依据。评估工作贯穿于健康教育活动的始终，主要分为以下三种情况：

一、需求评估

主要目的是明确被调查人群当前主要存在的健康教育问题、相关的影响因素、实施健康教育和健康促进活动的现有资源状况等，为设计健康教育活动和制订干预措施提供依据。

需求评估的主要内容有目标人群的基本概况、主要防治问题、接受结核病防治健康教育情况及影响因素、当地的支持环境、可用的基本资源等。

需求评估的常用方法包括：

1. **资料收集**　即通过收集文献、既往开展相关活动的记录、地方统计年鉴、当地官方发布的卫生统计数据等，了解目标人群特征，发现主要的健康问题。

2. **问卷调查**　健康教育需求评估常用的定量研究技术，是应用事先设计的调查问卷（表），对一定数量的目标人群通过询问、自填等方式获得量化资料的方法。问卷设计应以健康教育理论为指导，如知-信-行理论、健康信念模式、自我效能理论等。通过开展问卷调查，了解目标人群健康知识水平、态度、信念、行为生活方式、希望获取健康信息的途径等，为开展干预措施提供依据。

3. **访谈法**　针对特定问题或主题，对有代表性的个体进行专访或小组访谈，听取其对该问题的看法、理解、意愿、意见和建议等，为更好开展健康教育工作提供参考。访谈前需要准备访谈提纲、确定目标人群、确定主持人和记录员、确定访谈场所、准备访谈记录工具等。

4. **观察法**　即不给观察对象任何人为干预，自然条件下有目的、有计划地通过感官或借助于仪器、设备等，对观察对象的各种资料进行收集。常见的观察形式有环境观察、日常行为观察、特定行为观察。观察法实施前要做好问题、计划和相关材料的准备。

需求评估的主要步骤：①收集有关信息；②对收集的信息进行整理、归纳、分析、评估；③根据评估结果，明确主要拟解决的问题、受影响的因素、健康教育资源等，为制订和调整健康教育工作计划提供科学依据。

二、过程评估

过程评估是指在计划实施过程中考察工作执行情况、经费使用情况和目标人群的满意程度，重点关注是否按计划的数量和质量执行。过程评价的内容主要包括：①针对目标人群的评价，如活动的参与性、反应性及满意度等。②针对活动进程的评价，如活动执行率、活动覆盖率、资源使用情况等。③针对活动组织的评价，如活动涉及的组织机构及相互间的配合程度、活动档案资料的完整性和准确性等。

过程评估的主要评价指标有健康教育工作计划完成率、活动覆盖人数、接受培训的人数、材料发放的数量、目标人群对活动的满意度等。

过程评估的方法可以分为查阅档案资料、目标人群调查和现场观察3类。如活动进度、目标人群参与情况、经费使用情况等，可以通过查阅资料获得；目标人群满意度等指标可以通过定性、定量调查获得；干预措施的实施情况、目标人群的参与情况、满意度等可以通过现场观察获得。

三、效果评估

效果评估指在某项健康教育活动结束时考察工作计划所制订的各项目标是否完成，如目标人群知、信、行的改变，地方支持环境的改变，从长远看还包括公众核心信息知晓率调查结果的提高，当地结核病疫情的逐步下降等。

效果评估的主要指标是目标人群对核心信息的知晓程度、对结核病和结核病患者的态度、防治和战胜结核病、关爱结核病患者的行为变化等；以及相关政策的出台，激励政策的落实，与目标人群密切相关者的知识态度、行为的改变等。

效果评估的方法大多采取定量调查的设计，或辅以定性方法收集资料。评价设计方案主要依据目的、工作开展情况和资源等情况制订，主要有活动结果和计划预期目标比较、同一人群实施前后对比、专门设立对照组与活动实施前后对比等。

四、结局评价

结局评价指通过活动实施提高目标人群的健康水平，提高生活质量，是健康教育和健康促进工作的最终目的。结局评价的主要内容包括健康状况，如结核病发病率和死亡率的下降等。

（屈　燕　徐晓敏　王　嘉）

参考文献

[1] WORLD HEALTH ORGANIZATION. Global Tuberculosis Report 2020[R/OL]. 2020. https://www.who.int/publications/i/item/global-tuberculosis-report-2020.

[2] 田向阳. 健康传播学 [M]. 北京：人民卫生出版社, 2017.

[3]　田向阳.健康传播理论与使用方法[M].北京:人民卫生出版社,2017.

[4]　李英华,李莉.健康教育服务实施与评价指南[M].北京:北京大学医学出版社,2016.

[5]　田向阳,程玉兰.健康教育与健康促进基本理论与实践[M].北京:人民卫生出版社,2016.

[6]　王宇,杨功焕.中国公共卫生理论卷[M].北京:中国协和医科大学出版社,2013.

[7]　王黎霞,陈明亭.中国结核病防治规划系列健康促进手册[M].2版.北京:人民军医出版社,2011.

[8]　THOMPSON T L, ROXANNE P, NUSSBAUM J F.The Routledge handbook of health communication[M]. New York: Taylor & Francis GROUP, 2011.

[9]　常春.健康教育与健康促进[M].2版.北京:北京大学医学出版社,2010.

[10]　姜庆五,郑频频,史慧静.健康促进理论与实践[M].2版.上海:复旦大学出版社,2011.

[11]　GLANZ K, BARBARA K, VISWANATH K. Health Behavior and Health Education: Theory, Research and Practice[M]. 4th edition. San Francisco: Jossey-Bass, 2008.

[12]　PAINTER J E, BORBA C P, HYNES M, et al. The use of theory in health behavior research from 2000 to 2005: a systematic review [J]. Ann Behay Med, 2008, 35(3): 358-362.

[13]　WORLD HEALTH ORGANIZATION. Information, education and communication:Lessons from the past:perspectives for the future [A/OL]. 2001. https://www.who.int/reproductivehealth/publications/health_systems/WHO_RHR_01_22/en/.

中英文名词对照表

γ-干扰素　interferon gamma，IFN-γ

γ-干扰素释放试验　interferon gamma release assays，IGRA

6-氨基乙酸　6-aminocaproic acid，EACA

A

阿拉伯糖甘露糖脂　mannose-capped lipoarabinomannan，manLAM

阿米卡星　amikacin，Am

阿莫西林 / 克拉维酸　amoxicillin/clavulanate，Amx/Clv

B

白介素　interleukin，IL

败血症　septicemia

斑点免疫金渗滤法　dot-immunogold filtration assay，DIGFA

胞外功能因子　extracytoplasmic function factors，ECF

贝达喹啉　bedaquilin，Bdq

背侧呼吸组　dorsal respiratory groups，DRGs

比较基因组学　comparative genomics

比例法　proportion method

吡嗪酰胺　pyrazinamide，PZA

标准摄取值　standard uptake value，SUV

丙硫异烟胺　protionamid，Pto

病原相关分子模式　pathogen associated molecular pattern，PAMP

波生坦　bosentan

补呼气容积　expiratory reserve volume，ERV

补体受体　complement receptors，CR

补吸气容积　inspiratory reserve volume，IRV

布加氏综合征　Budd-Chiari syndrome，BCS

布鲁里溃疡　Buruli ulcer

C

C-型凝集素受体　C-type lectin receptors，CLR

彩色多普勒血流成像　color doppler flow image，CDFI

残气容积　residual volume，RV

差异区域　regions of difference，RD

插入序列　insertion sequence，IS

超声造影　contrast-enhanced ultrasound，CEUS

潮气容积　tidal volume，VT

迟发型超敏反应　delayed type hypersensitivity，DTH

重复呼吸法　rebreathing medthod，RB

重组卡介苗　recombinant BCG，rBCG

纯蛋白衍化物　purified protein derivative，PPD

菌落形成单位　colony-forming units，CFU

簇状微结节　clustered micronodule

错配修复系统　mismatch repair，MMR

D

大肠埃希菌　*escherichia coli*，E.coli

代谢组　metabolome

单次呼吸法　single breath method，SB

单核苷酸多态性　single-nucleotide polymorphism，SNP

单耐药结核病　monodrug-resistant tuberculosis，MR-TB

蛋白酶抑制剂　protease inhibitors，PIs

蛋白质芯片　protein chip

蛋白质组学　proteomics

蛋白组　proteome

德拉马尼　delamanid，Dlm

第二代测序技术　next generation sequence，NGS

电视辅助胸腔镜手术　video-assisted thoracoscopic surgery，VATS

叠氮溴化丙锭　propidiumMonoazide，PMA

叠氮溴化乙锭　ethidiumbromide monoazide，EMA

定向治疗策略　host-directed therapy，HDT

毒素 - 抗毒素家族蛋白　toxin-antitoxin，TA

毒素 - 抗毒素　toxin-antitoxin system，TAS

对氨基水杨酸　p-aminosalicylic acid，PAS

多耐药结核病　polydrug-resistant tuberculosis，PDR-TB

多能造血干细胞　hemopoietic stem cell，HSC

多态性串联重复序列　major polymorphic tandem repeat，MPTR

E

儿童肺结核　pediatric pulmonary tuberculosis

儿童结核病　pediatric tuberculosis

二甲基三十六烷基铵　dimo-thylidioctyl ammonium bromide，DDA

二线药物线性探针测定法　second-line line probe assay，SL-LPA

F

发光二极管　light emitting diodes，LED

翻译后修饰　post-translational modifications，PTMs

反晕征　reversed halo sign

放射免疫分析　radioimmunoassay，RIA

非保守区域　nonconserved region，NCR

非编码 RNA　non-coding RNA，ncRNA

非典型分枝杆菌　mycobacteria other than tuberculosis，MOTT

非翻译区　untranslated region，UTR

非核苷类反转录酶抑制剂　non-nucleoside reverse transcriptase inhibitors，NNRTIs

非活动性结核病　non-active tuberculosis

非结核分枝杆菌　nontuberculous mycobacteria，NTM

非人灵长类　non-human primate，NHP

非胸腺依赖性抗原　thymus independent antigen，TI-Ag

肺孢子菌肺炎　pneumocystiscariniipneumonia，PCP

肺尘埃沉着病　pneumonoconiosis

肺出血肾炎综合征　goodpastures syndrome

肺动脉阻力　pulmonary vascular resistance，PVR

肺活量　vital capacity，VC

肺毛细血管旁感受器　Juxtacapillary Receptor，J-receptor

肺泡通气量　alveolar ventilation，VA

肺外结核　extrepulmonary tuberculosis，EPTB

肺源性心脏病　cor pulmonale

肺总量　total lung volume，TLC

分枝杆菌分散重复序列　mycobacterial interspersed repetitive unit，MIRU

分枝杆菌生长指示管　mycobacterial growth indicator tube，MGIT

酚糖脂　phenolic glycolipid，PGL

风湿性关节炎相关性间质性肺病　rheumatoid arthritis-associated interstitial lung disease，RA-ILD

服药事件监控系统　medication event monitoring systems，MEMS

氟喹诺酮类　fluoroquinolones，FQs

脯氨酸 - 脯氨酸 - 谷氨酸　proline-proline-glutamic acid family，PPE

脯氨酸 - 谷氨酸　proline-glutamic acid family，PE

辅助性 T 淋巴细胞　help T cell，Th

附睾结核　epididymis tuberculosis

复苏因子　resuscitation promoting factor，Rpf

富含 G+C 的多拷贝的多态重复序列　polymorphic GC rich repetitive sequence，PGRSs

腹侧呼吸组　ventral respiratorygroups，VRG

腹水乳酸脱氢酶　lactic dehydrogenase LDH

G

干酪性肺炎　caseous pneumonia

甘露糖受体　mannose receptor，MR

甘露糖修饰的脂阿拉伯甘露聚糖　mannosylated lipoarabinomannan，manLAM

肝素结合血凝素　heparin-binding haemagglutinin，HBHA

肝素结合血凝素黏附素　heparin-binding hemagglutinin adhesin，HBHA

高分辨 CT　high resolution CT，HRCT

高分辨率熔解曲线分析　high resolution melting analysis，HRMA

高分辨率熔解曲线技术　high-resolution melting，HRM

高频电刀　hypercator

高效抗逆转录病毒治疗　highly active antiretroviral therapy，HAART

高效液相色谱法　high-performance liquid chromatography，HPLC

功能残气量　functional residual volume，FRC

骨与关节结核　bone and joint tuberculosis

广泛耐药结核病　extensivel drug resistant tuberculosis，XDR-TB

国际防痨和肺部疾病联盟　International union against tuberculosis and lung disease，IUATLD

国际疾病分类　international classification of diseases，ICD

国家临床规范研究所　National Institute for Clinical Excellence，NICE

过碘酸盐希夫　periodic acid-Schiff，PAS

H

核磁尿路成像　magnatic resonance urography，MRU

核苷类反转录酶抑制剂　nucleoside reverse transcriptase inhibitors，NRTIs

核苷酸多态性　single nucleotide polymorphism，SNP

恒（等）温扩增技术　loop-mediated isothermal amplification，LAMP

恒定状态法　steady state method，SS

宏基因组二代测序技术　metagenomics next generation sequencing，mNGS

呼吸衰竭　respiratory failure，RF

呼吸系统　respiratory system

化学发光免疫分析技术　chemiluminescence immunoassay，CLIA

环介导等温扩增　loop-mediated isothermal amplification，LAMP

环丝氨酸　cycloserine，Cs

活动性结核病　active tuberculosis

活性氧中间体　reactive oxygen inter-mediates，ROI

获得性免疫缺陷综合征　acquired immune deficiency syndrome，AIDS

J

基因复制　gene replication

基因克隆　gene cloning

基因突变　gene mutation

基因芯片　gene chip

基因转录　gene transcription

基因组差异区 1　region of difference，RD

基于显微镜观察的药敏试验技术　microscopic observation drug susceptibility assay，MODS

激光　laser therapy，LT

急性肺损伤　acute lung injury，ALI

急性肺源性心脏病　acute cor pulmonale

急性呼吸窘迫综合征　acute respiratory distress syndrome，ARDS

疾病控制中心　Centers for Disease Control，CDC

集落刺激因子　colony stimulating factor，CSF

脊柱结核　spinal tuberculosis

记忆性 T 细胞　memory T cell

继发性结核　secondary pulmonary tuberculosis

继发性自发性气胸　secondary spontaneous pneumothorax，SSP

间充质干细胞　mesenchymal stem cells，MSC

胶体金免疫层析法　colloidal gold immunochromatography assay，GICA

结缔组织病　connective tissue diseases，CTD

结核病合并妊娠　tuberculosis and pregnancy

结核病　tuberculosis，TB

结核病网络欧洲临床试验组　Tuberculosis Network European Trials Group，TBNET

结核分枝杆菌分泌蛋白 64　mycobacterium tuberculosis secreted proteins 64，MPT64

结核分枝杆菌复合群　mycobacterium tuberculosis complex，MTBC

结核分枝杆菌融合蛋白（EC）　recombinant mycobacterium tuberculosis fusion protein，EC

结核分枝杆菌　mycobacteria tuberculosis，MTB

结核结节　tubercle

结核菌素皮肤试验　tuberculin skin test，TST

结核潜伏感染　latent tuberculosis infection，LTBI

结核球　tuberculoma

结核性腹膜炎　tuberculous peritonitis

结核性脑膜炎　tuberculous meningitis，TBM

结核性肉芽肿　tuberculous granuloma

结核性下疳　tuberculous chancre

结核性心包炎　tuberculosis pericarditis，TBP

结核性胸膜炎　tuberculous pleurisy

结节病　sarcoidosis

介入放射学　interventional radiology

介入肺脏病学　interventional pulmonology

介入心脏病学　interventional cardiology

介入治疗　interventional therapy

浸润性肺结核　infiltrative pulmonary tuberculosis

静脉肾盂造影　intravenous pyelography，IVP

旧结核菌素　old tuberculin，OT

聚合酶链反应　polymerase chain reaction，PCR

聚合酶链式反应 - 单链构象多态性分析　polymerase chain reaction-single strand conformation polymorphism，PCR-SSCP

卷曲霉素　capreomycin，Cm

绝对浓度法　absolutely concentration method

K

卡介苗　bacillus calmette-guérin，BCG

卡那霉素　kanamycin

卡氏肺囊虫　pneumocystis carinii，PC

咯血　hemoptysis

开放读码框　open reading frame，ORF

抗生素后效应　post antibiotic effect，PAE

抗原　antigen，Ag

抗原提呈细胞　antigen presenting cell，APC

抗原决定簇　antigenic determinant，AD

科赫现象　Koch phenomenon

可变数目串联重复序列　variable number of tandem repeats，VNTR

可持续发展目标　Sustainable Development Goals，SDG

可视下督导服药　video Observed Therapy，VOT

克拉霉素　clarithromycin，Clr

克罗恩病　Crohn's disease

快生长分枝杆菌　rapidly growing mycobacteria，RGM

快适应感受器　rapid adaptive receptor，RAR

溃疡性皮肤结核　tuberculosis cutis ulcerosa，TCU

L

蜡酸酯　phthiocerol dimycoceroserate，PDIM

朗格汉斯细胞　Langhans giant cell

老年结核病　tuberculosis in the elderly

类风湿关节炎　rheumatoid arthritis，RA

类风湿结节　rheumatoid nodules

类风湿性肺病　rheumatoid lung disease，RLD

冷冻术　cryotherapy

利福布汀　rifabutin，Rfb

利福喷丁　rifapentine，RFT

利福平单耐药结核病　rifampicin monodrug-resistant tuberculosis，RMR-TB

利福平多耐药结核病　rifampicin polydrug-resistant tuberculosis，RPR-TB

利福平耐药结核病　rifampicin-resistant tuberculosis，RR-TB

利福平　rifampicin，RFP

利奈唑胺　linezolid，LZD

连续血糖监测　continuous glucose monitoring，CGM

联合国艾滋病规划署　The Joint United Nations Programme on HIV/AIDS，UNAIDS

联合国千年发展目标　Millennium Development Goals，MDGs

链霉素　streptomycin，SM

淋巴结结核　tuberculosis of lymph nodes

淋巴结 - 支气管瘘　lymph node erosion，LNE

淋巴组织　lymphoid tissue

流尿液甘露聚糖试验　lateral flow urine lipoarabinomannan assay，LF-LAM

流式细胞术　flow cytometry，FCM

六胺银　Grocott's Gomori methenamine silver，GMS

卵巢过度刺激综合征　ovarian hyperstimulation syndrome，OHSS

瘰疬性皮肤结核　scrofuloderma

氯法齐明　clofazimme，cfz

M

麦格综合征　Meigs' syndrome

慢生长分枝杆菌　slowly growing mycobacteria，SGM

慢性肺源性心脏病　chronic cor pulmonale

慢性肉芽肿性炎症　chronic granulomatous inflammation

慢性粟粒型肺结核　chronic miliary pulmonary tuberculosis

慢性纤维空洞性肺结核　chronic fibro-cavitary pulmonary tuberculosis

猫抓病　cat scratch disease

玫瑰花结征　rosette sign

梅格斯综合征　Meigs'syndrome

酶联免疫斑点试验　enzyme linked immunospot assay，ELISPOT

酶联免疫吸附试验　enzyme linked immunosorbent assay，ELISA

每搏输出量　stroke volume，SV

每分钟通气量　minute ventilation volume，MV

每小时换气次数　air change per Hour，ACH

美罗培南　meropenem，Mpm

免疫表位数据库　immune epitopes database，IEDB

免疫功能紊乱　immune dysfunction

免疫受体酪氨酸活化基序　immunoreceptor tyrosine-based activation motif，ITAM

免疫抑制剂　immunosuppressant

免疫组织化学法　immunohistochemistry，IHC

模式识别分子　pattern-recognition molecule，PRM

模式识别受体　pattern recognition receptor，PRR

磨玻璃密度结节　ground-glass nodule，GGN

磨玻璃密度影　ground-glass opacity，GGO

莫西沙星　moxifloxacin，Mfx

母牛分枝杆菌　mycobacterium vaccae

N

耐多药结核病　multi-drug resistance tuberculosis，MDR-TB

耐药结核病　drug-resistant tuberculosis，DR-TB

黏膜相关的淋巴组织　mucosal-associated lymphoid tisssues，MALTs

鸟 - 胞内分枝杆菌复合体　mycobacterium avium complex，MAC

P

膀胱结核　bladder tuberculosis

培养滤液蛋白 10　culture filtrate protein-10，CFP-10

皮肤结核　cutaneous tuberculosis，CTB

皮肌炎　dermatomyositis，DM

葡萄糖基脂质佐剂　glucopyranosyl Lipid Adjuvant，GLA

Q

齐 - 内染色　Ziehl-Neelsen，ZN

气管支气管结核　tracheobronchial tuberculosis，TBTB

气相色谱　gas-liqid chromatography

潜伏结核感染　latent TB infection，LTBI

强直性脊柱炎　ankylosing spondylitis，AS

清道夫受体　scavenger receptors，SR

球囊扩张术　balloon dilatation

全基因组测序　whole genome sequencing，WGS

全基因组关联研究　genome-wide association studies，GWAS

缺失区　regions of deletion，RD

R

热消融术　thermal ablation

人类白细胞抗原　human leukocyte antigen，HLA

人类免疫缺陷病毒　human immunodeficiency virus，HIV

肉芽肿性血管炎　granulomatosis with polyangiitis，GPA

S

噻唑烷二酮类　thiazolidinediones，TZDs

社区获得性肺炎　community-acquired pneumonia，CAP

深吸气量　inspiratory capacity，IC

肾结核　renal tuberculosis

生长因子　growth factor，GF

生殖系统结核　genital tuberculosis

实时定量聚合酶链式反应　realtime PCR，RT-PCR

实时荧光定量聚合酶链式反应　real-time fluorescent quantitative polymerase chain reaction，qPCR

实时荧光核酸恒温扩增检测技术　Simultaneous amplification and testing，SAT

世界卫生组织　World Health Organization，WHO

适应性免疫　acquired Immunity

手机短信服务　short message service，SMS

输尿管　ureter

树突状细胞　dendritic cell，DC

树芽征　tree in bud

双组分调节系统　two-component regulatory system，TCS

丝氨酸 / 苏氨酸蛋白激酶　serine/threonine protein kinases，STPKs

苏木素 - 伊红　hematoxylin and eosin，HE

宿主导向的免疫治疗　host-directed therapy，HDT

宿主导向治疗　host-directed therapies，HDT

宿主基质金属蛋白酶 9　host matrix metalloproteinase 9，MMP9

粟粒型肺结核　miliary pulmonary tuberculosis

T

T 细胞受体　T cell receptor，TCR

痰涂片抗酸杆菌　acid-fast bacilli，AFB

碳青霉烯类　carbapenems

糖尿病　diabetes mellitus，DM

糖皮质激素　corticosteroids

T 淋巴细胞受体　T cell receptor，TCR

特立齐酮　terizidone，Trd

调节性 T 细胞　regulatory T cell，Treg

Toll 样受体　Toll-like receptor，TLR

W

外周血单个核细胞　peripheral blood mononuclear cells，PBMCs

完全性电视胸腔镜手术　complete video-assisted thoracoscopic surgery，cVATS

微波　micrwave

韦格纳肉芽肿病　Wegener's granulomatosis，WG

维生素 D 受体　vitamin D receptor，VDR

无创正压通气　noninvasive positive pressure ventilation，NPPV

X

系统性红斑狼疮　systemic lupus erythematosus，SLE

系统性硬化病　systemic sclerosing disease

细胞毒性 T 淋巴细胞　cytotoxicy T lymphocyte，CTL

细胞免疫　cellular immune

细胞因子　cytokine，CK

细胞因子受体拮抗剂　cytokine receptor antagonist

先天性肺结核　congenital tuberculosis

显微镜观察药物敏感性测定法　microscopic observation drug susceptibility，MODS

线性探针技术　line probe assay，LPA

限制性片段长度多态性　restriction fragment length polymorphism，RFLP

腺苷脱氨酶　ADA

硝酸还原酶测定法　nitrate reductase assay，NRA

心包积液腺苷脱氨酶　adenosine deaminase，ADA

心包顺应性　pericardial compliance

心包压塞　cardiac tamponade

新型结核菌素皮肤试验　creation tuberculin skin test，C-TST

胸膜凹陷征　pleural indentation sign

胸腔镜辅助小切口手术　video-assisted mini-thoracotomy，VAMT

胸腺依赖性抗原　thymus dependent antigen，TD-Ag

血行播散性肺结核　hematogenous disseminated pulmonary tuberculosis

Y

亚胺培南 / 西司他丁　imipenem/cilastatin，Imp/Cln

氩等离子体凝固术　argon plasma coagulation，APC

氧氟沙星　ofloxacin，Ofx

氧化还原指示剂测定法　colorimetric redox indicator，CRI

药代动力学　pharmacokinetic，PK

药物不良反应　adverse drug reactions，ADR

药物敏感性试验　drug susceptibility testing，DST

药物相互作用　drug-drug interactions，DDIs

药效学　pharmacodynamics，PD

医院获得性肺炎　hospital acquired pneumonia，HAP

乙胺丁醇　ethambutol，EMB，E

乙硫异烟胺　ethionamide，Eto

异烟肼　isoniazid，INH，H

异烟肼抗结核预防治疗　isoniazid preventive treatment，IPT

抑制性 T 淋巴细胞　suppressor T cell，Ts

银河系征　sarcoid galaxy sign

应用程序　application，APP

用力肺活量　forced vital capacity，FVC

右心室功能障碍　right ventricular dysfunction，RVD

右心衰　right-sided heart failure，RHF

原发性肺结核　primary pulmonary tuberculosis

原发性自发性气胸　primary spontaneous pneumothorax，PSP

原发综合征　primary complex

Z

杂交　hybridization

早期分泌抗原靶蛋白 6　early secretory antigen-6，ESAT-6

早期杀菌活性　early bactericidal activity，EBA

真菌病　fungal disease

正电子发射计算机断层显像　positron emission tomography，PET

支架置入术　stent

支气管动脉栓塞　bronchial artery embolization，BAE

支气管动脉造影　bronchial arteriography，BAG

支气管肺泡灌洗术　bronohoalveolarlavage，BAL

支气管结核　endobronchial tuberculosis

支气管淋巴结结核　tuberculosis of the trachobronchial lymphnodes

支气管中心性肉芽肿病　bronchocentric granulomatosis，BCG

脂阿拉伯甘露聚糖　lipoarabinomannan，LAM

直接面视下督导化疗　directly observed treatment，DOT

止血芳酸　p-aminomethyl beozoic acid，PAMBA

治疗药物监测　therapeutic drug monitoring，TDM

中心静脉压　central venous pressure，CVP

肿瘤坏死因子　tumor necrosis factor，TNF

主要组织相容性复合体　major histocompatibility complex，MHC

助强效应　boosting effect

转录组　transcriptome

紫霉素　viomycin

自发性气胸　spontaneous pneumothorax，SP

自身免疫病　autoimmune disease，AID

自我血糖监测　self-monitoring of blood glucose，SMBG

最大呼气流量 - 容积曲线　maximal expiratory flow-volume，MEFV

最大自主通气量　maximal ventilatory volume，MVV

最低杀菌浓度　minimum bactericide concentration，MBC

最低抑菌浓度　minimum inhibitory concentration，MIC

左氧氟沙星　levofloxacin，Lfx